PRACTICE OF PHEMATOLOGY

实用血液病学

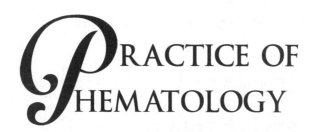

主　编　胡　豫　黄晓军　吴德沛

副主编（以姓氏汉语拼音为序）

刘启发　邵宗鸿　肖志坚

张晓辉　赵维莅

人民卫生出版社

·北　京·

图书在版编目（CIP）数据

实用血液病学/胡豫，黄晓军，吴德沛主编.
北京：人民卫生出版社，2024. 8. -- ISBN 978-7-117
-36752-3

Ⅰ. R552

中国国家版本馆 CIP 数据核字第 2024RE9371 号

人卫智网	www.ipmph.com	医学教育、学术、考试、健康、购书智慧智能综合服务平台
人卫官网	www.pmph.com	人卫官方资讯发布平台

实用血液病学

Shiyong Xueyebingxue

主　　编：胡　豫　黄晓军　吴德沛

出版发行：人民卫生出版社（中继线 010-59780011）

地　　址：北京市朝阳区潘家园南里 19 号

邮　　编：100021

E - mail：pmph @ pmph. com

购书热线：010-59787592　010-59787584　010-65264830

印　　刷：三河市宏达印刷有限公司

经　　销：新华书店

开　　本：889×1194　1/16　　印张：58

字　　数：1837 千字

版　　次：2024 年 8 月第 1 版

印　　次：2024 年 9 月第 1 次印刷

标准书号：ISBN 978-7-117-36752-3

定　　价：299.00 元

打击盗版举报电话：010-59787491　E-mail：WQ @ pmph. com

质量问题联系电话：010-59787234　E-mail：zhiliang @ pmph. com

数字融合服务电话：4001118166　E-mail：zengzhi @ pmph. com

作者名单

主　编　胡　豫　黄晓军　吴德沛

副 主 编（以姓氏汉语拼音为序）

刘启发　邵宗鸿　肖志坚　张晓辉　赵维莅

编委名单（以姓氏汉语拼音为序）

陈方平　中南大学湘雅三医院
陈苏宁　苏州大学附属第一医院
陈智超　华中科技大学同济医学院附属协和医院
方　云　华中科技大学同济医学院附属协和医院
付　蓉　天津医科大学总医院
郭　涛　华中科技大学同济医学院附属协和医院
韩　悦　苏州大学附属第一医院
韩为东　中国人民解放军总医院
侯　健　上海交通大学医学院附属仁济医院
侯　明　山东大学齐鲁医院
胡　豫　华中科技大学同济医学院附属协和医院
胡建达　福建医科大学附属第二医院
胡晓梅　中国中医科学院西苑医院
黄　河　浙江大学医学院附属第一医院
黄　亮　中国医学科学院血液病医院
黄晓军　北京大学人民医院
江　倩　北京大学人民医院
金　洁　浙江大学医学院附属第一医院
赖永榕　广西医科大学附属第一医院
李　剑　中国医学科学院北京协和医学院北京协和医院
李　娟　中山大学附属第一医院
李建勇　南京医科大学第一附属医院
李军民　上海交通大学医学院附属瑞金医院
梁爱斌　同济大学附属同济医院
刘启发　南方医科大学南方医院
梅　恒　华中科技大学同济医学院附属协和医院

牛　挺　四川大学华西医院
彭　军　山东大学齐鲁医院
邵宗鸿　天津医科大学总医院
石　威　华中科技大学同济医学院附属协和医院
宋永平　河南省肿瘤医院
孙春艳　华中科技大学同济医学院附属协和医院
孙自敏　安徽省立医院
唐　亮　华中科技大学同济医学院附属协和医院
唐晓文　苏州大学附属第一医院
王　昭　首都医科大学附属北京友谊医院
王华芳　华中科技大学同济医学院附属协和医院
王前飞　中国科学院北京基因组研究所
魏　辉　中国医学科学院血液病医院
吴德沛　苏州大学附属第一医院
夏凌辉　华中科技大学同济医学院附属协和医院
肖志坚　中国医学科学院血液病医院
徐开林　徐州医科大学附属医院
杨林花　山西医科大学第二医院
杨仁池　中国医学科学院血液病医院
杨同华　云南省第一人民医院
张　磊　中国医学科学院血液病医院
张　曦　陆军军医大学新桥医院
张连生　兰州大学第二医院
张晓辉　北京大学人民医院
赵维莅　上海交通大学医学院附属瑞金医院
周道斌　中国医学科学院北京协和医学院北京协和医院

编写秘书组

王华芳（兼）　华中科技大学同济医学院附属协和医院
梅　恒（兼）　华中科技大学同济医学院附属协和医院
程志鹏　　　华中科技大学同济医学院附属协和医院

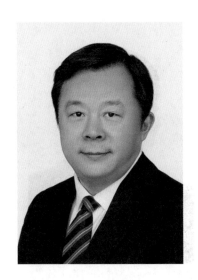

胡　豫

教授、博士研究生导师,教育部"长江学者"特聘教授、国家杰出青年科学基金获得者、何梁何利基金奖获得者、全国创新争先奖章获得者、全国教书育人楷模、卫生部有突出贡献中青年专家。现任华中科技大学同济医学院附属协和医院院长、华中科技大学血液病学研究所所长、第十三届全国政协委员、中华医学会血液学分会候任主任委员兼血栓与止血学组组长、中华医学会内科学分会常委、中国医师协会血液科医师分会副会长、国际血栓与止血学会教育委员会委员、亚太血栓与止血协会常委等。担任国际刊物 Thrombosis and Haemostasis、Thrombosis Research 副主编,《临床内科杂志》《临床急诊杂志》《临床血液学杂志》主编,《中华血液学杂志》《中国医院管理》副主编,《柳叶刀中文版》、Thrombosis Journal、Chinese Medical Journal 等编委。

从事血液病临床工作 35 年,主持临床一线工作。在各种疑难血液病的临床诊治方面具有丰富经验,特别是对出凝血疾病,如易栓症、难治 ITP,恶性血液疾病,如多发性骨髓瘤等具有较深造诣。先后承担国家及省部级课题 25 项。是中国弥散性血管内凝血(DIC)诊疗指南的主要制定者和执笔人。在 Cell、New Engl J Med、Circulation、Lancet Haematol、Lancet Oncology 等 SCI 杂志上发表论文 300 余篇,SCI 他引 2 万余次。获国家发明专利授权 3 项;作为负责人获国家科学技术进步奖二等奖 1 项、教育部科技进步奖一等奖 1 项、湖北省科技进步奖一等奖 3 项、教育部提名科技进步奖二等奖 1 项、湖北省科技成果推广奖 1 项、湖北省高等学校教学成果特等奖,荣获法国圣安东尼-EBMT(欧洲血液和骨髓移植协会)成就奖和亚洲医院管理奖年度医院院长卓越奖。多年来领导的团队在"血栓性疾病早期诊断及治疗"方面的杰出工作获评全国"血栓防治示范基地"。

主编简介

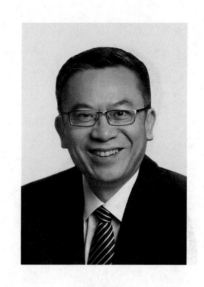

黄晓军

博士研究生导师,教授,北京大学博雅讲席教授,中国工程院院士,中国医学科学院学术咨询委员会学部委员,法国国家医学科学院外籍院士。现任北京大学血液病研究所所长,北京大学人民医院血液科主任,国家血液系统疾病临床医学研究中心主任;世界华人医师协会第四届理事会副会长,第九届中华医学会血液学分会主任委员,中国医师协会血液科医师分会会长,第九届中国中西医结合学会血液学专业委员会主任委员。主持"国家重点研发计划"、"863"、国家杰出青年科学基金、国家自然科学基金重点项目、国家自然科学基金重大项目等国家级课题;以通讯/第一作者发表SCI 含 Lancet Oncol 等 IF>10 的 118 篇,单篇最高 IF 54.4,被引 10 867 次;获批专利 22 项;排名第一获国家科学技术进步奖二等奖 2 项、省部级科学技术进步奖一等奖 4 项,何梁何利基金科学与技术进步奖,光华工程科技奖,国际血液与骨髓移植研究中心(CIBMTR)与美国移植和细胞治疗学会(ASTCT)共同颁发的杰出服务奖等。

任 *Journal of Translational Internal Medicine* 执行主编,*Brit J Hematol*、*J Hematol & Oncol*、*Ann Hematol*、*Chin Med J* 等核心期刊副主编,第九届《中华血液学杂志》总主编。

主编简介

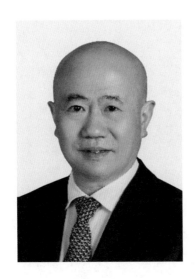

吴德沛

　　主任医师、教授、博士研究生导师。现任苏州大学附属第一医院血液科主任、国家血液系统疾病临床医学研究中心常务副主任、江苏省血液研究所副所长、苏州大学造血干细胞移植研究所所长、第十三届及十四届全国政协委员、中华医学会血液学分会主任委员兼全国实验诊断学组组长、欧洲血液和骨髓移植学会（EBMT）全球委员会委员、中国医师协会血液科医师分会副会长、中国造血干细胞捐献者资料库专家委员会副主任委员、中华医学会内科学分会常务委员。《中华血液学杂志》总主编、*J Hematol Oncol* 副主编。长期从事血液系统疾病临床工作，致力于恶性血液肿瘤精准诊疗，诊治疑难危重血液病能力突出，获选中央保健会诊专家，获国务院政府特殊津贴。

　　从事教学工作至今 40 年。以通讯作者身份发表 SCI 收录论文 315 篇，主编首部血液内科住院医师规范化培训教材，主编专著 16 部，参编《内科学》统编教材 6 部，主持编写中国诊疗指南和共识 34 部，主译国际经典教材 2 部。培养博士研究生 47 名，硕士研究生 65 名。以第一完成人身份获国家科学技术进步奖二等奖 2 项，第四完成人获国家科学技术进步奖二等奖 1 项，获第十八届吴杨医药奖、2020 年何梁何利基金科学与技术进步奖以及圣安东尼-EBMT 成就奖。荣获全国先进工作者、全国优秀科技工作者、中国好医生等称号。

前　言

古语有云：气血者，人之所赖以生存者也。血液系统对人类健康的重要性可见一斑。近年来，血液病学发展十分迅速，有关血液病的新理论新技术不断迭出，为血液病临床诊治带来新视野新思路，有力地促进了血液病诊治效果的提升。如细胞治疗技术的国际同步研究、经典移植技术的再优化、基因治疗在遗传血液病患者中的探索应用、靶向药物在治疗髓系白血病患者的规范应用、中医中药在血液病诊治中的应用等。值得关注的是，中国专家在国际血液学基础及临床研究领域的学术贡献日益突出，诸多血液病诊治"中国实践""中国方案"登上国际学术舞台。

如何及时将这些新思路新技术转化为服务临床的学术指导，进而推动我国血液病精准化、科学化、规范化诊治，成为时代之需、现实之需。作为人民卫生出版社"实用"系列专著，本书紧贴临床工作实际需求，既与国际接轨，又兼具中国特色，以血液病学常见临床病种为切入点，吸纳血液病学最新的基础研究、临床研究和真实世界研究成果，收录国内外前沿文献，融入高等级中国循证学研究证据和中国专家近年来在血液学领域发布的指南、共识、实践与体会编纂而成。

本书突出理论联系实际，力求使读者在阅读与使用时，能快速索引对照方案解决日常工作中的具体问题，以期为规范血液病患者诊断、治疗和长期管理提供实用性指导，进而推动临床医师血液病临床理论和实践能力同质化，促进提升血液病治疗效果、改善患者临床症状和生存质量。除文字内容外，本书还提供了拓展知识的数字资源，方便读者对相关内容进行深入探究。

本书编委汇聚了全国大型血液病诊治中心知名专家教授。主编胡豫教授、吴德沛教授、黄晓军教授，副主编刘启发教授、肖志坚教授、张晓辉教授、赵维莅教授、邵宗鸿教授在编写过程中投入了大量时间和精力；学术秘书和编者们在内容及审稿方面孜孜以求、倾注心血。

本书诊疗观点尽可能归于国内外专业共识/指南的框架之下，但因专业及能力所限，若存在不足，恳请大家批评指正。

2023 年 4 月

9

目　　录

第一篇

总　　论

第一章 血液系统结构与功能

血液学的主要研究对象是血液成分和造血组织,包括它们的生理、病理、临床等各方面。血液学是现代医学发展较快的领域之一,与免疫学、分子生物学、细胞工程学等其他多学科关系密切。近年来各基础学科的发展进步,极大地带动了血液学的迅速发展。由于血液的复杂组成和理化性质,加之全身运行的特点,其对于维持机体内环境的稳定起着十分重要的作用。概括而言,血液具有五大功能:物质运输、体液调节、维持酸碱平衡和渗透压、体温调节,以及防御功能。这些功能是通过复杂的血液成分和这些成分的特殊理化性质实现的。

第一节 血 液 成 分

血液成分包括细胞成分和非细胞成分,其中细胞成分包括红细胞、白细胞和血小板等;非细胞成分又称血浆,包含胶体成分和晶体成分。本节将从血细胞的生成过程和主要的非细胞成分两个角度进行阐述。

血细胞生成是指造血干细胞在造血微环境中的调控因子调节下增殖、分化、成熟和释放的过程。

一、造血干细胞

造血干细胞(hematopoietic stem cell,HSC)是一种组织特异性干细胞,由胚胎期卵黄囊的中胚层细胞发育而来。通过不对称性有丝分裂,在保持自我数目稳定的同时,分化出各系祖细胞,可维持机体的造血功能。HSC 是各种血细胞的起源,具有不断自我更新与多向分化增殖的能力,可以增殖分化成为粒细胞、淋巴细胞、红细胞和血小板等。HSC 进入分化增殖时,自我更新能力下降,多向分化能力也向定向分化发展。此时 HSC 已过渡成为定向造血干细胞。由于后者自我更新能力减弱,因此只能短期维持造血,长期造血维持仍需依赖 HSC。通过分析 HSC 表面抗原,并以细胞分化群(cluster of differentiation,CD)进行标示,通常认为 HSC 表达 CD34、Thy1、CD133 和 KDR,不表达 Lin、CD33 和 CD38。

造血干细胞是最原始的造血细胞,可分化为髓系造血干细胞和淋巴系造血干细胞。这两种细胞的自我更新能力稍弱但仍可分化产生多系血细胞,称为定向多能造血干细胞。髓系造血干细胞分别称为粒、红、单核、巨核系集落形成单位(colony-forming unit of granulocyte、erythrocyte、monocyte、megakaryocyte、CFU-GEMM),淋巴系造血干细胞则称淋巴系集落形成单位(colony-forming unit of lymphocyte,CFU-L)。在不同造血生长因子的调控下,这两种细胞可定向分化为某一特定细胞系,此时又称单能干或祖细胞。根据定向分化的不同细胞系的分别命名为粒系集落形成单位(CFU-G)、红系集落形成单位(CFU-E)、单核系集落形成单位(CFU-M)、巨核系集落形成单位(CFU-Meg)。各系祖细胞再分化产生造血前体细胞,进一步发育为成熟血细胞:粒细胞、红细胞、单核细胞和血小板。综上所述,造血细胞等级结构模式:多能造血干细胞→定向多能造血干细胞→祖细胞→成熟非增殖血细胞。

淋巴细胞的分化经历 3 个阶段:第一阶段,由多能干细胞在骨髓中分化为淋巴系干细胞;第二阶段,部分淋巴系干细胞迁延至胸腺,分化为 T 细胞,部分在骨髓则分化为 B 细胞;第三阶段,在外周淋巴器官获得并发挥免疫作用。

图 1-1-1-1 简要列出了血细胞分化及发育的过程。

二、细 胞 因 子

细胞因子在造血干细胞增殖、分化、衰老与死亡的全过程中发挥重要作用。

细胞因子(cytokine,CK)是一组调控细胞生物活性的蛋白。细胞因子由体内多种细胞产生,具有很多

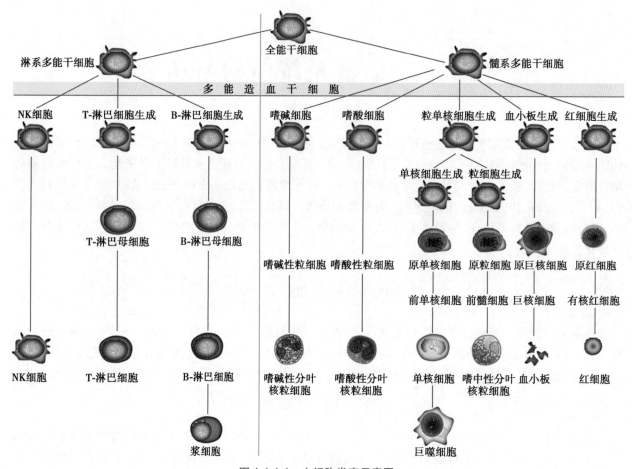

图 1-1-1-1 血细胞发育示意图

重要的生理效应,其生成障碍可使造血干细胞分化障碍。CK 根据作用的不同可分为 3 类:①集落刺激因子(colony-stimulating factors,CSF);②白细胞介素(interleukins,ILs);③造血负调控因子。一种细胞因子常可发挥多种生物学功能,同一效应也可由不同因子引起。各种因子相互作用,形成调控网络。常见细胞因子的来源及作用见表 1-1-1-1。

表 1-1-1-1 调节造血的细胞因子的部分特征

类别	因子	主要产生细胞或组织	靶细胞
细胞生长因子	SCF	基质细胞、内皮细胞、成纤维细胞、单核细胞、胚胎干细胞	干细胞、巨核细胞、粒细胞、红细胞、早期淋巴细胞、肥大细胞等
	GM-CSF	内皮细胞、成纤维细胞、单核细胞、T淋巴细胞、B淋巴细胞	巨核细胞、粒细胞、红细胞、单核细胞、嗜酸细胞等
	G-CSF	内皮细胞、成纤维细胞	粒细胞、单核细胞等
	M-CSF	组织细胞	单核细胞、粒细胞
	EPO	肾脏细胞、肝细胞	红细胞、巨核细胞等
	TPO	肝脏细胞、巨核细胞、白血病细胞株	巨核细胞
	aFGF,bFGF	内皮细胞、巨核细胞、单核细胞	巨核细胞、粒细胞、内皮细胞、基质细胞等
白细胞介素	IL-1	内皮细胞、成纤维细胞、单核细胞	T淋巴细胞、干细胞、巨核细胞等
	IL-2	淋巴细胞	T淋巴细胞、B淋巴细胞
	IL-3	T淋巴细胞、肥大细胞	干细胞、巨核细胞、红细胞、粒细胞、单核细胞、嗜酸细胞等
	IL-5	T淋巴细胞、肥大细胞	嗜酸细胞、B淋巴细胞等

类别	因子	主要产生细胞或组织	靶细胞
	IL-6	T淋巴细胞、B淋巴细胞、成纤维细胞、内皮细胞、巨核细胞、单核细胞	干细胞、巨核细胞、粒细胞、单核细胞等
	IL-9	T淋巴细胞	T淋巴细胞、红细胞、肥大细胞、巨核细胞等
	IL-10	T淋巴细胞、B淋巴细胞、巨噬细胞	T淋巴细胞、B淋巴细胞、肥大细胞
	IL-13	T淋巴细胞	巨核细胞、T淋巴细胞、B淋巴细胞
造血负调控因子	IFN-γ	单核/巨噬细胞、成纤维细胞、T细胞、B细胞	单核/巨噬细胞、多形核白细胞、B/T细胞、血小板、上皮细胞、内皮细胞、肿瘤细胞
	TNF-α	免疫细胞、内皮细胞、成纤维细胞、成骨细胞、表皮细胞	所有类型正常细胞、多种肿瘤细胞
其他因子	PF4	巨核细胞、血小板	巨核细胞、粒细胞、红细胞、内皮细胞
	TGF-β1	巨核细胞、血小板	巨核细胞、粒细胞、红细胞、内皮细胞
	LIF	基质细胞、上皮细胞、垂体细胞等	巨核细胞、内皮细胞、胚胎干细胞
	Flt3L	多种细胞系	干细胞

注:SCF:stem cell factor(干细胞因子);TPO:thrombopoietin(血小板生成素);TNF:tumor necrosis factor(肿瘤坏死因子);FGF:fibroblast growth factor[成纤维细胞生长因子,包括两类成员即酸性FGF(aFGF)和碱性FGF(bFGF)];PF4:platelet factor 4(血小板第4因子):TGF-β1:transforming growth factor-β1(转化生长因子-β1);Flt3L:Flt3 ligand(Flt3 配体)。

三、造血微环境

造血微环境是造血诱导微环境(hematopoietic inductive microenvironment,HIM)的简称,是指局部造血器官或组织内具有特异性的结构及生理功能的环境,一般由造血器官中的基质细胞、基质细胞分泌的细胞外基质和各种细胞因子组成。对造血细胞自我更新、增殖、分化、归巢等活动发挥着调节作用。

血液的非细胞成分指血浆或血清,添加抗凝剂的血液离心后上清为血浆,如不添加抗凝剂,血液就会凝固成为胶冻状的血块,血块回缩挤出的黄色液体为血清。血浆与血清的成分基本相同,只是血清缺少部分凝血因子,如因子Ⅰ(纤维蛋白原)、因子Ⅱ(凝血酶原)、凝血因子Ⅴ等。

血液的非细胞成分主要包括水、电解质、血浆蛋白、其他有机物和无机物。其中血浆蛋白是血浆固体成分中含量最多、组成复杂、功能广泛的一类化合物。占血浆固体成分90%左右,目前已经发现的血浆蛋白质有500多种,除免疫球蛋白外,其他血浆蛋白主要由肝细胞合成。

血浆蛋白的主要功能:①维持血浆胶体渗透压,如清蛋白。②作为某些物质的载体,如清蛋白能与多种物质结合(脂肪酸FA、胆红素),且某些球蛋白具有特异地结合某些物质的功能,如转铁蛋白结合铁离子、皮质醇球结合蛋白结合类固醇皮质激素。③维持体液pH恒定,血浆蛋白pH一般都小于7.4,一部分以弱酸盐形式存在,构成缓冲对。④免疫功能,血浆中含具有免疫功能的球蛋白,主要由浆细胞合成,电泳时位于r区带,如IgG、IgA、IgM、IgD、IgE。此外,还含具有免疫作用的非特异球蛋白,如补体。⑤凝血与纤溶作用,绝大部分凝血因子与纤溶因子都是血浆蛋白质,它们能够促进血液凝固、防止血液流失和溶解血栓,防止各类血栓形成。⑥营养作用,血浆蛋白可分成氨基酸(AA),用于合成组织蛋白或氧化供能。⑦催化作用,血浆中含有血浆功能性酶,如凝血酶原、纤溶酶原、铜蓝蛋白、肾素等。常见的血浆蛋白见表1-1-1-2。

表1-1-1-2 血浆蛋白的常见组成

编码	名称	简称	生物学作用
1	前白蛋白	PreA	参与甲状腺素、视黄醇的转运
2	白蛋白	A	维持渗透压,结合激素、胆汁酸、胆红素的载体
3	α₁脂蛋白	α₁LP	磷脂、胆固醇、脂溶性维生素、激素的载体
4	α₁酸性糖蛋白	α₁AGP	抑制孕酮,属于急性时相反应蛋白

编码	名称	简称	生物学作用
5	α_1 抗胰蛋白酶	$\alpha_1 B$	急性时相反应蛋白
6	视黄醇结合蛋白	RBP	与维生素 A、甲状腺素结合
7	甲状腺素结合球蛋白	TBG	与甲状腺素特异性结合
8	C1s 补体	C1s	C1 补体成分之一
9	C1 酯酶抑制物	C1s-I	抑制 C1s 的酯酶活性
10	促红细胞生成素	EPO	促进幼稚红细胞的分化和血红蛋白合成
11	凝血酶原	F II	即凝血因子 II,参与凝血过程
12	铜蓝蛋白	Cp	亚铁氧化酶活性
13	α_1 抗凝乳蛋白酶	$\alpha_1 X$	抑制凝乳蛋白酶

第二节 造血器官组织

造血器官组织是指生成血细胞的器官组织,除骨髓外,还包括胸腺、淋巴结、肝脏、脾脏、胚胎及胎儿的造血组织(图 1-1-2-1)。人类胚胎在第 25 天由卵黄囊开始造血活动,随后造血干细胞迁移至肝、脾造血,肝、脾造血自妊娠的第 40 天开始,第 50 天达到顶峰,出生前降至最低。骨髓造血自第 100 天开始,出生时达到顶峰,并维持终生。骨髓是成人有效造血的唯一场所。

一、骨 髓

骨髓为人体的主要造血器官。出生后,血细胞几乎都在骨髓内形成。骨髓分为红髓(造血组织)和黄髓(脂肪组织)两部分。出生时,具有造血功能的红髓充满在全身的骨髓腔;随着年龄的增长,脂肪组织逐渐代替长骨中的造血组织,部分红髓转变为黄髓。成年人只有约 50% 的骨髓为红髓具有造血功能,其主要集中在肱骨、股骨的骨骺、脊椎、胸骨、肋骨、髂骨、肩胛骨、颅骨,但在必要时其余的 50% 黄髓也可恢复造血功能。在特殊情况下,也会出现骨髓以外的器官如肝脾等来参与造血,形成髓外造血(extramedullary hematopoiesis,EMH)。

红髓主要由造血组织和血窦构成。在造血组织中,网状细胞及网状纤维构成多孔隙网架结构,网孔中充满了不同发育阶段的各种血细胞,它们在造血组织中的分布具有规律性,诱导各种血细胞向特定方向分化。进入红髓的动脉分支成毛细血管后,继续分支成血窦。血窦多呈辐射状向心走行并连接成网,最终汇入骨髓的中央纵行静脉。血窦壁具有阻挡未成熟细胞进入周围血液的作用。

二、淋巴器官

淋巴器官分为中枢性与周围性。中枢性淋巴器官主要指胸腺,周围淋巴器官包括淋巴结、扁桃体及胃肠、支气管黏膜和皮肤相关淋巴组织。一部分淋巴干细胞进入胸腺后分化成熟为 T 淋巴细胞,另一部分在骨髓中发育为 B 淋巴细胞,两者通过血液循环到达外周淋巴

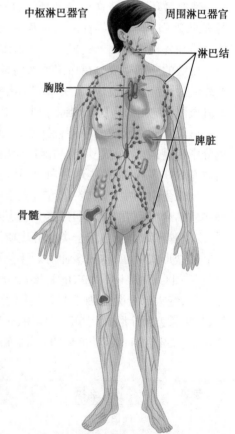

中枢淋巴器官　周围淋巴器官

淋巴结

胸腺

脾脏

骨髓

图 1-1-2-1 造血组织结构示意图

器官。

（一）胸腺

胸腺外层为皮层，含大量 T 淋巴细胞，但没有生发中心。来源于卵黄囊或骨髓的淋巴系干细胞，在胸腺素与淋巴细胞刺激因子的作用下，在皮质增殖分化成为前 T 淋巴细胞。胸腺毛细血管周围包着一层较为完整的网状纤维组织，使皮层与血液循环之间形成屏障，以防止血液循环中的抗原进入胸腺皮层，确保 T 细胞在无外界干扰的条件下生长成熟。前 T 细胞形成后经过髓质进入周围淋巴组织的胸腺依赖区，再继续增殖发育为成熟的 T 淋巴细胞。成年以后，胸腺逐渐萎缩，此时定居在淋巴结的 T 细胞，能够自行增殖。

（二）脾脏

脾脏具有滤血、免疫、贮血、造血四种功能，是体内最大的外周淋巴器官。脾脏分为白髓、红髓、边缘区三部分。白髓是散布在红髓中许多灰白色的小结节，它由淋巴细胞构成。包括：①动脉周围淋巴鞘，是围绕在中央动脉周围的弥散淋巴组织，主要由 T 细胞组成。②白髓中的脾小结中心称为生发中心，内有分化增殖 B 细胞可产生相应抗体。红髓分布于白髓之间，由脾索和血窦构成。脾索为 B 细胞增殖、分化之处，故常含有许多浆细胞。脾脏内的血窦又称脾窦，是实现窦内与相邻组织间的物质交换及血细胞的穿越的特殊结构。

（三）淋巴结

淋巴结是由大量网状细胞形成的网状支架及淋巴细胞填充其中形成的淋巴网状组织，可分为皮质和髓质两部分。皮质由淋巴小结、副皮质区及淋巴窦所构成。淋巴小结由密集的 B 细胞构成，并含有少量 T 细胞和巨噬细胞。淋巴小结中心部称生发中心，在抗原作用下，B 细胞活化，分化为能产生抗体的浆细胞。位于淋巴小结之间及皮质的深层的为副皮质区，主要由 T 细胞构成。髓质由髓索及其间的淋巴窦组成。髓索内主要有 B 细胞、浆细胞及巨噬细胞，淋巴窦接受从皮质区的淋巴窦来的淋巴液，淋巴液通过输出淋巴管离开淋巴结。淋巴结既是产生和存储淋巴细胞的场所，又是淋巴液的生物性过滤器，并可对外来抗原作出反应。

三、胚胎与胎儿造血组织

卵黄囊是哺乳动物最早期的造血部位。约在人胚胎第 20 天左右，就可看到卵黄囊壁上的中胚层间质细胞开始分化聚集成细胞团，称为血岛（blood island）。血岛外周的细胞分化成血管壁的内皮细胞，中间的细胞分化为最早的血细胞，称为原始血细胞。这种细胞进一步分化成为初级原始红细胞（erythroblast）。

胎肝于第 40 天开始出现造血功能，胚胎第 3~6 个月时，胎肝为体内主要的造血场所。在肝上皮细胞与血管内皮细胞之间有散在的间质细胞，它们能分化为初级和次级原始红细胞，并逐渐发育为成熟的红细胞进入血流。在胎儿第 2 个月左右，脾脏也短暂参与造血，主要生成淋巴细胞、单核细胞。第 5 个月之后，脾脏造血功能减退，仅保留产生淋巴细胞的功能并维持到出生后。淋巴结则生成淋巴细胞和浆细胞。自第 4~5 个月起，在胎儿的胫骨、股骨等管状骨的原始髓腔内开始生成幼红细胞、幼粒细胞，随着胎儿的发育，巨核细胞也开始生成。妊娠后期，胎儿的骨髓造血活动逐渐活跃起来。于胚胎第 3 个月时长骨骨髓中出现造血细胞起，至儿童期 5 岁左右，骨髓均保持增生状态。

（胡豫）

参考文献

[1] KAUSHANSKY K, LICHTMAN MA, PRCHAL JT, et al. 威廉姆斯血液学[M]. 陈竺,陈赛娟,译. 9 版. 北京:人民卫生出版社,2018:47-68.

[2] GOLDMAN L, AUSIELLO D. 西氏内科学[M]. 谢毅,译. 西安:世界图书出版西安有限公司,2015:1567-1576.

[3] GREER JP, ARBER DA, GLADER BE, et al. Wintrobe's Clinical Hematology[M]. 13th ed. Philadelphia:Lippincott Williams and Wilkins,2013.

第二章　血液病的常见症状和体征

血液病亦称为造血系统疾病,包括原发于造血系统疾病(如白血病、再生障碍性贫血)和主要累及造血系统疾病(如造血原料叶酸不足引起的巨幼细胞贫血)。

造血系统包括血液、骨髓、脾、淋巴结以及分散在全身各处的淋巴和单核/吞噬细胞组织。血液由细胞成分和液体成分组成,细胞成分中包括红细胞、各种白细胞及血小板,液体成分即血浆,包含有各种具有特殊功能的蛋白质及某些其他化学成分,因此,反映造血系统病理生理以及血浆成分发生异常的疾病均属于造血系统疾病,习惯上称为血液病(blood disorders)。

第一节　血液病常见症状

由于血液以液态形式不停地在体内循环,灌注着每一个器官的微循环,因此血液病的表现多为全身性、非特异性表现。

一、贫　　血

贫血是血液病最常见的症状。引起贫血的原因很多,因具有共同的病理基础即血液携氧能力降低,致使各组织系统发生缺氧改变,所以临床表现相似。贫血最常见的全身症状为乏力,临床表现的严重性主要与 5 个因素有关:贫血的病因,发生贫血的速度,贫血导致血液携氧能力下降的程度,贫血时血容量下降的程度以及各系统对贫血的代偿和耐受能力。贫血的主要临床表现如下。

（一）皮肤黏膜

主要表现为皮肤黏膜苍白,尤以面色苍白最为常见。其机制主要是贫血通过神经体液调节引起机体有效血容量重新分布,为保障重要脏器供血,相对次要脏器如皮肤、黏膜则供血减少。与此同时,由于单位容积内红细胞和血红蛋白含量减少,也会引起皮肤、黏膜颜色变淡。部分贫血患者可见皮肤、黏膜粗糙甚至溃疡形成,这与皮肤、黏膜供血减少、营养不足及引起贫血的原发病(如叶酸、维生素 B_{12} 缺乏、缺铁及自身免疫病等)有关。此外,溶血性贫血的患者可见皮肤、巩膜黄染。

（二）神经系统

头痛、眩晕、眼花、耳鸣、失眠、晕厥、注意力不集中、记忆力下降及四肢乏力、精神倦怠等非特异性表现是贫血的常见症状。其机制与贫血导致脑组织缺氧、急性失血引起血容量不足或低血压及溶血引起高胆红素血症或高游离血红蛋白血症有关,也可能是恶性肿瘤如白血病中枢神经系统浸润甚至并发颅内、眼底出血所致。由维生素缺乏引起的巨幼细胞贫血患者还可并发末梢神经炎,表现为肢端麻木。

（三）呼吸循环系统

由于机体代偿,轻度贫血时安静状态下患者可无任何感觉,活动后机体处于低氧和高二氧化碳状态,刺激呼吸中枢,引起呼吸深快,伴有心悸、心率增快。重者即使平静状态也可能可有心血管和呼吸系统功能障碍的表现,如心悸、气急、端坐呼吸等,且贫血越重、活动量越大,症状越明显,长期贫血患者心脏超负荷工作且供血不足,可发生贫血性心脏病,可发生心律失常、心绞痛甚至充血性心力衰竭。此外,贫血的病因、并发症及治疗也可能引起呼吸、循环系统改变。如白血病性贫血引起呼吸系统浸润、结缔组织病性贫血并发间质性肺炎、反复输血导致"血色病"等。

（四）消化系统

贫血本身可引起消化系统功能甚至结构改变,如消化腺分泌减少甚至腺体萎缩,进而导致消化功能减低,出现食欲减退、恶心、腹胀、便秘、腹泻等表现。另外,消化系统疾病亦可能作为贫血的病因,如慢性胃炎、胃切除术后、消化道恶性肿瘤等引起的造血原料缺乏或慢性失血,此时可有消化系统原发病的表现。长期慢性溶血性贫血可合并胆石症,缺铁性贫血可有吞咽异物感,具有细胞贫血可有舌炎、舌乳头萎缩、牛肉舌、镜面舌等。

（五）泌尿生殖系统

慢性肾性贫血患者可有原发肾疾病的临床表现。溶血性贫血患者可出现胆红素尿、高尿胆原尿、游离血红蛋白和含铁血黄素尿,严重者甚至可发生肾小管堵塞进而引起少尿、无尿、急性肾衰竭。此外,急性重度失血性贫血可因血容量不足而导致肾血流量减少,进而发生少尿甚至无尿,导致肾功能不全。对男性,长期慢性贫血会导致睾丸的生精细胞缺血、坏死,进而影响睾酮分泌,减弱男性特征;对女性,除影响女性激素分泌外,还可导致月经过多。

（六）内分泌免疫系统

长期贫血可导致甲状腺、性腺、肾上腺、胰腺等内分泌激素的分泌,产后大出血引起的失血性贫血可导致垂体缺血坏死而发生希恩综合征。贫血本身可引起免疫系统的改变,如红细胞膜上 C3 减少可影响机体的非特异性免疫功能,另外,贫血亦可为免疫系统疾病的继发改变,此时可伴有原发免疫系统疾病的临床表现。

二、出　血　倾　向

血液病出血的特点多为周身性,可见鼻出血、口腔黏膜血泡、呕血、黑便、血尿等,女性可表现为月经过多。严重出血性疾病患者可发生关节腔积血引起关节疼痛甚至关节畸形。另一个特点是出血程度和引起出血的创伤极其不成比例,甚至可没有创伤史。血小板减少(或功能异常)时,出血一般见于皮肤、黏膜的浅层部位,形成红色或暗红色斑,压之不退色,如瘀点(主要见于肢体低垂部位)、紫癜和瘀斑,可同时有鼻出血、齿龈出血、月经过多、血尿及黑便等,严重者可导致脑出血。因血管壁功能异常引起的出血特点为皮肤黏膜的瘀点、瘀斑,如过敏性紫癜表现为四肢或臀部有对称性、高出皮肤(荨麻疹或丘疹样)紫癜,可伴有痒感、关节痛或腹痛,累及肾脏时可有血尿。出血在这些部位常是自发性的,或外伤后立即出现的。与此相反,外伤后较迟出现的深部组织出血与血肿形成,及非损伤性关节积血或皮肤黏膜持续渗血不止,则是凝血机制异常出血的特征,如血友病。凡有自发的广泛或局部皮肤、黏膜、关节、肌肉出血,或外伤、手术(如包皮环切、扁桃体切除、早产和分娩、月经、牙科操作、预防接种、注射等)后出血不止,或家族成员中有出血史者,均提示有止血机制异常之可能。血栓性血小板减少性紫癜可伴有神经精神症状及肾功能损害表现。

三、发　　热

血液病发热包括感染性及非感染性。临床上常出现发热的血液病有白血病、淋巴瘤、再生障碍性贫血、骨髓增生异常综合征等,由于白细胞数量与质量异常易合并感染。感染可发生在各个部位,以口腔炎、牙龈炎、咽峡炎最常见,可发生溃疡或坏死;肺部感染、肛周感染甚至肛周脓肿亦常见,严重时可有血流感染,最常见革兰氏阴性杆菌败血症,此时可伴有寒战。治疗引起的粒细胞缺乏及长期应用抗生素者可出现真菌感染,如念珠菌、曲霉菌等。此外,因患者伴有免疫功能缺陷,可发生病毒感染,如单纯疱疹病毒、带状疱疹病毒、巨细胞病毒感染等,偶可见卡氏肺孢子虫病。非感染性发热是由于未成熟的白细胞的生长与迅速破坏,致蛋白分解作用增高,基础代谢率增强,坏死物质的吸收等。不明原因的发需考虑淋巴瘤,尤其是霍奇金淋巴瘤,常伴有盗汗、体重减轻等消耗性症状,亦可伴有淋巴结肿大。极少数恶性贫血或溶血性贫血的患者也可出现发热。此外,血液病如直接侵犯体温中枢可造成中枢功能失调,引起中枢性发热,见于肿瘤浸润及颅内出血。

四、黄　　疸

黄疸是由于血清中胆红素升高致使皮肤、黏膜和巩膜发黄的症状和体征。正常血清胆红素为 $1.7\sim17.1\mu mol/L$。胆红素在 $17.1\sim34.2\mu mol/L$ 时临床不易察觉,称为隐性黄疸,超过 $34.2\mu mol/L$ 时出现临床可见黄疸。与血液病相关黄疸主要是溶血性黄疸。由于溶血所引起的黄疸一般不太严重,血清胆红素是属于间接性的,通常不超过 85.5μmol/L。溶血性黄疸一般皮肤黏膜呈浅柠檬色,不伴皮肤瘙痒。急性溶血时,由于红细胞大量破坏,临床常出现重度溶血反应,表现为寒战、高热、肌肉酸痛、头痛、腰背痛、呕吐等,常有酱油色血红蛋白尿,严重病例可并发急性肾功能不全。查体可见巩膜、黏膜、皮肤呈黄染,贫血貌。慢性溶血者临床经过缓和,常呈轻度或波动性黄疸,可伴贫血、肝脾大。此外,血液系统恶性肿瘤,尤其是淋巴瘤,累及肝脏或胆管时可出现肝细胞性或梗阻性黄疸。

五、神经系统

头痛可由一些血液系统疾病相关的原因引起。贫血或红细胞增多症可导致不同程度的头痛。血液病患者由于隐球菌或分枝杆菌等机会性感染中枢神经系统可导致头痛。血小板减少或其他出血性疾病导致颅内出血或蛛网膜下腔出血可引起突然的剧烈头痛。感觉异常可见于恶性贫血引起的外周神经病变,或继发于血液系统恶性肿瘤或淀粉样变性的外周神经病变。长春新碱、硼替佐米等药物治疗也可引起感觉异常。意识模糊可见于重度贫血、感染引起的中毒性脑病、骨髓瘤所致高钙血症、血栓性血小板减少性紫癜、大剂量糖皮质激素治疗等情况。

六、眼、耳、鼻

结膜多血质是红细胞增多症的特点。严重贫血和血小板减少导致继发性视网膜出血有时可引起失明。巨球蛋白血症或白血病性白细胞极度增高导致血液黏滞可引起视觉异常。视网膜静脉或动脉血栓可引起视觉减退、缺失或完全丧失。眩晕、耳鸣可见于严重贫血、红细胞增多症、高白细胞性白血病或高巨球蛋白血症引起的血液黏滞性过高等。嗅觉丧失或幻嗅见于恶性贫血。鼻窦可受机会致病菌感染,如长期严重粒细胞缺乏患者的真菌感染。

七、恶性肿瘤增殖浸润表现

胸骨压痛是白血病的典型症状,主要由于骨髓腔内充满白血病细胞,腔内压力增加,从而引起骨骼疼痛,常见于慢性髓系白血病或急性白血病,偶尔在原发性骨髓纤维化或淋巴瘤暴发性增生时也可出现。小儿因骨髓腔储备力小,骨痛症状突出呈锐痛。骨髓瘤患者异常浆细胞过度增生浸润骨骼,致弥漫性骨质疏松或局限性骨质破坏,骨骼疼痛常是最早期的主要症状。白血病细胞侵犯颅骨、眼窝、形成绿色瘤(粒细胞肉瘤),表现眼球突出、复视、脑神经麻痹等症状,亦可侵犯胸骨、肋骨、脊柱,当骨皮质受累时向外隆起形成结节,鼻咽部可受粒细胞肉瘤或结外淋巴瘤浸润,其症状视浸润的结构而不同。部分 AML 由于白血病细胞浸润可使牙龈增生、肿胀,皮肤可出现灰色斑丘疹,局部皮肤隆起、变硬,呈紫蓝色结节。慢性粒细胞白血病引起的脾脏极度肿大可引起腹胀、少食、饱腹感、反酸或呃逆不适。淋巴瘤阻塞肠道可有肠梗阻表现,阻塞静脉或淋巴管可引发局部弥漫性肿胀,累及肝脏或胆管可出现黄疸,累及皮肤可表现为皮肤瘙痒。淋巴结肿大以 ALL 较多见,纵隔淋巴结肿大可压迫气管或支气管引起咳嗽,颈部淋巴结肿大可因继发感染或迅速增大而产生疼痛。中枢神经系统出血、白血病或淋巴瘤浸润产生的颅内高压可出现头痛、意识障碍等神经系统表现。

第二节　血液系统查体

对每一位患者应做详细的体格检查,以获得对患者一般健康状况的全面了解。除患者一般情况外,某些部位与血液病尤其相关,因此应予以特别重视。这些部位包括皮肤、黏膜、眼、舌、淋巴结、骨骼、神经系统、脾脏等。

一、一般情况

体力状态评分(performance status,PS)(表 1-2-2-1)是用半定量的方法去评估患者的一般健康状态及对治疗的耐受性的指标,以此决定适合的治疗和预后。美国东部肿瘤协作组提出的体力状态评分标准为临床常用标准之一,共分为0~5级。

表 1-2-2-1　体力状态评分标准

PS 评分	体力状态
0	活动能力完全正常,与起病前活动能力无任何差异
1	能自由走动及从事轻体力活动,包括一般家务或办公室工作,但不能从事较重的体力活动
2	能自由走动及生活自理,但已丧失工作能力,日间不少于一半时间可以起床活动
3	生活仅能部分自理,日间一半以上时间卧床或坐轮椅
4	卧床不起,生活不能自理
5	死亡

体重减轻是很多严重疾病的常见伴随症状,但大多数血液病患者并不表现明显的体重减轻。一些"消耗性疾病",如结核,可引起贫血,因此极度消瘦并伴有贫血时应该怀疑这类疾病。

二、皮肤指(趾)甲

皮肤表现包括皮肤纹理、颜色的改变,弹性、湿度的改变,瘙痒及特异性或非特异性皮损。

皮肤的颜色与皮肤中含有的色素以及皮肤毛细血管中的血液成分有关。血液对皮肤颜色的影响对诊断贫血或红细胞增多症有指导作用,苍白常由于血红蛋白水平降低引起,皮肤潮红则可能提示真性红细胞增多症。皮肤中色素的多少可影响对皮肤颜色的判断。如由于色素减少而皮肤变白或因色素过多而使皮肤颜色失去指导意义。此外,一些外在因素也可能改变皮肤颜色从而影响判断。如情绪变化既可引起皮肤苍白也可致面部潮红。寒冷或酷热同样可引起皮肤苍白或潮红。长期风吹、日晒能引起持久的皮肤发红,长期饮酒可致面部发红,在查体中均应注意鉴别。皮肤发红的程度能通过拇指用力按压皮肤来判断,如按压前额,使毛细血管中的血液排空,松开拇指后立即比较受压迫部位与周围未受压部位皮肤的颜色。

发绀综合反映血红蛋白减少的程度、高铁血红蛋白或硫化血红蛋白的总量。当血红蛋白降低至约 $50g/L$,高铁血红蛋白含量达 $15~20g/L$ 或硫化血红蛋白含量达 $5g/L$ 时,可引起明显的发绀。发绀常出现于口唇、耳郭、面颊及肢端,可见于高铁血红蛋白血症、血红蛋白病及原发性或继发性红细胞增多症。

黄疸可在结膜、黏膜或没有较深色素的皮肤处观察到。黄疸患者应在白天自然光下检查。结合胆红素比间接胆红素更易使皮肤着色。皮肤巩膜黄染可见于溶血性贫血、梗阻性黄疸等,可伴有腰痛、腹痛、发热等症状。皮肤湿度与皮肤的排泌功能有关。皮肤干燥、指甲脆可见于缺铁性贫血;夜间睡后出汗称为盗汗,可见于淋巴瘤。皮肤瘙痒常见于霍奇金淋巴瘤,亦可见于其他累及皮肤的淋巴瘤及蕈样真菌病。造血干细胞移植后的移植物抗宿主病,常见皮肤受累,可表现为多种皮损形态。皮下出血根据其直径大小及伴随情况可分为瘀点(<2mm)、紫癜(3~5mm)、瘀斑(>5mm)及血肿(片状出血伴有皮肤显著隆起),可见于血小板减少性紫癜、过敏性紫癜、血小板功能异常以及血管性血友病,可伴有或不伴有疼痛。检查时对于较小的瘀点应注意与红色皮疹或小红痣进行鉴别,皮疹受压时一般可退色或消失,瘀点和小红痣受压后不退色,但小红痣于触诊时可感到稍高于皮肤表面,且表面光亮。皮肤坏死性病变可见于血管内凝血、暴发性紫癜,偶可见华法林抗凝导致皮肤坏死。腿部开放性溃疡或溃疡愈合后的瘢痕常见于镰状细胞贫血。此外,血液系统恶性肿瘤可有皮肤浸润、结节等,常见于急性单核细胞白血病;皮肤表层被淋巴细胞浸润可产生脱屑性红皮病,可合并水肿、角化过度,见于皮肤 T 细胞淋巴瘤。指(趾)甲苍白可见于贫血患者。慢性、严重缺铁性贫血患者的指甲可出现纵向褶皱和扁平,或由凸变凹,后者也被称为反甲。

三、眼

通过检查眼可发现黄疸、苍白或多血症。巩膜比皮肤更易发现黄疸。血液病患者还需做眼底镜检查。视网膜出血和渗出可见于严重贫血及血小板减少的患者,这些患者常出现典型的"火焰状"出血。出血面积很大时可使视网膜隆起,看起来像是黑色肿瘤。中心呈白色的圆形出血也很常见。静脉扩张可见于红细胞增多症。巨球蛋白血症患者中,静脉充血呈节段状,酷似一节一节的香肠。

四、口腔黏膜

口腔黏膜苍白可见于贫血患者。口腔黏膜溃疡常发生于中性粒细胞减少的患者。白血病患者可因为牙龈浸润而表现为红肿。黏膜出血可见于血小板减少引起的出血性疾病。恶性贫血及缺铁性贫血患者的舌头表现为异常光滑。巨幼细胞贫血患者常有口腔黏膜、舌乳头萎缩,舌面呈"牛肉样舌",可伴舌痛。原发性淀粉样变性患者可有舌头增大、变硬。

五、淋　巴　结

淋巴结广泛分布于全身,一般体格检查仅能检查身体各部表浅的淋巴结。正常情况下,淋巴结较小,直径多在 0.2~0.5cm,质地柔软,表面光滑,与毗邻组织无粘连,亦无压痛。正常成人仅在腹股沟处的淋巴结容易被触摸到,正常儿童在颈部亦可触及多个小的淋巴结。病理状态下,如引流部位的感染和肿瘤均可导致单个或一组淋巴结均可受累。一般来说,淋巴结越大,预示着其潜在的诱因严重性越高,成人中直径大于 3~4cm 的淋巴结非常值得关注。因此,应当对肿大的淋巴结进行仔细的检查。虽然有些体表的淋巴结增大肉眼可见,但触诊是检查淋巴结的主要方法,一般为滑动触诊,即指腹按压皮肤与皮下组织之间滑动,滑动的方式应取相互垂直的多个方向或转动式滑动,这有助于淋巴结与肌肉和血管结节相鉴别。为避免遗漏,淋巴结的检查应按一定顺序进行。头颈部淋巴结的检查顺序:耳前、耳后、枕部、颌下、颏下、颈前、颈后、锁骨上淋巴结;四肢淋巴结的检查顺序是:腋窝、滑车上淋巴结、腹股沟及腘窝淋巴结。应注意检查淋巴结病变区域,是全身浅表淋巴结都有不同程度的肿大,还是局限于某个或某些区域;还应检查肿大淋巴结的数量、大小、硬度、表面温度,以及与邻近组织的关系。在问诊时应尽量搞清楚它们出现的时间、肿大的速度以及它们是否伴有红、肿、痛和其他全身的症状。触痛的淋巴结通常提示炎症,反之,无痛的淋巴结肿大加重了对恶性肿瘤的担忧,有时,迅速增生的淋巴瘤在触诊时也可产生触痛。一般来说,含有转移癌的淋巴结是坚硬的,含有淋巴瘤的淋巴结是坚实而有弹性的,而由感染所引起的淋巴结肿大则是柔软的。造血系统的恶性肿瘤所致的淋巴结肿大,早期可以是局部的,随着疾病的发展,肿瘤逐渐扩散到身体其他区域的淋巴结及其他脏器。淋巴瘤、白血病等均可有不同程度的淋巴结肿大。

六、骨骼四肢及关节

白血病患者可有胸骨、肋骨压痛,也可有肋骨及全身性骨痛,其中胸骨压痛为其典型体征。化学治疗后造血细胞恢复期也可有全身骨痛,以肋骨、脊柱、骨盆处显著。局部骨痛亦可见于骨髓瘤或者骨转移瘤。查体时应以指尖间歇性施加一定压力,全面检查所有骨表面以确定受累的区域。静脉血栓形成或恶性肿瘤阻塞血管时可有局部肢体肿胀、疼痛,查体时应注意观察。膝、肘、踝、肩、腕或髋关节可因出血导致局部肿胀,反复出血甚至可出现关节畸形,见于血友病等凝血因子缺乏。

七、神　经　系　统

血液病患者必须进行全面的神经功能评估。首先需关注患者的意识状态。意识障碍包括意识内容异常(记忆缺失、定向力丧失、感觉错乱、躁动不安、言语杂乱等)及觉醒程度异常(嗜睡、昏睡、昏迷)。其主要发生机制为脑缺血、缺氧、葡萄糖供给不足、酶代谢异常等因素导致的脑细胞代谢紊乱,从而导致网状结构功能损害和脑活动功能减退。可见于中枢神经系统出血、白血病或淋巴瘤浸润、颅内感染引起的颅内压增高。重度贫血、红细胞增多症、高球蛋白血症及高白细胞血症由于血液黏滞性过高,也可伴随意识障碍。维生素 B_{12} 缺乏可损害大脑、嗅觉、脊髓和外周神经功能,表现为感觉、运动功能异常。原发性单克隆丙种球蛋白病患者亦可有多种类型的感觉和运动神经病变。

八、脾　　脏

正常成人脾脏在体检时通常不能触及。内脏下垂或左侧胸腔积液、积气时膈肌下降可使脾脏向下移位。正常脾重约150g,位于腹腔膈膜下,紧邻后外侧壁,位于下3根肋骨的水平。当脾脏增大时,它仍然紧贴腹壁,其下端向下、向前、向右伸展。脾脏仅增大40%即可被触及,但也有显著增大在体检时仍不能触及的情况。虽然在体检时经常摸不到肿大的脾脏,但触及脾脏通常是极有意义的体征。增大的脾脏正好位于腹壁下,可观察到其随呼吸而移动。如果脾脏中度增大,可以摸到脾切迹。检查脾脏时,患者应放松,取仰卧位,两腿稍屈曲,检查者左手绕过患者腹前方,手掌置于左胸下部第9~11肋处,试将其脾脏从后向前托起,并限制了胸廓运动,右手掌平放于脐部,与左肋弓大致呈垂直方向,自脐平面开始配合呼吸,迎触脾尖,直至触及脾缘或左肋缘为止。需注意按压不宜太重,否则可能将脾脏挤开甚至破裂。血液病的脾大常见于:①异常细胞的浸润及恶性增生在各种急慢性白血病时由于未成熟白细胞的浸润及异常增殖,脾脏可重度甚至极度肿大达盆腔,尤以慢性粒细胞白血病明显。此外淋巴瘤也可有不同程度的脾大。②骨髓化生常见于骨髓纤维化时,脾脏因髓外造血而肿大。③脾功能亢进在临床较常见。表现为一种或多种血细胞减少而骨髓造血细胞相应增生。④类脂质贮存病指由于类脂质代谢障碍,各种类脂质贮积脾脏而肿大。此外溶血性贫血、原发性血小板减少性紫癜时也可有脾大。

（胡蓓　胡豫）

参考文献

［1］BICKLEY LS. Bates Guide to Physical Examination and History Taking［M］. 11th ed. Philadelphia：Lippincott Williams & Wilkins,2012.

［2］OKEN MM,CREECH RH,TORMEY DC,et al. Toxicity and response criteria of the Eastern Cooperative Oncology Group［J］. Am J ClinOncol,1982,5(6):649-655.

［3］KAUSHANSKY K,LICHTMAN MA,BEUTLER E,et al. Williams Hematology［M］. 8th ed. New York：McGraw Hill,2010.

［4］GREER JP,ARBER DA,GLADER BE,et al. Wintrobe's Clinical Hematology［M］. 13th ed. Philadelphia：Lippincott Williams and Wilkins,2013.

第三章　血液病常用实验室检查和诊断技术

实验室检查系血液病诊断的重要环节。由于现代实验技术的发展,检查方法日新月异,必须结合病史、查体,运用专业知识,做出判断分析,再选择必要的检查以明确诊断。近年来,由于免疫学及分子生物学等基础学科的飞速发展及其与血液学的广泛交叉,实验室检查技术取得了飞速发展,不仅是主要的诊断手段,也是研究血液系统疾病病因、发病机制及治疗监测的重要手段;同时这使我们对每一个临床病例都有更准确的认识,也使得血液病的治疗进入精准医疗时代。

第一节　血液病常规检验检查

一、一般血液检查

血细胞计数和血细胞形态是血液病的诊断最重要的方法之一。外周血细胞质和量的改变是骨髓造血功能的综合反映。高质量的血常规检查,不但可为临床医生提供进一步检查的线索,有时甚至为某些血液病的诊断提供重要的依据。通过对外周血细胞的初步评估后再决定是否实施骨髓检查及其他特殊检查,也可减少有创操作风险。因此,外周血的一般检查被视为血液病诊断不可缺少的实验手段。

(一) 自动血细胞分析

自动血细胞分析技术是现代血液学实验检查的基石,可进行快速、准确的血细胞分析,包括红细胞总数(RBC)、血红蛋白含量(Hb)、血细胞比容(Hct)、红细胞体积分布宽度(RDW)、平均红细胞体积(MCV)、平均血红蛋白含量(MCH)、平均血红蛋白浓度(MCHC)、血小板计数(PLT)、血小板体积分布宽度(PDW)、平均血小板体积(MPV)、白细胞总数(WBC)、白细胞分类计数(DC),有的仪器还可以检测网织红细胞计数(Ret)。各种不同的血细胞自动分析仪有其各自的特点。在通用的血细胞自动分析仪中,血样本被吸入后,分成不同的液流,后者再与相应的缓冲液混合。当样本通过仪器时,一系列探头对每一流动的液流进行测量。常用到的测量参数包括不同角度的光散射、电阻抗和电导率、荧光或液流中被染色细胞的光吸收。光散射可了解细胞大小、核分叶、胞质颗粒和折射率。缓冲液先使红细胞变成球形红细胞以排除细胞形态不规则的影响后,利用不同角度的光散射可了解血红蛋白含量以及红细胞的大小。此外,细胞大小还可通过测量电阻的变化来估算,电阻大小与细胞大小成正比。射频电容量测定可提供有关细胞内结构的信息。不同pH的裂解液可分离某些白细胞类型,如将嗜碱性粒细胞和未成熟粒细胞与正常的血细胞分离。

1. 血红蛋白测定　血红蛋白的颜色较深,这一特性被用来估算血红蛋白浓度。红细胞含有各种形式的血红蛋白,包括氧合血红蛋白、高铁血红蛋白、碳氧血红蛋白等。正常人群血红蛋白和红细胞数参考值见表1-3-1-1。红细胞及血红蛋白升高可见于真性红细胞增多症,减少可见于各种类型贫血。

表 1-3-1-1　血红蛋白和红细胞数参考值

人群	参考值	
	红细胞数($\times 10^{12}$/L)	血红蛋白(g/L)
成年男性	4.0~5.5	120~160
成年女性	3.5~5.0	110~150
新生儿	6.0~7.0	170~200

2. 标准红细胞指数　包括平均细胞体积(MCV)、平均细胞血红蛋白(MCH)及平均血红蛋白浓度(MCHC)等,可由自动血细胞计数仪通过测量单个细胞的电阻抗或者光散射测得。基于参考值范围判断红细胞大小和血红蛋白含量对于贫血的鉴别诊断具有重要意义,如缺铁、珠蛋白生成障碍多表现为小细胞性贫血,而叶酸、维生素 B_{12} 缺乏引起的巨幼细胞贫血表现为大细胞性贫血。然而这一方法具有一定局限性:某些年老的恶性贫血患者或晚期恶性贫血患者伴有严重红细胞破碎,其 MCV 值可正常。

3. 网织红细胞计数和RNA含量　网织红细胞是刚释放入血的无核红细胞。可通过 RNA 结合染料或非荧光 RNA 结合染料染色后来检测网织红细胞。自动网织红细胞计数通常以绝对数报告(每微升或者每升血液),主要用于评估骨髓红细胞生成情况,尤其适用于评估病理造血时,可用于鉴别红细胞生成不足与红细胞破坏增加。

4. 白细胞计数及分类　外周血中不同类型白细胞来源于不同的造血细胞,执行不同的功能,因此,应分别评估各种主要的白细胞类型。血细胞计数仪通过多种参数(不同角度的光散射或者电传导等)区分和计数血液中 5 种形态的白细胞类型:中性粒细胞、嗜碱性粒细胞、嗜酸性粒细胞、淋巴细胞和单核细胞,并对未成熟的或者异常细胞有一定提示作用。一般来说,白细胞分类计数报告中包括绝对(每微升的细胞)和相对(白细胞的百分比)计数。与病理状态有关的是绝对值,相对计数的百分比结果有时候具有一定误导性,比如中性粒细胞的绝对减少往往出现淋巴细胞比值相对增高。白细胞分类计数的正常值随年龄变化而变化。出生后的头几天以中性粒细胞为主,随后淋巴细胞占大多数,并持续大约 4~5 岁,此时中性粒细胞再次超过淋巴细胞,并持续至成年期,成为血液中比例最高的白细胞。随年龄增加,淋巴细胞减少,造成老年人白细胞总数略有下降。

5. 血小板计数　血小板通常通过电子计数法在特定的体积中计数标本中的血小板颗粒,体积可通过电阻抗或者光散射测得。与红细胞计数相比,血小板计数因其体积小,容易聚集且与较多的小红细胞或细胞碎片有重叠。因此,当血小板数量较低(低于 $20×10^9/L$)时,自动计数仪测得的结果并不精确,很多时候会高估血小板计数。相反的,在弥散性血管内凝血(DIC)和急性白血病等疾病状态下,由于血小板的活化,血小板计数可轻微被低估。有时,由于某些人的血小板存在有 EDTA-诱发凝集及血小板-白细胞玫瑰花结的现象,或者样本抗凝不足和血小板凝块,这些情况会导致血小板假性减少,可换用"肝素抗凝剂"采血复查或可采用手工血小板计数复检。此外,在严重小红细胞增多症等情况下,血小板计数亦可出现假性增高。

(二) 外周血形态学检查

血液分析仪虽可提供多项指标,但对白细胞、红细胞及血小板形态变化的分析仍需经涂片染色显微镜检查确立。显微镜下血液涂片检查可获得所有血液有形成分的有用信息。血涂片染色用于血细胞形态学检查的涂片应足够薄,以便在放大 100 倍的视野里只有几个红细胞相互重叠。血涂片应该首先在低倍镜下扫视,以证实血涂片上白细胞的均匀分布,以及在边缘寻找异常大的或未成熟细胞。异常细胞、红细胞凝集及寄生虫等可在中倍镜下观察,然后在高倍镜下观察涂片,系统评价主要细胞类型的大小和形态等。

1. 红细胞形态　血涂片上正常红细胞呈圆形,大小较一致,直径 6~9μm,平均 7.5μm。红细胞的厚度边缘部约 2μm,中央约 1μm,染色后四周呈浅橘红色,并有中央淡染区(又称中央苍白区),大小约相当于细胞直径的 1/3~2/5。外周血涂片红细胞异常包括大小、形态、着色及结构异常。小红细胞见于低色素性贫血,如缺铁性贫血;大红细胞见于溶血性贫血、急性失血性贫血,也可见于巨幼细胞贫血;巨红细胞常见于叶酸和/或维生素 B_{12} 缺乏所致的巨幼细胞贫血;红细胞大小不均见于病理造血,反映骨髓中红系增生明显旺盛。在增生性贫血如缺铁性贫血、部分类型的溶血性贫血、慢性失血性贫血中,当贫血达中度以上时,均可见不同程度的红细胞大小不均,以巨幼细胞贫血时红细胞大小不均尤为显著。红细胞形态异常可见于多种病理状态。表 1-3-1-2 列举了几种异常红细胞形态及可能的病因。着色异常指的是 Wright-Giemsa 染色后的红细胞所呈现的异常颜色改变,包括:低色素性(着色过浅,见于缺铁性贫血、珠蛋白生成障碍性贫血、铁粒幼细胞性贫血及某些血红蛋白病),高色素性(着色过深,见于巨幼细胞贫血、球形细胞),嗜多色性(灰蓝或灰红色,见于增生性贫血,反映骨髓造血功能活跃、红细胞系增生旺盛、红细胞释放量增加)。结构异常是指 Wright-Giemsa 染色后红细胞内存在特殊有形成分或结构。嗜碱性点彩指红细胞内含有细小的蓝色点状物质,可见于骨髓增生旺盛的贫血或铅中毒。染色质小体(Howell-Jolly 小体)指红细胞内含有圆形紫红色小体,多见于溶血性贫血、巨幼细胞贫血、红白血病及其他增生性贫血。卡-波环指红细胞内出现一条很细的淡紫色线状体呈环形,见于严重贫血、溶血性贫血、巨幼细胞贫血、铅中毒及白血病。有核红细胞提示红细胞需求量、释放量明显增加或红细胞破坏增加,主要见于各种溶血性贫血、白血病、骨髓纤维化等髓外造血、骨髓转移癌、脾切除后的滤血及清除功能丧失。此外,红细胞内或细胞膜上也可以发现附着有其他微生物,如疟原虫等。

表 1-3-1-2 红细胞形态改变及相关疾病

名称	特征性疾病	其他疾病
球形红细胞	遗传性球形红细胞增多症、免疫性溶血性贫血	产气荚膜梭菌血症、Wilson 病
椭圆形红细胞	遗传性球形红细胞增多症	缺铁、巨幼细胞贫血、珠蛋白生成障碍性贫血、骨髓纤维化、MDS
泪形红细胞	骨髓纤维化	严重缺铁、巨幼细胞贫血、珠蛋白生成障碍性贫血、MDS
裂红细胞	微血管病、机械性溶血性贫血	很多影响红细胞的疾病均可见
红细胞缗钱状排列	多发性骨髓瘤、特殊类型巨球蛋白血症	输液中存在的某些低分子药物
棘形红细胞	棘形红细胞增多症	脾切除术后、脂质代谢异常、脂肪吸收不良
靶形红细胞	缺铁性贫血、某些类型的溶血性贫血	黄疸、脾切除术后
口形红细胞	遗传性口形红细胞增多症、弥散性血管内凝血	酒精中毒

注:MDS,骨髓增生异常综合征。

2. 白细胞分类　外周血中白细胞可分为中性粒细胞、嗜酸性粒细胞、嗜碱性粒细胞、单核细胞及淋巴细胞。中性粒细胞在血片上呈圆形,直径 $10 \sim 14 \mu m$。胞质丰富,染粉红色,含较多细小、均匀的淡粉色中性颗粒。胞核呈深紫红色,染色质压缩紧密成块状。核型分两种,弯曲呈杆状者称为杆状核,核型分叶者称为分叶核,通常 $2 \sim 5$ 叶,由染色质细丝连接,病理情况下分叶可达 10 叶。中性粒细胞核左移指的是外周血非分叶核中性粒细胞(包括中性杆状核粒细胞、晚幼粒、中幼粒甚至早幼粒细胞)占比增高,常见于细菌性感染,特别是急性化脓性感染、急性失血、急性中毒及急性溶血反应等。中性粒细胞核右移指的是外周血中性粒细胞的细胞核出现 5 叶及以上,且百分率超过 5%,主要见于巨幼细胞贫血及造血功能衰退,也可见于应用抗代谢药物及炎症恢复期。感染时中性粒细胞颗粒比正常大且颜色较深,常呈暗的蓝黑色,称为中毒颗粒。在黏多糖病中,中性粒细胞中可出现粗糙的黑色颗粒,而在一些淋巴细胞和单核细胞可见大的嗜苯胺蓝颗粒出现。奥氏小体是轮廓清晰、染成红色的棒状小体,见于幼稚造血细胞胞质中。在感染、烧伤和其他炎症状态下,中性粒细胞胞质可以见到浅蓝色,圆或卵圆形,直径约 $1 \sim 2 \mu m$ 的杜勒小体,通常与中毒颗粒同时出现。嗜酸性粒细胞呈圆形,直径为 $13 \sim 15 \mu m$,胞质内充满粗大、整齐、均匀、紧密排列的橘黄色或橙红色嗜酸性颗粒。胞核多为两叶,呈眼镜状,深紫色。嗜酸性粒细胞增多可见于慢性髓系白血病、慢性嗜酸性粒细胞白血病、嗜酸性粒细胞肉芽肿、部分淋巴瘤和多发性骨髓瘤以及过敏性疾病、寄生虫病等。嗜碱性粒细胞胞体呈圆形,直径为 $10 \sim 12 \mu m$,胞质内有少量大小不均、排列不规则的黑蓝色嗜碱性粗颗粒,常覆盖于核面上,胞核一般为 $2 \sim 3$ 叶。慢性髓系白血病、嗜碱性粒细胞白血病、骨髓纤维化及转移癌等均可见嗜碱性粒细胞增多。淋巴细胞通常比其他细胞小,直径大约 $10 \mu m$,但有时可见直径达 $20 \mu m$ 的大淋巴细胞。正常血液中以小淋巴细胞为主,呈圆形,含有一较大、圆而染色致密的细胞核。胞质较少,染成浅到深蓝色。与小淋巴细胞相比,大淋巴细胞核/质比例低,染色质较稀疏,核常呈圆形,也可能呈卵圆形或锯齿状,胞质丰富并可含多个嗜苯胺蓝颗粒。含嗜苯胺蓝颗粒、胞质相对丰富的大淋巴细胞称为大颗粒淋巴细胞,通常代表细胞毒 T 细胞或自然杀伤 NK 细胞。淋巴细胞增多可见于感染性疾病及移植物抗宿主病等。反应性淋巴细胞,又称异型淋巴细胞,其细胞体积较大,核呈锯齿状,胞质丰富,染成蓝色,核染色质致密程度不一,可见核仁,常见于 EB 病毒、巨细胞病毒、腺病毒等病毒感染性疾病。低的核/质比和较高的染色质致密度可将这些反应性 T 淋巴细胞与肿瘤细胞相区分。单核细胞是血片中最大的正常细胞,通常直径达 $15\sim22\mu m$。核形多样,可呈现出圆形、肾形、卵圆形或分叶形,且常出现折叠。花边状的染色质呈细丝状排列,边界锐利清晰。其胞质呈淡灰色,含不同数量细的淡紫色或紫色颗粒,常有空泡。单核细胞白血病、粒细胞缺乏恢复期、骨髓增生异常综合征、慢性粒单核细胞白血病等可见单核细胞增多。

3. 血小板　在正常染色的血片上,血小板为蓝色或者无色的含有细小紫色或者红色颗粒的小体,直径约 $2\sim3\mu m$。某些病理情况下,血小板可出现分布宽度偏高,体积大小不均。巨大的血小板直径达 $20\sim50\mu m$ 以上,主要见于免疫性血小板减少症(ITP)、急性髓系白血病。频繁出现巨大的血小板或者血小板团块可能提示骨髓增殖性肿瘤。正常人血小板为成熟型,也可看到少量形态不规则或畸形血小板,但所占比值一般少于 2%。异常血小板比值超过 10% 考虑为病理改变,如原发性和反应性血小板疾病。当巨核细胞增生旺盛时,尤其是 ITP 出现血小板减少危象及粒细胞白血病时,可见到大量蓝色的、巨大的血小板。功能正常的血小板在外周血涂片上常可聚集成团。出现原发性血小板增多症时,血小板可聚集成团、成片,甚至占满整个油镜视野。再生障碍性贫血时,血小板明显减少。血小板无力症则不出现聚集的血小板。

二、溶血性贫血的实验室检测

溶血性贫血是指各种原因导致红细胞生存时间缩短、破坏增多或加速,而骨髓造血功能不能相应代偿而发生的一类贫血。红细胞在血管内破坏者为血管内溶血,在血管外单核-巨噬细胞系统丰富的组织破坏者为血管外溶血。

(一) 尿含铁血黄素试验(Rous 试验)

尿液中脱落的肾小管上皮细胞有含铁血黄素,显微镜下观察尿沉渣肾小管上皮细胞中出现蓝色的亚铁氰化铁蓝色物质出现即判断为阳性。常见于阵发性睡眠性血红蛋白尿症。

(二) 红细胞渗透脆性试验

测定红细胞对不同浓度低渗氯化钠溶血的抵抗力。开始溶血及完全溶血时氯化钠溶液的浓度较正常对照提前提示脆性增高。主要见于遗传性球形细胞增多症,也可见于温抗体型自身免疫性溶血性贫血、遗传性椭圆形红细胞增多症。

(三) 高铁血红蛋白还原试验

在被检测血液中加入亚硝酸钠使血红蛋白变成棕色的高铁血红蛋白,当血液中有足量还原型辅酶Ⅱ时,棕色的高铁血红蛋白又被高铁血红蛋白还原酶还原成亚铁型的血红蛋白。葡萄糖-6-磷酸脱氢酶(G-6-PD)含量与活性正常时,由磷酸戊糖代谢径途生成的 NADPH 的量足以完成上述还原反应。反之,还原速度减慢甚至不能还原,见于蚕豆病和伯氨喹型药物溶血性贫血。

(四) 抗球蛋白试验

抗球蛋白试验又称 Coombs 试验。已结合在红细胞相应抗原上的不完全抗体无法连接 2 个邻近的红细胞而不表现出红细胞凝集,抗球蛋白抗体可与多个不完全抗体的 Fc 段相结合起连接作用,导致红细胞聚集,称为 Coombs 试验阳性,见于自身免疫性溶血性贫血、某些淋巴瘤、系统性红斑狼疮(Systemic lupus erythematosus,SLE)、类风湿关节炎及药物性溶血反应等。直接 Coombs 试验阳性表明红细胞表面已结合有不完全抗体,间接 Coombs 试验阳性说明体内存在不完全抗体,主要用于 Rh 或 ABO 妊娠免疫性新生儿溶血病、母体血清中不完全抗体的检测。

(五) 蔗糖溶血试验

蔗糖溶液离子浓度低,经孵育可加强补体与红细胞膜的结合,阳性常见于阵发性睡眠性血红蛋白尿症(PNH),轻度阳性亦可见于部分巨幼细胞贫血、再生障碍性贫血、自身免疫性溶血性贫血和遗传性球形红细胞增多症。

(六) 酸化溶血试验

酸化溶血试验又称 Ham 试验,阳性指红细胞在酸化的血清中经 37℃孵育后发生溶血,主要见于 PNH,某些自身免疫性溶血性贫血患者发作严重时亦可阳性。

三、血液生化检查

生化检查涉及与各类血细胞功能有关物质的结构及代谢变化。为了正确选择检查项目及判断结果，必须对各类细胞的结构、代谢和功能的关系有所了解，这将在有关章节中介绍，下面介绍常用的生化检查。

（一）红细胞的生化检查

1. 铁动力学测定　铁是形成血红蛋白、肌红蛋白和含铁酶的必需物质。血清铁蛋白、血清铁、总铁结合力、转铁蛋白饱和度、红细胞内游离原卟啉、转铁蛋白受体等都是反映铁储存、铁利用状态的指标。

2. 叶酸、维生素 B_{12} 测定　叶酸和维生素 B_{12} 是合成 DNA 过程中重要辅酶，缺乏时可引起巨幼细胞贫血。

（二）白细胞的生化检查

β_2-微球蛋白（β_2-MG）是 HLA 抗原轻链，由有核细胞合成，在淋巴细胞增殖性疾病中常升高并与预后相关；末端脱氧核苷酸转移酶（TdT）在胸腺细胞和幼稚淋巴细胞中活性较高，而成熟淋巴细胞中无此活性，可作为幼稚淋巴细胞的标志；血清溶菌酶主要来自单核细胞和成熟粒细胞的溶菌体，细胞降解后释放入血清，单核细胞白血病时常升高。

（三）其他

尿酸是核酸降解产物，乳酸脱氢酶广泛存在于机体各组织中，当患有白血病、淋巴瘤时，细胞大量破坏，血清中常有尿酸和乳酸脱氧酶活性升高。

四、出凝血性疾病的实验室检查

机体内完善的止血与抗凝机制使得生理状态下血液在血管内流动，既不会溢出血管外引起出血，也不会在血管内凝固形成血栓。机体的止血机制包括：血管壁与血小板的作用、凝血因子和抗凝蛋白的作用以及促进纤维蛋白溶解和抗纤溶物质的作用等。病理状态下，凝血和抗凝机制的动态平衡失调可表现为：凝血亢进或抗凝减弱而形成血栓；凝血减弱或抗凝增强而引起出血。本段将概述血栓与止血相关的检测项目，第四篇出血与血栓性疾病部分将做进一步介绍。

（一）血管因素检测

出血时间可作为血管壁脆性、通透性改变的筛查试验，阳性者可进一步行血小板聚集功能检测、血管性血友病因子（VWF）抗原及活性等检测，以进一步明确诊断。

（二）血小板测定

血小板数量、单克隆抗体血小板抗原固定试验（MAIPA）、血小板黏附试验、血小板聚集试验、血小板 P 选择素测定等检测可综合评估血小板功能。

（三）凝血因子及因子抑制物检测

活化部分凝血活酶时间（APTT）、凝血时间（PT）、血浆凝血酶原时间、纤维蛋白原测定可作为凝血功能的初步筛查，内源性及外源性凝血因子活性及抑制物的测定可有助于诊断出血性疾病的病因。

（四）抗凝系统检测

抗凝系统检测包括临床常用的病理性抗凝物质检测和生理性抗凝因子检测，前者包括 APTT 纠正实验、狼疮抗凝物、抗心磷脂抗体、抗 β_2GPI 抗体测定，后者包括血浆抗凝血酶、蛋白 C、蛋白 S 活性、同型半胱氨酸测定等。

（五）纤溶活性检测

包括血浆 D-二聚体测定、血浆纤维蛋白（原）降解产物测定、血浆纤溶酶原活性测定、血浆纤溶酶原激活抑制物-1 活性测定等。具体详见出血性疾病章节。

（六）特殊类型检测

包括 ADAMTS13 酶活性及抑制物检测、肝素诱导的血小板综合征相关抗体检测等有利于血栓性微血管病的诊断。

（七）血栓与止血基因检测

对于不明原因家族遗传性出凝血疾病的患者,可通过基因测序的方法明确病因。近年来,血栓与止血基因二代测序可以同时检测凝血系统、抗凝系统、纤溶系统以及血小板相关疾病的遗传性突变,对各种出血性疾病和血栓性疾病的确诊及个体化用药提供了极大的帮助。

五、组织病理学检查

在血液病的诊断中组织病理学检查是一重要诊断技术,除骨髓活检外还有淋巴结活检、脾脏活检以及体液细胞学病理检查。淋巴结活检主要用于淋巴结肿大的疾病,如淋巴瘤的诊断及其与淋巴结炎、转移性癌的鉴别;脾脏活检主要用于脾脏显著增大的疾病的诊断。体液细胞学检查包括胸腔积液、腹腔积液和脑脊液中肿瘤细胞(或白血病细胞)的检查,对诊断、治疗和预后判断均有价值。

六、免疫球蛋白含量及免疫电泳

浆细胞病时所分泌的免疫球蛋白(Ig)质和量会发生改变,可以用血清蛋白电泳、免疫球蛋白定量和免疫固定电泳加以鉴定。浆细胞恶性增殖时如多发性骨髓瘤,肿瘤细胞来自一个克隆,分泌一种 Ig,可有某一类 Ig 明显增高,其他的 Ig 则相应减低,在血清蛋白电泳时在 β、γ 泳动区常可见一条狭窄均一的条带称为"M 带",在免疫固定电泳时可呈边界清晰的浓聚条带。

七、造血细胞的培养及测定

在体外通过合适的条件培养液、特异性的刺激因子、温度、湿度等条件,造血祖细胞可以生存并增殖分化形成一个子细胞集落,从所形成集落的数量和形态可反映该祖细胞的数量和增殖分化潜能。每一个祖细胞称一个集落形成单位(CFU)。目前可以测定的有粒、红、单核、巨核系集落形成单位(CFU-GEMM)、淋巴系集落形成单位(CFU-L)、粒系集落形成单位(CFU-G)、单核系集落形成单位(CFU-M)、巨核系集落形成单位(CFU-Meg、红系集落形成单位(CFU-E)、早期红系造血祖细胞(BFU-E)、成纤维细胞祖细胞(CFU-F)和白血病祖细胞(CFU-Leu)。造血细胞培养技术的临床应用可归纳为以下几个方面。

1. 协助诊断各种血液病　如在再生障碍性贫血中多数患者的骨髓和外周血中的 CFU-GM、CFU-E、BFU-E 均明显降低;而在慢性粒细胞白血病中则可比正常高数十倍;在急性白血病中除粒系、红系集落明显减少外,多数仅能形成集簇。祖细胞培养对探讨再生障碍性贫血的发病机制及判断预后也有一定帮助。

2. 测定血清中是否存在刺激或抑制造血的活性物质,或测定是否有抑制性细胞成分,可用正常骨髓细胞加入待测的血清或提纯的某种成分后进行培养,也可将待测细胞与正常细胞混合培养观察集落形成的变化。

3. 研究药物对造血细胞的作用　在培养体系中加入一定量的待测药物,观察药物对造血祖细胞的影响。

八、放射性核素检查

应用放射性核素对有关血细胞及其他血液成分进行动力学及病理生理研究,并作骨髓、脾脏扫描显像可以显示血细胞的生成、分布和破坏部位以及在病理情况下的改变,有助于某些血液病的诊断及发病机制的探讨。

（一）血容量测定

血容量大约可视为红细胞容量和血浆容量的总和。应用 ^{51}Cr 及 ^{99m}Tc 标记红细胞可测定红细胞容量,应用 ^{131}I、^{125}I 及 ^{99m}Tc 标记人血清白蛋白(^{131}I-HAS、^{125}I-HAS、^{99m}Tc-HAS)可测定血浆容量。真性红细胞增多症时红细胞容量显著增加,血浆容量往往相应减少;假性或相对性红细胞增多症患者血浆容量减少,虽然血细胞比容增高,但全身红细胞容量正常。

（二）红细胞寿命测定

用于标记红细胞的放射性核素有 ^{51}Cr-铬酸钠和 ^{32}P-氟代磷酸二异丙酯,前者由于方法简便,已成为核医学常规检查方法之一。测定红细胞寿命有助于某些血液病的诊断与治疗,它可作为溶血性贫血的诊断指标之一。临床上常以22天作为红细胞半衰期的正常值下限。在测定红细胞寿命的同时,进行肝、脾区体表放射性测定,有助于了解红细胞破坏部位,可供溶血性贫血、脾亢等选择切脾时参考。

（三）铁代谢检查

放射性铁(^{56}Fe)的示踪检测有助于对铁的生化作用,铁的吸收、运转和排泄的了解。缺铁性贫血、溶血性贫血、红细胞增多症的血浆铁更新率增加,再生障碍性贫血的血清铁更新率降低或正常。

（四）脾扫描

用放射性核素标记红细胞,然后使其损伤,再注入体内,损伤的红细胞即大部分被脾浓集。根据以上原理进行脾扫描,可显示脾的大小、位置、形态和功能等情况。主要用于:脾定位;明确脾大程度;脾内有无占位性病变;脾破裂、脾梗死的诊断。

（五）骨髓显像

骨髓主要由造血细胞及非造血细胞等成分组成。这些成分均各有自己的功能,在原发性或继发性骨髓疾病时,骨髓成分的数量及功能上可能改变,用骨髓扫描剂使骨髓中具有功能的细胞成分显像,有助于某些骨髓疾病的诊断。主要临床意义有:①骨髓增生性疾病的鉴别诊断;②探测骨髓局限性病灶;③肿瘤转移到骨髓的诊断;④寻找再生障碍性贫血患者骨髓中残余的血细胞生成组织;⑤了解溶血时骨髓造血增生状态;⑥骨髓穿刺活检部位的选定。

九、其　　他

影像学检查如超声显像、电子计算机体层显像(CT)、磁共振成像(MRI)及正电子发射计算机体层显像(PET)等对血液病的诊断也有很大的帮助,尤其是PET在恶性淋巴瘤分期以及疗效动态监测中的作用日益凸显。将在以后相关疾病章节中具体讨论。

第二节　血液病 MICM 检查

临床病史、白细胞计数血涂片或实验室结果提示有原发或继发性血液系统疾病可能时,应行骨髓检查。出现白细胞减少或血小板减少,一般均需通过骨髓检查确立诊断。除了有血细胞检查和实验室检查支持确定的贫血外,其他非溶血性贫血常需进行骨髓检查。在血液中出现有核红细胞、不能用感染解释的异常淋巴细胞以及原始细胞等异常细胞时,一般需行骨髓检查。对不明原因发热的患者,骨髓检查还能进一步实施病原微生物的培养。

血液病MICM诊断体系包括细胞形态学(morphology)、免疫学(immunology)、细胞遗传学(cytogenetics)和分子生物学(molecular biology),涵盖细胞形态学检查、流式细胞免疫分型、染色体核型分析、荧光原位杂交、荧光定量聚合酶链式反应(Q-PCR)及基因测序等传统与新兴实验技术,通过不同的层面对疾病进行诊断、分型,并为后期临床治疗、疾病监测提供依据。

一、骨髓穿刺术

骨髓充满于骨髓腔骨小梁间的空隙。骨髓质地软而脆,很容易用针具进行穿刺或活检。髂后上棘是进行骨髓检查的优选部位,亦可选用髂前上棘,但髂前上棘骨皮质较厚,因而不及髂后上棘常用,极少数情况下用胸骨。1周岁内的婴儿也可选用胫骨的前中表面。骨髓穿刺最主要的不良后果是出血,常见于血小板功能障碍者,其次是血小板减少或凝血因子缺陷者,而感染、麻醉剂过敏、穿刺周边脏器损伤等其他并发症少见。疼痛是常见的不良反应,但通常少量的利多卡因即可获得合适的麻醉效果。消毒皮肤后,依次对皮肤、皮下组织和骨膜表面进行局部麻醉注射,麻醉一般于3~5min内生效,随即插入骨髓针具,以轻微旋转方式使之通过皮肤、皮下组织和骨皮质。针芯需锁在针套的合适位置,以防针具在进入髓腔之前被组织堵塞。穿透骨皮质时,可感觉到轻微、快速的前向运动,此时应迅速移去针芯,将10mL或20mL注射器与针套连接,抽吸0.5~1.5mL骨髓液。多数患者在抽吸骨髓的瞬间会感到短暂疼痛,多为胀痛。若需更多标本量,应将针具连接上另一个注射器,旋转注射器与针头以进入邻近区域进行抽吸,数次抽吸之间需轻微变换骨髓针具的位置。完成骨髓抽吸后,重新插入针芯,迅速从骨中拔出针具,按压穿刺部位至少5min以减少出血。穿刺得到的骨髓液可见直径约0.5~1.0mm的晶亮骨髓小粒。若穿刺时未见任何液体进入注射器,则说明针具很有可能未恰当地进入骨髓腔。可在重新插入针芯后,将针头小心前推1~2mm再次抽吸。也可从骨内拔出针具,在麻醉区域内重新插入到邻近部位进行抽吸。值得注意的是,调整针具在骨髓中的位置时,必须要考虑到骨的厚度。偶尔须将针具沿纵轴或更大轨迹上旋转,以便机械的地松弛骨髓。若抽吸困难,也可考虑更换50mL注射器。穿刺点定位不准确为穿刺不成功的常见原因,此外,纤维化或紧密聚集的白血病骨髓可能很难被抽吸,即"干抽",此时需进行骨髓活检。骨髓活检标本应至少含有长达0.5cm的髓腔。但对于淋巴瘤和肿瘤转移的检测,目前推荐的骨髓活检长度为1.6~2.0cm。

二、骨髓形态学检查

骨髓形态学检查包括骨髓细胞学涂片及组织病理学检查。

骨髓涂片检查主要用于:①诊断血液系统疾病,对于白血病、再生障碍性贫血、多发性骨髓瘤、巨幼细胞贫血等疾病具有确诊价值;②帮助诊断某些代谢障碍性疾病,如怀疑戈谢病、尼曼-匹克病,于骨髓涂片中找到特殊细胞即可确诊;③诊断骨髓转移癌;④诊断某些原虫性传染病,如骨髓涂片中找到疟原虫、黑热病的利什曼小体;⑤骨髓也常用于病原菌的培养,有较高的阳性率。

骨髓检查的适应证:外周血细胞成分及形态异常,如一系、二系或三系细胞的增多和减少;外周血中出现原始、幼稚细胞等异常细胞;不明原因发热、肝、脾或淋巴结肿大;骨痛、骨质破坏、肾功能异常、黄疸、紫癜、血沉明显增加、血浆蛋白异常、免疫球蛋白异常等;化学治疗后的疗效观察。

骨髓检查的禁忌证:凝血因子缺乏引起的出血性疾病如血友病;晚期妊娠的孕妇行骨髓穿刺术须慎重。

骨髓象的分析报告包括以下几方面:有核细胞增生程度、粒细胞与有核红细胞比例、粒系统细胞改变、红系统细胞改变(包括成熟红细胞)、巨核系统细胞改变(巨核细胞单独计数并描述血小板分布状态)、淋巴细胞系统改变、单核系统细胞改变和其他细胞(如转移到骨髓的癌细胞、大体积淋巴瘤细胞等)改变。

解读骨髓标本第一个要回答的问题是:样本是否适合于诊断。须首先选择骨髓染色正常、厚薄适当、尽可能有骨髓小粒的涂片在低倍镜下观察。良好的骨髓涂片可见骨髓小粒,或有血涂片中见不到的造血前体细胞(如巨核细胞、有核红细胞)、有核细胞分散排列;细胞核、质颜色分明,颗粒清楚;整个涂片没有沉渣。

1. 骨髓增生度 增生极度活跃见于白血病,尤其是慢性粒细胞白血病;增生明显活跃,见于白血病、增生性贫血;增生活跃见于正常骨髓或某些贫血;增生减低见于造血功能低下;增生极度减低见于造血功能明显低下,如再生障碍性贫血。表1-3-2-1总结了骨髓增生程度分级。

表1-3-2-1 骨髓增生度分级

增生程度	成熟红细胞:有核细胞	有核细胞均数/高倍镜视野	常见病例
增生极度活跃	1:01	>100	急慢性白血病
增生明显活跃	10:01	50~100	急慢性白血病、增生性贫血
增生活跃	20:01	20~50	正常骨髓象、增生性贫血
增生减低	50:01	5~10	再生障碍性贫血
增生极度减低	200:01	<5	再生障碍性贫血

2. 粒/红比值 粒/红比值一般为2:1至4:1,见于正常骨髓象,或骨髓病变局限于其他细胞系,未累及粒红两系,如免疫性血小板减少症,多发性骨髓瘤;或粒、红两系平行减少,如再生障碍性贫血。粒/红比值增高(大于8:1)见于粒细胞增多,如慢性粒细胞白血病或幼红细胞严重减少,如单纯红细胞再生障碍性贫血;粒/红比值降低(小于2:1)既可由于粒系增生下降,也可由于红系增生加强,如粒细胞缺乏症、各种

增生性贫血、巨幼细胞贫血等。

3. 原始细胞数量增多见于各种急性白血病。

4. 细胞化学染色 该方法是以血细胞形态学为基础,应用骨髓涂片按一定程序染色,然后在显微镜下观察细胞化学成分及其变化的一项检查方法。各种类型血细胞中的化学成分、含量及其分布不尽相同,在病理情况下也可发生变化。因此,细胞化学染色有助于了解各种血细胞的化学组成及病理生理改变,可用作血细胞类型的鉴别,以及对某些血液病的诊断和鉴别诊断、疗效观察、发病机制探讨等有一定价值。生物化学技术对血细胞内各种生化成分、代谢产物作定位、定性和半定量的观察,对血液病尤其是白血病的鉴别诊断必不可少。表1-3-2-2列举了几种常见急性白血病的细胞化学染色结果。

表 1-3-2-2 几种常见的急性白血病细胞化学染色结果

	急性淋巴细胞白血病	急性粒细胞白血病	急性单核细胞白血病	纯红白血病
MPO	-	+~+++	-~+	-
AS-D NCE	-	++~+++	-~+	-
αNAE	-~++		++~+++	-
αNAE+NaF		不被 NaF 抑制	NaF 抑制	-
NAP	增加	减少	正常或增加	
PAS	+,粗颗粒或块状	-/+,弥漫淡红色	-/+,弥漫淡红色或细颗粒状	+++

注:MPO,髓过氧化物酶;AS-D NCE,氯乙酸 AS-D 萘酚酯酶;αNAE,α 乙酸萘酚酯酶;NaF,氟化钠;NAP,中性粒细胞碱性磷酸酶;PAS,糖原染色。

(1) 髓过氧化物酶染色:血细胞中的髓过氧化物酶(MPO)催化试剂中的联苯胺脱氢氧化并使其化学结构发生变化,与试剂中硝普钠结合形成稳定的蓝黑色颗粒,沉着于细胞质中。反应中脱去的氢传递给 H_2O_2 形成水,胞质中无蓝黑色颗粒者为阴性反应,出现细小颗粒、分布稀疏者为阳性反应,颗粒大而密集者根据程度定义为阳性、强阳性反应。主要用于急性白血病类型的鉴别。

(2) 中性粒细胞碱性磷酸酶染色:中性粒细胞碱性磷酸酶(NAP)的显示方法有偶氮偶联法和钙钴法两种。前者的染色原理是血细胞内碱性磷酸酶在 pH 为 9.4~9.6 的条件下,将基质中的 α 磷酸萘酚钠水解,产生 α 萘酚与重氮盐偶联形成有色沉淀,定位于细胞质内酶活性所在之处。NAP 主要存在于成熟阶段的中性粒细胞(分叶核及杆状核)和巨噬细胞中,其他血细胞均呈阴性反应。阳性反应为胞质中出现浅到深的沉淀物,反应强度分为 5 级。反应结果以阳性反应细胞百分率和积分值来表示。血涂片染色后,在油镜下,观察 100 个成熟中性粒细胞,阳性反应细胞所占百分率即为阳性率,对所有阳性反应细胞逐个按反应强度分级,将各级所占的百分率乘以级数,然后相加即为积分值。

NAP 活性可因年龄、性别、应激状态、月经周期、妊娠及分娩等因素有一定的生理性变化。在病理情况下,NAP 活性的变化常有助于某些疾病的诊断和鉴别诊断。NAP 活性增高可见于细菌感染、急性淋巴细胞白血病、再生障碍性贫血以及一些成熟淋巴细胞的肿瘤如慢性淋巴细胞白血病、骨髓增殖性肿瘤如真性红细胞增多症、原发性血小板增多症、骨髓纤维化等。此外,一些系统性疾病,如腺垂体或肾上腺皮质功能亢进、应用肾上腺皮质激素、ACTH、雌激素等情况下 NAP 活性也可增高。NAP 活性减低主要见于慢性髓系白血病、急性粒细胞白血病、阵发性睡眠性血红蛋白尿症。

(3) 氯乙酸 AS-D 萘酚酯酶染色:氯乙酸 AS-D 萘酚酯酶(AS-D NCE)又称特异性酯酶、粒细胞酯酶。血细胞中的氯乙酸 AS-D 萘酚酯酶能将基质液中的氯乙酸 AS-D 萘酚水解,水解产物能与重氮盐 GBC 偶联,形成不溶性红色沉淀,定位于细胞质。胞质中出现红色沉淀者为阳性反应。此酶主要存在于粒系细胞中,原始粒细胞为阴性或弱阳性反应,自早幼粒细胞至成熟中性粒细胞呈阳性反应,早幼粒细胞呈强阳性反应,酶活性随细胞的成熟而逐渐减弱。嗜酸性粒细胞、淋巴细胞、单核细胞、浆细胞、幼红细胞均呈阴性反应,个别单核细胞可呈弱阳性反应。

(4) α 乙酸萘酚酯酶染色:α 乙酸萘酚酯酶(αNAE)又称非特异性酯酶,能将基质液中的 α-醋酸萘酚水解,产生 α 萘酚,再与重氮染料偶联,形成不溶性的有色沉淀,定位于细胞质内。α 乙酸萘酚酯酶主要存在于单核细胞中。胞质中出现有色沉淀者为阳性反应。原始单核细胞为阴性反应或弱阳性反应,幼稚单核细胞和单核细胞呈阳性反应。粒系细胞一般为阴性或弱阳性反应。淋巴细胞一般为阴性反应。

(5)糖原染色:糖原染色又称过碘酸希夫反应(PAS)。过碘酸能将血细胞内糖原氧化生成醛基,其与 Schiff 液中的无色品红结合,形成紫红色化合物,定位于细胞质内。胞质中出现红色为阳性反应。粒系细胞中原始粒细胞为阴性反应,自早幼粒细胞至中性分叶核粒细胞均呈阳性反应,并随细胞的成熟,阳性反应程度逐渐增强。单核细胞呈弱阳性反应,淋巴细胞大多呈阴性反应,少数可呈弱阳性反应;幼红细胞和红细胞均呈阴性反应;巨核细胞和血小板均呈阳性反应,巨核细胞的阳性反应程度随细胞的发育成熟而增强,成熟巨核细胞多呈阳性反应。

5. 铁染色　含铁物质在酸性条件下与亚铁氰化钾反应,生成蓝绿色的亚铁氰化铁沉淀,定位于含铁的部位,包括细胞外铁(幼红细胞之外的铁)和细胞内铁(幼红细胞内的铁),对于贫血的鉴别诊断具有重要意义。

骨髓组织检查是用骨髓活检术取骨髓组织作切片进行病理组织学检查,以了解骨髓造血细胞的密度、骨髓造血间质的改变、骨组织结构变化等,弥补了骨髓涂片检查的某些不足。对于再生障碍性贫血、骨髓增生异常综合征、骨髓纤维化、骨髓硬化症、恶性肿瘤的骨髓转移等的诊断有较大帮助。骨髓活检与骨髓细胞学相互配合和补充,因而具有重要的临床价值。

三、免疫学检查

血液免疫学检查的快速发展,主要得益于杂交瘤技术进展所带来的大量特异性单克隆抗体的产生;放射免疫技术将抗原抗体反应的高特异性和放射性核素测量的高灵敏性结合起来,可以用来测定血液中的微量物质;流式细胞仪检测具有快速、准确、定量的优点,结合免疫荧光技术,不但可以测定含某种抗原的细胞数,还可测定每个细胞上所含抗原的量,并从众多的细胞中将所需的某种细胞分选出来专供研究。

流式细胞术检测的具体方法是将单细胞悬液吸入一个由等渗稀释剂形成的层流系统,该层流系统直接通过一道或多道激光束照射。据此,需利用具备恰当过滤功能的特殊光增敏来收集散射光(使用与散射和荧光散射激光相同的波长)或荧光发射光(比所用荧光染料决定的波长更长)。具有不同过滤能力的多个检测器与单个或多重激光联合应用,可以收集到高度多元化的数据。如同自动血液分析仪,光散射信息用低角度(与细胞大小相关)和90°(与细胞内颗粒情况和细胞核复杂度相关)这两个角度进行收集后测定。这在区分发育中的髓系前体细胞、单核细胞、成熟粒细胞与淋巴细胞及原始细胞的差别方面特别有用。临床实验室常规诊断性检测一般使用四色到八色分析,再加上侧向和前向光散射分析。免疫表型是用特异针对某些细胞表面蛋白的单克隆抗体加以测定的。这些表面蛋白中的大部分有 CD 命名,该命名系统由国际工作组定义。流式细胞仪测定的一个首要条件是要有活细胞,在染色前制备单细胞悬液。因此,当受检样品中存在高度载附的肿瘤细胞时,流式细胞仪检测结果与形态学或免疫组织化学观察结果可能存在差异。例如,在多发性骨髓瘤或大细胞淋巴瘤,相对于骨髓活检标本结果而言,流式细胞仪检测的恶性细胞比例一般较低(或无)。大部分临床上重要的表型标志是细胞表面蛋白,只需在细胞悬液内直接加入荧光素结合抗体,再进行冲洗并溶解红细胞即可进行上机检测。对于胞质与细胞核相关蛋白的检测,则需在完成表面标记染色后,再在悬液中对细胞进行固定,然后同时加入抗体和细胞膜通透剂。

不同发育阶段细胞的细胞膜表面或胞浆内可出现不同的表面标志。白血病细胞的表面标志与相应分化阶段的造血细胞存在差异,这是利用单抗进行白血病免疫分型检测的基础。例如,早幼粒细胞白血病细胞具有特征性的人类白细胞抗原 CD34 的表达缺失。急性白血病、淋巴母细胞白血病/淋巴瘤、套细胞淋巴瘤、毛细胞白血病和多发性骨髓瘤细胞均有特定的免疫表型。此外,标志表达的强度也常策划归纳为诊断的线索,如慢性淋巴细胞白血病细胞 CD20、胞膜和胞浆轻链表达就很微弱。自1982年起对来自世界不同实验室的单克隆抗体按其识别抗原的特异性统一以 CD 命名。临床常用于免疫分型的 CD 分子可归纳为以下六个主要类别。

1. T 淋巴细胞标志　CD1a,CD2,CD3,CD4,CD5,CD7,CD8,CD28,CD99。

2. B 淋巴细胞标志 CD10,CD19,CD20,CD21,CD22,CD23,CD24、CD37,CD39、CD40,CD72,CD73,CD77,CD79a,CD79b,CD84,CD138、CD139。

3. 粒、单核细胞标志 CD11b,CD11c,CD13,CD14,CD15,CD16,CD33、CD35,CD64,CD65,CD65s、CD91,CD92、CD114,CD115。

4. 血小板、巨核细胞标志 CD9,CD36,CD41a,CD41b,CD42a,CD42b,CD42c,CD42d,CD49b,CD49e,CD61,CD62p。

5. 活化细胞标志 CD25,CD26,CD69,CD70,CD152,CD153,CD154,CD183,CD184。

6. 非谱系细胞标志 CD11a,CD30,CD34,CD38,CD43,CD44,CD45,CD50,CD52,CD53、CD70,CD71,CD98,CD108。

目前,通过多色流式细胞仪检测异常的免疫表型在疾病的诊断及微小残留病灶的监测上均具有极为重要的意义。

四、细胞遗传学及分子生物学检查

细胞遗传学在血液肿瘤学中的应用是于 1960 年开始的,继 Ph 染色体的发现后,对血液系统恶性肿瘤的染色体异常已进行了广泛研究。血液病的染色体异常分为平衡畸变和不平衡畸变。AML 平衡畸变主要是易位或倒位,其结果产生融合基因,约占 60%,例如 t(8;21)(q22;q22)。AML 的染色体非平衡畸变多表现为染色体数目异常、染色体整条或部分丢失或增加,最多见的是 +8、−5/5q、−7/7q、−20q、+21 等。部分急性淋巴细胞白血病或母细胞淋巴瘤也存在染色体的异常。一部分血液肿瘤与特异的染色体异常有关,因此,特异性染色体标志的检测有助于血液肿瘤的诊断及分型。目前常用的核型分析方法有荧光原位杂交法及传统的 G 显带技术。表 1-3-2-3 列举了具有遗传学异常的急性白血病和 B 细胞淋巴细胞白血病/淋巴瘤。

表 1-3-2-3 具有遗传学异常的急性白血病和 B 细胞淋巴细胞白血病/淋巴瘤(WHO 分型,2022 年版)

伴遗传学异常的 AML	伴遗传学异常的 B 细胞淋巴细胞白血病/淋巴瘤
APL 伴 PML-RARA 融合	B 细胞淋巴细胞白血病/淋巴瘤,NOS
AML 伴 RUNX1-RUNX1T1 融合	B 细胞淋巴细胞白血病/淋巴瘤伴高度超二倍体核型
AML 伴 CBFβ-MYH11 融合	B 细胞淋巴细胞白血病/淋巴瘤伴亚二倍体核型
AML 伴 DEK-NUP214 融合	B 细胞淋巴细胞白血病/淋巴瘤伴 iAMP21
AML 伴 RBM15-MRTFA 融合	B 细胞淋巴细胞白血病/淋巴瘤伴 BCR-ABL1 融合
AML 伴 BCR-ABL1 融合	B 细胞淋巴细胞白血病/淋巴瘤伴 BCR-ABL1 样特征
AML 伴 KMT2A 重排	B 细胞淋巴细胞白血病/淋巴瘤伴 KMT2A 重排
AML 伴 MECOM 重排	B 细胞淋巴细胞白血病/淋巴瘤伴 ETV6-RUNX1 融合
AML 伴 NUP98 重排	B 细胞淋巴细胞白血病/淋巴瘤伴 ETV6-RUNX1 样特征
AML 伴 NPM1 突变	B 细胞淋巴细胞白血病/淋巴瘤伴 TCF3-PBX1 融合
AML 伴 CEBPA 突变	B 细胞淋巴细胞白血病/淋巴瘤伴 IGH-IL3 融合
AML,骨髓增生异常相关	B 细胞淋巴细胞白血病/淋巴瘤伴 TCF3-HLF 融合
AML 伴其他遗传学异常	B 细胞淋巴细胞白血病/淋巴瘤伴其他遗传学异常

血液肿瘤的染色体易位在分子水平的改变,表现为与血液肿瘤发病机制有关的基因重排及各种融合基因的形成,也是诊断某些血液肿瘤的分子标志物。急性早幼粒细胞白血病(APL)的 t(15;17)染色体异常,使 17q 上的维 A 酸 α 受体(RARA)和 15q 上的早幼粒细胞白血病基因互相易位,形成 PML-RARA 融合基因,是 APL 的特异性分子标志物。表 1-3-2-4 列举了白血病的常见遗传学异常及功能。

表 1-3-2-4　白血病的遗传学异常

基因类型	功能	染色体异常	分子改变	常见疾病
RAS	信号转导	无	N-RAS 突变	AML,15%~50% ALL,14% CML 原始细胞危象<5%
酪氨酸激酶	膜信号转导	t(9;22)(q34;q11)	C-ABL 和 BCR 融合	CML,>95% ALL,5%~20%
转录调控因子	基因转录	t(8;14)(q24;q32)	MYC 与免疫球蛋白	伯基特淋巴瘤/白血病,80%
		t(1;19)(q23;p13)	E2A 和 PBX 或	前 B 细胞 ALL,10%
		t(17;19)(q22;p13)	E2A 和 HLF 融合	
		t(1;14)(p32;q11)	SCL(TAL-1)与 TCR 或 SIL 基因融合	T-ALL,15%~25%
		t(7;9)(q35;p13)	TAL-2 与 TCR 基因融合	T-ALL,<10%
		t(7;19)(q35;p13)	LYL-1 与 TCR 基因融合	T-ALL,<5%
		t(11;14)(p15;q11)	TTC-1 与 TCR 基因融合	T-ALL,<10%
		t(11;14)(p13;q11)	TTC-2 与 TCR 基因融合	T-ALL,<10%
		t(6;9)(q23;q34)	DEK/CAN,SET/CAN 基因融合	AML,MDS,<2%
		t(11q23)	MLL 基因的融合	AML,ALL
		t(8;21)(q22;q22)	AML1 和 ETO 基因融合	AML-M2b,>90%
		Inv(16)(p13;q22)	MYH11 与 CBFβ 基因融合	AML-M4Eo,>90%
同源盒结构域	分化和基因转录	t(10;14)(q24;q11)	HOX-11 和 TCR 基因融合	T-ALL,7%
核受体	发育和分化调控	t(15;17)(q22;q21)	维 A 酸受体 α 基因与 PML 基因融合	APL,1%~2%
BCL	凋亡,或其他功能	t(14;18)(q32;q21)	BCL-2 和免疫球蛋白基因融合	滤泡性淋巴瘤,>75%
BCL	控制细胞周期	t(11;14)(q13;q32)	BCL-1 和免疫球蛋白基因融合	套细胞淋巴瘤,70%~80% CLL,2%~5%
BCL	抑制基因转录	BCL-3 和免疫球蛋白基因融合	t(14;19)(q32;q13)	CLL,<10%
抑癌基因	抑制细胞增生调控转录,控制细胞周期,细胞凋亡	del(17)	P53 基因的突变、丢失或重排	CML 原始细胞危象,>20% AML,3%~7% 前 B 细胞 ALL,2% T-ALL,<2% 伯基特淋巴瘤,30%
		13q-	RBI 基因断裂	费城染色体阳性 ALL,>30% AML,<3% AMML,25% 前 B 细胞 ALL,T-ALL,20%
细胞因子	生长调节	t(5;14)(q31;q32)	白细胞介素-3 和免疫球蛋白基因的融合	前 B 细胞 ALL
膜蛋白	发育调节	t(7;9)(q34;q34.3)	TAN-1 基因的重组	T-ALL

在 MICM 分层体系下,血液病的诊疗逐渐进入"精准医学"时代,不仅为疾病的诊断提供了帮助,更有助于深入了解疾病的发生机制,有助于疾病预后的评估、治疗模式的选择以及疗效的监测,也为未来靶向药物的研制创造了条件,目前已作为部分血液病的常规诊断项目。

(胡蓓　胡豫)

参考文献

[1] BUTTARELLO M,PLEBANI M. Automated blood cell counts:state of the art[J]. Am J Clin Pathol,2008,130(1):104-116.

[2] SCHUFF-WERNER P,STEINER M,FENGER S,et al. Effective estimation of correct platelet counts in pseudothrombocytopenia using an alternative anticoagulant based on magnesium salt[J]. Br JHaematol,2013,162(5):684-692.

[3] GULATI G,SONG J,FLOREA AD,et al. Purpose and criteria for blood smear scan,blood smear examination,and blood smear review[J]. Ann Lab Med,2013,33(1):1-7.

[4] KHAN AB,BARRINGTON SF,MIKHAEEL NG,et al. PET-CT staging of DLBCL accurately identifies and provides new insight into the clinical significance of bone marrow involvement[J]. Blood,2013,122(1):61-67.

[5] HOT A,JAISSON I,GIRARD C,et al. Yield of bone marrow examination in diagnosing the source of fever of unknown origin [J]. Arch Intern Med,2009,169(21):2018-2023.

[6] LEE SH,ERBER WN,PORWIT A,et al. ICSH guidelines for the standardization of bone marrow specimens and reports[J]. Int J Lab Hematol,2008,30(5):349-364.

[7] HYUN BH,STEVENSON AJ,HANAU CA. Fundamentals of bone marrow examination[J]. Hematol Oncol Clin North Am,1994,8(4):651-663.

[8] TUZUNER N,BENNETT JM. Reference standards for bone marrow cellularity[J]. Leuk Res,1994,18(8):645-647.

[9] FROMM JR,WOOD BL. A six-color flow cytometry assay for immunophenotyping classical Hodgkin lymphoma in lymph nodes [J]. Am J Clin Pathol,2014,141(3):388-396.

[10] GONZALES PR,MIKHAIL FM. Diagnostic and Prognostic Utility of Fluorescence In situ Hybridization(FISH)Analysis in Acute Myeloid Leukemia[J]. Curr HematolMalig Rep,2017,12(6):568-573.

[11] OKEN MM,CREECH RH,TORMEY DC,et al. Toxicity and response criteria of the Eastern Cooperative Oncology Group [J]. Am J ClinOncol,1982,5(6):649-655.

[12] KHOURY JD,SOLARY E,ABLA O,et al. The 5th edition of the World Health Organization Classification of Haematolymphoid Tumours:Myeloid and Histiocytic/Dendritic Neoplasms[J]. Leukemia,2022,36(7):1703-1719.

[13] ALAGGIO R,AMADOR C,ANAGNOSTOPOULOS I,et al. The 5th edition of the World Health Organization Classification of Haematolymphoid Tumours:Lymphoid Neoplasms[J]. Leukemia,2022,36(7):1720-1748.

第二篇

红细胞疾病

第一章 贫血概述

贫血(anemia)是一种常见的临床症状,指人体外周血红细胞容量减少、低于正常范围下限,不能运输足够的氧至组织而产生的综合征。由于红细胞容量测定较复杂,临床上常以血红蛋白(Hb)浓度来代替。我国血液病学家认为在我国海平面地区,成年男性 Hb<120g/L,成年女性(非妊娠)Hb<110g/L,孕妇 Hb<100g/L 即为贫血。

国外一般以 1972 年 WHO 制定的标准为基础,即在海平面地区,Hb 低于下述水平诊断为贫血:6 个月至 6 岁儿童 110g/L,6~14 岁儿童 120g/L,成年男性 130g/L,成年女性(非妊娠)120g/L,妊娠成年女性 110g/L。应注意,婴儿、儿童及妊娠妇女的 Hb 浓度较成人低,久居高原地区居民的 Hb 正常值较海平面地区居民为高。同时,在妊娠、低蛋白血症、充血性心力衰竭、脾大及巨球蛋白血症时,血浆容量增加,因血液稀释而导致 Hb 浓度降低,造成假性贫血,易被误诊;在脱水或失血等血容量减少时,由于血液浓缩而造成 Hb 浓度增高,容易掩盖贫血而造成漏诊。因此,在判断有无贫血时需考虑上述影响因素。

一、病因及发病机制

贫血不是一种独立疾病,是继发于多种疾病的重要临床表现,其发病机制主要包括红细胞生成减少、红细胞破坏增多、失血 3 个方面。

(一)红细胞生成减少性贫血

红细胞生成主要因素包括:①造血细胞:包括造血干细胞、髓系造血祖细胞及各期红系细胞;②造血原料:指造血细胞构建以及增殖分化、代谢等所需的各类物质,包括蛋白质、脂类、维生素(叶酸、维生素 B_{12} 等)、微量元素(铁、锌、铜等);③造血调节:包括细胞调节和因子调节,细胞调节包括骨髓基质细胞、免疫细胞及造血细胞本身的增殖凋亡对红细胞生成的影响,因子调节包括干细胞因子(SCF)、白细胞介素(IL)、粒-单系集落刺激因子(GM-CSF)、粒系集落刺激因子(G-CSF)、促红细胞生成素(EPO)、血小板生成素(TPO)、血小板生长因子(TGF)、肿瘤坏死因子(TNF)和干扰素(IFN)等正负调控因子。这些因素中任何一种异常都可能导致红细胞生成减少,进而造成贫血。

1. 造血干/祖细胞异常所致贫血

(1)再生障碍性贫血(aplastic anemia,AA):AA 是一种骨髓造血功能衰竭症,与原发或继发的造血干祖细胞损害有关,发病机制主要为 T 细胞功能亢进破坏或抑制骨髓造血细胞。

(2)纯红细胞再生障碍贫血(pure red aplasia,PRCA):PRCA 是指骨髓红系造血干祖细胞受到损害,进而引起贫血。依据病因可分为先天性和后天性两类。先天性 PRCA 即 Diamond-Blackfan 综合征,系遗传所致;后天性 PRCA 包括原发、继发两亚类。有学者发现部分原发性 PRCA 患者血清中有自身 EPO 或幼红细胞抗体;继发性 PRCA 主要有药物相关型、感染相关型(细菌和病毒,如微小病毒 B19、肝炎病毒等)、自身免疫病相关型、淋巴细胞增殖性疾病相关型(如胸腺瘤、淋巴瘤、浆细胞病和淋巴细胞白血病等)、部分髓系恶性克隆性疾病相关型(如骨髓增生异常综合征)以及急性再生障碍危象等。

(3)先天性红细胞生成异常性贫血(congenital dyserythropoietic anemia,CDA):CDA 是一类遗传性红系干祖细胞良性克隆异常所致的、以红系无效造血和形态异常为特征的难治性贫血。根据遗传方式,该病可分为常染色体隐性遗传型和显性遗传型。

(4)造血系统恶性克隆性疾病:这些疾病中造血干祖细胞发生了质的异常,包括骨髓增生异常综合征及各类造血系统肿瘤性疾病如白血病等,或因病态造血、无效造血,或因恶性克隆抑制正常造血,同时造血调节也受到影响,从而使正常成熟红细胞减少而发生贫血。

2. 造血微环境异常所致贫血

(1) 骨髓基质和基质细胞受损所致贫血:如骨髓坏死、骨髓纤维化、骨髓硬化症、各种髓外肿瘤的骨髓转移以及各种感染或非感染性骨髓炎,均可损伤骨髓基质和基质细胞,造血微环境发生异常而影响血细胞生成,导致贫血。

(2) 淋巴细胞功能亢进所致贫血:T 细胞功能亢进介导造血细胞凋亡导致造血功能衰竭(如 AA),B 细胞功能亢进产生破坏骨髓造血细胞的自身抗体导致造血功能衰竭(如免疫相关性全血细胞减少症),均可导致贫血。

(3) 造血调节因子水平异常所致贫血:肾功能不全、肝病、垂体或甲状腺功能减退等可因产生 EPO 不足而导致贫血;肿瘤性疾病或某些病毒感染会诱导机体产生较多的造血负调控因子(如 TNF、IFN、炎症因子等)而导致贫血。影响饮食中铁吸收和巨噬细胞中铁释放的重要因子 hepcidin 在感染及炎症时分泌增高,使血浆游离铁浓度减低,造成铁利用障碍,可导致慢性病性贫血(ACD)。

(4) 造血细胞凋亡亢进:如骨髓增生异常综合征(MDS)、阵发性睡眠性血红蛋白尿症(PNH)中均存在异常造血克隆扩增、正常造血克隆凋亡增加,AA 中因 T 细胞功能亢进导致造血细胞凋亡增加,均是引起贫血重要原因。

3. 造血原料不足或利用障碍所致贫血

(1) 缺铁和铁利用障碍性贫血:临床上最常见的贫血类型。缺铁和铁利用障碍影响血红素合成,该类贫血的红细胞形态变小、中央淡染区扩大,属于小细胞低色素性贫血,如缺铁性贫血和慢性病性贫血等。缺铁常见原因有偏食导致铁摄入不足,妊娠、儿童生长发育期等铁需要增加,慢性胃肠道疾病、胃大部切除术后等铁吸收障碍,以及慢性失血等。

(2) 叶酸或维生素 B_{12} 缺乏或利用障碍所致贫血:由于各种生理或病理因素导致机体叶酸或维生素 B_{12} 绝对/相对缺乏或利用障碍引起的巨幼细胞贫血,是临床常见的贫血类型之一。常见原因包括摄入不足(食物中缺乏、婴幼儿哺育不当、长期酗酒、顽固性厌食等)、需要量增加(妊娠、哺乳期、儿童生长发育期、肠道寄生虫感染、溶血、感染、甲状腺功能亢进症等)、吸收不良(全胃或胃大部切除术后、慢性萎缩性胃炎、胃癌、慢性肝病、慢性肠炎、吸收不良综合征、肠切除术后、肠道感染等)、药物影响(如抗叶酸剂、抗惊厥药、抗结核药、口服避孕药、新霉素、亚硝酸盐等)等。

(二) 红细胞破坏过多性贫血(溶血性贫血)

1. 红细胞内在缺陷

(1) 先天遗传性:①红细胞膜异常,如遗传性球形细胞增多症、遗传性椭圆形细胞增多症、遗传性口形细胞增多症等;②红细胞酶异常,如葡萄糖-6-磷酸脱氢酶缺乏症、丙酮酸激酶缺乏症等;③珠蛋白异常,如地中海贫血、血红蛋白病等。

(2) 后天获得性:如阵发性睡眠性血红蛋白尿症(PNH)。

2. 红细胞外在因素

(1) 免疫性:①自身免疫性,如温抗体型、冷抗体型、温冷双抗体型自身免疫性溶血性贫血;②同种免疫性,如新生儿溶血、ABO 血型不合溶血性输血反应、Rh 血型不合溶血性输血反应等;③药物性,常见药物包括对氨水杨酸、异烟肼、利福平、奎尼丁、氨基比林、磺胺类、氯丙嗪、青霉素、头孢菌素等。

(2) 非免疫性:包括机械因素(弥散性血管内凝血、微血管病性溶血、人工心脏瓣膜置换术后溶血等)、感染因素(疟疾、败血症等)、生物因素(蛇毒、毒蕈等)、药物及化学品所致、脾功能亢进、电离辐射等。

(三) 失血性贫血

根据失血速度分为急性和慢性,根据失血量可分为轻、中、重度,根据失血的病因可分为出凝血性疾病(如免疫性血小板减少症、血友病、严重肝病等)和非出凝血性疾病(如外伤、肿瘤、支气管扩张、消化性溃疡、痔疮、泌尿生殖系统疾病等)。急性失血后贫血是由于快速大量出血引起的贫血,如创伤导致大量失血或内脏破裂大出血、异位妊娠、胃肠大出血等;慢性失血往往合并缺铁性贫血,如消化性溃疡、痔疮、泌尿系或妇科的慢性出血。

二、分 类

基于不同的临床特点,贫血有不同的分类。如:按贫血发展速度分为急性贫血、慢性贫血;按 Hb 浓度分为轻度、中度、重度和极重度贫血(表 2-1-0-1);按红细胞形态分为大细胞性贫血、正细胞性贫血、小细胞性贫血(表 2-1-0-2);按骨髓红系增生情况分为增生性贫血(如溶血性贫血、缺铁性贫血、巨幼细胞贫血等)、增生不良性贫血(如再生障碍性贫血)等。各种分类对于辅助诊断和指导治疗有一定意义,但依据贫血发病机制和病因的分类更能反映贫血的病理本质。

表 2-1-0-1 按贫血严重程度分类

	轻度	中度	重度	极重度
Hb(g/L)	>90	61~90	31~60	≤30

表 2-1-0-2 贫血的细胞学分类

类型	MCV(fl)	MCH(pg)	MCHC(g/L)	常见疾病
大细胞性贫血	>100	>34	320~360	巨幼细胞贫血,伴网织红细胞明显增多的溶血性贫血,骨髓增生异常综合征,肝病
正常细胞性贫血	80~100	27~34	320~360	再生障碍性贫血,纯红细胞再生障碍性贫血,急性失血性贫血,骨髓病性贫血
单纯小细胞性贫血	<80	<27	320~360	遗传性球形红细胞增多症
小细胞低色素性贫血	<80	<27	<320	缺铁性贫血,铁粒幼细胞贫血,珠蛋白生成障碍性贫血

三、临床表现

红细胞的主要作用是将氧带到全身各组织器官,一旦发生贫血就会出现组织器官缺氧的一系列表现。贫血症状的轻重取决于贫血的速度、程度和机体代偿能力等,也包括引起贫血相关疾病的各种临床表现。

(一)神经系统

头昏、耳鸣、头痛、失眠、多梦、记忆减退、注意力不集中等,是贫血缺氧导致神经组织损害的常见症状。有些与贫血导致脑组织缺氧相关,有些与急性失血导致血容量不足、低血压相关,有些是贫血原发病(如中枢神经系统白血病)导致,维生素 B_{12} 缺乏性巨幼细胞贫血可合并末梢神经炎。小儿贫血时可哭闹不安、躁动甚至影响智力发育。

(二)皮肤黏膜

苍白是贫血时皮肤、黏膜的主要表现。贫血时机体通过神经体液调节进行有效血容量重新分配,相对次要脏器如皮肤、黏膜则供血减少;另外由于单位容积血液内红细胞和血红蛋白含量减少,也会引起皮肤、黏膜颜色变淡。粗糙、缺少光泽甚至形成溃疡是贫血时皮肤、黏膜的另一类表现,可能与贫血的原发病有关。溶血性贫血,特别是血管外溶血性贫血,可引起皮肤、黏膜黄染。

(三)呼吸循环系统

贫血时红细胞内合成较多的 2,3-二磷酸甘油酸(2,3-DPG),以降低血红蛋白对氧的亲和力,使氧解离曲线右移、组织获得更多的氧,气急或呼吸困难大都是由于呼吸中枢低氧或高碳酸血症所致。轻度贫血可无明显表现,仅活动后引起呼吸加快、心悸、心率加快等。贫血愈重,活动量愈大,症状愈明显。重度贫血时,即使平静状态也可能有气短甚至端坐呼吸。长期贫血患者,心脏超负荷工作且供氧不足,会导致贫血性心脏病,此时不仅有心率变化,还可有心律失常和心功能不全等表现。

(四)消化系统

贫血时消化腺分泌减少甚至腺体萎缩,进而导致消化功能减低、消化不良,可出现腹部胀满、食欲减低等改变。长期慢性溶血可合并胆道结石和脾大。缺铁性贫血可有吞咽异物感或异嗜症。巨幼细胞贫血或恶性贫血可引起舌炎、舌萎缩、牛肉舌、镜面舌等。

(五)泌尿系统

血管外溶血可出现胆红素尿、高尿胆原尿;血管内溶血可出现血红蛋白尿和含铁血黄素尿,重者甚至可发生游离血红蛋白堵塞肾小管,进而引起少尿、无尿、急性肾衰竭。肾性贫血可有原发肾脏疾病表现。急性重度失血导致肾血流减少,可出现肾功能不全相关症状。

(六) 内分泌、生殖系统

长期贫血会影响甲状腺、肾上腺、胰腺、性腺等各内分泌腺体的功能,以及改变 EPO 和胃肠激素的分泌。长期贫血影响睾酮的分泌,减弱男性特征;对女性可导致月经异常,如闭经或月经过多。性欲减退在男女两性均可见。

(七) 免疫系统

继发于免疫系统疾病的贫血患者均有免疫系统原发疾病的相关表现。贫血本身也可导致免疫系统改变,如红细胞抵抗微生物感染的调理素作用减低、红细胞膜上 C3 减少影响机体非特异性免疫功能,以及治疗贫血的相关药物对免疫功能的影响(如糖皮质激素、环孢素等)。

四、实验室检查

(一) 血常规检查

血常规检查可明确有无贫血、贫血严重程度、是否伴白细胞或血小板数量的变化。据红细胞参数,即平均红细胞体积(MCV)、平均红细胞血红蛋白量(MCH)及平均红细胞血红蛋白浓度(MCHC)等可进行贫血的细胞学分类(表 2-1-0-2),为诊断提供相关线索。网织红细胞计数间接反映骨髓红系增生及代偿情况;外周血涂片可观察红细胞、白细胞、血小板数量或形态改变,有否疟原虫和异常细胞等。

(二) 骨髓检查

包括骨髓涂片细胞学检查和骨髓病理活检。骨髓细胞涂片反映骨髓细胞的增生程度、细胞成分、比例和形态变化。骨髓活检反映骨髓造血组织的结构、增生程度、细胞成分和形态变化。骨髓检查对某些贫血、白血病、骨髓坏死、骨髓纤维化、髓外肿瘤浸润等具有诊断价值。必须注意骨髓取样的局限性,骨髓检查与血常规有矛盾时,应做多部位骨髓检查。

(三) 贫血的发病机制检查

如缺铁性贫血的铁代谢及引起缺铁的原发病检查;巨幼细胞贫血的血清叶酸和维生素 B_{12} 水平测定及导致此类造血原料缺乏的原发病检查;失血性贫血的原发病检查;溶血性贫血需进行红细胞膜、酶、珠蛋白、血红素、自身抗体、同种抗体或 PNH 克隆等检查;骨髓造血细胞的质的异常(染色体、分化抗原表达、细胞周期、基因等)、T 细胞调控(T 细胞亚群及其分泌的细胞因子)、B 细胞调控(骨髓细胞自身抗体)等原发病相关检查。

五、诊 断

贫血不是一种独立的疾病,因此贫血的病因诊断最重要。诊断贫血的主要流程包括:详细的病史询问、全面的体格检查、必要的实验室检查。综合分析贫血患者的病史、体格检查和实验室检查结果,即可明确贫血的病因或发病机制,从而作出贫血的疾病诊断。

(一) 病史询问

详细询问现病史和既往史、家族史、营养史、月经生育史及危险因素暴露史等。要注意了解贫血发生的时间、速度、程度、并发症、可能的诱因、干预治疗的反应等。耐心寻找贫血的原发病线索或发生贫血的遗传背景。营养史和月经生育史对铁、叶酸或维生素 B_{12} 等造血原料缺乏所致的贫血有辅助诊断价值。射线、化学毒物、药物、病原微生物等暴露史对造血组织受损和感染相关性贫血的诊断至关重要。

(二) 体检

体格检查时应注意:①生命体征:有无发热,心率,呼吸频度等;②有无营养不良、特殊面容、端坐呼吸、步态不稳等;③皮肤、黏膜有无苍白、黄疸、溃疡和出血;毛发有无干燥,有无舌乳头萎缩,匙状甲,下肢有无凹陷性水肿等;④淋巴结有无肿大;⑤有无心界扩大、杂音等;⑥有无肝脾大或胆道炎症;⑦有无神经病理反射和深层感觉障碍等。

（三）实验室检查

实验室检查是诊断贫血的主要依据（见前述）。

六、治　疗

包括病因治疗与对症治疗。通常情况下，贫血只是一个症状，因此寻找病因并进行针对性治疗是最重要的。

（一）病因治疗

营养性贫血可以通过补充缺乏的营养物质进行治疗，如缺铁性贫血补铁及治疗导致缺铁的原发病；巨幼细胞贫血补充叶酸或维生素 B_{12}。急性大量失血患者应积极止血。自身免疫性溶血性贫血采用糖皮质激素治疗为主。肾性贫血、慢性病贫血应用 EPO 治疗。再生障碍性贫血以抗人胸腺细胞球蛋白（ATG）、环孢素等免疫抑制剂治疗为主，联合促造血治疗。肿瘤性疾病采用化疗或放疗。造血干细胞疾病可以采用造血干细胞移植进行治疗。

（二）对症治疗

重度贫血、老年或合并心肺功能不全的贫血患者应输红细胞纠正贫血，改善体内缺氧状态。急性大量失血患者应及时输红细胞及血浆，迅速恢复血容量。需注意，多次输血可并发血色病，先天性贫血/溶血及慢性疾病需反复输血者，应酌情进行祛铁治疗。贫血合并脏器功能不全者根据不同情况给予不同支持治疗。

（江汇涓　邵宗鸿）

参考文献

［1］KAUSHANSKY K，LICHTMAN MA，PRCHAL JT，et al. 威廉姆斯血液学［M］. 陈竺，陈赛娟，译. 9 版. 北京：人民卫生出版社，2018：424-431.

［2］王建祥，肖志坚，沈志祥，等. 邓家栋临床血液学［M］. 2 版. 上海：上海科学技术出版社，2020：453-461.

［3］张之南，郝玉书，赵永强，等. 血液病学［M］. 2 版. 北京：人民卫生出版社，2011：267-283.

［4］沈悌，赵永强. 血液病诊断及疗效标准［M］. 4 版. 北京：科学出版社，2018：3-6.

第二章 铁代谢及铁代谢异常

缺铁性贫血(iron deficiency anemia,IDA)是最常见的贫血。在全球范围内,2016 年有超过 12 亿的 IDA 病例,是广泛影响世界各国的重要健康问题。缺铁(iron deficiency,ID)可分为三个阶段:储铁缺乏、缺铁性红细胞生成(iron deficient erythropoiesis,IDE)和 IDA。IDA 是缺铁的最终阶段,表现为缺铁引起的小细胞低色素性贫血及其他异常。

一、流行病学

IDA 发病率在发展中国家、经济不发达地区、婴幼儿、育龄妇女明显增高。2016 年全球卫生观察站数据显示,IDA 在学龄前儿童(5 岁以下)、育龄妇女和孕妇中的患病率分别高达 41.7%、32.8% 和 40.1%。依赖纯素饮食、吸收不良综合征和月经大出血也是高收入国家的高危类别,大约 2/3 的月经大出血妇女患有 ID/IDA。在老年人群中,IDA 约占老年贫血病例的 30% 左右,因为可能存在其他类型的贫血,治疗更为困难。频繁献血也是缺乏认识的 IDA 原因。需要注意的是 ID 和 IDA 与许多慢性疾病有关,如肿瘤、炎症性肠病、慢性肾病和慢性心力衰竭等。

二、铁代谢

正常成年男性铁总量 50~55mg/kg,女性 35~40mg/kg,分布于血红蛋白(Hb)、肌红蛋白、贮存池、不稳定池、组织铁池、转运池等,以水溶性的铁蛋白或非水溶性的含铁血黄素的形式贮存。

铁的吸收主要在十二指肠完成,肠黏膜上皮细胞的血红素转运蛋白 1(HCP 1)直接将肠腔中的血红素铁转运入肠黏膜上皮细胞,在血红素氧化酶的作用下,血红素的卟啉环被打开而释放出 Fe^{2+}。非血红素铁主要以不可溶的 Fe^{3+} 存在,Fe^{3+} 首先需要在肠黏膜上皮细胞微绒毛膜上的细胞色素 b 高铁还原酶 1(Cybrd 1)的作用下还原为 Fe^{2+},才能被二价金属转运蛋白 1(DMTl)转运入小肠绒毛细胞。Fe^{2+} 以铁蛋白的形式贮存在细胞内,或被基底膜侧的铁转运辅助蛋白或铜蓝蛋白氧化为 Fe^{3+},再通过铁转运蛋白 1(FPN1)转运出细胞,进入血浆而被重新利用。

人类没有铁排泄的生理机制,正常机体的铁稳态即肠道铁的吸收与机体需要的相对平衡状态,铁调素在维持铁平衡过程中发挥重要的作用,铁调素是由肝脏特异性表达分泌的富含半胱氨酸的小分子肽,属于高度保守的防御性蛋白,负性调控细胞内铁的转出,限制铁释放入血浆,其水平下降导致肠道吸收铁和巨噬细胞释放铁的增加;炎症和感染均可导致肝脏合成和分泌大量、高浓度铁调素,导致小肠铁吸收下降。

三、病因和发病机制

(一)病因

1. 需铁量增加而铁摄入量不足　多见于婴幼儿、青少年、妊娠和哺乳期妇女。婴幼儿需铁量较大,若不补充蛋类、肉类等含铁量较高的辅食,易造成缺铁。青少年偏食易缺铁。女性月经过多、妊娠或哺乳,需铁量增加,若不补充高铁食物,易造成 IDA。

2. 铁吸收障碍　常见于胃大部切除术后,胃酸分泌不足且食物快速进入空肠,绕过铁的主要吸收部位(十二指肠),使铁吸收减少。此外,多种原因造成的胃肠道功能紊乱,如长期不明原因腹泻、慢性肠炎、Crohn 病等均可因铁吸收障碍而发生 IDA。

3. 铁丢失过多 长期慢性铁丢失而得不到纠正则造成 IDA,如慢性胃肠道失血(包括痔疮、胃十二指肠溃疡、食管裂孔疝、消化道息肉、胃肠道肿瘤、寄生虫感染、食管或胃底静脉曲张破裂等)、月经过多(如宫内放置节育环、子宫肌瘤及月经失调等妇科疾病)、咯血和肺泡出血(如肺含铁血黄素沉着症、肺出血肾炎综合征、肺结核、支气管扩张、肺癌等)、血红蛋白尿(如阵发性睡眠性血红蛋白尿症、冷抗体型自身免疫性溶血、人工心脏瓣膜、行军性血红蛋白尿等)及其他(如遗传性出血性毛细血管扩张症、慢性肾衰竭行血液透析、多次献血等)。

4. 基因异常 铁难治性 IDA(IRIDA)是由于 TMPRSS6 基因突变导致铁调素水平升高,限制铁从吸收部位吸收及储存部位释放到血浆。

（二）发病机制

1. 缺铁对铁代谢的影响 当体内贮存铁减少到不足以补偿功能状态的铁时,铁代谢指标发生异常:贮铁指标(铁蛋白、含铁血黄素)减低、血清铁和转铁蛋白饱和度减低、总铁结合力和未结合铁的转铁蛋白升高、组织缺铁、红细胞内缺铁。转铁蛋白受体表达于红系造血细胞膜表面,其表达量与红细胞内 Hb 合成所需的铁代谢密切相关,当红细胞内铁缺乏时,转铁蛋白受体脱落进入血液,成为血清可溶性转铁蛋白受体。

2. 缺铁对造血系统的影响 红细胞内缺铁,血红素合成障碍,大量原卟啉不能与铁结合成为血红素,以游离原卟啉(FEP)的形式积累在红细胞内或与锌原子结合成为锌原卟啉(ZPP),血红蛋白生成减少,红细胞胞质少、体积小,发生小细胞低色素性贫血;严重时粒细胞、血小板的生成也受影响。缺铁时过氧化氢酶和谷胱甘肽过氧化物酶活性降低,易致细胞膜氧化损伤,红细胞的变形性差,寿命缩短。此外,缺铁时血小板的黏附功能降低,抗凝血酶Ⅲ和纤维蛋白裂解物增加,严重时可影响止血功能。

3. 缺铁对组织细胞代谢的影响 组织缺铁,细胞中含铁酶和铁依赖酶的活性降低,进而影响患者的精神、行为、体力、免疫功能及患儿的生长发育和智力;缺铁可引起黏膜组织病变和外胚叶组织营养障碍。

四、临床表现

（一）缺铁原发病表现

如消化性溃疡、肿瘤或痔疮导致的黑便、血便或腹部不适,肠道寄生虫感染导致的腹痛或大便性状改变,妇女月经过多;肿瘤性疾病的消瘦;血管内溶血的血红蛋白尿等。

（二）贫血表现

常见症状为乏力、易倦、头晕、头痛、眼花、耳鸣、心悸、气短、食欲缺乏等;有苍白、心率增快。

（三）组织缺铁表现

精神行为异常,如烦躁、易怒、注意力不集中、异食癖(如喜欢进食冰块、黏土、淀粉等,铁剂治疗后可消失);体力、耐力下降;易感染;儿童生长发育迟缓、智力低下;口腔炎、舌炎、舌乳头萎缩、口角皲裂、吞咽困难(欧洲患者常有吞咽困难、口角炎和舌异常,称为 Plummer-Vinsin 综合征或 Paterson-Kelly 综合征,这种综合征可能与环境及基因有关;吞咽困难是由于在下咽部和食管交界处有黏膜网形成,偶可围绕管腔形成袖口样的结构,束缚着食管的开口。常需要手术破除这些网或扩张狭窄,单靠铁的补充无济于事);毛发干枯、脱落;皮肤干燥、皱缩;指(趾)甲缺乏光泽、脆薄易裂,重者指(趾)甲变平,甚至凹下呈勺状(匙状甲/反甲)。

五、诊断和鉴别诊断

（一）诊断

1. IDA 的国内诊断标准(符合以下第 1 条和第 2~9 条中任 2 条或以上,可诊断 IDA) ①小细胞低色素性贫血:男性 Hb<120g/L,女性 Hb<110g/L,红细胞形态呈低色素性表现;②有明确的缺铁病因和临床表现;③血清铁蛋白<14μg/L;④血清铁<8.95μmol/L,总铁结合力>64.44μmol/L;⑤运铁蛋白饱和度<0.15;⑥骨髓铁染色显示骨髓小粒可染铁消失,铁粒幼细胞<15%;⑦红细胞游离原卟啉(FEP)>0.9μmol/L(全血),血液锌原卟啉(ZEP)>0.9μmol/L(全血),或 FEP/Hb>4.5μg/g Hb;⑧血清可溶性运铁蛋白受体(sTRF)浓度>26.5nmol/L(2.25mg/L);⑨铁治疗有效。

2. IDA 的诊断标准释义　①常规项目检查:平均红细胞体积及平均红细胞血红蛋白含量明显降低。②铁代谢指标:血清铁蛋白水平($<14\mu g/L$)是用于鉴别 ID 最敏感和特异性的指标,可准确反映铁储存下降;转铁蛋白合成增加,转铁蛋白饱和度下降($<15\%$);血清可溶性转铁蛋白受体水平在缺铁时增加;骨髓铁染色是评估巨噬细胞及有核红细胞铁储存量的一种可靠方法,因是有创检查,应用受到限制。慢性病贫血(ACD)患者转铁蛋白饱和度下降,铁蛋白水平升高,主要是因为巨噬细胞内铁释放障碍;ACD 合并 IDA 时,转铁蛋白饱和度下降,铁蛋白水平定义为$<100\mu g/L$;心力衰竭伴 IDA 时,铁蛋白水平$<300\mu g/L$;在 IRI-DA 中,转铁蛋白饱和度很低,但是血清铁蛋白水平正常或在正常低水平。

3. IDA 的病因诊断　IDA 患者均应寻找病因,只有明确病因,IDA 才可能根治;有时缺铁的病因比贫血本身更为严重。合并消化道症状的患者,应检查大便潜血,可选非侵入性检查如尿素呼气试验或抗幽门螺杆菌抗体,必要时进行胃肠道内镜检查及腹部 CT 等检查;月经过多的女性应检查有无妇科疾病;怀疑 IRIDA 的患者应进行 TMPRSS6 基因测序。

（二）鉴别诊断

应与下列小细胞性贫血鉴别:

1. 铁粒幼细胞贫血　遗传或不明原因导致的红细胞铁利用障碍性贫血。表现为小细胞性贫血,但血清铁蛋白浓度增高、骨髓小粒含铁血黄素颗粒增多、铁粒幼细胞增多,并出现环形铁粒幼细胞。血清铁和铁饱和度增高,总铁结合力不低。

2. 珠蛋白生成障碍性贫血　原名地中海贫血,有家族史,有溶血表现,血片中可见多量靶形红细胞,并有珠蛋白肽链合成数量异常的证据,如胎儿血红蛋白或血红蛋白 A2 增高,出现血红蛋白 H 包涵体等。血清铁蛋白、骨髓可染铁、血清铁和铁饱和度不低且常增高。

3. 慢性病性贫血　慢性炎症、感染或肿瘤等引起的铁代谢异常性贫血。其发病机制包括体内铁代谢异常、骨髓对贫血的代偿不足、红细胞寿命缩短等。贫血为小细胞性。贮铁(血清铁蛋白和骨髓小粒含铁血黄素)增多。血清铁、血清铁饱和度、总铁结合力减低。

4. 转铁蛋白缺乏症　系常染色体隐性遗传所致(先天性);或严重肝病肿瘤继发(获得性)。表现为小细胞低色素性贫血。血清铁、总铁结合力、血清铁蛋白及骨髓含铁血黄素均明显降低。先天性者幼儿时发病,伴发育不良和多脏器功能受累,获得性者有原发病的表现。

六、治　疗

治疗 IDA 的原则:根除病因;补足贮铁。

（一）病因治疗

应尽可能地去除导致缺铁的病因。如婴幼儿、青少年和妊娠妇女营养不足引起的 IDA,应改善饮食,补充含铁食物,如瘦肉、动物内脏、绿叶蔬菜等;月经过多引起的 IDA 应调理月经,寻找月经增多的原因;寄生虫感染者应驱虫治疗;恶性肿瘤者应手术或放、化疗;消化性溃疡引起者应给予抑酸治疗等。

（二）输血治疗

红细胞输注适合于急性或贫血症状严重影响到生理机能的 IDA 患者,国内的输血指征是 Hb$<60g/L$,对于老年和心脏功能差的患者适当放宽至$\leqslant 80g/L$。

（三）补铁治疗

无输血指征的患者常规行补铁治疗,补铁治疗需要考虑患者 Hb 水平、口服铁剂的耐受性和影响铁吸收的并发症。治疗性铁剂分为无机铁和有机铁;按应用途径分为口服铁和静脉铁,二者各自有其优缺点(表 2-2-1-1)。口服铁剂中无机铁以硫酸亚铁为代表,有机铁包括右旋糖酐铁、葡萄糖酸亚铁、山梨醇铁、富马酸亚铁、琥珀酸亚铁和多糖铁复合物等;除以上铁剂外,传统中医中药是我国重要宝藏,如健脾生血片/颗粒,其中元素铁含量 20mg/片(袋),对胃肠道刺激小(表 2-2-1-2)。

口服铁剂有效的表现先是外周血网织红细胞增多,高峰在开始服药后 5~10 天,2 周后血红蛋白浓度上升,一般 2 个月左右恢复正常。铁剂治疗应在血红蛋白恢复正常后至少持续 4~6 个月,待铁蛋白正常后停药。

表 2-2-1-1　口服铁剂与静脉铁对比

给药途径	优点	缺点
静脉	疗效确定,无需强调患者依从性	急性并发症多见(恶心、低血压、过敏反应);氧化应激损伤;加重感染;抑制白细胞功能;易铁超载;给药时需要医疗监护
口服	降低静脉铁剂和红细胞生成刺激剂所需剂量;相对安全,给药方便;可作为磷结合剂使用(枸橼酸铁)	需要强调患者依从性;胃肠道不良反应率较高;疗效不稳定

表 2-2-1-2　常用口服铁剂的用法用量及疗程

常用口服铁剂	含铁量(mg/片)	用法用量
多糖铁复合物	150	每次 1~2 片,每日 1 次
硫酸亚铁	60	每次 1 片,每日 3 次
硫酸亚铁缓释片	50	每次 1 片,每日 1 次
富马酸亚铁	60	每次 1~2 片,每日 3 次
葡萄糖酸亚铁	36	每次 1~2 片,每日 3 次
琥珀酸亚铁	33	每次 2 片,每日 3 次
中药补铁剂(如健脾生血片/颗粒)	20	每次 1~3 片(袋),每日 3 次

注:健脾生血颗粒含铁量为 20mg/袋。

口服补铁注意事项:①若无明显胃肠道反应,一般不应将铁剂与食物同服;②应在服用抗酸剂前 2h 或服用后 4h 服用铁剂;③建议服用铁剂的同时服用维生素 C 促进铁的吸收。每天口服 100mg 元素铁,持续治疗 4~6 周 Hb 无变化,或上升<10g/L 者,可能有以下原因:①诊断有误;②患者未能按医嘱服药;③存在持续出血;④存在影响铁吸收的因素,如胃十二指肠溃疡、小肠术后、胃肠解剖部位异常等;⑤同时伴有感染、炎症、恶性肿瘤、肝病等;⑥所用口服铁剂不能很好吸收等。

静脉铁剂适应证为口服吸收不良、不能耐受口服铁剂、铁需求量超过口服铁能满足的最大量,或患者对口服铁剂的依从性不好。静脉铁剂主要有 6 种:蔗糖铁、羧基麦芽糖铁、葡萄糖醛酸铁、低分子右旋糖酐铁、纳米氧化铁和异麦芽糖铁。铁的总需量按以下公式计算:所需补铁量(mg)=[目标 Hb 浓度-实际 Hb 浓度(g/L)]×0.33×患者体重(kg)。

七、预　防

重点放在婴幼儿、青少年和妇女的营养保健。对婴幼儿应及早添加富含铁的食品,如蛋类、肝等;对青少年应纠正偏食,定期查、治寄生虫感染;对孕妇、哺乳期妇女可补充铁剂;对月经期妇女应防治月经过多。做好肿瘤性疾病和慢性出血性疾病的人群防治。

(齐薇薇　邵宗鸿)

参考文献

[1] 张之南,郝玉书,赵永强,等.血液病学[M].2 版.北京:人民卫生出版社,2011:284-291.
[2] 沈悌,赵永强,周道斌,等.血液病诊断及疗效标准[M].4 版.北京:科学出版社,2018:8-11.
[3] 中华医学会血液学分会红细胞疾病(贫血)学组.铁缺乏症和缺铁性贫血诊治和预防多学科专家共识[J].中华医学杂志,2018,98(28):2233-2237.
[4] CAPPELLINI MD, MUSALLAM KM, TAHER AT. Iron deficiency anaemia revisited[J]. J Intern Med, 2020, 287(2): 153-170.
[5] PASRICHA SR, TYE-DIN J, MUCKENTHALER MU, et al. Iron deficiency[J]. The Lancet, 2021, 397(10270): 233-248.

[6] ELSTROTT B,KHAN L,OLSON S,et al. The role of iron repletion in adult iron deficiency an emia and other diseases[J]. Eur J Haematol,2020,104(3):153-161.

第二节　遗传性铁粒幼细胞性贫血

遗传性铁粒幼细胞贫血(congenital sideroblastic anemia,CSA)是一组异质性疾病,是由于遗传而导致骨髓中出现大量环形铁粒幼细胞为特征,伴无效红细胞生成,血红素合成障碍,及铁利用不良而导致的小细胞低色素性贫血。CSA 虽为遗传性疾病,除少数典型病例于出生后或婴儿出现贫血,大多数于 10~20 岁出现贫血,偶有至 50~60 岁后始被发现者。

一、病因及发病机制

CSA 主要是由于遗传引起血红素合成障碍所致,X 染色体伴性遗传、常染色体遗传及母系遗传三种遗传方式。CSA 进一步可分为综合征或非综合征(表 2-2-2-1)。

表 2-2-2-1　CSA 的分型、发病机制及临床表现

亚型	突变基因	病理生理改变	频率	临床表现
XLSA	ALAS2	ALAS2 是血红素生物合成途径中的第一个酶。ALAS2 突变导致 ALAS2 功能受损和线粒体中血红素合成减少	40%	非综合征性 SA+铁过载
	ABCB7	ABCB7 是 Fe-S 复合物穿过线粒体膜到达细胞质的转运蛋白。ABCB7 中功能突变的丧失会干扰含有 Fe-S 簇的蛋白质(如血红蛋白)的胞浆组装	罕见	综合征型 SA 伴共济失调(XLSA/A)
	NDUFB11	NDUFB11 编码氧化磷酸化所需的 NADH 脱氢酶亚基。功能突变的丧失会损害血红素合成和红细胞增殖所需的氧化磷酸化	罕见	肌病和乳酸酸中毒综合征(MLASA)
ARCSA	SLC19A2	SLC19A2 编码硫胺素(TC1)转运蛋白。硫胺素缺乏会导致琥珀酰辅酶 A(ALAS2 的底物)的产生受损,因此 TC1 功能受损与血红素生物合成减少有关	26%	伴有巨幼细胞增多症、进行性感觉神经性听力损失和糖尿病(Rogers 综合征或 TRMA)的综合征性 SA
	SLC25A38	SLC25A38 编码甘氨酸进入线粒体(A38)的转运蛋白,甘氨酸是生产血红素生物合成酶,特别是 ALAS2 的必需氨基酸	10%	非综合征性严重 SA+铁过载
	TRNT1	TRNT1 编码核和线粒体 tRNA 组装所必需的 CCA 添加酶。在红系细胞中,导致酶功能部分丧失的双等位基因突变损害了血红素生物合成所必需的线粒体蛋白质合成和代谢活动	罕见	SA 伴 B 细胞免疫缺陷、周期性发热和发育迟缓(SIFD)
	GLRX5,HSPA9,HSCB	GLRX5、HSPA9、HSCB 突变与血红蛋白组装所必需的铁硫簇产生和运输受损有关	罕见	非综合征轻度-偶尔重度 SA
	FECH	FECH 酶对于催化 Fe 掺入 PPIX 是必不可少的。由 FECH 突变引起的 FECH 功能受损与血红素合成减少有关	罕见	主要与红细胞生成性卟啉症相关,偶尔伴有轻度贫血的 SA
	PUS1、LARS2、YARS2	PUS1、LARS2、YARS2 突变与线粒体蛋白质合成受损相关,这是由于线粒体和胞质 tRNA 的转录后修饰被破坏所致	罕见	肌病和乳酸酸中毒综合征(MLASA)
母系遗传	MT-ATP6	红细胞增殖受损:氧化磷酸化所需的 ATP 酶(ATP6)成分	罕见	肌病和乳酸酸中毒综合征(MLASA)
	线粒体 DNA 缺失	线粒体蛋白质合成受损	20%	Pearson 骨髓-胰腺综合征

（一）X 染色体连锁伴性遗传（XLSA）

最常见的 CSA 是非综合征形式的 X 染色体连锁 SA（XLSA），由 Cooley 在 1945 年首次描述。这种方式是最多见的类型，大约 2/3 患者出现在儿童或青春期的男性中，1/3 为中青年女性。XLSA 主要涉及两种基因突变：①Xp11.2 上的 δ-氨基乙酰丙酸合酶 2（ALAS2）基因发生突变，该基因编码 5-氨基乙酰丙酸合酶，是红系前体血红素生物合成途径的第一种酶，ALAS2 酶缺乏症约占 CSA 病例的 40% 以上。迄今为止，已在 ALSA 患者中报告了 80 多个 ALAS2 突变。并在有临床症状的女性携带者中发现了一些无义和移码突变，突变最常发生在催化结构域或磷酸吡哆醛（活性维生素 B6 辅因子）结合结构域，但也可能影响 ALAS2 启动子区域、增强子区域或线粒体靶向序列。由于 X 连锁隐性遗传模式，XLSA 通常影响年轻男性，ALAS2 突变几乎一致的是部分功能丧失的错义突变。CSA 是正常 X 染色体家族性失活的结果，ALAS2 基因突变的类型和位置可能对女性疾病的严重程度起重要作用。②XLSA 另外一种不太常见的是 ATP-结合亚家族 ABCB7 和 NADH 的突变，是泛醌氧化还原酶亚基 B1（NDUFB11），这两者都与 XLSA 的综合征形式有关，"XLSA 共济失调"（XLSA/A）和"线粒体肌病、乳酸酸中毒和 SA"（MLASA）。ABCB7 是线粒体 ATP 盒结合膜转运蛋白，参与铁硫（Fe-S）簇进入细胞质，这是组装铁硫簇过程中必不可少的步骤。因此，ABCB7 功能异常可直接和间接损害血红素生物合成并导致红细胞无效生成。ABCB7 中至少有 4 个已确定的错义突变导致 XLSA/A，这是一种伴有脊髓小脑共济失调的 SA 综合征。

（二）常染色体遗传

常染色体遗传是 CSA 第二常见的形式，约占 35%~40%，涉及几个常染色体基因。

1. TRMA　SLC19A2 基因突变的纯合或复合杂合遗传与硫胺素反应性巨幼细胞贫血（TRMA）或 Rogers 综合征，约占 CSA 的 26%。TRMA 的特征是巨幼细胞贫血、进行性感觉神经性听力损失和糖尿病，还可伴有其他视觉、神经、心脏或多器官损伤。TRMA 的表现是位于 1 号染色体（1q23.3）的 SLC19A2 基因出现任何无义、错义、缺失、插入或插入缺失突变的结果，导致硫胺素、SLC19A2 或硫胺素载体 1（TC1）的细胞膜转运蛋白减少。硫胺素是三羧酸（TCA）循环中酶的重要辅助因子，对细胞代谢和 DNA、RNA 和血红素生物合成至关重要。硫胺素在 ALAS2 产生中的作用可能与 TRMA 环状铁粒幼细胞增多机制有关。

2. ARCSA　ARCSA 是非综合征 SA 的一种，由于位于 3 号染色体（3p22.1）SLC25A38 的突变所致，占所有 CSA 病例的不到 10%。SLC25A38 基因编码线粒体甘氨酸，在 CD71 阳性红系细胞中高度优先表达的转运蛋白，在血红素的生物合成中起重要作用。其他几个常染色体基因与 ARCSA 的起源有关，包括 TRNT1、PUS1、LARS2、YARS2、FECH、GLRX5、HSPA9 和 HSCB，但仅占所有 CSA 病例的一小部分。此类基因的遗传可通过各种机制导致综合性 CSA 或非综合性 CSA，最终导致血红素、线粒体蛋白和铁硫（Fe-S）簇的合成受损。另一个需要识别的综合征 ARCSA 是 MLASA，它可能由 PUS1、LARS2、YARS2 的突变引起。由于铁螯合酶基因（FECH）的双等位基因突变，SA 可能出现在红细胞生成性原卟啉症（EPP）患者中，该基因编码血红素合成途径中的最终酶。罕见的非综合征形式的 ARCSA 可能由突变引起在 GLXR5、HSPA9 和 HSCB 中，它们编码形成 Fe-S 簇所需的蛋白质。Fe-S 簇是各种蛋白质的基本成分，例如血红蛋白、FECH 和铁调节蛋白 1（IRP1），一种参与铁代谢和 ALAS2 的翻译。

3. 母系遗传　CSA 的第三种遗传模式是母系遗传，来自线粒体 DNA 点突变（MT-ATP6）或大缺失（Pearson 骨髓-胰腺综合征），约占所有 CSA 病例的 20%。MT-ATP6 是编码 ATP 酶 6 的线粒体基因，ATP 酶 6 是线粒体呼吸链复合体 V 的一个组成部分。MT-ATP6 的突变与 MLASA 表型相关。相反，编码呼吸复合物、铁代谢和血红素生物合成途径的蛋白质和酶的线粒体 DNA 的复制或重排可能会产生更深远的影响。Pearson 骨髓-胰腺综合征的特征是早发性严重 SA，伴有血细胞减少、胰腺功能不全、乳酸酸中毒和发育迟缓。

二、临床表现

（一）贫血

贫血的早期症状常为乏力。XLSA 多为男性，常染色体遗传家族女性亦可发病，杂合子及女性基因携带者一般无贫血,但红细胞形态多为小细胞性。TRMA的特征是巨幼细胞贫血、进行性感觉神经性听力损失和糖尿病,还可伴有其他视觉、神经、心脏或多器官损伤。大多数患者发病年龄在10~20岁,偶有50岁以上发病者。常见早期症状面色苍白、乏力、软弱,贫血多为中度。贫血轻微家族成员经家系调查后方可识别,不做家系调查可能漏诊。严重贫血可致幼儿及少儿生长发育迟缓。

（二） 铁负荷过载

铁负荷过载是慢性输血患者的严重并发症。无输血史但伴血色素基因(HFEC282Y)突变患者可发生更为严重的铁负荷过载。约1/3的患者出现糖尿病、皮肤色素沉着、肝功能异常。

（三） 共济失调相关的X-连锁铁粒幼细胞贫血(XLSA/A;OMIM301310)

XLSA/A可于婴儿或儿童时期出现神经系统症状,表现为运动与认知能力障碍,主要临床表现为小脑共济失调、轻度小细胞低色性贫血和骨髓铁粒幼细胞增多,共济失调可发生于出生后第一年。

（四） 骨髓-胰腺综合征

患者出生后不久即发病,伴胰腺外分泌功能不全,晚期发生肝肾衰竭。

三、诊断和鉴别诊断

尽管CSA亚型之间存在遗传异质性和病理生理多样性,但CSA的诊断方法遵循相同的基本原则。必须首先排除获得性SA和MDS,然后对CSA进行临床和遗传评估。在没有可识别原因的SA患者中,完整的病史、家族史和体格检查对于确定CSA的诊断很重要。基因检测是诊断CSA的一个重要组成部分(表2-2-2-1)。在已知有SA家族史的患者中,检测可能仅限于遗传基因。家族谱系可以帮助缩小X连锁、常染色体遗传或母系遗传并且可以相应地定制基因检测。

根据本病特征:①小细胞低色素贫血/巨幼细胞贫血;②红细胞明显大小不均、异形、靶形、椭圆形和点彩红细胞增多;③骨髓中红系细胞过度增生,铁染色显示含铁血黄素显著增多,铁粒幼细胞增至80%~90%,并可见到约10%~40%的环形铁粒幼细胞;④伴有无效红细胞生成;⑤血清铁大多增高,铁饱和度常显著增加,肝活检显示铁质沉积;⑥骨髓-综合征患者应伴有胰腺外分泌功能不全;⑦发病年龄轻等,铁粒幼细胞贫血不难诊断;临床病史特点有助于进一步鉴别特发性与继发性铁粒幼细胞贫血,尤其是MDS。另外部分地中海贫血患者因珠蛋白合成显著减少,多余的血红素可反馈抑制ALA合成酶,可同时伴发铁粒幼细胞贫血,应注意鉴别。CSA需行必要的基因检测以鉴别其类型(图2-2-2-1)。

四、治　　疗

（一） 大剂量维生素 B_6(吡哆醇)

凡诊断为本病患者,均应使用大剂量维生素 B_6 100~200mg/d;约有不到半数的病例能减轻症状。XLSA可能对口服维生素 B_6 更为有效。有效患者网织红细胞升高,血红蛋白可上升至正常或接近正常,血清铁减少,FEP增高至正常,色氨酸代谢也得以纠正。即使有效的患者,红细胞形态异常、低色素和环形铁粒幼细胞不一定会完全消失。有效者需给予维持治疗,停药后可能复发。复发后再用维生素 B_6 治疗有时仍有效,但往往疗效不如第一次,有的则变为无效。加用左旋色氨酸有时可使维生素 B_6 治疗再有效。个别患者症状缓解后维持治疗一段时间可以停药。

（二） 输血治疗

血红蛋白低于60g/L,或有明显贫血症状患者,需输注红细胞。尤其对于维生素 B_6 无效的少儿,输血治疗以保证其正常的生长发育。

（三） 祛铁治疗

血红蛋白低于70g/L输血治疗依赖者,以及10次输血以上其血清铁蛋白大于1 000μg/L者应行祛铁治疗,以避免糖尿病、肝硬化、性腺功能低下及心功能不全等并发症。宜选择去铁胺皮下持续缓慢泵入或静脉缓慢泵入,剂量为20~40mg/kg,连续12~16h泵入,每周5~7d。或者口服地拉罗司,剂量为20mg/kg,每日1次。祛铁治疗可增强维生素 B_6 的疗效。GLRX5缺乏者行祛铁治疗可提高其血红蛋白水平。

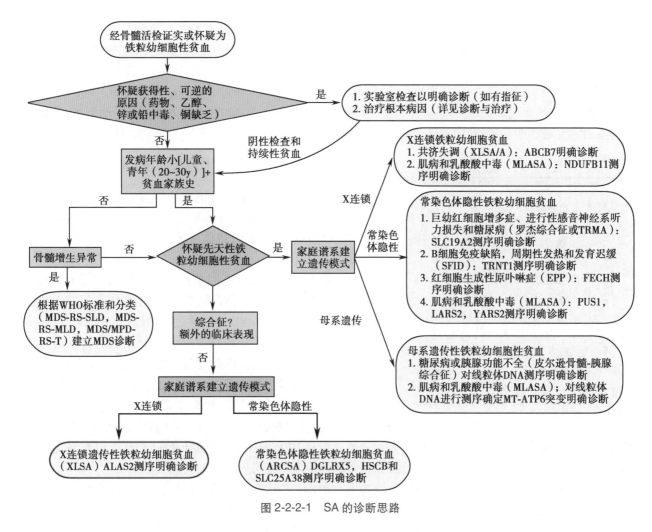

图 2-2-2-1 SA 的诊断思路

(四)骨髓移植

骨髓移植可根治本病,移植前应充分祛铁治疗。目前对骨髓-胰腺综合征尚缺乏有效治疗手段。

(张薇 邵宗鸿)

参考文献

[1] ABU-ZEINAH G, DESANCHO MT. Understanding Sideroblastic Anemia: An Overview of Genetics, Epidemiology, Pathophysiology and Current Therapeutic Options[J]. J Blood Med, 2020, 11: 305-318.

[2] KANEKO K, FURUYAMA K, FUJIWARA T, et al. Identification of a novel erythroid-specific enhancer for the ALAS2 gene and its loss-of-function mutation which is associated with congenital sideroblastic anemia[J]. Haematologica, 2014, 99(2): 252-261.

[3] KIM MH, SHAH S, BOTTOMLEY SS, et al. Reduced-toxicity allogeneic hematopoietic stem cell transplantation in congenital sideroblastic anemia[J]. Clinical Case Reports, 2018, 6(9): 1841-1844.

第三节 血 色 病

血色病是指体内组织铁贮积增加,同时伴或不伴组织损害。血色病按照病因可分为遗传性血色病(hereditary hemochromatosis, HH, 即狭义的血色病或原发血色病)、继发性血色病(最常见的病因为接受大量红细胞输注、无效红细胞造血等)和混合性。HH 是白种人常见的遗传病,机体对铁的吸收异常增加,组织器官内铁过度沉积导致细胞病变,通常累及肝脏、胰腺及心脏,表现为肝硬化、肝细胞癌、糖尿病、心脏病等致命并发症。该病在我国少见,往往不易得到及时诊断和有效治疗。继发性血色病是由于其他疾病或治疗措施所导致体内铁过度沉积,常继发于无效造血的贫血(如地中海贫血,铁粒幼细胞性贫血)、反复输血(如骨髓增生异常综合征、再生障碍性贫血等的治疗)、溶血性贫血、慢性肝病、血铜蓝蛋白缺乏症等。

遗传性血色病可以分为:①经典血色病,与血色病基因(hemochromatosis gene,HFE gene)突变相关,包括 C282Y 纯合子型、C282Y/H63D 杂合子型、其他类型基因变异;②非 HFE 相关:成人型、幼年型;③常染色体显性遗传性血色病:所罗门群岛的一个家系(表 2-2-3-1)。

表 2-2-3-1　血色病分类

Ⅰ. 遗传性血色病
　A. 经典血色病(HFE 血色病)(Ⅰ型)
　B. 青少年血色病(2 型)
　　1. 血幼素异常
　　2. 铁调素异常
　C. 转铁蛋白受体 2 缺乏(3 型)
　D. 膜转运铁蛋白异常(4 型)
　　1. 获得功能(系统性铁过载)
　　2. 丢失功能(巨噬细胞铁过载)
　E. 铁蛋白 H 链铁反应元件突变
　F. 非洲性铁过敏

Ⅱ. 继发性血色病

一、病因及发病机制

体内铁代谢主要通过消化道铁吸收和内源性红细胞生成消耗铁维持平衡,当铁吸收失调或是外源的医用铁或输注红细胞过度输注,或红细胞无效造血时,过量铁才能蓄积。

遗传性血色病主要因消化道铁吸收过多导致。HFE 基因位于第 6 号染色体的短臂,编码由 343 个氨基酸残基组成的 HIE 蛋白,HFE 蛋白通过与转铁蛋白受体(transferrin receptor,TfR)结合形成复合物抑制细胞对含铁转运蛋白摄取,因而在控制小肠铁吸收的过程中起关键作用。HFE 基因缺陷主要表现为 G 向 A 的错义突变(C282Y),导致 HFE 蛋白产物第 282 个氨基酸位点胱氨酸被酪氨酸取代,HFE 蛋白双硫键发生断裂,影响其与 TfR 的结合,对铁吸收的反馈抑制作用消失,引起肠道铁的过度吸收。而且 HFE 的异常可导致 hepcidin 转录下降,细胞缺乏从血浆中限制铁摄取的正常调控机制,导致铁吸收增加并积聚于脏器器官的实质细胞。

继发性血色病最常见病因为红细胞无效造血和/或红细胞或医源性铁剂输注过量导致生理条件下 90%以上内源性铁供红细胞生成所需,长期红细胞无效造血导致体内铁的含量极大超出了机体生理所需的铁量,铁通常会引起系统性铁过载,伴肝脏、心脏和内分泌系统的损害。长期依赖输血患者,过多输注红细胞,每毫升红细胞中含有 1mg 铁,故输入 450mL 全血或 200mL 红细胞可使体内铁增加 200mg,如果每月需要输注 2 单位血,患者每年外源铁蓄积达 4.8g。若其输血需求源自于一种无效造血,患者铁的蓄积甚至更多。如骨髓增生异常综合征、珠蛋白生成障碍性贫血等患者。

生理条件下人体内非血红蛋白铁仅有约 1g,而血色病患者常增至 20~40g。过多的铁主要储积于嗜铁组织和器官(如肝、胰腺、心肌、肾上腺、皮肤、关节滑膜、肾、脾及其他器官)的实质细胞中,致受累器官呈深棕色。含铁血黄素蓄积于门静脉周围的肝细胞内,导致门静脉性肝硬化,而肝硬化后铁主要沉积于再生结节周围;纤维化始于小叶周围,进而纤维隔膜横贯小叶,并有特征性的明显铁沉积。铁过载导致脾广泛纤维化,白髓消失及大量含铁血黄素沉积。心肌增厚、心脏增大。睾丸常萎缩,但表面上皮细胞内并无铁沉积。

二、实验室特征

反应铁沉积指标包括血清间接指标和组织活检的直接指标。血清间接铁沉积指标主要指铁蛋白和转铁蛋白饱和度,血色病患者转铁蛋白饱和(transferrinsaturation,TS)增加,且血清铁蛋白水平增加;血清铁单独应用缺乏特异性。以往认为肝活检是诊断 HH 的金指标,随着基因检测的出现,肝活检的作用由诊断疾病转向对已确诊患者进行预后评价。骨髓涂片或切片中含铁血黄素颗粒增多,尿沉渣中亦可见含铁血黄素颗粒。皮肤活检可见黑色素和含铁血黄素颗粒,多数患者表皮基底细胞及汗腺中可见有继发于铁沉积的灰色素。磁共振成像(MRI)是近年来评价脏器铁负荷的重要无创性检查方法,尤其肝铁、心铁负荷检测。

遗传性血色病基因检测,空腹 TS<45%、血清铁蛋白升高者,需行 C282Y 及 H63D 基因型的检测;一级

亲属中有确证 HH 的患者,不论 TS 或血清转铁蛋白水平高低,均推荐进行基因变异分析。

脏器功能受损指标:包括肝转氨酶升高、糖耐量试验多异常、血糖升高、尿促卵泡激素和睾酮均降低;关节 X 线摄片检查可发现软组织肿胀、关节间隙狭窄、关节面不整和骨密度减低、骨质疏松及骨皮质囊肿、软骨钙化和关节周围韧带钙化;胸部 X 线摄片检查可发现肺血管纹理增加、胸膜渗出、心脏扩大;心电图或动态心电图检查可发现室上性及室性心律失常、低电压或 ST-T 改变、心脏超声波扫描可发现限制性或扩张型心肌病的表现。

三、临 床 表 现

遗传性血色病常表现为全身症状和受累脏器(关节、肝脏、心脏、内分泌系统等)功能异常。全身症状如乏力、虚弱、嗜睡、体重减低和精神失常等症状,部分患者合并细菌性腹膜炎时可出现右上腹痛、腹胀等。

脏器受累最常见的表现有皮肤色素沉着、肝硬化、性功能不全、心力衰竭、糖尿病及关节痛等。

关节症状:关节痛/关节炎,关节痛典型者为第 2、3 掌指关节,还可累及指间关节和大关节,软骨钙质沉着病。

肝脏表现:肝大、肝功能损害、黄疸及肝硬化,血色病所致的肝硬化中 1/3 发展为肝细胞癌。

内分泌功能异常:糖耐量降低,血糖升高,可伴周围神经炎。其他内分泌疾病如甲状腺功能减退亦较常见。

性功能异常:性腺功能减退,男性患者睾丸萎缩、性欲减退、阳痿、无精子症。

心脏表现:充血性心力衰竭和/或室上性心律不齐,室性期前收缩及室性心动过速等心律不齐亦较常见;严重者可表现为呼吸困难、水肿或限制型心肌病或扩张型心肌病等难治性心功能不全。

继发性血色病继发于输血和/或红细胞生成性疾病的血色病患者,其临床表现一般不能与原发性血色病患者的表现相鉴别。

四、诊 断

(一)国内诊断标准

1. 血色病的临床表现 ①皮肤广泛色素沉着,呈古铜色;②性功能减退甚至丧失,阴毛、腋毛稀少,男性睾丸萎缩;③肝、脾轻度肿大,肝功异常,可出现黄疸、肝硬化甚至肝癌;④心脏扩大或限制型心肌病,心功能不全,心电图呈低电压、ST-T 异常、各种期前收缩等心律失常;⑤以掌指关节为主的疼痛、肿胀,X 线检查示软组织肿胀,关节面不规整,骨密度降低,皮质下囊肿,晚期软骨、韧带及关节周围有钙质沉积影;⑥糖耐量降低、血糖增高、尿糖阳性;可伴糖尿病周围神经炎;⑦可有阳性家族史,或有铁负荷过多的家族成员。

2. 血色病时的铁代谢指标异常 ①血清铁>180μg/dL;②转铁蛋白饱和度>60%;③血清铁蛋白>1 000ng/mL;④去铁胺试验:肌内注射去铁胺 10mg/kg 后 24h 尿排铁>2mg。

脏器组织学检查有含铁血黄素沉积的证据,并伴两项或两项以上的临床表现,以及两项或两项以上的铁代谢异常,同时又能除外继发性血色病,即可诊断为原发性血色病。

(二)国外诊断标准

1. 体内实质性器官铁负荷过度 ①血清转铁蛋白饱和度>80%;②血清铁蛋白>1 000μg/L;③去铁胺排铁试验:24h 尿排铁>2mg;④肝活检示含铁血黄素在肝实质中沉积和/或肝铁>70μmol/g 干重;⑤家族中有铁负荷过多成员。

2. 组织损伤 ①微小结节性肝硬化;②糖尿病;③性功能低下;④心肌病,射血分数减少。

3. 排除其他原因所致的铁负荷过度。

五、血色病的治疗

血色病的治疗主要是去除蓄积的铁。在静脉放血能使促红细胞生成素升高的患者中,通常放血是一种治疗选择。当患者有明显的红系造血异常时,如触珠蛋白生成障碍性贫血和红细胞生成障碍性贫血,有必要应用螯合剂去除铁,不过,多次静脉放血可充分刺激红系造血,也不失为一种可行的治疗方法。

（一）静脉放血术

证据表明在肝硬化或糖尿病发生前进行放血疗法可显著降低 HH 的发病率和死亡率。因此,对高危人群进行早期诊断和及时处理非常必要。主要适用人群为:①C282Y 纯合子,无症状但铁代谢指标异常;②肝铁浓度升高,可能造成肝损伤的 HH 患者。

每次静脉放血时的实际血液移除量取决于患者的体型。多数平均体型的患者可以耐受 500mL 血液的移除,但体重为 50kg 或以下的患者最好移除相对少量的血液。在每次静脉放血前,应检测血细胞比容或是血红蛋白和红细胞 MCV。放血后血细胞比容应下降 10 个百分点或低于初始值的 20%。若血细胞比容或血红蛋白有明显下降,则静脉放血应该被推迟。每 2~3 个月应检测转铁蛋白饱和度和血清铁蛋白水平。当转铁蛋白饱和度低于 10%,血清铁蛋白低于 10ng/mL,应该终止静脉放血,并每 4~8 周对患者进行监测。当血清铁蛋白在 40~100mg/mL 范围内时,应该开始维持阶段的治疗。一些患者可能需要每月静脉放血治疗以维持正常的血清铁蛋白值,另一些患者可能仅需要每年行 2~3 次静脉放血治疗。

放血疗法的注意事项:①心律失常和心肌病是铁过量状态最常见的猝死原因,在快速放血过程中这些并发症可能增加,需要有其他的预防和治疗措施;②维生素 C 可加速铁的移动从而使循环中的铁蛋白达到饱和,导致氧化和自由基活性增强,因此,放血治疗的患者应避免补充维生素 C。正在接受铁螯合剂的患者每 Et 摄入维生素 C 量不应超过 200mg。

放血疗法不适用继发性铁超负荷患者,仅用于某些类型的继发性铁超负荷。如迟发性皮肤卟啉症。

（二）螯合疗法

用于无效造血相关的继发性铁过量。螯合治疗能减少铁过载所致的潜在死亡率,并延长中、重型 β-珠蛋白生成障碍性贫血等遗传性慢性铁过载疾病患者的生命。

去铁胺通常采用植入式微量泵皮下应用,可以 20~40mg/（kg·d）24h 持续应用。总量 2g/24h,通常可达到最大尿铁排出率。去铁胺可导致轻微的局部反应,如局部瘙痒、硬结或输注部位疼痛等。大剂量可能具有神经毒性、听力丧失、夜盲以及其他视觉异常、生长迟缓和骨骼改变等,长期应用有发生机会性细菌感染的报道。由于肠外应用不方便,因而其应用受到限制。

（三）口服螯合剂

去铁酮(L-1)和地拉罗司。

去铁酮是一种口服二齿螯合剂:三个去铁酮分子结合一个铁原子。其分子量仅为 139Da,且几乎完全从尿中排泄。通常剂量是每天 75mg/kg,分 3 次服用。去铁酮的应用与许多不良反应相关,包括中性粒细胞减少和中性粒细胞缺乏症、胃肠紊乱、关节病、血清肌酐水平一过性升高和锌缺乏。地拉罗司（exjade）是一种三齿三唑螯合物,它是一种新的口服铁螯合剂,具有较长的血浆半衰期。在每天 30mg/kg 的剂量下,目前发现它与去铁胺同样有效,且耐受良好,它已被推荐用于无法耐受去铁胺治疗的患者,和去铁铜类似,地拉罗司可能对心脏铁沉积去除有效。地拉罗司的主要毒性是肾脏和肝脏损害,但也可能引起胃肠道出血。两种口服螯合剂联合治疗目前在试验性阶段。

（四）疗效标准

目前国内主要参考如下疗效标准:①缓解:临床表现明显改善,铁代谢异常的实验室检查结果基本正常;②进步:临床表现有所改善,铁代谢异常的实验室检查至少有 1 项下降 50% 以上;③无效:未达进步标准者。

（王一浩　邵宗鸿）

参考文献

[1] 沈悌,赵永强.血液病诊断及疗效标准[M].4 版.北京:科学出版社,2018:320-322.
[2] KAUSHANSKY K,LICHTMAN MA,PRCHAL JT,et al.威廉姆斯血液学[M].陈竺,陈赛娟,译.9 版.北京:人民卫生出版社,2018:585-590.

［3］张之南,郝玉书,赵永强,等. 血液病学［M］. 2 版. 北京:人民卫生出版社,2011:298-304.

［4］KOWDLEY KV,BROWN KE,AHN J,et al. ACG Clinical Guideline:Hereditary Hemochromatosis［J］. Am J Gastroenterol, 2019,114(8):1202-1218.

［5］SALGIA RJ,BROWN K. Diagnosis and management of hereditary hemochromatosis［J］. Clin Liver Dis, 2015, 19(1): 187-198.

［6］PIETRANGELO A. Hereditary hemochromatosis:pathogenesis,diagnosis,and treatment［J］. Gastroenterology, 2010, 139(2): 393-408.

［7］ADAMS P,ALTES A,BRISSOT P,et al. Therapeutic recommendations in HFE hemochromatosis for p. Cys282Tyr（C282Y/ C282Y）homozygous genotype［J］. Hepatol Int,2018,12(2):83-86.

第三章 巨幼细胞贫血

一、定 义

巨幼细胞贫血(megaloblastic anemia,MA)是主要由维生素 B_{12} 或叶酸缺乏致脱氧核糖核酸(DNA)合成障碍,DNA 复制速度减缓所致的疾病。亦可因遗传性或药物等获得性 DNA 合成障碍引起。特征是呈大红细胞性贫血,骨髓造血细胞核浆发育失衡,形成巨幼红细胞、粒细胞、巨核细胞;无效造血致外周血全血细胞减少。严重缺乏时,DNA 合成障碍也会累及增生迅速的组织,如消化道黏膜上皮细胞巨幼样变及萎缩,导致临床上出现相应的症状。维生素 B_{12} 缺乏时,神经髓鞘磷脂的合成也会受到影响而出现神经系统症状。国内巨幼细胞贫血以叶酸或/和维生素 B_{12} 缺乏引起多见。

二、病因与发病机制

巨幼细胞贫血的主要病因有:①叶酸缺乏;②维生素 B_{12} 缺乏;③药物所致者,酶的缺陷及其他。

(一) 叶酸代谢及缺乏原因

叶酸(folic acid)也称为维生素 B_9 或蝶酰谷氨酸,广泛存在于植物及动物来源食物中,尤其是新鲜绿叶蔬菜、水果和肝脏、肉类等,每日需从食物中摄入叶酸 $200\mu g$。天然叶酸以多个谷氨酸基与蝶呤酰结合而成的蝶呤酰多聚谷氨酸形式存在,大多为还原型。食物中的叶酸摄入后,在肠道及小肠黏膜上皮细胞刷缘处,经蝶酰谷氨酸水解酶水解,叶酸聚谷氨酸盐裂解生成单谷氨酸盐方能被吸收,吸收部位主要在十二指肠及近端空肠。吸收方式为主动吸收(载体介导的吸收)和被动吸收,以前者为主。载体系统包括"还原型叶酸载体"、叶酸受体和"质子偶联叶酸转运蛋白"。吸收入小肠上皮细胞的叶酸通过一系列酶促步骤还原为二氢叶酸(dihydrofolate,DHF),然后还原为四氢叶酸(tetrahydrofolate,THF 或 FH_4)。THF 随后转化为有生理活性的 N^5-甲基四氢叶酸,经门静脉进入肝脏。一部分 N^5-甲基四氢叶酸经胆汁排泄到小肠后重新吸收,为叶酸的肠肝循环;血浆中的 N^5-甲基四氢叶酸为单谷氨酸,是血液循环的主要形式,大部分与清蛋白结合运输到骨髓造血或肝脏等部位,通过与遍及全身细胞的叶酸受体结合进入细胞。一旦进入细胞内,经维生素 B_{12} 依赖性甲硫氨酸合成酶的作用,N^5-甲基四氢叶酸转变为四氢叶酸,一方面,四氢叶酸经多聚谷氨酸叶酸合成酶的作用再次聚谷氨酸化,转变为多聚谷氨酸型叶酸,这样转化后的叶酸成为细胞内辅酶,具有生物学活性且无法扩散到细胞外;另一方面为 DNA 合成提供一碳基团如甲基(—CH_3)、甲烯基(—CH_2—)、甲酰基(—CHO)等,一碳单位从一些氨基酸上释放后,一般都以四氢叶酸为载体,进而供核苷酸等重要化合物合成之用,包括 DNA 合成所需的嘌呤和嘧啶的合成。当叶酸缺乏时,一碳单位的转移发生障碍,细胞核 DNA 合成受到影响,细胞核增大、胞体增大和无效造血引起 MA。人体内叶酸储存量为 $5\sim20mg$,近 1/2 在肝脏,可经胆汁排泄一部分,由肠道和肾排泄较少。

叶酸缺乏原因:①摄入减少:叶酸广泛存在于多种食物,但对热敏感,食品加工不当如烹饪时间过长或温度过高,会破坏大量叶酸;其次是偏食,食物中蔬菜、肉类减少。②吸收障碍:腹泻、小肠炎症、肿瘤和胃旁路手术患者的吸收减少。③利用障碍:抗核苷酸合成药物如甲氨蝶呤、甲氧苄啶、氨苯蝶啶、氨基蝶呤和乙胺嘧啶等均可干扰叶酸利用。一些先天性酶缺陷(N^5,N^{10}-甲烯基 FH_4 还原酶、甲基 FH_4 转移酶、FH_2 还原酶和亚氨甲基转移酶)可影响叶酸的利用。④排出增多:血液透析时丢失增多,酗酒可增加叶酸排出。⑤需要增多:生长发育的儿童及青少年、妊娠及哺乳期女性需求量增加;甲状腺功能亢进、白血病、肿瘤、重度慢性溶血性贫血或剥脱性皮炎患者需求量增加。

(二) 维生素 B_{12} 的代谢及缺乏的原因

维生素 B_{12} 又名钴胺素(cobalamin),来自动物性食品如肝、肾、肉、鱼、禽、乳制品等,正常人每日需维

生素 B_{12} $1\mu g$。食物中的维生素 B_{12} 与蛋白质结合,到达胃的酸性环境后,在胃蛋白酶的作用下解离。在胃中,维生素 B_{12} 与 R 结合蛋白(R-binder)结合为 R-B_{12} 复合物(R-B_{12}),R 结合蛋白是一种维生素 B_{12} 结合蛋白,由唾液腺分泌到唾液中。R-B_{12} 进入十二指肠,分泌到十二指肠(pH 较高)中的胰蛋白酶将 R 结合蛋白裂解,使释放出的维生素 B_{12} 与胃壁细胞合成的内因子(intrinsic factor,IF)结合为 IF-B_{12} 复合物。在回肠中,IF-B_{12} 复合物被黏膜 IF-B_{12} 的受体摄取,从而进入肠细胞,继而进入门静脉。维生素 B_{12} 通过 ATP 结合盒(ATP-binding cassette,ABC)蛋白(ABCC1)运输到血液中。维生素 B_{12} 可与转钴胺素蛋白(TC-Ⅰ、TC-Ⅱ 或 TC-Ⅲ)结合,TC-Ⅱ 是生理学上重要的转钴胺素蛋白,作为维生素 B_{12} 的输送者将其运至体内各处。TC-Ⅱ 结合的维生素 B_{12} 通过受体介导的胞吞作用被体内其他细胞摄取,TC-Ⅱ 被降解,维生素 B_{12} 被释放,细胞内维生素 B_{12} 还原成两个具有辅酶活性的维生素 B_{12} 即 5-脱氧腺苷钴胺素及甲基钴胺素而发挥作用。5-脱氧腺苷钴胺素是 *L*-甲基丙二酰-CoA 变位酶的辅酶,它催化 *L*-甲基丙二酰-CoA 形成琥珀酸-CoA 后进入三羧酸循环。甲基钴胺素是甲硫氨酸合成酶的辅酶,在此过程中,5-甲基 THF 脱去甲基生成 THF,而高半胱氨酸获得甲基生成甲硫氨酸,甲硫氨酸活化后形成 *S*-腺苷甲硫氨酸(SAM),SAM 是细胞内重要的甲基供体之一。在 SAM 转化为 *S*-腺苷同型半胱氨酸(SAH)的过程中产生的甲基还用于其他过程,包括 DNA 甲基化以及脂类和髓鞘碱性蛋白的甲基化。前者是一种表观遗传修饰,在 DNA 或 DNA 结合蛋白中添加甲基,可导致基因表达增加或降低;后者可能在神经元功能中发挥作用。体内维生素 B_{12} 的总贮存量为 $2\sim5mg$,其中约一半贮存于肝脏,主要从粪便排泄,也可在尿中排出。如果停止摄入维生素 B_{12},通常至少 $1\sim2$ 年,有时甚至更长时间后才会出现维生素 B_{12} 缺乏。

维生素 B_{12} 缺乏的原因包括如下几点。

1. 摄入减少如动物性食品的摄入减少、严格素食、由缺乏维生素 B_{12} 的母亲母乳喂养。

2. 吸收障碍是维生素 B_{12} 缺乏的最常见原因。①内因子缺乏,如胃切除术、胃黏膜萎缩、内因子抗体阳性等;②胃酸、胃蛋白酶和胰蛋白酶缺乏;③肠道疾病、小肠细菌过度生长、回肠切除或回肠旁路手术等;④先天性内因子缺乏或维生素 B_{12} 吸收障碍;⑤药物:对氨基水杨酸、新霉素、秋水仙碱、苯乙醇、二甲双胍和组胺受体拮抗剂、质子泵抑制剂等均可影响维生素 B_{12} 吸收或稳定性;⑥肠道寄生虫:如阔节裂头绦虫病、鱼绦虫感染或细菌大量繁殖消耗维生素 B_{12}。

3. 利用障碍先天性转钴蛋白 Ⅱ(TCⅡ)缺乏引起维生素 B_{12} 输送障碍;麻醉药氧化亚氮可氧化钴胺而抑制甲硫氨酸合成酶。

(三)发病机制

叶酸的各种活性形式,包括 N^5-甲基 FH_4 和 N^5,N^{10}-甲烯基 FH_4 作为辅酶为 DNA 合成提供一碳基团。胸苷酸合成酶催化 dUMP 甲基化形成 dTMP,继而形成 dTTP。由于叶酸缺乏,dTTP 形成减少,DNA 合成障碍,DNA 复制延迟。因 RNA 合成所受影响不大,细胞内 RNA/DNA 比值增大,造成细胞体积增大,胞核发育滞后于胞质,形成巨幼变。骨髓中红系、粒系和巨核系细胞均可发生巨幼变,分化成熟异常,在骨髓中过早死亡,无效造血,导致全血细胞减少。DNA 合成障碍也累及黏膜上皮细胞,影响口腔和胃肠道功能。维生素 B_{12} 缺乏导致甲硫氨酸合成酶催化高半胱氨酸转变为甲硫氨酸障碍,这一反应由 N^5-FH_4 提供甲基。因此,N^5-FH_4 转化为甲基 FH_4 障碍,继而引起 N^5,N^{10}-甲烯基 FH_4 合成减少。后者是 dUMP 形成 dTTP 的甲基供体,故 dTTP 合成和 DNA 合成障碍。维生素 B_{12} 缺乏还可引起神经精神异常。其机制与两个维生素 B_{12} 依赖酶(*L*-甲基丙二酰-CoA 变位酶和甲硫氨酸合成酶)的催化反应发生障碍有关。前者催化反应障碍导致神经髓鞘合成障碍,并有奇数碳链脂肪酸掺入髓鞘中;后者催化反应障碍引起神经细胞甲基化反应受损。抗肿瘤药物干扰核苷酸合成也可引起巨幼细胞贫血。

三、临 床 表 现

(一)血液系统表现

起病隐匿,进展缓慢,贫血的表现取决于叶酸和维生素 B_{12} 缺乏发生的速度、严重程度及患者的一般状况,就诊时患者多已发展为中度至重度贫血,如皮肤黏膜苍白、乏力、头晕、耳鸣、活动后气短心悸等,部分贫血者可有轻度黄疸,严重者同时有白细胞和血小板计数减低,感染及出血倾向。少数患者可伴有脾大。

（二）消化系统表现

消化道症状早期可表现为反复发作的舌炎、口腔溃疡、舌乳头萎缩、舌面光滑呈"牛肉舌",可伴有舌痛,常为烧灼样痛。后期消化道黏膜萎缩,可表现为味觉减退、食欲缺乏、恶心、腹胀、腹泻及便秘。

（三）神经系统表现及精神症状

神经系统症状主要与维生素 B_{12} 缺乏相关,特别是恶性贫血者。神经系统病变主要表现为脊髓后索及侧索脱髓鞘所致的亚急性联合变性和周围神经损伤。表现为乏力、手足对称性麻木,下肢比上肢更易受累,可出现深感觉异常、共济失调、反射消失、锥体束征阳性、应激性增强、肌张力增加及腱反射亢进。部分患者可合并器官性精神症状,表现为视觉异常、嗅觉及味觉下降。叶酸缺乏者神经精神症状表现为易激惹、抑郁、妄想等。维生素 B_{12} 缺乏者可有抑郁、睡眠障碍、记忆力减退、认知障碍甚至出现幻觉、妄想、人格变态等。叶酸及维生素 B_{12} 缺乏者可在贫血出现前就表现出精神症状。患者多个系统症状在巨幼细胞贫血患者中可同时存在也可单独发生,同时存在时其严重程度也可不一致。

四、实验室检查

（一）血象

呈大细胞正色素性贫血(MCV、MCH 增高,MCHC 正常),严重者血象呈现全血细胞减少。外周血涂片中可见大小不等、以大细胞为主的椭圆形或正圆形红细胞,中央淡染区消失,易检出 Howell-Jolly 小体,破碎红细胞增多,甚至可见异形红细胞,嗜碱性点彩红细胞易见。中性粒细胞核分叶过多,可有 5 叶或 6 叶以上的分叶。网织红细胞计数大多在正常范围内或轻度增高。

（二）骨髓象

骨髓呈增生活跃或明显活跃,以红系增生明显,各系细胞均表现为巨幼变(胞体大,胞核发育迟缓而胞质发育正常,"老浆幼核"),红系最为显著。粒细胞巨幼变以晚幼粒和杆状核粒细胞更为明显。巨核细胞增多,体积增大,分叶过多。骨髓铁染色增加。

（三）生化检查

血清叶酸和/或维生素 B_{12} 水平、红细胞叶酸含量减低,血清维生素 B_{12} 低于 74pmol/L(100ng/mL)即为维生素 B_{12} 缺乏,血清叶酸低于 6.8nmol/L(3ng/mL)、红细胞叶酸低于 227nmol/L(100ng/mL)即为叶酸缺乏。血清同型半胱氨酸和甲基丙二酸水平也可助于诊断,维生素 B_{12} 缺乏两者均升高,叶酸缺乏时血清同型半胱氨酸升高。部分患者血清胆红素升高,以非结合胆红素升高为主,尿胆原增加。结合珠蛋白减低,乳酸脱氢酶含量增高。

（四）内因子抗体测定

恶性贫血患者,胃黏膜萎缩,血清中内因子阻断抗体（Ⅰ型抗体）阳性,胃酸减低,抗胃壁细胞抗体阳性,测定放射性核素标记的维生素 B_{12} 吸收试验(Schilling 试验)阳性。

五、诊断与鉴别诊断

（一）诊断

1. 详细询问病史包括饮食习惯、药物服用史等,以及血液系统、消化系统、神经系统临床表现(症状、体征)。

2. 实验室检查外周血呈大细胞性贫血(MCV>100fl),中性粒细胞核分叶过多,骨髓三系均呈现典型的巨幼变,无其他病态造血表现。

3. 血清叶酸水平降低(<6.8nmol/L)、红细胞叶酸水平<227nmol/L、维生素 B_{12} 水平降低(<74pmol/L)。

4. 试验性治疗有效给予小剂量叶酸或维生素 B_{12} 治疗 1 周左右,网织红细胞上升,应考虑叶酸或维生素 B_{12} 缺乏。

（二）鉴别诊断

1. 多种血液系统肿瘤性疾病可致骨髓造血细胞发生巨幼样改变，如骨髓增生异常综合征（MDS）、红白血病、白血病等，血清叶酸及维生素 B_{12} 水平不低，补充治疗无效。多发性骨髓瘤患者由于血清中存在"M蛋白"，附着于红细胞，使红细胞呈"缗钱状"排列，所测出MCV偏大，但骨髓瘤患者常有肾功能损害、高钙血症、骨质破坏等特异性表现，可与巨幼细胞贫血鉴别。

2. 有红细胞自身抗体性疾病如温抗体型自身免疫性溶血性贫血、Evans综合征、免疫相关性全血细胞减少等，不同阶段的红细胞因抗体附着而"体积变大"，同时有非结合胆红素升高，易与叶酸、维生素 B_{12} 缺乏所致的贫血混淆。该类患者有自身免疫病的特点，需借助免疫抑制剂治疗。

3. 非造血系统疾病如慢性肝病、甲状腺功能减退症、其他肿瘤化疗后。

六、治 疗

（一）去除诱因、治疗原发病

治疗基础疾病，如消化道疾病、自身免疫病。去除诱因，改善不良饮食及烹饪习惯，加强营养知识教育。对叶酸、维生素 B_{12} 需求增加的人群，如婴幼儿、生长发育期青少年、孕妇及哺乳期女性、慢性消耗性疾病者可适当补充。药物所致叶酸、维生素 B_{12} 吸收不良，应酌情停药。

（二）补充叶酸或维生素 B_{12}

1. 叶酸缺乏多选用口服叶酸，每次5mg，每日3次；直至贫血症状消失，血常规恢复正常。若无原发病，一般不需维持治疗。

2. 维生素 B_{12} 缺乏可口服维生素 B_{12}（又称氰钴胺素），临床上常用甲钴胺片500μg，1次/d，或肌内注射维生素 B_{12}，每次500μg，每周2次，直至血常规恢复正常。恶性贫血或胃全部切除者需终生采用维持治疗，肌内注射维生素 B_{12}，每次500μg，每月1次。维生素 B_{12} 缺乏伴有神经症状者需维持治疗半年至一年。对于叶酸缺乏合并维生素 B_{12} 缺乏的患者，在补充叶酸的同时需加用维生素 B_{12}，不可单用叶酸治疗，否则会加重维生素 B_{12} 的缺乏，使神经系统症状发生或加重。

七、预后与预防

多数患者预后较好，存在原发病的，预后取决于原发病治疗效果。预防需加强营养知识宣教，纠正偏食、挑食习惯，改善烹调方式；婴儿及时添加辅食，青少年及孕妇可多进食绿色蔬菜；服用干扰核苷酸合成药物时可适当补充叶酸和维生素 B_{12}。

（董喜凤 邵宗鸿）

参考文献

［1］KAUSHANSKY K，LICHTMAN MA，PRCHAL JT，et al. 威廉姆斯血液学［M］.陈竺，陈赛娟，译.9 版.北京:人民卫生出版社,2018:424-431.

［2］王建祥,肖志坚,沈志祥,等. 邓家栋临床血液学［M］.2 版.上海:上海科学技术出版社,2020:453-461.

［3］张之南,郝玉书,赵永强,等. 血液病学［M］.2 版.北京:人民卫生出版社,2011:267-283.

［4］沈悌,赵永强. 血液病诊断及疗效标准［M］.4 版.北京:科学出版社,2018:3-6.

［5］BENNETT M. Megaloblastic Anaemia［J］. J R Coll Physicians Edinb,2020,50（4）:456-461.

［6］CANDELARIO N,KLEIN C. Megaloblastic anemia due to severe vitamin B_{12} deficiency［J］. Cleve Clin J Med,2022,89（1）:8-9.

第四章 溶血性贫血

第一节 自身免疫性溶血性贫血

一、自身免疫性溶血性贫血的定义

自身免疫性溶血性贫血(autoimmune hemolytic anemia,AIHA)是由于机体免疫功能紊乱、产生自身抗体和/或补体,并结合于红细胞膜表面,导致红细胞破坏加速(溶血)超过骨髓代偿时发生的贫血。

二、AIHA 的分型

1. 依据自身抗体与红细胞结合所需的最适温度分为 3 型,温抗体型、冷抗体型和混合型。其中,冷抗体型包括冷凝集素综合征(cold agglutinin syndrome,CAS)和阵发性冷性血红蛋白尿症(paroxysmal cold hemoglobinuria,PCH)。

AIHA 的自身抗体根据其作用于红细胞所需温度分为三类:①温抗体:与红细胞最适反应温度为 $35\sim40\,^\circ\!\mathrm{C}$ 的自身抗体称为温抗体,一般在 $37\,^\circ\!\mathrm{C}$ 时自身红细胞抗体与红细胞作用最活跃,可分为在体外需加抗人球蛋白抗体才能致红细胞凝集的不完全性温抗体,以及无需加抗人球蛋白抗体即能引起溶血的温性自身溶血素,以及两亚型的混合。温抗体主要为 IgG,其次为非凝集素性 IgM,单纯 IgA 罕见;IgG 又可细分为 IgG1、IgG2、IgG3 和 IgG4 亚型,主要是 IgG1 和 IgG3,IgG2 和 IgG4 少见。据统计,单纯不完全性温抗体约占所有自身抗体的 68.9%。②冷抗体:在 $20\,^\circ\!\mathrm{C}$ 以下(特别是 $4\,^\circ\!\mathrm{C}$)与红细胞作用最活跃。冷抗体主要为完全抗体 IgM,容易凝集红细胞,可结合补体,称为冷凝集素,多见于 CAS,为血管内溶血。另有一种特殊冷抗体(7s IgG),在 $20\,^\circ\!\mathrm{C}$ 时吸附在红细胞上,当温度升高后即与红细胞分离,称为冷热溶血素(Donath-Landsteiner 抗体,D-L 抗体),见于 PCH。③温冷双抗体:即在同一患者身上既有温型自身红细胞抗体(多为 IgG 型),又有冷型自身红细胞抗体(多为 IgG 型)。

2. 依据病因明确与否,分为继发性 AIHA 和原发性 AIHA 两类。临床上,温抗体型 AIHA 中超过半数患者继发于下述疾病,继发性 AIHA 的常见病因见表 2-4-1-1。

表 2-4-1-1 继发性 AIHA 的常见病因

AIHA 类型	病因	
温抗体型 AIHA	淋巴细胞增殖性疾病	慢性淋巴细胞白血病、霍奇金淋巴瘤、非霍奇金淋巴瘤
	实体肿瘤	胸腺瘤、卵巢癌、前列腺癌
	自身免疫性疾病	系统性红斑狼疮、干燥综合征、系统性硬化、桥本甲状腺炎、类风湿关节炎、溃疡性结肠炎、原发性胆汁性肝硬化
	病毒感染	HCV、HIV、VZV、CMV、SARS-CoV-2
	细菌感染	结核杆菌、肺炎链球菌
	利什曼原虫	
	骨髓或实体器官移植	
	原发综合征免疫缺陷	常见变异型免疫缺陷病、自身免疫性淋巴细胞增生综合征
	结节病	
CAS	淋巴细胞增殖性疾病	华氏巨球蛋白血症、非霍奇金淋巴瘤
	实体瘤	

续表

AIHA 类型	病因	
	感染	细小病毒 B19、支原体、EB 病毒、腺病毒、流感病毒、水痘、梅毒
	自身免疫性疾病	
	异基因造血干细胞移植后	
PCH	细菌感染	支原体肺炎、流感嗜血杆菌、肠杆菌感染、梅毒
	病毒感染	腺病毒、流感病毒、水痘、腮腺炎、麻疹
	骨髓增生性疾病	
混合型 AIHA	淋巴瘤	
	系统性红斑狼疮	
	感染	
药物诱导的免疫性溶血性贫血	抗生素	头孢菌素、β-内酰胺酶抑制剂、复方磺胺甲噁唑
	抗病毒药物	高效抗反转录病毒疗法
	抗 PD-1 单克隆抗体	nivolumab、pembrolizumab
	化疗药物	卡铂、奥沙利铂
	非类固醇消炎药	双氯芬酸
	其他	甲基多巴

3. 依据红细胞自身抗体检测结果,分为自身抗体阳性型和自身抗体阴性型。临床符合溶血性贫血,除外其他溶血性贫血且免疫抑制治疗有效,但自身抗体阴性者可诊断为自身抗体阴性型 AIHA。

三、AIHA 发病机制

(一) 温抗体型 AIHA 发病机制

温抗体 AIHA 的发病是一个复杂的多步骤的过程,不仅涉及自身抗体,还涉及免疫系统的各种效应,包括补体系统、巨噬细胞以及 B、T 淋巴细胞,引起溶血的机制主要包括抗体依赖、细胞介导细胞毒作用以及补体依赖的细胞毒作用。

1. 红细胞抗体　红细胞自身抗体产生来源于 B 淋巴细胞对自身红细胞抗原产生的免疫反应,这种免疫反应一方面是由于自身免疫耐受的破坏,另一方面是由于免疫调节异常。树突状细胞、T 淋巴细胞、B 淋巴细胞,以及 Th1/Th2 细胞的平衡以及调节性 T 细胞(Treg)则在免疫调节和免疫耐受中起到重要作用。其中 Treg 缺乏与 AIHA 发病密切相关。

(1) 自身免疫耐受状态的破坏:免疫耐受机制包括中枢耐受和周围耐受,前者指骨髓和胸腺自然淘汰对自身特异性的 B 和 T 淋巴细胞,后者是指自身抗原特异性的 B 细胞由于缺乏 T 细胞提供的第二信号而不能增殖和分化。免疫耐受遭破坏后,免疫系统就会对自身细胞或组织发动体液或细胞免疫介导的攻击,造成自身免疫性疾病。

(2) 免疫调节异常:$CD4^+Th$ 细胞分为 Th1 和 Th2。AIHA 患者 Th1/Th2 细胞失衡,Th2 细胞功能异常亢进,产生过量 IL-4、IL-6 和 IL-10 等细胞调控因子,导致体液免疫亢进。$CD4^+/CD25^+$ 的 Treg 细胞是一种调节性免疫抑制细胞,Treg 细胞功能异常,机体易患自身免疫性疾病。

(3) 免疫监视功能异常:某些疾病如淋巴增殖性疾病会造成免疫监视或识别功能的紊乱,不能识别自身抗原而产生自身抗体。

(4) 遗传因素:HLA-I 类抗原中 A1、A3 和 B8 频率升高,HLA-II 类抗原中的 HLA-DQ6 与溶血程度呈负相关。

2. 红细胞的破坏　温抗体型 AIHA 的自身抗体多为不完全受体,致敏红细胞在通过单核-巨噬系统时被巨噬细胞识别,巨噬细胞的 Fc-γ 受体(Fc-γ)与 IgG 的 Fc 片段结合,完整吞噬致敏红细胞或部分红细胞膜使其变成球形红细胞,最后在脾脏破坏,发生血管外溶血。Fc-γ 有三种类型:Fc-γ I、Fc-γ II 和 Fc-γ III。Fc-γ I 与 IgG1 及 IgG3 有高度亲和力,然后通过 Fc-γ II 和 Fc-γ III 对吸附有自身抗体的红细胞发生吞噬作用。IgG1 与 Fc-γⅢ结合后主要反应为吞噬作用,而 IgG3 与 Fc-γⅡ结合后则为细胞毒溶解,最后都在脾内破坏。因此 IgG3 对致敏红细胞的破坏远较其他亚型严重,IgG4 几乎无反应。温抗体的 Fc 还有 C1q 的结合位点,可激活补体 C1,但只能达到 C3 阶段,不能形成 C5-C9 膜攻击复合物,不造成血管内溶血。温抗体型 AIHA 的溶血速度不仅与红细胞表面自身抗体数量、亲和力相关,也与巨噬细胞的数量和活动度相关。贫血程度则与红细胞破坏速度和骨髓代偿增生的能力相关。

(二)CAS 的发病机制

1. 冷凝集素   正常血清含有低滴度无功能的冷凝集素,滴度在 1:10 以上时不能被检测出来,慢性 CAS 的冷凝集素可超过 1:105。冷凝集素在体外与红细胞的作用温幅很宽,但几乎所有的病例最易在 4℃时凝集红细胞而在 37℃时迅速分解。冷凝集素与红细胞的亲和力较弱,表现为温度依赖、反应可逆。多数冷凝集素主要针对红细胞表面的 i 和 I 抗原,少数针对 Pr 抗原。由于把 i 抗原转化为 I 抗原的酶在出生后才活化,因此成人红细胞都是 I 抗原而没有 i 抗原。支原体肺炎感染相关的冷凝集素具有抗-I 特异性,传染性单核细胞增多症相关的冷凝集素具有抗-i 特异性,慢性 CAS 冷凝集素几乎都是单克隆 IgM。抗-I 抗体的重链段由 VH4-34 基因编码,约有 10% 的正常 B 淋巴细胞有 VH4-34 基因片段,这可能就是正常血清中低滴度冷凝集素的来源。少数冷凝集素不针对 I/i 抗原系统而与 Pr 抗原直接结合,抗 Pr 冷凝集素的基因位于轻链可变区 κⅣ。

2. 红细胞的破坏   在 CAS 中,红细胞破坏的基础是 IgM 抗体固定补体的能力。与 IgG 抗体不同,IgM 分子有两个 C1q 结合位点,一个 IgM 分子足以结合 C1,启动补体瀑布。正常红细胞上有补体抑制物,能抑制溶血作用。受寒的血液提供冷凝集素与红细胞结合,启动红细胞表面 C3b 和 C4b 的产生。进入温暖的内脏循环后,红细胞释放冷凝集素,但保留了 C3 片段。补体 C1 和免疫球蛋白重链 Fc 段结合后,经过经典的补体活化途径,活化的 C3 插入红细胞膜,引起红细胞膜渗透性的不稳定,造成血红蛋白漏出。该过程的效力依赖于红细胞表面的冷凝集素数量、冷凝集素激活补体的能力以及热波幅。热波幅比冷凝集素效价更具有临床意义,仅在非常低温时有活性的冷凝集素所导致的损害很轻,而在接近 37℃时有活性的冷凝集素导致的溶血则更严重。

(三)PCH 的发病机制

PCH 为红细胞膜表面产生的 Donath-Landsteiner 抗体(D-L 抗体),低温时可直接与红细胞膜上的 P 抗原结合并激活补体 C1q,37℃时 D-L 抗体与红细胞分离,但 C1q 仍结合在红细胞膜上并引发补体瀑布式反应,造成红细胞膜真性穿孔,导致血管内溶血。D-L 抗体为多克隆抗体。

四、AIHA 的临床表现

(一)温抗体型 AIHA

温抗体型 AIHA 以贫血为主要症状,以黄疸为首发表现者较少见。原发性温抗体 AIHA 通常呈慢性过程,但也有数天内突发严重贫血和黄疸者。临床症状依患者年龄、贫血程度、原发或继发、有无基础病而不同。急性发病多发生于小儿,特别是伴有感染者,偶见于成年,起病急骤,有寒战、高热、腰背痛、呕吐和腹泻,可有休克及头痛、烦躁以致昏迷等神经系统表现。继发性患者常伴有原发病的临床表现。血栓栓塞性疾病发病率增高,尤其以抗磷脂抗体阳性者为甚,发生血栓时应注意筛查抗磷脂抗体。

(二)CAS 临床表现

CAS 临床表现为在寒冷环境下耳郭、鼻尖、手指发绀,进入温暖环境即消失。主要表现为贫血和黄疸,寒冷天气时可加重。由于血清中存在 C3 抑制物,贫血通常不严重,无须治疗可稳定数月。高亲和力的冷凝集素可使红细胞在毛细血管环境中大量聚集,受阻发绀,发生血管内溶血,出现血红蛋白尿,而出现急性肾衰竭罕见。手足发绀与 Raynaud 现象不同,没有苍白、反应性充血和局部坏疽,也不是冷球蛋白血症的血管炎。脾大不常见,除非与 B 细胞肿瘤相关。

(三)PCH 的临床表现

PCH 发作前有寒冷环境暴露史,即使只有单侧肢体暴露,也可在返回到温暖环境时引发急性血管内溶血导致贫血,典型表现为寒战、高热、全身无力、腰背疼痛、腹部不适、血红蛋白尿,荨麻疹较常见,但急性肾衰竭罕见。发作为自限性,多持续数小时,偶有持续几天者。

五、AIHA 的诊断标准及特异性检查

AIHA 诊断标准:①血红蛋白水平达贫血标准。②检测到红细胞自身抗体。③至少符合以下 1 条:网织红细胞百分比>4%或绝对值>120×10⁹/L;结合珠蛋白<100mg/L;总胆红素≥17.1μmol/L(以非结合胆红素升高为主)。

AIHA 特异性检查:

(1) 红细胞自身抗体检查:①直接抗人球蛋白试验(direct antiglobulin test,DAT)检测被覆红细胞膜自身抗体。温抗体自身抗体与红细胞最佳结合温度为 37℃,冷抗体自身抗体与红细胞最佳结合温度为 0~5℃。②间接抗人球蛋白试验(indirect antiglobulin test,IAT)检测血清中的游离温抗体。③冷凝集素试验检测血清中冷凝集素。冷凝集素是 IgM 型冷抗体,与红细胞最佳结合温度为 0~5℃。冷凝集素效价>1:32 时即可以诊断 CAS。CAS 的 DAT 为补体 C3 阳性。④冷热溶血试验检测冷热双相溶血素(D-L 抗体)。D-L 抗体是 IgG 型冷热溶血素,在 0~4℃时与红细胞结合,并吸附补体,但并不溶血;在 30~37℃发生溶血。PCH 的冷热溶血试验阳性,DAT 为补体 C3 阳性。

(2) 病因学检查:当 AIHA 确诊后,应进一步寻找其可能的原发基础疾病,如出现以下免疫学指标异常如丙种球蛋白升高,C3 水平下降,类风湿因子、抗核抗体和抗 DNA 抗体等阳性,则提示可能继发于结缔组织病。此外,骨髓及消化系统等检查可进一步识别可能存在的原发病。AIHA 诊断流程图见图 2-4-1-1。

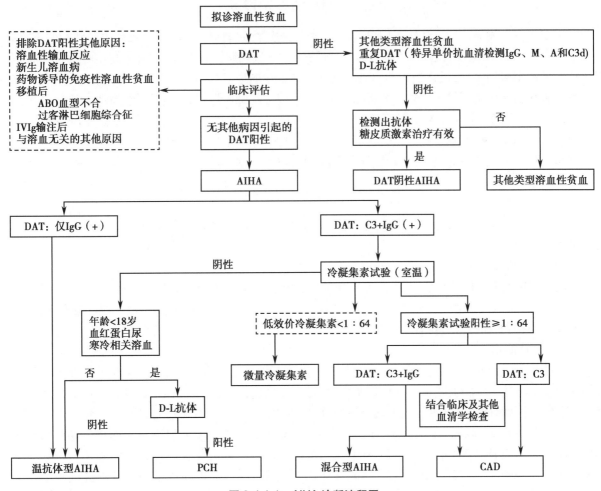

图 2-4-1-1 AIHA 诊断流程图

六、特殊类型 AIHA

（一）Evans 综合征

同时或相继发生 AIHA 和免疫性血小板减少症称为 Evans 综合征,多数病例病因不明,少数可继发于慢性淋巴细胞增殖性疾病、自身免疫系统疾病、肿瘤、药物和妊娠等,自身抗体以 IgG+C3 型居多,病程慢性迁延,容易复发。

（二）药物诱发的免疫性溶血性贫血（drug-induced immune hemolytic anemia,DIIHA）

抗生素、非甾体抗炎药、抗肿瘤等药物均可诱发自身免疫溶血性贫血。药物分子量小,称"半抗原",具有抗原性,可诱发免疫反应产生抗体。药物（主要是头孢菌素）结合红细胞膜后可非特异性吸附血浆中 IgG,出现直接抗人球蛋白试验（DAT）阳性,但不出现溶血。由于绝大多数 DIIHA 病例 DAT 试验阳性,因此极易误诊为原发性温抗体自身免疫溶血性贫血,如有明确的药物暴露史,停药后溶血缓解即可诊断 DI-IHA。

（三）溶血危象

在感染和叶酸相对缺乏下的情况下如果发生急性溶血,即所谓危象。特点有:①贫血突然加重,黄疸加深。②血管外溶血尿色呈浓茶样,血管内溶血则为血红蛋白尿。③网织红细胞明显增高。④脾脏增大。⑤一般白细胞和血小板数正常。⑥骨髓为增生性贫血。有一部分表现为再障危象,表现为:①贫血突然加重,黄疸可不加深。②全血细胞减少,如为纯红再障危象则白细胞和血小板正常。③网织红细胞数减低,甚至缺如。④骨髓增生减低类似再生障碍性贫血。

七、AIHA 的鉴别诊断

近 4 个月内无输血或特殊药物服用史的溶血性贫血患者,如 DAT 阳性,结合临床表现和实验室检查,可确立诊断。如 DAT 阴性,但临床表现较符合,糖皮质激素或切脾治疗有效,除外其他溶血性贫血特别是遗传性球形红细胞增多症,可诊断为 DAT 阴性的 AIHA。诊断原发性 AIHA 一定要排除继发病因,仔细询问药物史和相关疾病史可提供线索。AIHA 外周血常有球形红细胞增多,要与遗传性球形红细胞增多症鉴别。有的 AIHA 红细胞可有 PNH 样缺陷,使 Ham 试验阳性,CD55 和 CD59 表达减少,需与 PNH 鉴别。其鉴别点在于 AIHA 时:①CD55 和 CD59 缺陷仅见于自身抗体致敏的红细胞而骨髓有核红细胞表达正常;②粒细胞表达 CD55 和 CD59 正常或轻度异常;③缓解后 CD55 和 CD59 表达恢复正常。

八、AIHA 的治疗

温抗体型 AIHA 治疗原则:①病因治疗;②对症及支持治疗;③免疫抑制剂治疗;④脾切除;⑤单克隆抗体治疗。

（一）病因治疗

继发性 AIHA 需积极寻找病因,治疗原发病最为关键。药物所致的 AIHA 停用药物即能纠正溶血;继发于淋巴瘤的 AIHA,经化疗缓解后溶血一般可纠正;由感染所致的 AIHA,控制感染后即可缓解甚至治愈。只有当原发病得到及时且适宜治疗后,AIHA 方能缓解。

（二）支持治疗

①应尽量避免或减少输血。AIHA 由于存在自身抗体,增加了交叉配血难度,增大了同种抗体致溶血性输血反应的危险。②输血时机应根据贫血程度、有无明显症状、发生快慢而定。对于急性溶血性贫血患者,出现严重症状时能排除同种抗体者须立刻输注红细胞。对于慢性贫血患者,Hb 在 70g/L 以上可不必输血;Hb 在 50~70g/L 时如有不能耐受的症状时可适当输血;Hb 在 50g/L 以下时应输血。③检测自身抗体抗 ABO、Rh 血型特异性,对供者进行选择及交叉配血试验。交叉配血不完全相合时,选用多份标本交叉配血中反应最弱的输注。缓慢滴注,密切观察有无输血反应。④抢救时不强调应用洗涤红细胞。⑤常规治疗效果欠佳可行血浆置换术或者免疫抑制治疗。⑥输血前加用糖皮质激素可减少和减轻输血反应的发生。另外,注意碱化利尿、利胆去黄,并注意维持电解质平衡。

（三）糖皮质激素

推荐在无糖皮质激素使用禁忌情况下应用。按泼尼松计算,剂量为 0.5~1.5mg/(kg·d),可以根据具体情况换算为地塞米松、甲泼尼龙等静脉输注。糖皮质激素用至血细胞比容大于 30% 或者 Hb 水平稳定于 100g/L 以上才考虑减量。若使用推荐剂量治疗 4 周仍未达到上述疗效,建议考虑二线用药。急性重型 AIHA 可能需要使用 100~200mg/d 甲泼尼龙 10~14d 才能控制病情。有效者泼尼松剂量在 4 周内逐渐减至 20~30mg/d,以后每个月递减(减少 2.5~10.0mg),在此过程中严密监测 Hb 水平和网织红细胞绝对值变化。泼尼松剂量减至 5mg/d 并持续缓解 2~3 个月,考虑停用糖皮质激素。冷抗体型 AIHA 多为继发性,治疗与温抗体型 AIHA 不同,详见继发性 AIHA 治疗。

（四）二线治疗

以下情况建议二线治疗:①对糖皮质激素耐药或维持剂量超过 15mg/d(按泼尼松计算);②其他禁忌或不耐受糖皮质激素治疗;③AIHA 复发;④难治性/重型 AIHA。二线治疗有脾切除、利妥昔单抗、环孢素和细胞毒性免疫抑制剂等。

1. 脾切除　对于难治性温抗体型 AIHA,可考虑脾切除,尚无指标能预示脾切除的疗效。脾切除后感染发生率增高,但不能排除与免疫抑制剂有关,其他并发症有静脉血栓、肺栓塞、肺动脉高压等。

2. 利妥昔单抗　利妥昔单抗剂量为 375mg/(m²·d),于第 1、8、15、22 天给药,共 4 次。也有报道显示小剂量利妥昔单抗(100mg/d,第 1、8、15、22 天,共 4 次)在降低患者经济负担、减少不良反应的同时,并不降低疗效。监测 B 淋巴细胞水平可以指导控制利妥昔单抗的并发症包括感染、进行性多灶性白质脑病等。HBV 感染患者应在抗病毒药有效控制并持续给药的情况下使用利妥昔单抗。

3. 细胞毒性免疫抑制剂　最常用的有环磷酰胺、硫唑嘌呤、长春碱类药物等,一般有效率为 40%~60%,多数情况下仍与糖皮质激素联用。环孢素治疗 AIHA 已经较广泛应用,多以 3mg/(kg·d)起给药,维持血药浓度(谷浓度)不低于 150~200μg/L。环孢素不良反应有齿龈/毛发增生、高血压、胆红素增高、肾功能受损等。由于环孢素需要达到有效血药浓度后才起效,建议初期与糖皮质激素联用。他克莫司和吗替麦考酚酯用于难治性 AIHA 也有报道。

4. 其他药物　新型 CD20 单克隆抗体,如 obinutuzumab、veltuzumab、ublituximab 在 AIHA 治疗效果未知,与利妥昔单抗的作用机制类似,可以有效地清除 B 淋巴细胞,继而减少自身抗体。免疫抑制剂西罗莫司,其主要靶点是增加调节性 T 细胞并诱导异常淋巴细胞凋亡,已成功用于治疗儿童自身免疫性淋巴增生综合征、移植 AIHA 和难治性原发性 AIHA 患者。蛋白酶抑制剂如硼替佐米可用于抗体介导的血液系统疾病,如血栓性血小板减少性紫癜、获得性血友病以及温抗体型 AIHA,其机制主要是导致产生抗体浆细胞凋亡,下调 NF-κB 介导的促炎信号,清除自身反应辅助 T 淋巴细胞,并干扰抗原提呈过程。BTK 抑制剂对惰性 B 细胞淋巴瘤治疗疗效明显,其机制主要是抑制 B 细胞及受体 FCγ 下游信号元件,可能适用于 AIHA 的治疗。APL-2 是一种 C3 抑制剂,相关针对温抗体型 AIHA 和 CAD 患者的临床研究正在进行评估。

冷抗体型 AIHA 的治疗原则:①病因治疗;②保暖;③急性发作期加强支持治疗。

原发 CAD 往往处于稳定状态,治疗主要是避免寒冷。多数冷抗体型 AIHA 是继发性,治疗 AIHA 的同时保温非常重要。原发性 CAD 治疗药物可考虑利妥昔单抗或联合苯达莫司汀,硼替佐米等。在慢性 CAD 和 B 细胞淋巴瘤患者,治疗主要针对肿瘤,抑制单克隆 IgM 的合成,降低抗体滴度,减轻溶血程度。血浆置换治疗 CAD 较温抗体型 AIHA 更有效,需用 5% 的白蛋白做置换液,以避免血浆中的补体加剧溶血。

PCH 以治疗原发病、保暖及支持治疗为主。通常 2~3d 后即症状消失,数周或数月内可自行缓解。虽在急性发作时症状严重,但一般不致成为慢性严重贫血或死亡的原因。儿童严重贫血可导致猝死,D-L 抗体可持续多年。

静脉免疫球蛋白对部分 AIHA 患者有效。血浆置换对 IgM 型冷抗体效果较好(37℃时 80% IgM 型抗体呈游离状态),但对其他吸附在红细胞上温抗体效果不佳,且置换带入大量补体。

九、AIHA 疗效标准

1. 痊愈　继发于感染者,在原发病治愈后,AIHA 也治愈。无临床症状、无贫血、DAT 阴性。CAS 者冷凝集素效价正常。PCH 者冷热溶血试验阴性。

2. 完全缓解　临床症状消失,红细胞计数、Hb 水平和网织红细胞百分比均正常,血清胆红素水平正常。DAT 和 IAT 阴性。

3. 部分缓解　临床症状基本消失,Hb>80g/L,网织红细胞百分比<4%,血清总胆红素<34.2μmol/L。DAT 阴性或仍然阳性但效价较前明显下降。

4. 无效　仍然有不同程度贫血和溶血症状,实验室检查未达到部分缓解的标准。

（李莉娟　张连生）

参考文献

[1] HILL A,HILL QA. Autoimmune hemolytic anemia[J]. Hematology,2018,2018(1):382-389.

[2] SWIECICKI PL,HEGEROVA L T,GERTZ MA. Cold agglutinin disease[J]. Blood,2013,122(7):1114-1121.

[3] HILL QA,HILL A,BERENTSEN S. Defining autoimmune hemolytic anemia:a systematic review of the terminology used for diagnosis and treatment-ScienceDirect[J]. Blood Adv,2019,3(12):1897-1906.

[4] 沈悌,赵永强. 血液病诊断及疗效标准[M]. 4 版. 北京:科学出版社,2018:59-62.

[5] 林果为,王吉耀,葛均波. 实用内科学[M]. 15 版. 北京:人民卫生出版社,2017:1718-1728.

[6] BERENTSEN S. How I treat cold agglutinin disease[J]. Blood,2021,137(10):1295-1303.

[7] MOLICA S,POLLIACK A. Autoimmune hemolytic anemia(AIHA)associated with chronic lymphocytic leukemia in the current era of targeted therapy[J]. Leuk Res,2016,50:31-36.

[8] MICHEL M. Warm autoimmune hemolytic anemia:advances in pathophysiology and treatment[J]. Presse Med,2014,43(4):e97-e104.

[9] 邢莉民,邵宗鸿,刘鸿,等. 23 例温冷双抗体型自身免疫性溶血性贫血的临床特征[J]. 中华血液学杂志,2006,27(1):42-44.

[10] SWIECICKI PL,HEGEROVA LT,GERTZ MA. Cold agglutinin disease[J]. Blood,2013,122(7):1114-1121.

[11] GABBARD AP,BOOTH GS. Cold Agglutinin Disease[J]. Clin Hematol Int,2020,2(3):95-100.

[12] KULPA J,SKRABS C,SIMANEK R,et al. Probability of remaining in unsustained complete remission after steroid therapy withdrawal in patients with primary warm-antibody reactive autoimmune hemolytic anemia[J]. Wien KlinWochenschr,2016,128(7/8):234-237.

[13] MICHEL M,TERRIOU L,ROUDOT-THORAVAL F,et al. A randomized and double-blind controlled trial evaluating the safety and efficacy of rituximab for warm auto-immune hemolytic anemia in adults(the RAIHA study)[J]. Am J Hematol,2017,92(1):23-27.

[14] 王莉,徐卫,李建勇,等. 抗 CD20 单克隆抗体治疗难治性自身免疫性溶血性贫血[J]. 中国实验血液学杂志,2007,15(2):425-428.

[15] PATEL NY,CHILSEN AM,MATHIASON MA,et al. Outcomes and complications after splenectomy for hematologic disorders[J]. Am J Surg,2012,204(6):1014-1020.

[16] MARSHALL MJE,STOPFORTH RJ,CRAGG MS. Therapeutic Antibodies:What Have We Learnt from Targeting CD20 and Where Are We Going? [J]. Front Immunol,2017,8:1245.

[17] RATNASINGAM S,WALKER PA,TRAN H,et al. Bortezomib-based antibody depletion for refractory autoimmune hematological diseases[J]. Blood Adv,2016,1(1):31-35.

[18] BERENTSEN S,RANDEN U,OKSMAN M,et al. Bendamustine plus rituximab for chronic cold agglutinin disease:results of a Nordic prospective multicenter trial[J]. Blood,2017,130(4):537-541.

第二节　阵发性睡眠性血红蛋白尿症

阵发性睡眠性血红蛋白尿症(paroxysmal nocturnal hemoglobinuria,PNH)是由体细胞突变导致的造血干细胞获得性良性克隆性疾病,其病理缺陷是 X 染色体上的 PIG-A 基因突变致糖基磷脂酰肌醇(glycosyl phosphatidyl inositol,GPI)合成异常,导致由 GPI 锚连在血细胞膜上的一组蛋白缺失,包括 CD55、CD59、

CD16 等。临床主要表现为慢性血管内溶血、血栓形成、不同程度的骨髓衰竭等。PNH 虽为良性疾病,但起病急骤,病情反复、迁延不愈,患者生存质量差。

一、病因及发病机制

(一) PNH 异常克隆增殖机制

PNH 作为造血干细胞的良性克隆性疾病,主要是由于位于 X 染色体上的 *PIG-A* 基因突变使 GPI 锚合成异常,从而导致连接在血细胞膜表面的 GPI 锚连蛋白减少或缺失,最终引起补体激活而致血细胞破坏。PNH 患者存在上百余种 *PIG-A* 基因突变,未发现突变丛集区及突变热点,且正常人也可检测到 *PIG-A* 基因突变,为多克隆,且起源于定向造血祖细胞阶段,区别于 PNH 患者的 *PIG-A* 突变源于造血干细胞阶段,呈单克隆,或虽有多个突变,但存在一个绝对优势突变基因。因此,PNH 克隆增殖是 PNH 发病的必要条件之一,*PIG-A* 基因突变是 PNH 克隆增殖的前提,然而单纯 *PIG-A* 基因突变并不足以导致 PNH 发病。PNH 克隆获得增殖还依赖于除 *PIG-A* 基因突变之外的其他机制参与。

1. 选择性免疫攻击　PNH 患者体内存在由 T 淋巴细胞介导的自身免疫反应,免疫系统选择性地攻击正常造血干细胞,PNH 克隆因缺乏 GPI 锚连蛋白可逃避该免疫攻击,从而获得生长优势,即选择性免疫攻击。既往对 PNH 患者的 T 细胞免疫的研究显示 PNH 患者的 T 淋巴细胞功能亢进,细胞免疫向 Th1 方向极化。

2. 抗凋亡机制　PNH 克隆获得增殖优势的另一个研究热点为抗凋亡机制。目前,关于 PNH 克隆是否具有抗凋亡优势仍然存在分歧。有研究认为 *PIG-A* 基因突变本身产生一个内在的凋亡抵抗,尤其在骨髓受到选择性免疫攻击时更明显,由于抑制细胞凋亡的程度与 PNH 克隆的数目不相符,因此抑制可能是 *PIG-A* 基因突变单独导致的。由于早期 GPI 锚连蛋白缺陷的 CD34⁺ 干组细胞与健康对照组 CD34⁺ 的特性及存活率均相似,Ismail 等认为 PNH 细胞的生存优势是由 GPI 锚连蛋白正常的造血干细胞在"敌意的"微环境下存活减少而引起的。Marsh 等提出由细胞毒 T 细胞(CTL)介导的自身免疫过程可能引起 PNH 和再生障碍性贫血,而 PNH 患者由于缺乏 GPI 锚连蛋白不仅可以逃逸免疫攻击,而且可以对抗凋亡。

3. 二次基因突变　为深入探索 PNH 发病机制,国内外学者尝试建立 PNH 动物模型。国外有研究者应用 CRISPR/Cas9 技术对恒河猴(RM)造血干细胞/祖细胞(HSPCs)进行了基因编辑,创建了第一个基于 RM 与人类 HSPCs 的系统发育/功能相似的工程化的大型血液病动物模型。国内付蓉教授团队用 ES 打靶和 Vav-iCre 构建了造血系统特异性 Pig-a 基因敲除鼠(CKO 小鼠),并证实该模型存在贫血、LDH、TBIL、IBIL 的轻度升高,游离血红蛋白、补体 C5b-9 水平的升高和脾脏含铁血黄素颗粒增多,提示小鼠存在血管内溶血。研究发现在非人类灵长类动物模型中,PNH HSPCs 没有内在的克隆增殖优势。*PIG-A* 基因突变和免疫逃逸机制可以解释绝大多数 PNH 患者的溶血发作和骨髓衰竭,二者对 PNH 克隆扩增是必需的,但仅有二者并不足以致 PNH 发病,PNH 克隆在患者体内获得增殖优势还有其他机制的参与。

国内外学者已有相关研究结果发现,PNH 除 *PIG-A* 基因突变之外,存在二次基因突变现象。早在 1970 年就有 PNH 合并骨髓纤维化及其他骨髓增殖性肿瘤的文献报道,Killmann 等研究了 10 例骨髓纤维化患者的临床特点,结果显示 5 例患者 Hams 实验,蔗糖水实验均阳性,红细胞乙酰胆碱酯酶活性降低,且存在血管内溶血的临床特征;Sugimori 等报道了 3 例 PNH 患者检测到 *JAK2 V617F* 基因突变,这 3 例患者的白细胞、血小板计数较 *JAK2 V617F* 基因突变阴性患者显著增高。该研究将 PNH 患者的粒细胞应用流式细胞术分选为 CD11b⁺FLAER⁻(GPI-细胞)、CD11b⁺FLAER⁺(GPI⁺细胞)两群细胞,结果显示 GPI⁻细胞可检测到 *JAK2 V617F* 突变,而 GPI+细胞 *JAK2 V617F* 突变阴性,即 *JAK2 V617F* 基因突变与 PNH 克隆共存,为体细胞突变而非胚系突变。Fraiman 等报道了一例 Carl 阳性(p. K385fs * 47),而 *JAK2 V617F* 阴性的原发性血小板增多症患者,多年后患者出现了贫血和溶血症状,流式细胞术检测 PNH 克隆示:粒细胞 60%,单核细胞 73%,红细胞 14%,因此推测 *CALR* 基因突变是除 *PIG-A* 突变之外的可引起造血干细胞克隆扩增的始动因素,二者共同导致了 PNH 的发病。进而有研究者应用全基因外显子组测序技术对 PNH 患者进行二代测序,结果显示除 *PIG-A* 基因突变(61.54%)外,PNH 患者还检测到 *CUX1*、*MLL2*、*SUZ12*、*RBPJ*、

MUC4、*TET2* 等基因突变,上述基因的功能均与调控细胞增殖、分化、抗凋亡,促进肿瘤细胞侵袭、进展密切相关。体外研究显示敲低患者 PNH 克隆中 *RBPJ* 基因后其凋亡增加;在敲除 *PIG-A* 基因的 THP1 细胞系中敲低 *SUZ12* 基因后,H3K27m3 水平降低,细胞增殖水平降低,而凋亡增高。这些研究结果再次证实二次基因突变参与了 PNH 克隆的增殖。

（二）溶血发生机制

1. **血管内溶血发生机制**　补体调节因子,如补体衰变加速因子(CD55)和膜攻击复合物抑制因子(CD59)在细胞表面生理性表达,CD55 通过加速 C3 和 C5 转化酶的衰变来抑制补体激活,而 CD59 通过在 MAC 组装过程中阻止 C9 插入 C5b-8 复合物来直接抑制 MAC 的形成。因此红细胞表面缺乏任何一种补体抑制剂都会使细胞更容易受到补体介导的损伤而发生溶血。PNH 患者 CD55 和 CD59 两种锚连蛋白的表达减少或缺失导致 PNH 克隆易被激活的补体系统攻击,相比较白细胞和血小板,PNH 红细胞对补体的溶血作用更敏感,故血红蛋白尿成为 PNH 患者的常见临床特征之一。血管内溶血的严重程度与 PNH 红细胞表明锚连蛋白缺失的程度亦密切相关。

CD55 和 CD59 的缺失被认为是阵发性睡眠性血红蛋白尿症(PNH)患者血管内溶血的潜在机制,也有研究提出与液相补体抑制剂因子 H(FH)有关。研究发现受影响的 CD59⁻RBC 表面结合 FH 水平明显低于未受影响的 CD59⁺RBC。小鼠和 PNH 患者 CD55/CD5 缺陷红细胞表面 FH 水平的提升对补体介导的溶血有保护作用;PNH 患者受影响的红细胞表面 FH 水平显著降低,除了缺乏 CD55 和 CD59 外,表面 FH 的减少是血管内溶血的另一机制,FH 的这种靶向抑制活性已被用于设计重组 CR2-FH 融合蛋白(TT30),作为 PNH 的潜在治疗药物。TT30 可有效阻止补体替代途径产生的 C3 碎片在红细胞膜上的沉积,阻断膜攻击复合物的形成,对于 PNH 血管内和血管外溶血均有抑制作用。

2. **血管外溶血发生机制**　eculizumab 阻断终末补体途径可消除血管内溶血,降低大多数 PNH 患者的输血需求和血栓形成风险。然而,在几乎所有应用 eculizumab 的 PNH 患者中,都会产生一部分 PNH 红细胞,这些红细胞可结合 C3 片段,成为巨噬细胞吞噬的潜在靶点。最终,这种吞噬作用导致不同程度的血管外溶血,这可能会降低 eculizumab 的临床疗效。因此,血管外溶血可能是医源性的,在未治疗的 PNH 患者 Coombs 试验(−),eculizumab 治疗期间部分患者复测 Coombs 试验(+),主要是 C3d DAT(+),这也在一定程度上可以解释部分患者血管内溶血停止后,还存在血管外溶血,贫血仍旧改善有限。在 eculizumab 治疗过程中要注意监测血管外溶血。ACH-4471(danicopan)是 Achillion 开发的口服小剂量 FD 抑制剂,可显著降低 PNH 溶血所致的补体 C3 片段的沉积,即可改善 eculizumab 所致的血管外溶血症状。

（三）骨髓衰竭相关机制

与血管内溶血和血栓形成机制不同,PNH 的骨髓衰竭不是 HSC 体细胞 *PIG-A* 突变的下游事件,免疫机制介导的造血细胞损伤与 PNH 的骨髓衰竭及再生障碍性贫血密切相关。越来越多的证据表明,选择性免疫攻击使 PNH 克隆在受损的骨髓环境中"存活",从而导致 PNH 临床表现。作为触发骨髓细胞免疫攻击的候选分子,应激诱导膜蛋白和 Wilms 肿瘤蛋白 WT1 已被提出。在应激诱导蛋白中,GPI 连接蛋白如巨细胞病毒糖蛋白 UL16 结合蛋白,是独特的候选蛋白,不仅能诱导免疫攻击,还能使 PNH 克隆在攻击中存活。此外,NKG2D 配体的病理表达和 NKG2D 介导的免疫机制在骨髓衰竭性疾病中的作用已被证实,研究结果表明 NKG2D 配体表达与骨髓衰竭和免疫抑制剂治疗成功呈正相关关系,与检测 PNH 型细胞相比,检测外周血细胞上的 NKG2D 配体将更有助于早期诊断免疫介导的骨髓损伤和预测免疫抑制治疗(immunosuppressive therapy,IST)的成功与否。

（四）血栓形成机制

PNH 患者的血管内溶血与出凝血系统密切相关,且补体系统与凝血系统存在很大关联,从而使 PNH 患者处于血栓形成的高危状态,血栓形成是 PNH 患者主要的死亡原因之一,合并血栓的 PNH 患者 4 年生存率仅为 40%,相对死亡风险增加了 5~15.4 倍。关于 PNH 血栓形成的机制,可能与以下因素相关:补体介导的血管内溶血、NO 消耗过多而合成不足、血小板功能异常、炎症介质损伤内皮系统及尿激酶型纤溶酶原激活剂受体(u-PAR)的缺乏、"间接"膜锚连蛋白酶 3(proteinase 3,PR3)表达异常。国内研究者亦通过全基因组测序技术筛选出与血栓相关的基因突变,如 *BMPR2*、*ITGA2B*、*THBD* 及 *THBS1* 等。

二、临床表现

本病患者发病大多缓慢,多以贫血症状为首发表现,也有少数患者因突发急性溶血、酱油色尿而发现。本病的主要临床表现包括血红蛋白尿、乏力、腹痛、吞咽困难、呼吸困难、勃起功能障碍、血栓形成、肾功能不全、肺动脉高压等,正常的日常活动无法维持,严重影响患者的生活质量。

(一) 血红蛋白尿

血红蛋白尿是 PNH 经典的临床表现,但不同患者严重程度不一。发作时尿色可稍深,呈浓茶色,严重者可呈酱油色或酒红色。血红蛋白尿发作的频率在不同患者亦存在明显差别。有的病例长时间无血红蛋白尿发作,而有些患者则持续发作,一个月发作几次,不易控制。大多数病例只在晨起时呈茶色,白天稍浅,发作重时终日呈酱油色。发作时患者可出现排尿不畅、尿道刺痛、尿不尽感,腰酸、四肢关节酸痛,亦可有恶心等症状。其他与平滑肌功能障碍相关的症状可以有吞咽困难、腹痛、头痛、食管痉挛、勃起功能障碍等。血红蛋白尿的发作通常有一定诱因,如劳累、感染、发热、药物(铁剂、维生素 C 等)、酸性食物、神经进展、月经、手术等。

(二) 血细胞减少

许多 PNH 患者可合并全血细胞减少、中性粒细胞降低。临床上表现为乏力、头晕、心慌气短等贫血症状,反复感染及出血倾向。

(三) 血栓形成

血栓事件是 PNH 患者的主要死因,动静脉均可发生。静脉血栓多发于深静脉,肺静脉、肝静脉、肠系膜静脉、皮肤静脉血栓相对少见。临床表现多样,如组织器官的淤血、缺氧、肺动脉高压、呼吸困难、腹痛、布加综合征等。动脉血栓常发生在脑动脉、冠状动脉,以脑缺血及急性心肌梗死为主要临床表现。PNH患者合并动脉血栓者较少见,这部分患者中以中青年占多数。

(四) 肺动脉高压

反复的血管内溶血使血液中游离的血红蛋白增加,血红蛋白与 NO 的结合能力要比氧气高百倍,NO的消耗增加;溶血或炎症损伤血管内皮细胞,内皮细胞合成的 NO 减少;溶血可释放精氨酸酶,合成 NO 的前体 L-精氨酸分解增加,NO 合成减少。最终将会导致 NO 的清除、生物利用度下降。正常机体 NO 量是PNH 患者的 6~10 倍。而在机体内 NO 有重要的生理作用:调节平滑肌功能、平衡血管的舒缩活动、维持器官血流量。基于 NO 的生理功能,血液中 NO 含量下降、肺血管平滑肌功能失调、肺血管阻力增大逐渐形成 PAH。

呼吸困难是肺动脉高压及右心室功能不全典型的临床表现。衡量 PAH 的 2 个重要指标:彩色多普勒和脑钠肽前体(amino terminal-pro brain natriuretic peptide,NT-proBNP)。BNP 的水平与 PAH 及右心功能不全的程度相关联。

(五) 慢性肾脏疾病

慢性肾脏疾病也是多因素共同作用的结果,反复溶血,血红蛋白在肾近端小管重吸收,并在近端小管上皮细胞内分解为含铁血黄素,含铁血黄素沉积在肾小管上皮细胞内损伤肾小管;NO 的消耗、生物利用度下降使肾脏血管收缩、阻力增大、肾血流量减少、肾脏缺血缺氧;肾脏内血栓形成等都会影响到肾脏功能造成急慢性肾损伤。临床表现:肾小管上皮细胞脱落随尿液排出形成含铁血黄素尿,肾脏内血栓形成引发侧腰肋痛或腹痛、影像学上可表现为病肾增大,若双侧肾静脉主干血栓形成可致急性肾衰竭,表现为少尿、无尿、血肌酐、尿素氮进行性增高,肾小管功能异常还会出现肾性糖尿、蛋白尿,与溶血相关的严重高血压还可出现肾小球硬化等。

三、诊断和鉴别诊断

(一) 诊断

排除常见原因的血管内溶血和溶血性贫血、不明原因的全血细胞减少、获得性骨髓衰竭性疾病和伴有异常体征的血栓形成等患者均应筛查 PNH 克隆。对单纯贫血患者,排除其他相关因素后,应进一步检测

PNH克隆。有文献报道高达57%~70%的初诊AA患者伴有PNH克隆,这部分患者对免疫抑制药物有更好的治疗反应,而此类患者PNH克隆比例往往较低,所以国际PNH工作组(I-PIG)建议进行高敏感度的FCM检测。

1. PNH原发病诊断

(1)传统诊断方法

1)血管内溶血证据:血红蛋白尿、血浆游离血红蛋白增高及结合珠蛋白降低、血清乳酸脱氢酶升高,尿潜血和尿含铁血黄素染色(Rous试验)可视为筛查PNH克隆的实验室检查。

2)骨髓红系造血代偿证据:外周血网织红细胞增高、骨髓涂片和活检均可见红系造血代偿性增生。

3)补体溶血试验:主要包括Ham's试验、糖水试验、蛇毒因子溶血试验和微量补体溶血敏感试验,但上述实验的敏感度和特异度均不高,已逐渐被现代诊断方法所代替。

(2)现代诊断方法:PNH异常克隆的筛选与识别均是基于流式细胞技术,流式细胞术检测GPI锚连蛋白缺失细胞数量是诊断PNH最直接、最敏感的方法,已成为诊断PNH的"金标准"。如果能正确解读PNH流式细胞术检测的结果,包括克隆群的存在和大小以及涉及的细胞类型,可以让临床医生对疾病进行适当分类,评估疾病进展的风险,监测PNH患者对治疗的反应。流式细胞术诊断为典型PNH且PNH克隆数明显(>1%)的患者可有血管内溶血症状,然而症状阳性与缺乏GPI锚定蛋白的细胞比例呈正相关关系。再生障碍性贫血(AA)和低增生骨髓增生异常综合征(MDS)患者中存在小的PNH克隆,当应用1%的临界值时,其发生率为18.5%(AA)/1.1%(MDS),当应用0.01%的临界值时,其发生率为39.5%(AA)/1.8%(MDS)。上述结果证实了PNH克隆检测的必要性。

高灵敏度FCM(HS-FCM)最近被开发用于检测AA/低分级MDS患者中的微小PNH克隆以及诊断显性PNH。国际临床细胞术学会实用指南建议使用HS-FCM,对粒细胞、单核细胞和红细胞的检测灵敏度为0.01%。指南还建议使用一种谱系特异性标记,以避免假阳性结果,并尽量减少PNH克隆检测中由于红细胞聚集导致的假阴性,同时保持Ⅱ型和Ⅲ型PNH红细胞与正常红细胞的良好分辨力。此外,指南建议使用两种GPI标记,如FLAER;用至少两个细胞系进行测试;以及使用FLAER/CD24/CD15/CD45和FLAER/CD14/CD64/CD45的四色组合,用于高分辨率检测粒细胞和单核细胞PNH克隆,证明检测灵敏度至少为0.02%和0.04%。

Alexa-488标记的非活性荧光素标记的前溶气蛋白(FLAER)变体选择性地结合GPI锚定,已成为发展检测PNH中性粒细胞和单核细胞的高灵敏度流式细胞术分析的关键试剂。建议的PNH中性粒细胞高灵敏度检测模板包括FLAER、CD15、CD24和CD45,而包括FLAER、CD64、CD14和CD45的模板是为PNH单核细胞设计的。这些新建议的模板成功地提高了识别PNH克隆的准确性,尤其是克隆率<0.1%的克隆。

(3)PIG-A基因突变检测:PNH是由位于X染色体上的PIG-A基因突变导致的造血干细胞获得性克隆性疾病,PIG-A基因突变致GPI合成异常,从而导致由GPI锚连在血细胞膜上的锚蛋白缺失。因此检测PIG-A基因突变是PNH最特异的诊断方法,但PNH患者中已报道了千余种PIG-A基因的突变位点,未发现突变热点,且偶有正常人亦可检测到PIG-A基因突变,故目前仅限于研究,尚未用于常规诊断。

国际PNH工作组(I-PIG)将PNH分为三类:①经典PNH:存在PNH克隆,同时有溶血和/或血栓的临床表现并除外其他骨髓衰竭性疾病(BMF);②BMF伴PNH克隆:如再生障碍性贫血(AA)或骨髓增生异常综合征(MDS)等;③亚临床型PNH:有少量或微量PNH克隆,但没有溶血或血栓形成的临床或实验室证据。

2. PNH并发症诊断

(1)PNH合并血栓:PNH克隆大小与血栓发生率呈正相关,但微小克隆患者也会伴有血栓形成,由于症状不典型极易漏诊,故早期检测血栓形成指标对判断疾病预后及eculizumab治疗时机的选择有重要价值。临床上可应用血管彩超、脑部MRI、CT血管造影(CTA,CT angiography)、血管造影等检查明确血栓的诊断。还可以监测D-二聚体,D-二聚体作为一个辅助项目,可以帮助判断血栓形成的时间,是陈旧性血栓还是急性血栓,而且在治疗中进行血栓D-二聚体的监测可以判断治疗是否有效。

(2)PNH合并肾功能损害:大约65%的PNH患者合并不同程度的肾损伤,PNH肾损害的发生机制在急性(AKI)和慢性病变(CKD)中似乎有所不同。AKI通常与溶血发作加重有关,这可能与感染、运动、压力、酒精和药物使用有关。临床采用血肌酐水平,内生肌酐清除率来评估肾功能损害的程度。目前有研究发现,应用磁共振技术、24h尿生化指标评估PNH患者的肾损害可能更精确和敏感。PNH患者合并肾损伤导致总体生存率明显下降,所以要关注PNH的肾损伤,早发现、早治疗,进一步改善PNH患者生存。

(二)鉴别诊断

本病应与其他溶血性贫血相鉴别,如有血红蛋白尿发作者应与阵发性冷性血红蛋白尿症及行军性血红蛋白尿症鉴别;血红蛋白尿不发作者,仅有血细胞减少,需与其他骨髓衰竭性疾病鉴别,如再生障碍性贫血、骨髓增生异常综合征等。

四、PNH 的治疗

(一)本病的治疗

1. 重组人源型补体蛋白C5单克隆抗体 eculizumab为目前已在国外上市的一代补体蛋白C5单克隆抗体,可特异性结合到人末端补体蛋白C5,通过抑制人补体C5向C5a和C5b的裂解以阻断炎症因子C5a的释放及C5b-9的形成。现国外已有众多研究证实eculizumab的有效性和安全性,可减少输血需求、改善贫血、减少血栓发生、缓解与补体介导的慢性血管内溶血相关的症状,最终提高生活质量、延长生存。

ravulizumab(ALXN1210)为一种新型补体C5抑制剂,是第一款也是目前唯一一款长效型补体抑制剂,它通过抑制终末补体级联反应中的C5蛋白从而防止溶血的发生,2018年获得美国FDA的批准用于治疗PNH。临床试验研究结果显示,ravulizumab在52周的治疗中表现出一致且持久的疗效,所有接受eculizumab未达到最佳C5抑制的患者在改用ravulizumab后实现完全游离C5抑制,ravulizumab可以很好地持续抑制C5。

此外,还有一些尚在临床试验阶段的新型补体C5抑制剂:crovalimab(SKY59)是一种结合等电点、新生儿Fc受体和pH依赖性亲和工程的新型抗C5序列单克隆抗体。crovalimab与C5β链结合,防止C5转化酶裂解,还可特异性地抑制C5b6在细胞膜上沉积,进一步限制膜攻击复合物介导的组织损伤;REGN3918是一种由Regeneron开发的抗C5单抗,它结合了人类C5的野生型和R885H变体。在健康志愿者的一期研究中,REGN3918具有良好的耐受性,并导致末端补体途径的剂量依赖性抑制,测量为溶血活性(CH50);coversin是一种来源于非洲软蜱唾液的重组蛋白分子,可与C5结合并阻断其裂解为C5a和c5b,同时可抑制白三烯B4的功能。但其与C5结合的位点与eculizumab不同,对于因C5基因多态性导致eculizumab耐药的PNH患者,其可作为有效的替代药物;ALN-CC5是通过RNA干扰机制干扰内源性C5的产生,已在动物模型中证实在抑制肝脏C5生成方面非常有效。现有数据已表明,PNH患者对ALN-CC5耐受性良好,药效持续时间长,降低C5水平和补体活性抑制效果明显。

2. 新型补体C3抑制剂

(1)小分子蛋白酶D因子(FD)抑制剂:FD在免疫系统补体替代途径(AP)的激活及放大过程中起核心作用,其抑制剂可阻断AP的激活及防止C3沉积、红细胞裂解。

(2)C3/C5转化酶抑制剂-抗C3b/iC3b单克隆抗体:Lindorfer和Paixão-Cavalcante D等先后设计研发了针对补体替代途径更早阶段C3/C5转化酶的抑制剂抗C3b/iC3b(anti-C3b/iC3b)单克隆抗体3E7。3E7作用于C3b/iC3b致使因子B与后者的进一步结合和活化受阻,影响C3(H20)Bb生成,从而抑制C3/C5转化酶的活性,可特异性地阻断补体替代途径活化而不影响经典途径,在有效抑制PNH红细胞溶血的同时,细胞表面补体C3成分沉积无增加。在保留补体经典途径重要免疫功能的同时或可更加有效地改善PNH贫血。

(3)小分子D因子抑制剂:蛋白酶因子D(FD)是一种高度特异性的丝氨酸蛋白酶,主要作用于B因子的裂解,在免疫系统补体替代途径(AP)的激活及放大过程中起核心作用,其抑制剂可有效阻断AP的激活及防止C3沉积、红细胞裂解。因此可作为PNH等补体通路过度活化性疾病的潜在治疗靶点。ACH-4471是Achillion开发的口服小剂量FD抑制剂,在体外具有抑制PNH溶血的良好作用。

(4)小分子B因子(FB)抑制剂:因子B是一种类似胰蛋白酶的丝氨酸蛋白酶,在3μm浓度下以潜在的酶原形式存在于人体血液循环中。激活因子 B（C3 和 C5 转化酶的蛋白水解活性成分）是触发补体替代途径（AP）的核心部分。LNP023 是一种小分子 FB 抑制剂,与小分子 FD 抑制剂一起,构成高效、口服选择性替代途径抑制药物。类似于抗 FD 药物,LNP023 在体外防止 PNH 红细胞的溶解和 C3 调理。

3. 糖皮质激素　由于目前重组人源型补体蛋白 C5 单克隆抗体在国内还未上市,因此国内首选的传统治疗方法仍为肾上腺糖皮质激素,可保护 PNH 克隆免受补体攻击和破坏,减轻溶血症状,在溶血急性发作时可予糖皮质激素冲击治疗,溶血控制后逐渐减停。采用糖皮质激素治疗的缓解率可达 60%,但在反复应用糖皮质激素过程中需注意其副作用,予保胃、补钙、预防感染等支持治疗。

4. 免疫抑制剂　对于合并 AA 的患者,可联合免疫抑制剂,如环孢素、他克莫司等。如符合重型 AA 的标准,可予 ATG 联合促造血治疗。促造血治疗包括雄激素、粒细胞刺激因子、促红细胞生长因子等。

5. 小剂量化疗　少数患者溶血持续发作,糖皮质激素原发耐药、继发耐药或激素依赖,且骨髓增生良好者,在补体抑制剂没有上市的情况下,可酌情予以小剂量化疗,可有效地减少 PNH 克隆,最大限度控制溶血。可采用减低剂量的 DA（柔红霉素+阿糖胞苷）或 HA（高三尖杉酯碱+阿糖胞苷）方案。化疗后骨髓抑制期可能出现贫血、感染和出血等严重并发症,应减少化疗的剂量,缩短疗程;同时加强隔离和保护,预防感染;抑制期重用造血因子促进正常克隆恢复。

6. 造血干细胞移植（HSCT）　对于难治性、糖皮质激素耐药或有激素禁忌证的 PNH 患者,可选择 HSCT。适应证为有 HLA 相合的同胞供者,且满足以下条件:①合并骨髓衰竭;②难治性 PNH,输血依赖性溶血性贫血;③反复出现危及生命的血栓栓塞事件。理论上 HSCT 是唯一可治愈 PNH 的方法,但其风险大,HLA 配型困难,且 eculizumab 的应用全部或部分控制了难治、激素依赖或有激素禁忌证的患者,合适的移植指征目前仍无定论。近几年,国内外研究均已证实 allo-HSCT 对于有移植指征的 PNH 患者疗效确切,且随着移植技术的进步,患者预后不断改善;2016 年国内吴德沛教授团队报道了 18 例接受单倍型 HSCT 的 PNH 患者,所有患者均获得完全植入及造血重建,预期 5 年无病生存率为（80.5±10.2）%,无复发病例。因此,在补体抑制剂尚未广泛应用的情况下,HSCT 可作为一种有价值的治疗手段。

7. 基因治疗　早在 2001 年有国外研究者以反转录病毒为载体,将含正常 *PIG-A* 基因有效并稳定地转入 PNH 患者的异常细胞株内,可使其恢复 GPI 连接蛋白的表达。部分 PNH 患者的 PNH 克隆增殖是由 *HMGA2*、*JAK2* 等基因的二次突变造成,理论上可以应用靶向药物治愈。Katagiri 等报道了 1 例 PNH 合并 CML 患者应用尼罗替尼治疗 19 个月后 PNH 克隆消失,从而得出结论:*BCR-ABL* 融合基因可诱导 *PIG-A* 基因扩增,并可应用靶向药物治愈。但目前为止,基因治疗尚处于实验阶段,深入研究 *PIG-A* 基因突变及 PNH 发病机制将有助于 PNH 基因治疗的突破。

（二）合并症的治疗

1. PNH 合并血栓的治疗　血栓的急性期可视患者出血的风险程度酌情应用华法林或低分子肝素抗凝治疗静脉血栓。目前认为华法林等预防性抗凝治疗可用于 PNH 克隆比例较高（粒细胞 GPI-AP 缺失比例>50%）而无禁忌证的患者。

2. PNH 合并肾功能不全的治疗　合并肾功能不全患者,在积极治疗本病的同时,饮食上以高热量、优质低蛋白为主,避免感染,不使用有肾损害的药物,在肾科医生的指导下应用保肾的药物。

3. PNH 合并感染的治疗　PNH 患者多存在全血细胞减少,免疫力低下,且治疗 PNH 的多种药物（补体抑制剂、糖皮质激素、环孢素等）均可能抑制机体免疫功能,导致 PNH 患者容易发生感染。因此 PNH 患者平时要做好预防,如注意口腔卫生、预防龋齿,预防肛周或尿道感染,避免皮肤擦伤感染,预防上呼吸道感染等。一旦发生感染,应就诊于相关科室,积极抗感染治疗。

4. 其他治疗　为尽快改善贫血症状,可予输血治疗,为避免补体成分过多输注,可选择洗涤红细胞,但亦有学者认为正常血浆中可补充锚链蛋白成分,因此亦可输注悬浮红细胞。对于 AA-PNH 患者,除免疫抑制剂外还可应用雄激素、促红细胞生成素等促造血治疗。部分患者由于反复发作溶血,病史较长者易合并缺铁,由于铁剂亦可能诱发溶血,故建议小剂量补铁治疗。维生素 E 作为抗氧化物质,有助于稳定细胞膜。

（刘惠　付蓉）

参考文献

［1］ 王建祥,肖志坚,沈志祥,等.邓家栋临床血液学［M］.2 版.上海:上海科学技术出版社,2020.

［2］ 王振义,李家增,阮长耿,等.血栓与止血基础理论与临床［M］.3 版.上海:上海科学技术出版社,2004:426-435.

［3］ 中华医学会血液学分会红细胞疾病(贫血)学组.阵发性睡眠性血红蛋白尿症诊断与治疗中国专家共识［J］.中华血液学杂志,2013,34(3):276-279.

［4］ 中国生物工程学会细胞分析专业委员会,中国免疫学会血液免疫分会临床流式细胞术学组,中华医学会血液学分会红细胞学组.阵发性睡眠性血红蛋白尿症流式细胞术检测中国专家共识(2021 年版)［J］.中华血液学杂志,2021,42(4):281-287.

［5］ KINOSHITA T. Molecular genetics,biochemistry,and biology of PNH［J］. RinshoKetsueki,2017,58(4):353-362.

［6］ SHINT H,BAEKE J,CORAT M AF,et al. CRISPR/Cas9 PIG-A gene editing in nonhuman primate model demonstrates no intrinsic clonal expansion of PNH HSPCs［J］. Blood,2019,133(23):2542-2545.

［7］ LI LY,LIU ZY,LIU H,et al. Deep sequencing of whole genome exon in paroxysmal nocturnal hemoglobinuria［J］. Am J Hematol,2017,92(4):E51-E53.

［8］ NOTARO R,SICA M. C3-mediated extravascular hemolysis in PNH on eculizumab:mechanism and clinical implications［J］. Semin Hematol,2018,55(3):130-135.

［9］ CHEN Y,LIU H,ZENG L,et al. A Pig-a conditional knock-out mice model mediated by Vav-iCre:stable GPI-deficient and mild hemolysis［J］. Exp Hematol Oncol,2022,11(1):1.

［10］ BRODSKY RA,YOUNG NS,ANTONIOLI E,et al. Multicenter phase 3 study of the complement inhibitor eculizumab for the treatment of patients with paroxysmal nocturnal hemoglobinuria［J］. Blood,2008,111(4):1840-1847.

［11］ CHEN Y,LIU H,ZENG L,et al. SUZ12 participates in the proliferation of PNH clones by regulating histone H3K27me3 levels［J］. J Leukoc Biol,2022,112(2):243-255.

［12］ RISITANO AM,MAROTTA S,RICCI P,et al. Anti-complement Treatment for Paroxysmal Nocturnal Hemoglobinuria:Time for Proximal Complement Inhibition? A Position Paper From the SAAWP of the EBMT［J］. Front Immunol,2019,10:1157.

［13］ LI L,LIU H,WANG H,et al. Clinical observation of low-dose combination chemotherapy in refractory/recurrent paroxysmal nocturnal hemoglobinuria patients:a single-center retrospective analysis［J］. J Clin Lab Anal,2022,36(2):e24239.

［14］ BERENTSEN S,HILL A,HILL QA,et al. Novel insights into the treatment of complement-mediated hemolytic anemias［J］. Ther Adv Hematol,2019,10(1):1-20.

［15］ LI L,WANG H,LIU H,et al. Gene mutations associated with thrombosis detected by whole-exome sequencing in paroxysmal nocturnal hemoglobinuria［J］. Int J Lab Hematol,2019,41(3):424-432.

［16］ FU R,MENG Y,WANG Y,et al. The dysfunction of platelets in paroxysmal nocturnal hemoglobinuria［J］. Thromb Res,2016,148:50-55.

［17］ TIAN H,LIU L,CHEN J,et al. Haploidentical hematopoietic stem cell transplant in paroxysmal nocturnal hemoglobinuria［J］. Leuk Lymphoma,2016,57(4):835-841.

［18］ LI L,LIU H,WANG H,et al. Abnormal expression and mutation of the RBPJ gene may be involved in CD59-clonal proliferation in paroxysmal nocturnal hemoglobinuria［J］. Exp Ther Med,2019,17(6):4536-4546.

第三节 地中海贫血

地中海贫血(thalassemia),简称地贫,是一组由于某类珠蛋白基因突变或者缺失导致的珠蛋白链合成减少或完全缺失所引起的遗传性慢性溶血性疾病。α 珠蛋白链缺乏者称为 α 地贫,β 珠蛋白链缺乏者称 β 地贫。广泛流行于地中海流域、中东、高加索、印度及远东地区,我国南方地区如广东、广西、海南、云南、贵州、江西、湖南、四川、重庆、福建、香港、澳门及台湾地区等省(自治区、直辖市)是地贫的高发区。

一、α 地中海贫血

(一)定义

α 地中海贫血(α-thalassemia),简称 α 地贫,是由于 α 珠蛋白基因缺失或缺陷引起 α 珠蛋白链的合成受到部分或完全抑制而引起的遗传性溶血性贫血。

正常人自父母双方各继承 2 个 α 珠蛋白基因（αα/αα），合成足够的 α 珠蛋白链。若自父母继承一个或一个以上有缺陷的 α 珠蛋白基因，可致 α 珠蛋白链合成受到部分或完全抑制，引起 α 地贫。当正常人与 α 地贫基因携带者结合，或是夫妇双方都是 α 地贫基因携带者，就会产生四种表现型：①静止型 α 地贫（α₂ 杂合子）；②α 地贫特征（α₁ 杂合子）；③HbH 病（α₁ 与 α₂ 双重杂合子）；④α⁰ 基因的纯合子（Hb Barts 胎儿水肿综合征）。此外，α⁰ 基因与某些异常血红蛋白的 α 基因（如 Hb Constant Spring、HbQ 的 α 基因）结合，也会产生与 HbH 病类似的临床表现和血象，但除了 HbA 减少外，可发现异常 Hb 的存在，如 Hb Constant Spring、HbQ 等。

（二）病因和病理生理

Hb Barts 胎儿水肿综合征由于在胎儿期 α 链合成缺乏，导致未结合的 γ 链聚合成 γ4，即 Hb Barts，Hb Barts 氧亲和力高，在组织中释放出的氧极少，常致胎儿窒息死亡。如胎儿期未造成死胎流产，由于胎儿长期缺氧，严重影响胎儿的发育造成胎儿水肿，即使拖到早产，亦常以胎儿水肿综合征在围生期死亡。HbH 病由于 α 链合成不足，在出生后几个月 γ 链合成转为 β 链，部分未结合的 β 链聚合成 β4(HbH)。HbH 的氧亲和力较 HbA 高 10 倍，但由于 HbH 病患者中的 HbH 含量一般在 30% 以下，机体有足够的 HbA 可以承担组织供氧，因此患儿能正常发育成长，长期存活。HbH 是一种不稳定 Hb，易在红细胞内形成包涵体，导致红细胞膜氧化损伤，造成红细胞破坏及骨髓无效造血。但由于含 HbH 的红细胞生存时间较重型 β 地贫患者的红细胞长，临床症状没有重型 β 地贫严重。

（三）临床表现

α-地贫在临床上一般分为 4 种类型：静止型携带者、α 地贫特征、HbH 病和 Hb Barts 胎儿水肿综合征。静止型携带者及 α 地贫特征者无任何症状及特征或仅有轻微的血液学改变。HbH 患者未满 1 岁前多无贫血症状，以后随着年龄增长逐渐出现典型的 HbH 病特征，主要表现为轻至中度的慢性贫血。约 2/3 以上患者有肝脾大，间歇发作轻度黄疸，但无地贫外貌、骨骼系统变化轻微，生长发育正常，可长期存活。合并感染、妊娠或服磺胺类药、氧化剂类药时贫血可因溶血而明显加重。HbH 患者最常见并发症有骨质疏松症、髓外造血灶、性腺功能减退和胆石症，其次是血栓形成、肺动脉高压、肝功能异常、下肢溃疡、甲状腺功能减退、心脏疾病和糖尿病等。Hb Barts 胎儿水肿综合征往往在妊娠 34~40 周成为死胎，流产或早产后胎儿绝大部分在数小时内死亡，流产及早产胎儿小，皮肤苍白、全身水肿、胸腔积液、腹腔积液、心包积液。可有黄疸及皮肤出血点，肝脾大明显，心脏明显肥大，胎盘大而脆，易碎裂，脐带亦常有水肿。

（四）实验室检查

1. 血象　静止型携带者血象正常，红细胞内无包涵体，α 地贫特征者 Hb 正常或轻度下降。MCV、MCH 轻度下降，少数红细胞内有包涵体。HbH 病患者 Hb 大多在 70~100g/L，但贫血严重时可在 30g/L 以下。Hb Barts 胎儿水肿综合征 Hb 在 30~100g/L 之间。MCV 及 MCH、MCHC 显著降低，红细胞渗透脆性降低。血涂片可见红细胞大小不均、异形及靶形红细胞，可见有核红细胞，网织红细胞显著增多。HbH 病患者血涂片经煌焦油兰染色后可见红细胞中含有灰蓝色、均匀、圆形的颗粒状 HbH 包涵体。

2. 骨髓象　骨髓中红系细胞增生显著，HbH 病患者有核红细胞亦可见 HbH 包涵体。HbBarts 胎儿水肿综合征者常有髓外造血灶，含铁血黄素沉着明显，铁粒幼细胞增加。

3. Hb 电泳　HbH 病患者可检测到 HbH 区带，HbH 占 5%~40%，HbA2 及 HbF 多正常，也可出现少量 Hb Barts（出生时 Hb Barts 可达 15% 以上）；对 HbH 病患者进行肽链分析可提示 ζ 链阳性。Hb Barts 胎儿水肿综合征者 Hb 电泳几乎全部为 Hb Barts，可有微量 HbH，无 HbA、HbA₂ 及 HbF。HbH-CS 患者 Hb 电泳除 HbH 之外尚可有少量 Hb CS 约 2%~3%。

4. 基因诊断　有条件医院应进行基因诊断，可采用 Gap-PCR、反向点杂交（RDB）和 Sanger 测序，二代和三代测序等方法检测地贫基因缺陷的类型和位点。

（五）诊断及鉴别诊断

根据临床表现、血象及 Hb 分析、红细胞包涵体检查，可以诊断 HbH 病和 HbBarts 胎儿水肿综合征。但诊断静止型携带者及 α 地贫特征困难，需通过 DNA 限制性内切酶图谱、PCR 技术、寡核苷酸探针、斑点杂交、DNA 测序等基因诊断技术确诊,HbH 病及 Hb Barts 胎儿水肿综合征有条件也应进行上述基因诊断技术检查以明确基因型。鉴别诊断:需与 β-地贫、缺铁性贫血、巨幼细胞贫血、新生儿黄疸、红细胞葡萄糖-6-磷酸脱氢酶(G-6-PD)缺乏症、遗传性球形红细胞增多症等相鉴别。

（六）治疗

静止型携带者及 α 地贫特征无需治疗。HbH 病患者有急性溶血症状,可按急性溶血处理,贫血严重时可以输血。输血指征为:①血红蛋白低于 70g/L;②脾大增长的速度>3cm/年(血红蛋白减低的水平与脾增大的速度平行);③生长发育迟缓:身材矮小、继发性性腺发育及骨龄发育异常;④运动耐力减低;⑤严重的骨骼改变和畸形;⑥怀孕;⑦感染;⑧发生相对严重的并发症,如心力衰竭、肺动脉高压、血栓栓塞性疾病、下肢溃疡、病理性骨折等。贫血不严重的无需治疗。贫血严重、巨脾、经常发生感染或溶血加重者可考虑作脾切除术或脾动脉栓塞治疗,疗效良好。脾切除指征:①脾大和脾功能亢进;②患者输血需求量增加;③生长发育迟缓。在大多数患者中,脾切除术可以改善逐渐加重的贫血状况,在短期内使 Hb 升高 10~20g/L,疗效较重型地贫显著。但脾切除可以出现如静脉血栓、肺动脉高压、心力衰竭、铁过载相关的内分泌疾病、下肢溃疡等并发症。5 岁以内患儿机体免疫功能发育未完善,切脾可影响患儿的免疫功能,因此,宜在 5 岁后行脾切除术。切脾指征:①脾大 6cm 以上或脾功能亢进;②每年输血量超过 200~250mL/kg 红细胞者;③5 岁以上(6 岁以前小儿机体免疫功能发育未完善,术后常并发严重感染)。但脾切术后常可引起血小板增多、血栓形成、感染等并发症,应注意预防并避免应用氧化剂药物。脾切术后应给予抗生素预防感染 1~2 个月。脾切术后血 PLT>500×10^9/L 给予阿司匹林、双嘧达莫等抗凝药物,如 PLT>800×10^9/L 给予羟基脲降血小板治疗。≥6 岁的 HbH 病患者应通过 MRI 评估 LIC 及血清铁蛋白(SF)测定评估有无铁过载。HbH 病患者祛铁治疗标准:当 LIC≥5mg Fe/g 干重或 SF≥800μg/L 应进行祛铁治疗,目前,临床上可供选择的铁螯合剂有:去铁胺、去铁酮和地拉罗司。地贫国际联合会(TIF)推荐:地拉罗司 20mg/(kg·d);若肝脏铁浓度(LIC)<3mg Fe/g 干重或 SF<300μg/L,应停止祛铁治疗。输血依赖的重型 HbH 病患者可考虑造血干细胞移植治疗。Hb Barts 胎儿水肿综合征多于生前死亡,目前无治疗办法,重点在于预防。

（七）预防

对家族史中母亲有死胎史或发生过水肿婴儿史者,再次怀孕后应作产前检查,包括取胎儿绒毛、羊水及胎儿脐带血进行基因诊断,检出 Hb Barts 胎儿水肿综合征胎儿应当立即终止妊娠。此外,还应加强社区筛查及优生遗传咨询。

二、β 地中海贫血

（一）定义

β 地中海贫血(β-thalassemia),简称 β 地贫,是由于 β 珠蛋白基因突变或缺失导致 β 珠蛋白肽链合成不足而引起的遗传性溶血性贫血。

（二）病因和病理生理

人类 β 珠蛋白基因位于 11 号染色体短臂上,由于 β 珠蛋白基因发生突变,导致 β 珠蛋白基因的转录、前体 mRNA 的加工、mRNA 的翻译及 β 珠蛋白链的完整性发生障碍,致使 β 珠蛋白链的合成不足或完全不能合成,直接影响正常的血红蛋白(HbA)的合成并引起 α 珠蛋白链与非 α 珠蛋白链的合成比例不平衡。此外,由于 α 珠蛋白链的相对过剩,剩余的 α 珠蛋白链在红细胞内形成包涵体,导致红细胞膜的氧化损伤,造成红细胞破坏及骨髓的无效造血,临床上引起贫血、黄疸、脾大、骨髓腔扩大引起的地贫外貌等症状及体征,这是 β 地贫主要病理基础。

（三）临床表现

临床上按其贫血严重程度分为轻型、中间型和重型 β 地贫。轻型 β 地贫为杂合子 β 地贫,多数患者没有任何症状,也无贫血;少数有轻度贫血,面色较差,常感疲乏无力,但生长发育正常,骨骼无畸形。贫血可因感染、妊娠等情况加重,也可并发缺铁性贫血,脾脏可轻度肿大。重型 β 地贫又称依赖输血-地贫(TDT),为纯合子或复合杂合子 β 地贫,β 珠蛋白链合成完全被抑制(β0 地贫)或合成量不足(β+地贫),初生时与正常婴儿无异,但出生后 3~6 月,患者开始出现临床症状,且呈进行性加重,须定期输血维持生命。早期症状如食欲不佳、喂养困难、腹泻、激惹、发育缓慢、体重不增,面色逐渐苍白,肝脾特别是脾脏进行性肿大,腹部逐渐膨大。三四岁起体征越来越明显,贫血进行性加重,巩膜黄染、生长发育迟缓、身体矮小、肌肉无力,骨骼变形,头颅增大,额部、顶部、枕部隆起,颧骨隆起,鼻梁塌陷,上颌及牙齿前突,形成典型的"地贫外貌"。巨脾可因脾功能亢进而引起粒细胞和血小板减少,时常有感染、发热、鼻出血等。长期多次输血常引起继发性血色病,免疫力低下、反复感染、心肌损害,常使多数患儿夭折。如能活到 10 多岁则常伴性幼稚征,出现第二性征不发育、肾上腺功能不全等症状。中间型 β-地贫是指不依赖输血,临床表现介于重型与轻型 β 地贫之间的 β 地贫患者。

（四）实验室检查

1. 血象　轻型 β 地贫 Hb 一般在 90g/L 以上;中间型 β 地贫 Hb 60~90g/L;重型 β 地贫 Hb 在一般 60g/L 以下,需定期输血维持生命;MCV、MCH、MCHC 明显降低。网织红细胞比率常增高,血涂片检查见靶形红细胞增多、红细胞大小不均、异形、嗜碱性点彩明显,红细胞呈典型小细胞、低色素性。白细胞数多正常,血小板数常增高,脾功能亢进时白细胞、血小板数减少。

2. 骨髓象　呈溶血性贫血骨髓象,红细胞增生显著,铁染色阳性,铁粒幼细胞增多。

3. 血红蛋白分析　β 地贫的 HbA(α2β2)减少而 HbF(α2γ2)、HbA2(α2δ2)增多。轻型 β 地贫 HbA2 显著增高,范围 3.5%~7%,平均 5%。HbF 可以正常,部分病例可以轻度增高,一般不超过 5%。重型 β 地贫 HbF 增高明显,可达 60% 以上,有些患者 HbF 变化较大,可在 10%~90% 之间。HbA2 多正常,变化较大,范围在 1.4%~4.1% 之间。无正常的 HbA。中间型 β 地贫 HbF 及 HbA2 介于重型与轻型 β 地贫之间。

4. 铁代谢检查　轻型 β 地贫患者的血清铁、运铁蛋白饱和度、血清铁蛋白浓度多数正常,合并缺铁时上述指标可降低。中间型及重型 β 地贫患者的血清铁、运铁蛋白饱和度和血清铁蛋白浓度增高,并出现脏器铁过载,磁共振成像(MRI)显示肝脏和心脏铁浓度增高,重型 β 地贫铁过载更为显著。

5. X 线检查　重型 β 地贫患者骨髓长期和显著增生,使骨髓腔增宽、骨皮质变薄,颅骨板障增宽。颅骨 X 线片上常能看到骨皮质间的髓梁有垂直条纹,呈典型短发状变化,如"头发直立""太阳光线"状。短骨由于骨小梁变薄而形成花边或嵌花样间隔,以指骨及掌骨出现较早,长骨骨皮质变薄髓腔增宽,以股骨远端较明显。偶在胸腔内或脊柱旁可以见到大小不等的髓外造血灶。

6. 基因诊断　有条件医院应进行基因诊断,可采用 Gap-PCR、反向点杂交(RDB)和 Sanger 测序,二代和三代测序等方法检测地贫基因缺陷的类型和位点。目前世界范围内已发现 300 多种 β 珠蛋白基因突变类型,中国人群中已发现 50 多种。重型 β 地贫为 β 地贫基因纯合子或 β 地贫基因复合杂合子;中间型 β 地贫常见为:①轻型的纯合子 β 地贫(β+地贫);②贫血和脾大比较明显的杂合子 β 地贫;③纯合子 β 地贫复合 α 地贫;④纯合子 β 地贫复合 γ 珠蛋白基因启动子突变;⑤β 地贫复合异常血红蛋白,如 HbC、HbE、HbS 等;⑥β 地贫复合 δβ 地贫;⑦β 地贫复合 Hb Lepore。轻型 β 地贫为 β 地贫基因杂合子。

（五）诊断及鉴别诊断

重型 β 地贫的临床和血液学表现很典型,诊断并不困难。对于进行性严重贫血的患儿,有脾大、MCV、MCH、MCHC 明显降低,网织红细胞比率增高,外周血片显示红细胞大小不均、有靶形红细胞,红细胞渗透脆性降低,HbF 含量显著增高,大多可以确诊。家族史和籍贯对诊断有重要意义,必要时做颅骨 X 线检查及血红蛋白分析,疑似病例需作基因诊断。轻型 β 地贫的诊断依据:①低色素性贫血,MCV、MCH、MCHC 明显降低;②外周血涂片可见靶形红细胞;③红细胞渗透脆性减低;④HbF 正常或轻度增多,HbA2 轻度增多,血红蛋白电泳无其他异常血红蛋白;⑤家族调查对诊断很有价值,患者的父母中至少一人有轻型 β 地贫证据,也可两人都有。中间型 β 地贫介于重型与轻型 β 地贫之间。轻型 β 地贫需与缺铁性贫血、巨幼细胞贫血相鉴别,重型和中间型 β 地贫需与新生儿黄疸、再生障碍性贫血等相鉴别。

（六）治疗

轻型 β 地贫无需治疗,中间型及重型 β 地贫采用以下措施治疗。

1. 输血治疗　输血的目的在于维持患者血红蛋白浓度接近正常水平,减轻代偿性骨髓增生及髓外造血,减少肠道铁吸收,防止慢性缺氧,保障患者正常生长发育及改善生存质量的需求。

重型 β 地贫目前主张采用:①每 2~5 周输血 1 次,每次输红细胞 0.5~1.0 单位/10kg(国内将 200mL

全血中提取的红细胞定义为 1 单位),输血时间根据输血反应和心功能状态调整,宜 4h 内输完,但可依据实际情况适当延长;②维持输血前 Hb 水平在 95~105g/L(通常要使输血后 Hb 达到 130~150g/L),这可保障正常生长发育及体育活动;③维持输血前 Hb 在 110~120g/L,更适合于心脏病、出现临床显著髓外造血或其他疾病,以及骨髓增生未得到充分抑制的患者;④重度贫血患者,每次输注红细胞量宜少,速度宜慢,可少量多次。

中间型 β 地贫大多数平时能维持 Hb 在 75g/L 以上,无需依赖长期规则输血。输血指征为:①Hb 低于 70g/L;②脾脏进行性增大(Hb 下降的水平与脾增大的速度平行);③生长发育迟缓:身材矮小、继发性性腺及骨龄发育异常;④运动耐量减低;⑤严重的骨骼改变和畸形;⑥妊娠;⑦感染;⑧发生相对严重的并发症,如心力衰竭、肺动脉高压、血栓栓塞性疾病、下肢溃疡、病理性骨折等。只有在临床症状表现如重型 β 地贫时,才需长期规则输血,若感染后,暂时的 Hb 下降,输血后可回升。对孕妇期间的中间型 β 地贫患者,需长期规则输血,应维持 Hb>100g/L,避免由于缺氧引起胎儿宫内生长迟缓、胎儿宫内死亡及早产。

血液制品的选择:①选择 ABO 及 Rh(D)血型相同的红细胞制品,有条件时还可选择与抗原 C、E 及 Kell 相匹配的红细胞制品;②推荐使用去白细胞悬浮红细胞;③对有严重过敏反应者应选择洗涤红细胞;④避免应用血缘相关亲属的血液。

2. 祛铁治疗 重型及中间型 β 地贫患者长期反复输血及骨髓红系细胞造血过剩、肠道吸收铁增加导致继发性铁过载,是地贫常见并发症及主要死亡原因。过多的铁沉积于心肌、肝、胰、脑等全身器官,引起继发血色病。临床上常有面色铁青、心力衰竭、肝硬化、生长发育障碍、糖尿病等。其中心力衰竭是引起患者死亡的主要原因,故应用铁螯合剂进行祛铁治疗对 β 地贫十分重要,但过早使用铁螯合剂可影响小儿骨骼生长,故常须对铁过载进行评估,最普遍使用的评估方法是测定血清铁蛋白浓度,建议每 3~6 个月动态检测血清铁蛋白 1 次。但由于血清铁蛋白易受溶血、炎症、肿瘤、酗酒、肝病等因素的影响,故数值不够准确;且铁主要沉积在一些高水平表达转铁蛋白受体的组织器官,如肝脏、心脏及内分泌器官,血清铁蛋白仅反映了 1% 的贮存铁水平。活检获得肝铁浓度被认为是评价体内铁负荷最准确而敏感的指标,但肝穿刺是侵入性检查,具有一定的危险性,在一般的医疗单位,尤其幼年患儿难于进行。目前磁共振检查(MRI)已被用于检测肝脏铁浓度(LIC)和心铁浓度(T2*)。肝脏 MRI T2* 可反映肝脏铁负荷情况,并与 LIC 检测存在相关性,LIC 为 3~7mg Fe/g 干重为肝脏轻度铁过载;7~15mg Fe/g 干重为肝脏中度铁过载;>15mg Fe/g 干重为肝脏重度铁过载。LIC 需每 1~2 年评估 1 次。心铁浓度(MIC)目前常用心脏 MRI T2* 值评估:T2*<10ms 提示患者心脏有重度铁过载,建议每 3 个月复查 1 次;T2* 值位于 10~20ms,提示患者心脏有轻至中度铁过载,建议每年复查 1 次;T2*>20ms 提示患者心脏无铁过载,可每 2 年复查 1 次。

祛铁治疗的主要目的是维持体内的铁在安全范围,然而,往往一旦铁过载形成,贮存铁的祛除常常是缓慢和效果不佳的,仅仅为一小部分细胞和血浆中不稳定性铁池的铁被祛铁剂结合,因此祛铁治疗应长期进行,应持续数月或数年才能使机体的贮存铁降至安全水平。重型 β-地贫祛铁治疗的时机:①输血次数≥10 次;②在排除活动性炎症、肝病、肿瘤、溶血、酗酒等因素影响后,SF>1 000μg/L 或 LIC≥5mg Fe/g 干重。祛铁治疗后每 3~6 个月监测血清铁蛋白或 MRI,当血清铁蛋白<1 000μg/L 或 LIC<5mg Fe/g 干重可暂停使用铁螯合剂。中间型 β 地贫患者祛铁治疗的时机:当 LIC≥5mg Fe/g 干重或 SF≥800ng/mL 应给予进行祛铁治疗。若 LIC<3mg Fe/g 干重或 SF<300ng/mL,应停止祛铁治疗。

祛铁药物及其选择:目前临床上应用的铁螯合剂主要包括去铁胺(deferoxamine,DFO)、去铁酮(deferiprone,DFP)和地拉罗司(deferasirox,DFX)。

(1) DFO:DFO 是一种六配基铁螯合剂。自 1962 年面世以来已被广泛应用于临床,口服不吸收,血浆半衰期短(0.3h),需缓慢静脉或皮下注射,每天剂量 20~60mg/kg,维持 8~12h,每周 5~6d。为避免 DFO 对生长发育的影响,在生长发育停止前,DFO 的剂量不应超过 40mg/kg。因此,儿童的每天剂量为 20~40mg/kg,成人每天剂量可增至 50~60mg/kg。DFO 的剂量应根据患者铁过载的程度进行调整:轻度铁过载时应减少剂量,避免 DFO 本身的毒性;重度铁过载患者 DFO 剂量应增至 50~60mg/kg,或采用强化祛铁治疗,或联合其他祛铁剂,减少铁过载引起心脏并发症的发生。同时加服维生素 C 能促进 DFO 对铁的排泄,剂量不应超过 2~3mg/(kg·d)。DFO 应用的主要问题是花费巨大和患者依从性差。主要的副作用为局部皮肤反应和感染、过敏等,剂量过大可引起听力障碍、视力障碍、生长发育迟缓、骨骼变形等,应严密观察。

(2) DFP:DFP 是口服铁螯合剂,代谢半衰期为 3~4h,主要经尿液排出。研究表明 DFP 对心脏铁过载有较强的治疗作用。

用药方法:①标准剂量为 75mg/(kg·d),分 3 次口服,每日最大剂量不超过 100mg/kg。②适用于 6 岁以上的患儿(中国药品说明书)。

注意事项及不良反应:①目前维生素 C 在 DFP 治疗中的联合作用尚未明确,不推荐联合应用。②DFP 常见的不良反应是关节痛(主要是大关节)、一过性的谷丙转氨酶升高,还有胃肠道反应和锌缺乏。③严重的不良反应为粒细胞减少症($<1.5\times10^9$/L)和粒细胞缺乏症($<0.5\times10^9$/L),建议定期监测外周血常规。④DFP 会引起听力及视力受损,建议定期监测听力,每年至少进行一次定期眼科检查,包括视网膜评估。⑤DFP 可透过血脑屏障,过量会引起神经系统损伤[>230mg/(kg·d)],但较为罕见。

(3) DFX:DFX 为口服铁螯合剂,代谢半衰期 8~16h,主要经粪便排出。用药方法:①DFX 常用剂量为 20~40mg/(kg·d)。②适用于 2 岁以上的患儿,每日 1 次,餐前口服。

注意事项及不良反应:①DFX 可引起胃肠道反应、皮疹,还有谷丙转氨酶升高,偶有听觉减退。②DFX 还可引起肌酐升高,建议定期检查肾功能,肾功能不全时应慎用,若尿蛋白/肌酐比值明显上升,超过 1mg/g,应考虑中断或减少剂量。

(4) 联合用药:对于重度铁过载(血清铁蛋白$>2\,500\mu$g/L 或心脏 MRI T2*值<20ms 或 LIC>15mg Fe/g 干重)或造血干细胞移植前患者,如单独应用铁螯合剂而祛铁疗效不佳,可予 2 种铁螯合剂联合应用。联合策略包括应用 DFO 和 DFP,DFP 和 DFX,以及 DFO 和 DFX。重型 β 地贫合并急性心力衰竭患者建议联合高剂量连续静脉滴注 DFO 和口服 DFP 治疗。

重型 β-地贫祛铁治疗策略:由于铁螯合剂可影响小儿骨骼生长,原则上祛铁治疗尽量在 2~3 岁后进行。为避免不稳定性铁池中的铁随时释放对组织和细胞损伤,理想的祛铁治疗应维持 24h 进行,特别是对重度铁过载患者更应如此。当体内铁水平降低后,应减少祛铁剂的剂量,而不应停药或减少用药次数。研究结果显示,长期维持血清铁蛋白在 $2\,500\mu$g/L 以下,能显著降低 2/3 以上地贫患者发生心脏并发症和死亡风险。大规模病例研究表明,地贫祛铁治疗应维持患者血清铁蛋白在 $1\,000\mu$g/L 以下。重型 β-地贫患者治疗可参照表 2-4-3-1。

表 2-4-3-1 祛铁方案

预防治疗	SF$<2\,500\mu$g/L 心脏 T2* >20ms	DFO:40~60mg/(kg·d),静脉注射或皮下注射,每周 5d 或 DFP:75mg/(kg·d),口服,每日 3 次 或 DFX:10~30mg/(kg·d),口服,每日 1 次 根据血清铁蛋白趋势调整剂量
强化治疗	SF$>2\,500\mu$g/L 心脏 T2* >20ms	DFO:40~60mg/(kg·d),静脉注射或皮下注射,每周 5~7d 或 DFP:75~100mg/(kg·d),口服,每日 3 次 或 DFX:30~40mg/(kg·d),口服,每日 1 次
挽救治疗	T2* <20ms 无心力衰竭	DFP & DFO 的联合治疗 DFP 75~100mg/(kg·d),口服,每日 3 次+DFO 50~60mg/(kg·d),静脉注射,每周 5~7d 或 DFX40mg/(kg·d),口服,每日 1 次 或 DFX & DFO 联合治疗:DFX 40mg/(kg·d),口服,每日 1 次+DFO 50~60mg/(kg·d),静脉注射,每周 5~7d 或 DFX &DFP 联合治疗:DFX 40mg/(kg·d),口服,每日 1 次+DFP 75~100mg/(kg·d),口服,每日 3 次
紧急治疗	T2* <10ms 心力衰竭	DFO &DFP 的联合治疗 DFO 60mg/(kg·d),静脉注射,维持 24h,每日 1 次+DFP 100mg/(kg·d),口服,每日 3 次 或 DFO&DFX 的联合治疗 DFO 60mg/(kg·d),静脉注射,维持 24h,每日 1 次+DFX 40mg/(kg·d,口服,每日 1 次

3. 脾切除及脾动脉栓塞　对巨脾或/和脾功能亢进的重型和中间型 β 地贫患者可行脾切除术或脾动脉栓塞术,以减轻溶血。切脾指征:①脾大 6cm 以上或脾功能亢进;②每年输血量超过 200~250mL/kg 红细胞者;③5 岁以上(6 岁以前小儿机体免疫功能发育未完善,术后常并发严重感染)。脾切后患者输血量减少、红细胞寿命延长、贫血症状改善,目前认为中间型 β-地贫、β-地贫复合 HbE 病患者脾切效果好,脾切除后因免疫功能减低容易合并感染,同时血小板明显增高,易导致血栓栓塞,肝脏含铁血红素沉积加重并明显增大,其他器官亦受累。脾切除后应立即给予抗生素预防感染 1~2 个月。脾切术后血 PLT>500×10^9/L 应给予阿司匹林、双嘧达莫等抗凝药物,如 PLT>800×10^9/L 应给予羟基脲降血小板治疗。

4. 抗氧化剂　如维生素 E 50mg/d,维生素 C 100~200mg/d;阿魏酸钠(当归的成分之一),剂量为 150~300mg/d 等能稳定红细胞膜,减轻溶血。

5. γ珠蛋白基因活化剂　该类药物对中间型 β 地中海贫血、β 地中海贫血复合 HbE 病效果较好,但对重型 β 地中海贫血效果较差。可提高 γ 珠蛋白基因的表达,增加 HbF 合成,改善 α 珠蛋白链/非 α 珠蛋白链的比例失调,改善贫血症状。常用的药物有:羟基脲(hydroxycarbamide)剂量为 25~50mg/(kg·d)、5-氮胞苷(azacytidine,5-Aza)、白消安(busulfan)、丁酸钠类、促红细胞生成素、中成药益髓生血颗粒等。近年研究显示沙利度胺、5-氯杂烷、地西他滨、短链脂肪酸等也能活化 γ 珠蛋白基因,改善贫血症状。其中沙利度胺疗效显著但其长期的安全性有待观察,尤其对生殖系统、神经毒性限制其在儿童及青少年患者的应用。目前沙利度胺仅在成人患者中有使用经验,使用剂量为 50~100mg/d。

6. 改善无效造血　罗特西普(luspatercept)是一种晚期红细胞成熟剂,可促进 β 地贫患者骨髓内红细胞分化成熟,适用于治疗 ≥18 岁输血依赖型 β 地贫患者;推荐起始剂量为 1.0mg/kg,每 3 周 1 次;以 1.0mg/kg 起始剂量至少连续给药 2 次(6 周)后未达到 RBC 输血负荷降低,则应将剂量增加至 1.25mg/kg。最大治疗剂量不应超过每 3 周 1.25mg/kg。罗特西普常见不良反应包括一过性骨痛、关节痛、眩晕、高血压和高尿酸血症,大多数为轻中度。目前,罗特西普对儿童输血依赖型 β 地贫患者的疗效和安全性的相关研究正在进行。

7. 造血干细胞移植　是目前根治输血依赖型 β 地贫的唯一方法。我国主要地贫移植中心的地贫移植无地贫生存率(TFS)达 90% 以上,是输血依赖型 β 地贫治疗的最佳选择。根据供体来源不同,地贫移植分为人类白细胞抗原(HLA)全相合同胞供者移植(MSD-HSCT)、非血缘供者移植(UD-HSCT)和 HLA 单倍体移植(haplo-HSCT);根据干细胞来源分为骨髓移植(BMT)、外周血干细胞移植(PBSCT)和脐带血移植(UCBT)。

(1) 移植前危险度评估及移植时机:既往国际多采用 Pesaro 评分,根据有无肝大(≤肋下 2cm)、肝纤维化和铁螯合剂是否规则应用分成三个危险度。我国重型地贫患者绝大多数属于 Ⅱ 度及以上,少有 Ⅰ 度。因肝活检为侵入性操作,故 Pesaro 分级方案在我国的临床应用有一定的局限性。因此移植前规则输血及规则祛铁治疗尤为关键。年龄大小与病程长短、铁负荷、器官损伤程度是一致的,患者年龄≥7 岁同时伴肝右肋下≥5cm 是移植的高危因素,移植相关死亡率增加。因此,HSCT 最佳年龄为 2~7 岁,年龄≥16 岁是移植的高危因素。对有 HLA 全相合供者、年龄 16 岁以下、器官功能正常、没有严重感染的输血依赖型 β 地贫患者,宜尽快考虑移植。

(2) 移植供体及干细胞选择:①人类白细胞抗原(HLA)配型选择供体:选择顺序是 HLA 全相合同胞供者→非血缘 HLA 全相合供者→单倍体供者。有经验的 HSCT 中心可考虑采用非血缘或单倍体 HSCT。HLA 全相合同胞 BMT 和 PBSCT 植入率高,而 UCBT 则应保证一定阈值的单个核细胞数(MNC)数和 $CD34^+$ 细胞数。②以 MNC 数与 $CD34^+$ 细胞数选择移植物:保证移植成功的细胞数"阈值",BMT 时要求 MNC 为 $(2~4)×10^8$/kg,$CD34^+$ 细胞为 $(2~4)×10^6$/kg;PBSCT 时 MNC ≥$4×10^8$/kg,$CD34^+$ 细胞 ≥$4×10^6$/kg;UBCT 时 MNC ≥$3.7×10^7$/kg,$CD34^+$ 细胞 ≥$2.3×10^5$/kg,有利于植入。广西医科大学第一附属医院方案推荐 MNC$(8~12)×10^8$/kg,$CD34^+$ 细胞$(8~12)×10^6$/kg 有助于植入、减少移植物排斥和减少移植物抗宿主病的发生。

(3) 移植预处理方案:经典清髓方案为白消安(BU)及环磷酰胺(CY)。为减少移植物排斥及移植物抗宿主病,预处理方案中可酌情加用抗胸腺细胞球蛋白(ATG)、氟达拉滨(Flu)和噻替哌(TT)。国内常用的移植预处理方案包括:广西医科大学第一附属医院的 BU+Cy+Flu+ATG 方案(GX-07 方案)和南方医院的 BU+Cy+Flu+TT 方案(NF-08-TM)等。

(4) 移植物抗宿主病(GVHD)的预防方案:HLA 全相合同胞供者移植建议采用 CsA+MTX+MMF 方案;术后维持 CsA 血药浓度(200±50)μg/mL,如无 GVHD 表现,移植术后 12 个月起缓慢减量,至术后 18个月停用,取得很好的临床效果,无关供者移植和单倍体移植建议选择 FK506+MTX+MM 方案或选择 PT-CY 方案。FK506 的目标谷浓度范围为(10±5)ng/mL。

(5) 肝静脉闭塞病(VOD)的防治方案:地贫患者因肝铁过载等原因,VOD 发生率高达 10%,应十分注意 VOD 的预防、早期诊断及治疗。VOD 预防可采用肝素、前列地尔、熊去氧胆酸等;治疗方面,除可应用肝素、前列地尔和熊去氧胆酸治疗外,应及早暂停环孢素或他克莫司,有利于防止 VOD 病情进展恶化,改用甲泼尼龙联合 CD25 单抗等加强 GVHD 预防,并停用损害肝功能的药物。待病情缓解后再尝试用回环孢素或他克莫司或改用其他免疫抑制剂。对于中重度 VOD,可使用去纤核苷酸(defibrotide,DFT)治疗。

(6) 移植后嵌合状态:移植后监测供者植入百分比对预测移植排斥或移植失败有重要的临床意义。移植后嵌合状态分 3 个水平:嵌合程度 1(受者细胞百分比<10%),嵌合程度 2(受者细胞百分比占 10% ~ 25%),嵌合程度 3(受者细胞百分比>25%)。宿主残余造血干细胞比例升高会增加移植物排斥风险,当出现嵌合程度 3 时,96% 患者会出现移植物排斥风险。对嵌合程度 1 患者,应严密观察;对嵌合程度 2 患者,可减停免疫抑制药物;嵌合程度 3 患者,可应用供者淋巴细胞或供者干细胞输注,建议造血干细胞植入后 3个月内每周监测嵌合状态,以后可每 1~3 个月进行监测,直到移植后 2 年。

8. 基因治疗　地贫是单基因遗传性疾病,是基因治疗的理想对象。目前 β 地贫的基因治疗可分为基因替代疗法和基因编辑疗法两种。基因替代疗法是采用慢病毒载体将正确的 β 珠蛋白基因导入患者造血干细胞,并回输给患者,达到提升 β 珠蛋白表达,促使 HbA 生成的目标。此类代表性药物是 BlueBird Bio(美国蓝鸟生物公司)的"LentiGlobin"(Zynteglo),于 2019 年在欧洲有条件批准上市。基因编辑疗法是通过抑制 β 珠蛋白基因簇的调控因子 BCL11A 从而提高 γ 珠蛋白基因表达。通过 CRISPR 基因编辑BCL11A,以提升 γ 珠蛋白基因表达,改善患者贫血状况。CRISPR Therapeutics 公司于 2018 年 8 月 31 日启动了全球首个基于 CRISPR 基因编辑技术提高 γ-珠蛋白表达的临床试验,受试患者平均随访 8.7 个月,绝大部分患者的 HbF 表达显著提高,部分患者的总 Hb 量大于 100g/L。国内多家医疗机构先后利用CRISPR-Cas9 技术靶向 γ-珠蛋白编辑靶点,进行了基因编辑治疗输血依赖型 β 地贫患者的临床研究,均已取得初步成效,共完成 10 余例输血依赖型 β 地贫移植,患者 HbF 在移植后 1 个月开始出现显著上升,使部分输血依赖型 β 地贫患者摆脱输血依赖,研究随访仍在进行中。然而,目前基因治疗临床经验有限,需要更多的临床数据和大规模试验来证明基因治疗是一种安全和治愈性血红蛋白病的治疗方法。

(七) 预防

重型 β 地贫危害大,临床治疗成本高,效果仍不理想。因此,预防控制显得尤为重要。预防控制的主要措施包括通过社区筛查、遗传咨询和产前诊断手段控制重型 β 地贫患儿的出生。对于有重型地贫患儿出生史、夫妻均为地贫携带者的高危孕妇应严格进行产前诊断。产前诊断包括取胎儿绒毛、羊水及胎儿脐带血作基因分析。其中以早期绒毛为首选,取胎儿绒毛以孕 8~12 周为最佳时间;若错过采集绒毛的时机,可于孕 16~24 周采集羊水,并经培养去除母血细胞后提取胎儿 DNA 进行基因分析;经胎儿脐静脉穿刺取血样提取胎儿 DNA 也可以用于产前诊断,一般在孕 20~26 周进行。但上述均为侵入性产前诊断途径,存在一定的风险性,近年来逐渐发展了一种非损伤性、非侵入性产前诊断方法,即从孕妇外周血中提取胎儿 DNA 用于基因分析。国内龙兴江等首次利用孕妇外周血浆中的游离胎儿 DNA 以及母源性游离 DNA在 PCR 反应中扩增效率的不同对巴氏水肿胎儿进行无创性产前诊断,方法安全、可靠。在优化实验条件的前提下,该方法有望用于 α0 基因携带者和巴氏水肿胎儿的无创性产前基因诊断。产前诊断是预防与监控的结果,具有很强的社会意义和实用价值,特别是在地贫高发区是控制重型地贫患儿出生,预防地贫的关键。

三、δ 地中海贫血

δ 地中海贫血是 δ 珠蛋白链合成缺乏的一类遗传性疾病。若为纯合子,则无 δ 链合成,血红蛋白电泳显示 HbA2(α2δ2)完全缺失;若为杂合子,则显示 HbA2 减少。至今共发现 19 种 δ 地中海贫血类型,大部分为点突变,仅有一种为基因缺失。由于 HbA2 是血红蛋白的次要成分,仅占血红蛋白的 2.2% ~ 3.5%,故无论是 HbA2 缺如或减少,均不产生明显影响。本病无临床表现,不需任何治疗,故无临床意义。

四、δβ 地中海贫血

该类地贫以 δ 珠蛋白和 β 珠蛋白表达受抑为特征,包括多种亚型,择其主要者叙述如下:①(δβ)0地中海贫血:患者的 δ 基因和 β 基因缺失并为纯合子时,完全无 δ 链、β 链生成,HbA 和 HbA2 缺如,只有 HbF 生成,分布于所有红细胞中。临床表现类似于中间型 β 地贫,有轻度到中度贫血,肝脾轻到中度肿大,溶血发作时可有黄疸。一般不威胁患者生命,多可生存至成年。诊断及处理原则与 β 地贫相似。②(δβ)+地中海贫血虽有 δ 基因和 β 基因缺失但为杂合子,仍有部分 δ 链和 β 链生成,故 HbA2 正常或轻度减少,HbF 约占血红蛋白的 5% ~ 20%,余为 HbA。其临床表现与杂合子 β 地贫相似,处理原则也相同。

五、血红蛋白 Lepore 综合征

Hb Lepore 是由于 DNA 顺序缺失导致 δ 珠蛋白基因和 β 珠蛋白基因融合的产物。据推测是在减数分裂过程中 δ 珠蛋白基因和 β 珠蛋白基因发生非同源配对并发生不等交换而产生了新的 δβ 融合基因,此融合基因编码出部分 δ 链和部分 β 链组成的异常非 α 链,导致本病。由于 δ 基因和 β 基因发生非同源性不对称交换点不同,产生的异常非 α 链的氨基酸组成亦有不同,因此 Hb Lepore 不止一种。

临床表现取决于患者是纯合子还是杂合子。杂合子临床表现与杂合子 β 地贫相似,可有轻度低色素性贫血、脾轻度肿大。血红蛋白电泳显示 Hb Lepore 约占 8%,HbF 轻度增加(3% ~ 14%),HbA2 正常或减少(1.2% ~ 2.6%),余为 HbA。纯合子的临床表现与纯合子 β 地中海贫血相似,有严重贫血、黄疸、特殊面容、肝脾大、骨骼改变等。血红蛋白电泳中约 20% 为 Hb Lepore,80% 为 HbF,而 HbA 和 HbA2 缺如。本病的处理原则与相似的地贫相同。

六、εβγδ 地中海贫血

ε、β、γ 和 δ 基因相互邻近,同位于第 11 号染色体短臂上,由于包括这 4 个基因在内的大片段(可长达 55 000 对碱基)基因缺失而导致本病。本病少见,目前仅发现有杂合子。临床表现在患者出生时有新生儿溶血,在成人时,临床表现与杂合子 β 地中海贫血相似,处理原则亦相同。

七、遗传性胎儿血红蛋白持存综合征

遗传性胎儿血红蛋白持存综合征简称 HbF 持存或 HPFH(hereditary persistence of fetal hemoglobin),特点是高浓度的 HbF 持续存在至成年,并均匀分布于各红细胞中。按分子病理可将本病分为两类:一类是包括 δ 和 β 基因在内的大片段基因缺失,但 γ 基因未受影响,简称缺失型 HPFH,多见于非裔美国人,也可见于印度和东南亚;另一类是 Aγ 基因或 Gγ 基因与 β 基因在减数分裂时发生不对称交换,产生融合基因(Aγβ+或 Gγβ+),同时由于 γ 基因转录调控区发生点突变,使 γ 基因的转录增加,γ 链合成因而增加,此型又简称非缺失型 HPFH,除非裔美国人外,也可见于希腊人及英国人。缺失型 HPFH 纯合子患者的血红蛋白 100% 为 HbF,而无 HbA、HbA2,此因无 δ 链、β 链合成的缘故。其 HbF 中的 γ 链可以为 Aγ,也可以为 Gγ,或两者并存,这取决于基因缺失长度、位置对 Aγ 和 Gγ 基因表达的影响而定。患者的红细胞可呈低色素、大小不均,但无明显临床表现,不需特殊治疗。缺失型 HPFH 杂合子患者的血红蛋白中 20% ~ 30% 为 HbF,HbA2 轻度减少为 1.0% ~ 2.1%,余为 HbA。患者无临床表现,不需治疗。非缺失型 HPFH 杂合子患者血红蛋白的 10% ~ 20% 为 HbF,HbA2 正常或轻度减少,余为 HbA。纯合子患者的血红蛋白的 20% 为 HbF。无论是纯合子抑或杂合子,患者的血象均正常,无临床表现,不需治疗。

(赖永榕)

参考文献

［1］ 邓家栋,杨崇礼,杨天楹,等.临床血液学［M］.上海:上海科学技术出版社,2001:578-627.

［2］ 全国 Hb 病研究协作组.20 省、市、自治区 60 万人 Hb 病调查［J］.中华医学杂志,1983,63:382-385.

［3］ HIGGS DR,WEATHERALL DJ. TheHemoglobinopathies. Baillière′s Clinical Haematology［M］. London:W B Saunders Company,1993:117-150.

［4］ 王振义,陆道培,阮长耿.现代临床血液病学［M］.上海:复旦大学出版社,2013:528-536.

［5］ 张俊武,龙桂芳.血红蛋白与血红蛋白病［M］.南宁:广西科技出版社,2003:204-258.

［6］ CAPPELLINI MD,FARMAKIS D,PORTER J,et al. 2021 Guideline for The Management of Transfusion Dependent Thalassemia (TDT)［S］. Thalassemia International Federation,2021.

［7］ Guideline for The Management of Non Transfusion Dependent Thalassemia (NTDT)［S］. Thalassemia International Federation,2013.

［8］ 中华医学会儿科学分会血液学组,《中华儿科杂志》编辑委员会.重型 β 地中海贫血的诊断和治疗指南(2017 年版)［J］.中华儿科学杂志,2018,56(10):724-729.

［9］ 中华医学会血液学分会红细胞疾病学组.非输血依赖型地中海贫血诊断与治疗中国专家共识(2018 年版)［J］.中华血液学杂志,2018,39(9):705-708.

［10］ PENNELL DJ,BERDOUKAS V,KARAGIORGA M,et al. Randomized controlled triaofdeferiprone or deferoxamine in beta-thalassemia major patients with asymptomatic myocardial siderosis［J］. Blood,2006,107(9):3738-3744.

［11］ BELMONT A,KWIATKOWSKI JL. Deferiprone for the treatment of transfusional iron overload in thalassemia［J］. Expert Rev Hematol,2017,10(6):493-503.

［12］ CAPPELLINI MD,COHEN A,PIGA A,et al. A phase 3 study ofdeferasirox(ICL670),a once-daily oral iron chelator,in patients with beta-thalassemia［J］. Blood,2006,107(9):3455-3462.

［13］ LUKENS J. The abnormal hemoglobins:general principles∥LEE CR,BITHELL TC,FOERSTER J,et al. Philadelphia:Williams E wilkins,1999:1329.

［14］ YARDUMIAN A,TELFER P,DARBYSHIRE P. Standards for the clinical care of children and adults withthalassaemia in the UK［M］. 2nd ed. London:United Kingdom Thalassaemia Society,2008.

［15］ PENNELL DJ,UDELSON JE,ARAI AE,et al. Cardiovascular function and treatment inβ-thalassemia major:a consensus statement from the American Heart Association［J］. Circulation,2013,128(3):281-308.

［16］ FRANGOUL H,ALTSHULER D,CAPPELLINI MD,et al. CRISPR-Cas9 Gene Editing for Sickle Cell Disease and β-Thalassemia［J］. N Engl J Med,2021,384(3):252-260.

［17］ CHEN JM,ZHU WJ,LIU J,et al. Safety and efficacy of thalidomide in patients with transfusion-dependentβ-thalassemia:a randomized clinical trial［J］. Signal Transduct Target Ther,2021,6(1):405.

［18］ CAPPELLINI MD,VIPRAKASIT V,TAHER AT,et al. A Phase 3 Trial ofLuspatercept in Patients with Transfusion-Dependent β-Thalassemia［J］. N Engl J Med,2020,382(13):1219-1231.

［19］ ANGELUCCI E,MATTHES-MARTIN S,BARONCIANI D,et al. Hematopoietic stem cell transplantation in thalassemia major and sickle cell disease:indications and management recommendations from an international expert panel［J］. Haematologica,2014,99(5):811-820.

［20］ 中华医学会血液学分会干细胞应用学组.中国异基因造血干细胞移植治疗血液系统疾病专家共识(Ⅰ)——适应证、预处理方案及供者选择(2014 年版)［J］.中华血液学杂志,2014,35(8):775-780.

［21］ LI C,WU X,FENG X,et al. A novel conditioning regimen improves outcomes in β-thalassemia major patients using unrelated donor peripheral blood stem cell transplantation［J］. Blood,2012,120(19):3875-3881.

［22］ LI Q,LUO J,ZHANG Z,et al. G-CSF-Mobilized Blood and Bone Marrow Grafts as the Source of Stem Cells for HLA-Identical Sibling Transplantation in Patients with Thalassemia Major［J］. Biol Blood Marrow Transplant,2019,25(10):2040-2044.

［23］ LAI X,LIU L,LI Q,et al. Hepaticveno-occlusive disease/sinusoidal obstruction syndrome after hematopoietic stem cell transplantation for thalassemia major:incidence,management,and outcome［J］. Bone Marrow Transplant,2021,56(7):1635-1641.

第四节 遗传性球形红细胞增多症

遗传性球形红细胞增多症（hereditary spherocytosis,HS）是一种红细胞膜蛋白基因异常所致的遗传性溶血性疾病,是先天性红细胞膜异常疾病中最常见的一类,其临床特征为程度不一的溶血性贫血、间歇性黄疸、脾大和脾切除后能显著改善症状。血液学特征为外周血可见小球形红细胞和红细胞渗透脆性显著增加。

一、HS 的发病机制及临床表现

（一）HS 的遗传学特征及发病机制

HS 的遗传方式有常染色体显性遗传、常染色体隐性遗传及新的基因突变等。由于遗传或基因突变导致红细胞骨架的一种成分的缺乏或功能障碍,导致红细胞的形态异常和寿命较短。其分子缺陷主要发生在膜收缩蛋白（a、β 链）（α-spectrin、β-spectrin）、锚蛋白（ankyrin）、带 3 蛋白（band 3）和 4.2 蛋白（protein 4.2）（表 2-4-4-1）。

表 2-4-4-1　HS 的遗传学特征

锚蛋白缺陷	编码基因	染色体异常	遗传方式
ankyrin	ANK1	8p11.2	常染色体显性/隐性遗传
α-spectrin	SPTA1	1q22-23	常染色体隐性遗传
β-spectrin	SPTB	14q23-24.1	常染色体显性遗传
band 3	SLC4A1	17q21-22	常染色体显性遗传
protein 4.2	EPB42	15q15-q21	常染色体隐性遗传

正常红细胞呈双凹形,具有较高的可塑性,具有完整的结构和适当的离子渗透性。而 HS 收缩蛋白缺乏导致膜脂质缺乏支撑而自动流失,形成球形红细胞,而 HS 由于原发性膜缺陷,膜的被动性钠盐流入的通透性增加,水随钠盐而进入细胞内,为了保持细胞内外钠盐浓度的正常比例,就需要产生更多的 ATP,以加速钠的排出和钾的摄入。球形红细胞的糖酵解率往往较正常红细胞增加 20%~30%,以补偿大量 ATP 的消耗。由于细胞膜变形性和柔韧性减退而被阻留在脾索内,不能通过内皮细胞间空隙进入脾窦。大量红细胞在脾索内滞留过程中,ATP 及葡萄糖进一步消耗,代谢缺陷更加剧,终致破坏而溶解。

（二）HS 临床表现

HS 贫血可轻可重,分为以下 4 种:①无症状携带者临床无溶血征象,但红细胞渗透脆性可增加;②轻型 HS 由于骨髓代偿功能好,可无或仅有轻度贫血及脾大,血清胆红素和网织红细胞计数轻度增高,外周血球形红细胞少见;③典型 HS 自幼年发病,有轻及中度贫血,有明显的家族史;④重型 HS 少见,贫血严重,常依赖输血,生长迟缓,面部骨结构改变类似珠蛋白生成障碍性贫血,易出现溶血或再生障碍性危象。

并发症包括:①溶血危象,由于溶血加重（可能由感染引起）,黄疸更为明显;②再障危象,由于严重溶血而骨髓造血失代偿,也可能由感染引起,例如流行性感冒,尤其是细小病毒 B19 感染;③巨幼细胞贫血危象;④胆囊结石;⑤其他少见的并发症为下肢复发性溃疡、慢性红斑性皮炎和痛风,脾切除后可痊愈。发育异常或智力迟钝很罕见。

二、HS 的诊断

凡 40 岁以下出现胆石症、间歇性黄疸、贫血、新生儿期高胆红素血症等都应怀疑 HS。典型病例具有脾大、黄疸、贫血、球形红细胞增多,结合红细胞渗透脆性增加等实验室检查,有明确的家族史,诊断即可确立。阳性家族史对诊断有利,但如临床和实验室检查均有典型改变,即使家族史阴性,亦可确诊,因为双亲之一可能存在很轻微的疾病,以致常规检查技术不能识别。因此少数 HS 需要详细的家系调查或切脾后有效才能确立诊断。极少数 HS 的诊断需借助红细胞膜蛋白电泳或基因分析（HS 诊断流程见图 2-4-4-1）。

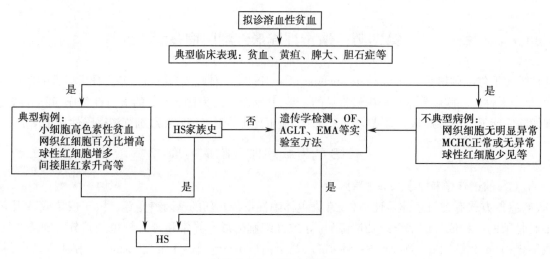

图 2-4-4-1 HS 诊断流程

三、HS 的实验室检查

实验室检查主要依靠的实验室检查如下几种。

（一）血常规

贫血一般不重，但危象时血红蛋白可低至 30g/L 左右。网织红细胞计数增高，一般为 5%~20%。当再生障碍危象发生时，红细胞数量急剧下降，但网织红细胞反而减少甚至缺如。50% 以上的 HS 患者 MCHC 增高，MCV 降低，呈小细胞高色素性贫血。

（二）红细胞形态

红细胞形态单一，体积小，呈球形，细胞中央浓密而缺乏苍白区（图 2-4-4-2）。典型小球形红细胞数量可从 1%~2% 到 60%~70%，大多在 10% 以上（正常人<5%）。但有约 20%~25% 的 HS 缺乏典型的球形红细胞。

（三）红细胞渗透脆性试验（erythrocyte osmotic fragility test, EOFT）

EOFT 是测定红细胞在不同浓度的低渗盐水溶液内的抵抗能力，主要受红细胞表面积和体积比值的影响。HS 红细胞表面积/体积比值低，渗透脆性增高。正常红细胞开始溶血的生理盐水浓度为 0.42%~0.46%，完全溶血为 0.28%~0.32%。HS 红细胞开始溶血的浓度多为 0.52%~0.72%，少数为 0.87%。约 20%~25%患者缺乏典型的球形红细

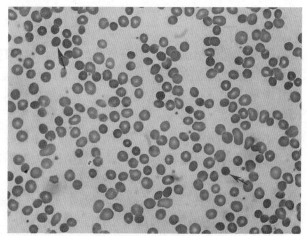

图 2-4-4-2 HS 外周血涂片
箭头所示为体积小，呈球形，细胞中央浓密而缺乏苍白区球性红细胞

胞，渗透脆性试验可正常，但将患者红细胞孵育 24h 后，再进行 OF 试验，可使灵敏度提高。免疫介导的溶血性贫血和其他溶血性疾病可能出现假阳性。

（四）酸化甘油溶血试验（acidified glycerollysis test, AGLT）

AGLT 是测定红细胞在一定浓度的甘油试剂中的溶解速度，用溶解率在 50% 时的时间来表示（称 AGLT50），正常参考值>290s。HS 的 AGLT50 一般在 140s 之内，较正常人显著缩短。作为 HS 的过筛试验，灵敏度高于 OF，但特异度不高，自身免疫性溶血性贫血、慢性肾衰竭、白血病、妊娠状态可能出现假阳性。

（五）流式细胞仪测定

应用伊红-5-马来酰亚胺（eo-sin-5-maleimide, EMA）标记红细胞，流式细胞仪测定荧光强度。可反映

Rh 相关的整合蛋白和带 3 蛋白的量。HS 的荧光强度显著降低。

（六）红细胞膜蛋白定性分析

采用十二烷基硫酸钠聚丙烯酰胺凝胶电泳（SDS-PAGE）分析膜蛋白,80% 以上的 HS 可发现膜蛋白缺失,结合免疫印迹法（Western blotting）,检出率更高。

（七）红细胞膜蛋白定量测定

可采用放射免疫法或 ELISA 直接测定每个红细胞的膜蛋白的含量。应用现代分子生物学技术可在基因水平检出膜蛋白基因缺陷。例如,采用限制性内切酶片段长度多态性（RFLP）或串联重复序列分析可确定 HS 和某个基因的相关性,用单链构象多态性分析、聚合酶链反应结合核苷酸测序可检测出膜蛋白的基因突变位点。

四、HS 鉴别诊断

外周血涂片出现球形红细胞除了 HS 外,还见于温抗体型自身免疫性溶血性贫血,新生儿 ABO 血型不相容性贫血,热损伤,微血管病性溶血,肝脏疾病,梭菌败血症,输血反应的溶血,某些蛇、蜘蛛、毒虫咬伤,严重的低磷酸盐血症等。

一般而言,HS 外周血仅有小球形红细胞,其他形态异常的红细胞少见,且球形红细胞形态大小比较均匀一致,而其他溶血性疾病外周血除见到少量球形红细胞之外,常能见到其他形态异常的细胞,且球形红细胞大小不一。HS 与自身免疫性溶血性贫血的鉴别,后者在临床更常见,反复的抗人球蛋白试验和对肾上腺皮质激素的治疗反应有助于鉴别,必要时可做红细胞膜蛋白测定。

五、HS 的治疗

HS 治疗的目标是提高生活质量,避免 HS 的并发症,并在出现时进行适当的治疗。对于儿童,血红蛋白一般保持在 70~80g/L 以上,对于新生儿来说,关于输血红细胞的血红蛋白阈值没有明确的共识,新生儿输血的指针在于血流动力学稳定性和溶血程度。促红细胞生成素治疗对大多数 HS 的婴儿有益。对 HS 导致高胆红素血症的新生儿应及时治疗以避免核黄疸。如决定进行换血治疗应考虑多种因素,包括胎龄和实际年龄,以及非结合胆红素水平等。

脾切除对本病有显著疗效。而脾栓塞治疗 HS 近期疗效良好,远期因脾功能恢复,疗效欠佳,因此不推荐。切脾指征取决于患者症状的严重程度,根据贫血的影响、输血的需要或与胆石症相关的症状来判断。应严格掌握切脾指征,因为切脾后可发生致命的败血症,尤其是儿童发生率较高,即使术前接受疫苗接种,术后采用抗生素预防,仍不能完全避免败血症的发生。此外尚有切脾后反应性血小板增多症和肺动脉高压及术后血栓形成的危险。因此脾切除适用于严重型 HS,中度 HS 有脾大贫血,如可代偿,也可不切脾。

脾切除的指征:①Hb≤80g/L,网织红细胞>10% 的重型患者。②Hb 80~110g/L,网织红细胞 8%~10% 的患者具有以下一种情况者才考虑切脾:a. 贫血影响生活质量或体能活动;b. 贫血影响重要脏器功能;c. 发生髓外造血性肿块。③年龄限制:主张 10 岁以后手术。对于重型 HS,手术时机也应尽可能延迟至 6 岁以上。应提倡腹腔镜切脾,儿童严重型 HS 也可考虑脾次全切除,以减少术后感染,但易复发。有症状的胆石症才考虑同时切除胆囊。

脾切除失败的原因为:①存在副脾;②因术中脾破裂而致脾组织植入腹腔形成再生脾;③特殊类型的重型 HS;④诊断错误或同时合并其他溶血性疾患如 G6PD 缺乏症。

由于红细胞生成活性增加以补偿溶血,HS 患者的叶酸消耗量增加,因此需要充分补充,特别是对于中度至重度疾病的患者。

六、HS 脾切除后的疗效标准

1. 临床缓解 贫血及溶血症状消失,血红蛋白达到男性 120g/L,女性 100g/L 以上,网织红细胞降至 3% 以下,随访 1 年以上无复发者。

2. 明显进步 溶血及贫血较前显著改善,血红蛋白保持 70g/L 以上,网织红细胞降至 8% 以下,不再输血,随访1年以上病情稳定者。

3. 无效　临床症状及血象未能达到明显进步标准者。

4. 复发　脾切除后有效,以后血象又复恶化者。

七、HS 的预后和随访

HS 以轻型占多数,携带者和轻型 HS 甚难诊断,只有在临床突发事件,如妊娠、叶酸缺乏、感染等时才出现贫血。应定期对确诊 HS 的儿童进行随访。对于大多数儿童(轻型),每年随访一次,并应该在每次随访时关注患儿的父母。每次就诊时,应记录一般健康状况、生长情况、脾脏大小和运动耐量。应注意监测细小病毒 B19 感染,避免再障危象的发生。未接受常规叶酸补充的儿童需要检查叶酸水平。胆石症的监测可在 5 岁以后间隔进行超声检查。如长期随访无症状,可调整随访时间为每 3~5 年一次。

对于成年患者,轻型病例应做好宣教及指导,使患者重视疾病的监测,坚持定期检查。对于重型病例,需要定期通过超声检查监测胆石症的发展情况。在非脾切除病例中,每年检查一次铁代谢状况,防止铁过载。

(李莉娟　张连生)

参考文献

[1] MANCIU S,MATEI E,TRANDAFIR B. Hereditary Spherocytosis-Diagnosis,Surgical Treatment and Outcomes. A Literature Review[J]. Chirurgia,2017,112(2):110-116.

[2] HE BJ,LIAO L,DENG ZF,et al. Molecular Genetic Mechanisms of Hereditary Spherocytosis:Current Perspectives[J]. Acta Haematol,2018,139(1):60-66.

[3] RETS A,CLAYTON AL,CHRISTENSEN RD,et al. Molecular diagnostic update in hereditary hemolytic anemia and neonatal hyperbilirubinemia[J]. Int J Lab Hematol,2019,41(Suppl 1):95-101.

[4] BOLTON MAGGS PH,LANGER JC,IOLASCON A,et al. Guidelines for the diagnosis and management of hereditary spherocytosis-2011 update[J]. Br J Haematol,2012,156(1):37-49.

[5] KING MJ,GARÇON L,HOYER JD,et al. ICSH guidelines for the laboratory diagnosis of nonimmune hereditary red cell membrane disorders[J]. Int J Lab Hematol,2015,37(3):304-325.

[6] LIN T,CHEN C,NEPHROLOGY DO. Clinical analysis of thrombotic microangiopathy in 17 children[J]. Journal of Clinical Pediatrics,2019,37(3):188-191.

[7] FARIAS MG. Advances in laboratory diagnosis of hereditary spherocytosis[J]. Clin Chem Lab Med,2017,55(5):944-948.

[8] TAO YF,DENG ZF,LIAO L,et al. Evaluation of a Flow-Cytometric Osmotic Fragility Test for Hereditary Spherocytosis in Chinese Patients[J]. Acta Haematol,2015,135(2):88-93.

[9] 沈悌,赵永强. 血液病诊断及疗效标准[M]. 4 版. 北京:科学出版社,2018:39-42.

[10] 林果为,王吉耀,葛均波. 实用内科学[M]. 15 版. 北京:人民卫生出版社,2017:1702-1703.

[11] BADER-MEUNIER B,GAUTHIER F,ARCHAMBAUD F,et al. Long-term evaluation of the beneficial effect of subtotal splenectomy for management of hereditary spherocytosis[J]. Blood,2001,97(2):399-403.

[12] 卢新天. 遗传性球形红细胞增多症发病机制、诊断及治疗进展[J]. 中国小儿血液与肿瘤杂志,2009,14(6):243-245.

[13] MATSUURA H,SHIRAISHI Y. Haemolytic crisis of hereditary spherocytosis[J]. Postgrad Med J,2022,98(1155):68-69.

[14] ROY SM,BUCHANAN GR,CRARY SE. Splenectomy in children with "mild" hereditary spherocytosis[J]. J Pediatr Hematol Oncol,2013,35(6):430-433.

[15] BIBALO C,LONGO G,VENTURA A. Treatment of asthma based on symptoms[J]. J Pediatr,2015,166(5):1324-1325.

[16] WANG L,HUANG S,CHEN Y,et al. Complications of partial splenic embolization for children with hereditary spherocytosis[J]. Journal of Clinical Medicine in Practice,2018,22(11):95-97.

第五节　葡萄糖-6-磷酸脱氢酶缺乏症

红细胞酶病是遗传性溶血性贫血三大病因之一,其中,葡萄糖-6-磷酸脱氢酶(glucose-6-phosphate dehydrogenase deficiency, G-6-PD)是最早明确病因、发病率最高的红细胞酶病。G-6-PD 是一种存在于体内所有细胞胞质中的酶,在预防活性氧(ROS)对细胞造成的损害方面发挥着至关重要的作用,红细胞最容易受到 ROS 的影响。G-6-PD 缺乏症是一种 X 连锁隐性遗传病,遗传缺陷可在 ROS 产生增加期间导致急性溶血性贫血。G-6-PD 缺乏症最初由食用蚕豆导致急性溶血临床现象而引发关注。流行病学数据显示,G-6-PD 缺乏症高发带地理位置与疟原虫感染地区高度一致,所以认为 G-6-PD 缺陷红细胞对疟原虫感染具有抵抗力,这可能是基因突变在进化过程中的优势选择。在我国,华南、西南地区为高发区,特别是某些少数民族人群,如傣族、基诺族和壮族的发病率较高,而黄河流域及黄河以北地区发病率较低。

一、G-6-PD 缺乏症的遗传学特征

G-6-PD 基因定位于 X 染色体长臂 2 区 8 带(Xq28)。遗传方式为 X 伴性不完全显性遗传。男性患者为半合子,由于只有一条 X 染色体,故酶活力显著缺乏,发生溶血的概率高。男性患者与正常女性婚配,所生儿子全部正常,女儿全部为杂合子。女性有两条 X 染色体,女性杂合子的另一条 X 染色体等位基因正常,通常溶血代偿良好,可不发生贫血,但如酶活力显著减低时也可有临床症状。女性杂合子与正常男性婚配,有 50% 概率遗传给后代,获得突变基因的儿子有临床表现,女儿则 50% 可能为杂合子。女性纯合子有严重溶血表现,女性纯合子与正常男性婚配,儿子携带该缺陷基因的半合子,女儿均为杂合子。基因突变影响 G-6-PD 的编码,迄今已报告 186 种多种基因突变,大多涉及错义突变,单个氨基酸被置换。国人 G-6-PD 基因突变类型与国外报道有显著区别,我国最常见的突变型为 G1376T、G1388A 和 A95G。

二、G-6-PD 缺乏症的分型

WHO 根据 G-6-PD 酶缺乏程度和溶血严重度将 G-6-PD 变异型分为 5 型(表 2-4-5-1)。

表 2-4-5-1　G-6-PD 缺乏症的 WHO 分型

分型	残余酶活性	临床表现	发生率和地域分布	突变类型
I	<1%(严重缺陷)	慢性溶血	罕见,无地域分布特征	G-6-PD-Buenos Aires, G-6-PD Durham
II	<10%(严重缺陷)	蚕豆或药物相关常见的急性溶血	全世界都有分布	G-6-PD-Mediterranean, G-6-PD-Cassa-no, G-6-PD-Santamaria
III	10%~60%(中度缺陷)	偶发急性溶血	疟疾流行地区常见	G-6-PD-A-, G-6-PD-Seattle, G-6-PD-Canton, G-6-PD-Rignano
IV	60%~90%(活性正常)	无症状	发生率未知	G-6-PD-Montalbano, G-6-PD-Orissa
V	>110%(活性增加)	无症状	发生率未知	未报道

三、G-6-PD 缺乏症的临床表现

G-6-PD 缺乏所致溶血的主要表现为四种临床类型:新生儿高胆红素血症、蚕豆病、先天性非球形红细胞溶血性贫血和药物或感染诱发的急性溶血性贫血。绝大多数 G-6-PD 缺乏症无临床表现,在暴露于感染或药物后发生急性溶血,除药物外,感染是诱发溶血的最主要的因素,糖尿病酮症酸中毒也能诱发 G-6-PD 缺陷的红细胞破坏。

1. 新生儿高胆红素血症　新生儿高胆红素血症包括 I 型和 II 型 G-6-PD 缺乏症,常在缺乏明显氧化剂的情况下即发生严重溶血。特别要注意在出生后 24h 内发生的黄疸,发病高峰在出生后 2~3 天,黄疸严重而贫血不明显。

2. 蚕豆病(favism)　蚕豆病俗称胡豆黄,是一种由于进食蚕豆后引起的急性血管内溶血性贫血。蚕豆病主要见于意大利、希腊和亚洲。我国四川、桂林、上海、贵州、云南、安徽、广东、北京、江西等地均有报道,国内并不少见。本病因蚕豆中何种成分引起,尚不清楚,可能与蚕豆中致氧化性溶血的成分有关。患者中绝大多数为 1~5 岁儿童,男性显著多于女性。起病多急骤,均在食新鲜蚕豆后几小时至几日内突然

发作。其严重程度与食豆量无关。患者贫血多严重,黄疸显著,有重度血红蛋白尿。

3. 慢性非球形红细胞性溶血性贫血(chronic non-spherocytic hemolytic anemia,CNSHA)　CNSHA是红细胞酶病溶血性贫血的泛称,其中多数病例是由于G-6-PD缺陷所致的慢性溶血,自婴幼儿时期起即有轻至中度贫血,可因感染、服药而加重。较肯定相关的感染有伤寒、细菌性肺炎、肝炎等,此外尚有流行性感冒、传染性单核细胞增多症、钩端螺旋体病、水痘、腮腺炎等。具有以下几点特征:①孵育前红细胞渗透脆性试验多不增加;②孵育后自体溶血试验阳性,经加入葡萄糖或ATP可部分纠正;③铁粒幼细胞较多见,尤在脾切除后;④切脾的效果不明显或无效;⑤无异常血红蛋白症。

4. 药物或感染诱发的急性溶血性贫血　药物诱发的G-6-PD缺陷溶血性贫血以往称为伯氨喹型药物溶血性贫血。除伯氨喹外尚有多种药物,见表2-4-5-2。均具有氧化剂或具有催化血红蛋白氧化变性作用的特性。典型表现为在服药后2~3天有血管内溶血发作,甚至发生周围循环或肾衰竭。停药后7~10天溶血现象逐渐减退。

表2-4-5-2　可能诱导G-6-PD缺陷患者发生溶血性贫血的药物

药物	明确相关	可能相关	可疑相关
抗疟药	伯氨喹 帕马喹	氯喹	米帕林 奎宁
磺胺药	磺胺醋酰 磺胺吡啶 磺胺甲噁唑	格列本脲 柳氮磺胺吡啶 磺胺二甲嘧啶	磺胺苯砜 磺胺嘧啶 磺胺异噁唑
砜类	氨苯砜 呋喃妥因类 呋喃妥因		
解热镇痛药	乙酰苯胺	阿司匹林	对乙酰氨基酚 非那西丁
其他药物	萘啶酸 尼立达唑 非那吡啶 复方磺胺甲噁唑	环丙沙星 美沙拉秦 氯霉素 维生素K 维生素C	氨基水杨酸 多柔比星(阿霉素) 丙磺舒
其他化合物	樟脑丸 三硝基甲苯	铁苋菜提取物	二巯丙醇

四、G-6-PD缺乏症的诊断

对于有黄疸、贫血、脾大或胆石症家族史的儿童以及因感染、接触已知氧化药物或摄入蚕豆而导致急性溶血反应的儿童和成人(尤其是非洲、地中海或亚裔男性)应高度怀疑。G-6-PD缺陷所致的溶血性贫血的诊断除结合服药史、家族史和临床表现外,主要依靠实验室检查,其主要方法有以下几种。

1. 直接测定红细胞G-6-PD活性　G-6-PD活性是确定G-6-PD缺乏最可靠的方法,具有确诊价值,但方法复杂,不适于临床常规应用。本病酶活性为正常的10%~60%,但在急性溶血期及恢复期,G-6-PD酶活性可正常或接近正常。常用WHO推荐的Zinkhamf法[参考值(12.1±2.09)IU/g Hb,37℃]和ICSH推荐的Glock与McLean法[参考值(8.34±1.59)IU/g Hb,37℃],较正常平均值低40%以上有诊断意义。

2. 高铁血红蛋白还原试验　正常血红蛋白经亚硝酸氧化为高铁血红蛋白,当红细胞G-6-PD活性正常时,由于磷酸戊糖旁路形成的NADPH在亚甲蓝的参与下,使高铁血红蛋白还原为亚铁血红蛋白。如果G-6-PD缺陷,则形成的高铁血红蛋白于一定时间保温条件下还原速度远较正常人慢。高铁血红蛋白为暗红色或棕色,在630nm波长时光密度增高,易与亚铁血红蛋白鉴别。正常人血液孵育4h为红色,如用分光光度计比色,正常人高铁血红蛋白还原率大于75%。如果孵育后血液为棕色,提示G-6-PD活性缺陷,如为棕红色可能为 G-6-PD 活性缺陷的杂合子,比色法显示酶活性显著缺陷的还原率为 30% 以下,杂合子为 31%~74%。该试验简便,敏感性较高,因此用于过筛试验或群体普查,但有假阳性,可受血红蛋白H(HbH)、不稳定血红蛋白、高脂血症及巨球蛋白血症干扰。

3. 氰化物-抗坏血酸盐试验 血红蛋白与抗坏血酸盐接触时能产生过氧化氢,后者将 G-6-PD 缺陷的血红蛋白氧化成高铁血红蛋白,呈现棕色。本法高度敏感,但也要警惕假阳性。

4. 荧光斑点试验 如果受检标本中 G-6-PD 活性正常,则能将试剂中的 NADP 还原为 NADPH,后者在长波紫外线(260~340nm 波长)的照射下发出蓝色荧光。10min 内出现荧光为正常,0~30min 间出现为中间缺乏值,30min 不出现为严重缺乏。如果 G-6-PD 活性低于 25% 即无荧光产生。本试验操作方便,筛检试验中特异性最高。

5. 硝基四氮唑蓝纸片法 还原型辅酶Ⅱ(NADPH)通过吩嗪二甲酯硫酸盐的递氢作用,使硝基四氮唑蓝(淡黄色)还原成紫色的甲䐶。NADPH 生成的量与甲䐶产生的量在一定范围内呈线性关系。根据颜色变化,判断有无 G-6-PD 缺乏。正常酶活性者,温育后纸片应转为紫色。酶活性缺乏者,纸片仍为红色。酶活性中间值或女性杂合体,纸片颜色介于正常与缺乏中间,为淡紫色。

6. 红细胞 Heinz 小体 G-6-PD 缺陷红细胞,由于不能生成 NADPH,GSH 显著减少,使红细胞对氧化剂的攻击敏感性增高,Hb 的巯基遭受氧化损害,形成高铁血红蛋白和变性 Hb,在红细胞内形成 Hb 沉淀物,并与变性的红细胞膜脂质和膜蛋白形成不可逆的变性珠蛋白小体沉淀在红细胞膜上,称 Heinz 小体。在体内形成的 Heinz 小体易被脾从循环红细胞中"剔除",因此脾切除后患者的红细胞中会出现更多的 Heinz 小体。计数正常红细胞中不应发现 Heinz 小体。凡能引起高铁血红蛋白的化学物几乎都能在红细胞内产生 Heinz 小体,G-6-PD 缺乏以及不稳定血红蛋白病导致溶血时也可发现 Heinz 小体。化学药物中毒后 3~4 天,Heinz 小体可多达 30%~50%,G-6-PD 缺乏导致急性溶血后 48h 内,Heinz 小体也明显增多。先加入乙酰苯肼,37℃孵育后再做甲紫活体染色。红细胞内 Heinz 小体>5%,有诊断意义。

上述各项试验必须在溶血高峰时操作,必要时 2~3 个月重复检验。同时检查患者母亲更有意义。此外,尚需注意和获得性 G-6-PD 缺乏症鉴别,白血病和 MDS 可有多种红细胞酶活性改变。各种临床类型诊断标准如下。

(1)G-6-PD 缺乏所致新生儿高胆红素血症:

1)生后早期(多为 1 周内)发生黄疸,成熟儿的血清总胆红素在 205.2μmol/L(12mg%)以上,未成熟儿在 256.5μmol/L(15mg%)以上,主要为非结合胆红素增多。

2)有溶血的其他证据(如贫血、网织红细胞增多、尿胆原增加等)。

3)符合 G-6-PD 缺乏的实验诊断标准。

具备 1)、2)、3)项,又能排除其他原因所致之黄疸者可确诊;不具备第(2)项或/和有其他原因并存者,应疑诊为 G-6-PD 缺乏所致的溶血。

(2)蚕豆病:

1)半个月内有食蚕豆史。

2)有急性溶血的证据。

3)符合 G-6-PD 缺乏的实验诊断标准。

需符合上述 3 项方可诊断蚕豆病。

(3)先天性非球形红细胞溶血性贫血(CNSHA):

1)慢性溶血过程,具有黄疸、贫血、脾大三大特征,有些病例可能为不完全表现。如只有贫血和/或黄疸,或贫血及脾大等。

2)G-6-PD 活性属严重缺乏,其活性接近零。

3)排除其他红细胞酶缺乏和/或异常血红蛋白病。

需符合上述 3 项方可诊断为 G-6-PD 缺乏所致的 CNSHA。

(4)药物性溶血:

1)两天内有服用可疑药物史。

2）有急性溶血的证据。

3）符合 G-6-PD 缺乏的实验诊断标准。

需符合上述 3 项方可诊断为由 G-6-PD 缺乏所致的药物性溶血。

（5）其他诱因（如感染、糖尿病酸中毒等）所致的溶血：

1）有急性溶血证据。

2）符合 G-6-PD 缺乏的实验诊断标准。

3）无常见诱因存在（药物、蚕豆等）。

4）有某种特定的诱因存在，且此种诱因能在其他 G-6-PD 缺乏者引起溶血。

如符合上述 4 项，则应考虑为其他诱因所致的 G-6-PD 缺乏溶血性贫血。

五、鉴 别 诊 断

许多疾病过程可能类似于 G-6-PD 缺乏的病理生理学。因此，差异化考虑应包括：自身免疫性溶血性贫血、胆红素结合障碍（如吉尔伯特综合征）、新生儿溶血病、遗传性球形红细胞增多症、镰状细胞性贫血、地中海贫血等。

六、G-6-PD 缺乏症的治疗

在没有外源性氧化剂作用的情况下，绝大多数 G-6-PD 缺陷者的红细胞表现正常，因此 G-6-PD 缺乏症本身不需要治疗。防治要点是避免氧化剂的摄入和积极控制感染。轻中度急性溶血者需立即停服相关药物（表 2-4-5-2）或控制相应的感染，严重溶血者需少量反复输血。由于 G-6-PD 缺乏引起的新生儿溶血与一般新生儿溶血的处理基本相同，为了防止神经系统受损，当非结合胆红素 >150pmol/L 时需要光疗，>300pmol/L 时需要输注红细胞进行换血疗法。注意水电解质平衡并保持足够多的尿量，警惕肾衰竭的发生。应用有关药物前，均应询问患者及其家属有无溶血或红细胞 G-6-PD 缺陷病史。抗氧化剂（维生素 E、硒）疗效不肯定，不推荐切脾治疗。

七、G-6-PD 缺乏症的疗效标准

G-6-PD 缺乏为遗传性疾病，病因为基因缺陷，目前尚无特殊治疗方法，故无根治标准。但由于 G-6-PD 缺乏所致的溶血性贫血，可通过治疗使病情减轻或加速恢复，在判断疗效时，应注意到此种溶血多为自限性。溶血发生后由于新生红细胞增多，新生红细胞的 G-6-PD 活性较衰老红细胞高，因此 G-6-PD 缺乏的患者新生红细胞 G-6-PD 活性可以正常或接近正常，从而使溶血自行终止。故在判断 G-6-PD 缺乏的致溶血性贫血的疗效时，应对照其自然病程，不可将疾病本身的缓解作为治疗有效。以下列出几种主要的由 G-6-PD 缺乏所致的溶血病病程，供判断疗效时参考。

1. G-6-PD 缺乏所致新生儿高胆红素血症的自然病程

（1）溶血开始时间：以生后 24~72h 为最多（78%），最晚发病时间是生后 9 天。

（2）溶血高峰时间：以生后 4~7 天最多（68.1%），最迟出现溶血高峰的时间是生后 7 天。

（3）黄疸开始消退时间：大多数在生后 5~9 天（61.6%），最迟者在生后 20 天。

（4）溶血持续天数：平均 6 天。

2. 蚕豆病　蚕豆病的一般病程为 2~6 天，死亡大多数发生在起病 2~3 天内，发热和血红蛋白尿在 5~6 天消失，血红蛋白尿消失后黄疸才消退，贫血可持续 1 个月以上。

3. 药物性溶血

（1）发病：一般在服药后 12~48h 发生急性溶血。

（2）急性期：7~12 天。

（3）恢复期：10~40 天。

（李莉娟　张连生）

参考文献

［1］ FRANK JE. Diagnosis and management of G6PD deficiency［J］. Am Fam Physician,2005,72(7):1277-1282.

［2］ 林果为,王吉耀,葛均波. 实用内科学［M］. 15 版. 北京:人民卫生出版社,2017:1706-1709.

［3］ RAVIKUMAR N,GREENFIELD G. Glucose-6-phosphate Dehydrogenase Deficiency:A Review［J］. International Journal of Medical Students,2020,8(3):281-287.

［4］ RUWENDE C,HILL A. Glucose-6-phosphate dehydrogenase deficiency and malaria［J］. J Mol Med(Berl),1998,76(8): 581-588.

［5］ GÓMEZ-MANZO S,MARCIAL-QUINO J,VANOYE-CARLO A,et al. Glucose-6-Phosphate Dehydrogenase:Update and Analysis of New Mutations around the World［J］. Int J Mol Sci,2016,17(12):2069.

［6］ 沈悌,赵永强. 血液病诊断及疗效标准［M］. 4 版. 北京:科学出版社,2018:52-55.

［7］ BIZZARRO MJ,COLSON E,EHRENKRANZ RA. Differential diagnosis and management of anemia in the newborn［J］. Pediatr Clin North Am,2004,51(4):1087-1107.

［8］ BHUTANI VK,JOHNSON LH,KEREN R. Diagnosis and management of hyperbilirubinemia in the term neonate:for a safer first week［J］. Pediatr Clin North Am,2004,51(4):843-861.

［9］ KAPLAN M,HAMMERMAN C,VREMAN HJ,et al. Acute hemolysis and severe neonatal hyperbilirubinemia in glucose-6-phosphate dehydrogenase-deficientheterozygotes［J］. J Pediatr,2001,139(1):137-140.

［10］ BELFIELD KD,TICHY EM. Review and drug therapy implications of glucose-6-phosphate dehydrogenase deficiency［J］. Am J HealthSyst Pharm,2018,75(3):97-104.

第五章　再生障碍性贫血

再生障碍性贫血(aplastic anemia,AA)简称再障,是一种由不同病因和发病机制引起的骨髓造血衰竭(BMF)综合征。临床主要表现为骨髓造血功能低下、全血细胞减少及所致的贫血、出血、感染综合征。

根据患者的病情、血象、骨髓象及预后,通常将该病分为重型(SAA)和非重型(NSAA),也有学者进一步将NSAA分为中间型和轻型,还有学者从SAA中分出极重型(VSAA)。我国早年以急性AA或慢性再生障碍性贫血(CAA)分型,急性AA称为SAA I型,CAA后期发生恶化者称为SAA II型。从病因上,AA可分为先天性(遗传性)和后天性(获得性)。获得性AA根据是否有明确病因分为继发性和原发性,原发性AA即无明确病因者。近年来,多数学者认为T细胞功能异常亢进通过细胞毒性T细胞直接杀伤,和/或淋巴因子介导的造血干细胞过度凋亡引起的骨髓衰竭是获得性AA的主要发病机制。

一、病因和发病机制

多数病因不明确,可能为:①病毒感染,特别是肝炎病毒、微小病毒B19等。②化学因素,特别是氯霉素类抗生素、磺胺类药物、抗肿瘤化疗药物以及苯等。抗肿瘤药与苯对骨髓的抑制与剂量相关,但抗生素、磺胺类药物及杀虫剂引起的再生障碍性贫血与剂量关系不大,与个人敏感有关。③接触X射线、镭及放射性核素等可影响DNA的复制,抑制细胞有丝分裂,干扰骨髓细胞生成,导致造血干细胞数量减少。

传统学说认为,在一定遗传背景下,AA作为一组后天暴露于某些致病因子后获得的异质性"综合征",可能通过3种机制发病:原发、继发性造血干祖细胞("种子")缺陷、造血微环境("土壤")及免疫("虫子")异常。目前认为T淋巴细胞异常活化、功能亢进造成骨髓损伤在原发性获得性AA发病机制中占主要地位。已有学者研究发现,由于未知抗原激活髓系树突状细胞(MDC),导致辅助性T细胞Th0向Th1方向极化,I型淋巴因子分泌增多,CD8$^+$T数量增多、功能亢进,同时Th17增多,调节性T细胞(Treg)数量减少、功能减弱,NK细胞数目减少,加重炎症反应,进而激活CD8$^+$T细胞,损伤自身造血细胞。同时,大量临床实践显示AA患者采用免疫抑制治疗即ATG或环孢素(CsA)等药物有效,更从临床角度证实该疾病与免疫系统异常密切相关。

(一) 免疫功能异常

1. T淋巴细胞异常　AA患者骨髓及外周血细胞中的毒性T细胞明显增多,存在严重CD4$^+$T/CD8$^+$T细胞比例倒置,CD8$^+$T细胞数量增加、功能明显增强,释放大量抑制细胞因子,如穿孔素、颗粒酶、干扰素γ(IFN-γ)等,进而杀伤造血细胞,抑制骨髓造血功能。T淋巴细胞的异常来源于上游免疫抗原的刺激,以及其上游免疫细胞如树突状细胞、巨噬细胞等的激活作用。研究显示,T细胞受到上述刺激后异常分化,Th1细胞增多,Th1/Th2比例明显增高,Th17细胞数量增多。相反,Treg细胞数量明显减少,功能下降。

2. 免疫调控细胞失衡　①树突状细胞(DC):DC是目前发现的功能最强的抗原提呈细胞(APC),研究显示AA患者中的髓样树突状细胞(mDC)亚群比例升高,而浆细胞样树突状细胞(pDC)亚群减少。mDC表面功能分子CD80、CD86表达明显增高,释放IL-12等炎症因子增多,刺激淋巴细胞增殖致其功能增强。进而有学者研究发现,AA患者mDC内多种重要功能蛋白表达增高,其中PKM2已经被证实与疾病进展程度及骨髓增生程度呈显著相关性。表达增高的PKM2具备刺激mDC活化、增强mDC抗原摄取提呈的能力,进而参与mDC刺激CTL细胞活化的过程。②NK细胞:NK细胞是一类大颗粒淋巴细胞,全身广泛分布,通过与靶细胞接触等一系列细胞生物学过程获得激活信号,通过分泌细胞因子、趋化因子及释放毒性颗粒来执行杀伤和免疫调节功能,与自身免疫疾病的发病密切相关。相关研究发现SAA患者NK细胞数量减少、杀伤功能增强,同时NK细胞表面TIM3和NKp46/NCR1的异常表达,提示SAA患者NK细胞缺乏可能导致适应性免疫调节不足,进而参与SAA的发生。

3. 细胞因子风暴　在异常抗原的刺激下,T 细胞功能及免疫调控细胞功能发生异常,在此过程中大量免疫炎症分子被释放,发挥相应作用,从而加重了免疫炎症反应。研究发现,APC 受到刺激,释放 IL-12、IL-6 因子增多,刺激 Th1、Th17 细胞分化,进而释放 IL-17、IFN-γ 等细胞因子,发挥促炎作用,最终激活 CTL 释放 IFN-γ、TNF、穿孔素、颗粒酶等细胞因子及 Fas/FasL 途径引起骨髓造血细胞凋亡。在这一系列的免疫瀑布激活过程中,各种细胞因子相互作用,将 AA 的发病形成一个细胞与细胞、细胞因子与细胞间相互作用的复杂免疫网络。

4. 体液免疫缺陷　一些 AA 患者表现出异 shi 常的体液免疫,其相关抗体介导的破坏可能靶向造血干细胞。因此,这类 AA 患者可能对抑制 B 淋巴细胞介导的免疫治疗药物反应更好。

（二）异常遗传背景

1. 染色体异常　与 AA 相关的细胞遗传学异常是高度异质性的,但大多出现在非整倍体中。在 AA 患者中发现了以下染色体易位,出现概率从高到低依次为:-7/7q-,+8,+6,-13/13q-,-Y,5q-和+9/+9q。包含这些基因异常的干细胞克隆可能会持续存在、短暂存在、自发发生或在治疗后消失。细胞遗传学异常类型与 AA 的预后有关。目前认为,克隆性细胞遗传学异常的存在并不意味着 AA 将演变为克隆性疾病。

2. 端粒异常　端粒含有数百个六聚体重复序列(TTAGGG)和保护性蛋白,是线性染色体的末端,端粒缩短是一种与生物衰老相关的生理现象。研究表明,AA 患者存在端粒缩短、端粒相关蛋白基因异常表达、端粒保护性蛋白 1(POT1)表达降低,这些与 AA 患者的临床症状呈正相关。此外,端粒较长的 AA 患者存活率较高,而端粒较短的患者出现的疾病更严重,病程更长,对 IST 的反应更差,晚期克隆性疾病的发生率更高。在 AA 进展为 MDS 或白血病之前,可以检测到骨髓中的染色体不稳定性。

3. 体细胞突变　PIGA 是编码糖基磷脂酰肌醇(GPI)锚链蛋白的重要基因,其突变可导致 GPI 合成紊乱,这是 PNH 的主要发病机制。在一些确诊的 AA 患者中也发现了 PIGA 突变,但大多数没有表现出与 PNH 相关的症状,只有少数会进展到典型 PNH。同时,研究发现具有 GPI 缺陷的 AA 患者可能对 IST 反应更好,可能因为 PIGA 突变的 HSC 可以逃避 T 细胞介导的破坏。已有学者报道 AA 患者的体细胞突变,包括 ASXL1、DNMT3A 和 BCOR 突变,且 ASXL1 和 DNMT3A 突变的范围可能随着年龄的增长而扩大,这种扩大将伴随着预后不良,与进展为 MDS 密切相关。另外,其他突变(例如 JAK2/JAK3、RUNX1、TP53、CSMD1、TET2、SRSF2、U2AF1、ERBB2 和 MPL)也已被发现和识别。

（三）其他因素

骨髓造血微环境包括血管内皮生长因子(VEGF)、造血生长因子[HGFs;如促红细胞生成素(EPO)、血小板生成素(TPO)、粒细胞集落刺激因子(G-CSF)]和间充质干细胞,所有这些都影响 AA 的发病。早期对 AA 患者的研究表明,VEGF 表达减少会影响骨髓造血。间充质干细胞对造血干细胞的增殖和骨髓的造血重建也至关重要。间充质干细胞增殖不良、克隆能力降低、细胞凋亡增加、T 细胞活化抑制不足可能导致 AA 发病。

此外,病毒对 AA 发病的潜在影响早已被认识到。研究观察到 AA 合并肝炎病毒感染患者临床病理过程复杂,预后差。细小病毒 B19 和爱泼斯坦-巴尔病毒(EBV)与 AA 的发病关系也已被证实。

二、临床表现

（一）重型再生障碍性贫血(SAA)

起病急,进展快,病情重;少数可由非重型进展而来。

1. 贫血　多呈进行性加重,苍白、乏力、头晕、心悸和气短等症状明显。

2. 感染　多数患者有发热,体温在 39℃ 以上,个别患者自发病到死亡均处于难以控制的高热之中。以呼吸道感染最常见,感染菌种以革兰氏阴性杆菌、金黄色葡萄球菌和真菌为主,常合并败血症。

3. 出血　均有不同程度的皮肤、黏膜及内脏出血。皮肤出血表现为出血点或大片瘀斑,口腔黏膜有血疱,有鼻出血、牙龈出血、眼结膜出血等。深部脏器出血时可见呕血、咯血、便血、血尿、阴道出血、眼底出血和颅内出血,后者常危及患者的生命。

（二）非重型再生障碍性贫血（NSAA）

起病和进展较缓慢，病情较重型轻。

1. 贫血　慢性过程，常见苍白、乏力、头晕、心悸、活动后气短等。输血后症状改善，但不持久。

2. 感染　高热比重型少见，感染相对易控制，很少持续1周以上。上呼吸道感染常见，其次为牙龈炎、支气管炎、扁桃体炎，而肺炎、败血症等重症感染少见。常见感染菌种为革兰氏阴性杆菌和各类球菌。

3. 出血　出血倾向较轻，以皮肤、黏膜出血为主，内脏出血少见。多表现为皮肤出血点、牙龈出血，女性患者有阴道出血。出血较易控制。久治无效者可发生颅内出血。

三、实验室检查

1. 血常规　检查白细胞计数及分类、红细胞计数及形态、血红蛋白（Hb）水平、网织红细胞百分比和绝对值、血小板计数（PLT）和形态。

2. 多部位骨髓穿刺至少包括髂骨和胸骨。骨髓涂片分析：造血细胞增生程度；粒、红、淋巴系细胞形态和阶段百分比；巨核细胞数目和形态；小粒造血细胞面积；是否有异常细胞等。

3. 骨髓活检　至少取2cm骨髓组织（髂骨）标本用以评估骨髓增生程度、各系细胞比例、造血组织分布（有无灶性CD34$^+$细胞分布等）情况，以及是否存在骨髓浸润、骨髓纤维化等。

4. 流式细胞术检测骨髓CD34$^+$细胞数量。

5. 肝、肾、甲状腺功能，其他生化，病毒学（包括肝炎病毒、EBV、CMV等）及免疫固定电泳检查。

6. 血清铁蛋白、叶酸和维生素B$_{12}$水平。

7. 流式细胞术检测PNH克隆（CD55、CD59、Flaer）。

8. 免疫相关指标检测T细胞亚群（如CD4$^+$、CD8$^+$、Th1、Th2、Treg等）及细胞因子（如IFN-γ、IL-4、IL-10等）、自身抗体和风湿抗体、造血干细胞及大颗粒淋巴细胞白血病相关标志检测。

9. 细胞遗传学常规核型分析、荧光原位杂交［del（5q33）、del（20q）等］以及遗传性疾病筛查（儿童或有家族史者推荐做染色体断裂试验），胎儿血红蛋白检测。

10. 有条件的医院可开展以下项目　①骨髓造血细胞膜自身抗体检测；②端粒长度及端粒酶活性检测、端粒酶基因突变检测、体细胞基因突变检测。

11. 其他心电图、肺功能、腹部超声、超声心动图及其他影像学检查（如胸部X线或CT等），以评价其他原因导致的造血异常。

四、诊断与鉴别诊断

（一）AA诊断标准

1. 血常规检查　全血细胞（包括网织红细胞）减少，淋巴细胞比例增高。至少符合以下三项中两项：Hb<100g/L；PLT<50×10^9/L；中性粒细胞绝对值（ANC）<1.5×10^9/L。

2. 骨髓穿刺　多部位（不同平面）骨髓增生减低或重度减低；小粒空虚，非造血细胞（淋巴细胞、网状细胞、浆细胞、肥大细胞等）比例增高；巨核细胞明显减少或缺如；红系、粒系细胞均明显减少。

3. 骨髓活检（髂骨）　全切片增生减低，造血组织减少，脂肪组织和/或非造血细胞增多，网硬蛋白不增加，无异常细胞。

4. 一般无肝、脾大；除外先天性和其他获得性、继发性BMF，如PNH、Fanconi贫血、Evans综合征、免疫相关性全血细胞减少等。

（二）AA严重程度确定（Camitta标准）

1. 重型AA（SAA）　①骨髓细胞增生程度<正常的25%；如≥正常的25%但<50%，则残存的造血细胞应<30%。②血常规需具备下列三项中的两项：ANC<0.5×10^9/L；网织红细胞绝对值<20×10^9/L；PLT<20×10^9/L。③若ANC<0.2×10^9/L则为极重型AA（VSAA）。

2. 非重型AA（NSAA）　未达到重型标准的AA。

（三）鉴别诊断

AA 应与其他引起全血细胞减少的疾病相鉴别。AA 属于 BMF。BMF 可以分为先天性和获得性两种，而获得性 BMF 又分为原发性和继发性。其中先天性骨髓衰竭包括 Fanconi 贫血（FA）、先天性角化不良、严重先天性中性粒细胞减少症等疾病，常为 X-性连锁遗传或常染色体遗传的干细胞异常，可伴有其他先天畸形，多见于儿童，且以家族史和发育不全作为重要的诊断依据，成人发病者易被误诊为 AA。

1. 原发性 BMF　原发性 BMF 主要包括：①源于造血干细胞质量异常的 BMF，如 PNH 和骨髓增生异常综合征（MDS）；②自身免疫介导的 BMF，其中又包括细胞免疫介导的 BMF（如 AA）和自身抗体介导的 BMF；③意义未明的血细胞减少（ICUS）[包括非克隆性 ICUS、意义未明克隆性血细胞减少（CCUS）]这些情况可以是某特定疾病的过渡阶段，可发展为 MDS 或其他血液病，也可能是尚未认知的某疾病。

2. 继发性 BMF　造成继发性 BMF 的因素较多，主要包括：①造血系统肿瘤，如毛细胞白血病（HCL）、T 细胞型大颗粒淋巴细胞白血病（T-LGLL）、多发性骨髓瘤（MM）等；②其他系统肿瘤浸润骨髓；③骨髓纤维化；④严重营养性贫血；⑤急性造血功能停滞；⑥肿瘤性疾病因放化疗所致骨髓抑制等。

3. 常见疾病的鉴别诊断

（1）阵发性睡眠性血红蛋白尿症：典型 PNH 患者有血红蛋白尿发作，易鉴别。不典型者无血红蛋白尿发作也可全血细胞减少，检测外周血红细胞和白细胞表面 GPI 锚链蛋白可以鉴别，部分患者为"AA-PNH 综合征"。

（2）低增生性 MDS：①满足持续 4 个月一系或多系血细胞减少（如检出原始细胞增多或 MDS 相关细胞遗传学异常，无须等待可诊断 MDS）。②MDS 相关（主要）标准（至少满足一条）：a. 骨髓涂片中红细胞系、粒细胞系、巨核细胞系发育异常细胞的比例>10%；b. 环状铁粒幼红细胞占有核红细胞比例≥15%，或≥5% 且同时伴有 *SF3B1* 突变；c. 原始细胞：骨髓涂片中原始细胞达 5%～19%（或外周血涂片 2%～19%）；d. 常规核型分析或 FISH 检出有 MDS 诊断意义的染色体异常。没有明确具备上述条件，即可诊断再生障碍性贫血。

（3）急性白血病（AL）：特别是白细胞减少和低增生性 AL 早期肝脾、淋巴结不肿大，外周血两系或三系血细胞减少，易与 AA 混淆。仔细观察血象及多部位骨髓，可发现原始粒、单或原（幼）淋巴细胞明显增多。部分急性早幼粒细胞白血病全血细胞可减少，但骨髓细胞形态学检查、染色体易位 t（15;17）和 *PML-RARa* 基因存在可帮助鉴别。

（4）自身抗体介导的全血细胞减少：包括 Evans 综合征等。可检测到外周成熟血细胞的自身抗体或骨髓未成熟血细胞的自身抗体，患者可有全血细胞减少并骨髓增生减低，但外周血网织红细胞或中性粒细胞比例往往不低甚或偏高，骨髓红系细胞比例不低且易见"红系造血岛"，Th1/Th2 降低（Th2 细胞比例增高）、CD5⁺B 细胞比例增高，血清 IL-4 和 IL-10 水平增高，对糖皮质激素和/或大剂量静脉滴注丙种球蛋白的治疗反应较好。

（5）急性造血功能停滞：常由感染和药物引起，儿童与营养不良有关，起病多伴高热，贫血重，进展快，多误诊为急性再生障碍性贫血。病情有自限性，不需特殊治疗，2～6 周可恢复。

五、治　疗

（一）支持治疗

1. 成分血输注

（1）红细胞输注指征一般为 Hb<60g/L。老年（≥60 岁）、代偿反应能力低（如伴有心、肺疾患）、需氧量增加（如感染、发热、疼痛等）、氧气供应缺乏加重（如失血、肺炎等）时红细胞输注指征可放宽为 Hb≤80g/L，尽量输注红细胞悬液。拟行异基因造血干细胞移植者应输注辐照或过滤后的红细胞和血小板悬液。

（2）存在血小板消耗危险因素者[感染、出血、使用抗生素或抗胸腺/淋巴细胞球蛋白（ATG/ALG）等]或重型 AA 预防性血小板输注指征为 PLT<20×10⁹/L，病情稳定者为 PLT<10×10⁹/L。发生严重出血者则不受上述标准限制，应积极输注单采浓缩血小板悬液。因产生抗血小板抗体而导致无效输注者应输注

HLA 配型相合的血小板。

（3）粒细胞缺乏伴不能控制的细菌和真菌感染,广谱抗生素及抗真菌药物治疗无效可以考虑粒细胞输注治疗。粒细胞寿命仅 6~8h,建议连续输注 3d 以上。治疗过程中预防及密切观察粒细胞输注相关不良反应,如输血相关性急性肺损伤、同种异体免疫反应及发热反应。

2. 感染的防治　重型 AA 患者应予保护性隔离,注意饮食卫生,有条件者应入住层流病房;避免出血,防止外伤及剧烈活动;杜绝接触各类危险因素(包括对骨髓有损伤作用和抑制血小板功能的药物);必要的心理护理。可预防性应用抗真菌药物。欲进行移植及 ATG/ALG(抗胸腺/淋巴细胞球蛋白)治疗者建议给予预防性应用抗病毒及抗真菌治疗。造血干细胞移植后需预防卡氏肺孢子菌感染,如用复方磺胺甲噁唑(SMZco),但 ATG/ALG 治疗者不必常规应用。

如 AA 患者出现感染性发热,应取可疑感染部位的分泌物或尿、大便、血液等作细菌培养和药敏试验,并用广谱抗生素治疗;待细菌培养和药敏试验有结果后再换用敏感窄谱的抗生素。

3. 控制出血　用促凝血药(止血药),如酚磺乙胺(止血敏)等。合并血浆纤溶酶活性增高者可用抗纤溶药,如氨基己酸(泌尿生殖系统出血患者禁用)。女性子宫出血可肌内注射丙酸睾酮。输浓缩血小板对血小板减少引起的严重出血有效。当任意供者的血小板输注无效时,改输 HLA 配型相配的血小板。凝血因子不足(如肝炎)时,应予纠正。

4. 祛铁治疗　长期反复输血超过 20U 和/或血清铁蛋白水平增高达铁过载标准(超过 1 000pg/L)的患者,可进行相关磁共振检查明确内脏铁沉积状况。酌情予祛铁治疗,以铁螯合剂为主。

5. 其他

（1）护肝治疗:AA 常合并肝功能损害,应酌情选用护肝药物。

（2）疫苗接种:已有一些报道提示接种疫苗可导致骨髓衰竭或 AA 复发,故除非绝对需要否则不主张接种疫苗。造血干细胞移植后,推荐 AA 患者规律接种的疫苗除外。

（二）病因治疗

1. 总体原则　AA 一旦确诊,应明确疾病严重程度,尽早治疗。重型 AA 的标准疗法是对年龄>35 岁或年龄虽≤35 岁但无 HLA 相合同胞供者的患者首选 ATG/ALG 和环孢素(cyclosporin A,CsA)的免疫抑制治疗(IST);对年龄≤35 岁且有 HLA 相合同胞供者的重型 AA 患者,如无活动性感染和出血,首选 HLA 相合同胞供者造血干细胞移植。HLA 相合无关供者造血干细胞移植仅用于 ATG/ALG 和 CsA 治疗无效的年轻重型 AA 患者。输血依赖的非重型 AA 可采用 CsA 联合促造血(雄激素、造血生长因子)治疗,如治疗 6 个月无效则按重型 AA 治疗。非输血依赖的非重型 AA,可应用 CsA 和/或促造血治疗。

2. 异基因造血干细胞移植

（1）适用条件:①新诊断的 SAA 患者:患者年龄<50 岁(包括儿童患者)病情为 SAA 或极重型 SAA(VSAA)具有 HLA 相合的同胞供者;儿童 SAA 和 VSAA 患者,非血缘供者>9/10 相合,HSCT 也可以作为一线选择;有经验的移植中心可以在患者及家属充分知情条件下尝试其他替代供者的移植。②复发、难治SAA 患者:a. 经免疫抑制治疗(IST)失败或复发,<50 岁的 SAA 或 VSAA,有非血缘供者单倍体相合供者具有移植指征,在有经验的单位,也可以尝试脐血移植;b. 经 IST 治疗失败或复发,年龄 50~60 岁,体能评分≤2,病情为 SAA 或 VSAA,有同胞相合供者或非血缘供者也可进行移植。③输血依赖的非 SAA 患者,移植时机和适应证同 SAA。

（2）预处理方案:目前国际推荐同胞相合移植的预处理方案为 Cy-ATG 方案[环磷酰胺(Cy)200mg/kg,−5~−2d;抗胸腺细胞球蛋白(ATG)11.25~15.00mg/kg,−5~−3,−2d],非血缘供者移植推荐采用 FluCy-ATG 方案[氟达拉滨(Flu)120mg/m^2,−5~−2d;Cy 120mg/kg,−5~−2d;ATG 11.25~15.00mg/kg,−5~−3,−2d],单倍体相合的移植治疗 SAA 尚无统一的预处理方案,国内应用方案有 BuCyATG-SAA 方案、BuCyFluATG 方案、FluCy-ATG 方案。

3. 强化免疫抑制剂的治疗

（1）ATG/ALG 联合 CsA 的 IST(免疫抑制治疗)适用范围:无 HLA 相合同胞供者的重型或极重型 AA 患者;输血依赖的非重型 AA 患者;CsA 治疗 6 个月无效患者。

（2）ATG/ALG：兔源 ATG/ALG（法国、德国产）剂量为 3~4mg/（kg·d），猪源 ALG（中国产）剂量为 20~30mg/（kg·d）。ATG/ALG 需连用 5d，每日静脉输注 12~18h。输注之前均应按照相应药品制剂说明进行皮试和/或静脉试验，试验阴性方可接受 ATG/ALG 治疗。每日用 ATG/ALG 时同步应用肾上腺糖皮质激素防止过敏反应。急性期不良反应包括超敏反应、发热、僵直、皮疹、高血压或低血压及液体潴留。用药期间维持 $PLT>10\times10^9/L$。

（3）CsA：适用于全部 AA。CsA 口服剂量为 3~5mg/（kg·d），现多与 ATG/ALG 同时应用。CsA 一般目标血药浓度（谷浓度）为成人 100~200μg/L、儿童 100~150μg/L，其中老年 AA 患者的 CsA 血药谷浓度建议在 100~150μg/L。疗程一般长于 1 年。使用时应个体化，参照患者造血功能和 T 细胞免疫恢复情况、药物不良反应（如肝、肾功能损害，牙龈增生及消化道反应）、血药浓度等调整用药剂量和疗程。

（4）其他免疫抑制剂：有学者探索使用 CD3 单克隆抗体、大剂量环磷酰胺、吗替麦考酚酯（MMF）、抗 CD52 单抗等治疗 SAA。

4. 促造血治疗

（1）雄激素：适用于全部 AA，可以刺激骨髓红系造血，减轻女性患者月经期出血过多。常用 4 种：司坦唑醇（康力龙）2mg，每日 3 次；十一酸睾酮（安雄）40~80mg，每日 3 次；达那唑 0.2g，每日 3 次；丙酸睾酮 100mg/d，每日 1 次，肌内注射。

（2）造血生长因子：适用于全部 AA，特别是 SAA。常用粒-单系集落刺激因子（GM-CSF）或粒系集落刺激因子（GM-CSF），剂量为 5μg/（kg·d）；促红细胞生成素（EPO），常用 50~100U/（kg·d）。一般在免疫抑制剂治疗 SAA 后使用，剂量可酌减，维持 3 个月以上为宜。艾曲波帕是一种促血小板生成素受体激动剂（TPO-RA），美国 FDA 已批准应用于 SAA 免疫抑制治疗未痊愈患者的治疗，剂量为 50mg，每日 1 次。海曲泊帕是国内目前唯一获批 SAA 适应证的全新 TPO-RA，适用于免疫抑制治疗疗效欠佳的 SAA 患者，初始剂量 7.5mg，每日 1 次，至少治疗 24 周，最高剂量不超过 15mg/d。重组人血小板生成素（TPO）已有单中心研究显示每周 3 次，每次 15 000U，可提高 AA 患者的血液学缓解率及促进骨髓恢复造血。

六、疗 效 标 准

1. 基本治愈　贫血和出血症状消失，Hb 男性达 120g/L、女性达 110g/L，ANC>1.5×10⁹/L，$PLT>100\times10^9/L$，随访 1 年以上未复发。

2. 缓解　贫血和出血症状消失，Hb 男性达 120g/L、女性达 100g/L，WBC 达 3.5×10⁹/L 左右，PLT 也有一定程度增加，随访 3 个月病情稳定或继续进步。

3. 明显进步　贫血和出血症状明显好转，不输血，Hb 较治疗前 1 个月内常见值增长 30g/L 以上，并能维持 3 个月。

判定以上 3 项疗效标准者，均应 3 个月内不输血。

4. 无效经充分治疗后，症状、血常规未达明显进步。

（刘春燕　付蓉）

参考文献

［1］中华医学会血液学分会红细胞疾病（贫血）学组. 再生障碍性贫血诊断与治疗中国专家共识（2017 年版）［J］. 中华血液学杂志，2017，38（1）：1-5.

［2］林果为，王吉耀，葛均波. 实用内科学［M］. 15 版. 北京：人民卫生出版社，2017：1682-1685.

［3］葛均波，徐永健，王辰. 内科学［M］. 9 版. 北京：人民卫生出版社，2018：547-550.

［4］SCHEINBERG P. Acquired severe aplastic anaemia：how medical therapy evolved in the 20th and 21st centuries［J］. Br JHaematol，2021，194（6）：954-969.

［5］IFTIKHAR R，CHAUDHRY Q，ANWER F，et al. Allogeneic hematopoietic stem cell transplantation in aplastic anemia：current indications and transplant strategies［J］. Blood Rev，2021，47：100772.

［6］GEORGES GE，DONEY K，STORB R. Severe aplastic anemia：allogeneic bone marrow transplantation as first-line treatment

［J］. Blood Adv,2018,2(15):2020-2028.

［7］ BACIGALUPO A. How I treat acquired aplastic anemia［J］. Blood,2017,129(11):1428-1436.

［8］ LIU C,SUN Y,SHAO Z. Current Concepts of the Pathogenesis of Aplastic Anemia［J］. Curr Pharm Des,2019,25(3): 236-241.

［9］ 齐薇薇,付蓉.老年再生障碍性贫血诊治进展［J］.中华血液学杂志,2020,41(1):80-83.

［10］ 丁少雪,付蓉.重型再生障碍性贫血患者免疫抑制治疗疗效预测及恢复规律研究进展［J］.中华血液学杂志,2018,39 (11):960-964.

［11］ 刘春燕,付蓉.再生障碍性贫血的诊断与鉴别诊断［J］.临床内科杂志,2017,34(12):797-799.

第六章 其他类型的贫血

第一节 炎症性贫血

一、炎症性贫血的定义

炎症性贫血(anemia of inflammation,AI),既往被称为慢性病贫血(anemia of chronic disease,ACD),是指继发于慢性感染、炎症及恶性肿瘤的一组慢性贫血,其发病率仅次于缺铁性贫血。AI 的主要特点是血清铁浓度降低、转铁蛋白水平正常或降低、血清铁蛋白水平正常或升高。AI 的发病机制为炎性因子对红细胞生成抑制,其中 IL-6 起重要作用,IL-6 可增加肝脏合成铁调节蛋白 hepcidin,阻止铁从巨噬细胞和肝细胞的释放,从而造成红细胞生成障碍。原发病的有效治疗是纠正 AI 的最主要手段,在原发病无法缓解的情况下,促红细胞生成素(erythropoietin,EPO)可部分纠正 AI。

二、炎症性贫血的概念演变和病因

19 世纪初,学者发现某些传染病、慢性感染、结缔组织病、肿瘤及外科创伤等患者常伴面色苍白等贫血症状。20 世纪后,学者以"简单慢性贫血"或"ACD"命名此类贫血。早期研究显示这类贫血的主要特征为铁利用障碍,表现为胃肠道铁吸收减少、血清铁浓度和转铁蛋白饱和度下降、总铁结合力正常或降低、铁蛋白正常或增多和单核巨噬细胞系统铁滞留,故又曾命名为"缺铁性贫血伴单核-吞噬细胞系统含铁血黄素沉着症"或"铁粒幼细胞贫血伴单核-吞噬细胞系统含铁血黄素沉着症"。经典的"ACD"有别于慢性系统性疾病(如肝病、肾病及内分泌疾病)伴随的贫血,后者是由于疾病的合并症(如失血、营养不良及肾功能不全)导致的贫血,不存在铁代谢障碍,被称为"慢性系统疾病性贫血""症状性贫血"或"继发性贫血"。此外,临床上一些未合并慢性疾病的老年人和急性重症疾病患者也可在短时间内出现与经典 ACD 相同的贫血,而另一些慢性疾病如高血压并不合并贫血,提示"ACD"一词不能精准反映这类贫血特征。

目前,临床上伴发 AI 的常见病因见表 2-6-1-1。

表 2-6-1-1 AI 的常见病因

AI 病因	具体疾病
感染	病毒:如 HIV/AIDS 等
	细菌:如结核、脓肿、感染性心内膜炎、骨髓炎等
	真菌
	寄生虫:如疟疾等
肿瘤	血液系统肿瘤:如多发性骨髓瘤、淋巴瘤等
	实体肿瘤
炎症	自身免疫病:如系统性红斑狼疮、类风湿关节炎、血管炎、结节病、炎症性肠病等
	实体瘤抑制后慢性排斥反应
	慢性肾病、透析
	创伤、烧伤
细胞因子调节异常	老年人贫血

三、炎症性贫血的病理生理机制

AI 发生的根本原因是促炎因子的释放,其病理生理机制为促炎因子及其下游的铁调素水平异常增高导致功能性铁缺乏。AI 的发病机制主要有红细胞生成受抑和红细胞破坏增多两个方面。

(一)红细胞生成受抑

首先,铁限制性红细胞生成受抑:促炎因子如白细胞介素-6(IL-6)、IL-1β、IL-22 等增多致使铁调素合成分泌增加,高浓度的铁调素通过结合消耗膜铁转运蛋白限制巨噬细胞胞内贮铁释放,同时抑制肠道铁吸收;部分促炎因子如 IFN-γ、IL-10、IL-1β 和肿瘤坏死因子(tumor necrosis factor,TNF)亦能直接减少巨噬细胞膜铁转运蛋白表达,加重细胞铁贮留,最终导致血清铁水平降低,幼红细胞缺少铁滋养,呈现铁限制性红细胞生成性贫血。其次,促炎因子可直接抑制红细胞生成,如 IFN-γ、转化生长因子 β(transforming growth factor-β,TGF-β)可直接作用于造血祖细胞,尤其是红系祖细胞,抑制红细胞生长,介导贫血发生。最后,EPO 生成减少或钝化。促炎因子 TNF、IL-1β 可抑制肾脏 EPO 合成,导致 EPO 水平不足;IL-6、IL-1β、IFN-γ 亦能直接抑制 EPO-EPO 受体引发的信号通路,钝化 EPO 作用,促使贫血发生。

(二)红细胞破坏增多

一方面,促炎因子作用于红细胞膜,使其膜磷脂酰丝氨酸暴露直接介导红细胞溶解;另一方面,促炎因子异常激活巨噬细胞,加速红细胞过多、过快吞噬。促炎因子理论不仅可解释经典的"ACD"病理生理学特点,同时诠释了老年性贫血、重症患者的急性期贫血发生机制,因此,这类贫血称为 AI 更为恰当。

四、炎症性贫血的诊断和鉴别诊断

(一)AI 的诊断

根据患者基础疾病、贫血及相关铁代谢指标可诊断 AI。国内 AI 诊断标准为:①往往伴有基础疾病;②正细胞正色素性或低色素性贫血,或小细胞低色素性贫血;③铁代谢异常:血清铁及总铁结合力均低于正常,转铁蛋白饱和度正常或稍低(16%~30%),血清铁蛋白(ferritin,FER)增高。

Ganz 于 2019 年推荐的 AI 诊断标准:轻、中度的正细胞正色素性贫血;存在系统性炎症(如 C 反应蛋白和红细胞沉降率增高);限制性铁利用(血清铁减少、转铁蛋白饱和度>15%,血清 FER>12μg/L)。

(二)AI 的鉴别诊断

1. 在感染、炎症及肿瘤患者中,药物可导致骨髓抑制或者诱发溶血性贫血。当骨髓被细胞毒药物抑制或者非特异性毒性反应时,血清铁升高、网织红细胞计数减低。溶血性贫血时,网织红细胞、非结合胆红素及 LDH 升高,血清结合珠蛋白降低。

2. 慢性失血可导致铁储存丢失、血清铁降低、铁蛋白降低但转铁蛋白升高。尽管 AI 铁蛋白升高,但合并慢性失血时铁蛋白可降低,需积极发现出血部位,口服或者静脉补充铁剂治疗有效,可证实 AI 合并缺铁性贫血。

3. 肾功能不全导致的 EPO 缺乏性贫血。尿毒症患者中血清铁水平正常或升高,但同时血肌酐升高可明确诊断。肾衰竭的炎症状态可合并 AI,此时 ESR 及 CRP 增高,且 AI 对 EPO 治疗抵抗。

4. 内分泌异常包括甲状腺功能减退、甲状腺功能亢进、睾丸功能衰竭或糖尿病可导致慢性正细胞性、正色素性贫血。不同于 AI 或 IDA,内分泌异常患者血清铁可正常。

5. 骨髓中肿瘤细胞浸润可导致贫血。贫血可在恶性肿瘤,尤其淋巴瘤病情进展中出现,并可有血清铁正常或升高。骨髓受累时血涂片可发现异常红细胞、泪滴状红细胞、幼红细胞以及不成熟髓系细胞。但恶性肿瘤所致的骨髓受累多伴随 AI。

6. 轻度地中海贫血易与 AI 混淆。地中海贫血时小细胞数目增多且持续终身,且贫血程度常超过 AI。

7. 妊娠以及严重血浆蛋白增多,如高球蛋白血症、多发性骨髓瘤中可出现稀释性贫血。

五、炎症性贫血的治疗

AI 的治疗包括对因治疗和对症支持治疗。对因治疗是关键,包括原发基础疾病治疗、纠正"铁失利用"（阻断促炎因子-铁调素-膜铁转运蛋白轴）和促红细胞生成治疗；对症支持治疗包括红细胞输注、补铁治疗。

（一）对因治疗

促红细胞生成治疗是 AI 的一种重要治疗手段，尤其对于肿瘤、慢性肾脏病或单纯补铁无效的 AI 患者，目前主要包括 EPO 和促 EPO 生成的脯氨酰羟脯酰酶 2（PDH-2）抑制剂。EPO 过度应用可增加肿瘤或透析患者病死率。PDH-2 抑制剂可以稳定缺氧诱导因子，促进内源性 EPO 生成，增加铁吸收并抑制铁调素产生，促使红细胞生成。

纠正"铁失利用"，主要包括对抗和阻断促炎因子-铁调素-膜铁转运蛋白轴免疫靶向治疗，主要包括 IL-6 单抗（silmaximab）、IL-6 受体抗体（tocilizumab）、铁调素抑制剂或单抗（铁调素结合蛋白、ERFE、铁调素抗体）等。初步研究显示，这些新药均能不同程度纠正"铁失利用"，提高血红蛋白水平，改善贫血症状。但此类新药均处于临床试验阶段或动物研究阶段，尚不能应用于临床。

维生素 D 是一种未来治疗 AI 的潜在药物，体外试验及健康志愿者体内研究均显示，维生素 D 可降低铁调素的水平，减轻炎症反应。因此，补充维生素 D 可能有益于促进红细胞生成，但尚无随机对照研究证实是否可以改善 AI。

（二）对症支持治疗

红细胞输注对快速缓解重度、极重度贫血症状非常有效，但临床实践中需严格控制红细胞输注指征。重症 AI 患者死亡危险因素回顾性分析发现，不限制输血患者死亡风险明显增加。多项研究已证实这一结果，因此，英美两国输血协会对于炎症性肠病和类风湿关节炎相关 AI 患者的输血推荐指导意见为"less is more"。因此，红细胞输注只作为 AI 患者急需快速纠正重度贫血的一种应急治疗方案。

由于多数 AI 患者合并不同程度的缺铁，因此补铁治疗是一种重要治疗手段，包括口服和静脉补铁。建议首选口服补铁治疗，每天 1 次优于每天多次，后者可能刺激铁调素生成，影响口服铁剂疗效。对于不能耐受口服铁剂、口服铁剂无效或炎症症状不典型患者，可选择静脉补铁治疗。

（李莉娟　张连生）

参考文献

［1］陈苗,李蓉生.慢性病贫血［A］//沈悌,赵永强.血液病诊断及疗效标准［M］.4 版.北京:科学出版社,2018:17-18.

［2］王一浩,付蓉,邵宗鸿.炎症性贫血诊治新进展［J］.中华医学杂志,2021,101(24):1946-1948.

［3］WEISS G,GOODNOUGH LT. Anemia of chronic disease［J］. N Engl J Med,2005,352(10):1011-1023.

［4］SASU BJ,COOKE KS,ARVEDSON TL,et al. Antihepcidin antibody treatment modulates iron metabolism and is effective in a mouse model of inflammation-induced anemia［J］. Blood,2010,115(17):3616-3624.

［5］GANZ T. Anemia of Inflammation［J］. N Engl J Med,2019,381(12):1148-1157.

［6］WEISS G,GANZ T,GOODNOUGH LT. Anemia of inflammation［J］. Blood,2019,133(1):40-50.

［7］STAUDER R,VALENT P,THEURL I. Anemia at older age:etiologies,clinical implications,and management［J］. Blood,2018, 131(5):505-514.

［8］MEANS RT. Hepcidin in differential diagnosis:ready for the clinic? ［J］. Eur J Haematol,2015,94(1):2-3.

［9］WANG CY,BABITT JL. Hepcidin regulation in the anemia of inflammation［J］. Curr Opin Hematol,2016,23(3):189-197.

［10］GIL-SANTANA L,CRUZ L,ARRIAGA MB,et al. Tuberculosis-associated anemia is linked to a distinct inflammatory profile that persists after initiation of antitubercular therapy［J］. Sci Rep,2019,9(1):1381.

［11］KAUTZ L,JUNG G,NEMETH E,et al. Erythroferrone contributes to recovery from anemia of inflammation［J］. Blood,2014, 124(16):2569-2574.

［12］KAUTZ L,JUNG G,VALORE EV,et al. Author correction:Identification of erythroferrone as an erythroid regulator of iron metabolism［J］. Nat Genet,2020,52(4):463.

［13］JELKMANN W. Activin receptor ligand traps in chronic kidney disease［J］. Curr Opin Nephrol Hypertens,2018,27(5): 351-357.

［14］STAUDER R,VALENT P,THEURL I. Anemia at older age:etiologies,clinical implications,and management［J］. Blood,

2018,131(5):505-514.

[15] CAMASCHELLA C. Iron-deficiency anemia[J]. N Engl J Med,2015,372(19):1832-1843.

[16] BERGAMASCHI G,DI SABATINO A,CORAZZA GR. Pathogenesis,diagnosis and treatment of anaemia in immune-mediated gastrointestinal disorders[J]. Br J Haematol,2018,182(3):319-329.

[17] NIELSEN OH,SOENDERGAARD C,VIKNER ME,et al. Rational management of iron-deficiency anaemia in inflammatory bowel disease[J]. Nutrients,2018,10(1):82.

[18] MURPHY MF,ESTCOURT L,GOODNOUGH LT. Blood transfusion strategies in elderly patients[J]. Lancet Haematol,2017, 4(10):e453-e454.

[19] GOODNOUGH LT,MURPHY MF. Do liberal blood transfusions cause more harm than good?[J]. BMJ,2014,349:g6897.

[20] TONIA T,METTLER A,ROBERT N,et al. Erythropoietin or darbepoetin for patients with cancer[J]. Cochrane Database Syst Rev,2012,12:CD003407.

[21] MACDOUGALL IC,PROVENZANO R,SHARMA A,et al. Peginesatide for anemia in patients with chronic kidney disease not receiving dialysis[J]. N Engl J Med,2013,368(4):320-332.

[22] SONI H. Prolyl hydroxylase domain-2(PHD2)inhibition may be a better therapeutic strategy in renal anemia[J]. Med Hypotheses,2014,82(5):547-550.

[23] SONNWEBER T,NACHBAUR D,SCHROLL A,et al. Hypoxia induced downregulation of hepcidin is mediated by platelet derived growth factor BB[J]. Gut,2014,63(12):1951-1959.

[24] HOHLBAUM AM,GILLE H,TRENTMANN S,et al. Sustained plasma hepcidin suppression and iron elevation by anticalin-derived hepcidin antagonist in cynomolgus monkey[J]. Br J Pharmacol,2018,175(7):1054-1065.

[25] SHEET M,BARRINGTON P,CALLIES S,et al. Targeting the hepcidin-ferroportin pathway in anaemia of kidney disease [J]. Br J Clin Pharmacol,2019,85(5):935-948.

[26] VADHAN-RA JS,ABONOU RR,GOLDMAN JW,et al. A first-in-human phase 1 study of a hepcidin monoclonal antibody, LY2787106,in cancer-associated anemia[J]. J Hematol Oncol,2017,10(1):73.

[27] KOVAC S,BÖSER P,CUI Y,et al. Anti-hemojuvelin antibody corrects anemia caused by inappropriately high hepcidin levels [J]. Haematologica,2016,101(5):e173-e176.

[28] BACCHETT AJ,ZARITSKY JJ,SEA JL,et al. Suppression of iron-regulatory hepcidin by vitamin D[J]. J Am Soc Nephrol, 2014,25(3):564-572.

[29] MORETT ID,GOEDE JS,ZEDER C,et al. Oral iron supplements increase hepcidin and decrease iron absorption from daily or twice-daily doses in iron-depleted young women[J]. Blood,2015,126(17):1981-1989.

第二节 肾性贫血

一、肾性贫血的定义

肾性贫血是指各种肾脏疾病导致肾功能下降,促红细胞生成素(erythropoietin,EPO)绝对或相对生成不足,以及尿毒症毒素影响红细胞生成及其寿命而发生的贫血。肾脏疾病合并的炎症反应、继发性甲状旁腺功能亢进等可加重肾性贫血的进展;此外,肾脏疾病患者也可合并营养不良性贫血、溶血性贫血、出血性贫血、地中海贫血、再生障碍性贫血以及血液系统肿瘤等疾病导致的贫血。因此,贫血是肾脏疾病患者常见的临床表现,既是肾脏疾病重要的并发症,也是常见的合并疾病。贫血影响肾脏疾病患者的生活质量,增加肾脏疾病进展、终末期肾脏病、心血管事件及死亡的风险。

二、肾性贫血的流行病学

慢性肾脏病(chronic kidney disease,CKD)已经成为我国的一个重要公共健康问题,而贫血是CKD患者最常见的并发症之一。随着肾功能减退,贫血的发生率逐渐升高,贫血的程度逐步加重。中国CKD患病率约占成年人群的10.8%(1.2亿人),其中50%以上患者合并贫血;约有一半的新透析患者在透析前未进行贫血纠正,且已接受治疗的另一半患者也存在达标率低和依从性差的问题。

三、肾性贫血的发病机制

肾脏疾病导致贫血的病因与发病机制包括:①红细胞生成减少:EPO 生成不足、EPO 活性降低、铁缺乏及代谢障碍、营养不良、甲状旁腺功能亢进、炎症状态、尿毒症毒素等;②红细胞破坏增加:尿毒症毒素、甲状腺功能亢进、红细胞脆性增加等;③红细胞丢失增加:透析失血、化验失血等。具体发病机制包括以下几个方面。

1. EPO 生成不足及活性降低　CKD 患者由于肾脏损伤,导致肾脏产生 EPO 减少。与非肾脏病患者相比,对同样程度的贫血和低氧刺激,产生的 EPO 减少,表现为血 EPO 浓度下降或低于肾功能正常而贫血程度相当的患者。同时,炎症状态、继发性甲状旁腺功能亢进、尿毒症毒素等可导致 EPO 活性降低。

2. 铁缺乏及代谢障碍　是导致肾脏疾病合并贫血的重要因素。消化道出血、血液透析中失血以及频繁抽血检查等可导致绝对铁缺乏,表现为 SF 和 TSAT 降低。如 SF 正常,而 TSAT 降低,则提示铁的储备足够而铁的利用障碍,称为相对铁缺乏。因使用 EPO 而加速铁的利用造成铁储备相对不足。炎症也可升高铁调素,导致铁利用障碍。

3. 营养不良　CKD 患者由于饮食控制、食欲减退、水钠潴留引起胃肠道水肿、尿毒症毒素引起分解代谢等导致营养不良,主要包括蛋白质、铁、叶酸、维生素 B_{12} 和左卡尼汀缺乏,引起贫血。

4. 甲状旁腺功能亢进　甲状旁腺素可直接或间接影响 EPO 释放,下调 EPO 受体表达,干扰红细胞生成,降低外周组织 EPO 敏感性;抑制红细胞膜钙泵活性,使细胞内钙离子增多、脆性增加、红细胞寿命缩短。

5. 炎症状态　CKD 患者晚期糖基化终末产物、晚期脂质氧化物等激发炎症反应,以及免疫力下降导致反复感染等,炎症因子通过减少 EPO 生成及活性、升高铁调素、引起营养不良等抑制红细胞生成,加重贫血。

6. 尿毒症毒素　胍类及其衍生物可缩短红细胞寿命,胍类物质致血小板功能障碍,引起出血;酚类及其衍生物和多胺等抑制骨髓造血功能。

7. 失血　CKD 患者长期抽血检查、血液透析患者透析结束后管路残留血液以及消化道出血等,均可加重贫血。

8. 肾移植术后贫血(posttransplantation anemia,PTA)的特殊机制　肾移植术后随着移植肾功能改善,EPO 水平可逐渐恢复,但急性排斥反应会导致 EPO 水平急剧下降。移植后体内急、慢性感染及免疫抑制药物均可引起 EPO 抵抗。移植后使用的多种免疫抑制剂包括吗替麦考酚酯、硫唑嘌呤等均存在骨髓抑制作用。依据 PTA 的原因和发病机制分为:①早期 PTA(<6 个月):围手术期失血,术后频繁抽血化验,大剂量免疫抑制剂的骨髓抑制作用,术后肾功能延迟恢复;②后期 PTA(>6 个月):EPO 生成不足,EPO 活性降低,造血物质缺乏,感染(微小病毒 B19、巨细胞病毒等),免疫抑制药物影响。

四、肾性贫血诊断

肾性贫血诊断是复杂的临床问题,只有系统规范的检查和评估,才能进行正确诊断。多项国际临床实践指南均推荐,对于 CKD 患者应进行系统的贫血评估。其中,2015 年日本 CKD 患者肾性贫血指南强调了 CKD 贫血诊断应鉴别引发贫血的各种血液系统疾病。2015 年英国国家卫生与临床优化研究所(National Institute of Health and Care Excellence,NICE)CKD 贫血管理指南明确提出:估算肾小球滤过率(estimated glomerular filtration rate,eGFR)<60mL/(min·1.73m²) 的 CKD 患者应启动贫血评估,eGFR≥60mL/(min·1.73m²)时,贫血更可能与其他原因有关。根据《中国肾性贫血诊治临床实践指南》2021 版建议,依据肾性贫血的常见病因,提出了肾性贫血的诊断流程和检测项目。

(一) 明确贫血是否存在

居住海平面地区的成年人,男性 Hb<130g/L,非妊娠女性 Hb<120g/L,妊娠女性 Hb<110g/L,可诊断贫血;但应考虑患者年龄、种族、居住地的海拔高度对 Hb 的影响。

（二）明确是否存在肾性贫血之外的贫血性疾病

1. 明确是否存在营养不良性贫血　合并贫血的 CKD 患者需要常规检测 Hb、血细胞比容（hematocrit，Hct）、红细胞指标［红细胞计数、平均红细胞体积（mean corpuscular volume，MCV）、平均红细胞 Hb 量（mean corpuscular hemoglobin，MCH）、平均红细胞 Hb 浓度（mean corpuscular hemoglobin concentration，MCHC）以及网织红细胞计数］。符合小细胞低色素贫血时，应检测血清铁、总铁结合力（total iron binding capacity，TIBC）、TSAT、SF 以及 C 反应蛋白（C-reactive protein，CRP），建议有条件的单位检测血清可溶性 TfR（soluble transferrin receptor，sTfR）/铁蛋白对数（sTfR/log ferritin）的比值、网织红细胞 Hb（reticulocyte hemoglobin content，CHr）水平等铁参数；大细胞性贫血时应检测血清叶酸、维生素 B$_{12}$ 浓度，明确是否存在营养不良性贫血。

2. 明确是否存在溶血性贫血　合并贫血的 CKD 患者，应常规检测尿胆原（urobilinogen，URO）、尿胆红素（urine bilirubin，UBIL）以及血清总胆红素（total bilirubin，TBil）、结合胆红素（direct bilirubin，DBil）、非结合胆红素（indirect bilirubin，IBil）、乳酸脱氢酶（lactate dehydrogenase，LDH）及网织红细胞计数和外周血红细胞形态，可疑溶血的患者应检测酸化血清溶血（Ham's）试验、游离 Hb 和血清结合珠蛋白，以明确有无溶血；对于存在溶血的患者应检测直接/间接抗人球蛋白（Coombs）试验、冷凝集素试验及冷溶血（Donath-Landsteiner，DL）试验等以及骨髓象检查，以明确溶血病因。

3. 明确是否存在出血性贫血疾病　即使临床上没有明显出血表现，CKD 贫血患者应常规进行粪便潜血检测，必要时行胃肠镜检查，明确是否存在消化道出血；对女性患者应注意月经量的多少，注意是否存在妇科疾病引起的出血；特别要注意没有明显临床症状与体征的隐匿性出血性疾病。

4. 明确是否存在血液系统疾病导致的贫血　合并小细胞低色素贫血 CKD 患者补铁治疗效果不佳时，应行珠蛋白和基因检测，明确是否存在地中海贫血；贫血程度与患者肾功能水平不匹配时，应检测血清和尿液游离轻链蛋白或尿本周蛋白以及血清免疫电泳，明确是否存在浆细胞增殖性疾病；贫血治疗效果不佳或合并白细胞、血小板数量异常，或合并出血、血栓性疾病时应做骨髓象检查，除外相关血液系统疾病。

对于疑诊肾性贫血的患者，应除外营养不良性贫血、溶血性贫血、出血性贫血以及地中海贫血、再生障碍性贫血和血液系统肿瘤等其他疾病导致的贫血后，再诊断肾性贫血。

（三）诊断是否存在加重肾性贫血的危险因素

1. 检测全段甲状旁腺素（intact parathyroid hormone，iPTH），评估继发性甲状旁腺功能亢进的程度。

2. 检测 CRP，评估患者的炎症状态。

3. 检测主观综合营养评估（subjective global assessment，SGA）及营养不良炎症评分法（malnutrition inflammation score，MIS）、人体测量及血糖、血脂、血清白蛋白等，透析患者检测标化氮表现率蛋白当量（normalized protein nitrogen appearance，nPNA）、蛋白分解代谢率（protein catabolic rate，PCR）等，评估患者营养状态，明确是否存在营养不良。

4. 接受血液透析和腹膜透析治疗的患者，应检测尿素清除指数（Kt/V）、尿素下降率（urea reduction ratio，URR）等评估透析充分性。

肾性贫血的诊断流程和检测项目见图 2-6-2-1。

五、肾性贫血的监测

（一）评估肾性贫血的频率

凡临床症状、体征或其他医学指标提示贫血时应及时测量 Hb；测量频率根据透析方式、有无贫血和红细胞生成素治疗情况而定（图 2-6-2-2）。

1. 未开始接受透析治疗的患者无贫血者，CKD 1~3 期至少每年测量血红蛋白 1 次，CKD 4~5 期至少每 6 个月测量血红蛋白 1 次；有贫血者，至少每 3 个月测量血红蛋白 1 次。

2. 腹膜透析患者无贫血者，至少每 3 个月测量血红蛋白 1 次；有贫血者，至少每月测量血红蛋白 1 次。

3. 血液透析患者无贫血者，至少每 3 个月测量血红蛋白 1 次；有贫血者，至少每月测量血红蛋白 1 次。

4. 使用红细胞生成素治疗的患者初始治疗阶段，至少每月测量血红蛋白 1 次；维持治疗阶段，非透析

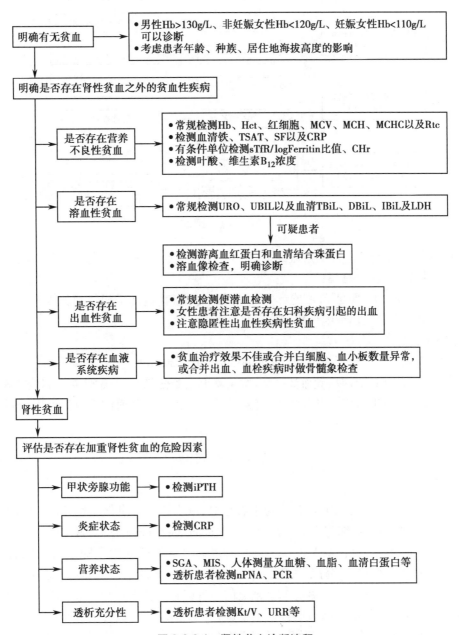

图 2-6-2-1 肾性贫血诊断流程

注:Hb:血红蛋白;Hct:血细胞比容;MCV:平均红细胞体积;MCH:平均红细胞血红蛋白量;MCHC:平均红细胞血红蛋白浓度;Rtc:网织红细胞计数;TSAT:转铁蛋白饱和度;SF:血清铁蛋白;CRP:C 反应蛋白;sTfR:可溶性转铁蛋白受体;log Ferritin:铁蛋白对数;CHr:网织红细胞血红蛋白;URO:尿胆原;UBIL:尿胆红素;TBiL:血清总胆红素;DBiL:结合胆红素;IBiL:非结合胆红素;LDH:乳酸脱氢酶;iPTH:全段甲状旁腺素;SGA:主观综合营养评估;MIS:营养不良炎症评分法;nPNA:标化氮表现率蛋白当量;PCR:蛋白分解代谢率;Kt/V:尿素清除指数;URR:尿素下降率。

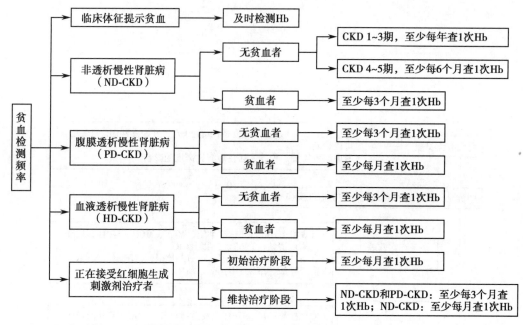

图 2-6-2-2　贫血检测频率

患者和腹膜透析患者,至少每 3 个月测量血红蛋白 1 次;血液透析患者,至少每月测量血红蛋白 1 次。

（二）评估肾性贫血的实验室指标

1. 血细胞计数　包括 Hb 浓度、红细胞计数及相关指标检测（包括平均红细胞体积、平均红细胞血红蛋白量及平均血红蛋白浓度）、白细胞计数和分类及血小板计数。

2. 网织红细胞计数。

3. 铁储备和铁利用指标　包括血清铁蛋白浓度、转铁蛋白饱和度。

4. 未能明确贫血病因时,尚应检验血清叶酸、维生素 B_{12}、粪便隐血,并做骨髓穿刺检查等。

贫血的诊断主要依靠 Hb 测定,但同时需要考量其他指标以评估贫血的严重程度,并与其他病因所致贫血进行鉴别。

六、肾性贫血的治疗

（一）肾性贫血总体治疗原则

总体治疗原则:①肾性贫血治疗目的是避免患者输血,减少心血管事件发生,改善认知功能和提高生活质量。②肾性贫血治疗涉及红细胞生成刺激剂（erythropoiesis-stimulating agents,ESAs）、铁、营养状态以及透析充分性等多方面,其中应用 ESAs 补充 EPO,或者通过低氧诱导因子脯氨酰羟化酶抑制剂（HIF-PHI）调控内源性 EPO 为肾性贫血治疗的关键。③治疗肾性贫血应首先纠正加重贫血的可逆因素。④治疗前及治疗期间应评估铁状态,对于存在绝对铁缺乏的患者应补充铁剂治疗。⑤ESAs/HIF-PHI 治疗过程中,应依据 Hb 变化幅度调整剂量,避免 Hb 波动幅度过大。⑥出现治疗低反应时,应再次评估是否存在感染、继发性甲状旁腺功能亢进、铝中毒、药物及透析不充分等加重贫血的危险因素,以及是否合并其他导致贫血的疾病,并给予相应治疗。

（二）红细胞生成刺激剂（erythropoiesis-stimulating agents,ESAs）治疗

1. ESAs 的种类、药物特点及选择　ESAs 是 EPO 的类似物,目前主要有以下 3 种类型。

（1）第一代 ESAs:即 rHuEPO,为短效 ESAs,1989 年由美国食品药品监督管理局（FDA）批准上市,是一种免疫学及生物学特性均与人内源性 EPO 极其相似的唾液酸蛋白激素。皮下注射剂型及静脉注射剂型的半衰期分别为 19.4h、6.8h,需要每周 1~3 次给药。临床常用的有 rHuEPO-α 和 rHuEPO-β 两种类型。

（2）第二代 ESAs:即达依泊汀 α,为长效 ESAs,20 世纪 90 年代上市。达依泊汀 α 有两条与 N 端相连的糖基链,这种糖基化结构改变其在体内的药代动力学,增加其在体内的稳定性,其半衰期约是第一代

ESAs 的 2~3 倍,皮下注射剂型及静脉注射剂型的半衰期分别为 48.8、25.3h。

(3) 第三代 ESAs:CERA,即甲氧聚二醇重组人 EPO(methoxy-polyethylene glycol-epoetin beta, MPG-EPO),是一种化学合成的持续性 EPO 受体激活剂,其最大的特点是半衰期长,皮下注射剂型及静脉注射剂型的半衰期分别为 133、130h。

上述 3 种类型的 ESAs 均能明显减少 CKD 患者的输血次数及减轻贫血相关症状。随机对照研究结果显示,与 rHuEPO 相比,达依泊汀 α 能够减少给药次数,且安全性与 rHuEPO 相似;CERA 每个月 1~2 次皮下给药维持透析患者 Hb 水平的疗效相同,且安全性良好,能够减少给药次数,提高患者依从性,减少 Hb 变异度。在非透析 CKD 患者中,目前尚无充分证据表明这 3 种类型的 ESAs 在提高 Hb 水平、引起的不良反应(包括全因死亡、心脑血管事件、肿瘤、高血压、血栓等)及改善生活质量方面存在差异。建议根据患者临床情况、耐受性和依从性、Hb 波动情况选择 ESAs 种类。

2. ESAs 治疗时机　ESAs 治疗的目的是补充 CKD 患者的绝对或相对 EPO 不足。如前所述,CKD 患者的贫血病因多样,只有排除其他贫血原因后诊断为肾性贫血的 CKD 患者,才适用 ESAs 治疗。

(1) ND-CKD 患者:应在 Hb<100g/L 时启动 ESAs 治疗。

(2) PD-CKD 和 HD-CKD 患者:由于透析患者 Hb 下降速度比非透析患者快,为避免其 Hb 低于 90g/L,应在 Hb<100g/L 即启动 ESAs 治疗。

3. ESAs 治疗方案(图 2-6-2-3)

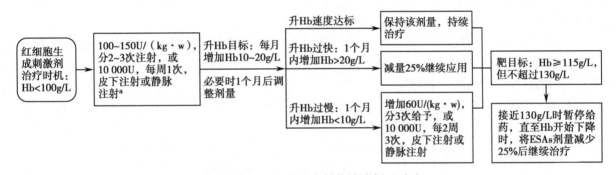

图 2-6-2-3　红细胞生成刺激剂(ESAs)治疗

a:可根据实际情况采用不同频次的治疗方案,例如 10 000U,qw;5 000U,biw 或 3 000U,tiw

(1) 推荐根据患者的 Hb 水平、体重、临床情况、ESAs 类型以及给药途径决定 ESAs 初始用药剂量。对于 CKD 透析和非透析患者,重组人红细胞生成素的初始剂量建议为 100~150U/(kg·w),分 2~3 次注射,或 10 000U,每周 1 次,皮下或静脉给药(非血液透析患者一般皆用皮下注射)。

(2) 初始 ESAs 治疗的目标是 Hb 每个月增加 10~20g/L,应避免 1 个月内 Hb 增幅超过 20g/L。

(3) ESAs 初始治疗期间应每个月至少监测 Hb 水平 1 次。

(4) 应根据患者的 Hb 水平、Hb 变化速度、目前 ESAs 的使用剂量、ESAs 治疗反应及临床情况等多种因素调整 ESAs 剂量。推荐 ESAs 治疗 1 个月后再调整剂量。

如果 Hb 升高未达目标值,可将红细胞生成素的剂量增加,每次增加 20U/kg,每周 3 次;或 10 000U,每 2 周 3 次。如果 Hb 升高且接近 130g/L 时,或在任意 4 周内 Hb 水平升高超过 20g/L,应将剂量降低约 25%。

当 Hb 水平达到目标值范围时,应减少 ESAs 剂量,但不应完全停止给药。停止给予 ESAs,尤其是长时间停药,可能导致 Hb 持续降低,使 Hb 降低到目标范围以下。约 10%~20% CKD 贫血患者对 ESAs 呈低反应。若治疗期间出现 ESAs 低反应性,其诊断和处理参见 ESAs 低反应性的原因及处理。

4. ESAs 的给药途径

(1) 接受血液滤过或血液透析治疗的患者,建议采用静脉或皮下注射方式给药。与等效的静脉给药相比,皮下注射可以降低药物的用量。

(2) 非透析患者和腹膜透析的患者居家治疗时,建议皮下注射给药。推荐采用预充式注射器注射,使用方便,并可减少污染。

5. ESAs 低反应性概念及处理

(1) ESAs 低反应性概念及类型:按照患者体重计算的适量 ESAs 治疗 1 个月后,Hb 水平与基线值相比无增加,将患者归类为初始 ESAs 治疗反应低下。稳定剂量的 ESAs 治疗后,为维持 Hb 稳定需要两次增加 ESAs 剂量且增加的剂量超过稳定剂量的 50%,则将患者归类为获得性 ESAs 反应低下。

(2) ESAs 低反应性的原因:最常见原因为铁缺乏,其他原因包括合并炎性疾病、慢性失血、甲状旁腺功能亢进、纤维性骨炎、铝中毒、血红蛋白病、恶性肿瘤、营养不良、溶血、透析不充分、应用血管紧张素转换酶抑制剂(ACEI)或血管紧张素 Ⅱ 受体拮抗剂(ARB)、脾功能亢进、rHuEPO 抗体介导的纯红细胞再生障碍性贫血(PRCA)等情况。

(3) ESAs 低反应性的处理:评估患者 ESAs 低反应性的类型,针对 ESAs 低反应性的特定原因进行治疗;对纠正原发病因后仍存在 ESAs 低反应性的患者,建议采用个体化方案进行治疗,并评估 Hb 下降、继续 ESAs 治疗和输血治疗的风险。

6. ESAs 的不良反应及处理

(1) 高血压:所有 CKD 患者都应监测血压,尤其是初始接受 rHuEPO 治疗时。出现高血压可以服用降压药物控制,一般不需因高血压而中断或停止 rHuEPO 治疗,除非出现难以控制的高血压。

(2) 癫痫:应用 rHuEPO 治疗的患者,不需担心癫痫发作或担心癫痫发作频率改变而限制患者活动。癫痫病史不是 rHuEPO 治疗禁忌证。当患者伴有不可控制的高血压或体重增加过多时,应防止治疗过程中的癫痫发作。

(3) 透析通路血栓:使用 rHuEPO 后,随红细胞生成增多,血细胞比容增高,血液黏度增加,可能增加血栓形成风险。但是使用 rHuEPO 的血液透析患者,不论其血管通路是自体内瘘还是人造血管,不需增加对血管通路的检测,亦不需增加肝素用量。

(4) 肌痛及输液样反应:通常发生在应用 rHuEPO 1~2h 后,出现肌痛、骨骼疼痛、低热、出汗等症状,可持续 12h,2 周后可自行消失。症状较重者可给予非类固醇类抗炎药治疗。

(5) rHuEPO 抗体介导纯红细胞再生障碍性贫血(pure red-cell anemia,PRCA):PRCA 的主要表现为进行性严重贫血(Hb 常以每周 5~10g/L 的速度下降),伴网织红细胞显著减少或缺如(绝对计数常小于 10 000/μL);外周血的血小板和白细胞计数正常;骨髓幼红细胞系列显著减少,甚至完全缺乏,粒细胞和巨核细胞系列增生正常;血清 rHuEPO 抗体检测阳性。疑似或确诊时应停用任何种类的红细胞生成素制剂,可试用免疫抑制剂、雄激素、大剂量静脉丙种球蛋白治疗,必要时输血,最有效的治疗是肾移植。

(6) 其他并发症:偶有引起高钾血症的报道(发生率小于 1%);有促肿瘤进展或复发的风险。

(三) 铁剂治疗

铁是合成 Hb 的基本原料。流行病学及临床试验结果证实,CKD 贫血患者经常存在一定程度的铁缺乏;铁缺乏是导致 ESAs 治疗反应低下的主要原因。CKD 患者营养不良致铁摄入减少,消化道出血、化验抽血及 HD 患者管路失血致铁丢失增加(HD 患者每年约丢失 1~2g 元素铁),这些因素都可引起绝对铁缺乏;使用 ESAs 后超生理速度的红细胞生成显著增加了铁的需求。此需求超过了储存铁的释放能力及转铁蛋白结合铁转输到骨髓的能力,导致功能性铁缺乏(相对铁缺乏)。此外炎性反应状态可诱导肝脏增加铁调素合成,进而抑制胃肠道铁吸收及利用。

因此 CKD 贫血患者应常规进行铁状态评估。若有绝对或相对铁缺乏时,应仔细寻找铁缺乏原因,并根据患者的铁状态及时按需补铁。有效的铁剂补充,可以改善贫血,减少 ESAs 剂量,甚至有些轻度贫血患者不使用 ESAs 也能改善。

1. 铁状态的评价指标　临床上常用血清铁蛋白(SF)作为铁储存状态指标,转铁蛋白饱和度(TSAT)作为铁利用状态指标。需要注意的是,SF 及 TSAT 的特异性均差,其检验结果受炎症、营养不良等多种因素影响,因此对其检验结果一定要正确判读,必要时辅以血清高敏 C 反应蛋白(hsCRP)及营养不良指标检验来综合判断。有条件的单位还可以进行低色素红细胞百分比(正常值<6%)及网织红细胞血红蛋白含量(正常值为>29pg/cell)检验,来作为铁利用状态的评价指标。

2. 铁状态评估频率　ND-CKD 患者至少每 3 个月监测铁状态 1 次;PD-CKD 患者至少每 3 个月监测铁状态 1 次;HD-CKD 患者至少每 1~3 个月监测铁状态 1 次。当出现以下情况时需要增加铁状态的监测频率,以决定是否开始、继续或停止铁剂治疗:开始 ESAs 治疗时、调整 ESAs 剂量时、有出血存在时、静脉铁剂治疗后监测疗效时、有其他导致铁状态改变的情况如合并炎症时。需要注意的是,凡使用静脉铁剂的患者,必须在停用静脉铁剂 1 周后,才能取血做上述铁状态指标检测,否则检验结果将受用药影响而失准。

3. 铁剂的治疗指征与用药途径

(1) ND-CKD 贫血患者,转铁蛋白饱和度(TSAT)≤20% 或/和铁蛋白≤100μg/L 时需要补铁。可尝试进行为期 1~3 个月的口服铁剂治疗,若无效或不耐受可以改用静脉铁剂治疗。

非透析患者的补铁途径取决于铁缺乏/贫血的严重程度、静脉通道的建立、口服补铁的治疗反应、口服铁剂或静脉铁剂的治疗耐受性以及患者依从度等。

(2) PD-CKD 贫血患者,转铁蛋白饱和度(TSAT)≤20% 或/和铁蛋白≤100μg/L 时需要补铁。虽可先口服铁剂,但其疗效不如静脉铁剂治疗。为此,若非保留静脉通路备血液透析用,则推荐直接用静脉铁剂治疗。

(3) HD-CKD 贫血患者,转铁蛋白饱和度(TSAT)≤20% 或/和铁蛋白≤200μg/L 时需要补铁。推荐使用静脉铁剂治疗。

4. 铁剂的用法及用量

(1) 铁剂治疗的目标值范围:ND-CKD 和 PD-CKD 患者的目标值范围:20% <TSAT<50% ,且 100μg/L<血清铁蛋白<500μg/L。HD-CKD 患者的目标值范围:20% <TSAT<50% ,且 200μg/L<血清铁蛋白<500μg/L。

(2) 口服补铁:每日应予元素铁 200mg,1~3 个月后评价铁状态。

(3) 静脉补铁:初始治疗阶段:一个疗程的蔗糖铁或右旋糖酐铁的剂量常为 1 000mg(如 100mg/次,每周 3 次)。一个疗程完成后,铁状态尚未达标,可以再重复治疗一个疗程。维持治疗阶段:当铁状态达标后,给予的剂量和时间间隔应根据患者铁状态、对铁剂的反应、血红蛋白水平、ESAs 用量、对 ESAs 的反应及近期并发症等情况调整,每周平均需要蔗糖铁或右旋糖酐铁量约为 50mg。

5. 铁剂治疗注意事项

(1) 初次使用静脉铁剂治疗时,必须按照产品说明书先做过敏试验,无过敏反应患者才可应用。静脉铁剂输注应缓慢。首次输注后要严密观察患者 1h。

(2) 要备好复苏急救药品;医护人员要受过专业培训,能及时判断及处理严重不良反应。

(3) 有全身活动性感染及严重肝病时,应禁用静脉铁剂治疗。

(4) 补充静脉铁剂应防止铁过载,它可导致内脏含铁血黄素沉积。

(四) 输血治疗

1. 输血原则　对于肾性贫血治疗,在病情允许的情况下应尽量避免输注红细胞,减少输血反应的风险。适合器官移植的患者,在病情允许的情况下应避免输注红细胞,以减少发生同种致敏的风险。

2. 适应证及注意事项　红细胞成分输血的指征应遵循输血法并参考患者具体情况来定,包括:已出现贫血相关症状及体征的严重贫血者,如急性失血致血流动力学不稳定者;手术失血需要补充血容量者;伴慢性失血的 ESAs 不敏感患者。红细胞成分输血时应遵从以下原则:确定贫血的性质及纠正的可能性,使可纠正的贫血得到相应的治疗;确定通过红细胞成分输血可以减轻相应症状及体征,如果输注红细胞不能逆转症状及体征,则不要输血。

慢性贫血治疗时,需要权衡红细胞成分输血治疗和 ESAs 治疗的利弊,出现下列情况时可进行红细胞成分输血治疗:①ESAs 治疗无效(如血红蛋白病、骨髓衰竭、ESAs 耐药);②ESAs 治疗的风险超过其治疗获益(如既往或现在患有恶性肿瘤,既往有卒中史);③不能仅根据 Hb 的变化来判断非急性贫血 CKD 患者是否需要输血治疗,而应根据贫血所导致的症状来判断。

注意事项:Hb≥100g/L 时,不推荐输血;患者 Hb<70g/L,血容量基本正常或低血容量已被纠正,需要提高血液携氧能力时应考虑输血;因红细胞破坏过多、丢失或生成障碍引起的慢性贫血,Hb<60g/L,并伴

有缺氧症状时可考虑输血；患者不能耐受贫血所带来的心肌缺氧或心功能衰竭，安静时心率>100 次/min，活动后心率>120 次/min 或出现奔马律时可考虑输血；高危患者(年龄>65 岁,合并心血管或呼吸道疾病患者)对贫血耐受性差,Hb<80g/L 时可考虑输血；紧急情况下,当输注红细胞的利大于弊时,可考虑输注红细胞治疗。这些情况包括:需要快速纠正贫血来稳定患者全身情况时(如急性出血、不稳定型冠心病);术前需要快速纠正 Hb 水平时。

3. 输血相关风险　包括溶血反应、发热反应、过敏反应、急性肺损伤、枸橼酸盐中毒和高钾血症、移植物抗宿主病、病毒传播和血液污染等。因此我们提倡在衡量输血与其他贫血治疗方式的利弊之后,谨慎选择输血。

（李莉娟　张连生）

参考文献

[1] 中国医师协会肾脏内科医师分会肾性贫血指南工作组. 中国肾性贫血诊治临床实践指南[J]. 中华医学杂志,2021,101(20):1463-1502.

[2] 中华医学会肾脏病学分会肾性贫血诊断和治疗共识专家组. 肾性贫血诊断与治疗中国专家共识(2018 修订版)[J]. 中华肾脏病杂志,2018,34(11):860-866.

[3] LI Y,SHI H,WANG WM,et al. Prevalence,awareness,and treatment of anemia in Chinese patients with nondialysis chronic kidney disease:First multicenter,cross-sectional study[J]. Medicine(Baltimore),2016,95(24):e3872.

[4] ZHOU QG,JIANG JP,WU SJ,et al. Current pattern of Chinese dialysis units:a cohort study in a representative sample of units[J]. Chin Med J(Engl),2012,125(19):3434-3439.

[5] ZUO L,WANG M,HOU F,et al. Anemia Management in the China Dialysis Outcomes and Practice Patterns Study[J]. Blood Purif,2016,42(1):33-43.

[6] VLAGOPOULOS PT,TIGHIOUART H,WEINER DE,et al. Anemia as a risk factor for cardiovascular disease and all-cause mortality in diabetes:the impact of chronic kidney disease[J]. J Am Soc Nephrol,2005,16(11):3403-3410.

[7] LEVIN A,THOMPSON CR,ETHIER J,et al. Left ventricular mass index increase in early renal disease:impact of decline in hemoglobin[J]. Am J Kidney Dis,1999,34(1):125-134.

[8] HAYASHI T,JOKI N,TANAKA Y,et al. Anaemia and early phase cardiovascular events on haemodialysis[J]. Nephrology(Carlton),2015,20(Suppl 4):1-6.

[9] PORTOLÉS J,GORRIZ JL,RUBIO E,et al. The development of anemia is associated to poor prognosis in NKF/KDOQI stage 3 chronic kidney disease[J]. BMC Nephrol,2013,14:2.

[10] CODY JD,HODSON EM. Recombinant human erythropoietin versus placebo or no treatment for the anaemia of chronic kidney disease in people not requiring dialysis[J]. Cochrane Database Syst Rev,2016,1:CD003266.

[11] TOBLLI JE,DI GF,RIVAS C. Changes in Echocardiographic Parameters in Iron Deficiency Patients with Heart Failure and Chronic Kidney Disease Treated with Intravenous Iron[J]. Heart Lung Circ,2015,24(7):686-695.

[12] MIMURA I,TANAKA T,NANGAKU M. How the Target Hemoglobin of Renal Anemia Should Be[J]. Nephron,2015,131(3):202-209.

[13] KDIGO Clinical Practice Guideline Working Group. KDIGO Clinical Practice Guideline for Anemia in Chronic Kidney Disease[J]. Kidney Int Suppl,2012,2:279-335.

[14] AKIZAWA T,SAITO A,GEJYO F,et al. Impacts of recombinant human erythropoietin treatment during predialysis periods on the progression of chronic kidney disease in a large-scale cohort study(Co-JET study)[J]. Ther Apher Dial,2014,18(2):140-148.

[15] TSURUYA K,YOSHIDA H,SUEHIRO T,et al. Erythropoiesis-stimulating agent slows the progression of chronic kidney disease:a possibility of a direct action of erythropoietin[J]. Ren Fail,2016,38(3):390-396.

[16] MACGINLEY R,WALKE RR,IRVING M. KHA-CARI Guideline:use of iron in chronic kidney disease patients[J]. Nephrology(Carlton),2013,18(12):747-749.

[17] HSU CY,MCCULLOCH CE,CURHAN GC. Epidemiology of anemia associated with chronic renal insufficiency among adults in the United States:results from the Third National Health and Nutrition Examination Survey[J]. J Am Soc Nephrol,2002,13

（2）：504-510.

［18］ BAHRAINWALA J，BERNS JS. Diagnosis of Iron-Deficiency Anemia in Chronic Kidney Disease［J］. Semin Nephrol，2016，36（2）：94-98.

［19］ BABITT JL，LIN HY. Mechanisms of anemia in CKD［J］. J Am Soc Nephrol，2012，23（10）：1631-1634.

［20］ ŁUKASZYK E，ŁUKASZYK M，KOC-ŻÓRAWSKA E，et al. Iron Status and Inflammation in Early Stages of Chronic Kidney Disease［J］. Kidney Blood Press Res，2015，40（4）：366-373.

［21］ 谌贻璞. 肾性贫血患者铁状态检测指标的评估判读及其应用［J］. 中国实用内科杂志，2012，（12）：897-899.

［22］ RATCLIFFE LE，THOMAS W，GLEN J，et al. Diagnosis and Management of Iron Deficiency in CKD：A Summary of the NICE Guideline Recommendations and Their Rationale［J］. Am J Kidney Dis，2016，67（4）：548-558.

［23］ KDOQI，National Kidney Foundation. KDOQI Clinical Practice Guidelines and Clinical Practice Recommendations for Anemia in Chronic Kidney Disease［J］. Am J Kidney Dis，2006，47（5Suppl 3）：S11-S145.

［24］ MACDOUGALL IC，BIRCHER AJ，ECKARDT KU，et al. Iron management in chronic kidney disease：conclusions from a "Kidney Disease：Improving Global Outcomes"（KDIGO）Controversies Conference［J］. Kidney Int，2016，89（1）：28-39.

［25］ VAZIRI ND. Safety Issues in Iron Treatment in CKD［J］. Semin Nephrol，2016，36（2）：112-118.

［26］ United States Renal Data System：2016 USRDS Annual Data Report：Epidemiology of Kidney Disease in the United States，2016 Volume 2［EB/OL］［2018-11-05］. https：//www. usrds. org/2016/view/Default. aspx.

［27］ MAKWANA S，BASU B，MAKASANA Y，et al. Prefilled syringes：an innovation in parenteral packaging［J］. Int J Pharm Investig，2011，1（4）：200-206.

［28］ DEL VL，LOCATELLI F. An overview on safety issues related to erythropoiesis-stimulating agents for the treatment of anaemia in patients with chronic kidney disease［J］. Expert Opin Drug Saf，2016，15（8）：1021-1030.

第三节 内分泌疾病相关贫血

内分泌疾病所致的贫血是指内分泌功能紊乱引起的贫血。许多内分泌激素参与红系的造血功能，例如：①红细胞生成素：由肾脏分泌，直接调控红系各阶段造血细胞的增殖和分化。②调控红细胞生成素的分泌：红细胞生成素的分泌受组织缺氧调控，许多激素可调节组织代谢水平而改变组织内氧含量，间接影响红细胞生成素的水平。③许多激素通过调控酶的代谢、受体来影响血红蛋白和其他红细胞结构的合成。当内分泌功能紊乱时，通过上述三种途径影响红细胞的生成而引起不同程度的贫血。比较常见的引起贫血的内分泌疾病有垂体、甲状腺、肾上腺和性腺等疾病。

内分泌疾病引起的贫血一般为轻度致中度，多为隐匿发生，一般为正细胞正色素性贫血，小细胞低色素性贫血罕见。少数内分泌疾病患者可合并自身免疫病或多种自身抗体，可引起自身免疫性溶血性贫血。贫血的一般实验室检查特点为：血清铁下降；总铁结合力减低；转铁蛋白饱和度下降；骨髓铁幼粒细胞减少；铁储存量正常或增加。如果合并自身免疫性溶血性贫血，Coombs 试验可阳性。

一、甲状腺功能减退所致贫血

甲状腺功能减退性贫血国外报道发生率为 30%～50%，国内有单位报道为 56.8%。我国西南与西北高原、边远山区等单纯性甲状腺肿流行区患者合并贫血较为常见。甲状腺功能减退者女性多于男性，但合并贫血者男性多于女性。按照形态分正细胞正色素性贫血者最多，其次为大细胞性贫血，小细胞低色素性贫血者最少。

本病临床进展缓慢，常常被甲状腺功能减退症掩盖。病程中逐渐出现乏力、畏寒、肌痛、颜面及四肢水肿，健忘，智力减退，对外界刺激反应迟钝，一般均有便秘。查体表情淡漠，面色苍白，毛发稀疏、皮肤干燥粗糙，鼻唇增厚，可有巨舌症，下肢可见非凹陷性水肿。晚期可见心脏扩大，心包、胸腔及腹腔积液。

甲状腺功能减退治疗采用甲状腺制剂替代疗法，贫血多在甲状腺功能恢复至正常水平后 3～6 个月恢复正常，对于大细胞和小细胞贫血患者，可分别加用叶酸、维生素 B_{12} 或铁剂治疗。

二、甲状腺功能亢进所致的贫血

甲状腺功能亢进合并贫血者占全部患者的 10%～25%，多为较严重或者病程较长的患者，贫血多为轻度,平均红细胞体积正常或轻度减低。临床表现以甲状腺功能亢进为主,贫血多为轻度,无明显症状,一般无需治疗。在甲状腺功能亢进症状纠正后贫血会自行纠正。

三、甲状旁腺功能亢进所致的贫血

甲状旁腺功能亢进合并贫血罕见,多为正细胞正色素性贫血。合并贫血的甲状旁腺功能亢进患者病情多严重,骨囊肿、溶骨明显,血钙、碱性磷酸酶、甲状旁腺激素都明显升高。体外造血祖细胞培养证明,甲状旁腺功能亢进患者红细胞增殖减低,提示甲状旁腺激素可直接抑制红系造血,同时发现甲状旁腺激素可以促进骨髓纤维化而产生骨髓病性贫血。甲状旁腺手术切除后,贫血常能得到纠正。

四、垂体功能减退所致的贫血

任何原因所致的垂体功能减退均能引起中度非进行性贫血,常为正细胞正色素性贫血,由于垂体功能减退患者常有血浆容量下降,从而掩盖患者部分贫血程度。患者贫血的主要原因是红细胞生成减少,而红细胞生存期正常或延长。

垂体功能减退可由多种疾病引起,常见的病因有垂体肿瘤、缺血坏死、炎症、红细胞增多症及放射治疗等。临床表现多缓慢进展,患者出现性腺、甲状腺和肾上腺皮质功能不全表现。贫血往往为中度,常为正细胞正色素性贫血,部分患者可表现为大细胞或低色素性贫血,但可能合并有铁、叶酸和维生素 B_{12} 缺乏。

激素替代治疗,即用甲状腺、肾上腺皮质、生长激素及性激素联合治疗,可使骨髓造血功能恢复正常,贫血纠正。单一激素治疗效果不佳。

五、肾上腺皮质功能减退所致的贫血

各种原因所致的慢性肾上腺皮质功能低下(Addison 病)患者多数合并轻度至中度贫血。因患者常合并脱水,使血容量下降,部分掩盖了贫血症状。当使用皮质激素替代治疗开始后短期内,因血容量恢复正常,常使红细胞容量、血红蛋白比治疗前下降20%左右,使贫血症状明显。

肾上腺皮质功能减退患者有明显皮肤和黏膜色素沉着,消瘦和脱水。本病治疗应用肾上腺皮质激素治疗,随着肾上腺皮质功能减退症状逐渐消退,网织红细胞逐渐上升,红细胞、血红蛋白逐渐恢复正常。

六、性腺功能失调所致的贫血

由性腺功能失调所致的贫血临床少见,多为轻度。性激素中雄激素(睾酮)及雌激素与红细胞生成相关。雄激素促进红细胞生成,雌激素抑制红细胞生成。性腺功能失调所致的贫血临床表现多不明显,贫血多为正细胞正色素性,纠正性腺功能失调后贫血可自行纠正。

(李莉娟　张连生)

参考文献

[1] 张之南,陈书长.内分泌疾病与血液学异常.//史铁繁.协和内分泌学[M].北京:科学出版社,1999.

[2] SZCZEPANEK-PARULSKA E,HERNIK A,RUCHAŁA M. Anemia in thyroid diseases[J]. Pol Arch Intern Med,2017,127(5):352-360.

[3] ZHANG L,HOU J,LI J,et al. Roxadustat for the treatment of anemia in patients with chronic kidney diseases:a meta-analysis[J]. Aging(Albany NY),2021,13(13):17914-17929.

[4] SOLIMAN AT,DE SANCTIS V,YASSIN M,et al. Chronic anemia and thyroid function[J]. Acta Biomed,2017,88(1):119-127.

[5] PETRYK A,KANAKATTI SHANKAR R,GIRI N,et al. Endocrine disorders in Fanconi anemia:recommendations for screening and treatment[J]. J Clin Endocrinol Metab,2015,100(3):803-811.

[6] GALLIENI M,CORSI C,BRANCACCIO D. Hyperparathyroidism and anemia in renal failure[J]. Am J Nephrol,2000,20(2):89-96.

第四节 肿瘤所致贫血

恶性肿瘤所致贫血是指造血组织以外的各种恶性肿瘤所引起的贫血,其贫血表现类型和程度因恶性肿瘤的种类、病程、治疗方法不同而各异。

恶性肿瘤贫血的形成机制复杂,主要涉及炎症性贫血、溶血性贫血、纯红细胞再生障碍性贫血、铁幼粒细胞性贫血、骨髓内肿瘤浸润、巨幼细胞贫血、铁缺乏及肿瘤出血等。

恶性肿瘤所致贫血在肿瘤患者,尤其晚期肿瘤患者中常见,以轻度至中度的正细胞正色素性贫血多见。临床表现随肿瘤种类、发生部位及转移扩散程度而异。消化道肿瘤贫血发现较早,症状重,常与其易引起出血和合并营养吸收障碍有关,甚至以贫血为首发症状而引起医生注意。肺癌所致贫血发现较晚,贫血轻,症状常被肿瘤本身症状掩盖。一般肿瘤晚期贫血症较初期严重,多为放化疗引起骨髓抑制,癌细胞骨髓转移患者免疫功能低下继发感染、营养吸收不良等综合因素引起。

凡病因明确者容易诊断,但部分患者在肿瘤明确诊断之前即有贫血,甚至以贫血为首发症状,因此,对贫血原因不明的患者,应当在鉴别诊断时考虑到肿瘤的可能。如纯红细胞再生障碍性贫血常见于胸腺瘤,自身免疫性溶血性贫血可见于淋巴瘤和卵巢癌。肿瘤骨髓转移时需详细检查骨髓涂片,可见到团块肿瘤细胞聚集。如骨髓取材出现"干抽",须做骨髓活检以明确诊断。

肿瘤所致贫血的治疗主要取决于肿瘤本身的治疗。如经外科手术、放、化疗及生物治疗后,肿瘤治愈或疗效达到临床缓解,则贫血可显著改善甚至消失。在肿瘤治疗过程中,如贫血症状严重,可输注浓缩红细胞或用促红细胞生成素 2 000U/次,隔日皮下注射一次,4~6 周后可使红细胞及血红蛋白上升,减轻贫血症状。对于营养不良患者,补充铁剂、叶酸及维生素 B_{12} 一般无效。合并自身免疫性溶血性贫血时皮质激素治疗可能暂时有效。

(李莉娟 张连生)

参考文献

ANAND S,BURKENROAD A,GLASPY J. Workup of anemia in cancer[J]. Clin Adv Hematol Oncol,2020,18(10):640-646.

第五节 骨髓病性贫血

骨髓病性贫血(myelophthisic anemia)是骨髓被恶性肿瘤或其他异常细胞广泛浸润以及肉芽和/或纤维组织大量增生,使骨髓结构破坏影响红系造血所致的贫血。由于血液骨髓屏障破坏及肝、脾和淋巴结的髓外造血,使幼稚细胞进入血流。其特征除贫血外周围血液出现幼粒、幼红细胞,故又称幼粒-幼红细胞性贫血。

骨髓病性贫血常见的病因是:①肿瘤组织浸润骨髓,见于造血系统肿瘤和非造血系统肿瘤,如乳腺癌、肺癌、前列腺癌、胃癌等。②骨髓纤维化,包括原发性和继发于慢性粒细胞白血病、癌症以及血管炎等。③肉芽肿性炎症,如结核和真菌感染。④代谢异常,类脂质沉积症如戈谢病和尼曼-匹克病及骨硬化症,后者系单核-巨噬系统遗传性缺陷,表现为破骨细胞功能减低。

骨髓病性贫血贫血程度不一,呈正细胞正色素性。血片中可见多染性、嗜碱性点彩、异形及泪滴状红细胞,并出现幼粒细胞和幼红细胞,甚至巨核细胞裸核。白细胞和血小板高低不一。骨髓穿刺常有干抽现象,骨髓涂片和活检可发现原发疾病的表现,癌症转移时骨髓涂片可见成堆癌细胞。骨髓活检对骨髓纤维化或肉芽肿的诊断更有价值。在诊断骨髓病性贫血时,必须注意周围血液出现幼粒和幼红细胞也见于大量失血、溶血、MDS 及类白血病反应等,应加以鉴别。

治疗以针对原发病为主,对贫血本身可选用雄激素及 EPO。

(李莉娟 张连生)

参考文献

[1] ASHOROBI D,MUNAKOMI S. Myelophthisic Anemia. 2022 Feb 9.∥StatPearls［Internet］. Treasure Island（FL）:StatPearls Publishing.

[2] KHAN MH,PATEL A,GUEVARA E. Myelophthisic Anemia in a Patient with Lobular Breast Carcinoma Metastasized to the Bone Marrow［J］. Cureus,2018,10(11):e3541.

第六节 微血管病性溶血性贫血

微血管病性溶血性贫血(microangiopathic hemolytic anemia,MHA)又称红细胞破碎综合征,是一组继发性贫血综合征,主要是由于红细胞在血管内受机械性损伤破坏所致。

微血管病性溶血性贫血可见于下列疾病:①血栓性血小板减少性紫癜(TTP)、溶血性尿毒症综合征(HUS)及弥散性血管内凝血(DIC),是其临床表现的一部分。②心脏和大血管病变,特别是心脏人工瓣膜置换术后。目前人工瓣膜质量已显著提高,术后 MHA 出现率也很少见。③恶性肿瘤广泛播散,肿瘤细胞可以直接侵犯微血管,受累血管内皮细胞增生,管腔内有微小瘤栓,其中以胃癌广泛转移为最多见,其次为乳腺癌、肺癌、胰腺癌等。④化疗相关的 MHA,这些患者绝大多数使用了化疗药物如丝裂霉素 C,器官移植后也可发生,与预处理化疗药物损伤内皮细胞有关。⑤妊娠相关的 MHA,妊娠期和产后均可发生,子痫和子痫前兆可以诱发,发生溶血-肝酶升高-血小板减少综合征(HELLP)。

微血管病性溶血性贫血的诊断标准为:①有皮肤、黏膜不同程度的出血和黄疸、贫血、发热等表现;②外周血涂片中破碎红细胞 3% 以上;③骨髓红系增生明显活跃,网织红细胞增多;④血小板计数明显减少;⑤血浆游离血红蛋白增高,常>50mg/L;⑥非结合胆红素增高;⑦结合珠蛋白降低;⑧血红蛋白尿,慢性者可有含铁血黄素尿。满足第①、②项标准,再有其他两项指标,即可诊断。

微血管病性溶血性贫血需与自身免疫性溶血性贫血、Evans 综合征、PNH、DIC 等鉴别。

微血管病性溶血性贫血的治疗原则为积极治疗原发病,去除病因,例如心脏瓣膜的重新置换、肿瘤的控制、自身免疫性疾病的治疗等。慢性溶血者如有缺铁表现,可给予铁剂和叶酸。严重贫血时可以输红细胞。血浆置换仅在少数病例有效。

(李莉娟 张连生)

参考文献

[1] MORISHITA E.［Diagnosis and treatment of microangiopathic hemolytic anemia］［J］. RinshoKetsueki,2015,56(7):795-806.

[2] THOMAS MR,SCULLY M. How I treat microangiopathic hemolytic anemia in patients with cancer［J］. Blood,2021,137(10): 1310-1317.

第三篇

白细胞疾病

第一章　白细胞减少和粒细胞缺乏症

白细胞和/或中性粒细胞减少症是很常见的临床现象,其病因很多,而粒细胞减少程度与感染风险密切相关,仔细甄别粒细胞减少的病因、纠正粒细胞减少状态、及时有效控制感染是改善预后的关键。

一、定　义

正常外周血白细胞总数为$(4\sim10)\times10^9/L$。白细胞减少(leukopenia)是指外周血白细胞总数持续低于$4.0\times10^9/L$。中性粒细胞减少(neutropenia)是指外周血中性粒细胞绝对计数在成人低于$2.0\times10^9/L$,在$10\sim14$岁儿童低于$1.8\times10^9/L$,在$1\sim10$岁儿童低于$1.5\times10^9/L$,在1岁以下儿童或新生儿低于$1.0\times10^9/L$。根据中性粒细胞绝对值(ANC)减少的程度,可以分为轻度($\geq1.0\times10^9/L$)、中度$[(0.5\sim1.0)\times10^9/L]$和重度($<0.5\times10^9/L$),重度减少者即为粒细胞缺乏症(agranulocytosis),简称粒缺,当$ANC<0.1\times10^9/L$为严重粒细胞缺乏。由于中性粒细胞在白细胞总数中占60%左右,中性粒细胞数量的变化,多数情况下与白细胞总数变化趋势一致,因此,有时不严密地将中性粒细胞减少作为白细胞减少的同义词。中性粒细胞减少的程度与人体发生感染的风险密切相关。

二、临床表现

主要取决于中性粒细胞减少的程度和持续时间以及原发病的临床表现。慢性中性粒细胞减少症患者通常无特异性临床表现,部分患者可表现为乏力。某些慢性良性中性粒细胞减少的患者即使外周血中性粒细胞计数$<0.2\times10^9/L$,也可无严重感染。急性轻度中性粒细胞减少者,粒细胞吞噬防御功能不受影响,临床上多不出现特殊症状;但中重度中性粒细胞减少患者易出现乏力、头晕、食欲差等非特异性症状,若并发感染,还可表现为发热、咽痛、皮下或黏膜炎症等感染相关症状。药物过敏反应诱导的中性粒细胞减少症患者可能有发热、皮疹和淋巴结肿大等过敏反应的表现。周期性中性粒细胞减少或重度先天性中性粒细胞减少的患者在严重的中性粒细胞减少期间,往往有口腔溃疡、口腔炎或咽炎及淋巴结肿大,且常发生肺炎和败血症。特别需要注意的是,粒细胞缺乏时,感染部位不能形成有效的炎症反应,常无脓液,X线检查可无炎症浸润阴影,因此,影像学检查不能除外肺部感染,需要结合临床具体情况判断。

三、诊　断

白细胞减少及中性粒细胞减少症通常不难诊断,根据血常规检查的结果即可做出白细胞减少、中性粒细胞减少或缺乏的诊断。对中性粒细胞减少的诊断评估,必须首先明确的是减少程度的轻重,其次是患者有无发热及感染表现等,再进一步明确中性粒细胞减少的原因。由于检测值可受生理因素(例如冬季高于夏季、体力活动后、妊娠时升高),年龄和种族(成人高于儿童,黑色人种中性粒细胞较低),采血部位(手指比耳垂低,目前采用静脉血较稳定)等影响,必要时需反复检查。建议外周血涂片进行人工白细胞分类,这有利于确定白细胞减少或中性粒细胞减少的诊断及病因判断。

（一）完整的病史采集

重点了解下列方面:

1. 病程、发作模式　数天至数周内发生的粒细胞减少为急性,而慢性粒细胞减少通常持续数月。追溯患者既往血常规结果,明确患者上次粒细胞计数正常的时间,评估粒细胞下降的快慢模式。慢性或体检发现的粒细胞减少患者,如无明显不适,建议随访。多次、规律性的粒细胞减少发作需要考虑周期性粒细胞减少症。

2. 患者的基础疾病　是否存在明确的诱因例如毒物、药物、放射线等接触史或近期接受肿瘤放化疗;

是否合并自身免疫性疾病如系统性红斑狼疮、类风湿关节炎、Felty 综合征等;近期有无感染,尤其是病毒感染;有无家族史;新生儿粒细胞减少常为先天性疾病所致。

3. 此次就诊的主要症状　有无发热,口腔炎、牙龈炎,蜂窝组织炎,肛肠溃疡,肺炎,脓肿和/或菌血症等表现,询问有无家庭聚集性发病现象。

（二）体格检查

重点关注皮肤、呼吸道、腹部和肛周的感染证据,检查是否合并淋巴结或肝脾大,仔细检查先天性异常。某些临床特点有助于病因诊断:以慢性病毒性肝炎为原发病的患者常有乏力、食欲减退和恶心等表现;头痛、头晕、精神萎靡和记忆力减退多由慢性苯中毒所致;严重感染所致的粒细胞减少常有高热和畏寒;身材矮小和吸收不良提示 Shwachman-Diamond 综合征(SDS)。

（三）实验室检查

1. 血常规　中性粒细胞的数量减少、甚至缺如,淋巴细胞相对增多;也可表现核左移,常伴胞浆内中毒颗粒及空泡,后者提示粒细胞减少与感染有关。红细胞和血小板的变化与病因相关。

2. 骨髓检查　明确骨髓各系增生和成熟情况,对诊断骨髓增生异常、急性白血病、骨髓衰竭症、骨髓转移性肿瘤非常重要。因粒细胞减少的原因不同,骨髓象各异。粒系增生程度可正常、升高或减低。

3. 引起中性粒细胞减少相关疾病检查　包括中性粒细胞抗体、抗核抗体谱、贫血组套(维生素 B_{12}、铁蛋白、叶酸、转铁蛋白、促红细胞生成素等)、溶血及原发性免疫性血小板减少症(ITP)组套、甲状腺功能包括甲状腺抗体、肿瘤指标等。对于怀疑先天性患者,建议行先天性粒细胞减少相关基因谱检测,重点 *ELANE*、*HAX1*、*G6PC3*、*WAS*、*SBDS* 等基因的突变。

4. 边缘池粒细胞测定　假性中性粒细胞减少症指血常规检测外周血中性粒细胞计数减少,实际上患者外周血循环的粒细胞总数正常,是大量的中性粒细胞聚集于血管壁上(边缘池),导致粒细胞的分布异常,进而循环池中粒细胞相对减少。可通过肾上腺素试验等协助诊断皮下注射肾上腺素 0.2mg,20min 后白细胞计数较注射前增高 $2×10^9$/L 以上,或较注射前升高 1 倍以上者,如无脾大,可考虑为假性粒细胞减少。

5. 粒细胞缺乏伴发热的病原学检查　对于粒细胞缺乏伴发热患者,需要立即进行静脉抗感染治疗并进行病原学检查,如血培养、微生物涂片和培养、血清学检测、聚合酶链反应(PCR)、宏基因组二代测序(mNGS)和相关感染部位的评估和影像学检查等。

四、鉴别诊断

鉴别诊断中性粒细胞减少的病因对治疗至关重要。由于分子遗传学与细胞生物学技术的应用和发展,人们对中性粒细胞减少的发病机制有了更为深刻的认识。临床上我们可以简单使用先天性(原发性)和获得性(继发性)的分类来鉴别中性粒细胞减少症的病因(表 3-1-0-1),获得性(继发性)原因更常见。根据细胞动力学,中性粒细胞减少症的病因和发病机制分为三类生成减少、破坏增多及分布异常。

（一）先天性中性粒细胞减少症

严重先天性中性粒细胞减少症(severe congenital neutropenia,SCN)是一种罕见病,多在婴幼儿时期发病,有多种遗传方式。多数 SCN 患者存在中性粒细胞弹性蛋白酶 2(ELA-2)基因突变,这种突变导致前体细胞凋亡、骨髓中髓系细胞成熟障碍。

周期性中性粒细胞减少症(cyclic neutropenia,CN)约每 21 天发作粒细胞缺乏 1 次,每次持续约 3~5天。CN 患者常出现反复发热和口咽部、皮肤感染,致命的严重感染并不常见。CN 通常为常染色体显性遗传,几乎都有 *ELA-2* 基因突变。

中性粒细胞减少症也可能是一些先天性疾病综合征的临床表现之一。SDS 综合征是一种罕见病,表现为重度粒细胞缺乏、干骺端发育不良和胰腺外分泌不足,是一种常染色体隐性遗传病。90% 的 SDS 发病涉及位于 7 号染色体着丝粒区域的 SDS 基因突变,SDS 中的中性粒细胞减少与 FAS 介导的中性粒细胞前体细胞凋亡有关。Chédiak-Higashi 综合征是一种常染色体隐性遗传病,与染色体 1q43 上的 *LYST* 基因突变有关。常表现为轻度中性粒细胞减少,但由于杀菌活性降低,感染风险增加,常导致复发性化脓性感染和眼皮肤白化病。

表 3-1-0-1　中性粒细胞减少症的鉴别诊断

先天性(原发性)中性粒细胞减少	获得性(继发性)中性粒细胞减少
严重先天性中性粒细胞减少症	生成减少
常染色体显性遗传(*ELANE* 突变)	药物诱导
常染色体隐性遗传(*HAX2* 突变)	感染后
X-连锁遗传(*WASP* 突变)	营养缺乏(维生素 B_{12}、叶酸、铜)
周期性中性粒细胞减少症	骨髓衰竭
遗传性粒细胞减少症	再生障碍性贫血
Fanconi 贫血	骨髓增生异常综合征
先天性角化不良	急性白血病,等
糖原累积症 Ⅰb 型	破坏或消耗过多
Barth 综合征	自身免疫性疾病
Knostman 综合征	系统性红斑狼疮
Shwachman-Diamond 综合征 Chédiak-Higashi 综合征	类风湿关节炎
无效生成性慢性粒细胞缺乏,等	肉芽肿性多血管炎
	甲亢,等
	重症感染
	脾功能亢进,等
	分布异常
	假性粒细胞减少
	严重的细菌感染
	恶性营养不良病
	粒细胞滞留循环池其他部位
	血液透析后

（二）感染相关中性粒细胞减少症

中性粒细胞减少可由急性或慢性细菌、病毒、寄生虫或立克次体感染引起。病毒包括细小病毒 B19、巨细胞病毒、乙肝病毒、丙肝病毒、幽门螺杆菌、支原体、HIV 等,发病机制涉及粒细胞产生减少、再分布及免疫性破坏。立克次体、巴尔通体等感染也可引起粒细胞减少,内皮细胞破坏、广泛持续的血管炎使中性粒细胞对内皮细胞黏附作用增加。严重的革兰氏阴性杆菌败血症所引起的粒细胞减少与骨髓储备池中性粒细胞消耗过多、补体激活、边缘池粒细胞增多有关。其他感染如伤寒、副伤寒、结核、布氏杆菌病、疟疾等慢性感染可导致脾大,因脾脏滞留和骨髓抑制引起中性粒细胞减少。

（三）药物相关中性粒细胞减少症

是临床最常见的中性粒细胞减少的病因。多种药物可导致粒细胞减少,主要有两种机制免疫相关和非免疫相关。非免疫相关机制指药物通过干扰蛋白合成或细胞复制,非选择性地直接损伤粒细胞前体或粒细胞,粒细胞减少程度与药物剂量相关,代表药物有吩噻嗪类、抗甲状腺药、氯霉素和氯氮平。免疫相关机制是指部分药物作为半抗原在敏感者体内诱导产生抗体,通过抗体或补体介导使粒细胞生成减少或破坏增多,其粒细胞减少程度与药物剂量无关,实质上是一种过敏反应或免疫反应。此类型中性粒细胞减少并不常见,但死亡率较高。表 3-1-0-2 中列举了一些常见的导致中性粒细胞减少的药物。

表 3-1-0-2 可导致中性粒细胞减少的常用药物

类别	药物
细胞毒类抗肿瘤药物	烷化剂、抗代谢药、蒽环类抗生素、长春属类生物碱、拓扑异构酶抑制剂等
解热镇痛药	阿司匹林、氨基比林、吲哚美辛、布洛芬、保泰松、喷他佐辛等
抗生素	氯霉素、链霉素、四环素类、万古霉素、磺胺类、甲硝唑、异烟肼、利福平、青霉素及其他 β 内酰胺类等
抗疟药	氯喹、伯氨喹、奎宁、阿莫地喹、乙胺嘧啶等
抗病毒药	更昔洛韦等
抗甲状腺药	甲硫氧嘧啶、丙硫氧嘧啶、卡比马唑、甲巯咪唑等
降血糖药	甲苯磺丁脲、氯磺丙脲等
抗惊厥/癫痫药	苯妥英钠、苯巴比妥、卡马西平等
抗组胺药	苯海拉明、氯苯那敏、西咪替丁等
降压药	利血平、肼屈嗪、甲基多巴、卡托普利等
抗心律失常药	普鲁卡因胺、奎尼丁、普萘洛尔、安博律定等
免疫调节药	硫唑嘌呤、左旋咪唑、吗替麦考酚酯等
抗精神病药	氯丙嗪、三环类抗抑郁药等
利尿药	乙酰唑胺、氢氯噻嗪等
其他	砷剂、沙利度胺、来那度胺、伊沙佐米、蛋白酶体抑制剂、小分子靶向药物等

（四）免疫介导的中性粒细胞减少症

继发性自身免疫性中性粒细胞减少症是成人最常见的免疫性中性粒细胞减少症,常继发于系统性红斑狼疮、类风湿关节炎、Sjogren 综合征、Felty 综合征、胸腺瘤、大颗粒 T 淋巴细胞增多症等,发病机制涉及抗粒细胞抗体、细胞介导的粒细胞破坏及抗 G-CSFR 抗体。

新生儿同种免疫性中性粒细胞减少症由母体 IgG 抗体通过胎盘与婴儿中性粒细胞特异性抗原结合所致,这种特异性抗原通常为父亲遗传背景的 FcγⅢb 同种型。中性粒细胞水平常在生后 7~11 周恢复。

原发性自身免疫性中性粒细胞减少是指患者体内存在中性粒细胞自身抗体,导致补体介导粒细胞溶解和脾滞留。儿童较成人更易自发缓解。

（五）其他

中性粒细胞减少尚常见于脾亢、补体激活综合征、骨髓转移瘤。也可继发于一些血液系统疾病,如巨幼细胞贫血、阵发性睡眠性血红蛋白尿症、再生障碍性贫血、白血病、淋巴瘤等。

五、治　疗

提倡对中性粒细胞减少症患者进行分层管理和治疗。粒细胞减少的主要表现是感染,感染发生的危险度与中性粒细胞减少程度、持续时间、患者个体因素以及原发病相关。细胞毒性药物、放疗或造血干祖细胞内在缺陷等原因所致的中性粒细胞减少症患者感染风险更高。患者如同时伴有淋巴细胞减少、单核细胞减少、体液免疫缺陷、营养不良、高龄等因素,则感染风险进一步增加。中性粒细胞减少症的治疗包括一般治疗、病因治疗和并发感染的治疗。

（一）一般治疗

1. 环境消毒　有条件的单位应尽量将粒细胞缺乏发热患者置于无菌层流床或层流病房内,实施保护性隔离。病房每日紫外线消毒 2 次,每次 30min,或使用空气清洁气雾剂以达到空气消毒。墙壁地板每日用 1:200 氯己定或甲酚皂溶液擦洗。尽量保持室内阳光充足、空气流通,保持病床整洁、干燥、保暖。

2. 饮食指导　鼓励进食易消化、清淡、高蛋白、高纤维素食物,避免辛辣刺激,食物需连同器皿一起加热蒸透或用微波炉加热消毒后食用,水果食用前必须烫洗和去皮。

3. 口腔、肛周护理 患者进食后需要漱口预防口腔炎,可应用 1%碳酸氢钠溶液、淡盐水、温开水漱口,真菌感染可用制霉菌素溶液、两性霉素 B 溶液漱口。每次含漱至少 2min,对口腔溃疡患者,加强局部清洁,可用生长因子喷剂促进黏膜修复。保持大便通畅,防止便秘。每次便后及睡前用 0.5%无痛碘或1∶5 000 高锰酸钾溶液坐浴,痔疮患者应用痔疮栓。

4. 执行消毒隔离制度,限制探视 医护人员须有严格的无菌观念,戴帽子、口罩、执行手卫生制度。限制探视,拒绝呼吸道等部位感染性人员探视。

（二）病因治疗

包括停用可疑药物,停止接触可疑毒物、放射线,尽早升高中性粒细胞计数及针对原发性疾病的治疗等。

1. 集落刺激因子 主要有重组人粒细胞和粒-单核细胞集落刺激因子（rhG-CSF 和 rhGM-CSF）。G-CSF 和 GM-CSF 都是多效性生长因子,二者功能上有重叠,均可以促进骨髓内粒细胞生成和释放、激活成熟中性粒细胞趋化性和迁移,并增强其吞噬功能。除了作用于粒细胞,GM-CSF 还可刺激巨噬细胞,调节巨噬细胞识别肿瘤细胞、杀伤寄生虫或应对真菌感染。G-CSF 作用比 GM-CSF 强而快,而 GM-CSF 的促炎性高于 G-CSF。推荐应用剂量为 5~10μg/（kg·d）。聚乙二醇化重组人粒细胞集落刺激因子（PEG-rhG-CSF）是 rhG-CSF 经聚乙二醇化修饰后的长效剂型,可以减少化疗后集落刺激因子给药次数,提高患者依从性,目前多应用于实体肿瘤（非血液系统肿瘤）化疗后粒细胞减少的预防和治疗。推荐剂量为体重≥45kg 患者每个化疗周期给予 6mg/次,<45kg 者每个化疗周期给予 3mg/次,或按照 100μg/kg 个体化给药。PEG-rhG-CSF 在化疗药物给药结束 48h 后皮下注射,避免在使用细胞毒性化疗药物前 14 天到化疗后 24h 内应用。

2. 免疫抑制剂 对于免疫因素介导的中性粒细胞减少症患者,应用糖皮质激素、硫唑嘌呤、环磷酰胺等免疫抑制剂,配合大剂量丙种球蛋白输注,可有一定的疗效。

3. 促白细胞生成药 包括雄激素、益血生、维生素 B 族（主要是维生素 B_6 和 B_4）、肌苷、脱氧核苷酸和碳酸锂等,疗效不确切。初治患者可选用 1~2 种,每 4~6 周更换一组,一般连续 2~3 个月不见效患者不必再继续使用。

4. 异基因造血干细胞移植 对导致中性粒细胞减少的某些血液病,如再生障碍性贫血、骨髓增生异常综合征、急性白血病、阵发性睡眠性血红蛋白尿症等,异基因造血干细胞移植可争取疾病长期缓解。对先天性中性粒细胞减少症、先天性骨髓衰竭症,异基因移植也有治疗成功的报道。异基因移植风险高,需要严格把握适应证,结合各单位临床经验、患者体质等因素谨慎权衡。

5. 其他治疗 脾切除可应用于脾亢进和 Felty 综合征患者。静脉丙种球蛋白可改善患者体液免疫缺陷状态,推荐剂量为 5~10g 每周 1 次,或使用大剂量疗法,400mg/（kg·d）连续应用 3~5 天。糖皮质激素的应用尚有争议,可试用泼尼松,30~60mg/d,如用药后无效即停药,以避免加重感染。

（三）粒细胞缺乏伴感染的治疗

粒细胞缺乏伴发热患者必须尽快开始经验性抗感染治疗,不必等待病原学检查结果。高危患者尽早接受静脉使用抗生素治疗。经验性抗菌药物治疗方案需要综合评估患者（危险分层、感染部位、脏器功能、耐药危险因素）、细菌（当地及本单位、科室的流行病学和耐药监测数据）、抗菌药物（广谱、药物代谢/效应动力学、不良反应等）等多方面的因素,选择具有杀菌活性、抗假单胞菌活性和安全性良好的广谱抗菌药物,并需注意与治疗原发疾病的药物（化疗药物、免疫抑制剂等）之间是否存在毒副作用的叠加。用药后需要动态评估抗感染效果,按照抗生素升阶梯和降阶梯策略进行动态调整,可参考中国中性粒细胞缺乏伴发热患者抗菌药物临床应用指南（2020 年版）。浓缩粒细胞输注的目的是发挥其吞噬和杀菌作用,曾用于短期内难以恢复的骨髓抑制,但多次输注可引起病毒感染及移植物抗宿主病（GVHD）,目前临床已很少使用。

六、预 防

此类疾病中以药物相关性最为常见,应避免滥用药物,使用高危药物者需定期检查血象,发现粒细胞降低应停用药物。避免接触放射线、化学毒物等对骨髓有毒性作用的因素,职业暴露者应注意防护和定期检查。

七、预 后

预后与中性粒细胞减少程度、持续时间、病情进展情况、病因及治疗措施有关。粒细胞缺乏患者病死率较高。

(胡建达)

参考文献

[1] 刘启发,黄晓军,胡建达.中国中性粒细胞缺乏伴发热患者抗菌药物临床应用指南(2020年版)[J].中华血液学杂志,2020,41(12):969-978.

[2] GOLDMAN L,SCHAFER AI. Goldman's Cecil Medicine[M]. 26th ed. Elsevier Inc,2020:1094-1103.

第二章　粒细胞增多

粒细胞增多和中性粒细胞增多通常可互换使用。中性粒细胞增多是指成年人外周血中性粒细胞计数增多（>7.5×10⁹/L），可使用外周血中白细胞总数乘以分叶核和杆状核百分比计算中性粒细胞绝对计数。中性粒细胞增多最常见的原因是各种细菌感染，其次病毒、真菌、寄生虫感染、肿瘤、某些血液系统疾病、组织坏死等，也可引起中性粒细胞增多。中性粒细胞增多通常无特异性的临床表现，乏力是最常见的症状，栓塞是其最常见的并发症，不同病因导致的中性粒细胞增多有其各自相关的临床表现。

一、定　　义

中性粒细胞增多是 1 个月以上的儿童及成年人外周血中性粒细胞计数增多（>7.5×10⁹/L），小于 1 个月的婴儿>26×10⁹/L，是外周血中性粒细胞计数的绝对值增多，而非中性粒细胞百分比增多，可使用外周血中白细胞总数乘以分叶核和杆状核百分比计算中性粒细胞绝对计数。中性粒细胞增多常引起外周血中白细胞总数增多。

二、病　　因

正常情况下，外周血中性粒细胞及白细胞在一天中存在波动，下午要高于早晨。在某些生理情况下，如寒冷、紧张、高温、运动或饱餐后其数值会暂时性增高。病理性增高的常见原因如下。

1. 细菌感染　多种局部或全身的各种急、慢性细菌感染，特别是化脓性细菌感染如金黄色葡萄球菌、肺炎链球菌、脑膜炎奈瑟菌等是最常见的原因；但伤寒或布氏杆菌感染通常无中性粒细胞增高，甚至会引起中性粒细胞减少；在某些重度感染的情况下，白细胞总数不但不增加反而会减低。

2. 病毒、寄生虫、真菌感染　某些病毒性感染如狂犬病病毒、脊髓灰质炎病毒等可能会引起中性粒细胞增多；但病毒、真菌和寄生虫感染引起中性粒细胞增多远较细菌感染少见，部分情况下会引起中性粒细胞减少。

3. 炎症及组织损伤　风湿免疫相关疾病如风湿性关节炎、肌炎、皮肌炎，结肠炎、胰腺炎等炎症可引起中性粒细胞增多；急性心肌梗死、严重外伤、大面积烧伤等组织损伤也会引起中性粒细胞增多。

4. 急性大失血、溶血　在急性大出血特别是胸、腹腔等内出血后 1～2h 内，白细胞及中性粒细胞会大幅增加；在大量急性溶血后，白细胞及中性粒细胞增加甚至可达类白血病反应程度。

5. 肿瘤　各种恶性肿瘤，如胃肠道恶性肿瘤、肝癌、胰腺癌、乳腺癌、肾癌等通常会引起中性粒细胞增多；淋巴瘤特别是霍奇金淋巴瘤也可出现中性粒细胞增多。

6. 白血病、骨髓增殖性肿瘤　大多数白血病类型外周血中白细胞呈不同程度增多，慢性中性粒细胞白血病外周血中白细胞增多尤为显著，多为成熟中性粒细胞；骨髓纤维化、原发性血小板增多症、真性红细胞增多症等均会引起中性粒细胞增多。

7. 内分泌及代谢疾病　糖尿病酮症酸中毒、甲状腺危象、肾上腺皮质功能亢进等可引起中性粒细胞增多。

8. 药物、毒物　某些毒物及药物如铅、汞、蛇毒、肾上腺素、洋地黄类药物等可引起中性粒细胞增多。

三、发 病 机 制

中性粒细胞由骨髓中的造血干细胞产生，经历原幼粒、早幼粒、中幼粒、晚幼粒、杆状核、分叶核阶段。正常情况下，原幼粒、早幼粒、中幼粒细胞不能进入外周血，晚幼粒细胞一般也不能在外周血中见到。分叶核中性粒细胞一部分进入外周血，其余储存在骨髓中，待机体需要时释放入血。成熟的分叶核中性粒细胞进入血液循环后一部分随血液循环游走,称为循环粒细胞,是能检测到的粒细胞数;其余存在于血管壁边缘,称为边缘粒细胞。这两类细胞间可互相转换,其总和称为外周血中的粒细胞总池。外周血中性粒细胞增多的机制有以下3种:①情绪激动、剧烈运动、剧痛等情况下血液流动加快,边缘粒细胞进入循环速度加快,转变为循环粒细胞,但其总数不变,并且十分短暂;②外周血中的中性粒细胞可以进入组织中发挥作用,在某些因素如使用糖皮质激素等情况下可阻止中性粒细胞进入组织,也可引起外周血中性粒细胞增加;③骨髓生成中性粒细胞及释放入血的速度加快,或骨髓结构完整性遭到破坏,或受到白血病细胞浸润等,外周血中性粒细胞计数会增加,并有可能出现幼稚中性粒细胞。

四、临床表现

中性粒细胞增多通常无特异性的临床表现,乏力是其最常见的症状。增多的中性粒细胞阻塞血管时可发生栓塞,暂时性的引起局部组织缺血,出现胸痛、腹痛及血管暂时性阻塞引起的水肿。栓塞是其最常见的并发症,如心肌梗死、脑梗死、肺栓塞等。不同病因导致的中性粒细胞增多有其各自相关的临床表现,如发热、咳嗽、腹泻、体重减轻、骨痛、皮疹等。

五、诊断及治疗

根据病史、体格检查、实验室检查及其他辅助检查等对中性粒细胞增多进行诊断及鉴别诊断。外周血中未见幼稚细胞,并且近期有急性感染、手术、出血、外伤或其他应激状态等病史,治疗后中性粒细胞计数恢复正常,提示中性粒细胞增多与其病史相关;胞质内有毒颗粒、Dohle小体、胞质空泡提示亚临床炎症、肿瘤或中毒;若外周血中同时出现嗜酸性粒细胞增多及嗜碱性粒细胞增多时,应考虑内分泌代谢疾病及肿瘤;当外周血中出现幼稚细胞及不明原因脾大时,应进行骨髓穿刺活检,明确是否存在骨髓增殖性疾病;慢性中性粒细胞白血病外周血中性粒细胞碱性磷酸酶活性升高,而慢性粒细胞白血病时其值减低,因此中性粒细胞碱性磷酸酶水平的检测亦有助于诊断。

中性粒细胞增多的治疗主要是对因治疗,针对引起中性粒细胞增多的病因进行治疗。各种细菌、真菌、病毒感染引起的中性粒细胞增多进行抗感染治疗,肿瘤、白血病引起的中性粒细胞增多进行化疗、放疗或联合靶向治疗,风湿免疫相关疾病使用糖皮质激素或免疫抑制剂治疗。

六、预 后

中性粒细胞增多的预后与不同的病因相关。感染引起的中性粒细胞增多在感染控制后基本可恢复正常,预后较好;肿瘤、白血病及其他骨髓增殖性疾病引起的中性粒细胞增多的预后较差。

七、慢性中性粒细胞白血病

慢性中性粒细胞白血病(chronic neutrophilic leukemia,CNL)是一种罕见的、*BCR-ABL1* 阴性的慢性骨髓增生性疾病,其特征为持续的骨髓及外周血成熟中性粒细胞克隆性增生,但没有明显的未成熟粒细胞增多及粒细胞发育异常,伴肝、脾大,不伴或仅有少量单核细胞增多、嗜酸性粒细胞增多及嗜碱性粒细胞增多。目前的研究发现大多数 CNL 患者都存在 CSF3R 突变,是该疾病关键的分子遗传学改变。

（一）发病机制

慢性中性粒细胞白血病的病因尚不十分清楚。最新研究显示,在大多数 CNL 患者中发现了 CSF3R 突变,这一发现在阐明 CNL 发病机制中具有里程碑式的意义。CSF3R-T618I 是最常见的 CSF3R 突变类型,已经在小鼠骨髓移植模型中确定了其突变驱动 CNL 发生的能力。

（二）临床表现

多数 CNL 患者在就诊时无明显症状,仅表现为外周血白细胞及中性粒细胞计数增高。乏力是 CNL 最常见的临床表现,也可出现体重减轻、骨痛、痛风、瘙痒以及夜间盗汗等症状。体格检查几乎所有患者都有脾大,肝大也十分常见,淋巴结受累相对少见。部分患者有轻度贫血及出血倾向,颅内出血是其致命的并发症。

（三）实验室检查

1. 血象 白细胞增多,以杆状核和分叶核中性粒细胞增多为主,中性粒细胞占白细胞总数的 85%～95%,以分叶核为主。部分患者可有轻度贫血及血小板减少。凝血时间正常。单核细胞、嗜酸性粒细胞及嗜碱性粒细胞不增多。外周血中几乎见不到幼稚细胞。中性粒细胞碱性磷酸酶(NAP)活性通常升高,而慢性粒细胞白血病 NAP 活性减低或呈阴性反应,有助于两者的鉴别。

2. 骨髓象 骨髓象显示粒细胞高度增生,粒红比增高达 10∶1。原始粒细胞数量通常无增高,原始粒细胞<有核细胞的 5%。红细胞增生轻度下降。巨核细胞形态正常,数量正常或稍有增加。

3. 细胞遗传学检查 少数患者存在核型异常。第 8 号和第 21 号染色体三体及染色体 11q 及染色体 20q 缺失是最常见的细胞遗传学异常。不存在费城染色体。

4. 分子生物学检查 在大多数 CNL 患者中发现了 *CSF3R* 突变,*CSF3R-T618I* 和 *CSF3R-S783fs* 是最常见的 *CSF3R* 突变类型。*BCR-ABL1* 融合基因阴性。

（四）诊断及鉴别诊断

世界卫生组织 2016 年对慢性中性粒细胞白血病的诊断标准进行了修订,如表 3-2-0-1 所示。结合临床表现,存在 *CSF3R-T618I* 或其他 *CSF3R* 突变,外周血白细胞计数≥25×10⁹/L,成熟中性粒细胞占白细胞的 80% 以上和典型的骨髓细胞形态及其他遗传学表现,可以做出诊断,但需与下列疾病相鉴别。

表 3-2-0-1 世界卫生组织 2016 年修订的慢性中性粒细胞白血病诊断标准

外周血白细胞增多≥25×10⁹/L
- 杆状核和分叶核中性粒细胞占白细胞的 80% 以上
- 不成熟粒细胞(早、中、晚幼粒细胞)<10% 的白细胞
- 原始粒细胞少见
- 单核细胞计数<1×10⁹/L
- 无骨髓增生障碍

骨髓增生明显
- 中性粒细胞的百分比和数目增加
- 中性粒细胞系列成熟正常
- 原始粒细胞<有核细胞的 5%

不符合 WHO 关于 *BCR-ABL1* 阳性 CML、PV、ET、PMF 的相关诊断标准

未见 *PDGFRA*,*PDGFRB*,*FGFR1*,*PCM1-JAK2* 等基因重排

存在 CSF3R-T618I 或其他激活性 CSF3R 突变(如果未见 CSF3R 突变,需 3 个月以上持续中性粒细胞增多、脾大,并除外感染、肿瘤、浆细胞疾病等因素,如存在,则需用细胞遗传学或分子生物学证实髓系细胞的克隆性)

注:CML:慢性粒细胞白血病;ET:原发性血小板增多症;PMF:原发性骨髓纤维化;PV:真性红细胞增多症。

1. 类白血病反应 CNL 和类白血病反应都表现为显著的中性粒细胞增多、骨髓增生明显和缺乏 BCR-ABL1 融合基因。类白血病反应通常有感染、中毒、恶性肿瘤等明确的病因,详细的病史采集及全面的临床检查对排除类白血病反应至关重要,CSR3R 突变及其他分子或细胞遗传学异常的鉴定支持 CNL 的诊断。

2. 慢性粒细胞白血病 慢性粒细胞白血病为 *BCR-ABL1* 融合基因阳性,并且外周血更常见嗜酸性粒细胞及嗜碱性粒细胞增多,而 CNL 的 *BCR-ABL1* 融合基因为阴性。非典型慢性粒细胞白血病是一种罕见的异质性疾病,以白细胞增多症(包括≥10% 的不成熟中性粒细胞)和显著的粒细胞发育异常为特征,有助于将其与 CNL 区分开来。

3. 慢性粒单核细胞白血病 慢性粒单核细胞白血病外周血中持续 3 个月以上出现单核细胞增多(>1×10⁹/L),缺乏 *BRC-ABL1* 融合基因或 PDGFRA/B 重排,并有骨髓增生及细胞发育异常,慢性粒单核细胞白血病的慢性单核细胞增生及发育异常是区别于 CNL 的关键。

（五）治疗

异基因造血干细胞移植是目前唯一能治愈 CNL 的手段。药物治疗的目的是缓解白细胞增多及肝脾

大的症状,改善生存质量,并不能治愈 CNL。随着我们对 CNL 基因组学的进一步认识,基于分子学特征的靶向治疗拥有巨大的潜力。

1. 造血干细胞移植　鉴于可用于治疗的药物的有限性及 CNL 的进展迅速及高致命性,对于有合适供者、符合移植条件的特别是高风险的患者建议尽早行异基因造血干细胞移植治疗。

2. 羟基脲　羟基脲是 CNL 最常用的一线治疗药物,推荐剂量为每日口服 500~2 000mg,过敏或严重血细胞减少的患者禁用。

3. JAK1/2 抑制剂　芦可替尼是 JAK1/2 抑制剂,对于存在 *CSF3R-T618I* 突变的 CNL 患者可以使用芦可替尼 5~20mg 口服,每日 2 次。也可用于移植前缓解症状的治疗。

4. 酪氨酸激酶抑制剂　具有 *CSF3R-S783fs* 突变的 CNL 患者可以用 SRC 激酶抑制剂达沙替尼治疗,推荐剂量为每日口服 100mg。

5. 干扰素-α　干扰素-α 在 CNL 的治疗中已经有很长的使用历史,并且是唯一一个具有持久缓解潜力的药物。目前用于羟基脲或靶向治疗无效的 CNL 患者。常用剂量为 50 万~100 万单位皮下注射,每周 3 次,可逐渐增加至 200 万~300 万单位皮下注射,每周 3 次。主要的副作用包括流感样症状、体重下降和肝功能异常。

其他药物如低甲基化药物、沙利度胺或来那度胺、伊马替尼等也可用于 CNL 的治疗。

（六）预后

本病预后较差,中位生存期 24 个月,5 年生存率在 28%。白细胞计数≥$60×10^9$/L 或血小板计数≤$160×10^9$/L 与患者不良预后相关。最近的基因组方面的研究显示 *NRAS*、*ASXL1*、*GATA2* 以及 *DNMT3A* 突变与不良预后相关,总生存期更短,而 CBL 突变则预测了更好的预后。

（刘巧雪　魏辉）

参考文献

[1] SZUBER N,TEFFERI A. Chronic neutrophilic leukemia:new science and new diagnostic criteria[J]. Blood Cancer J,2018,8(2):19.

[2] MAXSON JE,GOTLIB J,POLLYEA DA,et al. Oncogenic CSF3R mutations in chronic neutrophilic leukemia and atypical CML[J]. N Engl J Med,2013,368(19):1781-1790.

[3] VENUGOPAL S,MASCARENHAS J. Chronic Neutrophilic Leukemia:Current and Future Perspectives[J]. Clin Lymphoma Myeloma Leuk,2019,19(3):129-134.

[4] HONG WJ,GOTLIB J. Hereditary erythrocytosis,thrombocytosis and neutrophilia[J]. Best Pract Res Clin Haematol,2014,27(2):95-106.

[5] SZUBER N,TEFFERI A. Current Management of Chronic Neutrophilic Leukemia[J]. Curr Treat Options Oncol,2021,22(7):59.

[6] ELLIOTT MA. Chronic neutrophilic leukemia and chronic myelomonocytic leukemia:WHO defined[J]. Best Pract Res Clin Haematol,2006,19(3):571-593.

[7] DAO KH,TYNER JW. What's different about atypical CML and chronic neutrophilic leukemia? [J]. Hematology Am Soc Hematol Educ Program,2015,2015:264-271.

[8] SZUBER N,ELLIOTT M,TEFFERI A. Chronic neutrophilic leukemia:2022 update on diagnosis,genomic landscape,prognosis,and management[J]. Am J Hematol,2022,97(4):491-505.

[9] ANIL V,GOSAL H,KAUR H,et al. Chronic Neutrophilic Leukemia:A Literature Review of the Rare Myeloproliferative Pathology[J]. Cureus,2021,13(6):e15433.

[10] DAO KT,GOTLIB J,DEININGER MMN,et al. Efficacy of Ruxolitinib in Patients With Chronic Neutrophilic Leukemia and Atypical Chronic Myeloid Leukemia[J]. J Clin Oncol,2020,38(10):1006-1018.

[11] TEFFERI A,ELLIOTT M,PARDANANI A. Chronic neutrophilic leukemia:novel mutations and their impact on clinical practice[J]. Curr Opin Hematol,2015,22(2):171-176.

[12] ELLIOTT MA,DEWALD GW,TEFFERI A,et al. Chronic neutrophilic leukemia(CNL):a clinical,pathologic and cytogenetic

study[J]. Leukemia,2001,15(1):35-40.

[13] 胡耐博,方力维,秦铁军,等.芦可替尼治疗慢性中性粒细胞白血病一例报告并文献复习[J].中华血液学杂志,2018,39(12):1029-1032.

[14] COOMBS LA. Chronic Neutrophilic Leukemia:A Case Report of a Rare Myeloproliferative Neoplasm With a CSF3R Mutation [J]. J Adv PractOncol,2019,10(8):853-857.

[15] STONER RC,PRESS RD,MAXSON JE,et al. Insights on mechanisms of clonal evolution in chronic neutrophilic leukemia on ruxolitinib therapy[J]. Leukemia,2020,34(6):1684-1688.

[16] HINZE A,RINKE J,HOCHHAUS A,et al. Durable remission with ruxolitinib in a chronic neutrophilic leukemia patient harboring a truncation and membrane proximal CSF3R compound mutation[J]. Ann Hematol,2021,100(2):581-584.

拓展阅读

[1] MAXSON JE,GOTLIB J,POLLYEA DA,et al. Oncogenic CSF3R mutations in chronic neutrophilic leukemia and atypical CML [J]. N Engl J Med,2013,368(19):1781-1790.

[2] SZUBER N,TEFFERI A. Current Management of Chronic Neutrophilic Leukemia[J]. Curr Treat Options Oncol,2021,22 (7):59.

[3] SZUBER N,ELLIOTT M,TEFFERI A. Chronic neutrophilic leukemia:2022 update on diagnosis,genomic landscape,prognosis, and management[J]. Am J Hematol,2022,97(4):491-505.

[4] VENUGOPAL S,MASCARENHAS J. Chronic Neutrophilic Leukemia:Current and Future Perspectives[J]. Clin Lymphoma Myeloma Leuk,2019,19(3):129-134.

[5] ELLIOTT MA. Chronic neutrophilic leukemia and chronic myelomonocytic leukemia:WHO defined[J]. Best Pract Res Clin Haematol,2006,19(3):571-593.

第三章　单核细胞增多症

单核细胞增多症(mononucleosis)是指外周血单核细胞绝对值超过 $0.8×10^9/L$。正常情况下,成人外周血单核细胞占血液中白细胞总数的 1%～9%,平均为 4%,男性单核细胞数稍高于女性。出生后 2 周内的新生儿,外周血单核细胞绝对值平均约为 $1.0×10^9/L$,随后逐渐下降至成人水平,平均约为 $0.4×10^9/L$。由于单核细胞参与了几乎所有炎症性和免疫性反应,众多疾病均可导致血液中的单核细胞数量增多。

一、单核-巨噬细胞系统概述

(一) 单核细胞的来源及分化

单核细胞来源于骨髓造血干细胞和髓系祖细胞,后者在粒单/巨噬细胞集落刺激因子作用下分别形成粒细胞与单核/巨噬细胞祖细胞。单核/巨噬细胞祖细胞在巨噬细胞集落刺激因子(macrophage colony stimulating factor,M-CSF)作用下,进一步增殖分化为原始单核细胞、幼稚单核细胞及成熟单核细胞,成熟单核细胞释放入血液。从原始单核细胞发育为成熟单核细胞大约需要 5 天。单核细胞在血液循环中存在的时间很短,半衰期约 17.5h,然后在趋化刺激的作用下穿过血管壁,在组织中分化成熟为巨噬细胞。巨噬细胞可存活数周至数个月。

由于单核细胞发生转化时的环境不同,巨噬细胞在形态、生化和功能方面存在差异。常见的巨噬细胞包括淋巴结的树突状细胞、肝脏的 Kupffer 细胞、肺脏的间质巨噬细胞和肺泡巨噬细胞、脾巨噬细胞、肠巨噬细胞、骨骼的破骨细胞、皮肤的 Langerhans 细胞、脑的小胶质细胞、浆膜腔(胸膜、心包膜和腹膜)的巨噬细胞、肾小球膜细胞以及乳汁巨噬细胞等。这些差异明显的细胞可以满足局部组织对单核/巨噬细胞系统的需要,从而在炎症和宿主防御外来颗粒中发挥作用。

(二) 单核前体细胞的形态学

单核细胞的前体细胞包括原始单核细胞和幼稚单核细胞,光镜下观察骨髓涂片,可见这些细胞的核染色质细致,有核仁。其中,原始单核细胞在骨髓内少见,并且在光镜下难以与原始髓细胞区分。幼稚单核细胞直径 12～18μm(干血膜测量值),有着特征性的、折叠凹陷的、不规则的核,核染色质浓聚,胞质内有大量微丝,可与早幼粒细胞相区别。另外,细胞化学研究可用于识别正常人体骨髓内的幼稚单核细胞。例如,过氧化物酶、酸性磷酸酶和芳基硫酸酯酶反应产物广泛存在于幼稚单核细胞分泌性细胞器的囊泡中,包括粗面内质网、高尔基体、相关囊泡及所有成熟和不成熟颗粒。

(三) 单核细胞形态

光镜下观察染色的血涂片,可见单核细胞的直径 12～15μm。单核细胞的核约占整个细胞的一半,常偏于一侧;多为肾形,也可为圆形或不规则形;核染色质呈特殊的网状,小的染色质由细丝连接在一起,染色质聚集在核膜的内侧。胞质较丰富,瑞氏染色呈灰蓝色,含有数量不等的细小粉紫色颗粒。胞质内囊泡明显,内含有数量不等的嗜天青颗粒。

(四) 单核细胞的组织化学

非特性酯酶(nonspecific esterase,NSE)通常被视为单核细胞的标志酶。虽然早幼粒细胞和中幼粒细胞的非特异酯酶反应也是阳性,但是单核细胞的酯酶活性可以被氟化钠抑制,而粒细胞的酯酶无法被抑制,因此在鉴别单核细胞和幼粒细胞时,氟化钠抑制试验是必需的。此外,单核细胞也有弱的过碘酸-希夫(periodic acid-Schiff,PAS)反应(染黏多糖)阳性和苏丹黑染色阳性(染脂类)。单核细胞所含的水解酶种类及其与中性粒细胞、淋巴细胞的比较见表 3-3-0-1。

表 3-3-0-1 单核细胞、中性粒细胞、淋巴细胞所含的水解酶种类

	单核细胞	中性粒细胞	淋巴细胞
硫酸酯酶	+	+	−
α-醋酸酯酶	++	−/+	−
氯乙酸 AS-D 萘酚酯酶	−/+	++	−
酸性磷酸酶	++	+	+
β-葡萄糖醛酸酶	++	+	−/+
N-乙酰氨基葡萄糖苷酶	++	++	−
溶菌酶	++	++	−
萘酰胺酶	++	+	−/+
过氧化物酶	+	++	−
碱性磷酸酶	−	−/+	−

（五）单核细胞的异质性

单核细胞存在着异质性,其表面存在着多种分子标记物,如黏附分子、补体受体、细胞因子等,此类分子共同参与细胞的迁移、吞噬等生理病理过程。单核细胞活化后可以产生如 CD14(LPS 受体)和 CD16(FcγR ⅢA 受体)等分子标记物,CD14 与 CD16 的表达量可以部分反映出单核细胞的功能。根据不同的表型与功能,单核细胞可以分为不同的亚群,目前最为常用的是 2010 年国际免疫学联合会发表的分类类别,主要将单核细胞分为 3 类(表 3-3-0-2):经典型亚群(classical monocytes,CMs,CD14^{++}CD16^{-})、中间型亚群(intermediate monocytes,IMs,CD4^{++}CD16^{+})、非典型亚群(non-classical monocytes,NCMs,CD14^{+}CD16^{++})。

表 3-3-0-2 人单核细胞亚群

亚群类别	表面标记	比例(%)	功能
经典型亚群	CD14^{++}CD16^{-}	80~95	吞噬作用、促血管生成、伤口愈合等
中间型亚群	CD14^{++}CD16^{+}	2~11	促炎症、细胞分化等
非典型亚群	CD14^{+}CD16^{++}	2~8	清除血管垃圾、产生抗炎因子等

1. 经典型亚群(CMs,CD14^{++}CD16^{-}) 经典型亚群为单核细胞中最常见的一类,约占所有单核细胞总数的 80%~95%,大部分为树突状细胞,巨噬细胞很少,具有较强的吞噬作用、高抗体依赖性细胞介导的细胞毒性,增加皮肤归巢潜能,促进伤口愈合、凝血、组织修复、促炎症、抗凋亡、抗菌。CMs 可以表达高水平的趋化因子受体 CCR2(chemokine C-C motif receptor 2),并且可以产生炎症细胞因子,如白细胞介素(interleukin,IL)-1、IL-10、IL-12 和肿瘤坏死因子-α(tumor necrosis factor-α,TNF-α)等。CMs 的特征是高表达编码抗菌蛋白的基因,这表明它们在针对微生物病原体的先天免疫防御机制中有着至关重要的作用。另外,此类单核细胞亚群与血管生成、伤口愈合和凝血关系密切,可以达到组织修复的目的。

2. 中间型亚群(IMs,CD14^{++}CD16^{+}) 中间型亚群占所有单核细胞总数的 2%~11%。IMs 具有 T 细胞增殖、高级活性氧产生、血管生成、细胞分化等功能。另外,IMs 可产生较多的炎症介质,一旦体内某些区域出现炎症损伤,IMs 可快速募集,参与炎症反应。

3. 非典型亚群(NCMs,CD14^{+}CD16^{++}) 非典型亚群占所有单核细胞总数的 2%~8%,为"巡逻细胞",以巨噬细胞为主,存在于血管壁中。NCMs 中缺少 CCR2,但表达高水平的 CX3C 趋化因子受体蛋白 1(CX3C chemokine receptor 1,CX3CR1)。NCMs 可以清除血管垃圾,并同时产生抗炎因子。另外,NCMs 在 T 细胞增殖和刺激、促凋亡、抗增殖、转录负调控、抗病毒反应、促血管生成等方面均具有一定作用。

4. 单核细胞亚群之间的联系 CMs、IMs 与 NCMs 具有不同的形态与功能,但其本质来源相同,故三者

之间存在着一定的联系。有研究发现,CMs 单核细胞可以逐渐向 IMs 与 NCMs 单核细胞进行分化。另外,在特定的感染状态下,IMs 单核细胞会率先增加,随后 NCMs 单核细胞也会随之而增加,表明 IMs 向 NCMs 单核细胞分化。

（六）单核/巨噬细胞的功能

1. 单核/巨噬细胞能分泌或释放多种生物活性物质,如 IL-1、IL-6、IL-8、IL-12、IL-18、TNF-α、转化生长因子-β(transforming growth factor-β,TGF-β)、M-CSF、GM-CSF、INF-α/β、单核细胞趋化和激活因子(monocyte chemotactic and activating factor,MCAF)、炎性蛋白和血浆蛋白质(凝血因子)等。单核细胞表面有免疫球蛋白 IgG、IgA 和 IgE,免疫球蛋白 Fc 受体,补体 C1 和 C3,补体受体以及 HLA 等多种抗原表达。单核细胞还分泌溶菌酶、中性蛋白酶和酸性水解酶等。

2. 单核/巨噬细胞具有吞噬和杀伤作用。单核/巨噬细胞可吞噬杀灭多种病原微生物,处理衰老损伤的细胞以及突变细胞等,是机体非特异性免疫的重要防线,特别是结合有抗体 IgG 和补体 C3b 的抗原物质更易被吞噬。单核/巨噬细胞的吞噬活动需要有以下受体参与:①识别 IgG-Fc 片段的 Fc 受体,不依赖巨噬细胞的激活,即可执行功能;②识别补体因子 C3b 和 C4b 的补体吞噬受体,只有被激活的巨噬细胞才具有该受体。Fc 受体通过膜变皱包裹抗原实现内吞,而补体受体通过膜内陷摄入抗原。

3. 单核/巨噬细胞还具有免疫调节功能,为淋巴细胞呈递抗原。免疫应答中,抗原多经巨噬细胞摄取和处理,将有效的抗原降解成分与巨噬细胞膜上的主要组织相容性复合体(MHC)产物-Ⅱ类抗原(HLA-DR)形成细胞表面 MHC-抗原复合物,以便向有相应复合物受体的 T 细胞递呈,刺激 T 细胞反应。

4. 另外,单核/巨噬细胞还具有组织修复功能。在感染或组织损伤时,巨噬细胞迁移至受损区域,吞噬死亡细胞和组织碎片。激活的巨噬细胞分泌中性蛋白酶,以裂解受损伤的结缔组织和纤维蛋白网,为重建受损伤的组织扫清道路。此外,单核/巨噬细胞可通过分泌细胞因子,促进胶原合成、纤维组织增生和刺激血管生成,从而使受损组织修复。

二、病因及发病机制

由于单核细胞参与了几乎所有炎症性和免疫性反应,众多疾病均可导致血液中的单核细胞数量增多,包括某些癌症、慢性感染(如细菌性心内膜炎、结核和布氏杆菌病)、自身免疫性疾病、胃肠道疾病和某些无关状态如脾切除后。此外,抑郁、心肌梗死、分娩、热损伤也与单核细胞增多症密切相关。表 3-3-0-3 中较全面地列举了引起单核细胞增多症的原因。

表 3-3-0-3　单核细胞增多的相关疾病

Ⅰ血液系统疾病	Ⅱ感染性疾病	Ⅶ心肌梗死
髓性肿瘤	亚急性细菌性心内膜炎	Ⅷ心脏搭桥手术
骨髓增生异常综合征	分枝杆菌感染	Ⅸ其他
原发性骨髓纤维化	伤寒	四氯乙烯中毒
急性单核细胞白血病	布氏杆菌病	应用糖皮质激素
急性粒单核细胞白血病	登革出血热	妊娠分娩
伴组织细胞特征的急性单核细胞白血病	急性细菌性感染消退期	抑郁
急性髓细胞树突状细胞白血病	巨细胞病毒感染	热损伤
慢性粒单核细胞白血病	水痘-带状疱疹病毒	川崎病
幼年型粒单核细胞白血病	疟疾	血液透析
慢性粒细胞白血病	弓形虫	
真性红细胞增多症	Ⅲ炎症性和免疫性疾病	
淋巴细胞肿瘤	类风湿关节炎	

续表

Ⅰ血液系统疾病	Ⅱ感染性疾病	Ⅶ心肌梗死
淋巴瘤	系统性红斑狼疮	
骨髓瘤	颞动脉炎	
巨球蛋白血症	肌炎	
慢性淋巴细胞白血病	结节性动脉炎	
慢性中性粒细胞减少症	结节病	
药物所致中性粒细胞减少症	Ⅳ胃肠道疾病	
粒细胞缺乏恢复期	酒精性肝病	
药物所致假性淋巴瘤	炎症性肠病	
免疫性溶血性贫血	口炎性腹泻	
特发性血小板减少性紫癜	Ⅴ非造血系统恶性疾病	
脾切除	Ⅵ外源性细胞因子应用	

三、临床表现及诊断

良性单核细胞增多症无特异性的临床表现。伴有单核细胞增多的各型髓细胞白血病均易出现组织浸润,特别是皮肤、牙龈、淋巴结、脑膜和肛管。单核细胞计数越多,以及白血病性单核细胞的比例越高,越容易出现组织浸润。在部分病例中,白血病性单核细胞的组织浸润可出现相应症状:肺损伤、喉头梗阻、颅内血管破裂以及其他。促凝物质的释放导致的血管内凝血也可见于伴有高比例单核细胞的髓细胞白血病。急性单核细胞白血病白细胞计数明显增多时可发生高白细胞综合征。本章节仅简述代表性的疾病。

(一) 血液系统疾病

单核细胞增多症中,约50%的病例为造血系统疾病。

1. 肿瘤或克隆性单核细胞增多

(1) 急性单核细胞白血病(M5):急性单核细胞白血病约占 AML 的 10%,临床上除了有一般急性白血病的症状外,浸润症状较为明显。其突出表现为皮肤黏膜被浸润引起鼻塞、嗅觉减退,甚至咽喉水肿、窒息等。白血病细胞浸润器官可导致肝脾和淋巴结肿大,易发生弥散性血管内凝血。急性单核细胞白血病通常表达髓系标志 CD13,单核系标志 CD14、CD64 及 CD11b。其特异性染色体异常为 11q23 的缺失或易位导致 *MLL* 基因重排,目前还多见 8 号染色体三体的 M5 病例。

M5 的诊断标准如下:①80% 骨髓细胞形态上属于单核细胞系,包括原始单核细胞、幼稚单核细胞和单核细胞。②M5a 骨髓中原始单核细胞(Ⅰ+Ⅱ型)(NEC)≥80%,原始单核细胞胞体较大,胞浆量较少,呈灰蓝色似毛玻璃样,胞核圆形,核染色质疏松细致。③M5b 骨髓中原始、幼稚单核细胞(NEC)>30%,原始单核细胞(Ⅰ+Ⅱ型)(NEC)<80%。④白血病细胞具有明显的非特异性酯酶(NSE)活性,并可以被氟化钠抑制。

M5 的治疗可参见第五篇第一章急性髓系白血病(非 M3)。

(2) 幼年型粒单核细胞白血病(juvenile myelomono-cytic leukemia,JMML):JMML 是一种罕见的慢性粒单核细胞白血病,属于骨髓增生异常综合征和骨髓增殖性肿瘤的亚型。流行病学资料显示,约95%的JMML 患儿发病年龄小于 4 岁,其中约 60% 的患儿发病年龄小于 2 岁,男性发病率为女性的 1.4~2.5 倍。该病起源于多能造血干细胞,可导致红系增生障碍、血小板数量异常及淋巴细胞功能异常。主要表现为粒细胞和单核细胞在外周血或骨髓中大量增殖浸润。多种基因突变引起的 RAS/丝裂原蛋白活化激酶(mito-

gen activated protein kinase,MAPK)信号通路异常是其主要的发病机制。同时,骨髓祖细胞对 GM-CSF 表现出的高度敏感性也是 JMML 特征之一。临床诊断 JMML 除了根据基本的临床表现及血液学检查,基因研究也不断深入。2016 年世界卫生组织制定的 JMML 诊断标准如下。

1)临床和血液学特征(需要满足全部 4 项):①外周血单核细胞计数$>1.0×10^9/L$;②外周血和骨髓原始细胞比例$<20\%$;③脾大;④Ph 染色体(BCR-ABL1)阴性。

2)遗传学特征[除满足 1)中的条件外,至少应满足下列中的 1 项]:①PTPN-11、K-RAS 或 N-RAS 体细胞突变(需排除生殖系突变,即努南综合征);②临床诊断为 Ⅰ 型神经纤维瘤或 *NF-1* 基因突变;③*CBL*基因生殖系突变和 CBL 杂合性丢失(偶有杂合子剪接位点突变病例)。

3)无遗传学特征患者除需符合 1)中的标准外,还需要满足以下所列的标准:7 号染色体或任何其他染色体异常,或者至少符合以下 2 条标准:①外周血 HbF 高于同年龄正常值;②外周血涂片发现髓系或红系原始细胞;③体外培养髓系原始细胞对 GM-CSF 高度敏感;④STAT5 高度磷酸化。

JMML 恶性程度高,多数患儿生存期短于两年,且病程异质性较大,预后较差。对于该病的治疗主要采用造血干细胞移植及靶向治疗。造血干细胞移植术是目前唯一能够有效治疗 JMML 的方式,但是部分患者会出现移植后复发。

(3)慢性粒单核细胞白血病(chronic myelomonocytic leukemia,CMML):CMML 临床特点为脾明显肿大,外周血白细胞计数增高,并出现少量各阶段不成熟粒细胞,成熟单核细胞绝对值$>1.0×10^9/L$;骨髓有核细胞显著增生,粒系显著增生,单核细胞增多,嗜碱性粒细胞不增多;N-ALP 积分正常或增高;Ph 染色体阴性,*BCR-ABL* 融合基因阴性。

(4)骨髓增生异常综合征(myelodysplastic syndromes,MDS):部分 MDS 患者的骨髓和外周血除有二系或三系病态造血外,还出现单核细胞增多。其特点是外周血白细胞数正常或减少,贫血明显,血小板显著减少,血片中幼稚粒细胞少见,单核细胞增多。

(5)恶性淋巴细胞疾病:多发性骨髓瘤、霍奇金淋巴瘤以及非霍奇金淋巴瘤等也可出现单核细胞增多。

2. 非克隆性单核细胞增多 中性粒细胞减少症和急性粒细胞缺乏患者,在病程后期外周血粒细胞出现前后,可伴有外周血单核细胞一过性增高,随之粒细胞逐渐恢复,这种一过性单核细胞增多被称为"单核细胞阵雨"。亦有研究者观察到在急性白血病骨髓抑制性治疗后的造血恢复期,也可出现一过性单核细胞增多。"单核细胞阵雨"之后,血小板逐渐升至正常,这提示急性白血病可能获得缓解。慢性中性粒细胞减少症,如家族性中性粒细胞减少症、周期性中性粒细胞减少症及婴儿先天性中性粒细胞减少症,均可出现单核细胞增多。在原发性及继发性自身免疫性中性粒细胞减少症患者,除中性粒细胞减少外,亦同时伴有单核细胞增多。

其他一些造血系统疾病如真性红细胞增多症、特发性血小板减少性紫癜以及脾切除术后等疾病亦出现单核细胞增多。

(二)感染性疾病

1. 细菌感染

(1)亚急性感染性心内膜炎:其中 80% 为非溶血性链球菌,主要为草绿色链球菌感染。近年来致病菌种已明显改变,几乎所有已知的致病菌微生物(需氧菌和厌氧菌)都可引起本病。本病的临床表现为不规则发热,进行性贫血,心脏杂音以及皮肤黏膜瘀点。瘀点常由毛细血管在感染毒素作用下脆性增加而破裂出血引起或由栓塞引起。常有轻至中度脾大。草绿色链球菌所致心内膜炎的患者外周血单核细胞增多,可高达白细胞总数的 1/3。在 25% 的亚急性心内膜炎患者,外周血中可出现组织细胞、巨噬细胞或变形单核细胞。

(2)结核病:结核病是由结核分枝杆菌引起的慢性感染性疾病,可扩散全身,并在组织内长期潜伏,常在人体抵抗力低时发病。常见的结核病有肺结核、肠结核、浆膜结核(结核性腹膜炎、结核性胸膜炎和结核性脑膜炎等)、肝结核、骨结核、肾结核及皮肤结核等。人体感染结核菌时,机体具有控制结核病发展的免疫作用,此作用由单核/巨噬细胞系统及淋巴细胞承担。当感染结核菌时,经巨噬细胞加工处理的结核菌特异性抗原递呈给 CD4$^+$ 淋巴细胞表面 γδT 淋巴细胞受体,后者被致敏,致敏的淋巴细胞产生和释放多种细胞因子,引起单核细胞募集、驻留、激活和分裂增殖,使巨噬细胞吞噬、消化、分泌和处理抗原能力明显增强,从而局部控制感染。活动性结核病中除出现相应的临床症状外,外周血单核细胞增多亦为此病的主要临床表现。正常情况下,单核细胞与淋巴细胞之比值约≤0.3;在活动性结核病时,单核细胞明显增高,而淋巴细胞减少,二者比值可达 0.8~1.0;但在病情控制后,单核细胞可下降,淋巴细胞恢复正常。

（3）伤寒:伤寒是由伤寒杆菌引起的急性肠道传染病。典型的临床表现为持续高热、腹痛、便秘或腹泻、肝脾大,部分患者有玫瑰疹,相对缓脉,白细胞减少,大多为(3.0~4.0)×10^9/L。中性粒细胞减少,嗜酸性粒细胞消失,单核细胞相对增多。

2. 病毒感染　巨细胞病毒(cytomegalovirus,CMV)感染的特征性病变是受染细胞体积增大,其胞核和胞质内出现包涵体。此种病变细胞可见于全身各组织脏器,并引起相应症状。CMV 可能借淋巴细胞或单核细胞散播全身。先天性感染多见于胎儿期,重者出生后即有黄疸、肝脾大、紫癜、血尿和脑炎等症状;实验室检查出现血小板减少,淋巴细胞增多,单核细胞增多,肝功能损害。后天获得性感染,肝脏肿大伴肝功能异常,血清抗体可能阳性,单核细胞增多,与传染性单个核细胞增多症相仿,但本病嗜异性凝集试验多为阴性。免疫缺陷者感染 CMV,可出现严重肺炎和肝炎等。一般来说,大龄儿童及成人若出现单核细胞增多而嗜异性凝集试验阴性、发生间质性肺炎或原因不明的肝炎、器官移植后接受免疫抑制治疗、具有传染性单个核细胞增多症表现而血清嗜异性凝集试验阴性等情况,均应考虑本病。

3. 寄生虫感染

（1）疟疾:疟疾是疟原虫引起的传染病。寄生人体的疟原虫共有 4 种,即间日疟原虫、三日疟原虫、恶性疟原虫和卵形疟原虫,其生活史基本相同。本病的主要临床表现为间歇性寒战、高热、出汗、脾大和贫血等。初次发作时白细胞数、中性粒细胞数偶可显著增高,但经多次发作后大多转为正常或降低,大单核细胞百分比增多。

（2）弓形虫感染:是由弓形虫引起的一种人畜共患的传染病,分先天性和后天性两种。先天性感染是由孕妇受染后通过胎盘将病原体传给胎儿。后天获得者与吞食未熟的肉类和饮用卵囊污染的水等有关。临床表现分为局限性和全身性。局限性感染以淋巴结炎最为多见,约占 90%,可伴发热、头痛、咽痛和乏力等,部分患者可出现单核细胞增多。全身性感染多见于免疫功能低下者,常表现为显著的全身症状,如高热、斑丘疹、肌痛、关节痛、头痛、呕吐、谵妄,并可发生脑炎、心肌炎、肺炎、肝炎和胃肠炎等。先天性弓形虫病以视网膜和脉络膜炎、脑积水以及脑内钙化为典型特征,婴儿先天性弓形虫病可出现中性粒细胞减少,部分患者可有嗜酸性细胞、单核细胞增多。

（三）炎症及免疫性疾病

在一些结缔组织病如类风湿关节炎、系统性红斑狼疮、颞动脉炎、肌炎和结节性多动脉炎中,较为常见的血象改变是白细胞减少、中性粒细胞减少或淋巴细胞减少,但是有 10% 左右的患者存在轻度的单核细胞增多。

（四）胃肠道疾病

常见的胃肠道疾病如酒精性肝病、溃疡性结肠炎、局限性结肠炎和口炎性腹泻等亦可出现单核细胞增多。

（五）其他

四氯乙烷中毒、使用糖皮质激素、妊娠、分娩以及严重抑郁症等亦可出现单核细胞增多。

（薛胜利　吴德沛）

参考文献

[1] MANGAONKAR AA,TANDE AJ,BEKELE DI,et al. Differential Diagnosis and Workup of Monocytosis:A Systematic Approach to a Common Hematologic Finding[J]. Curr Hematol Malig Rep,2021,16(3):267-275.

［2］KAUSHANSKY K,LICHTMAN MA,PRCHAL JT. Williams Hematology［M］. 9th ed. New York：McGraw Hill Education,2016：1267-1271.

［3］张之南,郝玉书,赵永强,等.血液病学［M］.北京：人民卫生出版社,2014.

推荐阅读

骨髓纤维化转化为急性单核细胞白血病1例(资源1)

资源1

第四章 淋巴细胞增多症和淋巴细胞减少症

淋巴细胞增多症和淋巴细胞减少症是由多种多样的病因导致的淋巴细胞绝对计数超过 $4.0 \times 10^9/L$ 和淋巴细胞绝对计数低于 $1.0 \times 10^9/L$ 的相关疾病。在新生儿、婴儿和儿童阶段,淋巴细胞绝对计数和淋巴细胞亚群的正常值与成人有显著性差异(表3-4-0-1)。淋巴细胞增多症分为单克隆性和多克隆性两大类。单克隆性淋巴细胞增多症一般由淋巴增殖性疾病引起。多克隆性淋巴细胞增多症大多由于外源性因素继发,通常为感染和/或炎症。T淋巴细胞是血液中数量最多的淋巴细胞亚类,因此淋巴细胞减少症通常反映了T淋巴细胞的耗竭。T细胞耗竭最常见的原因是病毒感染,如人类免疫缺陷病毒(HIV)。

表3-4-0-1 血液淋巴细胞亚群:从婴儿至18岁儿童

淋巴细胞亚群	0~3个月	3~6个月	6~12个月	1~2年	2~6年	6~12年	12~18年
WBC/($\times 10^9/L$)	10.60 (7.20~18.0)	9.20(6.70~ 14.00)	9.10	8.80(6.40~ 12.00)	7.10(5.20~ 11.00)	6.50(4.40~ 9.50)	6.00(4.40~ 8.10)
淋巴细胞/($\times 10^9/L$)	5.40(3.40~ 7.60)	6.30(3.90~ 9.00)	5.90(3.40~ 9.00)	5.50(3.60~ 8.90)	3.60(2.30~ 5.40)	2.70(1.90~ 3.70)	2.20(1.40~ 3.30)
CD3+							
%淋巴细胞	73(53~84)	66(51~77)	65(49~76)	65(53~75)	66(56~75)	69(60~76)	73(56~84)
计数/($\times 10^9/L$)	3.68(2.50~ 5.50)	3.75(2.50~ 5.60)	3.93(1.90~ 5.90)	3.55(2.10~ 6.20)	2.39(1.40~ 3.70)	1.82(1.20~ 2.60)	1.48(1.00~ 2.20)
CD19+							
%淋巴细胞	15(6~32)	25(11~41)	24(14~37)	25(16~35)	21(14~33)	18(13~27)	14(6~23)
计数/($\times 10^9/L$)	0.73(0.30~ 2.00)	1.55(0.43~ 3.00)	1.52(0.61~ 2.60)	1.31(0.72~ 2.60)	0.75(0.39~ 1.40)	0.48(0.27~ 0.86)	0.30(0.11~ 0.57)
CD16+/CD56+							
%淋巴细胞	8(4~18)	6(3~14)	7(3~15)	7(3~15)	9(4~17)	9(4~17)	9(3~22)
计数/($\times 10^9/L$)	0.42(0.17~ 1.10)	0.42(0.17~ 0.83)	0.40(0.16~ 0.95)	0.36(0.18~ 0.92)	0.30(0.13~ 0.72)	0.23(0.10~ 0.48)	0.19(0.07~ 0.48)
CD4+							
%淋巴细胞	52(35~64)	46(35~56)	46(31~56)	41(32~51)	38(28~47)	37(31~47)	41(31~52)
计数/($\times 10^9/L$)	2.61(1.60~ 4.00)	2.85(1.80~ 4.00)	2.67(1.40~ 4.30)	2.16(1.30~ 3.40)	1.38(0.07~ 2.20)	0.98(0.65~ 1.50)	0.84(0.53~ 1.30)
CD8+							
%淋巴细胞	18(12~28)	16(12~23)	17(12~24)	20(14~30)	23(16~30)	25(18~35)	26(18~35)
计数/($\times 10^9/L$)	0.98(0.56~ 1.70)	1.05(0.59~ 1.60)	1.04(0.50~ 1.70)	1.04(0.62~ 2.00)	0.84(0.49~ 1.30)	0.68(0.37~ 1.10)	0.53(0.33~ 0.92)

一、病因及发病机制

（一）淋巴细胞增多症

淋巴细胞增多症的病因（表 3-4-0-2）和发病机制多种多样，根据病因可分为原发性和继发性淋巴细胞增多症。随着流式细胞学技术、免疫学和分子诊断技术的发展，细胞表面标志物对于诊断和鉴别淋巴细胞增多症非常重要，可以通过免疫表型区分良恶性淋巴细胞增殖性疾病。对免疫球蛋白或 T 细胞受体基因重排的分析同样可以对单克隆 B 细胞或 T 细胞提供证据。

表 3-4-0-2　淋巴细胞增多症的病因

1. 原发性淋巴细胞增多症	k. 人类疱疹病毒 8 型（HHV-8）
（1）淋巴细胞的恶性疾病	l. 水痘-带状疱疹病毒
a. 急性淋巴细胞白血病	（2）百日咳杆菌
b. 慢性淋巴细胞白血病及相关疾病	（3）大颗粒淋巴细胞增多症
c. 幼淋巴细胞白血病	（4）压力性淋巴细胞增多症
d. 毛细胞白血病	a. 心血管系统障碍
e. 成人 T 细胞白血病	①急性心力衰竭
f. B 细胞淋巴瘤细胞白血病	②心肌梗死
g. 大颗粒淋巴细胞白血病	b. 葡萄球菌性中毒性休克综合征
①自然杀伤细胞（NK）性白血病	c. 药物诱导
②CD8$^+$T 细胞大颗粒淋巴细胞白血病	d. 大手术
③CD4$^+$T 细胞大颗粒淋巴细胞白血病	e. 镰状细胞危象
④γ/δT 细胞大颗粒淋巴细胞白血病	f. 癫痫持续状态
（2）单克隆 B 淋巴细胞增多症	g. 创伤
（3）持续性多克隆 B 淋巴细胞增多症	（5）超敏反应
2. 继发性（反应性）淋巴细胞增多症	a. 昆虫咬伤
（1）单核细胞增多症	b. 药物
a. Epstein-Barr 病毒	（6）持续性淋巴细胞增多症
b. 巨细胞病毒	a. 肿瘤
c. 人类免疫缺陷病毒	b. 吸烟
d. 单纯疱疹病毒 Ⅱ 型	c. 脾功能减退
e. 风疹病毒	d. 慢性感染
f. 鼠弓形虫	①利什曼病
g. 腺病毒	②麻风病
h. 传染性肝炎病毒	③类圆线虫病
i. 登革热病毒-5	e. 胸腺瘤
j. 人类疱疹病毒 6 型（HHV-6）	

1. 原发性淋巴细胞增多症

（1）淋巴细胞恶性疾病：原发性淋巴细胞增多症指由于淋巴细胞内在缺陷，导致淋巴细胞增殖异常，使淋巴细胞绝对值升高。最常见的是淋巴细胞恶性疾病（表 3-4-0-2），如淋巴细胞白血病（参见恶性淋巴组织疾病篇）。然而一部分患者淋巴细胞计数异常也可出现特定变化，如大颗粒淋巴细胞白血病患者只是在压力和运动的诱导下才有一过性淋巴细胞增多症。

（2）单克隆B淋巴细胞增多症：指仅有单克隆B淋巴细胞计数增多而没有其他相关临床症状和体征的一种综合征。通过多参数流式细胞学技术和分子诊断技术，在60岁以上（无论是否有淋巴细胞增多症）的健康人群中检测出超过5%～12%的人群具有单克隆B细胞。单克隆B淋巴细胞增多症可以提示慢性淋巴细胞白血病（CLL）的进展，尤其对于具有CLL免疫表型的单克隆B淋巴细胞增多症的患者（还不符合CLL诊断标准）更加有提示意义。每年大约只有1.1%具有CLL表型的单克隆B淋巴细胞增多症的患者需要治疗。对于这些患者，B淋巴细胞计数和总淋巴细胞计数可作为持续变量来预测患者的无治疗生存率。但是作为二元变量，B淋巴细胞计数是无治疗生存率和总生存率更好的预后指标。

（3）持续性多克隆B淋巴细胞增多症（PPBL）：指在没有感染或其他导致淋巴细胞增多的情况下，淋巴细胞绝对计数慢性逐步地上升（$>4×10^9/L$）。患者血涂片中出现含有异常双核的、多克隆的B细胞累积，这可能是PPBL最常见的表现，在轻链的表达和免疫球蛋白重链基因重排方面是多克隆表达的。

PPBL的病因尚未明确，对其发病机制也有不同的报道。由于患者多为HLA-DR7阳性的年轻或中年女性，提示性别和基因型可能是其重要的发病机制。另外，同卵双胎及同家族中均有报道，并且对PPBL患者一级亲属的评估，可诊断出符合所有诊断标准或血清IgM轻度升高的新患者，提示遗传或基因因素是也可能是其发病机制。

PPBL患者可与各种单克隆B细胞恶性疾病患者有相似特征，患者可有轻微的脾大和血清IgM水平升高。当多克隆B细胞侵入骨髓，容易被认为是恶性疾病。进行性脾大的患者，其骨髓及淋巴组织的组织学检查提示形态特征类似于边缘区B细胞淋巴瘤。日本学者提出的其他表现形式可能为"毛B细胞淋巴增生性疾病"。患者可有贫血、血小板减少和脾大，多克隆B淋巴细胞增多，这些淋巴细胞与毛细胞白血病中恶性B细胞的形态和免疫表型相似。

多数PPBL患者的部分B细胞有染色体异常，包括额外的等臂染色体+i（3q）、染色体过早浓集和/或特异性的滤泡性淋巴瘤患者恶性B细胞中累及BCL-2和免疫球蛋白重链部位的t（14；18）易位。在另一项43例PPBL的研究中，2/3患者淋巴细胞有独立的染色体异常，如del（6q），+der，+8或其他多倍体核型异常。有观点认为这些异常染色体的发现代表PPBL为肿瘤前状态。偶有报道在某些情况下多克隆扩增后，会随后出现一个占主导地位的克隆。另外，一小部分PPBL患者最终发展为单克隆B细胞淋巴瘤或B细胞白血病。

2. 继发性（反应性）淋巴细胞增多症　指继发于感染、中毒、细胞因子或未知因素导致的生理或病理性的淋巴细胞计数增高。病因和发病机制多种多样。

（1）传染性单核细胞增多症：继发性（反应性）淋巴细胞增多症中最常见的病因是传染性单核细胞增多症。继发于EB病毒感染的单核细胞增多症中，异形淋巴细胞多由多克隆$CD8^+T$细胞、$\gamma/\delta T$细胞和被EB病毒感染的B细胞刺激产生应答的$CD16^+CD56^+NK$细胞组成。通常来说，$CD4^+T$细胞和$CD19^+B$细胞计数并无改变。

（2）急性感染性淋巴细胞增多症：指因急性感染导致的淋巴细胞计数增高。患者通常无症状，但也可有发热、腹痛或腹泻，而无淋巴结增大或脾大。通常发生于2～10岁的儿童。特点是血淋巴细胞计数升高，多为$(20～30)×10^9/L$，偶尔高达$100×10^9/L$，可被误诊为急性白血病。这些淋巴细胞与正常淋巴细胞相比，除有时形态大小不同外，其他特征往往与正常淋巴细胞相似。患者的临床症状常只持续数日，然而其淋巴细胞增多却可持续数周。嗜酸性粒细胞增多症也可以存在。虽然有一些患者的骨髓检查提示淋巴细胞只稍有增高，但可观察到相关淋巴细胞的明显浸润。感染百日咳杆菌的患者淋巴细胞计数可显著增加，介于$(8～70)×10^9/L$之间，平均可达$30×10^9/L$。有很大一部分的淋巴细胞有百日咳杆菌细胞感染后特征性的裂缝核。

（3）大颗粒淋巴细胞增多症：NK细胞、$CD8^+T$细胞或$CD4^+T$细胞的扩增可导致大颗粒淋巴细胞增多症。继发于$CD3^-CD16^+CD56^+NK$细胞的淋巴细胞增多症是最常见的形式，被称为NK淋巴细胞增多症，

NK 细胞计数通常在 $4×10^9/L$ 左右,有时可超过 $15×10^9/L$。T 细胞大颗粒淋巴细胞增多症患者的淋巴细胞可进行 T 细胞受体基因的克隆重排的评估,可鉴别诊断 T 细胞大颗粒淋巴细胞白血病。NK 细胞或 T 细胞的扩增是对全身感染和/或免疫失调的过度反应。NK 淋巴细胞增多症多伴有反复发作的皮肤病灶,例如青斑状皮炎、荨麻疹性血管炎或混合再发的溃疡性口炎。

（4）压力性淋巴细胞增多症:指由于创伤、手术、急性心力衰竭、感染性休克、心肌梗死、镰状细胞危象或癫痫持续状态等压力事件引起的淋巴细胞计数增高,通常超过 $5×10^9/L$,这种情况在数小时内可恢复正常或低于正常水平。肾上腺素释放和/或医源性事件可诱导一过性淋巴细胞增多症。

（5）超敏反应:超敏反应可能与大颗粒淋巴细胞增多症及淋巴结肿大有关,如昆虫叮咬,尤其是蚊子叮咬的引起的迟发性超敏反应。个别药物反应同样可能与亚急性淋巴细胞增多症有关,通常在相关治疗后的 2~8 周产生。柳氮磺吡啶可诱导出现一种类传染性单核细胞增多症。

（6）持续性淋巴细胞增多症:患者有亚急性或慢性淋巴细胞增多症,称为持续性淋巴细胞增多症。

淋巴细胞增多症患者可能患有恶性肿瘤。恶性胸腺瘤患者具有多克隆 T 淋巴细胞增多症。急性髓细胞白血病患者可能检查出反应性淋巴细胞增多症或浆细胞增多症或系统性肥大细胞增多症。实体瘤患者在化疗后可能产生淋巴细胞增多症。脾脏切除术后患者可能产生多克隆淋巴细胞增多症。慢性感染可导致亚急性或慢性淋巴细胞增多症。

（二）淋巴细胞减少症

与淋巴细胞增多症类似,淋巴细胞减少症的病因(表 3-4-0-3)和发病机制亦多种多样。由于正常成人淋巴细胞中 80% 为 T 淋巴细胞,并且 2/3 的 T 淋巴细胞为 $CD4^+$ 辅助 T 淋巴细胞,因此大多数淋巴细胞减少症的患者,其 T 淋巴细胞总数会有所降低,尤其是 $CD4^+T$ 淋巴细胞。

1. 遗传性原因　一些遗传性免疫缺陷病可导致淋巴细胞减少。遗传性免疫缺陷症患者造血干细胞的异常使其无法产生足够的淋巴细胞或产生无效的淋巴细胞。另外,如果对于 T 细胞分化起关键作用的基因突变则无法产生成熟 T 细胞,最终导致严重的联合免疫缺陷征和淋巴细胞减少。其他的免疫缺陷症,例如 Wiskoll-Aldrich 综合征,因细胞骨架的缺陷使 T 细胞过早破坏,引起淋巴细胞减少。有研究报道,某些种族群体有原因不明的低 $CD4^+T$ 细胞计数,例如埃塞俄比亚人和楚科奇土著人。

2. 获得性淋巴细胞减少　获得性淋巴细胞减少症的定义为排除由遗传性疾病引起的,与血淋巴细胞缺失相关的综合征。

（1）感染性疾病:与淋巴细胞减少有关的感染性疾病,最常见是获得性免疫缺陷综合征(AIDS)。淋巴细胞减少是由于感染人类免疫缺陷病毒(HIV)的 $CD4^+T$ 细胞的破坏和/或清除。其他病毒或细菌感染性疾病也可能引起淋巴细胞减少症。活动性肺结核患者可表现出淋巴细胞减少,可持续至适当的抗生素和/或重组白介素-2 治疗后 2 周。由典型的冠状病毒导致的严重急性呼吸综合征患者也具有淋巴细胞减少症的表现,并持续至疾病恢复。其他一些常见的病毒,例如麻疹病毒,在急性期可有一过性淋巴细胞减少。

（2）医源性:常见的医源性因素导致的淋巴细胞减少包括放疗、细胞毒性化疗、糖皮质激素治疗或运用抗淋巴细胞球蛋白、阿仑单抗等。长期使用补骨脂素和紫外线 A 照射治疗银屑病会导致 T 淋巴细胞减少。糖皮质激素引起淋巴细胞减少的机制并不明确,除诱导细胞破坏外,还有可能是继发于激素诱导的淋巴细胞再分布。淋巴细胞再分布同样与术后淋巴细胞减少有关。胸导管引流可引起淋巴细胞从体内流失。血小板或干细胞分离术可以因为无意地去除淋巴细胞而引起降低淋巴细胞减少。

（3）系统性疾病相关的淋巴细胞减少症:系统性自身免疫性疾病的患者可能因疾病本身或治疗而出现有淋巴细胞减少症。患有系统性红斑狼疮可引起自身抗体介导的淋巴细胞减少症。原发性干燥综合征的患者也会出现有淋巴细胞减少。在某些情况下,例如失蛋白性肠病,淋巴细胞可从体内丢失。严重烧伤可因外周血 T 细胞重新分配至组织而导致外周血中 T 淋巴细胞减少。

（4）营养和饮食:一些营养或微量元素的缺乏,可导致淋巴细胞的减少。锌对于正常 T 细胞的发育和功能必不可少。锌剂治疗纠正了淋巴细胞减少症中锌的缺陷,并使淋巴细胞的功能恢复。乙醇的过度摄入和/或慢性乙醇摄入可导致淋巴细胞增殖受损和淋巴细胞减少,戒酒后淋巴细胞减少可缓解。

表 3-4-0-3 淋巴细胞减少症的病因

1. 遗传性病因	a. 免疫抑制剂
（1）先天性免疫缺陷病	①抗淋巴细胞球蛋白
a. 重症联合免疫缺陷病	②阿仑单抗（CAMPATH 1-H）
①淋巴干细胞发育不全	③糖皮质激素
②腺苷脱氨酶缺陷	b. 大剂量补骨脂素加紫外线 A 治疗
③组织相容性抗原缺乏	c. Stevens-Johnson 综合征
④CD4$^+$辅助性细胞缺乏	d. 化疗
⑤白细胞减少的胸腺淋巴组织发育不全(网状细胞发育不全)	e. 机采血小板或干细胞分离术
⑥T 细胞发育基因缺陷	f. 放疗
b. 免疫缺陷的常见变异	g. 大手术
c. 共济失调毛细血管扩张	h. 体外循环搭桥
d. Wiskott-Aldrich 综合征	i. 肾或骨髓移植
e. 伴有短肢侏儒症的免疫缺陷(软骨-毛发发育不全)	j. 胸导管引流
f. 伴胸腺瘤的免疫缺陷	k. 血液透析
g. 嘌呤核苷磷酸化酶缺乏	l. 供者淋巴细胞输注采集法
h. 肝脏静脉闭塞性疾病伴免疫缺陷症	（4）全身性疾病相关
（2）基因多形性引起的淋巴细胞减少	a. 自身免疫性疾病
2. 获得性病因	①关节炎
（1）再生障碍性贫血	②系统性红斑狼疮
（2）感染性疾病	③干燥综合征
a. 病毒性疾病	④重症肌无力
①获得性免疫缺陷综合征	⑤系统性脉管炎
②严重急性呼吸综合征	⑥类白塞病
③西尼罗河脑炎	⑦皮肌炎
④肝炎	⑧韦格纳肉芽肿
⑤流行性感冒	b. 霍奇金淋巴瘤
⑥单纯疱疹病毒	c. 癌症
⑦疱疹病毒 6 型（HHV-6）	d. 原发性骨髓纤维化
⑧疱疹病毒 8 型（HHV-8）	e. 蛋白质丢失性肠病
⑨麻疹病毒	f. 肾衰竭
⑩其他	g. 结节病
b. 细菌性疾病	h. 烧伤
①结核	i. 急性重症胰腺炎
②伤寒	j. 剧烈运动
③肺炎	k. 硅肺病
④立克次体	l. 乳糜泻
⑤埃里希体病	（5）营养和饮食
⑥败血症	a. 酗酒
c. 寄生虫病	b. 锌缺乏
疟疾急性期	3. 特发性 特发性 CD4$^+$T 淋巴细胞减少症
（3）医源性	

3. 特发性 CD4$^+$T 淋巴细胞减少症　特发性 CD4$^+$T 淋巴细胞减少症定义为免疫分型和 HIV 的血清学排除逆转录病毒感染的证据下,单独的 CD4$^+$T 淋巴细胞减少综合征。CD4$^+$T 淋巴细胞计数少于 300/μL。与 HIV 感染不同,特发性 CD4$^+$T 淋巴细胞减少症患者 CD4 细胞的减少通常很缓慢。排除先天性免疫缺陷病对疾病诊断很重要,例如常见变异型免疫缺陷病会影响 CD4$^+$T 细胞计数。

尽管有些 CD4$^+$T 细胞减少症患者并无临床表现,但是在已报道的病例中,半数以上的患者都有条件致病菌感染,例如带状疱疹复发、肺结核分枝杆菌感染,卡氏肺孢子虫肺炎、弓形虫病或隐球菌感染,提示细胞免疫缺陷。WHO 将该类患者分为特发性 CD4$^+$T 细胞减少症以及原因不明的严重 HIV 阴性的免疫缺陷病。

特发性 CD4$^+$T 淋巴细胞减少症患者的确切比例不详,因为无临床感染证据的特发性 CD4$^+$T 淋巴细胞减少症患者可能不来就医。几个关于该病老年患者的报道说明老年患者的发病率正在增加。这种情况的 CD4$^+$T 淋巴细胞减少症患者与感染 HIV 的患者不同,因为他们的 CD4 细胞计数通常稳定,而其他淋巴细胞亚群可明显减少。另外,此类患者的 CD4$^+$T 细胞减少可有全部或部分自发性逆转。

二、临 床 表 现

淋巴细胞增多症和淋巴细胞减少症为一组疾病的统称,因此其临床表现各种各样。原发性淋巴细胞增多症中最常见的淋巴细胞恶性疾病,例如淋巴细胞白细胞,常见的临床表现为发热、贫血和出血,部分患者可出现淋巴结和肝脾大。继发性(反应性)淋巴细胞增多症中常见的病因为感染,可能出现发热、腹痛或腹泻等临床表现,大颗粒淋巴细胞增多症的患者可能出现反复发作的皮肤病灶,例如青斑状皮炎、荨麻疹性血管炎或混合再发的溃疡性口炎。超敏反应所致的淋巴细胞增多症患者可能出现淋巴结肿大等表现。淋巴细胞减少症的患者可能出现因免疫缺陷导致的感染相关的临床表现,如发热、咳嗽咳痰等,合并一些特殊的机会性感染,如弓形虫或隐球菌脑病,可能表现出一些中枢神经系统的临床症状,如头痛、肌力减退等。在部分淋巴细胞增多症和淋巴细胞减少症的患者中也可无任何临床表现。

三、诊断和鉴别诊断

通过流式细胞学技术、免疫学和分子诊断技术,分析细胞表面标志和免疫球蛋白或 T 细胞受体基因重排等结果,可以鉴别克隆性和反应性淋巴细胞增多症,区分良恶性淋巴细胞增殖性疾病。根据细胞遗传学检查可鉴别遗传性和获得性淋巴细胞减少症。通过 HIV 的血清学检查可诊断 HIV 相关的淋巴细胞减少症,同样也可以鉴别特发性 CD4$^+$T 淋巴细胞减少症。事实上,淋巴细胞增多症和淋巴细胞减少症为一组疾病的统称,对于不同的疾病需参照相应章节更详细地诊断和鉴别诊断标准。

四、淋巴细胞增多症和淋巴细胞减少症的治疗

淋巴细胞增多症和淋巴细胞减少症需根据不同的疾病类型进行相应治疗,需参照相应章节及临床指南。

（薛胜利　吴德沛）

参考文献

[1] KAUSHANSK Y,LICHTMA N,BEUTLERKIPP S,et al. 威廉姆斯血液病学[M]. 陈竺,陈赛娟,译. 8 版. 北京:人民卫生出版社,2011.

[2] 葛均波,徐永健,王辰,等. 内科学[M]. 9 版. 北京:人民卫生出版社,2014.

[3] MURPHY KM,TRAVERS P,WALPORT M. Janeway's Immunobiology[M]. 9th ed. Garland Science,2016.

[4] GOLDMAN L,AUSIELLO D. 西氏内科学[M]. 谢毅,译. 西安:世界图书出版西安有限公司,2015.

推荐阅读

病例 1　淋巴细胞增多症:急性 B 淋巴细胞白血病(资源 2)

资源 2

病例 2　医源性的淋巴细胞减少症(资源 3)

资源 3

第五章　高嗜酸性粒细胞增多症

高嗜酸性粒细胞增多症（hypereosinophilia，HE）及嗜酸性粒细胞增多综合征（hypereosinophilic syndrome，HES）是一种由肿瘤或者非肿瘤因素引起的异质性疾病，表现为外周血嗜酸性粒细胞增多及嗜酸性粒细胞介导的脏器功能受损。根据 2011 嗜酸性粒细胞疾病工作组会议建议将 HE 分为 4 种类型：克隆性或原发性 HE（clonal/neoplastic，HE_N）、反应性或继发性 HE（reactive，HE_R）、遗传性 HE（familial，HE_{FA}）及意义未明 HE（undetermined significance、HE_{US}），具体分类及定义见表 3-5-0-1。

表 3-5-0-1　嗜酸粒细胞增多症的定义及分类

疾病	定义
外周血嗜酸性粒细胞增多	嗜酸性粒细胞计数>$0.5×10^9$/L
高嗜酸性粒细胞增多症（HE）	外周血：两次血常规检查（间隔至少 1 个月）嗜酸性粒细胞计数>$1.5×10^9$/L 或组织：①骨髓内嗜酸性粒细胞占有核细胞百分比>20%；和/或 ②组织内嗜酸性粒细胞广泛浸润；和/或 ③嗜酸性粒细胞颗粒蛋白显著沉积（伴或不伴主要组织嗜酸性粒细胞浸润）
不同亚型	WHO 定义的干细胞、髓系或嗜酸性粒细胞肿瘤，即增多嗜酸性粒细胞是克隆性质的，包括：髓系/淋巴肿瘤伴嗜酸性粒细胞增多及酪氨酸激酶重排（MLN-Eo 伴 TK 重排）：MLN-Eo 伴 *PDGFRA*、*PDGFRB*、*FGFR1* 及 *PCM1-JAK2* 重排
克隆性高嗜酸性粒细胞增多症（HE_N）	慢性嗜酸性粒细胞白血病非特指型（CEL，NOS）：无 *PDGFRA*、*PDGFRB*、*FGFR1*、*PCM1-JAK2* 重排及 *BCR/ABL1*，非特异性的细胞遗传学或分子生物学异常，骨髓原始细胞>5%，且<20%或外周血原始细胞≥2% 其他类型：髓系肿瘤相关的 HE：如 CML（BCR-ABL1⁺）、SM-CEL（KIT-D816V⁺）、AML 伴 inv（16）（p13.1q22）or t（16；16）（p13.1；q22），或 AML 伴 *CBFB-MYH11*，这些嗜酸性粒系既可以是 HE_N，也可以是 HE_R
反应性高嗜酸性粒细胞增多症（HE_R）	通常由细胞因子所驱动的非克隆性嗜酸性粒细胞增多
家族性嗜酸性粒细胞增多症（HE_{FA}）	发病机制不明确，具有家族聚集性，无遗传性免疫缺陷的体征或症状，无 HE_R 或 HE_N 证据
意义未明高嗜酸性粒细胞增多症（HE_{US}）	也称特发性 HE，嗜酸性粒细胞增多的潜在病因不明，无家族史，无 HE_R 或 HE_N 证据，无 HE 导致的终末器官损伤
高嗜酸性粒细胞增多综合征（HES）	满足外周血 HE 标准 由于组织嗜酸性粒细胞增多导致的器官损伤或功能障碍 排除其他原因导致的器官损伤

一、病因及发病机制

HE_R 是 HE 最常见的原因，引起 HE_R 的原因见表 3-5-0-2。嗜酸性粒细胞是不能进行再分化的终末期细胞，是主要定居于组织的细胞，与其他白细胞一样来源于骨髓造血干细胞。它与嗜碱性粒细胞具有共同的中期前体细胞。嗜酸性粒细胞迁移入血，在进入组织前它在循环中的半衰期大约是 18h。IL-5、IL-3 及 GM-CSF 在嗜酸性粒细胞发育中发挥重要作用。IL-5 似乎涉及嗜酸性粒细胞发育的限速步骤，外源性或 IL-5 转基因小鼠均可引起显著的嗜酸性粒细胞增多，而抗 IL-5 抗体可以显著减少哮喘患者嗜酸性粒细胞数目。嗜酸性粒细胞增多作为 IL-5 合成增加的结果是一些疾病的特点，包括寄生虫感染和过敏性疾病。

但是 IL-5 基因敲除小鼠仍然具有基线水平的嗜酸性粒细胞,可以在副黏液病毒感染后出现肺嗜酸性粒细胞增多,提示 IL-5 之外的细胞因子可能会导致嗜酸性粒细胞晚期分化。如在由 IgE 介导的特异性哮喘和蠕虫感染的疾病中,外周血和组织嗜酸性粒细胞增多是由于抗原依赖性活化 T 辅助细胞 2(Th2)产生 IL-5 以促进嗜酸性粒细胞生成和组织嗜酸性粒细胞聚集。然而许多嗜酸性粒细胞增多性疾病包括肺嗜酸性粒细胞增多症与特异反应性和 IgE 产生无关,因此不能完全符合 Th2 驱动嗜酸性粒细胞产生的模式。

表 3-5-0-2　反应性高嗜酸性粒细胞增多症常见原因

类别	具体实例
感染	寄生虫,病毒,霉菌,细菌,分枝杆菌等。对于特异性感染相关并发症的治疗建议咨询感染病专家
过敏/高敏性疾病	哮喘,鼻炎,过敏性鼻炎,肺曲霉菌病,过敏性胃肠炎
肺病	支气管扩张,囊性纤维化,慢性嗜酸性粒细胞性肺炎,洛夫勒综合征
心脏病	心内膜纤维化,嗜酸性粒细胞性心肌纤维化或心肌炎
皮肤病	特应性皮炎,荨麻疹,湿疹,大疱性类天疱疮,疱疹样皮炎,发作性血管性水肿伴嗜酸性粒细胞增多
结缔组织/自身免疫病	炎症性肠病,嗜酸性粒细胞性肉芽肿伴多血管炎,类风湿关节炎,系统性红斑狼疮,结节性多动脉炎,结节病,系统性硬化,干燥综合征,大疱性类天疱疮,IgG4 相关疾病,嗜酸性粒细胞性筋膜炎
药物因素	阿司匹林,非甾体抗炎药,抗生素,dress 综合征
肿瘤因素	实体肿瘤(如:肾、肺、乳腺、女性生殖系统肿瘤),霍奇金淋巴瘤,非霍奇金淋巴瘤,急性淋巴细胞白血病,朗格汉斯组织细胞增多症,血管淋巴样增生伴嗜酸性粒细胞增多
代谢因素	肾上腺功能不全
免疫系统疾病	高 IgE 综合征,联合免疫缺陷病,Wiskott-Aldrich 综合征,IgA 缺陷
其他	急/慢性移植物抗宿主病,实体器官移植后排异反应,胆固醇栓塞,左旋色氨酸摄入,IL-2 疗法,油毒综合征

FIP1L1-PDGFRA 融合是 HE$_N$ 最常见的原因。GATA-1 是嗜酸性粒细胞发育非常重要的转录因子,敲除 GATA-1 高亲和性绑定位点将导致嗜酸性粒细胞特异性缺失。*FIP1L1-PDGFRA* 重排导致的嗜酸性粒细胞增多主要通过 CEBPA、GATA-2 和 GATA-1 发挥作用,提示这些转录因子对于嗜酸性粒细胞发育非常重要。近年来通过使用酪氨酸激酶抑制剂伊马替尼来治疗 HE,对其发病机制提出了新观点。有体外实验已经证实,在造血祖细胞中,*FIP1L1-PDGFRA* 融合能够活化多种信号分子(如:ERK1/2,STAT5 等),从而诱导细胞因子非依赖的细胞增殖和分化。表达 *FIP1L1-PDGFRA* 的造血祖细胞能够促进其增殖及分化,诱导造血祖细胞分化为嗜酸性粒细胞和中性粒细胞,即 FIP1L1-PDGFRA 融合能够诱导增殖表型。另外一项体外实验将 *FIP1L1-PDGFRA* 融合基因转入 c-Kit^{high}Sca$^+$ 细胞中,发现 *FIP1L1-PDGFRA* 融合基因能够促进嗜酸性祖细胞的发育。从机制上来讲,*FIP1L1-PDGFRA* 融合基因能够强烈活化 MEK1/2 和 p38 MAPK 并产生级联反应,然后通过调节嗜酸性粒细胞特异性的转录因子的表达促进嗜酸性粒细胞的发育,而 MEK1/2 和 p38 MAPK 的抑制剂能够抑制嗜酸性粒细胞的形成。Yamada 及其同事的研究证实:植入表达 *FIP1L1-PDGFRA* 的 IL-5 转基因小鼠的干细胞能够诱导小鼠出现嗜酸性粒细胞增多,包括嗜酸性粒细胞的器官浸润。而植入表达 *FIP1L1-PDGFRA* 的正常小鼠的造血干细胞则能够诱导小鼠出现骨髓增殖表型,可见 IL-5 在诱导 HE 中具有重要作用。即 *FIP1L1-PDGFRA* 融合基因合协同 IL-5 共同参与 HE 的发病机制。

二、临 床 表 现

HE 有明显的男性优势,疾病性别差异的机制目前尚不明确。外周血或组织内不同程度的嗜酸性粒细胞增多是 HE 最常见症状,而 HE$_N$ 的临床表现通常由异常的细胞遗传学及分子学异常所驱动,表现为外周血或组织内不同程度的嗜酸性粒细胞增多的同时伴有脾大。此外,增多嗜酸性粒细胞及其释放炎症因子可浸润任意组织器官,破坏组织的稳态及完整性,引起脏器功能障碍和/或不可逆性损伤,从而表现出相应的症状及体征,其中皮肤(66%)、肺(44%)、胃肠道(38%)、心脏(20%)、神经系统是最常见受累器官,表现为肺、心脏、胃肠道、皮肤等纤维化,血栓或血栓栓塞,皮肤黏膜红斑,肌痛,水肿,周围或中枢神经系统病变等,同时伴有乏力(26%)、咳嗽(24%)、呼吸困难(16%)、肌痛(14%)、皮疹或发热(10%),部分患者可无任何症状。其中心内膜血栓和心内膜纤维化是致命性的并发症,尤其伴 PDGFRA 重排的慢性嗜酸性粒细胞白血病(chronic eosinophilic leukemia,CEL)中最常见。

外周血检查可出现血小板增多或减少、贫血、不成熟粒细胞增多、不同程度的嗜酸性粒细胞增多、原始细胞增多等。骨髓内可见原始细胞、嗜酸性粒细胞、各阶段粒细胞、单核细胞、非典型肥大细胞比例增多及骨髓纤维化,通常不伴嗜酸性粒细胞的发育异常。急变期(外周血或骨髓内原始细胞≥20%)可出现急性白血病或髓外肉瘤的相关症状及体征。

三、诊断及鉴别诊断

（一）诊断标准

1. HE_R

（1）非肿瘤因素:80% 的 HE_R 是由于过敏性疾病所致,如过敏性哮喘、食物过敏、特应性皮炎、药物反应等,因此过敏性疾病是非肿瘤因素导致的 HE_R 最常见原因。其次是寄生虫感染,其中类圆线虫与粪圆线虫感染最常见。此外,免疫缺陷综合征、肺嗜酸性粒细胞增多症等疾病也可引起 HE_R。这类非肿瘤因素的 HE_R 通常伴有血清 IgE 水平的升高。

（2）肿瘤因素:肿瘤相关 HE_R 在实体肿瘤与血液肿瘤中均可见,主要是由于肿瘤细胞产生过多的嗜酸性粒细胞生长因子(如:IL-5、GM-CSF、IL-3 等)而引起的非克隆性 HE。在实体肿瘤中,HE_R 多见于疾病晚期阶段。在血液肿瘤中,HE_R 多见于 T 系淋巴瘤,WHO 定义的髓系肿瘤伴 HE 多见于系统性肥大细胞增多症(systemic mastocytosis,SM),慢性髓系白血病(chronic myeloid leukemia,CML),核心结合因子易位的急性髓系白血病(acute myeloid leukemia,AML)等,这些增多嗜酸性粒细胞也可以是恶性克隆的一部分。

（3）淋巴细胞变异型高嗜酸性粒细胞增多症(lymphocyte-variant HE,L-HE):L-HE 是由异常免疫表型的克隆性 T 淋巴细胞引起的 HE,是一种特殊类型的 HE_R。典型 L-HE 的免疫表型为:$CD3^-$,$CD4^+$,$CD7^-$,$CD5^{++}$。在诊疗过程中需要借助免疫分型、T 细胞受体(T-cell receptor,TCR)基因重排、STAT3 突变等检查明确诊断。值得注意的是 TCR 重排阳性是诊断 L-HE 的非特异性参数,在 HE_{US} 或 PDGFRA 重排的患者中也可见 TCR 重排阳性。

2. HE_N

（1）髓系/淋巴肿瘤伴嗜酸性粒细胞增多(myeloid/lymphoid neoplasms with eosinophilia,MLN-Eo)及酪氨酸激酶(tyrosine kinase,TK)融合:由于 MLN-Eo 伴 TK 融合具有嗜酸性粒细胞增多、脾大等共同的临床特征,因此 2016 世界卫生组织(World Health Organization,WHO)髓系/淋巴肿瘤分类标准把 MLN-Eo 伴 TK 融合作为一种单独的疾病类型。TK 基因融合是诊断 MLN-Eo 伴 PDGFRA、PDGFRB、FGFR1 重排及 PCM-JAK2 融合的必要条件。FIP1L1-PDGFRA 亚型的嗜酸性粒细胞升高最明显,其他亚型的嗜酸性粒细胞升高程度不一,甚至不会出现嗜酸性粒细胞增多,因此嗜酸性粒细胞增多是诊断该类型疾病的非必要条件。尽管 MLN-Eo 伴 TK 重排的诊断高度依赖于特异性的分子标记,但是仍然需要对临床及实验结果进行综合判断。

MLN-Eo 伴 PDGFRA 重排在 HE_N 中,PDGFRA 重排的发生率最高,诊断需要满足由于染色体 4q12 的 CHIC2 基因缺失导致 FIP1L1-PDGFRA 融合,或 PDGFRA 与其他对手基因的融合,或 PDGFRA 激活性突变。一般推荐采用 FISH 检测缺失基因片段联合 RT-PCR 检测 FIP1L1-PDGFRA 转录本明确是否存在 PDGFRA 重排。如果细胞遗传学及分子学检测方法受限,对于 Ph^- 的骨髓增殖性疾病(myeloproliferative neoplasms,MPN)患者表现为外周血嗜酸粒细胞增多,血清类胰蛋白酶以及维生素 B_{12} 水平升高,脾大,骨髓内嗜酸性粒细胞前体细胞增多(通常不伴发育异常),肥大细胞增多,骨髓纤维化,应高度怀疑此诊断。需要特别注意的是此类患者骨髓内增多的非典型肥大细胞呈松散分布,而 SM 患者骨髓内增多的肥大呈密集分布,且 KIT D816V 突变阳性。在骨髓增殖性疾病原始细胞期、AML、T-ALL、髓系肉瘤中也可见到 PDGFRA 重排,鉴别诊断的关键在于明确原发病的诊断。

MLN-Eo 伴 *PDGFRB* 重排 t(5;12)(q31-q33;p13),或 *ETV6-PDFGRB* 融合基因,或 *PDGFR* 与其他对手基因的融合阳性。由于 t(5;12)(q31-33;p12)并非总会形成 *ETV6-PDGFRB* 融合基因,可进一步通过 RNA 测序明确。若无法进行分子学检测,如 Ph⁻ MPN 伴有嗜酸性粒细胞增多和一种涉及 5q31-33 断裂点的易位时,应疑及此诊断。*PDGFRB* 重排在慢性粒单核细胞白血病(chronic myelomonocytic leukemia,CMML)、非典型慢性粒细胞白血病(atypical chronic myeloid leukemia,aCML)、MPN、骨髓增生异常/骨髓增殖性疾病(myelodysplastic/myeloproliferative neoplasms,MDS/MPN)、髓外病变中也可见,应根据患者的血常规、骨髓形态、髓系相关基因突变等综合判读。*PDGFRB* 错义突变在血液肿瘤中也可见,目前对于 *PDGFRB* 错义突变是否能够激活酪氨酸激酶有待进一步验证。

MLN-Eo 伴 *FGFR1* 重排 t(8;13)(p11;q12),或 *FGFR1* 重排阳性。临床过程具有高度的侵袭性,高风险向急性白血病转化。*FGFR1* 重排在 MPN 或 MDS/MPN 中最常见。在 T-ALL,AML,混合表型白血病,B-ALL,淋巴瘤,髓外病变中也可见 *FGFR1* 重排。

MLN-Eo 伴 *JAK2* 重排 t(8;9)(p22;p24.1),或 *JAK2* 重排阳性。该亚型与男性强相关,疾病侵袭性强,转白风险极高。*JAK2* 重排多见于 MPN,MDS/MPN,少数 *JAK2* 重排也可见于 AML、Ph 样 ALL。*JAK2* 或 *PDGFR* 重排的 HE_N 发生急性白血病转化时,尤其是急性淋巴细胞转化,需要与 Ph 样 B-ALL 鉴别诊断,有无 MPN 病史是最主要的鉴别要点。

(2)慢性嗜酸性粒细胞白血病,非特指型(chronic eosinophilic leukemia,not otherwise specified,CEL-NOS):2016 WHO CEL-NOS 诊断标准:①外周血或组织内两次检查结果(间隔至少 1 个月)嗜酸性粒细胞计数>$1.5×10^9$/L;②不符合 BCR/ABL⁺CML、真性红细胞增多症、原发性血小板增多症、原发性骨髓纤维化(primary myelofibrosis,PMF)、慢性中性粒细胞白血病、CMML 和 aCML 2016 WHO 诊断标准;③*PDGFRA*、*PDGFRB*、*FGFR1*、*JAK2* 重排阴性;④外周血和骨髓原始细胞比例<20%,无 inv(16)(p13.1q22)/t(16;16)(p13;q22),无其他 AML 的诊断特征;⑤存在其他克隆性细胞遗传学或分子学异常,或外周血原始细胞≥2%,或骨髓原始细胞≥5%。

FLT3 与 *ABL1* 重排并没有纳入 2016 WHO 定义的 MLN-Eo 伴 *TK* 重排中,因此 t(12;13)(p13;q12)引起的 *FLT3* 重排阳性,或 t(9;12)(q34;p13)引起的 *ABL1* 重排阳性,且满足持续嗜酸性粒细胞增多条件,暂诊断为 CEL-NOS。CEL-NOS 疾病恶性程度高,白血病转化及疾病复发风险极高。

MLN-Eo 伴 *TK* 重排及 CEL-NOS 的一般诊断诊疗方法包括常规染色体条带分析或 FISH 或 RT-PCR 检测法,然而这些检测方法远不能满足对疾病的精准诊断的需求。靶向基因组测序技术能够识别出新的基因变异。RNA 测序不仅能够识别出 *TK* 重排新对手基因,而且还能够发现隐匿型基因重排。这些新的诊断方法能够在很大程度上降低特发性 HE 的比例,而且还可以在分子水平对疾病进行重新定义,加深我们对疾病致病机制的理解,有助于疾病的精准诊疗以及促进新的靶向药物的研发。因此,在分子靶向时代,高通量测序检测方法在 HE 的诊断上值得推荐。

(3)HE_N 疾病分期:慢性期外周血或骨髓伴或不伴嗜酸性粒细胞增多,骨髓内可见非典型肥大细胞增生,通常呈松散分布。

原始细胞期外周血或骨髓内原始细胞>20%,或出现髓外病变。

加速期 HE_N 的疾病分期中没有"加速期"的定义,参照 CML 加速期的定义外周血或骨髓原始细胞 10%~19%。

3. HE_{US}(特发性 HE) 2016 WHO 特发性 HES 诊断标准:①排除 HE_R、L-HES、CEL-NOS,排除 MDS、MPN、MDS/MPN、AML 伴嗜酸性粒细胞增多,排除 MLN-Eo 伴 *TK* 重排;②嗜酸性粒细胞绝对数>$1.5×10^9$/L 持续 6 个月,伴有终末组织器官受损;如果无终末器官受损,则诊断为特发性 HE。

(二)诊断流程

1. 通过询问病史、查体以及相关实验室检查,明确导致嗜酸性粒细胞增多的可能原因,并评价可能的嗜酸性粒细胞相关终末器官受损及功能异常(图 3-5-0-1)。病史询问时应仔细询问有无过敏性疾病、有无皮疹或淋巴结肿大史、有无心肺和胃肠道症状。有无发热、盗汗、体重下降、瘙痒和酒精诱导的疼痛等体质性症状。详细询问旅游史,特别是有无特定地区旅游史。

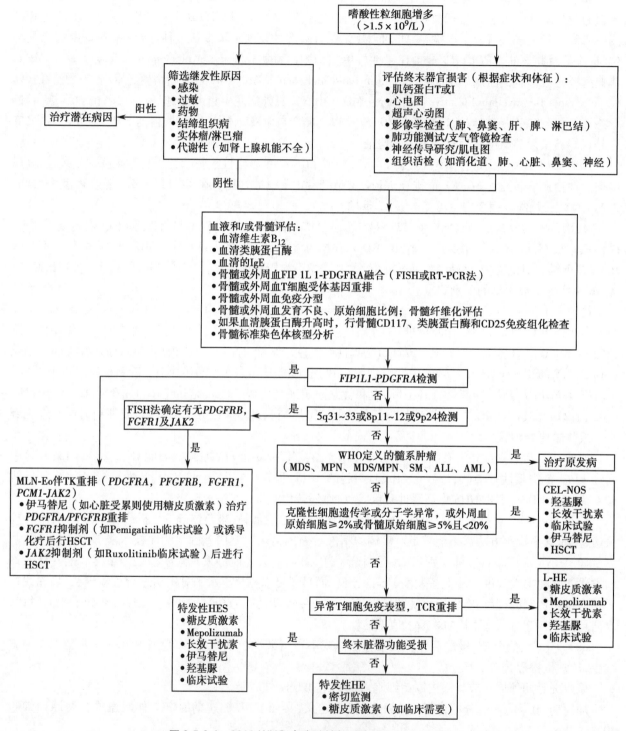

图 3-5-0-1　2016 WHO 高嗜酸性粒细胞增多症诊疗流程

2. 所有 HE 患者均应进行以下常规实验室检查　①全血细胞计数和外周血涂片分类计数;②常规生化检查,包括肝、肾功能,电解质和乳酸脱氢酶;③红细胞沉降率和/或 C 反应蛋白;④血清维生素 B$_{12}$。对于那些无症状或仅轻至中度嗜酸性粒细胞增多[嗜酸性粒细胞绝对计数(0.5~1.5)×10^9/L],可以暂不行进一步检查。

3. 有全身症状和持续性嗜酸性粒细胞增多(嗜酸性粒细胞绝对计数>1.5×10⁹/L)伴或不伴有可疑器官受损,首先应进行以下检查,确定或排除可能的继发原因。

（1）考虑过敏原因:血清 IgE,变应原特异性的 IgE,特异过敏症的皮肤针刺实验。

（2）考虑非过敏性皮肤原因:皮肤活检。

（3）考虑感染因素:大便寄生虫和虫卵镜检,可疑感染寄生虫的血清学实验,HIV 和人类 T 细胞亲淋巴病毒 I 型(HTLV-1)。

（4）考虑胃肠道原因:胃肠内镜,小肠镜或肛肠镜检查,血清淀粉酶、乳糜泻相关自身抗体的血清学检测。

（5）考虑结缔组织病:抗核抗体(ANA)或抗双链 NDA 抗体(dsNDA),瓜氨酸环肽(CCP)抗体。

（6）考虑血管炎:抗中性粒细胞胞浆抗体(ANCA)、HBV、HCV、HIV、CMV 和 B19 病毒血清学检查。

（7）考虑呼吸疾病:影像检查,纤维支气管镜等。

4. 无明确继发原因且嗜酸性粒细胞增多(嗜酸性粒细胞绝对计数>1.5×10⁹/L)患者,应该考虑血液系统恶性肿瘤伴克隆性嗜酸性粒系增多,为确定或排除可能疾病,应行以下检查:①骨髓穿刺涂片分类计数;②骨髓活检组织切片病理细胞学分析;③FISH 或 RT-PCR 检测 *FIP1L1-PDGFRA* 融合基因;④染色核型分析;⑤血清类胰蛋白酶;⑥T 细胞免疫表型分析±*TCR* 重排;⑦如果染色体核型分析提示有累及 *4q12(PDGFRA)*、*5q31-33(PDGFRB)*、*8p11-12(FGFR1)*、*9p24(JAK2)*、*13q12(FLT3)* 或其他酪氨酸激酶位点相关融合基因。

5. 根据患者症状评估有无终末脏器受累及受累程度,器官活检通常用来证实组织嗜酸性粒细胞增多。2021.V4 NCCN 指南建议行如下检查:

（1）胸片。

（2）心电图。

（3）根据患者症状行相应部位的 CT/MRI 检查。

（4）肌钙蛋白,脑利钠肽,如果患者存在心脏受损的临床表现应行心脏超声或心脏 MRI。

（5）肺受累:肺功能、支气管肺泡灌洗、肺活检。

（6）肝脏受累:肝脏活检。

（7）神经病变:肌电图、神经活检。

（8）胃肠道受累:内镜黏膜活检免疫组化检查(免疫标记应包括 CD25,CD117,类胰蛋白酶)。

（9）耳鼻喉症状:鼻窦炎、鼻息肉、听觉障碍等的检测和评估。

（10）皮肤累及:皮肤活检。

（11）嗜酸性粒细胞性筋膜炎:筋膜活检、MRI。

四、治　疗

HE 治疗的目的是降低嗜酸性粒细胞计数和减少嗜酸性粒细胞介导的器官功能受损。HE_R 主要针对潜在病因治疗;HE_N 应积极治疗原发病;HE_US 则以重要器官受累和功能障碍作为主要治疗指征。由于外周血嗜酸性粒细胞绝对计数不一定与终末器官受损成正比,因此,很难判断 HE 介导的组织损伤程度及持续时间。在临床实践工作中,如果没有明确的器官受累和功能障碍,一般推荐嗜酸性粒细胞绝对计数(1.5~2.0)×10⁹/L 作为开始治疗的指征。糖皮质激素是 HE/HES 的主要治疗药物。对很多患者尤其是非髓系增殖性疾病患者,糖皮质激素在控制嗜酸性粒细胞计数以及应对靶器官损害两方面均有疗效,但长期使用具有副作用。在 HE_N 中糖皮质激素一般不能完全控制嗜酸性粒细胞计数,但是可以改善器官损害。对于糖皮质激素治疗疗效不佳者,羟基脲是降低嗜酸性粒细胞计数的有效药物。其他细胞毒性药物如长春新碱和环磷酰胺一般很少用。干扰素治疗对部分患者有效,尤其是老年患者,但副作用明显。酪氨酸激酶抑制剂(tyrosine kinase inhibitors,TKIs)成功治疗 HE/HES 为患者提供了新的希望。

（一）紧急处理

当有严重的或致命性器官受损,特别是心脏和肺,应进行紧急处理。首选静脉输注甲泼尼龙 1mg/

(kg·d)或口服泼尼松(0.5~1.0)mg/(kg·d)。如果嗜酸粒细胞极度增多,应同时给予别嘌醇。1~2周后逐渐缓慢减量,2~3个月减量至最少维持剂量。

（二）HE$_N$的治疗

1. *PDGFRA* 重排的 HE$_N$ 伊马替尼是治疗 *PDGFRA* 重排的 HE$_N$ 一线药物,诊断明确后应立即启动靶向治疗,从而预防或减轻终末器官损伤,目前最佳诱导治疗剂量尚不明确。早在 2003 年,Cools 等人在 16 例特发性 HES 患者中发现 9 例存在 *FIP1L1-PDGFRA* 融合,其中 5 例患者对伊马替尼治疗有反应,该研究首次证实 *FIP1L1-PDGFRA* 为伊马替尼的治疗靶点。Griffin 及其同事的研究同样发现,在 EOL-1 细胞系及特发性 HES 患者中存在 *FIP1L1-PDGFRA* 融合,并且 TKIs 能够降低表达该融合基因的细胞系的增殖活性。这两项研究为靶向 PDGFRA 重排的治疗及基础研究奠定了基础。之后大量文献报道了在接受伊马替尼 100~400mg/d 治疗的患者中,大部分患者在接受伊马替尼治疗 1 个月后能够获得完全血液学反应(complete hematologic remission,CHR),CHR≥90%;接受伊马替尼治疗 3 个月后能够获得完全细胞遗传学反应(complete cytogenetic response,CCyR),完全分子学反应(complete molecular response,CMR)≥88%。根据 2021 NCCN V4 指南建议,疾病慢性期诱导治疗的推荐剂量为伊马替尼 100mg/d,原始细胞期诱导治疗的推荐剂为 100~400mg/d,开始治疗时同时给予糖皮质激素治疗 7~10 天。对于有心脏受累的症状及体征时建议患者咨询心脏病专家。开始治疗后每 3 个月行疗效评估直至获得 CHR、CCyR、CMR,之后每 6 个月行细胞遗传学及分子学反应评估,对于失去血液学或细胞遗传学或分子学反应的患者尽早行异基因造血干细胞移植(allogeneic hematopoietic stem cell transplantation,allo-HSCT)或进入临床试验。有文献报道,患者获得 CMR 后伊马替尼剂量调整为 100~400mg/周,即使伊马替尼药物浓度很低仍然能够维持 CMR,这为伊马替尼停药提供了依据。有关伊马替尼停药的研究结果显示出很大的差异性,Klion 等人报道了 4 例 *FIP1L1-PDGFRA⁺* CEL 患者接受伊马替尼治疗中位时间 25.5(19~31)个月后停止治疗,4 例患者在 6 个月内全部分子学复发。与以上研究结果相反,Helbig 及其同事报道了 2 例 *FIP1L1-PDGFRA⁺* HES 患者接受伊马替尼治疗获得 CMR 4 年以上后停药,随访 2 年无分子学复发。Metzgeroth 等人报道了 12 例 MLN-Eo 伴 *FIP1L1-PDGFRA* 融合患者接受伊马替尼治疗获得 CMR 后停止治疗,停药前 CMR 持续中位时间 66(37~174)个月,12 个月和 24 个月的无治疗缓解率分别为 91% 和 65%。4 例中断治疗后出现分子学复发,3 例再次接受伊马替尼 100mg/d 治疗后,分别在治疗 3 个月、4 个月和 21 个月再次获得 CMR。Legrand 等报道了 11 例 CEL 患者伊马替尼中断治疗后 1 年和 2 年的无血液学复发分别为 61% 和 42%。综上,大部分 CEL 患者接受伊马替尼治疗后均能够快速获得 CHR 及 CMR,获得 CMR 后,周剂量伊马替尼维持治疗以及达到一定程度的分子学缓解深度后停药能够继续维持 CMR。即使出现分子学复发,大部分患者重启伊马替尼治疗后仍然能够再次获得 CMR。目前有关伊马替尼停药的数据仅来源于少数回顾性研究,中断治疗的指征仍需要临床试验进一步探索。

FIP1L1-PDGFRA 融合对伊马替尼原发或继发耐药罕见,耐药事件大多在疾病原始细胞期,*PDGFRA* 获得 T674I 或 D842V 突变是耐药的根本原因。Metzgeroth 等人对 7 例 *FIP1L1-PDGFRA⁺CEL* 伊马替尼治疗耐药的研究显示:发生伊马替尼耐药的中位时间为治疗后 5(2~9)个月,7 例患者均存在 *T674I* 和/或 *D842V* 突变。5 例患者表现为骨髓原始细胞增多,提示疾病处于非慢性期,其中 4 例患者在诊断伊马替尼耐药后的 5 个月内死亡。体内外研究已经证实,*PDGFRA T674I* 对尼洛替尼、索拉菲尼、普纳替尼、米哚妥林敏感,PDGFRA D842V 类似于 KIT D816V 突变,对尼罗替尼和达沙替尼耐药,对米哚妥林和阿伐替尼敏感,但是,这些药物的临床抗 T674I 及 D816V 活性有待进一步证实。

2. *PDGFRB* 重排的 HE$_N$ 伊马替尼同样是该亚型的一线治疗选择。2021 NCCN V4 指南推荐:在疾病慢性期,伊马替尼单药诱导治疗推荐剂量 100~400mg/d;在原始细胞期,伊马替尼单药诱导治疗推荐剂量 400mg/d。Apperley 等人报道 4 例 PDGFRB⁺ CEL 患者接受伊马替尼 40mg/d 治疗,所有患者均在 4 周内获得 CHR;在治疗 12 周时,3 例患者达到 CCyR,第 4 例患者在接受伊马替尼治疗 36 周达到 CCyR。David 报道了 12 例 PDGFRB 重排的慢性骨髓增殖性疾病患者接受伊马替尼 200~400mg/d 治疗后均能够快速获得 CHR 和 CCyR,8 例 ETV6-PDGFRB⁺ 患者中 4 例获得 CMR。Cheah 等报道了 26 例接受伊马替尼 100~400mg/d 治疗的 PDGFRB⁺ 骨髓增殖性疾病患者,10 年总生存为 90%,6 年无进展生存率(progression-free

survival,PFS)88%,未出现伊马替尼耐药事件,1 例 CMML 伴 RAB5EP-PDGFRB 同胞移植后 15 个月出现分子学复发,予伊马替尼 400mg/d 治疗 6 周后获得 CMR,持续治疗 29 个月后停药,停药后 6.2 年无复发。由于 PDGFRB 重排的 CEL 较 PDGFRA 重排罕见,目前有关伊马替尼停药的数据少见。与经典型 CML 和 MLN-Eo 伴 PDGFRA 重排相似,CEL 伴 PDGFRB 重排接受伊马替尼治疗获得一定深度的分子学缓解后中止治疗可能是可行的。

3. *FGFR1*、*JAK2*、*FLT3*、*ABL1* 重排的 HE$_N$　这些罕见的 TK 重排的 HE$_N$ 具有高度侵袭性、转白及疾病复发风险高,TKIs 单药或 TKIs 联合强化疗均不能长期有效维持疾病的完全缓解(complete remission,CR)状态,TKIs±化疗后桥接 allo-HSCT 是目前合理的治疗选择。2021 NCCN V4 指南推荐:在疾病慢性期,患者优先考虑入组临床试验,如果无适合的临床试验入组,在接受 TKIs 单药治疗的同时,尽早行 allo-HSCT;在原始细胞期,患者入组临床试验及早期 allo-HSCT 是最佳治疗选择,如果患者无适合的临床试验入组,应予 TKIs±诱导化疗后行 allo-HSCT。化疗方案应因基于具体细胞谱系特征选择 AML,ALL 或者两者兼顾的诱导方案。allo-HSCT 后 TKIs 维持治疗的生存获益还缺乏系统性评估的数据,然而 allo-HSCT 后高复发风险的患者可能会从 TKIs 维持治疗中获益(TKIs 的选择见表 3-5-0-3)。

表 3-5-0-3　酪氨酸激酶抑制的选择

FGFR1 重排	*JAK2* 重排	*FLT3* 重排	*ABL1* 重排
米哚妥林	芦可替尼	米哚妥林	达沙替尼
普纳替尼	费地替尼	索拉菲尼	尼罗替尼
pemigatinib		吉列替尼	伊马替尼
		苏尼替尼	博苏替尼
			普纳替尼

FGFR1 重排的 HE$_N$ 与 *PDGFRA*、*PDGFRB* 重排的 HE$_N$ 不同,其对 TKIs 相对耐药。目前 TKIs 治疗 *FGFR1* 重排的 HE$_N$ 数据仅来源于少数基础研究及个案报道。体内外实验已经证实普纳替尼具有对抗 *FGFR1* 重排的作用。Khodadoust 等人报道了 1 例伴 *BCR-FGFR1* 重排的混合表型急性白血病患者接受诱导化疗后未缓解,予普纳替尼 45mg/d 单药治疗获得部分缓解,后 hyper-CVAD B 方案联合普纳替尼再诱导获得骨髓形态上的 CR。与上述研究稍有差异,Barnes 及同事报道了 2 例 *BCR-FGFR1*⁺急性白血病患者(1 例为 AML,另 1 例 B-ALL)的体外研究结果:AML 患者原代细胞对普纳替尼敏感,而 B-ALL 患者原代细胞对普纳替尼不敏感。此外,Chen 等人通过小鼠的骨髓增殖性疾病模型证实,米哚托林能够有效抑制 ZNF198-FGFR1 及其下游效应通路的活性,还能够抑制转染了 ZNF198-FGFR1 的 Ba/F3 细胞的增殖,用米哚托林处理后的 *ZNF198-FGFR1* 融合的小鼠生存时间明显延长,这些提示米哚托林在 FGFR1 重排的 HE$_N$ 治疗中可能有效。多韦替尼(dovitinib)是一种多靶点的受体 TKIs,体外实验已经证实其具有抗 *FGFR1* 重排的作用,其临床抗肿瘤活跃有待验证。pemigatinib 是一种选择性口服 FGFR1,FGFR2,FGFR3 抑制剂,2020 年 4 月经美国食品药品监督管理局(Food and Drug Administration,FDA)批准用于不可切除的局部晚期或转移性胆管癌的治疗。目前 pemigatinib 单药治疗 MPN 伴 *FGFR1* 重排的 2 期临床试验正在进行(NCT03011372)。

芦可替尼是选择性 JAK 通路抑制剂,2012 年经 FDA 获批用于治疗中高危 MF,有大量研究已经显示芦可替尼在治疗 MLN-Eo 伴 *PCM1-JAK2* 融合是有效,但是疗效不一。2012 年,Lierman 报道了首例 72 岁男性 CEL 伴 *PCM1-JAK2* 融合患者接受芦可替尼治疗后获得 CCyR。其后,Rumi 等人报道了 2 例 CEL 伴 *PCM1-JAK2* 融合患者接受芦可替尼治疗的数据,1 例患者在治疗后 15 个月获得 CCyR,随访至 36 个月无复发,另 1 例患者在治疗 1 年后获得完全临床缓解,在治疗 46 个月达到 CCyR。Schwaab 及同事的研究也证实芦可替尼在治疗骨髓增生性肿瘤伴 *PCM1-JAK2* 融合的有效性,该患者接受芦可替尼治疗后 1 年获得 CCyR,但是在治疗 24 个月时复发。Schwaab 的研究数据证实,芦可替尼治疗髓系肿瘤伴 *PCM1-JAK2* 融合疗效短暂,对于合适人群应尽早行 allo-HSCT。最近有研究报道了 1 例 B-ALL 伴 *PCM1-JAK2* 融合老年女性患者接受传统化疗与免疫治疗后未获得 CCyR 和 CMR,予芦可替尼单药 10mg bid 治疗 1 年内异常的染色体分裂象和 *PCM1-JAK2* 拷贝数明显下降,提示单纯化疗或靶向治疗不足以诱导疾病获得 CMR。fedratinib 是一种口服选择性 JAK2 抑制剂,2019 年已经在美国获批用于治疗中危 2 以及高危 MF。有数据已经显示对芦可替尼耐药或不耐受的 MF 患者接受 fedratinib 治疗后脾大及体质性症状均改善,因此从肿瘤致病机制角度出发,fedratinib 在 MLN-Eo 伴 *JAK2* 融合的治疗中可能是有作用的,而且对通路抑制的选择性更高。目前 fedratinib 在 HE$_N$ 伴 *PCM1-JAK2* 融合的治疗中尚缺乏有效性的证据。

在 FLT3 重排的患者中,索拉菲尼、舒尼替尼、吉列替尼单药或与化疗联合治疗能够获得血液学及细胞遗传学反应,但是反应持续时间有限。伴有 *ETV6-ABL1* 融合的慢性期 HE$_N$ 患者接受 TKIs 治疗能够获得持续完全缓解,尼洛替尼或达沙替尼可能比伊马替尼更有效。

总之,在 HE$_N$ 的治疗中,诱导化疗或 allo-HSCT 仅能使极少数 *PDGFR* 重排的 HE$_N$ 患者获得持续完全缓解状态,可见精准靶向 PDGFR 治疗在改善患者预后中意义重大。在其他罕见类型的 TK 重排的 HE$_N$ 中,TKIs 仍然是治疗方案中的重要组成部分,对于 allo-HSCT 后具有高复发风险的患者可能会受益于 TKIs 维持治疗。

(三) HE$_{US}$ 的治疗

一线治疗首选泼尼松 1mg/(kg·d) 口服,1~2 周后逐渐缓慢减量,2~3 个月减量至最少维持剂量。若减量过程中病情反复,至少应恢复至减量前用药量。完全和部分缓解率为 65%~85%。治疗 1 个月后如果嗜酸性粒细胞绝对数 $>1.5\times10^9$/L 或最低维持剂量 >10mg/d,则应改用二线治疗。二线药物治疗包括:①伊马替尼:400mg/d,4~6 周无效后停用;②干扰素:剂量选择尚无共识,一般为 100~500IU/(m²·d),需要数周起效;③环孢素:文献报道剂量 150~500mg/d 不等;④硫唑嘌呤:推荐起始剂量为 1~3mg/(kg·d),肝肾功能不全者应选择较低起始剂量,依患者临床和血液学反应调整剂量;⑤羟基脲:起始剂量 0.5~3.0g/d,可单用或与干扰素、糖皮质激素联合应用;⑥单克隆抗体:mepolizumab、reslizumab、alemtuzumab 等。

IL-5 靶向治疗:基于 IL-5 在嗜酸性粒细胞细胞分化、活化和存活中的重要作用,靶向 IL-5 疗法已在 HES 的治疗中得到广泛应用。mepolizumab 是人源化 IgG 单克隆抗体,能够阻断 IL-5 与嗜酸性粒细胞表面的 IL-5 受体的结合。mepolizumab 已经被美国 FDA 获批用于治疗 12 岁以上特发性 HES、嗜酸粒细胞肉芽肿性血管炎以及重度嗜酸粒细胞性哮喘的维持治疗。FDA 获批用于治疗特发性 HES 的药物剂量为 300mg 皮下注射,每 4 周 1 次。mepolizumab 能够显著降低糖皮质激素剂量,并且能够明显减少疾病发作次数。reslizumab 是人源化抗 IL-5 IgG4 单克隆抗体,已被美国 FDA 批准用于治疗重度嗜酸粒细胞性哮喘,在 HES 中的疗效尚未行系统评估。在一项双盲、安慰剂对照、随机、儿童嗜酸粒细胞性食管炎的临床试验中,reslizumab 能够显著降低嗜酸粒细胞计数及改善嗜酸粒细胞引起的相关症状。benralizumab 是一种抗 IL-5 受体的抗体,在两项针对严重且未受控制的嗜酸粒细胞性哮喘患者的Ⅲ期临床试验数据显示,它可以显著减少哮喘的年发病次数。另一项Ⅲ期临床试验的结果证实 benralizumab 可作为成人重症哮喘口服糖皮质激素的辅助治疗方法,目前美国 FDA 已经批准用于治疗成人重度嗜酸粒细胞性哮喘。

CD52 单克隆抗体:Alemtuzumab 是 CD52 单克隆抗体,对于难治性 HES,5~30mg/次,1~3 次/周。它的副作用包括免疫抑制时间长,因此限制其临床应用。

(孙莺心　陈苏宁)

参考文献

[1] VALENT P,KLION AD,HORNY HP,et al. Contemporary consensus proposal on criteria and classification of eosinophilic disorders and related syndromes[J]. J Allergy Clin Immunol,2012,130(3):607-612.

[2] BUITENHUIS M,VERHAGEN LP,COOLS J,et al. Molecular mechanisms underlying FIP1L1-PDGFRA-mediated myeloproliferation[J]. Cancer Res,2007,67(8):3759-3766.

[3] FUKUSHIMA K,MATSUMURA I,EZOE S,et al. FIP1L1-PDGFRalpha imposes eosinophil lineage commitment on hematopoietic stem/progenitor cells[J]. J Biol Chem,2009,284(12):7719-7732.

［4］ YAMADA Y,ROTHENBERG ME,LEE AW,et al. The FIP1L1-PDGFRA fusion gene cooperates with IL-5 to induce murine hypereosinophilic syndrome(HES)/chronic eosinophilic leukemia(CEL)-like disease［J］. Blood,2006,107(10):4071-4079.

［5］ GLEICH GJ. Mechanisms of eosinophil-associated inflammation［J］. J Allergy Clin Immunol,2000,105(4):651-663.

［6］ ACKERMAN SJ,BOCHNER BS. Mechanisms of eosinophilia in the pathogenesis of hypereosinophilic disorders［J］. Immunol Allergy Clin North Am,2007,27(3):357-375.

［7］ HOGAN SP,ROSENBERG HF,MOQBEL R,et al. Eosinophils:Biological Properties and Role in Health and Disease［J］. Clin Exp Allergy,2008,38:709-750.

［8］ SHOMALI W,GOTLIB J. World Health Organization-defined eosinophilic disorders:2022 update on diagnosis,risk stratification,and management［J］. Am J Hematol,2022,97(1):129-148.

［9］ VEGA F,MEDEIROS LJ,BUESO-RAMOS CE,et al. Hematolymphoidneoplasms associated with rearrangements of PDGFRA,PDGFRB,and FGFR1［J］. Am J Clin Pathol,2015,144(3):377-392.

［10］ MONTGOMERY ND,DUNPHY CH,MOOBERRY M,et al. Diagnostic complexities of eosinophilia［J］. Arch Pathol Lab Med,2013,137(2):259-269.

［11］ VALENT P,GLEICH GJ,REITER A,et al. Pathogenesis and classification of eosinophil disorders:a review of recent developments in the field［J］. Expert Rev Hematol,2012,5(2):157-176.

［12］ VALENT P. Pathogenesis,classification,and therapy of eosinophilia and eosinophil disorders［J］. Blood Rev,2009,23(4):157-165.

［13］ SHOMALI W,GOTLIB J. World Health Organization-defined eosinophilic disorders:2019 update on diagnosis,risk stratification,and management［J］. Am J Hematol,2019,94(10):1149-1167.

［14］ REITER A,GOTLIB J. Myeloidneoplasms with eosinophilia［J］. Blood,2017,129(6):704-714.

［15］ GARCIA-MONTERO AC. KIT mutation in mast cells and other bone marrow hematopoietic cell lineages in systemic mast cell disorders:a prospective study of the Spanish Network on Mastocytosis(REMA)in a series of 113 patients［J］. Blood,2006,108(7):2366-2372.

［16］ PARDANANI A,REEDER T,LI CY,et al. Eosinophils are derived from the neoplastic clone in patients with systemic mastocytosis and eosinophilia［J］. Leuk Res,2003,27(10):883-885.

［17］ GERDS AT,GOTLIB J,BOSE P,et al. Myeloid/Lymphoid Neoplasms with Eosinophilia and TK Fusion Genes,Version 3. 2021,NCCN Clinical Practice Guidelines in Oncology［J］. JNCCN,2020,18(9):1248-1269.

［18］ ROUFOSSE F,COGAN E,GOLDMAN M. Lymphocytic Variant Hypereosinophilic Syndromes［J］. Immunol Allergy Clin North Am,2007,27(3):389-413.

［19］ BOYER DF. Blood and Bone Marrow Evaluation for Eosinophilia［J］. Arch Pathol Lab Med,2016,140(10):1060-1067.

［20］ WALKER S,WANG C,WALRADT T,et al. Identification of a gain-of-function STAT3 mutation(p. Y640F)in lymphocytic variant hypereosinophilic syndrome［J］. Blood,2016,127(7):948-951.

［21］ COOLS J,DEANGELO DJ,GOTLIB J,et al. A tyrosine kinase created by fusion of the PDGFRA and FIP1L1 genes as a therapeutic target of imatinib in idiopathic hypereosinophilic syndrome［J］. N Engl J Med,2003,348(13):1201-1214.

［22］ PARDANANI A,BROCKMAN SR,PATERNOSTER SF,et al. FIP1L1-PDGFRA fusion:prevalence and clinicopathologic correlates in 89 consecutive patients with moderate to severe eosinophilia［J］. Blood,2004,104(10):3038-3045.

［23］ KLION AD,NOEL P,AKIN C,et al. Elevated serum tryptase levels identify a subset of patients with a myeloproliferative variant of idiopathic hypereosinophilic syndrome associated with tissue fibrosis, poor prognosis, and imatinib responsiveness［J］. Blood,2003,101(12):4660-4666.

［24］ GRIFFIN JH,LEUNG J,BRUNER RJ,et al. Discovery of a fusion kinase in EOL-1 cells and idiopathic hypereosinophilic syndrome［J］. Proc Natl Acad Sci U S A,2003,100(13):7830-7835.

［25］ OGBOGU PU,BOCHNER BS,BUTTERFIELD JH,et al. Hypereosinophilic syndrome:a multicenter,retrospective analysis of clinical characteristics and response to therapy［J］. J Allergy Clin Immunol,2009,124(6):1319-1325.

［26］ BACCARANI M,CILLONI D,RONDONI M,et al. The efficacy of imatinib mesylate in patients with FIP1L1-PDGFR-positive hypereosinophilic syndrome. Results of a multicenter prospective study［J］. Haematologica,2007,92:1173-1179.

［27］ PARDANANI A,D'SOUZA A,KNUDSON RA,et al. Long-term follow-up of FIP1L1-PDGFRA-mutated patients with eosinophilia:survival and clinical outcome［J］. Leukemia,2012,26:2439-2441.

［28］ JOVANOVIC JV,SCORE J,WAGHORN K,et al. Low-dose imatinib mesylate leads to rapid induction of major molecular re-

sponses and achievement of complete molecular remission in FIP1L1-PDGFRA-positive chronic eosinophilic leukemia[J].
Blood,2007,109(11):4635-4640.

[29] KLION AD,ROBYN J,AKIN C,et al. Molecular remission and reversal of myelofibrosis in response to imatinib mesylate treat-
ment in patients with the myeloproliferative variant of hypereosinophilic syndrome[J]. Blood,2004,103(2):473-478.

[30] HELBIG G,MOSKWA A,HUS M,et al. Durable remission after treatment with very low doses of imatinib for FIP1L1-
PDGFRα-positive chronic eosinophilic leukaemia[J]. Cancer Chemother Pharmacol,2011,67(4):967-969.

[31] HELBIG G,STELLA-HOŁOWIECKA B,MAJEWSKI M,et al. A single weekly dose of imatinib is sufficient to induce and
maintain remission of chronic eosinophilic leukaemia in FIP1L1-PDGFRA-expressing patients[J]. British Journal of Haematol-
ogy,2008,141(2):200-204.

[32] KLION A D,ROBYN J,MARIC I,et al. Relapse following discontinuation ofimatinib mesylate therapy for FIP1L1/PDGFRA-
positive chronic eosinophilic leukemia:Implications for optimal dosing[J]. Blood,2007,110(10):3552-3556.

[33] HELBIG G,KYRCZ-KRZEMIEŃ S. Cessation of imatinib mesylate may lead to sustained hematologic and molecular remission
in FIP1L1-PDGFRA-mutated hypereosinophilic syndrome[J]. Am J Hematol,2014,89(1):115.

[34] METZGEROTH G,SCHWAAB J,NAUMANN N,et al. Treatment-free remission in FIP1L1-PDGFRA-positive myeloid/lymph-
oid neoplasms with eosinophilia after imatinib discontinuation[J]. Blood Adv,2020,4(3):440-443.

[35] LEGRAND F,RENNEVILLE A,MACINTYRE E,et al. The Spectrum of FIP1L1-PDGFRA-Associated Chronic Eosinophilic
Leukemia[J]. Medicine,2013,92(5):e1-e9.

[36] VON BUBNOFF N,SANDHERR M,SCHLIMOK G,et al. Myeloid blast crisis evolving duringimatinib treatment of an FIP1L1-
PDGFR alpha-positive chronic myeloproliferative disease with prominent eosinophilia[J]. Leukemia,2005,19(2):286-287.

[37] METZGEROTH G,ERBEN P,MARTIN H,et al. Limited clinical activity of nilotinib and sorafenib in FIP1L1-PDGFRA posi-
tive chronic eosinophilic leukemia with imatinib-resistant T674I mutation[J]. Leukemia,2012,26(1):162-164.

[38] JIN Y,DING K,LI H,et al. Ponatinib efficiently kills imatinib-resistant chronic eosinophilic leukemia cells harboring gate-
keeper mutant T674I FIP1L1-PDGFRα:roles of Mcl-1 and β-catenin[J]. Mol Cancer,2014,13(1):17.

[39] LIERMAN E,FOLENS C,STOVER EH,et al. Sorafenib is a potent inhibitor of FIP1L1-PDGFRα and the imatinib-resistant
FIP1L1-PDGFRα T674I mutant[J]. Blood,2006,108(4):1374-1376.

[40] VON BUBNOFF N,GORANTLA SP,THÖNE S,et al. The FIP1L1-PDGFRA T674I mutation can be inhibited by the tyrosine
kinase inhibitor AMN107(nilotinib)[J]. Blood,2006,107(12):4970-4972.

[41] WEISBERG E,WRIGHT RD,JIANG J,et al. Effects of PKC412,Nilotinib,and Imatinib Against GIST-Associated PDGFRA
Mutants With Differential Imatinib Sensitivity[J]. Gastroenterology,2006,131(6):1734-1742.

[42] HEINRICH MC,JONES RL,VON MEHREN M,et al. Avapritinib in advanced PDGFRA D842V-mutant gastrointestinal stro-
mal tumour(NAVIGATOR):a multicentre,open-label,phase 1 trial[J]. Lancet Oncol,2020,21(7):935-946.

[43] APPERLEY JF,GARDEMBAS M,MELO JV,et al. Response to imatinib mesylate in patients with chronic myeloproliferative
diseases with rearrangements of the platelet-derived growth factor receptor beta[J]. N Engl J Med,2002,347(7):481-487.

[44] DAVID M,CROSS NC,BURGSTALLER S,et al. Durable responses to imatinib in patients with PDGFRB fusion gene-positive
and BCR-ABL-negative chronic myeloproliferative disorders[J]. Blood,2007,109(1):61-64.

[45] CHEAH CY,BURBURY K,APPERLEY JF,et al. Patients with myeloid malignancies bearing PDGFRB fusion genes achieve
durable long-term remissions with imatinib[J]. Blood,2014,123(23):3574-3577.

[46] REN M,QIN H,REN R,et al. Ponatinib suppresses the development of myeloid and lymphoid malignancies associated with
FGFR1 abnormalities[J]. Leukemia,2013,27(1):32-40.

[47] CHASE A,BRYANT C,SCORE J,et al. Ponatinib as targeted therapy for FGFR1 fusions associated with the 8p11 myeloprolif-
erative syndrome[J]. Haematologica,2013,98(1):103-106.

[48] KHODADOUST MS,LUO B,MEDEIROS BC,et al. Clinical activity of ponatinib in a patient with FGFR1-rearranged mixed-
phenotype acute leukemia[J]. Leukemia,2016,30(4):947-950.

[49] BARNES EJ,LEONARD J,MEDEIROS BC,et al. Functional characterization of two rare BCR-FGFR1+leukemias[J]. Cold
Spring Harb Mol Case Stud,2020,6(2):a004838.

[50] CHEN J,DEANGELO DJ,KUTOK JL,et al. PKC412 inhibits the zinc finger 198-fibroblast growth factor receptor 1 fusion tyro-
sine kinase and is active in treatment of stem cell myeloproliferative disorder[J]. Proc Natl Acad Sci U S A,2004,101(40):
14479-14484.

［51］CHASE A,GRAND FH,CROSS NC. Activity of TKI258 against primary cells and cell lines with FGFR1 fusion genes associated with the 8p11 myeloproliferative syndrome［J］. Blood,2007,110(10):3729-3734.

［52］HOY SM. Pemigatinib:First Approval［J］. Drugs,2020,80(9):923-929.

［53］ABOU-ALFA GK,SAHAI V,HOLLEBECQUE A,et al. Pemigatinib for previously treated,locally advanced or metastatic cholangiocarcinoma:a multicentre,open-label,phase 2 study［J］. The Lancet Oncology,2020,21(5):671-684.

［54］LIERMAN E,SELLESLAG D,SMITS S,et al. Ruxolitinib inhibits transforming JAK2 fusion proteins in vitro and induces complete cytogenetic remission in t(8;9)(p22;p24)/PCM1-JAK2-positive chronic eosinophilic leukemia［J］. Blood,2012,120(7):1529-1531.

［55］RUMI E,MILOSEVIC JD,SELLESLAG D,et al. Efficacy of ruxolitinib in myeloid neoplasms with PCM1-JAK2 fusion gene［J］. Ann Hematol,2015,94(11):1927-1928.

［56］SCHWAAB J,KNUT M,HAFERLACH C,et al. Limited duration of complete remission onruxolitinib in myeloid neoplasms with PCM1-JAK2 and BCR-JAK2 fusion genes［J］. Ann Hematol,2015,94(2):233-238.

［57］SCHWAAB J,NAUMANN N,LUEBKE J,et al. Response to tyrosine kinase inhibitors in myeloid neoplasms associated with PCM1-JAK2,BCR-JAK2 and ETV6-ABL1 fusion genes［J］. Am J Hematol,2020,95(7):824-833.

［58］WOUTERS Y,NEVEJAN L,LOUWAGIE A,et al. Efficacy of ruxolitinib in B-lymphoblastic leukaemia with the PCM1-JAK2 fusion gene［J］. Br J Haematol,2021,192(4):e112-e115.

［59］TALPAZ M,KILADJIAN JJ. Fedratinib,a newly approved treatment for patients with myeloproliferative neoplasm-associated myelofibrosis［J］. Leukemia,2021,35(1):1-17.

［60］HARRISON CN,SCHAAP N,VANNUCCHI AM,et al. Fedratinib in patients with myelofibrosis previously treated with ruxolitinib:An updated analysis of the JAKARTA2 study using stringent criteria for ruxolitinib failure［J］. Am J Hematol,2020,95(6):594-603.

［61］HARRISON CN,SCHAAP N,VANNUCCHI AM,et al. Janus kinase-2 inhibitor fedratinib in patients with myelofibrosis previously treated with ruxolitinib(JAKARTA-2):a single-arm,open-label,non-randomised,phase 2,multicentre study［J］. Lancet Haematol,2017,4(7):e317-e324.

推荐阅读

［1］GERDS AT,GOTLIB J,BOSE P,et al. Myeloid/Lymphoid Neoplasms with Eosinophilia and TK Fusion Genes,Version 4. 2021,NCCN Clinical Practice Guidelines in Oncology［J］. Journal of the National Comprehensive Cancer Network:JNCCN,2020,18(9):1248-1269.

［2］SHOMALI W,GOTLIB J. World Health Organization-defined eosinophilic disorders:2022 update on diagnosis,risk stratification,and management［J］. Am J Hematol,2022,97(1):129-148.

［3］REITER A,GOTLIB J. Myeloid neoplasms with eosinophilia［J］. Blood,2017,129(6):704-714.

［4］METZGEROTH G,SCHWAAB J,NAUMANN N,et al. Treatment-free remission in FIP1L1-PDGFRA-positive myeloid/lymphoid neoplasms with eosinophilia after imatinib discontinuation［J］. Blood Adv,2020,4(3):440-443.

［5］HEINRICH MC,JONES RL,VON MEHREN M,et al. Avapritinib in advanced PDGFRA D842V-mutant gastrointestinal stromal tumour(NAVIGATOR):a multicentre,open-label,phase 1 trial［J］. Lancet Oncol,2020,21(7):935-946.

［6］WOUTERS Y,NEVEJAN L,LOUWAGIE A,et al. Efficacy of ruxolitinib in B-lymphoblastic leukaemia with the PCM1-JAK2 fusion gene［J］. Br J Haematol,2021,192(4):e112-e115.

［7］TALPAZ M,KILADJIAN JJ. Fedratinib,a newly approved treatment for patients with myeloproliferative neoplasm-associated myelofibrosis［J］. Leukemia,2021,35:1-17.

［8］中华医学会血液学分会白血病淋巴瘤学组. 嗜酸性粒细胞增多症诊断与治疗中国专家共识(2017年版)［J］. 中华血液学杂志,2017,38(7):561-564.

第六章　噬血细胞综合征

噬血细胞综合征(hemophagocytic syndrome,HPS),又称为噬血细胞性淋巴组织细胞增多症(hemophagocytic lymphohistiocytosis,HLH),是一种遗传性或获得性免疫调节功能异常导致的淋巴细胞、单核细胞和巨噬细胞异常激活、增殖和分泌大量炎性细胞因子引起的过度炎症反应综合征。以发热、血细胞减少、肝脾肿大及肝、脾、淋巴结和骨髓组织存在噬血现象为主要临床特征。HLH 是一种进展迅速的高致死性疾病。

一、病因及发病机制

根据致病原不同,将 HLH 分为原发性 HLH 和继发性 HLH 两大类。原发性 HLH 由遗传性淋巴细胞毒功能受损或炎症活性相关基因缺陷导致。遗传方式主要为性染色体和/或常染色体隐性遗传。国外研究资料显示原发性 HLH 在儿童的年患病率为(1~10)/100 万,5 万个活产婴儿中 1 人发病,性别比约为 1:1。然而随着分子诊断技术的进步,证实原发性 HLH 也可迟至青少年期或成人期发病。继发性 HLH 由肿瘤、风湿免疫性疾病、感染等多种诱因所致的严重炎症反应综合征,通常无已知的 HLH 致病基因缺陷及家族史。随着基因突变鉴定及认识的不断进步,继发性 HLH 和原发性 HLH 二者之间的界限变得模糊,目前认为很多继发性 HLH 也存在一定的基因背景,如原发性 HLH 相关基因的杂合改变及多态性,并且在遭受外界触发因素(如病毒感染等)的"二次打击"后表现出 HLH 发病。对于未检测出目前已知的 HLH 致病基因,且无法确定继发病因的患者暂时归类于原因不明 HLH,在后续的治疗和随诊过程中仍需不断寻找原发病因。

原发性 HLH 和继发性 HLH 的发病机制有所不同,但其本质均是受各种潜在致病原过度活化的免疫系统导致严重的过度炎症反应和病态免疫,从而产生一系列临床相似的征象。总的来说,HLH 是一类由多种因素引发的过度的病理性炎症反应。所有的 HLH 的症状都是由高浓度的炎症细胞因子驱动,包括白细胞介素(IL)-1、IL-6、IL-10、IL-12、IL-16、IL-18 肿瘤坏死因子(tumor necrosis factor,TNF)-α 和干扰素(interferon,IFN)-γ,使树突状细胞、巨噬细胞及淋巴细胞激活,尤其是 NK 细胞和 CD8+T 细胞。细胞毒活性的受损妨碍了刺激源的清除并削弱了通过细胞凋亡对免疫反应进行的负调控,从而产生恶性细胞因子循环,导致 HLH 的发生,并造成组织损伤和进展性的系统器官衰竭。

二、临　床　表　现

HLH 缺乏特异性的临床表现。最常见的症状是发热,同时伴有肝脾大和进行性的血细胞减少引起的一系列症状和体征。HLH 造成的过度炎症反应可能导致全身多脏器功能受累,肝脏是最常见的受累器官。由于 HLH 的表现错综复杂,临床认识不足易延误诊治,且疾病本身进展迅速,成为本病致死率较高的原因之一。

(一) 发热

几乎所有的 HLH 患者均会出现发热,通常体温在 38.5℃ 以上,持续发热超过 1 周,且抗感染治疗无效。发热是由高炎症因子血症所致,无法用感染或其他病因来解释。

(二) 淋巴造血器官肿大

脾大可见于大多数的 HLH 患者,这可能与淋巴细胞及组织细胞浸润有关。部分患者伴有全身多发的淋巴结肿大。

(三) 肝炎和凝血功能障碍

大多数 HLH 患者均有肝炎表现,这可能因为活化的巨噬细胞导致组织浸润引起肝脾大、转氨酶升高和胆红素增高,并产生大量炎性细胞因子造成组织损伤,引起肝细胞功能的损害。其严重程度不等,可从轻度的转氨酶升高到暴发性肝衰竭。尸检可见肝脏的慢性持续性炎症伴汇管区淋巴细胞浸润。相当一部分 HLH 患者表现有弥散性血管内凝血,且急性出血的风险很高。

(四)中枢神经系统症状

患者会出现神经系统症状,如昏迷、癫痫、脑膜炎、脑脊髓炎、海绵窦综合征和脑出血。一些患者可能表现出精神改变,包括情绪障碍,谵妄等。其他神经系统表现,如吉兰-巴雷综合征、马尾综合征等也有报道。HLH 患者可伴有脑脊液异常,如:细胞增多,蛋白增高,和/或噬血现象。头颅磁共振表现多样,可有散在的病变,软脑膜强化,广泛水肿以及与神经系统症状相关的影像。在婴儿 HLH 中有视网膜出血、视神经肿胀及脉络膜浸润的报道。弥漫性周围神经病变伴疼痛和巨噬细胞所致髓鞘破坏继发乏力也有发生。早期的临床症状和影像学异常在治疗后可能改善。

(五)消化道症状

消化道症状包括慢性腹泻、恶心、呕吐、腹痛、消化道出血、胰腺炎和溃疡性肠病。胰腺炎可能与高甘油三酯血症有关。

(六)皮肤改变

患者可有非特异性的皮肤表现,包括全身斑丘疹样红斑性皮疹、全身性红皮病、水肿、脂膜炎、麻疹样红斑、瘀斑及紫癜。有些患者可出现类似川崎病的表现,包括红斑性皮疹,结膜炎,红唇和颈部淋巴结肿大。需要特别关注皮下脂膜炎样结节,因为可能与潜在的 T 细胞淋巴瘤密切相关。

(七)肺部损伤

表现为咳嗽、呼吸困难,部分患者可出现肺功能损伤,表现为急性呼吸衰竭伴肺泡或间质浸润。肺功能的恶化是一个不良预兆,提示 HLH 或感染控制不佳,死亡率极高。

三、诊断和鉴别诊断

(一)诊断标准

1. HLH-2004 诊断标准 目前公认的 HLH 诊断标准,国际组织细胞协会于 2004 年修订,符合以下两条标准中任何一条时可以诊断 HLH(表 3-6-0-1)。

表 3-6-0-1 HLH-2004 诊断标准

一、分子诊断符合 HLH:
存在目前已知的 HLH 相关致病基因,如 *PRF1*、*UNC13D*、*STX11*、*STXBP2*、*Rab27a*、*LYST*、*SH2D1A*、*BIRC4*、*ITK*、*AP3β1*、*MAGT1*、*CD27* 等病理性突变

二、符合以下 8 条指标中的 5 条或以上:
1. 发热 体温>38.5℃,持续>7d
2. 脾大
3. 血细胞减少(累及外周血两系或三系) 血红蛋白<90g/L(<4 周婴儿,血红蛋白<100g/L),血小板<100×10⁹/L,中性粒细胞<1.0×10⁹/L 且非骨髓造血功能减低所致
4. 高甘油三酯血症和/或低纤维蛋白原血症 甘油三酯>3mmol/L 或高于同年龄的 3 个标准差,纤维蛋白原<1.5g/L 或低于同年龄的 3 个标准差
5. 在骨髓、脾脏、肝脏或淋巴结中发现噬血现象
6. NK 细胞活性降低或缺如
7. 血清铁蛋白升高 铁蛋白≥500μg/L
8. sCD25(可溶性白介素-2 受体)升高

2. HLH 中枢神经系统受累(CNS-HLH) 可为 HLH 首发临床表现,也可在 HLH 后期病程中发生。①症状/体征:表现为精神和/或神经系统症状(如易激惹、意识改变、癫痫、惊厥、脑膜刺激征、共济失调、偏瘫等);②中枢神经系统影像学异常:头颅 MRI 提示脑实质或脑膜异常;③脑脊液(cerebrospinal fluid,CSF)异常(脑脊液细胞增多和/或蛋白质升高)。HLH 患者出现上述一项或多项异常时,需考虑诊断 CNS-HLH。所有疑似 CNS-HLH 的患者都建议进行头颅影像学检查和腰椎穿刺脑脊液检测。

要特别注意以 CNS 起病的原发性 HLH 临床表现不典型。少部分原发性 HLH 患者血液系统症状不明显,主要表现为难以控制的脑白质病变就诊于神经科,其他 HLH 临床表现以及 HLH 相关指标不明显或间断发生,极易被误诊。

3. HLH 临床诊断路径 当患者出现临床上无法解释的持续发热,血细胞减少,伴脾大或肝功能异常时应当怀疑 HLH 的可能。建议对疑似病例首先检测血清铁蛋白水平,如其显著升高则对 HLH 的诊断具有强烈的提示意义,应即刻开展与 HLH 确诊相关的检查。对于血清铁蛋白<500μg/L 的患者,应进行密切的临床观察,反复查体和实验室参数评估对 HLH 的诊断非常必要。当患者在发热、外周血细胞减少、脾大、高甘油三酯血症/低纤维蛋白原血症、血清铁蛋白升高、噬血现象、可溶性 CD25 升高和 NK 细胞活性下降这 8 项简单快速的临床指标中符合 5 项及以上时即可诊断 HLH,并进一步完善 HLH 病因的相关检查(图 3-6-0-1)。

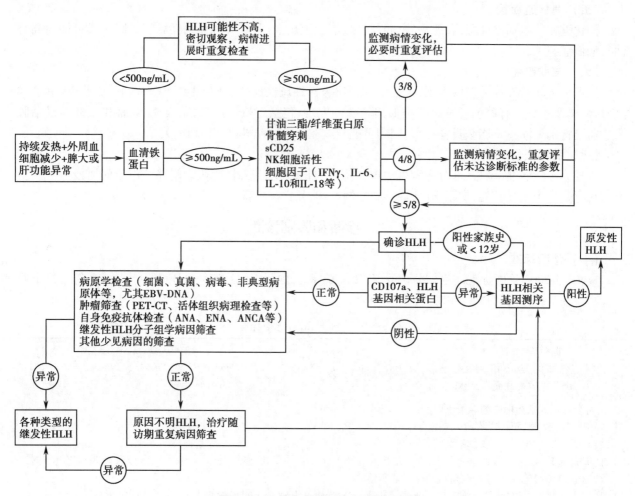

图 3-6-0-1 噬血细胞综合征诊断路径图

(二)鉴别诊断

不同原因所致 HLH 的治疗和预后不同,故而鉴别引起 HLH 的原发病非常重要。

1. 原发性 HLH 目前已发现的与原发性 HLH 相关的基因有 17 个:PRF1、UNC13D、STX11、STXBP2,分别与 FHL2 型~5 型相关;若为男性患者,需注意 XLP 相关的 SH2D1A 和 BIRC4 基因的突变。如患者有白化症状,注意 Rab27a、LYST 和 AP3B1 基因的突变。EBV 相关 HLH 需要关注 MAGT1、ITK、CD27、CD70、CTPS1 和 RASGRP1 基因。若患者为自身炎症性疾病相关 HLH,应关注炎症通路相关基因,如 CDC42 和 NLRC4 基因。许多原发性免疫缺陷病(primary immune deficiency,PID)合并感染时可以发生 HLH,且均有明确 PID 相关基因突变。这些基因突变后往往导致 NK 细胞、CTL 细胞或 B 细胞功能受损,在一些诱发因素作用下导致一系列细胞因子风暴和组织器官损伤。

2. 感染相关 HLH　病毒感染最常见,主要见于疱疹病毒中的 EBV 感染,其他病毒如 CMV、HIV、流感病毒、风疹病毒等。其他病原,如结核杆菌、布氏杆菌、支原体、真菌均可导致 HLH 发生。黑热病、疟疾等寄生虫感染也可合并 HLH。感染相关 HLH 的诊断除 HLH 相关临床表现外,主要靠病原学诊断,如抗体、DNA、病原培养等,寄生虫感染的患者还要注意流行病学史。诊断感染相关 HLH 时应慎重,感染可能仅是原发性 HLH 的诱发因素,即使有明确的病原学依据,仍需进行 HLH 相关基因学检验以除外原发性 HLH。

3. 风湿免疫性疾病相关 HLH　又称巨噬细胞活化综合征(macrophage activation syndrome,MAS),是 HLH 的另一种表现形式,常见于全身性青少年特发性关节炎(sJIA)、成人 Still 病(AOSD)、系统性红斑狼疮(SLE)和坏死性淋巴结炎等。这些患者罹患 HLH 的主要诱因是感染,少数合并药物因素。区别于其他类型 HLH 的主要表现在于此类患者在疾病早期多表现为非感染因素的白细胞、血小板升高,C-反应蛋白升高,血沉增快,纤维蛋白原升高。但是随着疾病的进展,外周血细胞的进行性下降和炎症指标的异常是协助诊断的重要指标。

4. 肿瘤相关 HLH　恶性肿瘤患者容易罹患 HLH,主要是血液系统肿瘤,可见于淋巴瘤、急性白血病、多发性骨髓瘤、骨髓增生异常综合征等。HLH 也在少数实体肿瘤患者中发生,包括胚胎细胞肿瘤、胸腺瘤、胃癌等。有研究认为恶性肿瘤相关 HLH 在成人 HLH 中的发生率高达 45%。其中淋巴瘤相关 HLH 是最常见的类型,并且以 T 细胞来源多见。肿瘤引起 HLH 的原因有多种。HLH 可在恶性肿瘤诊断之前发生,也可在肿瘤的治疗过程中出现。机制包括肿瘤细胞产生细胞因子导致免疫功能异常及感染触发。

5. 其他类型的噬血细胞综合征　妊娠、药物、器官和造血干细胞移植也可诱发 HLH。罕见的 HLH 诱因还包括代谢性疾病,如赖氨酸尿性蛋白耐受不良、多种硫酸酯酶缺乏和脂质贮积病等。

四、治　疗

HLH 的治疗原则分为两个主要方面,短期策略以控制过度炎症状态为主,长期策略以纠正潜在的免疫缺陷为主。控制过度炎症状态通过以下几个方面实现:①控制和消除致病诱因;②阻止 T 细胞增殖和活化;③通过阻断过度的细胞因子生成及其功能来阻止和控制炎症进程。纠正潜在的免疫缺陷包括进行异基因造血干细胞移植(allogeneic hematopoietic stem cell transplantation,allo-HSCT)来纠正缺陷基因(原发性 HLH)以及积极控制原发病(继发性 HLH)。

(一) 一线治疗:HLH-1994 方案

目前广泛应用的标准治疗方案是 HLH-1994 或 HLH-2004 方案,由国际组织细胞协会分别于 1994 年制定,2004 年修订。HLH-1994 的 8 周诱导治疗包括地塞米松、依托泊苷,以及鞘内注射甲氨蝶呤和地塞米松。HLH-2004 与 HLH-1994 方案的区别仅在于推荐从治疗初始就同时给予环孢素(CsA)治疗,HLH-1994 方案中则是在 8 周诱导治疗后才加入 CsA。2017 年国际组织细胞协会公布了 HLH-2004 的研究结果,其 5 年总生存达到 61%,略高于 HLH-1994 方案的 54%,但这一修正未对患病结局产生有统计学意义的促进。考虑到 CsA 与一系列治疗初期副作用和禁忌证相关,因此 HLH-1994 方案仍作为目前的首选方案。需要指出的是,部分风湿免疫性疾病相关 HLH 和轻型的 HLH 患者可以在单纯应用糖皮质激素冲击治疗后获益,一些特殊病原体(如杜氏利什曼原虫、布氏杆菌等)感染的 HLH 患者可以通过针对原发病的治疗获得缓解,无需加用细胞毒药物及免疫调节药物。诱导治疗并不意味着必须给予 8 周的治疗。在原发性 HLH 中,8 周的初始治疗后续贯"维持治疗"作为通向 allo-HSCT 的桥梁。在继发性 HLH 中,"维持治疗"不是必须完成 8 周的诱导治疗,而应根据患者的具体情况评估病情,在达到完全的临床应答后做出是否停止治疗的决策。

(二) 挽救治疗

尽管 HLH-1994 方案将这一致命性疾病的临床缓解率由过去的不足 10% 提高到 50%~70%,成为目前推荐的一线治疗方案。但是,HLH 依然是一种难治性疾病,新的治疗手段是目前国际研究的热点。这些新的治疗手段包括改进的化学免疫治疗方案,以及新的细胞因子生物靶向治疗等。

1. DEP 方案　DEP 方案是一种由脂质体多柔比星、依托泊苷和甲泼尼龙组成的联合化疗方案,首先在成人难治性 HLH 中开展临床研究。单臂研究结果显示,对 HLH-1994 方案治疗无应答的难治患者使用 DEP 方案挽救治疗后,总应答率达到 76.2%。L-DEP 方案治疗难治性 EBV 相关 HLH(EBV-HLH)的临床研究,是基于以 DEP 方案为核心,联合培门冬酶,并调整了糖皮质激素的剂量和疗程,针对 HLH-1994 方案无应答的难治性 EBV-HLH 这一亚型,L-DEP 方案可以将总体诱导应答率提高到 82%,这比 DEP 方案的应答率提高将近 10%。

2. 芦可替尼(ruxolitinib)　芦可替尼是一种 JAK1/2 抑制剂,在小鼠原发性和继发性 HLH 模型中证实可以抑制 IFN-γ,IL-6 和 IL-12 的产生,并改善 HLH 相应的临床症状。单臂研究使用芦可替尼单药治疗难治/复发 HLH 患者 34 例,结果显示芦可替尼可以改善体温、铁蛋白和可溶性 CD25 等炎症指标,但对潜在病因无明显治疗作用。芦可替尼不能治愈 HLH,但有助于控制活动性的 HLH 炎症状态,为治疗潜在疾病或进行 allo-HSCT 提供机会。这些研究结果均表明芦可替尼虽然未观察到临床治愈的效果,但对难治/复发 HLH 可能存在积极疗效。目前关于芦可替尼治疗 HLH 的临床研究蓬勃开展,有待更多临床数据支持。

3. 依帕伐单抗　依帕伐单抗是一种高亲和力,非竞争性的全人源 IFN-γ 单克隆抗体。全球第一个关于依帕伐单抗治疗原发性 HLH 有效性和安全性的临床研究已结束患者招募,初步研究结果显示在 27 名复发/难治或不能耐受常规 HLH 治疗的儿童原发性 HLH,63% 的患者对依帕伐单抗产生应答,70% 的患者能够过渡到 allo-HSCT。2018 年末,美国食品药品监督管理局(FDA)已批准了依帕伐单抗用于常规治疗效果欠佳的儿童(新生儿及以上)和成人复发/难治的原发性 HLH。

4. 阿仑单抗(alemtuzumab)　阿仑单抗是一种抗 CD52 单克隆抗体,可高效耗竭 T、B 淋巴细胞和巨噬细胞,但对表面低表达该标志物的 NK 细胞作用不明显,因而推测其有特异性治疗 HLH 的功能。有研究将阿仑单抗应用于 22 例难治性 HLH 儿童患者的挽救治疗,64% 的患者达部分缓解,另有 23% 的患者至少有 1 项指标改善超过 25%,77% 患者存活至 allo-HSCT。这些提示难治性 HLH 可能对阿仑单抗的治疗产生应答,创造向 allo-HSCT 过渡的机会。

5. 其他　大量实验室检查结果显示 HLH 患者体内会过度产生包括 IL-1,IL-6,IL-12,IL-18 在内的多种细胞因子,并诱导一系列临床效应。目前已有不少通过阿那白滞素(anakinra)抑制 IL-1 受体并阻断其生物效应,从而成功控制 HLH 病情的案例。托珠单抗(tocilizumab)是一种 IL-6 受体单克隆抗体,可特异性结合 IL-6 受体,抑制其信号转导并阻断其生理功能。一些其他治疗手段也在进行尝试,例如脾脏切除术可以考虑作为原因不明的复发难治 HLH 的诊断和治疗手段。而基因编辑治疗联合用于修复基因缺陷,将有功能的穿孔素基因转移到穿孔素基因缺陷小鼠的自体造血干细胞,可以恢复穿孔素的表达,部分修复细胞毒缺陷,改善 HLH 症状。如果这些研究结果在 HLH 患者中能够成功复制,可能成为 HLH 治疗的重大进展。

（三）异基因造血干细胞移植（allo-HSCT）

目前,allo-HSCT 是原发性 HLH 长期治愈的唯一选择。移植的决策相当复杂,受很多因素影响,例如患者的年龄,基因型,HLH 疾病状态,干细胞来源,以及供者的可用性。因此明确诊断的原发性 HLH 患者均应在确诊时进行 allo-HSCT 的准备。其次,存在无法治愈的潜在疾病的复发/难治性 HLH 患者,以及某个特定恶性肿瘤的患者应考虑 allo-HSCT。淋巴瘤相关 HLH 以及 EBV-HLH 是成人 HLH 的主要病因。相当一部分复发难治型患者应考虑 allo-HSCT,即使只有半相合供者可用。

HLH 患者的供者筛选除了需要考虑年龄、HLA 相合度、供者健康状况等,还需要评价供者是否存在与移植受者相关的疾病风险,如细胞毒功能(包括 NK 细胞活性、CD107a、HLH 相关蛋白表达)、EBV-DNA 等。原发性 HLH 患者的兄弟姐妹或其他亲属在成为供者之前,应该检测体内是否存在 HLH 突变基因。移植的疗效与移植前的疾病状态有密切关系,临床缓解后进行移植可以取得较高的总体生存率。

（四）不同类型 HLH 的分层治疗

针对 HLH 的治疗常常在潜在疾病明确之前就开始,全面的病因筛查将为 HLH 提供附加的治疗方案。根据 HLH 临床严重程度和原发病特点制定个体化的治疗策略以提高临床疗效,改善转归结局。不同类型 HLH 分层治疗路径见图 3-6-0-2。

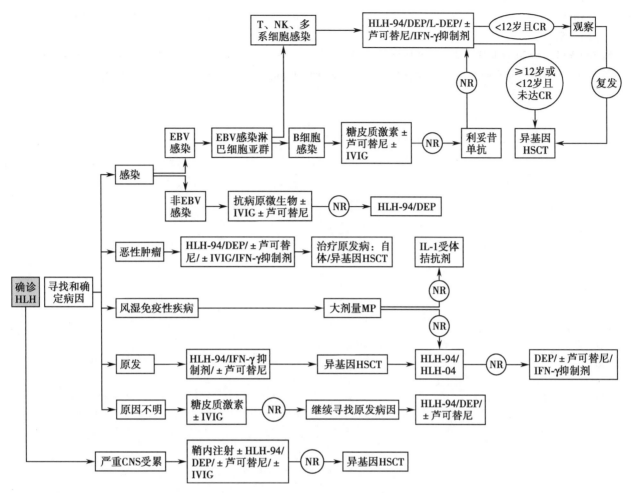

图 3-6-0-2　噬血细胞综合征治疗路径图

HLH:噬血细胞综合征;IVIG:静脉注射免疫球蛋白;DEP:脂质体多柔比星-依托泊苷-甲泼尼龙;L-DEP:培门冬酶-脂质体多柔比星-依托泊苷-甲泼尼龙;HSCT:造血干细胞移植;MP:甲泼尼龙;CNS:中枢神经系统;NR:无效。

（五）支持治疗

HLH 患者常常合并感染和多脏器功能的受累。支持治疗的准则应与正在进行 allo-HSCT 患者的标准相似,包括预防卡氏肺孢子虫肺炎及真菌感染、静脉补充免疫球蛋白和防范中性粒细胞减少症。任何新出现的发热,需考虑 HLH 复发以及机会性感染的可能,并经验性广谱抗生素治疗。HLH 患者由于严重的血小板减少和凝血功能异常,自发性出血的风险很高。对于急性出血患者应输注血小板、新鲜冷冻血浆、凝血酶原复合物,必要时补充需要Ⅶ因子。由于炎症反应或可能的药物毒性损害,患者可能在疾病过程中出现或发展为心功能、肝功能、肾功能等多脏器功能不全。因此,在诊断时应充分评估患者的脏器储备功能,在治疗过程中注意水、电解质平衡,严密监测心脏功能,尽可能避免使用心脏毒性的药物。确诊 CNS-HLH 的患者应每周行鞘内注射甲氨蝶呤和地塞米松治疗,直到脑脊液恢复正常和临床症状消失。

（王晶石　王昭）

参考文献

［1］王昭.噬血细胞综合征［M］.北京:科学出版社,2017.

［2］噬血细胞综合征中国专家联盟,中华医学会儿科学分会血液学组.噬血细胞综合征诊治中国专家共识［J］.中华医学杂志,2018,98(2):91-95.

［3］HENTER JI,HORNE A,ARICÓ M,et al. HLH-2004:Diagnostic and therapeutic guidelines for hemophagocytic lymphohistiocytosis[J]. Pediatr Blood Cancer,2007,48(2):124-131.

[4] MARSH RA,HADDAD E. How I treat primary haemophagocytic lymphohistiocytosis[J]. Br J Haematol,2018,182(2):185-199.

[5] LEHMBERG KNK,HENTER JI,GIRSCHIKOFSKY M,et al. Consensus recommendations for the diagnosis and management of hemophagocytic lymphohistiocytosis associated with malignancies copy[J]. Haematologica,2015,100(8):997-1004.

第七章 脾功能亢进

脾功能亢进(hypersplenism)简称脾亢,是一种由多种病因导致的以脾大、一系或多系不成比例的血细胞减少为共同表现的临床综合征,常伴相应骨髓前体造血细胞增生。根据病因明确与否,脾亢可分为原发性和继发性。脾切除后血象可基本恢复,症状缓解。

脾在妊娠期前3个月开始形成,在胚胎时期是造血器官,自骨髓开始造血后,逐步演变为人体最大的免疫器官。正常成人脾脏重(135±30)g,由被膜与小梁,红髓及白髓三部分构成,血流量约为心排血量的5%。其主要的生理功能是:①过筛:脾脏通过吞噬和阻留机制清除衰老红细胞和血小板,以及来源于血液的细菌,异物和肿瘤细胞;②免疫应答:脾是对血源性抗原物质如血液中病原体等发生非特异性和特异性免疫应答的主要场所;③造血功能:胎儿期参与造血,成年后仍残留少量造血干细胞,在机体严重缺血或某些病理情况下可进行髓外造血;④内分泌功能:脾脏可分泌特夫素(tuftsin),蛋白激素如促红细胞生成素,淋巴细胞抑制素,脾集落刺激因子等,脾脏自身有许多激素受体,参与机体稳态调节。

一、病　　因

原发性脾亢原因未明,较为少见;继发性脾亢按病因可分为以下几类。

(一) 感染性疾病

包括细菌感染、病毒感染、真菌感染、寄生虫感染等,按病情的缓急可分为急性、亚急性和慢性感染。常见的疾病有疟疾、病毒性肝炎、黑热病、血吸虫病、布氏杆菌病、梅毒、结核病、亚急性感染性心内膜炎、传染性单核细胞增多症等。

(二) 充血性疾病

见于门静脉高压或脾静脉高压。

1. 肝内阻塞　各种原因所致肝硬化,肝癌,门静脉血栓形成。

2. 肝外阻塞　脾静脉血栓,Budd-Chiari综合征(下腔静脉和肝静脉血栓形成)。

3. 心脏疾病　充血性心力衰竭,慢性缩窄性心包炎。

(三) 造血系统疾病

1. 血细胞减少性疾病　①溶血性疾病:遗传性球形红细胞增多症、遗传性椭圆形细胞增多症,重型珠蛋白生成障碍性贫血、镰状细胞贫血、自身免疫性溶血性贫血等;②白细胞减少性疾病:免疫性中性粒细胞减少症;③血小板减少性疾病:免疫性血小板减少性紫癜。

2. 恶性血液病　各种急、慢性白血病,霍奇金淋巴瘤,非霍奇金淋巴瘤等。

3. 骨髓增殖性肿瘤　如真性红细胞增多症、原发性骨髓纤维化。

(四) 风湿免疫性疾病

成人Still病;结节性多动脉炎;系统性红斑狼疮;Felty综合征;皮肌炎;结节病等。

(五) 代谢性疾病

比较罕见。如戈谢病,尼曼-匹克病,淀粉样变性,糖原累积症,肝豆状核变性等。

(六) 脾脏原发性疾病

脾肿瘤、脾囊肿等。

(七) 其他

长期应用促红细胞生成素(EPO)和粒细胞集落刺激因子(G-CSF)引起的药物性脾大;髓外造血;恶性肿瘤脾转移等。

二、发 病 机 制

脾亢引起血细胞减少的机制仍有争议,目前提出以下几种学说。

(一) 过度阻留吞噬学说

1. 过分过筛及吞噬作用　脾脏是全身最大的淋巴器官,内含丰富的淋巴细胞和巨噬细胞。脾有滤血作用,当血液缓慢流经脾脏红髓时,需经过非内皮化的密布巨噬细胞的筛网,表面覆盖抗体或补体的红细胞、血小板及微生物被脾索中的巨噬细胞识别而吞噬;脾血窦内皮细胞间存在 $0.2\sim0.5\mu m$ 宽的间隙,正常的血细胞可通过变形通过间隙进入脾血窦,从而汇入小梁静脉,最终经脾静脉出脾进入全身血液循环;而血液中衰老、受损或变形能力差的红细胞不能通过裂孔而滞留于脾索,同样被巨噬细胞吞噬。

脾亢时,流经红髓的血流比例增加,血细胞通过脾脏的速度更为缓慢,一方面由于葡萄糖逐渐耗尽,乳酸生成增加,形成局部酸中毒导致代谢应激,引起血细胞相继死亡;另一方面,病理性脾大对正常或异常血细胞的破坏功能增强,导致外周血一种或多种血细胞减少,骨髓造血功能则相应代偿性增强。粒细胞由于变形能力较红细胞强,脾内破坏较少,故脾亢患者粒细胞数量较正常人来说变化不大。

2. 过分阻留作用　正常人脾脏无储存红细胞的功能,仅有约 1/3 血小板及少量白细胞(主要为淋巴细胞)被阻留于脾。当脾显著增大时,单核-巨噬细胞增生极度活跃,阻留作用明显增强,50% ~ 90% 的血小板、30% 的红细胞和更多的淋巴细胞被阻留于脾,导致外周血细胞减少。

(二) 血流动力学异常

脾大常伴血浆容量增加,一方面导致血液稀释而表现为血细胞减少;另一方面引起脾血流量增加,使脾静脉超负荷,从而导致门静脉压力增高,后者进一步增加脾静脉淤血和脾大症状,形成恶性循环。

(三) 自身抗体形成

脾是人体最大的免疫器官,当血液缓慢流经脾脏时,其中的抗原物质如病原体等可引起脾内免疫应答,淋巴小结数量剧增,脾索内浆细胞增多;血液中细菌或病毒被补体识别成为循环免疫复合物,通过血流运送至脾,正常时脾参与抗原加工及抗体形成,调节非特异性和特异性免疫功能,从而清除血源性病原体。脾功能亢进时过度产生自身抗体,如抗红细胞抗体、抗血小板抗体,加速血细胞破坏。脾切除术后,血液循环中抗体和血细胞膜表面抗体减少,这支持了病理性脾大产生自身抗体的学说。

(四) 脾内分泌激素学说

近年发现脾的内分泌功能为机体免疫-神经内分泌网络的重要组成部分,参与维持机体稳态调节;脾亢时,脾脏分泌血细胞抑制素增多,抑制血细胞有丝分裂,并将其滞留于脾内,加快血细胞破坏;同时分泌血细胞生长素减少,从而使外周血细胞减少。

临床上脾大和全血细胞减少可能是上述发病机制各环节共同作用的结果。

三、临 床 表 现

不同原发疾病所致的继发性脾功能亢进在临床上更为常见。以原发病表现、脾大、血细胞减少为主要临床表现。

(一) 脾大

几乎所有脾亢患者均有不同程度的脾大。大多为轻至中度肿大,少数表现为巨脾,可通过体格检查诊断;仅有少数未能扪及者,需经进一步影像学检查才能确诊。对于轻至中度脾大,患者可无自觉症状;缓慢增大者尚可耐受;明显增大至脐水平或超过脐水平者常有腹部不适症状,可出现左上腹坠胀、沉重感,左侧身困难,以及因胃肠受压而出现食欲缺乏,饱胀感等消化系统症状。巨脾发生梗死或脾周围炎时,可产生左上腹剧痛或累及左肩,且随呼吸加重,局部有压痛,可闻及摩擦音。

传染性单核细胞增多症(IM)是一种主要发生于儿童和青年的 EB 病毒感染性疾病,发热、咽炎、淋巴结肿大、外周血淋巴细胞增多伴异形淋巴细胞增多是其主要特点。虽然 IM 是一种良性的自限性疾病,但是偶可发生脾破裂。值得注意的是,脾脏大小并不是判断脾功能的可靠依据,临床上脾脏的大小和脾功能亢进的程度并不一定平行。

（二）血细胞减少

全血细胞减少是脾亢的典型表现。疾病早期往往表现为单系细胞减少，随病情进展逐渐出现红系、粒系和巨核系三系累及，相应出现贫血、感染和出血倾向等临床表现。血细胞减少的程度与脾脏病理性肿大的程度并不平行。临床症状的严重程度与血细胞减少的程度有关，在继发性脾功能亢进时，还受到原发疾病的影响。外周血一系或多系减少可引起骨髓相应代偿性增生活跃。有一种特殊情况称隐匿性脾亢，即骨髓代偿性增生足以弥补外周耗损的血细胞，此时血常规可显示正常，而患者一旦感染或使用抑制骨髓造血的药物，则可出现血细胞减少。

（三）原发病的表现

脾亢病因众多，所以脾大及其伴随症状因原发病不同而各异。脾大伴贫血瘀点瘀斑常见于各类型白血病；脾大伴贫血、黄疸常见于溶血性贫血，慢性病毒性肝炎，肝硬化，败血症等；肝脾大及淋巴结肿大常见于淋巴瘤，结缔组织病，传染性单核细胞增多症等；脾大伴各类型皮疹常见于各种传染病或感染性疾病。

四、实验室及影像学检查

（一）血象

血细胞可一系或多系同时减少，各系减少程度不同，且细胞形态一般正常。早期血细胞减少以白细胞和/或血小板为主，晚期常发生全血细胞减少。红细胞减少者，贫血多为正细胞正色素性或小细胞性。白细胞减少以中性粒细胞为主，可低至 1.5×10^9/L，淋巴细胞相对增多。

（二）骨髓象

增生活跃或明显活跃，外周血中减少的血细胞系在骨髓中常呈显著增生。部分患者可出现相应血细胞系成熟障碍，这与外周血细胞大量破坏，相应细胞系过度释放有关，主要累及粒细胞系和巨核细胞系。

（三）影像学检查

超声、电子计算机断层扫描（CT）、磁共振成像（MRI）及正电子发射计算机断层显像（PET-CT）均可明确脾脏的大小，同时还可以提供脾脏结构的信息，帮助获知脾的厚度、血流分布、病变部位及当下肝脏的相关信息等。影像学检查有助于脾囊肿、肿瘤和梗死等的鉴别，其中腹部超声或 CT 可以更为准确地测量脾脏的大小，MRI 则主要用于囊肿等的鉴别。此外，可测得门静脉宽度，据此诊断是否有门静脉高压。

（四）放射性核素检查

^{51}Cr 标记的红细胞或血小板静脉注入人体内血液循环后，可定时测定血细胞在血液循环中的清除率、红细胞阻留指数、脾/肝体表放射性，作为脾亢指标之一。脾对红细胞的阻留能力正常值为 $0.15 \sim 0.30$mL/g，脾亢时容积增大，阻留能力增强；脾区/肝区体表放射性比率正常为 $1:1$，当大于 $2:1$ 时，提示脾亢。此外，还可用 ^{51}Cr-热变性红细胞等行脾显像检查了解脾的大小、病变性质及有无副脾等。

（五）细针穿刺活检

当脾内出现有助于诊断的病理改变时，如脾脏淋巴瘤，超声引导下的脾脏细针活检能够发挥较大的作用。虽然细针穿刺并非十分明确的诊断工具，但其有助于进一步诊断评估。另外如充血性脾大时，脾内可见出血灶、含铁血黄素、纤维化病变等。有经验的临床工作者，使用影像引导细针可以相对安全地完成抽吸细胞。

（六）其他检查

对于继发性脾亢的不同原发疾病，行相应辅助检查，便于疾病的鉴别诊断，如采用流式细胞术对骨髓细胞进行免疫分型，可辅助白血病、淋巴瘤等疾病的诊断。

五、诊　断

原发性脾亢需对脾功能亢进进行诊断，继发性脾亢还应加上对原发疾病的诊断。

（一）脾大

几乎所有患者都会出现脾大，但程度不一，多为中等大小或显著增大，且与脾亢程度不一定成比例。绝大多数患者根据体检即可确定，而轻度肿大在肋缘下未扪及或刚扪及的，还需以超声、CT 等手段确定。

（二）外周血细胞减少

白细胞、红细胞或血小板可以一系或多系同时减少。早期可只有白细胞和/或血小板减少，晚期可表现为全血细胞减少。

（三）骨髓造血细胞增生

有核细胞呈增生活跃或明显活跃，部分患者可出现轻度成熟障碍。

（四）脾切除后外周血象变化

接近或恢复正常，除非骨髓造血功能已受损害。

（五）放射性核素检查

^{51}Cr 标记的红细胞或血小板注入人体内后行体表放射性测定，脾区体表放射性活性比率大于肝 2～3 倍，提示血小板或红细胞在脾内过度破坏或滞留。

六、治　疗

原发性脾亢尚无较有效的治疗手段，目前可采用脾区放射、脾部分栓塞术或脾切除进行治疗。

对于继发性脾亢，首先应治疗原发疾病，随着原发病的有效治疗，部分患者的脾脏会缩小，血象和骨髓象可接近或恢复正常，脾功能亢进得以减轻，甚至消失。若治疗后脾亢无改善，在原发疾病允许的条件下，可在治疗原发疾病的同时采用脾区放射治疗、脾部分栓塞术或脾切除术治疗等，其中以脾切除术采用最多，为主要手段。

（一）脾切除术

脾切除术是主要的治疗方式，包括腹腔镜脾切除术和开放性脾切除术。腹腔镜脾切除术可减少腹部创伤和疼痛、缩短住院时间、减少腹部瘢痕等，在免疫性血小板减少中，腹腔镜脾切除术的死亡率和并发症发生率低于开放性脾切除术，可见适用于血小板计数明显较低的患者。但在血液系统疾病中，开放性脾切除术的优势是更容易寻找到副脾。由于可能出现危及生命的严重并发症，脾切除术的手术指征应严格把握，需综合考虑原发病性质、发病机制、患者一般情况等决定是否进行脾切除。

1. 脾切除的指征　①脾大显著，造成明显压迫症状，保守治疗无效；②有门静脉血栓形成者；③因显著的血小板减少而导致出血；④有严重溶血性贫血，内科保守治疗无效；⑤粒细胞极度减少并伴有反复感染史。

2. 脾切除的并发症

（1）血栓形成和栓塞：常于术后数周至数个月内发生。因脾切除后血小板数量明显增加，血小板数量正常或仅轻度减少者，一般不宜行脾切除术。若出现血小板增多症，在血小板计数>1 000×10^9/L 时，或对于有引起血栓并发症危险的卧床或老年患者，应考虑服用低剂量阿司匹林等抗血小板药物，以将血栓形成或栓塞的风险降至最低。血小板增多症通常为暂时性。

门静脉系统血栓形成也是脾切除术后一种独特且可能危及生命的并发症，常于术后 2～22d 出现，并伴有非特异性症状，包括食欲减退、腹部隐痛、恶心不适等。腹痛罕见，最常见于血管严重充血的情况。发热和白细胞增多常见。与门静脉血栓形成高度相关的危险因素包括脾大、恶性血液疾病和血小板增多症。对比增强 CT 扫描是首选的评估方法，可以评估门静脉循环以及其他常见的腹痛病因。一旦确诊门静脉血栓形成，应立即开始全身抗凝治疗。在及时抗凝的情况下，极大部分患者的血栓部位可以迅速再通。虽然已有溶栓药物和抗血小板药物治疗的报道，但是其常规使用的适应证尚未确定。

（2）感染：脾切除后，人体内单核-巨噬细胞系统被破坏，脾的吞噬功能丧失，抗体形成减少，细胞免疫与体液免疫均受影响，患者的终生严重感染和败血症风险增加。尤其在 5 岁以下儿童，发病率更高，致死性的血源性感染较常见，还可形成膈下脓肿。因此，患者术前 2～3 周应接种抗革兰阳性菌疫苗，防止败血症的发生，5 岁以下儿童、寄生虫感染患者不宜行脾切除治疗。

（3）其他:脾脏巨大（>1 500g）的患者,术后并发症可能有侧支血管广泛粘连,肠粘连,邻近胰腺损伤并导致胰腺炎,胰腺假性囊肿、脓肿或瘘形成等。

（二）部分脾切除术

部分脾切除术通过结扎部分脾动脉或向动脉内注入明胶海绵颗粒进行栓塞,导致脾脏大面积梗死,减少功能性脾脏体积,降低脾的破坏功能、分泌功能,可以最大限度降低脾切除后立即出现血小板增多症和严重脓毒血症的风险。对于不愿接受脾切除术或无法耐受手术者,可采用部分或分次性脾动脉栓塞术,既能保留部分正常脾组织和脾免疫功能,也能减轻脾亢症状,且创伤小、方法简单。部分脾切除术增加血小板计数的长期效果较为良好,但使用动脉栓塞法需对患者进行数天到数周的密切观察,以防出现脾脏栓塞部位腹腔内破裂。部分患者可在术后出现发热、脾梗死后综合征、自发性细菌性腹膜炎、肝功能衰竭等并发症。

（三）脾脏放射治疗

脾脏放射治疗脾大的方法很少使用,可用于脾切除术绝对禁忌证的患者,这些患者可能因脾脏大面积缩小而有症状受益。

（四）肝移植

肝病导致脾亢时,血小板生成素的合成和分泌受损,出现血小板减少症,肝移植后这种情况得到纠正。然而,如果脾大持续存在,肝移植后血小板减少症可能无法得到纠正。目前,肝移植期间的全脾切除和肝移植后的选择性脾动脉栓塞是全脾大和脾功能亢进最常见的治疗方法。不过一项前瞻性队列研究表明,对肝硬化合并严重脾功能亢进的儿童患者,在肝移植期间同时进行部分脾切除术可以作为完全脾切除术的可行替代方案。该手术取得了令人满意的长期血液学结果,不仅可以保留全脾切除的治疗效果,而且通过保留脾组织一定程度上避免了全脾切除后严重的感染并发症,但也偶有出血、门静脉血栓形成等术后不良事件。因此,该方法虽有益,但还需进一步多中心、多样本研究,确定其疗效、安全性。

（五）血小板生成素受体激动剂（TRA）

目前该类药物可在肝病引起的血小板减少症患者中应用,口服血小板生成素受体激动剂 avatron-bopag,可增加肝硬化患者的血小板数,减少接受手术、器官穿刺活检等选择性侵入手术患者对血小板输注的需求。

（六）造血细胞因子的使用

有报道应用促红细胞生成素（EPO）或粒细胞集落刺激因子（G-CSF）治疗脾大和血细胞减少患者,EPO 水平过低的肝硬化患者可从外源性促红细胞生成素治疗中获益,但它可能会增加脾脏体积,肝硬化和白细胞减少症患者服用 G-CSF 后中性粒细胞计数升高。然而此疗法的临床益处尚未完全明确。

七、预　后

原发脾亢者行脾切除术后,疾病可得以治愈,预后良好。继发性脾亢者,脾切除术对脾亢本身的近期效果是肯定的,但其预后由原发疾病的性质、血细胞减少程度及脾切除疗效共同决定,如感染所致的脾亢是机体对病原体的免疫反应,感染得到良好控制则能好转并恢复。

脾切除术等治疗方式,可在短期内改善脾亢患者的血象,经过一段时间血象可达到稳定,此时的血象可作为疗效判断的标准。继发性脾亢患者的血象具体恢复情况则需考虑原发疾病的影响。

（刘苗苗　刘艺　郭涛）

参考文献

[1] 陈辉树,姜洪池.中国脾脏学[M].北京:人民军医出版社,2012.

[2] 林果为,欧阳仁荣,陈珊珊,等.现代临床血液病学[M].上海:复旦大学出版社,2013:801-806.

[3] 王建祥,肖志坚,沈志祥,等.邓家栋临床血液学[M].2 版.上海:上海科学技术出版社,2020:625-628.

[4] KAUSHANSKY K,PRCHAL JT,BURNS LJ,et al. Williams Hematology[M]. 10thed. New York:McGraw Hill,2021.

［5］　GREER JP，RODGERS GM，GLADER B，et al. Wintrobe's Clinical Hematology［M］. 14[th]ed. Philadelphia：Wolters Kluwer，2018.

［6］　AFDHAL NH，GIANNINI EG，TAYYAB G，et al. Eltrombopag before Procedures in Patients with Cirrhosis and Thrombocytopenia［J］. N Engl J Med，2012，367(8)：716-724.

［7］　TERRAULT N，CHEN YC，IZUMI N，et al. Avatrombopag Before Procedures Reduces Need for Platelet Transfusion in Patients With Chronic Liver Disease and Thrombocytopenia［J］. Gastroenterology，2018，155(3)：705-718.

第八章　朗格汉斯细胞组织细胞增生症

朗格汉斯细胞组织细胞增生症(Langerhans cell histiocytosis,LCH)是一种朗格汉斯细胞样细胞在全身各组织内异常积聚(对骨、皮肤、肺、垂体),而产生一系列临床症状的炎性髓样肿瘤性疾病。临床表现多种多样,可以从单一系统的无痛性病变到全身多系统甚至致命性疾病,确诊依赖病理活检。据报道,LCH的发病率为(3~5)/百万,儿童多见,大多数患者是3岁以下的儿童,成人的发病率小于(1~2)/百万。

一、病因及发病机制

关于 LCH 的疾病本质是肿瘤还是炎症一直存在争论。LCH 细胞的免疫表型与皮肤朗格汉斯细胞相同,因此曾被认为来自皮肤朗格汉斯细胞的恶性转化,但 LCH 细胞的转录组特征与皮肤朗格汉斯细胞完全不同,而是更接近于髓样树突细胞。2010 年发现在超过 50% 的 LCH 病变中存在 $BRAF^{V600E}$ 突变,随后的一系列研究也证实了这一发现。BRAF 是 RAS-RAF-MEK 信号转导途径的中心激酶,$BRAF^{V600E}$ 的发现为确定病理性 LCH 细胞的来源提供了关键的生物标志,并且确定了 LCH 是一种肿瘤性疾病。随着 MAPK 通路的复现性突变在 LCH 病灶的检出,也为进一步研究 LCH 细胞的起源提供了分子标记。现有研究证明,LCH 组织细胞起源于骨髓 CD34$^+$造血干细胞或其下游细胞分化而来的树突细胞,而并非表皮朗格汉斯细胞。目前认为 LCH 是一种以 MAPK 信号通路激活为主要特征的克隆性血液系统肿瘤,属于炎性髓系肿瘤。

二、临 床 表 现

LCH 的临床症状多种多样,可从单一系统受累的无痛性病变到全身多系统甚至致命性疾病。

(一) 骨

溶骨性病变发生在约 30%~50% 的成人 LCH 患者中,任何骨性部位都可受累,其中颅骨和牙周骨受累最常见,其次是轴向骨和近端四肢骨。可为单一病灶,也可为多发病灶。根据病变累及邻近组织结构的不同,症状可表现为骨痛、脑神经功能紊乱、神经根病、听力丧失、中耳炎、牙龈萎缩和牙齿脱落等。在 X 线上,LCH 骨病变表现为累及骨皮质的溶骨性病变,呈"穿孔样"外观。FDG-PET/CT 可见局部高摄取病灶(图 3-8-0-1)。

(二) 皮肤

皮肤受累通常为 LCH 多系统病灶之一,单一的皮肤损害很少见。LCH 最常见的皮肤损害是位于胸背部、腹部、四肢、头皮及腹股沟的红色斑丘疹,伴有鳞屑和结痂。其他不太常见的表现包括黄色瘤样病变、皮下结节、肛周、生殖器或口腔的黏膜受累。皮肤和黏膜 LCH 可表现为剧烈的疼痛及无法愈合的溃疡。

(三) 内分泌

LCH 最常见内分泌系统受累的临床表现为中枢性尿崩。另外 LCH 可导致永久的神经垂体或腺垂体激素缺乏。25%的患者可有垂体后叶素缺乏。20%的患者可有生长激素、促性腺激素、促甲状腺激素、促肾上腺皮质激素等腺垂体激素缺乏,表现为生长发育异常、性腺抑制、甲状腺功能减退等。很多患尿崩症的患者最终也会出现腺垂体功能障碍。目前认

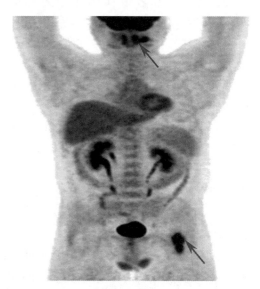

图 3-8-0-1　PET/CT
PET/CT 提示左下颌骨、左股骨颈高代谢

为,即使经过系统放化疗,大部分内分泌疾病是无法逆转的,需要药物终身替代治疗。

（四）神经系统

约有 15%~20% LCH 患者出现神经系统受累。CNS 受累最常见表现为硬脊膜也可受累,常为颅骨受累侵犯导致。此外也可见垂体柄或下丘脑、松果体等位置的局灶性肿块,脑实质受累罕见。病灶在脑部增强 MRI 表现为异常强化灶(图 3-8-0-2、图 3-8-0-3),在 FDG-PET/CT 表现为不同程度的高代谢。神经退行性 LCH 病在儿童患者中更为常见,而在成人患者中罕见。其特点是进行性小脑综合征和多领域神经功能衰退,常表现为共济失调、构音障碍、辨距障碍、学习问题和行为异常等,在 MRI 上常表现为后颅窝的病变和萎缩。

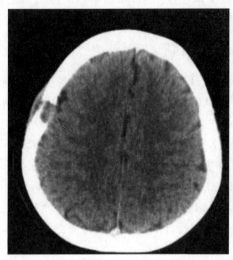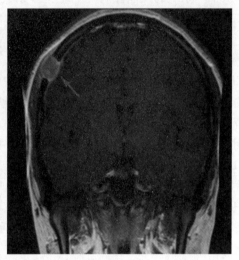

图 3-8-0-2 头颅 CT 及垂体 MRI
右顶骨骨质破坏伴软组织肿物

（五）肺

40%~50% 的 LCH 患者出现肺部受累,表现为咳嗽、用力呼吸困难、胸痛、喘息等非特异性症状,少数患者可有气胸。多数患者的肺部病变是在胸部影像学检查中偶然发现的。新发肺部受累的患者中,10% 的患者肺功能完全正常,80%~90% 的患者可出现一氧化碳弥散功能(DLCO)下降,同时可伴有阻塞性、限制性或混合性通气功能障碍。肺 LCH 在胸片上表现为中上肺的双侧网状微结节浸润,其中可见囊性病变。胸部高分辨率 CT(HRCT)可以显示大小不等、界限不清的空腔样的厚壁或薄壁囊肿(图 3-8-0-4)。肺 LCH 结节在 PET/CT 上可表现为高代谢,与恶性病变难以鉴别。支气管镜、支气管黏膜活检、支气管肺泡灌洗对 PLCH 诊断价值有限,但可以除外一些恶性病变。

（六）肝、脾、骨髓、淋巴结

10%~15% 的成年 LCH 患者会出现肝脏受累,常表现为肝

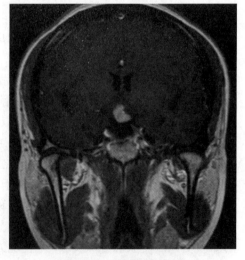

图 3-8-0-3 垂体增强 MRI
鞍上占位,T_2 强化

大、肝结节、GGT 和/或 ALP 水平升高。硬化性胆管炎罕见,但一旦出现可迅速发展为终末期肝衰竭,在磁共振胰胆管成像(MRCP)表现为肝内胆管的不规则。早期肝脏活检可促进诊断和治疗。10% 患者可有脾脏受累,多为影像学检查发现,无明显临床症状,FDG-PET/CT 表现为脾脏高代谢。骨髓受累在成人中非常罕见,若出现造血功能障碍,需警惕骨髓受累。在多系统病变中可能有 5%~38% 的患者出现淋巴结受累,孤立的淋巴结受累非常罕见。

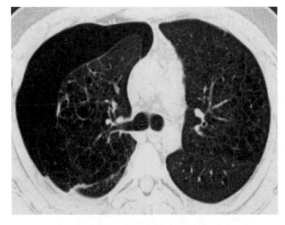

图 3-8-0-4　胸部 HRCT
双肺间质纹理增多,弥漫薄壁囊腔

（七）其他罕见表现

胃肠道、心血管系统受累罕见,仅在病例报告中有报道。若 LCH 患者出现心血管受累,应怀疑是否合并其他组织细胞疾病,如 Erdheim-Chester 病。

三、诊断与鉴别诊断

（一）诊断

当患者出现上述一个或多个临床表现,FDG-PET/CT 见累及骨皮质的穿孔样溶骨性病变(扁骨受累常见)、胸部 HRCT 见肺中上叶结节及囊性病变、头增强 MRI 见垂体受累等影像学表现,需高度怀疑 LCH。确诊依赖组织活检,LCH 病理特点:致病细胞中等大小,细胞核呈肾形或咖啡豆形,核大而有凹槽,富含嗜酸性细胞质。偶尔可有多核巨细胞。反应性炎症细胞背景常见,通常由嗜酸性粒细胞浸润。免疫组化可见 langerin(CD207)和 CD1a 阳性,CD68、S100 阳性。电镜检查可见 Langerhans 巨细胞,胞浆中可见被称为 Langerhans 颗粒或者 Birbeck 颗粒的分散的细胞器,形态如网球拍。免疫组化、PCR、NGS 等手段检测 $BRAF^{V600E}$ 突变或 MAPK 通路其他突变,检测出 $BRAF^{V600E}$ 突变或 MAPK 途径和相关基因突变时可协助诊断并为治疗提供靶点。

实验室检查:常规筛查全血细胞计数、肝肾功能、甲状腺功能、CRP、血清和尿渗透压、血清皮质醇。尿崩症患者完善禁水试验,有临床症状或脑部 MRI 提示垂体受累的患者完善 FSH/LH、催乳素、睾酮(男性)和雌二醇(女性)等检验,可疑生长激素缺乏患者完善 IGF-1 测定。如果外周血细胞计数异常,需进行骨髓活检明确有无骨髓受累或合并其他血液病。

影像学检查:推荐对所有新诊断 LCH 的患者进行 FDG-PET/CT 检查。肺 LCH 患者需完善胸部高分辨率 CT 和肺功能,如果怀疑肺动脉高压,应做经胸超声心动图。若怀疑中枢神经系统或垂体受累,应完善头颅增强 MRI 和/或蝶鞍 MRI。若怀疑肝、脾受累,完善胸腹盆腔增强 CT,如见到明显胆管扩张可酌情加做 MRCP。

（二）鉴别诊断

1. ECD(Erdheim-Chester disease)　ECD 和 LCH 都被归类为组织细胞疾病中的"L 组"。ECD 也存在 $BRAF^{V600E}$ 或 MAPK 途径的其他基因突变,也可产生尿崩症、腺垂体激素缺乏等临床症状。但 ECD 患者起病多为中老年;骨受累多为下肢对称性的骨干和干骺端骨质硬化,为硬化性骨病,而 LCH 为溶骨性骨病,骨病对于 LCH 与 ECD 鉴别诊断至关重要,少数患者可同时有溶骨性骨病和硬化性骨病,应怀疑是否为 LCH/ECD 混合型组织细胞病。另外 ECD 皮肤受累主要表现为眼睑或眶周睑黄瘤;ECD 心血管系统受累较常见,表现为主动脉鞘、右心房假瘤或右心房,LCH 患者心血管系统受累罕见;约 1/3 ECD 患者出现腹膜后纤维化,肾脏和输尿管周围为主,形成特殊的"毛肾"表现。ECD 组织活检是泡沫状或富含脂质的单核组织细胞,纤维化常见,有时可有 Touton 巨细胞(具有中央核环的多核巨组织细胞),反应性淋巴细胞、浆细胞和中性粒细胞也很常见。免疫组化 CD68 或 CD163 染色阳性,通常强表达ⅩⅢa,CD1a 与 CD207 染色均阴性。

2. RDD(Rosai-Dorfman disease)　RDD 多见于儿童和年轻患者,病变部位主要为淋巴结,最常见的临床表现是双侧颈部巨大的无痛性淋巴结,伴发热、盗汗、疲乏、体重下降等。纵隔、腹股沟、腹膜后淋巴结也可受累。结外病变多见于皮肤、鼻腔、骨、软组织、眶后组织及中枢神经系统。致病组织细胞体积大、核浅染、胞质苍白,细胞中存在大量伸入现象(红细胞、浆细胞和淋巴细胞被组织细胞吞噬),免疫组化表达 S100、CD68、CD163 等巨噬细胞表型,不表达 CD1a 或 CD207,病变部位有大量 IgG4+ 的多克隆浆细胞浸润。

3. ICH(indeterminate cell histiocytosis)　ICH 是组织细胞疾病的"L 组"中一种较为罕见的疾病,主要见于成年人,主要受累部位为皮肤,但也可表现出与 LCH 相似的临床症状,也可有 $BRAF$ 突变。ICH 与 LCH 有相似的免疫表型,CD1a 阳性,主要的鉴别点在于 ICH 不表达 CD207。

LCH 可同时合并 ECD、RDD,确诊依赖组织活检。

（三）分型

LCH 诊断后根据临床受累部位分型,如仅有单一系统单一病灶受累,则为单系统单病灶(SS-s);若临床为单系统,但有多个病灶,通常为皮肤或者骨骼,则为单系统多病灶(SS-m);临床多系统受累患者为多系统(MS)。MS 患者又根据是否合并肝、脾、造血系统受累分为有危险脏器受累和无危险脏器受累。有肝、脾、造血系统任一高危脏器受累患者为伴有危险脏器受累的 MS(MS-RO)。

四、治　　疗

LCH 的治疗首先根据患者临床分型。单系统单病灶患者首选局部治疗(手术、放疗),而多系统受累患者首选全身治疗。

（一）肺 LCH

所有患者均应戒烟。伴有喘息或中度阻塞性肺病的患者可联合吸入皮质类固醇和长效 β_2-激动剂。反复气胸的患者需考虑胸膜固定术。戒烟无效或者因个人原因无法戒烟的患者应进行系统治疗。晚期患者可考虑肺移植,但移植后仍可能复发。

（二）单系统单病灶(SS-s)

首选病灶直接切除,对于手术切除困难患者可以考虑局部放疗。若手术与放疗均不适合部位再考虑全身治疗。

（三）单系统多病灶(SS-m)和多系统(MS)LCH

建议进行全身化疗。

1. 长春新碱联合泼尼松在儿童 LCH 中可作为标准疗法。成人中长春碱联合泼尼松复发风险更高。基于长春花生物碱/类固醇的治疗方案通常反应率在 70%~80%,3 年复发率约为 40%。

2. 基于阿糖胞苷或克拉屈滨方案的化疗　成人 LCH 全身治疗首选含阿糖胞苷的化疗,其总体有效率相对较高,并且在有限的治疗周期内可能达到长期缓解。目前最大的前瞻性研究是甲氨蝶呤联合阿糖胞苷方案,治疗反应率为 88%,3 年进展率为 32%。另一项前瞻性试验使用单药克拉屈滨,反应率为 75%,中位持续时间为 3 年。对有中枢神经系统受累的患者更推荐使用克拉屈滨和阿糖胞苷,因为它们能透过血脑屏障。

3. 靶向治疗　BRAF 抑制剂 vemurafenib 在 2017 年被美国 FDA 批准用于 ECD 治疗。BRAF 抑制剂诱导缓解速度快、缓解程度深,可能成为需要快速逆转器官损害的患者的首选治疗方法,但停药几乎总是导致疾病复发。在一项包含 26 名患者的 VE-BASKET 研究中(22 例 ECD 患者,4 例 LCH 患者),所有患者存在 $BRAF^{V600E}$ 突变均接受了 vemurafenib 治疗,2 年无进展生存率为 86%,总生存率为 96%,没有患者在最佳反应点出现疾病进展。随着 MAPK 通路更多突变的发现,靶向治疗可能是未来治疗的方向,但仍需更多的临床数据。

（四）对症治疗

主要包括内分泌系统受累患者的激素替代治疗,尿崩患者同时口服醋酸去氨加压素。

（曹欣欣　周道斌）

参考文献

［1］ ALLEN CE,MERAD M,MCCLAIN KL. Langerhans-Cell Histiocytosis［J］. N Engl J Med,2018,379(9):856-868.

［2］ GUYOT-GOUBIN A,DONADIEU J,BARKAOUI M,et al. Descriptive epidemiology of childhood Langerhans cell histiocytosis in France,2000—2004［J］. Pediatr Blood Cancer,2008,51(1):71-75.

［3］ GOYAL G,SHAH MV,HOOK CC,et al. Adult disseminated Langerhans cell histiocytosis:incidence,racial disparities and long-term outcomes［J］. Br J Haematol,2018,182(4):579-581.

［4］ ALLEN CE,LI L,PETERS TL,et al. Cell-specific gene expression in Langerhans cell histiocytosis lesions reveals a distinct profile compared with epidermal Langerhans cells[J]. J Immunol,2010,184(8):4557-4567.

[5] BADALIAN-VERY G,VERGILIO JA,DEGAR BA,et al. Recurrent BRAF mutations in Langerhans cell Histiocytosis[J]. Blood,2010,116(11):1919-1923.

[6] BROWN NA,FURTADO LV,BETZ BL,et al. High prevalence of somatic MAP2K1 mutations in BRAF V600E-negative Langerhans cell histiocytosis[J]. Blood,2014,124(10):1655-1658.

[7] MOURAH S,HOW-KIT A,MEIGNIN V,et al. Recurrent NRAS mutations in pulmonary Langerhans cell histiocytosis[J]. Eur Respir J,2016,47(6):1785-1796.

[8] NELSON DS,VAN HALTEREN A,QUISPEL WT,et al. MAP2K1 and MAP3K1 mutations in Langerhans cell histiocytosis[J]. Genes Chromosomes Cancer,2015,54(6):361-368.

[9] CAO XX,LI J,ZHAO AL,et al. Methotrexate and cytarabine for adult patients with newly diagnosed Langerhans cell histiocytosis:a single arm,single center,prospective phase 2 study[J]. Am J Hematol,2020,95(9):E235-E238.

[10] SAVEN A,BURIAN C. Cladribine activity in adult Langerhans cell histiocytosis[J]. Blood,1999,93(12):4125-4130.

[11] DIAMOND EL,SUBBIAH V,LOCKHART AC,et al. Histiocytosis:analysis of data from the histology-independent,phase 2, open-label VE-BASKET Study[J]. JAMA Oncol,2018,4(3):384-388.

推荐阅读

GOYAL G,TAZI A,GO RS,et al. International expert consensus recommendations for the diagnosis and treatment of Langerhans cell histiocytosis in adults[J]. Blood,2022,139(17):2601-2621.

第四篇

出血与血栓性疾病

第一章 出血性疾病概述

完整的血管、正常的血小板和功能正常的凝血系统、纤溶系统,是机体重要的防御系统,既可以在生理情况下避免病理性血栓的形成,维持血液在循环系统中的流动性,也能够在血管壁受到损伤后迅速启动止血反应,形成止血血栓,从而阻止血液过度流失,促凝因素、抗凝因素及纤维蛋白溶解因素间呈平衡状态。

因遗传性和获得性因素,导致血管壁、血小板、凝血及纤维蛋白溶解系统异常,以自发性出血或者与损伤程度不符的过度出血为表现的一类疾病,称出血性疾病。

一、出血性疾病的分类

按病因及发病机制,可分为以下几种主要类型。

（一）血管因素引起的出血性疾病

1. 遗传性/先天性　①遗传性毛细血管扩张症;②家族性单纯性紫癜;③先天性结缔组织异常病[如爱-唐(Ehlers-Danlos)综合征]等。

2. 获得性　①感染:细菌感染及其产生的毒素、病毒感染、立克次体病(如斑疹伤寒)、真菌感染及寄生虫病;②化学物质及药物:如奎宁、磺胺、对乙酰氨基酚、阿司匹林等;③血管炎性紫癜:如过敏性紫癜、荨麻疹性血管炎等;④营养不良:如维生素 C 及 PP 缺乏症;⑤代谢及内分泌障碍:如糖尿病、Cushing 病;⑥异常球蛋白血症伴发的紫癜:如冷球蛋白血症、多发性骨髓瘤、良性高丙种球蛋白血症、淀粉样变性、巨球蛋白血症;⑦其他:如机械性紫癜、体位性紫癜、心因性紫癜等。

（二）血小板因素引起的出血

1. 血小板数量异常

（1）血小板减少:①血小板生成减少:遗传性的如遗传性无巨核细胞性血小板减少等罕见的先天性疾病,获得性的如叶酸及维生素 B_{12} 缺乏,酒精性血小板减少,实体瘤骨髓转移,放疗及化疗后的骨髓抑制;②血小板破坏过多:与免疫反应有关的原发性免疫性血小板减少症(immune thrombocytopenia, ITP)比较常见,也可继发于其他自身免疫性疾病(结缔组织病、甲状腺疾病)等;非免疫因素引起血小板的破坏过多见于血栓性微血管病(TTP, HUS)、血管性血友病 2B 型、弥散性血管内凝血(disseminated intravascular coagulation, DIC)、卡梅(Kasabach-Merritt)综合征(伴血小板性紫癜的毛细血管瘤综合征)、妊娠相关血小板减少,人工表面(透析、体外循环、体外膜肺氧合);③血小板异常分布:如脾功能亢进、低温麻醉、大量输血等。

（2）血小板增多:①原发性血小板增多症;②继发性血小板增多,如真性红细胞增多症、慢性粒细胞白血病、骨髓纤维化、脾切除术后。

2. 血小板质量异常

（1）遗传性/先天性:包括累及血小板某一方面或多方面结构功能的缺陷,如血小板膜糖蛋白异常的血小板无力症、巨大血小板综合征(Bernard-Soulier 综合征),血小板颗粒异常的灰色血小板综合征(α 贮存池病)、魁北克血小板病、致密颗粒缺乏(δ 贮存池病),血小板信号转导异常的血栓素 A 受体缺陷、ADP 受体缺陷、肾上腺素受体缺陷、血小板激活因子受体缺陷、GTP 结合蛋白缺陷,血小板凝血活性异常的 Scott 综合征,血小板骨架蛋白异常的 $β_1$ 微管蛋白,骨架蛋白异常(Wiskott-Aldrich 综合征)等。

（2）获得性:多由肝脏疾病、抗血小板药物、感染、尿毒症、骨髓增殖性肿瘤、异常球蛋白血症等引起。获得性血小板质量异常较多见,但未引起临床上重视。

（三）凝血因子异常引起的出血性疾病

1. 遗传性/先天性　较常见的有血友病 A、血友病 B、血管性血友病,其他的还有凝血因子 Ⅱ、Ⅺ、Ⅻ、Ⅹ、Ⅶ、Ⅻ、Ⅴ+Ⅷ缺乏症,以及低纤维蛋白原血症、激肽释放酶原(PK)缺陷症、高相对分子量激肽原

（HMWK）缺陷症等。

2. 获得性 主要有维生素 K 依赖凝血因子缺乏症（如香豆素类药物过量及敌鼠钠中毒）、严重肝病引起的凝血因子缺乏、淀粉样变性、获得性血友病、弥散性血管内凝血、多发性骨髓瘤等。

（四）抗凝及纤溶异常引起的出血

主要为循环中病理性抗凝物质所致，如肝素样抗凝物质、狼疮样抗凝物；蛇咬伤、水蛭咬伤；溶栓药物过量；遗传性纤溶酶抑制物缺乏症；原发性纤维蛋白溶解亢进（早幼粒白血病、组织损伤），DIC 等。

（五）复合性止血机制异常

例如血管性血友病（VWD）和弥散性血管内凝血（DIC）。

二、出血性疾病的病史及临床表现

对于出血性疾病患者进行初步评估时，详细询问患者的出血病史（包括有无家族史）、症状并仔细检查患者的出血体征等对于患者的诊断非常重要。在采集病史时应注意了解导致出血的原因以及首次出血时的年龄、出血部位、持续时间、出血频度以及有无家族史等。

（一）出血病史

1. 出血与年龄

（1）出生后即有出血，如脐带断端出血和婴幼儿出血常为遗传性出血病，产后数小时出现紫癜、瘀斑伴血小板减少，多考虑先天性同种免疫性血小板减少症。

（2）儿童和年轻人出现自发性或轻微外伤后出血，多由获得性因素所致，如多数为过敏性紫癜、免疫性血小板减少症，少数为轻型血友病等凝血因子缺乏。

（3）成人和老年人出血多与血小板或血管壁有关，少数与肝病、肿瘤和病理性抗凝物质有关。

（4）随年龄增长而出血改善多见于遗传性血管性血友病（VWD）和血小板功能缺陷症（血小板无力症）等。

2. 出血与性别

（1）血友病 A/B：几乎均见于男性，女性极为罕见。

（2）原发性或免疫性血小板减少症和抗磷脂抗体综合征以年轻女性多见，男性其次。

（3）VWD 和其他凝血因子缺陷症多为常染色体遗传，男女均可罹患，也均可遗传。

3. 出血与药物 多种药物可致出血不良反应（表 4-1-0-1）。

表 4-1-0-1 不同药物所致出血类型

所致出血类型	常见药物
药物过敏性紫癜	青霉素类、链霉素类、磺胺药、异烟肼
药物免疫性血小板减少症	水杨酸类解热镇痛药、多种抗生素、植物碱类、奎尼丁、催眠药、磺胺衍化物、氢氯噻嗪、洋地黄类、金盐、西咪替丁（甲氰咪胍）等
药物性血小板减少	抗肿瘤药、氢氯噻嗪、雌激素
影响血小板功能	阿司匹林、双嘧达莫（潘生丁）、肝素、抗纤溶剂、低分子右旋糖酐
产生凝血因子抗体	β-内酰胺类抗生素、链霉素、磺胺类、异烟肼
其他	广谱抗生素引起肠道菌群失调导致维生素 K 缺乏、抗凝药（肝素、口服抗凝剂）、溶栓药（SK、UK、rt-PA）过敏性紫癜史

4. 出血与手术、创伤

（1）微外伤或小手术渗血不止多见于遗传性出血病、血小板数量或质量异常，延迟性出血多见于凝血因子（尤其是 FⅧ、FⅩⅢ）缺乏。

（2）无诱因或原发病的异常出血多见于血友病 A/B 和 DIC。

（3）大手术或重度创伤出血难止多见于 DIC。

（4）腺体组织器官手术或创伤出血难止可能为原发性纤溶症所致。

（5）小伤口或注射部位渗血不止常提示血小板减少、DIC 或复合因素所致凝血功能障碍。

5. 出血与既往史

（1）既往有因出血而就诊的历史和既往止凝血实验室检查异常史。

（2）既往有因出血而行输血史。

（3）既往曾患易出血的疾病史,如重症肝病史、肾功能不全史、原发性血小板减少/增多史、恶性肿瘤史、自身免疫病史、高血压史、糖尿病史等。

6. 出血与妊娠、分娩

（1）妊娠合并原发性血小板减少症常有分娩或剖宫产出血。

（2）妊娠合并 TTP、HUS、妊娠-肝酶升高-溶血-血小板减少（HELLP）综合征。

（3）产科意外并发 DIC。

（4）急性脂肪肝等。

7. 出血与家族史、近亲婚配史遗传性出血病必须详细询问家族遗传史,并作家系调查。

（1）常染色体显性遗传如 VWD、遗传性出血性毛细血管扩张症、巨血小板综合征、储存池病、异常纤维蛋白原血症等。

（2）常染色体隐性遗传如血小板无力症和多种遗传性凝血因子缺陷症等。

（3）性联隐性遗传如血友病 A/B 携带者等。

8. 出血与营养、食物

（1）维生素 K 缺乏可致维生素 K 依赖性凝血因子缺乏症（F Ⅱ、F Ⅶ、F Ⅸ和 F X 缺乏）。

（2）维生素 C 和维生素 P 缺乏症可致维生素 C 缺乏症和糙皮病等。

（3）食物过敏可致过敏性紫癜等。

（二）出血体征

1. 出血性疾病的临床表现　主要为不同部位的出血,除了观察心率、呼吸、血压、末梢循环状况等一般体征以外,还应注意皮肤出血的类型(瘀点、瘀斑或紫癜),有无关节出血或血肿,局部出血的部位,是否存在关节畸形,皮肤或黏膜是否有毛细血管扩张等;出血范围、部位,分布是否对称等。

2. 相关疾病体征　是否同时存在蜘蛛痣,腹腔积液,水肿、黄疸、贫血、淋巴结肿大或胸骨压痛等体征,出现这类体征通常提示出血系某种全身性疾病的伴随症状。

3. 血肿压迫症状及体征　血肿压迫周围神经可致局部疼痛、麻木及肌肉萎缩;压迫血管可致相应供血部位梗死或淤血、水肿;口腔底部、咽后壁、喉及颈部出血可致呼吸困难甚至窒息;压迫输尿管致排尿障碍;腹膜后出血可引起麻痹性肠梗阻。

病史及体检对出血性疾病的诊断意义见表 4-1-0-2。

表 4-1-0-2　常见出血性疾病的临床鉴别

项目	血管性疾病	血小板疾病	凝血障碍性疾病
性别	女性多见	女性多见	80%~90%发生于男性
阳性家族史	较少见	罕见	多见
出生后脐带出血	罕见	罕见	常见
皮肤紫癜	常见	多见	罕见
皮肤大块瘀斑	罕见	多见	可见
血肿	罕见	可见	常见
关节腔出血	罕见	罕见	多见
内脏出血	偶见	常见	常见
眼底出血	罕见	常见	少见
月经过多	少见	多见	少见
手术或外伤后渗血不止	少见	可见	多见

三、实验室检查

血液学是一个高度依赖实验室的学科,出血性疾病的诊断更是离不开实验室诊断。根据患者的临床表现,通过仔细询问病史和体格检查以及家族史,确定患者属于遗传性还是获得性,常常可以初步判断患者的止血缺陷是属于凝血因子的问题,或者是血小板数量或功能的问题还是血管本身的问题,同时给予相应的筛查试验证实判断,最后进行相应的确诊试验以确认诊断,必要时对自幼有出血史及家族史的患者开展相关基因测序及家系调查。

（一）筛查试验的分类和概述

筛查试验简单易行,帮助确定出血性疾病属于血小板数量或功能异常,抑或是凝血机制障碍。

1. 血管或血小板异常 包括血小板聚集试验、外周血涂片、血小板计数、出血时间（bleeding time,BT）、凝血时间（coagulation time,CT）等。

2. 凝血异常 凝血常规检测:活化部分凝血活酶时间（APTT）,凝血酶原时间（PT）,凝血酶时间（TT）,纤维蛋白原（Fib）等。

（二）确诊试验的分类和概述

筛选试验的敏感性与特异性较差,无法确定止血机制异常的具体环节。例如,某些出血性疾病的筛选试验结果正常,如凝血因子ⅩⅢ缺乏、纤溶抑制物缺乏和某些血管性出血疾病等。筛选试验异常还可能由于基础疾病或药物等其他因素所致,如严重的肝功能损伤、尿毒症、口服抗凝药时,也可发生血管、血小板及凝血异常。因此,应进一步选择特殊的或更精确的实验检查以确定诊断。

1. 血管异常 该类疾病如:毛细血管扩张症常常需要外科检查。

2. 血小板异常 血小板黏附与聚集功能,适合临床上多种先天性、遗传性以及获得性血小板功能障碍性疾病的快速诊断;血小板膜糖蛋白流式检测 GPⅡbⅢa,GPIb/GPⅨ等,常用于血小板无力症、巨大血小板综合征的诊断。

3. 凝血系统异常 ①凝血酶原、Ⅷ、Ⅸ、Ⅺ、Ⅻ、Ⅱ,Ⅴ、Ⅶ、Ⅹ等抗原及活性测定;②VWF 抗原和活性测定;③FⅧ:C 抗体测定;④FⅩⅢ因子抗原及活性,适合凝血常规筛查试验结果正常,但具有较严重的出血倾向的患者;⑤纤维蛋白原、异常纤维蛋白原、纤维蛋白单体等。

4. 抗凝系统异常 ①AT 抗原及活性或凝血酶-抗凝血酶复合物（TAT）测定;②PC、PS 及 AT 测定;③狼疮抗凝物或心磷脂类抗体测定。

5. 纤溶系统异常 ①FDP、D-二聚体测定;②纤溶酶原测定;③t-PA、纤溶酶原激活物抑制物（PAI）及纤溶酶-抗纤溶酶复合物（PIC）测定等。

6. 基因检测 最重要的确诊遗传性出血性疾病的诊断方法。目前血栓与止血基因二代测序整合了涉及绝大多数出血性疾病以及血栓性疾病的基因,实现一次性筛查所有凝血因子、纤溶系统、抗凝系统、血小板系统相关基因,一次性检测点突变,插入缺失突变以及拷贝数变异,确诊率极高,适合遗传性出血性疾病,尤其是不明原因的出血性疾病。

一些常用的出、凝血试验在出血性疾病诊断中的意义见表 4-1-0-3。

表 4-1-0-3 常用的出、凝血试验在出血性疾病诊断中的意义

项目	血管性疾病	血小板疾病	凝血异常性疾病		
			凝固异常	纤溶亢进	抗凝物增多
BT	±	±	±	−	−
血小板计数	−	±	−	−	−
PT	−	−	±	−	±
APTT	−	−	+	+	+
TT	−	−	±	+	+
纤维蛋白原	−	−	±	+	−
FDP	−	−	−	+	−

（三）特殊试验

对某些遗传性疾病及一些特殊、少见的出血性疾病，在上述实验基础上，可能还需进行一些特殊检查，方能确定诊断。如 Adamts13 活性及抑制物检测、TPO 水平检测、血小板自身抗体检测、HIT-PF4 抗体检测、罕见遗传性疾病的全基因组测序、免疫病理学检查等。

四、诊断步骤

按照先常见病、后少见病及罕见病、先易后难、先普通后特殊的原则，逐层深入进行程序性诊断。①确定是否属出血性疾病范畴；②大致区分是血管、血小板异常，抑或为凝血障碍或其他疾病；③判断是数量异常或质量缺陷；④通过病史、家系调查及某些特殊检查，初步确定为先天性、遗传性或获得性；⑤如为先天或遗传性疾病，应进行基因及其他分子生物学检测，以确定其病因的准确性质及发病机制。

出血性疾病须详细询问出血史，包括现在、过去和家族出血史。一期止血缺陷多见于浅表部位出血和月经过多；二期止血缺陷多见于深部组织和内脏出血。无论是哪期出血，医师都须熟知患者的年龄、性别和出血的原因，如出血与手术/创伤、感染/药物、分娩/原发病的关系等；也要详细检查出血的部位、出血的范围、出血的程度和出血持续的时间。若出血与家族史有关，则需结合遗传规律详细判断，如伴性隐性遗传即男性发病、女性为携带者，见于血友病 A/B；常染色体显性遗传即顺代遗传、半数的子女呈均等发病，如血管性血友病（VWD）和出血性毛细血管扩张症；常染色体隐性遗传即一般父母均为携带者、子女中一半为携带者、1/4 为患者，多见近亲婚配，如血小板无力症和少见凝血因子缺陷症。上述病史和临床表现对诊断出血性疾病甚为重要。

由于现代实验技术的发展，检查方法日趋增多，但临床医生必须首先重视询问病史，详细体检，在这些资料基础上，运用专业知识，作出判断分析，再选择必要的检查以明确诊断。一位好的临床医生首先应该是能运用最恰当的检验作出诊断，而不是检查越多越好；必须正确对待体外实验和体内实际情况的关系，紧密结合临床。实验室检查不仅是诊断手段，也是研究病因和发病机制的重要手段，通过借鉴基础学科的检测手段，使我们对临床现象有更准确和深入的认识。

遗传性出血病如血友病 A/B、VWD、低（无）纤维蛋白原血症，以及血小板无力症等，都可利用基因检测/基因测序作出诊断。例如，华中科技大学同济医学院附属协和医院对于血友病 A 一般检测因子Ⅷ（FⅧ）内含子 22 倒位和内含子 1 倒位，对 F8 基因各外显子及其侧翼序列进行测序分析，同时检测 F8 基因拷贝数变异等；对于血友病 B 一般检测基因各外显子及其侧翼序列测序分析，同时检测基因拷贝数异常，对有家族史的患者检测 F9 基因相关的多态性位点进行家系遗传连锁分析等，这些是确诊遗传性出血病的依据。

五、出血性疾病的防治

（一）病因防治

主要适用于获得性出血性疾病。

1. 防治基础疾病　如控制感染，积极治疗肝、胆疾病、肾病，抑制异常免疫反应等。

2. 避免接触、使用可加重出血的物质及药物　如血管性血友病、血小板功能缺陷症等应避免使用阿司匹林、吲哚美辛、噻氯匹定等抗血小板药物。凝血障碍性疾病如血友病应避免使用抗血小板药物和抗凝药等。

（二）止血治疗

1. 补充血小板和/或相关凝血因子　紧急情况下，针对性血液制品应规范化应用。例如，出血伴血小板减少（尤其<20×10⁹/L）应输注单采血小板悬液；血友病 A 出血/手术，首选基因重组凝血因子Ⅷ制品（rFⅧ）、次选血浆源性 FⅧ制品（PFⅧ），再次选冷沉淀/新鲜冷冻血浆（FFP）；血友病 B 出血/手术，首选 rFⅨ制品，次选凝血酶原复合物制品（PPC）/FFP；VWD 出血，首选 1-去氨-8-D-精氨酸加压素（DDAVP），次选冷沉

淀/FFP；维生素 K 缺乏症，选用维生素 K_1/PCC；严重肝病出血，选用 FFP/PCC；DIC 出血，解除病因最为重要，其次用新鲜血液/FFP 或血小板悬液以及肝素/LMWH；对于肝素类抗凝物质过多出血可用硫酸鱼精蛋白中和等。

2. 止血药物

目前广泛应用于临床的有以下几类。

（1）收缩血管、增加毛细血管致密度、改善其通透性的药物：如卡巴克络、曲克芦丁、垂体后叶素、维生素 C 及糖皮质激素等。

（2）合成凝血相关成分所需的药物：如维生素 K 等。

（3）抗纤溶药物：如氨基己酸（EACA）、氨甲苯酸（PAMBA）等。

（4）促进止血因子释放的药物：如去氨加压素（1-脱氨-8-精氨酸加压素，DDAVP）促进血管内皮细胞释放 VWF，从而改善血小板黏附、聚集功能，并有稳定血浆 FⅧ：C 和提高 FⅧ：C 水平的作用。

（5）重组活化因子Ⅶ（rFⅦa）：rFⅦa 是一种新的凝血制剂。rFⅦa 直接或者与组织因子组成复合物促使 FX 的活化与凝血酶的形成。

（6）局部止血药物：如凝血酶、巴曲酶及吸收性明胶海绵等。

3. 促血小板生成的药物　多种细胞因子调节各阶段巨核细胞的增殖、分化和血小板的生成，目前已用于临床的此类药物包括血小板生成素、血小板受体激动剂、白介素-11（IL-11）等。

4. 局部处理　局部加压包扎、固定及手术结扎局部血管等。

（三）其他治疗

1. 免疫治疗　对某些免疫因素相关的出血性疾病，如 ITP、有高滴度抗体的重型血友病 A 和血友病 B 等，可应用抗 CD20 单抗等免疫治疗。

2. 血浆置换　如 TTP 等疾病，通过血浆置换可去除抗体、补充缺乏的相关活性酶成分。

3. 手术治疗　包括脾切除、血肿清除、关节成型及置换等。

4. 中医中药传统医学称出血性疾病为"血证"。现代医学研究表明，中药中有止血作用的药物相当多，如蒲黄、柿子叶粉、赤石脂等，在临床上时有应用。

5. 基因治疗　基因治疗是一种以改变基因表达为基础的治疗或预防遗传病和多因素疾病的方法。它通过基因工程的手段，将正常基因导入基因缺陷患者的体内，使导入的正常基因在原位发挥校正或修复缺陷基因的生物作用，从而纠正或取代缺陷基因的异常。基因治疗一般通过 5 个环节：改造目的基因、选择合适载体、确定靶细胞、动物实验和临床试验。目前血友病 A、B 均已有一些基因治疗方法进入临床试验阶段，是根治遗传病的重要发展方向。

（四）出血性疾病的预防

对于先天遗传性出血病如血友病患者，要全面实施综合性的关爱和预防措施，在有条件情况下可以定期进行预防性治疗，也可进行出生前缺陷/新生儿筛查性预防。华中科技大学同济医学院附属协和医院采用长距离 PCR 以及二代测序等技术开展血友病 A/B 携带者研究。首先确定家族先证者血友病的致病位点，再对家系进行验证，指导血友病患者及携带者科学备孕。现已诊断血友病家系数百例，未见漏诊及误诊。

近年，国内已开展胚胎植入前基因诊断（PGD），该技术为辅助生殖技术与遗传学诊断技术相结合产生的一种新的基因技术。若生育夫妇之一为血友病 A 患者/致病基因携带者，通过试管婴儿技术使其精卵结合，作人工培养，在受精卵分裂至 4~6 个卵裂球时，取其中之一基因检测。若证实该卵裂球不携带致病基因（为正常卵裂球），则将其植入母体子宫内发育成胎儿。这种技术可以避免缺陷胎儿的出生，也可防止新的携带者出现，因而从根本上阻断单基因遗传病的发生，也符合社会伦理的要求。

（王华芳　胡豫）

参考文献

［1］ KAUSHANSKY K,LICHTMAN MA,PRCHAL JT,et al. 威廉姆斯血液学［M］. 陈竺,陈赛娟,译. 9 版. 北京:人民卫生出版
社,2018.

［2］ 王建祥,肖志坚,沈志祥,等. 邓家栋临床血液学［M］. 2 版. 上海:上海科学技术出版社,2020.

［3］ 王学峰,吴竞生,胡豫,等. 临床出血与血栓性疾病［M］. 北京:人民卫生出版社,2018.

第二章　紫癜性疾病

第一节　过敏性紫癜

过敏性紫癜最早由两位 19 世纪德国医生（Johann Schönlein 和 Eduard Henoch）发现并阐述其临床表现，因此曾命名为 Henoch-Schönlein purpura（HSP）。但过敏性紫癜为Ⅲ型变态反应即免疫复合物型变态反应性疾病，并非常规意义上有过敏原的过敏性疾病，其本质上是一种以 IgA 为主的免疫复合物沉积为特征的小血管炎，最常累及皮肤黏膜，但除皮肤紫癜表现外，血管炎还可累及关节、胃肠道，甚至肺、心脏、神经系统等，从而表现为相应受累部位的疼痛和/或出血。2012 年教堂山国际共识会议（International Chapel Hill Consensus Conference，CHCC2012）将 HSP 更名为 IgA 血管炎（IgA vasculitis，IgAV）。因 IgA 血管炎更加符合本病的病理生理特点，该名称得到越来越多的认可。

本病多见于儿童、青少年，儿童 IgAV 年发病率为（10～20）/100 000，是儿童最常见的系统性血管炎。约90% 的儿童 HSP 发生在 2～10 岁，且发病率在 4～7 岁时达到高峰。成人 IgAV 相对罕见，年发病率约（0.1～1.8）/1 000 000，成人 HSP 发病的中位年龄为 51 岁。发病率男性略高于女性。本病有一定的季节倾向性，在深秋至初春的寒冷季节更为常见。

一、发病机制及病因

IgAV 的确切发病机制仍不清楚，但目前研究发现其本质上为一种免疫因素介导的系统性小血管炎。在 IgAV 发病过程中，涉及环境因素、遗传因素以及免疫异常等多方面的机制。

IgAV 发病前常有上呼吸道感染史或某些食物、昆虫、药物或疫苗的暴露史，这说明感染或暴露于黏膜抗原可能会触发 IgAV 的发病机制。目前发现的可能与 IgAV 发病相关的病原包括 A 组链球菌、副流感病毒、人细小病毒 B19 以及幽门螺杆菌等。COVID-19 大流行后，也有 COVID-19 诱发 IgAV 的报道。病原体或黏膜抗原诱发 IgAV 的机制尚不清楚，一方面可能是由于病原微生物携带类似血管壁的抗原等而诱导交叉免疫反应；另一方面可能是黏膜抗原激活黏膜淋巴组织中的 B 细胞。有遗传易感性的患者，活化的 B 细胞会变成浆细胞并产生半乳糖缺乏型 IgA1（Gd-IgA1）。IgA 有 IgA1 和 IgA2 两种亚型，但仅 IgA1 参与 IgAV 的发病。Gd-IgA1 可诱发体液免疫反应，产生抗 Gd-IgA1 自身抗体。Gd-IgA1、抗 Gd-IgA1 自身抗体与其他成分（包括 sCD89 或补体）一起形成循环免疫复合物。最终，免疫复合物沉积在器官并激活炎症反应。随之，中性粒细胞在小血管壁及其周围聚集，多形核白细胞产生的核碎片以及红细胞溢出毛细血管，小动脉产生变态反应性炎症，血管壁可有灶性坏死以及血小板血栓形成，形成白细胞破坏性小血管炎表现。IgAV 可累及全身小血管，包括小动脉、毛细血管和小静脉。

关于 IgAV 的遗传易感因素，研究发现其发生与 HLA 密切相关，包括 *HLA-DRB1*01*、*HLA-DRB1*11*、*HLA-DRB1*14* 等位基因与本病易感性相关，*HLA-DRB1*07* 与本病发生负相关。

二、病理表现

IgAV 最显著的病理特征是 IgA1 为主的 IgA 沉积物沉积在脏器血管壁，包括皮肤、关节、肾脏和胃肠道等（图 4-2-1-1）。

皮肤活检可见白细胞增生性血管炎或粒细胞性血管炎，小血管浸润，血管壁内 IgA 沉积。皮损及皮损旁的皮肤直接免疫荧光可见真皮血管壁内有 IgA、C3 和纤维素的沉积。

肾脏活检光学显微镜可见系膜增生、毛细血管内细胞增多、节段性硬化、新月体形成；免疫荧光显微镜可见 IgA1 为主的免疫复合物沉积在肾小球系膜。

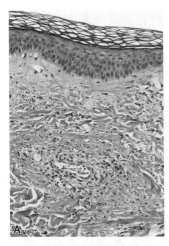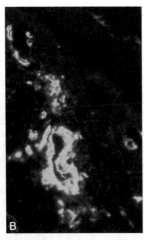

图 4-2-1-1 IgAV 病理

A:皮肤活检显示,血管壁周围和血管壁表面有中性粒细胞浸润,可见外渗的红细胞、白细胞碎片和局灶性纤维蛋白渗出(苏木精-伊红染色×150);B:可见 IgA 免疫荧光阳性(×200)。

三、临 床 表 现

在发病前 1~3 周患者可有上呼吸道感染病史,或与发病相关的可疑食物、药物或疫苗接触史,随后出现以下一种或多种表现。

1. "可触性"紫癜(图 4-2-1-2) 是本病最常见、最基本的症状,几乎所有患者均可发生,平均持续 3~10 天。皮疹多分批反复发生,表现为紫红色大小不等的皮疹,从瘀点到大的融合成片的瘀斑皮疹均可发生,甚至融合成血疱,皮疹常高于皮面,故称为"可触性"紫癜,可发生中心坏死,压之不退色,常伴痒感,但一般不痛。偶有荨麻疹或红斑等不典型皮疹表现。皮疹多对称分布在受压部位,在下肢和臀部更常见。紫癜、瘀点消失后,可遗留色素沉着数周。

2. 关节症状 见于 75%~80% 的患者,主要累及下肢大关节,如膝关节和踝关节,有游走性特点。表现为受累关节疼痛、肿胀、皮温升高和压痛,并可因疼痛而出现活动受限。但关节症状常为一过性,多持续 7~10 天后消失,不遗留关节畸形。有 15%~25% 的患者关节症状出现在紫癜之前,易误诊为其他关节炎。

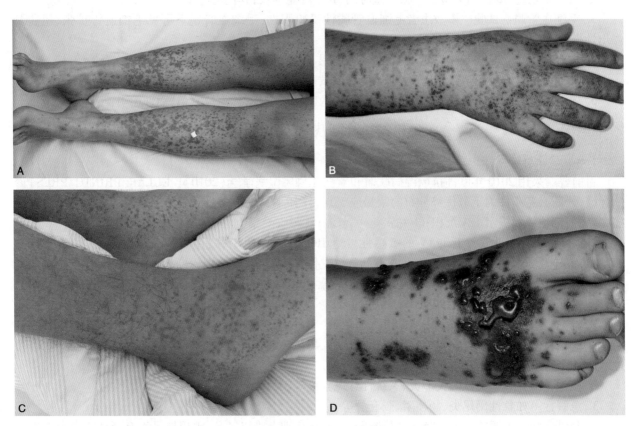

图 4-2-1-2 IgAV 皮肤表现

A、B:典型 IgAV 皮肤病变,四肢"可触性"紫癜;C:踝关节肿和紫癜;D:皮疹水疱与坏死。

3. 腹部症状 见于 50%~70% 的患者,一般持续 4~8 天。常见腹痛、恶心、呕吐或出血。其中腹痛是最常见的腹部症状,表现为局限于脐周或下腹部的阵发性绞痛,甚至全腹绞痛。腹痛常在饭后加重,伴压痛但无腹肌紧张,反跳痛少见。腹痛程度从轻度胀痛至剧痛不等。10%~40%的患者腹痛发生在皮疹以前,孤立的腹痛症状易被误诊为急腹症。消化道出血相对少见,多为轻度出血,表现为便潜血阳性或黑便,偶发呕血、便血,甚至严重到需要内镜或外科手术治疗。严重腹部症状肠套叠、梗阻和穿孔相对少见,但常需要外科干预。

4. 肾脏受累　发生在40%~50%的患者,是本病最严重的表现,通常晚于皮疹出现,常发生在发病1个月内,少数甚至可延迟在发病6个月出现。年龄>10岁、持续皮疹、严重腹痛及反复复发的患者,肾脏受累风险高。常表现为血尿、蛋白尿和红细胞管型,偶见水肿、高血压及肾衰竭等表现。多数患者,尤其儿童肾损害常会自发缓解,但也有少数成人患者可能会进展为慢性肾小球肾炎或肾病综合征,甚至终末期肾病。

5. 其他症状　IgAV可累及一些少见部位,如累及中枢神经系统可导致脑病或癫痫发作;累及阴囊,出现阴囊水肿和疼痛,类似睾丸扭转表现;肺受累通常发生在成人,表现为肺泡出血或间质性肺病表现等。

综上,本病的典型临床表现是紫癜,随后出现腹部症状和关节痛,最后出现肾脏受累,临床表现持续数日至数周不等。但受累的脏器,以及症状的发生时间顺序和严重程度可能会有较大个体差异。例如,30%~40%的患者腹痛出现在紫癜之前,15%~25%的患者关节症状出现在紫癜之前。因此,即使没有皮疹出现,患者有腹痛、关节痛等症状时,应将本病作为鉴别诊断进行考虑。

四、实验室检查

本病缺乏特异性实验室检查,诊断更多依赖于临床症状。以下为评估本病的常用见实验室指标。

1. 全血细胞分析　血细胞形态无异常,白细胞计数可正常或轻度升高,血小板计数正常。

2. 血小板功能、凝血相关检查　除出血时间(BT)可能延长,其他均应正常。

3. 毛细血管脆性试验　多数患者毛细血管脆性试验阳性,毛细血管镜下可见毛细血管扩张、扭曲及渗出性炎性反应。

4. 尿常规检查　肾脏受累患者可有血尿、蛋白尿、管型尿等。

5. 大便常规检查　肠道受累者,可有大便潜血试验阳性。

6. 肾功能检查　有肾脏受累者,可有不同程度的肾功能受损,如血尿素氮、血肌酐升高等。

五、诊断及鉴别诊断

(一) 诊断标准

目前普遍采用2010年欧洲抗风湿病联盟和欧洲儿科风湿病学会(2010年 EULAR/PRINTO/PRES)诊断标准,诊断必备条件为下肢优势分布的紫癜或瘀点,伴如下任何一条即可诊断:①急性发作的弥漫性腹痛;②任何部位活检提示 IgA 沉积;③关节炎/关节痛;④肾脏受累(血尿和/或蛋白尿)。

该诊断标准用于儿童诊断 IgAV 的敏感性可达100%,特异性87%,用于成人诊断 IgAV 的敏感性达99.2%,特异性86%。对于皮疹不典型或未见急性发作性皮疹者,或鉴别诊断困难的患者,可行受累部位的活检。活检提示 IgA 沉积在血管壁是 IgAV 的特征,但仅有该表现不足以诊断 IgAV,因为在其他类型的血管炎、结节红斑和静脉淤滞也可见 IgA 沉积。

(二) 鉴别诊断

1. 有紫癜表现的疾病　如免疫性血小板减少症、再生障碍性贫血、白血病等各种血小板减少性疾病、过敏性血管炎、荨麻疹性血管炎等。

2. 其他关节炎　如类风湿关节炎、系统性红斑狼疮等。

3. 急腹症　如急性阑尾炎、肠梗阻、肠套叠等。

4. 肾脏疾病　主要需与 IgA 肾病进行鉴别,二者在病理上难以区分,需根据是否有肾外临床表现进行鉴别。

六、治　　疗

IgAV 的治疗缺乏统一方案,目前多认为无肾脏受累的患者可以支持及对症治疗为主,如有肾脏受累则需采取包括糖皮质激素或吗替麦考酚酯等免疫抑制治疗。

（一）去除致病因素

包括治疗上呼吸道感染，清除局部病灶（咽、扁桃体炎症），对于反复继发于扁桃体炎症的 IgAV 患者，可考虑扁桃体切除。并且驱除肠道寄生虫、避免摄入可能导致 IgAV 的食物或药物等，也可能对预防 IgAV 发生有帮助。

（二）支持治疗

包括卧床休息，注意水、电解质平衡；大便隐血试验阳性患者，可嘱流质饮食。

（三）药物治疗

1. 对症治疗

（1）抗组胺药：有荨麻疹或血管神经性水肿者，可用抗组胺药物（异丙嗪、氯苯那敏、氯雷他定等）和静脉注射钙剂。

（2）维生素 C 和芦丁等：可增加血管抗力，降低血管通透性。

（3）腹部症状的对症治疗：腹痛者可用阿托品或山莨菪碱解痉止痛；呕吐严重者可用止吐药；伴发呕血、血便等消化道出血症状者可用西咪替丁、质子泵抑制剂等抑制胃酸分泌药治疗。

（4）抗凝治疗：累及肾脏的患者可联合应用华法林、双嘧达莫或乙酰水杨酸药物抗凝、抗板治疗，可能对减少 IgA 沉积导致的新月体形成有帮助。

2. 免疫抑制剂

（1）肾上腺糖皮质激素：有抑制抗原-抗体反应、减轻炎性渗出、降低血管通透性等作用，可缩短肾脏受累的病程，但在 IgAV 的应用仍存在争议。

（2）其他免疫抑制治疗：使用仍有争议，多用于肾脏受累患者。可选用吗替麦考酚酯、硫唑嘌呤、氨苯砜、环磷酰胺或环孢素等治疗，服用数周或数月，目前也有利妥昔单抗成功治疗 IgAV 的治疗。免疫抑制药物用药期间应密切注意血象及肝肾功能变化等副作用，警惕感染风险。

七、预　　后

儿童患者大部分在 2 周内恢复，部分患者间隔数周或数个月反复发作。HSP 死亡率低，多数患者预后良好，但约有 2% 的肾脏受累患者发展为终末期肾炎，预后较差，甚至死亡。

第二节　遗传性出血性毛细血管扩张症

遗传性出血性毛细放管扩张症（hereditary hemorrhagic telangiectasia，HHT）又称为 Osier-Rendu-Weber 病，发病率约 1/5 000～1/8 000，是一种常染色体显性遗传病，平均发病年龄为 12 岁，到 40 岁时接近所有患者发病。其疾病特征为血管发育异常，可影响几乎所有脏器，表现为皮肤、黏膜和实体器官等多部位毛细血管扩张、动静脉畸形等损害，引起鼻出血及其他部位出血，以及出血继发的贫血、缺铁及高输出量心力衰竭等表现。

一、遗传学与病因

HHT 为常染色体显性遗传病，超过 80% 的 HHT 患者可检测到明确基因突变，约 20% 的患者虽符合临床诊断标准，但检测不到明确基因突变。目前研究发现的与 HHT 发病相关的基因突变都通过 TGF-β/BMP 信号通路参与细胞信号转导，该信号通路在细胞生长、凋亡、平滑肌细胞分化、血管重塑和维持中发挥重要作用。血管系统通常是由毛细血管系统发展而来的，随着内皮细胞的活化和生长，细胞间建立连接、基底膜成熟，然后平滑肌细胞募集到血管壁，形成更大的血管，在此过程中 TGF-β 是必不可少的。

1. *ENG* 基因　该基因定位在染色体 9q34，编码蛋白 Endoglin（CD105）。Endoglin 是一种细胞表面糖蛋白，作为转化生长因子 β（TGF-β）信号复合物的一部分，在血管生成和血管重塑中起重要作用。HHT 伴 *ENG* 基因突变称为 HHT1 型（HHT1），占 HHT 人群的 61%。

2. *ACVRL1* 基因　该基因定位于染色体 12q13,编码激活素受体样激酶 1(ALK1),ALK1 也是一种细胞表面蛋白,也是 TGF-β 信号通路的一部分,在血管生成的调节中起重要作用。HHT 伴 *ACVRL1* 基因缺陷称为 HHT2 型(HHT2),占 HHT 人群的 37%。

3. *MADH4* 编码 SMAD4 蛋白,一种在 TGF-β 通路中介导信号转导的转录因子,该突变可导致青少年息肉病伴 HHT 综合征(JP-HHT),仅占 HHT 人群的 2%。

还有其他极罕见的致病基因突变,如 BMP9/GDF2 等。

二、病　理

本病由于遗传性基因突变导致患者血管发育异常,影响的血管从毛细血管至直径 1~3cm 的小血管不等,病理改变包括毛细血管扩张和动静脉畸形(AVMs)。AVMs 表现为动脉和静脉的异常直接连接,缺乏连接动脉和静脉的中间毛细血管系统,可发生在任何脏器。AVMs 的组织学特征为内皮不规则、胶原和肌动蛋白增加、基底膜卷曲。毛细血管扩张发生在皮肤黏膜表面,如皮肤、胃肠道黏膜或上呼吸道黏膜,而 AVMs 发生在内脏器官,如肝脏、肺和脑等。

三、临　床　表　现

HHT 患者的主要临床表现是各种急慢性出血以及 AVMs 血液分流导致的合并症。常见同一部位反复出血,出血症状常在幼年时即出现,但随着年龄增长而加重,在 40~60 岁时达高峰。不同患者间出血的严重程度个体差异较大,这种差异很可能归因于环境、基因突变类型、炎症等影响。常见临床表现如下。

1. 皮肤毛细血管扩张(图 4-2-2-1)　常发生在 40 岁以前,累及 90% 以上的患者,最常见于面部、嘴唇、舌部、甲床和手部皮肤(手掌和足底处),通常不高出皮面,颜色鲜红或紫红,一般直径 1~3mm 大小,分界明显,压之可退色,这一点可与紫癜区别。

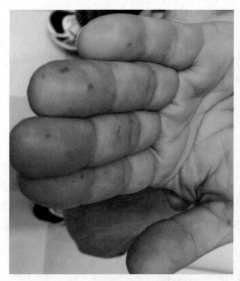
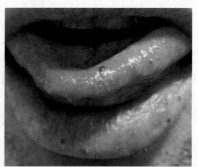
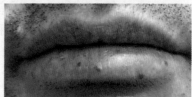

图 4-2-2-1　皮肤、嘴唇和舌上的毛细血管扩张

2. 鼻出血(图 4-2-2-2)　由于毛细血管扩张累及下鼻甲和鼻中隔而反复鼻出血,是 HHT 最常见的临床表现,大约 50% 的患者在 10 岁以前出现反复鼻出血表现,随着年龄的增长,最终 95% 的患者都会出现鼻出血,且症状在成年后加重,常合并缺铁性贫血。1/3 的患者鼻出血不需要治疗;1/3 的患者呈中等度出血者仅需门诊处理;另外 1/3 的患者由于出血严重,需入院治疗。

3. 消化道出血　由于胃肠道毛细血管扩张所致,最多可见于 20% 的患者,可累及大肠、小肠和胃。

4. 肺 AVMs(PAVMs)　累及 50% 的 HH1 型患者和大约 10% 的 HHT2 型患者。PAVMs 可以无症状,也可能会因血液右向左分流而表现为气促、发绀、疲倦、咯血、活动耐力降低、杵状指(趾)等缺氧症状。如

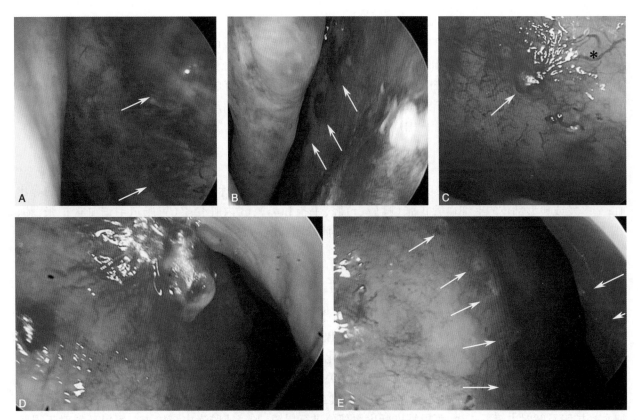

图 4-2-2-2　鼻黏膜毛细血管扩张
箭头所指的鼻黏膜部位

果细菌通过从动静脉畸形中的右向左分流绕过肺过滤系统,则可能会发生脑脓肿和卒中。偏头痛在 PAVMs 患者中也非常常见。由于大约 70% 的肺动静脉畸形是由 HHT 引起的,所有肺动静脉畸形患者都应考虑 HHT1 的诊断。

5. 肝脏 AVMs　肝 AVMs 可见于 30% ~ 70% 的 HHT 患者,尤其 HHT2 型患者更常见肝脏 AVMs。通常无症状,但经过肝脏 AVMs 的分流血液可能会导致右上腹痛、高输出量心力衰竭、肺动脉高压或门静脉高压。

6. 高输出量心力衰竭　由于肝脏或肺较大的 AVMs 导致的血流异常可能引起血流量增加或血管阻力下降,于是血管系统扩张,心脏需要增加心率和心输出量来补偿低血压,从而导致高输出量心力衰竭。此外,HHT 患者的贫血也是增加心力衰竭的危险因素。

7. 中枢神经性系统表现　累及约 10% 的 HHT 患者。脑 AVMs 可以单发也可以多发,临床表现为头痛、癫痫、短暂脑缺血、脑卒中或脊髓出血。此外,来源于脑或肺 AVMs 的细菌播散或菌栓栓塞可能会导致脑脓肿,累及约 1% 的患者。

此外,出血也可累及口腔、泌尿生殖系统。

严重出血或反复出血的患者常出现缺铁性贫血,从而有乏力、心悸等表现。

四、辅助检查

1. 血液常规及外周血涂片检查　白细胞、血小板正常,可因缺铁表现为小细胞低色素贫血,网织红细胞正常或轻度升高,外周血涂片提示血细胞形态正常或表现为红细胞。

2. 凝血相关的实验室检查　包括血小板功能等无异常发现,部分患者可有束臂试验阳性,出血时间延长。

3. 血清铁及铁蛋白检查　HHT 患者常因反复出血导致铁缺乏而表现为血清铁及铁蛋白降低。

4. 毛细血管镜检查　可见病变部位小血管扩张扭曲,或者许多管壁菲薄的扩张血管聚集成较大的血管团。内脏出血者在局部可见相应扩张的血管改变。

5. 影像学检查　HHT 合并 PAVM 者,胸部 X 线检查可能发现"钱币"样阴影,但微小的病变常常被遗漏。随姿势(坐位或站位)改变的血液右向左分流增加,或随姿势变化引起相应的血氧饱和度的改变有助于肺动静脉畸形诊断。螺旋 CT 扫描诊断 PAVM 的敏感性较高。所有成人 HHT 患者也行进行肝脏 AVMs 的影像学筛查,包括腹部彩超、CT 或 MRI。所有 HHT 患者也应进行超声心动图检查筛查肺动脉高压。

6. 基因分析　基因分析可用于 HHT 的诊断和分型。

五、诊 断 标 准

HHT 的诊断主要基于临床表现和家族史。HHT 的 Curaçao 诊断标准如下:①自发或反复出现的鼻出血;②多发或典型部位的毛细血管扩张(嘴唇、口腔、手指和鼻);③内脏受累(胃肠道毛细血管扩张,肺、肝、脑或脊髓 AVMs);④阳性家族史(一级亲属符合此诊断标准)。4 项中符合 3 项或以上者,可确诊;符合 2 项者为疑诊;仅满足 1 项者,则不能诊断。

六、治 疗

目前对于 HHT 的治疗主要包括对症处理、外科干预、止血药物、抗血管生成药物及补铁治疗等。

1. 鼻出血的防治　保持鼻黏膜湿润对防治鼻出血有一定帮助,如保持鼻黏膜湿润无效,可行鼻腔扩张毛细血管的消融治疗,包括激光、射频、电凝和硬化治疗等,但无法控制严重鼻 HHT,只能暂时止血,且可能引起鼻中隔穿孔等并发症。氨甲环酸对 HHT 相关的鼻出血有作用,可用于常规止血治疗。

2. 消化道出血的防治　首先尽量避免进食坚硬或刺激性食物,消化道内镜检查可用于确诊胃肠道毛细血管扩张及暂时内镜下止血,可根据可疑出血部位进行胃镜、肠镜或胶囊内镜检查。氨甲环酸对于胃肠道出血也有一定作用。

3. 肺、肝脏和中枢神经系统 AMVs 的治疗　包括限盐、利尿等一般治疗,感染的防治,以及对血管畸形的外科干预等。合并难治性高输出量心力衰竭、胆道缺血或门静脉高压的肝脏 AVMs 患者,可考虑肝移植治疗。

4. 补铁治疗　长期、反复出血导致 HHT 患者常合并缺铁性贫血,长期的补充铁剂治疗对于改善患者症状、脏器功能及生活治疗有益。

5. 抗血管生成药物　贝伐单抗是一种人源化重组单克隆抗体,可抑制血管内皮生长因子(VEGF),抑制血管生成。有证据表明,静脉注射贝伐单抗可减少 HHT 相关的鼻出血、胃肠道出血、降低心脏输出量等作用,但缺乏随机对照临床试验及长期随访证据。沙利度胺可下调 HHT 患者的 VEGF 水平,并改善血管壁的完整性,近年来有前瞻及回顾性研究证实其在减轻 HHT 相关出血中的作用。此外,其他抑制血管生成药物,如 pazopanib、泊马度胺、索拉菲尼等在 HHT 中作用的研究也在进行中。

6. 其他治疗　雌、孕激素可通过增加鼻腔鳞状上皮细胞而减少 HHT 出血,已应用于临床。

七、总 结

HHT 是一种罕见的常染色体显性遗传性出血性疾病,预后较差,及早诊断非常重要,可因毛细血管扩张和 AVMs 表现为鼻腔、皮肤及消化道毛细血管扩张,肝脏、肺和中枢神经系统 AVMs 等,目前治疗手段有限,需加强对患者长期的出血及合并症的管理。

第三节　单纯性紫癜

单纯性紫癜是一种反复出现下肢为主的皮肤紫癜,不经治疗,可自行消退的出血性疾病。发病以女性为主,常与月经周期有关,故也叫女性易发青斑综合征(female easy bruising syndrome)。发病原因不详,雌、孕激素对血管和/或周围组织的影响可能是单纯性紫癜的发病机制。患者检查血小板数量及功能均正常,凝血相关检查亦正常。症状主要表现为轻微创伤后或自发性出现皮肤紫癜或瘀斑,预后良好,通常不需治疗可自行消退。这类紫癜患者当遇到外科手术等应激状态时，并不会有过度出血的危险。诊断时通常需与无其他脏器受累的过敏性紫癜相鉴别，并根据血小板计数与各种血小板减少性疾病引起的紫癜相鉴别。

（付海霞　张晓辉）

参考文献

［1］OZEN S,PISTORIO A,IUSAN SM,et al. EULAR/PRINTO/PRES criteria for Henoch-Schonlein purpura,childhood polyarteritis nodosa,childhood Wegener granulomatosis and childhood Takayasu arteritis:Ankara 2008. Part Ⅱ:Final classification criteria ［J］. Ann Rheum Dis,2010,69(5):798-806.

［2］HETLAND LE,SUSRUD KS,LINDAHL KH,et al. Henoch-Schönlein Purpura:A Literature Review［J］. Acta Derm Venereol,2017,97(10):1160-1166.

［3］OZEN S,MARKS SD,BROGAN P,et al. European consensus-based recommendations for diagnosis and treatment of immunoglobulin A vasculitis-the SHARE initiative［J］. Rheumatology(Oxford),2019,58(9):1607-1616.

［4］PILLEBOUT E,SUNDERKÖTTER C. IgA vasculitis［J］. Semin Immunopathol,2021,43(5):729-738.

［5］LU S,LIU D,XIAO J,et al. Comparison between adults and children with Henoch-Schönlein purpura nephritis［J］. Pediatr Nephrol,2015,30:791-796.

［6］FAUGHNAN ME,MAGER JJ,HETTS SW,et al. Second International Guidelines for the Diagnosis and Management of Hereditary Hemorrhagic Telangiectasia［J］. Ann Intern Med,2020,173(12):989-1001.

［7］KRITHARIS A,AL-SAMKARI H,KUTER DJ. Hereditary hemorrhagic telangiectasia:diagnosis and management from the hematologist's perspective［J］. Haematologica,2018,103(9):1433-1443.

［8］HETTS SW,SHIEH JT,OHLIGER MA,et al. Hereditary Hemorrhagic Telangiectasia:The Convergence of Genotype,Phenotype,and Imaging in Modern Diagnosis and Management of a Multisystem Disease［J］. Radiology,2021,300(1):17-30.

［9］KÜHNEL T,WIRSCHING K,WOHLGEMUTH W,et al. Hereditary Hemorrhagic Telangiectasia［J］. Otolaryngol Clin North Am,2018,51(1):237-254.

第三章 血 小 板 病

第一节 原发免疫性血小板减少症

原发免疫性血小板减少症(primary immune thrombocytopenia, ITP)是临床最为常见的出血性疾病,以缺乏明确特异性病因的孤立性血小板减少为特征。成人ITP的年发病率约为$(2\sim10)/10$万,儿童年发病率约为$(4\sim5)/10$万。儿童和60岁以上老年人是ITP高发人群,育龄期女性发病率略高于同年龄组男性。典型的成人ITP一般起病缓慢或隐匿,病因不清,持续或反复发作,很少自发缓解。儿童ITP多继发于病毒感染,一般急性起病,病程短暂,70%~80%的患者半年内可自发缓解。该病临床表现变化较大,自无症状血小板减少或皮肤黏膜出血,直至严重内脏出血甚至致命的颅内出血。老年患者发生致命性出血风险明显高于年轻患者。部分患者有乏力、焦虑表现。ITP主要发病机制是血小板自身抗原免疫失耐受,导致体液和细胞免疫异常活化,共同介导血小板破坏过多及巨核细胞产生血小板不足。由于儿童和成人ITP在病程、临床表现和治疗有较大差别,本章节仅涉及成人ITP。

一、临床表现

1. 出血 ITP最主要的临床表现是出血,常见皮肤紫癜、瘀点、瘀斑,也可有鼻、牙龈和口腔黏膜出血,有些女性患者仅表现为月经量增多。少见关节或软组织血肿、内脏出血,颅内出血最少见。出血风险随年龄增长而增加。

ITP患者的出血症状在一定程度上与血小板数量相关。当血小板计数为$(20\sim30)\times10^9/L$时,患者出血风险较低,多表现为皮肤紫癜、瘀斑或外伤后出血难止;当血小板$<20\times10^9/L$时,患者常发生鼻衄、牙龈出血或因较小外伤就出血难止;当血小板$<10\times10^9/L$时,患者会有自发的、严重的,甚至危及生命的出血风险,其中致命性出血见于5%的成人ITP患者。另外,高龄、高血压控制不佳、应用抗血小板或抗凝血药物、重体力活动等可能增加患者出血风险。

2. 乏力 半数患者有明显的乏力、下肢肌肉酸痛,合并体力及精力下降,导致ITP患者的生活质量降低。

3. 血栓形成 少数ITP患者可合并血栓形成,甚或为首发症状。发病密度1.28/100人年。动静脉血栓均可发生,表现为急性心肌梗死、脑梗死、肺栓塞、下肢动静脉栓塞等。血栓发生机制目前尚不清楚。

4. 部分患者仅有血小板减少而没有出血症状。

二、诊 断

目前ITP仍缺乏实验室诊断"金标准"。需利用病史、体格检查、血细胞计数、外周血涂片镜检等除外其他继发因素所致血小板减少后方可确立ITP的诊断。

(一)基本评估

1. 病史 包括手术及创伤后出血史、药物毒物暴露史、疫苗接种史、输血史等。

2. 体格检查 除出血表现外多无其他异常表现。

3. 实验室检查

(1)血常规及血细胞形态观察:血常规多表现为孤立性血小板减少,严重或长期出血可合并小细胞低色素贫血。需结合外周血涂片镜检除外EDTA依赖性假性血小板减少、血栓性血小板减少性紫癜、溶血性尿毒综合征、弥散性血管内凝血(DIC)、MHY9相关疾病所致血小板减少等。如体积显著增大或缩小的血小板在血涂片中明显增多应警惕遗传性血小板减少症的可能。

（2）凝血功能评估：除外 DIC 等凝血障碍性疾病。

（3）病毒感染筛查：包括 HIV/HBV/HCV 血清学检测，鉴别病毒感染所致血小板减少症。

（4）免疫球蛋白（IgG、IgA、IgM）水平明显降低提示普通变异型免疫缺陷病。

（5）自身抗体及甲状腺功能检测：排除结缔组织病或甲状腺疾病引起的继发性血小板减少。大约 1/3 的 ITP 患者合并抗核抗体（ANA）单独阳性，这部分患者转为慢性 ITP 的比例明显升高并且切脾后血栓风险明显增加，因此拟行切脾治疗患者应先行 ANA 测定。如患者有动静脉血栓，女性患者反复自发流产，需检测抗磷脂抗体（APLA），包括抗心磷脂抗体、狼疮抗凝物和 β2-GPI，排除抗心磷脂抗体综合征。

（6）骨髓检查：包括骨髓细胞形态学、活检、细胞遗传学和流式细胞术检查。骨髓检查并非必做检查。但对于高龄、血常规除血小板减少，还表现为不能解释的贫血和/或白细胞减少、静脉丙种球蛋白（IVIg）和糖皮质激素等治疗反应不佳者，应考虑行骨髓检查并进行二代测序（NGS）以除外克隆性疾病所致血小板减少。

（二）特殊实验室检查

1. 血小板糖蛋白特异性自身抗体　对 ITP 诊断有较高的特异性，但敏感性偏低。可辅助鉴别非免疫性血小板减少；用于常规治疗无效患者及脾切除前的疾病重新评估；指导 IVIg 治疗。检测方法包括改良 MAIPA、流式微球技术等，可在经验丰富的中心开展。

2. 血清 TPO 水平测定　有助于 ITP（TPO 水平正常）和骨髓衰竭性疾病（TPO 水平升高）的鉴别诊断。

3. 幽门螺杆菌测定　适用于幽门螺杆菌高发区或有明显消化系统症状的患者。

4. 直接抗人球蛋白试验（Coombs 试验）　若患者有贫血、网织红细胞增高，应进行直接抗人球蛋白试验检测。约 20% 的 ITP 患者可出现直接抗人球蛋白试验阳性，这部分患者应进一步检查触珠蛋白、乳酸脱氢酶、胆红素以评估有无溶血。进一步排除 Evans 综合征。

（三）出血程度分级

应用出血评分系统量化 ITP 患者出血情况及风险评估。该系统分为年龄和出血症状两个部分（表 4-3-1-1）。ITP 患者的出血评分=年龄评分+出血症状评分（所有出血症状中最高的分值）。

表 4-3-1-1　ITP 出血评分系统

分值	年龄（岁）		皮下出血（瘀点/瘀斑/血肿）		黏膜出血（鼻腔/齿龈/口腔血疱/结膜）			深部器官出血				
								内脏（肺、胃肠道、泌尿生殖系统）			中枢神经系统
	≥65	≥75	头面部	其他部位	偶发、可自止	多发、难止	伴贫血	无贫血	伴贫血	危及生命	
1	√			√							
2		√	√		√						
3						√		√			
5							√		√		
8										√	√

三、ITP 诊断标准及鉴别诊断

（一）诊断标准

1. 至少连续 2 次血常规检查示血小板计数减少，外周血涂片镜检血细胞形态无明显异常。

2. 脾脏一般不增大。

3. 骨髓检查　ITP 患者骨髓细胞学特点为巨核细胞增多或正常，伴成熟障碍。

4. 需排除其他继发性血小板减少症。

（二）鉴别诊断

1. 假性血小板减少　由抗凝剂 EDTA 引起的血小板体外凝集。如患者无出血表现且既往无血小板减少,应高度警惕假性血小板减少。可行血涂片镜检观察是否有血小板聚集成团的现象,换用枸橼酸或肝素抗凝后,血小板凝集现象消失,血小板计数正常。

2. 先天性血小板减少　患者多自幼即有出血表现,外周血涂片可见巨大血小板(如巨大血小板综合征等)或微小血小板(如 WAS 等),也可能合并免疫缺陷症状和/或体格检查异常,如听力异常(MHY9 相关性疾病)、骨骼发育异常(TAR 综合征)等。应用全基因组测序技术可辅助明确诊断。

3. 继发免疫性血小板减少症　患者以血小板减少为突出表现,需进行原发病筛查,以排除自身免疫病、淋巴系统增殖性疾病、病毒感染等。

4. 血液系统恶性疾病　再生障碍性贫血(AA)、骨髓增生异常综合征(MDS)、白血病、多发性骨髓瘤(MM)等均可导致血小板减少,甚至血小板减少是唯一表现,需完善外周血涂片、骨髓穿刺等检查以明确诊断。

5. 血小板消耗性减少　血栓性血小板减少性紫癜(TTP)、DIC 可因微血栓形成导致血小板消耗性减少,除血小板减少外,均各有其他的临床表现。如 TTP 还可表现出发热、微血管病性溶血性贫血、精神神经症状、肾功能不全、血管性血友病因子蛋白裂解酶(ADAMTS13)遗传性或获得性缺乏等。DIC 常合并出凝血指标和纤溶指标异常。

6. 肝脏疾病　肝硬化、门静脉高压、脾功能亢进等可引起脾脏扣留过多血小板,导致血小板减少。

7. 药物　300 余种药物可导致血小板减少,包括肝素、阿仑单抗、丙戊酸钠、抗生素、奎宁以及肿瘤治疗药物等。患者有明确的用药史,停药后血小板计数可恢复。

四、ITP 的分期、分级

（一）分期

1. 新诊断的 ITP　确诊后 3 个月以内的患者。

2. 持续性 ITP　确诊后 3~12 个月血小板持续减少的患者,包括未自发缓解和停止治疗后不能维持完全缓解的患者。

3. 慢性 ITP　血小板持续减少超过 12 个月的患者。

（二）分级

1. 重症 ITP　血小板 $<10\times10^9/L$ 伴活动性出血,或出血评分 $\geqslant5$ 分。

2. 难治性 ITP　指对一线治疗药物及二线治疗中的促血小板生成药物、利妥昔单抗治疗均无效,或脾切除无效或术后复发,进行诊断再评估后仍确诊为 ITP 的患者。

五、ITP 的治疗

（一）治疗原则

ITP 治疗遵循个体化原则,鼓励患者参与治疗决策,兼顾患者意愿,在治疗毒副作用最小化基础上提升血小板至安全水平,减少出血事件,关注患者健康相关生活质量(HRQoL)。

1. 对于血小板 $\geqslant30\times10^9/L$,无出血表现且不从事增加出血风险工作、无出血风险因素的 ITP 患者,可予以观察随访。若患者有活动性出血症状(出血症状评分 $\geqslant2$ 分),不论血小板减少程度,都应开始治疗。60 岁以上、有其他合并症以及接受抗凝治疗的患者,应维持更高的血小板水平。

2. 增加出血风险因素　包括:①高龄和长 ITP 病史;②血小板功能缺陷;③凝血障碍;④高血压;⑤外伤或手术;⑥感染;⑦抗血小板、抗凝或非甾体类药物等。

3. ITP 患者部分临床常规操作或手术以及接受药物治疗时,血小板计数参考值如下:牙科预防(龈上洁治术、深度清洁):$\geqslant(20~30)\times10^9/L$;拔牙或补牙:$\geqslant(30~50)\times10^9/L$;小手术:$\geqslant50\times10^9/L$;大手术:$\geqslant80\times10^9/L$;神经外科大手术:$\geqslant100\times10^9/L$;抗血小板或抗凝单药治疗:$\geqslant(30~50)\times10^9/L$;抗血小板联合抗凝治疗:$\geqslant(50~70)\times10^9/L$。

（二）紧急治疗

ITP 患者存在危及生命出血（如颅内出血等），或需要急症手术，应迅速提升血小板数量至安全水平。可给予静脉注射用人免疫球蛋白［IVIg：1g/（kg·d）×（1~2）d］、静脉糖皮质激素（甲泼尼龙：1 000mg/d×3d）和重组人血小板生成素［rhTPO：300U/（kg·d），皮下注射］治疗，上述措施可单用或联合应用，并及时予以血小板输注。如上述方案疗效不佳，也可尽早加用 TPO 受体激动剂或利妥昔单抗。其他紧急治疗措施包括长春碱类药物、急诊脾切除等。同时需加强支持、辅助治疗，如控制高血压、控制月经过多、加用抗纤溶药物、停用抗血小板及抗凝药物等。

（三）一线治疗

1. 糖皮质激素　①大剂量地塞米松（HD-DXM）：40mg/d×4d，口服或静脉给药，无效患者可在 2 周内重复 1 个周期。治疗过程中注意监测血压、血糖水平，注意预防感染及消化道溃疡出血。②泼尼松（PDN）：1mg/（kg·d），最大剂量 80mg/d，分次或顿服，起效后应尽快减量，6~8 周内停用，减停后不能维持疗效患者考虑二线治疗。如需维持治疗，PDN 的安全剂量不宜超过 5mg/d。2 周内 PDN 治疗无效患者应尽快减停。

糖皮质激素依赖：指需要 5mg/d 以上的 PDN 或频繁间断应用糖皮质激素维持血小板水平≥30×10⁹/L 和/或避免出血。

高龄、糖尿病、高血压、青光眼等患者应慎用。应用 HD-DXM 的同时建议给予抗病毒药物，预防疱疹、乙肝等病毒再激活。长期应用糖皮质激素可出现高血压、高血糖、急性胃黏膜病变等不良反应，部分患者还可出现骨质疏松、股骨头坏死。

2. IVIg　主要用于：①紧急治疗；②糖皮质激素不耐受或有禁忌患者；③妊娠或分娩前。剂量为 400mg/（kg·d）×5d 或 1g/（kg·d）×（1~2）d。IgA 缺乏和肾功能不全患者应慎用。

（四）二线治疗

1. 促血小板生成药物　包括 rhTPO、艾曲泊帕、海曲泊帕等。此类药物可与 TPO 受体结合，促进巨核细胞分化、发育以及血小板生成，约 1~2 周起效，有效率 60% 以上，且疗效不受是否切脾影响。停药后多不能维持疗效，需进行个体化维持治疗。

（1）rhTPO：300U/（kg·d）×14d，皮下注射给药，有效患者行个体化维持。治疗至第 14 天仍未起效患者，应停药。

（2）艾曲泊帕：25mg/d 空腹顿服，2 周无效者加量至 50mg/d，最大剂量 75mg/d。进行个体化药物调整，维持血小板计数≥50×10⁹/L。最大剂量应用 2~4 周无效者停药。

（3）海曲泊帕：2.5~5mg/d 空腹顿服，最大剂量 7.5mg/d。

艾曲泊帕、海曲泊帕均为金属螯合剂，为避免影响血药浓度，艾曲泊帕和海曲泊帕服药前后 2~4h 应避免服用其他食物、乳制品或饮料。

对于一种促血小板生成药物无效或不耐受患者，更换其他促血小板生成药物或采用序贯治疗法可能使患者获益。

2. 利妥昔单抗　有效率 50% 左右，长期反应率 20%~25%。有 2 种常用给药方案。标准剂量：375mg/m² 静脉滴注，每周 1 次，共 4 次，通常在首次用药后 4~8 周内起效。小剂量：100mg 静脉滴注，每周 1 次，共 4 次，或 375mg/m² 静脉滴注 1 次，起效时间略长。用药前监测 HBV-DNA 定量，禁用于活动性乙型肝炎患者。

3. rhTPO 联合利妥昔单抗　rhTPO 300U/（kg·d）×14d，利妥昔单抗 100mg 静脉滴注，每周 1 次，共 4 次。对糖皮质激素无效或复发患者总体有效率 79.2%，中位起效时间 7d。6 个月持续反应率 67.2%。

4. 注册临床试验（Ⅲ期）

5. 脾切除术　适用于糖皮质激素正规治疗无效，或 PDN 安全剂量不能维持，或有糖皮质激素应用禁忌证。考虑到部分患者可有自发缓解或疾病稳定的可能性，脾切除应在 ITP 确诊 12~24 个月后进行。此外，切脾前需对患者再次明确 ITP 诊断，建议行 MAIPA 和 TPO 水平检测。术中应检查有无副脾，若发现则应一并切除。推荐对术后血小板计数上升过高、过快者进行血栓风险评估，对中高危患者给予血栓预防治疗。有条件患者脾切除 2 周前应给予疫苗接种（肺炎双球菌、脑膜炎奈瑟菌、流感嗜血杆菌）预防感染。

（五）三线治疗

1. 维A酸（ATRA）联合达那唑　ATRA 20mg/d，分2次口服，达那唑400mg/d，分2次口服，二者联合应用16周。对糖皮质激素无效或复发患者1年的持续有效率62%左右，中位起效时间5周，患者耐受性良好。

2. 地西他滨　3.5mg/（m² · d）×3d，静脉滴注，间隔3周后再次给药，共3~6周期，3周期无效患者应停用。总体有效率50%左右，6个月持续反应率40%左右，不良反应轻微。

3. 其他药物　硫唑嘌呤、环孢素、达那唑、长春碱类等，此类药物缺乏足够的循证医学证据，可根据医师经验及患者状况进行个体化选择。

六、疗效判断

1. 完全反应（CR）　治疗后血小板计数≥100×10⁹/L且无出血表现。

2. 有效（R）　治疗后血小板计数≥30×10⁹/L，至少比基础血小板计数增加2倍，且无出血表现。

3. 无效（NR）　治疗后血小板计数<30×10⁹/L，或血小板计数增加不到基础值的2倍，或有出血。

4. 复发　治疗有效后，血小板计数降至30×10⁹/L以下，或降至不到基础值的2倍，或出现出血症状。

5. 持续有效　患者疗效维持至开始治疗后6个月及以上。

6. 早期反应　治疗开始后1周时达到有效标准。

7. 初步反应　治疗开始后1个月时达有效标准。

8. 缓解　治疗开始后12个月时血小板计数≥100×10⁹/L。

在定义CR或R时，应至少检测2次血小板计数，间隔至少7天。定义复发时至少检测2次，其间至少间隔1天。

ITP诊治流程见图4-3-1-1。

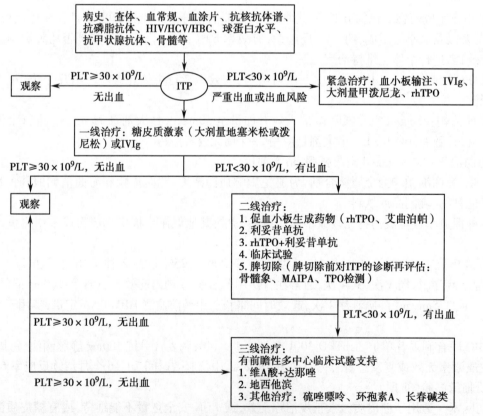

图4-3-1-1　成人原发免疫性血小板减少症诊治流程

成人原发免疫性血小板减少症诊断与治疗中国专家共识（2020年版）

IVIg:静脉丙种球蛋白;MAIPA:单克隆抗体俘获血小板抗原技术;TPO:血小板生成素;rhTPO:重组人血小板生成素

（王琳　侯明）

参考文献

[1] ZUFFEREY A,KAPUR R,SEMPLE JW. Pathogenesis and therapeutic mechanisms in immune thrombocytopenia(ITP)[J]. J Clin Med,2017,6(2):16.

[2] 张琳,王琳,石艳,等.原发免疫性血小板减少症合并血栓形成的危险因素分析[J].临床血液学杂志,2017,30(9):693-696,700.

[3] 黄月婷,刘晓帆,陈云飞,等.原发免疫性血小板减少症患者血栓发生情况及相关危险因素分析[J].中华血液学杂志,2018,39(11):942-946.

[4] 中华医学会血液学分会血栓与止血学组.成人原发免疫性血小板减少症诊断与治疗中国指南(2020年版)[J].中华血液学杂志,2020,41(8):617-623.

[5] JUBELIRER SJ,HARPOLD R. The role of the bone marrow examination in the diagnosis of immune thrombocytopenic purpura:case series and literature review[J]. Clin Appl ThrombHemost,2002,8(1):73-76.

[6] PROVAN D,ARNOLD DM,BUSSEL JB,et al. Updated international consensus report on the investigation and management of primary immune thrombocytopenia[J]. Blood Adv,2019,3(22):3780-3817.

[7] NEUNERT C,TERRELL DR,AMOLD DM,et al. American Society of Hematology 2019 guidelines for immune thrombocytopenia[J]. Blood Adv,2019,3(23):3829-3866.

[8] LIU XG,BAI XC,CHEN FP,et al. Chinese guidelines for treatment of adult primary immune thrombocytopenia[J]. Int J Hematol,2018,107(6):615-623.

[9] WEI Y,JI XB,WANG YW,et al. High-dose dexamethasone vs prednisone for treatment of adult immune thrombocytopenia:a prospective multicenter randomized trial[J]. Blood,2016,127(3):296-302.

[10] 中华医学会感染病学分会,中华医学会肝病学分会.慢性乙型肝炎防治指南(2019年版)[J].中华传染病杂志,2019,37(12):711-736.

[11] WONG RSM,SALEH MN,KHELIF A,et al. Safety and efficacy of long-term treatment of chronic/persistent ITP with eltrombopag:final results of the EXTEND study[J]. Blood,2017,130(23):2527-2536.

[12] MEI H,LIU X,LI Y,et al. A multicenter,randomized phase Ⅲ trial of hetrombopag:a novel thrombopoietin receptor agonist for the treatment of immune thrombocytopenia[J]. J Hematol Oncol,2021,14(1):37.

[13] ZHOU H,XU M,QIN P,et al. A multicenter randomized open-label study ofrituximab plus rhTPO vs rituximab in corticosteroid-resistant or relapsed ITP[J]. Blood,2015,125(10):1541-1547.

[14] FENG FE,FENG R,WANG M,et al. Oral all-trans retinoic acid plus danazol versus danazol as second-line treatment in adults with primary immune thrombocytopenia:a multicentre,randomised,open-label,phase 2 trial[J]. Lancet Haematol,2017,4(10):e487-e496.

[15] ZHOU H,QIN P,LIU Q,et al. A prospective,multicenter study of low dose decitabine in adult patients with refractory immune thrombocytopenia[J]. Am J Hematol,2019,94(12):1374-1381.

[16] RODEGHIER F,STASI R,GERNSHEIMER T,et al. Standardization of terminology,definitions and outcome criteria in immune thrombocytopenic purpura of adults and children:report from an international working group[J]. Blood,2009,113(11):2386-2393.

第二节 血栓性血小板减少性紫癜

血栓性血小板减少性紫癜(thrombotic thrombocytopenic purpura,TTP)是一种少见而严重的血栓性微血管病,其主要临床特征包括血小板减少、微血管病性溶血性贫血(MAHA)、发热、肾脏损伤及神经精神症状等。TTP的发病机制主要涉及血管性血友病因子(VWF)裂解酶(ADAMTS13)活性缺乏,也与补体异常激活、血管内皮细胞VWF异常释放、血小板异常活化等相关。血浆中ADAMTS13活性缺乏导致内皮细胞异常释放的超大分子VWF(UL-VWF)不能及时被降解,UL-VWF自发结合血小板,导致微血管病性溶血、微血管内血栓形成,进而引起相应器官缺血、缺氧及功能障碍,导致一系列临床症状。

一、发展历史和流行病学

Eli Moschowitz 在1924年首次报道了一份病例,该报告描述了一位16岁的女性突然出现瘀点、苍白乏力、发热的症状,患者严重贫血、白细胞轻度增多,尿中有明显的白蛋白和透明颗粒型管,2周后陷入昏迷死亡。尸检在心肌和肾脏组织中发现末端小动脉及毛细血管弥漫性透明血栓。他怀疑这是一种"既具有凝集性又具有溶血性的强大毒素"引起的。此后,类似的疾病多年来一直被称为 Moschowitz 病,直到1947年才正式命名为 TTP,并沿用至今。

1966年,一项对16例和255例病例分析的综述概括了 TTP 的五联症(血小板减少、微血管病性溶血性贫血、神经系统症状、肾衰竭和发热),死亡率为90%以上。在20世纪60年代以前,TTP 患者的死亡率几乎为100%,Rock 等在1991年报道血浆置换治疗后,TTP 患者的6个月生存率可达到78%。随后,于1998年提出了在 TTP 患者中发现 von Willebrand 因子切割蛋白酶异常的突破性理念,并在2001年该蛋白酶被鉴定为 ADAMTS13,是 ADAMTS(一种具有血小板反应蛋白1型结构域的分解蛋白和金属蛋白酶)家族的第13个成员。

TTP 的发生率约为每年 4.5/100 万人。尚未发现有季节或地域性的流行趋势。TTP 在20岁以下人口发病较少见,其发病高峰为 30~50 岁。许多报道表明,男女患病之比约为 1∶2,50 岁以下以女性患者更多见,女性在怀孕后期以及围产期更容易发病,大于60岁无性别差异。TTP 发生的其他危险因素包括非洲人种、肥胖等。遗传性 TTP 以及继发性血栓微血管病患者性别影响相当。

二、病因及发病机制

TTP 根据 ADAMTS13 缺乏机制不同,可分为遗传性 TTP(cTTP,又称为 Upshaw-Schulman 综合征)和免疫性 TTP(iTTP)。cTTP 是由定位在染色体 9q34 上的同源编码基因 ADAMTS13 纯合或复合杂合突变引起的先天缺陷,杂合突变患者没有明显的异常,并导致家族隐性形式的 TTP。在遗传性 TTP 家族中已经发现了80多种不同的突变。对突变形式的蛋白酶的分泌和活性的研究表明,大多数这些突变导致细胞分泌受损,并且当突变蛋白被分泌时,蛋白水解活性大大降低,导致血浆 ADAMTS13 活性缺乏,常在感染、炎症或妊娠等因素下诱发疾病。cTTP 较为少见,仅占总例数的5%,但 cTTP 在儿童时期和孕期有两个显著的发病高峰,占 cTTP 总数的 25%~50%。

iTTP 又称获得性 TTP,是一种自身免疫性疾病,系患者体内产生抗 ADAMTS13 自身抗体,抑制 ADAMTS13 活性(中和抗体)或与 ADAMTS13 结合形成抗原抗体复合物而加速 ADAMTS13 在体内清除。iTTP 多无明确原因(即原发性),也可能继发于药物、感染、肿瘤、自身免疫性疾病、造血干细胞移植等。iTTP 是最常见的临床类型,约占 TTP 总例数的95%。

VWF 调节失控引起的血小板血栓是 cTTP 以及其他一些 TTP 潜在的发病机制。在血管受损部位,大分子量 VWF 多聚体通过与血小板表面糖蛋白 Ib(glycoprotein Ib,GP Ib)以及结缔组织结合,从而介导血小板黏附。VWF 多聚体亚单位由五个保守的结构区域组成。VWF 多聚体通过 A3 区域与胶原蛋白结合,血小板膜 GP Ib 与 VWF 的 A1 区结合,在高血流剪切力条件下当 VWF 与血小板相结合时,VWF 多聚体结构展开,使得 A2 区域的切割位点 Tyr1605-Met1606 易与 ADAMTS13 相结合而被裂解,从而使黏附的血小板解聚。

ADAMTS13 缺乏,可导致 VWF 的切割效率降低,从而使得 VWF 多聚体在血管内积聚,促进血小板在该部位的聚集、活化,最终形成血小板血栓;导致血小板消耗性减少以及多脏器的功能损伤(图4-3-2-1)。

有学者提出了应用化疗药物诱发 TTP 的机制与内皮细胞损伤有关,对内皮细胞损伤提供了可能的解释,包括循环免疫复合物和细胞因子。内皮功能障碍的下游作用,包括一氧化氮和 VWF 的释放,以及组织型纤溶酶原激活剂、血栓调节蛋白和纤溶酶原激活剂抑制剂水平的提高,促进了 TTP 的发展。癌症与 TTP 有关,几乎所有类型的癌症中都有一小部分患者出现血栓性微血管病变,导致内皮功能障碍,尤其是发生肿瘤转移的患者,内皮损伤导致上述因素的释放,促进 TTP 的凝血过程。

美籍华人堪萨斯大学医学中心的郑兴龙教授在一项急性 iTTP 患者的研究中发现,与对照相比 iTTP 患者血浆中存在补体水平异常升高,提示先天免疫,即通过替代途径激活补体,可能在急性 iTTP 的发病机制中发挥作用。

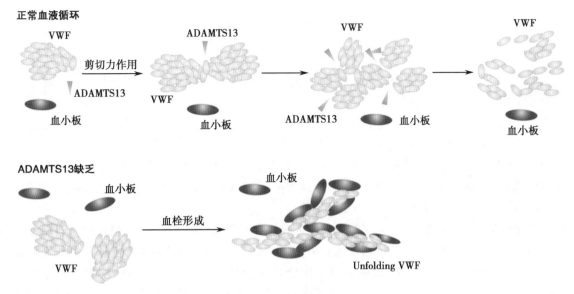

图 4-3-2-1　TTP 的发病机制

三、临床表现

多数 TTP 患者发病急骤、病情危重,少数患者发病隐匿、临床表现不典型;感染、妊娠等是 TTP 常见的诱因,女性 cTTP 患者常在妊娠早期出现疾病发作。

TTP 典型临床表现如下:

1. 出血　以皮肤、黏膜出血为主,严重者可有内脏或颅内出血。

2. MAHA 多为轻、中度贫血,部分伴有黄疸。

3. 神经精神症状　表现为意识紊乱、头痛、失语、惊厥、视力障碍、谵妄、偏瘫以及局灶性感觉或运动障碍等,缺乏典型表现,以发作性、多变性为特点。

4. 肾脏损害　可出现血尿、蛋白尿、管型尿,血尿素氮及肌酐轻度升高。

5. 发热(>37.5℃)。

6. 胸痛、腹痛、乏力、关节痛、肌肉痛等其他器官损伤的临床表现。

临床上完全符合 TTP 典型"五联症"的患者相对少见,比例不足 10%。几乎所有的 TTP 患者均表现为严重的血小板减少(通常为<30×10⁹/L)和以外周血涂片出现破碎红细胞为特征的微血管病性溶血性贫血,通常伴有相应的症状(即皮肤和黏膜出血、虚弱和呼吸困难)。系统性微血管血栓形成可影响到全身各个器官,且造成的后果各异。肾脏受累较常见,主要是孤立性蛋白尿/血尿,约 10%~27% 的 TTP 患者出现急性肾损伤,只有 10% 的患者会进展为急性肾衰竭,典型的血清肌酐水平低于 2mg/dL。与器官缺血/梗死相关的症状主要与大脑有关,其以 MAHA、血小板减少和神经精神症状称为 TTP"三联症"。神经系统症状可以是短暂性的,也可以呈持续性,包括头痛、视力障碍、眩晕,性格改变、思维混乱、嗜睡、晕厥、昏迷、癫痫、失语、偏瘫和其他局灶性感觉及运动障碍。由于部分 TTP 患者神经精神症状不显著,建议如发现 MAHA 和血小板减少时,就要高度警惕 TTP 可能。25% 的患者出现心脏缺血症状,轻症表现为孤立的心电图异常、胸痛,严重者可并发心肌梗死、充血性心力衰竭;若肠系膜缺血可表现为胃肠道症状,包括恶心、呕吐、腹痛以及腹泻;体检有胰腺炎或肠系膜缺血可能。有综述指出,肝脾大患者可占 1/56。偶尔会出现雷诺现象(Raynaud phenomenon),关节痛、肌肉痛及视网膜出血或剥离症状。直接肺受累较罕见,但可能发生严重的急性呼吸窘迫综合征(severe acute respiratory distress syndrome),也可能继发于心力衰竭。不论是初次发病或者是疾病复发,TTP 的临床症状有时并不典型。溶血性贫血伴血小板减少可能预示着疾病的发生。少数患者可以在患病的几天到数月里,甚至早于血栓性微血管病发生,出现视力障碍、胰腺炎、卒中或者是其他血栓改变。

继发性血栓性微血管病的临床症状通常由其基础疾病决定。

四、诊断和鉴别诊断

(一)诊断

1. **具备 TTP 临床表现** 常有 MAHA 和血小板减少,并非所有患者均具备所谓的"三联症"或"五联症",临床上需仔细分析病情、寻找病因。

2. **典型的血细胞变化和血生化改变** 贫血、血小板计数显著降低,尤其是外周血涂片中红细胞碎片>1%;血清游离血红蛋白增高,血清乳酸脱氢酶明显升高。

3. **血浆 ADAMTS13 活性显著降低(<10%)** iTTP 者常检出 ADAMTS13 抑制物或 IgG 抗体。

4. **排除溶血性尿毒症综合征(HUS)、弥散性血管内凝血(DIC)、HELLP 综合征、Evans 综合征、子痫、灾难性抗磷脂抗体综合征等疾病。**

临床表现典型的患者诊断不难,但多数患者临床表现存在明显个体差异,部分患者临床表现不具特征性,需结合多方面资料综合判断。对于初发患者应全面收集临床资料,对疑似患者需进行 TTP 发病危险度评估,推荐使用 PLASMIC 评分系统(表 4-3-2-1):积分 0~4 分为低危,TTP 预测效率<5%;积分 5 分为中危,预测效率 5%~25%;积分 6~7 分为高危,预测效率 60%~80%。临床验证发现评分为高危者诊断 TTP 的敏感性为 81.7%,特异性为 71.4%。

表 4-3-2-1 用于评估血栓性血小板减少性紫癜(TTP)发病危险度的 PLASMIC 评分表

项目	分值
外周血血小板减少<30×10⁹/L	1
溶血证据(网织红细胞>2.5%、非结合胆红素>34.2μmol/L、结合珠蛋白消失)	1
无进展期癌症	1
无实体器官移植或干细胞移植史	1
平均红细胞体积(MCV)<90fl	1
凝血酶原时间国际标准化比值(PT-INR)<1.5	1
肌酐<20mg/L(176.8μmol/L)	1

(二)实验室检查

1. **血常规及血涂片检查** 不同程度贫血,外周血涂片可见破碎红细胞(>1%),网织红细胞比例大多增高;血小板计数显著降低(多低于 $20×10^9$/L),且动态下降较显著。

2. **血生化检查** 主要有血胆红素升高,以非结合胆红素升高为主;血清乳酸脱氢酶(LDH)明显升高;血尿素氮及肌酐不同程度升高,肌钙蛋白 T 水平升高见于心肌受损者。

3. **血浆 ADAMTS13 活性及抑制物或 IgG 抗体测定** 目前多采用 FRET-VWF 荧光底物测定法、残余胶原结合试验或免疫性 ELISA 方法测定 ADAMTS13 活性、ADAMTS13 抑制物或 IgG 抗体。TTP 患者血浆 ADAMTS13 活性显著降低(<10%);iTTP 患者 ADAMTS13 活性显著降低且检出 ADAMTS13 抑制物或 IgG 抗体;cTTP 患者不存在 ADAMTS13 抑制物或 IgG 抗体,基因测序有助于鉴别诊断。血浆 ADAMTS13 活性及抑制物或 IgG 抗体测定血样尽可能在血浆置换前留取,同时注意高胆红素血症、高脂血症、游离血红蛋白升高、血浆蛋白酶可能干扰血浆 ADAMTS13 活性检测,在分析结果时需要注意。

4. **凝血检查** 活化部分凝血活酶时间(APTT)、凝血酶原时间(PT)及纤维蛋白原检测多正常,偶有纤维蛋白降解产物轻度升高。

5. **溶血相关检查** 红细胞直接抗人球蛋白试验阴性,但在部分继发于免疫性疾病的患者中可为阳性;血浆游离血红蛋白增加、血清结合珠蛋白下降。外周血液涂片出现大于 1% 的破碎红细胞(头盔状细胞、小而不规则的三角形或新月形的细胞)是 TTP 的形态学特征。

6. **ADAMTS13 基因检测** 对怀疑 cTTP 患者可进行 ADAMTS13 基因突变检测,有助于确立诊断及遗

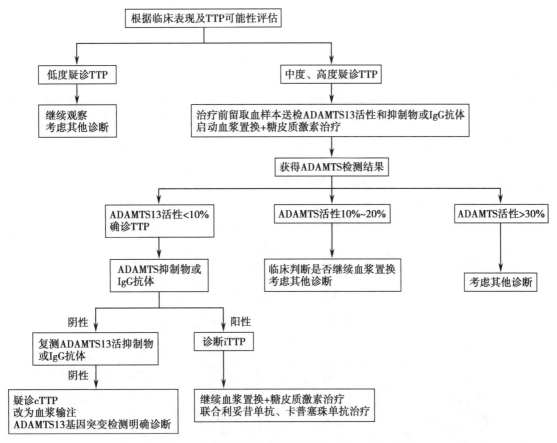

图 4-3-2-2　血栓性血小板减少性紫癜(TTP)诊断流程图
ADAMTS13:血管性血友病因子裂解酶;iTPP:免疫性 TPP;cTPP:遗传性 TPP

传咨询。

7. 其他　乙型肝炎病毒(HBV)、丙型肝炎病毒(HCV)、人类免疫缺陷病毒(HIV)病毒血清学检查,甲状腺功能,抗核抗体谱,狼疮抗凝物,抗磷脂抗体、颅脑 CT、磁共振成像(MRI)检查及脑电图。

（三）鉴别诊断

任何具有微血管病性溶血性贫血以及血小板减少症状的患者,如果没有 DIC 或 HUS 前驱症状,如腹泻、急性少尿或无尿型肾衰竭等表现,都需要考虑是否患有 TTP。由于与继发性血栓性微血管病性溶血相关的一些疾病可以有类似的临床表现,TTP 诊断标准不能非常明确。因此,TTP 诊断势必成为一种挑战并且必须考虑广泛的鉴别诊断。

鉴别诊断须包括:

1. HUS　HUS 是一种局限性地主要累及肾脏的微血管病,儿童发病率高,发病前常有感染病史,尤其是大肠埃希菌 O157:H7 菌株感染。该病主要累及肾脏,如少尿、高血压,严重肾损害、神经系统症状少见。

2. 妊娠期高血压疾病　在妊娠期高血压疾病先兆子痫或子痫,患者可出现许多类似于 TTP 的症状,但该病预后相对较好,发病可能与轻度的血管内凝血有关。

3. 活动性系统性红斑狼疮伴自身免疫性血小板减少和血管炎为风湿性疾病的一种,患者狼疮相关抗体常呈阳性且有相应的病史。

4. 严重的免疫性血小板减少症伴自身性免疫性溶血性贫血(Evans 综合征)　患者有感染等相关诱发因素,且 ADAMTS13 水平多为正常。

5. 阵发性睡眠性血红蛋白尿症患者多表现为三系减少,且 ADAMTS13 水平多为正常。

综上所述,TTP 的诊断流程见图 4-3-2-2。

五、TTP 的治疗

（一）治疗原则

本病多急性发病,如不能及时治疗死亡率高。临床上在中度或高度怀疑本病时即应尽快开始相关治疗。iTTP 首选血浆置换治疗,并酌情联合使用糖皮质激素等。cTTP 以替代治疗为主,分为按需治疗和预防治疗方法。对高度疑似和确诊病例输注血小板应十分谨慎,血浆置换后如出现危及生命的严重出血时才考虑输注血小板。

（二）治疗方法

随着对 TTP 的认识深入,越来越多的治疗靶点被发现并应用于临床(图 4-3-2-3)。

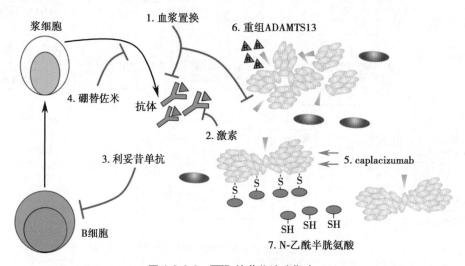

图 4-3-2-3　TTP 的药物治疗靶点

1. 血浆治疗　血浆治疗用于治疗 iTTP 和 cTTP。血浆治疗有两种:血浆输注和治疗性血浆置换(TPE)。TPE 适用于 iTTP 的治疗和临床中高度怀疑 TTP 的初始紧急治疗。通过替换患者的大量血浆,TPE 补充了 ADAMTS13 的活性,并去除抗 ADAMTS13 自身抗体、ADAMTS13 免疫复合物、高分子量 VWF 多聚体和炎症细胞因子。通常第一次置换 1.5 倍血浆体积,之后置换 1.0 倍患者血浆体积。血浆置换采用新鲜(冷冻)血浆,通常第一次血浆置换量推荐为 60mL/kg 体重,相当于 1.5 单位患者体积血浆,之后血浆置换量推荐为 40mL/kg 体重,相当于 1.0 单位患者体积血浆,每次 2 000~3 000mL,1~2 次/d,直至症状缓解、血小板计数恢复正常连续 2 天后可逐渐延长血浆置换间隔直至停止。当肾衰竭时,可与血液透析联合应用。患者对血浆置换的治疗反应差异较大,对连续血浆置换治疗 5 次仍未取得临床反应的患者不建议过早停止血浆置换,除继续相关治疗外还应积极寻找诱因(如感染等)并加以祛除。20 世纪 80 年代初 TPE 的引入使 TTP 的预后得到了显著改善,生存率从<10%上升到 80%。对确无血浆置换条件者,可输注新鲜(冷冻)血浆每日 20~40mL/kg,冷沉淀血浆、洗涤血浆和各类病原体灭活血浆都已获得令人满意的疗效。洗涤血浆其变态反应和输血相关性肺损伤发生率比新鲜冷冻血浆更低,但由于应用洗涤剂,其血栓发生率增加。冷沉淀消耗了血浆中高分子量的 VWF 多聚体,同时含有正常的 ADAMTS13 因子和活性,因此比较适合 TTP 的治疗。尽管如此,小型的随机化试验表明,在 TTP 的初始治疗中,冷沉淀血浆并不优于新鲜冷冻血浆。

在 cTTP 患者中,通常进行血浆输注,有时可能需要几次 TPE 治疗急性发作。定期输注血浆对预防 cTTP 急性发作是有效的,但没有官方指南表明何时应该开始预防性血浆方案。

2. 糖皮质激素　糖皮质激素可减轻炎症反应、保护器官功能、抑制自身抗体产生,主要适用于 iTTP 治疗。可选用甲泼尼龙(80~120mg/d)或地塞米松(15~20mg/d)静脉输注,病情缓解后可过渡至泼尼松[1~2mg/(kg·d)]并逐渐减量至停用。一项随机对照试验对 60 例初诊的 iTTP 进行 TPE 患者进行了标准剂量甲泼尼龙[1mg/(kg·d)]和高剂量甲泼尼松龙[10mg/(kg·d),3天,然后2.5mg/(kg·d)]辅助治疗的比较,经过23天的治疗,研究发现标准剂量组和高剂量组中分别有47%和77%的患者达到缓解,高剂量甲基泼尼松龙辅助治疗可能更有效。使用糖皮质激素要考虑到其内分泌、心血管和神经精神系统的不良反应,对伴存高血压、糖尿病、精神疾病及老年患者应特别关注药物的不良反应。

3. 利妥昔单抗(rituximab) 利妥昔单抗是一种人源化抗 CD20 单克隆抗体,最初开发治疗 CD20+B 细胞瘤,现引入 iTTP 治疗恶化或难治疗 iTTP 患者,其作用机制是利妥昔单抗通过选择性耗竭 B 淋巴细胞而降低 ADAMTS13 抑制物或 IgG 抗体滴度,有效恢复血浆 ADAMTS13 活性。临床研究证实,iTTP 急性发作期使用利妥昔单抗可提升治疗有效率、降低早期死亡率、减少复发率、延长缓解期。利妥昔单抗推荐剂量为 375mg/m² 每周 1 次,连续应用 4 周。小剂量利妥昔单抗治疗(100mg 每周 1 次,连用 4 周)效果在探索中。建议利妥昔单抗在血浆置换后开始用药,与下次血浆置换间隔20~24h。此外,两项前瞻性研究报道了应用利妥昔单抗联合 TPE 作为 iTTP 一线治疗,发现具有减少和延迟 TTP 复发的优势,然而该治疗仍具有争议。

4. 卡普赛珠单抗(caplacizumab) 卡普赛珠单抗是一种人源化特异性抗 VWF 的免疫球蛋白,可阻断 VWF 的 A1 区与血小板糖蛋白 GP I b 结合作用,阻止血小板-VWF 多聚体相互作用并防止小动脉和毛细血管内微血栓形成、减少终末器官损害。卡普赛珠单抗首次 10mg 静脉输注,次日起 10mg/d 皮下注射,停止血浆置换后仍需持续使用 30 天。卡普赛珠单抗在 TTP 发病早期使用可以最大获益。一项 iTTP 患者多中心随机对照的 Ⅱ 期临床研究评估了卡普赛珠单抗的疗效,其血小板恢复的时间显著缩短,反映缺血器官损伤的生物标志物恢复更快,急性发作的发生率更低,但由于卡普赛珠单抗不针对正在进行的自身免疫反应,按方案停药后不久(最后一次 TPE 后 30 天)的复发率增加。许多复发患者有持续的严重的 ADAMTS13 缺陷,这表明阻断 VWF A1 结构域可以防止微血管中血小板聚集。出血相关不良事件在卡普赛珠单抗组更为常见(53% vs 38%,安慰剂组),但大多数是轻微的,不需要干预,两组严重出血事件的频率相似。

5. 大剂量静脉免疫球蛋白治疗 iTPP 的效果不及血浆置换,仅适用于难治性 TTP 患者或多次复发的病例。

6. 其他免疫抑制剂 对利妥昔单抗无效或复发的 iTTP 患者可选用其他免疫抑制剂(硼替佐米、环孢素等)。硼替佐米通过阻止 ADAMTS13 自身抗体产生发挥治疗作用,常用剂量为 1.3mg/m² 皮下注射,每疗程 4 次(第 1、4、8、11d),1~2 个疗程。环孢素常用剂量为 3~5mg/(kg·d),根据血浆浓度调整剂量。

7. N-乙酰半胱氨酸(NAC) NAC 为还原型谷胱甘肽的前体,可抑制血小板对内皮细胞锚定的 VWF 多聚体的黏附,并在体外减少可溶性高分子量 VWF 多聚体的大小。有学者在小鼠和狒狒中建立了体外和临床前模型,发现 NAC 在体内有效减小 VWF 多聚体的大小,但将 NAC 作为单药治疗是不够的。有一些难治性 TTP 患者的病例报道,在血浆置换后使用 NAC 有一定的辅助治疗作用。推荐剂量 8g/d,缓慢静脉输注。

8. 血小板输注 原则上在高度疑似 TTP 且尚未进行血浆置换的患者不宜进行血小板输注,因其可能会增加微血栓形成和器官损伤。但在血浆置换后,如出现危及生命的重要器官出血时可考虑进行血小板输注。

9. 预防性血浆输注 适用于 cTTP 患者的预防性治疗,常用新鲜冷冻血浆每次 10~15mL/kg,输注间隔根据患者血小板数变化情况而定,每 1~3 周 1 次。反复输注需注意输血相关疾病传播风险。

10. 重组人 ADAMTS13 临床前研究表明,在敲除小鼠模型中,使用重组 ADAMTS13 可以增加 VWF 的切割活性,改善 TTP 的临床体征。临床上,糖基化重组 ADAMTS13(baxalta,现为 takeda)静脉注射冻干制剂首次成功应用于 cTTP 患者。目前,一项评估 BAX930 在预防和按需治疗严重 cTTP 受试者中的安全性和有效性的 Ⅲ 期交叉研究正在招募(clinicaltrials. gov NCT03393975)。iTTP 患者的临床应用还没有报道。

11. 抗血小板药物 iTTP 患者病情稳定后可选用潘生丁或阿司匹林,对减少复发有一定作用。

12. 支持治疗 本病累及多个器官,需要及时动态评估各器官功能,给予相应的支持治疗,保护器官功能。

（三）治疗方案及调整

对临床中度或高度疑似或确诊的 TTP（尤其是 iTTP）患者应立即开始治疗性血浆置换联合糖皮质激素治疗，并可考虑联合卡普赛珠单抗治疗。根据 ADAMTS13 活性及抑制物或 IgG 抗体结果调整治疗：如测定的患者血浆 ADAMTS13 活性<10%且伴抑制物或 IgG 抗体阳性，符合 iTTP 则继续进行上述治疗并及时给予利妥昔单抗治疗；如抑制物阴性，考虑 cTTP，可停用糖皮质激素、改血浆置换为血浆输注；如患者血浆 ADAMTS13 活性>20%，则考虑其他诊断并改用相应治疗；血浆 ADAMTS13 活性 10%~20% 的患者需根据临床判断是否继续或停止现行治疗。

对复发的 iTTP 患者，除治疗性血浆置换联合糖皮质激素治疗外，如之前未用过利妥昔单抗或曾使用利妥昔单抗有效但 1 年后复发者，加用利妥昔单抗治疗。利妥昔单抗后 1 年内复发的患者可选择其他免疫抑制剂（如硼替佐米、环孢素）清除 ADAMTS13 抑制物，恢复 ADAMTS13 活性。

对缓解期 cTTP 患者，建议采用血浆输注或密切观察的预防策略，根据患者病情、意愿及可能的不良反应决定治疗选择。对新生儿期发病、有器官损伤的 cTTP 患者推荐预防治疗。不建议使用血浆源性因子Ⅷ浓缩物因其 ADAMTS13 含量甚低。重组 ADAMTS13 将是更为便捷高效的治疗方法。

iTTP 女性妊娠时有较高的疾病复发风险，尤其是持续血浆 ADAMTS13 活性降低者常常是复发先兆，对母体和胎儿均存在不利影响。预防性治疗可能有助于减少母婴死亡率，如 iTTP 孕妇血浆 ADAMTS13 活性<10%可进行血浆置换，每周 1~2 次；如出现 TTP 临床表现需每日 1 次血浆置换；联合使用糖皮质激素治疗。孕期不建议使用抗 CD20 单抗。对上述治疗无效或伴发其他病理产科情况（如妊娠期高血压疾病）时需提前终止妊娠。对 cTTP 的孕妇建议自妊娠开始即进行血浆输注，输注间隔随孕期而逐渐缩短，从每 2 周 1 次至隔日 1 次不等；如出现 TTP 临床表现，则需增加输注量或改为血浆置换；血浆输注治疗需维持至产后 3 周。重组 ADAMTS13 更适合 cTTP 孕妇的预防治疗。

（四）预后

国际 TTP 工作组最近再次修订了 iTTP 治疗结局的定义。①临床反应：经血浆置换等治疗后持续血小板计数≥100×10⁹/L 和 LDH<1.5 倍正常值上限，并且无新发器官缺血损伤或原有器官缺血损伤加重。经 5 次血浆置换治疗仍未取得临床反应者称为难治性 TTP。②临床恶化：在取得临床反应后停止血浆置换或抗 VWF 治疗后 30d 内，再次出现血小板计数<100×10⁹/L，伴或不伴有器官缺血损伤再发临床证据。③临床缓解：停止血浆置换或抗 VWF 治疗 30 天后仍能持续维持临床反应者，或取得 ADAMTS13 缓解者（ADAMTS13 部分缓解：ADAMTS13 活性≥20% 且<正常值下限；ADAMTS13 完全缓解：ADAMTS13 活性>正常值下限）。④临床复发：在取得临床缓解后，再次出现血小板计数<100×10⁹/L 且 ADAMTS13 活性<10%，伴或不伴有器官缺血损伤临床证据。⑤ADAMTS13 复发：在取得 ADAMTS13 缓解后，再次发生 ADAMTS13 活性<20%。ADAMTS13 复发常发展为临床复发。

首发 TTP 患者及时行 TPE 治疗，生存率达 80%~90%。老年、LDH 水平高于正常值的 10 倍（主要反映器官损伤）、心肌肌钙蛋白水平>0.25ng/mL 与死亡和难治性 TTP 相关。

iTTP 患者在初次发作取得临床缓解后存在复发风险，感染、手术、妊娠等均为诱发因素，血浆 ADAMTS13 活性<10%、ADAMTS13 抑制物或 IgG 抗体持续阳性是临床复发的高危因素。所有缓解期的 iTTP 患者除常规检查血常规外，均应定期复查 ADAMTS13 活性及其抑制物或 IgG 抗体，至少在第 1 年前 6 个月内每月 1 次，后 6 个月内每 3 个月 1 次，第二年每 6 个月 1 次。随着免疫抑制治疗的早期使用，iTTP 复发率有明显减少趋势。cTTP 患者在首次发作后常会持续较长时间的病情波动，需要进行预防性治疗；新生儿期发病的 cTTP 患者常病情严重、器官远期损伤可能性大，需尽早开展预防治疗。

TTP 患者的长期随访中，40%的 iTTP 患者经历 1 次或多次复发。复发是由于抗 ADAMTS13 抗体的持续或复发导致严重的 ADAMTS13 缺乏。迄今，ADAMTS13 是唯一能够在临床缓解随访期间预测 TTP 复发的特异性生物学标志物。

由于 TTP 发病累及多个器官发生缺血缺氧损伤。TTP 临床缓解后神经系统常见的后遗症包括认知障碍、乏力、注意力及记忆力异常等，但并不影响正常工作和活动，部分 TTP 患者恢复后表现出抑郁和沮丧。

也可引起肾脏疾病、心肌损害、高血压等,与器官损伤有关。此外,TTP 患者还容易发生相关结缔组织疾病(主要是 SLE 和 Gougerot-Sjögren 综合征),需要在随访中尽早发现。多学科诊疗团队的合作可以更好地开展患者疾病状态评估和实施相应的治疗。

(戚嘉乾　韩悦)

参考文献

[1] FERMAND JP, BROUET JC, DANON F, et al. Gamma heavy chain "disease": heterogeneity of the clinicopathologic features. Report of 16 cases and review of the literature[J]. Medicine(Baltimore),1989,68(6):321-335.

[2] ROCK GA,SHUMAK KH,BUSKARD NA,et al. Comparison of plasma exchange with plasma infusion in the treatment of thrombotic thrombocytopenic purpura. Canadian Apheresis Study Group[J]. N Engl J Med,1991,325(6):393-397.

[3] LEVY GG,NICHOLS WC,LIAN EC,et al. Mutations in a member of the ADAMTS gene family cause thrombotic thrombocytopenic purpura[J]. Nature,2001,413(6855):488-494.

[4] DONADELLI R,BANTERLA F,GALBUSERA M,et al. In-vitro and in-vivo consequences of mutations in the von Willebrand factor cleaving protease ADAMTS13 in thrombotic thrombocytopenic purpura[J]. ThrombHaemost,2006,96(4):454-464.

[5] ZUPANCIC M,SHAH PC,SHAH-KHAN F. Gemcitabine-associated thrombotic thrombocytopenic purpura[J]. Lancet Oncol,2007,8(7):634-641.

[6] ORR FW,WANG HH,LAFRENIE RM,et al. Interactions between cancer cells and the endothelium in metastasis[J]. J Pathol,2000,190(3):310-329.

[7] CAO W,PHAM HP,WILLIAMS LA,et al. Human neutrophil peptides and complement factor Bb in pathogenesis of acquired thrombotic thrombocytopenic purpura[J]. Haematologica,2016,101(11):1319-1326.

[8] JOLY BS,COPPO P,VEYRADIER A. Thrombotic thrombocytopenic purpura[J]. Blood,2017,129(21):2836-2846.

[9] RIDOLFI RL,BELL WR. Thrombotic thrombocytopenic purpura: report of 25 cases and review of the literature[J]. Medicine(Baltimore),1981,60(6):413-428.

[10] FUJIMURA Y,MATSUMOTO M,KOKAME K,et al. Pregnancy-induced thrombocytopenia and TTP, and the risk of fetal death,in Upshaw-Schulman syndrome:a series of 15 pregnancies in 9 genotyped patients[J]. Br J Haematol,2009,144(5):742-754.

[11] BALDUINI CL,GUGLIOTTA L,LUPPI M,et al. High versus standard dose methylprednisolone in the acute phase of idiopathic thrombotic thrombocytopenic purpura:a randomized study[J]. Ann Hematol,2010,89(6):591-596.

[12] SCULLY M,MCDONALD V,CAVENAGH J,et al. A phase 2 study of the safety and efficacy of rituximab with plasma exchange in acute acquired thrombotic thrombocytopenic purpura[J]. Blood,2011,118(7):1746-1753.

[13] VAZQUEZ-MELLADO A,PEQUENO-LUEVANO M,CANTU-RODRIGUEZ OG,et al. More about low-dose rituximab and plasma exchange as front-line therapy for patients with thrombotic thrombocytopenic purpura[J]. Hematology,2016,21(5):311-316.

[14] PEYVANDI F,SCULLY M,KREMER HOVINGA JA,et al. Caplacizumab for Acquired Thrombotic Thrombocytopenic Purpura[J]. N Engl J Med,2016,374(6):511-522.

[15] CHEN J,REHEMAN A,GUSHIKEN FC,et al. N-acetylcysteine reduces the size and activity of von Willebrand factor in human plasma and mice[J]. J Clin Invest,2011,121(2):593-603.

[16] TERSTEEG C,ROODTJ,VAN RENSBURG WJ,et al. N-acetylcysteine in preclinical mouse and baboon models of thrombotic thrombocytopenic purpura[J]. Blood,2017,129(8):1030-1038.

[17] ZHENG XL,KAUFMAN RM,GOODNOUGH LT,et al. Effect of plasma exchange on plasma ADAMTS13 metalloprotease activity,inhibitor level,and clinical outcome in patients with idiopathic and nonidiopathic thrombotic thrombocytopenic purpura[J]. Blood,2004,103(11):4043-4049.

[18] BENHAMOU Y,BOELLE PY,BAUDIN B,et al. Cardiac troponin-I on diagnosis predicts early death and refractoriness in acquired thrombotic thrombocytopenic purpura. Experience of the French Thrombotic Microangiopathies Reference Center[J]. J ThrombHaemost,2015,13(2):293-302.

[19] HIE M,GAY J,GALICIER L,et al. Preemptive rituximab infusions after remission efficiently prevent relapses in acquired thrombotic thrombocytopenic purpura[J]. Blood,2014,124(2):204-210.

推荐阅读

[1] 王振义,李家增,阮长耿,等. 血栓与止血基础理论与临床[M]. 3 版. 上海:上海科学技术出版社,2004:426-435.

[2] KAUSHANSKY K,LICHTMAN MA,PRCHAL JT,et al. 威廉姆斯血液学中文版[M]. 陈竺,陈赛娟,译. 9 版. 北京:人民卫生出版社,2018.

[3] 中华医学会血液学分会血栓与止血学组. 血栓性血小板减少性紫癜诊断与治疗中国指南(2022 年版)[J]. 中华血液学杂志,2022,43(1):7-12.

[4] George JN,Nester CM. Syndromes of Thrombotic Microangiopathy[J]. N Engl J Med,2014,371(7):654-666.

[5] JOHANNA AKH,SARA KV,DEIRDRA RT,et al. Survival and relapse in patients with thrombotic thrombocytopenic purpura [J]. Blood,2010,115(8):1500-1511.

病例 1 妊娠后血栓性血小板减少性紫癜(资源 4)

资源 4

病例 2 血栓性血小板减少性紫癜(资源 5)

资源 5

第三节 血小板功能障碍性疾病

血小板在正常止血过程中起重要作用,血小板功能异常是出血的重要原因。自 1918 年 Glanzmann 首先报道先天性血小板无力症以来,各种先天性血小板功能缺陷性疾病逐渐为人们所认识,随着研究的深入,对不少疾病的分子机制及血小板功能障碍不断得到阐明,推动了止血机制的研究。血小板止血功能与血小板质膜、血小板贮存颗粒、花生四烯酸代谢、磷脂酰肌醇代谢及钙离子动员等密切相关,血小板结构或代谢异常均可能引起血小板功能障碍而导致出血。血小板功能异常可分为遗传性与获得性,伴有或不伴有血小板数量减少。

【遗传性血小板功能异常】

遗传性血小板功能异常包括多种疾病,按照血小板缺陷的部位,可以分为以下几类(表 4-3-3-1),其中主要为巨大血小板综合征(BSS)、血小板无力症(GT)、贮存池病等。

表 4-3-3-1 遗传性血小板功能性疾病分类

缺陷性质	疾病
血小板-血管壁作用缺陷	黏附疾病:巨大血小板综合征,血小板型血管性血友病
血小板-血小板作用缺陷	聚集疾病:血小板无力症
血小板释放反应缺陷	贮存池病:α 颗粒缺陷,δ 颗粒缺陷,αδ 颗粒联合缺陷
血小板信号转导与酶异常	血小板激动剂受体异常,G 蛋白活化异常,磷脂酰肌醇代谢异常,蛋白质磷酸化异常,钙运转异常,环氧化酶缺乏症,血栓素 A2 合成酶缺乏症
血小板凝血活性异常	单纯 PF$_3$ 缺陷

一、巨大血小板综合征(Bernard-Soulier syndrome,BSS)

(一)病因与发病机制

本病呈常染色体不完全隐性遗传,杂合子无症状,但实验室检查有异常。患者父母近亲结婚多见。其发病机制是血小板膜糖蛋白 GPⅠb/Ⅸ/Ⅴ复合物缺乏,该复合物为 VWF 受体。在高切应力作用下,血小板通过 GPⅠb/Ⅸ/Ⅴ复合物与 VWF 的结合,使血小板黏附到损伤的血管内皮下启动止血。另一方面,GPⅠbα 有凝血酶结合部位,促进低浓度凝血酶激活血小板。目前,已经在编码 GPⅠbα、GPⅠbβ、GPⅨ的结构基因上发现的缺陷包括碱基缺失、错义突变、无义突变和框移突变等;在 GPⅤ结构基因上尚未发现异常。

(二)临床表现

杂合子有轻度生物学异常,如血小板 GPⅠb-Ⅸ为正常的一半,血小板也较正常大,但无临床症状。纯合子常有中至重度出血,患者出生后第一星期或最初几个月中就可有中度出血表现,以自发性皮肤黏膜出血为主。可表现为鼻出血、瘀斑、牙龈出血、月经过多、胃肠道出血、外伤后血肿甚至颅脑出血等。一般自发性出血较轻,而在外伤或手术后出血较重。一般患者出血严重程度难以预测,不同患者或同一患者不同时期出血程度差异很大。

(三)诊断与鉴别诊断

1. BSS 的诊断标准　①常染色体隐性遗传,男女均可发病;②轻度至中度皮肤黏膜出血;③出血时间延长、血小板减少、血小板体积巨大;④瑞斯托霉素不能诱导血小板聚集,而二磷酸腺苷(ADP)、胶原和肾上腺素诱导的血小板聚集正常或增多;⑤血小板膜 GPⅠb/Ⅸ减少或缺如,基因分析可发现基因突变;⑥排除其他血小板减少及功能异常的疾病。

2. BSS 鉴别诊断

(1)与其他先天性血小板减少症并伴有巨大血小板的疾病相鉴别:①May-Hegglin 异常:这是一种罕见的常染色体显性遗传性疾病,表现为血小板增大,不同程度的血小板减少,粒细胞中有杜勒小体,血小板功能及血小板膜糖蛋白正常,大多数患者即使有中度血小板减少,但无出血症状;②Epstein 综合征:这是一种常染色体显性遗传性疾病。表现为肾炎及神经性耳聋伴血小板减少和巨大血小板,出血时间延长,部分患者血小板对胶原和肾上腺素反应异常;③灰色血小板综合征:这是一种少见的常染色体隐性遗传性疾病,表现为轻度血小板减少伴巨大血小板。膜糖蛋白正常,但血小板 α 颗粒内容物,特别是内源性合成的蛋白减少。

(2)与其他遗传性血小板功能性疾病相鉴别:特别是血小板无力症,因两者临床表现及遗传方式相似,但血小板对 ADP、胶原和肾上腺素诱导聚集反应缺如,血小板膜糖蛋白 GPⅡb、Ⅲa 存在质或量的异常。

(四)治疗

1. 教育患者自我保护,避免外伤,减少出血,禁用抗血小板药物。

2. 局部出血不严重时,多可用吸收性明胶海绵、凝血酶等压迫止血。青春期月经过多时可采用避孕药如炔雌醇/炔诺酮以控制月经量。1-脱氧-8-精氨酸加压素(DDAVP)可提高血浆凝血因子Ⅷ活性、VWF 因子活性从而帮助止血。

3. 严重出血者需输注血小板浓缩制剂,反复输注易产生抗血小板抗体而失效,因此有条件者输注去白细胞的 ABO 和 HLA 配型一致的单采血小板,不易引起同种免疫。对于已产生抗血小板抗体的患者,可使用血浆置换以减少抗体后再输同型血小板制剂,有时可静脉给予人血丙种球蛋白亦有帮助。应用重组凝血因子Ⅶa 可以帮助止血。

4. 造血干细胞移植或基因治疗　严重的患儿如能找到合适的供体可进行异基因造血干细胞移植。基因治疗尚无临床应用报道。

二、血小板无力症(Glanzmann's thrombasthenia,GT)

(一)病因和发病机制

GT 是一种常染色体隐性遗传性出血性疾病。是一种少见病,但在近亲婚配人群中较为常见。由于血小板膜糖蛋白 GP Ⅱb(αⅡb,CD41)和/或 GP Ⅲa(β3,CD61)质或量的异常,导致血小板对各种生理性诱导剂的聚集大大减低或缺如,患者往往自幼有明显的出血倾向。血小板 GP Ⅱb/GP Ⅲa 的配体纤维蛋白原(Fg)为血小板对各种诱导剂的聚集所必需的;血块收缩需要完整的 GP Ⅱb/Ⅲa 受体,故患者常有血块退缩异常。1990 年国际血栓与止血学会标准化委员会血小板组将 GT 定义为"由于 GP Ⅱb 或 GP Ⅲa 基因缺陷引起的血小板对多种诱聚剂(如腺苷二磷酸、凝血酶、胶原等)的先天性、遗传性无聚集或反应减低"。

(二)临床表现

杂合子患者血小板 GP Ⅱb/Ⅲa 含量只有正常的一半,无出血表现。纯合子患者出血明显,主要表现为皮肤黏膜出血,女性患者月经过多较为突出,脑出血及关节出血少见。本病可有自发性出血,严重出血可表现为新生儿紫癜、儿童期鼻出血、牙齿卫生不良所致的牙龈出血以及月经过多等。外伤、手术及分娩也常引起严重出血。患者出血的严重程度不可预测,轻重不一,有的早年出血致死,有的只有轻微出血。即使基因缺陷相同的同胞,出血严重程度也不一致。出血严重程度与频度与 GP Ⅱb/Ⅲa 缺失的程度无明显关系。即使测不到 GP Ⅱb/Ⅲa,也可能只有轻微出血,而部分患者 GP Ⅱb/Ⅲa 达正常的 10%~15%,却有反复严重的出血。出血可随年龄增长减轻。

(三)诊断与鉴别诊断

1. GT 诊断标准 ①常染色体隐性遗传;②轻度至重度皮肤黏膜出血,月经过多,创伤后出血不止;③出血时间延长、血小板计数正常,血涂片血小板散在分布、多数患者血块回收不良;④血小板聚集功能异常,对 ADP、胶原、肾上腺素及凝血酶诱导的血小板聚集缺如或明显降低,对瑞斯托霉素及 VWF 诱导的血小板聚集反应正常;⑤血小板膜 GP Ⅱb/Ⅲa 减少、缺乏或结构异常,基因分析可发现基因突变。

2. GT 分型 根据临床表现及实验室检查,可将 GT 其分为三型(表 4-3-3-2)。携带者检测相对困难,因他们常无出血及血小板功能异常,但其 GP Ⅱb/Ⅲa 只有正常的 50%~60%,用免疫学技术可以检测,但与正常对照有一定的重叠。如果同一家系中的基因缺陷已肯定,分子生物学技术可确诊携带者。

表 4-3-3-2 血小板无力症分型

分型	所占比例	GP Ⅱb/Ⅲa 含量	血小板聚集	血块退缩	血小板纤维蛋白原	血小板结合纤维蛋白原
Ⅰ型	75%	<5%(Ⅲa<10%)	不聚	不收缩	中、重度减少	缺如
Ⅱ型	16%	5%~25%	减低	部分收缩	减少(30%~70%)	减低
变异型	9%	40%~100%	不聚或减低	正常或部分收缩	不定	缺如或减少

3. 鉴别诊断 ①血友病与血小板无力症有某些相似临床表现,但血友病多数发生关节和肌肉出血,甚至引起关节畸形,出血严重程度与凝血因子Ⅷ或Ⅸ水平相关。②本病还应与其他血小板计数及形态正常的血小板功能缺陷性疾病相鉴别。部分灰色血小板综合征血块回缩缺陷,但血小板聚集只有轻度异常,且缺乏血小板 α 颗粒分泌蛋白。致密颗粒缺乏患者的血小板第二相聚集异常,但血块回缩正常,遗传方式为典型的常染色体显性遗传。③先天性无纤维蛋白原血症出血时间不延长,但凝血试验异常,如果血液凝固,血块可回缩,加入外源性纤维蛋白原可恢复血小板聚集。

(四)治疗

1. 局部出血可用压迫止血。

2. 月经增多可用避孕药如炔雌醇/炔诺酮控制月经量。

3. 出血严重时可以输注血小板悬液,多次输注可引起同种免疫反应,因此有条件最好输注去除白细胞的 ABO 和 HLA 配型一致的单采血小板。重组人因子Ⅶa 可取得较好的止血效果。

4. 长期慢性失血者应补充铁剂,必要时补充叶酸。保持口腔卫生,对于减少牙龈出血非常重要。

5. 造血干细胞移植或基因治疗 严重的患者如能找到合适的供体可进行异基因造血干细胞移植。基因治疗尚无临床应用报道。

三、贮存池病(storage pool disease,SPD)

(一) 病因和发病机制

血小板胞质内有四种颗粒:①致密颗粒含有 ADP,ATP,Ca^{2+},5-HT 及焦磷酸盐;②α 颗粒内有多种蛋白,一些是血小板特有的,由巨核细胞合成,还有一些来自血浆;③溶酶体内有多种酸性水解酶;④微过氧酶小体有过氧化酶活性。血小板活化后,这些颗粒内容物被释放出血小板。一种或几种血小板颗粒缺乏,或由于血小板分泌机制缺陷(如花生四烯酸代谢异常)均可引起遗传性分泌功能缺陷。一般分为:①α 贮存池缺陷:本病又称灰色血小板综合征,由于瑞氏染色血小板呈灰蓝色而命名,属常染色体隐性遗传。②δ贮存池缺陷:正常血小板包含 3~6 个致密颗粒(δ 颗粒),颗粒内含有 ADP、ATP、Ca^{2+}、焦磷酸盐和 5-HT 等。δ 颗粒膜上有 granulophysin(CD63),该蛋白在血小板被激活时,转位至血小板膜表面。本病为常染色体显性遗传。③αδ 贮存池缺陷:很少患者同时有 α 和 δ 颗粒不同程度的缺陷,临床表现和实验室检查主要同 δ 贮存池缺陷,一般 δ 颗粒缺乏较 α 颗粒严重。有报道可同时伴 P-选择素和 $α_2$ 肾上腺素减少,GP Ⅳ 增加。

(二) 临床表现

这类缺陷是轻中度出血的常见原因,表现为皮肤黏膜出血,如鼻出血、瘀斑等,月经过多及外伤、产后出血过多,服用阿司匹林等抗血小板药后出血加重。

(三) 诊断和鉴别诊断

1. SPD 诊断标准 ①δ-SPD 为常染色体显性遗传,α-SPD 和 αδ-SPD 为常染色体隐性遗传;②轻中度出血症状;③血小板计数正常或轻中度减少,α-SPD 血小板体积增大,瑞氏染色涂片见灰色血小板,δ-SPD 血小板形态正常;④出血时间延长;⑤α-SPD 血小板对腺苷二磷酸、肾上腺素、花生四烯酸、瑞斯托霉素诱导的血小板聚集基本正常,对胶原反应有的减低或缺如,有的正常,对低浓度凝血酶反应减低;δ-SPD 血小板对腺苷二磷酸、肾上腺素诱聚缺乏第二波,对低浓度胶原反应减低或缺乏,而高浓度时正常或接近正常;⑥α-SPD 血小板 α 颗粒内容物 PF_4、β-TG、纤维蛋白原、VWF、凝血因子 V、纤连蛋白及 TSP 明显减少,血浆 PF_4 及 β-TG 浓度正常或升高;δ-SPD 血小板致密颗粒内容物 ATP、ADP、5-HT、Ca^{2+} 等明显减少,整个血小板 ATP/ADP≥3.0。

2. 鉴别诊断 本病应与其他血小板功能障碍性疾病相鉴别,实验室检查特征具有重要鉴别意义。

(四) 治疗

1. 局部出血可用压迫止血。

2. 月经增多可用避孕药如炔雌醇/炔诺酮可以控制月经量。

3. 出血严重时可以输注血小板悬液,多次输注可引起同种免疫反应,因此有条件最好输注去除白细胞的 ABO 和 HLA 配型一致的单采血小板。

【获得性血小板功能缺陷性疾病】

获得性血小板功能缺陷性疾病较遗传性血小板功能异常更多见,可继发于多种血液病、非血液病或某些药物(表 4-3-3-3)。对血小板功能的影响也是多方面的,其发病机制比遗传性血小板功能异常往往更复杂。抗血小板药物是引起获得性血小板功能异常和出血的最常见原因。怀疑获得性血小板功能异常时,出血时间的测定、血小板功能分析仪(PFA)测定血小板依赖性闭合时间和血小板聚集试验有助于诊断。但是,体外出血

表 4-3-3-3 获得性血小板功能缺陷性疾病

1. 骨髓增殖性疾病
慢性粒细胞白血病、真性红细胞增多症、骨髓纤维化、原发性血小板增多症
2. 其他伴有血小板功能异常性疾病
急性白血病
异常球蛋白血症
影响血小板功能的系统性疾病(尿毒症、肝脏疾病)
获得性巨大血小板综合征和血小板无力症
继发性贮存池病
3. 药物性血小板功能障碍

时间延长或血小板聚集异常在预测出血危险性方面的作用尚需进一步研究,血小板功能试验的临床意义有时难以解释,体外血小板聚集异常或出血时间延长并不表示出血危险性增加。患者有时即使血小板功能严重障碍,但临床出血症状变异很大,而获得性血小板功能缺陷一般较轻,所以出血症状更是不可预测,而且只有在合并其他止血缺陷时才有出血。

获得性血小板功能异常伴有出血症状时,治疗上主要是控制原发疾病或去除诱因、输注血小板和给予止血药物。

一、骨髓增殖性肿瘤（myeloproliferative neoplasm,MPN）

骨髓增殖性肿瘤包括原发性血小板增多症(ET)、真性红细胞增多症(PV)、骨髓纤维化(MF)和慢性粒细胞白血病(CML)等4种疾病。出血及血栓形成是其重要的致残和致死原因。以皮肤黏膜出血为主,提示血小板缺陷所致。动静脉均可有血栓形成。

MPN患者血小板功能异常是多方面的,主要包括:

1. 血小板形态异常　MPN患者特别是MF及CML急变期可见血小板形态异常,光镜下可见大小不等及畸形的血小板伴有颗粒减少,电镜下还可见致密管道系统和开放管道系统增生等超微结构异常。

2. 血小板功能缺陷　大多MPN血小板膜糖蛋白存在异常。α_2-肾上腺素受体和PGD_2受体减少,GP I b/IX也可缺乏,GP IV可增多。体外可见血小板自发聚集。肾上腺素、腺苷二磷酸及胶原诱导的血小板聚集及分泌降低,血小板促凝活性也减低。血小板功能缺陷是由多种原因引起的,由于MPN是一种克隆性疾病,所以血小板功能缺陷可能是由于异常的巨核细胞克隆所产生的血小板存在内在性缺陷所致。某些MPD患者伴有获得性VWD。

3. 获得性贮存池病　MPN血小板致密体、α颗粒及其内容物明显减少,肾上腺素刺激血小板无第二相聚集波,胶原诱导的聚集不良,而对花生四烯酸反应正常。因而可以排除环氧酶缺乏。MPN患者血浆β-TG水平增高,提示贮存池缺陷可能是由于循环或骨髓中血小板活化、内容物被释放入血循环所致。

4. 花生四烯酸代谢异常　大部分MPN患者花生四烯酸代谢途径有异常。当脂氧化酶缺陷伴有环氧化酶合成活性亢进时,MPN血小板敏感性增强,易发生自发聚集而导致部分患者血栓形成。

对MPN继发血小板功能异常的治疗,主要在于MPN本身及血栓或出血并发症的处理,可参见第五篇第三章骨髓增殖性肿瘤。

二、白血病和骨髓增生异常综合征（MDS）

白血病和MDS的严重出血,主要是由于血小板数减少,部分由于功能缺陷所致。急性白血病、毛细胞白血病(HCL)以及MDS患者可有血小板体积增大、畸形伴颗粒异常,血小板促凝活性降低,腺苷二磷酸、肾上腺素及胶原诱导的血小板聚集减低。还有报道HCL患者存在获得性VWD。脾切除术可改善HCL患者血小板功能。对急性白血病、MDS等的处理见有关章节。

三、异常球蛋白血症

骨髓瘤、巨球蛋白血症及少数良性单克隆丙种球蛋白病患者常有出血倾向及出血时间延长。血小板减少是出血的主要原因,其他还有血小板功能缺陷,高黏滞综合征、肝素样抗凝物及淀粉样变性并发症(如获得性凝血因子X缺乏或纤溶亢进)等异常。

血小板功能异常多与M蛋白相关,M蛋白能抑制血小板功能,使血小板的黏附、聚集以及血小板第3因子活性(PF3)都有降低。这可能是M蛋白包裹血小板与胶原,阻断了它们之间的相互作用,抑制血小板聚集或干扰了纤维蛋白原的聚合。有些患者在M蛋白与VWF作用后可加速VWF的清除,引起获得性VWD。经血浆置换术及联合化疗后,患者异常球蛋白水平降低,出血时间也随之恢复正常,各种异常的出血缺陷得到纠正。

治疗上关键是控制原发病,有出血表现者给予止血对症治疗。血浆清除术可快速降低M蛋白浓度,控制出血,但疗效短暂,而化疗能更持久地降低M蛋白。DDAVP对伴获得性VWD患者的出血可能有效。

四、尿 毒 症

出血是尿毒症患者的严重并发症。尿毒症患者的出血原因较复杂,血小板功能缺陷是其主要原因。尿毒症时,血小板的多种功能都受到影响,其中血小板的分泌异常可能是最主要的异常,由此引起血小板的黏附性降低、对 ADP 的聚集异常、PF3 活性降低和血块回缩不良,最终引起出血时间延长。出血时间延长与肾衰竭程度、临床出血之间可能存在一定相关性,而血小板聚集异常与肾衰竭程度及临床出血之间缺乏明显相关性。

血液透析可以使出血时间及血小板功能恢复正常、出血现象消失,这说明尿毒症时聚积在血中的有害代谢产物是引起血小板功能障碍的主要原因,其中胍基琥珀酸、酚酸和中分子物质可能是影响血小板功能的主要因素。

五、肝 脏 疾 病

肝脏疾病如肝炎、肝硬化等临床上都有出血倾向。大约 85% 肝病患者可有一项或多项凝血试验异常,而发生出血者占 15%。肝病出血的原因涉及多个方面:①凝血因子合成减少。肝脏合成几乎所有与凝血有关的因子,当肝功能受损时,这些因子的合成有不同程度的减少,其中维生素 K 依赖性凝血因子(因子Ⅱ、Ⅶ、Ⅸ、Ⅹ)的减少程度与肝功能损害的程度相关;②肝脏产生类肝素样物质增多,而裂解类肝素样物质的肝素酶的合成减少,使患者体内类肝素样物质过多而导致出血;③严重肝脏疾病患者可并发DIC;④血小板的质和量异常。在慢性肝炎和肝硬化时,病毒或免疫因素可抑制骨髓生成血小板,免疫抗体对血小板的破坏增加,脾大和脾功能亢进使血小板破坏增加。半数以上的肝病患者出现血小板减少;患者的血小板功能也存在异常,PF3 活性降低,血小板对 ADP、凝血酶诱导的聚集与释放反应降低。

六、获得性巨血小板综合征和血小板无力症

获得性可发生于自身免疫性疾病,骨髓增殖性疾病、淋巴增殖性疾病、系统性红斑狼疮、单克隆免疫球蛋白血症、主动脉狭窄等疾病。造成临床上类似血小板型 VWD 的表现。

某些特发免疫性血小板减少症(ITP)患者可产生血小板膜糖蛋白Ⅰb(GPⅠb)抗体而出现继发性巨血小板综合征(BBS)。少数自身免疫性疾病、多发性骨髓瘤、急性早幼粒细胞白血病以及应用噻氯匹定治疗的患者,可出现继发性血小板无力症。

七、药物性血小板功能障碍

药物是引起继发性血小板功能障碍最常见的原因。许多药物可引起血小板功能障碍(表 4-3-3-4)它们引起血小板功能障碍机制各不相同,有些药物是作为血小板功能抑制剂用于治疗血栓栓塞性疾病。

表 4-3-3-4　影响血小板功能的药物

药物种类	药物实例
抑制前列腺素代谢的药物	阿司匹林、咪康唑
增加血小板内环磷酸腺苷(cAMP)的药物	PGI_2,PGE_1,PGD_2 双嘧达莫、咖啡因、茶碱
血小板 ADP 或 GPⅡb/Ⅲa 受体抑制剂	噻氯匹定、氯吡格雷
β-内酰胺类抗生素	青霉素、头孢菌素
抗凝及溶栓药	肝素、纤维蛋白溶解剂(链激酶、尿激酶、t-PA)
血浆扩容剂	右旋糖酐、羟乙基淀粉
心血管药物	普萘洛尔、硝酸甘油、奎尼丁
抗肿瘤药	光辉霉素、卡莫司汀、柔红霉素
其他	局部麻醉药,抗组胺药,三环类抗抑制药,乙醇等

大多数药物在药理剂量下并不引起出血,只有当剂量过大或患者存在血小板减少、凝血功能异常、纤维蛋白溶解亢进或血管内皮损伤时,才会引起明显出血。对出血患者,应及时停药,必要时输注血小板,以免发生危及生命的出血。

（彭捷　陈方平）

参考文献

[1] 张之南,郝玉书,赵永强,等.血液病学[M].2版.北京:人民卫生出版社,2020.

[2] 王建祥,肖志坚,沈志祥,等.邓家栋临床血液学[M].2版.上海:上海科学技术出版社,2020.

[3] KAUSHANSKY K,LICHTMAN MA,PRCHAL JT,et al. Williams Hematology[M].9thed. New York:McGraw-Hill Education Inc,2016.

[4] DORGALALEH A,TABIBIAN S,SHAMSIZADEH M. Inherited Platelet Function Disorders(IPFDs)[J]. Clin Lab,2017,63(1):1-13.

[5] NURDEN P,STRITT S,FAVIER R,et al. Inheritedplateletdiseaseswithnormalplateletcount:phenotypes,genotypes and diagnostic strategy[J]. Haematologica,2021,106(2):337-350.

[6] GRAINGER JD,THACHIL J,WILL AM. How we treat the platelet glycoproteindefects:Glanzmannthrombastheniaand Bernard Soulier syndrome in children and adults[J]. Br J Haematol,2018,182(5):621-632.

第四节　其他因素血小板减少

引起血小板减少的原因有很多,按发病机制可分为5类:①假性血小板减少,如抗体导致的血小板聚集、血小板卫星现象等;②血小板生成减少,如遗传性疾病致先天性生成减少或继发于再生障碍性贫血、肿瘤骨髓浸润、放射线损伤等;③血小板消耗增加,如感染性血小板减少、DIC、妊娠相关疾病等;④血小板破坏过多,如药物诱导的免疫性血小板减少症、巨大海绵窦状血管瘤所致血小板减少等;⑤血小板分布异常,如脾大、低体温等。

一、假性血小板减少

（一）抗体导致的血小板聚集

抗血小板抗体多见IgG型,也有IgM型和IgA型。在大多数情况下,抗血小板抗体的作用靶点是整合素αⅡbβ3(又称GPⅡbⅢa)。在钙离子螯合后,血小板膜上的糖蛋白被修饰从而暴露新表位,与假性血小板减少有关的大多数抗体可与之结合。EDTA的效果最显著,枸橼酸钠、草酸钠、肝素等抗凝剂也可引起血小板聚集。

（二）血小板卫星现象

抗整合素αⅡbβ3的抗体可同时识别白细胞表面的FCγ受体Ⅲ(FCγRⅢ),将血小板黏附于中性粒细胞及单核细胞上,即所谓的血小板-白细胞卫星现象,中性粒细胞最常受累,偶见于单核细胞。卫星现象的典型表现是血小板围绕在白细胞周围,形成玫瑰花形。正常人体内也可检测到抗血小板抗体,抗血小板抗体仅能引起血小板的聚集成团,而在EDTA的作用下,血小板及白细胞表面暴露出新的抗原表位,分别与抗血小板抗体结合,出现血小板卫星现象。

（三）抗磷脂抗体

某些假性血小板减少患者的抗血小板抗体与带负电荷的膜磷脂有交叉反应性,表现出抗心磷脂抗体活性。用心磷脂或活化的正常血小板吸附患者的血清,则不会再出现血小板聚集。该现象表明结合负电荷磷脂的抗体亚群能结合经EDTA作用后的血小板膜表面的抗原。

（四）糖蛋白Ⅱb/Ⅲa拮抗剂

阿昔单抗(abciximab)为基因重组人嵌合抗体,可与糖蛋白Ⅱb/Ⅲa受体结合,特异性阻断纤维蛋白介导的血小板聚集。采用阿昔单抗治疗的患者,体内可产生药物依赖性抗体,通过免疫复合物介导激活补体,损伤血小板,导致急性血小板破坏,使其计数减少。阿昔单抗所致血小板减少症呈剂量依赖性,多为轻症患者,发生率为10%,严重者甚少(<1%)。诊断标准主要依靠血小板计数的动态改变和典型的临床表现:①在使用阿昔单抗后2~4h内发生血小板计数<100×10⁹/L,或与基础水平相比下降30%~50%;②典型的临床表现包括致死性出血(尤其是脑、肺或心包)或高危出血(胃肠道或生殖泌尿道黏膜出血);③除外其他原因所致的血小板减少;④检测阿昔单抗特异性抗体有助于本病诊断。但目前特异性抗体检测敏感性低,特异性差,临床应用受到一定限制。若患者所测血小板计数已降至较低水平(<20×10⁹/L,或<50×10⁹/L但临床已发生急性出血事件),应停止使用阿昔单抗。肝素、氯吡格雷及阿司匹林等药物也应停用。血小板输注是阿昔单抗诱发血小板减少症患者治疗的基础。临床适应证为:致死性出血(尤其是脑、肺或心包)、高危出血(胃肠道或生殖泌尿道黏膜出血)以及血小板计数<50×10⁹/L伴出血者。此外,当血小板计数<20×10⁹/L,临床虽无出血事件,仍属血小板输注指征。糖皮质激素及静脉输注免疫球蛋白为原发免疫性血小板减少症及各种原因所致免疫性血小板减少症的标准疗法。阿昔单抗诱发血小板减少症患者,接受糖皮质激素治疗可获益,但静脉输注免疫球蛋白的报道不多。与阿昔单抗相比,替罗非班甚少发生血小板减少症。据此,经阿昔单抗治疗诱发血小板减少症的患者,若病情仍需采用糖蛋白Ⅱb/Ⅲa受体拮抗剂治疗,可用替罗非班作为替代治疗药物。阿昔单抗诱发血小板减少症,典型者常于开始治疗后2~4h内发生,但停药后多在2~5天内血小板计数恢复正常。

（五）其他原因

在EDTA作用下,假性血小板减少患者的血小板抗体能够引起供者血小板的体外聚集,如果将供者血小板加温至37℃或预先加入阿司匹林、前列腺素E1、抗整合素αⅡbβ3单抗(可封闭纤维蛋白原、VWF或RGD肽段的结合位点,阻断其与整合素αⅡbβ3上黏附分子的结合),可避免发生血小板聚集。

研究表面,假性血小板减少仅限于实验室检查指标异常,临床上并不会加重出血或卒中,无需血小板输注,也不会影响血管再通治疗。

二、血小板生成障碍所致的血小板减少

（一）遗传性血小板减少

1. 非肌性肌球蛋白重链9(MYH9)相关性疾病(MYH9-RD) 是一类较为常见的常染色体显性遗传的巨大血小板,其临床表现为血小板巨大、血小板减少与中性粒细胞包涵体,部分患者合并有肾炎、耳聋和先天性白内障。MYH9综合征包括May-Hegglin异常、Sebstain综合征、Fechtner综合征和Epstein综合征。May-Hegglin异常是一种少见的常染色体显性遗传性血小板减少症,其特征是中性粒细胞胞质中有嗜碱性包涵体,血小板数一般在(40~80)×10⁹/L。血小板膜结构及寿命正常,巨核细胞数及形态正常,出血时间正常或轻度延长,核型分析正常。大多数患者无症状,不需要治疗。糖皮质激素及切脾均无效。严重出血者首选血小板输注。手术及分娩前应预防性输注血小板。患者出血倾向较轻,血小板计数有不同程度的减少。绝大多数患者在初诊时都被误诊为ITP。

2. 血红蛋白Koln病 血红蛋白Koln病是一种β链缺陷性血红蛋白病,β链98位上的缬氨酸被蛋氨酸所替代,属于不稳定性血红蛋白。血小板减少的机制是由于在脾内阻留增多所致。脾切除后症状明显改善,但外周血中的红细胞中可出现改性血红蛋白——海因茨(Heinz)体。

3. 单纯性血小板减少症 该病特点只有单纯的血小板减少,出血症状轻,有的家族成员基本上无症状。血小板功能正常,骨髓中巨核细胞数正常。在一个家族中发现血小板生存时间缩短,由于血小板存在缺陷,有的患者血小板功能异常。单纯性血小板减少症的遗传方式可以是伴性遗传或常染色体显性遗传,以后者多见。

4. 遗传性血小板减少症2(THC2) 遗传性血小板减少症2(THC2)是一类罕见的遗传性血小板减少性疾病,由Ankyrine重复结构域(ANKRD)-26突变所致。呈常染色体显性遗传。以终身血小板数目减少,体积大小及功能正常,骨髓中巨核细胞成熟障碍为主要特征。THC2患者血小板计数波动于(20~80)×10⁹/L,部分患者血小板数目多数不稳定,可以达到正常。THC2患者最主要的临床表现是程度不同的出血倾向。大多患者常无明显的出血表现,有的患者有轻微的出血症状如瘀点、瘀斑、牙龈出血、鼻出血和月经

过多,严重出血如脑出血等的报道相对较少。ANKRD26 蛋白可以影响巨核细胞的成熟,干扰细胞的凋亡,从而使血小板减少。目前临床上由于大多 THC2 患者出血程度较轻,不需治疗,出血较为严重的患者主要的治疗是输注血小板。在有以下情况时应当高度重视 THC2:①自出生即有出血倾向;有血小板减少家族史;②除血小板减少外有血液系统或其他器官系统表现;③常规激素、丙种球蛋白治疗或脾切除无效;④外周血涂片除血小板数量减少外,还有血小板大小、形态异常;⑤或骨髓涂片与 ITP 不符。THC2 的诊断可以避免不恰当的治疗,如长期激素治疗带来的不良反应。

5. 先天性无巨核细胞性血小板减少伴桡尺骨骨性连接(CTRUS) 本病是由于同源异形盒基因(HOX)发生点突变所致。主要功能是调控基因的表达、细胞的分化和体节的形成。HOX 有 3 个基因簇在造血干细胞中表达,分别是 HOXA、HOXB 和 HOXC。该病属常染色体显性遗传。严重血小板减少所致的出血一般发生于出生后几天内。患婴可出现近端骨性融合、骨小梁串通和骨皮质相连,部分患儿同时存在其他部位骨骼畸形,偶发感音神经性耳聋。血小板数量减少、体积和功能正常;骨髓无巨核细胞,伴随造血障碍者出现各系血细胞减少;X 线可见特征性的骨骼畸形。

6. Alport 综合征 本病特点为间质性肾炎、神经性耳聋、先天性白内障、血小板减少伴巨大血小板。血小板数变化较大,可严重减少,体积较大,直径在 $4\sim12\mu m$,平均体积在 $20\sim27fl$,超微结构相对正常,巨核细胞无异常。Fechtner 综合征为本病的一种变异型,除上述特点外,白细胞内有包涵体。本病多于年轻时发现,常误诊为 ITP。糖皮质激素及切脾均无效。死因多为进行性肾衰竭。

7. Trousseau 综合征 本病呈常染色体显性遗传,其特点为血小板中存在巨大 α 颗粒,骨髓中巨核细胞增多,可见许多小巨核细胞,血小板寿命正常,其独特之处在于患者 11 号染色体远端缺失。

8. Fanconi 贫血 为一种少见的遗传性疾病,20%~50% 有家族史,20%~25% 有近亲婚姻,新生儿期或者儿童期(10 岁以内)就可发病,表现为全血细胞减少、骨髓再生低下、巨核细胞减少,伴各种不同的畸形,诸如棕色皮肤、色素沉着、肾脏和脾脏发育不全、拇指和桡骨缺如或发育不全、小头、矮小、智力与性发育迟缓。新生儿期血小板减少较突出,以后逐渐发展为全血细胞减少。雄激素和肾上腺皮质激素治疗常有效,但在血象恢复过程中,血小板数上升最迟。感染、出血或急性白血病是本病的死亡原因。

9. 家族性慢性血小板减少伴血小板抗体 Harms 等人于 1965 年报告一个家族,三个姐妹,一位母亲和一位祖母,均患慢性原发性血小板减少症,用抗球蛋白消耗试验发现血清中都有自身抗血小板抗体,并伴因子Ⅸ缺乏。

10. Schwachman 综合征 又称皮肤功能不全、骨髓再生低下综合征。有家族史,发病于小儿。临床表现为腹泻、生长延缓、贫血、粒细胞减少、血小板减少。骨髓再生低下,巨核细胞明显减少。胎儿血红蛋白增高,慢性胰腺功能减退,伴半乳糖尿病。胰腺活检,腺体萎缩,胞质内见包涵体。

11. Sidbury 综合征 先天性短链脂肪酸代谢障碍所引起的综合征,可能呈常染色体隐性遗传。临床表现为神志朦胧、严重酸中毒、脱水惊厥,最后发生败血症。呼气、血与尿中有脂肪酸代谢产物、丁酸及己酸。骨髓呈抑制状态,血小板数减少。患者于出生后数个月内死亡。

12. 血小板减少伴桡骨缺失综合征(TARS) 本病为一种少见疾病,其遗传方式有常染色体显性、常染色体隐性、伴性隐性遗传几种方式。其特征是新生儿两侧桡骨缺失伴骨髓巨核细胞减少。骨髓涂片巨核细胞减少甚至缺乏,红细胞系统也可低下。肝、脾、淋巴结肿大。有些患者血小板寿命缩短,功能异常。常染色体异常不常见。糖皮质激素、IVIg 和切脾等治疗无效,主要给予输注血小板支持治疗。本病患者多死于出血,有些存活至成人者,其血小板减少的症状逐步改善。

13. Wiskkot-Aldrich 综合征(WAS) 本病为一种罕见的 X 连锁隐性遗传性血小板减少症。临床表现为免疫缺陷、血小板减少和湿疹三联症。年幼时常因颅内出血、感染而死亡。出血通常在 1 岁以内发生,以后逐步减轻。本病患者血小板寿命缩短,电镜下显示血小板及巨核细胞结构紊乱。血小板聚集功能正常,出血时间延长,超过其血小板减少相应的程度,巨核细胞绝对数正常或增加,其血小板减少最可能的原因是血小板无效生成。本病糖皮质激素治疗无效,脾切除可使大多数患者血小板数及血小板体积恢复正常,但易复发;死亡原因以感染为主,约占 50%,出血约占 25%。

14. X 连锁血小板减少伴地中海贫血(XLTT) 本病为 X 连锁遗传。严重者出生后即因血小板减少而出血。发生多系血细胞减少者预后较差。血小板计数$(10\sim40)\times10^9$/L,体积增大;外周血可见大小不等的异型红细胞;血小板功能中度受损,出血时间延长;骨髓检查可见红系造血异常和变形的巨核细胞。

15. 家族性血小板疾病并急性髓系白血病倾向(FDP/AML) 本病属常染色体显性遗传疾病,是由*RUNX1*基因发生突变所致。*RUNX1*发生突变时,一方面可直接影响与巨核细胞分化相关的下游基因表达,从而使巨核细胞数量下降,体积缩小;另一方面也可干扰造血干细胞自我更新或分化过程,导致多种造血细胞生成障碍。临床表现为出血倾向。20%~65%患者并发MDS或AML。并发MDS者可出现难治性贫血。发生MDS或AML的高峰年龄约40岁,预后较差。血小板计数$(50\sim100)\times10^9$/L,体积正常。血小板聚集以及GPⅡbⅢa与纤维蛋白原结合的功能受损,导致患者的出血程度与血小板减少的程度不一致。并发髓系恶性疾病时可出现相应的骨髓异常。

16. 蒙特利尔血小板综合征(MPS) 钙蛋白酶是一种通过Ca^{2+}激活后能水解蛋白的酶并存在于骨骼肌,并作用于细胞骨架蛋白。MPS患者的血小板中钙蛋白酶的水解活性明显降低,使血小板膜上黏附蛋白结合位点的暴露增多,大量黏附蛋白结合到血小板表面,导致血小板自发聚集,从而使血小板数量减少,凝血功能降低。该病属于常染色体显性遗传。本病预后差,应尽早进行造血干细胞移植。血小板计数$(5\sim40)\times10^9$/L,体积明显增大;出血时间显著延长,但血块收缩正常;在体外抗凝的全血、富含血小板血浆和无钙及纤维蛋白原的缓冲溶液中均发生自发性血小板聚集。

17. 先天性单纯无巨核细胞性血小板减少症(CAMT) 血小板生成素(TPO)为血小板生成最重要的调控因子,编码其受体C-MPL的基因为*C-MPL*,目前认为,CAMT的发病是由于*C-MPL*基因突变导致C-MPL表达和功能改变,是一种常染色体隐性遗传病,突变类型包括无义突变、移码变异、错义突变和外显子拼接位点的突变等。患者平均血小板计数为21×10^9/L,血小板体积和形态正常;骨髓中少或无巨核细胞;后期造血衰竭有可能累及红系和粒系,出现全血细胞减少。血浆TPO水平明显升高,确诊需依靠编码TPO受体的基因C-MPL测序。

18. 先天性TPO缺乏 该病极为罕见,由于编码TPO蛋白的*THPO*基因纯合突变导致TPO产生缺失,最终导致骨髓发育不全。婴儿期就开始有出血表现,血小板计数减少,巨核细胞数量减少。值得注意的是,由于TPO主要来源于肝细胞,因此该病不适合进行造血干细胞移植。

(二)先天性血小板减少

1. 胎儿-新生儿同种免疫性血小板减少(NAIT) 该病是新生儿严重血小板减少和致命性出血的首要原因。NAIT是由于母体产生的针对胎儿继承自父亲的血小板抗原的同种抗体透过胎盘所致。部分只有轻至中度的血小板减少,无出血表现,产前表现为脑出血或脑积水,无肝脾大,母亲没有产科并发症,也没有血小板减少性紫癜的病史。病程自限性,平均3周,很少超过2个月。用血小板凝集、抗球蛋白消耗、补体结合、免疫荧光等试验,可从20%~70%的母体血清中检测出同种抗体,用更敏感的方法如Western blot阳性率更高。新生儿血小板计数可见不同程度的降低,出血量多者网织红细胞可增高,而母亲血小板计数正常。骨髓细胞学:对单纯血小板减少患儿不作为常规,巨核细胞数可增多或正常,出血量多者红系增生活跃,凝血实验均正常。由于患儿脑出血发生率高,因此在未得到实验室证实之前即应开始治疗。治疗的目的是防止在宫内及出生时颅内出血的发生。①输注浓缩血小板:当血小板计数<30×10^9/L时,输注血小板,血小板计数在$(30\sim40)\times10^9$/L时,如有出血即输注;血小板计数在$(50\sim99)\times10^9$/L时,不必输注。严重出血的患者应紧急输注HPA-1a及HPA-5b均阴性的血小板对95%的患儿有效,紧急输注相合的血小板10mL/kg,输注时间30~60min,1h后复查血小板计数以观疗效。②大剂量丙种球蛋白:剂量为1g/(kg·d),共2天。当HPA相容性血小板不能获得时可以考虑,但一般1~2天后才起效,在此期间有脑出血的危险。③糖皮质激素:泼尼松常用量为1mg/(kg·d),但其疗效不确切。④血浆置换:在重症患儿可应用,现已少用。产前干预要慎重,有些措施如宫内血小板输注、母亲输注大剂量丙种球蛋白可考虑。

2. 先天性原发免疫性血小板减少症 本病发生于新生儿,其母亲患有原发免疫性血小板减少症(简称ITP),分娩时血小板减少的发生率为35%~80%,若母亲脾已切除,血小板已恢复,则新生儿患此病者只有20%,ITP患者的血清,70%~90%存在抗血小板抗体(PAIg),这种抗体能通过胎盘进入胎儿体内,引起血小板减少,若患ITP的母亲自发缓解或用肾上腺皮质激素治疗后已取得缓解,则其新生儿不发生本病。出生时出血症状已明显,表现为全身性紫癜和瘀斑、鼻出血、胃肠道出血、血尿、脐带出血、针刺处渗血,少数可发生颅内出血。可发生黄疸,一般发生在 24h 后,由于出血部位中血红素转化为胆红素所致。肝脾不肿大。血小板计数可减少至 $(5\sim6)\times10^9/L$。在大多数情况下无需治疗,因出血较轻。出血严重时可用肾上腺皮质激素或输血小板。本病有自限性,血小板常于 2~12 周(一般 6 周左右)可恢复正常。

3. **母亲服用药物所引起的先天性免疫性血小板减少症**　母亲在妊娠期服用某些药物(如奎宁、奎尼丁等)时可引起免疫反应,药物作为一种半抗原,在母亲体内产生针对药物——蛋白质复合物的抗体。这种抗体通过胎盘,在有关药物存在的条件下,作用于胎儿的血小板,使血小板减少。新生儿出生时即出现出血症状,母亲也有出血,但血小板减少仅历时数天。抗体在新生儿体内可持续存在数个月。

4. **肾静脉血栓形成**　患肾静脉血栓形成的新生儿可发生血小板减少症,其原因可能是病变肾脏消耗血小板增多所致。

5. **早产儿血小板减少症**　早产儿并发血小板减少症的发生率很高。体重低于 1 700g 者,血小板平均为 $95\times10^9/L$,出生后 2 周可下降至 $35\times10^9/L$,血小板减少明显时可伴胃肠道出血。

6. **母亲妊娠期服噻嗪类利尿药**　胎儿或新生儿可发生血小板减少,可因颅内出血死亡。骨髓中巨核细胞减少甚至完全缺如。如不死于颅内出血,则在出生后 1~12 周可以恢复。血小板减少是因药物抑制骨髓制造血小板所致。

7. **血小板无效生成性血小板减少**　本病特征为骨髓巨核细胞数量正常或增多,血小板更新率和产生率明显降低,叶酸、维生素 B_{12} 缺乏可引起本病,但多伴有贫血和白细胞减少。除血小板无效生成外,约 1/3 至半数患者尚有血小板寿命缩短,严重患者巨核细胞数可减少或缺乏,血小板减少一般为轻至中度,偶有严重减少,给予叶酸、维生素 B_{12} 常需同时补铁(往往合并缺铁)治疗,2 周后可以好转,除叶酸、维生素 B_{12} 缺乏外,阵发性睡眠性血红蛋白尿症、缺铁性贫血也可以引起血小板无效生成。

8. **胎儿或新生儿期感染**　弓形虫、巨细胞病毒、风疹、梅毒螺旋体、柯萨奇 B 病毒、播散性单纯疱疹病毒等感染。临床表现有黄疸、脾大、紫癜或其他出血症状。实验室检查显示血小板减少,常低于 $10\times10^9/L$。严重感染者(如风疹等)骨髓中巨核细胞减少。新生儿风疹或巨细胞病毒感染时,约有 1/3 的患儿同时伴发严重的血小板减少。这些患儿血小板减少的程度不一,骨髓巨核细胞数也有减少。本病预后良好,若患儿在急性期不伴颅内出血者,通常在数周内血小板可以逐渐回升,少数患儿可延至数月后恢复正常。

（三）获得性骨髓疾病

1. **克隆性血液学疾病**　骨髓增生异常综合征(MDS)、白血病、骨髓瘤、淋巴瘤、血红蛋白尿。在一些白血病中巨核细胞减少可能与正常造血干细胞受抑和异常有关,这一机制在 MDS 病程中反映尤为突出。MDS 骨髓中并不存在恶性细胞广泛浸润,巨核细胞可存在,但外周血小板减少可以很严重。治疗以针对原发病为主。

2. **再生障碍性贫血**　骨髓巨核细胞减少、血小板减少是再生障碍性贫血(简称再障)中的重要表现之一。雄激素疗法可使部分病例获得缓解。对预后差的患者来说,骨髓移植是首选的治疗方法,40%~60% 可获得 1~2 年无病生存,年轻以及未输过血的患者疗效较好。再生障碍性贫血所致血小板减少的治疗应从再生障碍性贫血着手,经治疗后若能取得缓解,血小板上升最慢,有的患者可长期呈血小板减少状态,再生障碍性贫血复发时血小板又可下降引起出血。

3. **骨髓浸润引起的血小板减少**　恶性肿瘤细胞浸润骨髓替代了造血组织,引起血小板减少。骨髓象增生,但巨核细胞减少或缺如,其发病机制除恶性细胞浸润抑制正常造血组织以外,尚由于肿瘤细胞分泌造血组织抑制物之故。

4. **营养缺乏和酒精导致的血小板减少**　铜缺乏常见于胃分流术后,可导致贫血、白细胞减少和血小板减少并伴随神经功能受损,与维生素 B_{12} 缺乏相似。铜缺乏的患者也可能被误诊为 MDS,因为骨髓涂片上可见环形铁粒幼细胞增多,前体细胞增生不良。

伴随着高发的酒精滥用,血小板减少在叶酸缺乏者中更常见。有时在巨幼细胞贫血患者中可见严重的血小板减少。而骨髓中巨核细胞数量往往正常或增加。急慢性酒精摄入可直接、间接影响造血和血小板生存。在西方国家,酒精是血小板减少的主要原因之一。血小板数目通常轻度降低(多高于 $100\times10^9/L$),

很少出现重度血小板减少。急性酒精性血小板减少常在停止摄入酒精 5～21 天后缓解,有时有一过性反跳性血小板增多,最高可达 1 000×10⁹/L。目前急性酒精相关性血小板减少的病理机制还不明确,有严重营养不良(乙醛氧化延迟)以及有部分乙醛脱氢酶不足的患者更常发生急性酒精摄入导致的血小板减少。酒精摄入引起的血小板减少还伴随着骨髓巨核细胞数目减少。另一方面,酒精中毒(慢性酒精摄入,每天酒精摄入超过 80g)可通过其他机制导致血小板减少,譬如酒精性肝硬化(同时有脾大和促血小板生成素缺乏),叶酸缺乏和酒精导致的骨髓抑制。

5. 获得性单纯无巨核细胞性血小板减少 简称 APATP,是一种少见的骨髓衰竭,其特点是严重的血小板减少伴骨髓巨核细胞数绝对缺乏或显著减少。APATP 不是独立的疾病,而是由许多发病机制引起的综合征。血小板减少因生成不足引起,而非破坏加速。选择性巨核细胞再生障碍性贫血及血小板生成受损的原因由病毒、药物、毒物、细胞因子缺乏、抗体或细胞介导的巨核细胞生成受抑。APATP 可作为骨髓增生异常的最早表现,有细胞遗传异常。本病的临床表现主要为血小板减少性紫癜,随着血小板减少的程度,出血症状可程度不一。血象中只有血小板减少,红、白细胞正常。血小板生存时间正常,无脾内阻留现象。骨髓检查,增生正常活跃,巨核细胞明显减少或缺乏,红、粒系细胞正常。该病病程较长,常达数年,甚至 5～6 年以上。肾上腺皮质激素只能暂时获得症状改善。脾切除无效。血小板减少致严重出血时,输血小板往往有效。若能发现致病原因,则应积极针对病因治疗,如停止各种可疑药物或酒等。

6. 电离辐射引起的血小板减少 X 射线、γ 射线和中子流有很强的穿透能力,对机体有直接与间接损伤作用。直接作用是电离辐射的能量能使大分子生物物质,如核酸、蛋白质等发生电离、激发和化学键断裂,引起分子的变性、代谢障碍和结构的破坏。间接作用是电离辐射作用于水分子,使之发生电离和激发,产生大量具有高活性的原发辐射产物。后者作用于大分子生物物质,导致膜通透性增加、DNA 合成抑制、细胞有丝分裂障碍、大量细胞死亡、组织结构破坏等一系列病理改变。其中以造血功能障碍、免疫与消化道功能损伤最为突出。血小板减少是造血功能受电离辐射损伤的表现之一。

电离辐射所引起的血小板减少可见于急性与慢性放射病。急性放射病是人体在短时期内受到大剂量电离辐射所引起的一种全身性疾病,主要表现为造血功能障碍、出血与感染。急性放射病可分为轻度、中重度与极重度三型。慢性放射病是人体长期或反复受到 X 射线、γ 射线或中子等超容许剂量的外照射后所引起的一种疾病。长期接触射线后,造血系统受抑制,其中血小板生成障碍,血小板减少,但较白细胞下降为迟,偶尔可仅见血小板减少。出血症状也较急性放射病为轻。放射病出血症状的发生,除因血小板减少外,尚与血管受损有关。因而治疗时除了使用促进血小板生成的药物以外,还需使用止血药物。

7. 化疗相关性血小板减少症(CIT) 化疗相关性血小板减少症是指抗肿瘤化疗药物对骨髓,尤其是对巨核系细胞产生抑制作用,导致的血小板生成不足和过度破坏,外周血血小板计数低于正常值,是肿瘤治疗常见的血液学毒性反应。不同药物引起血小板减少的途径不同,如环磷酰胺通过抑制巨核祖细胞而影响血小板产生,白消安可引起线粒体依赖的血小板凋亡,缩短血小板寿命。血小板计数降低的幅度、最低点出现的时间与化疗药物种类、剂量、疗程长短、是否联合用药以及患者个体差异有关,随着疗程的累加,引起的 CIT 会越来越严重。血小板输注是治疗严重血小板减少最快、最有效的方法之一。

8. 药物性血小板减少症 药物所致血小板减少可分为三种类型:抑制型、免疫型、直接破坏血小板型。本节主要介绍抑制型药物性血小板减少症,免疫型和直接破坏血小板型药物性血小板减少症详见四、血小板破坏增多所致的血小板减少。

可抑制血小板生成的药物很多,大致可分为两类。

(1) 引起骨髓再生低下或障碍伴全血细胞减少:这类药物不仅抑制巨核细胞,而且也抑制其他造血干、祖细胞,故骨髓呈弥漫性再生低下伴全血细胞减少。一定剂量下易引起骨髓再生低下的化学物质及药物有:①苯、二甲苯等。②抗肿瘤化疗药物烷化剂,如氮芥、环磷酰胺、苯丙酸氮芥等;抗代谢药物,如阿糖胞苷、甲氨蝶呤等;抗生素类药物,如柔红霉素、多柔比星等。③其他。

(2) 选择性抑制巨核细胞生成血小板的药物:选择性抑制巨核细胞药物通过对巨核细胞的作用导致血小板减少,如氯噻嗪类、雌激素等。服用该类药物后 25% 的病例无症状,但血小板轻度减少。停药后,血小板恢复过程十分缓慢。该类药物引起血小板减少的机制有:①形成抗血小板抗体;②抑制巨核细胞生成血小板。

化疗药物通过抑制骨髓造成血小板减少的作用是可预先估计的。每一类化疗药物抑制骨髓的程度与时限各不相同。一般来说,周期特异性药对骨髓的抑制与恢复均较迅速;周期非特异性药物对骨髓抑制作用较迟缓且持久。长春新碱一般不引起血小板减少,在某些情况下(如ITP),可增高血小板数量。上述药物引起的骨髓再生低或障碍伴全血细胞减少,经治疗后骨髓再生低下的情况可恢复,红细胞、白细胞数可恢复正常,但血小板可持久不升。骨髓中巨核细胞仍减少,呈无巨核细胞性血小板减少症。

三、血小板消耗增加所致的血小板减少

(一)感染性血小板减少

病毒感染(腮腺炎病毒、水痘病毒、疱疹病毒、风疹病毒、麻疹病毒、流感病毒、丙型肝炎病毒、EB病毒、人类免疫缺陷病毒)是引起血小板减少的常见原因,细菌感染(布氏杆菌病、幽门螺杆菌)引起血小板减少者较少,立克次体及其他病原体感染(真菌、螺旋体、弓形虫、蜱虫病、疟疾)也可引起血小板减少。感染性血小板减少的发病机制随病原体及感染的严重程度而不同,某些致病因素可通过多种机制引起血小板减少。发病机制包括:

1. 巨核细胞直接受损,产生血小板减少　如在先天性风疹,骨髓中巨核细胞常明显减少。登革热、麻疹、腮腺炎或传染性单核细胞增多症病毒感染引起血小板减少,也可能是病毒直接损害巨核细胞所致。麻疹疫苗注射后4~5天,骨髓中巨核细胞常明显减少,胞质中出现空泡,核呈退行性变,与此同时,血小板减少,血浆酸性磷酸酶减少,这些变化可持续2周。肝炎病毒引起血小板减少的机制与该病毒损害骨髓造血干细胞有关,严重者引起急性再生障碍性贫血。

2. 血小板生存时间缩短　某些病毒感染时,外周血中血小板虽然减少、血小板的生存时间缩短,但骨髓中巨核细胞数正常或增多,如水痘、腮腺炎等病毒感染。

3. 血小板消耗过多　主要见于病毒、细菌或其他病原体引起的免疫性血小板减少。

病毒感染是继发性免疫性血小板减少的重要原因。免疫性血小板减少可以在病毒感染后出现,常在炎症消退2~8周内出现,在病毒性感染如风疹、腮腺炎和传染性单核细胞增生症的患者中,血小板减少症可与其他临床体征和症状一起出现。

在西方国家,HIV是导致血小板减少的主要原因,与HIV感染相关的血小板减少有许多原因,它们也可以同时出现。这些原因主要包括:与免疫复合物有关的血小板破坏加速、在疾病晚期血小板生成减少、脾扣留,而血小板消耗较少见。

HCV是成人血小板减少的另一个重要原因。HCV是黄病毒科的嗜肝RNA病毒。HCV通过不同的途径引起血小板减少,包括脾功能亢进,肝功能不全相关的TPO减少,药物(干扰素和利巴韦林)和免疫介导的血小板破坏。

关于幽门螺杆菌在慢性ITP发病机制的作用仍有争议。研究显示,相对于未感染幽门螺杆菌患者,根除治疗对感染幽门螺杆菌的患者更有可能增加患者的血小板计数,这一点支持了幽门螺杆菌感染与血小板减少症之间可能存在的因果关系。但另一方面,根除治疗在伴有严重的血小板减少的患者中效果不佳。ASH ITP指南建议,对ITP患者进行幽门螺杆菌筛查,如果检测结果为阳性,则使用根除治疗。

(二)弥散性血管内凝血(DIC)

DIC是一种凝血系统生理性过度刺激造成的病理性结果。DIC包括急性DIC(如休克、感染、白血病等)及慢性DIC(如恶性肿瘤、动脉瘤等)。DIC患者的血小板计数可以很低,尤其是急性败血症相关的DIC,但在肿瘤相关性DIC也可以增加。治疗的基本原则是针对DIC的基础疾病治疗。积极维持患者体液、血压、体温和酸碱平衡。对于血浆和血小板输注的利弊仍有争议。多数认为,纤维蛋白原水平维持在$0.5~1.0g/L$,血小板水平应维持在$50×10^9/L$。

(三)妊娠相关疾病

血小板减少是妊娠期常见的血液系统疾病,发病率仅次于贫血。正常妊娠期血小板计数可下降,可能存在轻度血小板减少,尤其是在妊娠晚期。妊娠血小板减少症是一种良性病变,不会增加出血的风险,其

血小板计数通常高于 $70\times10^9/L$,且在分娩后恢复正常。其发病机制尚不明确。妊娠期血小板减少很难与 ITP 相鉴别,原因是 ITP 也好发于年轻妇女,且常因妊娠而加重。若患者有与妊娠无关的 ITP 病史,或在妊娠早期有重度血小板减少伴有出血,可支持 ITP 的诊断。健康妊娠妇女在妊娠晚期血小板计数高于 $70\times10^9/L$ 时,孕妇和新生儿出血的危险性很小,无需严密监测。

1. 子痫前期(preeclampsia) 子痫前期是以妊娠 20 周以后新发高血压为特征的系统性疾病,通常在临近分娩时发生。美国妇产科学会 2012 的分类规定当无蛋白尿时,可出现以下任何一项临床表现:血小板减少(少于 $100\times10^9/L$),肝功能异常,肾功能不全,肺水肿或者神经系统和视觉症状。近 50% 子痫前期妇女可伴发血小板减少,而且血小板减少的程度与子痫前期的严重程度相一致。

2. 溶血-肝酶升高-血小板减少综合征(HELLP) 常见于围产期,以微血管性溶血性贫血、肝酶升高及血小板减少为特征。在 70%~80% 的病例中,HELLP 发生于子痫前期患者。微血管病性溶血是因红细胞通过被血小板-纤维蛋白沉积物阻塞的小动脉时被剪切所致。血管内皮细胞的损伤和活化,使血小板黏附、聚集增多,导致血小板消耗性减少。

3. 妊娠期急性脂肪肝(AFLP) 该病很严重,非常罕见(在妊娠中的发病率为 1/20 000~1/100 000),通常发生于晚期妊娠或者产后初期。妊娠期急性脂肪肝是以肝小泡性脂肪渗透导致肝衰竭和肝性脑病为特征的疾病。诊断 AFLP 的标准包括:脑病、呕吐、腹痛、烦渴/多尿、转氨酶升高、尿酸升高、胆红素升高、白细胞增多、凝血障碍、肾脏损伤、低血糖症、腹腔积液或超声显示肝脏回声增强以及肝活检显示小泡性脂肪变性。当患者没有明显肝衰竭时,确诊需要满足 6 项或以上的标准。

(四) 人为因素

人为因素包括体外膜肺氧合、肾脏替代治疗、人工肝治疗、主动脉球囊反搏及心脏辅助装置等。在体外循环进行手术的患者,血小板可逐步下降 50%;血小板减少的原因是在体外循环时,血小板与异物表面相互作用所致。红细胞溶解所释放的腺苷二磷酸及血液凝固使血小板消耗增多也是重要原因之一。以上一些因素使血小板聚集,在肺及体外循环机的滤网中被清除,故引起血小板减少。尽管在手术过程中输血小板多的血或输浓集血小板,血小板仍会减少。血小板减少有时十分严重,导致出血,在这种情况下,血小板下降可持续 3~5 天,平均需要 7 天才恢复正常。

(五) 溶血性尿毒综合征(HUS)

本病的部分病例与革兰阴性菌感染、产生内毒素、激发 DIC、导致纤维蛋白在肾小球毛细血管内沉积、并发急性肾衰竭有关。90% 以上的病例见于 4 岁以下的婴儿和儿童,少数见于孕妇和产妇。临床上常经过 7~10 天的前驱期后急速进入严重的少尿型急性肾衰竭,并伴有明显的出血、溶血、黄疸、心力衰竭和神经系统等症状。

四、血小板破坏增多所致的血小板减少

(一) 系统性红斑狼疮(SLE)

SLE 是一种复杂的自身免疫性疾病,育龄期女性患者居多。SLE 的自身免疫性攻击无器官特异性,可累及机体各组织。血液学表现(白细胞减少、血小板减少或溶血性贫血)是 SLE 诊断和分类的标准之一。SLE 患者常见血小板减少,发病率约 20%~40%。SLE 患者血小板减少的原因很多,包括血小板破坏、无效造血、血小板分布异常、骨髓增生低下、治疗相关的稀释性血小板减少等。重度血小板减少的一线治疗一般为糖皮质激素,但长期缓解率低。因大多血小板重度减少的 SLE 患者同时合并肾炎和神经系统症状,需免疫抑制剂治疗或免疫抑制剂与糖皮质激素联合治疗。IVIg 用于严重出血的患者。已经证明利妥昔单抗可有效治疗难治性 SLE,特别是狼疮肾炎和血小板减少者。

(二) 噬血细胞性淋巴组织细胞增多症(HLH)

噬血细胞综合征(HPS),又称噬血细胞性淋巴组织细胞增多症(HLH),是一类由原发或继发性免疫异常导致的过度炎症反应综合征。这种免疫调节异常主要由淋巴细胞、单核细胞和巨噬细胞系统异常激活、增殖,分泌大量炎性细胞因子而引起的一系列炎症反应。临床以持续发热、肝脾大、全血细胞减少以及骨髓、肝、脾、淋巴结组织发现噬血现象为主要特征。目前公认的 HLH 诊断标准由国际组织细胞协会于 2004

年修订,符合以下两条标准中任何一条时可以诊断 HLH。①分子诊断符合 HLH:在目前已知的 HLH 相关致病基因,如 *PRFl*、*UNCl3D*、*STXll*、*STXBP2*、*Rab27a*、*LYST*、*SH2D1A*、*BIRC4*、*ITK*、*AP381*、*MAGTl*、*CD27* 等发现致病性突变。②符合以下 8 条指标中的 5 条:a. 发热:体温>38.5℃,持续>7d;b. 脾大;c. 血细胞减少(累及外周血两系或三系):血红蛋白<90g/L,血小板<100×10^9/L,中性粒细胞<1.0×10^9/L 且非骨髓造血功能减低所致;d. 高三酰甘油血症和/或低纤维蛋白原血症:三酰甘油>3mmol/L 或高于同年龄的 3 个标准差,纤维蛋白原<1.5g/L 或低于同年龄的 3 个标准差;e. 在骨髓、脾脏、肝脏或淋巴结里找到噬血细胞;f. 血清铁蛋白升高:铁蛋白≥500μg/L;g. NK 细胞活性降低或缺如;h. sCD25(可溶性白细胞介素-2 受体)升高。

HLH 患者由于严重的血小板减少和凝血功能异常,自发性出血的风险很高。治疗期间的目标是将血小板计数维持在 50×10^9/L 以上。对于急性出血患者应输注血小板、新鲜冷冻血浆、凝血酶原复合物,必要时需要补充活化Ⅶ因子。重组人血小板生成素(rhTPO)也可在 HLH 治疗期间用于提高血小板计数水平。

(三) 自身免疫性疾病

1. 抗磷脂综合征(APS) APS 的特点为抗磷脂抗体(APLAs)阳性,反复动静脉血栓形成及孕期相应的特征性表现。APS 可以影响身体的任何器官,包括心脏、脑、肾、皮肤、肺、胎盘。该病主要影响女性(男女比例为 1:5),尤其在育龄期。APS 是获得性易栓症的最常见病因之一。约 20%~40% 的 APS 患者出现血小板减少,多为轻度减少(70~120)×10^9/L,不需要临床治疗。5%~10% 的患者血小板重度减少(<50×10^9/L)。尽管血小板减少在 APS 患者中很常见,即使是重度血小板减少,出血也很罕见。重度血小板减少需要治疗,治疗策略同 ITP。仅 15% 的患者对糖皮质激素有效。严重出血和重症 APS 者可给予 IVIg 和免疫抑制剂,如硫唑嘌呤和环磷酰胺。抗利妥昔单抗已被用于治疗 APS 患者的难治性血小板减少,但疗效差异较大。

2. Evans 综合征(AIHA+ITP) 亦称免疫性血小板减少症伴自身免疫性溶血性贫血。它是由于自身免疫机制同时破坏了血小板和红细胞,引起血小板减少和溶血性贫血的一种病征。检验除有 ITP 的阳性结果外,还有抗人球蛋白试验阳性和溶血性贫血的检测异常,如网织红细胞增高、血红蛋白减低、血涂片上出现有核红细胞,骨髓红系增生,游离血红蛋白增高和结合珠蛋白减少,总胆红素和非结合胆红素增高等。

(四) 药物性血小板减少症

药物所致血小板减少可分为三种类型:抑制型、免疫型、直接破坏血小板型。抑制型详见前述。本节主要介绍免疫型和直接破坏血小板型药物性血小板减少症。

1. 免疫型 以下药物可引起免疫性血小板减少症。

(1) 解热镇痛药:保泰松、阿司匹林、水杨酸钠、吲哚美辛。

(2) 金鸡纳生物碱类:奎宁、奎尼丁。

(3) 镇静、安眠抗惊厥药:苯妥英钠、苯巴比妥。

(4) 抗生素:头孢菌素、青霉素、链霉素、磺胺、利福平、红霉素。

(5) 磺胺衍生物:氯磺丙脲、乙酰唑胺、二氮嗪。

(6) 其他:氯喹、地高辛、异烟肼、螺内酯、破伤风类毒素。

血小板计数显著减少,严重者可低至 10×10^9/L 以下,甚至外周血中不易找到血小板。骨髓巨核细胞数正常或增多,常有巨核细胞成熟障碍。药物诱发的免疫性血小板减少不论病因是否确定,均应及时停用一切药物。如果因病情关系不宜停止治疗者,可给予分子结构与原来药物无关的药物继续治疗。对于血小板重度降低和出血严重危及生命者,特别是老年、高血压患者应考虑输注血小板。肾上腺皮质激素对药物性紫癜并不理想,停药后给予短时间的皮质激素,有可能促进血小板回升。重金属如金盐及砷剂引起血小板减少时,可用二巯丙醇、二巯丁二钠等药物加速致病药物的排泄。病程视药物的性质,尤其是排泄的速度而异。只要不再服致病药物,本病不会复发,但若再用致病药物,即使剂量很小,也可引起严重血小板减少。本病预后一般虽佳,但在急性、严重血小板减少期时,可因颅内出血成为致死原因,故必须注意。

2. 直接破坏血小板型 肝素可使血小板减少 10%~60%,临床上根据应用肝素钠后诱发血小板减少的病程经过,可以分为短暂性血小板减少和持久性血小板减少。

（1）短暂性血小板减少：大多数发生于肝素钠静脉注射后，血小板即刻可有不同程度的减少。研究发现肝素能够诱导血小板发生聚集反应，也可以导致血小板发生暂时性凝聚和血小板黏附性增高，推测肝素钠注射后立即出现短暂性血小板减少可能是血小板在血管内被暂时阻留有一定关系。

（2）持久性血小板减少：肝素钠注射治疗后 1 天至数天，逐渐发生血小板减少，甚至有迟至 2 周才出现异常改变，但经 1~5 天自然好转，即使继续应用肝素钠治疗而血小板减少的情况也不加重。血小板数可低于 $50 \times 10^9/L$ 以下，未见有低至 $10 \times 10^9/L$ 以下者。

临床表现除血小板减少外，无血小板减少性紫癜的症状。本病治疗以停用肝素为主。血小板减少较严重的患者，一般在停用肝素钠后 1~10 天可恢复正常。有的患者仅减少肝素钠剂量，血小板数也可回升至正常范围。

五、血小板分布异常所致的血小板减少

（一）脾大和脾功能亢进

正常情况下，人体大约 1/3 的血小板被储存在脾脏中，脾脏肿大（脾大）可使体内 90% 的血小板在脾脏内发生可逆性淤滞而导致外周血血小板减少。可将这个过程看做是正常脾脏储存池的扩大。在脾脏内，血小板的寿命一般正常或轻度缩短。因此，在脾大患者，即使静脉血血小板计数只有正常的 20%，其体内血小板总数仍然是正常的。由体内血小板总量除以血小板寿命可以推算出，脾大的患者的血小板产量通常是正常的。

与脾大相关的血小板减少多无重要临床意义。症状和体征多与原发病有关，出血主要是由于肝脏疾病导致的凝血异常引起。这些表现与相对较轻的血小板减少、几乎正常的全血血小板容量及从脾脏动员血小板补充损失的能力是一致的。脾大相关的血小板减少患者，多不需要血小板输注，即使输注血小板也不能明显提高血小板数目，其中 90% 的血小板将被扣留在脾脏中。

脾功能亢进与单纯脾大不同，前者常伴有血小板、白细胞和红细胞在脾脏内破坏增加，骨髓内相应系列的造血前体细胞增多，脾切除后，三系可恢复正常。大部分脾大患者是因基础疾病而不是血小板减少而需要治疗。

（二）低体温

不管是动物还是人类，在体温低于 25℃ 时，可以出现短暂的血小板减少。血小板减少程度与体温下降程度相关。低温可能导致血小板储存在脾脏和肝脏中，也可能激活血小板进而被清除而导致血小板计数降低。寒冷可诱导 GP Ⅰ b 复合物的聚集和其碳水化合物链的重排，并以此作为巨噬细胞整合素 $\alpha M \beta 2$ 的配体介导血小板被肝脏巨噬细胞清除。

六、间歇性及周期性血小板减少

1. 间歇性血小板减少　此病的特点为周期性血小板减少，病程 2 个月至 3 年，自发缓解，间歇期约 2 个月至 6 年。本病可能是慢性 ITP 的一种类型，发作期时，血小板的生存时间缩短。治疗同慢性 ITP。

2. 周期性血小板减少（CTP）　是非常罕见的获得性疾病，其特点为血小板数目的周期性减少，有时未予治疗时会有反弹性血小板增多（$>500 \times 10^9/L$）。每个血小板减少的周期通常为 3~6 周，患病的女性多于男性，血小板的计数可在一较宽的范围内波动。反弹性血小板增多症是 CTP 重要的特点。CTP 的临床表现类似于 ITP，出血倾向可表现在易淤血、牙龈出血、反复鼻出血、月经过多、血尿，甚至更严重的出血，包括胃肠道或中枢神经系统出血。对于女性患者，口服避孕药可延长月经周期以兼顾血小板减低的时期，氨基己酸或凝血酸等抗纤溶药物可能会缓解出血症状。

七、血液稀释导致的血小板减少

大量输血的定义包括 24h 内输血等于或者大于 10 个单位红细胞，1h 内输入超过 4 个单位红细胞。无法控制的严重出血的患者需要进行大量输血。研究发现，在所有接受 15 个单位红细胞输注的患者中，均有轻度的血小板减少，而在输入 20 个单位红细胞后，血小板减少进一步加重。一些出血性疾病因大量血

液丢失和低血压可触发 DIC,而 DIC 也会导致血小板减少。大量输血后的患者应该输注新鲜冷冻血浆以补充凝血因子,同时还应补充血小板。

（张烨 彭军）

参考文献

［1］ 林慧玲,朱欢欢.遗传性血小板减少症的研究进展[J].国际输血及血液学杂志,2011,34(3):236-241.

［2］ 王相华,许洪志.新生儿异体免疫性血小板减少症[J].山东医药,2005,45(16):75-76.

［3］ 王昭,王天有.噬血细胞综合征诊治中国专家共识[J].中华医学杂志,2018,98(2):91-95.

［4］ 中华医学会血液学分会血栓与止血学组.弥散性血管内凝血诊断中国专家共识(2017年版)[J].中华血液学杂志,2017,38(5):361-363.

［5］ 全军重症医学专业委员会,中华医学会检验医学分会.中国成人重症患者血小板减少诊疗专家共识[J].解放军医学杂志,2020,45(5):457-474.

［6］ 中华医学会肿瘤学分会肿瘤支持康复治疗学组,余文熙,洪少东,等.肿瘤治疗相关血小板减少症的临床管理专家共识[J].肿瘤,2021,41(12):812-827.

［7］ 葛均波,徐永建,王辰,等.内科学[M].9版.北京:人民卫生出版社,2018.

［8］ 尹利华,陈少华,范海燕.血液学检验[M].武汉:华中科技大学出版社,2017.

［9］ 张之南,郝玉书,赵永强,等.血液病学[M].2版.北京:人民卫生出版社,2011.

［10］ 邓家栋,王建祥,肖志坚,等.邓栋临床血液学[M].上海:上海科学技术出版社,2001.

［11］ 王振义,李家增,阮长耿,等.血栓与止血基础理论与临床[M].3版.上海:上海科学技术出版社,2004.

［12］ KAUSHANSKY K,LICHTMAN MA,PRCHAL JT,et al.威廉姆斯血液学[M].陈竺,陈赛娟,译.9版.北京:人民卫生出版社,2018.

［13］ 严铭玉,王骏,王鸣和.阿昔单抗诱发血小板减少症及其治疗[J].世界临床药物,2009,30(2):118-120.

［14］ BAKCHOUL T,MARINI I.Drug-associated thrombocytopenia[J].Hematology Am Soc Hematol Educ Program,2018,1:576-583.

［15］ VAYNE C,GUÉRY EA,ROLLIN J,et al.Pathophysiology and Diagnosis of Drug-Induced Immune Thrombocytopenia[J].J Clin Med,2020,9(7):2212.

［16］ LOVECCHIO F.Heparin-induced thrombocytopenia[J].Clin Toxicol(Phila),2014,52(6):579-583.

［17］ DANESE E,MONTAGNANA M,FAVALORO EJ,et al.Drug-Induced Thrombocytopenia:Mechanisms and Laboratory Diagnostics[J].Semin ThrombHemost,2020,46(3):264-274.

［18］ ROBERTS IA,MURRAY NA.Thrombocytopenia in the newborn[J].Curr Opin Pediatr,2003,15(1):17-23.

［19］ LEVY JA,MURPHY LD.Thrombocytopenia in pregnancy[J].J Am Board Fam Pract,2002,15(4):290-297.

［20］ BACCINI V,ALESSI MC.Les thrombopéniesconstitutionnelles:démarchediagnostique[Diagnosis of inherited thrombocytopenia][J].Rev Med Interne,2016,37(2):117-126.

推荐阅读

其他因素血小板减少(资源6)

资源6

病例 1 系统性红斑狼疮继发血小板减少(资源 7)

资源 7

病例 2 恶性肿瘤骨髓浸润引起的血小板减少(资源 8)

资源 8

第四章　凝血功能障碍性疾病

血友病是一种 X 染色体连锁隐性遗传性出血性疾病,由于循环中缺乏凝血因子Ⅷ(FⅧ)或因子Ⅸ(FⅨ),导致患者以伴随终身的自发性出血或者损伤后过度出血为主要临床表现。尤其是重型患者,可因发生致死性出血而危及生命或者反复关节肌肉出血导致功能异常甚至残疾。血友病曾因为通婚而在欧洲各皇室流行,后通过法医研究证实"皇室病"为血友病 B。目前血友病的标准治疗为规律性替代治疗(预防治疗),目标是让患者正常活动的同时不发生出血,从而使患者获得与正常人群相同的生活质量。

一、病因及发病机制

血友病 A 是指遗传性凝血因子Ⅷ活性(FⅧ:C)降低,约占血友病的 85%,血友病 B 是指遗传性凝血因子Ⅸ活性(FⅨ:C)降低,约占血友病的 15%。根据北美及欧洲调查,血友病 A 及 B 的年发病率分别为 1/5 000 及 1/30 000 新生男婴。患病率与各地区的经济医疗水平相关,英国、法国、意大利、加拿大、澳大利亚、新西兰 6 个有国家血友病登记系统的国家统计的患病率为 20/100 000。我国血友病协作组于 1986—1989 年在 24 各省市 37 各地区进行了血友病患病率调查,结果显示血友病 A 及 B 患病率分别为 2.23/100 000 及 0.34/100 000,其中 50 岁以上的生存率为 65.5%(SD13%)。

(一) 病理生理

血友病 A 及血友病 B 分别是由编码 FⅧ的 *F8* 基因及编码 FⅨ的 *F9* 基因突变导致血浆中 FⅧ或 FⅨ蛋白水平降低(数量异常)或者结构异常(功能缺陷),或者二者同时存在,最终导致其促凝活性降低。生理条件下,FⅧ被激活后成为活化 FⅧ(FⅧa),与活化的 FⅨ(FⅨa)在活化的血小板表面形成内源性 X 酶复合物,将凝血因子 X(FX)激活成为活化因子 X(FXa),FⅧa 作为辅因子加速 FⅨa 激活 FX 的过程。不论是 FⅨ活性(FⅨ:C)下降或者作为辅因子的 FⅧ活性(FⅧ:C)下降,均可引起 FX 激活障碍最终导致凝血酶(FⅡa)生成不足,止血血栓生成延迟,且脆性增加容易被清除,可以造成自发性或者与损伤程度不相符的过度出血。因此,血友病 A 及 B 临床表现类似。

(二) FⅧ基因、蛋白结构功能及突变类型

编码人类 FⅧ的基因为 *F8*,位于 X 染色体长臂远端(Xq28),全长 180kb,含有 26 个外显子。第 14 外显子碱基数为 3 106 个,第 26 外显子碱基数为 1 958 个,其余 24 个外显子碱基数为 69~262 个不等。FⅧ的 mRNA 长度约 9kb,翻译出的 FⅧ前体由 2 351 个氨基酸组成。

凝血酶通过 Arg^{372}(A1-A2 交界)、Arg^{740}(A2-B 交界)及 Arg^{1689} 3 个位点将 FⅧ裂解激活。FⅧa 为包含 3 段肽链的异质三聚体,其中 A3-C1-C2(轻链)通过 Ca^{2+} 与 A1(重链的 N 端)结合,与 A2(重链 C 端)以非共价键结合,A1 和 A2 之间则以静电作用结合,FⅧ中残存的 B 结构域在激活过程中被完全剪切。FXa 也有激活 FⅧ的作用,但是作用较弱。

F8 基因突变导致血友病 A,根据基因缺陷的种类,可以分为以下几种:①基因重排:如内含子 22 及内含子 1 倒位,一般引起重型血友病。②插入或者缺失突变:既可以是单碱基也可以是小片段或者大片段的插入及缺失。大片段缺失常与重型血友病相关,小片段缺失如果不改变基因阅读框,可能引起轻型血友病。③点突变:根据蛋白产物的变化又可以分为无义突变、错义突变或者剪接位点异常。

早期对重型血友病 A 研究发现通过 PCR 扩增 *F8* 基因全部外显子并利用各种突变研究方法只能在约

50%的重型患者中发现致病突变。后研究发现这些常规方法无法发现突变的重型血友病 A 患者存在内含子倒位,倒位发生的机制为 F8 基因内含子内序列与 F8 基因外同源序列在精子发生减数分裂时发生同源重组。目前在血友病 A 患者中共发现 2 种倒位现象:一是内含子 22 倒位,约占重型血友病 A 的 50%,由内含子 22 内 int22h-1 序列与 F8 基因外端粒端 300 及 400kb 距离同源基因 int22h-2 或 int22h-3 发生同源重组,这种突变导致 F8 基因外显子 1 至 22 与剩余基因部分断裂并分离,引起重型血友病 A;内含子 1 倒位是由于位于内含子 1 中的 int1h-1(1kb)与 F8 基因上游 140kb 处同源序列 int1h-2 发生同源重组,导致 F8 基因启动子及外显子 1 与剩余基因分离,同样引起重型血友病 A。

(三) 血友病的遗传方式与携带者诊断

血友病 A 及血友病 B 遗传方式相同,均为 X 染色体连锁隐性遗传,由于男性只有一条 X 染色体,因此其携带的 F8 或 F9 基因发生致病性突变时即可导致 FⅧ促凝活性(FⅧ:C)或 FⅨ促凝活性(FⅨ:C)下降而发病。女性由于有两条 X 染色体,其中一条携带有缺陷基因时,携带者尚可维持正常或临界的 FⅧ:C 及 FⅨ:C。因此,临床上血友病患者以男性为主,女性罕见。

根据婚配方式,以血友病 A 为例,一般有以下遗传方式:①血友病 A 患者与正常女性结婚:其女儿均为携带者,儿子均为正常人;②正常男性与血友病 A 携带者女性结婚:其儿子有 50% 的概率为血友病 A 患者,女儿有 50% 的概率为血友病 A 携带者;③血友病 A 男性患者与女性携带者结婚,其儿子有 50% 的概率为血友病患者,女儿有 50% 的概率为携带者、50% 的概率为血友病 A 女性(2 条 X 染色体 F8 基因均有异常);但是此种婚配方式很罕见,只有 $1/10^7$ 可能性。④血友病 A 男性患者和血友病 A 女性患者结婚,其所有子女均为血友病患者,这种婚配方式目前还未见报道。

女性血友病 A 或 B 患者很少见,最常见的是由于女性携带者(杂合子)在胚胎发育很早期阶段发生正常 X 染色体非随机失活(不均衡性 X 失活),即体内细胞正常 X 染色体灭活现象占主导,导致其 FⅧ:C 或 FⅨ:C 下降而有出血表现,成为血友病患者。另外通过上述第三种婚配方式可以生育出纯合子女性血友病 A 或 B 患者,但是这种情况极其罕见。

大约有 30% 的血友病 A 患者无血友病家族史,称为散发病例,其原因一是患者家族中无其他成员患病;原因二为新发基因突变导致。这种新发基因突变通常是由正常男性精子发生突变所致,如某男性在生殖细胞减数分裂时发生内含子 22 或 1 倒位,遗传给女儿成为携带者,作为携带者的女儿再生育男孩时有为血友病患者的可能且无家族史。

从家族史判断一个女性是否为携带者的方法如下:①如果一个女性的父亲为血友病患者,或者她有两个儿子患血友病,那么她确定为携带者;②如果她有一个儿子患血友病,并有相同类型血友病家族史,她也确定为携带者;③如果她只有一个血友病儿子,并无家族史,那么她有 67% 的可能为携带者。已知家族中血友病患者 F8 或 F9 基因突变时,通过对潜在携带者进行突变位点验证可以确定是否为携带者。

分子生物学的进展为从基因水平诊断血友病 A 携带者及胎儿是否为血友病 A 患者或携带者提供了基础。产前诊断一般可以分为直接诊断及间接诊断:①直接诊断是指直接检测先证者 F8 基因突变类型,并通过待检者是否有相同突变来判断。但是有 2% 左右的患者无法检测出 F8 基因突变,此时可以通过间接诊断来弥补;②间接诊断的原理是通过对先证者及患者母亲及一系列亲属进行 F8 基因内外多态性位点的检测,将缺陷 X 染色体通过多个位点的组合标记出来,判断待检者是否含有与缺陷 X 染色体相同的单倍体型。在实际工作中,往往采取 2 种方法相结合以提高诊断的可靠性。血友病 B 携带者及产前诊断原理同血友病 A。

二、临床表现

(一) 血友病的临床表现

血友病的临床表现与临床分型相关,根据 FⅧ或 FⅨ的活性水平可将血友病分为 3 型(表 4-4-1-1)。

在替代治疗出现前,重型血友病患者的预期寿命不足 20 岁。一般死于微小创伤后的持续出血,或自发性内脏出血或颅内出血。在替代治疗作为血友病标准治疗的今天,血友病患者预期寿命可以接近正常人群。

表 4-4-1-1　血友病 A/B 临床分型

因子活性水平	临床分型	出血症状
<1IU/dL	重型	肌肉或关节自发性出血
1~5IU/dL	中间型	小手术/外伤后可有严重出血,偶有自发性出血
5~40IU/dL	轻型	大的手术或外伤可致严重出血,罕见自发性出血

注:1IU/dL=1%,百分数和 IU/dL 互换。

　　血友病 A 和血友病 B 的临床表现基本相同,为自发性或者轻度外伤/手术后过度出血,出血可以发生在任何部位。这些患者出血的速度并不比正常人快,但是由于无法有效止血而造成持续出血。重型患者的特点是自发性关节及肌肉出血,即在没有受到明显外伤时也会反复出血,再在没有有效治疗时致残性高。但是也有 10% 的重型患者临床表现较轻,部分患者可能与伴有易栓症突变有关,部分原因尚不明确。中型患者自发性出血相对少见,一般在外伤或者手术后发生,患者可能出现关节肌肉出血,但致残比例要低于重型患者。轻型患者一般很少出血,在拔牙、痔疮手术、过度体力劳动/运动等诱因下可以发生出血,由于此类患者平时出血较少,容易被漏诊、误诊,首次诊断时年龄通常高于重型患者。

　　关节出血是血友病患者最常见的临床表现,各关节出血发生率分别为膝(45%)、肘(30%)、踝(15%)、肩(3%)、腕(3%)及髋关节(2%)。关节出血被定义为关节中异常的感觉"先兆",并伴有以下任何一种情况:①关节肿胀加重和表面皮温升高;②疼痛加重;③渐进性活动受限或肢体活动困难。一般来说,重型血友病儿童在学步前以软组织出血为主,学步后由于自主活动增多,关节开始负重,关节出血的频率提高。在急性出血后,关节内滑膜发生炎症反应、充血和脆弱,需要数周时间才能恢复。反复关节出血会导致滑膜炎症反应持续进展、滑膜增厚折叠,结果导致反复性关节出血倾向,即所谓的靶关节。靶关节的定义为在 6 个月内出血超过 3 次及以上的关节。最终导致不可逆转的软骨和骨骼损伤以及关节功能受损。慢性关节病并发关节出血引起的疼痛,与退行性关节炎疼痛难以区分。血友病出血关节感染不常见,可能会有低热,持续的发热需要注意关节感染的可能性。

　　肌肉出血也是血友病的特性表现,可以发生在身体任何部位的肌肉,通常是由于受伤或突然拉伸造成的。肌肉出血频率顺序如下:小腿、大腿及前臂。肌肉出血被定义为临床和/或影像学检查确定的肌肉出血,常伴有疼痛和/或肿胀和运动能力丧失。肌肉出血发生后患者通常倾向于维持出血肌肉于较为舒适体位,一旦肌肉发生收缩或者牵拉时出现剧烈疼痛,触诊时发现压力增高及疼痛。对于婴幼儿,仅仅不愿意活动肢体可能就意味着关节或肌肉出血。深部肌肉出血早期时皮肤表面可能无瘀斑,随着时间推移,皮肤表面可逐渐出现瘀斑。与神经血管损伤相关的肌肉出血部位,如四肢的深屈肌群后果可能很严重:①髂腰肌出血可造成股神经麻痹,表现为同侧下肢疼痛或麻木感觉,这可能是髂腰肌出血的主要表现;②小腿后浅室和深室出血可能造成胫后神经和腓深神经损伤;③前臂屈肌群出血可能压迫血管导致 Volkmann 缺血性挛缩。未经治疗的肌肉出血可导致筋膜室综合征(封闭空间内的深部肌肉出血),伴随继发性神经血管和肌腱损伤以及肌肉挛缩和坏死。

　　血友病患者发生上消化道出血并不常见,主要表现为呕血或黑便,但是患者常反复发生,一般是由于消化道溃疡或者胃炎引起。肠壁内出血可以导致肠套叠或梗阻。泌尿系出血较消化道出血常见,通常无明显原因,但是反复发生的患者需要查找潜在病因,如泌尿系统肿瘤等。如果有血凝块形成阻塞输尿管会引起绞痛。

　　与外伤程度不相符的出血是血友病患者的特点。轻型血友病患者在一些小的创伤或者手术如拔牙、扁桃体切除术、痔疮手术后的延迟出血往往是促使他们进一步检查并诊断的原因。

　　血友病患者可以接受静脉穿刺、皮下注射、皮内注射,小肌肉的注射,在注射后进行适当的压迫一般不会形成血肿,但是应该避免深部肌内注射。

　　血友病假肿瘤是一种严重的并发症,是发生于软组织或者骨的囊性血肿,可以发生于身体的任何部位,但是好发于身体的下半部分,包括大腿、臀部、骨盆。根据发生部位及后果,可以分为三型:第一种类型是位于肌肉内部单纯血肿,存在于肌肉筋膜、肌腱组成的间隙;第二种类型是发生于软组织,但是向邻近的骨及骨膜发展,累及骨膜的营养血管,导致骨质的吸收破坏;第三种类型是发生在骨膜下,导致骨膜与皮质的分离,但是由于受到周围肌肉组织的限制,血肿范围不大。假肿瘤形成过程一般比较缓慢,没有疼痛表现,但是短时间内增大时会伴有疼痛。假肿瘤的结构一般为多房性、纤维组织囊包裹黏稠的褐色血性液体。假肿瘤逐渐增大时会逐渐压迫及侵蚀周围的血管、神经、肌肉及毗邻的骨质。假肿瘤可以穿透进入内脏或者皮肤形成窦道,容易继发感染。有时候巨大的假肿瘤累及的范围过大,侵蚀组织过多,导致无法手术处理。CT 或者 MRI 有助于假肿瘤的诊断及术前评估,针吸活检由于可以导致出血及继发感染,应当避免使用。血友病患者伴发假肿瘤时可能会被误诊为其他性质肿瘤,并且在忽视 APTT 异常的情况下采取单纯的手术治疗导致术后出血不止后,才被诊断为血友病。假肿瘤最有效的治疗是将假肿瘤完整地切除,如果术中有部分残留,假肿瘤可能会再次形成。

表 4-4-1-2 需要急诊处理的出血

中枢神经系统出血
颅内出血
脊髓血肿
容易引起气道阻塞的出血
咽后壁出血或者下颌磨牙拔除术后出血
颈部血肿
气管出血
舌部大血肿
胃肠道出血
食管损伤或者消化性溃疡出血导致的呕血
食管胃底静脉破裂出血
毛细血管扩张性息肉导致的便血及黑便
腹部器官破裂或者脏器囊性血肿
脾破裂、肝脏撕裂伤及肾包膜撕裂
肠壁血肿
阑尾破裂
骨盆损伤或腹部假肿瘤
骨筋膜室综合征
前臂及小腿血肿压迫血管及神经
眼部出血
眼前房出血
玻璃体出血
眼眶外伤后出血

部分类型出血由于位置特殊,可导致大量出血或者即使少量出血也会造成严重后果,需要紧急处理以避免严重并发症的产生。表 4-4-1-2 中列举了血友病出血急症。

(二)血友病的并发症及合并症

血友病的并发症可以分为两种,一种是急性出血或者反复出血引起的并发症,如血友病关节病、假肿瘤、骨筋膜室综合征等,这部分已经在症状章节中介绍。另外一种是替代治疗过程中产生的并发症,包括输血相关的病毒性肝炎、HIV 感染等及 FⅧ/FⅨ抑制物的产生。

1. 病毒性肝炎及 HIV 感染　病毒性肝炎病毒及 HIV 均可通过输血/血制品传播,它们可以通过未经过病毒灭活处理的血浆、冷沉淀及血浆浓缩的 FⅧ 及 FⅨ 在血友病患者中传播。我国自 1985 年开始禁止血浆浓缩 FⅧ 及 FⅨ 的进口,1993 年开始对供血者增加 HCV 及 HIV 检测,1995 年起禁止生产和使用未经病毒去除或灭活的凝血因子类血液制品,至此血友病患者的药物安全性获得了极大的提高。已经发生感染的患者,如丙型肝炎患者,可以接受相应的抗病毒治疗。

2. FⅧ/FⅨ抑制物　FⅧ/FⅨ抑制物(中和性抗体)是血友病患者体内产生的能中和外源性凝血因子 FⅧ/Ⅸ促凝活性的同种抗体,是血友病 A/B 患者替代治疗后一个主要的并发症。根据抑制物滴度的高低,可以分为高滴度(≥5BU/mL)及低滴度(<5BU/mL),根据记忆应答反应的高低,如果抑制物滴度始终小于<5BU/mL,称为低反应性抑制物,反之在任何时间抑制物滴度≥5BU/mL,可称为高反应性抑制物。高滴度抑制物约占抗体总数的 60%,其余为低滴度,有部分抑制物即使在间断接受 FⅧ 刺激后也会自发消失,表现为一过性存在。

重型未经治疗的血友病 A 患者(previously untreated patients,PUP)抑制物累积发生率约为 30%,其中79% 患者抑制物发生于前 20 个暴露日(EDs),剩余 21% 的患者抑制物发生于 20~75EDs。所谓暴露日指的是患者实际接受的凝血因子替代治疗天数之和。轻/中型血友病 A 抑制物累积发生率为 5%~10%,但是其与 Eds 关系不如重型患者明显,在 0~50EDs、50~100EDs 内抑制物发生率并无明显差别。由于这类患者平时接受的治疗频率较低,因此抑制物往往发生在年龄较大的患者,且多出现于高强度 FⅧ 暴露后,比如手术或者严重出血替代治疗后,常为低反应抑制物,高反应者少见,此种患者 *F8* 突变类型多为错义突变。

血友病 B(hemophilia B,HB)患者抑制物主要产生于重型患者,轻/中型患者发生率较低,总体累积发生率大约为 5%～10%。HB 患者抑制物主要产生于前 20EDs,尤其是前 9～11EDs,且往往出现在 2 岁之前。血友病 B 抑制物的发生往往伴随对 FIX 药物的过敏反应。

血友病患者抑制物的产生是基因以及环境因素共同作用的结果。HA 患者遗传因素包括 *F8* 突变类型(如大片段缺失、无义突变、内含子倒位等无效突变风险高,错义突变、剪接位点突变等风险较小)、阳性抑制物家族史、种族(非裔患者抑制物风险高)、免疫调节基因的多态性、环境因素(如高强度凝血因子输注)、凝血因子种类(含或不含 VWF 抗原、血源/重组因子,但目前均存在争议)。HB 患者抑制物产生的高风险 FIX 突变类型大多为无效突变,比如大片段缺失、移码突变、无义突变等;暂未发现种族因素会导致 HB 患者抑制物风险增加;关于基因重组 FⅧ与血浆浓缩 FⅧ免疫原性的基础及临床研究一直是热点,不同研究结论也有所不同,目前认为血源性与重组因子抑制物发生的风险类似。

重型血友病患者抑制物产生后,出血部位、频率以及严重程度一般不发生改变;轻/中型患者的抑制物如果与内源性因子有交叉反应,不仅可以中和外源凝血因子,也可以导致患者内源性基础因子活性下降,从而使出血倾向变重。

由于抑制物产生的危害性高,因此密切监测以及时发现抑制物非常重要。建议在首次接受凝血因子产品后的前 20 个暴露日每 5 个暴露日检测 1 次,在 21～50 个暴露日内每 10 个暴露日检测 1 次,此后每年至少检测 2 次,直至 150 个暴露日,此后每一年检测 1 次;对于血友病 B 的患者,一旦出现对 FIX 制剂过敏时也应检测抑制物,因过敏反应是部分患者出现抑制物后最早期的临床表现;此外,在以下情况时,也需要进行抑制物筛查:①当患者凝血因子替代治疗效果不如既往时;②在规范预防治疗情况下,出血频率增加或者仍有靶关节出血时;③高强度输注凝血因子后,如连续输注 5 天;④患者接受手术前需要检测抑制物;⑤术后凝血因子替代治疗疗效不佳时;⑥轻/中型血友病患者出血表现加重(如出现严重的自发关节和肌肉出血)时。

三、诊断和鉴别诊断

（一）诊断标准

1. 男性患者,符合 X 染色体连锁隐性遗传规律,约 30% 无家族史。女性患者罕见。

2. 主要临床表现为关节、肌肉出血,但可发生于任何部位。患者出血可以无明显诱因(自发性)或在创伤或手术后发生。

3. 筛选试验　活化部分凝血活酶时间(APTT)延长、凝血酶原时间(PT)正常、凝血酶时间(TT)正常、纤维蛋白原定量正常、血小板数目正常。轻型血友病患者 APTT 仅轻度延长或正常。

4. 确诊试验　血友病 A 确诊试验为 FⅧ:C 降低;血友病 B 确诊试验为 FIX:C 降低。其他凝血因子活性正常。

5. 鉴别试验　血友病 A 患者 VWF:Ag 正常。患者诊断时通过混合血浆纠正实验及凝血因子抑制物定量试验排除获得性血友病或狼疮抗凝物。

（二）鉴别诊断

1. 其他遗传性内源性凝血因子缺乏　单纯 APTT 延长、PT 正常的出血性疾病除了血友病 A/B 还需要鉴别遗传性 FXI缺乏。前激肽释放酶、FXII及高分子激肽原的缺乏同样可以引起 APTT 延长、PT 正常,但是患者不会有出血倾向,因此从临床表现可以排除。

2. 血管型血友病(VWD)　3 型患者由于 VWF:Ag 及 FⅧ:C 明显降低,临床表现与重型血友病 A 类似,1 型患者的表现则与轻中型血友病 A 患者类似。实验室检测中 VWF:Ag 及 FⅧ:C 均降低。VWD 2N 型是由于 VWF 与 FⅧ结合位点突变导致 VWF 与 FⅧ结合障碍,从而导致了循环中 FⅧ半衰期缩短,VWF:Ag 检测正常,FⅧ:C 降低,易于与血友病 A 混淆,尤其在诊断女性血友病 A 患者时,需要排除本病。鉴别点包括不同的遗传方式以及实验室检查如 VWF 及 FⅧ结合试验。通过直接检测 VWF 基因及 *F8* 基因查找突变也可以区别二者。

3. 获得性血友病 A 表现为出血、APTT 延长以及 FⅧ:C 降低,患者既往无出血病史及家族史。患者血浆与正常血浆在 37℃下 1∶1 混合孵育 2h 后延长的 APTT 不能被纠正，FⅧ抑制物定量实验（Bethesda 法以及 Nijmegen 改良法）能够确定抗体的滴度。约 50% 获得性血友病 A 并无明显病因，其余可能的病因包括继发于结缔组织病、围产期、肿瘤、青霉素过敏等。获得性血友病 A 可能和狼疮抗凝物同时存在。

4. 其他引起 APTT 延长的疾病或情况　血标本肝素污染或存在肝素样抗凝物可以导致 APTT 延长，后者也可以有出血表现，可以通过 TT 延长鉴别。狼疮抗凝物可以引起 APTT 显著延长，患者常无出血情况，但是在同时伴有 FⅡ∶C 或 FⅪ∶C 降低或血小板显著减少时可有出血症状，鉴别上包括延长的 APTT 不能被正常血浆纠正，与获得性血友病 A 不同的是狼疮抗凝物与正常血浆混合后即刻检测即可发现 APTT 无法纠正，延长的 APPT 可以被加入的磷脂纠正。临床上常用稀释的蝰蛇毒实验（dRVVT）或硅凝固时间（SCT）检测狼疮抗凝物。

5. 与其他系统疾病鉴别　血友病 A 患者的出血可能与其他系统疾病相混淆，尤其是在血友病 A/B 确诊前以及医疗条件不足的地区。如发生在髂腰肌的出血可能会误诊为阑尾炎、发生在关节的出血可能会误诊为关节炎及关节结核病、深部血肿可误诊为化脓性病灶、泌尿系出血后局部血块可能被认为肾肿瘤，以上各种场景，如忽略凝血筛查而直接进行手术干预，常引起严重出血，而促进血友病 A/B 的诊断。

四、血友病的治疗

（一）血友病治疗原则

1. 综合关怀模式　血友病目前还无法根治，其疾病特点决定了患者在全生命周期中都必须得到合适的规范化的管理。血友病患者应该在血友病中心接受综合关怀团队的诊疗与随访。综合关怀包括血友病诊断、治疗、并发症和/或合并症的处理等涉及多学科的医疗行为，可促进患者的身心健康和提高其生活质量，同时降低并发症的发病率和死亡率。此外，综合关怀团队还应将血友病患者及其家庭成员纳入，因为各种管理方案需要患者及其家庭成员的配合才能顺利实施，比如家庭治疗的实施需要患者或家属掌握必要的知识，包括出血的识别、出血后的一般处理、掌握静脉穿刺技术等。由多学科专业人员组成的团队根据患者临床实际情况和国内相关诊疗共识/指南提供协调性综合关怀，可最大限度满足血友病患者的治疗需求。血友病患者管理应优先考虑以下几点：患者数据登记和上报；防治出血和关节损伤；迅速处理出血事件，包括关节出血后的物理治疗与康复；疼痛管理；骨骼肌肉并发症的处理；抑制物的筛查与处理；合并症的处理；口腔护理；生活质量评估与心理支持；遗传咨询与诊断；患者及其家庭成员的持续性教育与支持等。国外经验表明，相对于传统的治疗模式，采用综合关怀治疗的患者在平均寿命、年住院天数、关节并发症发生率及失业率等方面均优于前者。血友病的综合关怀需要在血友病中心中组织及实施，目前国内在中国罕见病联盟及中国血友病协作组的合作下，开展了中国血友病三级诊疗中心评审工作，包括血友病综合管理中心、血友病诊疗中心及血友病治疗中心，主要目的是通过血友病中心标准化的建立，促进血友病中心的规范化，为综合关怀的实施提供保障。

2. 一般治疗原则　血友病患者应该禁止深部肌内注射，以防形成肌肉血肿，静脉穿刺、皮下注射及皮内注射在良好操作及压迫止血后一般不会形成明显血肿。血友病患者可以正常接受计划疫苗，如疫苗接种必须肌内注射，可以在给予替代治疗后接种，可以配合注射前及注射后局部冰敷的方法减少出血风险。应注意避免服用阿司匹林等影响血小板聚集的药物；在对于慢性血友病关节病引起的疼痛，在必要时应选择对血小板功能影响较小的药物如对乙酰氨基酚。在止痛药物的选择中，麻醉性止痛药因为其潜在的成瘾性而应该慎用。应当鼓励患者进行家庭治疗，并且定期到血友病诊疗中心进行病情评估及治疗咨询。血友病携带者或潜在携带者在生育前可以进行遗传咨询。

（二）替代治疗

替代治疗是血友病治疗的基石，通过补充缺乏的凝血因子Ⅷ或因子Ⅸ，以达到止血或者预防出血的目的。近年来得益于新技术的发展及治疗理念的更新，也出现了非因子类替代治疗产品，如艾美赛珠单抗，称为非因子替代治疗，可以弥补传统替代治疗的一些不足。根据治疗目的不同，替代治疗可以分为按需治疗及预防治疗。

1. 替代治疗药物

（1）血浆制品

1）新鲜冷冻血浆（FFP）：包含所有凝血因子，可以用于血友病 A 及血友病 B 止血治疗。但是其因子含量低，大量输注可导致容量负荷过度，难以达到预期的止血水平，且未经病毒灭活的产品有传播病毒感染的风险，因此仅在无其他更安全有效的产品可选择时用于治疗血友病。单独应用时很难使 FⅧ水平达到 30IU/dL 以上，FⅨ水平很难达到 25IU/dL 以上。初始剂量 FFP 可以在 15~20mL/kg 体重。

2）冷沉淀：冷沉淀是冷冻血浆在 1~60℃缓慢融化中沉淀下来的高分子不溶性血浆蛋白浓缩物。冷沉淀中含有大量的 FⅧ（约 3~10IU/mL）、VWF、纤维蛋白原和 FⅩⅢ，但不包括 FⅨ和 FⅪ，因此可用于治疗血友病 A，不能用于治疗血友病 B。1 袋由 1 单位 FFP（200~250mL）制成的冷沉淀，包含 70~80 单位的 FⅧ，体积为 30~40mL。与血浆相比，冷沉淀可以减少输注体积，避免容量负荷过度，但未经病毒灭活的产品，亦有传播病毒的风险，因此仅在无法获得凝血因子浓缩物的情况下，才考虑应用冷沉淀。

（2）凝血因子浓缩物：根据制造工艺不同，可以分为血浆来源及基因重组的凝血因子浓缩物（clotting factor concentrates，CFCs），通过补充患者体内缺乏的凝血因子，控制出血或者预防出血，最终达到提高患者生活质量的目的。第三代基因重组凝血因子浓缩物由于在生产过程中不涉及外源性血浆成分，因此消除了血源传播风险。目前我国通过对供血者的严格管控，并在凝血因子浓缩物生产过程中采用 S/D 处理和干热灭活工艺，因此血浆来源 CFCs 病毒传播风险已降至最低。所以，目前无论是血浆来源或基因重组的凝血因子浓缩物，只要是经严格审批上市的 CFC 制品，均可用于血友病患者的替代治疗，对于 CFC 的哪一类产品、哪一个品种，不存在优先推荐。

1）FⅧ浓缩物：FⅧ浓缩物可以分为血浆来源（PdFⅧ）及基因重组（rFⅧ），用于血友病 A 的止血治疗或者预防治疗。在没有抑制物时，每公斤体重给予 1U FⅧ，预期可以提高血浆中 FⅧ：C 的水平（IU/dL），称为增量回收率（incremental in vivo recovery，IVR），表述方式为（IU/dL）/（1IU/kg），FⅧ输注 IVR 理论值为（2IU/dL）/（1IU/kg），即给予患者每公斤体重 1IU FⅧ，可以提高体内 FⅧ：C 2IU/dL。由于个体的差异，不同患者的 IVR 有所不同，通过 1IU/kg 给药后 FⅧ：C 实际提高水平（IU/dL）与理论 IVR[（2IU/dL）/（1IU/kg）]的比值百分数，称为回收效率值，简称回收率，反映的是 FⅧ输注后实际效率。

计算 FⅧ的剂量公式如下：

需 FⅧ量（IU）＝体重（kg）×期望提高的 FⅧ：C（IU/dL）÷IVR（IU/dL）/（1IU/kg）或体重（kg）×期望提高的 FⅧ：C÷（2×回收率）。为了简化计算方式，一般默认 FVIII 制剂 IVR 默认为（2IU/dL）/（1IU/kg）或回收率为 100%。例如 1 名 50kg 体重患者，期望 FⅧ：C 提高 40IU/dL，则需要输注 FⅧ＝50×40（期望提高 FⅧ：C）÷2＝1 000U。FⅧ在体内的标准半衰期为 10~12h，因此应用标准半衰期（Standard Half-life，SHL）FⅧ在治疗出血时需要每 12h 输注一次以补充代谢的 FⅧ，第二次输注的 FⅧ可以剂量减半，以维持预期的 FⅧ：C。例如该患者首次输注 1 000IU，在一个半衰期后 FⅧ：C 降至 20IU/dL，补充 500IU 后，活性可以达到 40IU/dL，此后如果每个半衰期补充 500IU，患者体内的 FⅧ：C 将波动在 20IU/dL（谷值，下一次注射前）~40IU/dL（峰值，注射后）。另一种应用方法，每个半衰期给予固定剂量 FⅧ 1 000IU，该患者起始 FⅧ：C 为 40IU/dL，在 6 个半衰期后，体内 FⅧ：C 稳定于 40~80IU/dL。在按需治疗时，更快更高的峰浓度有利于快速止血。关于按需治疗或者预防治疗的方案选择，详见替代治疗及按需治疗部分。

血友病患者手术前或大出血时，通过 IVR/回收率参数可以用以调整 FⅧ输注剂量，以保证预期止血疗效。在应用 SHL 产品时如果回收率<66%，则提示抑制物的存在，但是也需要结合患者既往回收率及抑制物定量方法综合判断。

2）FⅨ浓缩物：目前国内可以获得的 FⅨ浓缩物包括基因重组 FⅨ（rFⅨ）、血浆源性 FⅨ（PdFⅨ）及凝血酶原复合物（PCC）。在没有抑制物时，每公斤体重静脉输注 1IU 血浆源性或重组 SHL-FⅨ CFC 会提升血浆 FⅨ水平约 1IU/dL，也就是 IVR 为（1IU/dL）/（1IU/kg）。未经修饰的重组 FⅨ（rFⅨ）CFC 在成年人中 IVR 为[（0.8IU/dL）/（1IU/kg）]、15 岁以下儿童 IVR 为[（0.7IU/dL）/（1IU/kg）]。FⅨ剂量计算公式是：需 FⅨ量（IU）＝体重（kg）×期望提高的 FⅨ：C（IU/dL）÷IVR（IU/dL）/（1IU/kg）或体重（kg）×期望提高的 FⅨ：C÷（1×回收率），一般默认 FⅨ制剂 IVR 默认为（1IU/dL）/（1IU/kg）或回收率为 100%。例如，体重 50kg 的成年血友病 B 患者计划提升 FⅨ水平 40IU/dL,如使用血源性 FⅨ,所需剂量 = 50(公斤体重)×40(期望提高 FⅨ:C)÷1(IVR) = 2 000IU,如果为 rFⅨ,则为 50(公斤体重)×40(所需的水平 IU/dL)÷0.8(IVR) = 2 500IU;SHL-FⅨ CFC 半衰期约为 18~24h,止血治疗时可每个半衰期后给予补充,即每日 1 次,在大出血或者手术时可以每日 2 次或根据半衰期给药。

凝血酶原复合物中除 FⅨ外,也包含 FⅡ、FⅦ、FⅩ,各种因子含量,尤其是 FⅦ含量在不同产品中有所区别,高剂量高频次应用时有发生血栓事件或 DIC 风险,一般每日剂量不超过 150U/kg。

3) 延长半衰期 FⅧ及 FⅨ产品:SHL-CFCs 由于半衰期的局限性,需要频繁静脉输注,增加患者治疗负担并导致患者预防治疗依从性下降。因此,为了减轻患者预防治疗的负担,并维持较高的因子谷浓度以改善出血情况,开发了长半衰期(extendedhalf-life,EHL)凝血因子浓缩物。目前 EHL-CFCs 采用蛋白融合或聚乙二醇化技术或多种技术联合以达到延长 CFCs 在人体内的代谢。蛋白融合技术是将 FⅧ与新生 Fc 受体融合,避免被胞吞的蛋白在细胞内快速清除。目前上市 EHL-FⅧ产品的半衰期受限于 VWF 半衰期的天花板效应,大多为 SHL-FⅧ产品的 1.4~1.6 倍(或大约 19h),目前国外已经上市的最长半衰期 rFⅧ是 Efanesoctocog alfa,通过包括 Fc 融合蛋白等多种技术,突破了 VWF 对 FⅧ半衰期延长的不利影响,使 FⅧ半衰期达到 40h。EHL-FⅨ产品的半衰期更长,为 SHL-FⅨ产品的 3~5 倍以上,可以达到 100h。预防治疗时,EHL-FⅧ大多数情况下每周给药两次或每 3 天给药一次,而 EHL-FⅨ可以每 7~14 天给药一次。与 SHL 产品类似,青少年和成年人对 EHL 产品的清除率相近,但儿童半衰期相对较短。与 SHL-rFⅨ产品不同,EHL-FⅨ产品回收率并不降低,甚至一些 EHL-FⅨ产品表现出更高的回收率,提示血管外分布的 EHL-FⅨ比例较低,因此临床疗效评估时应结合患者药代动力学参数(PK)。此外,由于 EHL-CFCs 分子的修饰作用导致在常规凝血测定中其活性发生变化,因此临床应遵循药品说明书推荐的实验室最佳检测方法监测疗效。聚乙二醇化可减少与清除受体的相互作用,减缓被清除。

4) 非因子替代治疗药物及止血再平衡药物:艾美赛珠单抗为一种双特异性抗体,两个抗原识别位点可以结合 FⅨ、FⅨa 以及 FⅩ、FⅩa,当双特异性抗体同时结合 FⅨa 及 FⅩ时,加速 FⅨa 激活 FⅩ,从而产生类似 FⅧa 的辅因子作用,且这种作用依赖磷脂酰丝氨酸的暴露,将这种凝血催化反应局限在出血部位。艾美赛珠单抗的主要优点是皮下给药、半衰期长、预防出血的有效性高,显著减少伴或不伴抑制物的血友病 A 患者出血发作频率。由于其需要负荷剂量以达到有效治疗浓度,因此仅可用于预防治疗,不能用于按需治疗。艾美赛珠单抗预防治疗过程中如果发生突破性出血,仍需 FⅧ止血治疗(无 FⅧ抑制物时)或 rFⅦa/PCC 止血治疗(有 FⅧ抑制物时),但是需要注意剂量调整,以防形成血栓或血栓性微血管病。

艾美赛珠单抗的用量用法:最初 4 周,每次 3mg/kg,每周 1 次(负荷剂量);随后为每次 1.5mg/kg,每周一次(维持剂量),通过皮下注射给药。其常见的副作用包括:注射部位反应、发热、头痛、腹泻、关节痛和肌痛。

止血再平衡药物是指通过抑制抗凝蛋白,如抗凝血酶、组织因子途径抑制剂和活化蛋白 C,使凝血-促凝系统达到平衡,从而起到预防出血的效果,由于抑制抗凝蛋白的程度与止血效果之间的关系无法准确判断或控制,血栓形成的并发症是这类药物受到关注的主要安全性问题。目前这类药物正处于临床研究中,尚无上市产品。

2. 替代治疗方案　替代治疗根据治疗时机及目的不同,可以分为按需治疗或规律替代治疗(预防治疗)。

(1) 按需治疗:在患者发生出血后给予凝血因子产品治疗,以达到止血、缓解疼痛、挽救生命的目标。对于血友病 A,推荐使用血浆源性或基因重组 FⅧ浓缩物。对于血友病 B 患者,推荐使用血浆源性或基因重组 FⅨ浓缩物,次选 PCC,并要注意血栓形成和 DIC 风险。未经病毒灭活的血浆或冷沉淀仅在无 CFCs 时考虑应用。

按需治疗的原则是及时、足量、足疗程。及时是指在发生出血,或者怀疑出血的 2h 内给予替代治疗,以尽早控制出血,避免因观望延误治疗导致出血加重。要做到这一点,家庭治疗十分重要,鼓励患者或看护者在血友病中心接受培训后进行静脉给药,以避免前往血友病中心所花费的时间及次生损伤。有些部位的出血比较隐匿,早期可能并无明显征象,鼓励患者按照怀疑出血即治疗。在因子获取不受限时,不同部位出血所需要提高的因子水平见表 4-4-1-3。

表 4-4-1-3 按需治疗时因子剂量及疗程

出血类型	血友病 A		血友病 B	
	预期水平（U/dL）	疗程（d）	预期水平（U/dL）	疗程（d）
关节	40~60	1~2（若反应不充分可延长）	40~60	1~2（若反应不充分可延长）
表层肌/无神经血管损害（除外髂腰肌）	40~60	2~3（若反应不充分可延长）	40~60	2~3（若反应不充分可延长）
髂腰肌和深肌层有神经血管损害				
起始	80~100	1~2	60~80	1~2
维持	30~60	3~5（作为物理治疗期间的预防，可以延长）	30~60	3~5（作为物理治疗期间的预防，可以延长）
中枢神经系统/头部				
起始	80~100	1~7	60~80	1~7
维持	50	8~21	30	8~21
咽喉和颈部				
起始	80~100	1~7	60~80	1~7
维持	50	8~14	30	8~14
胃肠				
起始	80~100	7~14	60~80	7~14
维持	50		30	
肾脏	50	3~5	40	3~5
深部裂伤	50	5~7	40	5~7
手术（大）				
术前	80~100		60~80	
术后	60~80	1~3	40~60	1~3
	40~60	4~6	30~50	4~6
	30~50	7~14	20~40	7~14
手术（小）				
术前	50~80		50~80	
术后	30~80	1~5（取决于手术类型）	30~80	1~5（取决于手术类型）

并非所有出血都适合家庭治疗，表 4-4-1-2 中列举的血友病出血急症，在进行必要的家庭治疗后应及时就诊，避免发生严重后果。

出血事件发生后，需要通过实验室检查及影像学检查评估患者出血严重程度，如血细胞比容、出血部位影像学检查等，并结合临床表现评估止血效果。在急性出血控制后，根据出血类型不同，继续给予预防治疗以预防再次出血（如脑出血或髂腰肌出血）或满足后期物理治疗需求，确保出血完全吸收，避免假肿瘤等严重并发症的发生。

患者反复发生同一部位、器官出血时，需要鉴别除血友病外其他因素引起的出血。如反复消化道出血或泌尿系出血时需排除肿瘤、食管胃底静脉曲张、泌尿系结石等。

（2）预防治疗：预防治疗通常是指血友病患者长期、规律的凝血因子补充治疗，即血友病 A 患者定期输注 FⅧ和血友病 B 患者定期输注 FⅨ，提高 FⅧ/FⅨ水平以防止出血。预防治疗的目标是让患者能够正常的生活，免于致死性出血的发生、预防关节出血和维持肌肉骨骼健康。根据预防治疗的时机与预期目标，预防治疗分为初级预防治疗、次级预防治疗和三级预防治疗（表 4-4-1-4）。

表 4-4-1-4　血友病 A 或 B 常规因子预防治疗（基于开始预防治疗时间）

初级预防治疗	在 3 岁以前、第二次关节出血前开始的规律性、持续性替代治疗，患者无明确的查体或影像学检查证实的关节病变
次级预防治疗	3 岁或以上，在关节发生 2 次及以上出血，但查体和/或影像学检查没有发现关节病变时，开始的规律性、持续性替代治疗
三级预防治疗	在查体和影像学检查证实存在关节病变后开始的规律性、持续性替代治疗

（引自世界血友病联盟血友病管理指南第三版表 6-1）

随着非因子替代治疗药物如艾美赛珠单抗的出现，预防治疗的定义更新为规律性应用止血药物（静脉内、皮下或其他方式），以增强止血作用、有效预防血友病患者出血。

1）标准半衰期因子预防治疗：预防治疗概念最初的提出，源于对非重型（FⅧ：C/FⅨ：C≥1%）血友病患者的临床观察，这部分患者至成年后很少出现关节畸形，因此提出通过定期输注 FⅧ/FⅨ使重型患者获得非重型患者的临床表型，维持关节健康，预防致死性出血的发生。然而，越来越多的研究证据表明，谷浓度 1~3U/dL 时不足以完全预防血友病患者出血，也可能会发生临床或亚临床出血，导致关节病变的发生发展，因此需要根据患者个体的生活及运动需求设定更高的谷浓度。

根据世界血友病联盟指南推荐，传统 SHL-FⅧ及 FⅨ预防治疗方案，给予根据剂量及频率分为高剂量、中剂量及低剂量的预防，见表 4-4-1-5。

表 4-4-1-5　标准半衰期 CFCs 预防治疗方案

预防强度	血友病 A	血友病 B
高剂量预防	25~40IU/kg FⅧ，隔日 1 次（每年>4 000IU/kg）	40~60IU FⅨ，每周 2 次（每年>4 000IU/kg）
中剂量预防	15~25IU/kg FⅧ，每周 3 次（每年 1 500~4 000IU/kg）	20~40IU/kg FⅨ，每周 2 次（每年 2 000~4 000IU/kg）
低剂量预防（根据需要进行剂量升级）	10~15IU/kg FⅧ，每周 2~3 次（每年 1 000~1 500IU/kg）	10~15IU/kg FⅨ，每周 2 次（每年 1 000~1 500IU/kg）

2）长半衰期因子预防治疗：在大多数情况下 EHL-FⅧ及 EHL-FⅨ增量恢复值与 SHL 产品类似，因此用于预防治疗时剂量相似。由于这些药物半衰期延长，使患者在预防治疗中获得更高的谷浓度或降低注射频率，减少患者痛苦。

3）非因子替代治疗：艾美赛珠单抗可用于血友病 A 伴或不伴 FⅧ抑制物患者的预防治疗，剂量方案如前所述。一般不建议调整剂量。需注意的是应用艾美赛珠单抗预防治疗过程中出现突破性出血、创伤或手术的情况，艾美赛珠单抗不能单独作为单一治疗方法，患者仍需要 FⅧ的按需补充治疗（无 FⅧ抑制物患者）或重组人活化凝血因子Ⅶ（rFⅦa）止血治疗（伴 FⅧ或 FⅨ抑制物患者）。

艾美赛珠单抗皮下注射方式使预防治疗更加容易，且不存在静脉穿刺困难的问题，可以提高预防治疗的依从性，尤其适合儿童患者。但是该药上市时间尚短，需要长期的研究观察其安全性。

4）个体化预防治疗：不管是使用 SHL 还是 EHL FⅧ或 FⅨ，其药代动力学参数在不同患者中有所差异，而不同患者的生活运动方式、既往出血表型也各有不同，因此统一的预防治疗方案可能并不适合所有患者。定制个体化预防方案主要基于疾病表现差异以及个体对因子的药代动力学差异两个方面。

以 FⅧ产品的 PK 参数为例，常用参数包括：

峰浓度（Cmax）：指的是静脉输注 FⅧ后，体内 FⅧ水平达到的最高活性水平，这个水平一般在输注因

221

子后 15min 或 30min 获得。通过峰浓度计算患者 IVR。

半衰期(terminalhalf-life,$t_{1/2}$):一般指终末半衰期,是 FⅧ 在体内下降一半所需要的时间,该参数直接反映了药物在体内的清除速度,可以预测 FⅧ 体内浓度变化趋势,是调整用药频率的重要指标。

谷浓度(trough concentration,C_{trough}):也称为谷水平,患者在多次给药过程中,每次药物注射前 FⅧ 水平,也是最低水平。如果两次用药间隔时间大于 6 个半衰期,那么患者可能在下一次用药前已经到达谷浓度。在最初的预防治疗概念中,谷浓度需要>1IU/dL,重型患者可以获得类似中型的临床表型,目前越来越多的研究表明更高水平的谷浓度有利于在更多临床场景中避免出血,改善预后。

患者 PK 参数获取的方法包括传统的密集采样,通过 PK 软件计算出 PK 参数,一般需要采样 10 次以上,临床可操作性差。另一种方法是通过群体 PK 模型结合贝叶斯算法,通过稀疏采样(最低两个采样点)结果精确估算出 PK 参数用以个体化预防治疗方案的制定。

5)围手术期处理:血友病患者在病程中可能因为其他系统疾病需要接受侵入性检查或手术处理,也可能需要手术处理假肿瘤,或关节置换、关节融合、关节滑膜清除等血友病性关节炎。手术前需要完善回收率、抑制物检查,条件允许时完善 PK 检查,以制定围手术替代治疗方案。由于手术时患者接受高强度长疗程替代治疗,在手术后应注意复查抑制物。

表 4-4-1-3 中列举了大手术及小手术常用的围手术期替代治疗方案。给药剂量通常通过以下公式计算:所需的起始因子剂量(IU)= [体重(kg)×期望增加的 FⅧ:C(IU/dL)]/IVR(IU/dL)(IU/kg)$^{-1}$。围手术期多次给药时,$t_{1/2}$ 有助于确定最合适的给药间隔和维持剂量。一般来说,手术类型的不同,所需要的参数水平也不一样。对于大手术,术后输注 FⅧ 的间隔一般 8~12h,也可根据患者出血情况,酌情缩短至 6~8h。

(三)辅助治疗及其他药物

1. 辅助治疗 出血后处理可以采取非药物方法辅助处理,如在轻微肌肉拉伤、扭伤、擦伤和其他损伤出血的早期,可以采用 PRICE 方法急诊处理。PRICE 具体内容包括:保护(protection),保护受伤部位,避免持续损伤;休息(rest),停止活动,让损伤部位获得休息及恢复;冰敷(ice),通过局部冰敷可以缓解疼痛及肿胀,一般每 3~4h 冰敷不超过 20min,避免冰袋直接接触皮肤导致冻伤;压迫(compression),利用弹性绷带包扎受损部位,以提供额外的支撑,减少肿胀,但是要避免包扎过紧,以免压迫血管导致缺血;抬高(elevation),用枕头或其他物件将受伤部位抬高,超过心脏水平面,减少血液回流,减少局部肿胀。

口腔、牙龈及皮肤出血可以局部给予凝血酶外用及浸有肾上腺素的纱布局部压迫。鼻出血时可以通过抬高头部及局部冷敷缓解,必要时可给予前鼻道填塞止血。皮肤撕裂伤时如果需要缝合应该在替代治疗的前提下给予缝合处理。泌尿系出血时可以严密观察,每小时喝水 150~200mL 以防止输尿管的血凝块阻塞,服用泼尼松 3~5 天有助于止血。

2. 其他药物治疗 除了 CFCs 替代治疗外,其他一些药物在血友病的治疗中有一定的价值,它们包括:DDAVP、纤溶抑制剂(氨甲环酸、氨基己酸)。

(1)1-去氨基-8-D-精氨酸加压素(DDAVP):是抗利尿激素(ADH)的相似物,可以将 FⅧ、VWF 等从内皮细胞释放到循环中,适于轻型血友病 A 患者、女性血友病 A 携带者及 1 型 VWD 患者,对重型患者及血友病 B 患者无效。使用方法最常用的为 0.3mg/kg 静脉滴注,也可以皮下注射。一般在 90min 可以见到反应高峰,使循环中 FⅧ 水平提高 3~6 倍。该药在反复使用 1~2 天后可以导致反应降低,在治疗前最好测一下患者反应。DDAVP 副作用有面部潮红、头痛、心率加快、寒战、腹部不适等,反复使用可发生水潴留和稀释性低钠血症,需限制液体摄入(如每 24h 摄入小于 1 500mL);对 2 岁以下婴幼儿、妊娠妇女、癫痫及有活动性心脑血管疾病的老年患者应避免使用。

(2)纤溶抑制剂:常用的有氨甲环酸及氨基己酸。这类药物通过阻断纤溶酶原上赖氨酸结合位点,竞争性抑制纤溶酶原与纤维蛋白结合而发挥抗纤溶作用,可以作为血友病 A 的辅助治疗。它们作为血友病关节出血的常规预防是无效的,但是对于控制黏膜出血如口腔出血、鼻出血、月经过多有一定价值,用于牙科手术可以减少 FⅧ 的用量。但抗纤溶药物可以分泌入泌尿道,因此泌尿系出血时应避免使用,以防形成血凝块阻塞泌尿道。与 PCC 合用时有血栓形成的风险,应当避免合用,如果认为有必要使用,应当在 PCC 输注 6h 后。可以与 rFⅦa 合用止血。氨甲环酸成人剂量为 3~4g/d,分次给予,氨基己酸典型的用法为即刻给予 5g 后,每小时 1g 维持,持续 8h 或至出血停止,每日总量不多于 24g。

(四) 并发症的治疗

1. 肌肉骨骼并发症的治疗

(1) 慢性滑膜炎:此时应当阻断这种恶性循环,控制滑膜炎,保持关节良好的功能。治疗方法包括:①阶段性预防治疗伴随物理治疗,即使不能长期预防治疗,短期(6~8 周)治疗也有益于慢性滑膜炎的恢复。②日常锻炼以增强肌肉力量以更好地保护关节。要做到这点需要在预防治疗的保护下,未进行预防治疗时患者易于反复出血,反而会加重慢性滑膜炎的发展。③如果内科治疗不能控制反复出血,或者无条件进行预防治疗,可以考虑切除增生折叠的滑膜。滑膜切除术包括直视下手术、关节镜、化学方法及放射性核素滑膜切除术。目前以放射性核素方法最为常用,操作简单,所需因子少,效果显著。

(2) 血友病性关节病:由于该阶段是长期反复出血导致的不可逆阶段,因此治疗以延缓关节病发展、改善关节功能及减轻疼痛。可以进行替代治疗前提下的物理治疗,疼痛明显时可以止痛处理。对于不稳定的关节,可以通过支具及鞋内矫形器控制。当保守治疗无效时,可以考虑手术治疗,包括关节融合术、关节置换术、关节矫形术等。

2. 抑制物的治疗　伴有抑制物患者的治疗分为止血治疗及清除抗体的治疗。

(1) 止血治疗:图 4-4-1-1 中列举了血友病 A 伴抑制物患者止血治疗方案选择。血友病 A 患者存在低滴度抑制物,可以通过加大 FⅧ剂量的方法止血,同时密切监测抗体,对于低反应抑制物,大剂量 FⅧ输注后如果体内能检测到达到止血水平的 FⅧ:C,则首选该方案。所需要 FⅧ的量包括用来中和抑制物的量以及止血所需要的量。用来中和抑制物的 FⅧ用量算法如下:体重(kg)×80×[(1-Hct)×抑制物滴度(BU)]。在此基础上需要额外增加 50IU/kg 的 FⅧ,以保证体内可以检测到 FⅧ:C 的提高。对于伴有低滴度高反应抑制物的患者来说,在某些危及生命的紧急情况下,仍然可以采取大剂量 FⅧ治疗。虽然大剂量 FⅧ输注可能会导致抑制物滴度反应性增高,但该方法是治疗急性出血(特别是出血量较大时)最有效的方案,在 3~5 天后抑制物滴度升高至>5BU/mL 时,可以改为旁路制剂。由于个体间差异很大,使用大剂量 FⅧ治疗时应在输注后 15min 检测 FⅧ:C,根据需求调整因子的目标。

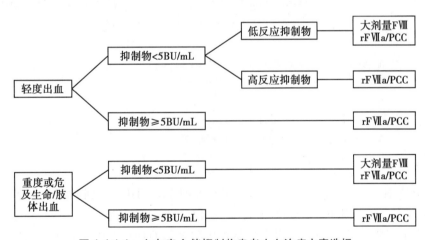

图 4-4-1-1　血友病 A 伴抑制物患者止血治疗方案选择

对于高滴度抑制物(≥5BU/mL)的患者或 ITI 治疗失败及 ITI 治疗中发生出血的患者,需立即采用"旁路途径"的方式止血。可供选择的"旁路途径"药物包括基因重组活化凝血因子Ⅶ(rFⅦa)及凝血酶原复合物(PCC)。rFⅦa 的用法为 90μg/kg 静脉注射,每 2~4h 1 次。对于非关节出血,在出血早期单次 rFⅦa 90μg/kg 有效率为 40%。靶关节出血处理相对复杂,90μg/kg 每 2~4h 1 次,3 次给药与 270μg/kg 单次给药疗效类似。PCC 的用法为 50~100U/kg 静脉给药,每 8~12h 1 次,一天总量不超过 200IU/kg。对于一般的关节出血,PCC 用量可为每次 50~75IU/kg,严重或者危及生命出血,可至每次 100IU/kg。

对单一旁路途径无效或费用有限者,可采用 PCC 与 rFⅦa 序贯疗法,详见表 4-4-1-6。两种药物联用时应严密监测血栓相关的症状以及实验室指标,以防止发生血栓。

表 4-4-1-6 PCC 与 rF Ⅶ a 序贯疗法

时间	药物	剂量
6:00AM	rF Ⅶ a	90μg/kg
9:00AM	PCC	50IU/kg
12:00PM	rF Ⅶ a	90μg/kg
3:00PM	PCC	50IU/kg
6:00PM	rF Ⅶ a	90μg/kg
9:00PM	PCC	50IU/kg
12:00AM	rF Ⅶ a	90μg/kg
3:00AM	PCC	50IU/kg
6:00AM	rF Ⅶ a	90μg/kg

血友病 B 抑制物患者出血时优先选择 rF Ⅶ a 止血,因为 PCC 中含有 FⅨ,继续输注可能会出现严重过敏反应或肾病综合征。

(2)抑制物清除:通过免疫耐受治疗(immune tolerance induction,ITI)可以使 70% 的患者获得抑制物清除。ITI 可能的机制包括克隆清除、诱导免疫忽视、诱导抑制性调节 T 细胞及生成抗独特型抗体。ITI 目前并无达到共识的最佳方案,表 4-4-1-7 中列举了 3 种血友病 A 抑制物 ITI 方案。国际免疫诱导治疗实验选择既往滴度范围 5~200BU/mL 且入组时滴度小于 10BU/mL 的患者,随机分入大剂量(200IU/kg,每日 1 次)及小剂量(50IU/kg,每周 3 次)FⅧ治疗组以比较 2 种剂量方案的有效性、缓解时间及安全性,结果显示二者有效率相同,但是低剂量组患者在 ITI 过程中出血次数高于高剂量组。血友病 B 抑制物成功率较低,且存在过敏反应及肾病综合征风险,加大了抑制物清除的难度,一般建议与免疫抑制物联合治疗。

表 4-4-1-7 3 种血友病 A 抑制物 ITI 方案

Bonn 方案	Malmo protocol	Van Creveld 方案
FⅧ 100U/kg BID	滴度大于 10BU/mL 时用蛋白 A 柱免疫吸附	FⅧ 25~50IU/kg,每日 2 次,持续 1~2 周,25IU/kg 隔日 1 次
FEIBA 100U/kg	环磷酰胺 12~15mg/(kg·d),静脉注射,共 2d,2~3mg/(kg·d),口服,共 8~10d 给予 FⅧ 使 FⅧ:C 达到 40%~100%,后每隔 8~12h 输注以使 FⅧ:C 维持于 30%~80% 第一剂 FⅧ 后给予 IVIg2.5~5g,静脉注射,此后 0.4g/kg,d4~8	

血友病 A 抑制物 ITI 成功的标准为抑制物小于 0.6BU/mL、SHL-FⅧ 回收率大于 66% 及半衰期大于 6h。影响 ITI 成功率的主要因素包括最高滴度大于 200BU/mL 及治疗时大于 10BU/mL。新药的出现也为抑制物的清除提供了新的选择,近几年利妥昔单抗被单独及与 ITI 联合用于抑制物的清除,取得了一定的疗效,但是需要更多的临床应用来观察其用于抑制物清除的价值。

(五)物理治疗与康复

物理治疗与康复可以预防、减轻、减少肌肉关节的功能障碍,提升日常活动能力和生活质量,是综合治疗的重要组成部分。在进行康复治疗之前,康复医师/康复治疗师应对患者进行包括肢体功能、个体活动性和社会参与能力的全面细致的评估,依据评估结果,通过应用物理因子、物理治疗、作业治疗及矫形支具,促进肌肉血肿和关节积血吸收、减轻和消除滑膜炎症、维持正常肌纤维长度、维持和增强肌肉力量、维持和改善关节活动范围及提高本体感觉和平衡功能。鼓励患者在非出血期进行适当的、安全的有氧运动(游泳、功率车、慢跑、快走等),配合适宜负荷的抗阻力量训练和自我牵伸,以预防和减少出血的反复发生。功能评估、物理治疗和康复训练均应由经过培训的康复医生/治疗师负责实施。

（六）血友病关节功能评估

血友病患者管理过程中需要定期进行关节功能评估,是监测血友病预防治疗、关节病进展和防止严重关节并发症的主要手段。关节评估的种类分为影像学评估及临床评估。

临床评估包括以下方式:

血友病关节健康评分(The Hemophilia Joint Health Score,HJHS),是儿童血友病患者体格检查最常用的评估方式。适用于发现早期血友病关节疾病,中文版本在中国 4~18 岁的儿童中已经得到信度和效度的验证。HJHS 用以评估双肘、双膝、双踝关节健康状态及关节周围肌肉功能。该评分考虑了功能、疼痛和关节病的体征。由于 HJHS 是为 4~18 岁的儿童制定的,对于成年人和老年患者,HJHS 需要补充评估可能与年龄相关的情况,例如髋关节和肩关节的问题。除 HJHS 外,Gilbert 等其他评分在关节无损伤或轻微损伤的患者中不够敏感,但仍在一些临床研究中使用。

血友病性关节病的影像学评估包括 X 线、CT、磁共振成像(MRI)和超声。其中,超声检查经济、简便和实时,能够探测血友病性关节病的关节积液、滑膜增生和关节浅表部位软骨破坏,Doppler 超声能够显示急性期滑膜血流信号增加,适合筛查和疾病进展监测,目前国内常用的超声积分量表包括 HEAD-US 以及经过改良的 HEAD-US-C(表 4-4-1-8),后者加入了疾病活动期参数,不仅可以用于基本骨关节结构的评估,也可以用以急性出血事件前后的评估。超声检查的缺点主要包括:依赖于操作者的个人技术,未经过标准化培训的操作者间一致性差,不能全面观察骨和软骨的病变。MRI 是目前公认的诊断血友病性关节病的最敏感方法,具有多参数、多序列、多方位成像和软组织分辨率高的特点,不仅能显示关节积液不同时期的出血改变、滑膜增生和含铁血黄素沉积,而且能够早期显示软骨异常。MRI 的缺点包括:费用高、设备不普及、检查时间长、疾病本身的因素如含铁血黄素大量沉积时 MRI 图像会产生磁敏感伪影、年幼儿检查需要镇静剂等。

表 4-4-1-8　血友病关节超声评估——H-C(HEAD-US in China)评分系统

项目				分值
疾病活动性	关节渗出(effusion)		无/极少量(<3mm)	0
			少量(3~9mm)	1
			中量(10~19mm)	2
			大量(≥20mm)	3
	滑膜(synovium)	增生程度	无/轻微	0
			轻中度	1
			重度	2
		血流信号	无	0
			感兴趣区域(ROI)<3 处血流信号	1
			感兴趣区域(ROI)≥3 处血流信号或树枝状血流信号	2
骨软骨损伤	软骨(cartilage)		正常	0
			回声异常;靶表面<25% 的关节软骨缺失	1
			靶表面≤50% 的关节软骨缺失	2
			靶表面>50% 的关节软骨缺失	3
			靶表面的关节软骨完全缺失	4
	骨(bone)		正常	0
			软骨下骨轻度不规则伴/不伴关节周围小骨赘	1
			软骨下骨明显不规则和/或显著的关节周围骨赘形成	2
总分				13

（七）活动性评估及生活质量评估

活动性是指个人执行任务或行动的能力。对于血友病患者,活动性通常指日常生活活动(例如,走路、爬楼梯、刷牙、洗漱);参与是指在社会互动的背景下对生活情境的参与。衡量活动和参与的推荐方法如下:血友病活动列表(HAL)及儿科血友病活动列表(PedHAL),是疾病特异性的评估方法,这3个项目(上肢活动、基础下肢活动和复杂下肢活动)在美国和英国已被证明是有用的。由于 HAL 和 PedHAL 都是由荷兰的血友病医生开发的,因此,在其他文化背景下可能并不完全适用。血友病功能独立评分(FISH)是对血友病患者研究最多的观察衡量方法,有许多关于在不同国家和年龄组使用的报告。

评估生活质量可以使用标准化的生活质量方法,包括 EQ-5D、SF-36、PROBE 问卷、Hemo-Qol、HRQoL、加拿大血友病预后-儿童生活评估工具(CHO-KLAT)等工具。其他可能需要的评估工具有视觉模拟量表(VAS),用于评估日常活动或急性创伤/出血时的疼痛程度。使用以上量表需要注意国家之间的文化差异,它们必须在其应用的语言、社会和文化背景下得到验证。

（八）基因治疗

基因治疗有望实现一次治疗获得长期疗效甚至治愈血友病。血友病之所以适合接受基因治疗,主要原因如下:①发病机制明确,为单基因缺陷性疾病,只需要纠正单一缺陷基因;②转基因表达的 FⅧ 及 FⅨ 无需正常,即使患者体内因子活性升至 5IU/dL,也可获得临床获益。目前进行临床研究的均为腺相关病毒载体(AAV)为载体,肝脏靶向的基因治疗。首个成功的血友病 B 基因治疗报道于 2011 年,此后随着载体的改进、高效 FⅨ 突变体蛋白(FⅨ Padua)的引入,患者载体衍生 FⅨ∶C 有了很大的提高。国内目前也成功进行了 AAV 载体、肝脏靶向的血友病 A 及 B 基因治疗研究。其中血友病 B 基因治疗研究结果发表在《柳叶刀 血液学》杂志,结果显示接受基因治疗的 10 例血友病 B 患者,中位随访时间 58 周(IQR:50~117)后,载体衍生 FⅨ∶C 均值为36.93(SD 20.49)IU/dL,9 例患者在接受基因治疗后未再发生出血、未再接受 FⅨ制剂治疗,1 例患者在基因治疗后发生过一次陈旧血肿加重。随着基因治疗技术的不断进步及更多临床研究的开展,治愈血友病将成为可能。

（薛峰　杨仁池）

参考文献

［1］PRATAP R,MISRA M,VARUN N,et al. The existing scenario of haemophilia care in Canada and China-A review［J］. Hematol Transfus Cell Ther,2020,42(4):356-364.

［2］MAHLANGU J,CERQUIERA M,SRIVASTAVA A. Emerging therapies for haemophilia-Global perspective［J］. Haemophilia,2018,24(Suppl 6):15-21.

［3］PAGE D. Comprehensive care for hemophilia and other inherited bleeding disorders［J］. Transfus Apher Sci,2019,58(5):565-568.

［4］XUE F,LI H,WU X,et al. Safety and activity of an engineered,liver-tropic adeno-associated virus vector expressing a hyperactive Padua factor administered with prophylactic glucocorticoids in patients with haemophilia B:a single-centre,single-arm,phase 1,pilot trial［J］. Lancet Haematol,2022,9(7):e504-e513.

推荐阅读

［1］中华医学会血液学分会血栓与止血学组,中国血友病协作组. 血友病治疗中国指南(2020 年版)［J］. 中华血液学杂志,2020,41(4):265-271.

［2］中华医学会血液学分会血栓与止血学组,中国血友病协作组. 凝血因子Ⅷ/Ⅸ抑制物诊断与治疗中国指南(2018 年版)［J］. 中华血液学杂志,2018,39(10):793-799.

［3］中华医学会血液学分会血栓与止血学组,中国血友病协作组. 血友病诊断与治疗中国专家共识(2017 年版)［J］. 中华血液学杂志,2017,38(5):364-370.

［4］SRIVASTAVA A,SANTAGOSTINO E,DOUGALL A,et al. WFH Guidelines for the Management of Hemophilia,3rd edition［J］. Haemophilia,2020,26(Suppl 6):1-158.

第二节　血管性血友病

血管性血友病(von Willebrand disease,VWD)曾经被称为"遗传性假性血友病",源于 1926 年 Ericvon Willebrand 在 Aland 岛发现的一个出血性疾病家系。该家系 66 名成员中有 24 名患者,男女均可累及,患者血小板计数及血块回缩时间正常,但是出血时间明显延长,但是 von Willebrand 认为这种疾病的遗传方式为 X 染色体连锁显性遗传,并得出结论此疾病是由于血小板功能缺陷所致。后来随着对 von Willebrand 因子(VWF)以及其与凝血因子Ⅷ(FⅧ)关系的认识,最终确定这种疾病是由于 VWF 缺陷所致。VWD 是最常见的遗传性出血性疾病,由于 VWF 功能异常或者含量下降,导致患者以出血为主要表现,但是出血表现可以为轻型,也可能为重度出血。如果按照血浆 VWF 水平降低来诊断 VWD,预计发病率为 1%。但从有明显出血症状同时伴 VWF 水平降低判断,VWD 的发病率为 1/1 000。VWD 分为多种亚型,遗传方式有所不同,实验室检查种类复杂,导致部分亚型 VWD 诊断困难。

一、病因及发病机制

(一) VWF 结构功能与病理生理

VWD 的本质是 von Willebrand factor(VWF)缺乏或者功能异常。VWF 是一种大分子多价黏附蛋白,在内皮细胞及巨核细胞中合成,经过复杂的糖基化以及二聚体及多聚体化,最终以分子重量为 800～20 000kDa 不等的多聚体形式存在,存储于血小板的 α 颗粒中及内皮细胞分泌颗粒(Weibel-Palade 小体)中,与 FⅧ共定位。

VWF 基因及 mRNA 编码的结构域示意图见图 4-4-2-1。

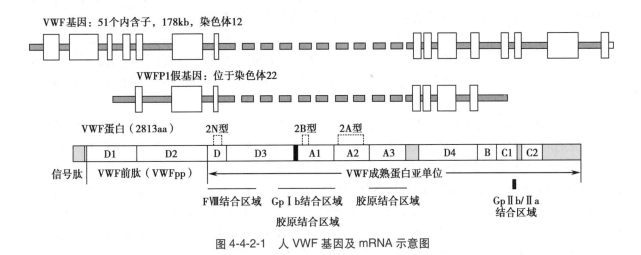

图 4-4-2-1　人 VWF 基因及 mRNA 示意图

图 4-4-2-1 上图及中图为人 VWF 基因及 VWFP1 假基因:方框代表外显子,实线代表内含子。

图 4-4-2-1 下图为 mRNA 翻译的全长前原 VWF 蛋白示意图。包含不同结构域,与 FⅧ、GpIb、胶原及 GpⅡb/Ⅲa 结合区域,部分 2 型 VWD 缺陷对应结构域。

VWF 基因全长 178kb,包含 52 个外显子,位于 12 号染色体短臂(12p13.3)。翻译成为有 2 813 个氨基酸组成的前原 VWF,包括一个 22 个氨基酸的信号肽、一个 741 个氨基酸的前肽(VWF propeptide,VWFpp)以及由 2 050 个氨基酸组成的成熟蛋白。VWF 多聚体化及细胞内转运过程依赖 VWFpp 的作用,而 VWFpp 的剪切发生在 VWF 合成后期或者分泌前,多聚体形成和 VWFpp 的剪切并无关联。VWF 组装成为大分子量及超大分子量(very-large-molecular-weight)多聚体的过程起始于高尔基体,在 Weibel-Palade 小体中持续进行。VWF 的基础性分泌以小分子量蛋白为主,直接分泌进入血浆或内皮下基质中,血浆中 VWF 浓度约为 10μg/mL,半衰期 8～12h,血小板中 VWF 总量约为循环量的 15%。止血能力更强的大分子 VWF 多聚物多存储于 α 颗粒中及 Weibel-Palade 小体中,仅在血管损伤或刺激后释放入血,这样可以在组织损伤部位获得更强的止血效果。分泌入血浆的大分子多聚体在特定的蛋白水解酶 ADAMTS13（A disintegrin and metalloprotease with thrombospondin type 1 motifs）作用下裂解。这种生理性裂解的意义可以从血栓性血小板减少性紫癜（TTP）中得到体现：ADAMTS13 缺乏（先天性或获得性）时，大分子 VWF 多聚体不能被裂解，体内广泛形成血小板微血栓，导致血栓性微血管病，称为 TTP。

VWF 的功能主要包括两种：一是作为 FⅧ 的载体蛋白，可以保护 FⅧ 免受蛋白水解，FⅧ 与 VWF 结合时半衰期约 10~12h，无 VWF 时，FⅧ 半衰期降至 2h。正常血浆中每 100 个 VWF 单体仅与 1~2 个 FⅧ 分子结合。凝血酶在 Arg1689 之后裂解 FⅧ，使其活化并从 VWF 中释放出来，这样 VWF 就可以有效地把 FⅧ 转运至凝血启动部位，在此 FⅧ 与 FⅨa 在血小板表面形成复合物。此外，VWF 还可以将 FⅧ 定位于细胞或某一特定位点，有利于 FⅧ 参与凝血过程和血栓形成。VWF 与 FⅧ 结合区域为 VWF 成熟亚单位 N 端的前 272 个氨基酸中，2N 型 VWD 患者的突变即位于这个区域（图 4-4-2-1）。二是介导血小板与血管壁的黏附，正常情况下循环中的 VWF 一般不会与血小板膜表面受体结合，血管内皮损伤后，VWF 通过不同的胶原（如 Ⅰ~Ⅳ 型等）介导与血管损伤部位的内皮细胞相结合，然后介导血小板在血管损伤部位黏附和聚集，这是 VWD 患者表现为血小板功能缺陷和出血时间延长的原因。这种作用主要通过 VWF 结合到损伤的血管壁上，后在高剪切力下暴露血小板结合位点，与血小板表面 GPⅠb-Ⅸ-Ⅴ 结合，促进血小板黏附。血小板活化后导致 GPⅡb/Ⅲa 复合物暴露，与纤维蛋白原、VWF 以及其他配体结合，介导血小板之间互相聚集。

VWF 的功能依赖其不同结构域，A1 结构域包含血小板膜糖蛋白（GP）Ⅰb、瑞斯托霉素及胶原结合部位；A2 结构域包含蛋白酶敏感结构域，与调节 VWF 功能有关；A3 结构域包含第二个胶原结合部位；C1 结构域有一个 RGD 序列，与血小板 GPⅡb/Ⅲa 结合；D3 结构域可以与 FⅧ 结合；VWF 与纤维蛋白原结合需要 C1、C2 区；VWF A1 区内环状结构能够与肝素结合，因此可以竞争性抑制 VWF 与 GPIb 结合，并增强体内 ADAMTS-13 对 VWF 的水解作用，但是 VWF 与肝素结合的意义尚不明确。

（二）影响 VWF 水平的因素

血浆 VWF 水平在不同个体间差距可达 6 倍，为 40~240IU/dL。遗传及环境因素均可影响血浆 VWF 水平，VWD 的存在及其严重程度很可能是由这些因素的综合决定的，这也可能在某些情况下掩盖疾病的诊断。

ABO 血型基因位点与 VWF 水平关联性很强，O 型血人群的平均 VWF 水平比非 O 型血人群低约 25%，因此有时难以区分 VWF 水平低值的正常个体与轻度的 1 型 VWD 患者；新生儿 VWF 水平较成年个体高，大约在 6 个月时可以降至基线水平；VWF 水平随着年龄增长缓慢升高，约每 10 年升高 10IU/dL；正常女性月经周期中卵泡期 VWF 水平较低，黄体期（d8~11）VWF 水平较高，变化范围可达 30%；正常女性在妊娠早期开始 VWF 水平逐渐升高，至分娩时可升高 3~5 倍；口服避孕药提高 VWF 水平；应激或中重度运动时 VWF 水平增高，重度运动后休息 30min 并不能使增高的 VWF 降至基线水平，因此应避免此时取血检测；甲状腺功能减退时 VWF 水平降低，甲亢时 VWF 水平增高；此外，VWF 作为一种急性反应性蛋白在炎症、肿瘤、肾病、糖尿病、肝病、感染中均会升高。

（三）VWD 亚型及分类

VWD 分为 1 型、2 型及 3 型，其定义和特点见表 4-4-2-1。1 型及 3 型是根据 VWF 含量的缺乏而定义的，1 型为 VWF 部分缺乏，3 型为 VWF 完全缺乏。2 型 VWD 以 VWF 结构和/或功能异常为特点，VWF 含量可以正常或轻度减少，但是功能异常。

1. 1 型 VWD 是最常见的类型，约占 VWD 总数的 70%，常染色体显性或不全显性遗传，为 VWF 含量部分下降。VWF 抗原（VWF：Ag）、瑞斯托霉素辅因子活性（VWF：RCo）、FⅧ：C 常呈比例下降，多聚体分布多正常。近些年来一种新的亚型 1C 型被命名，指的是 VWF 清除增加，导致血浆中 VWF 水平下降。

2. 2 型 VWD 可以分为 2A、2B、2M 及 2N 型，占 VWD 的 20%~30%，以 2A（10%~15%）和 2B（5%）型多见。2A、2B 和 2M 型 VWD 通常为常染色体显性遗传，少数 2A 及 2M，以及 2N 型和其他一些罕见病例为隐性遗传。

表 4-4-2-1　血友病的发病机制和分型

分型	特征
1 型	VWF 含量部分减少
1C	1 型 VWD 中一个特殊亚型,VWF 清除增快/半衰期缩短导致 VWF 含量减少
2 型	VWF 功能缺陷
2A	选择性 VWF 高分子多聚物缺乏导致依赖 VWF 的血小板黏附功能降低
2B	VWF 与 GP I b 亲和力增加,导致 VWF 高分子多聚物减少,血小板减少
2M	依赖 VWF 的血小板黏附功能降低,但 VWF 多聚体分布正常
2N	VWF 与 FⅧ亲和力降低,导致 FⅧ半衰期缩短,活性显著下降
3 型	VWF 含量显著减少或缺如

2A 型是最常见的 VWF 功能异常性 VWD,血浆中大、中分子 VWF 多聚体缺失,导致患者 VWF 依赖的血小板黏附能力及 VWF 胶原结合能力下降,且与 VWF:Ag 水平不成比例。基因检测发现突变多位于 28 号外显子。2A 型的发病机制分为两种,一是 VWF 突变体在细胞内多聚体化过程受损;另一种是 VWF 突变体可以正常多聚体化及分泌,但是对于 ADAMTS13 敏感,易于被降解而失去大分子量多聚体。

2B 型 VWD 以大分子 VWF 多聚体缺失为特征,同时伴有血小板数目减少。主要发病机制为发生于 GPIb 结合位点的突变导致 VWF 与 GPIb 亲和力增加,VWF 多聚体组装过程正常,但是分泌进入循环后可以与血小板自发性结合,从而被 ADAMTS13 裂解,清除增快、导致高分子多聚体减少,而残留的小分子多聚体不能有效地介导血小板黏附,抑制血小板与结缔组织的相互作用。体外瑞斯托霉素诱导的血小板聚集(RIPA)试验中,对低浓度瑞斯托霉素反应增强。某些 2B 型 VWD,如 2B Malmo 及 2B New York,在体外可以表现为低浓度瑞斯托霉素诱导的血小板聚集功能增强,但在体内高分子多聚体分布正常,也没有降解加速且没有血小板减少,患者可以无出血表现或仅有轻度出血,提示高分子多聚物和降解加速可能与 RIPA 结果表现为 2B 型 VWD 的患者的出血相关。

2M 型 VWD 比较少见,其特点为 VWF 依赖的血小板黏附功能降低,但 VWF 多聚体的组装及分泌大致正常。功能缺陷表现为突变影响 VWF 与血小板结合以及影响 VWF 与内皮下组织结合,实验室检查特征为 VWF:RCo(反应 VWF 依赖血小板的功能)和/或 VWF:CB(VWF 与胶原结合功能)与 VWF:Ag 不成比例的下降。

2N 型 VWD 为常染色体隐性遗传,因此发病率最低。主要是由于突变导致 VWF 与 FⅧ结合能力下降。该类型 VWD 容易与血友病 A 混淆,尤其是家族史不明确时,可以通过 VWF:FⅧ结合能力检测(VWF:FⅧB)或者基因检测鉴别。

3. 3 型 VWD 遗传方式为常染色体隐性遗传,由复合杂合突变或纯合突变导致 VWF 水平完全缺乏,突变类型通常为无义突变或移码突变,大片段缺失、剪接位点突变及错义突变较少见。VWF:Ag、VWF:RCo、VWF:CB 通常<3IU/dL(等同于 3%),FⅧ:C 通常<10IU/dL。

除了上面描述的 3 种类型 VWD,一些患者可能存在一个以上的基因突变,影响 VWF 的多种功能,表现为复合表型。如果可以从患者或亲属的实验室检查结果中推断出复合杂合现象存在,那么复合表型可以用斜线(/)分隔的每个等位基因代表的分型来表示。例如同时存在可以导致 2B 型及 2N 型 VWD 的突变时,可以表述为"VWD 2B/2N 型"。复合杂合的确定对于治疗及遗传咨询有一定影响。

二、临 床 表 现

瘀斑和皮肤黏膜出血是 VWD 常见的表现,主要是由于血小板与血管损伤部位的作用缺陷,即一期止血缺陷,类似于血小板减少或功能异常性疾病,包括易发瘀斑、皮肤出血以及黏膜表面出血(如口咽、胃肠道及子宫)。伴有 FⅧ:C 降低的 VWD 由于存在二期止血缺陷可以出现关节及肌肉出血,类似于重型血友病,手术或外伤后延迟性出血也是这类 VWD 的特点之一。

VWD 患者的出血可以出现在任何年龄,轻中型患者典型症状表现为儿童时期鼻衄持续超过 10min,终生的皮肤瘀斑倾向,以及拔牙、手术时或术后出血。

很多 VWD 患者因为病情轻微,从未发生过度出血而无法得到诊断。但是在病情较重或者存在诱发出血因素时(如手术、创伤或分娩)发生明显的出血症状。轻型患者在服用阿司匹林等影响血小板功能药物时会诱发平时没有出现的出血表现。

一般无法根据患者的出血表型鉴别 VWD 分型,但是不同亚型 VWD 的出血特征如下。

1 型 VWD:通常出血较轻,许多患者甚至无出血,少数患者出血严重,取决于诱导出血的事件及 VWF 水平降低程度,在同一家系的不同患者,甚至同一患者不同时期,出血症状差异也很大。常见皮肤黏膜出血,60%患者易发生鼻出血、40%易于发绀及血肿、35%有月经量多、35%有牙龈出血、10%患者会发生胃肠道出血。

2A 型 VWD:通常中至重度,黏膜出血常见。

2B 型 VWD:通常中至重度,黏膜出血常见。血小板减少是 2B 型 VWD 常见特征,但是大多数患者仅在 VWF 产生或者分泌增多时出现,例如运动、妊娠期、新生儿、手术后或者发生感染时。血小板数值降低,但很少可以降至引起临床出血的水平。2B 型 VWD 可以表现为新生儿血小板减少症,需要与其他血小板疾病相鉴别(如免疫性血小板减少症、新生儿脓毒症或先天性血小板减少等)。

2M 型 VWD:异质性大,通常中至重度,黏膜出血常见。

2N 型 VWD:通常中至重度;关节、肌肉、软组织、胃肠道或创伤/手术后出血。

3 型 VWD:临床出血重,常见皮肤、黏膜、关节、肌肉、胃肠道及创伤/手术后出血。发病年龄早,常见于婴儿期。

由于 VWD 为常染色体遗传,因此男女发病概率率相同,但是女性在月经期和产后出血风险增高,较男性更易于就诊及诊断。有研究报告 60%~90%的女性 VWD 患者有月经过多表现,而月经过多的女性中有 10%~15%存在 vWD。妊娠期 VWF 水平通常增高(3 型除外),有助于在分娩前及分娩中止血,但是分娩后 VWF 水平急剧下降,因此可能会发生产后大出血。

国际及国内 VWD 指南均推荐应用出血评分工具(blood assessment tools,BATs)对就诊患者进行出血程度的评估,作为 VWD 诊断的初始工具,也可以用以评估患者出血严重程度。美国血液学会(American Society of Hematology,ASH)、国际止血与血栓学会(International Society on Thrombosis and Haemostasis,ISTH)、美国国家血友病基金会(National Hemophilia Foundation,NHF)、世界血友病联盟(World Federation of Hemophilia,WFH)4 组织于 2021 年联合发布的 VWD 诊断指南(简称四组织 VWD 指南)中推荐在患有 VWD 可能性较低的人群中(例如初级医疗机构就诊者)应用经过验证的 BAT 进行初始筛选,决定是否需要进一步检测;推荐在患有 VWD 可能性为中等的人群中(如转诊于血液科的就诊者),建议不依赖 BAT 结果决定是否进行特定的血液检测;在患者患有 VWD 可能性较高的人群中(如受累患者的第一代亲属),推荐不依赖 BAT 结果决定是否进行特定的血液检测。比较常用的 BAT 包括国际血栓与止血协会(ISTH)公布的 BAT,但是目前并没有中文版本。在儿童及年轻患者中应用 BAT 存在潜在不足,因为这些患者往往尚未遇到一些对于止血能力有一点要求的事件,比如手术或者拔牙等。此外,BAT 积分计算一般是累积分数,这意味着单次严重出血即使出现一次,积分也将会持续存在。

三、诊断和鉴别诊断

(一) 实验室检查

1. VWF 抗原(VWF:Ag)　利用免疫学方法定量检测血浆中 vWF 抗原水平。O 型血个体平均 VWF:Ag 水平低于非 O 型血个体,但 2021 四组织 VWD 指南并不推荐对于 O 型血个体使用不同的正常范围。

2. VWF 血小板结合功能检测　用以检测 VWF 依赖血小板的活性,其与 VWF:Ag 的比率,是鉴别 1 型与 2 型 VWD 的重要指标。根据方法学的不同,可以分为 VWF:RCo、VWF:GPⅠbR 及 VWF:GPⅠbM。后两者与 VWF:RCo 相比异系数低且重现性高。

(1) 瑞斯托霉素辅因子活性(VWF:RCo):是检测 VWF 依赖血小板活性的金标准。在体外通过瑞斯托霉素诱导 VWF 构象改变暴露出 A1 结构域,从而可以与血小板 GP Ⅰ bα 结合引起血小板聚集。VWF：RCo 水平在大分子量多聚体甚至中等大小分子量多聚体减少时降低,在 1 型及 3 型 VWD 中 VWF：RCo 与 VWF：Ag 水平等比例下降,而在 2 型 VWD 中 VWF：RCo 下降明显。VWF：RCo 也用来监测及评估治疗手段的疗效。VWF：RCo 检验的不足在于变异系数高并且敏感性差,很难用于评估 VWF 水平<20IU/dL 的患者。同时 VWF：RCo 评估不仅是 VWF 与 GP Ⅰ bα 的结合功能,也包括 VWF 与瑞斯托霉素的结合功能,因此当突变影响 VWF 与瑞斯托霉素相互作用的区域时可能会出现假阳性。例如用于检测非裔美国人常见的 p. D1472H vWF 突变体时,VWF：RCo 虽然降低,但是患者无任何出血倾向。

（2） VWF：GP Ⅰ bR（ ristocetin-triggered GP Ⅰ b binding assays）：VWF：GPIbR 指的是瑞斯托霉素诱导 VWF 构象改变后与重组野生型 GP Ⅰ bα 片段结合的能力。在本检测中,用重组野生型 GP Ⅰ bα 片段代替了 VWF：RCo 中使用的血小板,因此变异性小,与 VWF：RCo 具有良好的一致性,并且不受 p. D1472H 突变体的影响。

（3） VWF：GP Ⅰ bM（ gain-of-function mutant GP Ⅰ b binding assays）：VWF：GP Ⅰ bM 指的是 VWF 与 GP Ⅰ bα 功能获得性（ gain of function）突变体片段自发性结合的能力,无需瑞斯托霉素介导。VWF：GP Ⅰ bM 的变异系数很小,敏感性好,与 VWF：RCo 有良好的一致性,并且不受 p. D1472H 突变体的影响。VWF：GP Ⅰ bM 中去除了瑞斯托霉素这种非生理性的因素,但是引入了非生理性的 GPIbα 突变体。

3. VWF 胶原结合活性（VWF：CB）　检测的是 VWF 与胶原结合能力,该检测依赖高分子 VWF 多聚体的存在以及正常胶原结合位点,对高分子多聚体的存在敏感。根据所使用的胶原类型不同,检测的结构域也有所不同。Ⅰ 型及 Ⅲ 型胶原与 VWD 的 A3 结构域作用,Ⅳ 型及 Ⅵ 型胶原与 A1 结构域。2A 及 2B 型 VWD 由于缺乏大分子多聚体,VWF：CB 值降低。2M 型中 VWF：CB 一般正常,但是当突变影响导致 VWF 的胶原结合位点时,VWF：CB 值也会降低,但是多聚体分析均正常。VWF：CB 检测比多聚体分析更加简便、经济,可以作为多聚体结构评估方法,经典的电泳法多聚体分析可以在其他初始检测后确认疾病分型。

4. VWF 与 FⅧ结合试验（VWF：FⅧB）　该检测反应的是 VWF 与 FⅧ 的结合能力,VWF：FⅧB 小于 60% 时说明 VWF 与 FⅧ结合能力下降,支持 2N 型 VWD 的诊断。

5. 瑞斯托霉素诱导的血小板聚集（RIPA）　使用不同浓度瑞斯托霉素做诱导剂诱导新鲜分离的富含血小板血浆中血小板聚集。1 型、3 型、2A 或 2M 型 VWD 在 RIPA 试验时血小板聚集功能有不同程度的下降。当患者 VWF：RCo/VWF：Ag 或 VWF：CB/VWF：Ag 比例降低,尤其是伴有血小板减少时,需要进行浓度 RIPA,包括低浓度 RIPA（<0.5～0.7mg/mL）。低浓度瑞斯托霉素诱导的血小板聚集功能增强时,提示 2B 型 VWD 或者血小板型假性 VWD。

6. 多聚体分析通常在 VWF 抗原含量及活性检测发现异常后进行,很少单独进行。正常循环中的 VWF 是由一系列 500～20 000kDa 大小不等的多聚体组成的。VWF 多聚体分析是一种分析血浆中 VWF 多聚体浓度和分布的方法,通过琼脂糖凝胶电泳对 VWF 多聚体进行基于大小的分离,评估患者 VWF 分子大小的光谱,并通过免疫方法结合放射自显像或其他检测方法对 VWF 多聚体进行成像。多聚体分析是一项非常费力的测试,临床上很少有实验室可以常规开展。

7. 基于单克隆抗体结合的 VWF 活性（VWF：Ab）　利用针对 VWF 的 GP Ⅰ b 结合位点（VWF A1 结构域）的单克隆抗体（MAB）检测相应位点的水平。目前商业化乳胶增强自动免疫比浊法（LIA）版本被称为 VWF 活性（VWF：Act）,但是这种检测原理反应的是一种抗原抗体反应,而非"依赖血小板的功能活性"。这种检测方法对于影响 VWF-GP Ⅰ b 结合部位的突变敏感,但是对于某些 2M 型突变无法识别:例如伴有 p. G1324A 突变的患者的 VWF：RCo 明显降低,但是基于 MAB 检测方法无法识别。整体来说,鉴于其与 VWF：RCo 在整体上有良好的相关性,可以与其他检验结合用于 VWD 患者常规筛选,但是不能够替代 VWF：RCo 检测。

8. 血浆 VWFpp 水平　VWFpp 水平可以反应 VWF 合成及分泌的能力。正常人血浆中 VWFpp 及 VWF：Ag 同为1IU/dL,VWFpp/VWF：Ag>3.0 时提示 VWF 清除过快（半衰期缩短）,有助于 1C 型 VWD 或者某些加速 VWF 清除的获得性 VW 综合征（AVWS）的诊断。

9. 基因检测　基因检测是一种相对简便的方法,结果也稳定,随着二代测序技术的发展及成本的降低,VWF 基因和其他遗传性出血性或血栓性疾病基因组成通常组成一个套餐,用于多种疾病的鉴别诊断。基因检测有利于复杂的 2 型 VWD 的诊断,尤其是其他检测手段缺乏时。VWF 基因外显子 28 编码的 A1 结构域,包含 VWF 与血小板 GPIb 结合位点,这个区域的突变可引起 2B 或 2M 型。外显子 28 编码的 A2 结构域,包含 ADAMTS13 敏感位点酪氨酸 1605-蛋氨酸 1606,如果此处突变导致其对 ADAMTS13 水解功能的敏感性,会导致 2A 型 VWD。外显子 51 及 52 编码 VWF 蛋白 C-末端,此处突变将影响内质网中 VWF 二聚体形成,也导致 2A 型 VWD。外显子 3-17 编码 VWFpp,其突变如果影响多聚体形成,会导致 2A 型 VWD。外显子 18-20 编码的结构域包含 VWF 与 FⅧ结合位点,此处突变可能会导致 2N 型 VWD,但 2N 型也可能是位于外显子 24-25 的突变。

基因诊断对于 1 型及 3 型 VWD 的诊断并非必须,但是有利于机制研究以及对 DDAVP 反应的预测及抑制物风险评估。VWF:Ag<30IU/dL 的患者,几乎都可以检测出相关的基因突变,但是对于 VWF:Ag>30IU/dL 的患者,只有 51% 可以检测出突变。

很多因素可以影响基因检测的判断:首先在正常个体中也存在 VWF 基因变异;其次一些在患者中发现的突变在正常人中也可检测出。因此新检测突变在判断意义时需要谨慎。此外,在不同研究中均显示在 1 型 VWD 中,多达 35% 的患者无法检测出致病基因,尤其是 VWF:Ag 30～50IU/dL 的患者中。基因检测在 2 型及 3 型中检出率可到 90% 以上,尤其对于 2N、2B 型及血小板型假性 VWD 的鉴别诊断十分重要,因为这些亚型的基因缺陷位点往往位于某个特定的区域内,尤其当其他 VWD 相关实验室检查无法获得时,基因检测成为一种鉴别不同亚型的方法。

10. 去氨加压素(1-deamino-8-D-arginine vasopressin,DDAVP)试验 DDAVP 可以促进内皮细胞释放存储的 VWF 及 FⅧ,对于 1 型及 2A、2M、2N 型 VWD,可以提高血浆中 VWF:Ag 及 FⅧ水平。通过检测输注前(基线值)及输注后 30～60min 及 4～6h 的 FⅧ:C 及 VWF 水平(抗原及活性),有助于预测其作为治疗手段疗效,同时根据 VWF 衰减速度,辅助 1C 型 VWD 诊断。如 DDAVP 注射后 1h FⅧ:C 及 VWF 水平提高大于基线水平 2 倍,且二者均上升至>30IU/dL 但<50IU/dL,判断为部分有效;如 FⅧ:C 和 VWF 水平均上升至≥50IU/dL,则判断为完全有效。如患者 DDAVP 注射后 1h VWF 水平显著升高,但注射后 4h VWF 水平下降幅度>30%,提示 VWF 清除增快,支持 1C 型 VWD 诊断。

(二)诊断标准

1. 家族史 有或无家族史,有家族史者符合常染色体显性或隐性遗传规律。

2. 临床表现 严重者自幼发病。皮肤黏膜出血、女性月经增多、创伤/手术后异常出血,少数患者可有关节及肌肉出血。

3. 实验室检查

(1)出血筛选试验

1)血小板计数及形态正常,2B 型血小板数值降低。

2)APTT 正常或延长,PT 及纤维蛋白原正常。

3)血小板功能分析仪(PFA)-100 或 PFA-200:可以认为是体外模拟的出血时间,对于 VWD 敏感,但是缺乏特异性。PFA 结果正常可以排除严重 VWD。

(2)VWD 诊断及分型试验:初始诊断/分型试验包括 VWF:Ag、VWF 与 PLT 结合活性(VWF:RCo、VWF:GPⅠbM 及 VWF:GPⅠbR)以及 FⅧ:C;进一步试验根据初始检查结果选择,如 VWF 活性(VWF:RCo 及 VWF:CB)、FⅧ:C 及 VWFpp 水平与 VWF:Ag 比值。包括 RIPA、VWF 多聚体分析、VWFpp 水平、VWF:CB。由于上述大多数检验在中国尚未常规开展,而基于二代测序技术的 VWF 基因检测更加容易获得,因此基因检测对于 VWD 的诊断及分型具有重要的意义。各 VWD 亚型实验室特点见表 4-4-2-2,诊断流程见图 4-4-2-2。

1)3 型 VWD:VWF:Ag 完全缺乏,通常<3IU/dL,FⅧ:C 也明显降低。该型患者 VWFpp 水平也同时降低。在某些 VWF:Ag 缺乏的 3 型 VWD 患者中,VWFpp 水平正常,提示这些患者并不是不能合成 VWF 分子,而是由于 VWF 降解过快导致,因此 VWFpp 有助于鉴别"真""假"3 型 VWD。

表 4-4-2-2   血管性血友病的实验室检查特点

	1 型	1C 型	2A 型	2B 型	2M 型	2N 型	3 型
VWF：Ag	减低	减低					
VWF：RCo	减低	减低	减低	减低	减低	多正常	缺如
VWF：RCo/VWF：Ag	>0.7		<0.7	<0.7	<0.7	>0.7	–
VWF：GPⅠbM/VWF：Ag							
VWF：GPⅠbR/VWF：Ag							
FⅧ：C	减低	减低	减低或正常	减低或正常	减低或正常	明显减低	显著减低
VWF：FⅧB	正常	正常	正常	正常	正常	明显减低	–
LD-RIPA	无反应	无反应	无反应	增强	无反应	无反应	无反应
VWFpp/VWF：Ag	正常	增高	正常或增加	正常或增加	正常	正常	–
VWF：CB/VWF：Ag	正常	正常	减低	减低	正常或减低	正常	–
VWF 多聚体	正常	正常	HMW 缺乏	HMW 缺乏	正常	正常	无
血小板数目	正常	正常	正常	减低	正常	正常	正常
DDAVP 试验	有效	有效，4h明显衰减	部分有效	加重血小板减少	部分有效	部分有效	无效

注：LD-RIPA：低浓度瑞斯托霉素诱导血小板聚集。

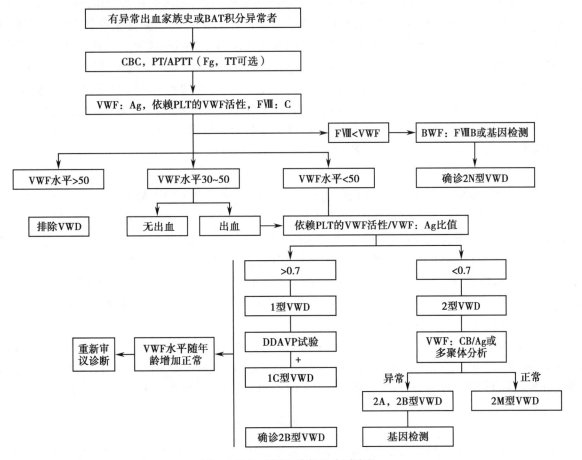

图 4-4-2-2   VWD 诊断及分型流程

2）1型VWD：VWF∶Ag、VWF依赖血小板活性平行下降，FⅧ∶C随着VWF降低而下降，VWF多聚体分布正常。关于1型VWD中VWF∶Ag诊断阈值存在争议。根据2021年四组织VWD指南推荐，下面两种情况可以诊断1型VWD，一是无论有无出血表现，VWF∶Ag<30IU/dL时可以诊断；二是对于有异常出血的患者，VWF水平<0.5IU/mL即可确诊。对于怀疑1C型VWD，可以通过VWFpp/VWF∶Ag或DDAVP试验诊断。

3）2型VWD：VWF依赖血小板活性（如VWF∶RCo）/VWF∶Ag<0.7作为确诊2型VWD（2A、2B、2M）的阈值。初始检查后，VWF多聚体分析或者VWF∶CB/VWF∶Ag比值均可用于进一步分型：2A及2B型多聚体分析均显示高分子量多聚体缺陷，2M型多聚体分型正常；VWF∶CB/VWF∶Ag比值在2A及2B型中降低，在2M型中正常（影响与胶原结合的位点突变时也可降低）。2型VWD中FⅧ∶C正常或降低。VWF∶ⅧB在2N型VWD中降低，FⅧ∶C通常中度下降，类似轻中型血友病A，这些患者输注纯FⅧ（基因重组FⅧ或高纯度血浆源性FⅧ）时半衰期缩短。低剂量RIPA有助于2B型诊断。

（三）鉴别诊断

1. 血友病A 见血友病A章节。

2. 血小板型（假性）VWD 临床表现为皮肤黏膜出血，血浆中缺乏大分子多聚体，低浓度的瑞斯托霉素时RIPA增强，并伴有不同程度血小板减少。本病是由于血小板GPⅠb与VWF结合的位点发生功能增强性突变引起的，鉴别手段包括基因检测，可以通过在GPⅠb或VWF基因中相关区域检测到突变区别二者。此外，利用低浓度瑞斯托霉素做诱导剂，将纯化的正常血浆VWF或冷沉淀加入血小板型VWD患者的富血小板血浆，可以诱导血小板聚集，以此可以与2B型VWD鉴别。与之不同的是，2B型VWD的血浆可以使正常人血小板RIPA增高。

3. 获得性VWD 又称为获得性VW综合征（AVWS），发病率低，临床表现为出血，但是没有家族史。FⅧ∶C、VWF∶Ag和VWF∶RCo水平普遍降低。AVWS通常有原发病的存在，如骨髓增殖性肿瘤、淀粉样变性、B细胞肿瘤、甲状腺功能减退症、自身免疫性疾病、某些实体瘤（如Wilms瘤）、主动脉狭窄或一些药物，如环丙沙星、丙戊酸钠等。不同原发病导致AVWS的机制也有所不同，如B细胞肿瘤产生抗VWF自身抗体。多数AVWS患者由于血浆中抑制物加速VWF清除或干扰VWF功能；一些肿瘤细胞可以吸附VWF；心脏瓣膜病时高剪切力引起VWF破坏或蛋白水解增加；甲状腺功能减退时减少VWF合成；骨髓增殖性肿瘤中增殖的细胞导致多聚体的消耗。AVWS的治疗主要是针对原发病，例如治疗甲状腺功能减退、治疗肿瘤、骨髓增殖性肿瘤降细胞治疗，而后患者VWF水平常可获得改善。

（四）诊断中的一些问题

1. VWD诊断阈值 1型VWD诊断的阈值在过去和现在均定为VWF∶Ag<30IU/dL。而对于VWF∶Ag为30~50IU/dL的患者，既往定义为低VWF水平，作为出血风险因素但不诊断为VWD。但是这样可能出现漏诊患者，尤其是那些需要治疗的有出血表现的个体。因此在2021四组织VWD指南中，将VWF∶Ag为30~50IU/dL的伴有出血的患者诊断为1型VWD，以避免患者因无法明确诊断而无法得到合适的处理。3型VWD的特点是VWF∶Ag完全缺乏，基于检测敏感性，被定义为<3IU/dL（2014年英国血友病中心医生组织，2008美国心肺和血液研究所专家团队及2022血管性血友病诊断与治疗中国指南）或<5IU/dL（2006国际血栓与止血协会VWD专业委员会）。

2. 对于既往确诊为1型VWD但是随着年龄增长VWF水平转为正常的患者，是否需要取消VWD的诊断的问题，2021四组织VWD指南中指出由于并没有证据患者出血症状会随之好转，因此建议重新审议诊断而非取消诊断，需要评估是否存在其他伴随的出血性疾病如血小板功能异常。

四、VWD的治疗

VWD的治疗主要策略是提高体内VWF及FⅧ水平，以解决患者一期止血和二期止血的缺陷，以达到止血或者预防出血的目的。常用药物有DDAVP和含有VWF的浓缩产品，后者可以再分为纯化VWF或VWF-FⅧ混合制剂。此外，抗纤溶药物可以作为止血及预防出血的辅助治疗方式。

（一）DDAVP

DDAVP 可以通过促进内皮细胞储存的 VWF 及 FⅧ释放到循环中而达到短暂提高 VWF 及 FⅧ的作用。对于正常个体,DDAVP 可以引起 VWF 和 FⅧ活性持续增高约 4h。对于 VWF 突变体,促进释放的依然是这种突变体,因此其临床止血疗效不仅取决于 VWF 的提高水平,也与 VWF 突变体功能相关。大约80% 的 1 型 VWD 患者对 DDAVP 有良好反应,对于 1C 型 VWD,DDAVP 应用后 4h VWF 及 FⅧ活性快速降低,但是初始的 VWF 释放对于一些轻度出血的患者可以起到止血效果。需要注意的是,某些 AVWS 也是由于加速清除所致,需要注意鉴别。DDAVP 对 2A、2M 及 2N 型可能有效,对于 2B 型会加重血小板减少,对 3 型 VWD 患者无效。由于不同患者对 DDAVP 疗效不一,建议进行 DDAVP 输注试验,验证有效者可以使用。

DDAVP 的推荐用法为 0.3μg/kg,最大剂量不超过 20μg,稀释于 30~50mL 生理盐水,缓慢静脉注射（至少 30min）,间隔 12~24h 可重复使用,但多次使用后疗效下降。该药也可皮下（0.3μg/kg）或鼻腔（DDAVP 鼻喷剂,固定剂量为成人 300μg,儿童 150μg）给药。

（二）替代治疗

应用血浆来源 VWF 浓缩物、基因重组 VWF、冷沉淀或新鲜冷冻血浆等含有 VWF 的制剂以提高患者体内 VWF 及 FⅧ水平称为替代治疗,优先选择经过病毒灭活的血制品或重组产品。替代治疗主要于DDAVP 治疗无效的患者、中重度出血或围手术期的各型 VWD 患者。

血浆来源 VWF 根据是否含有 FⅧ可以分为 VWF-FⅧ混合制剂及高纯度 VWF 制剂,目前国内尚无这两类产品上市。国内中等纯度的血浆来源 FⅧ浓缩物内含不等的 VWF,但是未标注 VWF 含量,也可用于VWD 的治疗,但剂量计算方式不明确,疗效尚差异较大。基因重组 VWF 国内尚无产品上市。冷沉淀中VWF 丰富,且多聚体分布为生理性,止血疗效较好,但未经病毒灭活产品有传播病毒风险。无其他选择时,可以选择新鲜冷冻血浆。

使用剂量以 VWD 类型和出血发作特征而定,在实际应用中 VWF 产品剂量和时间都是经验性的,目标是提高 FⅧ:C 及 VWF:RCo 活性直到出血停止、伤口愈合或者预防性应用。剂量标定以制剂的VWF:RCo 为准,同时结合 FⅧ:C。每公斤体重 1U 的 VWF:RCo 平均使血浆 VWF:RCo 提高 2U/dL。各种出血及手术推荐剂量详见表 4-4-2-3。在大手术时 VWF:RCo 及 FⅧ:C 均应提高至 100IU/dL 以上以确保正常止血能力。手术后需要监测谷浓度,大手术后一般维持在 50IU/dL 以上 7~10d,小手术后维持上述水平 1~5d。

表 4-4-2-3　VWD 替代治疗方案

手术或出血类型	剂量(IU/dL)	目标 VWF:RCo 水平及 FⅧ:C(IU/dL)	疗程(d)
出血			
轻度及中度	20~40	首日峰值>50~80;此后谷值维持>30	1~3
重度	50	首日峰值>100;此后谷值维持>50	7~10
手术及分娩			
拔牙	25	首日峰值>50	1
小手术	30~60	首日峰值>50~80;此后谷值维持>30	1~5
大手术	50~60	首日峰值>100;此后谷值维持>50	7~10
分娩	40~50	首日峰值>100;此后谷值维持>50	3~4

因高纯度血浆源性或重组 VWF 制剂不含 FⅧ,所以使用这类制剂治疗时 FⅧ:C 需要 12h 左右方可升至正常水平。因此在治疗严重出血或者紧急手术时,为了快速提高 VWF 及 FⅧ水平,可使用 VWF-FⅧ混合制剂或同时给予高纯度 VWF 制剂及高纯度 FⅧ制剂。由于 VWD 患者内源性 FⅧ生成正常,因此 VWF-FⅧ混合制剂应用时间较长时会出现 FⅧ水平过高。

对于出血频繁或严重的患者,尤其是 3 型 VWD 患者,可以给予预防治疗,以达到预防出血的目的。

（三）抗纤溶药物

抗纤溶药物主要包括氨基己酸（EACA）及氨甲环酸（TA）。氨甲环酸的抗纤溶作用约 10 倍于氨基己酸,且副作用小,有静脉注射或滴注及口服两种用法。抗纤溶药物可以静脉输注、口服（TA）及局部外用,适用于鼻衄、月经出血、牙龈出血以及术前给药,也可用于轻度出血或者小手术时。术中应用抗纤溶药物可以降低替代治疗凝血因子制剂。

氨基己酸用于成人时可在 30~60min 内给予 4~6g 的负荷量静脉输注,后继持续给予 1g/h,或同等剂量分次给予,24h 总量不超过 24g。氨甲环酸用法为成人 1~2g/d,分 1~2 次静脉注射或静脉滴注,口服给药时也是 1~2g/d,分 2~4 次给药。如用于围手术期,口服制剂应在术前 2h 给药,静脉制剂在术前输注完成即可。

（四）局部治疗

局部使用凝血酶或纤维蛋白凝胶对皮肤黏膜出血治疗有辅助作用。

（五）女性 VWD 患者的治疗

女性 VWD 患者具有月经过多、出血性卵巢囊肿以及产后出血风险。尤其对于表型严重的患者,会严重影响患者生活质量。需要多学科专业人员合作,如血液科医生、妇产科医生、家庭医生、护理人员及社会工作者等。

1. 伴月经增多的 VWD 患者　首先需排除其他引起月经增多的妇科疾病。对于没有生育要求的患者,采用性激素治疗（复合激素避孕药或左炔诺孕酮释放宫内缓释系统）或者氨甲环酸,如后期有生育要求,可以取出宫内节育器。对于有生育需求的患者,则首选氨甲环酸。根据患者的具体亚型,可联合使用 DDAVP 或替代治疗。常规治疗无效,反复严重出血危及生命时,可考虑子宫内膜切除术或子宫切除术。反复月经过多患者注意评估缺铁和贫血状态,予以铁剂治疗。

2. 出血性卵巢囊肿　部分女性 VWD 患者发生出血性卵巢囊肿或黄体破裂出血,引起急腹症。止血措施包括 VWF 制剂替代治疗及联合抗纤溶药物等,对重症患者需急症手术治疗,围手术期应做好替代治疗方案。

3. 妊娠及分娩　妊娠期间 VWF 水平会逐渐升高,至分娩前达到基线值的 3~5 倍,但是在产后迅速降低至基线。对于 1 型 VWD 妊娠女性,VWF 水平升高可能会达到正常水平;对于 2 型 VWD 妊娠女性,分娩时 VWF 水平通常难以提高至正常水平;2B 型 VWD 妊娠女性在妊娠期间血小板减少可能会加重。3 型 VWD 女性妊娠期间 VWF 水平没有上升,因此在妊娠期间部分患者就需要给予 VWF 制剂以控制间断阴道出血。

VWD 患者分娩时,需要产科、血液科、麻醉科、新生儿科团队的密切合作以防止产后出血。1 型患者在 VWF：RCo>50IU/dL、血小板>50×10⁹/L 时,可以正常阴道分娩或剖宫产。对于 2 型、3 型以及部分在分娩时 VWF：RCo<50IU/dL 的 1 型 VWD 患者,需要给予替代治疗,目标 VWF 水平是 100IU/dL,谷值>50IU/dL,一般至产后 3d,对于 3 型患者,可以延长到产后 5~7d。氨甲环酸在妊娠期及哺乳期并无禁忌,少量（1%）药物可以分泌入母乳,在婴儿体内达不到抗纤溶的药理作用,可以在产后给予口服 1~2 周以预防延迟性产后出血。

DDAVP 在妊娠期及分娩时均可安全使用,先兆子痫时避免使用。由于胎儿对于低钠血症敏感,因此要避免反复应用 DDAVP 以免导致低钠血症。

VWD 产妇还需评估血栓风险,高风险患者应给予预防治疗,如弹力袜或低分子肝素。

（六）其他治疗

使用 VWF 浓缩物治疗仍反复出血患者,可以通过输注血小板止血,因为血小板中含有 VWF。有研究显示皮下注射白介素 11（IL-11）可以增加 VWF 及 FⅧ水平 1.3~2 倍,可能的机制是增加 1 型 VWD 患者 VWF 信使 RNA 的表达。另有研究显示 IL-11 可以减少女性月经出血的严重程度。血管畸形导致的胃肠道出血往往对替代治疗反应不佳,抗血管新生药物（如阿托伐他汀和沙利度胺）可能会让该类患者获益,但是这类药物尚未被批准用于 VWD。

（薛峰　杨仁池）

参考文献

［1］FOGARTY H，DOHERTY D，O'DONNELL JS. New developments in von Willebrand disease［J］. Br J Haematol，2020，191
　　（3）：329-339.

［2］FAVALORO EJ，PASALIC L，CURNOW J. Laboratory tests used to help diagnose von Willebrand disease：an update［J］. Pa-
　　thology，2016，48（4）：303-318.

［3］CASTAMAN G，JAMES PD. Pregnancy and delivery in women with von Willebrand disease［J］. Eur J Haematol，2019，103
　　（2）：73-79.

推荐阅读

［1］JAMES PD，CONNELL NT，AMEER B，et al. ASH ISTH NHF WFH 2021 guidelines on the diagnosis of von Willebrand disease
　　［J］. Blood Adv，2021，5（1）：280-300.

［2］LEEBEEK FW，EIKENBOOM JC. Von Willebrand's Disease［J］. N Engl J Med，2016，375（21）：2067-2080.

［3］中华医学会血液学分会血栓与止血学组. 血管性血友病诊断与治疗中国指南（2022 年版）［J］. 中华血液学杂志，2022，
　　43（1）：1-6.

第三节　维生素 K 依赖性凝血因子缺乏症

　　维生素 K 依赖性凝血因子缺乏症（vitamin K-dependent coagulation factors deficiency，VKCFD）是一种因先天性凝血因子缺陷或多种获得性因素引起的维生素 K 缺乏，从而导致维生素 K 依赖性凝血因子活性降低的凝血机制障碍性疾病。凝血因子 Ⅱ、Ⅶ、Ⅸ、Ⅹ 在肝脏细胞合成中必须依赖维生素 K 的参与，属于依赖维生素 K 凝血因子。先天性凝血因子 Ⅱ、Ⅶ 与 Ⅹ 缺乏症为常染色体隐性遗传，男女均可发病，多见于近亲结婚的家系。先天性凝血因子Ⅸ缺乏，即血友病 B（HB），为 X 连锁隐性遗传，患者绝大部分为男性，女性多为致病基因的携带者。成人或新生儿获得性维生素 K 依赖性凝血因子缺乏症常有明确病因，需严格筛查。本病临床主要表现为皮肤黏膜出血，重者可有内脏出血。实验室特点主要为凝血酶原时间（PT）、活化部分凝血活酶时间（APTT）延长，凝血酶时间（TT）正常，凝血因子 Ⅱ、Ⅶ、Ⅸ、Ⅹ 活性降低或明显降低。

一、病因及发病机制

　　γ-羧基谷氨酸是依赖维生素 K 凝血因子或抗凝蛋白所特有的分子结构，称为 γ-羧基谷氨酸（Gla）结构区。凝血酶原-N 端的 45 个氨基酸残基中包含有 9～12 个 Gla，其中因子Ⅱ有 10 个 Gla，因子Ⅶ有 11 个 Gla，因子Ⅸ有 12 个 Gla，因子Ⅹ有 11 个 Gla，蛋白 C（PC）有 11 个 Gla，而蛋白 S（PS）为 9 个 Gla。Gla 是唯一可以与钙离子结合的氨基酸，凝血因子的功能取决于这些 Gla 结构区与钙离子的结合能力，而钙离子在这些 Gla 残基与磷脂结合过程中起到桥梁作用。维生素 K 依赖因子通过"钙桥"黏附在磷脂表面，是参与凝血机制反应（被激活成酶及其后的酶催化作用）所必需的过程。这种维生素 K 参与的 γ 羧化反应在内质网进行，还原形式的维生素 K 作为辅因子参与反应，在羧化酶的作用下，谷氨酸残基转变成为 γ-羧基谷氨酸（图 4-4-3-1）。维生素 K 缺乏会影响 γ-羧基化，使这些凝血因子中谷氨酸不能成为 γ-羧基谷氨酸残基，凝血因子 Ⅱ、Ⅶ、Ⅸ、Ⅹ 不能羧化，只是无凝血活性的凝血酶原前体蛋白，即维

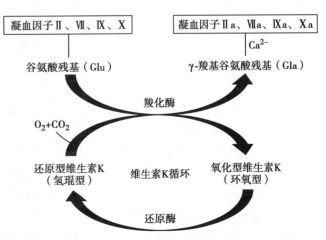

图 4-4-3-1　维生素 K 使凝血因子产生凝血活性过程简图

生素 K 缺乏诱导蛋白(protein induced by vitamin K absence,PIVKA-Ⅱ),从而发生 VKCFD,增加了出血的可能。

维生素 K 缺乏常见原因

1. 遗传性维生素 K 依赖凝血因子缺陷　维生素 K 依赖凝血因子均属于丝氨酸蛋白酶,可以在磷脂膜表面与辅因子及酶原底物形成促凝复合物,将酶原底物水解成为有活性的丝氨酸蛋白酶,从而发挥促凝作用。这几种凝血因子所形成的促凝复合物包括:①FⅦa+TF+FⅨ/FⅩ,FⅦa 以 TF 为辅因子,将 FⅨ/FⅩ水解为 FⅪa/FⅩa;②FⅨa+FⅧ+FⅩ,FⅨa 以 FⅧ为辅因子,将 FⅩ水解为 FⅩa;③FⅩa+FⅤ+FⅡ,FⅩa 以 FⅤ为辅因子,将 FⅡ(凝血酶原)水解为 FⅡa(凝血酶);④FⅡa+TM+蛋白 C,FⅡa 以 TM 为辅因子,将蛋白 C 激活(灭活 FⅤa 及 FⅧa)。编码以上凝血因子的基因缺陷均可以导致相应凝血因子的缺乏而引发出血性疾病。

(1) 遗传性凝血酶原缺乏症:遗传方式为常染色体隐性遗传,只有在遗传了父母双方的突变基因才会发病,近亲结婚时发病率增高 10 倍,男女均可患病。

引起本病的基因突变根据其对于蛋白质功能的影响可分为两种类型,均导致凝血酶生成障碍或者功能异常,通常引起轻度至中度的出血症状。

Ⅰ型为低凝血酶原血症,表现为血浆中具有正常功能的凝血酶原水平降低。由于引起凝血酶原被激活为凝血酶过程异常,即突变使 FⅩa 将 FⅡ激活为 FⅡa 的过程异常,导致凝血酶的生成减少,但所生成的凝血酶功能正常。患者常为突变基因纯合子或者复合杂合子,突变类型包括错义突变(~80%)、无义突变(6%)、插入或缺失突变(~10%)。

Ⅱ型为异常凝血酶原血症,表现为凝血酶原的促凝活性降低,但是蛋白质水平大致正常。由于影响凝血酶功能,即凝血酶原被激活成为凝血酶后,凝血酶功能仍然是异常的,其可以与纤维蛋白原相互作用异常,或者表现为凝血酶催化区域的异常。

(2) 遗传性Ⅶ因子缺乏症:本病为常染色体隐性遗传,男女均可患病,近亲结婚发病率增高。纯合子及复合杂合突变患者 FⅦ:C 显著降低,出现出血症状。杂合子 FⅦ:C 轻度降低,一般没有出血表现。

FⅦ基因位于 13q34,全长约 12.8kb,含有 9 个外显子,由肝实质细胞合成,以单链酶原形式分泌,成熟蛋白由 406 个氨基酸构成。目前报道的基因突变多为单碱基替换,包括错义突变、剪接位点突变及无义突变,但是引起重型 FⅦ缺乏的较少,而且已报道的大多数突变仅在个别病例中发现,仅有突变 Ala244Val 在犹太患者中出现,突变 p. Ala294Val、p. Gln100Arg、p. Gly331Ser 及 p. Arg304Gln 在多个患者中重复出现。

(3) 遗传性Ⅹ因子缺乏症:为常染色体隐性遗传,男女均可患病,本病发病率约为 1/100 万,近亲结婚发病率增高。

FⅩ基因全长约 25kb,有 8 个外显子,与其他依赖维生素 K 凝血因子基因明显同源,也提示这类多结构域的基因是从共同的祖先基因进化而来。FⅩ含有 488 个氨基酸残基的单链糖蛋白,由肝脏合成。目前报道的超过 100 多种基因突变包括大片段缺失、移码突变、无义突变及错义突变,其中错义突变占总突变的 80%。一般错义突变在蛋白质的位置决定了 FⅩ功能异常的种类。例如,位于 Gla 结构域的突变,如 p. Glu7Gly 或 p. Glu19Ala,可能会引起 TF:FⅦa 激活 FⅩ的障碍。而突变 p. Thr318Met 引起 FⅨa 激活 FⅩ的障碍。此外,突变引起 FⅩ缺乏症的机制还包括影响酶催化功能、与磷脂结合能力及 FⅩ的合成与分泌。根据 FⅩ:C 及 FⅩ:Ag 的缺乏程度,可以分为Ⅰ型缺乏及Ⅱ型缺乏。前者表现为血浆中 FⅩ:C 及 FⅩ:Ag 均降低;后者表现为 FⅩ:C 降低,但是 FⅩ:Ag 大致正常,即 FⅩ功能异常。

(4) 遗传性 VKCFD 为Ⅲ型多因子缺乏症:是一种表现为 FⅡ、FⅦ、FⅨ、FⅩ、蛋白 C 及蛋白 S 的联合缺乏的常染色体隐性遗传性出血性疾病。

本病的首例患者于 1996 年报道,有出血症状,依赖维生素 K 凝血因子活性均降低,大剂量维生素 K 治疗有效,无营养不良等其他维生素摄入不足因素及双香豆素类药物摄入。先证者的父母无出血表现,但是尿液中 γ-羧基谷氨酸分泌减少,提示依赖维生素 K 凝血因子谷氨酸残基羧基化过程障碍。研究发现参与维生素 K 依赖凝血因子 γ 谷氨酸羧基化过程两个酶基因突变是该病的致病因素,包括 γ-谷氨酸羧化酶(γ-glutamyl carboxylase,GGCX)基因及维生素 K 环氧化物还原酶(vitamin K epoxide reductase,VKOR)基因。到目前为止,共发现超过 30 个发生于 GGCX 的突变及 1 个 VKOR 突变。

2. 获得性维生素 K 依赖凝血因子缺陷　维生素 K 的基本结构为甲萘醌,天然的维生素 K 有两种,即维生素 K_1(叶绿醌)和 K_2(甲基醌),均为脂溶性,前者来源于植物,后者由肠道菌群合成。在动物体内具有生物活性的是维生素 K_2,而维生素 K_1 和维生素 K_3 都要转化为维生素 K_2 才能起作用。三种维生素 K 的形式都在肝脏中转化成维生素 K_2,并和胃肠微生物合成的维生素 K_2 一起被吸收利用。正常情况下,人体维生素 K 的需要量很少,每日每千克体重约 1μg,婴儿每日仅需 1μg,主要来自食物,部分来自肠道菌群。食物中维生素 K 含量:肝脏 92μg/100g、椰菜 175μg/100g、菠菜 415μg/100g。维生素 K 在胆盐帮助下由肠道吸收,如果饮食中无维生素 K 提供,经 2~3 周消耗可导致维生素 K 依赖凝血因子生化结构异常和血浆水平轻度下降,但无临床出血。维生素 K 缺乏的原因主要是摄入不足、肠道吸收不佳、肝脏转化不利和内源性维生素 K 生成不足。

(1) 摄入不足及吸收不良:肠道吸收维生素 K 有两条途径:维生素 K_1 在胆盐帮助下由十二指肠和近端空肠主动吸收;维生素 K_2 通过结肠和回肠末端肠壁被动吸收。通常成人每日有一定量的绿叶或黄叶蔬菜的食用,可足够保证体内的需要。维生素 K 在体内的交换率很快,每小时要交换全身储藏量的 40%,但自身储藏非常少,故只要禁食 1 周就可导致维生素 K 不足。食物性维生素 K 缺乏发生于各种原因导致长期不能进食的患者,特别是接受消化道外全营养并缺乏足够量维生素 K 补充的患者。严重不思饮食、严格限制脂肪类食物或伴有严重感染的患者,可由摄入不足而导致维生素 K 相对缺乏。各种引起胆道阻塞的疾病如胆石症、胆道肿瘤或炎症均可阻碍胆汁进入十二指肠,胆道手术后引流或胆道瘘管致大量胆汁流失,肠道胆盐缺乏影响维生素 K 的吸收,影响程度与阻塞是否完全或流入肠道的胆汁量有关。肠瘘、慢性胰腺炎、广泛小肠切除、慢性肠炎和慢性腹泻等导致肠道吸收不良时,也会导致维生素 K 吸收障碍,凝血酶原时间延长可能是吸收不良综合征的早期表现。长期服用润滑剂可致脂溶性维生素 K 丢失过多而致吸收减少。长期服用广谱抗生素(如新霉素、磺胺药等)可以抑制或杀灭肠道正常菌群,导致细菌不能合成足量的维生素 K。头孢菌素类药物引起的维生素 K 依赖性凝血因子缺乏症具有很大的个体差异。一些头孢类抗生素,如具有 N-甲基-5-硫四吡咯侧链的头孢孟多、头孢哌酮等,不仅抑制肠道菌群导致维生素 K_2 生成减少,而且可抑制谷氨酸的 γ-羧基化直接影响凝血因子的合成。谷胱甘肽有保护凝血因子的作用,因此谷胱甘肽水平降低、蛋白质营养不良、维生素 K 低水平的患者使用这些头孢类抗生素较易发生维生素 K 依赖凝血因子的降低而引起出血。研究表明,VKOR 并非单一蛋白,而为维生素 K 环氧化物还原酶复合体(vitamin K epoxide reductase complex,VKORC),其中亚单位 VKORC1 激活 VKORC,是维生素 K 依赖性凝血因子生成过程中的限速酶;研究证实 VKORC1 基因某些位点存在明显多态性,其多态性可以解释头孢菌素类药物引起的维生素 K 依赖性凝血因子缺乏症的个体差异性。某些中草药引起维生素 K 依赖性凝血因子缺乏的机制不详,可能与 VKORC 酶具有一定的相关性。

新生儿体内没有贮存维生素 K,且肠道缺乏正常细菌菌群,不能合成维生素 K_2,其体内的维生素 K 约在 3 天内消耗殆尽,这时可发生暂时性维生素 K 缺乏症。足月出生的新生儿维生素 K 依赖因子的水平约为正常成年人的一半,主要是因为合成能力低,而不是维生素 K 缺乏。出生后维生素 K 的缺乏,使维生素 K 依赖因子水平进一步下降,2~3 天下降至最低值。早产儿或母体接受华法林(或双香豆素)抗凝治疗的新生儿可能因维生素 K 依赖凝血因子的严重缺乏在分娩时发生出血,维生素 K 治疗效果不佳。因为新生儿肝脏羧化酶机制及还原酶环化系统不具有正常功能,肝脏合成这些因子的能力未完善。半数新生儿在分娩 3~5 天血液中存在比成人增高的拮抗剂诱导生成的蛋白质,这些新生儿易发生出血。另外母体接受巴比妥类药物和其他抗惊厥药的新生儿也易发生出血,约 10% 可发生严重的,甚至致命的出血。人乳维生素 K 含量远比牛乳低(前者<2μg/L;后者 4~18μg/L),故在全母乳喂养的婴幼儿中要十分注意维生素 K 的缺乏。

(2) 肝脏疾病:肝脏是多数凝血因子、抗凝蛋白及纤维蛋白溶解系统所需的蛋白质和酶的重要合成场所,因此肝脏疾病引起出血的机制较为复杂,包括凝血机制障碍、纤溶亢进、血小板减少以及血管壁的因素等。维生素 K 依赖凝血因子的异常仅是止血机制障碍中的一个环节。既往慢性肝病被认为是一种获得性出血性疾病,目前这种对肝病患者凝血异常的解释已被"止血再平衡"概念所取代。慢性肝病的"止血再平衡"是指慢性肝病导致的促凝因子(FⅡ、FⅤ、FⅦ、FⅨ、FⅩ和FⅪ等)减少与抗凝因子(蛋白C、蛋白S和抗凝血酶等)减少相平衡,血小板减少及功能障碍可通过血小板黏附蛋白血管性血友病因子(von Wille-brand factor,VWF)代偿性升高、血管性血友病因子裂解酶(ADAMTS-13)降低等机制重新平衡,抗纤溶蛋白减少与纤溶蛋白减少相平衡。然而,这种再平衡状态是不稳定的,肝病病因和严重程度可能打破这种脆弱的平衡,内皮细胞功能障碍和细菌易位可促进血栓形成,而细菌感染或败血症可导致患者更倾向于出血状态。各种病因导致的肝脏疾病均可引起多种凝血因子合成障碍,其中依赖维生素K的凝血因子合成减少最为突出。另外,肝脏疾病患者常伴随消化吸收功能减退、摄入量不足、胆汁淤积以及长期大剂量使用抗生素后抑制消化道菌群正常生长,以上均可通过影响维生素K的摄入、吸收和合成,导致依赖维生素K的凝血因子合成障碍。

肝脏合成FⅡ、FⅦ、FⅨ、FⅩ时,维生素K参与其前体的羧基化。严重的肝脏疾病,如重症肝炎、失代偿期肝硬化、中毒性肝病和晚期肝癌,由于肝实质细胞严重的水肿、破坏和溶解,肝细胞不能合成正常的依赖维生素K的凝血因子,代之只能合成无或低γ羧基谷氨酸的异常依赖维生素K的凝血因子,即PIVKA。此外,当严重肝细胞受损时,肝脏可过早释放未经羧基化的凝血酶原前体或因缺乏羧基化而导致合成减少,影响凝血功能,虽无维生素K缺乏,也可出现FⅡ、FⅦ、FⅨ、FⅩ的活性降低。肝脏疾病患者的依赖维生素K的凝血因子活性的减低情况,据上海交通大学医学院附属瑞金医院的观察,最早和最多减低的凝血因子是因子Ⅶ(半衰期4~6h),发生在因子Ⅶ之后呈中度减少的是因子Ⅴ(半衰期16~30h)和因子Ⅹ(半衰期30~34h),发生在较后和较少的为因子Ⅱ(半衰期36~72h)。因FⅦ生物半衰期较短,肝病时FⅦ活性常常最先出现降低,可较敏感反映肝功能损害的程度。

(3) 口服维生素K拮抗剂:华法林和双香豆素作为常用口服抗凝药,广泛用于各种血栓性疾病和瓣膜置换患者以预防血栓形成。双香豆素结构与维生素K相似,竞争性抑制维生素K的还原,使维生素K参与谷氨酸γ-羧基化形成γ-羧基谷氨酸受到干扰,产生PIVKAs,使维生素K依赖凝血因子的活性降低。这是抗凝治疗的依据,也是双香豆素药物引起出血的原因。这种作用通常受到维生素K吸收情况的影响,包括食物中维生素K量的高低、肠道疾病及胆道疾病时吸收不良、抗生素的使用等。

超级华法林类鼠药是一种慢性灭鼠药,主要有溴敌隆、溴鼠隆、杀鼠迷等,其化学结构与维生素K相似,可抑制环氧化物氧化酶,使维生素K还原受抑制,干扰维生素K与谷氨酸γ-羧基化形成γ-羧基谷氨酸,使维生素K依赖性凝血因子活性减低,有明显的抗凝作用。灭鼠药可被人体通过皮肤、呼吸道、消化道等多种途径吸收,可被大量摄入,其抗凝作用强,脂溶性、肝组织亲和力高,体内清除慢,半衰期为16~69天,即使血中检测不到相关底物浓度,其抗凝作用仍然能持续数天至数个月。

(4) 其他影响维生素K依赖凝血因子的疾病:淀粉样变性可以引起纤维蛋白原减少症和因子Ⅹ的减少。引起因子Ⅹ缺乏原因是淀粉样变性轻链(amyloid-Light chain,AL)蛋白质的某些变异型能结合Ⅹ因子,导致因子水平下降。肾病综合征也可以引起因子Ⅸ及凝血酶原丢失,较为罕见,常因在肾活检前筛查发现。

二、先天性维生素K依赖性凝血因子缺乏症

先天性VKCFD可发生维生素K缺乏性出血(vitamin K deficiency bleeding,VKDB),后者指由于维生素K缺乏导致维生素K依赖凝血因子活性低下,使用维生素K即能纠正出血。根据发病年龄不同分为3型。

1. 早发型VKDB(early VKDB)　指新生儿出生后24h以内(包括分娩时)发生的出血。

2. 经典型VKDB(classic VKDB)　指出生1~7天内发生的出血。

3. 晚发型VKDB(late VKDB)　指出生后8天~6个月发生的出血。

1999年全国7省自治区抽样调查新生儿VKDB发病率为0.4‰~6.88‰,平均2.4‰。在未接受维生素K预防的婴儿中,经典型VKDB的发病率可能为0.25%~1.70%,活产儿中晚发型VKDB发病率为(4.40~7.20)/10万。早发型罕见,经典型预后良好,而晚发型发病隐蔽,在未发生出血之前多无任何征兆,以突发性颅内出血(发生率为30%~88%)为主要临床表现,经过治疗,大部分患儿可存活,但会遗留神

经系统后遗症,如发育迟缓、运动功能障碍、脑瘫、癫痫等,具有高死亡率(14%～20%)和高致残率(40%)。

（一）临床表现

维生素 K 缺乏一般无特殊临床表现,当凝血因子水平降低至<30%时有出血倾向,主要表现为创伤或术后出血,当<20%时可出现自发性出血。

早发型 VKDB 出血程度轻重不一,常见的出血部位为颅脑(包括头皮血肿、颅内或硬膜下出血)、胃肠道、胸腔和腹腔,轻微的皮肤渗血、大量的胃肠道出血、致命性颅内出血都有可能发生。经典型 VKDB 最常见的出血部位为胃肠道和脐部,颅内出血较少。晚发型 VKDB 以突发颅内出血为主要临床表现,其临床特点:①发病前多为完全健康的母乳喂养儿;②年龄多数在 2 月龄内;③性别:男性多于女性;④主要表现:皮肤、黏膜苍白,拒奶,尖叫,呕吐,嗜睡或昏迷,前囟饱满或隆起,癫痫发作等。另外,检出 PIVKA-Ⅱ阳性,但并无出血症状,称为 VKD 亚临床状态。这些婴儿在感染、腹泻、肝胆疾患等因素影响下,可诱发出血加重甚至颅内出血,应予高度重视。

（二）实验室检查

常用的实验室检查:主要检测 APTT、PT 及凝血因子Ⅱ、Ⅶ、Ⅸ、Ⅹ活性,间接反映维生素 K 缺乏。APTT、PT 延长,以 PT 延长为主,TT 和纤维蛋白原测定正常,凝血因子Ⅱ、Ⅶ、Ⅸ、Ⅹ活性均明显降低。另外,早期正常新生儿的凝血因子可有生理性降低,与维生素 K 缺乏引起的Ⅱ、Ⅶ、Ⅸ、Ⅹ因子低下常有交叉,应注意区分。

凝血功能常规检查结果特异性不强。PIVKA-Ⅱ是无凝血活性的凝血酶原前体蛋白,其半衰期长达 $60～70h$,维生素 K 缺乏时,PIVKA-Ⅱ的敏感性强于 PT、APTT,且不受维生素 K 治疗的影响。一般认为,PIVKA-Ⅱ$\geq 2\mu g/L$ 为阳性,PIVKA-Ⅱ增高有助于早期诊断 VKCFD。PIVKA-Ⅱ检测多用于科研,临床不常规开展,主要采用 ELISA 法和 PIVKA-Ⅱ单克隆抗体检测。高压液相层析法和荧光法可直接测定血清或血浆维生素 K_1 水平,VKDB 患儿血清维生素 K 水平一般<200ng/L。因检测技术难度大、受营养和代谢因素以及脂质含量增高干扰,不适用于临床。

（三）诊断及鉴别诊断

1. 诊断　新生儿 VKDB 的诊断主要依据病史特点、临床表现、实验室检查和维生素 K 治疗效果等,其中 PIVKA-Ⅱ是诊断 VKDB 的金标准,直接测定维生素 K 也是诊断的可靠指标。全国维生素 K 缺乏研究协作组对 VKDB 提出如下诊断标准(表4-4-3-1)。凡具备 3 项主要指标或 2 项主要指标加 3 项次要指标者可诊断为 VKDB。

表 4-4-3-1　新生儿 VKDB 诊断的主要指标和次要指标

主要指标	次要指标
1. 突然出现的出血,包括颅内出血、消化道出血、肺出血、皮下出血和注射部位出血不止等 2. 实验室检查　血小板计数正常,PT 延长或 APTT 延长,或 PIVKA-Ⅱ阳性,或血清维生素 K 浓度低下或测不到。缺乏实验室资料者,需排除产伤、缺氧、感染、肺透明膜病、DIC* 和血小板减少等其他原因导致的出血 3. 给予维生素 K 后出血停止,临床症状改善	1. 3 个月内小婴儿 2. 纯母乳喂养,出生后未给予维生素 K 3. 母亲妊娠期有用抗结核、抗癫痫、华法林等药物史 4. 患儿肝胆疾病史 5. 患儿长期服用抗生素史 6. 患儿慢性腹泻史

2. 鉴别诊断　依据临床表现、病史、凝血功能筛查和维生素 K 依赖性凝血因子测定有助于排除其他出血性疾病。注意以下问题:①虽有出血表现,但 PT 正常者可排除 VKDB;②出血患儿在 PT 延长(提示维生素 K 依赖因子Ⅱ、Ⅶ、Ⅸ、Ⅹ活性下降)的同时,非维生素 K 依赖因子(Ⅴ、Ⅷ、纤维蛋白原)水平也减低,应考虑出血由凝血因子合成障碍或消耗过多所致;③各种原因形成的凝血障碍中,只有 VKDB 补充维生素 K 后出血症状明显改善,异常的 PT 很快得以纠正。特别需与下列疾病鉴别。

（1）遗传性 VKCFD:遗传性 VKCFD 极为罕见,全球报道病例数不足 30 例,男女发病率相同,符合常染色体隐性遗传,可分为 1 型和 2 型,分别与 γ-谷氨酰羧化酶和维生素 K_2,3-环氧化物还原酶复合物基因突变相关。患者的出血程度轻重不等,轻者仅表现为皮肤黏膜瘀斑,重者可发生消化道出血,但极少发生关节出血,使用抗生素与抗惊厥药物易诱发出血。新生儿可出现脐带出血甚至颅内出血;女性可表现为月经过多、卵巢破裂或产后大出血。除了出血,1 型患者还可出现特征性皮肤黄色丘疹、皮肤松弛症、眼科症状、先天性心血管畸形、面部发育异常(面中部发育不良,伴有鼻梁凹陷、短鼻)及骨骼异常(骨量减少、软骨发育不良、短指等)。通过基因型分析可以确诊。使用维生素 K 是 VKCFD 的主要治疗方法,在手术或严重出血时补充血浆、凝血酶原复合物、重组活化 FⅦ与补充维生素 K 的联合治疗成为替代治疗方案。虽有多种有效治疗选择,但不能改善其他临床表现,总体预后良好,对生活质量影响很小。

(2) 新生儿咽下综合征:婴儿娩出时吞下母血,于生后不久便可发生呕血或便血。为鉴别呕吐物中的血是吞入母血抑或新生儿胃肠道出血,可做碱变性(Apt)试验:取呕吐物 1 份加水 5 份搅匀,静置或离心,取上清液 4mL 加入 1% 碳酸氢钠 1mL,1~2min 后观察,上清液由粉红色变为棕黄色者,提示母血,粉红色保持不变者,提示胎儿血。

(3) 新生儿消化道出血:围产期窒息、感染或喂养不当等诱发的应激性溃疡、胃穿孔或坏死性小肠结肠炎等,除有呕血或便血外,还可见腹胀、腹腔内游离气体和休克等表现。

(4) 其他出血性疾病:先天性血小板减少症有血小板减少;DIC 常伴有严重的原发疾病,除 PT 及 APTT 延长外,纤维蛋白原及血小板数也降低;先天性凝血因子缺乏症一般为单一某种凝血因子缺乏,临床上罕见,但须排除。

(四) 治疗

VKDB 发病率低,起病突然且轻重程度不一,目前尚缺乏有循证医学证据的研究探讨新生儿 VKDB 的最佳治疗方案,治疗原则包括控制出血症状和补充维生素 K。

1. 维生素 K　补充维生素 K 是纠正维生素 K 缺乏最佳方法,可在 4~6h 纠正 PT 和 APTT 延长。英国国家药典建议维生素 K 250~300μg/kg 静脉注射治疗 VKDB,总量 1~2mg,6 个月以下婴幼儿 VKD 可完全治愈。我国采用维生素 K_1 静脉注射,10~20mg/d,3~5d。有严重凝血功能异常、常规剂量维生素 K 替代治疗疗效欠佳或由于维生素 K 拮抗剂,如华法林造成凝血功能异常的 VKDB 患儿可给予较高剂量维生素 K。对于任何有出血表现的疑似 VKDB 婴儿,在等待血液制品及实验室检查结果的同时,应先静脉注射维生素 K。如果不能建立静脉通路,维生素 K 也可皮下或肌内注射,但在凝血功能障碍的情况下不推荐肌内注射。

2. 新鲜冷冻血浆(fresh frozen plasma,FFP)及凝血酶原复合物(prothrombin complex concentrate,PCC)有活动性出血、出血较重、出现出血性休克表现时,应立即静脉输注 FFP(10~15mL/kg),重度贫血者输血同时应给予 PCC(50~100U/kg),迅速止血。对于合并颅内出血患儿,基础凝血功能障碍得到纠正后,可选择保守治疗、手术治疗、高压氧治疗等预防出血相关后遗症。对于严重肉眼血尿患者,慎用 PCC 止血,防止发生血块梗阻尿道导致急性肾衰竭。有颅内出血等危及生命的出血时,可以使用活化的凝血因子Ⅶ。

(五) 预防

在过去 50 年中,各国的维生素 K 预防使用方案在不断改进,目前尚无统一方案。

1. 给药途径　1961 年美国儿科学会推荐所有新生儿均应在生后 1h 内肌内注射维生素 K_1 0.5~1.0mg。1992 年 Golding 等发现,儿童的某些特定肿瘤可能与肌内注射维生素 K 有关,之后口服维生素 K 在世界范围内得到了更广泛的应用。后期研究否定了肌内注射维生素 K 与儿童肿瘤相关。2003 年美国儿科学会推荐所有新生儿预防性肌注维生素 K,全世界广泛推广后流行病学数据显示肌内注射维生素 K,使经典型和晚发型 VKDB 的发生率降低到 0.2/10 万以下。需要注意肌内注射维生素 K 不能完全避免 VKDB 的发生。

目前国际上维生素 K 预防总趋势由肌内注射改为口服、一次改为多次、婴儿服用扩展为母亲服用。与肌内注射比较,口服维生素 K 更简单、安全、便宜,容易被父母和医护人员接受。吸收程度、重复给药的依从性、给药程序和药物种类仍是口服维生素 K 预防 VKDB 的问题。如果口服给药且新生儿在给药后 1h 内呕吐或反流,可重复口服给药。早产儿、胆汁淤积症婴儿或患有其他可能影响吸收的肠道疾病的婴儿应避免口服。母亲服用维生素 K 干扰药物(如抗惊厥药)的婴儿应避免口服。静脉注射维生素 K 后,其代谢产物经尿排出更快,提示静脉注射发挥作用更迅速,而肌内注射发挥作用更持久。静脉注射维生素 K 预防晚发型 VKDB 的效果不及肌内注射给药。静脉注射维生素 K 更适合早产儿、患病足月儿和伴有胆汁淤积的婴儿。

2. 给药剂量及频次 维生素 K 不易通过血胎屏障,产妇分娩前补充维生素 K 不影响胎儿血浆中维生素 K 的浓度,不能降低新生儿 VKDB 的发生率,许多国家推荐新生儿出生后使用维生素 K。为预防早发型VKDB、早产儿出血,尤其对服用抗癫痫药、抗凝药物的孕妇,在分娩前 2~4 周开始服用维生素 K 10mg/d,直至分娩,新生儿出生后立即肌内注射维生素 K;或在妊娠后 3 个月内肌内注射维生素 K 10mg/次,共 3~5次,临产前 1~4h 肌内注射或静脉滴注维生素 K 10mg,以预防早发型 VKDB。2016 年欧洲儿科胃肠病肝病和营养学会建议足月儿的预防策略为:出生时肌内注射 1mg 维生素 K_1;或出生时口服 2mg 维生素 K_1,之后每 10 天口服 2mg 维生素 K_1,直到出生后 3 个月,共 10 次。对于慢性腹泻、肝胆疾病、脂肪吸收不良或长期应用抗生素的患儿,应每月肌注 1mg 维生素 K_1。对早发型和经典型 VKDB 这些策略具有完全的预防作用。母乳喂养者建议产妇口服维生素 K 5mg/d,可使乳汁中维生素 K 水平升高至配方奶粉水平。产妇可增加富含维生素 K 的绿叶蔬菜、水果的摄入,以提高母乳中维生素 K 水平。

三、获得性维生素 K 依赖性凝血因子缺乏症

(一) 临床表现

维生素 K 缺乏累及凝血因子异常者,临床上不一定有出血表现,出血一般较轻,罕见有肌肉、关节及其他深部组织出血发生。维生素 K 依赖性凝血因子活性减低的出血症状,主要为皮肤黏膜出血,如皮肤紫癜、鼻出血、牙龈出血等。重者可表现为内脏出血,如呕血、黑便、血尿及月经过多等,亦可表现为外伤或手术后伤口出血。出血严重者可合并中重度的贫血。

(二) 实验室检查

根据 PT 延长、APTT 延长,TT、纤维蛋白原和血小板均正常,即可考虑诊断。

1. 筛选试验 PT 延长、APTT 延长。

2. 确诊试验 FⅡ、FⅦ、FⅨ、FⅩ活性降低。

3. PIVKA-Ⅱ法 采用免疫学方法或 ELISA 直接测定无活性凝血酶原,阳性即表示维生素 K 缺乏。

4. 维生素 K 测定 血清维生素 K_1 的浓度最常用来反映人体内维生素 K 的水平。使用高效液相色谱法(high performance liquid chromatography,HPLC)荧光检测或液相色谱质谱法(liquid chromatography mass spectrometry,LC-MS/MS)可直接测定血中维生素 K_1 的水平,浓度<0.15μg/L 表示缺乏。该方法的缺点是:无法检测维生素 K 同源物中的维生素 K_1 的浓度;受近期饮食的干扰。

(三) 诊断

获得性维生素 K 依赖性凝血因子缺乏均有其发病病因。轻中度异常者主要依靠实验室诊断,特征为PT、APTT 延长,而 TT、血小板计数和纤维蛋白原均正常;需与先天性凝血因子缺乏症鉴别。

诊断标准:①存在引起维生素 K 缺乏的基础疾病;②临床有皮肤、黏膜及内脏轻中度出血;③PT 及APTT 延长;FⅡ、FⅦ、FⅨ、FⅩ活性降低;④维生素 K 治疗有效。

(四) 鉴别诊断

1. 血友病 为 X 染色体连锁的隐性遗传性疾病,绝大多数为女性携带致病基因,男性发病,临床表现为自幼发病、反复关节出血或深部血肿形成,实验室检查 APTT 延长,血浆 FⅧ:C 或 FⅨ:C 降低,PT、FⅡ:C、FⅦ:C、FⅩ:C 正常。

2. DIC 多数患者发病较突然,出血多为自发性、多部位(皮肤、黏膜、伤口及穿刺部位)的出血。存在引起 DIC 的基础性疾病,如严重感染、恶性肿瘤、病理产科、手术及外伤等,实验室检查为 PT 及 APTT 延长,一般存在血小板明显减少,纤维蛋白原降低,D-二聚体升高,且 3P 实验阳性或纤维蛋白(原)降解产物FDP 大于 20mg/L、抗凝血酶Ⅲ(AT-Ⅲ)含量及活性降低等有助于诊断。

3. 血管性血友病(von Willebrand disease,VWD) 指由于血浆中 VWF 数量减少或质量异常导致的出血性疾病。多为常染色体显性遗传病,少数呈常染色体隐性遗传,男女均可患病。常见的临床表现为皮肤

和黏膜出血,如鼻出血、成年女性患者月经过多等,肌肉血肿及关节出血相对少见,且出血倾向可随年龄增长而改善,不同类型 VWD 患者出血的严重程度差异很大,由于 VWD 患者的出血病史和临床症状无特异性,因此确诊 VWD 必须依赖于实验室检查,主要通过血浆 VWF 抗原(VWF∶Ag)、血浆 VWF 瑞斯托霉素辅因子活性(VWF∶RCo)、血浆 FⅧ凝血活性(FⅧ∶C)和 VWF 多聚体分析等检查确诊。

（五）治疗

1. 治疗相关基础疾病　获得性维生素 K 依赖性凝血因子缺乏症的处理,原则上积极治疗原发病,同时给予维生素 K 作为预防和治疗。

2. 饮食治疗　多食富含维生素 K 的食物,如新鲜蔬菜、水果等绿色食品。

3. 补充维生素 K　人工合成的维生素 K,其药理作用小而不良反应大,剂量过大可影响红细胞内血红蛋白氧化还原系统,易致溶血反应,且可抑制葡萄糖醛酸转移酶,在胆红素增高情况下,甚至有发生胆红素脑病的危险。尽量以口服或静脉注射,避免肌内注射而引起的肌肉血肿(出血)的危险。

出血较轻者,口服维生素 K_1 10mg 每日 3 次,持续数个月以上;出血严重或有胆道疾病者,维生素 K_1 20~50mg/d,加入 250~500mL 葡萄糖液中静脉滴注,3~5 天后改为口服。对肠道阻塞和吸收不良者,维生素 K 可有对症治疗的效果。获得性维生素 K 依赖性凝血因子缺乏症多由慢性鼠药中毒引起,对无明确鼠药服用史的患者要考虑间接中毒的可能。凝血因子输注可快速改善出血症状,维生素 K 治疗需要维持 3~6 个月甚至 1 年以上,期间需要定期监测 PT、APTT 及凝血因子变化。

4. 补充凝血因子　出血严重或外科手术前准备,除注射维生素 K 之外,可应用新鲜血浆或凝血酶原复合物或重组人活化的凝血因子Ⅶ(rFⅦa)补充凝血因子,使其达到止血水平,1~2 天内即可止血。手术后仍要继续补充凝血因子,直至伤口愈合。短期内仅用血浆或凝血酶原复合物止血会导致病情反复,必须同时补充维生素 K。有研究表明,rFⅦa1.2mg 能使 PT-INR 值快速恢复正常,同时还能够使凝血因子Ⅱ、Ⅸ和Ⅹ活性成倍增加,当和维生素 K 联合使用时可以使凝血时间持续维持正常。

（六）预防

凡易于引起维生素 K 缺乏的疾病,均可预防性给予维生素 K,口服或注射。凡母亲在孕期有使用抗凝剂、抗癫痫药或抗结核药史者,产前给予维生素 K_1 10mg 肌内注射 3~5d;授乳母亲每日口服维生素 K_1 5mg,可以起到预防作用。

（任娟　郝李霞　张建华　杨林花）

参考文献

［1］彭婕,陈敏,刘怡晨,等.遗传性联合维生素 K 依赖凝血因子缺乏症［J］.中国实用内科杂志,2021,41(7):639-642.

［2］陈懿建,张立群,万通,等.92 例获得性维生素 K 依赖性凝血因子缺乏症临床研究［J］.中华血液学杂志,2012,33(3):236-237.

［3］郑昌成,吴竞生,丁凯阳,等.获得性维生素 K 依赖性凝血因子缺乏症［J］.中华血液学杂志,2010,31(5):351-352.

［4］HIRATA N,KANAYA N,SHIMIZU H,et al. Suspicious case of epidural hematoma due to coagulopathy caused by vitamin K deficiency associated with antibiotics［J］.Masui,2007,56(2):181-185.

［5］ARAKI S,SHIRAHATA A. Vitamin K Deficiency Bleeding in Infancy［J］.Nutrients,2020,12(3):780.

［6］CARD DJ,GORSKA R,HARRINGTON DJ. Laboratory assessment of vitamin K status［J］.J Clin Pathol,2020,73(2):70-75.

［7］刘俐,裴莎.新生儿及婴儿维生素 K 缺乏的防治［J］.中华实用儿科临床杂志,2016,31(14):1059-1062.

［8］郭金将,马鹤,赵国英,等.高效液相色谱串联质谱法动态监测新生儿维生素 K 水平的研究［J］.世界临床医学,2017,11(4):5-6.

［9］刘玉琳,林良明,莫桂初,等.7 省自治区婴儿维生素 K 缺乏出血症的流行病学调查［J］.中国儿童保健杂志,1999,7(4):221-224.

［10］AL-ZUHAIRY SH. Late vitamin K deficiency bleeding in infants:five-year prospective study［J］.J Pediatr(Rio J),2021,97(5):514-519.

［11］NAPOLITANO M,MARIANI G,LAPECORELLA M. Hereditary combined deficiency of the vitamin K-dependent clotting factors[J]. Orphanet J Rare Dis,2010,5:21.

[12] GOLDING J,PATERSON M,KINLEN LJ. Factors associated with childhood cancer in a national cohort study[J]. Br J Cancer,1990,62(2):304-308.

推荐阅读

[1] 杨林花.出血性及凝血性疾病诊疗临床实践[M].北京:科学技术文献出版社,1999.

[2] 王建祥,肖志坚,沈志祥等.邓家栋临床血液学[M].第2版.上海:上海科学技术出版社,2020.

第五章 弥散性血管内凝血

弥散性血管内凝血(disseminated intravascular coagulation,DIC)是在某些严重疾病基础上,由特定诱因引发的复杂病理过程。致病因素引起人体凝血系统激活、血小板活化、纤维蛋白沉积,导致弥散性血管内微血栓形成;继之多种凝血因子和血小板消耗性降低;在凝血系统激活的同时,纤溶系统亦可激活,导致纤溶亢进。临床上以出血、栓塞、微循环障碍和微血管病性溶血等为突出表现。大多数 DIC 起病急骤、病情复杂、发展迅猛、预后凶险,如不及时诊治,常危及患者生命。

一、DIC 的定义

2001 年,国际血栓与止血学会(International Society on Thrombosis and Haemostasis,ISTH)设立了科学标准委员会(Scientific and Standardization Committee,SSC),制定出一套完整的 DIC 定义:DIC 是指不同病因导致局部损害而出现以血管内凝血为特征的一种继发性综合征,它既可由微血管体系受损而致,又可导致微血管体系损伤,严重损伤可导致多器官功能衰竭。需要强调的是,DIC 是一种病理过程,本身并不是一个独立的疾病,只是众多疾病复杂的病理过程中的中间环节;其往往继发于严重感染、恶性肿瘤、外伤、心血管疾病,肝脏疾病、产科并发症、严重输血反应和中毒等,这些致病因素激活机体凝血系统从而引发凝血因子的消耗以及纤溶系统活化,最终表现为出血、栓塞、微循环障碍、微血管病性溶血及多脏器功能衰竭。DIC 的发病机制虽然复杂,但始终是以凝血酶的生成为中心关键环节,因此 DIC 的诊断与治疗也围绕于此。

同时这一定义还有以下特点:①强调微血管体系在 DIC 发生中的地位;②DIC 为各危重疾病的一个中间病理环节,DIC 终末损害多为器官功能衰竭;③纤溶并非 DIC 的必要条件,原因在于 DIC 的纤溶属继发性,DIC 早期多无纤溶现象。

二、DIC 的诊断

DIC 的诊断不能依靠单一的实验室检测指标,需密切观察临床表现,结合并分析实验室检测结果加以综合判断。往往需首先考虑到 DIC 的可能,再结合实验室检查才能作出正确的诊断。DIC 是一个动态的过程,检测结果只反映这一过程的某一瞬间,而且临床状况会影响检测结果,因此密切结合临床及检测指标的动态观察有助于 DIC 的诊断。

DIC 的实验室检查包括两个方面,一是反映止血功能的变化,如凝血酶原时间(PT)、活化的部分凝血酶原酶时间(APTT)或血小板计数,这些信息可反映凝血因子消耗程度和活化程度。二是纤溶系统的活化,其可由纤维蛋白降解产物(如 D-二聚体)来间接评价。

国外 DIC 研究机构通过荟萃分析 5 项独立的临床研究、共超过 900 例 DIC 患者的实验室诊断指标,结论指出实验室指标出现异常的概率由高至低分别为血小板减少、纤维蛋白降解产物增加、PT 延长、APTT 延长和纤维蛋白原降低。以下我们分别分析相关检查指标在 DIC 中的价值及意义。

1. 血小板计数 血小板计数减少或进行性下降是诊断 DIC 敏感但非特异的指标,98% 的 DIC 存在血小板减少,其中大约 50% 计数低于 $50×10^9/L$。血小板计数低与凝血酶生成密切相关,因血小板消耗是由凝血酶诱导的血小板聚集所致。但单次血小板计数对诊断帮助不大,因为其可能在正常范围,而血小板计数进行性下降对诊断 DIC 更有价值。值得注意的是,血小板计数减少还可见于未合并 DIC 的急性白血病或败血症等疾病。

2. 纤维蛋白降解产物及 D-二聚体 反映继发性纤维蛋白溶解亢进的指标中,纤维蛋白降解产物(FDP)和 D-二聚体测定临床上最为常用。FDP 是纤维蛋白原和铰链纤维蛋白单体的降解产物,而 D-二聚体仅为铰链纤维蛋白单体被纤溶酶降解的产物,故后者对诊断 DIC 更有特异性。但由于在外伤、近期手术或静脉血栓栓塞时 FDP 和 D-二聚体均会升高；且 FDP 可经肝脏代谢与肾脏排出，肝肾功能异常可干扰 FDP 的水平，因此这两项指标不宜作为单独诊断 DIC 的标准，必须结合血小板计数与凝血时间的改变才能做出正确判断。

3. PT 和 APTT　由于凝血因子的消耗与合成的减少（肝功能异常、维生素 K_1 的缺乏、合成蛋白的减少、出血），50%~60% 的 DIC 中在疾病的某一阶段存在 PT 和 APTT 的延长。然而近半数 DIC 患者 PT 和 APTT 正常或缩短，这是由于活化的凝血因子（如凝血酶或因子Ⅹa）所致。因此，PT 和 APTT 正常并不能排除凝血系统的激活，必须进行动态监测。TT 并未包含于 ISTH 评分系统中，但可以与蕲蛇毒时间一起用来鉴别 APTT 的延长是否因肝素污染所致。

4. 纤维蛋白原（Fbg）　Fbg 测定对 DIC 的诊断帮助不大，因 Fbg 属急性期反应蛋白，尽管持续消耗，但在血浆中的水平仍可在正常范围。在临床上，低 Fbg 的敏感性在 DIC 中为 28%，并且仅在极为严重的 DIC 患者存在低 Fbg 血症。Fbg 水平在高达 57% DIC 患者处于正常水平。

5. 外周血涂片　有报道 DIC 患者外周血涂片中可见一些形态各异的红细胞碎片，但红细胞碎片的比例多低于 10%。一般来说，依靠该指标诊断 DIC 既不特异也不敏感；当出现红细胞碎片时应考虑血栓性血小板减少性紫癜（TTP）或其他血栓性微血管病的可能。

6. 血栓弹力图　血栓弹力图（TEG）可反映止血功能异常。有报道败血症时 TEG 也有改变，然而对于诊断 DIC 其特异性与敏感性均不清楚。

7. 其他止血分子标志物　抗凝血酶（AT）和蛋白 C（PC）通常在 DIC 降低并具有预后意义。但总的来说，该两项指标对于 DIC 诊断的敏感性和特异性意义有限。

总之，DIC 诊断依据应包括 3 方面：

1. 引起 DIC 的原发病　DIC 定义指出 DIC 是"危重疾病的一个中间病理环节"，因此诊断 DIC 的前提是存在导致 DIC 原发病的证据，如败血症、严重创伤、肿瘤、病理产科等是 DIC 几大常见病因。无基础疾病的 DIC 诊断不能成立。

2. 临床表现　DIC 原发病的复杂性决定了其临床表现多样，特别是在患者有严重基础疾病情况下，临床医生在诊治专科基础疾病时，易忽视 DIC 早期表现，错失 DIC 治疗的黄金时机，因而临床医生应在下列症状出现时提高警惕：不明原因的呼吸浅快、低氧血症；少尿、无尿；不明原因的心率增快；皮肤黏膜坏死；注射、穿刺部位大片瘀斑或出血不止；产科大出血等。

3. DIC 诊断的实验室依据　在原发病和临床表现存在的前提下，实验室检查对于 DIC 诊断有重要的支撑作用。由于 DIC 为复杂的病理过程，目前尚无单一指标能完满解决患者的诊断，但不论国内外 DIC 实验室诊断标准中包含怎样的检测项目，均包括以下几方面的证据：①凝血因子消耗的证据，包括血小板计数，血浆纤维蛋白原质量浓度等。②纤溶亢进表现的证据，包括 D-二聚体、FDPs 等。③强调实验室检测指标的动态观察。DIC 病情错综复杂，相应实验室检测指标都是处在动态变化中，动态监测临床价值更大。

三、DIC 的诊断标准

中国早在 1986 年就首次提出了 DIC 的诊断标准，第八届全国血栓与止血学术会议（2001 年，武汉）修订的标准较为全面地强调了肝病与白血病在 DIC 诊断中的特殊性，经过 10 年的临床检验和实践，其科学性得到充分肯定；中华血液学会血栓与止血学组于 2012 年进行修订，并制定的《弥散性血管内凝血诊断中国专家共识》是近 8 年国内临床医生普遍应用的诊断标准，推进了 DIC 临床诊治水平的不断提高，但仍存在不能精确定量等缺陷。近年来欧美和日本专家相继制定出多指标的 DIC 积分诊断系统，包括：国际血栓与止血协会标准（ISTH）（表 4-5-0-1）、日本卫生福利部标准（JMHW）、日本急诊医学学会标准（JAAM）（表 4-5-0-2）。但是，对于这三个标准诊断的准确性和实用性仍存在广泛争议。2017 年，中华血液学会血栓与止血学组再次修订《弥散性血管内凝血诊断中国专家共识》，提出中国弥散性血管内凝血诊断积分系统（Chinese DIC scoring system，CDSS）（表 4-5-0-3）。该系统突出了基础疾病和临床表现的重要性，强化了动态监测原则，简单易行，易于推广，使得有关 DIC 诊断标准更加符合我国国情。2018 年，ISTH 提出的脓毒症诱导的凝血病（sepsis-induced coagulopathy，SIC）的概念和积分系统（表 4-5-0-4），并建议使用两步序贯积分系统（SIC-Overt DIC）用于脓毒症相关 DIC 的早期诊断。

表 4-5-0-1　国际血栓与止血协会 DIC 和 PreDIC 的积分诊断标准

项目	失代偿性（显性）	积分	代偿性（非显性）	积分
原发疾病				
存在		2		2
不存在		0		0
PLT($\times 10^9$/L)	>100	0	>100	
	<100	1	<100	1
	<50	2	动态检测：上升为 1 分,稳定为 0 分,进行性下降为 1 分	
sFMC/FDP	未增高	0	未增高	0
	中度增高	2	增高	1
	重度增高	3	动态检测：降低为 1 分,稳定为 0 分,进行性增高为 1 分	
PT(s)	未延长或延长<3	0	未延长或延长<3	0
	延长 3~6	1	延长>3	1
	延长>6	2	动态检测：缩短为-1 分,稳定为 0 分,进行性延长为 1 分	
Fbg(g/L)	≥1.0	0	特殊检查：AT:正常-1,降低 1	
	<1.0	1	PC:正常-1,降低 1	
			TAT:正常-1,降低 1	
			PAP:正常-1,降低 1	
			TFPI:正常-1,降低 1	
判断标准	累计积分：≥5 分符合显性 DIC,每天重复检测积分,以观察动态变化		累计积分：<5 分（一般应≥2 分）非显性 DIC,定期重复、积分,了解病情变化	

注:sFMC,soluble fibrin monomer complex,可溶性纤维蛋白单体复合物;TAT,凝血酶-抗凝血酶复合物 thrombin-antithrombin complex;PAP,plasmin antiplas min complex,纤溶酶-杭纤溶酶复合物;TFPI,tissue factor path way inhibitor,组织因子途径抑制物。

表 4-5-0-2　主要国际诊断 DIC 积分系统比较

项目	ISTH 标准	JMHW 标准	JAAM 标准
易患 DIC 的基础病			
临床情况	必有	1 分	必有
临床症状	未采用	出血=1 分 器官衰竭=1 分	SIRS 评分≥3=1 分
血小板计数($\times 10^9$/L)	50~100=1 分 <50=2 分	80~120=1 分 50~80=2 分 <50=3 分	80~120 或减少>30%=1 分 < 80 或减少>50%=2 分
纤维蛋白相关指标	中度增加=2 分 显著增加=3 分	FDP10~20μg/mL=1 分 FDP20~40μg/mL=2 分 FDP>40μg/mL=3 分	FDP10~25μg/mL=1 分 FDP>25μg/mL=3 分
纤维蛋白原(g/L)	<1=1 分	1~1.5=1 分 <1=2 分	未采用
凝血酶原时间(s)	延长>3~6=1 分 延长>6=2 分	PT 比率 1.25~1.67=1 分 PT 比率>1.67=2 分	PT 比率≥1.2=1 分
DIC 诊断	≥5 分	≥7 分	≥4 分

注:JMHW,日本卫生福利部;JAAM,日本危重病协会。

表 4-5-0-3 中国弥散性血管内凝血诊断积分系统(CDSS)

积分项	分数
基础疾病	
存在导致 DIC 的原发病	2
临床表现	
不能用原发病解释的严重或多发出血倾向	1
不能用原发病解释的微循环障碍或休克	1
广泛性皮肤、黏膜栓塞,灶性缺血性坏死、脱落及溃疡形成,或不明原因的肺、肾、脑等脏器功能衰竭	1
实验室指标	
血小板计数	
非恶性血液病	
≥100×10⁹/L	0
(80~100)×10⁹/L	1
<80×10⁹/L	2
24h 内下降≥50%	1
恶性血液病	
<50×10⁹/L	1
24h 内下降≥50%	1
D-二聚体	
<5mg/L	0
5~9mg/L	2
≥9mg/L	3
PT 及 APTT 延长	
PT 延长<3s 且 APTT 延长<10s	0
PT 延长≥3s 或 APTT 延长≥10s	1
PT 延长≥6s	2
纤维蛋白原	
≥1.0g/L	0
<1.0g/L	1

注:非恶性血液病,每日计分 1 次,≥7 分时可诊断为 DIC;恶性血液病,临床表现第一项不参与评分,每日计分 1 次,≥6 分时可诊断为 DIC。

表 4-5-0-4 脓毒症诱导的凝血病(SIC)评分系统

项目	评分	范围
血小板计数(×10⁹/L)	1	100~150
	2	<100
PT-INR	1	1.2~1.4
	2	>1.4
SOFA 评分	1	1
	2	≥2
总分	≥4	

注:INR,国际标准化比值;SOFA,脓毒症相关性器官功能衰竭评价。

（一）DIC 诊断标准修订方案（第八届全国血栓与止血学术会议，2001 年，中国武汉）

1. 一般标准

（1）存在易于引起 DIC 基础疾病，如感染、恶性肿瘤、病理产科、大型手术及创伤等。

（2）有下列两项以上临床表现

1）严重或多发性出血倾向。

2）不易用原发病解释的微循环障碍或休克。

3）多发性微血管栓塞症状、体征：如广泛性皮肤、黏膜栓塞，灶性缺血性坏死、脱落及溃疡形成，或不明原因的肺、肾、脑等脏器功能衰竭。

4）抗凝治疗有效。

（3）实验室检查符合下列标准（同时有以下 3 项以上异常）

1）血小板小于 $100×10^9/L$ 或呈进行性下降。

2）血浆纤维蛋白原含量小于 1.5g/L 或呈进行性下降，或大于 4.0g/L。

3）3P 试验阳性或血浆 FDP 大于 20mg/L 或 D-二聚体水平升高（阳性）。

4）凝血酶原时间（PT）缩短或延长 3s 以上或呈动态性变化，或 APTT 延长 10s 以上。

5）疑难或其他特殊患者，可考虑行 AT、FⅧ：C 以及凝血、纤溶、血小板活化分子标记物测定：①血浆纤溶酶原（PLG）<300mg/L；②抗凝血酶（AT）活性小于 60% 或蛋白 C（PC）活性降低；③血浆内皮素-1（ET-1）含量大于 8pg/mL 或凝血酶调节蛋白（TM）增高；④血浆凝血酶碎片 1+2（F1+2）、凝血酶抗凝血酶复合物（TAT）或纤维蛋白肽（FPA）水平增高；⑤血浆可溶性纤维蛋白单体复合物（SFMC）含量增高；⑥血浆纤溶酶-纤溶酶抑制复合物（PIC）水平增高；⑦血浆组织因子（TF）水平增高或组织因子途径抑制物（TFPI）水平下降。

2. 肝病合并 DIC 的实验室诊断标准

（1）血小板小于 $50×10^9/L$ 或呈进行性下降，或血小板活化，代谢产物升高。

（2）血浆纤维蛋白原含量小于 1.0g/L。

（3）血浆因子Ⅷ：C 活性小于50%（必备）。

（4）PT 延长 5s 以上。

（5）3P 试验阳性或血浆 FDP 大于 60mg/L 或 D-二聚体水平升高（阳性）。

3. 白血病合并 DIC 实验室诊断标准

（1）血小板小于 $50×10^9/L$ 或呈进行性下降，或血小板活化，代谢产物升高。

（2）血浆纤维蛋白原含量小于 1.8g/L。

（3）PT 延长 5s 以上或进行性延长。

（4）3P 试验阳性或血浆 FDP 大于 60mg/L 或 D-二聚体水平升高（阳性）。

4. 基层医疗单位 DIC 实验诊断参考标准（具备以下 3 项以上指标异常）

（1）血小板小于 $100×10^9/L$ 或呈进行性下降。

（2）血浆纤维蛋白原含量小于 1.5g/L 或进行性下降。

（3）3P 试验阳性或血浆 FDP 大于 20mg/L。

（4）PT 缩短或延长 3s 以上或呈动态性变化。

（5）外周血破碎红细胞大于 10%。

（6）血沉低于 10mm/h。

（二）弥散性血管内凝血诊断中国专家共识（2012 年版）

1. 临床表现

（1）存在易引起 DIC 的基础疾病。

（2）有下列一项以上临床表现

1）多发性出血倾向。

2）不易用原发病解释的微循环衰竭或休克。

3）多发性微血管栓塞的症状、体征。

2. 实验检查指标同时有下列 3 项以上异常

（1）血小板<100×10^9/L 或进行性下降。

（2）血浆 Fbg<1. 5g/L 或进行性下降，或 Fbg>4. 0g/L。

（3）血浆 FDP>20mg/L，或 D-二聚体水平升高或阳性，或 3P 试验阳性。

（4）PT 缩短或延长 3s 以上，或 APTT 缩短或延长 10s 以上。

（三）国际血栓止血学会和其他组织制定的 DIC 诊断积分系统

2001 年国际血栓与止血协会（ISTH）DIC 专业委员会根据体内稳定调节功能紊乱情况，将 DIC 分为两个阶段：非显性 DIC（non-overt DIC），指止血机制处于代偿状态 DIC，即 PreDIC；显性 DIC（overt DIC），指止血机制处于失代偿状态的 DIC，即临床典型 DIC。ISTH 制定了 DIC 和 PreDIC 积分诊断标准（表 4-5-0-1）。该 DIC 诊断标准具有规范、标准和科学性强的优点，但在国内临床实践中尚无法广泛应用这一诊断标准，因该诊断系统在非显性 DIC 诊断标准中对实验室检查要求较高，评分及判断相对烦琐，从现实角度并不适用于我国多数基层医院。

（四）中国弥散性血管内凝血诊断积分系统（CDSS，2017 年）

上述三大积分系统在国内临床使用较为混乱，尚未有关中国人群对上述三大积分系统验证的结论。为进一步推进中国 DIC 诊断的科学化、规范化，统一诊断标准，中华医学会血液学分会血栓与止血学组于 2014 年起通过多中心、大样本的回顾性与前瞻性研究，建立了中国弥散性血管内凝血诊断积分系统（Chinese DIC scoring system，CDSS）（表 4-5-0-3），该系统突出基础疾病和临床表现的重要性，强化动态监测原则，简单易行、易于推广，使得该 DIC 诊断标准更加符合我国国情。此外，DIC 是一个动态的病理过程，检测结果只反映这一过程的某一时段，利用该积分系统动态评分将更有利于 DIC 的诊断。DIC 诊断流程见图 4-5-0-1。

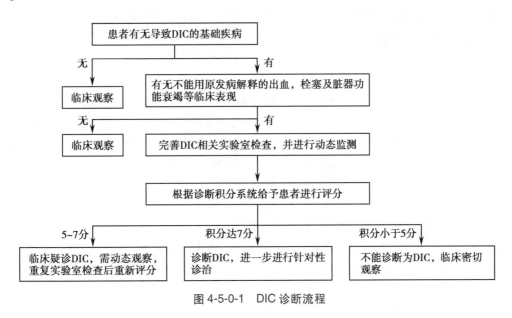

图 4-5-0-1 DIC 诊断流程

（五）脓毒症诱导的凝血病（SIC）评分系统

ISTH Overt DIC 标准中血小板减少的重要性减弱，而纤维蛋白相关标志物的重要性增强。然而有研究表明，脓毒症相关的 DIC 中低纤维蛋白原血症并不常见，纤维蛋白相关标志物的升高与脓毒症的严重程度也不相关，而与脓毒症死亡率相关的指标是血小板计数下降和 PT 延长。基于以上考虑，2017 年 ISTH DIC 科学标准委员会成员提出脓毒症诱导的凝血病（SIC）诊断标准（表 4-5-0-4）以区分脓毒症合并凝血紊乱的患者。

SIC 诊断标准很简单，仅包括 3 项：血小板计数、PT-INR 和 SOFA 评分。SOFA 评分被纳入用于确定脓毒症但不反映脓毒症的严重程度，因此，即便 SOFA 评分>2 也被且仅被限定为 2 分。ISTH 制定了一个简化的两步序贯评分系统用于 DIC 的早期诊断，即先应用 SIC 评分系统筛查 DIC，对满足 SIC 诊断标准的患者应用 ISTH Overt DIC 评分系统进行再评估（图 4-5-0-2）。这种方法能够及时发现能从抗凝治疗中获益的脓毒症患者。

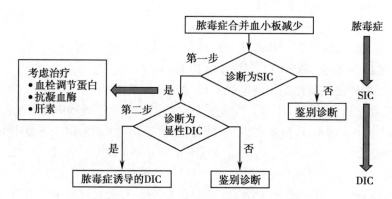

图 4-5-0-2　两步序贯评分系统用于 DIC 的早期诊断

四、DIC 鉴别诊断

DIC 鉴别诊断的重点是血栓性血小板减少性紫癜、溶血性尿毒症综合征、原发性纤溶亢进、严重肝病、原发性抗磷脂综合征等。鉴别诊断有赖于病史、临床症状和实验室依据的综合判断。

（一）血栓性血小板减少性紫癜（TTP）

TTP 是一组以血小板血栓为主的微血管血栓出血综合征，其主要临床特征包括微血管病性溶血性贫血、血小板减少、神经精神症状、发热和肾脏受累等，实验室指标以 ADAMTS13 酶活性明显下降为主要鉴别点。遗传性 TTP 系 *ADAMTS13* 基因突变导致 ADAMTS13 酶活性降低或缺乏所致；特发性 TTP 因患者体内存在抗 ADAMTS13 自身抗体（抑制物）而导致 ADAMTS13 酶活性降低或缺乏；继发性 TTP 由感染、药物、肿瘤、自身免疫性疾病等因素引发。

（二）溶血性尿毒症综合征（HUS）

HUS 是以微血管内溶血性贫血、血小板减少和急性肾衰竭为特征的综合征。病变主要局限于肾脏，主要病理改变为肾脏毛细血管内微血栓形成，少尿、无尿等尿毒症表现更为突出，多见于儿童与婴儿，发热与神经系统症状少见。HUS 分为流行性（多数有血性腹泻的前驱症状）、散发性（常无腹泻）和继发性。实验室检查：尿中大量蛋白、红细胞、白细胞、管型、血红蛋白尿、含铁血黄素及尿胆素，肾功能损害严重；HUS 患者血小板计数一般正常，血涂片破碎红细胞较少，血浆 ADAMTS13 酶活性无明显降低。

（三）原发性纤溶亢进

严重肝病、恶性肿瘤、感染、中暑、冻伤等可引起纤溶酶原激活物抑制物（PAI）活性减低，导致纤溶活性亢进、纤维蛋白原减少，其降解产物 FDP 明显增加，引起临床广泛、严重出血，但无血栓栓塞和微循环衰竭表现。原发性纤溶亢进时无血管内凝血存在，无血小板消耗与激活，因此，血小板计数正常。由于不是继发性纤溶亢进，故 D-二聚体正常或轻度增高。

（四）严重肝病

由于有出血倾向、血纤维蛋白原浓度、多种凝血因子浓度下降、血小板减少、PT 延长以及肝脏对 FDP 及蛋白酶抑制物清除降低，这些表现与 DIC 类似，鉴别诊断常常困难。但严重肝病者多有肝病病史、黄疸、肝功能损害症状较为突出，血小板减少程度较轻、较少，凝血八因子活性正常或升高，纤溶亢进与微血管病性溶血表现较少等可作为鉴别诊断参考。但需注意严重肝病合并 DIC 的情况。

（五）原发性抗磷脂综合征（APS）

APS 的特点是：①临床表现有血栓形成、习惯性流产、神经症状（脑卒中发作、癫痫、偏头痛、舞蹈症）、肺动脉高压、皮肤表现（网状皮斑、下肢溃疡、皮肤坏死、肢端坏疽）等。②实验室检查：抗磷脂抗体（APA）阳性，抗心磷脂抗体（ACA）阳性；狼疮抗凝物质（LA）阳性；BFP-STS 相关抗体假阳性；Coombs 试验阳性；血小板数减少及凝血时间延长。

五、DIC 的治疗

DIC 治疗原则:目前的观点认为,原发病的治疗是终止 DIC 病理过程的最为关键和根本的治疗措施。在某些情况下,凡是病因能迅速去除或控制的 DIC 患者,凝血功能紊乱往往能自行纠正。但多数情况下,相应的支持治疗,特别是纠正凝血功能紊乱的治疗是缓解疾病的重要措施。

DIC 的主要治疗措施:①去除产生 DIC 基础疾病的诱因;②阻断血管内凝血过程;③恢复正常血小板和血浆凝血因子水平;④抗纤溶治疗;⑤对症和支持治疗。

既往多主张以上①~④治疗措施可酌情同时进行,但由于 DIC 是一种处于不断发展变化中的病理过程,治疗方法即使是对同一病例,亦必须根据 DIC 不同型、期及其变化,有针对性地采取不同治疗措施,故近年来关于 DIC 的治疗倾向于在治疗原发病基础上进一步采取分层治疗原则,即根据 DIC 病理进程即分期采取相应干预,治疗措施包括上述阻断血管内凝血过程,恢复正常血小板和血浆凝血因子水平,抗纤溶治疗,对症和支持治疗,但根据不同分期采取不同的措施综合治疗。同时这一系列措施均是阻止或纠正 DIC 凝血异常状态,减轻微血管体系损伤,并为治疗原发病争取时间。

(一) 治疗原发病、消除诱因

大量证据表明,凡是病因能迅速去除或者控制的 DIC 患者,其治疗较易获得疗效。譬如感染,特别是细菌感染导致的败血症,是 DIC 最常见病因,重症感染诱发的 DIC 患者,主张"重锤出击"的抗感染策略,抗生素应用宜早期、广谱、足量,经验性用药则应采取"降阶梯"原则,尽早减轻感染对微血管系统损害;又如在胎盘早剥等病理产科导致 DIC 发生的患者,终止妊娠往往能有效扭转病情。相反,如原发病不予去除或难以控制者,则 DIC 虽经积极治疗,仍难控制其病情发展或易于复发。感染、休克、酸中毒及缺氧状态等是导致或促发 DIC 的重要因素,积极消除这些诱发因素,可以预防或阻止 DIC 发生、发展,为人体正常凝血-抗凝血平衡恢复创造条件。

(二) 干预 DIC 病理生理过程的治疗措施

DIC 是一种处于不断发展变化中的病理过程,治疗方法即使是对同一病例,亦必须根据 DIC 不同型、期及其变化,有针对性地采取不同治疗措施。故 DIC 治疗宜采取分期治疗原则,需要指出的是,临床所见 DIC 患者下述分期多存在一定重叠,故在治疗上需紧密结合患者临床过程及实验室改变进行判断,采取综合措施。

1. 通过简单易行的实验室检测对 DIC 的临床分期进行判断,对 3 个不同时期的 DIC 相关实验室检查进行了分析,归纳如表 4-5-0-5。

表 4-5-0-5　DIC 分期的判定

项目	早期	中期	后期
血小板计数	正常或升高	降低(进行性)	降低(非进行性)
纤维蛋白原	正常或升高	降低(进行性)	降低(非进行性)
PT	正常或缩短	延长(进行性)	延长(非进行性)
3P 试验	阴性或弱阳性	阳性	强阳性
D-二聚体	正常或轻度升高	中度升高	显著升高

2. DIC 的严重度评估　关于 DIC 严重程度(表 4-5-0-6),目前尚无满意的判断标准。一般认为严重性的判断应主要根据血浆纤维蛋白原含量、血小板计数与症状体征情况。中度与重度 DIC 通常伴有不同程度活动性出血或栓塞表现。轻度 DIC 可无明显临床表现。

3. 根据 DIC 临床分期的进行分层治疗

(1) DIC 早期(弥散性微血栓形成期):以微血栓形成为主,此期治疗目的在于抑制广泛性微血栓形成,防止血小板及各种凝血因子进一步消耗,因此治疗以抗凝为主,未进行充分抗凝治疗的 DIC 患者,不宜单纯补充血小板和凝血因子。无明显继发性纤溶亢进者,不论是否已进行肝素或其他抗凝治疗,不宜应用抗纤维蛋白溶解药物。

表 4-5-0-6　推荐 DIC 严重程度判断指标

	Fbg(g/L)	PLT(×10⁹/L)
轻度	>1.0	>50
中度	0.5~1.0	20~50
重度	<0.5	<20

肝素治疗是 DIC 的主要抗凝措施,肝素可与体内 AT 协同产生抗凝作用,诱导内皮细胞释放组织因子(tissue factor,TF)抑制物,抑制 TF 的释放,以抑制 DIC 的病理进程。其治疗的关键在于治疗时机的把握、剂量的选择和疗效的监测。

肝素使用的适应证:①DIC 早期(高凝期);②血小板及凝血因子呈进行性下降,微血管栓塞表现(如器官功能衰竭)明显者;③消耗性低凝期但病因短期内不能去除者,在补充凝血因子情况下使用;④除外原发病因素,顽固性休克不能纠正者;⑤当脓毒症患者满足 SIC 诊断评分(≥4)时。在以下情况下肝素应该禁忌使用:①手术后或损伤创面未经良好止血者;②近期有严重的活动性出血;③蛇毒所致 DIC;④严重凝血因子缺乏及明显纤溶亢进者。目前,临床上使用的肝素分为沿用至今的标准肝素亦称"普通肝素"和低分子量肝素(low molecular weight heparin,LMWH)。

LMWH 为一组由标准肝素裂解或分离出的低分子碎片,分子量在 3 000~6 000Da 之间。与普通肝素相比,LMWH 具有抗凝血因子 Xa 作用强、抗凝血因子 Ⅱa 作用弱、生物利用度高、血浆半衰期长、较低的出血倾向及较少的血小板减少症发生等优点,还有轻微抗凝活性,且无剂量依赖性,对 APTT 延长不明显,并且有促纤溶作用,可促进血管内皮细胞(vascular endothelial cells,VEC)释放纤维蛋白溶解酶原激活剂和缩短优球蛋白溶解时间,故抗栓作用强;增强 VEC 抗血栓作用而不干扰 VEC 其他功能,故对出血和血小板功能无明显影响;有资料表明,在治疗和预防深静脉血栓并以出血为主的 DIC 患者时。应用 LMWH 比普通肝素和普通的抗凝药物更有效。鉴于 LMWH 的诸多优点,在防治 DIC 中,正日趋取代普通肝素。但有学者认为在急性 DIC 时,LMWH 不能替代普通肝素。小剂量肝素足以发挥抗凝作用,不但能够阻断 DIC 的发展,而且有一定抗炎作用,同时可以避免肝素剂量过大导致的出血并发症。使用方法为:①普通肝素:一般不超过 12 500U/d,每 6h 用量不超过 2 500U,静脉或皮下注射,根据病情决定疗程,一般连用 3~5d;②低分子量肝素:剂量为 3 000~5 000U/d,皮下注射,根据病情决定疗程,一般连用 3~5d。普通肝素使用的血液学监测最常用者为 APTT,肝素治疗使其延长为正常值的 1.5~2.0 倍时即为合适剂量。普通肝素过量可用鱼精蛋白中和,鱼精蛋白 1mg 可中和肝素 100U。低分子肝素常规剂量下无需严格血液学监测,如用量过大或疑有用药相关性出血,可进行抗 Xa 活性试验监测,使其维持在 0.4~0.7U/mL 为最佳治疗剂量。

有关普通肝素和低分子量肝素在治疗 DIC 方面孰优孰劣,目前尚存在分歧。由于普通肝素半衰期短且具有可逆性,因此对于存在出血高风险的 DIC 患者,在 2009 年英国制定的 DIC 诊治指南中推荐连续输注普通肝素;而在同年,日本制定的 DIC 专家共识中指出,LMWH 在纠正凝血异常和减少出血症状方面优于普通肝素,推荐用于除严重出血表现之外的所有 DIC 患者。

(2) DIC 中期(消耗性低凝血期):此期微血栓形成仍在进行,抗凝治疗仍然必不可少,但因凝血因子进行性消耗,临床中引发出血情况,故在充分抗凝基础上,应进行补充血小板和凝血因子的替代治疗。目前推荐的替代治疗制剂包括输注血浆制品(包括新鲜血浆、新鲜冷冻血浆、冷沉淀、凝血酶原复合物)和血小板等。各类替代治疗制剂输入后疗效主要观察出血症状改善情况,实验室检测仅作为参考。

血小板及凝血因子补充:

适应证:DIC 患者血小板和凝血因子的补充,应在充分抗凝治疗基础上进行。DIC 时,尤其是在早期,如未行抗凝治疗而单纯补充血小板及凝血因子,往往可加重病情。

1) 新鲜血浆:新鲜血浆所含凝血因子与新鲜全血相似,并可减少输入液体总量、避免红细胞破坏产生膜磷脂等促凝因子进入患者体内,是 DIC 患者较理想的凝血因子的补充制剂。同时血浆输入还有助于纠正休克和微循环。

2) 纤维蛋白原:适用于急性 DIC 有明显低纤维蛋白原血症或出血极为严重者。首剂 2~4g,静脉滴注,以后根据血浆纤维蛋白原含量而补充,以使血浆纤维蛋白原含量达到 1.0g/L 以上为度。由于纤维蛋白原半衰期达 96~144h,在纤维蛋白原血浆浓度恢复到 1.0g/L 以上或无明显纤溶亢进的患者,24h 后一般不需要重复使用。

3) 血小板悬液:未出血的患者血小板计数低于$(10~20)\times10^9$/L,或者存在活动性出血且血小板计数低于 50×10^9/L 的 DIC 患者,需紧急输入血小板悬液。血小板输注要求足量,首次用量至少在 1 成人单位。

4) 其他凝血因子制剂:从理论上讲,DIC 的中、晚期,可出现多种凝血因子的缺乏,故在病情需要和条件许可的情况下,可酌用下列凝血因子制剂:①凝血酶原复合物(PCC):剂量为 20~40U/kg,每次以 5% 葡萄糖液 50mL 稀释,要求在 30min 内静脉滴注完毕,每日 1~2 次;PCC 具有液体容量小的优点,但缺少因子 V,而且有可能加重凝血功能紊乱,发生血栓栓塞,故应谨慎使用。②因子Ⅷ浓缩剂:剂量为每次 20~40U/kg,使用时以缓冲液稀释,20min 内静脉输注完毕,1 次/d。③维生素 K:在急性 DIC 时的应用价值有限,但是在亚急性和慢性型 DIC 患者,作为一种辅助性凝血因子补充剂仍有一定价值。

(3) DIC 晚期(继发性纤溶亢进期):此期微血栓形成已基本停止,继发性纤溶亢进为主要矛盾。若临床确认纤溶亢进是出血首要原因,则可适量应用抗纤溶药物,同时,由于凝血因子和血小板消耗,也应积极补充。鉴于抗纤溶制剂作为止血药物已在临床上广泛使用,因此有必要强调,对于有出血倾向而没有排除 DIC,或怀疑为 DIC 所致患者,不宜将抗纤溶制剂作为首选止血药物单独予以使用,以免诱发或加重 DIC 发展。少数以原发或继发性纤溶亢进占优势的疾病,如急性早幼粒细胞白血病(AML-M3)或某些继发于恶性肿瘤的 DIC 可考虑使用抗纤溶药物。但需要注意的是,APL 的标准维 A 酸诱导分化治疗可增加血栓形成的风险,因此在以上患者使用氨甲环酸应特别谨慎。

纤溶抑制物:主要适应证:①DIC 的病因及诱发因素已经去除或基本控制,已行有效抗凝治疗和补充血小板、凝血因子,出血仍难控制;②纤溶亢进为主型 DIC;③DIC 后期,纤溶亢进已成为 DIC 主要病理过程和再发性出血或出血加重的主要原因;④DIC 时,纤溶实验指标证实有明显继发性纤溶亢进。

主要制剂、用法和剂量如下:

1) 氨基己酸(EACA):DIC 治疗一般用注射剂,每次 4~10g,以 5% 葡萄糖或生理盐水 100mL 稀释,维持剂量 1g/h,小剂量每日 5g 以下,中等剂量每日 10g 以下,大剂量每日可达 20g。本品快速静脉注射可引起血压下降,休克者慎用。

2) 氨甲苯酸(抗血纤溶芳酸,PAMBA):每次 200~500mg 加于葡萄糖液 20mL 中,静脉注射,1~2 次/d,或加于液体静脉滴注,每小时维持量 100mg。

3) 氨甲环酸(止血环酸):DIC 时多用注射剂。用量为氨基己酸的 1/10,每日 1~2 次,或静脉滴注,每小时维持量 0.1g。小剂量 0.5g/d,中等剂量 1.0g/d 以下,大剂量可达 2.0g/d。

4) 抑肽酶(aprotinin):抑肽酶系兼有抑制纤溶酶和因子 FX 等激活的作用,呈纤溶、凝血双相阻断,在理论上最适合于 DIC 的治疗。常用剂量每日 8 万~10 万单位,分 2~3 次使用。或首剂 5 万单位,随后每小时 1 万单位,缓慢静脉注射。

(4) DIC 其他治疗手段:既往文献中提及的其他抗凝药物,如丹参和低分子右旋糖酐等,由于缺乏足够的循证医学证据,而且有可能出现严重的过敏反应,因此不推荐使用。活化的蛋白 C(APC)、抗凝血酶(AT)、组织因子途径抑制物(TFPI)和重组的活化因子Ⅶ(rFⅦa)等治疗手段对于 DIC 的疗效,目前国际上尚存在较大争议,国内也暂未推广应用。

由于导致 DIC 的病理机制不甚一致,诱发 DIC 的原发疾病各有特点,因此治疗 DIC 的方法和药物的选择不能一概而论,需应用分层治疗原则,根据 DIC 的不同病理分期,结合临床表现和实验室指标来综合考虑。DIC 患者往往凝血激活、凝血因子消耗和纤溶亢进中 2 种或 3 种病理状态并存,因此 3 个分期多存在一定交织,而无绝对的界限。故在治疗上需紧密结合患者临床过程及实验室指标改变进行判断,采取综合措施。

六、疗　　效

1. 痊愈　①引起 DIC 的基础疾病治愈或病情转为稳定;②DIC 引起的出血、休克、血栓栓塞等症状、体征消失,脏器功能不全恢复正常或回到 DIC 前的状态;③血小板计数、纤维蛋白原含量、其他凝血试验和实验室指标恢复正常或回到 DIC 前的水平。

2. 显效　以上 3 项指标中,有 2 项符合要求者。

3. 无效　经治疗,DIC 症状、体征和实验室指标无好转,或病情恶化、死亡。

(胡豫)

参考文献

[1] JR FBT,TOH C-H,HOOTS WK,et al. Towards definition,clinical and laboratory criteria,and a scoring system for disseminated intravascular coagulation-On behalf of the Scientific Subcommittee on Disseminated Intravascular Coagulation(DIC)of the International Society on Thrombosis and Haemostasis(ISTH)[J]. ThrombHaemost,2001,86(5):1327-1230.

[2] LEVI M,MEIJERS JC. DIC:which laboratory tests are most useful[J]. Blood Rev,2011,25(1):33-37.

[3] 中华医学会血液学分会血栓与止血学组.弥散性血管内凝血诊断与治疗中国专家共识(2012 年版)[J].中华血液学杂志,2012,33(11):978-979.

[4] 中华医学会血液学分会血栓与止血学组.弥散性血管内凝血诊断中国专家共识(2017 年版)[J].中华血液学杂志,2017,38(5):361-363.

[5] IBA T,ARAKAWA M,DI NISIO M,et al. Newly Proposed Sepsis-Induced Coagulopathy Precedes International Society on Thrombosis and Haemostasis Overt-Disseminated Intravascular Coagulation and Predicts High Mortality[J]. J Intensive Care Med,2020,35(7):643-649.

[6] WANG M,KOU H,DENG J,et al. Retrospective Evaluation of New Chinese Diagnostic Scoring System for Disseminated Intravascular Coagulation[J]. PLoS One,2015,10(6):e0129170.

[7] LUO L,WU Y,NIU T,et al. A multicenter,prospective evaluation of the Chinese Society of Thrombosis and Hemostasis Scoring System for disseminated intravascular coagulation[J]. Thromb Res,2019,173:131-140.

[8] IBA T,LEVY JH,WARKENTIN TE,et al. Diagnosis and management of sepsis-induced coagulopathy and disseminated intravascular coagulation[J]. J ThrombHaemost,2019,17(11):1989-1994.

[9] ADELBORG K,LARSEN JB,HVAS AM. Disseminated intravascular coagulation:epidemiology,biomarkers,and management [J]. British Journal of Haematology,2021,192(5):803-818.

[10] 宋景春,朱峰,吴俊,等.弥散性血管内凝血[M].北京:中国协和医科大学出版社,2022.

推荐阅读

病例 1　新型冠状病毒肺炎合并 DIC(资源 9)

资源 9

病例 2　病理产科合并 DIC(资源 10)

资源 10

第六章　血栓性疾病

血栓性疾病是复杂的多因素疾病,能够破坏血液凝血与抗凝平衡的因素均可导致血栓性疾病的发生。遗传因素决定了不同个体对血栓形成有着不同的易感性,而这种易感性是终生伴随的,在一种或多种获得性因素的诱导下容易导致血栓形成。在血栓性疾病的治疗方面,虽然目前有关抗血栓药物的研究工作取得了较大进展,但出血和再狭窄等风险使得对抗栓药物的选择仍存争议,此外,当心脑血管病患者就医时,血栓往往早已形成并导致了血管栓塞,而这些脏器缺血后再治疗效果不佳。由此可见,血栓性疾病的诊疗重点在于早期诊断,全面了解血栓性疾病的病因和危险因素,则有望实现对此类疾病的早期诊断。本章将对血栓性疾病的常见危险因素、病理生理机制以及诊疗思路进行介绍和讨论。

一、血栓性疾病的定义

血栓形成(thrombosis)是指在一定条件下,血液有形成分在血管内(多数为小血管)形成栓子,造成血管部分或完全堵塞、相应部位血供障碍的病理过程。依血栓组成成分可分为血小板血栓、红细胞血栓、纤维蛋白血栓、混合血栓等。按发生血栓形成的血管类型可分为动脉血栓、静脉血栓及微血管血栓。

血栓栓塞(thromboembolism)是血栓由形成部位脱落,在随血流移动的过程中部分或全部堵塞某些血管,引起相应组织和/或器官缺血、缺氧、坏死(动脉血栓)及淤血、水肿(静脉血栓)的病理过程。

以上两种病理过程所引起的疾病,临床上称为血栓性疾病。

二、血栓性疾病的分类

(一) 静脉血栓栓塞症

静脉血栓是一类多因素的疾病,导致静脉血栓形成的常见诱因包括大手术,整形手术,创伤,卧床,恶性肿瘤,败血症,肾病综合征,充血性心力衰竭,静脉曲张,静脉炎后综合征,化疗,肥胖,妊娠,口服避孕药、雌激素、黄体酮,老年人,抗磷脂抗体血栓形成综合征,胶原-血管疾病,骨髓增生性疾病,原发性血小板增多症,血栓性血小板减少性紫癜,高同型半胱氨酸血症,血液透析和药物等。肿瘤和抗磷脂抗体血栓形成综合征的静脉血栓栓塞症(venous thromboembolism,VTE)检出率分别达 20% 和 30%~40%,是常见的获得性病因。在静脉血栓栓塞(VTE)中,深静脉血栓(deep vein thrombosis,DVT)在临床上具有重要意义,因为在 DVT 的患者中可以并发致命的肺栓塞。其发病率在文献中报道不一,有些报道高达 50%,其中 15% 可发展为肺梗死,1/3 为致死性的。在肺栓塞或肺梗死者来讲,80% 患者的发病源于静脉血栓形成后的血栓栓子脱落所致。

(二) 动脉血栓疾病

动脉血栓形成主要与动脉粥样硬化相关,是一个慢性炎症过程的结果,与血脂异常、氧化应激、免疫调节、糖尿病和高同型半胱氨酸血症存在着密切关系,是冠状动脉、脑卒中和周围动脉血管疾病的共同病理基础。尽管不同部位的动脉粥样硬化病灶产生的临床表现各不相同,但动脉粥样硬化的发生、发展的病理生理过程基本相似。

(三) 血栓性微血管病

血栓性微血管病(thrombotic microangiopathy,TMA)包括血栓性血小板减少性紫癜、溶血性尿毒症综合征、恶性高血压、移植相关血栓性微血管病、妊娠相关肾病和硬皮病肾危象等。其基本的病理特征为:血管壁增厚伴肿胀、内皮细胞与基底膜分离、脱落、内皮下绒毛状物质沉积和血管腔内血小板栓塞等。临床上基本特征为均有血小板减少,溶血性贫血和微血管血栓形成。已知的发病原因有:感染、化疗药物、器官移植、免疫功能紊乱、妊娠和遗传因素等。

（四）遗传性易栓症

遗传性易栓症是凝血、纤溶等基因变异而导致血栓高危的一组疾病，容易导致血栓事件反复发生。其临床表现的基本特点：①以静脉血栓为主，并有 VTE 家族史；②在 50 岁以前可能或无 VTE 事件；③反复 VTE 发作，可表现为罕见部位的血栓形成（脑静脉窦、肠系膜静脉、门静脉等）；④反复流产、先兆子痫；⑤维生素 K 拮抗剂诱发的皮肤坏死、新生儿暴发性紫癜（多见于纯合子蛋白 C 或蛋白 S 缺陷）；⑥临床可分 I 型缺乏（抗凝蛋白活性与蛋白含量平行下降）和 II 型缺乏（抗凝蛋白活性下降，蛋白含量不下降）；⑦对抗凝治疗的反应性欠佳（如：抗凝血酶缺陷）。

遗传性易栓症的病因：抗凝血酶缺陷、蛋白 C 缺陷、蛋白 S 缺陷、FⅧ水平升高（基因背景有待确定）、高同型半胱氨酸血症、F V Leiden 突变、凝血酶原基因 *G20210A* 突变、异常纤维蛋白原血症等。未确定是否为遗传性易栓症：①FIX水平升高；②FXI水平升高；③纤溶酶原缺陷；④纤溶活性低下；⑤凝血酶激活的纤溶抑制物（TAFI）增高；⑥凝血酶调节蛋白（TM）突变；⑦F V 基因（HR2 单倍体、F V Cambridge 等）突变；⑧内皮细胞蛋白 C 受体基因突变（拓展阅读：易栓症中国指南 2021 年版）。

三、血栓形成的病理生理机制

（一）概述

本类疾病的病因及发病机制十分复杂，迄今尚未完全阐明，但有关血栓形成的基本条件及机制，Virchow 提出的血栓形成"三要素"即血管壁异常、血液成分改变、血流异常的理论至今仍适用（图 4-6-0-1）。下列是近年来围绕三要素对血栓形成发病机制研究的一些认识。

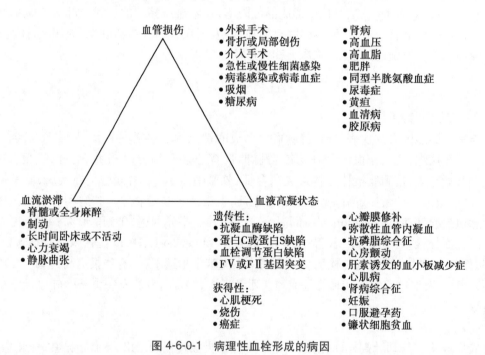

图 4-6-0-1　病理性血栓形成的病因

1. **血管壁损伤**　血管内皮细胞能生成和释放一些生物活性物质，分别具有抗血栓形成和促血栓形成作用。当血管内皮细胞因机械（如动脉粥样硬化）、化学（如药物）、生物（如内毒素）、免疫及血管自身病变等因素受损伤时，其抗栓和促栓机制失衡，如血管性血友病因子（von Willebrand factor，VWF）、纤连蛋白（fibronectin，Fn）、血小板活化因子（platelet activating factor，PAF）释放增多促进血小板的黏附、聚集和活化；内皮素-1（endothelin-1，ET-1）增多，前列环素 I2（PGI2）减少导致血管壁痉挛；组织因子（tissue factor，TF）表达增高使促凝活性增强；抗凝活性下降；纤溶机制异常；上述因素均促进血栓的形成。

2. **血液成分的改变**

（1）血小板数量增加，活性增强：凡是血管内皮损伤、血流切变应力改变、某些药物和各种疾病［如系统性红斑狼疮(SLE)、血栓性血小板减少性紫癜(TTP)等]都可导致血小板功能亢进,活性增强,促进血栓形成;原发性或获得性血小板数量增多,尤其超过800×10^9/L时有明显的血栓形成倾向。

(2)凝血因子异常:疾病(如感染)引起的纤维蛋白原增加,不良生活习惯(如吸烟)等原因引起的因子Ⅷ活性增高,手术、创伤使凝血因子Ⅷ、Ⅸ、Ⅹ升高等均促使血栓形成。一些遗传因素例如FV等结构异常引起的活化蛋白C抵抗(APC-R)现象也可引起高凝状态(图4-6-0-2)。

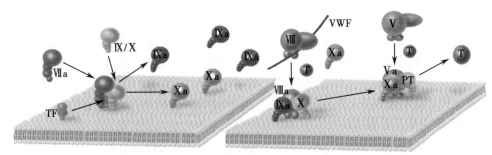

凝血激活的过程(活化的血小板或者血管内皮细胞表面)

图4-6-0-2　凝血激活的过程

(3)抗凝功能减弱:包括遗传性或获得性的抗凝蛋白含量及活性异常(图4-6-0-3):①抗凝血酶(AT)减少或缺乏;②蛋白C(PC)及蛋白S(PS)缺乏症;③由FV等结构异常引起的活化蛋白C抵抗(APC-R)现象。④一些基因启动子多态性引起的组织因子途径抑制物水平下降等。

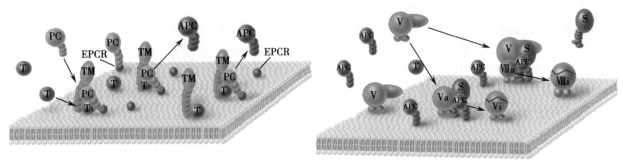

活化蛋白C的激活过程　　　　　活化蛋白C灭活凝血因子

图4-6-0-3　蛋白C系统的抗凝过程

(4)纤溶活力降低:临床常见有:①纤溶酶原结构或功能异常,如异常纤溶酶原血症等;②纤溶酶原激活剂(PA)释放障碍;③纤溶酶活化剂抑制物过多。例如纤溶酶原激活剂抑制物PAI-1和凝血酶激活的纤溶抑制物TAFI过多。这些因素导致人体对纤维蛋白的清除能力下降,有利于血栓形成。

3. 血流动力学异常　各种原因引起的血液黏度增高、红细胞变形能力下降等,均可导致全身或局部血流淤滞、缓慢,为血栓形成创造条件,如高纤维蛋白原血症、高脂血症、M蛋白血症、红细胞增多症、脱水等。

(二)不同类型血栓形成的病理生理机制

1. 静脉血栓栓塞症　静脉血栓通常在血液流动紊乱或缓慢部位形成,起初在腓静脉或股静脉瓣膜囊受损伤部位发生微小的纤维沉着,提示静脉血栓形成的主要因素是凝血因子活化和静脉血液流动淤滞。与动脉血栓形成不同,血小板在静脉血栓形成的作用不是主要的。由于发生静脉血栓病因的多样化,其病理机制有所差异。凝血活化可由抗凝与纤溶活性下降或凝血因子的活性水平升高所致。不同疾病的病理变化可能是上述病理改变中的一种或多种。

2. 动脉血栓疾病与动脉粥样硬化　内皮细胞功能紊乱是导致动脉粥样硬化发生的原因。高胆固醇血症、高血压、糖尿病、吸烟、高同型半胱氨酸、瘦素和遗传因素均可改变血管内皮的功能,促进炎症和动脉粥瘤(atheromas)的形成。LDL增高的高胆固醇血症在动脉粥样硬化中起着关键的作用。氧化的LDL在动脉粥样硬化发病起始阶段可能起着重要作用,它具有炎症特性。目前认为,炎症反应导致内皮功能紊乱,促使动脉粥瘤发生,慢性长期的炎症反应是导致动脉粥样硬化的重要原因。在动脉粥样硬化过程在发病中有几个重要的因素予以描述:黏附分子、趋化因子、NO 和单核细胞。

发生动脉粥样硬化的起始阶段内皮细胞呈现黏附分子在其细胞表面表达上调,从而促使单核细胞和T 淋巴细胞在该区域进入。血液流动方式变化和/或在低切变应力区域改变内皮细胞黏附分子基因的表达,增强黏附分子的表达。生成的 E-和 P-选择素驱使炎症细胞迁移到该局部动脉内膜。选择素可使白细胞在血管内皮细胞表面上滚动,使白细胞与内皮发生紧密粘贴和相互作用,随后与内皮细胞分泌的黏附分子血管细胞黏附分子-1(VCAM-1)和细胞黏附分子-1(ICAM-1)结合。单核细胞和淋巴细胞表达的非常迟缓抗原-1 或 $\alpha 4\beta$(VLA-4)是 VCAM-1 的配体,通过与 VCAM-1 的相互作用使炎症细胞通过内皮细胞而迁至血管内膜处。血小板除释放黏附配体 P-选择素外,还释放炎性和促有丝分裂介质 CD40,IL-1β 改变内皮细胞的趋化性和黏附性。血小板因子 4 是血小板的趋化因子,诱导内皮细胞表达 E-选择素。所以,在动脉粥瘤发病的最初阶段中,黏附分子起着重要的作用。黏附分子在体内的生成受到许多因素的影响,如 VCAM-1 可以通过核因子-kappa B(NF-κB)作用而上调,而 NF-κB 的表达则又受炎症因子和切变应力调节。

在上述分子和细胞的相互作用下,促使能表达多种细胞因子的平滑肌细胞和泡沫样巨噬细胞大量云集在病灶中,形成了充满大量脂质-纤维的动脉粥样化病灶。病灶的斑块导致动脉管腔狭窄,阻碍血流。斑块中心是脂质核,周围为平滑肌细胞、巨噬细胞和基质组成的小帽所包绕,脂质核含丰富的组织因子。动脉粥样硬化斑块内经历着反复多次的出血,凝血酶形成,纤维蛋白形成和血小板沉着的过程。血小板释放的 PDGF 和 TGF-β 进一步刺激平滑肌细胞迁移和增殖。斑块内反复出血致使斑块发生破裂,脂质核内TF 与血液 FⅦ相互作用,引起凝血活化、凝血酶的形成和血小板活化,导致血栓形成。形成的血栓致使下游组织或脏器发生缺血、缺氧,产生临床上的急性心肌梗死、缺血性脑卒中的发生,而在周围动脉疾病中,则出现原先症状的突然恶化加剧。不同部位的动脉血栓呈现出不同的临床表现。

血小板基因组与动脉粥样硬化的关系现在在研究之中。研究表明在动脉血栓形成中,血小板起了重要作用,并在血栓形成过程中产生了大量的分子标志物:可溶性血小板活化标记物 β-TG、PF4、TXB2、11-去氢-TXB2、5-HT、P-选择素、Ca^{2+} 和非可溶性活化标记物 CD62p、CD63、LAMP-1、CD40L、GPⅡb/Ⅲa、GPⅥ、磷脂酰丝氨酸、血小板微粒和白细胞-单核细胞聚集体,对指导动脉血栓疾病的预防、治疗和预后均有一定的参考价值。

3. 血栓性微血管病 在 TMA 中,TTP 的发病机制近年来已有报道,其原因是与裂解 VWF 的金属蛋白酶即 ADAMTS13 的活性显著降低或减少有关。

血管内皮细胞生成分子量巨大的 VWF(ULVWF),这种 ULVWF 能直接与血小板 GPⅠbα 结合而使血小板聚集。在正常情况下,内皮细胞表面存在有 ADAMTS13 蛋白酶,它具有裂解 ULVWF 的功能,使 ULVWF 裂解成分子量较小的 VWF 进入血液循环。而后一种 VWF 在血液中并无 ULVWF 分子能直接与血小板 GPⅠbα 结合而使血小板发生聚集的作用。在 TTP 中,由于 ADAMTS13 活性或水平显著下降,导致未被裂解的 ULVWF 在内皮细胞释放后直接流入血液而引起血小板聚集的发生,形成血小板栓子,造成血管栓塞。

4. 遗传性易栓症 遗传性易栓症的临床主要表现是静脉血栓,主要原因在于患者的抗凝蛋白活性和/或含量下降、血浆 FⅧ和 FIX 水平升高、纤溶抑制物含量增高等。

(1)抗凝血酶缺陷:正常状况下,抗凝血酶可中和血液中约 2/3 的凝血酶活性,是体内主要的生理性抗凝剂。抗凝血酶基因缺陷引起在血液中抗凝血酶(AT)水平和/或活性下降致使易发生静脉血栓。由于抗凝血酶基因缺陷形式和发生在不同的基因部位,导致表达的抗凝血酶出现在蛋白水平和/或活性缺乏的不同表现,从而分为Ⅰ型(蛋白水平和活性平行下降)和Ⅱ型(活性下降而蛋白水平基本正常)。该疾病属于常染色体显性遗传,临床大多数患者是杂合子。中国正常人群 AT 缺陷症流行病学调查于 2006 年在3 493 名健康人(男 1 734 名、女 1 759 名,年龄 17~83 岁)进行,结果显示,AT 缺陷症发生率为 2.26%。这些结果与亚洲其他国家相似,而高于欧美白人(高加索人种)。在静脉血栓栓塞症患者易栓症发生率的另一篇国内报道中,其单纯 AT 缺陷症发生率为 5.3%,而与蛋白 C 和/或蛋白 S 两种或三种缺陷联合存在者,即复合基因缺陷发生率为 17.0%,表明 AT 缺陷症不仅在我国存在,且显示有较高的复合基因缺陷的发生率。

（2）蛋白 C 缺陷:蛋白 C 基因缺陷引起在血液中表达的蛋白 C(PC)含量和/或活性下降致使易发静脉血栓的疾病。在体内蛋白 C 的生理功能是在辅因子蛋白 S 作用下通过灭活 F Ⅴ a 和 F Ⅷ a 起到抗凝作用。此外,蛋白 C 能阻碍 F X a 与血小板结合,而降低 F X a 活性;同时能刺激 t-PA 释放而灭活 PAI-1,增强纤溶作用。与抗凝血酶缺陷症相同,临床上可分为 Ⅰ 型和 Ⅱ 型。该疾病主要表现为常染色体显性方式遗传,但也有隐性遗传,70%患者为 Ⅰ 型杂合子。

在 2006 年国内 PC 缺陷症调查中,发现 PC 缺陷症发生率为 1.06%。这些结果与亚洲国家相似,而高于高加索人种。而在静脉血栓栓塞症的遗传性易栓症发生率的国内另一篇流行病学调查中,单纯 PC 缺陷症发生率为 13.8%,而与蛋白 S 和/或 AT 两种或三种缺陷联合存在者,即复合性基因缺陷的发生率为 18.1%,显示单纯 PC 缺陷症和与 PC 缺乏相关的复合性基因缺陷有较高的发生率。与 AT 和 PS 二者缺陷症的发生率相比,表明 PC 缺陷症在静栓血栓栓塞症中,可能是我国遗传性易栓症中最主要的原因。

（3）蛋白 S 缺陷:蛋白 S 基因缺陷引起在血液中表达的蛋白 S(PS)水平和/或活性下降致使易发生静脉血栓的疾病。PS 与 PC 一样,均为维生素 K 依赖的抗凝蛋白。PS 增强活化的蛋白 C(APC)灭活 F Ⅴ a,是一种 APC 的辅因子,也属一种抗凝蛋白。其主要功能是 APC 灭活 F Ⅴ a 和 F Ⅷ a 时的辅因子,增强 APC 的灭活作用。PS 的作用是增强 APC 与磷脂的亲和力,而使 APC 能有力地灭活 F Ⅴ a、F Ⅷ a;除此之外,PS 有抑制 X 酶(Ⅸ a~ Ⅷ a)活性和凝血酶原酶(X a~ Ⅴ a)活性(不依赖 APC)起到抗凝作用。PS 尚有调节细胞增殖作用,通过与酪氨酸激酶受体,Rse/Tyro3 及结合血管平滑肌细胞特殊受体结合而起 APC 辅因子作用。正常人血浆中的 PS 存在两种形式,约 40% 的 PS 以游离形式存在,他们具有 PC 灭活 F Ⅴ a 和 F Ⅷ a 的辅因子功能,余下 60% 的 PS 与血浆中 C4b 结合蛋白(C4bp)构成结合型 PS,后者无辅因子功能。PS 缺陷症表现为常染色体显性遗传性疾病,临床上分为三型(Ⅰ、Ⅱ、Ⅲ),以 Ⅰ 型杂合子型为多见。在 2006 年国内 PS 缺陷症调查中,发现单纯 PS 缺陷症发生率为 1.2%。这些结果与亚洲国家相似,而高于高加索人种。而在静脉血栓栓塞症的遗传性易栓症发生率的国内另一篇流行病学调查中,单纯 PS 缺陷症发生率为 5.3%,而与蛋白 C 和/或 AT 两种或三种缺陷联合存在者,即复合性基因缺陷的发生率为 9.6%,显示缺陷联合存在者较仅有 PS 缺陷存在者更常见。

（4）活化蛋白 C 抵抗(activated protein C resistance,APCR)和 F Ⅴ Leiden 突变:APCR 是指 APTT 试验中标本加入与未加入活化蛋白 C(APC)相比,加入活化蛋白 C(APC)血浆标本的 APTT 不延长或不明显延长的现象。最常见的原因见于 F Ⅴ 分子 506 位氨基酸 Arg 突变为 Gln。由于发现这种基因突变的城市是在荷兰 Leiden,故命名为 F Ⅴ Leiden 突变。值得注意的是非 F Ⅴ Leiden 者也可以出现 APCR 阳性,而 APCR 阳性者与静脉血栓形成存在密切关系。F Ⅴ Leiden 导致血栓形成的机制有以下 4 个方面。

1）凝血酶生成增加:F Ⅴ 的 Arg506 是 APC 灭活 F Ⅴ a 的作用位点,但 APC 对突变后的 Gln506 位点作用不敏感,从而使 APC 灭活 F Ⅴ a 的功能降低,而这种突变后的 F Ⅴ a 的凝血功能不受影响。突变的 F Ⅴ 参与血小板表面凝血酶原酶的形成,致使凝血酶生成增加,此类患者血浆中的 F1+2 水平增高。

2）F Ⅴ 的 APC 辅因子活性丢失:突变的 F Ⅴ 使 APC 降解 F Ⅷ a 能力下降,在凝血酶原激活复合物(X 酶)中,F Ⅸ a 保护 F Ⅷ a 免受 APC 灭活,单独的 PS 对 X 酶中的 F Ⅷ a 不能有效地灭活,需有 F Ⅴ 同时存在时才能使 F Ⅷ a 灭活,而突变的 F Ⅴ 其 APC 辅因子活性作用下降,因为 F Ⅴ 分子上的 PS 和 APC 结合位点只在 F Ⅴ 切断后才暴露,形成 F Ⅴ 、APC 和 PS 的三维分子复合物,才能抑制 X 酶中的 F Ⅷ a。

3）磷脂结合能力下降:切断 Arg506 位的 F Ⅴ 与磷脂结合的速度较 Arg306 位和 Arg679 位切断时快 10 倍,发生突变的 F Ⅴ 中的 Gln506 位被 APC 切断速度减少 90%,故而使 F Ⅴ 与磷脂结合速度明显降低。

4）凝血酶活化的纤溶活性抑制物(TAFI)生成增加,降低了纤溶活性。

四、血栓性疾病的临床表现

（一）静脉血栓栓塞症

常见于深静脉如腘静脉、股静脉、肠系膜静脉及门静脉等。多为红细胞血栓或纤维蛋白血栓。主要表现:血栓形成的局部肿胀、疼痛;血栓远端血液回流障碍,如远端水肿、胀痛、皮肤颜色改变、腹腔积液等;血栓脱落后栓塞血管引起相关脏器功能障碍,如肺栓塞等。

（二）动脉血栓疾病

多见于冠状动脉、脑动脉、肠系膜动脉及肢体动脉等,血栓类型早期多为血小板血栓,随后为纤维蛋白血栓。临床表现如下。

1. 常急性起病,可有局部剧烈疼痛,如心绞痛、腹痛、肢体剧烈疼痛等。

2. 相关供血部位组织缺血、缺氧所致的器官、组织结构及功能异常,如心肌梗死、心力衰竭、心源性休克、心律失常、意识障碍及偏瘫等。

3. 血栓脱落引起脑栓塞、肾栓塞、脾栓塞等相关症状及体征。

4. 供血组织缺血性坏死引发的临床表现,如发热等。

（三）血栓性微血管病

常见于 TTP 及溶血性尿毒症综合征(HUS)等。临床表现往往缺乏特异性,主要为皮肤黏膜栓塞性坏死、微循环衰竭及器官功能障碍。

（四）遗传性易栓症

易栓症的遗传背景有着明显的种族差异。我国人群易栓症的遗传危险因素主要为 PC、PS、AT 抗凝蛋白基因缺陷,而欧美白种人群引起易栓症的常见遗传因素为凝血因子 V 基因 Leiden 突变(F V leiden)以及凝血酶原基因 G20210A 突变(F Ⅱ G20210A)。

五、血栓性疾病的诊断

1. 存在血栓形成的高危因素　如动脉粥样硬化、糖尿病、肾病、恶性肿瘤、妊娠、肥胖、易栓症、近期手术及创伤、长期使用避孕药等。

2. 各种血栓形成及栓塞的症状、体征。

3. 影像学检查　临床上以彩色多普勒血流成像(CDFI,即彩超)最为常用,是安全、无创、可重复的血栓筛查手段;血管造影术以往一直是诊断血栓形成的金标准;近年来,CT 血管成像(CTA 与 CTV)及 MR 血管成像(MRA 与 CTV)也能直接显示全身大部分血管的栓子,一定程度上可取代血管造影术,尤其对于病情严重、老年患者和有动、静脉插管禁忌证者更为合适;此外,放射性核素显像也是检测血栓的方法之一。

4. 遗传性易栓症的筛查　实验室抗凝蛋白活性与抗原检测、相关蛋白的分子诊断,必要时进行血栓与止血基因高通量测序基因诊断。

目前,血栓性疾病的诊断除了临床诊断以外,更加注重病因的查找。以静脉血栓栓塞症(VTE)为例,系统诊断流程如下(图 4-6-0-4)。

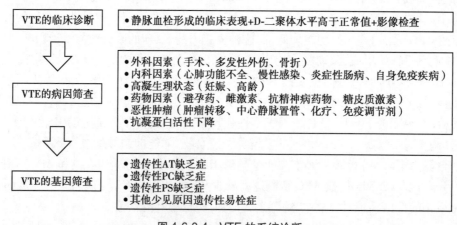

图 4-6-0-4　VTE 的系统诊断

六、血栓性疾病的治疗及进展

（一）血栓性疾病的治疗原则

去除血栓形成诱因,治疗基础疾病:如防治动脉粥样硬化、控制糖尿病、感染,治疗肿瘤等。抗血栓治疗:根据血栓形成发生的部位和时程,采取不同的治疗措施。

1. **静脉血栓栓塞症与遗传性易栓症** VTE 急性期以抗凝治疗为主,并发症、手术治疗、滤器安置等可参考其他血管外科专科书籍。本章节主要讨论遗传性易栓症的长期管理。

遗传性易栓症目前尚无根治方法,无限期抗栓治疗预防血栓为主要手段。应充分评估患者血栓复发及出血风险,确定是否需要延长抗凝;初次发生血栓者,抗凝治疗 3~6 个月,若病因暂时无法祛除者,应延长抗凝(如 6~12 个月);血栓反复发生且无明显出血风险者,如遗传性易栓症纯合子应进行长期或终身抗凝;长期用药,应定期、规律对凝血功能、血常规、肝肾功能等进行监测,警惕出血风险。对于尚未发生血栓事件的易栓症患者,通常无需预防性抗凝,但应避免诱发因素;当暴露于危险因素时(如易栓症患者妊娠期、手术等),考虑预防性抗凝治疗。

2. **动脉血栓治疗** 需持续抗血小板治疗。临床上,阿司匹林、氯吡格雷和血小板膜糖蛋白Ⅱb/Ⅲa(GPⅡb/Ⅲa)拮抗剂是当前抗血小板药物的主体,阿司匹林和氯吡格雷可以口服,而 GPⅡb/Ⅲa 拮抗剂只能静脉注射,仅适用于疾病急性期。对陈旧性血栓经内科治疗效果不佳而侧支循环形成不良者,可考虑手术治疗,即手术取出血栓或切除栓塞血管段并重新吻合或行血管搭桥术。

3. **溶栓治疗** 主要用于新近的血栓形成或血栓栓塞。应选择性应用于有肢体坏疽风险的 DVT 患者、血流动力学不稳定的肺栓塞及冠状动脉栓塞患者等。动脉血栓最好在发病 3h 之内进行溶栓,最晚不超过 6h;静脉血栓应在发病 72h 内实施溶栓,最晚不超过 6 天。通过静脉注射溶栓药物或应用导管将溶栓药物注入局部,以溶解血栓,恢复正常血供。常用溶栓药物有尿激酶(UK)、链激酶(SK)、组织型纤溶酶原激活剂(t-PA)等。

溶栓治疗的监测指标有二:①血纤维蛋白原(Fbg),应维持在 1.2~1.5g/L 水平以上;②血 FDP 检测,以使其在 400~600mg/L 为宜。

4. **介入治疗** 鉴于全身给药,药物仅在血栓局部发挥抗栓作用,其余部位的分布都可能造成出血风险,所以如果有一种策略可以只针对血栓局部给药,其余部位基本没有分布,在保证局部药效的同时将全身不良反应降至最低,势必具有良好的研究与应用前景。介入作为一种导管引导下的局部抗栓治疗,可针对血栓栓塞局部给药,具有以下优势:通过导管将抗栓药物直接输送到梗死的血管,保证了局部药物浓度高的同时,其他部位基本没有药物分布,从而可大大降低副作用发生;作为一种微创手术,对机体损伤较小,大大延伸了适应证的范围;配合造影技术,可以直观地判断血管是否再通,如未恢复有效灌注,可指导重复用药;除输送药物外,还可进行支架安装、滤网安置及直接栓子抽吸等操作。

(二)抗栓治疗药物

大体上,抗栓治疗可分为药物治疗和机械手段治疗。本章节主要涉及药物抗栓治疗。根据药物作用的出凝血环节和机制,抗栓药物可分为抗血小板药物、抗凝血药物以及溶栓药物。

抗血小板药物通过抑制血小板功能发挥抗血栓作用,主要用于动脉血栓疾病。抗凝药物可以抑制凝血因子活性阻止血凝块的形成,主要用来预防和治疗静脉血栓疾病以及心房颤动相关卒中或体循环栓塞。溶栓药物能够直接溶解动脉以及静脉系统中形成的血栓栓子,快速开通堵塞血管恢复血流。以上三类药物的药效和作用机制方面有不同程度的重叠之处。例如,溶栓药物也有抑制凝血因子活性的抗凝血作用。选择哪种抗栓药物治疗,需要依据血栓的部位和特点、患者的合并症、患者的经济能力与偏好等制定个体化策略。所有的抗栓药物都会增加出血事件的发生率,尤其当药物联合使用时。临床医生需谨慎评估抗栓的获益和出血的风险,来决定是否启动抗血栓治疗。

1. **抗血小板药物** 血小板在止血和血栓形成中起着重要作用。血小板的增多或者功能亢进可形成病理性血栓,特别是在具有高剪切力的动脉循环中,诱发心肌梗死、缺血性卒中和外周动脉血栓形成。因此,抗血小板治疗是冠心病、脑血管病或外周动脉疾病患者二级预防的基石,在治疗急性动脉血栓形成方面也有重要的应用。

血小板功能主要依赖于其膜受体,并受多种物质的调节。理论上,上述所有受体和物质都是调节血小板功能的潜在靶点。任何增加负调节或减少正调节的药物都可以作为潜在抗血小板药物。临床上使用的抗血小板药物的几个靶点如下。

血栓素 A2(TXA2)是一种有效的血小板激动剂,其通过与血栓素前列腺素受体相互作用发挥作用,并通过增加血小板表面 GP Ⅱ b/Ⅲ a 的表达诱导血小板聚集。环氧化酶 COX-1 抑制剂,如最广泛使用的抗血小板药物阿司匹林,能够抑制 TXA2 的产生,从而减弱 TXA2 介导的血小板活化和聚集。

ADP 是一种强大的血小板激动剂,至少通过两种受体 P2Y1 和 P2Y12 发挥作用。P2Y1 与 ADP 结合直接诱导血小板活化和聚集,而 P2Y12 与 ADP 结合抑制腺苷酸环化酶,降低细胞内 cAMP 水平以减弱 cAMP 依赖性的血小板活化抑制。因此,P2Y12 拮抗剂具有抑制 ADP 介导的血小板活化和聚集的作用。

GP Ⅱ b/Ⅲ a 是最丰富的血小板受体。当血小板被激活时,GP Ⅱ b/Ⅲ a 发生构象变化并与纤维蛋白原和 VWF 结合,然后介导血小板聚集。因此,GP Ⅱ b/Ⅲ a 拮抗剂对阻断血小板聚集发挥重要作用。

环磷酸腺苷(cAMP)通过降低血小板内 Ca^{2+},激活 PKA,使 TXA2 受体等特异性靶蛋白磷酸化而抑制血小板活化,升高血小板内 cAMP 水平的药物可增强 cAMP 依赖性抑制血小板活化。

凝血酶通过与 PAR-1、PAR-4 和 GPIB 等凝血酶受体相互作用诱导血小板活化,其中 PAR-1 介导了大部分凝血酶信号转导。PAR-1 拮抗剂 vorapaxar(沃拉帕沙)可抑制凝血酶诱导的血小板活化。

这五种类型的抗血小板药物通过不同的机制发挥作用,并在联合使用时实现相加或协同作用,这是双重抗血小板治疗(DAPT)的理论基础。DAPT 通常是指在阿司匹林的基础上给予 P2Y12 拮抗剂(最常用的是氯吡格雷,也可以联合替格瑞洛),以防止支架植入后的支架血栓形成降低急性冠脉综合征(ACS)患者全身血栓事件的发生率。

除了血小板作为止血效应细胞的经典观点外,血小板在动脉血栓形成中的新作用也得到了认可。血小板通过血小板炎性体、血小板微泡和非编码 RNA 介导脂质代谢、炎症和血栓形成。血小板功能也受脂质衍生物、中性粒细胞胞外诱捕剂(NETs)等的调节,这些调节分子和信号通路有望提供新的抗血小板靶标。

综上所述,抗血小板药物可抑制血小板黏附、活化和聚集,主要包括阿司匹林、ADP 受体拮抗剂、GP Ⅱ b/Ⅲ a 受体抑制剂、西洛他唑和沃拉帕沙。这些药物有着不同的化学结构和不同的药代动力学,因而其作用机制也有所不同。抗血小板药物的主要副作用是出血,也可能加剧原有的出血或使具有病理损伤的部位出血。临床常用抗血小板药物总结于表 4-6-0-1。

表 4-6-0-1　常用的抗血小板药物

药物	作用机制	临床应用	不良反应	局限性
阿司匹林	不可逆地乙酰化 COX-1,阻断血小板内 TXA2 的形成,抑制作用 7～10 天	①冠状动脉疾病、脑血管疾病或外周动脉疾病患者血栓事件的二级预防; ②治疗急性心肌梗死或急性缺血性卒中; ③使用阿司匹林进行初级预防关于心血管事件存在争议	胃肠道不耐受、胃肠道溃疡和出血;肝肾毒性、哮喘和皮疹偶有发生	①部分患者存在阿司匹林抵抗,是指阿司匹林在保护患者免受缺血事件方面的功效降低,更大剂量不足以逆转这种耐药性; ②尚未发现抑制 TXA2 但不干扰 PGI2 合成的阿司匹林剂量
氯吡格雷	一种噻氯匹定前体药,其不可逆地抑制 P2Y12 受体,从而阻断血小板的 ADP 途径,需要肝脏中的代谢活化,相对缓慢起效	适用于减少急性冠脉综合征(ACS)或近期卒中或外周动脉疾病患者的动脉血栓事件	主要不良反应是出血;还观察到胃肠不适;可发生血栓性血小板减少性紫癜,但罕见	①某些 CYP2C19 基因多态性的个体可能氯吡格雷代谢不良,导致药效不足和缺血事件; ②起效较为缓慢(6～12h),停药失效缓慢(3～5d),可能会限制该药物在某些临床情况下的使用

药物	作用机制	临床应用	不良反应	局限性
普拉格雷	不可逆地阻断 P2Y12 受体,可迅速、完全吸收并被激活,CYP2C19 多态性不影响其代谢	适用于接受经皮冠状动脉介入治疗(PCI)以减少血栓性心血管事件(包括支架血栓形成)的 ACS 患者	主要不良反应是出血;也有血栓性血小板减少性紫癜的罕见报道	与氯吡格雷相比,普拉格雷有更高的致命性出血率
替格瑞洛	对 P2Y12 受体产生可逆抑制作用,且不需要代谢活化,比氯吡格雷具有更快的起效和失效作用	适用于接受经皮冠状动脉介入治疗(PCI)以减少血栓性心血管事件(包括支架血栓形成)的 ACS 患者	主要不良反应是出血;14% 的患者报告呼吸困难表现	替格瑞洛的颅内出血风险高于氯吡格雷
坎格瑞洛	注射用可逆性 P2Y12 受体抑制剂,它能立即起效,并在 1h 内失效	可作为 PCI 的辅助药物,用于接受 PCI 的患者在未接受 P2Y12 拮抗剂和 GP Ⅱb/Ⅲa 拮抗剂治疗的情况下,预防围手术期 MI、凝血造成的冠状动脉堵塞和支架内血栓形成	出血风险	冠脉介入治疗期间,坎格瑞洛的出血风险高于氯吡格雷
阿昔单抗	针对活化 GP Ⅱb/Ⅲa 的嵌合人-鼠单克隆抗体 Fab 片段,抑制血小板聚集的最终共同途径,提供最强的抗血小板作用,且作用迅速,药效可持续 2 周	①PCI 辅助药物,在接受 PCI 的患者(尤其是 AMI 患者)中预防心脏缺血并发症;②用于不稳定型心绞痛的高危患者	与口服抗血小板药物相比,GP Ⅱb/Ⅲa 抑制剂更容易发生出血;血小板减少是最严重的并发症	阿昔单抗因其小鼠成分而具有免疫原性,并可诱导抗鼠抗体,避免患者反复使用
依替巴肽	阻断 GP Ⅱb/Ⅲa 上纤维蛋白原结合位点,抑制血小板聚集的最终共同途径,提供最强的抗血小板作用,且作用迅速,效果短暂	①PCI 辅助药物,在接受 PCI 的患者(尤其是 AMI 患者)中预防心脏缺血并发症;②用于不稳定型心绞痛的高危患者	出血风险;此外,血小板减少是最严重的并发症	与口服抗血小板药物相比,GP Ⅱb/Ⅲa 抑制剂更容易发生出血,但由于半衰期短,在大多数情况下容易控制
替罗非班	一种非肽类、可逆性的 GP Ⅱb/Ⅲa 抑制剂,抑制血小板聚集的最终共同途径,提供最强的抗血小板作用,且作用迅速,效果短暂	PCI 辅助药物,在接受 PCI 的患者(尤其是 AMI 患者)中预防心脏缺血并发症	出血风险;此外,血小板减少是最严重的并发症	与口服抗血小板药物相比,GP Ⅱb/Ⅲa 抑制剂更容易发生出血,但由于半衰期短,在大多数情况下容易控制
西洛他唑	选择性和可逆地抑制血小板和血管中的 cAMP 磷酸二酯酶Ⅲ活性,分别导致抑制血小板聚集和血管舒张	①治疗间歇性跛行;②可降低亚洲人群的卒中风险和支架内血栓发生率;③对于需要 DAPT 但不能耐受阿司匹林的患者,西洛他唑是阿司匹林的替代药物	头痛是最常见的副作用,其他副作用还包括腹泻、大便异常、外周水肿、心动过速等	心血管副作用限制了其适应证;另一种 PDE 抑制剂双嘧达莫由于其严重的心血管并发症,已不再推荐用于冠心病治疗
沃拉帕沙	强效、长效、口服 PAR-1 抑制剂,选择性地抑制人血小板上的主要凝血酶受体 PAR-1,起效迅速,药效可持续 4 周	适用于减少有 MI 或 PAD 病史患者的血栓事件	出血风险	严重出血风险的黑框警告,对于有卒中、短暂性脑缺血、颅内出血病史以及胃溃疡患者禁用

2. 抗凝治疗　血液凝固在静脉血栓形成中起着重要作用,在动脉血栓形成中也不可或缺。因此,抗凝治疗已成为心房颤动患者心源性栓塞性卒中一级预防的标准,也是静脉血栓形成预防和治疗的主要手段。此外,抗凝也可用于治疗急性动脉血栓形成(例如,心肌梗死或外周动脉血栓形成)。抗凝药物通过减弱凝血酶的产生来抑制血液凝固。目前可用的抗凝血靶点列举如下。

维生素 K 是合成 FⅡ、FⅦ、FⅨ和 FⅩ等维生素 K 依赖的凝血因子所必需的物质。维生素 K 拮抗剂如华法林通过干扰维生素 K 的合成形成来抑制凝血。

FⅩ由 FⅦa-TF 复合物(外源性途径)或 FⅨa-FⅧa 复合物(内源性途径)激活。然后,FⅩa 与 FⅤa、钙和阴离子磷脂结合形成凝血酶原酶复合物,这是一种有效的凝血酶原激活剂。因此,直接抑制 FⅩa 的药物具有抑制凝血酶生成的作用。

凝血酶是最关键的止血因子,它将可溶性纤维蛋白原转化为不溶性纤维蛋白单体,并催化许多其他凝血相关级联反应。因而直接抑制凝血酶可以达到很强的抗凝效果。血液中最重要的抗凝物质是抗凝血酶,它能灭活 FⅡa、FⅩa 和其他丝氨酸蛋白酶如 FⅨa、FⅪa 和 FⅫa,但在没有肝素的情况下,抗凝血酶的作用缓慢而微弱。肝素及其衍生物加速抗凝血酶抑制凝血因子的速率,从而间接发挥抗凝作用。

由于某些药物的治疗窗较窄,或者药物的效果存在显著的生物学差异,这种情况下抗凝治疗需要使用凝血试验进行监测。

目前常用的肠外抗凝药主要包括肝素、低分子肝素、磺达肝癸钠、阿加曲班和比伐卢定(表 4-6-0-2)。常用的口服抗凝剂主要包括维生素 K 拮抗剂华法林、凝血酶抑制剂达比加群酯,以及 Ⅹa 因子抑制剂利伐沙班、阿哌沙班、艾多沙班和贝曲沙班(表 4-6-0-3)。

表 4-6-0-2　常用的肠外抗凝药物

药物	作用机制	临床应用	不良反应	局限性
肝素	通过激活抗凝血酶并加速其抑制凝血酶、因子Ⅹa、Ⅺa、Ⅻa 和Ⅸa 的速率,抑制凝血	①血栓栓塞性疾病,如深静脉血栓形成、肺栓塞、外周动脉血栓栓塞等;②各种原因引起的 DIC 高凝期,如败血症、胎盘早剥、恶性肿瘤溶解等;③预防和治疗脑梗死、心肌梗死、心血管和外周静脉手术后血栓形成;④体外循环维持抗凝	①出血,剂量越高,出血风险越高,同时使用抗血小板或纤维蛋白溶解剂进一步增加出血风险;②肝素诱导的血小板减少症与血栓;③长期使用的患者可能会出现骨质疏松,甚至自发性骨折	①肝素可结合血浆蛋白,其水平因患者而异,导致抗凝反应不同,需常规监测 APTT;②肝素对凝血酶激酶复合物中与血小板结合的 FⅩa 和凝血酶以及与纤维蛋白结合的凝血酶亲和力与抑制作用较弱
低分子量肝素	LMWH 是肝素的较小片段,其平均分子量为5 000Da,它能增强抗凝血对凝血因子Ⅹa 的作用,但不能增强其对凝血酶的作用	由于低分子量肝素相对于肝素的优势,低分子量肝素已在许多适应证中取代了肝素	主要并发症是出血,但严重出血风险可能低于肝素;血小板减少和骨质疏松的风险低于普通肝素	①给药途径只能皮下注射;②依赖抗凝血酶,抗凝血酶缺乏症患者使用效果不佳
阿加曲班	合成的 L-精氨酸的哌啶羧酸衍生物,具有高选择性的小分子物质,在血液循环和血凝块中能迅速与凝血酶结合,可逆性地直接抑制凝血酶的活性	治疗肝素诱导血小板减少症相关的血栓形成;治疗缺血性脑卒中;治疗和预防静脉血栓栓塞症	出血和超敏反应	半衰期短,治疗血栓形成需持续泵入

药物	作用机制	临床应用	不良反应	局限性
比伐卢定	人工合成的水蛭素的20个氨基酸类似物,具有可逆的直接抑制凝血酶的作用	用于择期经皮冠状动脉介入术的抗凝治疗,以及不稳定型心绞痛患者经皮冠状动脉腔内成形术(PTCA)的抗凝治疗	出血和超敏反应	心血管系统并发症:室性心动过速、心绞痛、心动过缓、低血压、高血压、心室颤动、心脏压塞
磺达肝癸钠	是合成化学型戊糖类似物,抗凝血酶上戊糖结构与之可逆性结合产生能抑制Ⅹa因子的构象变化,从而间接抑制Ⅹa因子	下肢重大骨科手术预防静脉血栓栓塞事件的发生;用于无指征进行紧急PCI的不稳定型心绞痛或非ST段抬高心肌梗死患者的治疗	出血,心房颤动,发热,胸痛	非出血不良反应较多,可引起室性心动过速、呕血或者是低血压

表 4-6-0-3　常用的口服抗凝药物

药物	作用机制	临床应用	不良反应	局限性
华法林	通过抑制维生素K环氧化还原酶1干扰凝血因子Ⅱ、Ⅶ、Ⅸ和Ⅹ中谷氨酸残基的翻译后γ-羧化	预防和治疗各种血栓栓塞性疾病,如心脏瓣膜疾病或者心房纤颤导致的血栓栓塞;预防手术后深静脉血栓形成等	出血并发症,主要发生在INR超过治疗范围时;皮肤坏死,通常发生在治疗的开始几天,形成于大腿、臀部、乳房,典型的病变中心有进行性坏死,原因是先天或后天蛋白C或蛋白S缺乏	①华法林可通过胎盘引起胎儿异常或出血,尤其是在妊娠早期;②华法林和其他维生素K拮抗剂需要频繁的血液监测来个体化给药,治疗窗窄,药物食物相互作用多
选择性Ⅹa因子抑制剂(利伐沙班、阿哌沙班和艾多沙班)	与凝血因子Ⅹa的活性部位结合,阻止凝血因子Ⅹa与其底物的相互作用,从而抑制凝血酶产生	非瓣膜性心房颤动的抗凝治疗;静脉血栓栓塞的预防和治疗	出血	妊娠哺乳期不宜使用
达比加群酯	可与抗凝血酶的特异性纤维蛋白位点结合,阻断凝血酶酶促反应及随后血栓形成的关键步骤	非瓣膜性心房颤动的血栓预防	出血是新型口服抗凝药最常见的副作用;肾脏毒性;消化不良	胃肠道出血风险高于华法林;实验室监测较为困难;妊娠哺乳期不宜使用

3. 溶栓治疗　溶栓治疗的基本原理是给予足量的纤溶酶原激活剂,在已形成血栓的部位达到高浓度,从而启动纤溶途径,催化纤溶酶原形成纤溶酶,加速纤维蛋白降解。

动脉血栓和静脉血栓之间的差异并不是完全绝对的,因为这两种类型的血栓都含有不同量的纤维蛋白。因此,来自重组和天然来源的溶栓剂,都可作为纤溶酶原激活剂用于快速溶解动脉和静脉血栓。溶栓治疗适用于ST段抬高型心肌梗死(STEMI)、急性缺血性卒中、严重静脉血栓栓塞(VTE)和导管血栓形成(如经外周置入的中心静脉导管)患者的急性治疗。

与抗血小板药物或抗凝剂治疗相比,溶栓治疗出血并发症的风险更高。这是由于保护性生理血栓中的纤维蛋白以及靶病理血栓中的纤维蛋白同时被溶解;由纤溶酶的全身性产生所触发的低凝状态,纤溶酶降解多种凝血因子,特别是因子Ⅴ和Ⅷ。因此,溶栓剂的使用应限制在有明显有利证据的情况。目前临床医学常用的溶栓药物列举如表4-6-0-4。

表 4-6-0-4　常用的溶栓药物

药物	作用机制	临床应用	不良反应	局限性
链激酶	与内源性纤溶酶原以1:1的比例结合形成复合物,从而诱导纤溶酶原的构象变化,使其活性部位暴露,转化为纤溶酶,溶解纤维蛋白	用于时间窗内急性心肌梗死、脑梗死、肺栓塞、深静脉血栓、急性或亚急性外周动脉血栓等血栓性疾病	①过敏反应,可表现为皮疹、发热、寒战或强直;②短暂低血压,可能是纤溶酶诱导缓激肽释放的结果	从致病性溶血性链球菌中提取的链激酶具有一定的抗原性,可引起全身纤维蛋白溶解,进一步增加出血的危险性
尿激酶	尿激酶通过特异性裂解纤溶酶原中的精氨酸-缬氨酸键将纤溶酶原转化为纤溶酶	溶栓治疗血栓栓塞性疾病,包括急性广泛肺栓塞、冠脉栓塞和6~12h内发生的心肌梗死,急性脑血管栓塞、视网膜动脉和外周动脉栓塞,心脏瓣膜置换术后血栓的预防	出血;轻度过敏反应,如皮疹、支气管痉挛、发热等;胃肠道反应,恶心、呕吐、食欲不振	起效慢
重组组织型纤溶酶原激活物(rt-PA)	通过其位于纤维蛋白原-纤溶酶原结合位点附近的赖氨酸残基与纤维蛋白结合,并将内源性纤维蛋白原转化为纤维蛋白	6~12h内发生急性心肌梗死;急性大面积肺栓塞;4~5h内发生急性缺血性脑卒中	出血,包括致死性大出血;超敏反应;癫痫发作、惊厥、失语、谵妄、抑郁、意识模糊、急性脑综合征;心搏骤停、心源性休克、低血压;恶心和呕吐	由于半衰期短,阿替普酶需要持续静脉给药
阿尼普酶	通过复合物的纤溶酶原赖氨酸活性中心与纤维蛋白结合,缓慢脱去乙酰基后,纤维蛋白表面的纤溶酶原转化为纤溶酶,起到溶栓作用	急性心肌梗死;急性大面积肺栓塞;急性缺血性脑卒中;其他血栓性疾病	同上	价格昂贵
替奈普酶	只激活与纤维蛋白血凝块结合的纤溶酶原,这种作用明显强于t-PA对血液循环中纤溶酶原的激活作用,更具特异性	急性心肌梗死;急性大面积肺栓塞;急性缺血性脑卒中;深静脉血栓形成;其他血管疾病,如动静脉瘘血栓形成	同上,出血风险更小	虽然由 rt-PA 改造而来,临床试验中二者的优劣仍存在争议
瑞替普酶	水解纤溶酶原肽链中560位的精氨酸和561位的缬氨酸之间的肽键将无活性的纤溶酶原转化为纤溶酶	成人急性心肌梗死	同上	尚未研究瑞替普酶与其他心脏活性药物的相互作用

　　随着基础医学和工程学的不断发展,人们对血管内皮、血小板、凝血因子、抗凝因子、纤溶蛋白等因素或途径会有更深入地了解,预计将产生更有效、更安全的新型抗血栓药物,为临床治疗提供更有力的帮助。抗栓药物的优势和局限性的临床证据的积累,以及新的药物和治疗技术的出现,将显著推动患者的抗血栓治疗。

（唐亮　胡豫）

参考文献

[1] JACOBS B,PANNUCCI C. Scoring Systems for Estimating Risk of VenousThromboembolism in Surgical Patients[J]. Semin ThrombHemost,2017,43(5):449-459.

[2] KEARON C,AKL EA,ORNELAS J,et al. Antithrombotic Therapy for VTE Disease:CHEST Guideline and Expert Panel Report [J]. Chest,2016,149(2):315-352.

[3] MAZZOLAI L,ABOYANS V,AGENO W,et al. Diagnosis and management of acute deep vein thrombosis:a joint consensus document from the European society of cardiology working groups of aorta and peripheral circulation and pulmonary circulation and right ventricular function[J]. Eur Heart J,2018,39(47):4208-4218.

[4] KONSTANTINIDES SV,BARCO S,LANKEIT M,et al. Management of Pulmonary Embolism:An Update[J]. J Am Coll Cardiol,2016,67(8):976-990.

[5] TOMASELLI GF,MAHAFFEY KW,CUKER A,et al. 2017 ACC Expert Consensus Decision Pathway on Management of Bleeding in Patients on Oral Anticoagulants:A Report of the American College of Cardiology Task Force on Expert Consensus Decision Pathways[J]. J Am Coll Cardiol,2017,70(24):3042-3067.

[6] TANG L,WANG HF,LU X,et al. Common genetic risk factors for venous thrombosis in the Chinese population[J]. Am J Hum Genet,2013,92(2):177-187.

[7] LIM HY,NANDURKAR H,HO P. Direct Oral Anticoagulants and the Paradigm Shift in the Management of Venous Thromboembolism[J]. Semin ThrombHemost,2018,44(3):261-266.

[8] 中华医学会血液学分会血栓与止血学组. 易栓症诊断与防治中国指南(2021 年版)[J]. 中华血液学杂志,2021,42(11):881-888.

[9] 中华医学会外科学分会血管外科学组. 深静脉血栓形成的诊断和治疗指南(第三版)[J]. 中华普通外科杂志,2017,32(9):807-812.

[10] 中华医学会心血管病学分会肺血管病学组. 急性肺栓塞诊断与治疗中国专家共识(2015)[J]. 中华心血管病杂志,2016,44(3):197-211.

[11] WEBSTER E,GIL M. Advances in anticoagulation therapy[J]. JAAPA,2018,31(2):30-35.

[12] NAGALLA S,BRAY PF. Personalized medicine in thrombosis:back to the future[J]. Blood,2016,127(22):2665-2671.

[13] MONTORO-GARCÍA S,SCHINDEWOLF M,STANFORD S,et al. The Role of Platelets in Venous Thromboembolism[J]. Semin ThrombHemost,2016,42(3):242-251.

[14] 《中国血栓性疾病防治指南》专家委员会. 中国血栓性疾病防治指南[J]. 中华医学杂志,2018,98(36):2861-2888.

[15] PASSACQUALE G,SHARMA P,PERERA D,et al. Antiplatelet therapy in cardiovascular disease:Current status and future directions[J]. Br J Clin Pharmacol,2022,88(6):2686-2699.

推荐阅读

病例 遗传性抗凝血酶及遗传性蛋白 C 联合缺乏症(资源 11)

资源 11

第七章　移植相关出凝血问题

造血干细胞移植(HSCT)是多种良性和恶性血液病的重要根治手段,得到越来越广泛的应用,但移植相关出凝血问题包括血栓和出血,是 HSCT 后常见且严重并发症。HSCT 后血栓并发症包括静脉血栓栓塞症(VTE)、肝窦阻塞综合征(SOS)和移植相关血栓性微血管病(TA-TMA)等。HSCT 后出血并发症以皮肤黏膜、泌尿道和消化道出血最为常见,肺、胃肠道及中枢神经系统出血可能危及生命。HSCT 相关出血大多发生在移植早期血小板减少时,而 HSCT 相关血栓大多发生在造血恢复后。受恶性疾病本身、免疫抑制及免疫紊乱状态、大剂量预处理方案、移植物抗宿主病(GVHD)、高感染风险、长时间制动以及合并用药多等诸多因素影响,HSCT 后出血和血栓发生风险并存,且处理棘手,不仅降低 HSCT 患者生活质量,同时也影响其长期生存。下面分别阐述移植相关血栓及出血并发症。

一、HSCT 相关血栓并发症

(一) HSCT 相关 VTE

1. 流行病学及病因　HSCT 过程中,VTE 是最常见的血栓并发症,因不同移植类型、原发病、随访时间等因素的影响,HSCT 相关 VTE 的发生率波动在 0.5%～23.5% 之间,主要包括深静脉血栓形成(DVT)、肺血栓栓塞症(PE)、导管相关血栓形成(CRT)和浅静脉血栓形成(SVT)等。异基因 HSCT(allo-HSCT)后 VTE 发生率高于自体 HSCT(auto-HSCT)后,由于深静脉置管的普及,HSCT 后最常见的 VTE 类型为 CRT,其次为 DVT,PE 相对少见。

静脉血栓形成三要素包括血管内皮细胞损伤、血流淤滞和血液高凝状态,能够直接或间接影响上述三要素的各种病理生理变化都可以导致 VTE 发生。HSCT 预处理过程中放射治疗或化疗,使用粒细胞集落刺激因子(G-CSF)、糖皮质激素或钙调磷酸酶抑制剂(CNIs),以及 GVHD 等都可能引起内皮细胞损伤;HSCT 过程中,尤其 allo-HSCT,会出现促凝因子升高、抗凝蛋白下降,以及血小板过度激活,形成"获得性"高凝状态;如果恶性血液病持续存在或复发,肿瘤细胞会释放组织因子和促凝蛋白,进一步加重血液"高凝状态";HSCT 患者住院时间延长、卧床和活动减少,以及留置深静脉置管等因素都可能引起血液淤滞。这些因素共同作用,导致 HSCT 后 VTE 的发生。

2. HSCT 相关 VTE 的诊断

(1) HSCT 相关 VTE(非导管相关)的诊断:DVT、PE 等的诊断与非 HSCT 患者相同(见第六章相关内容),但因 HSCT 患者可能用药复杂、合并症多,在询问患者病史及用药史时,应包括目前原发病状态、移植类型及移植后所处阶段、移植并发症、当前用药、既往 VTE 病史、VTE 家族史、有无正在或近期曾使用促凝药物(如口服避孕药)等。

(2) HSCT 相关 CRT 的诊断:主要根据患者临床表现及影像学进行诊断。①临床表现:多数 HSCT 患者的 CRT 无症状,仅 1/3 有明显症状和/或体征。CRT 根据血栓发生部分,分为导管相关的 DVT 和 SVT。导管相关 DVT 表现为置管侧肢体、颈部、肩部、胸部、颜面部水肿,伴或不伴受累部位疼痛、皮温升高、浅表静脉显露、颈部或肢体运动障碍、肢体红斑或麻木感等;导管相关 SVT 表现为沿浅静脉走行的压痛、红斑、局部发热及压痛等,临床表现类似于炎症过程,也被称为"血栓性静脉炎"。②影像学检查:首选血管彩超,可用于检测导管到达的静脉血栓(如颈静脉、腋静脉和锁骨下静脉远端),CT 静脉血管造影或磁共振静脉血管造影对于上/下腔静脉、髂总静脉、锁骨下静脉、无名静脉血栓的诊断有价值,还可发现并存的血管外压迫因素,如肿瘤、胸廓出口压迫等。血管造影是诊断 CRT 的"金标准",但因其有创,不常规应用。

3. HSCT 相关 VTE 的鉴别诊断

(1) 感染:HSCT 患者感染风险高,可疑 VTE 的患者,应注意感染的排查。如 CRT 时应鉴别导管相关的感染；PTE 需与肺部感染等进行鉴别，DVT 需鉴别蜂窝织炎、淋巴管炎等。

（2）其他原因引起的导管梗阻：导管机械性阻塞，如管线扭转、打结、导管尖端紧贴血管壁，导管尖端错位，导管周围纤维鞘形成或导管内药物残留堵塞导管等可能引起 CRT 类似的症状，需进行鉴别。

（3）其他原因引起的肢体水肿或活动障碍：如肌肉损伤、慢性水肿、慢性静脉功能不全、神经系统病变等。

4. HSCT 相关 VTE 的预防　虽然 HSCT 过程中 VTE 发生风险升高，但目前尚无明确证据证明 HSCT 后常规预防性抗凝会使患者长期生存获益，且因血小板减少及出血是 HSCT 后更常见的并发症，常规预防性抗凝可能增加出血风险。因此，目前国内外指南均不推荐 HSCT 患者常规进行 VTE 预防，包括 CRT。应根据患者血栓危险因素、出血风险及疾病状态等个体化确定是否预防性抗凝。

但接受 auto-HSCT 的多发性骨髓瘤（MM）患者，尤其接受免疫调节剂（IMiDs），如沙利度胺、来那度胺等维持治疗的患者，其 VTE 发生风险可高达 30%。接受 auto-HSCT 的 MM 患者可参照新诊断 MM 患者 VTE 风险预测的 SAVED 评分（表 4-7-0-1）和 IMPEDE VTE 评分（表 4-7-0-2）进行 VTE 预防：高危患者（SAVED 评分≥2 分或 IMPEDE VTE 评分>3 分），应进行低分子肝素（LMWH）或直接口服抗凝剂（DOAC）预防；低危患者（SAVED 评分<2 分或 IMPEDE VTE 评分≤3 分），可不预防或仅口服阿司匹林预防。

表 4-7-0-1　SAVED VTE 风险评分

变量	积分
90 天内外科手术	+2
亚洲人	−3
VTE 病史	+3
年龄≥80 岁	+1
地塞米松（方案剂量）	
标准剂量（120~160mg/周期）	+1
大剂量（>160mg/周期）	+2

注：VTE：静脉血栓栓塞症。

表 4-7-0-2　IMPEDE VTE 风险评分

变量	积分
IMiD 治疗	+4
肥胖（BMI≥25kg/m²）	+1
骨盆、髋部或股骨骨折	+4
使用促红细胞生成素	+1
低剂量地塞米松（≤160mg/月）	+2
大剂量地塞米松（>160mg/月）	+4
多柔比星或多药化疗	+3
亚洲/太平洋岛民	−3
既往 VTE 病史	+5
中心静脉置管或输液港	+2
正在进行血栓预防措施：治疗量 LMWH 或华法林	−4
正在进行血栓预防措施：预防量 LMWH 或阿司匹林	−3

注：BMI：体质指数；VTE：静脉血栓栓塞症；IMiDs：免疫调节剂；LMWH：低分子肝素。

5. HSCT 相关 VTE 的治疗

（1）HSCT 相关 DVT（非导管相关）和 PE 的治疗：治疗原则同非 HSCT 患者（见第六章相关内容），抗凝治疗至少 3~6 个月。抗凝治疗满 3~6 个月时，评估患者血栓及出血风险，确定是否延长抗凝时间。如果恶性血液病处于活动期或正在接受化疗，或多发性骨髓瘤患者正在接受 IMiDs 治疗，应延长抗凝治疗时间。

（2）HSCT 相关 CRT 的治疗：以减轻症状、抑制血栓向中心静脉扩展或复发、预防血栓后综合征

（PTS）为治疗目的。治疗策略包括拔除静脉导管、抗凝治疗、导管内直接溶栓或外科血栓清除术。

1）拔管指征：CRT 增加感染风险，且拔除静脉导管会降低抗凝压力，对于 HSCT 发生 CRT 患者，均应积极拔除静脉导管。但如患者因生命体征不稳定、处于化疗期间、需大量补液（如腹泻）或儿童患者等原因，需保留静脉导管，可酌情留置静脉导管。

2）抗凝治疗疗程：已经拔管的导管相关 DVT，应抗凝治疗 3 个月；如留置静脉导管，在留置期间持续抗凝治疗，且疗程不短于 3 个月；导管相关 SVT，如拔除静脉导管，可仅对症缓解炎症刺激引起的疼痛，同时监测血栓进展，不必积极抗凝。由血液科、血管外科专家共同会诊，进行导管内直接溶栓或外科血栓清除术治疗。

（3）抗凝治疗药物选择：抗凝治疗可选择的药物包括非口服抗凝剂［普通肝素（UFH）、LMWH 或磺达肝素］、维生素 K 拮抗剂（华法林）、DOAC（如利伐沙班、阿哌沙班、艾多沙班或达比加群等）。HSCT 患者的 VTE 的治疗应首选 LMWH，可序贯口服华法林或 DOAC。但鉴于华法林可能影响骨髓微环境及造血重建，华法林尽量不在移植早期应用。如血小板≥50×10⁹/L，DOAC 是可供选择的初始治疗或序贯口服抗凝治疗，但需注意利伐沙班与细胞色素 P450（CYP）3A4 强效抑制剂（伊曲康唑、伏立康唑、泊沙康唑）或 P-糖蛋白（P-gp）抑制剂（环孢素）合用时会增加利伐沙班血药浓度，使用时酌情减量；艾多沙班、达比加群与环孢素合用时剂量需减半。HSCT 相关 SVT 如有抗凝治疗适应证，可选择预防剂量的抗凝药物。抗凝治疗期间需监测血小板、肝肾功能及凝血功能。

（4）HSCT 相关血小板减少时的抗凝治疗：HSCT 后合并血小板减少的患者，需评估抗凝治疗的风险及收益，并结合患者意愿，制定个体化抗凝策略。血小板减少患者首选半衰期较短的 LMWH 抗凝。血小板>50×10⁹/L 时，可给予足量 LMWH 抗凝；血小板（25~50）×10⁹/L 时，可给予半量 LMWH 抗凝；血小板<25×10⁹/L 时，暂停抗凝。血小板≥50×10⁹/L 时，也可选择 DOAC 抗凝治疗。

6. HSCT 后 VTE 及抗凝治疗并发症

（1）出血：HSCT 患者合并高龄、肝功能或肾功能不全、既往出血史、血小板减少、合并用药中有导致出血风险升高的药物等出血危险因素时，在选择抗凝治疗时更应考虑出血风险。

出血患者首先暂停抗凝治疗，酌情使用抗凝药物的拮抗剂，局部止血、输血、补液等对症支持治疗。出血控制后评估出血及血栓风险，再确定是否恢复抗凝治疗。

（2）感染 HSCT 后免疫功能下降，感染发生率升高。HSCT 后 CRT 时，由于血液淤滞或导管不通畅，导管微生物定植，导管相关的感染容易发生。

（3）PTS：及时、充分的抗凝治疗是预防 PTS 最有效的措施。不建议对所有 VTE 患者使用分级弹力加压袜等常规进行 PTS 预防。

（二）HSCT 相关肝窦阻塞综合征

HSCT 相关肝窦隙阻塞综合征（SOS），既往称为肝小静脉闭塞病（VOD），是造血干细胞移植（HSCT）后的严重并发症。轻度患者病程有自限性，重症患者多合并多脏器功能不全综合征（MODS）或多器官功能衰竭（MOF），重症患者病死率可高达 80%。auto-HSCT 的 SOS 发病率为 3.1%~8.7%，allo-HSCT 后为 8.9%~14%。儿童 HSCT 患者发病率略高于成人。

1. 发病机制及危险因素 目前 SOS 的发病机制尚未完全明确，其病理生理改变主要为肝窦内皮细胞损伤、细胞间连接被破坏，红细胞等进入内皮细胞下 Disse 间隙，导致内皮细胞从基底膜脱落，造成血窦阻塞等，同时凝血-纤溶系统失衡可能导致微血管内血栓形成，进一步加重肝血管阻塞。

SOS 的危险因素主要包括移植相关因素、疾病相关因素和肝脏相关因素。移植相关危险因素包括清髓性预处理方案、二次或多次 HSCT、非亲缘供者或 HLA 不相合供者以及应用 CNIs 等。疾病相关的危险因素主要有高龄、合并代谢综合征、原发病复发或第二次及以上完全缓解（≥CR2）患者是 SOS 发病的高危群体。移植前肝病史、肝毒性药物用药史、腹部或肝脏放疗史、病毒性肝炎及肝铁过载是其肝脏相关危险因素。

2. HSCT 相关 SOS 的诊断标准 典型 SOS 多发生在 HSCT 后 21 天内，迟发型病例可发生在 21 天后。疾病可隐匿发生，也可急骤进展。目前尚无公认的用于预测或诊断 SOS 的生物学标记物，肝脏组织病理学是诊断的金标准,但因出血、感染等风险,肝脏活检一般难以进行。HSCT 相关 SOS 的诊断需结合临床表现、实验室检查及影像学检查,综合判断。

(1) 主要临床表现:体重增加,水肿,腹腔积液,痛性肝大,右上腹压痛,黄疸等。

(2) 实验室检查:高胆红素血症,转氨酶升高,难以解释的血小板减少等,也可合并肌酐升高。

(3) 影像学检查:超声、CT 和磁共振是常用的 SOS 相关影像学检查。超声检查可持续评估病情进展,早期超声检查可见肝脏弥漫性肿大、肝内斑片状低回声、胆囊壁增厚和腹腔积液,后期出现较高特异性的肝脏血流动力学异常(门静脉高压、门静脉血流速度减慢或逆向血流),是 SOS 的首选影像学检查。

(4) 诊断标准:成人 SOS 常用的临床诊断标准包括巴尔的摩标准、修订的西雅图标准以及欧洲骨髓移植学会(EBMT)制定的 EBMT 标准(表 4-7-0-3)。

表 4-7-0-3 修订的西雅图、巴尔的摩和 EBMT-SOS 诊断标准

修订的西雅图标准	巴尔的摩标准	EBMT 标准	
		经典型 SOS	迟发型 SOS
HSCT 后 20 天内出现≥2 条下述表现	HSCT 后 21 天内胆红素>2mg/dL,同时至少符合 2 条下述表现	HSCT 后 21 天内胆红素>2mg/dL,同时至少符合 2 条下述表现	HSCT 后 21 天后出现经典型 SOS
胆红素>2mg/dL	痛性肝大	痛性肝大	或病理学证实的 SOS
肝大,右上腹痛	体重增加≥5%	体重增加≥5%	或≥2 条经典型标准,同时具备超声或血流动力学证据
液体潴留致体重增加≥2%基线体重	腹腔积液	腹腔积液	

(5) 严重程度分级:目前较常用的有美国血液学会(2014 年)SOS 分级标准,EBMT(2016 年)SOS 分级标准(表 4-7-0-4、表 4-7-0-5)。

表 4-7-0-4 美国血液学会 SOS 分级标准

	轻度	中度	重度
病情进展	慢,>6~7d	快,4~5d	迅速,2~3d
胆红素(mmol/L)	34.2~51.3	51.3~85.5	>85.5
转氨酶(×正常值上限)	<3 倍	3~5 倍	>5 倍
体重增加	2%	2.1%~5%	>5%
肌酐(×基线值)	正常	<2 倍	≥2 倍

(上述标准符合≥2 条,可确认相应严重程度)

表 4-7-0-5 EBMT SOS 分级标准

	轻度	中度	重度	极重度
距离首次症状时间	>7d	5~7d	≤4d	任何时间
胆红素(mg/dL)	≥2~<3	≥3~<5	≥5~<8	≥8
胆红素变化			48h 内倍增	
转氨酶(×正常值上限)	≤2 倍	>2~≤5 倍	>5~≤8 倍	>8 倍
体重增加	<5%	≥5%~<10%	≥5%~<10%	≥10%
肌酐(×HSCT 前基线值)	<1.2 倍	≥1.2~<1.5 倍	≥1.5~<2 倍	≥2 倍或其他 MOF

(符合≥不同分类下的 2 条标准,以最严重的分类计)

3. HSC 相关 SOS 的治疗　SOS 病情进展快、预后差,因此需要早期诊断、及时治疗,最大限度减轻肝损伤和继发多脏器功能障碍,主要受损器官包括肺、肾和中枢神经系统等。治疗措施如下:

(1) 支持治疗:这是 SOS 最基础和最重要的治疗措施,维持液体平衡尤其重要。包括严格限制水钠摄入,利尿减轻液体负担;输注白蛋白等胶体液维持有效血容量,以及对症放胸腔积液、腹腔积液等。此外还应避免或停用可导致血管内皮损伤和肝肾功能损害的药物(如 CNIs)以及预防性抗感染治疗、营养支持和镇痛等,但 HSCT 早期停用 CNIs 需非常慎重且需有替代治疗预防 GVHD。

(2) 去纤苷(DF):DF 可减低内皮细胞活化和增强纤溶活性,是目前公认治疗 SOS 的有效药物,但目前国内尚未上市。

(3) 糖皮质激素:糖皮质激素具有强效的非特异性抗炎作用,可能对 SOS 有效,但目前文献报道的剂量及疗效尚存争议。

(4) 其他治疗:肝素和 t-PA 治疗有效率低,且增加出血风险,目前不推荐使用。经颈静脉肝内门体分流术能降低门脉压力,但不能改善预后,不建议作为常规治疗。对于重症及药物治疗无效的肝衰竭患者,可考虑试用肝移植等。

绝大多数轻度患者经过对症治疗可治愈,中度患者支持治疗基础上需密切监测病情变化,症状未见改善或者持续进展的中度患者以及重度或极重度患者需及时开始去纤苷治疗。

4. HSC 相关 SOS 的预防　由于目前治疗措施有限,而且重症患者预后差,因此需要采用预防治疗以减少 SOS 的发生。预防措施主要包括纠正危险因素和药物预防。

(1) 一般原则:避免或减低 SOS 风险因素,如:祛铁治疗,避免肝炎活动期进行 HSCT,预处理方案调整(减低强度,药代动力学指导用药等),避免应用肝毒性药物(孕激素等),液体平衡管理(避免超负荷,同时维持有效血容量、避免肾灌注不足)。HSCT 后早期应监测体重、腹围等变化。

(2) 药物预防:有高危因素的患者可考虑去纤苷预防,但其预防用药的剂量、疗程和时机尚无统一标准。其他药物,如熊去氧胆酸、肝素、前列腺素 E1 等,都曾有有效性报道,但均缺乏大规模研究数据支持。

(三) 移植相关血栓性微血管病(TA-TMA)

TA-TMA 是 HSCT 后另一严重血栓性并发症,以微血管溶血性贫血、血小板减少、微血栓形成和多器官功能障碍为主要临床表现,若不及时治疗,TA-TMA 患者死亡率约 50% ~ 90%,尤其高危患者死亡率高达80%。TA-TMA 在 allo-HSCT 后发生率约 0.5% ~ 64%,auto-HSCT 后 TA-TMA 的发生率<1%。

1. 发病机制及危险因素　TA-TMA 的发病机制尚不明确,目前"二次打击学说"理论认为:一次打击是指在预处理和移植后早期阶段,正常内皮细胞在放化疗、长期制动、无关供者、HLA 不匹配等危险因素作用下,形成血管内皮细胞介导的促凝状态;二次打击是指在移植后造血重建阶段,在 CNIs 和雷帕霉素靶蛋白抑制剂、GVHD 和感染等危险因素作用下,造成血管内皮细胞损伤,补体系统的异常活化在 TA-TMA 的发生中发挥重要作用,补体活化的经典途径参与了直接的血管内皮损伤,损伤的血管内皮激活了补体活化的旁路途径并介导了血管内皮的再损伤。最终,血小板聚集和微血栓形成导致了 TA-TMA 的发生。

2. TA-TMA 的临床表现　微血管病性溶血性贫血和血小板消耗性减少是 TA-TMA 的主要临床特征。此外,TA-TMA 微血栓可发生于几乎所有脏器,引起相应器官受损表现。其中肾脏受累最为常见,其次为胃肠道,肺、脑及心脏等。TA-TMA 累及肾脏,临床表现为肾小球滤过率(GFR)下降、肌酐升高、高血压和蛋白尿胃肠道 TA-TMA 临床表现为腹痛、腹泻和呕吐等,与 GVHD 常难以鉴别。TA-TMA 相关的 CNS 损伤主要表现为急性高血压引起的 CNS 出血,临床表现为精神错乱、头痛、幻觉、视觉障碍、癫痫等。TA-TMA 累及肺小动脉可导致肺动脉高压,临床表现为低氧血症、气促、呼吸困难等。广泛血管内皮细胞损伤可引发多发性浆膜炎,临床表现为心包积液、胸腔积液及腹腔积液(不伴发全身水肿)等。

3. TA-TMA 的实验室检查　TA-TMA 没有特异性的实验室标记,与其相关的实验室检查包括血红蛋白下降、网织红细胞升高、结合胆红素为主的胆红素升高、血小板减少、乳酸脱氢酶(LDH)升高、破碎红细胞增多、蛋白尿和血浆补体 sC5b-9 水平升高等。

4. TA-TMA 的诊断标准　TA-TMA 诊断标准众多且不统一。近年来,Jodele 等提出的诊断标准(表 4-7-0-6)受到国内外学者们的广泛认可。该标准指出组织学活检有微血栓证据,或在 7 项实验室或临床指标中满足 5 项,即可确诊 TA-TMA。高血压、蛋白尿和 LDH 升高是 TA-TMA 的早期诊断标记,需密切监测;蛋白尿和终末补体活化的证据,提示预后较差,考虑及早干预。

表 4-7-0-6　TA-TMA 诊断标准

A. 组织活检有微血栓证据或 B. 满足以下 7 项实验室或临床指标中的 5 项	
实验室或临床指标	具体描述
①乳酸脱氢酶(LDH)	超过正常值上限
②蛋白尿	随机尿蛋白超过正常值上限或随机尿蛋白/肌酐≥2mg/mg
③高血压	年龄<18 岁:血压高于同年龄、性别和身高的健康人群血压正常参考值的上限;年龄≥18 岁者:血压≥140/90mmHg
④新发的血小板减少	血小板计数<50×10⁹/L 或血小板计数较基线水平减少≥50%
⑤新发的贫血	血红蛋白值低于正常参考值下限或输血需求增加
⑥微血管病变证据	外周血中存在破碎红细胞或组织标本的病理学检查结果提示微血管病
⑦终末补体活化	血浆中 sC5b-9 值高于健康人群正常值上限

5. TA-TMA 的治疗　TA-TMA 的一线治疗以去除病因和支持治疗为主,包括减/或停 CNIs 和/或 mTOR 抑制剂、控制高血压并治疗感染和 GVHD 等可能会诱发 TA-TMA 的合并症。移植早期如果减/或停 CNIs,应给予预防 GVHD 的替代治疗;TA-TMA 完全控制后,根据移植患者的病情变化,如移植类型、移植后时间和感染等,可考虑是否加用基础免疫抑制剂如环孢素、他克莫司等预防急性移植物抗宿主病(acute graft-versus-host disease,aGVHD)。若一线治疗效果欠佳,推荐联合使用二线治疗。二线治疗可以使用血浆置换、依库珠单抗、利妥昔单抗、去纤苷等治疗手段。

二、HSCT 相关出血并发症

HSCT 相关出血是 HSCT 后常见且严重并发症,发生率在 15.2% ~ 27.1%,其中致命出血发生率为 1.1% ~ 3.6%。allo-HSCT 患者出血风险高于 auto-HSCT 患者。

（一）发病机制

HSCT 过程中,血小板、凝血因子及血管内皮任意一项或多项异常均可导致出凝血稳态失衡,引起出血。持续血小板减少是移植后出血的最主要原因之一,感染、GVHD、复发、植入不良、药物、TA-TMA、CD34⁺细胞输注量不足、供者特异性抗体、单倍型移植等因素均可引起不同程度的血小板减少,从而引起出血风险增加。

炎症也会诱发出血,主要原因包括单核细胞组织因子释放增加,凝血系统异常活化,蛋白 C 及蛋白 S 等抗凝系统受抑制,纤溶酶原激活物抑制剂产生增加。血管内皮在出凝血稳态中发挥重要作用,放化疗预处理、免疫抑制剂、感染、GVHD 等因素均可损伤内皮细胞,引起纤维断裂、胶原暴露而直接导致出血,同时释放可溶性血栓调节蛋白及组织因子,启动并放大凝血瀑布,从而消耗性减少凝血相关因子,诱发出血。

（二）主要 HSCT 相关出血并发症

HSCT 后出血并发症可发生在任何部位,以皮肤黏膜、泌尿道和消化道出血最为常见,其中致命性出血主要发生部位为肺脏、胃肠道及中枢神经系统。

1. 胃肠道出血　与胃肠道 GVHD、感染、溃疡、持续严重血小板减少等密切相关。根据出血部位、出血速度及出血量不同而表现为呕血、黑便或血便等,患者可能出现失血性休克,甚至影响移植预后。

2. 颅内出血　重症系统性感染、严重血小板减少及低纤维蛋白血症等是其危险因素。需鉴别颅内感染、肿瘤、脑血管病等多种病因。可因累及部位表现为相应的神经系统症状。

3. 出血性膀胱炎　早发型发生在预处理期间,与环磷酰胺等预处理药物相关;晚发型发生在造血植入后,与预处理毒性、病毒感染、免疫功能紊乱等密切相关。临床表现为尿频、尿急、尿痛及肉眼血尿等。需鉴别泌尿系结石、泌尿系细菌和真菌感染、单纯因血小板减少和/或凝血功能异常引起的泌尿系出血等。

根据出血严重程度分为四度：一度为镜下血尿；二度为肉眼血尿；三度为肉眼血尿伴小血块；四度为血凝块梗阻阻塞尿道。

4. 弥漫性肺泡出血　可因药物毒性、免疫紊乱及感染等引起。临床表现为急剧进展的呼吸困难、咳嗽、咯血以及低氧血症，甚至呼吸衰竭。

（三）移植相关出血性疾病的治疗

治疗包括病因治疗和止血支持，病因治疗如治疗 GVHD、感染等；止血支持治疗包括血小板输注、补充纤维蛋白原、凝血酶原复合物等，止血治疗时需考虑血栓风险等综合因素。

（张晓辉）

参考文献

［1］DIGNAN FL,WYNN RF,HADZIC N,et al. BCSH/BSBMT guideline:diagnosis and management of veno-occlusive disease(sinusoidal obstruction syndrome)following haematopoietic stem cell transplantation[J]. Br J Haematol,2013,163(4):444-457.

［2］RUUTU T,BAROSI G,BENJAMIN RJ,et al. Diagnostic criteria for hematopoietic stem cell transplant-associated microangiopathy:results of a consensus process by an International Working Group[J]. Haematologica,2007,92(1):95-100.

［3］MOISEEV IS,TSVETKOVA T,ALJURF M,et al. Clinical and morphological practices in the diagnosis of transplant-associated microangiopathy:a study on behalf of Transplant Complications Working Party of the EBMT[J]. Bone Marrow Transplant,2019,54(7):1022-1028.

推荐阅读

［1］中华医学会血液学分会.造血干细胞移植后出血并发症管理中国专家共识(2021年版)[J].中华血液学杂志,2021,42(4):276-280.

［2］中华医学会血液学分会.造血干细胞移植后肝窦隙阻塞综合征诊断与治疗中国专家共识(2022年版)[J].中华血液学杂志,2022,43(3):177-183.

［3］中华医学会血液学分会,中国医师协会血液科医师分会.造血干细胞移植后静脉血栓栓塞症诊断与防治中国专家共识(2022年版)[J].中华血液学杂志,2022,43(3):184-196.

［4］中华医学会血液学分会造血干细胞应用学组.造血干细胞移植相关血栓性微血管病诊断和治疗中国专家共识(2021年版)[J].中华血液学杂志,2021,42(3):177-184.

第五篇

血液系统肿瘤性疾病

第一章　白　血　病

第一节　急性髓系白血病

急性髓系白血病(AML)是一组以髓系前体细胞增殖失控、逐渐取代骨髓正常造血细胞为特征的异质性血液系统恶性克隆性疾病。在肿瘤克隆中产生的遗传学改变导致分子级联的瀑布反应,进而引起恶性细胞异常增殖、分化异常并抑制正常造血。尽管具体病因和发病机制尚待明确阐述,但是目前证据表明:辐射暴露、有机溶剂(苯)、细胞毒性药物(烷化剂、拓扑异构酶Ⅱ抑制剂等)和烟草吸入会增加 AML 的发生率。患者常出现贫血、出血、感染和髓外浸润等临床表现。AML 是成人中最常见的急性白血病形式,主要发生于中老年,其发生率随着年龄增加逐步增加。大多数 AML 起病急骤、病情复杂,是目前年平均死亡人数最多的白血病类别,如不及时诊治,常危及患者生命。

一、白血病诊治发展简史

早在 200 年前(19 世纪初期),电子显微镜技术的进步使得血液疾病的诊断开始萌芽。1827 年,Velpeau 首先报道一例类似白血病的患者,伴有高热、乏力、腹胀,尸检提示:肝脾大,血液黏稠,就像"白粥"一样。1879 年 Mosler 开始把骨髓穿刺作为濒死白血病患者的诊断方法。1887 年,德国的 Ehrlich 发明了血涂片苯胺染色的方法。1889 年 Ebstein 开始引入"急性白血病"一词来描述这一迅速致死的疾病。1900 年 Naegeli 描述了原始粒细胞,并把白血病分为粒细胞和淋巴细胞两种类型。1967 年,世界卫生组织(WHO)在《国际疾病统计分类手册》上,将白血病分为急性淋巴细胞白血病(ALL)、慢性淋巴细胞白血病(CLL)、急性粒细胞白血病、急性单核细胞白血病和慢性粒细胞白血病等几种主要类型。至此,AML 作为独立的白血病亚型开始进入血液科医生视野。

早期白血病治疗主要包括亚砷酸、射线、氮芥、叶酸等经验性治疗,虽然患者能获得短暂的临时缓解,但是复发和耐药仍是治疗白血病的难点。随着细胞分子生物学发展,20 世纪 60 年代后期,Holland 和 Ellison 等人将首个对 AML 治疗有效的药物阿糖胞苷(cytarabine)用于临床,随后在 20 世纪 70 年代初,他们通过联合使用 7d 的阿糖胞苷和 3d 的柔红霉素(daunorubicin)(7+3 方案),开启了 AML 有效治疗的时代。直到将近 50 年之后的今天,这种药物组合及其同类方案仍然是主要的治疗方案。1977 年,Thomas 及其同事将异基因骨髓(干细胞)移植作为一种可治愈性的治疗进行了描述,迎来了造血干细胞(HSC)移植的时代,对符合移植条件的 AML 患者而言,这是一种可治愈性的治疗方式。随着现代分子生物学发展,2017 年开始,很多新型靶向药物,包括 *IDH1/2* 的抑制剂、*FLT3* 抑制剂、BCL-2 抑制剂等药物逐渐进入 AML 的临床治疗,改变了 AML 的整体治疗格局。目前 AML 治疗模式已从过去的单用化疗转变为不同靶向药物联合以及靶向药物与细胞治疗相结合的模式,不仅提高了疗效,还大大减少了不良反应,使得 AML 患者治疗前景得到改观。

二、流　行　病　学

白血病总的发病趋势是男性多于女性,而且具有种族和地区差异,北美、大洋洲等发病率高,亚洲尤其是东亚如日本、中国等发病率低。AML 作为急性白血病中主要疾病亚型,占全部白血病总数 1/4 左右,且发病率逐年上升并偏向老龄化。美国癌症学会数据表明:2019 年有 21 450 人被诊断出患有 AML,并且将有 10 920 名患者死于该病。2019 年国家癌症中心发布的数据表明:我国白血病发病率 3/10 万~4/10 万,其中 AML 占比约 1.62/10 万。白血病占所有恶性肿瘤疾病死亡的第 7 位(男)和第 9 位(女),且有不断增加趋势。AML 占儿童急性白血病比例约 15%～20%，在成人急性白血病中占比约 75%～80%。根据 SE-ER 癌症统计：AML 诊断时的中位年龄为 67 岁，因此，随着人口老龄化，AML 的发病率似乎正在上升，在 80 岁以上人群中可达到 255 人/10 万。

三、病因和发病机制

白血病存在明确的诱发因素，长期以来已确定会增加 AML 风险的环境因素包括长期接触石化产品、杀虫剂、电离辐射和有机溶剂如苯等。同时，部分 AML 患者发病前可能患有易感性非髓系疾病，如再生障碍性贫血、骨髓增生异常综合征、多发性骨髓瘤等。许多遗传性疾病可增加 AML 易感性，如：共济失调-全血细胞减少症、唐氏综合征、先天性骨髓衰竭疾病（先天性角化不良、范可尼贫血、Shwachman 综合征等）、Bloom 综合征等。具体详见表 5-1-1-1。

表 5-1-1-1　AML 病因分类

物理因素
X 射线、γ 射线等放射性物质
化学因素
有机溶剂（苯、橡胶、环氧乙烷、汽油等）、化疗药物（烷化剂、拓扑异构酶Ⅱ抑制剂等）、乙双吗啉、染发剂、吸烟、饮酒等
获得性疾病
慢性粒细胞白血病、再生障碍性贫血、骨髓增生异常综合征、多发性骨髓瘤、原发性骨髓纤维化等
遗传因素
AML 患者同胞、共济失调-全血细胞减少症、唐氏综合征、先天性骨髓衰竭疾病（先天性角化不良、范可尼贫血、Shwachman 综合征等）、Bloom 综合征等
其他
人类免疫缺陷病毒感染、肥胖、病毒感染等

尽管急性白血病诊断和治疗已经取得了巨大进步，但是在临床工作中仍有部分患者对现有治疗方案不敏感，甚至存在耐药现象。因此，需要进一步探究白血病发生发展及转归的机制，为寻求新的治疗方案提供理论依据。近年来，随着分子生物学的发展，人们对白血病发病机制有了更为深刻的认识。

据报道，既往相关血液疾病或暴露于诱发因素（如拓扑异构酶Ⅱ、烷化剂或辐射）可导致 AML 的发生。但是，大多数急性白血病患者没有明确的诱发因素。因此，AML 的发病机制可能涉及骨髓干细胞克隆群的异常增殖和分化。对于 AML 而言，现已明确一类遗传学打击可产生 *TEL-AMLI*、*MLL* 异常、*PML-RARa* 和 *AML-ETO* 等，导致造血细胞分化发育障碍。例如 AML 中经典的染色体易位：核心结合因子 AML（CBF-AML）中的 t（8；21）或急性早幼粒细胞白血病（APL）中的 t（15；17）导致嵌合蛋白（*RUNX1-RUNX1T1* 和 *PML-RARA*），分别改变骨髓前体细胞的正常分化成熟过程。除了上述经典的染色体重排易位，一些分子突变异常也与 AML 的发展有关，例如 *FLT3* 内部串联重复（*FLT3* in-ternal tandem duplication，*FLT3-ITD*）、*Ras* 突变和 *Kit* 突变等，可导致细胞增殖能力增强。

研究证实，在超过 97% 的 AML 病例中发现了基因突变。基于动物模型的研究提出了导致白血病发生的双打击模型（two-hit model）理论，该模型为 AML 相关的各种突变提供了概念框架。根据双打击理论，导致促增殖途径激活的Ⅰ类突变必须与导致造血分化异常的Ⅱ类突变一起发生，才能进一步导致 AML 的发生。常见的Ⅰ类突变，例如 *FLT3* 突变（*FLT3-ITD* 和酪氨酸激酶结构域突变，*TKD*）、*K/NRAS* 突变、*TP53* 突变和 *c-KIT* 突变，上述突变分别在 AML 中发生比例约 28%、12%、8% 和 4%。Ⅱ类突变，如 *NPM1* 和 *CEB-PA*，它们分别在约 27% 和 6% 的 AML 病例中发现，但该类突变往往赋予 AML 更好的临床预后。目前有研究将参与表观遗传调控的基因突变定义为第三类突变，该类突变借助 DNA 的修饰（如甲基化修饰）、组蛋白的各种修饰等途径对细胞分化和增殖产生影响。这些突变包括 *DNMT3A*、*TET2* 和 *IDH1* 和 *IDH2* 等。尽管已经比较明确地阐述了 AML 的发病机制,但对于部分分子突变对 AML 发病和预后仍有待进一步明确,特别是多种分子突变共同存在的情况。正如"两次打击"模型所展示,AML 的发病机制很大程度上取决于分子突变和染色体重排之间的相互作用。因此,c-KIT 突变与 t(8;21)或 inv(16)密切相关,类似地,NMP1 经常与 FLT3-ITD 或表观遗传基因 DNMT3A 和 IDH-1 或 IDH-2 中的突变一起发生。并且上述的存在对 AML 预后具有重要意义。但是更深层次的关联和分子机制尚需进一步明确。

四、临 床 表 现

AML 作为一类造血干祖细胞来源的恶性克隆性血液系统疾病,因本身克隆性扩增常常导致正常造血功能受抑制。临床常以感染、出血、贫血和髓外组织器官浸润为主要表现。病情进展迅速,自然病程仅有数周至数个月。

(一) 正常造血功能受抑制的临床表现

1. 出血　患者常因为出现发绀、瘀斑、鼻出血、牙龈出血等表现就诊,这些症状往往提示血小板减少。部分严重出血可危及生命,如消化道、呼吸道、泌尿道、眼底甚至中枢神经系统出血。血小板质和量的异常是出血的最主要因素。此外,白血病细胞对血管壁浸润破坏可增加出血风险。弥散性血管内凝血(DIC)的发生、凝血因子缺乏也可加重出血倾向。

2. 感染　虽然 AML 本身可导致发热,但是大部分发热往往是因为中性粒细胞缺乏、皮肤黏膜屏障损坏及自身免疫功能低下导致的感染。常见感染部位有上呼吸道、肺部、消化道甚至血液等。随着后期化疗进行,骨髓受抑期间往往会出现严重的细菌感染、真菌感染或病毒感染。AML 合并脓毒血症是引起死亡的主要原因之一。

3. 贫血　少数 AML 患者早期可无贫血表现,随着病程进展,贫血症状逐渐加重,临床主要表现为面色苍白、疲劳、乏力和心悸等。部分患者因贫血表现就诊,但是少数患者因病程短可无贫血表现。其中老年体弱患者需要与心血管疾病进行鉴别诊断。

(二) 髓外组织器官浸润的临床表现

白血病原始细胞可进入循环,并少量进入大多数的组织。活检或尸检偶尔可发现白血病细胞的明显聚集或浸润。这种细胞积聚可能导致功能紊乱。髓外累及在粒细胞-单核细胞白血病(M4)和单核细胞白血病中最为常见。AML 患者合并髓外浸润较 ALL 少,大部分患者为 AML 确诊后出现的髓外浸润症状,单纯髓外浸润为首发表现的极为少见。AML 最常见的髓外浸润是皮肤、软组织、骨浸润,以及牙龈浸润和 CNS 浸润。

1. 皮肤浸润　皮肤受累主要包括三种类型,非特异性病变、皮肤白血病或皮下组织粒细胞肉瘤。皮肤浸润表现如斑疹、水疱、血管炎或相关皮炎可发生在 AML 确诊后。

2. 中枢神经系统浸润(CNSL)　AML 较少累及中枢或周围神经系统,而脑膜受累较为常见。CNSL 好发于 M2、M4 和 M5 亚型,且多见于儿童患者以及高白细胞患者。

3. 粒细胞肉瘤亦称绿色瘤,是原始粒细胞、单核细胞等组成的肿瘤,常见好发部位为皮肤、眼眶、胸壁、泌尿生殖道等。部分肿瘤表现为孤立性病变时,可能被误诊。伴有 t(8;21)的 AML 具有发生粒细胞肉瘤倾向,且治疗效果差。

4. 其他部位　如肝脏、脾脏、胃肠道、呼吸道等也可出现白血病细胞浸润。

五、实验室检查

(一) 血象

血常规往往表现为白细胞总数升高($>50\times10^9$/L),其中成熟中性粒细胞比例偏低,表现为核左移。但是约 50% 患者就诊时白细胞总数低于 5×10^9/L。可见贫血和血小板减少,主要原因是自身红细胞或血小板生成不足。血涂片分类检查可见数量不等的原始和幼稚细胞。

(二) 骨髓检查

1. 骨髓形态学　骨髓细胞形态学检查是诊断 AML 的基础,AML 分型主要有 FAB(French-American-

British)和 WHO(World Health Organization)两种标准。其中 FAB 标准主要是以细胞形态学为基础的,要求骨髓中原始细胞比例超过 30%。按细胞形态和细胞化学染色分为 M1~M6 型,后来又增加了 M0 和 M7 两个亚型。AML 患者骨髓多增生明显活跃或极度活跃,但有少部分 AML 骨髓增生低下,称为低增生性 AML。

目前临床多参照 WHO 2016 造血和淋巴组织肿瘤分类标准,外周血或骨髓原始细胞≥20% 是诊断 AML 的必要条件。但当患者被证实有克隆性重现性细胞遗传学异常 t(8;21)(q22;q22)、inv(16)(p13q22)或 t(16;16)(p13;q22)以及 t(15;17)(q22;q12)时,即使原始细胞<20%,也应诊断为 AML。

2. 细胞化学染色 细胞化学染色弥补了形态学的部分不足。常见的细胞化学染色包括过氧化物酶(POX)、苏丹黑(SBB)、特异性酯酶(CE)、非特异性酯酶(AE)、碱性磷酸酶(ALP)和酸性磷酸酶(ACP)等。AML 原始细胞的 POX、SBB、CE 或 AE 染色阳性,但是仅有单核细胞白血病的 AE 染色可被氟化钠(NaF)抑制。POX 和髓过氧化物酶(MPO)是鉴别 AML 和 ALL 的重要指标。原始细胞如 POX 或 MPO 阳性率≥3% 可确定为 AML。借助细胞化学染色鉴别 AML 和 ALL 在一定程度上提高了诊断的准确度,常用鉴别方法见表 5-1-1-2。近年随着流式细胞技术的发展,细胞化学染色逐渐被免疫表型分析代替。

表 5-1-1-2 常见急性白血病细胞化学染色鉴别

	急性淋巴细胞白血病	急性髓系白血病	急性单核细胞白血病
过氧化物酶(POX)	(-)	(-)~(+)	(-)~(+)
糖原反应(PAS)	(+)或颗粒状	(+)~(+++)	细颗粒状(-)/(+)
非特异性酯酶(NSE)	(-)	(-)/(+)	能被 NaF 抑制(+)
碱性磷酸酶(AKP/NAP)	增加	减少/(-)	正常或增加

3. 细胞免疫分型 不同发育和分化阶段的造血细胞会在细胞膜、细胞质或细胞核上表达出相应的蛋白,这些蛋白可作为其身份标识(marker)。因此,利用特异性的单抗进行免疫表型分析可确定白血病细胞的系列归属和分化阶段。在 AML 中,常见的髓系抗原包括:MPO、CD117、CD33、CD13、CD11b、CD14、CD15、CD16、CD64、CD65、血型糖蛋白 A 和 CD41、CD42b 和 CD61 等。从早期的间接荧光法发展到目前的多色流式细胞术,免疫表型分析技术可以根据细胞大小、颗粒、抗原表达特征将细胞分为不同的群体。目前,免疫分型是确诊 AML 的重要手段,也是治疗后疾病监测(如 MRD 监测)的极有价值的工具。

粒系和单核细胞系均起源于共同的祖细胞。因此,髓系祖细胞和单核细胞系祖细胞的抗原表达是相同的。然而,随着细胞进一步分化,两系细胞逐渐出现一系列抗原表达的差异。AML 不同亚型的免疫表型特征见列表 5-1-1-3。

表 5-1-1-3 AML 各亚型的抗原表达

FAB 分型	免疫表型
M0	CD34$^+$,HLA-DR$^+$,MPO$^+$,CD33$^+$,CD13$^+$,CD7$^{-/+}$,TdT$^{-/+}$;需至少表达 1 个髓系抗原,MPO 较 CD13 和 CD33 更敏感
M1	大致与 M0 同,可部分表达 CD15
M2	CD34$^+$,HLA-DR$^+$,MPO$^+$,CD33$^+$,CD13$^+$,CD15$^+$,可伴 CD19 表达
M3	CD34$^{-/+}$,HLA-DR$^-$,MPO 和 CD33 强阳性,CD13 表达程度不一,CD1$^{-/+}$,可共表达 CD2 和 CD9
M4、M5	CD34$^{-/+}$,HLA-DR$^+$,MPO$^{-/+}$,CD33$^+$,CD13$^+$,CD15$^+$,可表达 CD14、CD4、CD11b、CD11c、CD64、CD36 及溶菌酶等单核细胞分化抗原
M6	CD34$^{-/+}$,HLA-DR$^{-/+}$,MPO、CD13、CD33 和 CD117 等可阳性;原始红细胞一般不表达髓系抗原(包括 MPO)和 CD34、HLA-DR,但血型糖蛋白 A 和血红蛋白 A 抗原阳性
M7	CD34$^{-/+}$,HLA-DR$^{-/+}$,MPO$^-$,CD33$^{-/+}$,CD13$^{-/+}$,CD41$^+$,CD61$^+$,原始细胞免疫电镜 PPO 阳性

4. 细胞遗传学　细胞遗传学分析对于 AML 的诊断和预后判断十分重要。约 60% 的 AML 患者存在明显的染色体数量或结构异常，主要包括染色体易位、倒位、插入、不平衡易位、等臂染色体、单体或三体等。常用手段是常规细胞遗传学染色体核型分析，必要时可行荧光原位杂交（FISH）。最常见的染色体异常是 +8、−5、−7、−21、t（8;21）（q22;q22）、t（11q23）和复杂染色体等。其中 t（8;21）（q22;q22）、inv（16）（p13q22）或 t（16;16）（p13;q22）、t（15;17）（q22;q12）、t（9;11）（p22;q23）、t（6;9）（p23;q34）、t（1;22）（p13;q13）和 inv（3）或 t（3;3）（q21;q26）在 WHO（2016）分型中 AML 伴重现性遗传学异常类型。

常规核型分析的灵敏度低，需要对样本进行细胞培养，并且结果受制于中期染色体的质量。典型的染色体易位可以被检测出，而对于不典型易位或隐匿型易位较难检测，需要通过荧光原位杂交（FISH）。FISH 不需要细胞培养或 DNA 提取，具有敏感、特异、高效和重复性好的特点。目前 NCCN 指南建议 AML 患者可用 FISH 检测 t（8;21）inv（16）或 t（16;16）、t（15;17）等进行辅助和鉴别诊断（表 5-1-1-4）。

表 5-1-1-4　2008 年和 2016 年 WHO 中 AML 伴重现性遗传学异常

AML 伴重现性遗传学异常（2008,WHO）	AML 伴重现性遗传学异常（2016,WHO）
AML 伴 t（8;21）（q22;q22.1）;RUNX1-RUNX1T1	AML 伴 t（8;21）（q22;q22.1）;RUNX1-RUNX1T1
AML 伴 inv（16）（p13.1q22）t（16;16）（p13.1;q22）;CBFB-MYH11	AML 伴 inv（16）（p13.1q22）t（16;16）（p13.1;q22）;CBFB-MYH11
APL 伴 t（15;17）（q22;q12）;PML-RARA	APL 伴 PML-RARA
AML 伴 t（9;11）（p22;q23）;MLL-MLLT3	AML t（9;11）（p21.3;q23.3）;MLLT3-KMT2A
AML 伴 t（6;9）（p23;q34）;DEK-NUP214	AML 伴 t（6;9）（p23;q34.1）;DEK-NUP214
AML 伴 inv（3）（q21.3q26.2）t（3;3）（q21.3;q26.2）;GARPNI-EVI1	AML 伴 inv（3）（q21.3q26.2）或 t（3;3）（q21.3;q26.2）;GATA2,MECOM
AML（原始巨核细胞性）伴 t（1;22）（p13;q13）;RBM15-MKL1	AML（原始巨核细胞性）伴 t（1;22）（p13.3;q13.3）;RBM15-MKL1
	AML 伴 BCR-ABL1（暂命名）
AML 伴 NPM1 突变（暂命名）	AML 伴 NPM1 突变
AML 伴 CEBPA 突变（暂命名）	AML 伴 CEBPA 双等位基因突变
	AML 伴 RUNX1（暂命名）

5. 分子遗传学　随着分子生物学检测技术的发展，越来越多的基因突变检测被推荐用于 AML 的临床诊疗过程，指导 AML 的精准化治疗。2006 版 NCCN 指南将 FLT3-ITD 作为推荐检测指标，而 2020 版 NCCN 指南中的推荐检测则包含了 c-KIT、FLT3-ITD、NPM、CEBPA、ASXL1、IDH1-2、IKZF1-3、NRAS、TET1-2、TP53、U2AF1、ZEB2 等。基因突变检测在白血病的临床诊断、治疗、预后评估以及 MRD 监测中发挥着越来越重要的作用。

中国成人 AML（非急性早幼粒细胞白血病）诊疗指南（2021 年版）中也指出：PML-RARα、RUNX1-RUNX1T1、CBFβ-MYH11、MLL 重排、BCR-ABL1、C-kit、FLT3-ITD、NPM1、CEBPA、TP53、RUNX1（AML1）、ASXL1、IDH1、IDH2、DNMT3a 基因突变的相关检查是急性髓系白血病（AML）分型、危险度分层及指导治疗方案的基础（证据等级 1a）。TET2 及 RNA 剪接染色质修饰基因（SF3B1、U2AF1、SRSF2、ZRSR2、EZH2、BCOR、STAG2）等 AML 相关基因突变的检测对于 AML 的预后判断及治疗药物选择也具有一定的指导意义（证据等级 2a）。对于有 CEBPA、RUNX1、DDX41 等基因突变的患者，建议进行体细胞检查以排除胚系易感 AML。

（三）血液生化检查

AML 患者常常伴有血清尿酸和乳酸脱氢酶水平升高，特别在化疗期间，肿瘤溶解会进一步增加尿酸水平，临床常发生高钾血症、高磷血症、高尿酸血症和低钙血症等。尿酸和乳酸脱氢酶在粒-单核和单核细胞白血病中增高更为明显。

六、AML 的诊断、分型和预后分层

（一）AML 的诊断标准

参照 WHO 2016 造血和淋巴组织肿瘤分类标准，外周血或骨髓原始细胞≥20% 是诊断 AML 的必要条件（图 5-1-1-1）。但当患者被证实有克隆性重现性细胞遗传学异常 t(8;21)(q22;q22)、inv(16)(p13q22) 或 t(16;16)(p13;q22) 以及 t(15;17)(q22;q12) 时，即使原始细胞<20%，也应诊断为 AML。

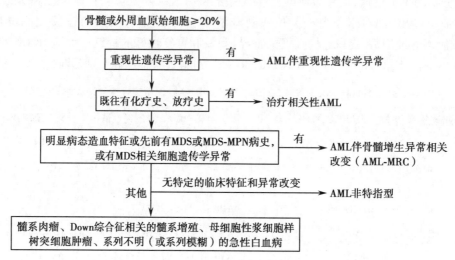

图 5-1-1-1 AML 类型诊断的基本路径

（二）AML 分型

AML 分型目前主要参考法-美-英（FAB）分型和世界卫生组织（WHO）W 分型两个体系，其中 FAB 分型最早根据细胞形态和细胞化学染色进行 AML 分类，将 AML 分为 M0～M7 共 7 大类亚型。其各亚型形态特点见表 5-1-1-5。

表 5-1-1-5 AML 的 FAB 分型

FAB 分型	形态和化学染色特点
M0（急性粒细胞白血病微分化型）	骨髓原始细胞≥30%，无嗜天青颗粒及 Auer 小体，髓过氧化物酶（MPO）及苏丹黑 B 阳性细胞<3%
M1（急性粒细胞白血病未分化型）	原粒细胞（Ⅰ型+Ⅱ型，原粒细胞质中无颗粒为Ⅰ型，出现少颗粒为Ⅱ型）占骨髓非红系有核细胞（NEC，指不包括浆细胞、淋巴细胞、组织嗜碱性细胞、巨噬细胞及所有红系有核细胞的骨髓有核细胞计数）的 90% 以上
M2（急性粒细胞白血病部分分化型）	原粒细胞Ⅰ+Ⅱ型占骨髓 NEC 的 30%～89%，其他粒细胞>10%，单核细胞<20%
M3（急性早幼粒细胞白血病）	骨髓中以颗粒增多的早幼粒细胞为主，此类细胞在 NEC 中≥30%
M4（急性粒-单核细胞白血病）	骨髓中原始细胞占 NEC 的 30% 以上，各阶段粒细胞占 30%～80%，各阶段单核细胞>20%。M4Eo:除上述 M4 型的特点外，嗜酸性粒细胞在 NEC 中>5%
M5（急性单核细胞白血病）	骨髓 NEC 中原单核、幼单核及单核细胞≥80%，原单核细胞≥80% 为 M5a，<80% 为 M5b
M6（急性红白血病）	骨髓有核红细胞≥50%，NEC 中原始细胞（Ⅰ型+Ⅱ型）≥30%
M7（急性巨核细胞白血病）	骨髓中原始巨核细胞≥30%，血小板抗原阳性，血小板过氧化物酶阳性

急性白血病的高度异质性客观上就要求诊断和分型时应该综合考虑细胞形态、免疫表型、细胞遗传学和分子生物学等多方面因素。1995—1997 年，WHO 召集世界各地著名的临床血液学家和病理学家，按照淋巴瘤 REAL 的分型原则，共同制订了包括急性白血病在内的造血和淋巴组织肿瘤的诊断分型标准，并于 2001 年正式发表。后分别于 2008 年和 2016 年进行版本修订，本文参考 2016 年 WHO 版本（表 5-1-1-6）。

表 5-1-1-6　急性髓系白血病 WHO 分型（2016 年）

AML 伴重现性遗传学异常	AML 未分化型
AML 伴 t(8;21)(q22;q22.1);RUNX1-RUNX1T1	AML 部分分化型
AML 伴 inv(16)(p13.1q22) 或 t(16;16)(p13.1;q22);CBFB-MYH11	急性粒单核细胞白血病
	急性单核细胞白血病
APL 伴 PML-RARA	纯红白血病
AML t(9;11)(p21.3;q23.3);MLLT3-KMT2A	急性巨核细胞白血病
AML 伴 t(6;9)(p23;q34.1);DEK-NUP214	急性嗜碱性粒细胞白血病
AML 伴 inv(3)(q21.3q26.2) 或 t(3;3)(q21.3;q26.2);GATA2,MECOM	急性全髓增生伴骨髓纤维化
	髓系肉瘤
AML 伴骨髓增生异常相关改变	唐氏综合征相关的髓系增殖
非特殊类型 AML(AML,NOS)	短暂性异常骨髓增殖(TAM)
AML 微分化型	唐氏综合征相关的髓系白血病

（三）AML 不良预后因素

包括：年龄≥60 岁；此前有 MDS 或 MPN 病史；治疗相关性/继发性 AML；高白细胞(WBC≥100×10^9/L)；合并 CNSL；合并髓外浸润（除外肝、脾、淋巴结受累）。

（四）AML 危险度分级

目前国内主要是参照 NCCN 和 ELN 指南，对 AML 细胞遗传学和分子遗传学的改变进行 AML 遗传学预后分组，具体分组见表 5-1-1-7。

表 5-1-1-7　AML 的预后危险度

预后等级	细胞遗传学	分子遗传学
预后良好组	inv(16)(p13;q22) 或 t(16;16)(p13;q22) t(8;21)(q22;q22)	NPM1 突变但不伴有 FLT3-ITD 突变，或者伴有低等位基因比 FLT3-ITD 突变[a] CEBPA 双突变
预后中等组	正常核型 t(9;11)(22;q23) 其他异常	inv(16)(p13;q22) 或 t(16;16)(p13;q22) 伴有 C-kit 突变[b] t(8;21)(q22;q22) 伴有 C-kit 突变[b] NPM1 野生型但不伴有 FLT3-ITD 突变，或者伴有低等位基因比 FLT3-ITD 突变[a]（不伴有遗传学预后因素） NPM1 突变伴有高等位基因比 FLT3-ITD 突变[a]
预后不良组	单体核型 复杂核型（≥3 种）不伴有 t(8;21)(q22;q22)、inv(16)(p13;q22) 或 t(16;16)(p13;q22) 或 t(15;17)(q22;q12) −5,−7,5q-,−17 或 abn(17p) 11q23 染色体易位，除外 t(9;11) Inv(3)(q21;q26.2) 或 t(3;3)(q21q26.2) t(6;9)(p23;q34) t(9;22)(q34.1;q11.2)	TP53 突变 RUNX1(AML1) 突变[c] ASXL1 突变[c] NPM1 野生型伴高等位基因比 FLT3-ITD 突变[ac]

注：[a] 低等位基因比为<0.5，高等位基因比为≥0.5。如没有进行 FLT3 等位基因比检测，FLT3-ITD 阳性应按照高等位基因比对待。[b] C-kit D816 突变对 t(8;21)(q22;q22)、inv(16)(p13;q22) 或 t(16;16)(p13;q22) 患者预后具有影响，其他的突变位点对预后没有影响，仍归入预后良好组。[c] 这些异常如果发生于预后良好组时，不应作为不良预后标志。单体核型：两个或两个以上常染色体单体，或一个常染色体单体合并至少一个染色体结构异常。

七、AML 鉴别诊断

根据 AML 的临床表现、骨髓细胞形态学以及多参数流式细胞分析,该类疾病往往能够在第一时间得到诊断。对于初诊患者,应尽力获得全面的 MICM 分型资料,以全面评价预后并制定适宜的治疗方案。临床中应注意将 AML 与下述疾病进行区分,尤其应当关注低增生性 AML 的鉴别诊断。

1. 类白血病反应　是一类由感染、肿瘤或烧伤等因素引起的暂时性白细胞增生反应,表现为外周血白细胞计数增高或伴有外周血幼稚白细胞。本病的预后取决于原发疾病的性质,当原发疾病被控制后,血象即恢复正常。

2. 再生障碍性贫血　是一类由体内免疫功能亢进引发的全血细胞减少性疾病,一般不伴有肝、脾、淋巴结肿大;骨髓有核细胞增生低下,原始细胞少见。

3. 骨髓增生异常综合征　是一组起源于造血干细胞,以血细胞病态造血,高风险向急性髓系白血病转化为特征的异质性髓系肿瘤性疾病。骨髓原始细胞小于 20%,一般不伴有脾、淋巴结肿大及其他浸润症状。

4. 传染性单核细胞增多症　是机体单核-巨噬细胞系统增生性疾病,多为急性、自限性病程,以不规则发热、咽峡炎、淋巴结肿大为主要表现,可合并肝脾大、外周淋巴细胞及异型淋巴细胞比例增高。EB 病毒(Epstein-Barr virus,EBV)感染是传染性单核细胞增多症的主要原因。经口亲密接触是其主要的传播途径。

八、AML 的治疗

抗白血病治疗诱导缓解治疗和缓解后治疗(巩固治疗)两个阶段,其治疗方案的选择主要根据患者对治疗的耐受性、遗传学危险度分层及治疗后的 MRD 监测进行动态调整。

初诊不能耐受强烈治疗的患者,经过低强度诱导治疗达完全缓解(CR)后,如果可以耐受强烈化疗,应按照可以耐受强烈化疗的患者进行治疗方案的选择。此外,在进行危险度分层时,除按照遗传学进行危险度分层外,近年还发现 MRD 可以作为 AML 动态分层的参考指标。对于 MRD 持续阳性,或者 MRD 由阴性转为阳性,尤其是巩固治疗完成后 MRD 阳性的患者,虽然遗传学分层属于预后中低危组,仍然建议进行造血干细胞移植。

老年 AML(年龄≥60 岁者),本身作为一种预后不良因素,同时因自身化疗耐受程度差,以及自身干祖细胞特点(自我复制能力弱和基因组高度不稳定特性),其预后不良因素较多,化疗耐药率高。对于老年患者治疗的选择,应根据患者的临床状态、预后因素进行分层,选择合适的治疗方案。具体详见老年白血病章节。本章节主要阐述<60 岁 AML 治疗。

(一) 一般治疗

1. 高白细胞血症　未经治疗的 AML 患者中,约5%~20%存在高白细胞血症(白细胞计数>100×10⁹/L)其并发症如白细胞淤滞、肿瘤溶解综合征和弥散性血管内凝血均可威胁患者生命,需要尽快予以干预。对于高白细胞血症患者,立即予以水化碱化、降尿酸、利尿等对症处理,同时可予以羟基脲(总量 6~10g/d)分次口服,密切监测电解质、肾功能等指标,防止肿瘤溶解综合征的发生。通过机械性分离迅速去除多余的白细胞,如白细胞单采清除术,在众多血液学治疗中心已常规使用。一次白细胞单采术可将白细胞计数降低 10%~70%,其有效性已由数个临床试验证实。然而,上述治疗方法可能无法改善患者的长期预后。

2. 抗感染治疗　AML 患者往往伴有免疫功能降低,同时后期诱导化疗中可出现骨髓抑制表现。超过 80%的血液肿瘤患者在≥1 个疗程化疗后会发生与粒细胞缺乏有关的发热。粒细胞缺乏伴发热患者的临床表现常不典型,感染部位不明显或难以发现,能明确感染部位者占 50% 左右,最常见的感染部位是肺,其后依次为上呼吸道、肛周和血流感染等。部分中心往往会在患者粒细胞缺乏时予以预防性抗生素,但是长期抗生素的使用会造成细菌耐药的发生。然而,一旦患者出现发热(腋温≥38.0℃)、腹泻或其他感染证据,应立即完善影像学、病原学检测,同时予以经验性抗生素治疗。

3. 成分输血　原始细胞可抑制正常造血功能,因此部分患者表现出贫血和出血倾向。为维持血红蛋白水平>70g/L,应予以红细胞输注,对于血小板水平低的患者,也应该予以血小板输注,维持血小板水平在20×10⁹/L 左右,以免增加出血事件的发生率。考虑 AML 患者常伴有免疫抑制,其输注的红细胞悬液和单采血小板都应予以照射,以预防输血相关性移植物抗宿主病(GVHD)的发生。

4. 肿瘤溶解综合征 白血病细胞负荷较高的 AML 患者,在化疗期间,因肿瘤细胞在短时间内大量破坏、细胞内容物释放,可引起高钾、高磷、高尿酸和低钙等肿瘤溶解综合征表现,导致肾损伤、心律失常、抽搐,甚至威胁生命。因此,在临床上需动态监测上述指标的变化,同时加强水化(成人液体量要达到3L/d),同时予以别嘌醇碱化尿液,如果生化或临床指标恶化可增加剂量,或转为拉布立酶治疗。如果上述治疗不能阻止肾功能恶化,或患者出现明显的水过载,或出现高钾、高磷、高尿酸和低钙等表现,则需要血液透析。

5. 其他相关治疗 AML 发病和治疗期间,往往会出现多种脏器功能异常,如低纤维蛋白原血症、肝功能异常、肾功能异常等。临床医生需要积极寻找导致上述异常的原因,必要时停用相关药物,同时予以外源性补充和相关脏器功能保护。

(二)诱导缓解治疗

1. 诱导化疗方案 诱导治疗作为 AML 治疗的第一阶段,目的是通过联合化疗尽可能杀灭白血病细胞,达到骨髓完全缓解状态(CR),为后续的缓解后治疗提供保障。诱导治疗方案的选择取决于多种因素,如患者年龄、有无 MDS 病史和目前有无合并症等。目前国内外公认的标准诱导方案为蒽环类药物联合阿糖胞苷(Ara-c)的"3+7"方案。具体方案为:标准剂量阿糖胞苷(Ara-C)100~200mg/m²,共用 7 天,联合去甲氧柔红霉素(IDA)12mg/m² 或柔红霉素(DNR)60~90mg/m²,共用 3 天。该方案的完全缓解(CR)率可达 70%~80%,故一直作为国内外指南及共识推荐的 AML 初始诱导一线治疗方案。基于循证医学证据,在一定程度上认为含去甲氧柔红霉素方案疗效优于柔红霉素方案。继上述标准方案之后,陆续提出了以下新的治疗方案供临床选择。

中国医学科学院血液病医院探究了高三尖杉酯碱(HHT)和中剂量 Ara-C 的诱导治疗方案,具体方案为:高三尖杉酯碱(HHT)2mg/m²,共用 7d 天,DNR 40mg/m²,共用 3 天,Ara-C 前 4 天为100mg/m²,第 5、6、7 天为 1g/m²,12 小时 1 次。该方案可提高早期缓解率,缩短治疗周期,长期疗效与"3+7"相当。

随着对分子突变的认识和 AML 精准分型的更深入了解,采用适宜的靶向疗法联合减低剂量治疗,为AML 治疗提供了精准治疗方向,在降低化疗不良反应的同时,保证了 AML 早期缓解率。上述药物包括针对 FLT3、IDH1、IDH2 和 BCL-2 等突变的靶向疗法。

其他药物联合诱导治疗方案的探索:包括 IA、DA、MA 及 HA 等联合蒽环类药物组成的方案,如 HHT(或三尖杉酯碱)联合标准剂量 Ara-C 的方案(HA),HAA(HA+阿克拉霉素)以及 HAD(HA+DNR)等。化疗药物推荐使用剂量:标准剂量 Ara-C 100~200mg/m²,共用 7d;IDA10~12mg/m²,共用 3 天;DNR 45~90mg/m²,共用 3 天;米托蒽醌(Mitox)6~10mg/m²,共用 3 天;阿克拉霉素 20mg/d,共用 7 天;HHT 2.0~2.5mg/m²,共用 7 天(或 4mg/m²,共用 3 天)。临床工作中可以参照上述方案,具体药物剂量可根据患者情况调整。对于有严重合并症患者,参照老年不耐受强烈化疗患者的治疗方案。

2. 诱导化疗 检测诱导治疗后恢复期(停化疗后第 21~28 天左右)复查骨髓以评价疗效,根据骨髓情况决定下一步的治疗方案。可以根据骨髓原始细胞残留情况,调整治疗方案。具体方案如下:停化疗后第21~28 天(骨髓恢复)复查骨髓,如骨髓评估为 CR,进入缓解后治疗;未取得 CR 但白血病细胞比例下降超过 60%的患者,可重复原方案 1 个疗程,也可换二线方案;白血病细胞比例下降不足 60%的患者,按诱导治疗失败对待。如患者骨髓增生低下,残留白血病细胞<10%时,等待恢复;残留白血病细胞≥10%时,按治疗失败对待。

3. 主要化疗药物不良反应

(1)柔红霉素为蒽环类抗生素,可抑制拓扑异构酶Ⅱ的活性,通过抑制核酸合成发挥抗肿瘤作用,是AML 诱导和巩固治疗的主要药物。最常见不良反应为骨髓抑制、黏膜炎、恶心和呕吐等胃肠道反应,其中心脏毒性为剂量限制性毒性。右雷佐生可抑制铁-蒽环类药物复合物的心脏毒性,在大剂量使用柔红霉素时可应用于心肌保护。去甲氧柔红霉素(伊达比星)为柔红霉素衍生物,作用机制与柔红霉素类似,但其骨髓抑制等副作用低于柔红霉素,故多用于 AML 治疗中。

（2）阿糖胞苷是一类细胞周期特异性的胞嘧啶核苷类似物,要作用于细胞 S 增殖期的嘧啶类抗代谢药物,通过抑制细胞 DNA 的合成、干扰细胞增殖而发挥作用。作为 AML 诱导和后期强化巩固化疗主要药物,其主要副作用为骨髓抑制和胃肠道反应等。部分患者用药 6~12h 出现发热、肌痛、斑丘疹和结膜炎等"阿糖胞苷综合征"表现,予以糖皮质激素可缓解。同时需关注其神经毒性,如人格障碍、嗜睡、昏迷和共济失调等。

（3）高三尖杉酯碱作为一类从三尖杉植物中萃取的生物碱,早在 20 世纪 70 年代,就被我国医学工作者运用于 AML 中的治疗。其通过引起多聚核糖体分解及新生肽链的释放,抑制蛋白质的合成及延长。主要不良反应为:骨髓抑制,有时出现恶心、呕吐、厌食、口干等。罕见并发症包括心房扑动和心肌损害等。

（4）氟达拉滨属于嘌呤核苷类似物,脱氧胞核苷激酶及其他激酶的作用下成三磷酸化合物,而抑制 DNA 聚合酶的活性,从而阻止 DNA 合成;还可掺入 DNA,干扰 DNA 功能,从而发挥抗肿瘤作用。氟达拉滨常联合阿糖胞苷用于难治、复发性 AML 治疗。大剂量使用可出现不可逆性神经损伤,包括皮质盲、坏死性脑白质病及死亡。骨髓抑制为剂量限制性,但免疫抑制,特别是 T 细胞免疫抑制较为常见,故部分患者发生机会致病菌感染,应注意预防。

特别说明:在 AML 的整个治疗过程中应特别注意化疗药物的心脏毒性问题,注意监测心功能(包括心电图、心肌酶、超声心动图等)。DNR 的最大累积剂量为 $550mg/m^2$。对于活动性或隐匿性心血管疾病、目前或既往接受过纵隔/心脏周围区域的放疗、既往采用其他蒽环类或蒽二酮类药物治疗、同时使用其他抑制心肌收缩功能的药物或具有心脏毒性的药物如曲妥珠单抗等情况,累积剂量一般不超过 $400mg/m^2$。IDA 的最大累积剂量 $290mg/m^2$,Mitox 的最大累积剂量 $160mg/m^2$。计算累积剂量时还应考虑整个治疗周期的持续时间、同类药物(如不同的蒽环类药物)的使用情况。

（三）缓解后治疗

缓解后治疗目的是清除体内残余白血病细胞,争取患者的长期无病生存,甚至临床治愈。缓解后治疗选择可归纳为以下几种:①多疗程大剂量 Ara-c($3g/m^2$,12 小时 1 次,共 6 个剂量);②含中大剂量 Ara-C($1~2g/m^2$)为基础的方案;③造血干细胞移植,含自体造血干细胞移植(auto-HSCT)和异基因造血干细胞移植(allo-HSCT);④维持治疗。缓解后治疗按遗传学预后危险度分层治疗。

1. 预后良好组　对于预后良好组,3~4 个疗程的大剂量 Ara-C(HDAC)单药应为标注巩固方案。具体用药方案:Ara-C($3g/m^2$,12 小时 1 次,共 6 个剂量)。其他缓解后治疗方案:①中大剂量 Ara-C($1~2g/m^2$,12 小时 1 次,共 6 个剂量)为基础的方案:与蒽环/蒽醌类、氟达拉滨等联合应用,2~3 个疗程后行标准剂量化疗。②2~3 个疗程中大剂量 Ara-C 为基础的方案巩固治疗,继而行自体造血干细胞移植。

2. 预后中等组　3~4 个疗程的 HDAC 为基础的巩固治疗或中大剂量 Ara-C($1~2g/m^2$,12 小时 1 次,共 6 个剂量)为基础的方案:与蒽环/蒽醌类等药物联合应用,后行异基因造血干细胞移植;无相关供体者,可选择自体造血干细胞移植。

3. 预后不良组　需尽早行异基因造血干细胞移植。寻找供者期间行 1~2 个疗程的中大剂量 Ara-C 为基础的化疗或标准剂量化疗。

（四）复发、难治性 AML 的治疗

虽然 70%~80% 的成人 AML 患者可以通过首次诱导化疗达到完全缓解(CR),但约 20%~30% 的患者在标准治疗后不能获得 CR,同时约 50% 以上的年轻患者 2 年内最终会复发。复发难治性 AML 患者预后较差,并且目前暂无统一标准的治疗方案。除了临床试验以外,复发难治性 AML 的治疗方案主要包括:挽救性化疗、靶向治疗、免疫治疗和异基因造血干细胞移植(allo-HSCT)。

对于复发难治性 AML,建议完善分子表达谱的检测(包括 *FLT3* 突变、*IDH1* 突变)以帮助患者选择合适的靶向药物。在能够参加临床研究的情况下,均建议复发难治性者 AML 首选参加临床研究。缺乏参与临床研究的条件时,综合考虑患者细胞遗传学、患者个体因素(如年龄、体能状况、合并症、早期治疗方案等)以及患者的治疗意愿。可以参照下述建议进行治疗。

1. 挽救性化疗　方案以包含嘌呤类似物(如氟达拉滨、克拉屈滨)的方案为主,如:CLAG±M/I 方案[克拉屈滨+阿糖胞苷(Ara-C)+粒细胞集落刺激因子(G-CSF)±米托蒽醌(Mito)/去甲氧柔红霉素

(IDA)]、大剂量 Ara-C±蒽环类药物、FLAG 方案±IDA(氟达拉滨+Ara-C+G-CSF±IDA)等,这些方案在很多临床试验中的缓解率达 30%~45%,中位生存期 8~9 个月。

2. 分子靶向治疗 与强化化疗药物相比,小分子抑制剂的毒性更低,因此这类药物可以作为移植前的过渡治疗,并可延长缓解时间,改善患者生活质量。大多数小分子抑制剂正处于临床研究阶段,其中部分,如 BCL-2 抑制剂(维奈克拉),异柠檬酸脱氢酶(*IDH1*)抑制剂(艾伏尼布)和 *FLT3* 抑制剂(吉瑞替尼)等均已获国家药监局获批用于临床。

3. 免疫细胞治疗 免疫治疗是难治、复发性 AML 治疗未来发展的切入点。目前免疫疗法所针对的靶点主要有 CD33、CD47、CD123、CD70、CD27、*FLT3* 等。目前发展比较好的是双特异性抗体,如 CD123-CD3、CD33-CD3 双特异性抗体。另外,CD123、CD38 嵌合抗原受体(CAR)T 细胞疗法以及 CLL1-CD33、CD123-CD33 双靶点 CAR-T 疗法也已研发投入临床试验,目前的临床数据显示疗效显著,未来能够解决一部分患者难治或复发的问题。

(五)造血干细胞移植在 AML 中的应用

1. 自体造血干细胞移植在 AML 中应用 自体造血干细胞移植(auto-HSCT)治疗急性髓系白血病(AML)的临床应用一度出现了下降趋势,但近年不少研究表明 auto-HSCT 仍然是第一次完全缓解(CR1)期高危、中危 AML 及某些特殊类型 AML 患者的重要缓解后治疗手段。auto-HSCT 是 CR1 期 AML 患者有效的缓解后治疗方法之一。欧洲学者回顾性分析 809 例 CR1 期 AML 患者 auto-HSCT 疗效,其 2 年 LFS 率、OS 率分别为 51%、65%。Simancikova 等的研究也得出相似结论。无论是与化疗还是异基因造血干细胞移植(allo-HSCT)相比,auto-HSCT 对部分 AML 患者的治疗仍具有一定价值。目前白消安联合环磷酰胺方案(BuCy)是 AML 患者 auto-HSCT 的标准预处理方案。近年不少学者尝试以抗白血病作用更强的药物替代环磷酰胺组成新的预处理方案,其中比较有前景的是白消安联合大剂量美法仑方案(BuMel)。

患者年龄、危险分层、MRD 状态与 auto-HSCT 疗效密切相关,高龄不是 auto-HSCT 的绝对禁忌证,AML 患者移植前体内和移植物 MRD 阴性是选择进行 auto-HSCT 的决定性指标,可有效预测 auto-HSCT 的疗效。

2. 异基因造血干细胞移植在 AML 中应用

(1)AML 造血干细胞移植适应证:根据 NCCN 指南和 ELN 指南及最新的研究成果,结合我国造血干细胞移植特色,参照"中国异基因造血干细胞移植治疗血液系统疾病专家共识",以下情况予以考虑异基因造血干细胞移植(allo-HSCT)。

1)年龄≤60 岁:①在 CR1 期具有 allo-HSCT 指征:a. 按照 WHO 分层标准处于预后良好组的患者,一般无须在 CR1 期进行 allo-HSCT,可根据强化治疗后微小残留病(MRD)的变化决定是否移植,如 2 个疗程巩固强化后 AML/ETO 下降不足 3log 或在强化治疗后由阴性转为阳性;b. 按照 WHO 分层标准处于预后中危组;c. 按照 WHO 分层标准处于预后高危组;d. 经过 2 个以上疗程达到 CR1;e. 由骨髓增生异常综合征(MDS)转化的 AML 或治疗相关的 AML。②≥CR2 期具有 allo-HSCT 指征:首次血液学复发的 AML 患者,经诱导治疗或挽救性治疗达到 CR2 后,争取尽早进行 allo-HSCT;≥CR3 期的任何类型 AML 患者具有移植指征。③未获得 CR 的 AML:难治及复发性各种类型 AML,如果不能获得 CR,可以进行挽救性 allo-HSCT,均建议在有经验的单位尝试。

2)年龄>60 岁:如果患者疾病符合上述条件,身体状况也符合 allo-HSCT 的条件,建议在有经验的单位进行 allo-HSCT 治疗。

(2)allo-HSCT 预处理方案选择:预处理方案的选择受患者疾病种类、疾病状态、身体状况、移植供者来源等因素的影响。55 岁以下的患者一般选择常规剂量的预处理方案,如经典 TBI/Cy 和改良 BUCY 等清髓预处理方案;年龄大于 55 岁或虽然不足 55 岁但重要脏器功能受损或移植指数大于 3 的患者,可以考虑选择 RIC 方案,如:含氟达拉滨的 FUCY 方案;而具有复发难治的年轻恶性血液病患者可以接受增加强度的预处理方案。增加强度的预处理在一定程度上降低了复发率,但可能带来移植相关死亡率增加,不一定能带来存活的改善;而 RIC 方案提高了耐受性,需要通过免疫抑制剂和细胞治疗降低移植后疾病的复发率,有报道组合方案用于治疗复发难治的恶性血液病,如 FLAMSA(氟达拉滨+安吖啶)续贯 RIC。也可以采用常规预处理方案,移植后通过调节免疫抑制剂或细胞治疗加强移植物抗白血病(GVL)效应。

（六）AML 维持治疗

在部分血液系统恶性肿瘤中（如急性淋巴细胞白血病），维持治疗是标准治疗方案的组成部分。但在急性髓系白血病中，除急性早幼粒细胞白血病外，由于缺乏可安全用于缓解期患者的相对无毒和方便的策略，AML 传统方案（小剂量阿糖胞苷、6-硫嘌呤、甲氨蝶呤、干扰素、白介素-2 等）并不常用。但随着新型靶向药物及免疫药物的出现，AML 维持治疗在近年来引起了高度重视。近几年，去甲基化药物（如阿扎胞苷或地西他滨）、*FLT3* 抑制剂（索拉菲尼、吉瑞替尼）、BCL-2 抑制剂（维奈克拉）等新药在 AML 维持治疗中展现出良好应用前景。但对于维持治疗的最佳药物剂量、最佳药物联合和最佳治疗周期等仍需要多中心随机对照试验（RCT）等进一步探索。

（七）AML 患者 CNSL 的预防和治疗

AML 患者 CNSL 的发生率远低于急性淋巴细胞白血病（ALL），一般不到 3%。参考 NCCN 的意见，在诊断时对无症状的患者不建议行腰椎穿刺（腰穿）检查。有头痛、精神混乱、感觉异常的患者，应先行放射学检查（CT/MRI），排除神经系统出血或肿块。这些症状也可能是由于白细胞淤滞引起，可通过白细胞分离等降低白细胞计数的措施解决。若体征不清楚、无颅内出血的证据，可在纠正出凝血紊乱和血小板支持的情况下行腰椎穿刺。脑脊液中发现白血病细胞者，应在全身化疗的同时鞘注 Ara-C（40~50mg/次）和/或甲氨蝶呤（MTX,5~15mg/次）+地塞米松（5~10mg/次）。鞘注治疗通常每周进行两次，直到细胞学显示没有原始细胞，然后每周进行一次，持续 4~6 次。目前 NCCN 指南不建议对大多数缓解期 AML 患者常规行腰椎穿刺检查，但对单核细胞白血病（M4 或 M5）、混合表型急性白血病（MPAL）或 WBC≥100×10^9/L 的患者除外。具体参见中枢神经系统白血病章节。

目前 CNSL 尚无统一诊断标准。参考 ALL 诊断标准：脑脊液白细胞计数≥0.005×10^9/L（5 个/μL），离心标本证明细胞为原始细胞者，即可诊断 CNSL。流式细胞术检测脑脊液在 CNSL 中的诊断意义尚无一致意见，但出现阳性应按 CNSL 对待。

（八）AML 免疫靶向治疗新进展

尽管目前 AML 治疗目前获得巨大进步，但是进一步改善初治 CR 率，克服缓解后复发，成为 AML 治疗的难点之一。随着对该病免疫治疗的认知和分子生物学研究的深入，使得细胞免疫治疗和分子靶向治疗成为可能。目前细胞免疫疗法治疗 AML 的基础和临床研究已取得不断进展，其中包括免疫检查点相关抗体、新型双特异性单抗、CAR-T、CAR-NK 等细胞免疫治疗，靶基因主要选择 CD33、CD123 及 CLEC12A 等髓系抗原。

1. 细胞免疫治疗

（1）免疫检查点相关抗体：肿瘤细胞表达程序性死亡受体配体（PD-L）1 和 PD-L2，与 T 细胞和自然杀伤（NK）细胞表达的程序性死亡受体 1（PD-1）结合后，对 T 细胞活化产生抑制性信号，进而发生免疫逃逸。免疫检查点抑制剂的开发是肿瘤治疗学的重大突破。

一项采用标准化疗药物阿扎胞苷联合 nivolumab（纳武单抗，PD-1 抑制剂）治疗复发难治（R/R）AML 患者的Ⅱ期研究中，选择 70 例平均接受了两种先前治疗方法的 R/R AML 患者，采用阿扎胞苷 75mg/m²，第 1 天~第 7 天，静脉或皮下注射以及纳武单抗 3mg/kg，第 1、14 天，静脉注射，每 4~6 周。治疗总体反应率为 33%,22% 患者获 CR。这种药物组合疗法对以前没有接受过去甲基化药物（HMA）如阿扎胞苷或地西他滨治疗的患者尤其有效，总体反应率为 52%。

在另一项阿扎胞苷联合 PD-L1 单抗 durvalumab 一线治疗不适合强烈化疗的老年 AML 患者的国际多中心、随机Ⅱ期研究。共入组 AML 组 129 例,A 组 64 例,B 组 65 例。研究方案：A 组为阿扎胞苷 75mg/m² 第 1~7 天,durvalumab 1 500mg 第 1 天,每 4 周一次;B 组为阿扎胞苷 75mg/m² 第 1~7 天。结果显示：A 组和 B 组的中位 OS 时间分别为 13.0 个月和 14.4 个月,中位 PFS 时间分别为 8.1 个月和 7.2 个月。但两个亚组之间差异无统计学意义。

虽然 PD-1/PD-L1 抑制剂的临床研究获得了一些令人鼓舞的结果,但 PD-1/PD-L1 单克隆抗体的临床应用因免疫相关不良事件的频繁发生而受到阻碍。

（2）新型特异性抗体：AML 细胞表面能够表达特异性抗原,这些抗原是免疫治疗的理想靶点,因此能够特异性识别并结合这些抗原的单克隆抗体是免疫治疗的一种重要方法。BiTE 是一种以 T 细胞作为效应细胞的双特异性单链抗体,它具有 2 个抗原结合臂,可以同时和 T 细胞及靶细胞结合,并激活细胞毒 T 细胞杀伤白血病细胞。

(3) CD47 单抗:CD47 是一种跨膜蛋白,它是一种细胞表面糖蛋白分子,属于免疫球蛋白超家族,肿瘤细胞高表达 CD47,通过与巨噬细胞表面的信号调节蛋白 α(SIRPα)结合,释放"别吞噬我"信号,从而防止肿瘤细胞被巨噬细胞吞噬。magrolimab 是首个进入临床研究的人源化 CD47 单克隆抗体,其 Ⅰb 期临床试验数据显示 magrolimab 在联合阿扎胞苷的情况下对急性髓系白血病(AML)患者进行治疗具有良好的效果。22 名 AML 患者中,ORR 达 69%,不良事件率与单药阿扎胞苷类似,耐受性良好。其中联用 magrolimab 与阿扎胞苷对 TP53 突变 AML 患者表现出突出疗效,ORR = 78%,且缓解后 TP53 突变等位基因频率显著降低。

(4) 靶向 CD33 的双特异性抗体:CD33 抗原在大约 90% 的 AML 原始细胞上均有表达,是抗体介导的杀灭作用的目标。AMG330 是一种可结合 CD33 及 CD3 的 BiTE。第 60 届 ASH 年会报道了 AMG330 治疗 R/R AML 的 Ⅰ 期研究结果,共纳入 35 例患者,中位年龄 58(18~80)岁,其中 14 例(40%)接受过移植,在 120μg/d、240μg/d 的目标剂量下观察到 2 例 CR 和 2 例 CRi。2 例 CR 患者在 1 个治疗周期后血细胞计数完全恢复主要治疗不良反应为细胞因子释放综合征(CRS),多数持续时间较短且治疗反应良好。这些数据验证了 BiTE 用于靶向作用 CD33 的前景。

(5) 靶向 CD123 的双特异性抗体:白细胞介素 3(IL-3)受体 α 亚单位 CD123 的过表达见于多种血液恶性肿瘤,包括 AML、母细胞性浆细胞样树突细胞肿瘤(BPDCN)和急性淋巴细胞白血病(ALL)。AML 细胞高表达 CD123 与原发治疗失败和不良预后有关。CD123×CD3 的双特异性抗体 flotetuzumab(FLZ)治疗原发耐药和早期复发的 AML 患者,在可评价的 28 例原发耐药的 AML 患者中,CR 率 32.1%(3 例 CR,3 例 CRh,3 例 CRi)。结果表明 FLZ 在对初次治疗反应率较低的难治患者中出现了临床反应。

(6) 嵌合抗原受体 T 细胞免疫治疗(CAR-T):CAR-T 免疫疗法是近年发展起来的一项恶性肿瘤治疗新技术。尤其是 CD19 CAR-T 治疗 R/R B 淋巴细胞白血病的临床试验,已经取得了显著的进展。近年来,越来越多的研究者将目光投注到采用 CAR-T 治疗 AML 中。近年来,一些肿瘤抗原,如 CD33、CD123、CLL-1、CD70 和 TIM-3,已被探索作为 AML 治疗的潜在靶抗原。部分靶点 CAR-T 已在动物模型和临床试验中显示出有希望的抗肿瘤活性;然而,整体治疗效果仍然受到限制。

2. 分子靶向药物

(1) BCL-2 抑制剂:维奈克拉是口服选择性 BCL-2 抑制剂,2018 年被美国 FDA 批准与阿扎胞苷联合治疗因合并疾病不适合或拒绝接受强诱导化疗或年龄>75 岁的新诊断急性髓系白血病(AML)。2020 年 12 月 2 日,国家药品监督管理局(NMPA)批准维奈克拉联合阿扎胞苷用于治疗因合并疾病不适合接受强诱导化疗或年龄≥75 岁的 AML 成年患者。一项维奈克拉联合阿扎胞苷对比安慰剂联合阿扎胞苷的国际多中心、随机、双盲Ⅲ期临床研究(viale-A,NCT02993523)中,维奈克拉联合阿扎胞苷组和对照组中位 OS 时间分别为 14.7、9.6 个月,中位缓解持续时间分别为 17.5 个月、13.4 个月,CR+CRi 率分别为 66.4%、28.3%。其中分子遗传学 IDH1/2 突变、FLT3 突变、NPM1 突变、TP53 突变亚组中维奈克拉联合阿扎胞苷组和对照组 CR+CRi 率分别为 75.4% 和 10.7%、72.4% 和 36.4%、66.7% 和 23.5%、55.3% 和 0。

(2) FLT3-ITD 抑制剂:FLT3-ITD 突变在成年 AML 患者中的发生率较高,达到 30%,该突变提示预后不良,携带该突变的 AML 患者 CR 率及 OS 时间均明显差于 FLT3-ITD 阴性的患者。目前已被批准的 FLT3-ITD 抑制剂包括米哚妥林、gilteritinib(吉瑞替尼)和 quizartinib(奎扎替尼),其中 crenolanib 正在临床试验中。吉瑞替尼是目前国内唯一获批 FLT3-ITD 抑制剂,用于治疗采用经充分验证的检测方法检测到携带 FLT3 突变的复发性或难治性(治疗耐药)AML 成人患者。基于一项全球多中心开放性随机对照的Ⅲ期临床试验 ADMIRAL 研究,患者分别接受吉瑞替尼(120mg)或挽救性化疗。接受吉瑞替尼治疗能显著延长总生存期(OS:9.3 个月 vs 5.6 个月)。与挽救性化疗相比,吉瑞替尼单药使 FLT3-ITD 突变复发或难治性 AML 患者的总缓解率从 26% 提升至 68%。

(3) IDH 抑制剂:ivosidenib(艾伏尼布)是首个精准靶向异柠檬酸脱氢酶-1(IDH1)突变的口服小分子

抑制剂,也是目前唯一获得 FDA 和 NMPA 批准靶向 *IDH1* 突变的 AML 治疗药物。AG120-C-001 中国桥接研究中,30 例携带 *IDH1* 突变的 R/R AML 患者,主要疗效终点完全缓解和伴部分血液学恢复的完全缓解 (CR+CRh)率为 36.7% (11/30,11 例患者均达到了 CR);中位达 CR+CRh 的时间为 3.68 个月,12 个月的 CR+CRh 的持续缓解率为 90.9%,中位总生存期(OS)为 9.10 个月。

enasidenib 已被批准单药用于复发难治 AML 患者的治疗。在一项 Ⅰ~Ⅱ 期临床试验中,enasidenib 与阿扎胞苷联合治疗不适合强烈化疗的带有 *IDH2* 突变的初治 AML 患者(68 例),并与阿扎胞苷单药组 (33 例)进行对比。联合组 CR 率 59%,阿扎胞苷组为 24%;联合组 ORR 为 68%,而阿扎胞苷组为 42%;反应中位持续时间分别为未达到和 10.2 个月。enasidenib 除单独应用之外,与其他药物的联合,甚至与传统化疗的联合可能会发挥其更大的作用。

(4) 组蛋白去乙酰化酶抑制剂(HDACi):西达本胺是我国自主研发的口服 HDACi,有研究报道 HDACi 与地西他滨联合预激方案治疗复发难治 AML 的 CR 率 62.5% (5/8)。一项 Ⅰ 期临床试验将地西他滨与 HDACivorinostat 联合 FLAG 方案治疗复发难治 AML,目前仍在进行剂量探索阶段,在已经完成治疗的 22 例患者中,8 例患者获得治疗反应(CR+CRi),其中 5 例达到 MRD 转阴。试验中,地西他滨用药 5 天,在 $10mg/m^2$ 剂量阶段,患者耐受性良好,并未出现剂量限制性不良反应。

AML 是一种复杂的异质性疾病,具有多种突变的基因。随着对 AML 相关分子机制的理解的深入,推动开发出多种新型免疫细胞治疗和靶向药物。其中一些具有显著的单药活性,合理地应用这些药物将极大地提高 AML 患者的生存率。

(九) AML 治疗反应和 MRD 监测

近年来 AML 治疗进展很大程度上取决于分子/细胞遗传学危险分层体系和 MRD(minimal residual disease),即微小残留病灶动态评估水平的提升。其中对于 AML 治疗反应的主要参考 NCCN 指南(2020 版),将 AML 治疗反应定义如下。

1. 完全缓解(complete response,CR)

(1) 形态学 CR:①骨髓完全缓解,原始细胞<5%;②三系造血恢复:不依赖输血,中性粒细胞绝对计数(ANC)$>1.0×10^9/L$;血小板$>100×10^9/L$;③没有髓外疾病的残留证据。

(2) 遗传/分子学 CR:在符合形态学缓解的基础上,遗传学/分子学恢复正常(既往有相关异常的患者)。

2. CR 伴血细胞不完全恢复(CRi) PLT$<100×10^9/L$ 和/或 ANC$<1.0×10^9/L$。其他应满足 CR 的标准。总反应率(ORR)= CR+CRi。

3. 部分缓解(partial remission,PR) 在不依赖输血前提下,原始细胞比例降低 50% 以上,达 5%~25%。

4. 复发性 AML 完全缓解(CR)后外周血再次出现白血病细胞或骨髓中原始细胞>5%(除外巩固化疗后骨髓再生等其他原因)或髓外出现白血病细胞浸润。

5. 难治性 AML 包括:经过标准方案治疗 2 个疗程无效的初治病例;CR 后经过巩固强化治疗,12 个月内复发者;12 个月后复发但经过常规化疗无效者;2 次或多次复发者;髓外白血病持续存在者。

MRD(minimal residual disease),即微小残留病灶,是指白血病诱导化疗完全缓解后(包括 HSCT 后)体内仍残留 10^9 以下的白血病细胞,称为"微小残留病"(MRD)。这主要取决于检测方法的敏感性。随着检测方法和技术的改进,检测到最低白血病细胞数值也不断降低。从经典的细胞形态学检测敏感度 10^{-2},随着多色流式细胞仪和聚合酶链反应(polymerase chain reaction,PCR)技术的应用,残留白血病细胞检测的灵敏度达到 10^{-6}~10^{-5},即每 10^5~10^6 正常细胞中含 1 个瘤细胞也能检测出来。然而并不是每一个 AML 患者都有符合定量实时 PCR 的合适标志物,因此有大约 60% 的急性髓性白血病(AML)患者未建立分子可测量残留病(MRD)评估。基于此,目前有学者推荐基于 NGS 的 MRD 可广泛适用于 AML 患者,对复发和生存具有高度预测性,可能有助于完善 AML 患者的移植和移植后管理。值得注意的是,随着对微小残留病灶重视和认知改变,现在 NCCN 指南和欧洲专家共识中 MRD 有时也指 measurable residual disease,即可测量残留病灶。

九、预 后

AML 若不经特殊治疗平均生存期仅 3 个月;随着现代治疗发展,尤其是多化疗药物联合诱导、巩固化疗和造血干细胞移植技术等的不断改善和提升,部分 AML 患者可长期存活,甚至治愈。AML 治疗疗效的改善起自 20 世纪 60 年代末,随着肿瘤治疗新药的不断发现,支持治疗的加强(包括高效抗生素、成分输血和造血生长因子的应用)、白血病生物学特性的认识提高和造血干细胞移植技术的提升(预处理方案的改进、移植相关并发症的处理等),逐步探索出一套以联合用药、大剂量、早期强化和后期造血干细胞移植为主要策略的治疗方法。目前 60 岁以下成人 AML 的初次 CR 率均为 75%~85%,5 年 DFS 约 50% 左右。在 AML 患者中,部分基因突变情况可能更能提示疾病预后,如正常染色体 AML 伴单独 *NPM1* 突变者预后较好;而伴单独 *FLT3* 突变者,预后较差;t(8;21)及 inv(16)AML 患者预后虽然相对较好,但如同时伴有 *KIT* 基因突变则预后较差。化疗 CR 后 MRD 水平持续阳性或先降后升也往往提示预后不良。

（薛胜利 吴德沛）

参考文献

[1] KAUSHANSKY K,LICHTMAN MA,PRCHAL JT,et al. 威廉姆斯血液学[M]. 陈竺,陈赛娟,译. 8 版. 北京:人民卫生出版社,2011.

[2] 葛均波,徐永健,王辰. 内科学[M]. 9 版. 北京:人民卫生出版社,2014.

[3] 张之南,郝玉书,赵永强,等. 血液病学[M]. 2 版. 北京:人民卫生出版社,2013.

[4] ZHENG RS,ZHANG SW,ZENG HM,et al. Cancer incidence and mortality in China,2016[J]. J Natl Cancer Cent,2022,2(1):1-9.

[5] ARBER DA,ORAZI A,HASSERJIAN R,et al. The 2016 revision to the World Health Organization classification of myeloid neoplasms and acute leukemia[J]. Blood,2016,127(20):2391-2405.

[6] 中华医学会血液学分会白血病淋巴瘤学组. 中国成人急性髓系白血病(非急性早幼粒细胞白血病)诊疗指南(2021 年版)[J]. 中华血液学杂志,2021,42(8):617-623.

[7] NCCN clinical practice guidelines in oncology acute myeloid leukemia Version 3. 2020. http://www.nccn.org.

[8] DÖHNER H,ESTEY E,GRIMWADE D,et al. Diagnosis and management of AML in adults:2017 ELN recommendations from an international expert panel[J]. Blood,2017,129(4):424-447.

[9] JIN J,WANG JX,CHEN FF,et al. Homoharringtonine-based induction regimens for patients with de-novo acute myeloid leukaemia:a multicentre,open-label,randomised,controlled phase 3 trial[J]. Lancet Oncol,2013,14(7):599-608.

[10] WEI H,WANG Y,GALE RP,et al. Randomized Trial of Intermediate-dose Cytarabine in Induction and Consolidation Therapy in Adults with Acute Myeloid Leukemia[J]. Clin Cancer Res,2020,26(13):3154-3161.

[11] 米瑞华,陈琳,魏旭东. 急性髓系白血病靶向治疗和免疫治疗新进展[J]. 白血病·淋巴瘤,2020,29(1):9-16.

[12] QIN YZ,JIANG Q,WANG Y,et al. The impact of the combination of KIT mutation and minimal residual disease on outcome in t(8;21):acute myeloid leukemia[J]. Blood Cancer J,2021,11(4):67.

[13] YU SJ,HUANG,WANG Y,et al. Haploidentical transplantation might have superior graft-versus-leukemia effect than HLA-matched sibling transplantation for high-risk acute myeloid leukemia in first complete remission:a prospective multicentre cohort study[J]. Leukemia,2020,34(5):1433-1443.

[14] WANG Y,WU DP,LIU QF,et al. In adults with t(8;21):AML,posttransplant RUNX1/RUNX1T1-based MRD monitoring,rather than c-KIT mutations,allows further risk stratification[J]. Blood,2014,124(12):1880-1886.

[15] HUANG X,ZHU H,CHANG Y,et al. The superiority of haploidentical related stem cell transplantation over chemotherapy alone as postremission treatment for patients with intermediate-or high-risk acute myeloid leukemia in first complete remission[J]. Blood,2012,119(23):5584-5590.

[16] XU L,CHEN H,CHEN J,et al. The consensus on indications,conditioning regimen,and donor selection of allogeneic hematopoietic cell transplantation for hematological diseases in China-recommendations from the Chinese Society of Hematology[J]. J Hematol Oncol,2018,11(1):33.

[17] 中华医学会血液学分会干细胞应用学组. 中国异基因造血干细胞移植治疗血液系统疾病专家共识(Ⅰ)——适应证、

预处理方案及供者选择(2014年版)[J].中华血液学杂志,2014,35(8):775-780.

[18] BYRD JC,MRÓZEK K,DODGE RK,et al. Pretreatment cytogenetic abnormalities are predictive of induction success,cumulative incidence of relapse,and overall survival in adult patients with de novo acute myeloid leukemia:results from Cancer and Leukemia Group B(CALGB 8461)[J]. Blood,2002,100(13):4325-4336.

[19] PETERSDORF SH,KOPECKY KJ,SLOVAK M,et al. A phase 3 study of gemtuzumabozogamicin during induction and post-consolidation therapy in younger patients with acute myeloid leukemia[J]. Blood,2013,121(24):4854-4860.

[20] FERNANDEZ HF,SUN Z,YAO X,et al. Anthracycline dose intensification in acute myeloid leukemia[J]. N Engl J Med,2009,361(13):1249-1259.

[21] BURNETT AK,RUSSELL NH,HILLS RK,et al. A randomized comparison of daunorubicin 90mg/m^2 vs 60mg/m^2 in AML induction:results from the UK NCRI AML17 trial in 1206 patients[J]. Blood,2015,125(25):3878-3885.

[22] SIEVERS EL,LARSON RA,STADTMAUER EA,et al. Efficacy and safety of gemtuzumabozogamicin in patients with CD33-positive acute myeloid leukemia in first relapse[J]. J Clin Oncol,2001,19(13):3244-3254.

[23] FISCHER T,STONE RM,DEANGELO DJ,et al. Phase ⅡB trial of oral Midostaurin(PKC412),the FMS-like tyrosine kinase 3 receptor(FLT3)and multi-targeted kinase inhibitor,in patients with acute myeloid leukemia and high-risk myelodysplastic syndrome with either wild-type or mutated FLT3[J]. J Clin Oncol,2010,28(28):4339-4345.

[24] STONE RM,MANDREKAR SJ,SANFORD BL,et al. Midostaurin plus Chemotherapy for Acute Myeloid Leukemia with a FLT3 Mutation[J]. N Engl J Med,2017,377(5):454-464.

[25] LEE JH,KIM H,JOO YD,et al. Prospective Randomized Comparison of Idarubicin and High-Dose Daunorubicin in Induction Chemotherapy for Newly Diagnosed Acute Myeloid Leukemia[J]. J Clin Oncol,2017,35(24):2754-2763.

[26] BORTHAKUR G,RAVANDI F,PATEL K,et al. Retrospective comparison of survival and responses to Fludarabine,Cytarabine,GCSF(FLAG)in combination with gemtuzumabozogamicin(GO)or Idarubicin(IDA)in patients with newly diagnosed core binding factor(CBF)acute myelogenous leukemia:MD Anderson experience in 174 patients[J]. Am J Hematol,2022,97(11):1427-1434.

[27] CORTES JE,GOLDBERG SL,FELDMAN EJ,et al. Phase Ⅱ,multicenter,randomized trial of CPX-351(cytarabine:daunorubicin)liposome injection versus intensive salvage therapy in adults with first relapse AML[J]. Cancer,2015,121(2):234-242.

[28] WELCH JS,PETTI AA,MILLER CA,et al. TP53 and Decitabine in Acute Myeloid Leukemia and Myelodysplastic Syndromes[J]. N Engl J Med,2016,375(21):2023-2036.

[29] DINARDO CD,PRATZ KW,LETAI A,et al. Safety and preliminary efficacy of venetoclax with decitabine or azacitidine in elderly patients with previously untreated acute myeloid leukaemia:a non-randomised,open-label,phase 1b study[J]. Lancet Oncol,2018,19(2):216-228.

[30] DINARDO CD,JONAS BA,PULLARKAT V,et al. Azacitidine and Venetoclax in Previously Untreated Acute Myeloid Leukemia[J]. N Engl J Med,2020,383(7):617-629.

[31] STEIN EM,DINARDO CD,FATHI AT,et al. Ivosidenib or enasidenib combined with intensive chemotherapy in patients with newly diagnosed AML:a phase 1 study[J]. Blood,2021,137(13):1792-1803.

[32] DiNARDO CD,STEIN EM,DE BOTTON S,et al. Durable Remissions with Ivosidenib in IDH1-Mutated Relapsed or Refractory AML[J]. N Engl J Med,2018,378(25):2386-2398.

[33] JONGEN-LAVRENCIC M,GROB T,HANEKAMP D,et al. Molecular Minimal Residual Disease in Acute Myeloid Leukemia[J]. N Engl J Med,2018,378(13):1189-1199.

[34] IVEY A,HILLS RK,SIMPSON MA,et al. Assessment of Minimal Residual Disease in Standard-Risk AML[J]. N Engl J Med,2016,374(5):422-433.

[35] POLLARD JA,GUEST E,ALONZO TA,et al. GemtuzumabOzogamicin Improves Event-Free Survival and Reduces Relapse in PediatricKMT2A-Rearranged AML:Results From the Phase Ⅲ Children's Oncology Group Trial AAML0531[J]. J Clin Oncol,2021,39(28):3149-3160.

[36] WEI AH,DÖHNER H,POCOCK C,et al. Oral Azacitidine Maintenance Therapy for Acute Myeloid Leukemia in First RemissionJ[J]. N Engl J Med,2020,383(26):2526-2537.

[37] ZEIDAN AM,DEANGELO DJ,PALMER J,et al. Phase 1 study of anti-CD47 monoclonal antibody CC-90002 in patients with relapsed/refractory acute myeloid leukemia and high-risk myelodysplastic syndromes[J]. Ann Hematol,2022,101(3):

557-569.

[38] KOVTUN Y,JONES GE,ADAMS S,et al. A CD123-targeting antibody-drug conjugate,IMGN632,designed to eradicate AML while sparing normal bone marrow cells[J]. Blood Adv,2018,2(8):848-858.

[39] WANG J,CHEN S,XIAO W,et al. CAR-T cells targeting CLL-1 as an approach to treat acute myeloid leukemia[J]. J Hematol Oncol,2018,11(1):7.

[40] KHAWANKY NE,HUGHES A,YU W,et al. Methylating therapy increases anti-CD123 CAR T cell cytotoxicity against acute myeloid leukemia[J]. Nat Commun,2021,12(1):6436.

[41] DAVER N,ALOTAIBI AS,BÜCKLEIN V,et al. T-cell-based immunotherapy of acute myeloid leukemia:current concepts and future developments[J]. Leukemia,2021,35(7):1843-1863.

[42] XUAN L,WANG Y,HUANG F,et al. Sorafenib maintenance in patients with FLT3-ITD acute myeloid leukaemia undergoing allogeneic haematopoietic stem-cell transplantation:an open-label,multicentre,randomised phase 3 trial[J]. Lancet Oncol,2020,21(9):1201-1212.

[43] PRADA-ARISMENDY J,ARROYAVE JC,RÖTHLISBERGER S. Molecular biomarkers in acute myeloid leukemia[J]. Blood Rev,2017,31(1):63-76.

[44] DÖHNER H,WEISDORF DJ,BLOOMFIELD CD,et al. Acute Myeloid Leukemia[J]. N Engl J Med,2015,373(12):1136-1152.

[45] YANG X,WANG J. Precision therapy for acute myeloid leukemia[J]. J Hematol Oncol,2018,11(1):3.

[46] KASSIM AA,SAVANI BN. Hematopoietic stem cell transplantation for acute myeloid leukemia:A review[J]. Hematol Oncol Stem Cell Ther,2017,10(4):245-251.

[47] SCHUURHUIS GJ,HEUSER M,FREEMAN S,et al. Minimal/measurable residual disease in AML:a consensus document from the European LeukemiaNet MRD Working Party[J]. Blood,2018,131(12):1275-1291.

[48] BEYAR-KATZ O,GILL S. Novel Approaches to Acute Myeloid Leukemia Immunotherapy[J]. Clin Cancer Res,2018,24(22):5502-5515.

[49] THOL F,SCHLENK RF,HEUSER M,et al. How I treat refractory and early relapsed acute myeloid leukemia[J]. Blood,2015,126(3):319-327.

[50] AITKEN MJH,RAVANDI FP,PATEL KP,et al. Prognostic and therapeutic implications of measurable residual disease in acute myeloid leukemia[J]. J Hematol Oncol,2021,14(1):137.

[51] HALABURDA K,LABOPIN M,MAILHOL A,et al. Allogeneic stem cell transplantation in second complete remission for core binding factor acute myeloid leukemia:a study from the Acute Leukemia Working Party of the European Society for Blood and Marrow Transplantation[J]. Haematologica,2020,105(6):1723-1730.

[52] BAZINET A,KANTARJIAN HM. Moving towards individualized target-based therapies in acute myeloid leukemia[J]. Ann Oncol,2023,34(2):141-151.

第二节　急性早幼粒细胞白血病

急性早幼粒细胞白血病(acute promyelocytic leukemia,APL),是急性髓系白血病(acute myeloid leukemia,AML)中独具特征的一种亚型,在初发 AML 中占 10%～15%,发病率为 0.23/10 万,相较其他 AML,APL 多发于中青年人,中国平均发病年龄为 44 岁。形态学上,APL 属于法美英(France-America-British,FAB)协作组白血病分型中的 AML-M3 亚型。细胞遗传学上,APL 以 15 号和 17 号染色体平衡易位形成的 *PML/RARα* 融合基因为特征,其蛋白产物导致的细胞分化阻滞和凋亡不足,是 APL 发生的主要分子机制。除 t(15;17)之外,其他变异型染色体易位出现于不到 2% 的 APL 患者。APL 起病初期临床表现凶险,进展迅速,出血倾向明显,容易发生颅内出血等致死性出血,从而引起早期死亡。

20 世纪 70 年代以前,国际上对于 APL 的治疗主要限于以蒽环类药物和阿糖胞苷为主的化学治疗,完全缓解(complete remission,CR)率约为 55%～80%,5 年总体生存(overall survival,OS)率约 35%～45%。20 世纪 80 年代末至 90 年代,上海第二医科大学附属瑞金医院先后将维 A 酸(all-trans retinoic acid,AT-RA)与三氧化二砷(arsenic trioxide,ATO)用于治疗 APL,其疗效显著。随后开展了 ATRA 联合 ATO 双诱导治疗 APL 的临床应用,CR 率达到 94.1%,5 年 OS 达 91.7%。同时,基础研究表明,ATRA 和 ATO 可以

分别作用于 *PML/RAR*α 的 *RAR*α 段和 *PML* 段,诱导细胞分化和凋亡。目前,ATRA 联合 ATO 为基础的方案(又称为"上海方案")已成为 APL 治疗的一线方案,获得国际一致认可,开启了血液肿瘤靶向治疗的先河,使 APL 从高度致命的疾病成为第一种无需造血干细胞移植即可治愈的急性白血病。而口服砷剂的应用则为患者带来更便捷、更经济的选择,使 APL 患者家庭化治疗成为未来的趋势。

通过初治患者的白细胞和血小板计数进行预后分层,再针对性进行分层治疗是当前 APL 治疗的基本理念,这种根据血常规区分低、中、高危患者的方法,简单易行,对于个体化治疗理念下的治疗方案选择及辅助治疗提供了极大便利。而规律的微小残留病(minimal residual disease,MRD)检测,亦是及早发现复发信号的有效手段。然而疾病复发和早期死亡仍是 APL 治疗方面的遗留难题,亟待基于新型生物标志物及新型诊疗技术的优化精准治疗。

一、病因及发病机制

(一) 病因

APL 的病因目前尚未完全清楚,与其他类型的急性白血病相似,可能包括物理、化学、其他基础疾病等因素,但尚未有明确的生物因素(如病毒)或遗传因素报道。

1. 物理因素　接触 X 射线、γ 射线等电离辐射,包括有肿瘤放疗史者。发病率高低往往与电离辐射暴露剂量、时长和年龄等有关。

2. 化学因素　从事密切接触有害化学物质(如苯等)的相关职业;或有肿瘤化疗史,尤其是拓扑异构酶 II 抑制剂或烷化剂类药物;治疗银屑病的药物乙双吗啉被证实与 APL 发病相关。

3. 其他基础疾病因素　可能由其他血液病本身/或治疗后转变而来。另有报道银屑病(即使未接受过乙双吗啉治疗)患者,其并发白血病最常见的类型为 APL。

(二) 发病机制

1. 维 A 酸受体 α(*RAR*α)基因功能异常　它导致细胞分化停滞在早幼粒阶段是 APL 的发病基础。*RAR*α 是核激素受体超家族的一员,与配体结合后能发挥转录调控子的作用。*RAR*α 在 RAR 靶基因启动子区域与称为维 A 酸反应元件(RAREs)的 DNA 反应元件结合,调节靶基因的转录。*RAR*α 与 DNA 的有效结合还需要另一个核激素受体家族,即视黄醇类 X 受体(RXR)的参与,两者形成异二聚体后方能发挥生理功能。*RARs* 和 RXRs 都能传导视黄醇类信号,并且都能被 9-顺式维 A 酸激活;此外,*RARs* 还能被 ATRA 激活。目前被广泛接受的 *RAR*α 的作用模式是一种配体激发的转录因子。在未结合配体的情况下,*RAR*α 能与 DNA 反应元件发生高亲和力结合,通过在配体结合位点的第一个螺旋结构处连接共抑制分子、RAR 和 TR 沉默调节因子(SMRT)和核受体共抑制因子(N-CoR)抑制分化;这些共抑制因子反过来又能募集 HDAC 复合物,使核组蛋白去乙酰化、染色质浓缩,浓缩的染色质无法与转录激活因子以及基础转录结构结合,从而导致 *RAR*α 靶基因沉默。*RAR*α 对 APL 细胞分化停滞起关键作用。大量研究已经证明,维 A 酸通路,尤其是 *RAR*α 在调节髓系分化过程中发挥重要作用。在所有的 APL 亚型中,*RAR*α 的断裂位点总是在同一个区域,使基因的功能区域得以完整地保留,并发挥其与 DNA 结合的功能,这说明 *RAR*α 的调节异常与疾病发生中白血病细胞的分化停滞密切相关。在生理水平的维 A 酸作用下,野生型的 *RAR*α 与共激活分子有更高的亲和力,使维 A 酸反应元件转录激活,促进正常髓系分化;而相同水平的维 A 酸却无法对融合后的 *X-RAR*α 产生同样的效应,后者通过招募核抑制因子、组蛋白去乙酰化酶(HDAC)复合物和 DNA 甲基转移酶,对下游靶基因的维 A 酸反应元件起到转录抑制作用,导致 APL 特征性的分化阻滞。实际上,RA-*RAR*α 途径不只存在于粒细胞分化,它也参与多能造血干细胞向粒系发展促进和调节。

2. *PML/RAR*α 等分子遗传学异常　APL 的产生与染色体间发生交互平衡易位形成相应的融合基因密切相关。这些融合基因都包括 17 号染色体上的 *RAR*α 基因,而其另一部分可以由几条特定染色体上的多种基因构成,统称为 X 基因。在绝大部分 APL 病例中,*RAR*α 与 15 号染色体上的 PML 融合从而形成的 *PML/RAR*α 融合基因,构成了 APL 染色体异常的典型形式,有文献指出,*PML* 和 *RAR*α 基因在细胞周期的很多个阶段都位于造血祖细胞染色质的相邻位置,并且这两个基因断裂区域之间存在着特定的短小结构,这都能解释 *PML/RAR*α 融合基因出现的频繁性。除此之外,2% 的 APL 病例中涉及了 t(11;17)(q23;q12-

21)/*PLZF*,t(5;17)(q35;q12-21)/*NPM*,t(11;17)(q13;q21)/*NuMA* 和 der(17)/*STAT5b* 等基因,甚至有一部分病例表现为正常核型。这些融合基因影响了 *RARα* 基因的正常功能,导致肿瘤的发生。除此之外,在转基因小鼠和基因敲除小鼠中的研究表明,*PML/RARα* 转基因小鼠形成典型的 APL 白血病,而 *PLZF-RARα* 转基因小鼠形成的肿瘤细胞并没有像典型 APL 那样在早幼粒阶段停止分化,其表现出的特征更倾向于慢性粒细胞白血病。但 *PML/RARα* 可能不是 APL 发生的唯一决定因素。APL 的患者一般较少伴有其他染色体异常,其表观遗传学的改变相较于其他类型的白血病也较少,这使人们认为 *X-RARα* 融合基因在 APL 的发生中起决定性作用,并且不需要其他机制的参与。然而动物实验发现,在 *PML/RARα* 转基因小鼠中能够出现典型的 APL 细胞,但疾病的发展需要数周时间,并且仅有融合基因不能完全表现出疾病的全部临床特征。在一些动物模型中需要 *FLT3* 基因突变才能使疾病特征充分表现出来(这一基因突变在其他疾病中也常常合并存在);在 APL 病例中,*FLT3* 突变在 M3v 中出现得更为频繁。这一现象提示了以下几种可能性:①转基因小鼠中的白血病细胞由于种属差异可能与人体内的白血病细胞不完全相同,不排除 *PML/RARα* 在人体中足够发病但在小鼠中受其他内环境因素影响而自限的可能性;②APL 在 *PML/RARα* 之外仍需要伴随其他的遗传学或表观遗传学改变,也就是所谓的"二次打击"才能进展为有临床症状的疾病形式;③一些遗传学或表观遗传学改变对 *PML/RARα* 肿瘤蛋白的翻译后修饰与其在体内发挥的肿瘤效应密切相关。

3. 出凝血异常 在多数急性白血病中,出血是由骨髓衰竭、血小板减少引起,并由化疗和反复感染加重,但在 APL 中,出血的原因则更为复杂。APL 出血性事件以纤维蛋白溶解亢进和弥散性血管内凝血(disseminated intravascular coagulation,DIC)为主要临床特征。在维 A 酸应用之前,有 20% 的患者在疾病初期即死于致命性出血。虽然随着 ATRA+ATO 的应用,APL 的临床疗效和预后有了明显改善,但仍有约 5%~10% 的患者在诱导治疗阶段因出凝血问题发生早期死亡,其中以颅内出血比例最高,其次为肺出血。致死性的出血性事件约有 50% 发生于诱导治疗的第 1 周,积极输注血小板和补充纤维蛋白原等支持治疗并不能完全起到预防出血和挽救生命的作用。虽然现行的治疗已经使 APL 成为预后最好的急性髓系白血病,但早期出血死亡仍然是 APL 治疗中的一个亟须解决的问题。

(1)APL 出血的危险因素主要包括以下几点:①血小板重度减少:几乎所有 APL 患者都有不同程度的血小板减少,回顾性的观察研究表明,血小板计数减少越严重,患者发生出血性事件的可能性越大。②微颗粒亚型:约有 20% 的 APL 不表现为典型的多颗粒细胞,而是以在电子显微镜下才能够观察到的微小颗粒为特点,称为"微颗粒型",即 M3v。该亚型的白细胞数量往往很高,严重的凝血功能异常也较典型的 APL 更多,临床表现也更明显,属于早期出血性死亡的高危人群,尤其是一部分病例中可以发现嗜酸性颗粒和嗜碱性颗粒,这些病例虽然也存在 t(15;17),对 ATRA 的治疗有一定反应,但临床经验发现嗜碱性变异型往往预后极差。③白细胞总数升高:初发高白细胞的患者也是出血的高危人群。高白细胞是 APL 预后不良的独立危险因素。5% 左右的患者因白细胞水平升高而表现出相应的白细胞淤滞临床症状。中枢神经系统和肺部是对白细胞淤滞最为敏感的器官,血管的阻塞、浸润和破坏引起的颅内出血是 APL 出凝血异常最致命的表现,当合并血小板减少和血管内皮功能障碍时,这种情况的发生率则更高。④在 ATRA 时代,诱导治疗阶段发生出血性死亡事件的危险因素还包括:肌酐水平异常,白细胞 $>30\times10^9$/L,临床出现凝血功能障碍表现及纤维蛋白原(fibrinogen,Fg)$<$1g/L。

(2)促使 APL 产生凝血功能异常的机制:最初,人们认为 APL 的凝血功能异常是由白血病早幼粒细胞内的颗粒释放的促凝物质引起血管内凝血造成的。但进一步研究表明,APL 的凝血功能障碍是由 DIC 和纤溶亢进共同引起的,而蛋白 C(PC)及抗凝血酶Ⅲ(AT-Ⅲ)等凝血抑制物水平相对正常能够一定程度上将 APL 相关凝血障碍与经典 DIC 相区别。①促凝物质诱发 DIC,在 APL 凝血功能异常中发挥直接作用。APL 细胞表达两种肿瘤相关促凝物质:组织因子(TF)和肿瘤促凝物质(CP),前者是一种凝血激活物,而针对后者的研究过去主要在实体肿瘤细胞中进行。近年来发现该物质同样存在于白血病细胞中,并且与其他类型的白血病细胞相比,APL 细胞中 CP 的表达水平最高。促凝物质引起血管内凝血,即 DIC 的发生,而 ATRA 能够纠正 TF 和 CP 的高表达,DIC 相关检验指标也随之趋于正常,这些现象也提示了这两种物质是在 APL 的凝血功能紊乱中直接诱发 DIC 的关键物质。②APL 中纤维蛋白溶解显著亢进,包括原发和继发纤溶亢进。最初认为 APL 中的纤溶亢进是 DIC 引起的继发性纤溶亢进,因为存在 D-二聚体升高;但另一方面,u-PA、t-PA 水平升高,纤溶酶原及 α2-抗纤溶酶水平降低则提示存在原发性纤溶亢进,同时 APL 高表达的膜联蛋白Ⅱ也能引起原发性纤溶亢进。膜联蛋白Ⅱ是一种位于细胞表面的凝血相关蛋白,其在 APL 细胞中的表达水平显著高于其他白血病细胞。APL 细胞能通过膜联蛋白Ⅱ激活细胞表面 t-PA 依赖的纤溶酶,而在 ATRA 治疗后,膜联蛋白Ⅱ在转录层面被抑制,从而使纤溶亢进得到一定程度的改善。有研究表明,膜联蛋白Ⅱ在脑血管中的表达水平高于其他组织,这也能解释 APL 患者颅内出血的高发性。③嗜天青颗粒相关蛋白酶活性在 APL 出血中的作用存在争议。APL 细胞胞质嗜天青颗粒中表达的弹性蛋白酶和糜蛋白酶等能够裂解凝血因子及纤维蛋白原,有人认为这是 APL 出血性事件的另一个机制,但这一说法尚未得到公认。④细胞因子在出凝血异常中也发挥一定作用。APL 细胞能够分泌 IL-1β、TNF-α 等细胞因子,通过改变血管内皮细胞的止凝血平衡功能参与急性早幼粒细胞白血病的凝血功能异常。

（3）ATRA 对 APL 出凝血异常的影响:在多数患者中,APL 患者开始使用 ATRA 治疗 1~3 天后,其出血倾向能够快速缓解,这主要是由于 ATRA 能够在上调凝血调节蛋白的同时下调组织因子和肿瘤促凝物质,以及肿瘤细胞表面的膜联蛋白Ⅱ的表达。但仍有不到 10% 的患者,在 ATRA 治疗过程中其出凝血异常无法得到纠正,一部分患者在积极的输血等支持治疗下仍难以挽回生命。

二、临 床 表 现

APL 的常见临床表现主要包括不明原因的出血、贫血、发热、感染。另外高白细胞起病的患者还可有白细胞淤滞综合征,极少数患者还会出现髓外浸润症状。由于 APL 起病急,易发生重要脏器出血,早期死亡率非常高,曾被认为是最凶险的白血病。

（一）出血症状

严重的出血倾向是 APL 主要的临床特点,如皮肤瘀点瘀斑、鼻衄、齿龈出血、月经过多,甚至呼吸道、消化道、颅内出血等。

（二）贫血症状

红细胞和血红蛋白下降,患者可有乏力、食欲不振、头晕、心悸、胸闷、耳鸣等症状,严重者出现心功能不全。

（三）感染症状

因中性粒细胞、淋巴细胞计数下降,患者易出现感染和发热。白血病本身可有肿瘤热,但患者出现高热时往往提示有继发感染。感染的部位常见于口腔、上呼吸道及肺部、皮肤、肛周,严重者可出现败血症、感染性休克。

（四）白细胞淤滞症状

高白细胞起病的患者可有白细胞淤滞综合征,如细胞栓塞引起的头晕头痛、腹痛、呼吸困难、意识障碍等,以及肿瘤溶解综合征,如水肿、急性肾功能不全等。

（五）髓外浸润症状

极少数患者出现初发时髓外浸润,可有粒细胞肉瘤引起的骨膜或皮下结节、骨关节疼痛等。甚至出现中枢神经系统浸润而引起颅高压等症状,轻者表现为头痛、头晕,重者有呕吐、颈项强直,甚至抽搐、昏迷,可能存在视乳头水肿、视网膜出血、脑神经麻痹,需与颅内出血鉴别。

三、诊断和鉴别诊断

（一）APL 的检验诊断

检验诊断是白血病诊断中最为重要的一部分,可以反映最本质的生物学特点,它为血液病的诊断、分型与治疗方案的选择提供强有力的证据。APL 的检验包括常规化验和骨髓检查,前者作为 APL 的快速筛查手段,而后者为 APL 提供确诊依据。

1. 常规化验

（1）血常规:APL 患者外周血白细胞（WBC）计数常为（3~15）×10⁹/L,大多数低于 5×10⁹/L,可伴红细胞和/或血小板(PLT)计数降低。WBC>10×10⁹/L 称为高白细胞血症,约占 20%~25%,此类患者可出现白细胞淤滞、血管栓塞和重要脏器出血等风险,早期死亡率高,治疗风险大,预后差。部分患者可表现为全血细胞降低。外周血涂片分类中常见异常早幼粒细胞,但部分病例(尤其是低白细胞患者)可缺如。

(2) 凝血指标:APL 细胞溶解所释放的促凝物质可诱发凝血异常,表现为 DIC 或原发性纤维蛋白溶解亢进。DIC 时 3P 试验、纤维蛋白降解产物(fibrin degradation products,FDP)和 D-二聚体阳性,Fg 因消耗而降低,但纤维蛋白原降解产物(fibrinogen degradation products,FgDP)为阴性。原发性纤溶亢进时,3P、FDP、D-二聚体均为阴性,但 FgDP 为阳性,伴随 Fg 降低。

(3) 其他血液检查:包括血型,生化,输血前有关传染性病原学检查等。

2. 骨髓检查 APL 的确诊需要通过骨髓穿刺术,取骨髓样本进行细胞形态学和组织化学、免疫学、细胞遗传学和分子生物学(即 MICM)分型,这令诊断更为科学、有效和客观,不仅极大提高了诊断准确性,还有助于指导治疗、判断预后、监测 MRD。

(1) 细胞形态学和组织化学:骨髓涂片是诊断急性白血病必不可少的依据。特点为迅速便捷,可以确诊 85%~90% 左右的 APL。由于各型急性白血病的原始、幼稚细胞有时根据形态学尚难以鉴别,因此需同时做细胞化学染色。APL 骨髓象中以异常早幼粒细胞为主,占有核细胞的 30%~90% 左右。按照细胞形态的不同,FAB 分型又将其分为 M3 和 M3v 两类(即 M3a 和 M3b)。M3 约占 APL 的 75%~80% 左右。与正常的早幼粒细胞不同,此类白血病细胞常呈椭圆形,大小不一,胞质丰富,其中充满大量粗大深染、密集甚至融合的嗜天青颗粒,可覆盖在细胞核上;胞质中常有 Auer 小体,数量多时可成捆,称为"柴捆状"。核形不规则,呈分叶状或折叠,染色质粗细不等,核仁常被嗜苯胺蓝颗粒所覆盖而辨识不清。核往往偏于一侧,另一侧胞质中则充满异常颗粒。M3v 即变异性细颗粒型,此类细胞胞质中颗粒较为细小密集,有时甚至呈灰尘样或无明显颗粒,胞质有不同程度嗜碱性;核染色质细致,核型不规则或呈肾形,可有扭曲、凹陷及分叶状,形态上易与幼稚的单核细胞相混淆,但两者的细胞化学染色特点不同。异常早幼粒细胞过氧化物酶(peroxidase,POX)和苏丹黑(sudan black B,SBB)染色均呈强阳性或阳性反应,其中 M3 型的 POX 阳性积分又高于 M3v 型,非特异性脂酶(NSE)染色为阳性,但不能被氟化钠抑制,中性粒细胞碱性磷酸酶(NAP)积分明显降低。

(2) 免疫表型:免疫表型分析即采用活细胞三色免疫荧光法标记受检者骨髓或外周血细胞,利用流式细胞仪对细胞表面抗原进行检测。目前普遍认为 CD34⁺ 细胞群代表造血干细胞与祖细胞。在髓系细胞的发育过程中,细胞的免疫表型发生相应的改变,CD34 在由干细胞定向髓系祖细胞以后逐渐减弱,直至消失,期间 HLA-DR 表达逐渐增强,并在定向髓系祖细胞的晚期逐渐消失,并出现各系列特异性抗原,形成粒单核系、红系和巨核系不同的髓细胞免疫表型。MPO、CD33、CD13、CDw65、CD64、CD15、CD11b 都是粒单系细胞的特异性抗原。CD15 主要表达于早幼粒细胞及其以后各期的成熟细胞,而 CD34 与 HLA-DR 在早幼粒细胞阶段消失。APL 细胞的典型表型为:表达 CD13、CD33、CD117 和 MPO,部分表达 CD15s、CD68、CD9,不表达或弱表达 CD34、HLA-DR、CD11b、CD14、CD64、CD56。在 ATRA 诱导治疗过程中,流式细胞技术还可以捕捉表达逐渐增强的 CD45RO 和 CD11b,这是粒细胞的分化成熟的标志。但它对各 AML 亚型的鉴别仍有局限性,目前只有 M0、M6、M7 可通过表型确诊。对 APL 而言,免疫表型分析虽只能作为辅助确诊手段,但可以帮助我们从造血干细胞克隆进化过程中分化抗原表达的角度来认识异常早幼粒细胞的克隆源性及分化阶段。值得说明的是,虽然流式细胞术在 AML 的 MRD 监测上发挥重要作用,但对于 APL 的 MRD 敏感性显著小于分子生物学检测,因此不建议单纯采用流式细胞术对 APL 进行 MRD 监测。

(3) 细胞遗传学:目前检查技术主要有染色体核型分析、荧光原位杂交(fluorescence in situ hybridization,FISH),前者可发现附加染色体异常,后者可快速报告,利于尽早治疗。常规细胞遗传学分析是先进行骨髓培养、染色体制备,而后进行显带核型分析,参照《人类细胞遗传学国际命名体制(ISCN)1985》有关规定,进行分析及描述照相。此法检查存在诸多不足之处:部分 APL 初发时即为正常染色体核型,无法辨别肿瘤细胞;检测仅分析少数细胞,且必须是分裂期细胞,其相对敏感性仅 1%;染色体形态短小,常常显带不清,使得一些结构复杂或细小的改变难以准确识别,且难于发现小于 5MB 的染色 DNA 结构和数目的畸变。FISH是细胞遗传学方法中的特殊组成部分。曾被证实有通过定期检测可以动态地观察体内白血病细胞负荷的消长,可预测白血病复发,具有直观、准确且不受染色体质量影响的优点。缺点是灵敏度较低,且方法复杂,其实用性有待优化。

典型的APL表现为17号染色体长臂近侧端(在中间部位)明显缺失并伴有15号染色体异常,形成平衡易位t(15;17)(q22;q21)。5%的患者具有不典型易位,如t(11;17)、t(5;17)、17q21等。5%的APL患者核型正常。常规染色体检测还可发现除t(15;17)以外的附加染色体异常。通过大量病例的研究发现,除了t(15;17)外,APL克隆性染色体附加异常的发生率可高达29%~43%,三体8(+8)是最常见的附加染色体异常,其次为ider(17q),其他附加异常相对少见,如del(9q)、del(7q)、del(17p)等,但附加染色体异常对APL的预后价值仍有争议。

(4)分子生物学:分子生物学检查技术主要为反转录-聚合酶链反应(reverse transcription-polymerase chain reaction,RT-PCR,可用于定性检测)及实时定量聚合酶链反应(real-time quantitative-polymerase chain reaction,RQ-PCR,可用于定量检测)。传统的RT-PCR的检测是行琼脂糖电泳或聚丙烯酰胺电泳,用阳性及阴性对照判断产物是否为特异性产物条带。此方法简便易行,价格相对低廉,灵敏度进一步提高,可达百万分之一,但易污染、需时长且不能定量。RQ-PCR目前应用最广泛的是TaqMan技术,是依据目的基因设计能与扩增产物特异性杂交。PCR扩增时,引物与特异探针同时结合到模板上,探针结合的位置位于上下游引物之间。当扩增延伸到探针结合的位置时,聚合酶将探针水解,释放荧光基团并发出荧光,并实时监测整个PCR进程,最后通过标准曲线对未知模板进行定量分析。此外还开发了SYBR Green染料法、双杂交探针(荧光谐振能量传递)技术、分子信标技术等RQ-PCR技术。我们主要关注如下基因变化。

1)*PML/RARα*融合基因:98%以上的APL患者存在着PML/RARα融合基因。位于15号染色体上的早幼粒细胞白血病基因(promyelocytic leukemia,*PML*)和17号染色体上的维A酸受体基因α(retinoic acid receptor α,*RARα*)发生基因重排,形成*PML/RARα*融合基因,导致APL的发生。*RARα*的断裂点恒定在AB外显子之间的内含子处,保留了DNA结合区(C区)和配体结合区(E区);*PML*的断裂点集中在三个断点密集区(breakpoint concentration region,*bcr*),大多数断裂点位于bcr1和bcr3,极少数位于bcr2,形成了3种不同的融合转录本,分别对应为L型、S型和V型。L型、S型皆对ATRA治疗反应好,但有结果表明S型的白细胞总数明显高于L型,且较易早期发生DIC和/或颅内出血,且无复发生存(disease-free survival,DFS)低,可作为独立的预后危险因素。而V型对ATRA敏感性差,且常伴其他细胞遗传学异常,预后最差。

检测*PML/RARα*融合基因是诊断APL的最特异、敏感的方法之一,也是APL治疗方案选择、疗效分析、预后分析和复发监测最可靠的指标。RQ-PCR可检出99%的典型APL患者的*PML/RARα*融合基因,但仍有1%的APL患者可出现假阴性。

2)其他类型融合基因:另有2%不到的APL患者具有*PLZF-RARα*、*NuMA-RARα*、*NPM-RARα*、*STAT5b-RARα*、*F1P1L1-RARα*、*PRKAR1A-RARα*、*BCOR-RARα*等分子生物学改变。变异型融合基因对ATRA和/或传统化疗呈现不同程度的耐药,反应均较差或无效,临床预后凶险。

3)基因突变:*FLT3*基因在部分APL患者中可伴有串联重复(ITD)或活化环835位(TKD)突变,这在APL中亦较常见,发生率约30%~40%。目前研究认为,*FLT3-ITD*的存在与初治白细胞高,细颗粒型细胞短型融合基因相关。在非APL的AML中,*FLT3*突变提示预后不良,但其与APL预后的相关性仍有争议,尤其是砷剂的普遍应用,或可弥补原本*FLT3-ITD*的不良预后。

与*FLT3*相比,在非APL的AML中常见的突变,如*NPM1*、*KIT*、*CEBPA*、*NRAS/KRAS*、*TET2*、*RUNX2*、*TP53*、*DNMT3A*、*IDH1/IDH2*、*WT1*、*PTPN11*、*JAK1/JAK2*等,在APL中发生率很低,除少数基因正在探讨中外,尚未有有力证据提示与预后明显相关。

细胞遗传学和分子生物学相互补充,成为确诊APL必不可少的条件之一,尤其是很多形态学并不完全符合M3的APL,均通过染色体和基因检测得到了确诊。为进一步探讨附加染色体异常和基因突变对APL患者预后的影响,需积累更丰富的临床资料,同时不断利用新的检测方法,更多地发现APL细胞中的复杂细胞遗传学和分子生物学异常,探究复发难治APL的机制,从而找到不同APL相应的治疗靶点,使治疗方案更加个体化、规范化。

3. 影像学检查 APL 患者出血风险极大,入院后检查首选床旁进行,尤其高危患者尽量减少搬运。患者怀疑存在心脏基础疾病时可行心电图和超声心动图,评估患者胸部病变建议行床旁胸片,B 超或 CT 检查仅限于必要时。需要特别提及的是,当存在髓外病变如髓外肉瘤时,PET-CT、CT 及 B 超可协助髓外病变的诊断。

4. 病理检查 同实体肿瘤不同的是,APL 骨髓活检较骨髓液 MICM 检查并未发挥更多的诊断价值,并且,临床疑似 APL 的患者,凝血功能较差,应避免骨髓活检造成的医源性出血。当然,极少部分患者会存在髓外浸润情况,甚至有些髓外复发的 APL 患者,其血常规及 DIC 无特征性提示,无骨髓象的改变,此时在明确出血风险较小的情况下,可行髓外病灶的活检协助明确病理诊断。

(二) APL 的诊断标准

1. FAB 分型为 AML-M3。

2. WHO 2016 年分型为伴重现性遗传学异常急性髓系白血病亚型下的 APL 伴 *PML/RARα* 阳性。2016 年 WHO 急性髓系白血病分型标准,将原始+异常早幼粒细胞 ≥20% 作为 APL 的细胞形态学诊断标准,同时将免疫学-细胞遗传学-分子生物学特征纳入,形成了 MICM 分型。对于 APL 而言,即使细胞形态学上原始+异常早幼粒细胞未达 20%,但如有 APL 的重现性细胞遗传学或分子生物学异常,仍可诊断为 APL。

3. t(15;17) APL 的诊断标准 *PML/RARα* 融合基因阳性或染色体/FISH 证实 t(15;17) 时可确诊。

4. 变异型 APL 的诊断标准 具有 APL 的临床特征及细胞形态学表现,细胞遗传学或分子生物学检测发现 t(11;17)(q23;q12)/*PLZF-RARα*、t(5;17)(q35;q12)/*NPM-RARα*、t(11;17)(q13;q21)/*NuMA-RARα*、der(17)/*STAT5b-RARα*、t(17;17)(q24;q12)/*PRKAR1A-RARα*、t(4;17)(q12;q21)/*FIP1L1-RARα*、t(X;17)(p11;q21)/*BCOR-RARα*、t(2;17)(q32;q21)/*OBFC2A-RARα*、t(3;17)(q26;q21)/*TBLR1-RARα*、t(7;17)(q11;q21)/*GTF2I-RARα*、t(1;17)(q42;q21)/*IRF2BP2-RARα*、t(17;17)(q21;q12)/*STAT3-RARα*、t(3;17)(q26;q21)/*FNDC3B-RARα*、t(3;14;17)(q12;q11;q21)/*TFG-RARα*,以及其他 *X-RARα* 融合基因。

(三) APL 的预后分层

APL 在国际上目前统一采用的是 Sanz 分层评估标准,是由西班牙血液学家 Sanz 在 2000 年提出的,这是基于 ATRA 联合化疗作为一线治疗模式下,采用初治患者的 WBC 和 PLT 计数进行的预后危险分层。

低危:WBC≤$10×10^9$/L,PLT>$40×10^9$/L。

中危:WBC≤$10×10^9$/L,PLT≤$40×10^9$/L。

高危:WBC>$10×10^9$/L。

高危患者的早期死亡和复发风险均明显高于低中危患者,故根据不同的预后分层,临床医生会拟定不同的治疗方案,并在诱导治疗中严密监测临床指标及体征变化,避免早期死亡的发生。

早期死亡(early death,ED)即治疗开始 30 天内死亡。目前研究表明,初发时高白细胞计数(即 Sanz 分层高危组)是 ED 的独立危险因素,但仍不能很好地预测 ED 的发生,文献报道的其他常见危险因素包括以下几个层面:临床指标、免疫表型、细胞遗传学和分子生物学。临床指标方面,研究认为血小板及纤维蛋白原减少,外周血原始细胞比例增高,ECOG 评分较高,凝血时间延长,肌酐和乳酸脱氢酶增高是早期死亡的危险因素。而表达 CD2、CD34、CD56,*PML/RARα* 融合基因 bcr3 型,以及某些表观修饰基因的改变,同早期死亡的关联亦非常密切,*FLT3-ITD* 目前被认为同白细胞增多有关,但单独突变同早期死亡的关系尚有争议。

(四) 系统评估

1. 血液系统评估 每日查血常规、凝血指标。通过患者症状、化验结果,并结合非手术患者静脉血栓栓塞症风险评估表评估出血、DIC 及血栓栓塞风险。必要时行 B 超、CT 等评估内脏出血或血栓栓塞情况。患者绝对卧床,避免情绪激动、用力解便。

2. 感染及呼吸系统评估 根据热型评估感染情况,监测体温、血常规、C 反应蛋白、降钙素原,必要时行病原学检查,包括血培养、痰培养、中段尿培养等及药物敏感性试验,以及真菌及病毒感染的相关检查,如 1,3-β-D 葡聚糖、半乳甘露聚糖、病毒抗体或 DNR/RNA 定量等。治疗过程中如有较长时间的骨髓抑制和广谱抗生素的使用,需要密切防治耐药菌及真菌感染。APL 患者的感染部位主要为呼吸道及肺部感染,怀疑肺部感染时,行胸部 CT 明确感染部位,存在胸腔积液的患者,因血小板及纤维蛋白原较低,故尽量采取严密观察,对症治疗,避免置管。

3. 神经系统评估 患者出现头痛、剧烈呕吐、视物模糊、口角歪斜、饮水呛咳、声音嘶哑、口齿不清、偏瘫,甚至意识不清、癫痫发作等症状时,应行神经系统相关体征检查,如病理征等。若考虑脑出血及蛛网膜下腔出血的可能,须在告知患者及家属外出检查风险并取得其同意的前提下查头颅 CT,明确颅内病变情况。

4. 心脏评估 治疗前完善心电图检查,有条件者完善心脏超声检查,老年患者可持续监测脑钠肽水平。如心电图 QTc 间期明显延长(>450ms),则减量或暂时避免使用砷剂,并完善电解质检查,纠正低钾低镁等电解质紊乱。有心脏基础疾病,包括心功能不全或心律失常的患者,应减少或避免使用蒽环类细胞毒药物。

5. 消化及泌尿系统评估 完善肝肾功能检查,若肝酶升高,则慎用砷剂,避免加重肝脏损害,可在保肝治疗肝功能恢复后加用砷剂。高白细胞血症或大量血尿的患者可能出现急性肾功能不全,少尿、无尿及肌酐进行性升高,需充分评估血液透析的必要性和出血风险之间的平衡,尽可能采用保守治疗。

（五）鉴别诊断

根据 MICM 分型,尤其是细胞遗传学和分子生物学技术的广泛应用,绝大多数 APL 的诊断并不困难,但在检测技术受限地区或对于少数不典型 APL 患者,仍要与以下疾病鉴别:

1. 类白血病反应 表现为外周血白细胞增多,血涂片可见中、晚幼粒细胞;骨髓粒系左移,有时原始细胞增多。但类白血病反应多有原发病(如感染等),血液学异常指标随原发病的好转而恢复。

2. 骨髓增生异常综合征 表现为血细胞减少(尤其是白细胞减少)的 APL 患者需与骨髓增生异常综合征相鉴别。骨髓增生异常综合征原始细胞小于 20%,一般没有脾、淋巴结肿大及其他浸润症状,出血症状也较 APL 程度轻。

3. 再生障碍性贫血 表现为全血细胞减少,亦可有出血症状,骨髓增生减低的患者需与该病鉴别。该病原始细胞少见,无肝脾大。

4. 其他原因引起的白细胞异常 EB 病毒感染如传染性单核细胞增多症,百日咳、传染性淋巴细胞增多症、风疹等病毒感染时及幼年特发性关节炎,也可表现为发热、脾淋巴结腺体肿大或全血细胞减少。但此类疾病病程短呈良性经过,骨髓象原始幼稚细胞均不增多。

四、APL 的治疗

APL 的治疗原则:①早期干预,临床高度疑似 APL 时,即应给予 ATRA 口服,降低患者出血风险和早期死亡率。②靶向联合,以 ATRA 和砷剂靶向治疗为主、加或不加化疗的联合治疗是目前 APL 治疗的主要手段。③分层治疗,对低、中、高危 APL 患者采用不同强度或周期的治疗方案,保证疗效的同时减少毒副作用。④分子缓解,通过持续监测 MRD 明确分子学缓解(molecular complete remission,mCR)状态,以期达到治愈目标。该病通常无需造血干细胞移植。

APL 的主要治疗措施:①ATRA 和砷剂靶向治疗为主,加或不加化疗的诱导、巩固、维持三阶段治疗,达到 mCR。②诱导期尽早 ATRA 干预,同时积极输注血制品、防治感染、预防分化综合征等支持治疗,避免早期死亡。③高危患者诱导缓解后进行鞘内注射,预防中枢神经系统白血病(CNSL)。④复发患者采用含砷剂的挽救治疗,后根据是否再次获得 mCR 选择自体或异基因造血干细胞移植。

（一）诱导治疗

1. 低/中危组(诱导前外周血 WBC≤10×10⁹/L) 包括 3 种治疗方案可选:①ATRA+ATO 或口服砷剂(首选);②ATRA+ATO 或口服砷剂+蒽环类或蒽醌类药物;③ATRA+柔红霉素(DNR)或去甲氧柔红霉素(IDA)(砷剂不耐受或无砷剂药品时)。

选择以 ATRA+砷剂为基础的去化疗方案时,需密切监测患者白细胞计数。治疗前 WBC(4~10)×10⁹/L,

予以羟基脲1.0g,每日3次,口服,应用天数按白细胞计数而定;如治疗前WBC<4×10^9/L,待治疗中WBC>4×10^9/L时加羟基脲1.0g,每日3次,口服,应用天数按白细胞计数而定;治疗中WBC>10×10^9/L时,酌情加用蒽环类药物或阿糖胞苷(Ara-C)。

2. 高危组(诱导前外周血WBC>10×10^9/L) ①ATRA+ATO或口服砷剂+蒽环类药物;②ATRA+蒽环类药物±Ara-C(砷剂不耐受或无砷剂药品时)。

药物使用剂量(根据患者具体情况适当调整):ATRA 25mg/(m^2·d)口服至CR;ATO 0.16mg/(kg·d)静脉滴注至CR;或口服砷剂——复方黄黛片60mg/(kg·d)口服至CR,总计约1个月;DNR 45mg/(m^2·d)静脉注射,第1~3天(或第2、4、6或第8天);IDA 8mg/(m^2·d)静脉注射,第1~3天(或第2、4、6或第8天);Ara-C 150mg/(m^2·d)静脉注射,第1~7天。

诱导阶段评估:诱导治疗后较早行骨髓评价可能不能反映实际情况,一般在第4~6周、血细胞计数恢复后进行骨髓评价。此时细胞遗传学一般正常,而*PML/RARα*或发病时相应异常基因转录本在多数患者仍为阳性。CR标准同其他AML。

（二）巩固治疗

1. ATRA+砷剂达到CR者,一般仍继续采用ATRA+砷剂为主的巩固治疗:①低/中危组:ATRA×14d,间歇14d,为1个疗程,共7个疗程;ATO或口服砷剂×28d,间歇28d,为1个疗程,共4个疗程;总计约7个月。或者,ATRA×14d+ATO或口服砷剂×28d,共巩固治疗2~3个疗程。②高危组:ATRA+ATO或口服砷剂×28d,巩固2疗程。或者,ATRA+ATO或口服砷剂×14d,共巩固治疗3个疗程,其中前2疗程加蒽环类药物×3d。

ATRA、ATO、口服砷剂、蒽环类药物日剂量均同诱导期。

2. ATRA+化疗达到CR者,一般为砷剂不耐受或无砷剂药品,巩固治疗中继续采用化疗为主的方案,低中危组2~3个疗程,高危组3个疗程,可选方案包括:①HA方案:高三尖杉酯碱(HHT)2mg/(m^2·d),第1~7天;Ara-C 100mg/(m^2·d),第1~5天。②MA方案:米托蒽醌(MIT)6~8mg/(m^2·d),第1~3天;Ara-C 100mg/(m^2·d),第1~5天。③DA方案:DNR 40mg/(m^2·d),第1~3天;Ara-C 100mg/(m^2·d),第1~5天。④IA方案:IDA 8mg/(m^2·d),第1~3天;Ara-C 100mg/(m^2·d),第1~5天。

巩固治疗结束评估:进行骨髓融合基因的定性或定量PCR检测,融合基因阴性者即达到分子学缓解(mCR)进入维持治疗;融合基因阳性者4周内复查,复查阴性者进入维持治疗;复查阳性者按复发处理。

（三）维持治疗

1. 含砷剂的诱导、巩固治疗者,一般采用ATRA+砷剂的维持治疗,每3个月为1个周期:ATRA×14d,间歇14d(第1个月);ATO或口服砷剂×14d,间歇14d(第2个月);ATO或口服砷剂×14d,间歇14d(第3个月)。ATRA、ATO、口服砷剂药物日剂量均同诱导期。

低/中危组可用或不用,用者完成3个循环周期(为期9个月);高危组完成5个循环周期(为期15个月)。如仅诱导治疗采用含砷剂的方案,而巩固治疗中未使用砷剂,可增加维持治疗至8个周期(为期2年)。

2. 如患者砷剂不耐受或无砷剂药品时,采用ATRA+小剂量化疗的维持治疗,每3个月为1个周期:ATRA 25mg/(m^2·d),第1~14天;6-巯基嘌呤(6-MP)50~90mg/(m^2·d),第15~90天;甲氨蝶呤(MTX)5~15mg/m^2,每周1次,共11次。共8个周期,维持治疗期总计约2年。

维持治疗期间评估:每月复查血细胞计数及分类,异常者1周后复查,确定为血常规异常后立即行骨髓穿刺检查。建议采用定量PCR监测*PML/RARα*转录本水平。治疗期间建议2~3个月进行一次分子层面反应评估,持续监测2年。融合基因持续阴性者继续维持治疗,阳性者4周内复查。复查阴性者继续维持治疗,阳性者按复发处理。

（四）支持和其他治疗

1. 成分输血 适用于Hb<80g/L、PLT<30×10^9/L或有活动性出血的患者,分别输浓缩红细胞和单采血小板,维持PLT≥(30~50)×10^9/L,若存在DIC倾向则PLT<50×10^9/L即应输注血小板。有心功能不全者可放宽输血指征。对于凝血功能异常的患者,输注相应血液制品。纤维蛋白原<1.5g/L时,输新鲜冷

冻血浆或浓缩纤维蛋白原、冷沉淀，维持 Fg>1.5g/L，PT 和 APTT 值接近正常。每日监测 DIC 直至凝血功能正常。如有凝血纤溶异常应快速给予 ATRA。如有器官大出血，可应用重组人凝血因子Ⅶa。如血小板计数及纤维蛋白原明显低下、存在严重出血倾向时，建议在输注相应血制品后再行 PICC 置管等必要的有创操作。

2. 高白细胞 APL 患者的治疗一般不推荐白细胞分离术。可给予水化及化疗药物。

3. APL 分化综合征 临床表现为以下 7 个表现：不明原因发热、呼吸困难、胸腔或心包积液、肺部浸润、肾衰竭、低血压、体重增加 5kg，符合 2~3 个者属于轻度分化综合征，符合 4 个或更多个者属于重度分化综合征。分化综合征的发生通常与初诊或复发时 WBC>10×10⁹/L 并持续增长有关，应考虑停用 ATRA 和/或砷剂，或者减量，并密切关注容量负荷和肺功能状态，尽早使用地塞米松（10mg，1~2 次/d，应用 2 周以上）直至低氧血症解除。

4. 防治感染 发热患者建议立即进行病原微生物培养并使用抗菌药物，可选用头孢类（或青霉素类）±氨基糖苷类抗感染治疗；3 天后发热不缓解者，可考虑更换碳青酶烯类和/或糖肽类和/或抗真菌治疗；有明确脏器感染患者应根据感染部位及病原微生物培养结果选用相应抗菌药物。

5. 脏器功能损伤的相应防治 止吐、保肝、水化、碱化、防治高尿酸肾病（别嘌呤醇）、抑酸剂等。

6. 造血生长因子 诱导治疗期间一般不主张应用粒细胞集落刺激因子（G-CSF），但出现严重粒细胞缺乏伴感染也可酌情应用，需密切评估分化综合征。

7. 抗凝药物 对于有高凝及血栓的患者可应用抗凝药物进行治疗。

8. 中枢神经系统白血病（central nervous system leukemia，CNSL）预防 低中危 APL 患者 ATRA 联合砷剂作为一线治疗方案的，建议预防性鞘内注射治疗；高危 APL 或复发患者，因发生 CNSL 的风险增加，应进行至少 2~6 次预防性鞘内注射治疗。鞘内注射药物常用：Ara-C 50mg+地塞米松 5mg±MTX 10mg。

9. 砷剂不良反应监测 治疗前及治疗中每周进行心电图（评估有无 QTc 间期延长）检查，肝肾功能和电解质检查，低钾患者需予纠正（预防低钾后尖端扭转型室性心动过速）；同时要注意口服砷剂患者的消化道反应。出现Ⅱ级及以下不良反应考虑砷剂每日剂量减半或原剂量隔日使用，Ⅲ级及以上不良反应需暂停砷剂。

（五）随访监测

随访的最大目标是监测复发。研究报道较多的复发相关危险因素包括：①发病年龄 60 岁以上；②高白细胞和低血小板；③M3v；④表达 CD56，CD34，HLA-DR，CD2 等；⑤染色体变异易位，附加染色体异常；⑥*PML/RARα* 的融合方式，*PLZF/RARα* 等其他融合基因，*FLT3-ITD* 等基因突变；⑦分子学缓解的持续时间、*PML/RARα* 持续阳性或由阴转阳。而近期结果提示，若 *WT1* 基因在巩固治疗完成之后或维持治疗初期仍然高表达，则提示复发风险提高。

目前认为复发的主要根源是患者体内（包括髓内或髓外）仍存在常规显微镜不能检测或辨别的白血病细胞，即微小残留病（MRD）。监测 MRD 是彻底治愈白血病的关键，也是决定缓解后治疗何时终止的主要依据。而区分正常造血细胞，检出混杂其中的残留白血病细胞，是 MRD 检测的主要目标，检测方法包括：①RQ-PCR *PML/RARα* 融合基因定量检测，为目前公认的检测 APL 患者 MRD 的最敏感指标。目前采用的 TaqMan 技术及其衍生出的其他探针技术，均可快速、简便、特异地完成检测。②数字 PCR（digital PCR，dPCR）：数字 PCR 是新兴的 PCR 技术。其链式反应部分的原理与 RT-PCR 相似。但须先将样品有限稀释，建立至多包含一个核酸分子的微体系，体系内进行独立聚合酶链式反应。扩增后分析各自荧光信号，根据泊松分布原理进行统计分析，得出靶分子的起始拷贝数或浓度。数字 PCR 无需标准曲线即可做到精确的绝对定量；同时不依赖于循环阈值，故受扩增效率的影响降低，对 PCR 反应抑制物的耐受能力提高，具有很高的准确度和重现性。与巢式 PCR 和 real-time PCR 相比，使用 dPCR 监测 MRD 具有更好的检测极限（limit of detection，LOD），灵敏度显著增高，有待临床推广。

患者治疗结束后建议进行至少为期 2 年的 MRD 监测，第 1 年建议每 3 个月 1 次，第 2 年建议每半年 1 次。

（六）复发患者的治疗

首次明确血液学或分子学复发的患者,一般采用砷剂±ATRA±蒽环类化疗进行再次诱导治疗,根据患者初治时的用药以及复发的时间判断是否存在某种药物耐药,在二次诱导治疗时尽量选用先前未使用过的药物。诱导缓解后必须进行鞘内注射,预防 CNSL,达再次缓解(细胞形态学)者进行 *PML/RARα* 融合基因检测,融合基因阴性者行自体造血干细胞移植或 ATO 巩固治疗(不适合移植者)6 个疗程,融合基因阳性者进入临床研究或行异基因造血干细胞移植。再诱导未缓解者可加入临床研究或行异基因造血干细胞移植。

少数 APL 患者还会有中枢复发,起始白细胞计数>10×10^9/L 和在诱导期间中枢性出血是中枢复发的两个独立危险因素。对于已诊断患者,按照 CNSL 常规鞘内方案执行,包括大剂量 MTX、Ara-C 化疗、全颅放疗等。另外,中枢复发者还可采用 ATO+甘露醇方案,通过甘露醇打开血脑屏障以增加脑脊液药物浓度。

极少数 APL 患者会出现中枢神经系统之外的髓外复发,形成粒细胞肉瘤,可伴有或不伴有骨髓象复发。粒细胞肉瘤的诊断需结合临床症状、体征、影像学或核医学检查,对病灶部位进行穿刺或活检,行病理检查方可明确。治疗方案基本同血液学/分子学复发患者,病灶局部缩小不明显者可考虑放疗,诱导缓解者也须进行预防性鞘内治疗。完全缓解者行自体造血干细胞移植或 ATO 巩固治疗(不适合移植者)6 个疗程,未完全缓解者进入临床研究或行异基因造血干细胞移植。

（祝洪明 李军民）

参考文献

[1] WANG ZY,CHENZ. Acute promyelocytic leukemia:from highly fatal to highly curable[J]. Blood,2008,111(5):2505-2515.

[2] SANZ MA,LO CF,MARTÍN G,et al. Definition of relapse risk and role of nonanthracycline drugs for consolidation in patients with acute promyelocytic leukemia:a joint study of the PETHEMA and GIMEMA cooperative groups[J]. Blood,2000,96(4):1247-1253.

[3] SHEN ZX,SHI ZZ,FANG J,et al. All-trans retinoic acid/As2O3 combination yields a high quality remission and survival in newly diagnosed acute promyelocytic leukemia[J]. Proc Natl Acad Sci USA,2004,101(15):5328-5335.

[4] HU J,LIU YF,WU CF,et al. Long-term efficacy and safety of all-trans retinoic acid/arsenic trioxide-based therapy in newly diagnosed acute promyelocytic leukemia[J]. Proc Natl Acad Sci USA,2009,106(9):3342-3347.

[5] LO-COCO F,AVVISATI G,VIGNETTI M,et al. Retinoic acid and Arsenic Trioxide for Acute Promyelocytic Leukemia[J]. N Engl J Med,2013,369(2):111-121.

[6] ZHU HH,WU DP,JIN J,et al. Oral tetra-arsenic tetra-sulfide formula versus intravenous arsenic trioxide as first-line treatment of acute promyelocytic leukemia:a multicenter randomized controlled trial[J]. J ClinOncol,2013,31(33):4215-4221.

[7] BURNETT AK,RUSSELL NH,HILLS RK,et al. Arsenic trioxide and all-trans retinoic acid treatment for acute promyelocytic leukaemia in all risk groups(AML17):results of arandomised,controlled,phase 3 trial[J]. Lancet Oncol,2015,16(13):1295-1305.

[8] ZHU HH,WU DP,DU X,et al. Oral arsenic plus retinoic acid versus intravenous arsenic plus retinoic acid for non-high-risk acute promyelocytic leukaemia:a non-inferiority,randomised phase 3 trial[J]. Lancet Oncol,2018,19(7):871-879.

[9] CHEN L,ZHU HM,LI Y,et al. Arsenic trioxide replacing or reducing chemotherapy in consolidation therapy for acute promyelocytic leukemia(APL2012 trial)[J]. Proc Natl Acad Sci USA,2021,118(6):e2020382118.

[10] 中华医学会血液学分会,中国医师协会血液科医师分会. 中国急性早幼粒细胞白血病诊疗指南(2018 年版)[J]. 中华血液学杂志,2018,39(3):179-183.

[11] SANZ MA,FENAUX P,TALLMAN MS,et al. Management of acute promyelocytic leukemia:updated recommendations from an expert panel of the European LeukemiaNet[J]. Blood,2019,133(15):1630-1643.

[12] NCCN Clinical Practice Guidelines in Oncology:Acute Myeloid Leukemia(version 1.2022).

推荐阅读

病例 1　APL 缓解后出现 sAML(资源 12)

资源 12

病例 2　变异型 APL(资源 13)

资源 13

第三节　慢性髓系白血病

慢性髓系白血病(chronic myeloid leukemia,CML)是一种造血干细胞恶性克隆性疾病。典型的细胞遗传学特征是 9 号与 22 号染色体易位产生费城染色体,即 t(9;22)(q34;q11),该染色体在分子水平上形成 *BCR-ABL* 融合基因,该融合基因编码的产物具有增强的酪氨酸激酶活性,干扰造血干细胞的细胞增生及凋亡信号通路的改变,从而促进细胞分裂增殖、降低细胞对凋亡信号的反应、染色体及基因不稳定,引起 CML 的发生。CML 全球年发病率为(1.6~2.0)/10 万,我国 CML 年发病率为(0.36~0.55)/10 万,占成人白血病总数的 15%~20%,各年龄组均可发病,中国 CML 患者较西方更为年轻化,国内中位发病年龄 45~50 岁,而西方国家 CML 中位发病年龄为 67 岁。病程发展较缓,其病程一般分为慢性期(chronic phase,CP)、加速期(accelerated phase,AP)和急变期(blast phase,BP)。

一、CML 发病机制

CML 是一种起源于多能造血干细胞的血液系统恶性疾病。从肿瘤的克隆性发展过程来看,染色体易位导致的细胞转化被认为是引起疾病发生的一个非常重要途径。早在 1960 年,Nowell 和 Hungerford 在 CML 患者的白血病细胞中发现了 Ph 染色体。1973 年,Rowley 等应用染色体显带技术,证明 Ph 染色体是由于 t(9;22)(q34.1;q11.21)而形成(图 5-1-3-1)。t(9;22)导致位于 9 号染色体 q34(9q34)的 *ABL* 原癌基因易位至 22 号染色体 q11(22q11)的 *BCR* 基因 3 端,形成 *BCR-ABL* 融合基因,在 95% 的患者中出现。另有 5% 的患者出现涉及额外染色体的复杂易位,如在 9 号与 22 号染色体易位的基础上还有第 3 条或第 4 条染色体异常,但最终都产生相同的结果,即 9 号染色体上的 ABL 基因与 22 号染色体上的 *BCR* 基因形成融合。

随后的研究使 *BCR-ABL* 结构与功能渐渐清晰,*BCR-ABL* 融合基因的易位中 9 号染色体上的断裂点较为恒定,而 22 号染色体断裂点绝大多数位于第 14 外显子上下游。由于断裂点及融合位点的不同,产生不同类型的融合蛋白,迄今为止已在 CML 患者中发现主要有 3 个 *BCR* 断裂点丛集区(*M-BCR*、*m-BCR*、*μ-BCR*)和 6 种 *BCR-ABL* 融合转录方式(图 5-1-3-2)。大多数 CML 患者 *BCR* 基因断裂点主要位于 *M-BCR*,即 12~16 外显子区,与 *M-BCR* 相应融合位点的有 b2a2、b3a2、b2a3,其编码蛋白为 p210,见于多数典型的 CML 和少部分 Ph 染色体阳性的急性淋巴细胞白血病。断裂点位于 *BCR* 外显子 1~2 区的 *m-BCR*,产生的相应融合位点有 e1a2,产生分子量较小的融合蛋白 p190,通常在 Ph 染色体阳性的急性淋巴细胞白血病患者中出现。在罕见的情况下,BCR 基因断裂点发生在 *μ-BCR* 区,位于 17~20 外显子区,与 *μ-BCR* 相应的融合位点有 e19a2,编码分子量更大的融合蛋白 p230。表达此种融合基因的 CML 患者多具有显著的中性粒细胞成熟和/或血小板增多。

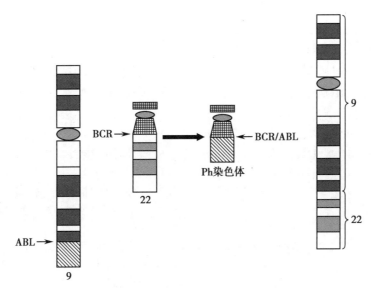

图 5-1-3-1 Ph 染色体形成示意图

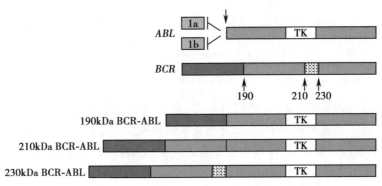

图 5-1-3-2 *BCR-ABL* 融合基因不同融合位点示意图

如上所述,绝大部分 *BCR-ABL* 融合基因编码的产物为相对分子质量为 210kDa 的 *BCR-ABL* 融合蛋白 (p210)。与正常 *ABL* 蛋白相比,p210 具有更强的酪氨酸蛋白激酶活性,在体外能使造血祖细胞转化,在 CML 发生中具有重要的作用。不同分子量大小的融合蛋白可能具有不同的激酶活性,p190 蛋白具有比 p210 蛋白更高的酪氨酸激酶活性,具有更高的癌基因潜能,它可导致 CML 更快发生疾病进展。研究发现, 相较于 CML 最常见的 p210 转录本,表达 p190 及 p230 转录本的 CML 患者后续接受酪氨酸激酶抑制剂治 疗的反应及结局更差。

二、诊断、分期及预后危险度分层

(一) 诊断

CML 起病缓慢,早期常无自觉症状。患者可因常规体检或其他疾病就医时发现血象异常或脾大而进 一步确诊。CML 症状不典型、不特异,部分患者可出现乏力、低热、多汗或盗汗、体重减轻、上腹部胀满感 等症状。凡有不明原因的持续性白细胞数量增高,根据典型的血象、骨髓象改变,脾大,Ph 染色体和/或 *BCR-ABL* 融合基因阳性即可作出诊断。Ph 染色体尚可见于 1% 急性髓系白血病(AML)、5% 儿童急性淋 巴细胞白血病(ALL)及 25% 成人 ALL,应注意鉴别。不具有 Ph 染色体和 *BCR-ABL* 融合基因而临床特征 类似于 CML 的疾病归入骨髓增生异常综合征/骨髓增殖性肿瘤。

(二) 分期

CML 分为慢性期(CP)、加速期(AP)和急变期(BP)。疾病分期有 MD 安德森癌症中心标准、欧洲白 血病网(ELN)标准和世界卫生组织(WHO)2016 版标准(表 5-1-3-1)。MD 安德森癌症中心标准和 ELN 标 准目前被广泛认可并应用于多项 TKI 临床试验中,WHO 标准较少被采纳。

表 5-1-3-1　慢性髓系白血病分期标准

MD 安德森癌症中心标准/ELN 标准		WHO2016 标准
慢性期	骨髓/外周血原始细胞<15%	骨髓/外周血原始细胞<10%
	未达加速期、急变期标准	未达加速期、急变期标准
加速期(符合至少一项下列指标)	骨髓/外周血原始细胞 15% ~ 29%	骨髓/外周血原始细胞 10% ~ 19%
	原始细胞+早幼细胞≥30%	
	外周血嗜碱性粒细胞≥20%	外周血嗜碱性粒细胞≥20%
	与治疗无关的持续血小板降低<100×10⁹/L	与治疗无关的持续血小板降低<100×10⁹/L 或治疗无法控制的持续血小板增高>1 000×10⁹/L
		治疗无法控制的进行性脾脏增大和/或白细胞计数增加
	Ph⁺细胞中的克隆染色体异常(CCA/Ph⁺)	①初诊时 Ph+细胞携带主要途径附加染色体异常[包括+Ph,+8,i(17q),+19]及 3q26.2 异常、复杂染色体核型
		②治疗中 Ph⁺细胞出现任何新的附加染色体异常
急变期(符合至少一项下列指标)	骨髓/外周血原始细胞≥30%	骨髓/外周血原始细胞≥20%
	髓外原始细胞浸润(除脾脏外)	髓外原始细胞浸润(除脾脏外)
		骨髓活检原始细胞集聚

注:ELN 标准中,CCA/Ph⁺强调是治疗中出现的主要途径的异常,包括+8,+Ph[+der(22)t(9;22)(q34;q11)],isochromosome 17[i(17)(q10)],+19,ider(22)(q10)t(9;22)(q34;q11)。

　　大部分 CML 患者就诊时处于 CP,患者可有乏力、低热、盗汗、体重减轻等代谢亢进的症状,由于脾大而自觉有左上腹坠胀感。肝脏肿大较少见,部分患者可出现胸骨中下段压痛。当白细胞显著增高时,可有眼底充血及出血,白细胞极度增高时,可发生白细胞淤滞症。未经治疗的大部分 CP 患者通常可在 1~5 年内发展为 AP 或 BP(统称为进展期)CML。疾病进展伴随着临床表现的恶化及严重的贫血、血小板减少与脾大所带来的相关症状。正确判断患者疾病分期,对患者预后评价及治疗有重要意义。相比于 CP,进展期患者预后显著更差。需要注意的是,当患者出现任意比例的淋系原始细胞增加时,均应诊断为急变期。

　　(三) 预后危险度分层

　　疾病危险度分层适用于未接受任何治疗(包括羟基脲)的慢性期患者,是预测治疗反应和生存期以及选择 TKI 的重要依据。针对慢性期患者的疾病危险度分层,包括 Sokal 积分、Hasford 积分、EUTOS 积分和ELTS 积分等(表 5-1-3-2)。其中,ELTS 积分如今被更多认可和使用,Sokal 积分不适于二代 TKI 作为一线治疗的疾病预后分层。

表 5-1-3-2　初诊慢性期患者疾病危险度计算公式

危险度评分	计算方法	低危	中危	高危
Sokal	Exp[0.011 6×(年龄−43.4)]+0.034 5×(脾脏大小−7.51)+0.188×[(血小板/700)²−0.563]+0.088 7×(原始细胞−2.1)	<0.8	0.8 ~ 1.2	>1.2
Hasford	0.666×(年龄<50 岁为 0,≥50 岁为 1)+0.042 0×脾脏大小+0.058 4×原始细胞+0.041 3×嗜酸性粒细胞+0.203 9×(嗜碱性粒细胞<3% 为 0,≥3 为 1)+1.095 6×(血小板<1 500×10⁹/L 为 0,≥1 500×10⁹/L 为 1)×1 000	≤780	780 ~ 1 480	>1 480
EUTOS	7×嗜碱性粒细胞+4×脾脏大小	≤87	−	>87
ELTS	0.002 5×(年龄/10)³+0.061 5×脾脏大小+0.105 2×原始细胞+0.410 4×(血小板/1 000)⁻⁰·⁵	<1.568 0	1.568 0 ~ 2.218 5	>2.218 5

注:血小板单位为×10⁹/L,年龄单位为岁,脾脏大小指肋下厘米数,原始细胞指外周血分类百分数,所有数据应在任何 CML 相关治疗开始前获得。

三、治疗、监测及治疗反应定义

（一）治疗

CML 主要的传统治疗方法包括化疗、α-干扰素治疗和异基因造血干细胞移植（allogeneic hematopoietic stem cell transplantation, allo-HSCT）等。针对 CML 发病机制中关键靶分子 *BCR-ABL* 酪氨酸激酶，设计并合成出的新的靶向药物，确定了首个酪氨酸激酶抑制剂（tyrosine kinase inhibitor, TKI）甲磺酸伊马替尼（imatinib），这是首个成功治疗 CML 的靶向药物。伊马替尼能相对特异性地抑制 *BCR-ABL* 激酶活性，在体外实验中，抑制 CML 细胞增殖，并诱导其凋亡。伊马替尼的问世，彻底地改变了 CML 的治疗模式，开启了 CML 靶向治疗新时代，显著提高了 CML 患者的生存期及生活质量。伊马替尼作为一线治疗初发 CML-CP 患者的随机对照临床试验 IRIS 研究长期结果证实，10 年生存率可达 80%~90%，接近正常人。随后，二代、三代 TKI 问世，进一步提高了患者治疗反应深度及速度，并有效克服了大部分伊马替尼耐药，为伊马替尼不耐受的患者也提供了更多的选择，使致命的 CML 成为一种可控的慢性疾病。

1. 治疗目标 CML 对所有患者的治疗目标是减少疾病进展、延长生存和提高生活质量。对于部分已经取得长期、稳定深层分子学反应［deep molecular response, DMR（至少 MR4）］的患者，停用 TKI、追求无治疗缓解（treatment-free remission, TFR）成为 CML 新的治疗目标。

2. 慢性期治疗 慢性期患者首选治疗为 TKI，美国食品药品监督管理局（FDA）批准且 NCCN 指南、ELN 指南推荐慢性期患者一线治疗 TKI 包括伊马替尼、尼洛替尼、达沙替尼、博苏替尼（目前国内尚不可及）。我国自主研发的氟马替尼用于新诊断 CML 慢性期患者一线治疗也获得成功，被中国食品药品监督管理局（CFDA）批准用于新诊断的 CML 慢性期患者一线治疗。表 5-1-3-3 列举上述 TKI 在一线治疗的疗效数据。CML 慢性期患者一线、二线和后续治疗见表 5-1-3-4。

表 5-1-3-3 慢性髓系白血病患者酪氨酸激酶抑制剂一线治疗疗效总结

临床试验	治疗	例数	随访时间	CCyR 率（%）	MMR 率（%）	MR4.5 率（%）	EFS 率（%）	PFS 率（%）	OS 率（%）
IRIS	伊马替尼 400mg	553 例	10 年	91.8	93.1	63.2	92.1	79.6	83.3
	尼洛替尼 600mg	282 例		87(2 年)	82.6	63.8	92.0	86.2	87.6
ENESTnd	尼洛替尼 800mg	281 例	10 年	85(2 年)	80.4	61.6	96.2	89.9	90.3
	伊马替尼 400mg	283 例		77(2 年)	69.6	45.2	90.3	78.2	88.3
DASISION	达沙替尼 100mg	84 例	5 年	83(1 年)	76	42	–	85	91
	伊马替尼 400mg	64 例		72(1 年)	64	33	–	86	90
FESTnd	氟马替尼 600mg	196 例	1 年	91	57.2	10.2		100	99.5
	伊马替尼 400mg	197 例		79	39.2	3.6		98	100
BEFORE	博苏替尼 400mg	268 例	1 年	77	47.2	–	96.3	98.4	99.9
	伊马替尼 400mg	268 例		66	36.9	–	93.6	97.5	99.7

注：CCyR，完全细胞遗传学反应；MMR，主要分子学反应；MR4.5，分子学反应 4.5；EFS，无事件生存；PFS，无疾病进展生存；OS，总生存。

表 5-1-3-4 慢性髓系白血病慢性期患者一线、二线和后续治疗推荐

	Ⅰ级专家推荐	Ⅱ级专家推荐
一线	低危患者：伊马替尼 尼洛替尼 氟马替尼 中高危患者：尼洛替尼 伊马替尼 氟马替尼	中高危患者：达沙替尼

续表

	Ⅰ级专家推荐	Ⅱ级专家推荐
二线,对首个 TKI 不耐受	其他任何获批的一/二代 TKI	
二线,伊马替尼一线治疗失败	尼洛替尼 达沙替尼	氟马替尼 临床试验 干扰素 考虑异基因造血干细胞移植
二线,尼洛替尼一线治疗失败	达沙替尼	氟马替尼 临床试验 干扰素 考虑异基因造血干细胞移植
二线,达沙替尼一线治疗失败	尼洛替尼	临床试验 干扰素 考虑异基因造血干细胞移植
三线,对≥2 种 TKI 不耐受或/且治疗失败	其余任何一种获批的 TKI 临床试验	奥雷巴替尼 普纳替尼 考虑异基因造血干细胞移植 干扰素
任何线,T315I 突变	奥雷巴替尼 临床试验	普纳替尼 考虑异基因造血干细胞移植 干扰素

3. 进展期治疗 CML 加速期(AP)和急变期(BP)患者治疗见表 5-1-3-5。

相对于标准剂量伊马替尼一线治疗,二代 TKI 一线治疗可使患者更快获得更好的细胞遗传学及分子学反应,并减少疾病进展的风险,但总体生存率尚无差异,而且二代 TKI 相关的心血管不良反应引起较多的关注,后者常见于老年人、既往有心血管、糖尿病、代谢综合征等共存疾病的患者中。因此,一线 TKI 选择应当在明确治疗目标基础上,依据患者疾病分期、初诊预后分层、个体状况、基础疾病、合并用药等综合选择合适恰当的治疗药物。针对 TKI 耐药的患者,还应根据 *BCR-ABL* 突变状态选择后续治疗,见表 5-1-3-6。

表 5-1-3-5 慢性髓系白血病进展期患者治疗推荐

	Ⅰ级专家推荐	Ⅱ级专家推荐	Ⅲ级专家推荐
新诊断 AP,未曾服用 TKI 患者	伊马替尼	尼洛替尼 达沙替尼	
新诊断 BP,未曾服用 TKI 患者	伊马替尼±化疗 准备接受异基因造血干细胞移植	达沙替尼±化疗 临床试验	尼洛替尼±化疗
从 CP 进展为 AP,既往接受过 TKI 治疗的患者	达沙替尼 尼洛替尼	临床试验 考虑异基因造血干细胞移植	奥雷巴替尼
从 CP 或 AP 进展为 BP,既往接受过 TKI 治疗的患者	达沙替尼±化疗 准备接受异基因造血干细胞移植	临床试验	尼洛替尼±化疗 奥雷巴替尼±化疗 普纳替尼(泊那替尼,ponatinib)±化疗
AP 伴 *T315I* 突变	奥雷巴替尼	临床试验	

表 5-1-3-6 根据 BCR-ABL 突变状态选择后续治疗

突变状态	治疗推荐
T315I	奥雷巴替尼,普纳替尼,临床试验,异基因造血干细胞移植
V299L	尼洛替尼,普纳替尼,奥雷巴替尼
F317L/V/I/C、*T315A*	尼洛替尼,博苏替尼,奥雷巴替尼,普纳替尼
Y253H、*E255K/V*、*F359C/V/I*	达沙替尼,博苏替尼,奥雷巴替尼,普纳替尼
任意其他突变(包括复合突变)	达沙替尼,尼洛替尼,博苏替尼,奥雷巴替尼,普纳替尼
无突变	尼洛替尼或达沙替尼,奥雷巴替尼,普纳替尼

注:复合、复杂突变应优先考虑普纳替尼、奥雷巴替尼或异基因造血干细胞移植。

(1) 伊马替尼:适用于各期患者,推荐用量:CP 400mg/d,AP 400~600mg/d,BP 600~800mg/d。

(2) 尼洛替尼:适用于有停药追求的年轻 CP 患者、中高危 CP 和 AP 患者的一线治疗,以及伊马替尼不耐受或治疗失败的 CP 或进展期患者。老年、有心脑血管病史、糖脂代谢或肝功能异常患者,不宜首选尼洛替尼。推荐剂量:新诊断患者 600mg/d,分 2 次;因治疗失败而转换治疗患者 600~800mg/d,分 2 次。作为二线以上治疗,对于老年人、有心脑血管病史、糖脂代谢或肝功能异常,可在有效管理基础疾病和严密监测下使用≤600mg/d,上述情况以及血细胞严重减少的患者也可考虑减量用药(如 300~450mg/d)。

(3) 达沙替尼:适用于伊马替尼不耐受或治疗失败的各期患者,中高危 CP 和进展期患者一线也可考虑应用。推荐用量:CP 100mg/d,AP 和 BP 100~140mg/d,对于老年人、血细胞严重减少或具有肺部等共存疾病的患者也可考虑初始减低剂量(如 50~80mg/d),待血象改善或可以耐受后提高剂量,老年人最低剂量为 20mg/d。

(4) 氟马替尼:适用于慢性期患者。一线治疗,推荐用量:600mg/d。伊马替尼耐药或不耐受患者,400~600mg/d。

(5) 奥雷巴替尼:适用于伴有 *T513I* 的慢性期和加速期患者。推荐用量:40mg 隔天 1 次,最低剂量 30mg 隔天 1 次。

(二) 监测

TKI 治疗中,疾病监测已成为治疗中重要且密不可分的组成,它不仅用于评估患者体内白血病负荷的变化,判断治疗反应,还有助于保证治疗的依从性,及时发现耐药、进展等治疗失败,指导个体化治疗干预。

1. CML 监测方法 主要包括血液学、细胞遗传学、分子学和 *BCR-ABL* 激酶区突变分析。血液学监测包括血细胞计数和外周血、骨髓细胞形态学分析,以判断疾病分期并评估血液学反应。细胞遗传学监测包括传统的显带(G 显带、H 显带)技术和原位杂交(FISH)。显带技术采用骨髓血为标本,观察 Ph 阳性细胞比例,至少观察 20 个中期分裂象,以评估细胞遗传学反应,并且可发现染色体结构和数量异常以评估 Ph 染色体变异易位和 Ph 阳性、阴性细胞的附加异常,识别高危人群和疾病进展标志。FISH 可采用骨髓或外周血标本,使带有荧光标记的 DNA 探针可与间期细胞杂交,双色双融合 FISH 可明确识别融合信号,观察至少 200~300 个间期细胞,用于发现 CML 特异性的分子标志 BCR-ABL 的存在与否,有利于 CML 诊断和评估细胞遗传学反应。目前,采用显带技术进行细胞遗传学监测被认为是 TKI 治疗的"金标准"。FISH 仅用于显带技术发现 Ph 阴性而临床高度怀疑 CML 或不能获取骨髓标本时,因为 FISH 只能辨别 *BCR-ABL* 融合基因是否存在,不能发现 Ph 阳性或阴性附加异常,无助于判断高危核型等。分子学监测采用实时定量 RT-PCR(qRT-PCR)方法,精确识别体内 *BCR-ABL* 转录本水平。qRT-PCR 可采用骨髓或外周血为标本,绝大多数专家和国际指南均推荐以外周血为标本,因其具有方便、微痛、便宜、可重复、患者依从性好等优点。*BCR-ABL* 水平推荐采用国际标准化(IS)数值表示,以保证不同实验室之间检测结果的可比性。*ABL* 激酶区突变分析可以应用外周血或者骨髓为检测标本,目前推荐的方法为直接测序法(Sanger 测序法),以发现 ABL 激酶区点突变,识别 TKI 耐药,指导后续二代或者三代 TKI 治疗选择。

2. TKI 治疗反应监测频率见表 5-1-3-7。

表 5-1-3-7 TKI 治疗反应监测推荐

	血液学反应	细胞遗传学反应	分子学反应	ABL 激酶区突变检测
监测频率	每 1~2 周进行一次,直至确认达到 CHR; 随后每 3 个月进行一次	初诊、TKI 治疗 3、6、12 个月进行一次,直至获得 CCyR; 出现 TKI 治疗失败、疾病进展时	每 3 个月进行 1 次,达到稳定 MMR 后推荐 3~6 个月 1 次	TKI 治疗失败、疾病进展时
监测方法	全血细胞计数和外周血分类	传统染色体显带(G 显带或 R 显带)技术、荧光原位杂交技术(FISH)	定量聚合酶链反应(qRT-PCR)	Sanger 测序

(三)治疗反应定义

CML 慢性期患者血液学、细胞遗传学以及分子学反应标准见表 5-1-3-8。TKI 治疗疗效评估标准 ELN 2020 版见表 5-1-3-9。

表 5-1-3-8 TKI 治疗反应定义

血液学反应	细胞遗传学反应(CyR)		分子学反应(MR)	
CHR	血小板计数<450×10^9/L; 白细胞计数<10×10^9/L; 嗜碱性粒细胞<5%; 外周血中无髓性不成熟细胞; 无疾病相关症状、体征,可触及的脾大消失	CCyR Ph⁺细胞 0% PCyR Ph⁺细胞 1%~35% mCyR Ph⁺细胞 36%~65% miniCyR Ph⁺细胞 66%~95% 无 Ph⁺细胞>95%	MMR MR4 MR4.5 MR5	BCR-ABL^IS≤0.1% (ABL 转录本>10 000) BCR-ABL^IS≤0.01% (ABL 转录本>10 000) BCR-ABL^IS≤0.003 2% (ABL 转录本>32 000) BCR-ABL^IS≤0.001% (ABL 转录本>100 000)

注:CHR,完全血液学反应;CCyR,完全细胞遗传学反应;PCyR,部分细胞遗传学反应;mCyR,次要细胞遗传学反应;miniCyR,微小细胞遗传学反应;MMR,主要分子学反应;IS,国际标准化。

表 5-1-3-9 TKI 治疗反应里程碑评价标准(ELN2020 版)

	最佳	警告	失败
基线	NA	高危 ACAs,ELTS 高危	NA
3 个月	≤10%	>10%	>10%(若在后续 1~3 个月内仍未改善)
6 个月	≤1%	>1%~10%	>10%
12 个月	≤0.1%	>0.1%~1%	>1%
之后任何时间点	≤0.1%	>0.1%~1% 丧失 MMR(≤0.1%)*	>1%,出现耐药突变,高危 ACAs

注:表中所有数值均为国际标准化(IS)值;以无治疗缓解(TFR)为治疗目标的患者,其最佳治疗反应至少达到 MR4(≤0.01%);接受 TKI 治疗 36~48 个月后仍未达 MMR 的患者可考虑更换 TKI 治疗;NA,不适用;ACAs,附加染色体异常;ELTS,EUTOS 长期生存评分;* TKI 停药中丧失 MMR(>0.1%)意味着失败。

以上标准及定义适用于所有分期的 CML 患者,也适用于各线 TKI 治疗的患者。特定时间点的界值用于定义疗效。由于界值是主观确定且会存在波动,对于细胞遗传学或分子学检测数值接近界值时,推荐重复检测,尤其是外周血分子学检测。另外,获得 CCyR 患者,当怀疑发生治疗失败(如疗效丧失或疾病进展)、不明原因血细胞减少或无法进行标准化的分子学检测时,需要进行骨髓形态学和细胞遗传学检测。对于具有 CCA/Ph-(尤其是-7 或 7q-)患者,推荐定期进行骨髓形态学和细胞遗传学检测。当疗效为"警告"或"治疗失败"时,应进行 *BCR-ABL* 突变检测。进展期患者未获得"最佳疗效"时,推荐定期监测 *BCR-ABL* 突变监测。

四、停 药

近年来,随着 TKI 的应用为 CML 患者的长期生存提供了可能,停药追求无治疗缓解(TFR)成为 CML 治疗新目标。长期治疗所致经济负担和药物不良反应使得识别 TFR 最大化的安全策略显得愈发重要。安全停止 TKI 治疗的条件见表 5-1-3-10。

表 5-1-3-10　停止 TKI 治疗的条件

必要条件	初发 CP 患者有停止 TKI 治疗意愿,充分沟通 可进行国际标准化定量且能快速回报 *BCR-ABL* 结果的实验室 患者能接受更频繁的监测,即停止 TKI 治疗后的前 12 个月每月 1 次,此后每 2~3 个月 1 次
最低条件(允许尝试停药)	一线 TKI 治疗,或仅因为不耐受调整为二线 TKI 治疗 *BCR-ABL* 转录本类型为 e13a2 或 e14a2 TKI 治疗时间>5 年(二代 TKI,治疗时间>4 年) DMR 持续时间>2 年 既往无治疗失败
最佳条件(可考虑停药)	TKI 治疗时间>5 年 DMR 持续时间>3 年(MR4)或>2 年(MR4.5)

注:DMR,深层分子学反应,至少 MR^4。

TKI 治疗使 CML 患者的生存期显著延长,无治疗缓解正逐渐成为患者新的追求目标之一。全球范围内的多项临床研究结果显示,在严格满足停药条件的前提下,停止 TKI 治疗后半数能维持分子学反应,多数复发发生于停药后的 6 个月内,也有部分患者停药数年后发生晚期复发,甚至有个例患者急变。因此,停药后需终身监测。强调长期 TKI 治疗并稳定获得 DMR 是停药的基本前提,规律、及时、准确的分子学监测是及早发现复发的保证。建议,在有高质量监测条件的中心和专业的慢粒专家的指导下,对于有强烈停药意愿的患者,可开展停药研究。在未达 DMR 但有强烈追求停止 TKI 治疗的特定人群中(如低中危年轻患者、女性备孕患者),可考虑将一代 TKI 调整为二代 TKI,以提高治疗反应的深度,有望追求 TFR。

五、生 育

由于我国 CML 患者发病年龄较西方国家年轻,生育成为不可避免的话题。对于男性 CML 患者,现有证据显示,服用 TKI 不增加其配偶生育畸形胎儿的发生率,专家建议针对男性患者,应充分告知目前的结论是基于多个较小样本的临床研究结果,患者应充分了解相关证据的局限性。女性 CML 患者面临的妊娠问题则较为复杂,主要包括妊娠期诊断 CML、TKI 治疗期间意外妊娠和 TKI 治疗期间疾病稳定情况下的计划妊娠。针对不同的临床场景,应具体分析处理原则,需要强调的是,女性 CML 患者孕期 TKI 暴露后胎儿致畸的风险显著增高。TKI 治疗期间的妊娠管理见表 5-1-3-11。

表 5-1-3-11　TKI 治疗期间的妊娠管理

	女性患者	男性患者
计划妊娠	TKI 治疗前可考虑卵子冻存 TKI 治疗期间避免备孕和妊娠 建议喂养初乳,TKI 治疗期间避免哺乳 满足停药标准的患者可停用 TKI 后,在密切监测下进行计划妊娠	TKI 治疗前可考虑精子冻存 备孕期间无需停用 TKI

	女性患者	男性患者
TKI 治疗过程中意外妊娠	确定胎儿孕周及 TKI 暴露时间,告知患者流产和畸形风险 若患者希望继续妊娠,应立即停用 TKI: 孕早期:白细胞分离术,直至孕中晚期 孕中晚期:白细胞分离术和/或干扰素-α	
妊娠合并 CML	BP:尽快终止妊娠,开始 TKI 为基础的治疗 AP:个体化决策 CP:避免 TKI 和化疗药物 孕早期:白细胞分离术,直至孕中晚期 孕中晚期:白细胞分离术和/或干扰素-α	

注:CP,慢性期;AP,加速期;BP,急变期。

目前尚缺乏男性 CML 患者在其配偶妊娠期间能否继续服用奥雷巴替尼和普纳替尼的经验。目前仅有极少 TKI 可能影响精子质量的报道,有条件的患者可考虑治疗前精子冻存。由于流产率增高和畸形的可能,女性在妊娠期间应停止 TKI 治疗,因此,未获 MMR 的女性患者应避免计划妊娠。TKI 治疗过程中意外妊娠,需充分权衡药物对胎儿的潜在风险和停药对母亲疾病的不利影响。若选择保留胎儿,应立即停止 TKI 治疗。如果血象稳定,妊娠期间可能无需接受 TKI 治疗,但需密切监测。当白细胞>$100×10^9$/L,可予白细胞分离术和/或干扰素治疗。当血小板>$500×10^9$/L 或不能有效控制时,可予阿司匹林或低分子肝素抗凝/抗栓治疗。满足停药标准的女性患者可停药后妊娠,也可在服用 TKI 的同时计划妊娠,但需在孕 5 周内停药。后续治疗取决于是否丧失 MMR 和妊娠状态。若丧失 MMR 时处于妊娠状态,密切监测疾病状态,若疾病稳定,无需立即开始 TKI 再治疗;若丧失 MMR 时尚未妊娠,需立即重启 TKI 治疗。对于有强烈妊娠意愿但未达 MMR 的女性患者,可考虑以干扰素替代 TKI 治疗。TKI 可经乳汁分泌,故女性患者应避免哺乳,但考虑到初乳对于婴儿免疫系统发育的有益作用,对于疾病状态稳定的患者,可以考虑产后至少 2~10 天哺乳。若持续处于 MMR,可延长哺乳时间至重启 TKI 治疗。建议有经验的慢粒专家和产科专家合作,共同指导 CML 患者妊娠期间的治疗。

(江 倩)

参考文献

[1] HOCHHAUS A,BACCARANI M,SILVER RT,et al. EuropeanLeukemia Net 2020 rec-ommendations for treating chronic mye-loid leukemia[J]. Leukemia,2020,34(4):966-984.

[2] ABRUZZESE E,DE FABRITIIS P,TRAWINSKA MM,et al. Back to the future:Treatment-free remission and pregnancy in chronic myeloid leukemia[J]. Eur J Haematol,2019,102(2):197-199.

[3] BERMAN E,DRUKER BJ,BURWICK R. Chronic myelogenous leukemia:Pregnancy in the era of stopping tyrosine kinase in-hibitor therapy[J]. J ClinOncol,2018,36(12):1250-1256.

[4] MILOJKOVIC D,APPERLEY JF. How I treat leukemia during pregnancy[J]. Blood,2014,123(7):974-984.

[5] KANTARJIAN HM,DIXON D,KEATING MJ,et al. Characteristics of accelerated disease in chronic myelogenous leukemia[J]. Cancer,1988,61(7):1441-1446.

[6] CORTES J,REA D,LIPTON JH. Treatment-free remission with first-and second-generation tyrosine kinase inhibitors[J]. Am J Hematol,2019,94(3):346-357.

[7] HOCHHAUS A,LARSON RA,GUILHOT F,et al. Long-Term Outcomes ofImatinib Treatment for Chronic Myeloid Leukemia[J]. N Engl J Med,2017,376(10):917-927.

[8] HOCHHAUS A,SAGLIO G,HUGHES TP,et al. Long-term benefits and risks of frontlinenilotinib vs imatinib for chronic mye-loid leukemia in chronic phase:5-year update of the randomized ENESTnd trial[J]. Leukemia,2016,30(5):1044-1054.

[9] CORTES JE,SAGLIO G,KANTARJIAN HM,et al. Final 5-Year Study Results of DASISION:The Dasatinib Versus Imatinib Study in Treatment-Naïve Chronic Myeloid Leukemia Patients Trial[J]. J Clin Oncol,2016,34(20):2333-2340.

[10] ZHANG L,MENG L,LIU B,et al. Flumatinib versus Imatinib for Newly Diagnosed Chronic Phase Chronic Myeloid Leukemia: A Phase Ⅲ,Randomized,Open-label,Multi-center FESTnd Study[J]. Clin Cancer Res,2021,27(1):70-77.

[11] CORTES JE,GAMBACORTI-PASSERINI C,DEININGER MW,et al. Bosutinib Versus Imatinib for Newly Diagnosed Chronic Myeloid Leukemia:Results From the Randomized BFORE Trial[J]. J Clin Oncol,2018,36(3):231-237.

[12] ZHANG XS,GALE RP,HUANG XJ,et al. Is theSokal or EUTOS long-term survival(ELTS)score a better predictor of responses and outcomes in persons with chronic myeloid leukemia receiving tyrosine-kinase inhibitors? [J]. Leukemia,2022,36(2):482-491.

[13] 中华医学会血液学分会. 慢性髓性白血病中国诊断与治疗指南(2020 年版)[J]. 中华血液学杂志,2020,41(5):353-364.

第四节　急性淋巴细胞白血病

急性淋巴细胞白血病(acute lymphoblastic leukemia,ALL)是一种起源于前体淋巴细胞的血液系统恶性肿瘤,临床表现以发热、贫血、出血和肝脾淋巴结肿大等受累部位症状体征常见。值得注意的是,鉴于 ALL 和淋巴母细胞淋巴瘤(LBL)在肿瘤起源、病理形态、临床表现和治疗策略等方面的一致性,WHO 淋巴血液肿瘤分类将二者聚类为 ALL/LBL。近年来,发病机制、预后分层、规范化疗和免疫靶向治疗等诊疗领域的迅速进展,共同促进了 ALL 精准诊疗的发展。

一、病因及发病机制

(一) 病因

ALL 疾病的病因目前尚不完全清楚,可能与遗传、辐射、病毒、免疫等因素有关。

1. 遗传　相比成人,儿童 ALL 发病有更明显的遗传易感性。伴 *MLL* 基因重排 ALL 是最常见的婴儿白血病,提示遗传因素在该类型白血病中扮演重要角色;21 号染色体三体的唐氏综合征患儿发生白血病的危险是正常人 10~30 倍,其中唐氏综合征相关 ALL 主要为 B-ALL/LBL,约有 18%~35% 患者伴 *JAK1/2* 激活突变,主要与 21 号染色体的数量异常增加了白血病易感性;近年新发现的 *iAMP21* 异常 B-ALL,以 21 号染色体内部扩增为典型特征,支持 21 号染色体在 ALL 发病中的重要角色。近年全基因组关联分析(GWAS)研究发现,某些基因位点的遗传变异,包括 *GATA3*、*CDKN2A/2B*、*CEBPE*、*ARID5B*、*IKZF1*、*IKZF3*、*TP63* 等,增加了 ALL 的遗传易感。

2. 环境　电离辐射是促进白血病发生的病因之一,可能通过影响基因组稳定性、诱发和累积突变等参与白血病和淋巴瘤发生发展;其他如环境污染、吸烟、化学物质、烷化剂等可能与白血病发病有一定关系。

3. 感染　人 T 细胞白血病病毒 Ⅰ 型(HTLV-1)、人类免疫缺陷病毒、EB 病毒、幽门螺杆菌(HP)等感染都与某些类型白血病/淋巴瘤发生有联系。

(二) 机制

目前 ALL 的发病机制仍未完全阐明,*TEL-AML1* 和 *MLL* 重排 ALL 的发病机制研究较为深入。重现性染色体异常在 B-LBL/ALL 发病机制可能扮演始动角色。伴 t(12;21)B-ALL/LBL 是儿童最常见的 ALL 类型,t(12;21)形成的 *TEL-AML1* 融合基因在其发病机制中有扮演重要角色。*TEL* 基因定位于 12p13,是 *ETS* 转录因子家族成员;*AML1* 基因定位于 21q22,编码核心结合因子(CBF)的 α 亚单位 CBFα。在正常造血调控下,CBFα 与 CBFβ 形成异二聚体,募集组蛋白乙酰化酶等形成复合体,激活下游靶基因如 *HOX* 等转录和表达,调节造血干细胞定向分化 *TEL-AML1* 竞争性抑制了 CBFα 与转录激活序列的结合,导致造血干祖细胞增殖和分化失调和白血病转化;中国学者洪登礼首次观察到了带有 *TEL-AML1* 融合基因的白血病前体干细胞,证实 *TEL-AML1* 融合基因可能是 B-LBL/ALL 转化的第一重打击;Sabaawy HE 则以斑马鱼为模型首次证实了 *TEL-AML1* 融合基因导致前体 B 淋巴细胞白血病的转化效应。

MLL 基因定位于 11q23,全长约 89kb,含有 37 个外显子,编码具有 3 969 个氨基酸、含有复杂结构域的 *MLL* 蛋白;正常表达的 *MLL* 蛋白具有甲基转移酶活性,调控 *HOX* 基因表达及组蛋白甲基化,在造血干祖细胞

发育中具有重要作用;*MLL* 基因重排将失去甲基化功能而增强了转录活性,异常激活下游 *HOX* 基因介导的级联转录反应,干扰造血干细胞自我更新、增殖和分化,参与白血病干细胞转化。日本学者研究证实 *MLL-SEPT6* 融合基因和 *FLT3* 突变的二重打击在 *MLL* 相关性白血病转化过程中扮演重要角色;加拿大学者 BarabéF 等人在小鼠体内首次证实 *MLL-ENL* 融合基因可直接导致白血病干细胞转化。

研究发现,*IKZF1* 基因和 IL-7 信号通路在正常 B 细胞发育分化和 B-ALL 发病机制中扮演重要角色。转录因子 Ikaros 和 IL-7 分别是前体 B 淋巴细胞分化发育的关键转录因子和限速因子,转录因子 Ikaros 促进前体 B 淋巴细胞向下分化,IL-7 维持前体 B 淋巴细胞在未成熟状态。*IKZF1* 基因定位于 7p12,编码具有 6 个锌指结构、具有 DNA 结合和染色质重构的转录因子 Ikaros,后者在造血发育特别是淋巴细胞分化成熟中具有关键作用,通过与 SWI/SNF、NuRD 和 PRC2 等复合体相互作用,控制 B 淋巴细胞能量代谢、抑制 IL-7/STAT5 信号通路、促进前体 B 淋巴细胞向成熟 B 淋巴细胞发育。当 *IKZF1* 基因 DNA 结合域出现缺失/突变时,导致 *IKAROS* 活性丧失、B 淋巴细胞干性增加、高表达黏附分子和发育分化阻滞,参与 B-ALL 的发生发展和克隆演化。在费城样 ALL 中,*IKZF1* 基因缺失突变、*CRLF2* 高表达和/或 IL-7R 突变,可能协同参与和促进了费城样 ALL 的发生发展。

早期前体 T 细胞 ALL(ETP-ALL)是 WHO 2016 年分类新增一个高危亚型,相对于其他类型的 T-ALL,ETP-ALL 的发病机制包括细胞起源、转化机制等,目前尚不完全清楚。研究者以小鼠作为模式生物,在正常的早期前 T 细胞上,采用 CRISPR-CAS9 技术构建 *EZH2* 和 *RUNX1* 基因敲除 KO 小鼠,进一步引入 ETP-ALL 中高频热点突变 *FLT3-ITD*,实现了在 ETP 细胞的白血病转化,首次证实 ETP-ALL 起源于具有 T 系和髓系定向的早前 T 细胞。

近年来,随着高通量测序技术的不断发展,科学家开始逐渐解构了 ALL/LBL 发生发展不同阶段的分子遗传学改变:在小鼠和斑马鱼等模式生物中已经证实,*ETV6-RUNX1*、*TCF3-PBX1*、*MLL* 重排等可能是白血病前体干细胞获得自我更新能力的第一重打击;*IKZF1*、*CDKN2A* 等遗传学改变可能进一步促进 ALL 的发生/发展;在前体 B 细胞阶段,重排激活基因 *RAG* 的异常活性和 B 细胞转录相关因子如 *IKZF1*、*PAX5*、*EBF1* 等异常导致成熟发育阻滞;细胞周期调节和肿瘤抑制基因异常(如 *INK4/ARF*、*TP53* 等)、细胞因子受体/激酶(如 *CRLF2*、*JAK1/JAK2*、*ABL1*、*PDGFRB* 等)、RAS 通路(如 *NRAS*、*KRAS* 等)、淋巴系信号通路、表观遗传学调节基因(如 *EZH2*、*CREBBP* 等)等协同参与 ALL/LBL 发生发展;最后,放/化疗等选择性压力导致白血病细胞获得其他基因突变而复发,*IKZF1*、*CREBBP*、*TP53*、*NT5C2* 等基因突变在疾病复发和克隆演化中扮演重要角色(图 5-1-4-1)。

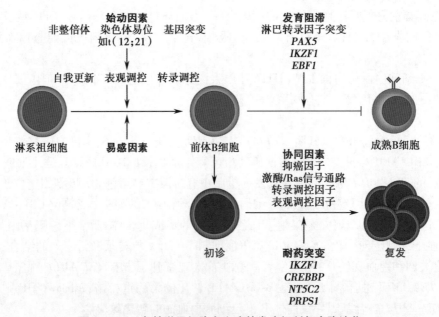

图 5-1-4-1　急性淋巴细胞白血病的发病机制与克隆演化

二、临床表现

急性淋巴细胞白血病临床表现多样,主要以正常骨髓造血功能受到抑制和白血病浸润相关表现,前者表现为贫血、发热和出血等症状,后者以肝脾淋巴结和受累部位症状体征为特征;其中,以淋巴母细胞淋巴瘤起病患者,常出现纵隔和/或横膈以上淋巴结、肝脾大、咳嗽、气促甚至呼吸窘迫或上腔静脉阻塞综合征等症状。

三、诊　　断

(一)诊断标准

ALL 诊断应结合细胞形态学、免疫学、遗传学和分子学等综合 MICM 信息,采用 WHO 2016 标准进行精准诊断。WHO 分型将 LBL 和 ALL 整合为 ALL/LBL,传统上,以结外侵犯首发、骨髓原始/幼稚淋巴细胞比例小于 25% 者定义为 LBL,骨髓原始/幼稚细胞比例大于 25% 定义为 ALL。病理特征上,LBL 病理形态以胞体中到大细胞、典型曲折细胞核、核分裂象多见、TdT 强阳性的母细胞样异性细胞浸润、破坏正常淋巴结组织结构为特征。

鉴别诊断方面,对于系别特征不明确的急性白血病,需注意与混合表型白血病进行鉴别;值得注意的是,随着免疫学和血液病学发展,传统的欧洲白血病免疫分型协作组 EGIL 分类标准,在混合表型白血病分型标准上过于宽泛,容易将兼有 T 细胞(CD3$^+$)、髓系(CD13$^+$/CD33$^+$)和干细胞(CD34$^+$/CD117$^+$/HLA-DR+)特征的早前 T 细胞 ALL,错误划分为 T-M 混合白血病;因此,包括 ALL、AML 和 MPAL 的分类标准,建议参考 WHO 2016 和 WHO 2022 标准。

(二)诊断分型

根据 WHO2016 标准,ALL 分类 B-ALL,T-ALL 和 NK-ALL/LBL 三类;其中,NK-ALL/LBL 在 WHO 2022 新修订分型中已经剔除;其余分类具体如表 5-1-4-1。

表 5-1-4-1　WHO 2016 ALL 的分类与预后分层

系别	亚型	预后
B-ALL/LBL,非特指		N/A
B-ALL/LBL,伴重现性遗传学异常		
	伴 t(9;22)(q34.1;q11.2)/*BCR-ABL1* 融合基因	预后不良
	伴(v;11q23.3)/*KMT2A/MLL* 基因重排	预后不良
	伴(12;21)(p13.2;q22.1)/*ETV6-RUNX1* 融合基因	预后良好
	伴超二倍体	预后良好
	伴亚二倍体	预后不良
	伴 t(5;14)(q31.1;q32.3)/*IL3-IGH* 融合基因	
	伴 t(1;19)(q23;p13.3)/*TCF3-PBX1* 融合基因	
	BCR-ABL1 样	预后不良
	伴 iAMP21	预后不良
T-ALL/LBL	早期前体 T 细胞型,ETP-ALL	预后不良

费城样 ALL 是 WHO2016 新增分类,是一类不表达 *BCR-ABL1* 融合基因、但基因表达谱与费城阳性 ALL 高度相似、伴 *IKZF1* 基因高频缺失/突变、分子特征伴 *CRLF2* 高表达/*IL-7R* 突变/多种融合基因导致下游 *CRKL* 基因和/或 *JAK-STAT* 信号通路激活、临床治疗预后不良的 B-ALL。约 60% 的费城样 ALL 伴有 *IKZF1* 基因缺失/突变,融合基因常累及 *ABL1/ABL2*、*CRLF2*、*CSF1R*、*EPOR*、*JAK2* 等基因,*FLT3*、*IL7R*、*SH2B3*、*RAS* 基因热点突变导致下游 JAK-STAT 信号通路激活。根据分子遗传学特征,费城样 ALL 可聚类

为 *ABL* 基因重排、*CRLF2* 重排、JAK2/STAT 通路激活和其他信号通路等 4 个亚组。队列研究显示,儿童、青少年和成人费城样 ALL 的 5 年无病生存分别为 58%、41%、24%,显著低于非费城样 ALL;美国 St Jude 儿童医院、ECOG 协作组、CALGB 协作组和美国 MD 安德森癌症中心联合统计数据显示,费城样 ALL 约占儿童 ALL 的 15%,占大龄儿童(16~20 岁)和年轻成人 ALL(21~39 岁)的 20%~30%。

早期前体 T 细胞 ALL(ETP-ALL)是 WHO 2016 新增 ALL 亚型,具有特征性的早期 T 系/髓样/干细胞样的免疫表型,呈现早期前体 T 细胞来源($CD3^+CD4^-CD8^-$)、伴髓系特征($CD13^+CD33$)和干细胞标记($CD34^+CD117^+HLA-DR^+$),按传统 EGIL 积分型标准易误诊为 T-M MPAL。约 10% 的 ETP-ALL 可检出 *FLT3-ITD* 突变,同时,二代测序揭示 ETP-ALL 常伴随髓系转录因子和表观遗传相关突变如 *RUNX1*、*EZH2*、*EP300*、*ASXL1* 和 *DNMT3A* 等。对于 ETP-ALL 的临床预后,不同研究结果不完全一致:美国 St Jude 儿童医院研究发现,相比其他 T-ALL,ETP-ALL 的预后更差;欧洲 BFM2000 研究组研究结果显示,ETP-ALL 与其他 T-ALL 相比,生存无显著差异。

近年来,转录组测序逐渐用于儿童 ALL 的精准诊断,一些既往未被认识的新 ALL 亚型,包括 *DUX4* 基因重排亚型、*ZNF384* 基因重排、*MEF2D* 基因重排、*PAX5P80R* 突变和 *IKZF1N159Y* 突变等亚型逐渐被识别,这些新亚型的发病机制、临床预后和靶向药物等临床生物学特征,以及在成人 ALL 中的比例和意义,仍有待基础和临床研究的进一步深入。

(三) 预后分层

ALL 的预后因素主要包括初诊时年龄、白细胞计数、免疫学表型和分子遗传学等生物学因素,治疗方案相关的治疗因素,及基于微小残留病 MRD 评估的治疗反应等三大类。

生物学因素方面,年龄是 ALL 重要的预后因素,儿童 ALL 整体预后明显优于成人,目前欧美发达国家和我国发达城市儿童 ALL 长期生存已达到 80%~90%。初诊白细胞计数与 ALL 预后相关,传统上,以 B-ALL>30G/L、T-ALL>100G/L 作为高危预后因素,在儿童样方案中,白细胞计数的预后意义并不显著。免疫表型的预后意义在不同临床研究中结论不完全一致,需要注意其与其他分子遗传学因素的重叠,既往研究发现 CD10 阴性 B-ALL 预后差,主要与 CD10 阴性 B-ALL 常伴 *MLL* 基因重排密切相关;此外,对于 ETP-ALL 是否预后不良,欧美不同研究结论不一,需进一步研究。分子遗传学是最重要的生物学因素,如表 5-1-4-1 所示,除高超二倍体、t(12;21)亚型为预后良好外,其他亚型包括低二倍体、*MLL* 基因重排 ALL、费城阳性 ALL、费城样 ALL、复杂染色体核型、*iAMP21*、*IKZF1* 缺失/突变等均为预后不良因素;儿童 ALL 整体预后良好的主要原因,是其以预后良好的分子遗传亚型为主,其中高超二倍体和 TEL-AML1 阳性最为常见,而费城阳性和费城样高危亚型少见。

需要注意的是,ALL 的预后因素与整体治疗方案密切相关;儿童 ALL 整体预后良好的另外一个重要原因,是儿童整体治疗方案以强化门冬酰胺酶的抗代谢方案为主,对比强调骨髓抑制的成人方案,儿童样方案远期生存优于成人方案。研究发现,对于青少年和年轻成人 ALL 群体,采用儿童样方案和采用成人方案的长期生存差异显著。欧洲 GRAALL、NOPHO、美国 CALGB 和 DFCI 等研究证实,儿童样化疗方案显著改善青少年和年轻成人(AYA)ALL 的整体预后,目前 NCCN 指南和中国成人 ALL 指南均推荐对青少年和年轻成人患者采用儿童样化疗方案。

相对于分子遗传学预后因素的不断认识和变化,基于 MRD 的治疗反应评价是 ALL 预后评价的稳定可靠手段,其重要性可能超过分子遗传学的预后意义。治疗反应是分子遗传学等预后因素在治疗过程中的综合结果,通过 MRD 检测准确评价早期治疗反应,可指导 ALL 的预后分层,并对基于基线分子遗传学的预后分层进行动态校准,调整治疗方案选择,包括异基因造血干细胞移植的适应证。德国 BFM 协作组最先提出和完善了根据形态学评估的化疗前泼尼松预试验的早期治疗反应的重要预后意义;在此基础上,美国 St Jude 儿童医院进一步采用了分子生物学方法检测早期治疗反应的 MRD 水平指导预后分层;德国 BFM 和美国 St Jude 提出了完全基于治疗反应的临床预后分型体系,如 AIEOP-BFM-2000 方案和 Total Therapy 系列方案;相对于单一时间点的 MRD 评价,德国 GMALL 研究组进一步采用 TCR/IGH 的 PCR-MRD 检测技术,建立了综合诱导中期、诱导后期和巩固治疗后不同时间的多点多参数动态 MRD 评价体系。

随着 *IKZF1* 基因缺失/突变在 B-ALL 中的预后意义研究深入,精准预后分层体系的逐渐完善。*IKZF1* 缺失/突变在儿童高危 B-ALL 中比例约 30%,在成人 B-ALL 中比例可能更高;其中,费城阳性 ALL 中 *IKZF1* 缺失突变比例约为 80%,在费城样 ALL 中比例约为 60%。研究显示,伴 *IKZF1* 缺失/突变的 B-ALL 诱导期 MRD 水平、累积复发率均显著高于非缺失组,无事件生存率和总体生存率显著低于非缺失亚组。AIEOP-BFM 研究组将 *IKZF1* 缺失伴 *CDKN2A*、*CDKN2B*、*PAX5* 或 *PAR1*,且不伴有 *ERG* 缺失的亚型,定义为 *IKZF1*^plus 亚型;相比 *IKZF1* 单纯缺失组,*IKZF1*^plus 亚型预后更差。意大利 GIMEMA 研究组在 D-ALBA 临床研究中,采用达沙替尼联合倍林妥莫双抗治疗初诊费城阳性 ALL,中位随访 18 个月,整体生存为 95%,但 *IKZF1*^plus 亚组生存显著更低,提示靶向联合免疫治疗策略,目前无法完全克服 *IKZF1* 缺失的不良预后影响,凸显特异性针对 *IKZF1* 缺失/突变的靶向药物研发的重要性。

四、治 疗

自 20 世纪 60~70 年代,德国 BFM、美国 COG 和 St Jude 儿童医院等开始对儿童 ALL 治疗的系统研究,通过不断优化方案,促进了儿童 ALL 疗效的不断进步,长期生存达到 80%~90%:

1. 设计并明确泼尼松试验对于预后和治疗的指导意义 激素敏感性是儿童 ALL 细胞遗传学、免疫学等预后因素的综合治疗反应,具有独立预后意义,成为儿童 ALL 治疗方案重要组成部分,在成人方案如意大利 GIMEMA-ALL-0288、法国 GRAALL-2003 等也得到临床验证及应用。

2. 建立完善了 MICM 结合治疗反应的临床分层体系 BFM 系列方案建立了基于治疗反应的临床分层体系,从 BFM-90 后逐渐加入细胞遗传学、免疫分型、微小残留病变(MRD)水平等预后因素,逐渐完善了科学准确的临床分层体系,深刻影响了成人 ALL 的临床分层,如德国 GMALL 方案、英国 GRAALL-2005 方案均将激素敏感性、MRD 水平纳入危险分层。

3. 确立了早期强化治疗的重要性 BFM 系列方案确立了诱导缓解后分层指导多药序贯的早期强化治疗原则,以大剂量甲氨蝶呤、阿糖胞苷和环磷酰胺为主的强化治疗模块,显著改善了高危组儿童 ALL 的长期生存率,成为儿童 ALL/LBL 治疗取得成功的关键因素之一。

4. 优化方案提高疗效的同时降低治疗并发症 BFM 系列研究验证和优化了大剂量 L-asp 和 MTX 使用、强化治疗组合、再诱导治疗、维持治疗等重要问题,稳步提高了长期生存率。

儿童样方案目前已逐渐成为成人 ALL,特别是青少年和年轻成人 ALL 治疗主流方案,目前我国成人 ALL 指南和 NCCN 指南推荐青少年和年轻成人优先选择儿童样化疗方案;在年龄界限上,大部分临床研究将儿童样方案的年龄上限设置至 40~45 岁,GRAALL 协作组设置在 55 岁;在方案组成上,儿童样方案以非骨髓抑制性抗感谢药物为主,以门冬酰胺酶、甲氨蝶呤、长春新碱、糖皮质激素等主要成分,而蒽环类药物、阿糖胞苷等骨髓抑制药物比重低。其中,培门冬酶是儿童样化疗方案的重要组成部分,在诱导缓解和巩固强化治疗中,培门冬酶发挥抗代谢效应并与其他药物协同,维持微小残留病(MRD)的治疗反应,提高 AYA 患者 ALL 的无事件生存和总体生存。研究发现,儿童样方案中门冬酰胺酶累积剂量与无事件生存率相关:相比低于累积剂量界值,接受超过 20 周或 25 周普通门冬酰胺酶的儿童 ALL 患者,无事件生存率显著提高了 9%~17%;美国 Dana-Farber 癌症中心针对儿童和 18~50 岁的年轻成人 ALL,采用含 30 周强化门冬酰胺酶的化疗方案,5 年无事件生存率分别达到 89% 和 78%;NOPHO2008 方案通过随机对照研究,对比长周期(15 剂/2 周间隔)和短周期(11 剂/6 周间隔)培门冬酶方案的区别,证实短周期方案可获得相似生存但安全性更好,进一步优化了培门冬酶的用法用量。对于接受异基因造血干细胞移植患者,成人费城阴性 ALL 采用儿童样化疗方案,移植前培门冬酶累积剂量达到 4 剂,显著降低移植后无复发生存率。

(一) 化学治疗

1. 诱导缓解治疗 ALL 诱导治疗多采用含门冬酰胺酶为基础的多药诱导方案,完全缓解率可达 90% 以上;德国 BFM 方案首创在 VLDP 诱导前加入了一周的泼尼松预治疗,以降低肿瘤负荷、减少肿瘤溶解综合征并评估治疗反应,同时在诱导缓解期即开始 MTX 单药鞘注防治中枢神经系统累及。美国 St Jude 儿童医院方案与 BFM 系列方案类似,诱导缓解期间即开始预防性鞘注化疗。相比普通门冬酰胺酶,长效门冬酰胺按酶制剂培门冬酶不良反应更低,NCCN 成人指南和我国 CCCG-ALL-2015 儿童方案等临床研究均逐渐推荐培门冬酶替代普通门冬酰胺酶制剂。诱导中期过程中和结束后的治疗反应是评估疗效、判断预后和调整治疗的重要依据；德国 BFM-90 方案、GMALL 协作组、欧洲 GRAALL-2003/2005 等儿童方案均根据诱导中期、诱导结束进行 MRD 疗效评价，根据 MRD 结果调整进入高危组 ALL 治疗方案。美国 St Jude 儿童医院其在 TT ALL 系列方案中设计了基于分子生物学评价 MRD 的危险分层体系。

2. 强化/巩固治疗　强化/巩固治疗的原则，是在诱导缓解后需采用密度和强度依赖的化疗以迅速进一步降低肿瘤负荷和提高缓解深度。目前强化/巩固治疗常采用的是大剂量 CTX、Ara-C 和 MTX 联合培门冬酶的交替组合。在儿童样化疗方案中，B-ALL 中 MTX 剂量为 $3g/m^2$，T-ALL 中 MTX 剂量为 $5g/m^2$；大剂量 MTX 使用过程中，需要注意以下几点：①MTX 代谢基因 *MTFHR* 检测，基于代谢基因 *SNP* 调整用药；②MTX 用药前的充分水化碱化准备；③MTX 浓度超窗的解救预案，参照表 5-1-4-2 执行；④MTX 出现药物性急性肾功能损害，出现少尿和无尿时，需要启动肾替代治疗；同时，由于 MTX 在血浆中蛋白结合率高超过 50%，普通血液透析难以清除高浓度 MTX，需要进行高剂量血液灌流快速吸附降低 MTX 浓度。

表 5-1-4-2　甲氨蝶呤浓度超窗的处理预案

[MTX]M 44~48h	[MTX]M 68~72h	CF 单次剂量
<1.0	<0.4	$15mg/m^2$
1.0<[MTX]<2.0	0.4<[MTX]<0.5	$30mg/m^2$
2.0<[MTX]<3.0	0.5<[MTX]<0.6	$45mg/m^2$
3.0<[MTX]<4.0	0.6<[MTX]<0.7	$60mg/m^2$
4.0<[MTX]<5.0	>0.7	$75mg/m^2$
>5.0	>0.7	=MTX*体重(kg)
>10		高剂量血液灌流
每 24h 复查至<检测低值至停止解救		

3. 再诱导治疗　再诱导作为整个治疗方案中的组成部分，在 ALL/LBL 中占有重要地位，一般设计在巩固强化治疗的间歇期进行原诱导方案的再诱导。

4. 维持治疗　维持治疗对于 ALL 是重要的治疗手段，基于 POMP 方案(泼尼松、长春新碱、甲氨蝶呤和 6-巯基嘌呤)的维持治疗的时间一般为 2~3 年。

5. 中枢神经系统治疗　目前中枢神经系统白血病的传统防治策略主要是放疗、大剂量化疗和以MTX+Ara-C+地塞米松三联或 MTX、Ara-C 交替鞘注。头颅放疗是中枢神经系统白血病(CNS-L)防治并取得了显著疗效，脑白质病变是其主要远期并发症，近年儿童 ALL 的临床研究逐渐采用鞘注替代头颅放疗，改善患儿生活质量。我国学者总结了 CD19 CAR-T 治疗伴有中枢受累的 B-ALL 临床资料显示，48 例伴有CNS-L 的 B-ALL 患者，接受 CAR-T 治疗后，41 例患者达到 CNSL 缓解，中位随访 11.5 个月，1 年 CNSL 累积复发率为 11.3%，远低于 31.1%的骨髓复发率，提示 CAR-T 是 CNSL 治疗有效手段。

(二)　靶向治疗

酪氨酸激酶抑制剂(TKIs)显著改善了费城阳性 ALL 的整体预后。在前 TKIs 时代，费城阳性 ALL长期生存率 20%~30%；随着 TKIs 迭代发展，费城阳性 ALL 整体预后不断改善。我国儿童 ALL 协作组CCCG-2015 方案在国际上首次通过随机对照 RCT 临床研究证实，相比第一代 TKI 伊马替尼，第二代TKI 达沙替尼能显著降低费城阳性 ALL 的中枢复发和总体复发，总体生存显著优于伊马替尼组。美国MD 安德森癌症中心采用 HyperCVAD 联合 ponatinib 治疗初诊成人费城阳性 ALL，5 年 EFS 和 OS 分别达到 68%和 74%，显示三代 TKI 显著改善了费城阳性 ALL 预后。我国自主研发的三代 TKI 奥雷巴替尼已批准用于难治复发的慢性粒细胞白血病，目前尚缺乏费城阳性 ALL 的研究数据，有待进一步研究探索。

费城样 ALL 是一类整体预后不佳、分子遗传异质性较大的群体,精准诊断有助于分层靶向治疗。根据分子遗传特征,费城样 ALL 可分为 *ABL* 基因重排、*CRLF2* 重排、JAK2/STAT 通路激活和其他信号通路等 4 个亚组;体外实验提示,伴 ABL 激酶重排亚组对酪氨酸激酶抑制剂 TKI 敏感,伴 *CRLF2* 重排和 JAK-STAT 通路激活的亚组可能对 *JAK* 抑制剂如芦可替尼敏感,*CRLF2* 重排亚型可能对 *FLT3* 抑制剂吉瑞替尼敏感。我国学者研究发现,表观调节药物组蛋白去乙酰化酶抑制剂 HDACi 西达本胺对费城样 ALL 有一定疗效,目前正在进行临床研究探索。

(三) 造血干细胞移植

在成人 ALL 治疗体系中,异基因造血干细胞移植是降低复发、改善生存和提高疗效的重要治疗手段,目前 NCCN 指南和我国 ALL 指南推荐具有高危因素和 MRD 阳性患者,进行异基因造血干细胞移植。自体移植在成人 ALL 治疗中的地位存在一定争议。英国 MRC 和美国 ECOG 协作组合作的 UKALLXII/ECOG2993 临床研究共入组 1 927 例成人 ALL 患者,是迄今为止最大样本的成人 ALL 临床研究;该研究通过对接受自体移植与传统成人方案化疗的两组患者进行分析,结果显示,对比传统化疗,自体移植不能改善成人 ALL 总体生存;随着传统成人方案向儿童样化疗方案演化,成人 ALL 化疗疗效进一步改善,自体移植的重要性进一步下降。目前儿童方案指南、NCCN 指南不推荐 ALL 患者进行自体移植巩固;我国成人 ALL 指南对无合适供者且 MRD 持续阴性、预后良好组 MRD 阴性可以考虑在充分强化巩固治疗后进行自体移植,移植后给予维持治疗。

(四) 免疫治疗

近年来,双特异性抗体平台(BiTE)、抗体偶联药物(ADC)和嵌合抗原受体 T 细胞免疫疗法(CAR-T)是血液肿瘤领域免疫治疗迅速发展的里程碑。倍林妥莫双抗(blinatumomab)是第一个获得批准治疗难治复发 B-ALL 的 CD3/CD19 双特异性偶联单链抗体,其作用机制是通过将 CD3 阳性 T 细胞与 CD19 阳性 B 白血病细胞偶联,激活和扩增效应 T 细胞,通过释放穿孔素和颗粒酶杀伤靶细胞;基于 TOWER 和 BLAST 研究结果,倍林妥莫双抗先后被美国 FDA 批准用于难治复发和 MRD 阳性 B-ALL;倍林妥莫双抗在我国已完成针对难治复发 B-ALL 的临床研究,获批用于难治/复发的 B-ALL。奥加伊妥珠单抗(inotuzumabozo-gamicin)由靶向 CD22 的单克隆抗体和细胞毒剂卡奇霉素两部分组成的 ADC 药物,通过与白血病细胞表面的 CD22 抗原结合,ADC 药物被内吞入白血病细胞,卡奇霉素释放并发挥细胞毒性作用,造成肿瘤细胞死亡;基于 INO-VATE 临床研究结果,奥加伊妥珠单抗 2017 年获得美国 FDA 批准用于复发/难治性 B-ALL 患者,2022 年在我国获批上市。

CAR-T 是免疫治疗时代的革命性技术进展,2017 年美国 FDA 批准了第一个 CAR-T 细胞疗法,批准 tisagenlecleucel(kymriah)治疗儿童难治/复发的 B-ALL,标志免疫治疗元年的来临。目前在 Clinicaltri-als. gov 网站登记的 CAR-T 临床研究已超过 1 000 余项,其中以 CD19 为靶点的难治/复发 B-LBL/ALL 临床研究最多;以 CD19、CD22 为靶点的 CAR-T 治疗,在成人和儿童难治/复发 B-ALL 可获得 60% ~ 93% 的完全缓解,改善了难治复发 B-ALL 的整体生存;以 CD4、CD5 和 CD7 为靶点的 CAR-T,开始用于难治/复发的 T-ALL 的治疗。目前 CAR-T 疗法还存在细胞因子风暴、中枢毒性、持续时间、脱靶复发、桥接造血干细胞移植等诸多问题,但 CAR-T 技术以其在靶点选择、克隆筛选、种属选择、载体来源、载体种类、共刺激分子、增强类型、输注方法、联合用药以及使用时机等完整体系的可变性和优越性,以及作为技术和药品的双重身份,未来在包括 ALL 在内的血液肿瘤中,其作用将越来越重要。

(周红升　刘启发)

参考文献

[1] SWERDLOW SH, CAMPO E, HARRIS NL, et al. WHO Classification of Tumours of Haematopoietic and Lymphoid Tissues [M]. 4th ed. IARC:Lyon,2017.

[2] 沈志祥,朱雄增. 恶性淋巴瘤[M]. 2 版. 北京:人民卫生出版社,2011:388-428.

[3] YANG H, ZHANG H, LUAN Y, et al. Noncoding genetic variation in GATA3 increases acute lymphoblastic leukemia risk through local and global changes in chromatin conformation[J]. Nat Genet, 2022, 54(2): 170-179.

[4] HONG D, GUPTA R, ANCLIFF P, et al. Initiating and cancer-propagating cells in TEL-AML1-associated childhood leukemia [J]. Science, 2008, 319(5861): 336-339.

[5] ROBERTS KG, LI Y, PAYNE-TURNER D, et al. Targetable kinase-activating lesions in Ph-like acute lymphoblastic leukemia [J]. N Engl J Med, 2014, 371(11): 1005-1015.

[6] BOOTH C, BARKAS N, NEO WH, et al. Ezh2 and Runx1 Mutations Collaborate to Initiate Lympho-Myeloid Leukemia in Early Thymic Progenitors[J]. Cancer Cell, 2018, 33(2): 274-291. e8.

[7] HUNGER SP, MULLIGHAN CG. Acute Lymphoblastic Leukemia in Children[J]. N Engl J Med, 2015, 373(16): 1541-1552.

[8] GU Z, CHURCHMAN ML, ROBERTS KG, et al. PAX5-driven subtypes of B-progenitor acute lymphoblastic leukemia[J]. Nat Genet, 2019, 51(2): 296-307.

[9] VROOMAN LM, BLONQUIST TM, HARRIS MH, et al. Refining risk classification in childhood B acute lymphoblastic leukemia: results of DFCI ALL Consortium Protocol 05-001[J]. Blood Adv, 2018, 2(12): 1449-1458.

[10] SIEGEL SE, STOCK W, JOHNSON RH, et al. Pediatric-Inspired Treatment Regimens for Adolescents and Young Adults with Philadelphia Chromosome-Negative Acute Lymphoblastic Leukemia: A Review[J]. JAMA Oncol, 2018, 4(5): 725-734.

[11] ALBERTSEN BK, GRELL K, ABRAHAMSSON J, et al. Intermittent Versus Continuous PEG-Asparaginase to Reduce Asparaginase-Associated Toxicities: A NOPHO ALL2008 Randomized Study[J]. J Clin Oncol, 2019, 37(19): 1638-1646.

[12] 王治香, 王蔷, 林韧, 等. 强化培门冬酶化学药物治疗方案降低成人费城染色体阴性ALL移植后复发[J]. 中华器官移植杂志, 2021, 42(4): 209-213.

[13] BROWN PA, SHAH B, ADVANI A, et al. Acute Lymphoblastic Leukemia, Version 2. 2021, NCCN Clinical Practice Guidelines in Oncology[J]. JNCCN, 2021, 19(9): 1079-1109.

[14] 中国抗癌协会血液肿瘤专业委员会, 中华医学会血液学分会白血病淋巴瘤学组. 中国成人急性淋巴细胞白血病诊断与治疗指南(2021年版)[J]. 中华血液学杂志, 2021, 42(9): 705-716.

[15] MULLIGHAN CG, SU X, ZHANG J, et al. Deletion of IKZF1 and prognosis in acute lymphoblastic leukemia[J]. N Engl J Med, 2009, 360(5): 470-480.

[16] STANULLA M, DAGDAN E, ZALIOVA M, et al. IKZF1plus Defines a New Minimal Residual Disease-Dependent Very-Poor Prognostic Profile in Pediatric B-Cell Precursor Acute Lymphoblastic Leukemia[J]. J Clin Oncol, 2018, 36(12): 1240-1249.

[17] FOÀ R, BASSAN R, VITALE A, et al. Dasatinib-Blinatumomab for Ph-Positive Acute Lymphoblastic Leukemia in Adults [J]. N Engl J Med, 2020, 383(17): 1613-1623.

[18] HUANG KY, TANG BQ, CAI ZH, et al. HDACi Targets IKZF1 Deletion High-Risk Acute Lymphoblastic Leukemia By Inducing IKZF1 Expression and Rescuing IKZF1 Function in Vitro and In Vivo, 2021, 63rd ASH, Oral Presentation.

[19] SASAKI K, YAMAUCHI T, SEMBA Y, et al. Genome-wide CRISPR-Cas9 screen identifies rationally designed combination therapies for CRLF2-rearranged Ph-like ALL[J]. Blood, 2022, 139(5): 748-760.

[20] QI Y, ZHAO M, HU Y, et al. Efficacy and safety of CD19-specific CAR T-cell-based therapy in B-cell acute lymphoblastic leukemia patients with CNSL[J]. Blood, 2022, 139(23): 3376-3386.

[21] SHEN S, CHEN X, CAI J, et al. Effect of Dasatinib vs Imatinib in the Treatment of Pediatric Philadelphia Chromosome-Positive Acute Lymphoblastic Leukemia: A Randomized Clinical Trial[J]. JAMA Oncol, 2020, 6(3): 358-366.

[22] JABBOUR E, SHORT NJ, RAVANDI F, et al. Combination of hyper-CVAD with ponatinib as first-line therapy for patients with Philadelphia chromosome-positive acute lymphoblastic leukaemia: long-term follow-up of a single-centre, phase 2 study [J]. Lancet Haematol, 2018, 5(12): e618-e627.

[23] KANTARJIAN H, STEIN A, GÖKBUGET N, et al. Blinatumomab versus Chemotherapy for Advanced Acute Lymphoblastic Leukemia[J]. N Engl J Med, 2017, 376(9): 836-847.

[24] KANTARJIAN HM, DEANGELO DJ, STELLJES M, et al. InotuzumabOzogamicin versus Standard Therapy for Acute Lymphoblastic Leukemia[J]. N Engl J Med, 2016, 375(8): 740-753.

[25] MAUDE SL, LAETSCH TW, BUECHNER J, et al. Tisagenlecleucel in Children and Young Adults with B-Cell Lymphoblastic Leukemia[J]. N Engl J Med, 2018, 378(5): 439-448.

[26] JUNE CH, SADELAIN M. Chimeric Antigen Receptor Therapy[J]. N Engl J Med, 2018, 379(1): 64-73.

第五节 老年白血病

老年白血病(elderly leukemia)一般是指年龄≥60周岁的白血病患者,分急性白血病和慢性白血病。急性髓系白血病(acute myeloid leukemia,AML)是成人白血病中的主要类型,随着年龄增加,发病率增高,老年人发病率更高。本章节主要讨论老年白血病中的老年AML,而慢性白血病、急性淋巴细胞白血病等在其他章节中进行介绍。

老年AML患者与年轻患者明显不同,具有异质性强、一般情况差、合并症多、不良预后因素多等特点。老年患者发病前约有1/3合并骨髓增生异常综合征(myelodysplastic syndrome,MDS)病史,继发于其他恶性肿瘤的概率也较高,并且白血病常累及更早期阶段的造血干细胞。上述特征导致了患者疗效差、死亡率高。老年白血病患者启动治疗前需要进行个体化体能评估,以确定是否适合抗白血病治疗,以及选择何种强度的诱导和巩固方案。近年来,靶向治疗、免疫治疗的突破性进展为老年AML患者带来新的希望,极大地改善了老年患者的生活质量,使得许多患者不仅获得了缓解,更相当一部分病例有望长期存活。

一、发病率与生存

关于老年白血病的年龄界限仍有争议,通常认为在60~70岁。在临床试验研究中通常定义≥60岁、65岁为老年白血病,近些年也有一些研究以≥70岁、75岁作为老年白血病研究人群。我们通常所说的老年患者,主要是指在较高的年龄基础上,同时合并有较差的体能状态、合并症、存在高风险细胞遗传学、预后不良突变、与年龄相关的克隆造血等一种或多种情况的个体。美国国立综合癌症网络(National Comprehensive Cancer Network,NCCN)指南和中国成人AML(非急性早幼粒细胞)诊疗指南均以年龄60岁作为界值,根据不同群体制定不同治疗方案。

从发病率来看,AML随着年龄增长而增加:AML在50岁以下成人发病率为1.3/10万,50~64岁人群增加到5.1/10万,大于65岁人群上升至20.1/10万。AML的中位发病年龄是68岁,超过一半的患者都是老年患者。AML患者的5年总生存(overall survival,OS)率随着年龄的增加逐渐下降,总体患者的5年OS率约为30%,而60岁以上患者的5年OS小于10%,75岁以上的患者仅3%左右。老年患者的预后差,与患者体能状况较差、AML细胞遗传学和分子遗传学特征和医疗水平等多种因素相关。

二、老年急性髓系白血病的特征

(一)患者特征

老年患者大多数一般情况较差,且1/3以上患者合并心、肝、肾等重要脏器疾病。部分老年患者营养状态差,可能合并明显低蛋白血症,影响抗白血病药物浓度,进而降低疗效。即使无明显合并症,70岁以上患者通常也存在着正常生理功能及免疫功能的下降,肝、肾功能减退,可导致代谢清除能力下降,药物排泄迟缓,增加药物毒性。骨髓造血能力及应激性差,使得患者骨髓抑制后造血恢复能力弱,粒细胞缺乏时间长。此外,许多老年患者存在血液高凝状态,可能合并有抗凝药物的使用,使得血栓和出血风险均增加。与年轻患者相比,老年AML患者发病前的前驱血液病史更为常见,如MDS、全血细胞减少症等。随着年龄的增加,其他恶性肿瘤的发生率也逐渐增高。高龄、前期MDS病史或者继发于其他肿瘤,是AML重要的不良预后因素。

(二)白血病特征

1. 形态学特征 老年患者更容易合并病态造血,提示前期存在MDS病史。因此对于初诊的老年白血病患者,需要特别关注发病前半年至1年的血常规情况。

2. 细胞遗传学特征 老年患者容易合并多种染色体异常,如5号、7号、17号染色体异常多见,此外单倍体核型、复杂核型等预后不良核型随着年龄增长亦逐渐增多。文献报道在>75岁的老年患者中预后良好核型的比例仅为4%,明显低于<56岁的年轻患者(17%),而预后不良核型的比例高达51%,高于年轻患者(35%)。

3. 分子学特征　二代测序等分子学检测手段在老年患者中至关重要,在启动治疗前均应进行检测。老年患者的基因突变谱不同于年轻患者,预后不良基因如 *TP53* 更常见,而预后良好的基因如 *CEBPA* bZip 结构域突变等较少见。*IDH1/2* 突变在老年患者中更常见,并且常和 *NPM1* 及 *FLT3-ITD* 突变共存,而 *KMT2D* 和 *KRAS* 在年轻患者中更多见。此外,老年 AML 患者与年龄相关克隆造血基因较年轻患者多见,如 *TET2*、*DNMT3A*、*SRSF2*、*ASXL1*、*TP53* 和 *SF3B1* 等,提示年龄增长可能与白血病发生发展过程中恶性克隆的逐步演变相关。从基因功能分类来看,老年患者呈现出更高的转录因子突变(85.4% vs 67.7%,$P=$ 0.031),DNA 甲基化(58.3% vs 36.9%,$P=0.024$),和 RNA 剪接(31.3% vs 12.3%,$P=0.013$)突变的发生率。随着年龄增长,老年患者携带的突变数目也较年轻人增多,小于 40 岁、40~59 岁以及 60 岁以上患者疾病相关的驱动基因数目随着年龄增长显著增加,部分研究认为突变数目的增加亦与预后不良相关。此外,某些基因突变在老年患者中的预后意义与年轻患者不同,如有研究指出 *NPM1* 突变只在无其他共同突变的老年患者中提示预后良好。*DNMT3A* 在<60 岁的 AML 患者中提示预后不佳,而在老年患者中对预后无提示意义。再如,有研究指出,*FLT3-ITD* 是否突变在年轻患者中具有预后意义,在 70 岁以上老年患者中无预后意义。

综上因素,老年患者对强化化疗耐受性差;长期全血细胞减少,营养不良,输血频繁;容易并发严重细菌、真菌感染;容易因出血、感染、心脑血管意外或多发脏器功能衰竭导致死亡;因老年白血病独特的生物学特征,患者容易出现原发和继发耐药,原发耐药率高达 30% 以上;此外,许多化疗药及抗感染药物存在脏器毒性,老年患者难以足量充分给药,均导致老年 AM 治疗困难,预后不佳。

三、老年患者体能评估

老年 AML 患者需要治疗前进行个性化体能评估。NCCN 指南推荐对老年 AML 患者进行老年综合评估(Comprehensive Geriatric Assessment,CGA),以评价老年 AML 患者的化疗耐受性。老年综合评估应综合患者的一般状况、功能状态、合并症、营养、认知、心理、社会支持、药物服用等多个层面。详细的 CGA 评估结果可以更好地支持以患者为中心的治疗决策,以及在治疗期间和之后及时给予最佳的支持性护理。

(一) 一般状况与功能性评估

体能状况是首要的评估指标。体能状态经常使用美国东部肿瘤协作组体能状态(Eastern Cooperative Oncology Group,ECOG)或行为状态评分(Karnofsky Performance Status,KPS)进行评估。前者评分标准采用四分法评分,分为 0~4 分;后者采用五分法评分,分为 0~5 共 6 级,0 级代表健康,5 级代表死亡。一般>2 分认为有化疗禁忌。对于 ECOG 为 2 分的 66~75 岁老年 AML 患者,诱导化疗 30 天死亡率约 30%,并且死亡率随着年龄或 ECOG 的增加而升高。功能性评估包括日常生活活动量表(Activities of daily living,ADL)和工具性日常生活活动量表(Instrumental Activities of Daily Living,IADL)以及基于表现的量表如握力或短体能电池(The Short Physical Performance Battery,SPPB)等。ADL 量表是评估基本生活所需的技能,包括吃饭、梳理、行动和如厕。IADL 量表评价在社区中独立生活能力,包括购物、财务管理、家政、做饭和服药等活动。ADL 6 分为正常,<6 分则评价为异常;IADL 8 分为正常,<8 分为异常。

(二) 合并症评估

老年人治疗前的伴随疾病是影响治疗选择的重要因素。随着合并症的增加,白血病缓解率下降,早期死亡率增高,总体生存更差。改良的 Charlson 合并症指数(Charlson Comorbidity Index,CCI)和造血细胞移植特异性合并症指数(Hematopoietic Cell Transplantation Specific Comorbidity Index,HCT-CI)常用于评估老年 AML 的合并症,以预测预后。

(三) 营养状态评估

老年患者存在较高的营养不良风险,可能导致化疗的不耐受,因此进行营养状态的评估十分必要。营养状态的评估可以采用微型营养评估量表(Mini Nutritional Assessment,MNA)也称简易营养评估量表(Short Form Mini Nutritional Assessment,MNA-SF),满分为 14 分,≥12 分为营养状况良好,8~11 分为可能存在营养不良风险,≤7 分为营养不良。

（四）认知及情绪状态评估

认知障碍的发生率随着年龄增长而增高。初诊老年 AML 患者合并轻度认知障碍、早期痴呆或谵妄等情况较为普遍。认知障碍的存在可能增加强化化疗期间和后期的风险，可能导致患者无法配合治疗。因此早期识别患者认知障碍及程度，对于治疗选择十分重要。通常采用简易精神状态量表（Minimum Mental State Examination，MMSE）或简易智力状态评估量表（Mini-Cog）评价患者的认知功能，MMSE 包括定向力、记忆力、注意力、回忆力、语言能力，总分 30 分，27~30 分为正常，<27 分为认知障碍。患者为文盲或无法完成 MMSE 时，采用 Mini-Cog 评价量表进行认知功能评价，将<3 分定义为异常，≥3 分定义为正常。

患者情绪状态与治疗及预后密切相关。目前健康问卷抑郁量表（Patient Health Questionnaire-9，PHQ-9）和简化版老年抑郁量表（Geriatric Depression Scale，GDS-15）广泛应用于老年人群。GDS-15 更适合作为高龄老年人的抑郁程度测量工具，总分为 15 分，将 GDS<5 分定义为正常，GDS≥5 分为异常。

（五）合并用药评估

许多老年患者存在多种合并症需要治疗，可能同时服用多种药物。临床实践过程中，药物相互作用复杂，合并用药可能会增加或降低药物疗效，导致不良事件增加。因此对患者的合并用药进行记录和评估十分必要。

基于现有的证据，血液学者们普遍认为年龄和身体虚弱是老年 AML 预后的主要预测因素之一，这些患者可能存在较大的药物治疗毒性和较短的生存期。然而目前并没有统一的关于适合强化化疗（fit）、不适合强化化疗（unfit）和虚弱（frail）判断的国际标准。部分国际多中心临床研究采用 Ferrara 标准判断患者是否为 unfit，该标准认为满足以下至少一项标准表明为 unfit 患者：①高龄：>75 岁；②严重的心脏合并症：充血性心力衰竭或既往有射血分数（ejection fraction，EF）<50% 的心肌病史；③严重的肺部合并症：既往有肺部疾病史，肺一氧化碳弥散量（diffusing capacity of the lungs for carbon monoxide，DLCO）≤65% 或第一秒用力呼气容积（forced expiratory volume in 1s，FEV_1）≤65%，或静止时仍存在呼吸困难或需要吸氧，或任何胸膜肿瘤或未得到控制的肺部肿瘤；④严重的肾脏合并症：>60 岁，且正接受透析治疗，或未得到控制的肾脏肿瘤；⑤严重的肝脏合并症：Child B 或 C 级的肝硬化；或年龄≥60 岁，且伴有导致转氨酶大幅升高（>正常值的 3 倍）的肝病；或任何胆管癌；或未得到控制的肝癌或急性病毒性肝炎；⑥对抗感染治疗无效的活动性感染；⑦存在认知障碍：目前伴有需要在精神病院或管制机构住院治疗，或加强门诊管理的精神类疾病，或当前存在不受照顾者控制的依赖性认知状态（由专科医生确诊）；⑧体能状态差：与白血病无关的 ECOG 体能状态评分≥3；⑨医生判断的不适合进行化疗的其他合并症。随着研究的不断深入，我们也期待着一个不断改进的更加敏感、综合有效的老年 AML 风险分层模式，助力治疗选择。

四、老年急性白血病的治疗

老年白血病的治疗目前仍是临床医生的重大挑战。主要依据以下原则：首先应根据患者的年龄、体能状态评估其是否适宜强化化疗；其次，结合患者的细胞遗传学和分子学特征，判断危险分层以及是否存在特殊治疗靶点，以决定患者的诱导及巩固治疗方案。对于老年患者的治疗目标应为尽可能改善生活质量，延长生存。所有符合临床试验条件的患者均应参加临床试验。

"3+7"方案（蒽环类药物 d1~3，阿糖胞苷 d1~7）自 20 世纪 70 年代起就成为 AML 的标准诱导方案，能耐受强化化疗的老年患者 1 个疗程缓解率可达 60%~65%。但需注意临床试验患者的高度选择性，在真实世界中老年患者常常合并一种或多种重要脏器合并症，导致给药剂量不足或标准剂量下药物的毒副作用过大，最终致使缓解率显著下降。蒽环类化疗药物导致的心脏毒性在老年患者中也更加显著，导致药物使用受限。

随着 AML 表观遗传学的研究发展，2000 年后去甲基化药物阿扎胞苷（azacitidine，AZA）及地西他滨先后问世，并被批准用于 AML 的治疗，为老年患者尤其是不耐受强化化疗的患者带来新的治疗选择，但疗效差强人意，单药的缓解率仅 1/3 左右。

随着分子生物技术的进一步发展，2017 年后 AML 治疗领域迎来了分子靶向药物的突破，新药不断涌入。对于 75 岁以上老年或不适合强化化疗的患者，去甲基化药物（hypomethylating agents，HMAs）联合 B

细胞淋巴瘤 2(B-cell lymphoma-2,BCL-2)蛋白抑制剂—维奈克拉是目前的国际标准治疗方案。经过该方案的治疗,初治老年患者的缓解率提高至 65% 以上,其中 NPM1 突变、IDH 突变的患者,可以获得更佳的疗效和持续的长期缓解;细胞遗传学预后不良及继发性 AML 患者也有很好的应答。该方案的使用过程中,要特别关注肿瘤溶解综合征等不良反应,并需根据患者的疗效、骨髓抑制时间来进行剂量和治疗时间的调整,并且还要关注合并用药的相互作用,如患者同时使用某些抗真菌药物则维奈克拉的剂量需要降低,否则会明显提高维奈克拉的血药浓度。此外 FLT3 抑制剂、IDH 抑制剂、hedgehog 信号通路抑制剂,CPX-351(柔红霉素和阿糖胞苷以 1:5 摩尔比匹配制备的脂质体)等新药在老年 AML 患者的研究中也取得了不错的临床疗效。一代的 FLT3 抑制剂——AML 米哚妥林和二代的 FLT3 抑制剂——吉瑞替尼等为复发难治 AML(relapsed/refractory AML,R/R AML)的 FLT-ITD 突变患者提供了缓解机会,延长了生存时间,并使部分患者顺利衔接异基因造血干细胞移植。艾伏尼布和恩西地平分别是 IDH1 和 IDH2 的抑制剂,均已经获得美国药品食品监督管理局 FDA 批准用于伴 IDH 突变的 R/R AML 的治疗,艾伏尼布还被获批用于 IDH1 突变的初治 AML。格拉吉布是一种新型口服 smoothened(SMO)抑制剂,也批准用于与 LDAC 联合治疗新诊断的老年 AML 患者(≥75 岁)或不适合强化化疗的患者。CPX-351 与经典柔红霉素联合阿糖胞苷方案相比,显著延长了老年 AML 的中位 OS。这些新型药物不仅提高了患者的疗效,并且进一步降低了治疗相关不良反应,为老年患者带来更多的治疗选择。

（一）维奈克拉

维奈克拉是一种选择性的 BCL-2 抑制剂,可特异性地结合于抗凋亡蛋白 BCL-2 的 BH3 结构域,从而解除 BCL-2 对前凋亡蛋白的抑制作用,最终促进白血病细胞的凋亡。鉴于其在 AML 中优越的疗效,2018 年 11 月 21 日 FDA 根据 I 期临床试验结果加急批准了维奈克拉与 HMAs 或低剂量阿糖胞苷(low dose cytarabine,LDAC)联合应用于≥75 岁的老年 AML 患者或不适合强化疗的患者,该药于 2020 年 12 月在国内获批。探索维奈克拉联合 HMAs(地西他滨或 AZA)方案安全性及有效性的 Ib 期临床试验表明,在不适合强化疗的老年初治 AML 患者中维奈克拉联合 HMAs 方案的总体有效率为 67%,且耐受性良好,其中高危患者(如大于 75 岁、细胞遗传学提示预后不良、继发 AML 等)对该方案应答良好。该药上市后的 III 期临床研究进一步证实了维奈克拉联合 AZA 组的中位 OS(14.7 个月 vs 9.6 个月)及应答率(66.4% vs 28.3%)均优于 AZA 单药组。一项比较维奈克拉联合 LDAC 与 LADC 单药的多中心、双盲、随机对照的 III 期临床试验结果表明,在不适合强化化疗的 AML 患者中维奈克拉联合 LDAC 组的中位 OS(8.4 个月 vs 4.1 个月)及应答率(48% vs 13%)显著优于 LDAC 单药组。有研究发现携带 NPM1 或 IDH2 突变的 AML 患者对维奈克拉的应答率高且能维持长期的缓解,而携带 TP53 突变或激酶激活性突变(如 FLT3-ITD,RAS 突变)的 AML 患者则易对维奈克拉耐药。

1. 维奈克拉应用于 AML 临床管理 肿瘤溶解综合征(tumor lysis syndrome,TLS)的预防:接受维奈克拉联合方案治疗的 AML 患者有可能发生 TLS,维奈克拉联合 AZA 的 III 期临床试验中 TLS 的发生率约为 1.1%,维奈克拉联合 LDAC 的 III 期临床试验中 TLS 的发生率为 5.6%。在首次给药之前,应充分评估血白细胞计数、血尿酸水平以及肌酐清除率等特定因素,以明确 TLS 发生风险,且为患者提供预防性水化和抗高尿酸血症的药物,以降低 TLS 风险。降低 TLS 发生风险的措施有:①充足的水化,每日补水 1.5~2.0L,必要时亦可进行静脉补液,要求在维奈克拉治疗前 2 天开始水化;②白细胞计数建议<25×10⁹/L,或治疗前通过给予羟基脲或者白细胞单采术将白细胞降至 25×10⁹/L 以下;③开始使用维奈克拉治疗前,应评估血生化(钾、尿酸、磷、钙和肌酐)并纠正已存在的异常情况;④维奈克拉通过剂量爬坡给药方式(100mg d1,200mg d2,400mg d3~28)降低 TLS 发生风险,联合 AZA 每日 75mg/m² d1~7 或地西他滨 20mg/m² d1~5,联合 LDAC 每日 10mg/m²,q12h,d1~14(维奈克拉 100mg d1,200mg d2,400mg d3,600mg d4~28);⑤给药前、爬坡期内每次新剂量给药后 6~8h 以及达到最终剂量后 24h,应监测血生化以评估 TLS;⑥肾功能不全者可能会导致 TLS 风险增加,使用该方案时,需要加强预防并进行更密切的监测。

2. 维奈克拉应用于 AML 剂量与调整方案 基于早期的 Ib/II 期临床研究,维奈克拉联合 HMAs(目标剂量 400mg,前三天爬坡),联合 LDAC(目标剂量 600mg,前四天爬坡)(如上文所示剂量爬坡方式)。由于维奈克拉在体内主要通过细胞色素 P450 3A 酶(CYP3A)代谢,在与中等或高强度的 CYP3A 酶抑制剂联合使用时,需要相对应调整维奈克拉的给药剂量,具体调整原则如下:伴随用药起始和爬坡期稳定的每日剂量(爬坡期后)泊沙康唑 10mg d1,20mg d2,50mg d3,70mg d4,最终维奈克拉剂量为 70mg/d。与其他强效 CYP3A 抑制剂联合使用时,10mg d1,20mg d2,50mg d3,100mg d4,最终维奈克拉剂量为 100mg/d。使用中效 CYP3A 抑制剂时,需将维奈克拉的剂量降低至少 50%。P-gp 抑制剂轻度、中度和重度肾功能损害(CLcr≥15mL/min)患者无需剂量调整;轻度(Child Pugh A)或中度(Child-Pugh B)肝功能损害患者无需调整给药剂量,重度肝功能损害(Child Pugh C)患者接受维奈克拉治疗时,每日给药剂量降低 50%,同时需要更加密切监测患者的不良反应。

维奈克拉联合 AZA 的治疗方案:维奈克拉 100mg d1,200mg d2,400mg d3~28,AZA 75mg/m² d1~7。维奈克拉联合地西他滨的治疗方案:维奈克拉 100mg d1,200mg d2,400mg d3~28,地西他滨 25mg/m² d1~5。维奈克拉联合 LDAC 的治疗方案:维奈克拉 100mg d1,200mg d2,400mgd3,600mg d4~28;LDAC 10mg/m² d1~14。

3. 维奈克拉疗效评估及使用时长 在维奈克拉联合 AZA 的Ⅲ期临床试验中,随访期间总复合完全缓解率为 66.4%,启动第 2 个周期治疗之前复合完全缓解率为 43.4%,中位达缓解的时间为 1.3 个月。如果使用 3~4 个周期后,仍未出现有意义的原始细胞比例下降或者血液学缓解,则可考虑停止该方案治疗,替换其他有效方案。维奈克拉联合治疗方案的最大使用周期目前尚缺少证据,根据临床试验和 NCCN 指南推荐,维奈克拉联合去甲基化药物或者 LDAC 应使用至疾病进展或因不良反应不耐受。

4. 维奈克拉治疗 AML 的安全性与不良事件管理 维奈克拉联合 AZA Ⅲ期临床试验中,较为常见的不良反应为血液学不良反应,包括血小板减少症(46%)、中性粒细胞减少症(42%)、中性粒细胞减少伴发热(42%)、贫血(28%)、白细胞降低(21%)。维奈克拉在治疗的不同阶段,如发生相应的不良反应,做出相应方案调整如下:大多数情况下,在获得缓解前,血细胞减少不应导致该药和阿扎胞苷治疗的中断;达到缓解后首次发生且持续至少 7 天推迟该药和阿扎胞苷的后续疗程,并监测血细胞计数,一旦恢复至 1 级或 2 级,则以相同剂量恢复该药与阿扎胞苷的联合治疗;达到缓解后的后续疗程中再次发生且持续至少 7 天,推迟该药和阿扎胞苷的后续疗程,并监测血细胞计数。一旦恢复至 1 级或 2 级,则以相同剂量恢复该药与阿扎胞苷的联合治疗,并在后续疗程中该药给药时间减少 7 天,即用 21 天代替 28 天。任何时间发生 3 级或 4 级非血液学毒性,如果接受支持治疗后未缓解,则中断维奈克拉给药,一旦恢复至 1 级或基线水平,则以相同剂量恢复该药治疗。

（二）FLT3 抑制剂

吉瑞替尼(gilteritinib)是一种新型、强效、高选择性、Ⅰ型口服 FLT3/AXL 抑制剂,与Ⅱ型抑制剂的不同在于吉瑞替尼通常不受激活环中突变(例如 D835 点突变)的影响,能够结合 FLT3 突变的活性构象和非活性构象。

一项开放标签的全球多中心 1/2 期临床试验(CHRYSALIS 试验)验证了吉瑞替尼在携带野生型或突变型 FLT3 基因的成人 R/R AML 患者中的安全性、耐受性、药代动力学和药效学。此外,ADMIRAL 研究是一项采用充分验证的检测方法检测携带 FLT3 突变的 R/R AML 成人患者的Ⅲ期、开放标签、随机、全球多中心临床研究。在本项研究中,371 例患者以 2:1 的比例随机接受吉瑞替尼或挽救性化疗。吉瑞替尼组中位 OS 为 9.3 个月,相较于挽救性化疗(中位 OS 为 5.6 个月)能降低 36% 的死亡风险,显著延长患者生存期。并且吉瑞替尼与挽救性化疗的 CR/CRh 率分别为 34% 及 15.3%。安全性方面,吉瑞替尼组≥3 级不良事件发生率低于挽救性化疗。基于 ADMIRAL 研究数据,吉瑞替尼相继于 2018 年 10 月、11 月及 2019 年 10 月分别获得日本、美国 FDA 及欧盟 EMA 批准上市,并已被 2020 年 NCCN、ESMO 及 CSCO 指南列为治疗 FLT3-ITD 和 FLT3-TKD 突变 R/R AML 患者 1 类推荐。

（三）IDH 抑制剂

恩西地平(enasidenib)是一种口服的靶向 IDH2 突变选择性抑制剂,为 R140Q 和 R172K 的共抑制剂,也是首个 IDH 突变抑制剂。于 2017 年 8 月 1 日被 FDA 批准以单药(100mg qd)治疗 IDH2 突变 AML,主要是基于一项针对 IDH2 突变患者的Ⅰ/Ⅱ期临床试验,其结果提示口服恩西地平使 R/R AML 患者 CR 率达 19.3%,有效率高达 40.3%,实现首次缓解的中位时间 1.9 个月,中位 OS 为 9.3 个月,1 年 OS 为 39%,对于达到 CR 和 PR 的患者有更好的长期生存,少部分患者生存达 3~4 年。

艾伏尼布(ivosidenib)作为 *IDH1* 抑制剂的临床试验结果一样的令人鼓舞,Dinardo 等人报道了一项多中心,开放标签,剂量递增和剂量扩展Ⅰ/Ⅱ期试验的结果,在主要疗效人群(125 例患者)中,CR 或 CRh 率为 30.4%,中位客观有效时间为 8.2 个月,中位 OS 为 8.8 个月。FDA 于 2018 年 7 月 20 日批准了艾伏尼布(500mg qd)用于伴 *IDH1* 突变的 R/R AML 患者的治疗。基于一项艾伏尼布联合 AZA 治疗 *IDH1* 突变且不适合强化化疗的 AML Ⅰb 期试验,2019 年 5 月 2 日 FDA 批准了艾伏尼布作为≥75 岁或患有合并症而不能使用强化诱导化疗的 AML 患者的一线治疗用药。

(四) 格拉吉布

格拉吉布(glasdegib)是一种新型口服 smoothened(SMO)抑制剂,可调节 hedgehog 信号通路的活性以抗白血病作用。在 Cortes 等人报道的一项 1b/2 期随机临床试验中,88 例患者接受 LDAC 联合格拉吉布(100mg qd)治疗,44 例患者仅接受 LDAC 治疗。联合格拉吉布后显著延长了生存:中位 OS 分别为 8.8 个月和 4.9 个月,1 年 OS 分别为 59.8% 和 38.2%。格拉吉布联合组的总体缓解率(包括 CR,CRi 和 MLFS)为 26.9%,而 LDAC 的总体缓解率为 5.3%,其中 CR 率分别为 17.0% 和 2.3%。2018 年 11 月 21 日美国 FDA 批准格拉吉布联合 LDAC 用于≥75 岁或不适合强化化疗的 AML 患者的一线治疗。

(五) Magrolimab

抗 CD47 单抗 magrolimab 是一种新型的免疫疗法和靶向白血病干细胞(leukemia stem cell,LSC)制剂,可阻断关键的巨噬细胞检查点。在 2021 年第 64 届美国血液学年会上,magrolimab 联合 AZA 方案治疗初治 AML(包括 *TP53* 突变的 AML)患者的 1b 期研究报道,共 34 例 AML 患者可进行疗效评估,总体客观缓解率为 65%(44% CR,12% CRi,3% PR,6% MLFS),相比于 AZA 单药,使用 magrolimab 联合 AZA 方案实现缓解时间更短,*TP53* 突变患者中,客观缓解率为 71%(42% CR,19% CRi,5% MLFS),*TP53* 野生型和突变型患者的中位 OS 为 18.9 个月和 12.9 个月;2022 年欧洲血液学年会更新了该研究,一共入组了 72 例伴 TP53 突变的 AML 患者(中位年龄 73 岁),总体有效率(overall response rate,ORR)为 48.6%,CR/CRi 为 41.6%,其中 50% 获得 MRD 阴性。CR/CRi 的中位持续时间为 8.7 个月,中位 OS 为 10.8 个月,提示该药物在 AML 的治疗中具有广阔前景。

(张仪　金洁)

参考文献

[1] 金洁. 我如何治疗老年急性髓系白血病[J]. 中华血液学杂志,2021,42(9):728-732.

[2] 中华人民共和国国家卫生健康委员会. 成人急性髓系白血病诊疗规范(2018 年版)[Z]. 2018-12-13.

[3] POLLYEA DA,BIXBY D,PERL A,et al. NCCN Guidelines Insights:Acute Myeloid Leukemia, Version 2. 2021[J]. J Natl ComprCancNetw,2021,19(1):16-27.

[4] DÖHNER H,ESTEY E,GRIMWADE D,et al. Diagnosis and management of AML in adults:2017 ELN recommendations from an international expert panel[J]. Blood,2017,129(4):424-447.

[5] SEKERES MA,GUYATT G,ABEL G,et al. American Society of Hematology 2020 guidelines for treating newly diagnosed acute myeloid leukemia in older adults[J]. Blood Adv,2020,4(15):3528-3549.

[6] ABDALLAH M,XIE Z,READY A,et al. Management of Acute Myeloid Leukemia(AML)in Older Patients[J]. Curr Oncol Rep,2020,22(10):103.

[7] WEBSTER JA,PRATZ KW. Acute myeloid leukemia in the elderly:therapeutic options and choice[J]. Leuk Lymphoma,2018, 59(2):274-287.

[8] ZHONG WJ,LIU XD,ZHONG LY,et al. Comparison of gene mutation spectra in younger and older Chinese acute myeloid leukemia patients and its prognostic value[J]. Gene,2021,770:145344.

[9] MIHALYOVA J,JELINEK T,GROWKOVA K,et al. Venetoclax:A new wave in hematooncology[J]. Exp Hematol,2018,61: 10-25.

[10] DINARDO CD,PRATZ K,PULLARKAT V,et al. Venetoclax combined with decitabine or azacitidine in treatment-naive, eld-

erly patients with acute myeloid leukemia[J]. Blood,2019,133(1):7-17.

[11] DINARDO CD,JONAS BA,PULLARKAT V,et al. Azacitidine and Venetoclax in Previously Untreated Acute Myeloid Leukemia[J]. N Engl J Med,2020,383(7):617-629.

[12] WEI AH,MONTESINOS P,IVANOV V,et al. Venetoclax plus LDAC for newly diagnosed AML ineligible for intensive chemotherapy:a phase 3 randomized placebo-controlled trial[J]. Blood,2020,135(24):2137-2145.

[13] DINARDO CD,TIONG IS,QUAGLIERI A,et al. Molecular patterns of response and treatment failure after frontline venetoclax combinations in older patients with AML[J]. Blood,2020,135(11):791-803.

[14] PERL AE,ALTMAN JK,CORTES J,et al. Selective inhibition of FLT3 by gilteritinib in relapsed or refractory acute myeloid leukaemia:a multicentre,first-in-human,open-label,phase 1-2 study[J]. Lancet Oncology,2017,18(8):1061-1075.

[15] PERL AE,MARTINELLI G,CORTES JE,et al. Gilteritinib or Chemotherapy for Relapsed or Refractory FLT3-Mutated AML[J]. N Engl J Med,2019,381(18):1728-1740.

[16] STEIN EM,DINARDO CD,POLLYEA DA,et al. Enasidenib in mutant IDH2 relapsed or refractory acute myeloid leukemia[J]. Blood,2017,130(6):722-731.

[17] DINARDO CD,STEIN EM,DE BOTTON S,et al. Durable Remissions with Ivosidenib in IDH1-Mutated Relapsed or Refractory AML[J]. N Engl J Med,2018,378(25):2386-2398.

[18] DINARDO CD,STEIN AS,STEIN EM,et al. Mutant Isocitrate Dehydrogenase 1 Inhibitor Ivosidenib in Combination With Azacitidine for Newly Diagnosed Acute Myeloid Leukemia[J]. J Clin Oncol,2021,39(1):57-65.

[19] CORTES JE,HEIDEL FH,HELLMANN A,et al. Randomized comparison of low dose cytarabine with or without glasdegib in patients with newly diagnosed acute myeloid leukemia or high-risk myelodysplastic syndrome[J]. Leukemia,2019,33(2):379-389.

[20] SALLMAN D,ASCH A,KAMBHAMPATI S,et al. The First-in-Class Anti-CD47 Antibody Magrolimab Combined with Azacitidine Is Well-Tolerated and Effective in AML Patients:Phase 1b Results[J]. Clin Lymphoma Myeloma Leuk,2021,21(Suppl 1):S290.

第六节　中枢神经系统白血病

中枢神经系统白血病(CNSL)是白血病的一种特殊的髓外浸润形式,系白血病细胞进入中枢神经系统(CNS)引起脑组织及脊髓神经系统局限性或广泛性浸润,出现相应症状。由于多数化疗药物难以通过"血脑屏障"(blood-brain barrier,BBB),所以 CNS 成为白血病细胞的"庇护所",是白血病髓外受累和复发的常见部位。

一、发 病 情 况

各种类型的白血病都可能发生 CNSL,多见于急性淋巴细胞白血病(ALL)和急性髓系白血病(AML),而慢性粒细胞白血病(CML)、慢性粒-单核细胞白血病(CMML)、慢性淋巴细胞白血病(CLL)则较为少见,造血干细胞移植术后也可发生 CNSL 复发。ALL 确诊时有 CNS 受累的仅占 3%~7%,在儿童患者中发生率约 1%~4%,但在复发时受累可高达 30%,是导致治疗失败的主要原因;成人 ALL 确诊时 CNSL 发生率 5%~10%,实现疾病缓解后孤立 CNS 复发率约为 5%。AML 确诊时 CNS 受累发生率 0.6%~1.8%,病程中则在 2.9%~5.1%之间,其中儿童 AML CNS 受累发生率为 7%~29%不等,明显高于成人 AML 人群(3%~7%)。由于 CNSL 筛查并未作为 AML 的常规检查,实际发病率可能高于研究报道,但也有学者认为并无明显差异。

发生 CNSL 的高危因素有:①年龄:年龄是 AML 和 ALL 患者发生 CNSL 的独立危险因素,儿童的发病率高于成人;②临床和生化特征:初诊时外周血白细胞(WBC)计数升高、初诊时血清乳酸脱氢酶(LDH)升高;③疾病类型和阶段:ALL、AML-M4/M5 亚型,考虑与其具有 CD56、MAC-1 等黏附分子表达增加的特征相关;急性早幼粒细胞白血病(APL)系统性复发;CML 进展期;④疾病特征:在 ALL 中,高危细胞遗传学[如 t(9;22)、t(4;11)、*KMT2A* 重排、*MLL* 重排、Ph 染色体阳性]、成熟 B 细胞或 T 细胞免疫表型是 CNSL 的危险因素,髓外疾病如纵隔肿块和淋巴结受累(常见于 T-ALL)也增加了 CNS 受累的风险;在 AML 中,11

号染色体异常、16 号染色体倒位、*FLT3-ITD* 基因突变、*FLT3-ITD* 基因合并 *NPM1* 基因突变是 CNSL 的危险因素。

CNSL 可发生于白血病病程的任何时期,既可作为急性白血病(AL)的首发症状,也可发生于白血病疾病的进展阶段,还可发生在血液和骨髓改变之前。我国研究显示约 50% 的 CNSL 患者在确诊 AL 后的 1~5 个月内就会发病,80.9% 的患者在完全缓解(CR)前及复发时发病,CR 时发病的患者仅占 18.3%。合并 CNSL 的 ALL 患者、成人 AML 患者预后差,但 CNS 受累对儿童 AML 预后的影响尚不明确。CNSL 发生后如不及时治疗则会较快地出现骨髓复发,如及时给予治疗有利于阻止疾病的全面进展。CNSL 复发的主要高危因素有:①T 细胞免疫表型;②诊断时 WBC 计数>100×10^9/L;③分子遗传学异常,如 t(1;19);④初诊时 CNS 受累程度。

二、病因和发病机制

(一)白血病侵犯 CNS 途径

对于 CNSL 病因和发病机制的研究尚未完全明确。患者尸检研究显示,白血病细胞起初累及蛛网膜浅静脉壁,然后侵入蛛网膜小梁周围的结缔组织,随白血病细胞增殖进而延伸至围绕脑皮质和白质血管的深层脑膜组织中;随后白血病细胞可能在脑神经周围播散,或侵及视神经导致视网膜浸润;最后,白血病细胞破坏软脑膜-胶质细胞膜侵入脑实质。CNSL 以蛛网膜及硬脑膜浸润最多见,分别为 82% 及 78.6%,其次为脑实质(62%)脉络丛(42%)及脑神经(22%)。

目前研究认为白血病细胞主要通过以下几种途径侵犯 CNS:①循环血源性扩散和脑膜种植;②自颅骨骨髓通过桥静脉直接浸润;③通过脉络丛穿过血脑脊液屏障(BCSFB)进入脑脊液或通过脑毛细血管进入脑实质;④脊髓和神经根侵犯;⑤CNS 出血时被外周血瘤细胞浸润;⑥由颅骨的损伤处或腰椎穿刺形成的创口直接进入;⑦通过颅内外淋巴通道途径播散到脑膜、脑实质;⑧胚胎时脉络膜及软脑膜残存造血干细胞恶变成白血病细胞侵及 CNS。

(二)中枢屏障系统

内皮-血脑屏障(BBB)、血脑膜屏障(BLMB)和 BCSFB 构成独特的屏障系统,严格控制 CNS 与外界的交流,以维持 CNS 稳态。BBB 由微血管内及周围的内皮细胞、星形胶质细胞和周细胞形成,延伸至 CNS 实质;BLMB 由一层软脑膜细胞组成,覆盖于蛛网膜下腔的无孔微血管表面;BCSFB 位于脑室脉络丛,由脉络膜丛上皮细胞构成,这些细胞通过紧密连接以及含有有孔内皮的脑膜毛细血管后小静脉相互连接。白血病细胞难以进入脑实质,因此学者推测白血病细胞主要通过 BLMB 或 BCSFB,而非 BBB 侵犯 CNS。硬脑膜窦处存在潜在的血硬膜淋巴管屏障(BDLB),可能在 CNSL 浸润中发挥作用(图 5-1-6-1)。

(三)白血病细胞生物学特征

已发现有多种白血病基因、信号通路和因子参与 CNSL 发病。IL-15、*NOTCH1* 基因、*ZAP70* 基因、趋化因子 CCR7 及其配体 CCL19、钙黏蛋白(VE-cadherin)、血小板内皮细胞黏附分子-1(PECAM1)等促进白血病细胞向 CNS 侵袭,酪氨酸蛋白激酶 Mer、转录因子 PBX1 等介导白血病细胞在 CNS 系统中化疗耐药,血管内皮生长因子 A(VEGF-A)硬脂酰 CoA 去饱和酶(SCD)、重组人分泌型磷蛋白 1(SPP1)等支持白血病细胞在 CNS 中存活。

白血病细胞高表达多种黏附分子,AML 细胞表达 CD56、CD44、CD34、VLA-4、VLA-5、LFA-1、E-选择素、ICAM-1、PECAM-1 和 MAC-1 等,ALL 细胞表达 ICAM-1、LFA-1、LFA-3/CD58、CD44、β-1 整合素、β-2 整合素、α6 整合素和 E-选择素等,白血病细胞通过这些分子与 CNS 微环境相互作用以促进其迁移、浸润并抵抗化疗药物。其中对 AML 的 CD56 分子的研究尤为深入,显示 CD56 可作为 CNSL 的预测指标,且与患者出现疾病进展和预后不佳相关。CNSL 细胞的 VEGF-A 表达水平高于骨髓,通过分泌 VEGF-A 来适应 CNS 的缺氧条件,并增加内皮细胞通透性以穿透血脑屏障。

白血病干细胞(LSCs)可能参与 CNSL 发病。白血病确诊时 LSCs 可能已存在于 CNS 中,但在脑膜中通过表达黏附分子如 VLA-4 和 CD44 保持静止,后续可增殖并浸润血管周围间隙和脑实质,导致孤立性 CNS 复发的风险升高,且由于 LSCs 的静止状态而对化疗药物耐药,这可能是部分患者在接受 CNSL 预防后仍

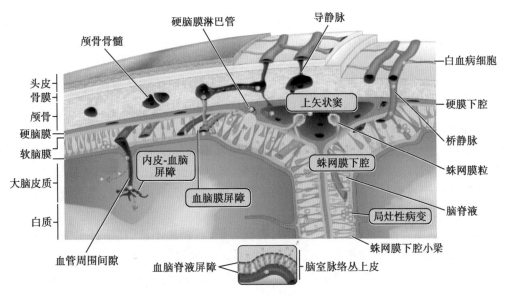

图 5-1-6-1 中枢屏障系统

然出现复发的原因。

白血病细胞在缺乏充足营养和氧气的 CNS 微环境中具有代谢适应和生存能力,其原因可能与白血病细胞的代谢重编程特征有关。白血病细胞在 CSF 中脂肪酸和脂质的合成被上调,支持它们在 CNS 中的存活和增殖,进而促进 CNSL 的发生。此外,SCD 介导的脂质代谢也能促进白血病细胞更好地适应 CNS 生态位环境。CNSL 的白血病细胞通过上调与缺氧相关的基因来适应缺氧条件,而与细胞周期和氧化磷酸化相关的基因被下调,通过增加糖酵解进一步影响白血病细胞侵入 CNS 并存活的能力。与未受累中枢神经系统疾病的患者相比,患有 ALL 和相关 CNS 疾病的儿童在脑脊液中的谷氨酰胺水平更高,故氨基酸代谢也与白血病细胞在 CNS 定植有关。

(四)中枢神经系统微环境

CNS 为白血病细胞提供庇护场所,使其逃过免疫监视和化疗药物作用,导致患者疾病复发和不良预后。CNS 微环境通过其细胞分泌的可溶性因子(如 VEGF-A、胸苷磷酸化酶 TYMP、IL-6、IL-10、神经营养因子等)促进白血病细胞的存活以及生长增殖。另一方面,CNS 微环境中的各组分细胞及基质成分通过多重机制诱导白血病细胞化疗抵抗,残留的白血病耐药细胞成为 CNSL 复发的根源。

三、临床表现

视中枢神经系统受侵犯的部位、范围、病程及严重程度、年龄而各异,有时症状表现轻微、不典型或与其他神经系统疾病(如感染、治疗相关神经系统病变)重叠,而致难于识别。

(一)颅内压升高

白血病细胞在蛛网膜增生影响了脑脊液循环,引起颅内压升高和交通性脑积水,可有头痛、恶心、呕吐、视力模糊、惊厥、烦躁、意识不清、嗜睡、视乳头水肿和眼外展麻痹等。急性白血病 CNSL 颅高压表现早、病情严重;慢性白血病则出现相对迟缓。因婴幼儿囟门未闭或/和颅缝未紧密闭合,而老年人常有脑萎缩,这两类群体的颅内高压表现可不典型。体征可见脑膜刺激征阳性、视乳头水肿。

(二)神经受累

较少见,表现为相应的运动和感觉障碍,其中面神经受累最多,偶见下丘脑综合征和尿崩症。周围神经受累可出现相应神经分布区的运动和感觉障碍、疼痛、肢体萎缩。神经根周围浸润可造成脑神经麻痹,尤其是通过脑神经孔的Ⅲ和Ⅵ对脑神经。直接压迫和浸润视神经可引起失明。视网膜浸润可导致盲点出现,通过眼底检查即可诊断。

（三）脑实质浸润

不多见，表现症状多样。部分可表现为类似于脑瘤，发生癫痫发作、肢体瘫痪；有些表现为感情淡漠、视觉障碍、情感异常；亦有表现为明显意识障碍如嗜睡、昏迷。

（四）脊髓损害

较少见。某些 CNSL 可有实体肿瘤生长特性，引起脊髓压迫症，出现感觉障碍的表现；少数白血病细胞浸润脊髓或血管，引起脊髓实质损害的表现，如截瘫、单瘫、偏瘫、大小便潴留、神经根刺激症状等。

（五）小血管阻塞及出血性梗死

当外周血原始细胞显著增多（>50×10^9/L）时，常可引起白细胞淤滞，多见于 AML 和 CML 的急变期。大量白血病细胞在小血管以及血管周围的脑实质中集聚，导致小血管阻塞以及出血性梗死，常发生在大脑半球，很少在小脑及脑干或脊髓。临床表现类同脑血管意外，患者有头痛、轻瘫，迅速进入昏迷，常致死亡。

（六）颅内出血

主要原因是白血病细胞浸润致颅内血管破裂，表现为烦躁、神志不清、痉挛甚至偏瘫等。初期脑膜出血为点状，范围广泛，体检可见颈项强直、克氏征阳性，可进一步发展为脑实质出血。内囊出血表现为偏瘫、失语、偏盲、偏身感觉障碍等，也可突然出现剧烈头痛，很快昏迷甚至死亡，但硬膜外或硬膜下出血通常不构成生命危险。

以上 CNSL 的临床表现可单一出现，亦可混合出现。需注意有一部分 CNS 受累患者无明显临床表现，仅在诊断性腰椎穿刺或尸检发现。研究表明脑脊液原始细胞≥5 个的患者有一半出现 CNS 症状和体征，而低于此水平的患者中 80% 无任何症状。

四、实验室检查

（一）脑脊液（CSF）检查

怀疑 CNS 受累的患者均应行腰椎穿刺检查 CSF。对于 ALL、M4、M5、双表型白血病或诊断时 WBC>100×10^9/L 的患者，即使不伴有 CNS 症状，仍建议进行诊断性腰椎穿刺。

1. 常规及生化　通过对 CSF 压力、颜色、透明度、细胞数、凝固性、密度和蛋白质、葡萄糖及氯化物含量等情况判断脑膜病变情况。CNSL 常见 CSF 压力增高（滴数>60 滴/min）、细胞数增多（白细胞计数常在 5×10^6/L 以上）甚至发生浑浊，蛋白阳性，糖降低。

2. 细胞形态学　通过对 CSF 中细胞数量、不同细胞所占比例及细胞形态学改变进行观察，从而判断中枢浸润的情况。该方法是最传统、最普遍的检测手段，找到白血病细胞是诊断 CNSL 的金标准。但由于外周血污染、CSF 细胞形态的易变性和样本量少，约 40% 患者呈假阴性，采用自然沉降法、浓缩法制片，可以提高检出率，部分患者可能需要反复腰椎穿刺。

3. 流式细胞术（flow cytometry，FCM）　由于 CSF 中细胞数量稀少，仅 CSF 离心后涂片进行肉眼形态学观察，寻找白血病细胞极为困难。FCM 可通过白血病细胞免疫表型分析监测到受累 CSF 中的微小残留病灶（MRD），其敏感性是传统细胞形态学的 2~3 倍。有研究表明与单纯细胞形态学检查相比，细胞学联合 FCM 检查将 CSF 标本中白血病细胞的检出率提高了 75%，表明 FCM 可显著提高传统细胞学检查的阳性率，可作为 CNSL 早期诊断的手段之一。但 FCM 检测应注意在标本采集后数小时内尽快送检；同时要特别注意需要流式技术经验丰富的专业人员进行检测分析。

4. 聚合酶链反应（polymerase chain reaction，PCR）　该技术可用于少量的 CSF 样本扩增肿瘤特异性 DNA 序列或 mRNA 序列（如 IgH 和 TCRγ 基因重排）以快速灵敏地检测到肿瘤细胞。这种仅通过 PCR 定量分析而没有临床、细胞病理或流式细胞术证实的 CNSL，被称为 CSF 微量残留病灶。对于传统细胞形态学检测可疑者，可提供早期 CNSL 诊断依据。此外还可用于检测 CNSL 患者抗肿瘤治疗效果，并为无症状性早期中枢复发提供依据。但该方法需要严格的实验条件，现多用于科研，作为常规临床诊断方法仍需要进一步改进。

5. CSF 酶学与生化　CSF 中标记物检测对诊断 CNSL 亦有一定程度意义。例如：β_2 微球蛋白水平明显升高与并发 CNSL 有关，通常该变化早于颅内压升高及 CSF 生化及细胞学异常，但特异性不高。CSF 中

LDH 的增高表明 CNSL 预后不良。可溶性 CD27 作为一种淋巴细胞膜特异的 TNF 受体家族成员,在 CNSL 的 CSF 明显升高,且较 β_2 微球蛋白具有更高的敏感性和特异性。CSF 中硫化氢含量在 CSNL 组中显著高于正常人,且敏感性和特异性分别为 83.3% 和 97.2%。此外,在 CNSL 患者的 CSF 中常见可溶性白细胞介素 2 受体、铁蛋白、腺苷脱氨酶、基质金属蛋白酶 9、miR-181a、可溶性 L-选择素、白介素 7 受体、可溶性血管内皮生长因子受体 2 等水平升高,均可协助 CNSL 病情判断。

6. 核酸分子诊断、代谢组学等新技术 有望发现新的 CNSL 标志物,提高 CNSL 诊断的敏感性和特异性,尚需要更多的临床研究数据支持。

需要特别注意的是,急性白血病患者进行腰椎穿刺或鞘内注射时常常会伴有穿刺损伤,导致 CSF 细胞学检查时成熟红细胞数 ≥10 个/μL,该种情况称为损伤性腰椎穿刺(traumatic lumbar puncture,TLP)。TLP 包括两种情况:①CSF 细胞学检测中发现成熟红细胞 ≥10 个/μL,未检出白血病细胞,为 TLP(-);②如果同时检出原始白血病细胞,即称 TLP(+)。研究显示,治疗前首次腰椎穿刺呈 TLP(-)的急性白血病患者预后好;反之,TLP(+)患者 CNSL 早期复发的危险性高,预后较差。Howard 等总结认为年龄<1 岁、血小板计数<100×10⁹/L、两次腰椎穿刺间歇时间<15d 以及操作者缺乏经验等是 TLP 发生的重要危险因素。

（二）影像学检查

对于有头痛、精神混乱、感觉改变、乳头水肿或癫痫发作临床表现的患者,需要在腰椎穿刺前进行影像学检查排除颅内出血或占位性病变。当 CNSL 呈脑实质占位性病变,结合白血病病史,颅脑 CT 与 MRI 对 CNSL 诊断不难判断。当 CNSL 侵犯脑膜时 CT 增强检查示脑池、脑沟、邻近脑回区域不规则增强等特征。MRI 增强后可显示脑膜广泛增厚、强化,蛛网膜下腔结节影,严重者可见脑积水等(图 5-1-6-2)。这些影像学的检查有助于部分 CNSL 患者的诊断与鉴别诊断,但早期阳性率不高。

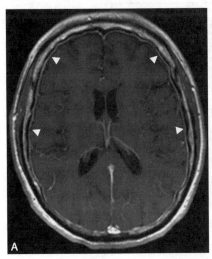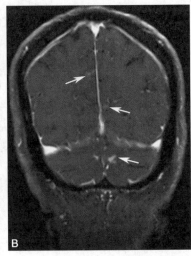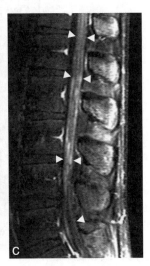

图 5-1-6-2　白血病脑膜浸润的增强 MRI 表现

（A+B）轴位和冠状位 T_1 加权,75 岁男性 AML 患者显示弥漫性硬脑膜增厚(箭头)和软脑膜增强结节灶(箭头)。（C）矢状位 T_1 加权,22 岁男性 AML 患者沿圆锥和马尾神经根(箭头)结节状强化

（三）脑电图检查

当脑膜、脑血管及脑实质受到白血病细胞浸润而导致脑组织弥散性坏死及出血,继而出现不同程度的脑功能改变时,可能无临床症状,CSF 也未见明显异常,但脑电图的异常于早期即可发生,主要表现为 θ 或 δ 慢电活动或低电压慢活动及波率、波幅调节不佳等,与一般脑病损伤波形相似,故脑电图对 CNSL 的诊断不具有特异性。但脑电图轻度以上异常者,在排除引起脑电图异常的其他疾病后,可考虑作为诊断 CNSL 的依据之一。

五、诊断与鉴别诊断

白血病患者诊断时有中枢神经系统症状者(如脑神经麻痹、神经功能障碍等)应先进行影像检查(头颅 CT/MRI),排除颅内出血或占位后再考虑腰椎穿刺;无神经系统症状者按计划进行 CNSL 的筛查和预防。

目前国内外诊断标准均是主要依靠脑脊液细胞学检查,其他检查仅供参考及判断 CNSL 的病情严重程度。

(一) 国内诊断标准

国内近年对于 CNSL 的诊断尚无更新,主要还是依据 1978 年 10 月在广西南宁召开的全国白血病防治研究协作会议制定的 CNSL 的诊断标准:①急性白血病患者有中枢神经系统症状和体征(尤其是颅内压增高);②有 CSF 的改变:a. 压力增高(>0.02kPa 或 200mmH$_2$O),或滴速>60 滴/min;b. 白细胞数>10×10^6/L;c. 涂片见到白血病细胞;d. 蛋白>450mg/L 或潘氏试验阳性;③排除其他原因造成中枢神经系统或 CSF 的相似改变(诊断流程见图 5-1-6-3)。

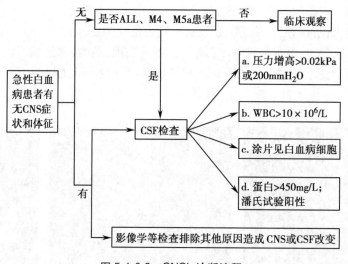

图 5-1-6-3 CNSL 诊断流程

(1) 符合条件:③加条件②中任何一项者为可疑 CNSL;符合条件③加条件②中的 c 或其他任两项者可诊断 CNSL。

(2) 无症状、但有 CSF 改变,可诊断 CNSL。若只有 CSF 压力增高一项,暂不确定 CNSL 的诊断。如 CSF 压力持续增高,经抗 CNSL 治疗压力下降、恢复正常者可诊断 CNSL,并应严密进行动态观察。

(3) 有症状而无 CSF 改变者,如有脑神经、脊髓或神经根受累的症状和体征,可排除其他原因所致,且经抗 CNSL 治疗后症状有明显改善者,可诊断为 CNSL。

(二) 国外诊断标准

诊断以脑脊液常规及细胞学为主要依据:①CSF 中白细胞数≥5×10^6/L(5 个/μL);②CSF 离心后发现白血病细胞。如 CSF 中白细胞数<5×10^9/L,但在 CSF 中发现白血病细胞,亦可诊断 CNSL。

现在流式细胞术检测脑脊液在 CNSL 中的诊断意义尚无一致意见,但出现阳性应按 CNSL 对待。2019 年 Gong 等人对 2 871 份急淋患者的 CSF 样本分析发现 FCM+/传统细胞学-与 FCM+/传统细胞学+患者总体生存率无显著差异,仅流式阳性与细胞学流式双阳性的患者生存率均显著差于阴性的患者,提示仅 FCM+对诊断 CNSL 具有重要的临床意义。

(三) CNSL 状态

为了评估中枢神经系统受累程度,美国国家综合癌症综合网络(NCCN)关于成人 ALL 的指南自 2012

年第一版开始即建议采用中枢神经系统(CNS)状态分类：

1. CNS-1 白细胞分类无原始淋巴细胞(不考虑 CSF 白细胞计数)。

2. CNS-2CSF 中白细胞计数<5 个/μL,可见原始淋巴细胞。

3. CNS-3 CSF 中白细胞计数≥5 个/μL,可见原始淋巴细胞,若存在 TLP,则需要 CSF 中白细胞/红细胞比值大于外周血中白细胞/红细胞比值 2 倍。CNS-3 与我国 CNSL 诊断标准类似。

（四）鉴别诊断

对有中枢神经系统表现,但 CSF 未发现白血病细胞者,应与白血病的其他中枢神经系统并发症相鉴别。

1. 颅内出血 此类为化疗期间骨髓抑制白血病患者,脑出血大多为弥漫性并伴有脑水肿,伴剧烈头痛、烦躁、呕吐,继而出现意识改变、肢体活动障碍,查体双侧瞳孔不等大,继而昏迷死亡,病程约数小时,进展迅速。多伴有皮肤、口腔黏膜、球结膜等不同程度的出血倾向,头颅 CT 提示颅内高密度肿块影,可快速鉴别。

2. 中枢神经系统感染 ①常规及生化:细菌、结核分枝杆菌或真菌感染时,CSF 颜色浑浊,其中蛋白增高及糖降低的幅度远大于 CNSL,而中枢病毒感染者与 CNSL 的 CSF 改变差异不明显;②病原学检查:中枢感染者 CSF 中可能找到细菌、真菌,少数情况下还可发现抗酸杆菌、病毒 DNA/RNA,而 CNSL 则可检出白血病细胞;③鞘内注射抗白血病药物后 CNSL 症状常迅速缓解,而感染者则无效。此外,结核性脑膜炎时,常伴肺粟粒性结核,胸部 CT 可辅助诊断。

3. 化疗(如大剂量 Ara-C、MTX)和头颅放疗致中枢神经系统损害,如化学性蛛网膜炎、白质脑病。根据大剂量化疗、鞘内注射、头颅放疗病史,结合多次 CSF 检测白血病细胞阴性即可鉴别。其中化学性蛛网膜炎在停止鞘内注射后症状可逐渐好转,也可与 CNSL 鉴别。

六、预防与治疗

CNSL 在临床上的诊断远比尸体解剖发现者少,疑诊、漏诊较多。因此,临床上有可疑指征,甚至有高危因素存在者均应按 CNSL 及时处理,不应等待完全符合诊断条件后再行治疗。确诊为 CNSL 的患者传统治疗方法包括采用鞘内注射(IT)、能透过血脑屏障的化疗药为基础的大剂量化疗和放疗,部分患者可在强化中枢预处理基础上采用异基因造血干细胞移植治疗。新型治疗方法包括分子靶向药物治疗、嵌合抗原受体 T 细胞免疫疗法等,目前尚处于临床研究中。初诊时伴有 CNSL 的患者应接受大剂量全身化疗,并应在全身化疗的同时开始鞘内化疗。CNSL 的放射治疗通常用于复发患者、全身性和/或 IT 化疗难治的 CNSL 患者以及计划接受异基因造血干细胞移植的 CNSL 患者。

患者一旦发生 CNSL,预后极差,因此预防是关键。CNSL 预防的目的是最大限度减少 CNS 受累及其导致的骨髓及其他部位髓外复发。所有 ALL 患者早期、按计划进行 CNSL 预防尤为重要,应贯穿疾病诱导、巩固和维持治疗全程。ALL 患者如未进行预防治疗,1 年后 CNS 受累发生率可高达 75%,而进行常规预防后 CNSL 复发率降至 5%~10% 以下。目前研究认为 AML 患者 CNS 复发率较低,且不能从 CNSL 预防中显著获益,因此不建议进行常规预防性治疗,但对于 M4、M5、高白细胞白血病(WBC≥50×10⁹/L)、伴 LDH 升高或 *FLT3-ITD* 突变的 AML 患者应常规在 CR 后接受鞘内化疗进行 CNSL 预防。对于首次复发的 APL 患者,我国指南要求在诱导缓解后必须进行预防性鞘内注射。CML 急变期或向双表型 AL 转化者也应行 CNSL 预防。近年来已不推荐头颅放疗作为预防中枢神经系统白血病的措施。

（一）全身静脉大剂量化疗

全身化疗在预防和治疗 CNSL 中起着不可或缺的作用,但由于"血脑屏障"的存在,大部分化疗药物难以进入中枢发挥治疗效用,而即使进入中枢,也难以达到有效血药浓度,无法发挥预防和治疗 CNSL 的作用。故应使用易穿透"血脑屏障"的药物,并采用高剂量给药。

1. MTX 与 Ara-C 甲氨蝶呤(MTX)是目前最常用的全身化疗用药,采用大剂量 MTX(HD-MTX,1~

$8g/m^2$)可在 CNS 中达到有效治疗浓度。大剂量阿糖胞苷(HD-AraC)($1\sim3g/m^2$)也是常用有效的全身静脉化疗药物。由于 AML 的 CNS 复发率相对较低,除了在诱导/巩固治疗中使用 HD-AraC 外(可通过其穿透 BBB 的能力带来次要获益),CNS 预防并不常规使用。相反,HD-MTX 和 HD-AraC 均被纳入广泛使用的 ALL 方案(如 hyper-CVAD)中,并可有效预防 ALL 的 CNS 复发。

2. 其他药物 除 MTX 和 Ara-C 外,皮质类固醇如泼尼松和地塞米松也可通过 BBB,由于地塞米松 CNS 浓度和半衰期高于泼尼松,因此常使用地塞米松治疗 CNSL。地塞米松 10mg 静脉注射 $2\sim3$ 天,可使头痛、呕吐等症状减轻,但脑脊液、脑神经瘫痪及神经乳头水肿无明显改善。此外,依托泊苷、6-巯基嘌呤和 L-天冬酰胺酶全身化疗也可以穿透 BBB 并达到有效治疗浓度。奈拉滨(nelarabine)是一种治疗复发性/难治性 T 细胞 ALL 的药物,具有良好的 CNS 渗透性。在一项 III 期研究中,奈拉滨能减少 CNS 复发,改善无病生存期。接受奈拉滨的 T-ALL 患者的 CNS 复发率显著低于未接受奈拉滨的 T-ALL 患者(分别为 1.3% 与 6.9%;$P=0.0001$)。

3. 毒性 随着静脉化疗药物剂量的增加,药物的毒副作用也随之增加,故在治疗过程中应注意严密观察有无神经毒性的发生。

MTX 诱导的神经毒性包括急性和慢性毒性。急性毒性一般发生在使用后 2 天至数周,临床表现为癫痫发作、头痛、卒中样症状、构音障碍、失语、白质脑病等;慢性毒性可能需要数个月至数年才显著,通常表现为认知功能下降和行为异常。应尽可能避免因胸腔积液、肾功能下降或药物相互作用导致的 MTX 清除延迟。针对 MTX 诱导神经毒性的治疗措施包括停用 MTX、给予亚叶酸解救并考虑经验性使用右美沙芬和/或维生素 B_{12}。

HD-AraC 可引起小脑毒性,如谵妄、共济失调、构音障碍、眼球震颤等,停用阿糖胞苷和给予皮质类固醇有助于缓解或减轻小脑症状。神经毒性的风险因素包括:Ara-C 剂量$>1g/m^2$、高龄、肾功能不全、Ara-C 剂量$>100mg/$周、脂质体 IT 给药和同时使用 HD-MTX、肌酐 $\geq1.2mg/dL$ 和碱性磷酸酶 $\geq$ 正常值上限 3 倍等。

（二）鞘内化疗

即使采用全身静脉大剂量化疗,脑脊液中药物的有效治疗浓度也很难长期维持,加之大剂量化疗带来更多毒副作用,且无法彻底清除 CNS 中的所有白血病细胞,因此仅进行全身化疗不足以预防/治疗中枢神经系统白血病,故应结合鞘内化疗以进一步提高 CNS 缓解率、降低 CNS 复发率。鞘内注射用药在蛛网膜表层浓度最高,对蛛网膜表层的白血病细胞杀伤作用最大,而 CNSL(尤其是 CNSL 早期),白血病细胞主要累及蛛网膜表层,因此鞘内化疗对 CNSL 的预防和治疗有重要价值。鞘内化疗药物和给药方案的选择取决于临床情况(例如 CNSL 程度、症状、同时给予的全身治疗)。

最常用的鞘内化疗药物包括 MTX 和 Ara-C。MTX 和 Ara-C 可单独鞘内注射给药(通常作为预防性给药)或联合给药以发挥协同作用(通常作为治疗给药),也可加用皮质类固醇以减轻与鞘内注射 MTX 和 Ara-C 相关的蛛网膜炎。常规治疗方案为:MTX $10\sim15mg/$次+Ara-C $30\sim50mg/$次+地塞米松三联(或两联)鞘注,每周 2 次,直至脑脊液细胞学显示无原始细胞;然后每周 1 次,持续 $4\sim6$ 周。

常规预防性鞘内化疗是 ALL 治疗不可或缺的一部分。通常在 ALL 患者诱导缓解开始或 CR 后,立即行鞘内注射甲氨蝶呤(MTX),每次 10mg,每周 $2\sim3$ 次。大剂量 Ara-C 或 MTX 全身化疗能使药物透过血脑屏障,对 CNSL 也有肯定的预防作用。低危 ALL 的预防措施可采用大剂量全身化疗+4 次鞘内化疗,高危 ALL 为大剂量全身化疗+8 次鞘内化疗,成熟 B-ALL 或 Burkitt 白血病则须将鞘内注射增至 16 次。对于具有显著 CNS 相关风险因素的 AML 患者应常规在 CR 后开始预防性鞘内化疗,每周 1 次,共 $8\sim12$ 次。

鞘内化疗常诱导神经毒性,而神经毒性通常与累积剂量相关。甲氨蝶呤鞘内注射后可引起急性化学性蛛网膜炎和亚急性脑和脊髓运动神经元功能不良等毒性作用。患者可有头痛、发热或呕吐,出现于第 $1\sim10$ 次注射期间。如不停药,反应可逐渐加重。曾报道有 7 例 ALL 中枢神经系统白血病在治疗过程中或停药后不久发生痴呆、神经错乱、易激惹、嗜睡、共济失调癫痫发作,其中有 2 例昏迷,1 例死亡。另有报道在注射甲氨蝶呤后发生意外者共 7 例,表现有感觉障碍伴轻度运动功能减退,下肢或四肢瘫痪等,其中 2 例患者死亡。意外反应常突然发生,或出现在鞘内注射 $0.5\sim24h$ 内。上述毒性反应可能与甲氨蝶呤的保存液羟基甲酸或稀释液甲醇有关,它们能阻断神经纤维传导,也可使神经纤维脱髓鞘。个别病例可能是机体对甲氨蝶呤产生急性变态反应。甲氨蝶呤可通过脑膜吸收而产生全身反应,应加强注意。骨髓抑制或肾功能不全者更应慎用。鞘内注射药物容积一般为脑脊液的10%,即10~15mL,当脑脊液压力过高时,应酌情减量。注射应缓慢,有反应时随时停药。检测脑脊液内MTX浓度可减少MTX神经毒性的发生率。

为减少神经毒性,应尽量避免全身性HD-MTX和HD-AraC与鞘内化疗同时给药。如采用Hyper-CVAD方案时,在HD-MTX和HD-Ara-C的奇数周期期间,应在第2天给予IT Ara-C,并于第8天行IT MTX。此外,建议在外周血无原始细胞时再进行IT化疗,以防止白血病原始细胞意外浸润至CSF中。而对于同时需要放疗的患者,由于MTX作为放射增敏剂可增加放射相关的CNS毒性,因此尽量避免放疗的同时鞘内注射MTX。

（三）放射治疗

目前研究显示仅应用鞘内化疗和/或大剂量全身化疗,而不进行放疗,亦能够有效地预防CNSL,故现已不再强调放疗的作用,但头颅(尤其是孤立性CNS复发)患者的症状和降低疾病负荷方面有益。进行过预防性头颅放疗的患者原则上不进行二次放疗。放射治疗一般在缓解后的巩固化疗期进行。放射部位为单纯头颅或头颅加脊髓。放射治疗能使颅内及脊髓内所有的神经组织,包括蛛网膜浅层、深层的全部白血病细胞受到杀伤,而且不受脑脊液分布和流动的影响。目前常用的放疗方案如下。

1. 全颅+全脊髓放疗　一般采用^{60}Co线或4~6MeV直线加速器X线。照射剂量以中线计算深度量,2岁以上照射组织量应为18~24Gy,分14~15次在2.5~3.0周内完成。2岁以下照射剂量应降低到15~20Gy。

2. 扩大放疗　在全颅及全脊髓照射的基础上同时对肝、脾、肾、性腺、胸腺进行放疗,照射方法及剂量同上,除胸腺照射剂量为20~30Gy外,其余中枢神经系统部位的照射剂量为12Gy。

3. 全颅放疗+鞘内注射化疗　全颅放疗的方法与剂量同前,但不做全脊髓放疗而代之以鞘内注射MTX,每周1或2次,共用6次,每次鞘内注射MTX的剂量为8~12mg/m^2,并可同时注射地塞米松2~5mg/次。

最后一次静脉或鞘内注射MTX或Ara-C与开始中枢神经系统放疗之间的间隔至少为2周。当需要紧急放疗时,间隔时间可以缩短至48~72h。放疗联合或不联合鞘内化疗均可降低中枢神经系统复发率,但放疗并不能防止神经外的复发。

放疗是预防和治疗CNSL的有效手段之一,但其可导致神经和认知功能障碍、内分泌异常甚至继发第二肿瘤等并发症。放疗并发症可能因照射野、剂量和治疗时长而异,放疗剂量越大,年龄越小(<5岁),并发症发生率越高。因此,建议应用HD-MTX、增加IT次数以代替头颅放疗,严格掌握头颅放疗的适应证,适当减少头颅放疗剂量。

（四）异基因造血干细胞移植

异基因造血干细胞移植(allo-HSCT)日益成为血液系统恶性肿瘤最重要和有效的治疗手段。由于移植前预处理时超大剂量放化疗能够最大程度杀灭CNS等屏蔽部位的白血病细胞,而且累计放化疗剂量相对较低,同种异基因造血干细胞移植也可用于治疗及预防CNSL。

研究发现接受高强度化疗联合HSCT的CNSL患者与未累及CNS的患者预后相当。与单纯全身化疗相比,化疗联合allo-HSCT治疗能使CNSL患者的无病生存率从20%提高到47%。对于骨髓和中枢神经系统联合复发的患者,allo-HSCT亦可提高缓解率、降低CNS复发率。对于移植前无CNS受累史的ALL或AML患者,allo-HSCT后患者的CNS复发率较未移植的患者低。针对移植后是否需要进行长期鞘内化疗预防CNS复发,目前尚无一致结论。有研究报道移植前和移植后进行中枢神经系统预防治疗,成人AML患者的CNS复发风险为3%,考虑到预防治疗对中枢神经系统毒性的潜在风险,因此不建议对AML患者移植后进行预防性鞘内化疗。allo-HSCT虽能改善CNSL患者的预后,但移植后造成的各种并发症及疾病复发等仍是移植后患者所需面对的巨大挑战。通过移植前对患者并发症的预防及复发风险的评估,可以更好地指导临床治疗,有效延长移植后患者的生存时间。

（五）CAR-T 治疗

嵌合抗原受体 T 细胞免疫疗法（chimeric antigen receptor T cell immunotherapy，CAR-T）是一种新型治疗型 T 细胞，通过基因工程在 T 细胞表面表达可识别特定肿瘤抗原的嵌合受体，能特异性杀伤肿瘤细胞。因 CAR-T 细胞可穿透 BBB，CAR-T 细胞可能是治疗中枢神经系统白血病的有效选择。

研究报道，CD19 CAR-T 细胞治疗 R/R B-ALL 中孤立性 CNS 受累患者的缓解率为 83.3%；另有研究也证实，CD19 CAR-T 治疗 B-ALL 中枢神经系统受累的患者 6 个月无白血病生存率为 81.8%。CAR-T 细胞治疗的不良反应发生率约为 95%，大部分是自限性的，但有一些是危及生命的严重毒性反应，最常见的并发症是细胞因子释放综合征（CRS）和 CAR-T 相关脑病综合征［CAR-T related encephalopathy syndrome，CRES，又称为免疫效应细胞相关神经毒性综合征（ICANS）］。新近国内一项针对 CNSL 的临床研究结果显示，ssCART-19 可以通过血脑屏障进入中枢神经系统，发挥其抗肿瘤活性，治疗后患者颅内白血病细胞转阴，MRD 下降，达到完全缓解状态。治疗过程中，患者的细胞因子释放综合征（CRS）等级均为 1 级，均未使用雅美罗或者激素进行 CRS 应对处理；更重要的是，虽然患者治疗前具有显著的中枢病灶，但在 CAR-T 治疗过程中未观察到严重的 ICANS，这与既往报道的合并中枢的 CAR-T 治疗出现 3~4 级 CRS 及 ICANS 反应，甚至出现脑水肿致死事件的情况相比，显示 ssCART-19 具有较好的临床安全性。

目前 CAR-T 在 CNSL 的治疗中展现出良好的前景，但需要进行大样本的系统研究来评估 CAR-T 细胞在中枢神经系统白血病中的安全性和有效性。

（六）小分子靶向药物

1. 酪氨酸激酶抑制剂（tyrosine kinase inhibitors，TKI） TKI（如达沙替尼、帕纳替尼）能穿过"血脑屏障"，故可用于 CNSL 的治疗，例如用于 Ph 染色体（+）或 *BCR/ABL* 融合基因阳性的 ALL 合并 CNSL 的患者，亦可用于出现 *BCR/ABL* 融合基因阳性 ALL 患者移植后发生 CNSL 的病例。较高剂量的达沙替尼（150mg）可达到足够的 CNS 活性浓度，但酪氨酸激酶抑制剂的最佳 CNS 浓度尚未确定。需要注意的是，Ph$^+$ALL 患者使用无化疗方案时可能需要更多剂量的 IT 化疗。

2. JAK 抑制剂 JAK 抑制剂芦可替尼（ruxolitinib）在 CNSL 的治疗中也有一定的疗效。报道显示芦可替尼联合化疗可使高危 BCR-ABL 样难治性患者达到脑脊液分子学缓解；另一份病例报告显示了芦可替尼在中枢神经系统难治性 ALL 中的有效性。

3. BCL-2 抑制剂 维奈托克（venetoclax）是 BCL-2 的选择性抑制剂。研究表明，维奈托克可通过血脑屏障，其 CSF 浓度约为血药浓度的 1/1 000，在 CNSL 的治疗中显示出潜在的疗效。近年来有研究报道维奈托克用于急性早幼粒细胞白血病中枢神经系统复发的病例，该患者为 CNS 缓解后复发，经甲氨蝶呤、阿糖胞苷和地塞米松三联鞘内注射，联合 ATO 和甘露醇持续静脉治疗却未能再次诱导缓解，大剂量甲氨蝶呤联合中剂量阿糖胞苷也未能奏效。随后给予维奈托克口服治疗，剂量为 100mg，每日 1 次，并逐渐增加至 400mg，每日 1 次。在继续三联鞘注治疗的同时服用维奈托克 2 周后，患者 CNS 症状及体征缓解，四周后重复腰椎穿刺显示 CSF 白血病细胞清除，骨髓也达到免疫学缓解。治疗期间监测药物浓度时发现 CSF 中维奈托克的浓度约为血浆谷浓度的 1/300。后续患者继续口服维奈托克，并维持 CNS 完全缓解。这项研究显示了维奈托克治疗中枢神经系统复发急性早幼粒细胞白血病的潜在能力。

（七）单克隆抗体

利妥昔单抗是一种嵌合小鼠/人单克隆抗 CD20 抗体，由于其在中枢神经系统渗透性差（CNS 浓度仅为血药浓度的 0.1%~0.2%），利妥昔单抗全身给药治疗 CNSL 的疗效有限，但鞘内/脑室内注射利妥昔单抗对于 CD20$^+$ 的 CNSL 患者具有治疗效果。一项多中心临床研究显示，25 名患有中枢神经系统 CD20$^+$B 淋巴恶性肿瘤（包括复发性急性淋巴细胞白血病）的儿童接受鞘内/脑室内注射利妥昔单抗，联合或不联合其他方法治疗 CNS，其中 18 例（82%）患者达到了 CNS 缓解。

贝林妥欧单抗（blincyto，倍利妥）是一种靶向 CD3 和 CD19 的双特异性抗体，研究显示其能穿过 BBB 渗透至 CNS 中，故为 CNSL 的治疗提供了选择。国外一项研究纳入了有 CNS 疾病史或有活动性 CNS 受累并接受贝林妥欧单抗治疗的患者，所有 CNSL 患者均接受了鞘内化疗（甲氨蝶呤和/或阿糖胞苷）联合贝林妥欧单抗治疗。该研究结果显示，在基线时有形态学疾病的 7 例患者中，6 例（86%）达到完全缓解（CR）；

对于 6 例活动性 CNSL 患者,有 5 例(83%)患者在接受贝林妥欧单抗治疗后脑脊液转阴。该研究证实贝林妥欧单抗联合全身化疗和鞘内化疗治疗 CNSL 是安全有效的。

（八）供者淋巴细胞输注

供者淋巴细胞输注即具有免疫活性的异源性供者淋巴细胞输注(donor lymphocyte infusion,DLI),其通过介导宿主体内的移植物抗白血病效应,达到预防白血病的复发的目的,是临床上一种重要的造血干细胞移植后过继免疫治疗。近年来,有部分研究尝试鞘内注射 DLI 治疗干细胞移植后发生的 CNSL,但这一疗法仅有个案报道,其治疗效果各异,有待进一步验证。

（隆耀莹　陈智超）

参考文献

[1] PAUL S,SHORT NJ. Central Nervous System Involvement in Adults with Acute Leukemia:Diagnosis,Prevention,and Management. Curr Oncol Rep,2022,24(4):427-436.

[2] DEL PRINCIPE MI,BUCCISANO F,SODDU S,et al. Involvement of central nervous system in adult patients with acute myeloid leukemia:Incidence and impact on outcome[J]. Seminars in Hematology,2018,55(4):209-214.

[3] VAN DER VELDEN VH,DE LAUNAIJ D,DE VRIES JF,et al. New cellular markers at diagnosis are associated with isolated central nervous system relapse in paediatric B-cell precursor acute lymphoblastic leukaemia[J]. Br JHaematol,2016,172(5):769-781.

[4] GANZEL C,MANOLA J,DOUER D,et al. Extramedullary Disease in Adult Acute Myeloid Leukemia Is Common but Lacks Independent Significance:Analysis of Patients in ECOG-ACRIN Cancer Research Group Trials,1980—2008[J]. J Clin Oncol,2016,34(29):3544-3553.

[5] GANZEL C,LEE JW,FERNANDEZ HF,et al. CNS involvement in AML at diagnosis is rare and does not affect response or survival:data from 11 ECOG-ACRIN trials[J]. Blood Adv,2021,5(22):4560-4568.

[6] MAUERMANN ML. Neurologic Complications of Lymphoma,Leukemia,and Paraproteinemias[J]. Continuum(Minneapolis,Minn),2017,23(3):669-690.

[7] YAŞAR HA,ÇINAR OE,YAZDALI KÖYLÜ N,et al. Central nervous system involvement in patients with acute myeloid leukemia[J]. Turk JMed Sci,2021,51(5):2351-2356.

[8] ALTINTAS A,CIL T,KILINC I,et al. Central nervous system blastic crisis in chronic myeloid leukemia on imatinib mesylate therapy:a case report[J]. J Neurooncol,2007,84(1):103-105.

[9] KANTARJIAN HM,WALTERS RS,SMITH TL,et al. Identification of risk groups for development of central nervous system leukemia in adults with acute lymphocytic leukemia[J]. Blood,1988,72(5):1784-1789.

[10] ROZOVSKI U,OHANIAN M,RAVANDI F,et al. Incidence of and risk factors for involvement of the central nervous system in acute myeloid leukemia[J]. Leuk Lymphoma,2015,56(5):1392-1397.

[11] LENK L,ALSADEQL A,SCHEWE DM. Involvement of the central nervous system in acute lymphoblastic leukemia:opinions on molecular mechanisms and clinical implications based on recent data[J]. Cancer Metastasis Rev,2020,39(1):173-187.

[12] ASPELUND A,ANTILA S,PROULX ST,et al. A dural lymphatic vascular system that drains brain interstitial fluid and macromolecules[J]. J Exp Med,2015,212(7):991-999.

[13] JONART LM,EBADI M,BASILE P,et al. Disrupting the leukemia niche in the central nervous system attenuates leukemia chemoresistance[J]. Haematologica,2020,105(8):2130-2140.

[14] SHARMA ND,KEEWAN E,MATLAWSKA-WASOWSKA K. Metabolic Reprogramming and Cell Adhesion in Acute Leukemia Adaptation to the CNS Niche[J]. Front Cell Dev Biol,2021,9:767510.

[15] GAYNES JS,JONART LM,ZAMORA EA,et al. The central nervous system microenvironment influences the leukemia transcriptome and enhances leukemia chemo-resistance[J]. Haematologica,2017,102(4):e136-e139.

[16] GAJENDRA S,DAS RR,SHARMA R. Isolated Central Nervous System(CNS)Relapse in Paediatric Acute Promyelocytic Leukaemia:A Systematic Review. Journal of clinical and diagnostic research[J]. JCDR,2017,11(3):xe05-xe08.

［17］中国抗癌协会血液肿瘤专业委员会,中华医学会血液学分会白血病淋巴瘤学组.中国成人急性淋巴细胞白血病诊断与治疗指南(2021 年版)[J].中华血液学杂志,2021,42(9):705-716.

［18］DEAK D,GORCEA-ANDRONIC N,SAS V,et al. A narrative review of central nervous system involvement in acute leukemias [J]. Ann Transl Med,2021,9(1):68.

［19］CRESPO-SOLIS E,LÓPEZ-KARPOVITCH X,HIGUERA J,et al. Diagnosis of acute leukemia in cerebrospinal fluid(CSF-acute leukemia)[J]. Curr Oncol Rep,2012,14(5):369-378.

［20］HOWARD SC,GAJJAR AJ,CHENG C,et al. Risk factors for traumatic and bloody lumbar puncture in children with acute lymphoblastic leukemia[J]. JAMA,2002,288(16):2001-2007.

［21］沈悌,赵永强.血液病诊断及疗效标准[M].4 版.北京:科学出版社,2007:128-129.

［22］GONG X,LIN D,WANG H,et al. Flow cytometric analysis of cerebrospinal fluid in adult patients with acute lymphoblastic leukemia during follow-up[J]. Eur J Haematol,2018,100(3):279-285.

［23］DÖHNER H,ESTEY EH,AMADORI S,et al. Diagnosis and management of acute myeloid leukemia in adults:recommendations from an international expert panel,on behalf of the European LeukemiaNet[J]. Blood,2010,115(3):453-474.

［24］陈灏珠,林果为.实用内科学[M].13 版.北京:人民卫生出版社,2009:2502-2503.

［25］LIU HC,YEH TC,HOU JY,et al. Triple intrathecal therapy alone with omission of cranial radiation in children with acute lymphoblastic leukemia[J]. J Clin Oncol,2014,32(17):1825-1829.

［26］PINNIX CC,YAHALOM J,SPECHT L,et al. Radiation in Central Nervous System Leukemia:Guidelines From the International Lymphoma Radiation Oncology Group[J]. Int J Radiat Oncol Biol Phys,2018,102(1):53-58.

［27］BAR M,TONG W,OTHUS M,et al. Central nervous system involvement in acute myeloid leukemia patients undergoing hematopoietic cell transplantation[J]. Biol Blood Marrow Transplant,2015,21(3):546-551.

［28］MAUDE SL,FREY N,SHAW PA,et al. Chimeric antigen receptor T cells for sustained remissions in leukemia[J]. N Engl J Med,2014,371(16):1507-1517.

［29］CHEN LY,KANG LQ,ZHOU HX,et al. Successful application of anti-CD19 CAR-T therapy with IL-6 knocking down to patients with central nervous system B-cell acute lymphocytic leukemia[J]. Transl Oncol,2020,13(11):100838.

［30］FOÀ R,BASSAN R,VITALE A,et al. Dasatinib-Blinatumomab for Ph-Positive Acute Lymphoblastic Leukemia in Adults [J]. N Engl J Med,2020,383(17):1613-1623.

［31］PORKKA K,KOSKENVESA P,LUNDáN T,et al. Dasatinib crosses the blood-brain barrier and is an efficient therapy for central nervous system Philadelphia chromosome-positive leukemia[J]. Blood,2008,112(4):1005-1012.

［32］ZHANG X,CHEN J,WANG W,et al. Treatment of Central Nervous System Relapse in Acute Promyelocytic Leukemia by Venetoclax:A Case Report[J]. Front Oncol,2021,11:693670.

［33］CEPPI F,WEITZMAN S,WOESSMANN W,et al. Safety and efficacy of intrathecalrituximab in children with B cell lymphoid CD20+ malignancies:An international retrospective study[J]. Am J Hematol,2016,91(5):486-491.

［34］ALFAYEZl M,KANTARJIAN HM,SHORT NJ,et al. Safety and Efficacy of Blinatumomab in Patients with Central Nervous System(CNS)Disease:A Single Institution Experience[J]. Blood,2018,132(Suppl 1):2702.

［35］YANAGISAWA R,NAKAZAWA Y,SAKASHITA K,et al. Intrathecal donor lymphocyte infusion for isolated leukemia relapse in the central nervous system following allogeneic stem cell transplantation:a case report and literature review[J]. Int J Hematol,2016,103(1):107-111.

推荐阅读

病例1　异基因造血干细胞移植术后 CNSL(资源 14)

资源 14

病例 2 T 淋巴母细胞白血病伴 CNS 复发(资源 15)

资源 15

第二章 骨髓增生异常综合征

骨髓增生异常综合征(myelodysplastic symdrome,MDS)是一组克隆性造血干细胞疾病,其特征是血细胞减少、髓系细胞一系或多系发育异常(dysplasia)、无效造血以及演变为急性髓系白血病的风险增高。MDS 的主要病理生理本质是:①起源于造血干细胞的克隆性疾病;②粒系、红系和巨核细胞系一系或多系发育异常;③无效造血(ineffective haematopoiesis)。临床表现主要是外周血一系或多系血细胞计数减少以及由此导致的症状和体征,疾病结局是骨髓衰竭或演变为急性髓系白血病。

MDS 主要发生于老年人群。德国 düsseldorf 城区≤49 岁人群的 MDS 年发病率仅为 0.22/10 万,50~69 岁人群为 4.9/10 万,而≥70 岁人群则 22.8/10 万。新近报道美国≥65 岁人群发病率估计为(75~162)/10 万,83.9% 的 MDS 患者年龄>60 岁。瑞典 Jönköping 市 MDS 患者中位年龄,男性为 74.1 岁,女性为 78.2 岁,90% 的患者年龄>60 岁。我国尚无全国性 MDS 流行病学调查,天津地区 1986—1988 年 MDS 年发病率仅为 $0.23/10^5$。

一、病因及发病机制

现有流行病学资料表明 MDS 发病的可能相关因素有:①遗传易感:其一是某些家族遗传性疾病,如 Fanconi 贫血、I 型神经纤维瘤病(NF-1),Diamond-Blackfan 贫血,Shwachman-Diamond 综合征,其家系中 MDS/AML 发生率明显高于一般人群;其二是胚系突变易感,如携带 *RUNX1*、*GATA2*、*CEBPA*、*DDX41*、*TERT* 和 *ATG2b* 等基因胚系突变的人群 MDS 发生率显著高于正常人群;②接受细胞毒药物(特别是烷化剂)治疗和/或放射治疗:接受过这些治疗的乳腺癌、肺癌、睾丸癌、卵巢癌、霍奇金淋巴瘤和非霍奇金淋巴瘤等恶性疾患患者,以及非恶性疾患(如类风湿关节炎、系统性红斑狼疮等)患者,其远期继发病之一是继发性(secondary MDS,sMDS)或治疗相关 MDS(therapy-related MDS,t-MDS);③职业或生活环境暴露:可能致病因素有电离辐射、高压电磁场、苯、石油产品、有机溶剂、重金属、杀虫剂、染发剂、烟尘、吸烟及酗酒等。

MDS 的发病机制尽管近年来研究结果的积累,得到的线索有所增加,但确切机制仍未明了。MDS 的发生和进展是一个多步序过程。由于环境、职业或生活中的毒害因素或基因突变(如 *DNMT3a*、*TET2*、*ASXL1* 等),在易感个体中造成造血干、祖细胞的初始性变故(initiating event),这种受损的干、祖细胞一方面逐渐对正常干、祖细胞形成生长或存活优势,成为单克隆造血,伴有基因组不稳定性,易于发生继发性基因突变和/或细胞遗传学异常。另一方面诱发免疫反应,导致 T 细胞介导的自身免疫骨髓抑制,进一步损害造血细胞的增殖和成熟。持续性自身免疫性攻击诱发单个核细胞和基质细胞过多产生 TNF-α、INF-γ 等细胞因子,后者诱发造血细胞过度凋亡,导致无效造血。过度的增殖和凋亡导致端粒过度缩短,后者进一步加剧基因组不稳定性,继发 MDS 常见的 5q-、7q-、20q- 等染色体异常。同时有其相应基因突变,从而造成细胞周期失控和更加剧基因组不稳定性,终至转化为 MDS 后 AML。MDS 既是髓系肿瘤,同时,MDS 也是一种骨髓衰竭性疾病。MDS 骨髓衰竭主要有 2 层涵义:其一是指 MDS 恶性克隆"无效造血";其二是指 MDS 患者骨髓由于 MDS 克隆细胞而发起免疫攻击误伤旁观者 MDS 患者骨髓中残存的正常干细胞数量显著减少。

二、临床表现

MDS 一般起病比较缓慢,往往在起病数周甚至数个月后方始就诊。患者的症状和体征主要是各类血细胞减少的反映。早期患者一般以顽固性贫血的相关表现为主,出血与感染并发症较为少见。一般无肝、脾、淋巴结肿大。晚期患者则除贫血表现以外还可有出血和感染并发症。

三、诊断和鉴别诊断

（一）MDS 诊断要点

MDS 的诊断要抓住三个关键词，即外周血细胞计数减少、血细胞发育异常和克隆性造血。

1. 血细胞减少　外周血细胞计数减少的定义为血红蛋白（Hb）<110g/L，中性粒细胞绝对值计数（ANC）<1.5×10^9/L，血小板（PLT）<100×10^9/L。如果患者有长期血常规检查，其中平均红细胞体积（MCV）是一个非常有助于 MDS 诊断的指标，MDS 患者 MCV 有一个不断增大的变化过程，此过程伴随着血红蛋白的逐渐下降。

2. 血细胞发育异常　用骨髓穿刺涂片、骨髓活检组织切片和骨髓单个核细胞免疫表型分析确认一系、二系或三系造血细胞存在有发育异常的证据是 MDS 诊断和鉴别诊断的基石。

如何理解细胞形态学在 MDS 诊断中的作用和地位，以下几点值得关注：①细胞发育包括细胞增殖和分化，MDS 骨髓细胞增殖异常表现为细胞过度凋亡，即骨髓涂片分类计数时某一系别细胞过度增生，但外周血该系别细胞计数却减少，同时骨髓涂片中可以见到该系别细胞"凋亡"的相关形态学异常。细胞分化主要是通过细胞核的分裂来完成的，MDS 骨髓细胞分化异常形态学主要是核的异常，如粒细胞系的假性 Pelger-Hüet 样核异常、巨大分叶核中性粒细胞（macropolycytes）（至少达正常分叶核中性粒细胞的 2 倍）、不规则核过分叶（hypersegmentation）、胞核棒槌小体（4 个以上、非性染色体相关）和异常染色质凝集（大块状、有清亮区分隔），红系有核细胞的核间桥、不对称核、奇数核、核碎裂、分叶核等，巨核细胞系的微巨核细胞。MDS 骨髓细胞分化的另一种异常是细胞分化的部分受阻，其形态学表现为原始细胞计数比例增高。②细胞形态学不仅是限于骨髓穿刺涂片和外周血涂片的瑞氏染色的光镜下形态学，而是广义的细胞形态学，还包括骨髓和外周血涂片的细胞化学染色，如普鲁士蓝（铁）染色，有核红细胞糖原（periodic acid-schiff，PAS）染色、中性粒细胞碱性磷酸酶（neutyophil alkaline phosphatase，N-ALP）染色等，此外，还有骨髓活检活组织切片的苏木精-伊红（hematoxylin-eosin，HE）染色和/或 Glemsa 染色光镜下细胞形态学分析，以及骨髓活组织切片进行的网状纤维（嗜银）染色、PAS 染色、氯乙酸 AS-D 萘酚酯酶（naphthol AS-D chloro-acetate esterase，NAS-DCE）染色和普鲁士蓝（铁染色）染色等细胞化学染色，以及用 CD34 和 CD61 单克隆抗体进行免疫组织化学染色。此外，尚有以下几个问题应引起高度重视：①细胞形态学分析应同时包括骨髓涂片和外周血涂片的细胞形态学分析；②原红细胞和原巨核细胞不应作为原始细胞等同细胞而归入原始细胞；③原始粒细胞与早幼粒细胞的主要鉴别点是核旁是否有清晰可辨的空晕区，该现象一旦被发现则应判定为早幼粒细胞，如果阅片人对该鉴别点的判定标准把握不准，可能会导致将 MDS-SLD 诊断为 MDS-EB1、将 MDS-EB1 诊断 MDS-EB2、将 MDS-EB2 诊断为 AML，反之亦然；④经验不足的阅片人难以将骨髓穿刺涂片中原始阶段的微巨核细胞和 B 祖细胞与原始细胞进行区分辨认，因此，应综合 CD41、CD42 抗体进行免疫细胞化学染色和流式细胞术免疫表型分析等补充检查结果来加以鉴定。

流式细胞术免疫表型分析是对血细胞形态学分析判断是否存在血细胞发育异常的补充，尽管联合 Ogata MFC（多参数流式细胞术，mutiparameter flow cytometry，MFC）-score 和 RED（red blood cell，红细胞）-score 这 2 个基于流式细胞术免疫表型分析的积分系统，对原始细胞<5% 的 MDS 的诊断敏感度和特异度分别达到 87.9% 和 88.9%，但是由于迄今尚无 MDS 克隆细胞特异性抗原表达标志，以及尚无业内共识的抗体组合选择标准，现阶段不能单独依据流式细胞术免疫表型结果来进行 MDS 诊断，免疫表型分析结果必须与细胞形态学结果相结合，当细胞形态学分析结果示形态异常的细胞不足 10% 时，若免疫表型分析结果支持 MDS，则有助于 MDS 的确诊。此外，由于血小板与巨核细胞抗原表达有交叉，因此，流式细胞术免疫表型分析不能用于巨核细胞发育异常的分析。还有，可能受骨髓取材"血液稀释"、溶血素体外处理检测标本对有核细胞的破坏等因素的影响。因此，WHO（2016）标准中特别强调不能将流式细胞术免疫表型分析 CD34$^+$细胞比例取代骨髓和外周血涂片细胞分类计数的原始细胞比例，用以进行 MDS 的分型诊断。

3. 克隆性造血　确证是否有克隆性造血的主要方法有常规染色体核型分析和基因突变检测。采用常规染色体核型分析，仅 40%～60% 的 MDS 患者具有非随机染色体核型异常，以+8、-7/del（7q）、del

(20q)、-5/del(5q)和-Y 最为多见,其中+8、del(20q)和-Y 可见于正常个体(特别是老年个体)、再生障碍性贫血等情况,当其作为单独异常时对诊断缺乏特异性。现阶段我国 MDS 的细胞遗传学检测需强调以下几点:①对所有疑诊 MDS 的患者均应进行常规(G 带或 R 带)染色体核型分析;②不能用荧光原位杂交技术(fluorescence in situ hybridization,FISH)检测取代常规染色体核型分析,对疑似 MDS 且骨髓干抽、无中期细胞分裂象、细胞分裂象质量差的患者或可分析中期细胞分裂象<20 个时,应采用包括 5q31、CEP7、7q31、CEP8、20q、CEPY 和 p53 的组合探针行 FISH 检测,作为常规染色体核型分析的补充;③单核苷酸多态性基因芯片(single nucleotide polymorphism array,SNP-array)等基因芯片技术在检测 DNA 拷贝数异常和单亲二倍体方面的敏感性高,可进一步提高 MDS 患者细胞遗传学异常的检出率,可作为常规核型分析的有益补充。但是,SNP-array 与 FISH 检测的共同缺陷是仅能分析染色体的数量异常,并且均受所使用探针的限制,不能发现染色体易位异常。

采用二代测序技术揭示 MDS 的受累基因约 40~60 个,基因突变检出率为 85%~90%,突变基因包括 RNA 剪切、DNA 甲基化、染色质重塑、转录因子、DNA 修复、黏合素和 RAS 信号通路等几大类基因,最常受累基因有 *U2AF1*、*SF3B1*、*TET2*、*SRSF2*、*ASXL1*、*DNMT3A* 和 *RUNX1*,这些基因突变频率均在 10% 以上。除 *SF3B1* 基因突变以外,其他基因突变尚不符合某一亚型检出率高、检出该基因对某一亚型具有特异性等作为分型诊断的要求,因而仅能作为克隆性造血的证据辅助 MDS 的诊断。此外,即使在成年人 MDS,*DDX41*、*GATA2*、*RUNX1* 等基因突变可能为胚系突变,而非获得性体细胞突变,采用指甲、毛囊、口腔黏膜等"正常组织"对照同时进行基因突变分析以确证基因突变是体细胞突变抑或胚系突变。

（二）最低诊断标准

2006 年由包括美国国立综合癌症网络、MDS 国际工作组、欧洲白血病网等代表在内的专家组,在维也纳 MDS 工作会议中一致通过了"MDS 最低诊断标准"共识,该共识标准于 2017 年进行了修订(表 5-2-0-1)。

（三）分型诊断标准

2016 年 WHO 的 MDS 分型标准见表 5-2-0-2。

表 5-2-0-1　MDS 最低诊断标准[a]

(A) 必备条件(下面两个条件必须同时具备,缺一不可)	(B) MDS 相关的(主要)标准(至少满足其中 1 条)	(C) 辅助标准(指符合"A"而不符合"B"的患者,而且表现其他方面的典型临床特征,如输血依赖性大细胞贫血;考虑暂定 MDS 诊断需满足辅助标准中的 2 条或以上)
①下列细胞系别中一系或多系持续性减少[b](≥4 个月):红细胞,中性粒细胞,血小板(除外:有原始细胞过多或 MDS 相关细胞遗传学异常时,不需推延就可做出 MDS 诊断) ②排除可以成为血细胞减少/发育异常原发原因的所有其他造血组织或非造血组织疾患[c]	①骨髓涂片中红细胞系、中性粒细胞系或巨核细胞系任何一系细胞中至少 10% 有发育异常 ②环状铁粒幼红细胞 ≥15%(铁染色)或环状铁粒幼红细胞 ≥5%(铁染色)同时有 *SF3B1* 基因突变 ③骨髓涂片中原始细胞占到 5%~19%(或外周血涂片中原始细胞占到 2%~19%) ④典型的染色体异常(常规核型分析法或 FISH)[d]	①骨髓切片组织学和/或免疫组织化学染色研究有支持 MDS 诊断的异常发现[e] ②流式细胞术检测骨髓细胞异常表型,明确显示有单克隆红系和/或髓系细胞组群的多种 MDS 相关的异常表型 ③用分子(测序)研究 MDS 相关基因突变确定有单克隆髓系细胞组群的证据[f]

注:[a]符合所有两个"必备条件"和至少一个"确定条件"时,可确诊为 MDS;若不符合任何"确定条件",但患者显示有髓系疾患,则需参考"辅助条件",以帮助确定患者是有似 MDS 的髓系肿瘤,或将发展成 MDS。

[b] 血细胞减少依当地医院参考值加以确定。

[c] 由于较多患者被诊断为有两个髓系肿瘤并存,在很少数患者即使查出可能引起血细胞减少的另一个共存疾病,MDS 的诊断仍能成立。

[d] 典型的染色体异常是指那些重现性且常见于 MDS 患者的(如-7,5q-)且即使缺乏 MDS 形态学标准依然在 WHO 标准中考虑提示 MDS 的异常。

[e] 如:ALIP,CD34[+] 细胞簇,用免疫组织化学染色检测发育异常的小巨核细胞(≥10%)。

[f] 检测到典型见于 MDS 的基因突变(如 *SF3B1*)则提示患 MDS 或将发展为 MDS 的可能性增高。

表 5-2-0-2　WHO 的 MDS 分型及其标准(2016)

亚型	外周血	骨髓
MDS 伴单系发育异常 (MDS-SLD)	1 个或 2 个系别血细胞减少[a]	一系细胞发育异常≥10%,原始细胞<5%
MDS 伴环状铁粒幼红细胞 (MDS-RS)	贫血 无原始细胞	环状铁粒幼红细胞≥15%,或有 SF3B1 突变且环状铁粒幼红细胞≥5%
MDS 伴多系发育异常 (MDS-MLD)	血细胞减少(1~3 个系别) 单核细胞<1×10^9/L	≥2 个系别中发育异常的细胞≥10%,原始细胞<5%,±环状铁粒幼红细胞<15%
MDS 伴有原始细胞过多-Ⅰ (MDS-EB-Ⅰ)	血细胞减少(1~3 个系别) 原始细胞≤2%~4%, 单核细胞<1×10^9/L	单系或多系发育异常,原始细胞 5%~9% 无 Auer 小体
MDS 伴有原始细胞过多-Ⅱ (MDS-EB-Ⅱ)	血细胞减少(1~3 个系别) 原始细胞 5%~19% 单核细胞<1×10^9/L	单系或多系发育异常,原始细胞 10%~19%,±Auer 小体
MDS,不能分类(MDS-U)	血细胞减少(1~3 个系别) ±至少 2 次不同时间检测到原始细胞为 1%	单系发育异常或无发育异常但有 MDS 特征性染色体异常,原始细胞<5%
MDS 伴有单纯 del(5q)	贫血 血小板数正常或增高	红系单系发育异常,单纯 del(5q) 或加上除-7 或 7q-的任一异常核型 原始细胞<5%

注:[a] 血细胞减少:血红蛋白<100g/L,血小板<100×10^9/L,中性粒细胞绝对值<1.8×10^9/L;少数 MDS 患者血细胞减少轻微,贫血或血小板减少高于上述水平。外周血单核细胞绝对值<1×10^9/L。

近年提出了几个 MDS 前驱性疾病。首个被提出的 MDS 前驱性疾病是潜质未定的克隆性造血(clonal hematopoiesis of indeterminatepotential,CHIP),其主要特征包括:①无血液肿瘤细胞形态学证据;②不符合阵发性睡眠性血红蛋白尿症,意义未明的单克隆免疫球蛋白血症和单克隆 B 淋巴细胞增多症的诊断标准;③存在血液肿瘤相关基因突变阳性[等位基因变异频率(variant allele frequency,VAF)≥2.0%];④进展为血液肿瘤的概率为每年 0.5%~1.0%。CHIP 患者中,若存在血液肿瘤相关基因突变阳性且 VAF<2.0%,则将划分为衰老相关性克隆性造血(ARCH),若血液肿瘤相关基因突变为已证实的疾病起始(driver)基因,如 JAK2、CALR、MPL、KIT、NPM1 和 TP53 等的人群,则可划分为高度致癌潜能的克隆性造血(clonal hematopoiesiswith high oncogenic potential,CHOP)。提出的第二个是意义未明的特发性血细胞减少症(ICUS)基础上提出的意义未明的克隆性血细胞减少症(clonal cytopenias of undetermined significance,CCUS),其建议诊断标准为:①髓系细胞中一系或多系血细胞减少,红细胞(血红蛋白值<110g/L);中性粒细胞(中性粒细胞绝对计数<1.5×10^9/L)和/或巨核细胞系(血小板计数<100×10^9/L),并且持续时间≥6 个月;②骨髓细胞形态学未达到 MDS 造血细胞发育异常最低诊断标准(红系、粒系和巨核细胞系发育异常细胞比例均<10%),并且无 MDS 特征性细胞遗传学异常;③存在髓系肿瘤相关基因突变阳性(VAF≥2.0%)或非重现性血液肿瘤染色体异常;④排除可作为初始原因导致血细胞减少/造血细胞发育异常的其他所有造血组织或非造血组织的疾病。

最近,国际 MDS 预后工作组又提出了首个基于基因突变的 MDS 亚型——MDS 伴 SF3B1 突变(MDS with mutated SF3B1),其建议诊断标准为:①按标准血液学值界定的血细胞计数减少;②体细胞性 SF3B1 突变;③单纯红系或多系发育异常;④骨髓原始细胞<5% 且外周血原始细胞<1%;⑤不符合 MDS 伴单纯 del(5q)、MDS/MPN-RS-T 或其他 MDS/MPN、原发性骨髓纤维化或其他骨髓增殖性肿瘤的 WHO(2016)诊断标准;⑥正常核型或除 del(5q)、-7、inv(3) 或 3q26 异常和复杂染色体(≥3)的任何其他染色体异常;⑦除 RUNX1 和 EZH2 以外的任何其他体细胞性基因突变。

(四) 鉴别诊断

已经有骨髓原始细胞明显增多(>5%)的 MDS 诊断一般不难。对于骨髓原始细胞<5% 的 MDS 患者,

诊断时需先排除其他可导致血细胞计数减少且伴有血细胞发育异常的血液和非血液系统疾病:①营养性贫血:通过血清叶酸和维生素 B_{12} 的检测即可作出诊断;②阵发性睡眠性血红蛋白尿症:通过流式细胞术 CD55、CD59 检测不难作出诊断;③先天性红系发育异常性贫血:对于儿童和青少年,MDS 与先天性红系发育异常性贫血间的鉴别诊断更为重要;④大颗粒淋巴细胞白血病:T 细胞大颗粒淋巴细胞白血病患者可合并纯红细胞再生障碍性贫血、中性粒细胞减少,甚至血小板减少,应与 MDS 伴单系发育异常进行鉴别,而通过外周血淋巴细胞免疫表型分析(包括 TCR Vβ 分析)及 *TCR* 基因重排检测不难作出鉴别诊断;⑤HIV感染:特别是艾滋病晚期患者,可有血细胞减少和血细胞发育异常形态学改变,而 HIV 检测和外周血 T 细胞亚群分析有助于其诊断。

约 10% ~ 15% 的 MDS 患者在诊断时骨髓涂片示有核细胞明显减少,骨髓组织切片中造血细胞面积缩小(60 岁以下患者造血细胞面积<30%,60 岁以上患者<20%),即所谓低增生性 MDS(Hypo-MDS)。MDS患者出现骨髓低增生只是一种现象,Hypo-MDS 并非是一种独立亚型,但这类患者与再生障碍性贫血(AA)的鉴别仍是一个棘手的问题,特别是近年陆续有报道 AA 患者有克隆性染色体异常(如+8)和基因突变(如 *DNMT3a*、*TET2*、*ASXL1*、*PIGA*、*BCOR* 和 *BCORL1* 等),因此,Hypo-MDS 和 AA 均可有克隆性造血,但Hypo-MDS 亦具有 MDS 的恶性特征骨髓发育异常,因此,存在以下骨髓发育异常形态学证据支持 Hypo-MDS 的诊断:①血片中能见到发育异常的中性粒细胞或 Ⅰ、Ⅱ型原始细胞;②骨髓涂片中能见到发育异常的粒、红系细胞,能见到 Ⅰ、Ⅱ型原始细胞,特别是小巨核细胞(CD42 或 CD62 免疫细胞化学染色);③骨髓切片中能见到小巨核细胞(CD42 或 CD62 免疫组织化学染色),早期粒系细胞相对多见或 ALIP(+)(CD34抗体的免疫组化染色),网状纤维局灶性增多(嗜银染色);④普鲁氏蓝染色可有环状铁粒幼红细胞。

近 50% 的 MDS 患者骨髓中有轻~中度网状纤维增多,其中 10% ~ 15% 的患者有明显(MF≥2)纤维化。与原发性骨髓纤维化症不同的是,MDS 合并骨髓纤维化外周血常有全血细胞减少,骨髓和外周血涂片异形和破碎红细胞较少见,骨髓象常示明显三系发育异常,以红系细胞增生为主。胶原纤维形成十分少见,且常无肝脾大。

四、治　疗

此前,给患者制定治疗方案时主要依据 MDS 国际预后积分(修订)系统(IPSS-R)预后分组,IPSS-R 极低危、低危和中危组中≤3.5 分患者归为较低危 MDS,其他患者归为较高危组 MDS,较低危组患者的主要治疗目标是改善患者外周血细胞计数和提高患者生活质量,较高危组患者的主要治疗目标是清除 MDS 恶性克隆和延长患者生存期。给一个 MDS 患者治疗方案做选择时不仅要考虑 MDS 疾病相关因素,同时还要考虑患者本身的一些相关因素。因此,给 MDS 患者制定具体方案时,我们应综合考虑以下几方面主要因素:①MDS 患者自身因素,如年龄、一般状况评分、患者合并疾病指数分组和脆弱性评估分组;②MDS 疾病因素,如 IPSS-R 预后分组,患者基因突变谱系等;③可得治疗方案的疗效预测积分系统;④患者自己的意愿(追求生存质量为主还是追求长生存为主)。最后加以综合考虑来选择治疗方案。

（一）支持治疗

支持治疗应是 IPSS-R 极低危和低危,以及部分中危患者,特别是高龄 MDS 患者的主要甚至唯一治疗手段,这一观点应引起我们的高度重视,从而避免过度治疗。

1. 随诊观察　对于无临床症状、不需输血、血红蛋白>100g/L、中性粒细胞>1×10⁹/L、PLT>75×10⁹/L的患者,可继续随诊观察,给予必要的心理支持,并进行生活质量评估。

2. 血液制品输注　现今尚无确定是否需要红细胞输注的血红蛋白值界定值,主要根据贫血相关症状的临床判断,一般来说,当血红蛋白<80g/L 时应考虑红细胞输注,当反复出现非溶血性发热性输血反应后应输少白细胞的红细胞。慢性血小板减少患者只需观察而不必进行预防性血小板输注,血小板计数 10×10⁹/L 为预防性血小板输注的指征,当有发热、感染时应提高到 20×10⁹/L。对于血小板无效输注或显著血小板减少的患者可考虑加用氨甲苯酸或其他抗纤溶药物。如果患者考虑进行造血干细胞移植(SCT)所输血制品应在输注前进行照射。

3. 感染防治　中性粒细胞减少的 MDS 患者尚无证据支持常规给予预防性抗细菌或真菌药物。严重中性粒细胞减少患者可以考虑预防性小剂量 G-CSF 治疗以维持中性粒细胞计数>1×10⁹/L。有明确感染灶时采用静脉抗生素治疗。

4. 去铁治疗　以下患者可能通过去铁治疗获益:①输血依赖患者;成分输血(红细胞输注)4 U/月且持续 1 年以上的患者;②血清铁蛋白(SF)≥1 000ng/mL 的患者;③较低危 MDS 患者;④预期生存超过 1 年的患者;⑤无影响预后合并症的患者;⑥即将进行异基因造血干细胞移植(HSCT)的患者;⑦需要保护器官功能的患者。接受去铁治疗的指征是 SF≥1 000ng/mL 或每个月输注红细胞>4U,且维持这一水平超过 1 年。去铁治疗的目标是 SF<1 000ng/mL。最常用的祛铁剂是去铁胺(desferrioxamine),20~40mg/kg,将去铁胺配成 10% 的浓度(5ml 注射用水溶解 500mg 去铁胺),推荐采用输液泵持续皮下注射,晚上睡觉时使用,每次输注时间 8~12h,5~7d/周,至 SF<1 000μg/L。当 SF<2 000μg/L 后,去铁胺剂量不要超过 25mg/kg。使用该药注意事项及副作用有:①用药前后应监测 SF、尿铁。去铁治疗有效时小便常呈橙红色。②去铁胺不能加入血液中一同静脉滴注,以免不能正确分析发热、皮疹等副作用。③皮下注射部位首选腹部,每天应更换腹部注射部位,以助药物吸收。④去铁胺偶见过敏反应,长期使用偶可致白内障和儿童长骨发育障碍,剂量过大可引起视力和听觉减退。建议注意检查儿童生长发育及骨发育,定期检测视力及听力。口服去铁剂地那罗司(deferasirox,exjade),推荐起始日剂量为 20~30mg/kg。对于每个月接受超过 14mL/kg 浓缩红细胞(即成人超过 4U/月)输注,并需要达到负铁平衡的患者可以考虑起始剂量为 30mg/(kg·d)。对于每个月接受低于 7ml/kg 浓缩红细胞(即成人小于 2U/月)输注和需要维持体内铁平衡的患者可以考虑起始剂量为 10mg/(kg·d)。已经对去铁胺治疗有良好反应的患者,可以考虑初始的本品剂量相当于去铁胺剂量的一半[例如,一位接受去铁胺 40mg/(kg·d),每周 5 天或相当剂量治疗的患者,如改换用本品可以从 20mg/(kg·d)开始]。每隔 3 个月根据 SF 趋势和安全性指标进行剂量调整。使用本药注意事项及副作用有:①地拉罗司可引起胃肠道反应、皮疹,还有谷丙转氨酶升高,偶有听觉减退;②地拉罗司还可引起肾功能肌酐升高,建议定期检查肾功能,肾功能不全时应慎用。

5. 细胞因子治疗　是 MDS 最佳支持治疗的重要组成部分。常用方案为用 EPO±G(GM)-CSF。首选单用重组人 Epo(rHuEpo),推荐起始剂量为 30 000~40 000U/周,如患者 8 周后未获得疗效则加量为 60 000~80 000U/周,再连用 8 周,若仍无效者加用 G-CSF,G-CSF 用量按从 75μg/d→150μg/d→300μg/d 每周递增,使白细胞计数维持在(6~10)×10⁹/L。有效患者,在达到最佳疗效后,G-CSF 用量减为每周 3 次,rHuEpo 间隔 4 周调整一次用量,改为每周 5d→每周 4d→每周 3d 至维持最佳疗效的最低用量。Hellström-Lindberg 等提出的 EPO 疗效预测积分系统已得到验证。该积分参数有 2 个:血清 EPO 水平(<100U/L,赋予 +2 分;100~500U/L,赋予 +1 分;>500U/L,赋予 -3 分)和每个月 RBC 输注量(<8U/月,赋予 +2 分;>8U/月,赋予 -2 分)。>+1、-1~+1 和 <-1 组患者的疗效分别为 74%、23% 和 7%。较低危组患者且 EPO 可能高效(>+1)应首先选用 EPO 治疗。

6. luspatercept 治疗　一项 luspatercept 治疗 IPSS-R 极低危、低危、中危的 MDS-RS 患者的Ⅲ期临床试验(the medalist trial),共有 229 例患者按 2:1 比例随机进入 luspatercept 组(1.0~1.75mg/kg,3 周 1 次)或安慰剂组,95% 的患者曾接受促红细胞生成药物治疗。1~24 周期间,luspatercept 组脱离红细胞输注≥8 周的患者比例显著高于安慰剂组(38% 对 13%),同样脱离红细胞输注≥12 周的患者比例也显著高于安慰剂组(28% 对 8%)。luspatercept 组 HI-E 率显著高于安慰剂组(53% 对 12%)。中位有效持续时间为 30.6 个月。治疗前输血负荷为<4U/8 周、4~6U/8 周、≥6U/8 周的患者,脱离红细胞输注的比例分别为 80%、37%、9%。耐受性较好,治疗过程中血小板水平及中性粒细胞绝对值没有明显变化。该药已批准用于 IPSS-R 极低危、低危和中危,每 8 周红细胞输注量超过 4 单位且此前 rHuEpo 治疗失败的 MDS-RS 患者。最常见的药物不良反应有疲劳(27%)、腹泻(22%)、乏力(20%)、恶心(20%)、头晕(20%)和后背疼(19%)。

(二) 免疫抑制剂和免疫调节剂

1. 免疫抑制剂　那些 HLA-DRB1-15 阳性、骨髓增生减低、染色体核型正常、IPSS 低危度组、存在有 PNH 克隆的患者和红细胞输注时间<2 年且需要治疗的患者,可选用环孢素[3mg/(kg·d)]和 ATG[40mg/(kg·d)×4d]治疗。采用口服 CsA 联合沙利度胺治疗 IPSS 危险度评分为低危或中危-176 例,CsA

的起始剂量为 3mg/(kg·d),2 周后检测 CsA 血药浓度,并根据血药浓度调整 CsA 剂量,使其谷浓度保持在 100~200ng/mL,最终 CsA 的用量为 3~5mg/(kg·d)。沙利度胺的用药剂量为 50mg,每日睡前口服。治疗 12 周后未达血液学改善(HI)则改用其他治疗方案,有效患者如无Ⅲ级以上药物不良反应,持续服用至 HI 后进展或复发。40 例(40/76,53%)患者获得了 HI。73 例治疗前血红蛋白<110g/L 患者,治疗后 31 例(43%)获得红系反应(HI-E)。50 例治疗前中性粒细胞绝对值<1.0×10⁹/L 患者,治疗后 15 例(30%)获得中性粒细胞反应(HI-N)。58 例治疗前血小板计数<100×10⁹/L 患者,治疗后 18 例(31%)获得血小板反应(HI-P)。治疗有效患者的总体中位有效持续时间为 22(1~131+)个月。最近我们提出了一个环孢素联合达那唑±沙利度胺治疗原始细胞不增高的 MDS 患者的疗效预测积分系统:依据患者年龄(年龄<60 岁,+1;≥60 岁,−5),是否为红细胞输注依赖(是,−4;否,+1)和 *U2AF1* 突变状况(突变型,−3;野生型,+1)将患者分为三组:①疗效好(总分=3 分,ORR 65%);②疗效中等(总分−3 分到<3 分,ORR 38.7%);③疗效差(总分<−3 分,ORR 16.6%)。采用 ROC 曲线对该疗效预测模型进行评估:C 指数为 0.709,灵敏度为 70.9%,特异度为 65.0%。

2. **免疫调节剂**　来那度胺(revlimid)是沙利度胺(thalidomide)的类似物,是在沙利度胺邻苯二酰环的第 4 位引入一个氨基并去除环上的羰基后形成的一种新的化合物。作为第二代免疫调节药物(IMiD),来那度胺的化学性质比沙利度胺更稳定,抗肿瘤、免疫调节等作用更强,同时克服了沙利度胺常见的不良反应。来那度胺治疗伴单纯 5q31.1-异常或 5q31.1-异常伴有额外染色体异常的 MDS 患者脱离输血率分别为 69% 和 49%,获得血液学疗效的患者中有 76% 的患者同时获得了细胞遗传学疗效(核型异常细胞比例减少≥50%),其中 55% 的患者达完全缓解。来那度胺已被推荐为 5q-伴或不伴额外细胞遗传学异常且依赖输血的低危和中危-1 MDS 患者首选治疗,推荐治疗方案为 10mg/d,根据血象调整剂量。*TP53* 基因突变是来那度胺治疗无效或治疗后失效的分子基础,因此,拟采用来那度胺治疗的患者均应采取基因测序检测是否有 *TP53* 基因突变,或采用免疫组织细胞化学染色检测 *P53* 基因编码蛋白表达水平,如果存在有 *TP53* 基因突变或 P53 蛋白高表达,则不再适宜该药治疗。接受来那度胺治疗的患者,在治疗过程中也应定期检测 *TP53* 基因突变或 P53 蛋白表达,以便及时调整治疗方案。

(三) 去甲基化药物治疗

5-氮杂胞苷和地西他滨是不适合 HSCT 较高危 MDS 的首选治疗。5-氮杂胞苷批准并推荐用于所有的 MDS 患者,尤其是年龄小于 75 岁,且不适合化疗或 HSCT 的 IPSS 危度分组为中危-Ⅱ/高危 MDS 患者。5-氮杂胞苷推荐用法为 75mg/(m²·d),皮下注射,连用 7d,28d 为 1 个疗程,至少连续使用 4 个疗程。国内多中心Ⅱ期临床试验,共入组 72 例按 FAB 分型标准诊断的 RAEB 和 RAEB-t 患者,接受阿扎胞苷的用法为 75mg/(m²·d),皮下注射,连用 7d,28d 为 1 个疗程。患者中位接受疗程数为 8(1~27)疗程,其中 46 (64%)例患者完成了连续用 6 个疗程以上的治疗。1 例患者获 CR,HI 为 53%(38/72 例),脱离红细胞输注率为 48%(21/44 例),脱离血小板输注率为 64%(16/25 例)。中位生存期为 22.0 个月(95% CI 15.1-NR),1 年和 2 年生存率分别为 71% 和 49%。主要治疗相关不良反应是血小板减少(69%)和中性粒细胞减少(67%)。

地西他滨批准用于包括初治和治疗过的 MDS、所有 FAB 亚型的原发或继发 MDS 及 IPSS 积分为中危-1、中危-2 和高危 MDS 患者。早期推荐治疗方案为:45mg/(m²·d),每天分 3 次(每 8 小时 1 次)静脉滴注,滴注时间在 3h 以上,连续治疗 3d(总剂量为 135mg/m²),每 6 周为 1 疗程,至少治疗 4 个疗程,一旦治疗有效应继续治疗。寻求最佳治疗剂量的一个Ⅱ期临床试验证实 20mg/(m²·d),静脉滴注,滴注时间在 3h 以上,连续治疗 5d 方案的疗效显著好于前述方案。现今 5d 方案[20mg/(m²·d),总剂量为 100mg/m²]已是地西他滨的标准方案。我们总结了地西他滨 5d 方案治疗 56 例 RAEB 患者的疗效,得出以下几点初步结论:①按照 IWG2006 疗效评价标准,总有效率(CR+mCR+HI)67.9%,其中,达 CR10 例(17.9%),单纯 mCR 8 例(14.3%),mCR 伴 HI 18 例(32.1%),单纯 HI 2 例(3.6%);②初次疗效反应,第 1 疗程 68.4%,第 2 疗程 28.9%,治疗有效患者一般在 2 疗程后可以见到不同程度的疗效;③在第 1、2、3、4 疗程后达最佳疗效患者比例分别为 21.1%、44.7%、23.7% 和 7.9%,这也与此前其他研究得出的应在使用 4 个疗程后再来评价地西他滨疗效是一致的;④药物不良反应,特别是骨髓抑制,主要见于前 2 个疗程,一旦患者获得疗效,后续治疗药物不良反应发生率在 10% 左右。

（四）化学治疗

化学治疗包括以小剂量阿糖胞苷（Ara-C）为基础的治疗和急性髓性白血病（AML）样标准剂量"3+7"方案化疗。

小剂量阿糖胞苷（Ara-C）单用使用最多,经验也较成熟。剂量为 $(10\sim20)\,mg/(m^2\cdot d)$,分两次皮下注射或持续静脉滴注,疗程 7~21d。有效率 40% 左右,但明显有效和完全缓解者仅为 20%,持续时间较短,多数不超过半年。副作用主要是骨髓抑制,治疗相关死亡率 10%~25%。然而,目前尚无肯定证据表明此项治疗能比单纯支持治疗延长生存期或降低转白率,因此,现在不主张使用单独使用小剂量 Ara-C 治疗方案,但有以小剂量 Ara-C 为基础的 CAG 方案[阿糖胞苷（Ara-C）每次 $10mg/m^2$,皮下注射,每 12 小时 1 次,第 1~14 天;阿克拉霉素（ACR）$5\sim7mg/(m^2\cdot d)$,静脉注射,第 1~8 天;粒细胞集落刺激因子（G-CSF）$200\mu g/(m^2\cdot d)$,皮下注射,第 1~14 天。当中性粒细胞绝对值计数（ANC）$>5\times10^9/L$ 或白细胞（WBC）$>20\times10^9/L$ 时,G-CSF 暂停或减量]治疗中、高危 MDS 患者 CR 可达 50% 的报道。

日本 Omato 等于 1996 年首次报道用小剂量美法仑（2mg/d,口服）治疗 21 例高危老年（中位年龄 65 岁）MDS 患者（RAEB 6 例,RAEB-t 15 例）,7 例获 CR（33.3%）,达 CR 时美法仑总剂量为 $(140\pm19)\,mg$,中位 CR 时间为 14.5 个月;达 CR 的 7 例患者中 6 例为骨髓低增生性,后者的 CR 率为 55%（6/11 例）;治疗过程中未发现骨髓抑制、血细胞减少等不良反应。2000 年,德国 Denzlinger 等用同样方案治疗 14 例高危老年 MDS 患者（RAEB 8 例,RAEB-t 5 例,CMML 1 例）,4 例获 CR（28.6%）,其中 3 例为骨髓低增生性,后者的 CR 率 60.0%;治疗过程中未发现药物不良反应。该方案治疗 30 例中、高危患者,完全缓解（CR）9 例（30.0%）,部分缓解（PR）3 例（10.0%）,骨髓缓解（MCR）加血液学进步（HI）3 例（10.0%）,MCR 1 例（3.3%）,病情稳定 4 例（13.3%）,失败 10 例（33.3%）,总有效率（完全缓解、部分缓解、骨髓缓解及病情稳定）66.7%。

MDS 患者 AML 样"3+7"标准剂量方案化疗的指征,应综合患者的年龄、体能状况和 IPSS-R 危度加以确定。现今多数作者倾向于年龄≤60~65 岁,确诊后时间不长,体能状况良好,IPSS-R 高危和极高危的 MDS 患者可选择联合化疗。与 AML 相比,MDS 联合化疗的 CR 率较低、CR 持续时间较短、复发率较高;而且由于 MDS 患者的正常造血储备能力很差,对强烈化疗的承受能力很低,容易发生化疗后骨髓造血功能严重而持久的抑制,导致治疗相关死亡。

（五）造血干细胞移植（HSCT）

异基因造血干细胞移植（allo-HSCT）是目前唯一可能治愈 MDS 的治疗选择,因此,每例确诊的 MDS 患者在制定治疗方案时,均应将 HSCT 作为整体治疗的一部分来加以考虑。

当决定某位特定患者是否适合 HSCT 时,应综合考虑患者和疾病相关的因素,前者包括年龄、一般状况、合并疾病指数和脆弱性评估等,后者主要包括患者外周血细胞减少（特别是血小板减少的程度）,骨髓和外周血原始细胞比例,染色体核型（特别是是否为复杂染色体核型或单体型核型）,以及基因突变（特别是是否有 TP53 基因突变）情况。随着减低剂量预处理方案（RIC）的日益完善,已有研究证实单纯年龄因素已不再是影响是否选择 HSCT 的因素,70 岁以下患者均可考虑 HSCT,70 岁以上患者如果一般状况好、合并疾病指数低亦不排除 HSCT。

什么时候接受 allo-HSCT 较为合适呢？此前,主要根据 Cutler 等对<60 岁、采用清髓性预处理（MAC）、HLA 完全匹配相关供体 allo-HSCT 研究结果,提出 IPSS 低危/中危-1 患者在出现新的染色体异常、进行性加重的血细胞减少以及进展为更高 IPSS 危度时施行 HSCT 可获最大总体生存,而 IPSS 高危和中危-Ⅱ 患者,应争取尽早施行 allo-HSCT。最近有 2 个较大系列的回顾性研究发现 60~70 岁的 IPSS 高危和中危-Ⅱ 患者 RIC allo-HSCT 疗效好于去甲基化药物治疗,而 IPSS 低危/中危-1 患者则去甲基化药物治疗疗效好于 RIC allo-HSCT。较高危组患者应该首选 HSCT,较低危组患者,如果患者为输血依赖（每个月红细胞输注量≥4U）、外周血严重血细胞减少（PLT$<30\times10^9/L$,ANC$<0.3\times10^9/L$）和染色体核型预后分组为高危组为差 [der(3)(q21)/der(3)(q26),包含 -7/del(7q) 的 2 种异常,3 种异常]或非常差（3 种以上异常）应考虑选择 HSCT。MDS 伴骨髓纤维化的患者亦需尽早选择 HSCT。但那些伴有 TP53 双等位基因异常的患者由于

即使接受 HSCT,其总体生存期也难得以显著改善,因此,这些患者应推荐参加临床试验。

HSCT 前是否需要桥接治疗尚未形成共识。一般认为骨髓原始细胞比例≥10%,因寻找合适供体需要等待较长时间方可进行 HSCT 的患者应考虑桥接治疗。桥接治疗方案有化疗和去甲基化药物治疗,前者 CR 高于后者,但治疗相关不良反应也明显高于前者,二者患者的 OS 并无显著差异。

供体选择首选 HLA 完全匹配的同胞供体,其次为 HLA 完全匹配的无关供体,单倍体供体和胎盘脐带血近年也呈增多趋势,我国 2020 年 909 例接受 HSCT 的患者中 63% 为单倍体 HSCT。预处理方案年龄<55(60)岁患者首选清 MAC,主要有 BU-Cy 方案[BU 4mg/(kg·d)×4d,Cy 60mg/(kg·d)×2d]和 CY/TBI(CY 120mg/kg+TBI 10~15.75Gy)。年龄>55(60)岁或一般状况较差或合并疾病指数分组高危组患者则选用 RIC。

(肖志坚)

参考文献

[1] 肖志坚.骨髓增生异常肖志坚 2018 观点[M].北京:科学技术文献出版社,2018.
[2] 肖志坚.从 dysplasia 来理解骨髓增生异常综合征[J].中华血液学杂志,2018,39(3):177-178.
[3] 肖志坚.骨髓增生异常综合征诊断的方法学:现况与问题[J].国际输血及血液学杂志,2019,42(2):93-97.
[4] 中华医学会血液学分会.骨髓增生异常综合征中国诊断与治疗指南(2019 年版)[J].中华血液学杂志,2019,40(2):89-97.
[5] 王建祥,肖志坚,沈志祥,等.邓家栋临床血液学[M].上海:上海科技出版社,2020.

第三章　骨髓增殖性肿瘤

第一节　概　　述

骨髓增殖性肿瘤(myeloproliferative neoplasms,MPN)是一组起源于造血干/祖细胞的恶性克隆性疾病,表现为分化相对成熟的一系或多系骨髓细胞克隆性增殖,伴肝、脾或淋巴结的肿大。MPN 为一种老年性疾病,患者发病年龄高峰在 50~70 岁,儿童罕见,总体上无明显的性别差异。

2016 年 WHO 中 MPN 分型包括以下几类(图 5-3-1-1):①慢性髓性白血病(chronic myeloid leukemia,CML);②真性红细胞增多症(polycythemia vera,PV);③原发性血小板增多症(essential thrombocythemia,ET);④原发性骨髓纤维化(primary myelofibrosis,PMF),包括早期 PMF 和显著 PMF;⑤慢性中性粒细胞白血病(chronic neutrophilic leukemia,CNL);⑥慢性嗜酸性粒细胞白血病-非特指型(chronic eosinophilic leukemia not otherwise specified);⑦MPN-未分类(MPN,unclassifiable),其中后 6 类为 BCR-ABL 阴性的 MPN,经典型 MPN 包括 ET、PV 和 PMF(包括早期 PMF 和显著 PMF)。

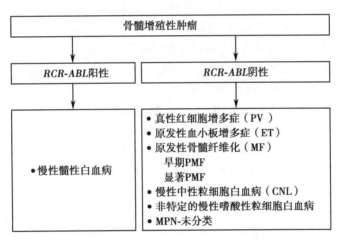

图 5-3-1-1　2016 年 WHO MPN 分类

一、病因及发病机制

本病的确切病因尚不清楚,暴露于高水平的电离辐射和苯等有毒物质可能与 MPN 的发生风险有关,部分基因突变(如 JAK2、MPL、THPO 等)与获得性或遗传性 MPN 相关。

根据基因突变在 MPNs 发病中是否具有特异性,可将其分为特异性基因突变和非特异性基因突变(表5-3-1-1)。特异性致病基因突变包括 JAK2 V617F、JAK2 第 12 外显子突变、CARL、MPL、LNK、CSF3R 等,可能是驱动基因;而非特异性致病基因突变包括:DNA 甲基化基因的改变(TET2、IDH1/IDH2 和 DNMT3A)、组蛋白结构基因的改变(ASXL1、EZH2)、剪接基因的改变(SF3B1)、其他基因突变(CBL、IKZF1)、遗传差异(JAK2 单倍型 46/1)等。这些基因标志的发现对理解 MPN 的分子发病机制具有重要意义,同时有助于MPN 疾病的诊断以及治疗。

(一) 特异性基因突变

1. JAK2 V617F 突变　约 50%~60% 的 ET 患者伴有 JAK2 V617F 突变。2005 年 3 月,国际上多个研究小组相继报道在>95% 的真性红细胞增多症(polycythemia vera,PV)、50%~60% 的 ET 和原发性骨髓纤维

表 5-3-1-1　经典型 MPN 中的常见基因突变类型及频率

突变类型	基因名称	发生率				
		PV	ET	PMF	继发性 MF	白血病转化
驱动基因	*JAK2*	98%	52%	62%	81%	60%
	CALR	0%	26%	22%	14%	21%
	MPL	0%	4%	5%	3%	13%
DNA 甲基化	*TET2*	22%	16%	15%	39%	19%
	DNMT3A	2%	6%	9%	5%	3%
	IDH1	0%	0%	2%	1%	12%
	IDH2	2%	1%	不详	不详	7%
染色质修饰	*ASXL1*	12%	11%	48%	27%	47%
	EZH2	0%	3%	6%	14%	15%
剪接基因	*SRSF2*	3%	2%	14%	3%	13%
	U2AF1	0%	1%	17%	7%	5%
	SF3B1	3%	5%	13%	5%	7%
抑癌基因	*TP53*	1%	2%	6%	14%	16%
转录因子	*RUNX1*	2%	2%	3%	3%	17%

化(primary myelofibrosis,PMF)患者中存在高致病性体细胞突变 *JAK2 V617F*。另外约有 2% ~3% 的患者存在 *JAK2* 基因 12 号外显子的插入或缺失突变。*JAK2* 第 12 号外显子突变在 ET 中罕见。*JAK2* 基因是一种胞浆酪氨酸激酶,参与了红细胞、巨核细胞及血小板生成信号通路。*JAK2 V617F* 突变后,编码序列第 1 849 位碱基由鸟嘌呤变为胸腺嘧啶,导致其编码的第 617 位氨基酸由缬氨酸变为苯丙氨酸。由于突变发生在被认为具有抑制 JH1 激酶活性的 JH2 假激酶域,使得 JAK2 的激酶持续活化,使 JAK-STAT 传导路径及部分其他信号转导途径异常激活,最终导致细胞增殖增加、细胞因子高敏感、细胞因子非依赖性分化和凋亡受抑。

2. *CALR* 基因突变　在 *JAK2 V617F* 阴性的 MPN 患者中,最常见的突变为 *CALR* 基因突变,*CALR* 基因突变的发现使 ET 和 PMF 疾病的分子诊断率提高到 80% ~90%。CALR 是一种多功能钙离子结合蛋白分子伴侣,多定位于内质网。约 15% ~35% 的 ET 患者以及约 25% ~35% 的 PMF 患者伴有 *CALR* 基因突变,PV 患者中罕见,并且 *CALR* 联合 *JAK2 V617F* 突变患者罕见。*CALR* 基因第 9 号外显子的体细胞 52bp 缺失(1 型突变)和 5bp 的插入(2 型突变)是最常见的两种突变类型,约占 *CALR* 突变患者的 80% 以上。*CALR* 突变后导致 C 末端 KDEL 内质网记忆信号缺失和 CALR 蛋白部分脱位,导致新的 C 端的产生,使 CALR 蛋白的功能发生变化,不能维持钙离子的稳态。野生型钙网蛋白 C 末端区域包含钙结合结构域和内质网滞留基序。但在 ET 和 PMF 患者中所见的该基因突变,已丢失了钙结合结构域和内质网滞留基序。*CALR* 突变后导致 STAT5 不明原因激活,引起非依赖细胞因子的细胞增殖,表明 *CALR* 基因突变可能也通过激活 JAK-STAT 信号通路导致巨核细胞以及血小板的过度增殖。

3. *MPL* 基因突变　*MPL* 基因突变见于约 4% 的 ET 患者和约 8% 的 PMF 患者,PV 患者罕见。*MPL* 基因是血小板生成素(TPO)受体基因,同样通过 JAK-STAT 途径调节巨核细胞与血小板的生成。常见的突变位点为 *MPL* 基因 10 号外显子的第 515 位密码子改变,如 *MPL W515L* 或 *MPL W515K*。*MPL* 第 505 位密码子改变通常与遗传性或家族性血小板增高相关。

4. *LNK* 基因突变　ET 患者中偶有 *LNK* 突变,*LNK* 基因对 JAK-STAT 信号通路的负调节作用可能是其参与 ET 发病的重要途径。

5. *CSF3R* 基因突变　*CSF3R* 基因突变可见于大于 80% 的 CNL 患者。CSF3R 与配体集落刺激因子 3 结合后,在生理状态或应激状态下均可刺激成熟的中性粒细胞生成。

（二）非特异性基因突变

在部分 MPN 患者中,存在除了上述突变之外的非特异性基因突变,这些突变不仅局限于经典型 MPN 患者,在非经典型 MPN 患者、骨髓增生异常综合征、急性髓系白血病或其他血液肿瘤中也会出现。这些突

变可能与 *JAK2 V617F*、*CALR* 或 *MPL* 基因突变共存,也可能出现于无驱动基因的 MPN 患者中。这些突变不一定是初始的致病基因,但在 MPN 的发生和进展中起到了一定的推动作用,涉及基因包括转录因子基因(如 *NFE2*)、表观遗传基因(如 *TET2*、*DNMT3A*、*ASXL1*)以及剪接基因(如 *SF3B1*、*SRSF2*)等。

（三）遗传易感性

MPN 患者全基因组单核苷酸多态性的研究显示出特定的 JAK2 单体型,将其命名为 46/1 单体型或 GGCC。JAK2 单体型 46/1 与 *JAK2 V617F* 突变阳性的 MPN 的发生具有相关性。46/1 单体型在 *JAK2 V617F* 突变阳性的 MPN 患者中出现的频率远高于 *JAK2 V617F* 阴性患者。另外,从注册数据家族性研究中发现,部分基因突变(如 *JAK2*、*MPL*、*THPO*、*EPOR* 等)或与家族性或遗传性 MPN 相关。

（四）慢性炎症及自身免疫

近年的研究发现,MPN 各亚型中均存在自身免疫的变化,MPN 呈现出慢性免疫的状态,包括炎症因子环境失衡、单核-巨噬系统和髓系来源的抑制性细胞扩增,以及固有免疫和适应性免疫中的树突状细胞、NK 细胞和 T 细胞等的功能改变。微环境免疫失衡在 MPN 的发生及进展中均起到促进作用。

二、临床表现

MPN 患者的临床症状包括体质性症状(低热、体重下降、盗汗等)、血栓栓塞、感染、出血、微循环障碍症状(如肢体麻木、头晕、头痛、红斑性肢痛等)、脾脏相关症状(如腹部明显不适、梗死引起疼痛、腹腔积液、早饱、肠道习惯改变、便血、门静脉高压、水肿等)以及其他症状(如疲劳、瘙痒、骨痛、乏力等)。

三、诊断及鉴别诊断

一旦出现血细胞中一系或多系细胞增多,均需要怀疑 MPN。诊断该类疾病需要结合血常规、血涂片、骨髓涂片、骨髓病理、免疫分型、遗传学检查以及分子生物学检查等指标,多数患者存在特异的分子生物学特征,包括 *JAK2 V617F*、*CALR*、*MPL*、*CSF3R* 突变等,经典型 MPN 的诊断及鉴别诊断流程见图 5-3-1-2。但是,对于缺乏特异性分子生物学特征的患者,需要排除感染、肿瘤、手术、药物、缺铁性贫血以及结缔组织病等非血液系统疾病继发的血细胞增多。

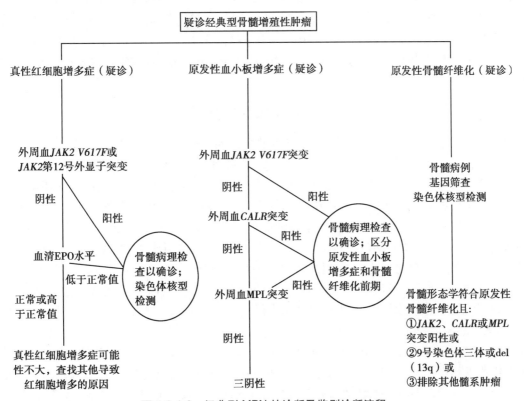

图 5-3-1-2　经典型 MPN 的诊断及鉴别诊断流程

<h1 style="text-align:center">四、治　疗</h1>

本病的治疗根据不同的 MPN 亚型而异,并且同一种亚型内,需要根据不同的危险度分层来制定治疗方案。总体来讲,本病呈慢性病程,但部分患者可能最终进展为急性白血病,疾病进展为急性白血病后多按急性白血病的诱导化疗方案,但总体效果欠佳。

(付荣凤　张磊)

参考文献

[1] ARBER DA,ORAZI A,HASSERJIAN R,et al. The 2016 revision to the World Health Organization classification of myeloid neoplasms and acute leukemia[J]. Blood,2016,127(20):2391-2405.

[2] GRABEK J,STRAUBE J,BYWATER M,et al. MPN:The Molecular Drivers of Disease Initiation,Progression and Transformation and their Effect on Treatment[J]. Cells,2020,9(8):1901.

[3] MAXSON JE,TYNER JW. Genomics of chronic neutrophilic leukemia[J]. Blood,2017,129(6):715-722.

[4] BRAUN LM,ZEISER R. Immunotherapy in Myeloproliferative Diseases[J]. Cells,2020,9(6):1559.

[5] TEFFERI A,BARBUI T. Polycythemia vera and essential thrombocythemia:2021 update on diagnosis,risk-stratification and management[J]. Am J Hematol,2020,95(12):1599-1613.

<h2 style="text-align:center">第二节　真性红细胞增多症</h2>

真性红细胞增多症(polycythemia vera,PV)是在 *JAK2 V617F* 或其他功能相似的突变(如 *JAK2* 第 12 外显子突变)以及外在环境因素等共同作用下发生的以红细胞克隆性扩增性疾病,主要血液学特征为红细胞数目、血红蛋白含量或血细胞比容(Hct)增加,往往同时伴有粒细胞和血小板增高,全血容量增多和血黏滞度增高为其主要病理基础,临床上以血栓形成及出血、红斑性肢痛病、皮肤瘙痒、心血管、消化系统和神经系统症状以及脾大等为突出表现。PV 早期可仅有红细胞轻度增多,PV 后骨髓纤维化期(post-PV MF)可表现为血细胞减少、骨髓纤维化及髓外造血,少数可向 MDS 或 AML 转化,并可能继发非血液系统第二肿瘤。国外报道的 PV 年发病率为(1.0~2.0)/10 万,男性略高于女性(1.46/10 万 vs 0.93/10 万),无明显的地区和国家差别。中老年患者多见,中位发病年龄为 65 岁,部分儿童和青年也可发病,中位生存时间约为 148.6 个月。

<h2 style="text-align:center">一、病因及发病机制</h2>

PV 的发生是在内、外驱动因素的共同作用产生的复杂病理过程。*JAK2 V617F* 或其他功能性突变的产生是 PV 发生、发展的核心驱动力,而外在环境因素、种系遗传背景以及额外的体细胞突变等对疾病形成和转归也具有重要影响。PV 的发生一般可以归纳为三种模式:①驱动突变在细胞内外环境适合的情况下,产生了相应的疾病表型,后期获得其他突变,可导致进一步的克隆优势和疾病进展;②驱动突变本身仅能产生无症状的克隆性增殖,不足以使得血细胞增加,但额外的突变的产生,最终导致了疾病表型的出现;③有些患者先出现了 *TET2*、*DNMT3A*、*ASXL1* 等突变,产生无症状的克隆性增殖,驱动突变的出现最终导致疾病表型的产生。如果仅存在驱动突变,但细胞内外环境不适合,突变细胞未能形成克隆优势,则不会导致疾病形成。另外,在驱动突变存在的情况下,患者的性别、突变的纯合性、促红细胞生成素(EPO)的水平、肾功能和机体的铁状态等都对疾病表型的产生有影响。

(一) *JAK2* 基因突变

>90% 的 PV 患者存在 *JAK2* 基因 14 号外显子的 V617F 突变,引起不依赖配体的持续的激酶活性,从而导致突变细胞的恶性扩增,而正常造血受损。另外约有 2%~3% 的患者存在 *JAK2* 基因 12 号外显子的插入或缺失突变。在诊断时,和 *JAK2 V617F* 突变的患者相比,*JAK2* 基因 12 号外显子突变的患者血红蛋白水平更高而血小板和白细胞的水平更低,但是 *JAK2 V617F* 和 JAK212 号外显子突变的 PV 患者的血栓

形成、纤维化和白血病转化以及死亡率均没有显著差异。

JAK2 46/1 单倍型是患 PV 的危险因素，并且在大多数情况下，JAK2 V617F 特异性出现在 46/1 等位基因上，表明体质遗传因素与获得特定体细胞突变的风险增加相关。携带纯合子 46/1 单倍型的 PV 患者 JAK2 V617F 突变负荷明显高于 46/1 单倍型阴性或杂合子携带者，病情更严重，预后更差，而 PV 患者的 46/1 单倍型携带情况也会增加其向骨髓纤维化转变的趋势。

（二）其他基因突变

在 PV 中通常出现的其他基因突变包括 ASXL1、DNMT3A、TET2、SRSF2、U2AF1、SF3B1、IDH1/2、RUNX1、EZH2 和 TP53 等。ASXL1、SRSF2 和 IDH2 基因突变是非驱动性突变，有研究报道上述基因的突变和 PV 患者的生存期以及无纤维化进展生存期缩短相关，但是并不影响患者的无白血病生存，但是也有研究显示 IDH2 和 RUNX1 影响 PV 患者的无白血病生存。多变量分析的结果显示，ASXL1 和 SRSF2 具有生存期预测价值，而 ASXL1 具有无纤维化进展生存期预测价值。另外，SH2B3、IDH2、U2AF1、SF3B1、EZH2 和 TP53 突变也是 PV 患者生存期和无纤维化进展生存期缩短的危险因素，其中 U2AF1 突变是 PV 生存期和无纤维化进展生存期的独立预后影响因素而 TP53 是 PV 无白血病生存独立预后影响因素。尽管降细胞治疗过程中持续性的 JAK2 V617F 突变高负荷或突变负荷进行增高是 PV 向纤维化转化最强有力的预测指标，最近的研究表明，SF3B1 和 IDH1/2 突变也具有一定的纤维化转化预测价值，而致病性 DTA 突变，尤其是 TET2 突变，可能是 PV 患者血栓形成的独立危险因素。

（三）先天易感性

可遗传的突变或先天易感性综合征可能为 PV 的形成提供了必要的遗传背景。MPN 患者的亲属患 PV 的风险增加，并且由遗传易感性引起的家族性 PV 患者与散发病例有着相似的临床表现、症状负荷和疾病演化进程。目前由遗传易感性引起的 PV 病例所占的确切比例以及确切机制尚不清楚，除了上述提到的 JAK2 46/1 单倍型，生殖系 RBBP6 突变以及 ATG2B 和 GSKIP 等的生殖系重复也易导致家族性髓系恶性肿瘤。

（四）慢性炎症与自身免疫

研究表明，慢性炎症在 PV 中广泛存在，包括炎症因子环境失衡、单核-巨噬系统和髓系来源的抑制性细胞（myeloid-derived suppressor cell，MDSC）扩增，以及固有免疫和适应性免疫中的树突状细胞、NK 细胞和 T 细胞等的功能改变。炎症因子水平增高、免疫和炎症相关基因以及氧化应激和抗氧化基因功能紊乱以及慢性炎症状态本身都和 PV 中突变细胞的免疫逃逸紧密相关，甚至导致新的体细胞突变产生，特别是在骨髓纤维化时期。微环境免疫失衡不仅在从肿瘤早期阶段（PV）到晚期骨髓纤维化阶段的连续过程中持续影响疾病进程，还参与了 PV 的急性白血病转化。

（五）其他

如机体的代谢状态、体重指数、吸烟、职业、化学物质暴露、电离辐射以及克罗恩病、巨细胞性动脉炎等。

二、临 床 表 现

PV 一般见于中老年患者，起病较隐匿，很多患者是体检时发现血红蛋白水平和其他细胞计数增高而诊断，部分患者就诊时可有多血症、瘙痒、头痛、乏力等症状，也有患者确诊前就已发生动静脉血栓或消化系统出血等情况，在寻找失血、缺铁性贫血或血栓形成原因时被发现。在诊断 PV 时，至少 30% 的患者存在一定的症状，最常见的症状是头痛，其他依次为疲劳、虚弱、瘙痒、眩晕、盗汗。血栓形成和出血是 PV 最常见的并发症，其他包括皮肤表现以及消化系统、心血管系统及神经系统并发症等。PV 后骨髓纤维化期的临床特征为合并非缺铁性贫血、进展迅速的脾大以及骨髓纤维化，其他常见的特征包括血小板和白细胞增多（常伴幼稚髓系细胞），少数情况下可有血小板和白细胞减少。

（一）血栓形成

PV 的血栓发生率约为 33%，血栓形成是 PV 最常见和最重要的并发症，且最常发生在诊断前，当 PV

确诊后,患者每年的血栓发生率为 2.5%~5%。PV 中动脉血栓发生率高于静脉栓发生率约占整体血栓事件的 75%,常见部位为脑动脉、冠状动脉和外周动脉。脑血栓发生率最高,其次为冠状动脉血栓。冠状动脉血栓引起的急性冠脉综合征是引起 PV 患者死亡的最重要原因。静脉血栓主要发生在门静脉、肝内静脉、脾静脉等并引起相应的症状,如布加综合征(Budd-Chiari syndromes)是由于肝静脉流出道血栓形成,引起肝小动脉灌注不足及肝细胞坏死,可表现为腹腔积液,伴或不伴右上腹疼痛、肝脾大和黄疸,常引起患者死亡,是 PV 中极其严重的并发症,并且可能是 PV 的首发临床症状,PV 也是与布加综合征相关的最常见的疾病。

PV 中血栓形成的三要素分别为血液流速缓慢、血管内皮损伤和血液高凝状。年龄增加和血栓病史、血细胞数量、*JAK2 V617F* 基因突变和负荷、心血管危险因素包括高血压,糖尿病、冠心病等均是血栓发生的高危因素。研究表明,白细胞高于 1.5 万/μL 心肌梗死增加 70%,但是血小板计数并非血栓的预后因素,而与出血风险显著相关。传统血栓预测模型纳入因素为年龄和血栓史,年龄≤60 岁且无血栓史为低危,年龄>60 岁或有血栓史为高危;IPSET 血栓模型纳入因素包括:年龄>60 岁(1 分)、血栓史(2 分)、心血管危险因素(CVF)(1 分)及 *JAK2 V617F*(2 分),低危(0~1 分)、中危(2 分)或高危(≥3 分);修订版 IPSET 模型纳入因素包括:年龄>60 岁、血栓史、*JAK2 V617F*,无血栓史、年龄≤60 岁且 *JAK2 V617F* 阴性为极低危,无血栓史、年龄≤60 岁且 *JAK2 V617F* 阳性为低危,无血栓史、年龄>60 岁且 *JAK2 V617F* 阴性为中危,有血栓史;或年龄>60 岁且 *JAK2 V617F* 阳性为高危。

(二) 出血

出血也是 PV 的常见并发症,约 25% 的 PV 患者有易擦伤、皮肤黏膜瘀点、瘀斑以及鼻出血和牙龈出血等表现,部分患者也可能发生消化道出血甚至脑出血等严重的并发症危及生命。

(三) 红斑性肢痛病

红斑性肢痛病在 PV 中的发生率不足 5%,且不具特异性,主要表现为四肢发热、肢端(手指和脚趾)疼痛、发红、烧灼感及出现红斑,多发生在下肢,对低剂量阿司匹林治疗反应快速。红斑性肢痛病的发生主要与 PV 中的血小板增多相关,可能是由于血小板聚集造成的短暂性微血管阻塞而引起。

(四) 皮肤表现

约 40% 的 PV 患者有皮肤瘙痒,常在沐浴洗澡后加重,影响患者生活质量,并有 10% 可伴荨麻疹。可能与增多的嗜碱性粒细胞和肥大细胞中的嗜碱性颗粒释放组胺刺激皮肤有关,但静脉放血和降细胞治疗以及抗组胺药物对瘙痒无效,可嘱患者减少热水洗澡次数,阿司匹林和赛庚啶有一定疗效。少数患者可由于中性粒细胞增多并广泛浸润真皮浅、中层而发展为发热性中性粒细胞皮肤病,如 Sweet 综合征。

(五) 腹部表现

脾或肝静脉血栓可引起门静脉高压、静脉曲张和腹痛等表现,肝静脉血栓还可引起上述布加综合征等严重并发症危及患者生命;PV 患者的消化道溃疡发生率是普通人群的 4~5 倍,可能与组胺释放刺激消化道黏膜有关。PV 可以胃肠道出血为首发症状,若继发失血性贫血,红细胞增多可能会被失血引起的缺铁性贫血所掩盖。

(六) 心血管表现

心血管系统表现主要与冠脉系统血栓形成有关,包括心绞痛、心肌梗死以及心力衰竭等。部分患者还可出现肺动脉高压及血管间歇性跛行等症状。

(七) 神经系统表现

头晕、头痛、眩晕、记忆力减退、注意力不集中等神经系统表现在 PV 中也不少见,重者甚至可以出现复视、盲点、视力模糊等症状,极少情况下会因髓外造血导致脊髓受压而出现相应症状。

(八) 其他表现

患者还可有早饱、发热、盗汗、骨痛、体重下降等症状,部分患者因细胞增多可造成血尿酸偏高引起痛风。

三、诊断和鉴别诊断

（一）诊断标准

1. WHO（2008）标准　主要标准：①男性 Hb>185g/L，女性 Hb>165g/L，或其他红细胞容积增高的证据［Hb 或血细胞比容（Hct）大于按年龄、性别和居住地海拔高度测定方法特异参考范围百分度的第 99 位，或如果血红蛋白比在无缺铁情况下的基础值肯定且持续增高至少 20g/L 的前提下男性 Hb>170g/L，女性 Hb>150g/L］；②有 *JAK2 V617F* 突变或其他功能相似的突变（如 *JAK2* 第 12 外显子突变）。次要标准：①骨髓活检：按患者年龄来说为高度增生，以红系、粒系和巨核细胞增生为主；②血清 EPO 水平低于正常参考值水平；③骨髓细胞体外培养有内源性红系集落形成。

符合 2 条主要标准和 1 条次要标准或第 1 条主要标准和 2 条次要标准则可诊断 PV。

2. WHO（2014）标准　主要标准：①男性 Hb>165g/L、女性>160g/L，或男性 Hct>49%、女性>48%；②骨髓活检示三系高度增生伴多形性巨核细胞；③有 *JAK2* 突变。次要标准：血清 EPO 水平低于正常参考值水平。符合 3 条主要标准或第 1、2 条主要标准和次要标准可诊断 PV。

3. 真性红细胞增多症后骨髓纤维化（post-PVMF）诊断标准　采用骨髓纤维化研究和治疗国际工作组（IWG-MRT）标准。主要标准（以下 2 条均需满足）：①此前按 WHO 诊断标准确诊为 PV；②骨髓活检示纤维组织分级为 2/3 级（按 0~3 级标准）或 3/4 级（按 0~4 级标准）。次要标准（至少符合其中 2 条）：①贫血或不需持续静脉放血（在未进行降细胞治疗情况下）或降细胞治疗来控制红细胞增多；②外周血出现幼稚粒细胞、幼稚红细胞；③进行性脾大（此前有脾大者超过左肋缘下 5cm 或新出现可触及的脾大）；④以下 3 项体质性症状中至少出现 1 项：过去 6 个月内体重下降>10%，盗汗，不能解释的发热（>37.5℃）。真性红细胞增多症诊断流程见图 5-3-2-1。

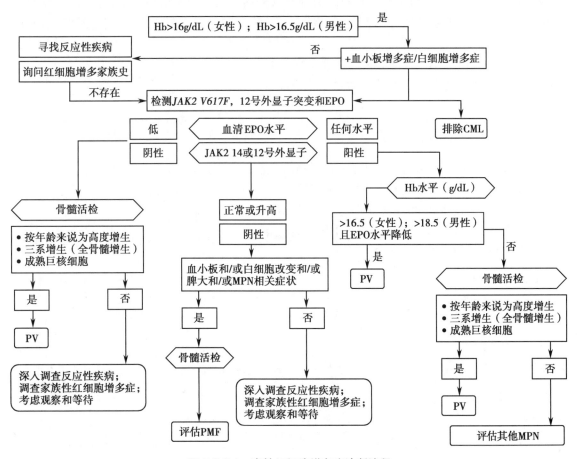

图 5-3-2-1　真性红细胞增多症诊断流程

（二）鉴别诊断

1. 继发性红细胞增多症　因组织缺氧或异常促红细胞生成素或其类似物增加引起红细胞继发性增多，常伴有原发病的相应临床表现。包括：①组织缺氧引起促红细胞生成素增加，如吸烟、高海拔地区居住、右向左分流的先天性心脏病、慢性阻塞性肺部疾病、高铁血红蛋白血症等；②促红细胞生成素或促红细胞生成素样物质增多，如肾母细胞瘤、肝癌等实体肿瘤。

2. 相对性红细胞增多症　血液浓缩引起相对性红细胞增多，例如严重的呕吐、腹泻、大量出汗、严重烧伤、休克等导致血浆容量减少，血液浓缩，一般患者有明确的前驱病史。

3. 其他骨髓增殖性肿瘤

（1）原发性血小板增多症（ET）：年龄校准后的 ET 骨髓增生程度正常，以巨核细胞增生为主，粒系和红系增生正常且无左移，巨核细胞随机分布或松散成簇，巨核细胞体积大或巨大，胞核过分叶（鹿角状），胞质成熟正常，外周血血小板显著增多常>600×10^9/L，伴血小板功能异常，血细胞比容<0.4，红细胞容量正常，常伴有脾大，约 50% 患者 *JAK2 V617F* 阳性，15%~35% 的患者 *CALR* 突变阳性，另有 4% 的患者 *MPL* 突变阳性，Ph 染色体和 *BCR-ABL* 融合基因阴性；而 PV 患者骨髓增生极度活跃，三系高度增生伴多形性巨核细胞，所有患者均为 *JAK2* 突变；masked-PV（男性 Hb 160~184g/L，女性 150~164g/L）骨髓增生程度经年龄调整后为轻至中度增生，主要是巨核细胞和红系细胞增生，巨核细胞大小不一，成熟正常。

（2）原发性骨髓纤维化（PMF）：PMF 脾大显著，骨髓常"干抽"，诊断有赖于骨髓活检，明显纤维化期骨髓巨核细胞增生伴异性巨核细胞，常伴有网状纤维或胶原纤维（MF-2 或 MF-3），外周血可泪滴样红细胞和幼粒幼红血象，可合并非疾病导致的贫血、血清乳酸脱氢酶增高，约 50% 患者 *JAK2 V617F* 阳性或具有其他克隆性标志（如 MPL W515K/L），但 Ph 染色体和 *BCR-ABL* 融合基因均为阴性。

4. 慢性髓细胞白血病（CML）　CML 慢性期血象以成熟中性粒细胞增高为主，可伴血小板增高和轻度红细胞增高，费城染色体[Ph，t(9；22)]和 *BCR-ABL* 融合基因是其特征性的细胞遗传学和分子学改变。

5. 其他　如先天性红细胞增多以及因肥胖、神经质、轻度高血压导致一过性红细胞增多的应激性红细胞增多症等。

四、预后判断标准

PV 确诊后需根据国际工作组 PV 生存预后积分系统（IWG-PV）（表 5-3-2-1）进行预后分组以更好地指导治疗。最近，基于新一代测序技术，Tefferi 等又提出了 MIPSS-PV（表 5-3-2-2、表 5-3-2-3）预后积分系统，其在中国真性红细胞增多症患者的预后评价中的作用尚有待验证。

表 5-3-2-1　国际工作组 PV 生存预后积分系统（IWG-PV）

预后因素	积分
≥67 岁	5 分
57~66 岁	2 分
WBC>15×10^9/L	1 分
静脉血栓	1 分

注：低危组：0 分；中危组：1 分或 2 分；高危组：>3 分。

表 5-3-2-2　MIPSS-PV 预后积分系统（梅奥诊所版本）

预后因素	积分
不良预后突变（*SRSF2*）	2 分
异常染色体核型	1 分
年龄>67 岁	3 分
WBC>15×10^9/L	2 分

注：低危组：0~1 分；中危组：2~4 分；高危组：≥5 分。

表 5-3-2-3　MIPSS-PV 预后积分系统（梅奥诊所及佛罗伦萨大学整合版本）

预后因素	积分
不良预后突变（*SRSF2*）	3 分
年龄>67 岁	2 分
WBC>15×10^9/L	1 分
血栓史	1 分

注：低危组：0~1 分；中危组：2~3 分；高危组：≥4 分。

五、PV 的治疗

（一）治疗目标

PV 的治疗目标是在不增加出血风险的前提下避免初发或复发的血栓形成、控制疾病相关症状、预防 post-PV MF 和/或急性白血病转化。

（二）治疗方案选择

PV 治疗方法的选择主要依据血栓发生危险度分级。根据患者年龄及既往是否发生过血栓事件分为：①低危组：年龄<60 岁、既往未发生过血栓事件；②高危组：年龄≥60 岁或既往发生过血栓事件。低危组主要是控制心血管危险因素，阿司匹林（100mg/d）预防血栓形成，放血治疗控制 Hct<45% 及应用罗培干扰素 α-2b-njft，并监测新发血栓形成和出血，评估降细胞治疗的适应证，监测疾病进展的体征/症状（每 3~6 个月利用 MPN-10 症状负荷量表进行评估，如果临床需要可更频繁），若无疾病相关症状且无降细胞治疗指征，继续阿司匹林及放血治疗并持续监测；若有症状并且有潜在的降细胞治疗指征（①有新发的血栓形成或疾病相关性严重出血；②需要频繁静脉放血或不耐受；③进行性血小板增多或白细胞增多；④疾病相关症状如瘙痒、盗汗、乏力等）则启动降细胞治疗；若疾病进展到纤维或白血病期，则按纤维化或白血病治疗；高危组主要是控制心血管危险因素，阿司匹林（100mg/d）预防血栓形成。放血治疗控制 Hct<45% 及应用降细胞治疗药物，如羟基脲、聚乙二醇干扰素 α-2b 或罗培干扰素 α-2b-njft，监测新发血栓形成和出血，监测治疗反应及疾病进展的体征/症状（每 3~6 个月利用 MPN-10 症状负荷量表进行评估，如果临床需要可更频繁），若患者获得足够的治疗反应则继续当前治疗；若治疗反应不充分或丧失既得的治疗反应，具有更换降细胞方案的潜在指征（①羟基脲或聚乙二醇干扰素 α-2b 耐药或不耐受；②有新发的血栓形成或疾病相关性严重出血；③需要频繁静脉放血或不耐受；④脾大；⑤进行性血小板增多或白细胞增多；⑥疾病相关症状如瘙痒、盗汗、乏力等），则可选择临床试验、芦可替尼、罗培干扰素 α-2b-njft（若之前未使用）或聚乙二醇干扰素 α-2b（若之前未使用）；若疾病进展到纤维或白血病期，则按纤维化或白血病治疗。

（三）治疗药物

1. 对症处理 皮肤瘙痒应用放血疗法和降细胞药物常无效，抗组胺药物亦无效，可建议患者减少洗澡次数或避免用过热的水洗澡，阿司匹林和塞庚定有一定疗效，皮肤保湿可控制一定程度的瘙痒，应用补骨脂素和紫外线照射也有一定缓解效果。

2. 血栓预防 血栓栓塞是 PV 患者的主要死亡原因，所有确诊患者在排除禁忌证后均建议进行血栓预防。首选口服低剂量阿司匹林（100mg/d），对于伴有心血管危险因素或对阿司匹林耐药的患者，可予 100mg，2 次/d，不能耐受的患者可口服潘生丁。PLT>1 000×10⁹/L 者使用阿司匹林可增加其出血风险，与血小板黏附血管性血友病因子 VWF 进而导致获得性血管性血友病（AVWS）相关，这部分患者，当瑞斯托霉素辅因子活性>30% 时方可使用阿司匹林。血小板水平正常的 PV 相关性 AVWS 也有报道，因此，PV 有出血表现者，无论血小板水平多少均应行 AVWS 评估。

3. 静脉放血 静脉放血治疗可降低血细胞容量使 Hct 降至推荐范围。推荐开始阶段每 2~4d 静脉放血一次，每次放血 400~500mL，Hct 降至正常或稍高于正常值后可延长放血时间间隔，使红细胞数维持在正常范围（Hct<45%）。Hct>64% 的患者初始放血间隔需更短，体重<50kg 者每次放血量应相应减少，合并心血管疾病者建议少量多次放血。静脉放血控制 Hct<45% 可显著降低心血管事件死亡率以及血栓事件的发生率，并可改善头痛等症状，但对降低血小板和白细胞数无效，对皮肤瘙痒和痛风等症状也无效。年龄<50 岁且无栓塞病史的低危患者可首选静脉放血。静脉放血可引起铁缺乏的相关症状和体征，此时一般不进行补铁治疗。红细胞单采可在短时间内快速降低 Hct，必要时可采用。

4. 降细胞治疗 PV 降细胞治疗的一线药物是羟基脲或 α 干扰素（IFN-α）。年轻患者（<40 岁）慎用羟基脲，建议选择 IFN-α。降细胞治疗指征包括高危患者、对静脉放血不耐受或依赖、进行性脾大或有症状、疾病相关症状严重、PLT 极度增高>1 500×10⁹/L 以及白细胞进行性增高等。

羟基脲起始剂量为 30mg/（kg·d），口服，1 周后改为（5~20）mg/（kg·d），需维持给药并调整用药剂量，联合静脉放血治疗（必要时采用红细胞单采术）可降低血栓栓塞并发症。羟基脲治疗的主要不良反应有发热、肺炎、皮肤黏膜损害等,部分患者因羟基脲不耐受或耐药而停用。对羟基脲耐药或不耐受的<65岁患者可考虑使用IFN-α,年长患者(>70岁)可考虑间断口服白消安。PV患者使用羟基脲治疗20年后MDS/AML转化发生率达16.6%,但羟基脲与疾病进展之间的关系仍不确定,建议存在细胞遗传学异常的患者使用羟基脲时应慎重。

IFN-α用药量为$(9\sim25)\times10^6$U/周(分3次皮下注射)。用药6~12个月后,70%患者的Hct可控制,20%的患者可获部分缓解,10%无效。IFN-α还可显著改善血小板增多和脾大,减少血栓出血事件发生,对皮肤瘙痒也有一定的作用。IFN-α无致畸作用,妊娠期妇女亦可安全使用。不良反应主要有流感样症状、疲劳、肌肉骨骼疼痛、神经精神症状,部分患者因不耐受而停药。有精神病及甲状腺疾病既往史者禁用。聚乙二醇IFN-α主要有peg-IFN-α-2a及peg-IFN-α-2b两种,给药频率低(每周1次),耐受性好。美国FDA于2021年11月12日批准besremi(ropeginterferon alfa-2b-njft,罗培干扰素α-2b-njft)注射剂用于成人治疗真性红细胞增多症,为高危或难治PV患者提供了更多治疗选择。

放射性药物^{32}P:对羟基脲或IFN-α治疗失败的PV患者可选择^{32}P,^{32}P治疗最大的不良反应是远期发生治疗相关性白血病或骨髓增生异常综合征(MDS)及肿瘤。这一疗法是最早的有效治疗措施之一,现已不常用。

白消安:白消安治疗PV可获得较高的血液学应答率且可持续较长时间,羟基脲耐药或不耐受老年患者可选择。治疗的中位首次缓解期为4年。但白消安骨髓抑制较严重,并且有白血病转化的风险。

芦可替尼:芦可替尼是被FDA批准的用于治疗骨髓增殖性肿瘤的一种JAK1/JAK2抑制剂,主要用于MF治疗。羟基脲疗效不佳或不耐受的PV患者也可以用芦可替尼治疗。推荐起始剂量为20mg/d,在开始治疗的前4周剂量不调整,剂量调整间隔≥2周,最大剂量不超过50mg/d。常见的血液学不良反应有3/4级的贫血、血小板以及中性粒细胞减少,但极少因此中断治疗。治疗过程中外周血PLT<50×10^9/L或中性粒细胞绝对值<0.5×10^9/L、Hb<80g/L应停药,不可突然停药,建议7~10d内逐渐减停,停药过程中可加用泼尼松20~30mg/d。芦可替尼还可显著改善脾大,瘙痒、盗汗、骨痛等临床症状也可得到明显改善并在后续治疗中得以维持。

（孙婷　张磊）

参考文献

[1] 中华医学会血液学分会白血病淋巴瘤学组.真性红细胞增多症诊断与治疗中国专家共识(2016年版)[J].中华血液学杂志,2016,37(4):265-268.

[2] Myeloproliferative Neoplasms,Version 1.2022,NCCN Clinical Practice Guidelines in Oncology.Natl ComprCancNetw,2022 Feb.

[3] KAUSHANSKY K,LICHTMAN MA,PRCHAL JT,et al.威廉姆斯血液学[M].陈竺,陈赛娟,译.9版.北京:人民卫生出版社,2018:1179-1192.

[4] NANGALIA J,GREEN AR.Myeloproliferative neoplasms:from origins to outcomes[J].Blood,2017,130(23):2475-2483.

[5] 白洁,薛艳萍,张磊,等.干扰素α-2b治疗真性红细胞增多症及其继发骨髓纤维化患者分子生物学反应的研究[J].中国实验血液学杂志,2011,19(2):444-449.

[6] ZHANG X,HU T,WU Z,et al.The JAK2 46/1 haplotype is a risk factor for myeloproliferative neoplasms in Chinese patients[J].Int J Hematol,2012,96(5):611-616.

[7] SEGURA-DÍAZ A,STUCKEY R,FLORIDO Y,et al.Thrombotic Risk Detection in Patients with Polycythemia Vera:The Predictive Role of DNMT3A/TET2/ASXL1 Mutations[J].Cancers(Basel),2020,12(4):934-942.

[8] TEFFERI A,GUGLIELMELLI P,LASHO TL,et al.Mutation-enhanced international prognostic systems for essential thrombocythaemia and polycythaemia vera[J].Br J Haematol,2020,189(2):291-302.

第三节　原发性血小板增多症

原发性血小板增多症(essential thrombocythemia,ET)是费城染色体阴性的骨髓增殖性肿瘤(myeloproliferative neoplasms,MPN)中常见的亚型之一,是起源于骨髓造血干/祖细胞的克隆性疾病,表现为巨核细胞过度增殖从而导致外周血血小板计数明显增多。部分患者伴有血栓或出血并发症,并有向骨髓纤维化或急性白血病转化的风险。ET 的发病率为每年(1.0~2.5)/10 万人,发病高峰年龄在 50~70 岁,偶发于儿童。女性发病率略高于男性,随年龄增长,发病率增加。

一、病因及发病机制

环境因素,例如暴露于高水平的电离辐射和苯等有毒物质可能与其他类型的 MPN 发生有关,但是否与 ET 的发病相关尚不明确。

近年来,该病在分子生物学领域的研究取得了突破性进展,对 MPN 的发病机制的阐述、诊断标准的制定、预后判断及靶向治疗的发展至关重要。基因突变导致 JAK-STAT 信号通路高度活化,从而引起巨核细胞及血小板的过度增殖。最常见的突变基因包括 *JAK2*、*CALR* 以及 *MPL* 基因,目前为公认的 ET 驱动基因,约 80%~90% 的患者存在上述基因突变,剩下约 10%~20% 的患者不存在上述三种基因突变,称为“三阴性”患者。除了上述突变位点,少数患者存在其他的突变位点,涉及转录因子基因、表观遗传基因、剪接基因等。根据基因突变在 MPN 发病中是否具有特异性,可将其分为特异性基因突变和非特异性基因突变。

(一)特异性基因突变

约 50%~60% 的 ET 患者伴有 *JAK2 V617F* 突变。*JAK2 V617F* 突变后,使 JAK-STAT 传导路径及部分其他信号转导途径异常激活,最终导致细胞增殖增加、细胞因子高敏感、细胞因子非依赖性分化和凋亡受抑。

在 *JAK2 V617F* 阴性的患者中,最常见的突变为 *CALR* 基因突变。约 15%~35% 的 ET 患者伴有 *CALR* 基因突变。*CALR* 突变后导致 STAT5 不明原因激活,引起非依赖细胞因子的细胞增殖,表明 *CALR* 基因突变可能也通过激活 JAK-STAT 信号通路导致巨核细胞以及血小板的过度增殖。

MPL 基因突变见于约 4% 的 ET 患者。*MPL* 基因是血小板生成素(TPO)受体基因,同样通过 JAK-STAT 途径调节巨核细胞与血小板的生成。常见的突变位点为 *MPL* 基因 10 号外显子的第 515 位密码子改变,如 *MPL W515L* 或 *MPL W515K*。*MPL* 第 505 位密码子改变通常与遗传性或家族性血小板增高相关。

另外有部分患者存在 *LNK* 突变,同样导致 JAK-STAT 通路的激活。

(二)非特异性基因突变

在约 10%~20% 的 ET 患者中,存在除了上述突变之外的非特异性基因突变,涉及基因包括转录因子基因(如 *NFE2*)、表观遗传基因(如 *TET2*、*DNMT3A*、*ASXL1*)以及剪接基因(如 *SF3B1*、*SRSF2*)等。非特异性基因突变可辅助 ET 的诊断,并且部分突变对患者的预后有重要意义,如剪接基因的突变可能导致预后不良。

(三)遗传因素

从注册数据家族性研究中发现,部分基因突变(如 *JAK2*、*MPL*、*THPO* 等)或特定的 *JAK2* 单体型(如 *JAK2* 单体型 46/1)与家族性或遗传性血小板增多症相关。

二、临床表现

多数患者无任何不适症状,通常为偶然情况下发现血小板计数增高后被确诊。部分患者存在血小板增多相关症状,包括血栓栓塞、出血或微循环障碍等。

(一)血栓栓塞

血栓栓塞是 ET 患者死亡的重要原因之一。诊断时大约 10%~29% 的 ET 伴随血栓发生,在确诊后 ET 患者的血栓年发生率为 1.9%~3%。血栓栓塞可以影响到动脉和静脉以及微血管,以动脉血栓更多见,其中又以中枢神经系统(脑卒中、短暂性脑缺血发作)和心血管系统(心肌梗死、外周动脉闭塞等)多见。静脉血栓事件可见于肺栓塞(无下肢静脉血栓形成病史)、下肢深静脉血栓形成,与其他疾病不同的是,ET 中一半以上的静脉血栓发生于少见部位的栓塞,如肝静脉、门静脉、脑静脉窦、肠系膜静脉栓塞等。

（二）出血

研究发现 3%～18% 的 ET 患者可以出现出血症状,严重出血少见,但也时有发生。轻度出血可表现为皮肤出血点、瘀斑、眼底出血、牙龈出血或鼻衄等,严重出血症状可表现为皮肤大片瘀斑、肌肉出血、脑出血或脏器出血。导致出血的原因是多方面的,获得性血管性血友病因子(VWF)多聚体的缺乏是最常见的出血原因,其特征是通过 ADAMTS13 裂解蛋白酶水解大分子 VWF 多聚体,可能单独测量 VWF：Ag 和 FⅧ 水平时无明显变化,而 VWF 功能评估(如瑞斯托霉素辅因子活性、VWF：RCoA)异常,并且这种异常与血小板计数相关,血小板>1 000×10⁹/L 时可能出现上述异常,而在血小板>1 500×10⁹/L 时更加明显。导致出血的其他原因包括获得性血小板储存池缺陷、肾上腺素能受体表达降低、对肾上腺素的反应受损、血小板表面糖蛋白受体表达下降等。因此,在血小板>1 000×10⁹/L 时,建议检查 VWF 活性、瑞斯托霉素辅因子活性、VWF：RCoA 和血小板功能,并慎用抗血小板聚集药物,尤其在 VWF 活性<30% 时避免使用阿司匹林等药物。研究显示其他增加出血的危险因素还包括既往有严重出血病史、抗血小板药物的使用、白细胞计数显著增高、阿那格雷以及抗凝药物的使用等。

（三）微循环障碍症状

部分患者存在微循环障碍症状,包括:头痛、头晕、昏厥、不典型的胸痛、肢体末梢的感觉异常、视觉异常、红斑性肢痛等,多数患者在使用抗血小板聚集药物以及降血小板药物降低血小板后,症状会得到缓解。

三、诊断和鉴别诊断

（一）诊断标准

1. ET 的诊断标准 建议采用 WHO(2016)诊断标准。符合 4 条主要标准或前 3 条主要标准和次要标准即可诊断 ET。主要诊断指标:①血小板计数≥450×10⁹/L;②骨髓活检示巨核细胞高度增生,胞体大、核过分叶的成熟巨核细胞数量增多,粒系、红系无显著增生或左移,且网状纤维极少轻度(1 级)增多;③不能满足 *BCR-ABL*⁺ 慢性粒细胞白血病、真性红细胞增多症(PV)、原发性骨髓纤维化(PMF)、骨髓增生异常综合征和其他髓系肿瘤的 WHO 诊断标准;④存在 *JAK2*、*CALR* 或 *MPL* 基因突变。次要诊断指标:存在其他克隆性证据或者排除反应性血小板增多。

诊断 ET 时,当血清铁蛋白减低时要求补铁治疗不能使血红蛋白水平提高到 PV 水平。2016 年 WHO 标准特别强调了骨髓病理在鉴别 ET 和纤维化前期骨髓纤维化(Pre-PMF)和隐匿性 PV 中至关重要。

2. ET 后骨髓纤维化(post-ET MF)的诊断标准 采用骨髓纤维化研究和治疗国际工作组(IWG-MRT)标准。主要标准(2 条均需符合):①此前按 WHO 诊断标准确诊为 ET;②骨髓活检示纤维组织分级为 2/3 级(按 0~3 级标准)或 3/4 级(按 0~4 级标准)。次要标准(至少需符合 2 条):①贫血或血红蛋白含量较基线水平下降 20/L;②外周血出现幼粒幼红细胞;③进行性脾大(超过左肋缘下 5cm 或新出现可触及的脾大);④以下 3 项体质性症状中至少出现 1 项:过去 6 个月内体重下降>10%、盗汗、不能解释的发热(>37.5℃)。

（二）鉴别诊断

1. 反应性血小板增多症 最常见的反应性血小板增多的原因有感染、炎症、恶性肿瘤等,常由细胞因子如白介素-6 驱动肝促血小板生成素产生所致。感染和炎症常有 C 反应蛋白和红细胞沉降率增高。缺铁性贫血时可有血小板增多,可通过血清铁等检查鉴别。值得注意的是,在 ET 患者骨髓的铁染色也可出现阴性,这增加了两者的鉴别难度。此时试验性铁剂治疗可作为鉴别两者的一种手段。先天性脾缺如、脾切除术后或其他疾病所致脾功能低下可以通过询问病史、腹部超声及相应疾病检查来鉴别。其他的继发性血小板增多的原因包括创伤、外科手术、结缔组织病等。

2. 家族性血小板增多症 部分基因突变如 *JAK2*、*MPL*、*THPO* 或其他未知突变,与家族性血小板增多症相关。如突变发生在 *THPO* 基因 5-UTR 或 THPO 剪切识别位点,造成促血小板生成素翻译增加,继而血小板产生增多,呈显性遗传。另外一种较常见的家族性血小板增多突变为 *MPL S505N*,*JAK2* 基因也曾报道和家族性血小板增多症有关,包括 *JAK2 R564Q*、*JAK2 V617I*、*JAK2 R867Q* 等。家族性血小板增多症的患者临床表现大多轻微。因此在"三阴性"的血小板增多症中,尤其是年轻患者或有家族史的患者,需要完善基因检测除外家族性血小板增多症。

3. 其他　伴血小板增多的血液系统疾病包括 PV（尤其是伴有铁缺乏的 PV 患者）、典型 PMF、Pre-PMF、显著 PMF、慢性髓性白血病（尤其是只表现为血小板增多的患者）、慢性粒单核细胞白血病、骨髓增生异常综合征中的 5q-综合征、骨髓增生异常综合征/骨髓增殖性肿瘤伴环状铁粒幼红细胞和血小板增多（MDS/MPN-RS-T）、淋巴组织增殖性疾病等血液系统疾病，无红细胞增多的 MPN 的诊断及鉴别诊断流程见图 5-3-3-1。

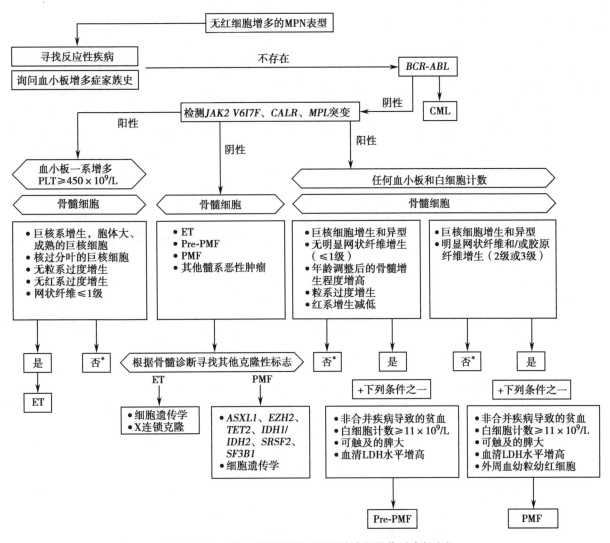

图 5-3-3-1　无红细胞增多的 MPN 的诊断及鉴别诊断流程
*评估是否属于其他类型 MPN、骨髓增生异常综合征、骨髓增生异常综合征/骨髓增殖性肿瘤或其他髓系肿瘤

四、ET 的预后

血栓形成和疾病进展是影响 ET 寿命的重要原因，因此，ET 的预后分为生存预后和血栓预后。

（一）总体生存预后判断

ET 患者在诊断 20 年后的白血病转化率小于 5%，骨髓纤维化进展率略高于白血病转化率。梅奥医学中心数据表明，ET 患者的中位生存时间约为 20 年，年龄小于 60 岁的患者为 33 年，但整体生存期较年龄及性别匹配的正常人群缩短。

JAK2、*CALR* 及 *MPL* 突变状态并非 ET 的生存危险因素。既往认为影响生存的因素包括年龄、白细胞计数以及既往血栓病史。因此，骨髓纤维化研究和治疗国际工作组（IWG-MRT）提出了 ET 国际预后积分

（IPSET）对患者总体生存预后作出评估：年龄（<60 岁，0 分；≥60 岁，2 分）；白细胞计数（<11×10⁹/L，0 分；≥11×10⁹/L，1 分）；血栓病史（无，0 分；有，1 分）。依累计积分预后危度分组：低危组（0 分），中危组（1~2 分），高危组（≥3 分）。各危度组患者中位生存期依次为没有达到、24.5 年和 13.8 年。

随着二代测序技术在临床的使用，近期越来越多的研究发现有些基因突变也是影响生存的危险因素，包括 *TP53* 以及某些剪接因子的突变，如 *SF3B1*、*SRSF2*。因此，近期提出了 ET 的突变驱动的国际预后积分（MIPSS）模型，危险因素包括：*SF3B1/SRSF2* 突变（2 分）；年龄>60 岁（4 分）；男性（1 分）。依累计积分预后危度分组：低危组（0 分），中危-1 组（1~2 分），中危-2 组（3~4 分），高危组（≥5 分）。各危度组患者中位生存期依次为 33.2 年、26.3 年、14.0 年和 9.4 年。

（二）血栓形成预后判断

传统的 ET 血栓危险因素为年龄>60 岁和既往血栓史，两项均无为低危，两项中存在任何一项为高危。越来越多的研究表明 *JAK2 V617F* 和心血管危险因素（CVF）也是 ET 的血栓危险因素，因此 2012 年意大利学者提出了 ET 血栓国际预后积分（IPSET-thrombosis）系统对患者发生血栓的风险作出评估：年龄>60 岁（1 分）、有 CVF（包括糖尿病、高血压、高胆固醇血症或吸烟）（1 分）、此前有血栓史（2 分）、*JAK2 V617F* 突变阳性（2 分）。依累计积分血栓危度分组：低危（0~1 分）、中危（2 分）和高危（≥3 分）。各危度组患者血栓的年发生率分别为 1.03%、2.35% 和 3.56%。后来 Barbui 等对 IPSET-thrombosis 进行优化，提出了修订版 IPSET-thrombosis，将 ET 分为四组：极低危：无血栓史、年龄≤60 岁且 *JAK2 V617F* 突变阴性；低危：无血栓史、年龄≤60 岁且 *JAK2 V617F* 突变阳性；中危：无血栓史、年龄>60 岁且 *JAK2 V617F* 突变阴性；高危：有血栓史或年龄>60 岁且 *JAK2 V617F* 阳性。另外，部分研究表明白细胞增多也是血栓形成的危险因素之一。

五、ET 的治疗

目前 ET 的治疗目标是预防和治疗血栓并发症，血小板计数应控制在<600×10⁹/L，高危患者的理想目标值为<400×10⁹/L。

（一）治疗选择的原则

一般治疗原则：可根据修订后的 IPSET 血栓预后模型进行分层治疗（图 5-3-3-2）。

1. 极低危患者（既往无血栓病史、年龄≤60 岁且 *JAK2 V617F* 突变阴性）　如无 CVF，观察随诊；如有 CVF，予阿司匹林 100mg，1 次/d。

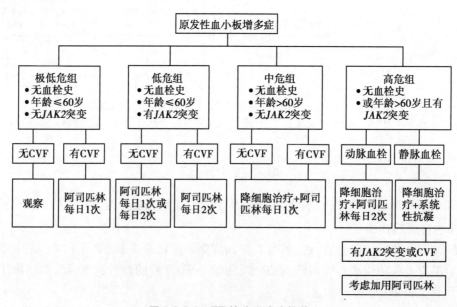

图 5-3-3-2　ET 的分层治疗推荐
CVF：心血管危险因素

2. 低危患者(既往无血栓病史、年龄≤60 岁且 *JAK2 V617F* 突变阳性)　如无 CVF,予阿司匹林 100mg,1 次/d 或 2 次/d;如有 CVF,给予阿司匹林 100mg,2 次/d。

3. 中危患者(既往无血栓病史、年龄>60 岁且 *JAK2 V617F* 突变阴性)　降细胞治疗+阿司匹林 100mg,1 次/d。

4. 高危患者(既往有血栓病史,或年龄>60 岁且 *JAK2 V617F* 突变阳性)　年龄>60 岁、无血栓病史且 *JAK2 V617F* 突变阳性者给予降细胞治疗+阿司匹林 100mg,2 次/d。有动脉血栓病史:①任何年龄、无 *CVR* 和 *JAK2 V617* 突变者,给予降细胞治疗+阿司匹林 100mg,1 次/d;②年龄>60 岁、有 *CVR* 或 *JAK2 V617* 突变者,给予降细胞治疗+阿司匹林 100mg,2 次/d。有静脉血栓病史:①任何年龄、无 *CVR* 和 *JAK2 V617* 突变者,给予降细胞治疗+系统抗凝治疗;②任何年龄、有 *CVR* 或 *JAK2 V617* 突变的患者,给予降细胞治疗+系统抗凝治疗+阿司匹林 100mg,1 次/d。

5. 降细胞治疗需要在有任何以下特点的患者中考虑(不论风险)　血小板极度增多>$1\,500×10^9$/L;白细胞逐步增多 $25×10^9$/L;脾大的症状;严重的疾病相关的症状。

6. PLT>$1\,000×10^9$/L 的患者或 VWF 活性<30% 的患者服用抗血小板聚集药物可增加出血风险,因此要慎用。对阿司匹林不耐受的患者可换用氯吡格雷。

7. 有 *CVR* 的患者,应积极进行相关处理(戒烟,高血压患者控制血压,糖尿病患者控制血糖等)。

（二）降细胞治疗药物

1. 一线药物

（1）羟基脲:羟基脲是核苷酸还原酶的抑制剂,是 ET 的一线治疗药物,而且也是在随机研究中被证明能减少血栓形成的细胞毒药物。起始剂量为 15~20mg/(kg·d),然后给予适当的维持剂量治疗。羟基脲的并发症包括可逆的骨髓抑制和口腔黏膜或小腿溃疡形成,用于 MPN 是否有致白血病或第二肿瘤作用仍存在争议,因此一般在年龄较大的患者中使用。

（2）干扰素制剂:虽然没有直接证据可以证明重组干扰素 α(IFN-α)在预防血栓上的作用,但 IFN-α 可以有效控制血小板数量,因其无致白血病或第二肿瘤作用,为年轻(年龄<40 岁)患者的首选治疗药物。起始剂量为 300 万单位/d 皮下注射,起效后调整剂量。聚乙二醇干扰素 α 为醇化后的干扰素制剂,半衰期较 IFN-α 延长,可以延长至每周一次用药。最近,一种新的聚乙二醇干扰素 α(ropeginterferon)半衰期更长,可以每 2~4 周 1 次用药,且已显示出有效性和安全性与其他聚乙二醇化干扰素相似,在国外羟基脲不耐受的 PV 患者中已获得适应证。

相比于羟基脲,干扰素制剂的优势在于不仅可使患者获得相当的血液学缓解率,而且能降低 *JAK2 V617F* 或 *CALR* 的基因突变负荷。既往两项研究显示聚乙二醇干扰素 α 治疗 ET 的血液学缓解率为 80%,同时伴有 *JAK2 V617F* 等位基因负荷的降低,其中完全分子学缓解率为 5%~10%。另外,在羟基脲耐药或不耐受的患者中,醇化干扰素也显示出较好的疗效。

干扰素最常见的不良反应为流感样症状,部分患者在使用干扰素后可出现肝功能异常、甲状腺功能异常、抑郁等精神症状,因此在使用干扰素前应进行肝功能及甲状腺功能检查,仔细询问患者是否有精神病史。

2. 二线药物

（1）阿那格雷:是一种喹唑啉的衍生物,通过抑制巨核细胞分化减少血小板计数。起始剂量为 0.5mg,2 次/d,口服,至少 1 周后开始调整剂量。剂量增加每周不超过 0.5mg/d,最大单次剂量为 2.5mg,每日最大剂量为 10mg。

随机对照试验表明,阿那格雷+阿司匹林组与羟基脲+阿司匹林组在控制血小板计数上没有明显差异,但阿那格雷+阿司匹林组的无事件生存率较低,动脉血栓、大出血、进展至骨髓纤维化的发生率较高,而静脉血栓形成较少。虽然阿那格雷不影响白细胞计数,但可能发生进行性贫血。并且由于其扩血管和正性肌力作用,可能出现心悸、心律失常、体液潴留、心力衰竭或头痛等不良反应,超过 1/3 的患者因不能耐受副作用而停药。在老年和有心脏病病史的患者中需慎重阿那格雷。

（2）白消安、双溴丙哌嗪和 ^{32}P:由于这些药物的最严重不良反应是远期发生治疗相关性白血病或骨髓增生异常综合征及肿瘤,现已少用,仅作为老年患者的二线药物选择。

3. 靶向药物芦可替尼(ruxolitinib) 是 JAK1/2 靶向抑制剂。美国食品与药物管理局已批准此药用于治疗中危或高危骨髓纤维化,包括 PMF,PV 后骨髓纤维化和 ET 后骨髓纤维化患者,也可用于对羟基脲及干扰素耐药/不耐受的 PV 患者,但目前是否对 ET 患者有益尚需进一步研究。

六、疗效判断标准

(一)疗效评价

采用欧洲白血病网和 IWG-MRT 2013 年修订的 ET 疗效评价标准(表 5-3-3-1),主要包括临床血液学及骨髓组织学评价两方面。完全分子生物学缓解(CRm):原先存在的异常完全消失。部分分子生物学缓解:基线等位基因突变负荷≥20%的患者治疗后等位基因突变负荷下降≥50%。分子生物学疗效对于评价完全缓解(CR)或部分缓解(PR)不是必需的。

表 5-3-3-1 原发性血小板增多症的疗效标准

疗效标准	定义
完全缓解(CR)	以下 4 条必须全部符合: ①包括可触及的肝脾大等疾病相关体征持续(≥12 周)消失,症状显著改善(MPN-SAF TSS)积分下降≥10 分); ②外周血细胞计数持续(≥12 周)缓解:PLT≤400×10⁹/L,WBC<10×10⁹/L,无幼粒幼红血象; ③无疾病进展,无任何出血和血栓事件; ④骨髓组织学缓解,巨核细胞高度增生消失,无>1 级的网状纤维(欧洲分级标准)
部分缓解(PR)	以下 4 条必须全部符合: ①包括可触及的肝脾大等疾病相关体征持续(≥12 周)消失,症状显著改善(MPN-SAF TSS 积分下降≥10 分); ②外周血细胞计数持续(≥12 周)缓解:PLT≤400×10⁹/L,WBC<10×10⁹/L,无幼粒幼红细胞; ③无疾病进展,无任何出血或血栓事件; ④无骨髓组织学缓解,有巨核细胞高度增生
无效(NR)	定义疗效没有达到 PR
疾病进展(PD)	演进为 post-ET MF、骨髓增生异常综合征或急性白血病

注:MPN-SAF TSS:骨髓增殖性肿瘤总症状评估量表;post-ET MF:原发性血小板增多症后骨髓纤维化。

(二)羟基脲耐药或不耐受的评价标准

采用欧洲白血病网(ELN)标准:①最低剂量 2g/d(体重>80kg 时 2.5g/d),治疗 3 个月后 PLT>600×10⁹/L;②使用任何剂量的羟基脲时,出现 PLT>400×10⁹/L 且 WBC<2.5×10⁹/L;③使用任何剂量的羟基脲时,出现 PLT>400×10⁹/L 且 Hb<100g/L;④使用任何剂量的羟基脲时,出现下肢皮肤溃疡或其他不能耐受的皮肤黏膜损害;⑤羟基脲相关的发热。符合以上任何一条即为羟基脲耐药/不耐受。

（付荣凤 张磊）

参考文献

[1] ARBER DA,ORAZI A,HASSERJIAN R,et al. The 2016 revision to the World Health Organization classification of myeloid neoplasms and acute leukemia[J]. Blood,2016,127(20):2391-2405.

[2] 中华医学会血液学分会白血病淋巴瘤学组.原发性血小板增多症诊断与治疗中国专家共识(2016 年版)[J]. 中华血液学杂志,2016,37(10):833-836.

[3] BARBUI T,FINAZZI G,CAROBBIO A,et al. Development and validation of an International Prognostic Score of thrombosis in World Health Organization-essential thrombocythemia(IPSET-thrombosis)[J]. Blood,2012,120(26):5128-5133.

[4] BARBUI T,VANNUCCHI AM,BUXHOFER-AUSCH V,et al. Practice-relevant revision of IPSET-thrombosis based on 1019

patients with WHO-defined essential thrombocythemia[J]. Blood Cancer J,2015,5(11):e369.

[5] TEFFERI A,BARBUI T. Polycythemia vera and essential thrombocythemia:2021 update on diagnosis,risk-stratification and management[J]. Am J Hematol,2020,95(12):1599-1613.

[6] TEFFERI A,GUGLIELMELLI P,LASHO T,et al. Mutation-enhanced international prognostic systems for essentialthrombo-cythaemia and polycythaemia vera[J]. Br J Haematol,2020,189(2):291-302.

[7] PASSAMONTI F,MAFFIOLI M. Update from the latest WHO classification of MPNs:a user's manual[J]. Hematology Am Soc Hematol Educ Program,2016,2016(1):534-542.

第四节　原发性骨髓纤维化

原发性骨髓纤维化(primary myelofibrosis,PMF)是一种起源于突变的造血干祖细胞克隆性扩张的恶性骨髓增殖性疾病,属于经典的 Ph 染色体阴性的骨髓增殖性肿瘤,90%的病例存在体细胞基因突变,其中约50%为酪氨酸激酶 2(JAK2)基因突变,35%为钙网蛋白(CALR)基因突变,4%为血小板生成素受(MPL)基因突变,三种突变均阴性的称为"三阴性"PMF。巨核细胞过度增生及其释放的各种细胞因子促使骨髓成纤维细胞过度增殖和分泌胶原,同时减少胶原降解最终导致骨髓纤维化是其基本病理过程。临床上可以分为纤维化前(prefibrotic)/早(early)期 PMF 和明显纤维化(overt fibrotic)期 PMF。pre-PMF 期骨髓增生经年龄调整后增高,巨核细胞增生伴异形巨核细胞,粒系增殖而红系多减少,无明显纤维(≤MF-1),白细胞常轻度增多[多在(10~20)×10⁹/L],红细胞、血小板数也可轻度增高。over-PMF 期骨髓纤维组织显著增生(MF-2 或 3)伴髓外造血,典型临床特点为贫血、轻度中性粒细胞升高、血小板增多和脾大,偶见二系或三系细胞减少(约 15%),血涂片常见幼粒、幼红细胞、泪滴状红细胞和巨大血小板(巨核细胞胞质碎片),还可伴有发热、乏力、盗汗、消瘦等全身症状,骨髓常干抽。PMF 可进展为骨髓衰竭或向急性白血病转化,预后差,中位生存期约 5 年。

一、病因及发病机制

(一) JAK2、CALR、MPL 基因突变

PMF 中常见的基因突变包括 JAK2、CALR、MPL 基因突变,其中尤以 JAK2 基因 V617F 突变最常见。JAK2 可以激活下游多种细胞因子相关信号通路,包括促红细胞生成素受体(EPOR)、促血小板生成素受体(MPL)和粒系集落刺激因子受体(GCSFR)等,正常情况下需要配体与受体结合,激活上述通路发挥造血调控作用,JAK2 突变后产生了不依赖配体的持续性的激酶活性,导致下游造血调控相关信号通路异常激活,恶性克隆扩增,正常造血受损。CALR 和 MPL 突变仅通过 MPL 蛋白影响促血小板生成素信号通路,因此不会导致红系扩增。但是,相同的基因突变如何导致不同的骨髓增殖性疾病表型(ET、PV、PMF)目前仍无定论,可能与突变负荷、下游信号通路的选择性激活和抑制、额外突变、突变发生的顺序、先天易感性以及微环境因素等有关。例如,有研究表明 PMF 患者中 MPL 基因的突变负荷通常高于 ET 患者,CALR 突变纯合子更倾向于产生纤维化表型。

(二) 其他基因突变

在 PMF 中还检测到 ASXL1、TET2、DNMT3a、SRSF2、U2AF1、EZH2、IDH1/2、SF3B1、TP53 和 CBL 等基因突变,目前认为上述突变作为非驱动性突变,在 PMF 的发病中也起到重要作用,并且可能参与了 PMF 向白血病的转化。

(三) 细胞遗传学异常

复杂核型或涉及+8、-7/7q-、i(17q)、-5/5q-、12p-、inv(3)或 11q23 重排的单个或 2 个异常是 PMF 的不良预后因素,-7、inv(3)/3q21、12p-、11q-等与 MF 转化为急性白血病的风险增加有关。

(四) 遗传易感性

JAK2 46/1 单体型或"GGCC"单体型是增加骨髓增殖性肿瘤发生的危险因素,单核苷酸多态性分析还报道了其他与散发或家族性 PMF 相关的变异体,如 SH2B3 变异体 rs78894077、TERT 变异体 rs2736100、

RBBP6 变异体 R1569H 等,但上述单体型或突变体在 PMF 发病中所占的权重和病理机制仍不清楚。

（五）微环境和慢性炎症

骨髓纤维化患者微血管密度及骨髓血流量增加,骨髓微环境呈慢性炎症状态,这些变化与内皮细胞、间充质基质细胞等质和量的异常有关。PMF 微环境中存在广泛的免疫失衡,包括抗炎性细胞因子减少而促炎性细胞增多、氧化应激和抗氧化基因功能紊乱,活性氧增多等,慢性炎症性微环境利于突变的恶性克隆性细胞逃避免疫监视,甚至可能加速新的体细胞突变的产生。微环境失衡不仅参与了 PMF 的形成,在 PMF 向终末期骨髓衰竭演化和向白血病转化中也发挥了重要作用。

（六）其他

部分患者在发生骨髓纤维化之前有高浓度的苯或大剂量电离辐射接触史,但其与疾病发生之间的关系仍不确定。

二、临 床 表 现

PMF 多见于中老年人群,起病年龄多在 50~70 岁,起病缓慢,病程较长,部分患者因体检发现贫血或白细胞、血小板增多而发现,约 1/3 的患者就诊时无自觉症状或者仅有乏力、盗汗、消瘦及上腹不适等。纤维化早期即 pre-PMF 期,由于骨髓尚无明显的纤维化,患者往往仅表现为外周血血红蛋白含量减低或正常,半数患者白细胞计数可轻度增高,血小板计数常增高,通常没有 PMF 的典型表现,例如巨脾、幼红幼粒血象、泪滴红细胞等,与原发性血小板增多症不易鉴别,主要鉴别点在于骨髓巨核细胞形态和扩张特征,通过持续性观察可以发现这两种疾病的发展趋势和预后均有明显差别。原发性纤维化有如下典型临床表现。

（一）髓外造血

髓外造血可引起相应器官的临床症状,几乎所有 PMF 患者均有脾大,约一半的患者就诊时脾大已达盆腔,因上腹部闷胀感或左下腹可触及的包块而确诊,罕有脾不大者。脾大与脾髓外造血、脾血流量增加及肝内血流阻力增大相关。50%~70% 患者可有不同程度的肝大,多为轻中度,少数可达脐下,约 10%~20% 可由于肝血窦周围血管阻塞及肝髓外造血引起的门静脉血流量增加导致肝纤维化,若合并布加综合征常危及患者生命。PMF 非肝脾性髓外造血（EMH）最常见部位是胸椎椎体,其他的部位包括肺、胸膜、小肠、腹膜、泌尿生殖道和心脏等,罕有淋巴结髓外造血,所以 PMF 患者淋巴结肿大少见。若 EMH 发生在浆膜表面抗可引起胸腔积液、腹腔积液或心包积液,EMH 发生在颅内或脊髓可引起严重的神经系统并发症。因此,若 PMF 患者影像学检查发现肿块,出现胸、腹腔积液、神经系统症状体征等,如找不到其他原因,应警惕髓外造血。

（二）血栓形成

PMF 患者发生动静脉血栓的风险增高,但程度不及真性红细胞增多症和原发性血小板增多症。年龄、白细胞数和 JAK2 突变是血栓形成的危险因素。若患者合并心血管高危因素,则进一步增加血栓风险。

（三）门静脉高压和肺动脉高压

PMF 患者可出现严重的门静脉高压、食管胃底静脉曲张、腹腔积液、消化道出血甚至肝性脑病,和脾门血流量增加、肝血管顺应性降低和肝门静脉血栓形成有关。极少数门静脉高压患者同时合并肺动脉高压,可能与肺血流动力学改变或肺髓外造血及纤维化有关。

（四）免疫和炎性表现

慢性炎症在 PMF 中广泛存在,炎症指标 C 反应蛋白及炎症相关细胞因子如 IL-1β、IL-6、IL-8、TNF-α 等明显增高;高达半数 PMF 患者体液免疫异常,如抗核抗体、抗红细胞抗体、抗血小板抗体、抗磷脂抗体、循环免疫复合物等的异常在 PMF 中均有报道。免疫和炎性改变与 PMF 患者体质性症状的产生可能有关。

（五）其他

PMF 患者可有骨痛、发热、贫血、出血等表现,发热多由感染引起,其他表现还有骨硬化、骨膜炎、高尿酸血症、痛风、肾结石、不明原因的腹泻等,极少数患者可有溶骨性病变。

三、诊断和鉴别诊断

（一）诊断标准

推荐使用 WHO（2016）诊断标准（表 5-3-4-1、表 5-3-4-2、表 5-3-4-3）对 PMF 患者进行诊断，包括 pre-PMF 和 over-PMF。

表 5-3-4-1 WHO（2016）骨髓纤维化分级标准

分级	标准
MF-0	散在线性网状纤维，无交叉，相当于正常骨髓
MF-1	疏松的网状纤维，伴有很多交叉，特别是血管周围区
MF-2	弥漫且浓密的网状纤维增多，伴有广泛交叉，偶尔仅有局灶性胶原纤维和/或局灶性骨硬化
MF-3	弥漫且浓密的网状纤维增多，伴有广泛交叉，有粗胶原纤维束，常伴有显著的骨硬化

表 5-3-4-2 纤维化前/早期原发性骨髓纤维化诊断标准

诊断需符合 3 条主要标准和至少 1 条次要标准：

主要标准	①有巨核细胞增生和异形巨核细胞，无明显网状纤维增多（≤MF-1），骨髓增生程度年龄调整后呈增高，粒系细胞增殖而红系细胞常减少
	②不能满足真性红细胞增多症、慢性髓性白血病（*BCR-ABL* 融合基因阴性）、骨髓增生异常综合征（无粒系和红系病态造血）或其他髓系肿瘤的 WHO 诊断标准
	③有 *JAK2*、*CALR* 或 *MPL* 基因突变，或无这些突变但有其他克隆性标志，或无继发性骨髓纤维化证据
次要标准	①非合并疾病导致的贫血
	②WBC≥11×10⁹/L
	③可触及的脾大
	④血清乳酸脱氢酶增高

表 5-3-4-3 明显纤维化期原发性骨髓纤维化诊断标准

诊断需符合 3 条主要标准和至少 1 条次要标准：

主要标准	①巨核细胞增生和异形巨核细胞，常伴有网状纤维或胶原纤维（MF-2 或 MF-3）
	②不能满足真性红细胞增多症、慢性髓性白血病（*BCR-ABL* 融合基因阴性）、骨髓增生异常综合征（无粒系和红系病态造血）或其他髓系肿瘤的 WHO 诊断标准
	③有 *JAK2*、*CALR* 或 *MPL* 基因突变，或无这些突变但有其他克隆性标志，或无继发性骨髓纤维化证据
次要标准	①非合并疾病导致的贫血
	②WBC≥11×10⁹/L
	③可触及的脾大
	④幼粒幼红血象
	⑤血清乳酸脱氢酶增高

（二）鉴别诊断

1. 原发性血小板增多症 pre-PMF 期可无 PMF 的典型表现，仅表现为外周血细胞计数轻度增高，此时极易与原发性血小板增多症混淆，两者的鉴别主要依靠骨髓病理。pre-PMF 中骨髓增生程度经年龄调整后极度增高,粒系显著增生而红系减少,巨核细胞形态有特异性改变,细胞大小可以从非常小至巨大,核体积增大,可有巨大多分叶或低分叶(云朵状),成簇分布,骨髓中可有游离的巨核细胞裸核。而在原发性血小板增多症中,巨核细胞数增加,以正常或体积增大的巨核细胞为主,核过分叶或成极度折叠的(鹿角状),散在或松散簇分布,没有骨髓纤维化中观察到的形态异常。

2. 慢性粒细胞白血病 慢性粒细胞白血病确诊时的白细胞常>30×10⁹/L,半数>100×10⁹/L,而PMF白细胞一般<30×10⁹/L。慢性粒细胞白血病中红细胞形态基本正常或仅轻度异常,而PMF中红细胞大小不一,泪滴红细胞多见。慢性粒细胞白血病骨髓以粒系细胞过度增生为主要特征,慢性期成熟阶段粒细胞几乎占100%,骨髓纤维化程度较轻或无纤维化,但慢性粒细胞白血病偶尔出现明显的骨髓纤维化和血细胞形态异常,使两种疾病在形态学上进行鉴别非常困难,特异性细胞遗传学和分子遗传学改变是两者鉴别的关键,慢性粒细胞白血病Ph染色体或*BCR-ABL*融合基因阳性,而PMF则阴性,90%的PMF出现*JAK2*、*CALR*、*MPL*基因突变,而慢性粒细胞白血病无此类基因突变。

3. 低增生性髓系白血病和骨髓增生异常综合征 当PMF表现为二系或全血细胞减少时需与低增生性髓系白血病或骨髓增生异常综合征鉴别。PMF多脾大明显,而低增生性白血病或骨髓增生异常综合征则常无脾大;另外低增生性白血病很少发生重度骨髓纤维化,虽然约一半的MDS骨髓有轻至中度纤维化(MF-0或MF-1),10%~15%有明显纤维化(MF-2或MF-3),但以网状纤维为主,少见胶原纤维,且三系病态造血明显,有助于鉴别。若血涂片中有大量大小不一的异形红细胞如泪滴红、有核红细胞,则支持PMF诊断。

4. 其他 PMF还需与感染、自身免疫性疾病、慢性炎症性疾病、毛细胞白血病、淋巴瘤、中毒性骨髓疾病等引起的反应性骨髓纤维化相鉴别。

四、预后判断标准

PMF确诊后需根据国际预后积分系统(IPSS)(表5-3-4-4)、动态国际预后积分系统(DIPSS)(表5-3-4-4)或DIPSS-Plus预后积分系统(表5-3-4-4)进行预后分组。IPSS适用于初诊患者,DIPSS和DIPSS-Plus适用于在病程中任一时间点进行预后判定。近年来,国际合作组建立了一系列新的PMF预后模型,包括适用于移植年龄PMF患者(年龄≤70岁)的MIPSS-70(表5-3-4-5)和MIPSS-70+V2.0(表5-3-4-6)等,以及适用于所有患者的GIPSS预后模型(表5-3-4-7)。

表5-3-4-4 国际预后积分系统(IPSS)和动态国际预后积分系统(DIPSS)

预后因素	IPSS积分	DIPSS积分	DIPSS-plus积分
年龄>65岁	1	1	-
有体质性症状	1	1	-
Hb<100g/L	1	2	-
WBC>25×10⁹/L	1	1	-
外周血原始细胞≥1%	1	1	-
PLT<100×10⁹/L	-	-	1
需要红细胞输注	-	-	1
预后不良染色体核型	-	-	1
DIPSS中危-1	-	-	1
DIPSS中危-2	-	-	2
DIPSS高危	-	-	3

注:预后不良染色体核型包括复杂核型或涉及+8、-7/7q-、i(17q)、-5/5q-、12p-、inv(3)或11q23重排的单个或2个异常。
IPSS:低危(0分)、中危-1(1分)、中危-2(2分)、高危(≥3分)。
DIPSS:低危(0分)、中危-1(1或2分)、中危-2(3或4分)、高危(5或6分)。
DIPSS-Plus:低危(0分)、中危-1(1分)、中危-2(2或3分)、高危(4~6分)。

表 5-3-4-5　MIPSS-70

预后因素	积分	预后因素	积分
Hb<100g/L	1	体质性症状	1
WBC>25×10⁹/L	2	缺少 1 型 *CALR* 突变	1
PLT<100×10⁹/L	2	高分子危险(HMR)突变	1
外周血原始细胞≥2%	1	≥2 个 HMR 突变	2
骨髓纤维化等级≥2	1		

注:高分子危险(HMR)突变:*ASXL1*,*EZH2*,*SRSF2*,*IDH1/2*;低危(0~1 分);中危(2~4 分);高危(≥5 分)。

表 5-3-4-6　MIPSS-70+ V2. 0

预后因素	积分	预后因素	积分
重度贫血(女性:Hb<8g/dL;男性:Hb<9g/dL)	2	缺少 1 型 *CALR* 突变	2
中度贫血(女性:Hb<8~9.9g/dL;男性:Hb<9~10.9g/dL)	1	高分子危险(HMR)突变	2
		≥2 个 HMR 突变	3
外周血原始细胞≥2%	1	预后不良染色体核型	3
体质性症状	2	极高危(VHR)染色体核型	4

注:高分子危险(HMR)突变:*ASXL1*,*EZH2*,*SRSF2*,*U2AF1 Q157*,*IDH1/2*。
预后不良染色体核型:复杂核型或涉及 8 号染色体三体,7/7q-,i(17q),5/5q-,12p-,inv(3),11q23 重排的单个或 2 个异常。
极高危(VHR)染色体核型:单个/多个以下异常核型,包括-7,i(17q),inv(3)/3q21,12p-/12p11.2,11q-/11q23,或其他常染色体三体例如+21,+19,除外+8/+9。
极低危(0 分);低危(1~2 分);中危(3~4 分);高危(5~8 分);极高危(≥9 分)。

表 5-3-4-7　GIPSS

预后因素	积分	预后因素	积分
极高危(VHR)染色体核型	2	*ASXL1* 突变	1
预后不良染色体核型	1	*SRSF2* 突变	1
缺少 1 型 *CALR* 突变	1	*U2AF1 Q157* 突变	1

注:预后不良染色体核型:复杂核型或涉及 8 号染色体三体,7/7q-,i(17q),5/5q-,12p-,inv(3),11q23 重排的单个或 2 个异常。
极高危(VHR)染色体核型:单个/多个以下异常核型,包括-7,i(17q),inv(3)/3q21,12p-/12p11.2,11q-/11q23,或其他常染色体三体例如+21,+19,除外+8/+9。
低危(0 分);中危-1(1 分);中危-2(2 分);高危(≥3 分)。

五、PMF 的治疗

可以根据预后分组决定 PMF 的治疗选择,IPSS/DIPSS/DIPSS-Plus 低危和中危-1 的患者若没有明显的临床症状且无明显贫血(Hb<100g/L)、无明显脾大(触诊左缘肋下>10cm)、白细胞增高(>25×10⁹/L)或显著血小板增多(>1 000×10⁹/L),可观察并监测病情变化,如有降细胞治疗指征,首选羟基脲,IFN-α 也可有效降细胞。

(一)贫血的治疗

Hb<100g/L 是贫血治疗的指征,药物包括糖皮质激素、雄激素、EPO 和免疫调节剂。糖皮质激素可使 1/3 的严重贫血或血小板减少得到改善,雄激素可使 1/3~1/2 的贫血得到改善,因此,伴贫血和/或血小板减少的患者初始治疗可选择雄激素和糖皮质激素,如司坦唑醇 6mg/d 或达那唑 200mg/8h、泼尼松 30mg/d,疗程至少 3 个月。如疗效好,雄激素可继续使用,糖皮质激素逐渐减量。注意前列腺或有肝脏有疾患者不宜使用雄激素。EPO 治疗 PMF 的观点尚不统一,主要适用于血清 EPO<100U/L 的贫血患者,常用剂量为每周 30 000~50 000U。

不建议传统剂量(>100mg/d)沙利度胺单药,小剂量沙利度胺(50mg/d)联合泼尼松[0.5mg/(kg·d)]较单用沙利度胺具有疗效更高、不良反应更少的优点。小剂量沙利度胺和泼尼松联用的基础上再联合达那唑可进一步提高疗效、延长有效期。注意患 2 度或以上外周神经病者不宜使用沙利度胺。

来那度胺有取代沙利度胺的趋势。研究表明,来那度胺单药治疗能有效改善 PMF 患者的贫血、脾大和血小板减少,有效率分别为 22%、33%、50%,来那度胺联合泼尼松改善贫血和脾大的有效率分别为 30% 和 42%,具体用法为:若 PLT<100×10^9/L,来那度胺的起始剂量为 5mg/d,若 PLT≥100×10^9/L,来那度胺起始剂量为 10mg/d,连续服用 21d 后停用 7d,28d 为 1 个周期,泼尼松 30mg/d。来那度胺亦能有效治疗伴有 5q- 的 PMF,其主要副作用是中性粒细胞和血小板减少。另一种沙利度胺同类药物泊马度胺已经完成 3 期临床试验。

（二）脾大的治疗

芦可替尼是预后分组为 IPSS/DIPSS/DIPSS-Plus 中危-2 和高危伴脾大患者或中危-1 伴严重症状性脾大(如左上腹疼或由于早饱而影响进食量)患者的一线治疗,其他患者的一线治疗首选羟基脲。

1. 芦可替尼 芦可替尼在缩脾和改善骨髓纤维化相关症状的方面疗效肯定,与现有常规骨髓纤维化治疗药物相比,可显著延长患者的总生存期。研究表明,芦可替尼治疗使 33% 的患者骨髓纤维化程度改善,49% 的患者处于稳定,即芦可替尼治疗使 82% 的患者骨髓纤维化进程停止甚至好转。芦可替尼的剂量主要依据患者的血小板计数水平,推荐起始剂量如下:①若 PLT>200×10^9/L,芦可替尼起始剂量为 20mg,2 次/d;②若 PLT(100~200)×10^9/L,芦可替尼起始剂量为 15mg,2 次/d;③若 PLT(50~100)×10^9/L,芦可替尼起始剂量为 5mg,2 次/d,最大用量为 25mg,2 次/d。芦可替尼应根据患者的血液学和非血液学反应进行剂量调整。

芦可替尼最常见的血液学不良反应包括 3/4 级的贫血、血小板减少以及中性粒细胞减少。3/4 级的贫血主要见于开始治疗的前 8~12 周,在 24 周左右达稳态,若治疗过程中患者出现贫血可予输注红细胞,也可加用 EPO 或达那唑。治疗开始的 8~12 周内最常见的血液学不良反应是血小板减少,此后血小板计数趋于稳态,此时应依据血小板水平调整芦可替尼用量,若 PLT<100×10^9/L 应考虑减量,若 PLT<50×10^9/L 应停药,中性粒细胞绝对值<0.5×10^9/L 亦是芦可替尼的停药指征。停药应在 7~10d 内逐渐减停,不可突然停药,停药过程中可加用泼尼松 20~30mg/d。注意剂量调整间隔应≥2 周,且用药前 4 周不增加剂量。

芦可替尼最常见的非血液学不良反应包括感染以及病毒再激活,特别是泌尿系统和呼吸系统感染。用药前需仔细询问患者既往感染史,特别是带状疱疹、结核杆菌和肝炎病毒感染,常规筛查 HIV 和肝炎病毒,肝炎病毒携带者在用药过程中应动态监测病毒拷贝数。

芦可替尼开始治疗前应进行血常规、尿酸、乳酸脱氢酶等代谢指标的详细检查,此后,每 2~4 周复查 1 次,芦可替尼剂量稳定后根据临床情况决定复查频率。在治疗前及治疗过程中使用 MPN-10 量表对患者的临床症状负荷进行评估。此外,还需监测脾脏大小变化(触诊或 B 超)。fedratinib 是一种 JAK2 选择性抑制剂。

2. 羟基脲 羟基脲缩脾的有效率约为 40%,剂量推荐为 0.5~1.0g/d 或 1.0~2.0g/d 口服,每周 2~3 次。治疗的第 1 个月应每周进行一次评估以调整剂量,如果合适,延长至每 3 个月评估 1 次。若羟基脲无效可使用其他骨髓抑制剂,如克拉屈滨静脉 5mg/(m^2·d)×5d,每次输注 2h,每个月 1 个疗程,重复 4~6 个月,美法仑口服 2.5mg 每周 3 次或白消安口服 2~6mg/d,用药期间需密切监测血常规。

3. 脾区照射和脾切除术 脾区照射只能暂时缓解肝、脾大引起的饱胀等症状,缓解中位时间 3~6 个月;主要不良反应为血细胞减少,由此而导致的死亡率可达 10% 以上;推荐总剂量为 0.1~0.5Gy,分为 5~10 次照射。此外,药物治疗无效的脾大患者亦可选择脾切除术。

（三）体质性症状的治疗

严重的体质性症状是 PMF 患者重要的治疗指征,对于 MPN-10 总积分>44 分或单项评分>6 分的难治且严重的皮肤瘙痒或过去 6 个月非其他原因导致的体重下降>10% 或不能解释的发热,芦可替尼可以作为一线治疗。另外针对脾大的其他治疗亦可缓解部分体质性症状。

（四）非肝脾内造血的治疗

当非肝脾内造血导致临床症状时,可采用低剂量病灶局部放疗,推荐剂量为 0.1 ~ 1.0Gy,分为 5 ~ 10 次照射。

（五）**异基因造血干细胞移植(allo-HSCT)**

allo-HSCT 是目前唯一可能治愈 PMF 的治疗方法,但治疗相关死亡率和并发症的发生率都很高。研究显示,符合移植条件(高危或中危-1,<60 岁)但未行 HSCT 的 PMF 患者,1 年、3 年 OS 率分别为 71% ~ 95%、55% ~ 77%,而常规强度预处理 allo-HSCT 的 1 年治疗相关死亡率约为 30%,OS 率约为 50%,减低强度预处理的 5 年中位 OS 率为 45%,与治疗相关和复发相关死亡率相近。另外,脾切除术后接受移植治疗的风险或死亡率更大。

IPSS 中危-2(中位 OS 期 48 个月)或高危(中位 OS 期 27 个月)患者、输血依赖(中位 OS 期 20 个月)或有不良细胞遗传学异常(中位 OS 期 40 个月)的患者可考虑 allo-HSCT,但最终是否选择 allo-HSCT 还须充分考虑其他可能导致 allo-HSCT 失败的不良因素,如高龄、疾病晚期、红细胞输注负荷高、重度脾大、非 HLA 相合的同胞供者和非 HLA 完全相合无关供者、造血干细胞移植合并疾病指数(HCT-CI)评分高等。对于符合造血干细胞移植条件且预计生存时间小于 5 年者,需权衡 allo-HSCT 相关并发症的风险后再做出选择。对于移植后失去供者造血优势且重新出现骨髓纤维化的患者,供者淋巴细胞输注有可能使纤维化消退并恢复正常造血。

（六）**脾切除术**

脾切除术的指征包括:有症状的门静脉高压如静脉曲张出血、腹腔积液等,药物难治的显著脾大伴有疼痛或合并严重恶病质以及输血依赖性贫血。考虑脾切除的患者须体能状况良好且无弥散性血管内凝血(DIC)的临床或实验室证据。脾切除术后可能出现血小板极度增高,推荐术前预防性降细胞以及抗凝治疗,血小板计数应维持在 $400×10^9$/L 以下。注意严重血小板减少预示将发生白血病转化,此时切脾对预后无益。

脾切除的围手术期死亡率为 5% ~ 10%,术后并发症发生率约为 50%。并发症包括:手术部位出血、血栓形成、肝脏加速肿大、膈下脓肿、血小板计数增高和白细胞增多伴原始细胞过多。

（七）**急变期的治疗**

该期的任何治疗疗效都很差,应考虑试验性或姑息性治疗。

（八）**其他**

2019 年 8 月 16 日,FDA 批准选择性 JAK2 抑制剂菲卓替尼用于中危-2 或高危原发性或继发性(真性红细胞增多症后或原发性血小板增多症)骨髓纤维化的成人。菲卓替尼选择性抑制 JAK2,对家族成员 JAK1、JAK3 和 TYK2 具有更高的 JAK2 抑制活性,是 FDA 批准的第 2 款治疗骨髓纤维化的靶向药物,也可用于芦可替尼耐药或不耐受的中危-2 或高危患者。

（孙婷　张磊）

参考文献

［1］中华医学会血液学分会白血病淋巴瘤学组. 原发性骨髓纤维化诊断与治疗中国指南(2019 年版)［J］. 中华血液学杂志,2019,40(1):1-7.

［2］KAUSHANSKY K,LICHTMAN MA,PRCHAL JT,et al. 威廉姆斯血液学［M］. 陈竺,陈赛娟,译. 9 版. 北京:人民卫生出版社,2018:1179-1192.

［3］NANGALIA J,GREEN AR. Myeloproliferative neoplasms:from origins to outcomes［J］. Blood,2017,130(23):2475-2483.

［4］KOSCHMIEDER S,CHATAIN N. Role of inflammation in the biology of myeloproliferative neoplasms［J］. Blood Rev,2020,42:100711.

［5］TEFFERI A. Primary myelofibrosis:2021 update on diagnosis,risk-stratification and management［J］. Am J Hematol,2021,96(1):145-162.

第五节　慢性中性粒细胞白血病

慢性中性粒细胞白血病(chronic neutrophilic leukemia,CNL)是 *BCR-ABL* 阴性的慢性骨髓增殖性肿瘤的一种亚型,其特点为骨髓和外周血成熟中性粒细胞克隆性增殖,部分患者伴有脾大,部分患者可能转化为急性白血病,转化至急性髓系白血病的中位时间为 21 个月,中位生存时间为 23.5 个月,颅内出血、转化为急性白血病以及化疗/移植相关毒性为死亡的主要原因。本病为老年性疾病,中位发病年龄约为 66.5 岁,年轻人群也有发病,男性多于女性。本病较罕见,目前报道的病例超过 200 例,但实际的发病率并不明确,在发现集落刺激因子 3 受体(*CSF3R*)突变后,CNL 的发病率有所上升。

一、病因及发病机制

本病的病因并不明确。近年来,该病在分子生物学领域的研究取得了突破性进展,尤其是 *CSF3R* 突变的发现,揭示了多数 CNL 的分子病理基础,在 CNL 的诊断及鉴别诊断中具有重要价值。*CSF3R* 突变可见于大于 80% 的 CNL 患者。*CSF3R* 与配体集落刺激因子 3 结合后,在生理状态或应激状态下均可刺激成熟的中性粒细胞生成。*CSF3R* 按其突变位点的位置及下游通路可分为两大类。一类为 *CSF3R* 的膜近端突变,其中最常见的突变位点为 T618I,其次为 T615A,它们通过激活下游的 JAK2 通路实现促进细胞增殖的作用;另一类突变累及 CSF3R 的胞浆结构域,常为无义突变或移码突变,通过 SRC 家族 TNK2 激酶发挥其促进细胞增殖的作用,此突变更常发生于重症先天性粒细胞缺乏症继发白血病的患者。

除了 *CSF3R* 突变外,还发现了其他的髓系肿瘤相关的基因突变,可能在 CNL 的发生或进展中起重要作用。SET 结合蛋白 1(*SETBP1*)突变见于 14%~56% 的 CNL 患者,此突变更倾向于发生在伴有 *CSF3R* 突变的患者中。SET 是肿瘤抑制蛋白磷酸酶 2A 的负调节因子,参与多种细胞功能,包括抑制细胞增殖,过表达 SETBP1 可增加 SET 水平并抑制肿瘤抑制蛋白磷酸酶 2A,从而导致髓系肿瘤的发生。另外,剪接因子突变(如 *U2AF1*、*SRSF2*)、表观遗传基因突变(如 *ASXL1*、*TET2*)及信号转导分子突变(如 *CBL*、*JAK2*)均可见于 CNL 患者。

有报道约 33% 的 CNL 患者同时合并意义未明的单克隆免疫球蛋白病,但目前尚未明确中性粒细胞增多是否由于单克隆免疫球蛋白病所致的反应性增多。

二、临床表现

(一)症状

患者往往无明显症状,多数偶然发现白细胞增高来就诊,部分患者表现为疲劳、体重减轻、盗汗、瘙痒或痛风。约有 1/3 的患者有痛风性关节炎的症状和体征。部分患者有出血倾向,多为轻度的皮肤黏膜出血,严重者可能发生脑出血。几乎所有患者均有脾大,肝大也常见。淋巴结肿大非常少见。

(二)实验室检查

1. 血常规及生化检查　白细胞明显升高,以分叶核细胞增多为主,可伴随轻度贫血,伴或不伴有血小板减少,血涂片中早幼粒、中幼粒及晚幼粒细胞等未成熟中性粒细胞增多,但比例不超过白细胞总数的 10%。常伴有维生素 B_{12}、乳酸脱氢酶及尿酸升高。

2. 骨髓检查　骨髓穿刺通常可见骨髓增生活跃,粒系过度增生,粒红比例可超过 20:1。原始细胞小于 5%,红系及巨核系增生正常,通常无发育异常。骨髓纤维化少见。骨髓中性粒细胞碱性磷酸酶通常升高。

3. 分子生物学及遗传学检查　除了上述描述的 *CSF3R* 突变或其他突变位点,约 10% 的 CNL 患者初始诊断时存在细胞遗传学异常。初始无细胞遗传学异常的患者中,约 1/5 在疾病进程中出现细胞遗传学异常。常见的细胞遗传学异常包括+8、del(20q)、+21、del(11q)、del(12p)等。

三、诊断和鉴别诊断

（一）诊断标准

CNL 的诊断需结合患者的外周血细胞计数、骨髓形态学、骨髓病理及分子生物学等检查共同做出。建议采用 WHO（2016）诊断标准：①外周血白细胞数>25×10⁹/L，中性杆状加分叶核粒细胞占白细胞计数≥80%，不成熟粒细胞（早幼粒细胞、中幼粒细胞、晚幼粒细胞）<10%，外周血原始细胞罕见，单核细胞<1×10⁹/L，无粒系发育异常表现；②骨髓增生明显活跃，中性粒细胞比例及绝对值增高，中性粒细胞成熟正常，原始细胞<5%；③不符合 WHO 关于 BCR-ABL 阳性的 CML 诊断，不符合 WHO 关于 PV、ET 或 PMF 的诊断；④无 PDGFRα、PDGFRβ、FGFR1 或 FCM1-JAK2 的重排；⑤有 CSF3R T618I 突变或其他 CSF3R 功能增强性突变。如果没有 CSF3R 突变，需要满足以下条件：持续 3 个月以上中性粒细胞增多、脾大，无引起反应性中性粒细胞增多的确切原因（包括浆细胞肿瘤）。如果存在浆细胞肿瘤，需要通过细胞遗传学或分子生物学检查证实髓系细胞为克隆性。

（二）鉴别诊断

诊断 CNL 需要除外多种可能伴有中性粒细胞增多的良性或恶性疾病，如反应性中粒细胞增多、骨髓增生异常综合征/骨髓增殖性肿瘤（MDS/MPN）中的不典型慢性粒细胞白血病（aCML）以及慢性粒单核细胞白血病（CMML）、其他髓系肿瘤等。

1. 反应性中性粒细胞增多 感染、炎症或恶性肿瘤都会引起反应性中性粒细胞增多。类白血病反应和 CNL 都可能表现为显著的中性粒细胞增多、骨髓细胞增生，有时鉴别困难。一般来讲，类白血病反应的白细胞多为轻度增高，但也曾有报道类白血病白细胞计数高达 100×10⁹/L。明确的感染病史、持续的白细胞增高以及克隆性证据是鉴别二者的主要要点。副肿瘤性白细胞增多是由实体瘤异位产生 G-CSF 引起的，与 CNL 的中性粒细胞增多相似，可见于多种恶性肿瘤，包括泌尿系统、肺、甲状腺等部位肿瘤。需要结合患者的病史、临床表现及实验室检查以寻找原发病。

2. aCML aCML 是 MDS/MPN 中的一种亚型，其特点为中性粒细胞增多，外周血幼稚粒细胞（早幼粒细胞、中幼粒细胞及晚幼粒细胞）>白细胞总数的 10%，伴有典型的粒系发育异常（包括染色质异常凝集），骨髓粒系明显增生伴有发育异常，伴或不伴有红系和巨核系发育异常。基因突变分析显示在 aCML 中，约 15%~32% 的患者存在 SETBP1 突变，10% 的患者存在 ETNK1 突变。需要结合骨髓及外周血成熟及幼稚粒细胞的比例、形态以及基因突变类型来鉴别 aCML 与 CNL。

3. CMML CMML 是 MDS/MPN 中的另一种亚型，以外周血单核细胞增多、不同程度的血细胞减少、骨髓细胞发育异常以及肝脾大为主要特征。外周血持续（>3 个月）单核细胞>1×10⁹/L，比例≥白细胞总数的 10%，并且骨髓中存在一系或多系发育异常表现，常见的基因异常包括 TET2、SRSF2、ASXL1、SETBP1 等非特异性基因突变。需要结合骨髓及外周血单核细胞的比例及绝对值、骨髓各系细胞的形态以及基因突变类型来鉴别 CMML 与 CNL。

4. 其他类型的髓系肿瘤 如 ET、PV、CML 或 PMF 等，根据 WHO 诊断标准可与 CNL 鉴别。

四、CNL 的治疗

目前尚缺乏治疗 CNL 的标准治疗方案，除了造血干细胞移植，缺乏有效的治疗措施，因 CNL 本身的低发病率以及较大的发病年龄，造血干细胞移植也仅有数例报道。

（一）传统治疗方案

治疗 CNL 最常用的药物为口服化疗药物羟基脲，约 75% 的患者可出现初始反应（白细胞减少和/或脾脏缩小），但疗效短暂，中位疗效维持时间约为 12 个月。干扰素也可用于控制白细胞数，曾有报道干扰素治疗 CNL 可获得持久缓解，但病例数少。对于疾病进展期及白血病期的患者，采用急性髓系白血病的诱导缓解方案，但大部分患者不能获得缓解或在诱导化疗期间死亡。其他药物包括去甲基化药物、沙利度胺、克拉屈滨或伊马替尼，但疗效尚不确定。

（二）靶向治疗

CNL 患者中普遍存在的 *CSF3R* 突变为 CNL 的靶向治疗提供了可能性。JAK1/2 抑制剂芦可替尼目前被批准用于中高危的 MF 或羟基脲耐药/不耐受的 PV 患者。一般的,CNL 中最常见的 *CSF3R T618I* 突变通过下游 JAK 通路发挥作用,因此很可能对芦可替尼治疗敏感。芦可替尼治疗携带 *CSF3R T618I* 突变的小鼠可降低白细胞、缩小脾脏、改善体重。芦可替尼最初用于患者为一例携带 *CSF3R T618I* 突变的 CNL 患者,在治疗 11 个月后仍处于缓解期。在一宗 19 例 CNL 患者的队列研究中,4 例患者(曾接受羟基脲治疗)使用芦可替尼作为二线或三线治疗,疗效相差较大。一例患者疗效不错,但开始治疗时间尚短,仅 2 个月;另 2 例患者可获得初始反应,但分别在 9.5 个月和 36 个月后恶化,需要其他药物治疗;最后一例患者为进展期患者,使用芦可替尼作为移植前的桥接治疗,仅使用 0.5 个月,这例患者在最终随访时(随访时间 46 个月)仍然存活。曾有研究报道芦可替尼治疗 *CSF3R* 合并 *SETBP1* 突变的患者,但疗效差异较大。芦可替尼在降低 *CSF3R* 突变负荷方面也尚无定论。目前正在开展评价芦可替尼治疗 CNL 和 aCML 的疗效及安全性的前瞻性、多中心临床试验,期望可获得芦可替尼治疗 CNL 和 aCML 的确切疗效。

体外研究发现 *CSF3R* 截短型突变(S783fs、D771fs、Y752X 等)对 SRC 激酶抑制剂达沙替尼敏感。因部分 CNL 患者存在 *NRAS* 突变,因此 MEK 抑制剂曲美替尼对部分 CNL 有效,但需更多的前瞻性研究来证实。

CNL 的诊断及治疗推荐见图 5-3-5-1。

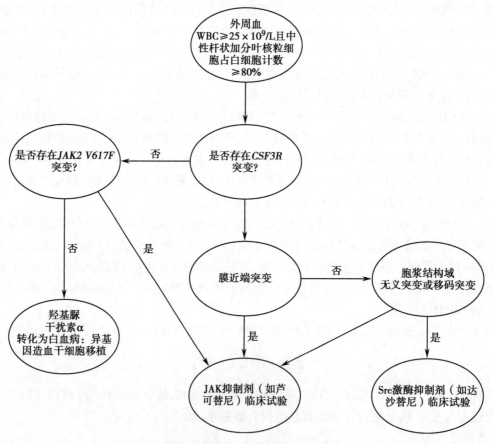

图 5-3-5-1　CNL 的诊断及治疗推荐

五、预　后

CNL 的中位生存期为 21~33 个月,5 年生存率为 28%,主要死亡原因为颅内出血、疾病进展、化疗或移植相关死亡。转白率约 10%~21.2%,中位转白时间为 21 个月。转化为 PV 或 CMML 也有报道。

　　白细胞和血小板计数与预后相关,随着二代测序的发展,发现 *ASXL1*、*NRAS*、*GATA2* 及 *DNMT3A* 基因突变也是 CNL 的预后不良因素,*CBL* 突变患者预后较好。虽然 *SETBP1* 可能会促进疾病进展或导致治疗无效,但并未发现其对生存率的影响。Szuber 等建立的初步的 CNL 预后模型,根据血小板计数小于 $160×10^9/L$(2 分)、白细胞计数$>60×10^9/L$(1 分)、存在 *ASXL1* 突变(1 分),将患者分为低危(0~1 分)或高危(≥2 分),中位生存时间分别为未达到和 22.4 个月,但整个队列患者较少,仅 19 例。

(付荣凤　张磊)

参考文献

[1] ANIL V,GOSAL H,KAUR H,et al. Chronic Neutrophilic Leukemia:A Literature Review of the Rare Myeloproliferative Pathology[J]. Cureus,2021,13(6):e15433.
[2] SZUBER N,ELLIOTT M,TEFFERI A. Chronic neutrophilic leukemia:2020 update on diagnosis,molecular genetics,prognosis, and management[J]. Am J Hematol,2020,95(2):212-224.
[3] MAXSON JE,TYNER JW. Genomics of chronic neutrophilic leukemia[J]. Blood,2017,129(6):715-722.
[4] ARBER DA,ORAZI A,HASSERJIAN R,et al. The 2016 revision to the World Health Organization classification of myeloid neoplasms and acute leukemia[J]. Blood,2016,127(20):2391-2405.

第六节　慢性嗜酸性粒细胞白血病-非特指型

　　慢性嗜酸性粒细胞白血病-非特指型[chronic eosinophilic leukemia,not otherwise specified(CEL,NOS)]是骨髓增殖性肿瘤中的一种,极为罕见。表现为外周血及骨髓中异常克隆性的嗜酸粒细胞增多,同时常伴有器官受损。

一、病因及发病机制

　　本病的发病机制尚不明确。

二、临床表现

　　本病的临床表现主要是过多的嗜酸性粒细胞沉积在终末器官中导致。所有器官都可能受到持续嗜酸性粒细胞增多的影响。最常见的表现包括虚弱、疲劳、咳嗽、呼吸困难、肌痛、皮疹和鼻炎等。皮肤表现常见,包括湿疹、皮肤划痕、黏膜溃疡、血管性水肿、血管炎、红皮病和环状红斑等。心脏受累导致进行性心力衰竭是嗜酸性粒细胞增多常见的死亡原因。其他重要表现包括肺纤维化、嗜酸性胃炎、高血压、脑病、共济失调和血栓栓塞等。

三、诊　　断

　　WHO2016 诊断标准:①嗜酸性粒细胞大于 $1.5×10^9/L$;②不满足 *BCR-ABL* 阳性慢性粒细胞白血病、真性红细胞增多症、原发性血小板增多症、原发性骨髓纤维化、慢性中性粒细胞白血病、慢性粒单核细胞白血病和 *BCR-ABL1* 阴性不典型慢性粒细胞白血病的诊断标准;③不伴有 *PDGFRA*、*PDGFRB* 或 *FGFR1* 重排,没有 *PCM1-JAK2*、*ETV6-JAK2* 或 *BCR-JAK2* 融合突变;④外周血和骨髓中原始细胞<20%,没有 inv(16)(p13.1;q22)、t(16;16)(p13.1;q22)、t(8;21)(q22;q22.1)以及其他急性髓系白血病诊断特征;⑤有克隆性细胞遗传学或分子遗传学异常,或外周血原始细胞≥2% 或骨髓原始细胞≥5%。高嗜酸粒细胞增多诊断流程见图 3-5-0-1。

四、治　疗

本病尚无标准的治疗方案。皮质类固醇[如泼尼松 1mg/(kg·d)]可有效降低嗜酸性粒细胞数值,羟基脲可降低白细胞、嗜酸性粒细胞水平,同时可缓解脾大的症状,干扰素有助于获得血液学及细胞遗传学缓解。因此以上药物通常作为一线治疗。常规治疗无效可试用伊马替尼(>400mg/d)。化疗药物,如长春新碱、环磷酰胺、依托泊苷、阿糖胞苷以及免疫抑制剂如环孢素可用于二三线治疗。此外也有造血干细胞移植的个案报道。本病嗜酸性粒细胞增高可造成终末器官损害,疾病还可能进展为急性白血病,因此预后差。有报道其中位生存期仅为 16 个月。

（鞠满凯　张磊）

参考文献

[1] REITER A,GOTLIB J. Myeloid neoplasms with eosinophilia[J]. Blood,2017,129(6):704-714.

[2] MORSIA E,REICHARD K,PARDANANI A,et al. WHO defined chronic eosinophilic leukemia,not otherwise specified(CEL,NOS):A contemporary series from the Mayo Clinic[J]. Am J Hematol,2020,95(7):E172-E174.

[3] SHOMALI W,GOTLIB J. World Health Organization-defined eosinophilic disorders:2022 update on diagnosis,risk stratification,and management[J]. Am J Hematol,2022,97(1):129-148.

第七节　骨髓增殖性肿瘤-不能分类

骨髓增殖性肿瘤-不能分类[myeloproliferative neoplasms,unclassifiable(MPN-u)]不是一种单一的疾病,是指具有一部分骨髓增殖性肿瘤的临床及病理学特征,但不能满足前述的任何一种疾病的诊断标准的一类疾病,其临床表现差异较大。

一、病因及发病机制

大约 5%~10% 的 MPN 患者表现出一部分 MPN 的临床、形态或分子生物学特征,但不能满足特定的某种疾病的诊断标准,这一类情况定义为 MPN-u。通常包括三种情况:①MPN 的早期阶段:指早期 MPN 患者的临床及形态学特点还没有完全展现出来,因此不能满足某种 MPN 的诊断标准。由于基因筛查的普遍应用,这种情况越来越多见,占据 MPN-u 的绝大部分。②纤维化晚期 MPN:一部分 MPN 患者,首次诊断时即为纤维化状态,且基质改变非常显著,难以鉴别原发性骨髓纤维化还是继发性骨髓纤维化。③同时存在炎症或者肿瘤性疾病,导致组织学检查受到干扰。

二、临床表现

MPN-u 的临床表现异质性较大。对于 MPN 的早期阶段,血细胞增多(血小板或白细胞)不伴有器官肿大较为常见。而对于进展期,如纤维化晚期的 MPN,则血细胞减少(白细胞、红细胞、血小板)同时伴有肝脾大更为常见。

三、诊　断

对于 MPN-u 目前没有一个明确的诊断标准。其诊断具有挑战性,要除外一些可出现相似临床表现的情况,如感染、接触毒物、药物等。如果发现 MPN 的驱动突变、髓系肿瘤相关基因突变以及细胞遗传学改变,则提示可能存在克隆性造血证据,从而与反应性变化相辨别。值得注意的是,如果发现可定义其他髓系肿瘤的基因突变,如 *BCR-ABL1*、*PDGFRA*、*PDGFRB*、*FGFR1* 及 *PCM1-JAK2* 等,不能因为其他临床数据不完整转而考虑 MPN-u 的诊断。MPN-u 的诊断可参考图 5-3-7-1 进行。

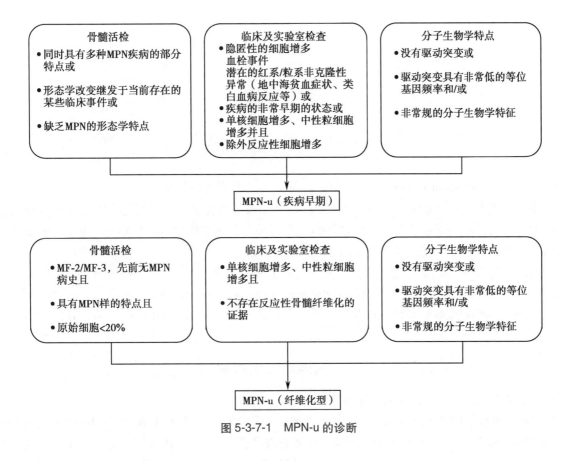

图 5-3-7-1　MPN-u 的诊断

四、治　　疗

对于早期状态的 MPN-u,应根据患者的一般情况、实验室检查来决定暂予观察或是用药。用药可根据临床情况按照 PV、ET 的治疗进行,通常具有相对好的预后。部分患者一段时间后,疾病较前进展,满足了某种类型的诊断标准,从而明确诊断。

对于纤维化期的 MPN-u,可参考 PMF 的治疗,在支持治疗的同时,考虑如异基因造血干细胞移植等更积极的治疗方法,但通常预后不佳,可进展为急性白血病。

(鞠满凯　张磊)

参考文献

[1] GIANELLI U,CATTANEO D,BOSSI A,et al. The myeloproliferative neoplasms,unclassifiable:clinical and pathological considerations[J]. Mod Pathol,2017,30(2):169-179.

[2] PIZZI M,CROCI GA,RUGGERI M,et al. The Classification of Myeloproliferative Neoplasms:Rationale,Historical Background and Future Perspectives with Focus on Unclassifiable Cases[J]. Cancers(Basel),2021,13(22):5666.

[3] IURLO A,GIANELLI U,CATTANEO D,et al. Impact of the 2016 revised WHO criteria for myeloproliferative neoplasms,unclassifiable:Comparison with the 2008 version[J]. Am J Hematol,2017,92(4):E48-E51.

第四章 淋 巴 瘤

第一节 霍奇金淋巴瘤

霍奇金淋巴瘤(Hodgkin lymphoma,HL)是来源于淋巴组织的恶性肿瘤。本病因首先由英国病理学家托马斯·霍奇金(Thomas Hodgkin,1798—1866)于1832年描述而得名。我国霍奇金淋巴瘤发病率约占全部淋巴瘤的10%,而欧美国家的发病率约为30%。我国霍奇金淋巴瘤发病高峰在30~40岁,而欧美国家发病率呈15~40岁及60岁以上双峰分布,男性比女性更常见。

霍奇金淋巴瘤根据形态学与免疫表型可分为经典型霍奇金淋巴瘤(classical Hodgkin lymphoma,cHL)与结节性淋巴细胞为主型霍奇金淋巴瘤(nodular lymphocyte predominant Hodgkin lymphoma,NLPHL)两种亚型。近年随着人们对疾病认识的加深及新药的不断问世,霍奇金淋巴瘤在诊断与治疗方面取得了重大进展。

一、病因及发病机制

(一) B细胞表型丢失和转录因子网络异常

HL的肿瘤细胞来源于生发中心的B淋巴细胞,其在成熟过程中发生转化。cHL的霍奇金/Reed-Sternberg(Hodgkin/Reed-Sternberg,HRS)细胞的B细胞表型丢失,只保留其与T细胞相互作用和抗原提呈的B细胞特征,同时表达其他谱系抗原,如T细胞、粒细胞、树突状细胞等。HRS细胞通常高水平表达激活蛋白1(activator protein 1,AP-1)成员c-Jun和JunB,组成性激活AP-1转录因子,以及低水平表达PU.1、OCT2、BOB1等表达免疫球蛋白所需的转录因子和PAX5、BCL-6等B细胞特异性谱系定向分化发育转录因子等。

(二) 关键信号通路异常激活

HL通常伴有NF-κB、JAK/STAT、Notch1等信号通路的异常激活,促进细胞增殖、减少细胞凋亡,并且诱导细胞因子表达,使免疫细胞募集到肿瘤细胞周围。NF-κB信号通路的激活可能由负性调控因子IKB、TNFAIP3、NFKBIA、NFKBIE、TRAF3、CYLD等的突变或正性调控因子NIK、REL、MAP3K14等的扩增所致。JAK/STAT信号通路的激活可能由JAK2拷贝数增加或负性调控因子SOCS1、PTPN1等的突变所致。

(三) 遗传学改变

HL的发生存在遗传易感性和家族聚集性。cHL常见的细胞遗传学异常包括:染色体2p、9p、16p、17q扩增和染色体13q、6q、11q缺失。染色体9p24.1扩增是cHL最常见的异常之一,可导致其上 *JAK2*、*JMJD2C*、*PDL1* 和 *PDL2* 基因失调控,它们均在HL的发病机制中发挥重要作用。cHL常见的基因突变包括:*REL*、*JAK2*、*STAT6*、*NOTCH1* 和 *JUNB* 基因扩增,*NFKB1A*、*NFKB1E*、*TNFAIP3*、*PIM1*、*Rho/TTF*、*SOCS1*、*IKBKB*、*CD40*、*BTK*、*CARD11*、*BCL10*、*MAP3K14*、*MYC* 和 *PAX5* 基因失活突变,抑癌基因 *CD95* 和 *TP53* 突变,主要组织相容性复合体(major histocompatibility complex,MHC)相关基因 *CⅡTA* 和 *B2M* 突变等,这些遗传学异常导致B淋巴细胞在成熟过程中发生转化。

(四) 局部微环境

HRS细胞表达细胞因子及趋化因子,包括IL-13、肿瘤坏死因子(tumor necrosis factor,TNF)、干扰素调控因子5(interferon regulatory factor 5,IRF5)等,通过自分泌激活细胞下游信号通路,通过旁分泌在微环境中吸引大量炎性细胞聚集并产生相互作用,共同促进肿瘤细胞增殖和存活。HRS细胞不仅募集

CD4$^+$T 细胞、巨噬细胞、肥大细胞和中性粒细胞等，同时也会吸引免疫抑制性调节性 T 细胞（regulatory T cells，Treg），产生免疫抑制性细胞因子 IL-10，从而抑制浸润性自然杀伤细胞和细胞毒性 T 细胞的作用。此外，HRS 细胞高水平表达程序性死亡配体 1（programmed death-ligand 1，PD-L1）和 PD-L2，异常激活 PD-1 免疫检查点，或 MHC 相关基因突变，均可形成免疫抑制性微环境，使肿瘤细胞逃避免疫清除。

（五）病毒感染

血清学明确的传染性单核细胞增多症且 Epstein-Barr 病毒（EBV）阳性的年轻成人患者罹患 cHL 的风险增加。EBV 感染的肿瘤细胞表达部分 EBV 基因，其中一些基因可能造成了信号传递异常、细胞凋亡受抑制和肿瘤细胞免疫逃避。具有 EBV 感染的 HL 患者体内可检出 EBV 抗原（早期抗原和病毒衣壳抗原）对应的血清抗体滴度升高，呈单克隆游离型的病毒基因体以及潜伏膜蛋白-1（latent membrane protein-1，LMP-1）等病毒相关蛋白。EBV 的感染可能与不同霍奇金淋巴瘤的组织学亚型相关，混合细胞型 cHL 及淋巴细胞消减型 cHL 患者中 EBV 感染最多见（结节硬化型 cHL 感染率约 10%～25%，富于淋巴细胞型 cHL 约 40%，混合细胞型 cHL 约 70%，淋巴细胞消减型 cHL 接近 100%，NLPHL 很少检出 EBV 感染）。携带免疫球蛋白基因失活突变的 HL 病例 EBV 感染更常见。但值得注意的是，尽管全球 90%～95% 的成人感染EBV，仅极少数感染者会发生 HL。

此外，人类免疫缺陷病毒（human immunodeficiency virus，HIV）感染者 cHL 的发生率较普通人群高10~20 倍，且有 HIV 感染的 HL 患者中几乎都能检测到 EBV 感染，病理类型多为淋巴细胞消减型。近半数结节硬化型 cHL 霍奇金细胞中可检出人疱疹病毒 6 型（human herpesvirus 6，HHV6），特别是较年轻的EBV 阴性患者，提示 HL 也可能与 HHV6 的感染相关。

（六）免疫功能失调

HIV 感染、自身免疫性疾病（如结节病、多发性硬化症等）、先天性免疫缺陷以及免疫抑制相关情况（如实体器官移植、造血干细胞移植、免疫抑制剂治疗等）与 HL 的发病风险增加相关。

（七）其他

HL 亚型的分布存在地域差异，提示 HL 的发生可能受社会经济状况、环境、饮食等因素影响。

二、临 床 表 现

（一）局部症状

绝大多数霍奇金淋巴瘤患者以浅表淋巴结进行性、无痛性肿大为首发症状。最常发生于横膈上淋巴结，发病率从高到低的部位依次为颈部、锁骨上、纵隔与腋窝。膈下淋巴结受累部位通常为腹股沟及腹膜后，单纯膈下淋巴结肿大不太常见，发生率不足 10%。纵隔肿块可能无症状，也可能伴咳嗽、呼吸急促或胸骨后疼痛，巨大纵隔肿块可能出现心包积液或胸腔积液等症状。肿大的淋巴结质地坚韧，"橡皮样"质感，无压痛。疾病通常进展缓慢，按照淋巴引流方向逐步累及，扩散到非邻近部位和器官，几乎不原发于结外。10% 的患者可饮酒后数分钟内出现淋巴结疼痛，是 cHL 特有的表现。

（二）全身症状

约 40% 的患者伴有全身症状，常见的全身症状包括发热、盗汗、体重减轻、皮肤瘙痒和乏力等。以下 3种情况中出现任何 1 种即可诊断为 B 症状：①不明原因发热（体温超过 38℃）；②夜间盗汗；③6 个月内不明原因的体重下降 10% 以上。发热通常为低热且不规律，夜间更明显。少数情况下，可出现周期性发热（Pel-Ebstein 热），即发热 1~2 周与正常体温交替出现，是 cHL 的特征性表现，对本病有诊断意义。B 症状一般伴随淋巴结肿大出现，但患者偶尔仅有 B 症状。B 症状的存在与否因疾病分期不同而异，在 Ⅰ／Ⅱ 期cHL 患者中的发生率不到 20%，而在晚期 cHL 患者中则高达 50%。B 症状是疾病不良预后因素。此外，还可出现骨髓受累引起的骨痛等症状。

（三）副肿瘤综合征

cHL 患者还可伴随副肿瘤症状，包括胆管消失综合征和特发性胆管炎合并临床黄疸、肾病综合征合并全身水肿、自身免疫性血液病，以及神经系统症状和体征等。

三、实验室检查

（一）外周血及骨髓检测

外周血检查常出现非特异性的异常指标，其中个别指标具有预后判断意义。全血细胞计数可能出现白细胞增多、淋巴细胞减少、嗜酸性粒细胞增多、血小板增多与贫血等。贫血可能由骨髓浸润、慢性病性贫血、脾功能亢进、继发于 Coombs 试验阳性的溶血等引起。血小板减少可能是由骨髓浸润、脾功能亢进或某种免疫机制引起。全血细胞减少以进展期和淋巴细胞消减型为多见。红细胞沉降率（erythrocyte sedimentation rate，ESR）升高可能有助于预后评估与复发预测。35% 患者在诊断时出现乳酸脱氢酶升高。进展期碱性磷酸酶升高可能与肝脏、骨髓受累有关。高钙血症可能与霍奇金淋巴瘤细胞骨化三醇（1,25-二羟维生素 D_3）合成增加有关。也有报道其他异常，如由于胰岛素受体自身抗体导致的低血糖，由于抗利尿激素分泌异常导致的低钠血症等。

在出现不明原因血细胞减少，PET/CT 提示多灶性骨骼高摄取值时应进行骨髓检查。当 PET/CT 显示骨骼均匀弥漫性高摄取值时，通常继发于细胞因子释放而不需要进行骨髓检查。

（二）组织病理学检测

2016 年版世界卫生组织（WHO）淋巴瘤分类显示霍奇金淋巴瘤包括经典型霍奇金淋巴瘤（cHL）与结节性淋巴细胞为主型霍奇金淋巴瘤（NLPHL）两种病理类型，前者约占 95%，后者约占 5%。cHL 又根据细胞形态和 HRS 细胞、淋巴细胞及纤维细胞的相对比例分为 4 种亚型：结节硬化型 cHL（nodular sclerosis cHL，NSCHL，40%~70%）、混合细胞型 cHL（mixed cellularity cHL，MCCHL，30%~50%）、富于淋巴细胞型 cHL（lymphocyte rich cHL，LRCHL，5%）及淋巴细胞消减型 cHL（lymphocyte depleted cHL，LDCHL，5%）。HL 是以在反应性炎性细胞背景中出现单克隆淋巴细胞性肿瘤细胞，以及相关细胞的增殖为特征。不同于其他类型的肿瘤，HL 中的肿瘤细胞仅占细胞成分的 0.1%~10%，而以反应性炎性细胞浸润为主，炎性浸润的组成因组织学亚型而异。

1. 经典型霍奇金淋巴瘤　cHL 的背景细胞为多形性非肿瘤性炎症细胞（淋巴细胞、巨噬细胞、嗜酸性粒细胞、中性粒细胞、浆细胞、肥大细胞和成纤维细胞等），伴或不伴胶原沉积和纤维化。肿瘤细胞为 HRS 细胞，是典型 Reed-Sternberg（Reed-Sternberg，RS）细胞和特征性变异细胞的统称。典型 RS 细胞是一种巨大双核细胞，核圆并伴核周晕，嗜伊红色核仁明显，被增厚的核膜分隔开，呈"猫头鹰眼"状。cHL 最常见的亚型结节硬化型因增厚的外囊和纤维束分隔病变组织呈结节状而得名，其肿瘤细胞为变异型 RS 细胞，为福尔马林固定时细胞胞质收缩而形成的腔隙样 RS 细胞（陷窝细胞），其背景细胞包括较多的嗜酸性粒细胞和淋巴细胞。混合细胞型 cHL 炎性背景细胞成分丰富，呈弥漫性或模糊的结节状生长模式，无硬化带形成。富于淋巴细胞型 cHL 在小淋巴细胞背景（没有或仅有很少嗜酸性粒细胞或中性粒细胞）中有少量 RS 细胞分布，呈结节状或弥漫性生长。淋巴细胞消减型 cHL 包括网状和弥漫纤维化两种形态学表型，前者含有丰富的多形肿瘤细胞，后者有明显的成纤维细胞增生和少量正常的淋巴细胞。值得注意的是，RS 细胞不是 cHL 特有的病理学形态，也可见于良性反应性状态或其他肿瘤情况下。

2. 结节性淋巴细胞为主型霍奇金淋巴瘤　NLPHL 的淋巴结结构完全或部分被结节性或混合结节性和弥漫性细胞浸润所取代。其背景细胞为异质性相对较低的小 B 淋巴细胞、滤泡树突状细胞和滤泡 $CD57^+T$ 淋巴细胞，中性粒细胞和嗜酸性粒细胞缺如或罕见。肿瘤细胞为淋巴细胞为主型（lymphocyte predominant，LP）细胞，是一种单核（由多个分叶或折叠特点）的大细胞，核仁较 cHL 小，呈"爆玉米花"状。$CD57^+T$ 淋巴细胞往往呈花环状环绕 LP 细胞。

（三）细胞免疫表型检测

免疫组织化学的检测对 HL 的亚型诊断及鉴别诊断具有重要作用。cHL 的 HRS 细胞特征性免疫表型为：$CD30^+$、$CD15^+$、$CD20^-$（或异质性阳性）、$CD45^-$、$CD79a^-$、PAX-5（弱阳性）、$CD3^-$，BOB.1 和 Oct-2 至少一个失表达，表达 PD-L1/PD-L2。NLPHL 的 LP 细胞特征性免疫表型为：$CD30^-$、$CD15^-$、$CD20^+$、$CD45^+$、$CD79a^+$、$BCL-6^+$、$PAX-5^+$、$CD3^-$，BOB.1 和 Oct-2 均阳性。背景细胞包括小 B 淋巴细胞、$CD3^+CD4^+CD57^+T$ 细胞和 $CD21^+CD23^+$ 滤泡树突状细胞。推荐检查 EBV-LMP1 或行 EBER1 原位杂交（EBER-ISH），cHL 可能

出现阳性,而 NLPHL 几乎无阳性。

(四) 影像学检测

影像学检查可用于确定可能的活检部位和评估器官受累程度。全身 18-氟脱氧葡萄糖正电子发射计算机断层扫描(^{18}FDG-PET/CT)是 HL 患者首次分期和疗效评估的金标准,具有较高的灵敏度和特异性。与 CT 相比,PET/CT 能够更好地区分残余肿块是活动性肿瘤,还是坏死或纤维化。PET/CT 结果采用 Deauville 标准(即 5 分类法)展示,作为调整治疗策略的依据(表 5-4-1-1)。如果无法实施 PET/CT,可采用颈部、胸部、腹部及盆腔的增强 CT 进行分期。由于 PET/CT 不能评估中枢神经系统受累情况,因此若神经系统表现提示中枢神经系统受累,应行头颅 MRI(平扫或平扫+钆增强)或增强 CT 评估,并且这类患者还应接受腰椎穿刺和脑脊液细胞学检查。

表 5-4-1-1 Deauville 标准

分数		PET/CT 结果
阴性	1	无摄取
	2	SUV≤纵隔摄取值
	3	纵隔摄取值<SUV≤肝脏摄取值
阳性	4	SUV 轻微>肝脏摄取值
	5	SUV 显著>肝脏摄取值或出现新的病灶
	X	可能与淋巴瘤无关的新摄取区域

注:SUV(standardized uptake value):标准摄取值。

四、诊 断

(一) 病理诊断

诊断 HL 和确定其组织学亚型需行组织活检,一般首选外周病变淋巴结切除或切取活检。尽量切取完整淋巴结,尽量选择受炎症干扰较小的部位,如颈部、锁骨上或腋下淋巴结等,尽量避免挤压组织。由于需要提供充足的组织进行所有必需的检查,不推荐细针穿刺细胞学检查,对于纵隔或深部淋巴结可以行粗针穿刺活检。若影像学结果提示结外病变,如肝脏、脾脏、肺、骨骼、胃肠道受累等,在无其他明显淋巴结活检部位时,可应用超声、CT、PET、MRI 或内镜来指导受累器官活检。结合组织形态学与细胞免疫表型综合诊断。

(二) 分期

HL 的分期依据 2014 年 Lugano 分期标准,该分类源于 Cotswolds 修订的 Ann Arbor 分期系统(表 5-4-1-2)。出于治疗目的,cHL 患者根据分期进行分层:Ⅰ/Ⅱ期为早期(局限期)病变,Ⅲ/Ⅳ期为晚期(进展期)病变。

表 5-4-1-2 霍奇金淋巴瘤 Lugano 分期标准(2014 版)

分期	描述
Ⅰ期	单个淋巴结区域(Ⅰ)或单个结外器官或部位受累(ⅠE)
Ⅱ期	横膈同侧两个或更多的淋巴结区域(Ⅱ)或局限性毗邻的结外器官或部位受累(ⅡE)
Ⅲ期	横膈两侧淋巴结区域受累(Ⅲ),可能包括脾脏(ⅢS)或局限性毗邻的结外器官或部位(ⅢE)或两者(ⅢES)受累
Ⅳ期	一个或多个结外器官或组织的多个或播散性的病灶,有或无淋巴结受累
A	无全身症状
B	发热(体温超过 38℃)、夜间盗汗、6 个月内不明原因的体重下降 10% 以上

（三）预后评价

1. 早期 各协作研究组对早期 cHL 预后良好和预后不良疾病的定义不同,欧洲癌症研究和治疗组织（European Organization for the Researchand Treatment of Cancer,EORTC）、德国霍奇金淋巴瘤研究组（German Hodgkin Study Group,GHSG）、美国国立综合癌症网络（National Comprehensive Cancer Network,NCCN）的预后评估标准见表 5-4-1-3。

表 5-4-1-3 局限期霍奇金淋巴瘤的不良预后因素

预后因素	EORTC	GHSG	NCCN
年龄	≥50 岁	–	–
纵隔肿块	MTR>0.35	MMR>0.33	MMR>0.33
ESR 及 B 症状	无 B 症状时 ESR>50mm/h 或有 B 症状时 ESR>30mm/h	有 B 症状或 ESR≥50mm/h	
淋巴结受累区数	>3	>2	>3
结外病灶	–	有	
大包块直径	–	–	>10cm

注:MMR:肿块最大径/胸腔最大径;MTR:肿块最大径/胸腔 $T_{5/6}$ 水平横径。

2. 晚期 晚期 cHL 根据国际预后评分（International Prognostic Score,IPS）进一步划分为不同预后组。IPS 综合了 7 个因素,即血清白蛋白、血红蛋白、性别、年龄、分期、白细胞计数和淋巴细胞绝对计数,将患者划分为 6 个预后组,各组的 5 年无进展生存率和总体生存率存在明显差异（表 5-4-1-4）。

（四）鉴别诊断

HL 需与临床上其他引起淋巴结肿大的疾病相鉴别,包括感染性、自身免疫性良性疾病和恶性肿瘤等,如淋巴结反应性增生、淋巴结炎、淋巴结结核、结节病、淋巴结转移癌以及其他类型非霍奇金淋巴瘤（间变性大细胞淋巴瘤、原发性纵隔 B 细胞淋巴瘤、纵隔灰区淋巴瘤、外周 T 细胞淋巴瘤等）。不明原因的、持续性反复出现的淋巴结肿大应进行淋巴结活检,结合形态学、免疫表型或基因检测进行鉴别。

表 5-4-1-4 国际预后评分（IPS）

指标	危险因素	预后评分
年龄	≥45 岁	1
性别	男性	1
分期	Ⅳ期	1
血红蛋白	<105g/L	1
白细胞	≥15×10⁹/L	1
淋巴细胞	绝对计数<0.6×10⁹/L 和/或占白细胞比例<8%	1
白蛋白	<40g/L	1

积分	5 年无进展生存率（%）	5 年总体生存率（%）
0	88	98
1	84	97
2	80	91
3	74	88
4	67	85
≥5	62	67

五、治 疗

HL 的治疗经历了不断探索与比较的漫长过程,目前采用根据分期及危险因素进行分层、化疗联合放疗（化疗后序贯放疗）的综合治疗。治疗方案的改进旨在提高疗效的同时减少毒副作用。目前临床常用的治疗 cHL 的化疗方案包括 ABVD 方案、COPP 方案、BEACOPP 方案、Stanford Ⅴ方案等（表 5-4-1-5）。既往对预后良好的早期 cHL 患者采用扩大野放疗,但其他因素（尤其是第二肿瘤）导致总体死亡率远远超过疾病本身的死亡率。研究发现,受累野放疗（involved-field radiation therapy,IFRT）或受累部位放疗（involved-site radiation therapy,ISRT）通过缩小受照体积降低治疗相关并发症风险,特别是心血管疾病和第二肿瘤,有利于限制急性和长期毒性,同时能够保持生存率。放疗一般于化疗结束后 3~4 周开始,也需治疗 3~4 周。同时,随着新药的不断问世,靶向化疗与免疫治疗在进展期患者的治疗中展示出一定潜能。

表 5-4-1-5　霍奇金淋巴瘤常用联合化疗方案

方案	剂量(mg/m²)	用法	时间(d)	周期
ABVD				28d
多柔比星	25	i. v.	d1,15	
博来霉素	10	i. v.	d1,15	
长春花碱	6	i. v.	d1,15	
达卡巴嗪	375	i. v.	d1,15	
COPP				28d
环磷酰胺	650	i. v.	d1,8	
长春新碱	1.4(最大 2mg)	i. v.	d1,8	
丙卡巴嗪	100	p. o.	d1~14	
泼尼松	40	p. o.	d1~14	
BEACOPP(标准)				21d
博来霉素	10	i. v.	d8	
依托泊苷	100	i. v.	d1~3	
多柔比星	25	i. v.	d1	
环磷酰胺	650	i. v.	d1	
长春新碱	1.4(最大 2mg)	i. v.	d8	
丙卡巴肼	100	p. o.	d1~7	
泼尼松	40	p. o.	d1~14	
BEACOPPesc(增强剂量)				21d
博来霉素	10	i. v.	d8	
依托泊苷	200	i. v.	d1~3	
多柔比星	35	i. v.	d1	
环磷酰胺	1 250	i. v.	d1	
长春新碱	1.4(最大 2mg)	i. v.	d8	
丙卡巴肼	100	p. o.	d1~7	
泼尼松	40	p. o.	d1~14	
G-CSF	(+)	s. c.	d8+	
Stanford V				12 周
氮芥	6	i. v.	d1,周 1、5、9	
多柔比星	25	i. v.	d1,周 1、3、5、7、9、11	
长春花碱	6	i. v.	d1,周 1、3、5、7、9、11	
长春新碱	1.4(最大 2mg)	i. v.	d1,周 2、4、6、8、10、12	
博来霉素	5	i. v.	d1,周 2、4、6、8、10、12	
依托泊苷	60×2	i. v.	d1~2,周 3、7、11	
泼尼松	40	p. o.	d1,周 1~10,逐渐减量	
减量、延迟的加用 G-CSF				

注:G-CSF:粒细胞集落刺激因子。

为了在疾病治疗早期及时识别患者对治疗方案的敏感性，目前采用在完成初始计划治疗的 2 周期后（若结局不佳，时间可以更短）进行 PET/CT 评价效果，根据中期疗效调整后续治疗方案。此外，在化疗结束至少 3 周和放疗结束至少 3 个月后实施 PET/CT，避免提前实施因治疗引起的炎症反应而出现假阳性。如果治疗中和治疗后的 PET/CT 结果正常，后续随访的影像学检查手段应采用适当身体部位的对比增强 CT 扫描。

（一）经典型霍奇金淋巴瘤的治疗

1. 预后良好的早期经典型霍奇金淋巴瘤的治疗　目前针对预后良好的早期（Ⅰ~Ⅱ期）cHL 的一线治疗方案为 2~4 个周期经典 ABVD 方案化疗（多柔比星、博来霉素、长春花碱、达卡巴嗪）的基础上联合放疗，该方案可明显控制肿瘤及改善总体生存期。但乳腺组织需要放疗的年轻（<30 岁）女性患者可首选单纯化疗，该方案虽可增加复发风险，但更有助于避免放疗相关的乳腺癌并发症。ABVD 方案最常见的严重（3/4 级）急性不良反应包括中性粒细胞减少（34%）、恶心/呕吐（13%）和脱发（31%）。博来霉素诱发性肺毒性的发生率可能相当高（20%~30%），通常在治疗过程中或者治疗后最多 6 个月内呈亚急性发生。ABVD 方案的远期并发症还存在多柔比星相关心脏毒性。中国临床肿瘤学会（Chinese Society of Clinical Oncology，CSCO）和美国国立综合癌症网络（NCCN）关于预后良好的早期 cHL 治疗推荐见图 5-4-1-1、图 5-4-1-2。

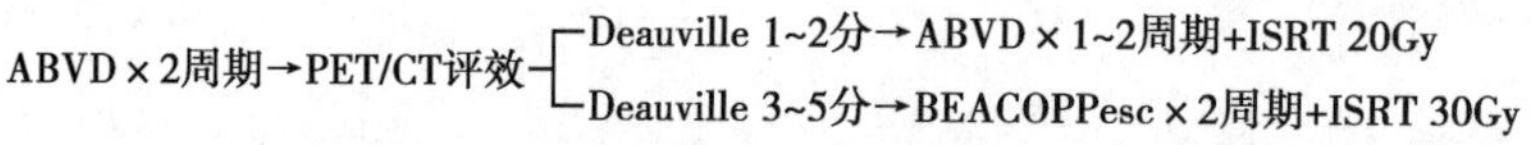

ABVD×2周期→PET/CT评效
Deauville 1~2分→ABVD×1~2周期+ISRT 20Gy
Deauville 3~5分→BEACOPPesc×2周期+ISRT 30Gy

图 5-4-1-1　中国临床肿瘤学会淋巴瘤诊疗指南（2023 版）关于预后良好早期经典型霍奇金淋巴瘤的治疗推荐

ABVD×2周期→PET/CT评效
Deauville 1~2分
Deauville 3分
Deauville 4分
Deauville 5分
单纯化疗：ABVD×1~2周期
联合治疗
ISRT 20Gy（ESR<50mm/h、受累淋巴结<3处、无结外病灶）
ABVD×1周期+ISRT 30Gy
单纯化疗：ABVD×4周期
ABVD×2周期→PET/CT评效
Deauville 1~3分→ISRT 30Gy
Deauville 4~5分→活检
阴性
阳性
活检
阴性
阳性→难治性HL治疗方案

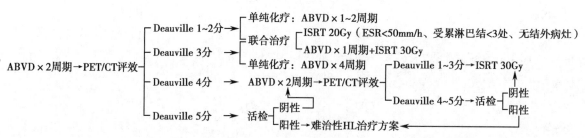

图 5-4-1-2　美国国立综合癌症网络霍奇金淋巴瘤指南（2024 版）关于预后良好早期经典型霍奇金淋巴瘤的治疗推荐

2. 预后不良的早期经典型霍奇金淋巴瘤的治疗　对大多数预后不良的早期 cHL 患者一线治疗方案推荐 4 个周期 ABVD 方案化疗联合 30Gy 放疗。较预后良好的早期 cHL 治疗，ABVD 方案周期更长，放疗强度更大。中期 PET/CT 评估病灶阳性者推荐增强剂量的 BEACOPP 化疗方案。CSCO 和 NCCN 关于预后不良的早期 cHL 治疗推荐见图 5-4-1-3、图 5-4-1-4。

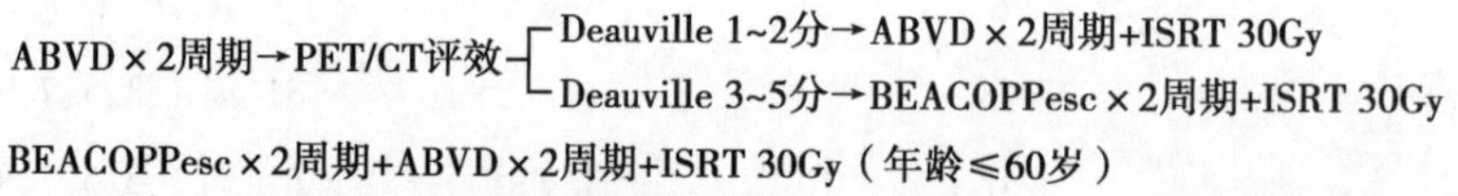

ABVD×2周期→PET/CT评效
Deauville 1~2分→ABVD×2周期+ISRT 30Gy
Deauville 3~5分→BEACOPPesc×2周期+ISRT 30Gy
BEACOPPesc×2周期+ABVD×2周期+ISRT 30Gy（年龄≤60岁）

图 5-4-1-3　中国临床肿瘤学会淋巴瘤诊疗指南（2023 版）关于预后不良早期经典型霍奇金淋巴瘤的治疗推荐

3. 晚期经典型霍奇金淋巴瘤的治疗　Ⅲ~Ⅳ期 cHL 的治疗原则通常为化疗，首选 ABVD 化疗方案，某些患者可选择其他方案，如 BV+AVD 方案（维布妥昔单抗、多柔比星、长春新碱、达卡巴嗪）、BrECADD 方案（维布妥昔单抗、依托泊苷、环磷酰胺、多柔比星、达卡巴嗪、地塞米松）等。年龄<60 岁的高危疾病患者（如 IPS≥4）可选用增强剂量的 BEACOPP 方案，该方案常见并发症包括骨髓抑制、感染、恶心、脱发、第二肿瘤和不孕/不育等。应在权衡复发风险与毒性反应风险后制定个体化治疗方案。化疗结束后再次行

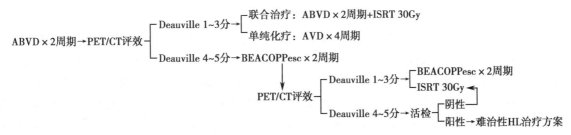

图 5-4-1-4　美国国立综合癌症网络霍奇金淋巴瘤指南(2024版)关于预后不良早期经典型
霍奇金淋巴瘤的治疗推荐

PET/CT确认疗效。若PET/CT呈阴性,则进入观察随访期;若PET/CT显示残存肿瘤超过2.5cm,则建议行局部放疗。对于初始有纵隔大体积病变(>10cm或>1/3胸部直径)的晚期HL患者也建议ABVD治疗后应用巩固性放疗。CSCO和NCCN关于晚期cHL治疗推荐见图5-4-1-5、图5-4-1-6。

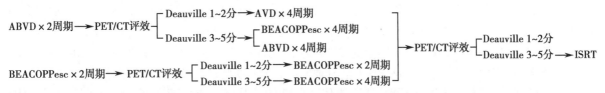

图 5-4-1-5　中国临床肿瘤学会淋巴瘤诊疗指南(2023版)关于晚期经典型霍奇金淋巴瘤的治疗推荐

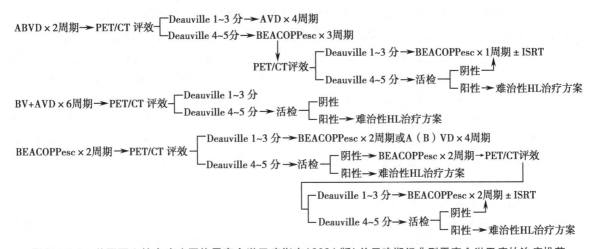

图 5-4-1-6　美国国立综合癌症网络霍奇金淋巴瘤指南(2024版)关于晚期经典型霍奇金淋巴瘤的治疗推荐

CSCO及NCCN指南均将维布妥昔单抗(brentuximabvedotin,BV)联合疗法纳入晚期cHL患者初始治疗方案。BV是一种新型的抗体偶联药物,由CD30单抗SGN-30与抗微管化疗药单甲基奥瑞他汀E(mono-methyl auristatin E,MMAE)通过蛋白酶敏感的交联剂偶联而成,通过抗体介导的细胞毒作用对CD30阳性淋巴瘤产生靶向杀伤作用。由于HRS细胞表达CD30,因此CD30单抗可与肿瘤细胞表面的CD30抗原结合介导抗体-药物偶联物内吞,在溶酶蛋白酶的作用下单抗与药物分离,MMAE与微管蛋白结合破坏微管结构,导致G2/M细胞周期停滞,从而造成细胞凋亡。同时,MMAE可渗透出细胞发挥旁邻细胞效应并产生内质网压力诱导免疫原性细胞死亡。BV最早于2011年被美国食品药品监督管理局(FDA)批准用于治疗自体造血干细胞移植失败或不适合自体造血干细胞移植、接受过至少2种化疗方案无效的cHL患者,以及接受过至少1种化疗方案无效的系统性间变性大细胞淋巴瘤患者。此后,BV获FDA批准用于初治的Ⅲ/Ⅳ期cHL。

4. 复发或难治性经典型霍奇金淋巴瘤的治疗　约85%~90%的早期cHL患者和75%~80%的晚期cHL患者在初始治疗后达到完全缓解(complete remission,CR)并实现长期疾病控制(即治愈)。然而,仍有

10%～30%的患者出现复发或难治(对初始治疗无反应或在初始治疗获得部分缓解后出现进展)。对疑似复发/难治性cHL进行评估时,应通过活检证实复发并进行再分期,以评估疾病的范围。复发/难治性cHL的治疗首选二线挽救方案化疗,包括ICE方案(异环磷酰胺、卡铂、依托泊苷)、GVD方案(吉西他滨、多柔比星脂质体、长春瑞滨)、IGEV方案(异环磷酰胺、吉西他滨、长春瑞滨)、DHAP方案(地塞米松、顺铂、大剂量阿糖胞苷)及ESHAP方案(依托泊苷、甲泼尼龙、顺铂、大剂量阿糖胞苷)等。挽救化疗后通过PET/CT再分期,证实达到CR的患者如果符合条件应进一步接受自体造血干细胞移植;而未达到CR的患者,建议采取进一步治疗(放疗、其他挽救性化疗、靶向化疗或免疫治疗)尽可能降低疾病负荷后行自体造血干细胞移植。自体造血干细胞移植前实现CR是重要的预后因素。自体造血干细胞移植前推荐使用BEAM方案(卡莫司汀、依托泊苷、阿糖胞苷、美法仑)进行预处理。自体造血干细胞移植后复发且仍对化疗敏感的年轻患者,可考虑行异基因造血干细胞移植。放疗的选择需要权衡局部病变控制的潜在改善与造成长期毒性的可能性。对于接受自体造血干细胞移植的患者,可以在造血干细胞移植之前辅以放疗实现CR,或者对复发时存在巨块型病变的患者在造血干细胞移植之后辅以放疗巩固CR状态。

在过去的十年里,维布妥昔单抗(BV)和免疫检查点抑制剂PD-1单抗的研发,极大地扩展了复发/难治性cHL患者的治疗选择。BV于2020年被中国国家药品监督管理局正式批准用于治疗成人CD30阳性的复发/难治性cHL。PD-1单抗属于免疫检查点抑制剂,是肿瘤免疫治疗研究中的新热点。由于HRS细胞PD-L1/PD-L2高表达,激活PD-1信号通路,降低T细胞的免疫功能,从而使肿瘤细胞发生免疫逃逸。PD-1单抗可有效阻断此通路,增强机体内源性的抗肿瘤效应从而达到治疗目的。目前上市的PD-1单抗包括信迪利单抗、替雷利珠单抗、卡瑞利珠单抗、纳武利尤单抗、帕博利珠单抗、赛帕利单抗等。对于首次复发或原发难治性疾病,可采用BV单药或联合挽救性化疗、PD-1单抗联合BV或挽救性化疗的方案,不仅可使患者达到CR后顺利桥接自体造血干细胞移植,还能有效降低化疗相关不良反应的发生率。对于较高复发或进展风险的cHL患者(有原发难治性疾病、初始治疗后1年内复发或复发出现结外病变)也可在接受造血干细胞移植后采用两药单用或联用进行维持治疗。对于自体造血干细胞移植后复发或不适合移植的复发/难治性cHL患者,也有大量临床试验探索BV和PD-1单抗应用的有效性与安全性。对于先前采用含BV或PD-1单抗方案治疗达到CR而后复发的患者,可再次尝试两药的使用。值得注意的是,对于先前采用PD-1单抗治疗的患者,应慎重考虑异基因造血干细胞移植,因为有增加早期移植后并发症风险的报道。优化风险分层和反应评估、优化方案组合、探寻个体化治疗策略是未来的研究方向。

最后,目前还有多种新型治疗方法在复发/难治性cHL患者中开展临床试验,包括CD25抗体偶联药物(camidanlumabtesirine)、mTOR抑制剂(依维莫司)、免疫调节剂(来那度胺)、组蛋白去乙酰化酶抑制剂(伏立诺他、帕比司他)、PI3K激酶抑制剂(艾代拉里斯)以及细胞治疗技术,如CD30 CAR-T细胞、EBV特异性细胞毒性T淋巴细胞及CD16A×CD30双特异性自然杀伤细胞衔接器等,相关临床试验结果值得期待。

(二)结节性淋巴细胞为主型霍奇金淋巴瘤的治疗

NLPHL的预后通常良好,结局优于cHL。除无临床不良预后因素的ⅠA期患者可采用单纯放疗(30Gy)外,其余各期的治疗均参照cHL的治疗原则。由于该类型肿瘤细胞CD20表达阳性,因此可采用含利妥昔单抗的治疗方案。常用化疗方案包括ABVD、R-CHOP、R-CVP方案等。对疑似复发者推荐重新进行活检以排除转化为侵袭性淋巴瘤的可能,复发时病变局限者可应用利妥昔单抗单药治疗,病灶广泛者可选择利妥昔单抗联合二线挽救方案治疗。

(三)疗效评估

国际工作组(International Working Group,IWG)的疗效评估根据病史、体格检查及影像学检查结果确定分类,包括完全缓解(complete remission,CR)、部分缓解(partial remission,PR)、疾病稳定(stable disease,SD)以及疾病进展(progressive disease,PD)。具体见表5-4-1-6。

表 5-4-1-6　国际工作组(IWG)疗效标准

疗效	定义
CR	①没有疾病或疾病相关症状的临床证据; ②PET 呈阴性(允许任何大小的治疗后残余肿块); ③肝脏和脾脏不可触及且没有结节; ④如果治疗前骨髓活检呈阳性,则同一部位骨髓活检(样本长度≥2cm)必须阴性,如果形态学无法确定是否有浸润,免疫组化结果应为阴性
PR	①最多 6 个最大可测量病灶的最大垂直直径乘积之和减少至少 50%; ②至少 1 处先前受累部位在治疗后呈 PET 阳性; ③其他淋巴结、肝脏或脾脏的大小无增加,且没有新病灶区域; ④脾结节或肝结节的最大垂直直径乘积之和(或单个结节的最大横径)必须减少至少 50%; ⑤骨髓活检结果对判定 PR 并无帮助,然而,如果患者其他方面均符合 CR 标准,但骨髓活检呈阳性,则应归类为 PR
SD	不满足 CR、PR、PD 标准; 先前受累部位在治疗后呈 PET 阳性,且 PET 或 CT 检查中没有提示新病灶区域
PD 或 CR 后复发	①出现任何新发病灶,或原受累部位与最低值相比增加至少 50%; ②新发病灶定义为出现任何长轴>1.5cm 的新病灶,如果病灶的长轴直径介于 1.1~1.5cm,则病灶的短轴应>1.0cm; ③先前确定的短轴>1.0cm 淋巴结的最长直径增加至少 50%,或多个淋巴结的最大垂直直径乘积之和增加至少 50%; ④PET 呈阳性,除非其小于可检测的大小(即 CT 示长轴<1.5cm)

六、随　访

完成治疗后需对患者进行定期复查以评估可能的复发和是否出现长期毒性。查体及血液学检查在治疗结束后第 1~2 年每 3~6 个月进行 1 次,第 3~5 年每 6~12 个月进行 1 次,之后每年进行 1 次;颈部、胸部、腹部及盆腔增强 CT 检查在治疗结束后第 6、12、24 个月分别进行 1 次,之后根据病情改变及时检查;不推荐 PET/CT 作为随访方法。尽管目前采用基于 PET/CT 结果调整治疗方案,尽量减少放化疗毒性,但继发于第二肿瘤和心脏并发症的死亡率仍随时间的推移而增高,严重缩短已治愈患者的生存时间。因此,5 年后应重点关注远期不良反应的发生,尤其是第二肿瘤(肺癌、乳腺癌、急性髓系白血病、非霍奇金淋巴瘤等)、器官损伤(肺、心脏、甲状腺)、不育等。第二肿瘤多发于治疗结束后 10 年,因此胸部放疗后 8~10 年或 40 岁以后的患者每年进行乳腺检查。颈部放疗 5 年后的患者每年检查甲状腺功能,10 年后检查颈动脉超声。

（徐菁　牛挺）

参考文献

[1] 中国临床肿瘤学会(CSCO)组编. 淋巴瘤诊疗指南(2023 版)[M]. 北京:人民卫生出版社,2023.

[2] National Comprehensive Cancer Network. Hodgkin Lymphoma//NCCN. NCCN Clinical Practice Guidelines in Oncology (version3. 2024)[EB/OL]. Fort Washington:NCCN,2024.

[3] EICHENAUER DA,ALEMAN BMP,ANDRE M,et al. Hodgkin lymphoma:ESMO Clinical Practice Guidelines for diagnosis, treatment and follow-up[J]. Ann Oncol,2018,29(Suppl 4):iv19-iv29.

[4] GA F,SF B,KS B,et al. Guideline for the first-line management of Classical Hodgkin Lymphoma-A British Society for Haematology guideline[J]. Br JHaematol,2022,197(5):558-572.

[5] NAGAI H. JSH practical guidelines for hematological malignancies,2018:Ⅱ. Lymphoma-10. Hodgkin lymphoma(HL)[J]. Int J Hematol,2020,111(2):166-179.

第二节　弥漫大 B 细胞淋巴瘤

弥漫大 B 细胞淋巴瘤（diffuse large B-cell lymphoma，DLBCL）是非霍奇金淋巴瘤（non-Hodgkinlym-phoma，NHL）最常见的组织学类型，占成人 NHL 的 30% ~ 40%。DLBCL 是一种具有异质性的侵袭性淋巴瘤，最常发生于中老年人群，典型症状为进行性淋巴结肿大。病理表现为正常淋巴结结构被弥漫浸润的大淋巴细胞替代。超过半数的患者在诊断时即处于进展期。DLBCL 对免疫联合化学治疗敏感，约 60% 的患者可通过一线治疗获得治愈。利妥昔单抗、环磷酰胺、多柔比星（阿霉素）、长春新碱联合泼尼松（R-CHOP）方案是目前 DLBCL 的标准治疗方案。大剂量化疗联合自体造血干细胞移植可治愈一线治疗复发的 DLBCL 患者。

一、病因及发病机制

DLBCL 以男性发病居多，发病率随年龄增长而上升，最常发生于中老年人群，起病的中位年龄为 66 岁，近 30% 的患者确诊时年龄≥75 岁。DLBCL 可以是原发的，也可以由惰性 B 细胞淋巴瘤如慢性淋巴细胞白血病/小淋巴细胞淋巴瘤（如 Richters 转化）、滤泡性淋巴瘤、边缘区淋巴瘤等转化而来。

DLBCL 的病因目前尚不明确。流行病学研究揭示了与 DLBCL 发病可能相关的危险因素，包括：①家族史；②遗传易感位点［如肿瘤坏死因子/淋巴毒素 α（tumor necrosis factor/lymphotoxin alpha，TNF/LTA）、6p25.3、6p21.33、2p23.3、8q24-21］；③免疫功能失调，如 B 细胞活化相关的自身免疫疾病（系统性红斑狼疮、干燥综合征、乳糜泻）；④病毒感染，如 EB 病毒（Epstein-Barr virus，EBV）、人类免疫缺陷病毒（human immunodeficiency virus，HIV）、人类疱疹病毒 8 型（human herpes virus 8，HHV8）、乙型肝炎病毒（hepatitis B virus，HBV）、丙型肝炎病毒（hepatitis C virus，HCV）；⑤器官移植；⑥环境因素，包括职业暴露、农药暴露、电离辐射等。

DLBCL 起源于成熟的 B 细胞，是一组具有高度分子异质性的侵袭性淋巴瘤。细胞遗传学、基因组测序能够检测到多种基因突变、染色体易位及拷贝数改变。学者已经通过基因表达谱（gene expressionpro-file，GEP）检测发现并确立了三种 DLBCL 病理亚型：①生发中心 B 细胞样（germinal center B-cell-like，GCB）；②活化 B 细胞样（activated B-cell-like，ABC）；③不能分类型（unclassified）。

GCB 亚型的肿瘤细胞来源于生发中心 B 细胞，与生发中心亮区的中央细胞（centrocyte）有关，而 ABC 亚型的肿瘤则来源于浆样分化停滞的后生发中心 B 细胞，属于早期浆细胞样的调节程序。基因组联合转录组学分析显示，这两种 DLBCL 病理亚型具有不同的发病机制。GCB 亚型的 DLBCL 常伴有组蛋白修饰和染色质重塑相关基因的重现突变，如 *EZH2*、*MEF2B*、*KMT2D*、*CREBBP*、*EP300*、*PTEN* 基因突变，以及 *BCL-2* 易位、*MYC* 易位等。ABC 亚型 DLBCL 的发病机制和核转录因子-kappa B（nuclear factor-kappa B，NF-κB）信号通路以及 B 细胞受体（B cell receptor，BCR）信号通路的慢性激活有关，常伴有 BCR 信号通路和 NF-κB 家族相关基因的突变，如 *PRDM1*、*CD79A*、*CD79B*、*MYD88*、*CARD11*、*TNFAIP3* 等。

二、临床表现和病理特征

（一）临床表现

DLBCL 典型的表现包括进行性淋巴结肿大，最常见为颈部或腹部淋巴结肿大，也可表现为身体任意部位的肿块。"B"症状（诊断前 1 个月内出现过>38℃的不明原因发热连续 3 天以上；诊断前 1 个月内有反复出现的大量盗汗，夜间为主；诊断前 6 个月内体重减轻>10%）见于约 30% 的患者，超过半数的患者血清乳酸脱氢酶（lactate dehydrogenase，LDH）升高，提示肿瘤负荷较大。约 60% 的 DLBCL 确诊时疾病即处在进展期（Ann Arbor 分期Ⅲ期或Ⅳ期）。

结外器官的累及见于约 40% 的患者，最常见的累及部位为消化道，但几乎任何组织都可起病，其他部位包括睾丸、骨、甲状腺、皮肤、肝脏、乳腺、肾上腺、肾、鼻腔、鼻窦、眼附属器、子宫、卵巢和中枢神经系统（central nervous system，CNS）等。肾、肾上腺、睾丸、乳腺等脏器的累及是 CNS 复发的高危因素之一。CNS

复发发生在 3%~5% 的患者中,一旦发生,预后极差,中位生存时间常小于 6 个月。具有 CNS 复发高危因素的患者需要常规进行腰椎穿刺术,采集脑脊液标本进行流式细胞分析以排查有无中枢浸润,并通过静脉或鞘内注射进行中枢预防。骨髓累及见于约 15% 的患者,可以引起贫血、白细胞计数减少和血小板计数减少。少数 DLBCL 也可导致临床急症,如血管受压(如上腔静脉综合征)或气道受压(如气管-支气管压迫)、累及外周神经以及破坏骨质(如脊髓压迫),需要立刻就医处理。

（二）病理学特征

1. 形态学和免疫表型　DLBCL 是一组异质性肿瘤,由转化的大 B 细胞组成,核仁明显并且胞浆嗜碱性,主要的病理特征是大的恶性 B 淋巴细胞呈弥漫性生长模式。正常的淋巴结结构完全消失,被大片异型淋巴细胞所取代。DLBCL 的弥漫分布在病理学上可以和滤泡性淋巴瘤的灶性生长区分。肿瘤细胞较大(细胞核至少为小淋巴细胞的两倍,大于组织巨噬细胞的细胞核),常常类似正常的中心母细胞或免疫母细胞。中心母细胞是大无裂细胞,细胞核呈圆形或椭圆形,染色质呈空泡状,常见多个周边核仁以及嗜碱性胞浆。免疫母细胞形状更大,有明显的核仁和丰富的胞浆,常有浆细胞样特征。部分肿瘤混合存在中心母细胞和免疫母细胞。

DLBCL 的免疫表型可以通过免疫组织化学染色或流式细胞术分析确定。DLBCL 中的肿瘤细胞通常表达泛 B 细胞抗原(包括 CD19、CD20、CD22 和 CD79α)。50%~75% 的肿瘤表达细胞表面或胞浆单克隆免疫球蛋白,最常为 IgM 型。免疫球蛋白可变区基因发生重排,常为体细胞突变;克隆相关亚群可能表达其他同种型(同种型转换)。10% 的 DLBCL 表达 CD5 蛋白,CD5 阳性的 DLBCL 侵袭性较高,预后较差。约 25% 的病例(特别是间变性亚型)表达 CD30 蛋白,疾病更倾向于良性。CD10 的阳性率约为 25%~50%。BCL-2 阳性率约为 50%~80%,BCL-6 阳性率约为 50%~70%,MUM1/IRF4 阳性率约为 35%~65%。正常 B 细胞不会同时表达 MUM1/IRF4 和 BCL-6,但高达 50% 的 DLBCL 会共表达这两种免疫标记。根据 Ki-67 测定的细胞增殖指数一般大于 40%,部分病例可高达 90% 以上。

30%~45% 的 DLBCL 表达 MYC 蛋白,20%~35% 同时表达 BCL-2。BCL-2 和 MYC 蛋白双重高表达且不伴 BCL-2 和 MYC 重排异常的 DLBCL 被称为"双表达"淋巴瘤(double expressor lymphoma,DEL)。"双表达"淋巴瘤不是一个独立的生物学亚型,但已经被世界卫生组织(WHO)淋巴组织肿瘤分类(2016 版)列为独立不良预后因素,"双表达"淋巴瘤的预后明显差于非"双表达"或单一表达某一蛋白的淋巴瘤。

2. 基于不同细胞起源的病理亚型　近年来,分子生物学技术的进步推动了人们对 DLBCL 发病分子机制的深入探索。研究人员通过 DNA 微阵列(DNA microarray)技术广泛研究了 DLBCL 的基因表达,基于可能的起源细胞,应用监督聚类对 DLBCL 进行分类。研究发现,依据基因表达模式的不同,DLBCL 可以来源于不同发育阶段的 B 细胞,并已在 WHO 淋巴组织肿瘤分类(2016 版)中被列为独立的病理亚型存在。

2000 年,Alizadeh 等应用 DNA 微阵列方法,将 DLBCL 分为 2 个不同的亚型,其中一个亚型的基因表达谱与生发中心 B 细胞类似,称为生发中心 B 细胞样 DLBCL(germinal center B-like DLBCL);另一个亚型表达的基因通常在外周血 B 细胞体外活化时诱导产生,称为活化 B 细胞样 DLBCL(activated B-like DLBCL)。2002 年,淋巴瘤/白血病分子谱型计划(Lymphoma/Leukemia Molecular Profiling Project,LLMPP)运用 17 个基因作为预后预测指标,将 DLBCL 分成 3 个亚型,即:①生发中心 B 细胞样(germinal center B-cell-like,GCB);②活化 B 细胞样(activated B-cell-like,ABC);③第三型(Type 3),又称未分类型(unclassified)。基于基因表达谱的病理分型与肿瘤细胞形态学表型之间也存在着一定的关联。GCB 型 DLBCL 对应的形态学表型通常为中心母细胞型,而 ABC 型 DLBCL 则通常对应免疫母细胞型。

GCB 型和 ABC 型 DLBCL 不仅细胞来源不同,发病机制也有不同。GCB 型 DLBCL 具有正常生发中心 B 细胞的典型基因表达谱。免疫球蛋白基因显示克隆内异质性和持续的体细胞高频突变。这种亚型常发生 BCL-2/IgH 融合基因 t(14;18)(q32;q21)易位,以及编码 REL 癌基因的 2 号染色体位点的扩增。GCB 与染色体 12q12 扩增有关。ABC 型 DLBCL 的基因表达谱与后生发中心的活化 B 细胞相似。免疫球蛋白基因显示克隆内同质性。ABC 与 6q21 缺失、3 号染色体三体以及 3q 和 18q21-22 扩增相关。6q 常常缺失的位点包括编码肿瘤抑制子 PRDM1(BLIMP-1)的基因,PRDM1 是成熟 B 细胞分化为浆细胞的主调控因子。PRDM1 缺失可能导致末端分化抑制,是 DLBCL 一种可能的致病途径。ABC 型 DLBCL 还存在 NF-κB

靶基因的高表达和信号通路的激活。ABC 型 DLBCL 携带多个基因的体细胞突变,包括 *CARD11*、*TRAF2* 和 *TRAF5* 等,这些突变基因是 NF-κB 的正向调控因子。而对于 *CARD11* 基因野生型的 ABC 型 DLBCL 来说,肿瘤细胞的存活和生长依赖于另一种 BCR 信号通路的成分 Bruton 酪氨酸激酶(Brutons tyrosine kinase,BTK)的表达。第 3 型(或称未分类型)占所有 DLBCL 的 10% ~ 15%。其基因表达谱特征与前两型存在差别,是另一个异质性亚群,但预后与 ABC 型相似。多项研究显示,ABC 型 DLBCL 的预后显著差于 GCB 型,且细胞起源(celloforigin,COO)分型是独立于国际预后指数(international prognostic index,IPI)的预后因素。GCB 型 DLBCL 的 3 年无进展生存(progression-freesurvival,PFS)率约为 75%,ABC 型 DLBCL 的 3 年 PFS 在 40% ~ 50%。

基因表达谱分析在一定程度上揭示了 DLBCL 的内部异质性,但该检测手段需要采用新鲜或冷冻组织标本,在临床实践中存在操作困难,实际应用受限。因此,多项研究试图通过采用简化方法来对 GCB 型和 ABC 型 DLBCL 进行区分。Hans 等采用免疫组化的方法,选取 CD10、BCL-6 和 MUM1 三个分子标记,来区分 GCB 和 non-GCB 亚型,后者包括 ABC 亚型和未分类型。CD10 和 BCL-6 是生发中心来源细胞的标记,而 MUM1/IRF4 在浆细胞和 B 细胞发育晚期表达。在正常 B 细胞的发育过程中,BCL-6 与 MUM1 的表达是互斥的,但在某些 DLBCL 肿瘤细胞中,BCL-6 与 MUM1 可同时表达。若肿瘤细胞 CD10 和 BCL-6 均阳性或仅 CD10 染色阳性,则被判定为 GCB 型。若 CD10 和 BCL-6 均阴性,则被判定为 non-GCB 型。如果 BCL-6 阳性而 CD10 阴性,那么 MUM1 的染色结果将决定分组:若 MUM1 阴性,则被判定为 GCB 型;如果 MUM1 阳性,则被判定为 non-GCB 型。Scott 等提出了在福尔马林固定、石蜡包埋的组织标本中检测特定基因表达以判定细胞起源的方法(即 Lymph2Cx 法)。Lymph2Cx 法基于 NanoString 技术,检测石蜡包埋组织中特定的 20 个基因的 mRNA 表达量,可以成功分出 GCB、ABC 和未分类型这三种类型,与"金标准"结果相比,准确率超过 95%。

3. 遗传学特征和分子分型 DLBCL 的发病是一个复杂的多步过程,多种分子机制和致病通路的共同作用,最终导致生发中心或生发中心后 B 细胞起源的恶性克隆的转化和扩增。这些作用机制中,一些步骤已被阐明,但仍有许多未知的地方。仅依赖于不同细胞起源的病理分型,也难以解释同一 COO 分型下,患者出现的截然不同的病程、治疗反应和预后,而难以分类的第 3 型,其具体的致病机制也尚未可知。因此,DLBCL 的生物学异质性,不仅表现在不同的 GEP 表型,更可能直接取决于各种遗传学异常。利用基因组测序、转录组测序等技术,根据基因突变、易位以及拷贝数异常,建立算法或模型,可以将 DLBCL 分成几个独立于 COO 的分子亚型。

2018 年,Staudt 团队对 574 例 DLBCL 组织活检样本进行了外显子测序、转录组测序、基于芯片的 DNA 拷贝数分析、针对 372 个基因的靶向扩增子重测序,发现具有重现性的基因畸变,并据此构建了一种算法进行分子亚型。他们将 DLBCL 分成 4 种不同的遗传学亚型,命名为 MCD 型、BN2 型、N1 型以及 EZB 型。MCD 型以 *MYD88^{L265P}* 和 *CD79B* 共突变为主要特征,BN2 型以 *BCL-6* 融合及 *NOTCH2* 突变为主要特征,N1 型以 *NOTCH1* 突变为主要特征,EZB 型以 *EZH2* 突变和 *BCL-2* 易位为主要特征。通路分析显示 MCD 型和 BN2 型存在 BCR 信号通路的"慢性激活"。96% 的 MCD 型属于 ABC 亚型,而 BN2 型则同时包括 ABC(占 41%)、GCB(占 19%)和未分类型(占 40%)。95% 的 N1 型属于 ABC 亚型,88% 的 EZB 型为 GCB 亚型。基于基因异变的分子亚型是独立于 IPI 的预后因素,BN2 和 EZB 型预后较好,而 MCD 和 N1 型预后较差。

同期,Shipp 团队提出了 DLBCL 分子分型的"五分类法",针对 304 例 DLBCL 患者,检测肿瘤细胞的重现性突变、体细胞拷贝数变化和结构变异等基因层面的异常,采用一致性聚类,区分出了 5 种 DLBCL 分子亚型,命名为 Cluster1(C1)~ Cluster5(C5)。其中,C1、C3 和 C5 分别对应于 Staudt 团队提出的 BN2、EZB 和 MCD 型,C2 则以 *TP53* 双等位基因失活(由突变或 17p 缺失导致)为特征,而 C4 的 COO 分型虽也以 GCB 为多,但其遗传学特征和预后皆与 C3 不同,C4 的预后显著优于 C3 组,这提示 C3 和 C4 虽同以 GCB 亚型为主,但代表了两种不同的分子亚型。

2020 年,Staudt 团队根据前期研究结果,对 DLBCL 的基因分型进行了更新和完善,在 MCD 型、BN2 型、N1 型以及 EZB 型的基础上,增加了 A53 型和 ST2 型,并根据 *MYC* 基因有无异常将 EZB 型进一步分成了 EZB-MYC⁺ 和 EZB-MYC⁻ 两个类型,建立了 DLBCL 分子分型的"七分类法"。A53 型对应上述"五分类法"的 C2,预后较差;ST2 型以 *SGK1* 和 *TET2* 突变为特征,预后较好;根据 *MYC* 基因有无异常,EZB 型可分为 EZB-MYC⁺和 EZB-MYC⁻两类,以区分是否具有"双打击淋巴瘤"的基因表达特征。由此建立的基于概率分类的 LymphGen 算法可以将 63.1% 的 DLBCL 患者进行分类,得到明确的分子分型结果。

BN2 亚型(与 C1 对应)的基因学异常包括 *BCL-6*、*NOTCH2*、*TNFAIP3* 和 *DTX1* 等基因,伴有 NOTCH2 通路和免疫逃逸相关通路的激活。A53 亚型(与 C2 对应)以 *TP53* 突变或 17p 缺失为特征,致病机制与基因组不稳定性和免疫逃逸有关。EZB 亚型(与 C3 对应)相关的遗传学异常改变包括 *BCL-2*、*EZH2*、*TNFS-FR14*、*CREBBP*、*KMT2D* 等基因,MYC 阳性(EZB-MYC⁺)的病例具有"双打击"或"三打击"淋巴瘤的基因表达谱特征。EZB 亚型的致病机制与表观遗传学、细胞迁移、免疫细胞相互作用以及磷酸肌醇 3 激酶(phosphoinositide 3-kinase,PI3K)通路有关。ST2 亚型(与 C4 对应)的高频基因突变包括 *TET2*、*SGK1*、*DUSP2*、*ZFP36L1*、*ACTG1*、*ACTB*、*ITPKB*、*NFKBIA* 等,以 Janus 酪氨酸激酶/信号转导和转录激活因子(Janus protein tyrosine kinase/signal transducer and activator of transcription,JAK/STAT)通路激活为主要特征。MCD 亚型(与 C5 对应),常见高频突变基因包括 *MYD88*、*CD79B*、*PIM1*、*HLA-B*、*BTG1*、*CDKN2A*、*ETV6*、*SPIB*、*OSBPL10*,以 BCR 和 NF-κB 信号通路激活为主要特征。N1 亚型以 *NOTCH1*、*IRF2BP2* 基因突变为特征,同样存在 NF-κB 信号通路的激活。

基于基因学改变和遗传学异常建立的 DLBCL 分子分型体系,为处在靶向药物时代的精准治疗提供了理论依据。当然,其临床实践价值以及推广性还需要更多大型的研究进行佐证。另外,根据中西方人群在遗传学特征上的异同,DLBCL 分子分型体系更有待在中国人群得到验证和完善。

三、诊断与鉴别诊断、分期与预后分层

(一)诊断

DLBCL 依靠组织病理学和免疫组化分析明确诊断,最常用的组织标本是淋巴结,也可以对结外受累脏器或组织进行取样。对于怀疑有病变的淋巴结或结外病灶实施切除或切取活检术是明确诊断的最佳途径。穿刺活检一般不适用于初发 DLBCL 的诊断,只有在特定情况下,如无法对可疑病灶进行切除活检时,粗针穿刺活检联合其他辅助检查手段可以对 DLBCL 进行诊断。如果所取的组织其检查结果无法帮助临床医师对疾病做出诊断,推荐应再次进行活检。

DLBCL 的初始病理学评估应包含分子学评估,以便进一步分出 GCB 型和 non-GCB 型 DLBCL,以及识别出"双打击"DLBCL。因此,为了得到精准诊断,除形态学、免疫组化(immunohistochemistry,IHC)之外,包括流式细胞术、荧光原位杂交技术(fluorescence in situ hybridization,FISH)、分子生物学检测在内的检查都将被应用,以用于精准分型。CD20 阳性且 CD3 阴性是 DLBCL 典型的免疫表型,其他免疫组化标记用于亚型的分类。为了明确 DLBCL 的诊断,需要对 CD20、CD3、CD5、CD10、BCL-2、BCL-6、GCET1、FOXP1、IRF4/MUM1、Ki-67 及 CD21 进行 IHC 检测,某些病例可选做 cyclin D1、κ/λ、CD138、EBV、ALK、HTLV1 等标记。

DLBCL 属于大 B 细胞淋巴瘤(large B-cell lymphoma,LBCL),是一组在形态学、遗传学和生物学行为上存在异质性的疾病群。弥漫性大 B 细胞淋巴瘤,非特指型(DLBCL,NOS)是 LBCL 中最常见的类型。这一组疾病中,许多特殊或少见类型的 LBCL 已被列为独立的病理亚型,其诊断和鉴别诊断要点以及临床病理特征将在本章第三部分详述,详见表 5-4-2-1。

(二)鉴别诊断

DLBCL 的鉴别诊断包括可引起淋巴结肿大或引起类似病理特征的其他疾病,例如传染性单核细胞增多症、大细胞恶性肿瘤(如上皮来源性癌、黑色素瘤)以及其他类型的淋巴瘤。

局部淋巴结肿大要排除淋巴结炎和恶性肿瘤远处转移。以发热为主要表现的 DLBCL,需要与结核病、结缔组织病和坏死性淋巴结炎等鉴别。结核性淋巴结炎多限于颈部两侧,可彼此融合,与周围组织粘连,疾病晚期由于软化、溃破而形成瘘道。存在结外器官受累的 DLBCL 需和相应器官的其他恶性肿瘤相鉴别。

表 5-4-2-1　大 B 细胞淋巴瘤的病理和临床特征［根据 WHO 淋巴组织肿瘤分类（2016 版）］

根据 WHO 命名的病理类型	诊断要点/病理学特征	临床特征和结局
一、弥漫性大 B 细胞淋巴瘤，非特指型［diffuse large B-cell lymphoma（DLBCL），NOS］		
1. 弥漫性大 B 细胞淋巴瘤，非特指型［diffuse large B-cell lymphoma（DLBCL），NOS］占 LBCL 病例的 80% 以上；可分为 GCB 亚型（占比 60%）、ABC 亚型（占比 25% ~ 30%）和未分类型（占比 10% ~ 15%）；最新提出了分子分型	中等或大淋巴样 B 细胞的弥漫性增殖，细胞表达 CD19、CD20、CD22、CD79α、PAX5 及表面或胞质免疫球蛋白；推荐采用分子生物学技术如 GEP 法或 IHC 法进一步区分病理亚型	中位发病年龄 65 ~ 70 岁；淋巴结肿大是最为常见的临床表现；30% ~ 40% 的病例为原发结外病变；ABC 亚型在原发结外淋巴瘤和老年患者中多见；预后多样
二、其他 LBCL		
2. 富含 T 细胞/组织细胞的大 B 细胞淋巴瘤（T-cell/histiocyte-rich large B-cell lymphoma）罕见	T 细胞和组织细胞的背景中嵌入少量大 B 细胞；需要与结节性淋巴细胞为主型霍奇金淋巴瘤鉴别	常发生于中年男性；常为伴有结外器官（如肝脏、脾脏、骨髓）累及的进展期病例；预后不良
3. 原发中枢神经系统 DLBCL［primary DLBCL of the central nervous system（CNS）］罕见	通常为 ABC 亚型；常见 HLA class Ⅰ/Ⅱ 缺失；常见 *MYD88* 基因突变	仅累及 CNS 或眼内区域，系统性的累及罕见；预后不良；需要使用能够进入中枢的药物治疗，可联合或不联合放疗；相关靶向治疗手段正在研究中
4. 原发性皮肤 DLBCL，腿型（primary cutaneous diffuse large B-cell lymphoma，leg type）罕见	通常为 ABC 亚型；存在 *MYD88* 基因高频突变；需要与其他皮肤 B 细胞淋巴瘤鉴别	通常发生于老年患者和女性患者；表现为小腿皮肤结节，另有 10% ~ 15% 的病例从其他部位起病；预后不良
5. EBV 阳性 DLBCL，非特指型（EBV-positive diffuse large B-cell lymphoma，NOS）罕见	组织学特征多样，包括霍奇金样病变，单形性至多形性；肿瘤组织能检测到 EBV，血清中也常能检测到 EBV	通常发生于 >50 岁的患者；更常发生于亚洲和拉丁美洲地区；结外累及常见；预后多样
6. EBV 阳性黏膜皮肤溃疡（EBV-positive mucocutaneous ulcer）罕见	常见霍奇金样细胞的多形性浸润，肿瘤组织能检测到 EBV	表现为口腔黏膜、肠道、皮肤的局灶性、溃疡性病变；病灶播散的情况十分罕见；通常为免疫功能低下患者的医源性疾病或年龄相关性的疾病；预后良好；考虑要减少免疫抑制治疗
7. 慢性炎症相关性 DLBCL（DLBCL associated with chronic inflammation）罕见	形态学特征与 DLBCL，NOS 类似；致病与 EBV 强相关；伴慢性脓胸时，又称为脓胸相关的淋巴瘤	发生在胸腔或其他部位如骨骼、关节的慢性炎症背景下；主要发生于男性；预后不良
8. 淋巴瘤样肉芽肿病（lymphomatoid granulomatosis）罕见	EBV 驱动，伴有反应性 T 细胞的血管中心性和血管破坏性淋巴细胞增殖；根据 EBV 阳性的 B 细胞比例和细胞学特征分级	通常累及结外病灶（>90% 为肺）；通常发生在免疫缺陷的背景下；预后多样；无标准治疗
9. 伴有 *IRF4* 重排的大 B 细胞淋巴瘤（large B-cell lymphoma with *IRF4* rearrangement）罕见	IRF4/MUM1 强表达，常伴有 *IRF4* 基因重排；弥漫性至滤泡样的形态学特征；需要与儿童型滤泡性淋巴瘤鉴别	通常发生于儿童和年轻人；常累及韦氏环或颈部淋巴结；预后良好
10. 原发性纵隔（胸腺）大 B 细胞淋巴瘤［primary mediastinal（thymic）large B-cell lymphoma］占 LBCL 病例的 6% 左右	推测起源于为胸腺 B 细胞的恶性肿瘤，为中等至大型 B 细胞，常伴有硬化；有特征性免疫表型（CD30、CD23、PDL1、PDL2）及特征性的基因表达谱；常见 9p21 扩增，以及 *CIITA* 的基因组改变	通常发生于年轻人，以女性为主；纵隔受累为主，伴局部浸润，可累及其他淋巴结或结外病灶（如肾脏、肝脏）；预后多样；可采用 DA-EPOCH-R 方案治疗

根据 WHO 命名的病理类型	诊断要点/病理学特征	临床特征和结局
11. 血管内大 B 细胞淋巴瘤(intravas cular large B-cell lymphoma) 罕见	淋巴瘤细胞仅位于小或中型血管管腔内;骨髓或皮肤活检可有助于明确诊断	有广泛的血管内播散(肺、骨髓、皮肤、CNS、肾脏);常伴有不明原因的发热或神经症状或皮肤症状;预后不良
12. ALK 阳性大 B 细胞淋巴瘤(ALK-positive large B-cell lymphoma) 罕见	有 ALK 阳性大 B 细胞,伴免疫母细胞特征和浆细胞表型,通常 CD20 阴性	常发生于具有全身淋巴结病的年轻男性;预后多样
13. 浆母细胞性淋巴瘤(plasmablastic lymphoma) 罕见	有免疫母细胞样或浆母细胞性 B 细胞,伴浆细胞表型(CD138 阳性,CD20 阴性),常伴 EBV 阳性;需要与多发性骨髓瘤相鉴别	通常和 HIV 感染或免疫抑制状态有关;通常累及结外器官;预后不良;可考虑采用较高强度的治疗方案
14. HHV8 阳性 DLBCL(HHV8-positive diffuse large B-cell lymphoma) 罕见	存在 HHV8 阳性的 IgM lambda 浆母细胞;通常和 HHV8 阳性的多中心 Castleman 病有关	通常与 HIV 感染有关;淋巴结肿大和脾大很常见;预后不良;无标准治疗方案
15. 原发渗出性淋巴瘤(primary effusion lymphoma) 罕见	有免疫母细胞样或浆母细胞性 B 细胞,HHV8 阳性,通常为 EBV 阳性;浆细胞表型缺乏常见的 B 细胞标记,CD20 阴性	通常和 HIV 感染或者免疫抑制状态有关;呈现胸腔、心包腔、腹腔浆液性渗出;通常缺乏可被检测的肿瘤组织团块;预后不良;可采用 DA-EPOCH 方案
三、高级别 B 细胞淋巴瘤(high-grade B-cell lymphoma,HGBL)		
16. 伴有 *MYC* 和 *BCL-2* 和/或 *BCL-6* 重排的高级别 B 细胞淋巴瘤[high-grade B-cell lymphoma with *MYC* and *BCL-2* and/or *BCL-6* rearrangements or both(double-hit or triple-hit lymphoma)] 占 LBCL 病例的 4%~8%	形态学特征多样,包括 DLBCL 的特征、介于 DLBCL 和伯基特淋巴瘤(Burkitt 淋巴瘤)之间的特征,以及母细胞样特征;FISH 可检测到 *MYC* 和 *BCL-2* 和/或 *BCL-6* 重排	通常具有侵袭性临床表现;CNS 受累风险较高;预后不良;需考虑采用较高强度的化疗方案,如 DA-EPOCH-R 方案
17. 高级别 B 细胞淋巴瘤,非特指型(high-grade B-cell lymphoma,NOS) 罕见	是存在异质性的一种病理类型;形态学特征介于 DLBCL 和 Burkitt 淋巴瘤之间;缺乏 *MYC* 和 *BCL-2* 和/或 *BCL-6* 重排	通常具有侵袭性临床表现;CNS 受累风险较高;预后不良;需考虑采用较高强度的化疗方案
四、B 细胞淋巴瘤,不能分类(B-cell lymphoma,unclassifiable)		
18. B 细胞淋巴瘤,不能分类(B-cell lymphoma,unclassifiable) 罕见; 特征介于 DLBCL 和经典型霍奇金淋巴瘤之间("灰区"淋巴瘤)	与 DLBCL 和经典型霍奇金淋巴瘤的形态学特征或免疫表型或两者均有重叠	以男性为主,较为年轻(20~40 岁);纵隔受累最为常见(占比 80%),但也可发生在其他部位;预后多样;无标准治疗方案;考虑采用适用于 DLBCL 或霍奇金淋巴瘤的治疗方案

　　在传染性单核细胞增多症和 DLBCL 的免疫母细胞亚型中,淋巴结活检组织的镜下表现都会显示典型的免疫母细胞和霍奇金样细胞。但传染性单核细胞增多症以 T 细胞为主,而 DLBCL 以 B 细胞为主。累及淋巴结的上皮来源性癌可能在形态学上类似于 DLBCL,因为两者均由非典型大细胞组成。上皮来源性癌与 DLBCL 可通过免疫组化染色证实细胞角蛋白是否存在来鉴别。黑色素瘤和 DLBCL 都有非典型大细胞,可累及淋巴结,但与 DLBCL 不同,黑色素瘤的 S100、HMB-45 和/或 Melan A 染色标记为阳性。

　　间变性亚型 DLBCL 在形态学上与间变性大细胞淋巴瘤(anaplastic large cell lymphoma,ALCL)T 细胞/裸细胞型完全相同,且大量表达 CD30。这类病例的诊断关键是 DLBCL 表达 B 细胞抗原,而 ALCL 不表达此类抗原。

　　一些富含 T 细胞/组织细胞的大 B 细胞亚型可能类似于结节性淋巴细胞为主型霍奇金淋巴瘤(nodular

lymphocyte predominant Hodgkin lymphoma,NLPHL)或富含淋巴细胞的经典型霍奇金淋巴瘤。NLPHL通常呈结节样生长且为局限期疾病,而富含T细胞/组织细胞的大B细胞淋巴瘤则呈弥漫性生长且通常表现为累及肝、脾的播散性疾病。但少数晚期的NLPHL与富含T细胞/组织细胞的大B细胞淋巴瘤可能难以区分,因为两者的肿瘤细胞免疫表型相似。富含淋巴细胞的经典型霍奇金淋巴瘤则通常较容易鉴别,因为其表达经典型霍奇金淋巴瘤的特异性标志物(CD15和CD30),且通常EB病毒阳性,但富含T细胞/组织细胞的大B细胞淋巴瘤通常EB病毒阴性。

具有浆母细胞特征的大B细胞淋巴瘤病例需要与多发性骨髓瘤鉴别。浆母细胞性淋巴瘤的肿瘤细胞通常有大而偏心的细胞核,常常有明显的单个核仁和丰富的嗜碱性胞浆,其免疫表型较为独特,表达发育晚期B细胞(主要是浆细胞)的标志物(如CD138),而不是典型DLBCL的泛B细胞标志物(如CD20和CD79α)。累及口咽部的浆母细胞性淋巴瘤最常见于HIV阳性患者,且常为EB病毒阳性。

(三) 特殊类型的大B细胞淋巴瘤

DLBCL是一组在组织形态学、基因表型和临床转归上存在很大异质性的大B细胞恶性增殖性疾病。虽然早期的淋巴瘤病理分类中已经发现DLBCL中存在多种亚型,并且描述了多个形态学上的变异型,如中心母细胞型、免疫母细胞型、间变大细胞型、浆母细胞型、富于T细胞型和间变淋巴瘤激酶(anaplastic lymphoma kinase,ALK)阳性型等,但是没有证据显示这些组织形态学上的变异型可以代表相应独立的临床疾病。

对DLBCL发病机制的深入探究使得研究者得以明确多个在致病机制、免疫表型、临床病理特征上与DLBCLNOS存在一定差异的独立疾病类型。WHO淋巴组织肿瘤分类(2016版)也更新了LBCL的分类,在其中DLBCL,NOS是最常见的类型,同时也列出了多种特殊类型的DLBCL,如富含T细胞/组织细胞的大B细胞淋巴瘤、原发性皮肤DLBCL(腿型)、EBV阳性DLBCL,非特指型、血管内大B细胞淋巴瘤等,它们已作为独立疾病实体存在。Sehn等总结了LBCL的分类、诊断要点、临床特征和结局(表5-4-2-1)。

富含T细胞/组织细胞的大B细胞淋巴瘤(T-cell/histiocyte-rich large B-cell lymphoma)的所有病例均存在反应性T细胞和组织细胞(巨噬细胞)浸润,且部分肿瘤以这些细胞为主。有专家认为,该类淋巴瘤的诊断要求细胞构成中肿瘤细胞占比低于10%。一项研究纳入了40例富含T细胞/组织细胞的大B细胞淋巴瘤的患者,中位年龄49岁,男女比为2.6∶1。脾大、骨髓受累和肝大发生率分别为60%、43%和40%。肿瘤细胞均为CD20阳性且CD5、CD10、CD15和CD138阴性。该病理类型预后不良,治疗后的完全缓解率(complete response rate,CRR)仅为40%,3年OS率为50%。

原发性皮肤DLBCL,腿型(primary cutaneous diffuse large B-cell lymphoma,leg type)患者的腿部通常会出现红色或紫罗兰色结节,多见于小腿,10%~15%的患者会从下肢以外的部位起病。与其他皮肤B细胞淋巴瘤不同,原发性皮肤DLBCL,腿型常会播散至皮肤以外的部位,呈侵袭性病程,预后不良。

EBV阳性DLBCL,非特指型(EBV-positive diffuse large B-cell lymphoma,NOS)可见于所有年龄段的患者,最常发生于>50岁的患者,但年轻患者越来越多。该亚型属于克隆性B细胞淋巴组织增殖性疾病,最常见于亚洲国家,可见于无已知免疫缺陷或既往淋巴瘤的患者。大多数患者表现为结外疾病,有时有淋巴结受累。该类别可能与淋巴瘤样肉芽肿病重叠,区别主要在于EB病毒阳性B细胞在受累组织中的数量,淋巴瘤样肉芽肿病中较少,而EBV阳性DLBCL,非特指型中较多。

EB病毒阳性皮肤黏膜溃疡(EBV-positive mucocutaneous ulcer)的界定标准为存在边界清晰的散在溃疡性病变,通常见于老年人群,也常见于免疫功能抑制的患者。病变最常见于口咽部,也可出现于皮肤或消化道。病变含有多形性炎性浸润,其中混有散在的EBV阳性B细胞,部分细胞在形态学与免疫表型上类似于霍奇金样细胞。该亚型与霍奇金淋巴瘤的区别主要在于结外表现和良性病程。

慢性炎症相关性DLBCL(DLBCL associated with chronic inflammation)又称脓胸相关的淋巴瘤,常见于有漫长脓胸病史(如数十年)的患者,其他慢性炎症部位也可出现相似的肿瘤。此类肿瘤均呈EBV阳性,可能是起源于EB病毒潜伏感染的生发中心后阶段B细胞。它们通常具有EB病毒潜伏Ⅲ型基因表达,这可能意味着肿瘤是在慢性炎症部位内局部免疫抑制的背景下发生的。一些大型病例系列研究显示,该亚型临床侵袭性强,在利妥昔单抗问世之前,CHOP方案治疗下患者的5年OS仅为20%~35%。

淋巴瘤样肉芽肿病（lymphomatoid granulomatosis）是一种 EBV 阳性的大 B 细胞淋巴瘤,富含 T 细胞,临床和病理表现都不同于 DLBCL。淋巴瘤样肉芽肿病患者的典型临床表现包括咳嗽、发热、皮疹/结节、体重减轻、神经系统异常、呼吸困难、胸痛等。结外病变累及很常见,大多数患者在病程中的某个阶段发生肺脏受累。其他常见受累的部位包括肾脏、肝脏、脑和皮肤。淋巴结和脾脏极少受累。患者可能存在免疫缺陷病史。组织学上,浸润表现为广泛性坏死,通常在淋巴细胞、浆细胞和组织细胞的多形态背景下仅有少数非典型大 B 细胞;浸润可能呈血管中心性和血管侵袭性。非典型大 B 细胞代表肿瘤成分,并在原位杂交中显示 EB 病毒感染。肺结节可能表现为中央坏死和空洞形成。

原发性纵隔（胸腺）大 B 细胞淋巴瘤[primary mediastinal(thymic)large B-cell lymphoma]是起源于胸腺（髓质）B 细胞的一种侵袭性 B 细胞淋巴瘤。该病临床病理特征不同于系统性 DLBCL,临床和生物学特征与结节硬化性经典霍奇金淋巴瘤有一些共同之处。原发性纵隔大 B 细胞淋巴瘤占 DLBCL 的 6%~7%,占所有 NHL 的 2.4%。女性居多,诊断时中位年龄为 20~39 岁。患者表现为起自胸腺的局部侵袭性前纵隔包块,经常会合并气道损伤和上腔静脉综合征。约 3/4 的患者诊断时病变为 I 期或 II 期。在约半数患者中,原发肿瘤的最大直径>10cm,属于大包块。病理学形态上,肿瘤由大细胞组成,细胞核形态各异,类似于中心母细胞、大中心细胞或多叶核细胞,常有苍白或"透亮"的胞浆。肿瘤细胞通常表达 B 细胞相关抗原（CD19、CD20、CD22、CD79α）、CD45、CD30（弱）、TRAF-1、核 c-REL 等,不表达免疫球蛋白、CD5 及 CD10。

血管内大 B 细胞淋巴瘤（intravascular large B-cell lymphoma）几乎均为 B 细胞型,偶为 T 细胞来源,极少数为 NK 细胞来源。患者常表现为小血管内大淋巴样细胞播散增生,无明显的血管外肿瘤包块或白血病。其曾被称为血管内淋巴瘤病、嗜血管性大细胞淋巴瘤和恶性血管内皮瘤病。最常受累的器官为中枢神经系统、肾、肺和皮肤,但几乎所有部位均可受累。

FISH 检测到在 DLBCL 中具有重现性的基因重排。5%~15% 的 DLBCL 具有 MYC 重排,可与 BCL-2 或 BCL-6 重排同时发生,称为"双打击"（"double-hit" lymphoma,DHL）或"三打击"淋巴瘤（"triple-hit" lymphoma,THL）。DHL 或 THL 在形态学特征为 DLBCL 中的发生率为 4%~8%,其中大多数 MYC 和 BCL-2 的重排,大多数细胞来源分型是 GCB 亚型。WHO 淋巴组织肿瘤分类（2016 版）目前将 DHL 或 THL 单独列为"高级别 B 细胞淋巴瘤伴 MYC、BCL-2 和/或 BCL-6 重排（high-grade B-cell lymphoma,with MYC and BCL-2 and/or BCL-6 rearrangements）"这一独立亚类。该类型对利妥昔单抗联合环磷酰胺、多柔比星、长春新碱和泼尼松（rituximab,cyclophosphamide,doxorubicin,vincristine,prednisone,R-CHOP）方案预后不良,目前尚无有效治疗措施,可能对剂量增强型的化疗方案有效,如剂量调整性的依托泊苷、泼尼松、长春新碱、环磷酰胺、多柔比星联合利妥昔单抗（etoposide,prednisone,vincristine,cyclophosphamide,doxorubicin,rituximab,DA-EPOCH-R）方案。DHL 的不良预后在 MYC 与免疫球蛋白基因发生重排时最为明显（这也是临床能检测到的一种重排）,MYC、BCL-2 重排阳性与 MYC、BCL-6 重排阳性相比,预后没有明显差异。

（四）分期与预后分层

目前采用 Ann Arbor 分期系统对 DLBCL 患者进行分期。Ann Arbor I~II 期为局限期,III~IV 期为进展期。约 60% 的 DLBCL 在确诊时即为进展期疾病,而 40% 的患者病变比较局限（通常定义为病变可包含在一个照射野内）。

^{18}F-氟脱氧葡萄糖正电子发射断层扫描（^{18}F-fluorodeoxyglucose positron emission and computed tomography,18F-FDG PET/CT）已被淋巴瘤治疗前评估、分期和疗效评估标准（即 Lugano 2014 评估标准）推荐为 DLBCL 这一高代谢亲和性肿瘤进行基线评估和疗效评估的手段。Lugano 2014 评估标准可以评估患者全身病灶（包括骨髓）的累及情况,用于 Ann Arbor 分期。该标准认为由于 PET/CT 的高敏感性,初治时骨髓穿刺和活检已不再作为 DLBCL 患者的强制性检查项目。虽然这样有可能会遗漏一些不能在 PET/CT 上显示的微小体积的骨髓高代谢病灶以及骨髓中存在与外周病理检测结果不一致的惰性淋巴瘤病理类型的情况,但这些情况在多数情况下,都并不影响患者的治疗选择、疾病预后和转归。

Ann Arbor 分期在很长一段时间内用于指导 DLBCL 患者的治疗选择,但 IPI 和年龄调整 IPI（age-adjusted IPI,aaIPI）对预后判断和治疗分层也有很大的价值,制定治疗策略时应综合考虑上述因素。IPI 是目前公认的 DLBCL 预后判断指标,包含 5 个预后因素:年龄、Ann Arbor 分期、血清 LDH 水平、结外病灶数目、ECOG(Eastern Cooperative Oncology Group)体能状态评分。每个不良预后因素占 1 分,分别是:年龄>60岁、Ann Arbor 分期Ⅲ~Ⅳ期、血清 LDH 水平>正常值上限、ECOG 评分≥2 分以及结外病灶数目≥2 个。根据 IPI 评分,将患者分为低危组(0~1 分)、低中危组(2 分)、高中危组(3 分)和高危组(4~5 分)。各组患者的 5 年 OS 率分别为 70%~80%、50%~60%、40%~50% 和 20%~30%。

上述这些临床的预后因子没有包含生物学方面的预后信息。很多生物学标志物已被研究证实为 DLBCL 的不良预后因素,包括:细胞来源为 ABC 或 non-GCB 型、DHL/THL、"双表达"淋巴瘤、Ki-67 增殖指数、影响 DNA 结合结构域的 *TP53* 基因突变、*CDKN2A* 基因座缺失或 9p21 缺失、MHCⅡ类分子表达缺失、淋巴细胞计数低、淋巴细胞与单核细胞比值低、5q23.2 或 6q21 的单核苷酸变异。当然,这些分子生物学层面的预后因子,仍需要进一步分析,以明确是否为 DLBCL 的独立预后因素。

四、治 疗

DLBCL 是一组异质性很强的疾病。随着研究的深入,越来越多的亚型和预后因素得到了证实。DLBCL 的治疗趋向于精细化、个性化,根据肿瘤表现出的不同的生物学特征进行策略选择,并且更加注重循证医学证据带给治疗的提示和指导。

DLBCL 是可以被治愈的。超过 60% 的患者可以在一线治疗中,通过 R-CHOP 免疫化疗方案得到治愈和长期生存。而 R-CHOP 方案下治疗失败的患者后续治疗的成功率不高,往往预后较差。患者是否接受全程治疗对患者的疗效也有很大的影响。因此,要尽量避免减少治疗剂量或延迟治疗时间。治疗前需要考虑或评估的临床因素包括患者年龄、症状、分期、IPI、并发症等,尽管分子病理检测手段发展迅速,分子标记物相关的疾病特征越来越重要,但获取这些临床可及的相关指标还是必要的,这对于方案选择也很重要。

DLBCL 的治疗模式是化疗、生物免疫治疗和放疗联合的综合治疗方式,近年来也有许多新兴生物靶向药物的涌现和加入。R-CHOP 方案是目前 DLBCL 的标准治疗方案。后文内容若不加特殊标注或说明,皆为 DLBCL,NOS 的治疗策略。

(一)治疗前评估

DLBCL 患者治疗前,需进行以下项目的检查:①病史(完整的病史采集,包括有无发热、盗汗、体重减轻,有无可能影响化疗耐受性的合并症等);②体格检查(尤其注意浅表淋巴结、韦氏环、肝、脾等部位的查体);③体能状况;④实验室检查(包括血常规、尿常规、大便常规、血生化全套、红细胞沉降率、β$_2$-微球蛋白、血清乳酸脱氢酶、乙肝病毒、丙肝病毒、HIV、EB 病毒、梅毒);⑤影像学检查[PET/CT、全身增强 CT(若必要)、心电图、心脏超声、头颅磁共振成像(magnetic resonance imaging,MRI)(若怀疑 CNS 受累)、胃肠镜(若怀疑胃肠道受累)];⑥骨髓穿刺和活检(必要时);⑦腰椎穿刺(必要时)。

(二)初治 DLBCL 的治疗策略

初治 DLBCL 的治疗策略是根据患者年龄、Ann Arbor 分期及 IPI 或 aaIPI 评分进行分层治疗。

1. 局限期 DLBCL 的治疗策略 局限期患者的治疗通常采用化学免疫治疗联合受累部位放射治疗的方案。局限期一般指的是 Ann Arbor 分期Ⅰ~Ⅱ期,但Ⅱ期伴大包块患者的预后与Ⅲ~Ⅳ期相似,故应按照Ⅲ~Ⅳ期的方案来治疗。多项临床研究比较了 CHOP 方案治疗时代局限期 DLBCL 患者单纯化疗对比放化疗联合治疗的疗效。

SWOG(Southwest Oncology Group Study)8736 研究纳入 401 例Ⅰ~Ⅱ期 NHL 患者,随机分组,一组(单纯化疗组)接受 8 个周期 CHOP 方案治疗,另一组(短疗程化疗联合受累野放疗组)接受 3 个周期 CHOP 方案治疗后续接放疗。在中位随访时间为 4.4 年时,短疗程化疗联合受累野放疗组和单纯化疗组的 5 年 OS 率分别是 82% 和 72%(P=0.02),但 10 年 OS 率无明显差别。这项研究试图在局限期的低风险人群中,通过联合放疗而减少化疗周期数,但长期随访结果提示,3 个周期的 CHOP 方案化疗可能并不足够。

ECOG 1484 研究纳入了 352 例Ⅰ期(伴危险因素)或Ⅱ期的弥漫性侵袭性 NHL 患者,给予 8 个周期的 CHOP 方案化疗。化疗后获得 CR 的患者被随机分配到观察组和低剂量(30Gy)受累野放疗组。纳入 215

例患者的意向治疗（intent-to-treat,ITT）数据分析结果显示,CR 后续接放疗显著延长了患者的 6 年无病生存（disease-freesurvival,DFS）率（69% vs 53%,$P = 0.04$）,但远期生存并不获益,在随访期为 10 年时,放疗组与观察组的 OS 率分别是 68% 和 65%（$P = 0.24$）。

GELA LNH 93-1 研究纳入了 647 例年龄<61 岁、Ⅰ~Ⅱ期且 aaIPI = 0 分的侵袭性淋巴瘤患者,其中 DLBCL 占所有病理类型的 80% 左右。患者随机分为两组,一组为单纯化疗组,采用剂量增强型多柔比星联合环磷酰胺、长春地辛、博来霉素和泼尼松（doxorubicin,cyclophosphamide,vindesine,bleomycin and prednisone,ACVBP）方案续接多药联合的多周期巩固治疗,另一组为放化疗联合治疗组,采用 3 周期 CHOP 方案联合受累野放疗。结果显示,在中位随访时间 7.7 年时,单纯化疗组的 EFS 和 OS 显著高于放化疗联合治疗组（EFS:$P<0.001$;OS:$P = 0.001$）。单纯化疗组的 5 年 EFS 率为 82%,放化疗联合治疗组的 5 年 PFS 率为 74%。单纯化疗组的 5 年 OS 率为 90%,放化疗联合治疗组的 5 年 OS 率为 81%。这项研究中,ACVBP 组的化疗剂量强度是 CHOP 组的 150%,研究表明,虽然 3 周期 CHOP 组患者进行了受累野放疗,但仍不足以克服由于减少化疗周期数/化疗强度而导致的远期复发率增加。

GELA LNH 93-4 研究是针对年龄>60 岁、Ⅰ~Ⅱ期且 aaIPI = 0 分的侵袭性淋巴瘤患者设计的临床试验。研究共入组了 576 例老年患者,一组接受 4 个周期的 CHOP 方案化疗,另一组在接受 4 周期 CHOP 方案化疗后,获得 CR 或 PR 的患者联合受累野放疗。结果显示,在中位随访时间为 7 年时,两组的 EFS 和 OS 没有差别（P 值分别为 0.6 和 0.5）。

上述研究都是在利妥昔单抗一线治疗 DLBCL 之前进行的。2008 年的一项Ⅱ期、单臂临床研究（SWOG 0014 研究）纳入了 60 例局限期的侵袭性 B 细胞淋巴瘤患者,给予 R-CHOP 方案治疗,然后续接受累野放疗。结果显示,中位随访时间 5.3 年时,2 年和 4 年 PFS 率分别为 93% 和 88%,2 年和 4 年 OS 率分别是 95% 和 92%。与这项研究相比的历史对照 S8736 研究（仅采用 CHOP 方案）,4 年 PFS 和 OS 率分别为 78% 和 88%。

虽然目前可获得的证据仍不充分,但 3 个疗程 R-CHOP 方案联合受累野放疗或 6 个疗程的 R-CHOP 方案是目前局限期 DLBCL 患者推荐的治疗选择。

2. 进展期 DLBCL 的治疗策略 研究人员从 20 世纪 70 年代开始,对处于进展期的侵袭性 NHL 的联合化疗方案进行探索。第一代方案（first-generation regimens）基本都是针对多药联合化疗的探索,可使 45%~55% 的患者在一线治疗后获得完全缓解（complete remission,CR）,约 30%~35% 的患者获得治愈。CHOP 方案是其中的代表,经过多项大型临床试验的确证,成为了当时的标准治疗方案。第二代方案（second-generation regimens）旨在解决第一代方案存在的两大问题:化疗间歇期的肿瘤再增殖和 CNS 受累。主要办法是在第一代方案中加入了更多的化疗药物,如抗瘤活性较强的依托泊苷、骨髓毒性较低的博来霉素、可透过血脑屏障的甲氨蝶呤和阿糖胞苷等。第三代方案（third-generation regimens）主要包括:甲氨蝶呤联合博来霉素、多柔比星、环磷酰胺、长春新碱、地塞米松（methotrexate,bleomycin,doxorubicin,cyclophosphamide,vincristine and dexamethasone,m-BACOD）方案,泼尼松、多柔比星、环磷酰胺、依托泊苷联合阿糖胞苷、博来霉素、长春新碱、甲氨蝶呤（prednisone,doxorubicin,cyclophosphamideand etoposide followed by cytarabine,bleomycin,vincristine and methotrexate,ProMACE-CytaBOM）方案,甲氨蝶呤联合多柔比星、环磷酰胺、长春新碱、泼尼松、博来霉素（methotrexate,doxorubicin,cyclophosphamide,vincristine,prednisone and bleomycin,MACOP-B）方案。

根据这些单中心临床研究给出的结论,采用第三代方案的患者能够获得更高的 CR 率,但这都是经过和历史队列对照得出的结论,故结论的得出具有局限性,且随访时间并不长,长期随访的结果显示新方案并未在总生存上产生优势。并且,这些方案用药繁多、给药途径复杂,药物毒性强,骨髓抑制、感染、黏膜炎、血栓形成的发生率高,经济成本也很高。因此,Fisher 等开展了一项前瞻性、四臂、随机、Ⅲ期临床研究,比较 CHOP 方案、m-BACOD 方案、ProMACE-CytaBOM 方案和 MACOP-B 方案的疗效和安全性。这些研究共招募 1 138 例患者,899 例符合入排标准接受了治疗。每个治疗方案组至少纳入了 218 例患者。各组的部分缓解（partial response,PR）和 CR 率没有明显差异。各组 3 年 OS 率也没有差异（CHOP 方案组 54%,m-BACOD 方案 52%,ProMACE-CytaBOM 方案组 50%,MACOP-B 方案组 50%,$P = 0.90$）。致死性毒副作用发生在1%的CHOP治疗组患者、3%的ProMACE-CytaBOM治疗组患者、5%的m-BACOD治疗组和6%的MACOP-B治疗组患者中（$P=0.09$）。

据此，CHOP方案仍被证明为进展期侵袭性NHL患者的首选标准治疗方式。

而利妥昔单抗（rituximab，RTX）的问世，显著提高了DLBCL患者的治愈率和生存率。利妥昔单抗是一种人鼠嵌合型抗CD20单克隆抗体，与化疗联合显著提高了DLBCL的疗效，这是1970年以来DLBCL患者疗效的首次提高。已有多项大型的随机、对照、Ⅲ期临床研究证明了利妥昔单抗联合CHOP（R-CHOP）方案治疗DLBCL的效果优于CHOP方案，且无论患者年龄、IPI预后分层及化疗间隔天数，R-CHOP均显示出显著的优势。

GELA（the Grouped Etude des Lymphomes de lAdulte）研究组的LNH-98.5研究纳入了399例年龄在60~80岁之间的初治DLBCL患者，随机分配到CHOP-21×8（CHOP方案，每21天为一周期，共计8个周期）治疗组和R-CHOP-21×8（R-CHOP方案，每21天为一周期，共计8个周期）治疗组，R-CHOP治疗组每个周期第1天输注利妥昔单抗375mg/m²。结果显示，R-CHOP治疗组的CR率显著高于CHOP治疗组（76% vs 63%，$P=0.005$）。中位随访时间2年时，R-CHOP治疗组的无事件生存（event-free survival，EFS）和OS均显著高于CHOP治疗组（EFS：$P<0.001$，OS：$P=0.007$）。两组之间的治疗相关毒副作用发生率无明显差异。2010年，LNH-98.5研究更新了长期随访结果，显示R-CHOP治疗组的10年PFS率显著高于CHOP治疗组（36.5% vs 20%），10年OS率也明显高于CHOP治疗组（43.5% vs 27.6%）。

另一项ECOG 4494/CALGB（Cancer and Leukemia Group B）9793研究证实了上述结果。该研究纳入了632例≥60岁的DLBCL患者，随机分配至CHOP或R-CHOP治疗组。中位随访时间3.5年时，R-CHOP组的3年无失败生存（failure-free survival，FFS）率为53%，而CHOP组仅为46%（$P=0.04$）。研究对415例R-CHOP或CHOP方案治疗有效的患者进行二次随机，分配至R单药维持治疗组和观察组。结果显示R-CHOP组患者并不能通过R维持治疗得到进一步的生存获益。

RICOVER-60研究也得出了类似的结论。该项研究纳入了1 222例年龄61~80岁之间的DLBCL患者，随机分配至CHOP-14×6、CHOP-14×8、R-CHOP-14×6、R-CHOP-14×8治疗组。结果显示，R-CHOP-14×6组相较之CHOP-14×6组，可以显著提高患者的EFS、PFS和OS，但无论CHOP-14还是R-CHOP-14，8周期治疗并不优于6周期治疗。

MInT（MabThera International Trial）研究是一项针对18~60岁DLBCL患者的临床研究，旨在明确在年轻、相对低危的患者中加用利妥昔单抗是否可同样提高CHOP方案的疗效。该研究共纳入824例患者，aaIPI为0分或1分，患者被随机分配至每21天为1周期、共计6个周期的CHOP样治疗组或CHOP样+R治疗组接受治疗。在中位随访时间为34个月时，CHOP样+R治疗组的3年EFS率显著高于CHOP样治疗组（79% vs 59%，$P<0.0001$），3年OS率也显著高于CHOP样治疗组（93% vs 84%，$P=0.0001$）。

所以总的来说，与CHOP方案相比，全年龄组DLBCL患者都会从利妥昔单抗联合化疗的方案中获益。

另外，研究者提出了多种增加"剂量强度"的治疗方案，试图提高疗效。比如通过将R-CHOP方案的治疗间歇缩短至14天以增加剂量强度。但是，多项随机临床研究均发现，与R-CHOP-21方案相比，R-CHOP-14方案并不能改善EFS、PFS或OS，相反，剂量密集方案反而会带来更高的血液学毒性。另有研究者基于体外实验结果，在CHOP方案的基础上设计了一种连续输注的化疗方案EPOCH方案，用药包括依托泊苷（etoposide）、泼尼松（prednisone）、长春新碱（vincristine）、环磷酰胺（cyclophosphamide）和多柔比星（doxorubicin），其中依托泊苷、长春新碱和多柔比星都是持续输注96h，环磷酰胺是一次性输注。并在此基础上提出了根据每个周期监测中性粒细胞计数的最低值进行剂量调整的方案，即dose-adjusted EPOCH（DA-EPOCH）方案。在利妥昔单抗治疗时代，CALGB 50303研究在初治DLBCL患者中对比了DA-EPOCH联合利妥昔单抗（DA-EPOCH-R）方案对比R-CHOP方案的疗效，结果显示，DA-EPOCH-R方案并不能提高PFS和OS，并且会带来更大的毒性。上述研究结果表明，无论是增大剂量还是增大给药密度，均不能进一步提升标准R-CHOP方案的疗效。

因此，R-CHOP-21方案是目前DLBCL（尤其是进展期DLBCL）的标准一线治疗方案。随着对DLBCL生物学异质性的不断阐明，患者将得到更为精准的预后分层，并进行生物学相关预后因素的识别，这会使开展有针对性的、个体化治疗优化成为可能。

3. 新兴治疗药物对 R-CHOP 方案的改良尝试　新兴治疗药物的加入,使得 R-CHOP 方案治疗下,进一步改善 DLBCL 的疗效和预后成为可能。以下简述了几项与新兴治疗药物对 R-CHOP 方案改良尝试相关的大型临床试验的研究结果,这些研究为 DLBCL 精准化治疗提供了较高的循证医学证据。

奥妥珠单抗(obinutuzumab,G)是一种经糖基化工程结构改造的人源化 II 型抗 CD20 单克隆抗体。GOYA 研究纳入 1 418 例初治、进展期的 DLBCL 患者,比较 G-CHOP 和 R-CHOP 方案的疗效。结果显示,G-CHOP 方案安全性尚可,但较之利妥昔单抗,奥妥珠单抗并未能提高患者 PFS。

伊布替尼(ibrutinib,I)为第一代小分子 BTK 抑制剂。它与 BTK 活性位点的半胱氨酸残基形成共价键,从而抑制 BTK 的酶活性。在前期多项小型研究中,伊布替尼对 non-GCB 亚型 DLBCL 呈现较高的活性。Phoenix 研究是一项随机、双盲、安慰剂对照、多中心、III 期临床研究,以期证明伊布替尼在 ABC 亚型 DLBCL 的高效性。该研究纳入了 838 例初治的 non-GCB 型 DLBCL 患者,1:1 随机分配至伊布替尼联合 R-CHOP(IR-CHOP)治疗组和安慰剂联合 R-CHOP 治疗组,主要研究终点是 ITT 集和 ABC 亚型人群的 EFS。结果显示无论是 ITT 集还是 ABC 亚群均未达到主要研究终点,但事后分析显示,在小于 60 岁的年轻 non-GCB 型 DLBCL 患者中,IR-CHOP 可以显著提高 EFS、PFS 和 OS。

来那度胺(lenalidomide,R)是沙利度胺的类似物,作用机制多样,已知药理作用包括抗肿瘤、抗血管生成、促红细胞生成和免疫调节等特性。因在前期研究中观察到的来那度胺对 DLBCL(尤其是 non-GCB 亚型)的高活性,一项前瞻性、多中心、II 期、随机研究(ECOG-ACRIN E1412 研究)纳入了 349 例 II 期(大包块)-IV 期、IPI≥2 分的初治 DLBCL 患者,1:1 随机分配至来那度胺联合 R-CHOP(R2-CHOP)治疗组和 R-CHOP 治疗组接受治疗。结果显示,来那度胺的加入改善了新诊断 DLBCL 的预后,包括 ABC 亚型的患者。而另一项多中心、随机、双盲、III 期临床研究(ROBUST 研究)给出了不同的结论。该研究纳入了 570 例初治的 ABC 亚型 DLBCL 患者,将他们 1:1 随机分配至来那度胺联合 R-CHOP(R2-CHOP)治疗组和安慰剂联合 R-CHOP 治疗组接受治疗。PFS 是主要研究终点。结果显示,R2-CHOP 方案安全性尚可,但该研究没有达到主要研究终点。此外,来那度胺还是目前 DLBCL 患者 R-CHOP 一线治疗缓解后首选的维持治疗用药,因为 REMARC 研究证明对于 60~80 岁的 DLBCL 患者,R-CHOP 一线治疗获得 CR 或 PR 后进行 2 年的来那度胺维持治疗,可以显著提高 PFS。

DLBCL 分子分型的出现以及新兴治疗药物的加入,为改善具有高危因素 DLBCL 的预后提供了可能。虽然目前尚缺乏 R-CHOP 联合靶向药物效果优于 R-CHOP 的确切依据,且仍需注意靶向药物的毒副作用,但已有临床试验展示出药物针对某特定亚组的获益。在未来,疾病诊断阶段即会进行全面的生物学标志物评估,这会为 DLBCL 精准化治疗提供更多的依据。

(三) 复发/难治 DLBCL 的治疗策略

R-CHOP 方案治疗下,大约有 10%~15% 的患者不能获得 CR 或在治疗后 6 个月内复发,称为原发难治/原发耐药(primary refractory)DLBCL。还有 20%~25% 的患者初治得到完全缓解后 2 年内疾病复发(relapse)。复发多发生在最初 2 年,2 年后远期复发的患者较为少见。这些一线治疗失败的患者(尤其是原发难治的患者)预后不良,中位总生存时间约 6 个月。

复发/难治 DLBCL 的治疗通常采用与 CHOP 方案无交叉耐药的二线方案,若符合移植条件,推荐在二线治疗完全缓解后进行自体干细胞移植(autologous stem cell transplantation,ASCT)。近年来出现的嵌合抗原受体 T 细胞免疫疗法(chimeric antigen receptor T-cell immunotherapy,CAR-T-Cell Immunotherapy),以及 BTK 抑制剂、表观遗传学药物、BCL-2 抑制剂、人类核输出蛋白(XPO-1)抑制剂等新药单用或联合治疗亦体现出初步疗效。

对于符合移植条件的患者,高剂量的二线化疗续接 ASCT 是对化疗敏感的复发/难治患者来说最好的治愈机会。二线治疗推荐含铂类药物的方案,包括利妥昔单抗联合顺铂、阿糖胞苷、地塞米松(R-DHAP)方案,利妥昔单抗联合吉西他滨、顺铂、地塞米松(R-GDP)方案,利妥昔单抗联合异环磷酰胺、卡铂、依托泊苷(R-ICE)方案等。这些方案疗效相近,并都在临床试验中得到过验证。大约一半的患者对挽救治疗有效,可以续接 ASCT,总的治愈率在 25%~35%。异基因移植(allogeneic haematopoietic stem cell transplantation,allo-HSCT)也是一种可能的有效治疗方式,不过,allo-HSCT 尽管能产生移植物抗肿瘤效应,但治疗相关死亡的风险也更高,因此这一治疗方式的可行性和推广度还有待进一步实践。

还有相当一部分患者不符合移植条件,无法进行造血干细胞移植。不符合移植条件的患者包括:高龄或共存疾病较多以致身体情况较差的患者、二线挽救治疗没有获得缓解的患者以及 ASCT 后再次复发的患者。事实上,大多数复发/难治 DLBCL 最终都会落到这一分类中。通常推荐这类患者进入临床试验或进行最佳支持治疗,常用药物治疗方案包括利妥昔单抗、吉西他滨、奥沙利铂(R-GemOx)方案等。

CAR-T 细胞免疫疗法的出现给了复发/难治 DLBCL 患者更多生存和长期缓解的希望。CAR-T 细胞治疗是一种免疫疗法,通过基因工程技术,将患者自身的 T 细胞激活,并转染编码肿瘤嵌合抗原受体的基因,将普通的 T 细胞改造成 CAR-T 细胞,CAR-T 细胞可以专门识别体内的肿瘤细胞,并通过免疫作用释放多种效应因子,高效地杀伤肿瘤细胞,达到治疗恶性肿瘤的目的。多项 CAR-T 产品[axicabtageneciloleucel(axi-cel)、tisagenlecleucel(tisa-cel)和 lisocabtagenemaraleucel(iso-cel)]的关键性临床研究结果显示,CAR-T 细胞免疫疗法的客观缓解率(objective response rate,ORR)在 52%~82% 之间,CRR 在 40%~54% 之间。axicabtageneciloleucel 研究更新的随访数据显示,在中位随访时间为 27 个月时,有 37% 的患者处在持续 CR 状态。liso-cel、axi-cel 和 tisa-cel 的 CAR-T 结构、疗效和毒性各异,但尚没有前瞻性研究对其进行头对头比较。liso-cel 是一种抗 CD19 的 CAR-T 细胞产品,具有一个 4-1BB(CD137)共刺激结构域,通过序贯输注两种成分(CD8$^+$ 和 CD4$^+$ CAR-T 细胞)给药。axi-cel 含有一个鼠源性抗 CD19 单链可变片段(single-chain variable fragment,scFv),与 CD28 和 CD3ζ 共刺激结构域相连。tisa-cel 含有一个鼠源性抗 CD19 scFv(与 CD8 铰链区相连)和一个跨膜结构域(与 4-1BB 和 CD3ζ 细胞内信号转导结构域融合)。CAR-T 细胞免疫疗法目前主要用于至少两线全身治疗失败的复发/难治侵袭性 B 细胞淋巴瘤患者,并有临床试验评估 CAR-T 细胞疗法取代 ASCT 的可能性。有Ⅲ期临床研究显示,对于早期且首次复发或原发难治的 DLBCL 患者,采用 liso-cel 和 axi-cel 进行靶向作用于 CD19 的 CAR-T 细胞治疗的疾病控制效果优于 ASCT。而在另一项Ⅲ期临床研究中,同样靶向作用于 CD19 的 tisa-cel 并未优于 ASCT。细胞因子释放综合征(cytokine release syndrome,CRS)和神经毒性是 CAR-T 治疗中发生频率最高的、可能危及生命的毒副作用。CRS 是以发热和多器官功能障碍为特征的急性全身性炎症综合征,与 CAR-T 细胞治疗、治疗性抗体和单倍体相合异基因移植有关。CRS 是由免疫治疗激活或衔接 T 细胞和/或其他免疫效应细胞而引起的超生理反应。这种全身性反应与炎症细胞因子水平增加以及 T 淋巴细胞、巨噬细胞和内皮细胞的活化相关。然而,各细胞成分和细胞因子对 CRS 的发生及严重程度的影响还不十分清楚。通常表现为高热、流感样症状、低血压和神志改变。接受治疗者几乎都会出现一定程度的 CRS,部分可能危及生命,但积极的支持治疗通常有效。3~4 级 CRS 和神经毒副作用的发生率在 2%~22% 和 10%~28% 不等。抗人白细胞介素-6 受体单克隆抗体托珠单抗对于控制 CRS 有效。目前,CAR-T 细胞免疫疗法的应用还受限于潜在的治疗毒性、对疾病进展迅速的患者不充分的桥接治疗、细胞治疗的特殊治疗需求以及经济考量。

除了 CAR-T 治疗之外,还有很多新药给复发/难治 DLBCL 的治疗提供了新选择。如靶向 CD79b 的抗体-药物偶联物(antibody-drug conjugates,ADC)polatuzumab vedotin,可以通过靶向抗体将细胞毒性药物选择性递送到肿瘤细胞。一项在初治的中、高危 DLBCL 患者中对比 polatuzumab vedotin+利妥昔单抗+多柔比星+环磷酰胺+泼尼松(pola-R-CHP)和 R-CHOP 方案疗效的研究结果表明,与 R-CHOP 治疗组相比,pola-R-CHP 治疗组 PFS、EFS 更高,但 DFS 和 OS 没有差别。塞利尼索(selinexor)是 XPO-1 的选择性抑制剂,可诱导肿瘤抑制蛋白在细胞核内蓄积。抗 CD47 单克隆抗体是阻断 CD47 的巨噬细胞免疫检查点抑制剂,可以和利妥昔单抗协同,增强巨噬细胞吞噬功能。人源化抗 CD19 单抗(如 tafasitamab)联合来那度胺可显示疗效。双特异性抗体(如 CD3/CD19 双抗)可以同时靶向肿瘤细胞和 T 细胞上的抗原,从而诱导 T 细胞激活,并产生细胞介导的细胞毒性。还有靶向凋亡的 BCL-2 抑制剂维奈托克(venetoclax)、BTK 抑制剂(伊布替尼、泽布替尼等)、来那度胺、表观遗传调节药物 EZH2 抑制剂等新药,它们的单药治疗效果有限,目前联合治疗的疗效正在研究中。

复发/难治 DLBCL 的治疗需要综合考虑患者体能情况、合并症、疾病特征和肿瘤生物学特性等因素,进行个体化治疗选择。同时,越来越多的新兴药物和疗法也在探索之中,并很可能在未来改变 DLBCL 的治疗格局,对患者的预后和生存做出进一步的改善。

（施晴 王黎 赵维莅）

参考文献

[1] WILD CP,STEWART BW. World cancer report 2014[M]. Geneva,Switzerland:World Health Organization,2014.

[2] 李小秋,李甘地,高子芬,等.中国淋巴瘤亚型分布:国内多中心性病例 10 002 例分析[J].诊断学理论与实践,2012,11(2):111-115.

[3] SWERDLOW SH,CAMPO E,PILERI SA,et al. The 2016 revision of the World Health Organization classification of lymphoid neoplasms[J]. Blood,2006,127(20):2375-2390.

[4] CERHAN JR,BERNDT SI,VIJAI J,et al. Genome-wide association study identifies multiple susceptibility loci for diffuse large B cell lymphoma[J]. Nature Genetics,2014,46(11):1233-1238.

[5] SEHN LH,SALLES G. Diffuse Large B-Cell Lymphoma[J]. N Engl J Med,2021,384(9):842-858.

[6] ALIZADEH AA,EISEN MB,DAVIS RE,et al. Distinct types of diffuse large B-cell lymphoma identified by gene expression profiling[J]. Nature,2000,403(6769):503-511.

[7] ROSENWALD A,WRIGHT G,CHAN WC,et al. The use of molecular profiling to predict survival after chemotherapy for diffuse large-B-cell lymphoma[J]. N Engl J Med,2002,346(25):1937-1947.

[8] LENZ G,WRIGHT GW,EMRE NCT,et al. Molecular subtypes of diffuse large B-cell lymphoma arise by distinct genetic pathways[J]. Proc Natl Acad Sci USA,2008,105(36):13520-13525.

[9] MORIN RD,MUNGALL K,PLEASANCE E,et al. Mutational and structural analysis of diffuse large B-cell lymphoma using whole-genome sequencing[J]. Blood,2013,122(7):1256-1265.

[10] MØLLER MB,PEDERSEN NT,CHRISTENSEN BE. Diffuse large B-cell lymphoma:clinical implications of extranodal versus nodal presentation--a population-based study of 1575 cases[J]. Br J Haematol,2004,124(2):151-159.

[11] SCHMITZ N,ZEYNALOVA S,NICKELSEN M,et al. CNS International Prognostic Index:A Risk Model for CNS Relapse in Patients With Diffuse Large B-Cell Lymphoma Treated With R-CHOP[J]. J Clin Oncol,2016,34(26):3150-3156.

[12] KLANOVA M,SEHN LH,BENCE-BRUCKLER I,et al. Integration of cell of origin into the clinical CNS International Prognostic Index improves CNS relapse prediction in DLBCL[J]. Blood,2019,133(9):919-926.

[13] YAMAGUCHI M,SETO M,OKAMOTO M,et al. De novo CD5[+] diffuse large B-cell lymphoma:a clinicopathologic study of 109 patients[J]. Blood,2002,99(3):815-821.

[14] SLACK GW,STEIDL C,SEHN LH,et al. CD30 expression in de novo diffuse large B-cell lymphoma:a population-based study from British Columbia[J]. Br JHaematol,2014,167(5):608-617.

[15] STEIN H,LENNERT K,FELLER AC,et al. Immunohistological analysis of human lymphoma:correlation of histological and immunological categories[J]. Adv Cancer Res,1984,42:67-147.

[16] SCOTT DW,KING RL,STAIGER AM,et al. High-grade B-cell lymphoma with MYC and BCL2 and/or BCL6 rearrangements with diffuse large B-cell lymphoma morphology[J]. Blood,2018,131(18):2060-2064.

[17] JOHNSON NA,SLACK GW,SAVAGE KJ,et al. Concurrent expression of MYC and BCL2 in diffuse large B-cell lymphoma treated with rituximab plus cyclophosphamide,doxorubicin,vincristine,and prednisone[J]. J Clin Oncol,2012,30(28):3452-3459.

[18] GREEN TM,YOUNG KH,VISCO C,et al. Immunohistochemical double-hit score is a strong predictor of outcome in patients with diffuse large B-cell lymphoma treated with rituximab plus cyclophosphamide,doxorubicin,vincristine,and prednisone[J]. J Clin Oncol,2012,30(28):3460-3467.

[19] HORN H,ZIEPERT M,BECHER C,et al. MYC status in concert with BCL2 and BCL6 expression predicts outcome in diffuse large B-cell lymphoma[J]. Blood,2013,121(12):2253-2263.

[20] BEA S,ZETTL A,WRIGHT G,et al. Diffuse large B-cell lymphoma subgroups have distinct genetic profiles that influence tumor biology and improve gene-expression-based survival prediction[J]. Blood,2005,106(9):3183-3190.

[21] TAM W,GOMEZ M,CHADBURN A,et al. Mutational analysis of PRDM1 indicates a tumor-suppressor role in diffuse large B-cell lymphomas[J]. Blood,2006,107(10):4090-4100.

[22] DAVIS RE,BROWN KD,SIEBENLIST U,et al. Constitutive nuclear factor kappaB activity is required for survival of activated

B cell-like diffuse large B cell lymphoma cells[J]. J Exp Med,2001,194(12):1861-1874.

[23] COMPAGNO M,LIM WK,GRUNN A,et al. Mutations of multiple genes cause deregulation of NF-kappaB in diffuse large B-cell lymphoma[J]. Nature,2009,459(7247):717-721.

[24] SCOTT D W,MOTTOK A,ENNISHI D,et al. Prognostic Significance of Diffuse Large B-Cell Lymphoma Cell of Origin Determined by Digital Gene Expression in Formalin-Fixed Paraffin-Embedded Tissue Biopsies[J]. J Clin Oncol,2015,33(26):2848-2856.

[25] LENZ G,WRIGHT G,DAVE SS,et al. Stromal gene signatures in large-B-cell lymphomas[J]. N Engl J Med,2008,359(22):2313-2323.

[26] SCHMITZ R,WRIGHT GW,HUANG DW,et al. Genetics and Pathogenesis of Diffuse Large B-Cell Lymphoma[J]. N Engl J Med,2018,378(15):1396-1407.

[27] CHAPUY B,STEWART C,DUNFORD AJ,et al. Molecular subtypes of diffuse large B cell lymphoma are associated with distinct pathogenic mechanisms and outcomes[J]. Nat Med,2018,24(5):679-690.

[28] WRIGHT GW,HUANG DW,PHELAN JD,et al. A Probabilistic Classification Tool for Genetic Subtypes of Diffuse Large B Cell Lymphoma with Therapeutic Implications[J]. Cancer Cell,2020,37(4):551-568.

[29] ABRAMSON JS. T-cell/histiocyte-rich B-cell lymphoma:biology,diagnosis,and management[J]. Oncologist,2006,11(4):384-392.

[30] ACHTEN R,VERHOEF G,VANUYTSEL L,et al. T-cell/histiocyte-rich large B-cell lymphoma:a distinct clinicopathologic entity[J]. J Clin Oncol,2002,20(5):1269-1277.

[31] NICOLAE A,PITTALUGA S,ABDULLAH S,et al. EBV-positive large B-cell lymphomas in young patients:a nodal lymphoma with evidence for atolerogenic immune environment[J]. Blood,2015,126(7):863-872.

[32] DOJCINOV SD,VENKATARAMAN G,RAFFELD M,et al. EBV positive mucocutaneous ulcer--a study of 26 cases associated with various sources of immunosuppression[J]. Am J Surg Pathol,2010,34(3):405-417.

[33] HART M,THAKRAL B,YOHE S,et al. EBV-positive mucocutaneous ulcer in organ transplant recipients:a localized indolent posttransplant lymphoproliferative disorder[J]. Am J Surg Pathol,2014,38(11):1522-1529.

[34] NAKATSUKA SI,YAO M,HOSHIDA Y,et al. Pyothorax-associated lymphoma:a review of 106 cases[J]. J Clin Oncol,2002,20(20):4255-4260.

[35] KATZENSTEIN AL,CARRINGTON CB,LIEBOW AA. Lymphomatoid granulomatosis:a clinicopathologic study of 152 cases[J]. Cancer,1979,43(1):360-373.

[36] PROJECT N H L C. A clinical evaluation of the International Lymphoma Study Group classification of non-Hodgkin's lymphoma. The Non-Hodgkin's Lymphoma Classification Project[J]. Blood,1997,89(11):3909-3918.

[37] NGUYEN LN,HA CS,HESS M,et al. The outcome of combined-modality treatments for stage I and II primary large B-cell lymphoma of the mediastinum[J]. Int J Radiat Oncol Biol Phys,2000,47(5):1281-1285.

[38] ROSENWALD A,BENS S,ADVANI R,et al. Prognostic Significance of MYC Rearrangement and Translocation Partner in Diffuse Large B-Cell Lymphoma:A Study by the Lunenburg Lymphoma Biomarker Consortium[J]. J Clin Oncol,2019,37(35):3359-3368.

[39] ROSENTHAL A,YOUNES A. High grade B-cell lymphoma with rearrangements of MYC and BCL2 and/or BCL6:Double hit and triple hit lymphomas and double expressing lymphoma[J]. Blood Rev,2017,31(2):37-42.

[40] PETRICH AM,GANDHI M,JOVANOVIC B,et al. Impact of induction regimen and stem cell transplantation on outcomes in double-hit lymphoma:a multicenter retrospective analysis[J]. Blood,2014,124(15):2354-2361.

[41] CHESON BD,FISHER RI,BARRINGTON SF,et al. Recommendations for initial evaluation,staging,and response assessment of Hodgkin and non-Hodgkin lymphoma:the Lugano classification[J]. J Clin Oncol,2014,32(27):3059-3068.

[42] PFREUNDSCHUH M,SCHUBERT J,ZIEPERT M,et al. Six versus eight cycles of bi-weekly CHOP-14 with or without rituximab in elderly patients with aggressive CD20+ B-cell lymphomas:a randomised controlled trial(RICOVER-60)[J]. Lancet Oncology,2008,9(2):105-116.

[43] COIFFIER B,LEPAGE E,BRIERE J,et al. CHOP chemotherapy plus rituximab compared with CHOP alone in elderly patients with diffuse large-B-cell lymphoma[J]. N Engl J Med,2002,346(4):235-242.

[44] MILLER TP,DAHLBERG S,CASSADY JR,et al. Chemotherapy alone compared with chemotherapy plus radiotherapy for localized intermediate-and high-grade non-Hodgkin's lymphoma[J]. N Engl J Med,1998,339(1):21-26.

［45］HORNING SJ,WELLER E,KIM K,et al. Chemotherapy with or without radiotherapy in limited-stage diffuse aggressive non-Hodgkin's lymphoma:Eastern Cooperative Oncology Group study 1484［J］. J Clin Oncol,2004,22(15):3032-3038.

［46］REYES F,LEPAGE E,GANEM G,et al. ACVBP versus CHOP plus radiotherapy for localized aggressive lymphoma［J］. N Engl J Med,2005,352(12):1197-1205.

［47］BONNER C,FILLET G,MOUNIER N,et al. CHOP alone compared with CHOP plus radiotherapy for localized aggressive lymphoma in elderly patients:a study by the Groupe d'Etude des Lymphomes de l'Adulte［J］. J Clin Oncol,2007,25(7):787-792.

［48］PERSKY DO,UNGER JM,SPIER CM,et al. Phase Ⅱ study of rituximab plus three cycles of CHOP and involved-field radiotherapy for patients with limited-stage aggressive B-cell lymphoma:Southwest Oncology Group study 0014［J］. J Clin Oncol,2008,26(14):2258-2263.

［49］DEVITA VT,CANELLOS GP,CHABNER B,et al. Advanced diffuse histiocytic lymphoma,a potentially curable disease［J］. Lancet,1975,1(7901):248-250.

［50］SCHEIN PS,DEVITA VT,HUBBARD S,et al. Bleomycin,adriamycin,cyclophosphamide,vincristine,and prednisone(BACOP)combination chemotherapy in the treatment of advanced diffuse histiocytic lymphoma［J］. Ann Intern Med,1976,85(4):417-422.

［51］FISHER RI,DEVITA VT,JOHNSON BL,et al. Prognostic factors for advanced diffuse histiocytic lymphoma following treatment with combination chemotherapy［J］. Am J Med,1977,63(2):177-182.

［52］GAYNOR ER,ULTMANN JE,GOLOMB HM,et al. Treatment of diffuse histiocytic lymphoma(DHL)with COMLA(cyclophosphamide,oncovin,methotrexate,leucovorin,cytosine arabinoside):a 10-year experience in a single institution［J］. J Clin Oncol,1985,3(12):1596-1604.

［53］SHIPP MA,HARRINGTON DP,KLATT MM,et al. Identification of major prognostic subgroups of patients with large-cell lymphoma treated with m-BACOD or M-BACOD［J］. Ann Intern Med,1986,104(6):757-765.

［54］LONGO DL,DEVITA VT,DUFFEY PL,et al. Superiority of ProMACE-CytaBOM over ProMACE-MOPP in the treatment of advanced diffuse aggressive lymphoma:results of a prospective randomized trial［J］. J Clin Oncol,1991,9(1):25-38.

［55］KLIMO P,CONNORS JM. MACOP-B chemotherapy for the treatment of diffuse large-cell lymphoma［J］. Ann Intern Med,1985,102(5):596-602.

［56］FISHER RI,GAYNOR ER,DAHLBERGS,et al. A phaseⅢ comparison of CHOP vs. m-BACOD vs. ProMACE-CytaBOM vs. MACOP-B in patients with intermediate-or high-grade non-Hodgkin's lymphoma:results of SWOG-8516(Intergroup 0067),the National High-Priority Lymphoma Study［J］. Ann Oncol,1994,5(Suppl 2):91-95.

［57］COIFFIER B,THIEBLEMONT C,VAN DEN NESTE E,et al. Long-term outcome of patients in the LNH-98. 5 trial,the first randomized study comparing rituximab-CHOP to standard CHOP chemotherapy in DLBCL patients:a study by the Groupe d'Etudes des Lymphomes de l'Adulte［J］. Blood,2010,116(12):2040-2045.

［58］HABERMANN TM,WELLER EA,MORRISON VA,et al. Rituximab-CHOP versus CHOP alone or with maintenance rituximab in older patients with diffuse large B-cell lymphoma［J］. J Clin Oncol,2006,24(19):3121-3127.

［59］PFREUNDSCHUH M,TRUMPER L,OSTERBORG A,et al. CHOP-like chemotherapy plus rituximab versus CHOP-like chemotherapy alone in young patients with good-prognosis diffuse large-B-cell lymphoma:a randomised controlled trial by the MabThera International Trial(MInT)Group［J］. Lancet Oncol,2006,7(5):379-391.

［60］CUNNINGHAM D,HAWKES EA,JACK A,et al. Rituximab plus cyclophosphamide,doxorubicin,vincristine,and prednisolone in patients with newly diagnosed diffuse large B-cell non-Hodgkin lymphoma:a phase 3 comparison of dose intensification with 14-day versus 21-day cycles［J］. Lancet,2013,381(9880):1817-1826.

［61］DELARUE R,TILLYH,MOUNIER N,et al. Dose-dense rituximab-CHOP compared with standard rituximab-CHOP in elderly patients with diffuse large B-cell lymphoma(the LNH03-6B study):a randomised phase 3 trial［J］. Lancet Oncol,2013,14(6):525-533.

［62］WILSON WH,GROSSBARD ML,PITTALUGA S,et al. Dose-adjusted EPOCH chemotherapy for untreated large B-cell lymphomas:a pharmacodynamic approach with high efficacy［J］. Blood,2002,99(8):2685-2693.

［63］BARTLETT NL,WILSON WH,JUNG SH,et al. Dose-Adjusted EPOCH-R Compared With R-CHOP as Frontline Therapy for Diffuse Large B-Cell Lymphoma:Clinical Outcomes of the Phase Ⅲ Intergroup Trial Alliance/CALGB 50303［J］. J Clin Oncol,2019,37(21):1790-1799.

［64］VITOLO U,TRNENY M,BELADA D,et al. Obinutuzumab or Rituximab Plus Cyclophosphamide,Doxorubicin,Vincristine,and Prednisone in Previously Untreated Diffuse Large B-Cell Lymphoma［J］. J Clin Oncol,2017,35(31):3529-3537.

［65］YOUNES A,SEHN L H,JOHNSON P,et al. Randomized Phase Ⅲ Trial of Ibrutinib and Rituximab Plus Cyclophosphamide,Doxorubicin,Vincristine,and Prednisone in Non-Germinal Center B-Cell Diffuse Large B-Cell Lymphoma［J］. J Clin Oncol,2019,37(15):1285-1295.

［66］NOWAKOWSKI GS,HONG F,SCOTT DW,et al. Addition of Lenalidomide to R-CHOP Improves Outcomes in Newly Diagnosed Diffuse Large B-Cell Lymphoma in a Randomized Phase Ⅱ US Intergroup Study ECOG-ACRIN E1412［J］. J Clin Oncol,2021,39(12):1329-1338.

［67］NOWAKOWSKI GS,CHIAPPELLAA,GASCOYNE RD,et al. ROBUST:A PhaseⅢ Study of Lenalidomide Plus R-CHOP Versus Placebo Plus R-CHOP in Previously Untreated Patients With ABC-Type Diffuse Large B-Cell Lymphoma［J］. J Clin Oncol,2021,39(12):1317-1328.

［68］THIEBLEMONT C,TILLY H,GOMES DA SILVA M,et al. Lenalidomide Maintenance Compared with Placebo in Responding Elderly Patients with Diffuse Large B-Cell Lymphoma Treated With First-Line Rituximab Plus Cyclophosphamide,Doxorubicin,Vincristine,and Prednisone［J］. J Clin Oncol,2017,35(22):2473-2481.

［69］MAURER MJ,GHESQUIERES H,JAIS JP,et al. Event-free survival at 24 months is a robust end point for disease-related outcome in diffuse large B-cell lymphoma treated with immunochemotherapy［J］. J Clin Oncol,2014,32(10):1066-1073.

［70］CRUMP M,NEELAPU SS,FAROOQ U,et al. Outcomes in refractory diffuse large B-cell lymphoma:results from the international SCHOLAR-1 study［J］. Blood,2017,130(16):1800-1808.

［71］CRUMP M,KURUVILLA J,COUBAN S,et al. Randomized comparison of gemcitabine,dexamethasone,and cisplatin versus dexamethasone,cytarabine,and cisplatin chemotherapy before autologous stem-cell transplantation for relapsed and refractory aggressive lymphomas:NCIC-CTG LY. 12［J］. J Clin Oncol,2014,32(31):3490-3496.

［72］GISSELBRECHT C,GLASS B,MOUNIER N,et al. Salvage regimens with autologous transplantation for relapsed large B-cell lymphoma in the rituximab era［J］. J Clin Oncol,2010,28(27):4184-4190.

［73］MOUNIER N,EI GNAOUI T,TILLY H,et al. Rituximab plus gemcitabine and oxaliplatin in patients with refractory/relapsed diffuse large B-cell lymphoma who are not candidates for high-dose therapy. A phase Ⅱ Lymphoma Study Association trial［J］. Haematologica,2013,98(11):1726-1731.

［74］ABRAMSON JS,PALOMBA ML,GORDON LI,et al. Lisocabtagenemaraleucel for patients with relapsed or refractory large B-cell lymphomas(TRANSCEND NHL 001):a multicentre seamless design study［J］. Lancet,2020,396(10254):839-852.

［75］NEELAPU SS,LOCKE FL,BARLETT NL,et al. AxicabtageneCiloleucel CAR T-Cell Therapy in Refractory Large B-Cell Lymphoma［J］. N Engl J Med,2017,377(26):2531-2544.

［76］SCHUSTER SJ,BISHOP MR,TAM CS,et al. Tisagenlecleucel in Adult Relapsed or Refractory Diffuse Large B-Cell Lymphoma［J］. N Engl J Med,2019,380(1):45-56.

［77］LOCKE FL,GHOBADI A,JACOBSON CA,et al. Long-term safety and activity of axicabtageneciloleucel in refractory large B-cell lymphoma(ZUMA-1):a single-arm,multicentre,phase 1-2 trial［J］. Lancet Oncol,2019,20(1):31-42.

［78］LOCKE FL,MIKLOS DB,JACOBSON CA,et al. AxicabtageneCiloleucel as Second-Line Therapy for Large B-Cell Lymphoma［J］. N Engl J Med,2022,386(7):640-654.

［79］BISHOP MR,DICKINSON M,PURTILL D,et al. Second-Line Tisagenlecleucel or Standard Care in Aggressive B-Cell Lymphoma［J］. N Engl J Med,2022,386(7):629-639.

［80］TILLY H,MORSCHHAUSER F,SEHN LH,et al. PolatuzumabVedotin in Previously Untreated Diffuse Large B-Cell Lymphoma［J］. N Engl J Med,2022,386(4):351-363.

［81］KALAKONDA N,MAEREVOET M,CAVALLO F,et al. Selinexor in patients with relapsed or refractory diffuse large B-cell lymphoma(SADAL):a single-arm,multinational,multicentre,open-label,phase 2 trial［J］. Lancet Haematol,2020,7(7):e511-e522.

［82］SALLES G,DUELL J,GONZALEZ BARCA E,et al. Tafasitamab plus lenalidomide in relapsed or refractory diffuse large B-cell lymphoma(L-MIND):a multicentre,prospective,single-arm,phase 2 study［J］. Lancet Oncol,2020,21(7):978-988.

［83］VIARDOT A,GOEBELER ME,HESS G,et al. Phase 2 study of the bispecific T-cell engager(BiTE)antibody blinatumomab in relapsed/refractory diffuse large B-cell lymphoma［J］. Blood,2016,127(11):1410-1416.

推荐阅读

[1] 中国临床肿瘤学会指南工作委员会组编. 中国临床肿瘤学会(CSCO)淋巴瘤诊疗指南 2021[M]. 北京:人民卫生出版社,2021.

[2] KAUSHANSKY K,LICHTMAN MA,PRCHAL JT,et al. 威廉姆斯血液学[M]. 陈竺,陈赛娟,译. 9 版. 北京:人民卫生出版社,2018.

[3] 中华医学会血液学分会,中国抗癌协会淋巴瘤专业委员会. 中国弥漫大 B 细胞淋巴瘤诊断与治疗指南(2013 年版)[J]. 中华血液学杂志,2013,34(9):816-819.

[4] NCCN. The NCCN B-cell lymphomas clinical practice guidelines in oncology(version 2.2022)[EB/OL]. Fort Washington:NCCN,2022.

病例 分子分型指导下的弥漫大 B 细胞淋巴瘤治疗(资源 16)

资源 16

第三节 慢性淋巴细胞白血病

慢性淋巴细胞白血病/小淋巴细胞淋巴瘤(chronic lymphocytic leukemia/small lymphocytic lymphoma, CLL/SLL)是一种成熟 B 细胞克隆增殖性疾病,以单克隆、成熟的 CD5$^+$CD23$^+$B 淋巴细胞在外周血、骨髓、肝、脾和淋巴结进行性积聚为特征。CLL 和 SLL 是同一种疾病的不同表现形式。作为西方国家最常见的成人白血病,CLL 占所有白血病的近 30%。在西方国家,CLL 的年发病率为(4~5)/10 万,随年龄增加。CLL 主要为老年性疾病,中位发病年龄 72 岁。由于受人口老龄化等因素的影响,我国 CLL 发病率呈上升趋势,但与日本等亚洲国家类似,我国的 CLL 发病率仍明显低于西方国家,仅为西方国家的 1/20~1/10。我国 CLL 初诊年龄较西方低近 10 岁。患者男女比例 1.5~2:1。

一、CLL 发病机制

目前,CLL 的确切病因与发病机制尚不完全清楚。西方资料显示老年、男性、白种人、CLL 和其他 B 细胞慢性淋巴增殖性疾病(B-cell chronic lymphoproliferative disorder,B-CLPD)家族史和单克隆 B 淋巴细胞增多症(monoclonal B lymphocytosis,MBL)是 CLL 发病的危险因素。

在绝大多数 CLL 病例中,包括染色体片段缺失或增加在内的染色体异常可能是 CLL 发病的重要始动因素。常见的染色体异常包括 del(13q)、+12、del(11q)及 del(17p)。约 55% 的 CLL 患者具有 del(13q),del(13q)导致 mir-15a 和 mir-16-1 等 miRNA 的缺失,从而促进白血病的发病。Del(11q)出现在 10% 的 CLL 患者,del(11q)引起 *ATM* 基因的缺失,*ATM* 基因缺失导致细胞 DNA 损伤修复异常,从而引起其他遗传学异常的进一步累积。5%~8% 的 CLL 患者伴有 del(17p),del(17p)导致 *TP53* 基因的缺失,80% 的 del(17p)CLL 同时伴另一 *TP53* 等位基因的突变,*TP53* 基因缺失和/或突变造成了 TP53 功能异常,促进 CLL 发病。除此之外,包括 *SF3B1*、*NOTCH1*、*POT1*、*XPO1*、*KLHL6*、*MYD88* 等多个基因的突变在 CLL 发病中也起到了重要作用。

肿瘤微环境异常促进 CLL 发生发展。在淋巴结中,CLL 细胞与 T 细胞以及单核细胞起源的巨噬细胞相互作用,引起 CLL 细胞 B 细胞受体(B-cell receptor,BCR)通路以及 NF-κB 通路的活化,进而促进 CLL 细胞的增殖。抗原刺激可能是参与 CLL 发病的重要因素。不同 CLL 患者 BCR 可具有高度同源性,称为同型模式(stereotype),约 41% 的 CLL 患者具有同型模式 BCR,提示存在共同抗原驱动 CLL 的发生发展。

二、诊断、鉴别诊断、分期和预后危险度分层

(一) 诊断

大部分患者就诊时无症状,患者常因体检、其他疾病血常规检查发现淋巴细胞增多而就诊。淋巴结肿大亦是常见的体征,淋巴结和脾大可能造成局部压迫,根据压迫部位不同,会出现相应的表现。随着疾病进展,患者可能逐渐出现血细胞减少和功能障碍、高代谢等疾病相关表现,例如头晕、乏力、瘀点、瘀斑、感染、盗汗等。

CLL 的诊断主要依赖血常规、血细胞形态学及流式细胞术免疫分型,少数患者需结合细胞遗传学、分子生物学以及淋巴结活检免疫组织化学等检查才能确诊。CLL 诊断的确立需要满足以下几个条件:①外周血克隆性 B 淋巴细胞(CD5$^+$CD19$^+$细胞)≥5×10^9/L,至少持续 3 个月(如具有典型的 CLL 免疫表型、形态学等特征,时间长短对 CLL 的诊断意义不大);或者外周血克隆性 B 淋巴细胞<5×10^9/L 但存在 CLL 细胞骨髓浸润所致血细胞减少;②外周血涂片特征性地表现为小的、形态成熟的淋巴细胞显著增多,其细胞质少、核致密、核仁不明显、染色质部分聚集,并易见涂抹细胞;外周血淋巴细胞中不典型淋巴细胞及幼稚淋巴细胞≤55%,如外周血淋巴细胞中幼淋细胞比例>5% ~ <55%,则诊断为 CLL 伴幼稚淋巴细胞增多(CLL/PL);如幼淋细胞≥55%,诊断为 B 细胞幼稚淋巴细胞白血病(B cell prolymphocytic leukemia,B-PLL)。第 5 版血液淋巴肿瘤 WHO 分型取消了 CLL/PL 及 B-PLL,将外周血或骨髓中幼稚淋巴细胞≥15%者定义为 CLL 幼稚淋巴细胞进展(prolymphocytic progression of CLL);③典型的免疫表型特征:CD19$^+$、CD5$^+$、CD23$^+$、CD200$^+$、CD10$^-$、FMC7$^-$、CD43$^+$;表面免疫球蛋白(sIg)轻链[kappa(κ)或 lambda(λ)]、CD20、CD22 及 CD79b 的表达水平低于正常 B 细胞(dim)。流式细胞学确认 B 细胞的克隆性,即 B 细胞表面限制性表达 κ 或 λ 轻链(κ:λ>3:1或<0.3:1)或>25%的 B 细胞 sIg 不表达;④排除其他一些易误诊为 CLL 的 B-CLPD。

SLL 与 CLL 是同一种疾病的不同表现,约 20%的 SLL 进展为 CLL。淋巴组织具有 CLL 的细胞形态与免疫表型特征,确诊必须依赖病理组织学及免疫组化检查。临床特征:①淋巴结和/或脾、肝大;②无血细胞减少;③外周血单克隆 B 淋巴细胞<5×10^9/L。CLL 与 SLL 的主要区别在于前者主要累及外周血和骨髓,而后者则主要累及淋巴结和骨髓。

MBL:指健康个体外周血存在低水平的单克隆 B 淋巴细胞。诊断标准:①B 细胞克隆性异常;②外周血单克隆 B 淋巴细胞<5×10^9/L;③无肝、脾、淋巴结肿大(淋巴结长径<1.5cm);④无贫血及血小板减少;⑤无 CLPD 的其他临床症状。根据免疫表型分为 3 型:前 2 型为 CLL/SLL 表型包括低计数 MBL(low-count MBL)(单克隆 B 淋巴细胞<0.5×10^9/L)及高计数 MBL(单克隆 B 淋巴细胞≥0.5×10^9/L),另外一型为非 CLL/SLL 表型 MBL。对于后者需全面检查,如影像学、骨髓活检等,以排除外周血受累的非霍奇金淋巴瘤。"低计数"MBL 无需常规临床随访,而 CLL/SLL 表型 MBL 的免疫表型、遗传学与分子生物学特征与 Rai 0 期 CLL 接近,需定期随访。

(二) 鉴别诊断

CLL 需要与套细胞淋巴瘤(mantle cell lymphoma,MCL)、边缘区淋巴瘤、毛细胞白血病、脾 B 细胞淋巴瘤/白血病,不能分类、滤泡淋巴瘤和淋巴浆细胞淋巴瘤/华氏巨球蛋白血症等 B-CLPD 相鉴别。CLL 与 MCL 的鉴别尤为重要,MCL 临床侵袭,预后不良,两者的治疗有所差异。极少数 MCL 形态学类似 CLL 细胞,甚至免疫表型为 CD5$^+$CD23$^+$,故 CCND1 或 t(11;14)阳性至关重要;SOX11、LEF1 也分别是 MCL 及 CLL/SLL 的特征性免疫组化标志,对于二者鉴别具有重要价值。荧光原位杂交(fluorescence in situ hybridization,FISH)是检测 t(11;14)(q13;q32)的理想技术。CLL 与其他 B-CLPD 的鉴别参见 2018 版《B 细胞慢性淋巴增殖性疾病诊断与鉴别诊断中国专家共识》。

(三) 疾病分期

Rai 分期(表 5-4-3-1)与 Binet 分期(表 5-4-3-2)是 CLL 经典的临床分期系统,这两种分期系统根据体格检查所得淋巴结与脾大的结果以及血常规检查是否存在血细胞减少对 CLL 患者进行分期。SLL 分期参照 2014 版的淋巴瘤 Lugano 分期(表 5-4-3-3)。

表 5-4-3-1 Rai 分期

分期	标准	从不需要治疗患者比例	中位生存*（月）
0	仅有淋巴细胞增多	59%	150
1	淋巴细胞增多+淋巴结肿大	21%	101
2	淋巴细胞增多+肝/脾大±淋巴结肿大	23%	71
3	淋巴细胞增多+贫血(<100g/L)±肝/脾大或淋巴结肿大	5%	19
4	淋巴细胞增多+血小板减少[<100(×10^{12}/L)]±肝/脾大或淋巴结肿大	0%	19

注：* 烷化剂为基础治疗患者的生存。

表 5-4-3-2 Binet 分期

分期	标准	中位生存（年）*
A	淋巴细胞增多，<3 个淋巴结区淋巴结肿大#；无贫血或血小板减少	12+
B	淋巴细胞增多，≥3 个淋巴结区淋巴结肿大；无贫血或血小板减少	7
C	淋巴细胞增多+贫血(<100g/L)或血小板减少[<100(×10^{12}/L)]	2

注：* 烷化剂为基础治疗患者的生存，# 颈部、腋下、腹股沟（单侧或双侧均计为 1 个区域）、肝脏及脾脏。

表 5-4-3-3 Lugano 分期

分期	累及范围	结外状态
早期		
I 期	累及单个淋巴结区域，单个淋巴结区域可以包括一个淋巴结或一组相邻淋巴结	单个淋巴结外器官或部位，并且没有结内受累
II 期	横膈同侧有 2 个或 2 个以上淋巴结区域受累	横膈同侧淋巴结区域受累同时伴邻近的局限性的结外器官或部位受累
II 期伴大包块	横膈同侧有 2 个或 2 个以上淋巴结区域受累且伴有大包块	不适用
晚期		
III 期	横膈两侧都有淋巴结受累 横膈上淋巴结受累伴脾脏受累	不适用
IV 期	1 个或多个结外器官弥漫性或播散性受累，伴或不伴相关淋巴结受累	不适用

（四）CLL 患者的危险分层

1. 早期 CLL 评分　早期 CLL 患者仅部分最终需要治疗，不同患者从诊断进展至需要治疗的时长可能差异很大。CLL1 预后模型（CLL1 prognostic model，CLL1-PM）用于预测早期 CLL 患者（Rai 分期为 0 期、I 期、II 期或 Binet 分期为 A 期）启动首次治疗的时间。CLL1-PM 采用了包括 6 个变量的加权评分系统，6 个变量包括：del(17p)(3.5 分)、免疫球蛋白重链可变区（immunoglobulin heavy chain variable region，*IGHV*）无突变(2.5 分)、血清 β_2 微球蛋白（β_2-microglobulin，β_2-MG）>3.5mg/L(2.5 分)、淋巴细胞倍增时间（lymphocyte doubling time，LDT）<12 个月(1.5 分)以及年龄>60 岁(1.5 分)。根据这些变量将患者分为 4 组，各组在 5 年无治疗生存（treatment-free survival，TFS）有显著差异，极低危组(0~1.5 分)、低危(2~4 分)、高危(4.5~6.5 分)和极高危(7~14 分)患者的 5 年的 TFS 分别为 86%、52%、28% 和 11%。

2. 初治患者预后积分系统　CLL 国际预后指数（CLL-IPI）工作组通过对大样本的接受一线化疗（少数化学免疫治疗）CLL 患者分析得出结论，*TP53* 异常（缺失和/或突变）(4 分)、*IGHV* 无突变(2 分)、血清 β_2-MG>3.5mg/L(2 分)、临床分期 Rai I~IV 期或 Binet B/C 期(1 分)、年龄>65 岁(1 分)是 CLL 的独立预后因素。将这些预后因素进行积分建立了 CLL-IPI,可以将 CLL 分为低危组(0~1 分)、中危组(2~3 分)、高危组(4~6 分)和极高危组(7~10 分)。

3. 复发/难治患者预后积分系统　通过纳入 6 个随机对照试验或 Mayo Clinic 数据库的 2 475 例接受靶向药物治疗的难治复发 CLL 患者,最终选定 4 个因素[每个 1 分,血清 β_2-MG≥5mg/L、乳酸脱氢酶(lactate dehydrogenase,LDH)>正常上限、Hb<110g/L(女)或<120g/L(男)、与最近治疗开始时间<24 个月]将难治复发 CLL 分成 4 组:低危组(0~1 分)、中危组(2~3 分)及高危组(4 分),其 24 个月总生存(overall survival,OS)分别为 82.6%~95.1%、61.8%~84.6% 及 44.4%~82.2%。表明该积分系统可以用于接受靶向药物治疗的难治复发 CLL 患者的预后分层。

三、治疗、治疗反应评估及随访

(一) 治疗

1. 治疗指征　无论是初治还是复发/难治的 CLL 患者,只有在出现治疗指征时才启动治疗。CLL 的治疗指征包括:

(1) 进行性骨髓衰竭的证据:进行性血红蛋白(<100g/L)和/或血小板(<100×10⁹/L)减少。

(2) 巨脾(如左肋缘下>6cm)或有症状的脾大。

(3) 巨块型淋巴结肿大(如最长直径>10cm)或有症状的淋巴结肿大。

(4) 进行性淋巴细胞增多,如 2 个月内淋巴细胞增多>50%,或 LDT<6 个月。当初始淋巴细胞<30×10⁹/L,不能单凭 LDT 作为治疗指征。

(5) CLL/SLL 导致的有症状的脏器功能异常(如:皮肤、肾、肺、脊柱等)。

(6) 自身免疫性溶血性贫血和/或免疫性血小板减少症对皮质类固醇治疗反应不佳。

(7) 至少存在下列一种疾病相关症状:①在以前 6 个月内无明显原因的体重下降≥10%;②严重疲乏(如 ECOG 体能状态≥2;不能进行常规活动);③无感染证据,体温>38.0℃,≥2 周;④无感染证据,夜间盗汗>1 个月。

(8) 临床试验:符合所参加临床试验的入组条件。不符合上述治疗指征的患者,每 2~6 个月随访 1 次,随访内容包括临床症状及体征,肝、脾、淋巴结肿大情况和血常规等。

2. 治疗前评估　CLL 治疗前(包括复发患者治疗前)必须对患者进行全面评估。评估内容包括:病史和体格检查,特别是淋巴结(包括咽淋巴环和肝脾大小);体能状态评估,包括 ECOG 体能状态和/或疾病累积评分表(cumulative illness rating scale,CIRS)评分;B 症状评估,包括盗汗、发热、体重减轻、乏力;血常规、生化指标如肝肾功能、电解质、LDH 等,β_2-MG;骨髓涂片、骨髓活检+免疫组织化学(治疗前、疗效评估及鉴别血细胞减少原因时进行,典型病例诊断、常规随访无需骨髓检查);CpG 寡核苷酸+IL-2 刺激的染色体核型分析;FISH 检测 del(13q)、+12、del(11q)、del(17p);TP53 和 IGHV 等基因突变(有条件的单位尽量开展二代测序);HBV、HCV、HIV、EBV 等感染筛查检测;此外,根据患者具体情况开展下列监测,查:免疫球蛋白定量;网织红细胞计数和直接抗人球蛋白试验(怀疑溶血时必做);心电图、超声心动图检查(拟蒽环类或蒽醌类药物治疗时);妊娠筛查(育龄期妇女,拟放化疗时);颈、胸、腹、盆腔增强 CT 检查;正电子发射计算机断层成像(positron emission tomography,PET-CT)检查(怀疑 Richter 转化时)等。

3. 治疗方式　Lugano Ⅰ期 SLL 可局部放疗,其他 SLL 的治疗指征和治疗选择同 CLL,以下均称为 CLL。

(1) 化学免疫治疗:在新型药物问世前,CLL 的治疗主要依赖于以烷化剂与核苷类似物为主的化疗。苯丁酸氮芥(chlorambucil,Clb)可以改善 CLL 患者的症状,但无证据表明可改善患者的 OS。利妥昔单抗(rituximab,RTX)联合氟达拉滨与环磷酰胺联合(fludarabine and cyclophosphamide,FCR)方案是首个可使较高比例 CLL 患者取得 CR 的方案,德国 CLL8 研究表明 FCR 可以改善初治 CLL 患者的 OS 且长期随访表明其可使低危 CLL 取得长期缓解,而伴有 del(17p)、del(11q)的患者以及 IGHV 无突变的患者预后较差。苯达莫司汀(bendamustine)联合 RTX(BR)相对于 FCR 方案骨髓抑制作用较小,德国 CLL11 研究确立了其用于初治老年 CLL 患者的地位。而 CLL11 研究中,Clb 联合新型 CD20 抗体奥妥珠单抗改善初治老年且有合并症 CLL(CIRS>6))]患者的无进展生存(progression-free survival,PFS)和 OS。临床实践中,需要根据患者的年龄、合并症以及体能状态选择不同强度的化学免疫治疗方案。FCR 方案通常用于年轻、体能状况好且合并症较少的患者,BR 方案通常用于年老 CLL 患者的治疗,而 Clb 联合 CD20 抗体通常用于年老且合并症较多的患者。近年来,随着包括布鲁顿氏酪氨酸激酶抑制剂(Bruton's tyrosine kinase inhibitor,BT-Ki)、BCL-2 抑制剂(BCL-2 inhibitor,BCL-2i)在内的新型靶向药物的问世,化学免疫治疗地位明显下降。

(2)靶向药物:针对 BCR 通路的激酶抑制剂以及 BCL-2i 在 CLL 中的应用是 CLL 治疗的最重要进展。BTKi 如伊布替尼、阿可替尼、泽布替尼、奥布替尼,PI3K 抑制剂艾代拉利司以及 BCL-2i 维奈克拉已批准应用于 CLL 治疗。

1)BTKi:第一代 BTKi 伊布替尼是一个口服、同类第一(first-in-class)的 BTK 共价抑制剂,不可逆地与 BTK 第 481 位氨基酸(半胱氨酸)结合。除抑制 BTK 之外,伊布替尼还抑制 ITK、EGFR、TEC 等。CLL 治疗推荐剂量为 420mg,每日 1 次。基于 RESONATE 研究结果显示伊布替尼相对于奥法木单抗显著改善了难治复发 CLL 患者的生存,美国食品药品监督管理局(FDA)于 2014 年批准伊布替尼用于难治复发 CLL 患者的治疗。中国国家药品监督管理局(NMPA)也于 2017 年批准伊布替尼用于难治复发 CLL 的治疗。RESONATE-2、iLLUMINATE、Alliance A041202 和 ECOG-ACRIN E1912 这 4 项Ⅲ期临床研究证实,含伊布替尼的方案在治疗初治的 CLL 方面分别优于 Clb、Clb 联合奥妥珠单抗、BR 或 FCR,CLL 治疗全面进入无化疗时代。此外,尽管 RESONATE 研究入组患者为难治复发患者,但伊布替尼可以显著改善伴 del(17p)/TP53 基因突变的 CLL 患者的预后。因此,目前伊布替尼被推荐作为初治及复发难治,合并或者不合并伴 del(17p)/TP53 基因突变 CLL 患者的优先推荐。此外,绝大部分接受伊布替尼治疗的毒性反应均为 1/2 级轻度不良反应,包括一过性腹泻、肌痛、关节痛等,但需注意高血压、心房颤动、出血等副作用。

第二代 BTKi 具有更高的选择性,不良反应特别是心血管不良事件相对较少。泽布替尼治疗 CLL 推荐口服剂量为 160mg,每日 2 次。关于难治复发 CLL 患者的Ⅱ期临床研究结果,ORR 为 84.6%,12 个月无事件生存率为 92.9%,包括高危细胞遗传学患者在内的所有患者亚组均获得了深度持久的缓解,耐受良好;ALPINE 研究的亚组分析的初步数据表明,相对于伊布替尼,泽布替尼治疗伴有 del(17p)的患者具有更佳疗效;CLL 一线治疗的Ⅲ期 SEQUOIA(Arm A/B)显示泽布替尼的 24 个月 PFS(85.5%)显著优于 BR(69.5%),且不受 IGHV 突变状态影响;Arm C 的数据表明,泽布替尼一线治疗伴有 del(17p)的 CLL 患者,24 个月 PFS 可达 88.9%,且不受 IGHV 突变状态及复杂核型的影响。泽布替尼耐受性良好,最常见的不良反应为血细胞减少和上呼吸道感染。泽布替尼于 2020 年经 NMDP 批准用于治疗难治复发 CLL 患者。目前被推荐作为初治及复发难治,合并或者不合并 del(17p)/TP53 基因突变 CLL 患者的优先推荐。

另一个中国自主研发的第二代 BTKi 奥布替尼,CLL 治疗推荐口服剂量为 150mg,每日 1 次,其治疗难治复发 CLL 1 年 PFS 率 81.1%,中位随访 31.2 个月,完全缓解(complete remission,CR)/CRi(骨髓未恢复的 CR)率为 26.3%,2020 年 NMDP 批准用于治疗难治复发 CLL 患者,目前也作为难治复发及合并 del(17p)/TP53 基因突变的一线 CLL 患者的优先推荐。

另一个第二代 BTKi 阿可替尼,CLL 治疗推荐口服剂量为 100mg,每日 2 次。基于 ASCEND 与 ELE-VATE TN 的研究结果,阿可替尼于 2017 年被 FDA 批准上市用于治疗 CLL/SLL。

2)BCL-2i:BCL-2 蛋白的高表达使 CLL 细胞凋亡受抑。BH3 类似物可以模仿 BCL-2 及相关蛋白的生理性拮抗蛋白的作用,从而诱导细胞凋亡。维奈克拉是 BCL-2 高度选择性的抑制剂,可以显著诱导 CLL 细胞凋亡,但对血小板的抑制作用很小。MuranoⅢ期研究表明维奈克拉联合 RTX 相对于 BR 可以显著延长难治复发 CLL 患者的 PFS 与 OS,并提高外周血的微小残留病(minimal residual disease,MRD)阴性率。CLL14 Ⅲ期临床研究表明,相对于 Clb 联合奥妥珠单抗,奥妥珠单抗联合维奈克拉显著改善了合并症较多或肾功能较差的初治 CLL 患者的 PFS。基于 Murano 和 CLL14 研究的结果,FDA 批准维奈克拉联合 CD20 抗体用于难治复发和初治 CLL 的治疗。腹泻、上呼吸道感染、恶心、中性粒细胞减少是维奈克拉相关的常见不良反应,肿瘤溶解综合征是维奈克拉引起的需要关注的严重的并发症。依据 CAPTIVATE 及 Glow 二个临床试验的卓越疗效及良好的耐受性,2022 年 8 月 4 日欧盟委员会批准伊布替尼联合维奈克拉联合治疗 1 年的固定周期一线治疗 CLL/SLL。

（3）细胞治疗：尽管新药的出现显著改善了 CLL 的治疗效果，但高危患者仍然有可能出现耐药所导致的疾病进展。对于伴有 TP53 缺失和/或突变、伴有复杂核型的患者，特别是化学免疫治疗复发/难治的患者，可考虑行异基因造血干细胞移植。但在新药时代，异基因造血干细胞移植的时机已有所改变。对于高危的患者，在考虑行异基因造血干细胞移植之前，可考虑先行伊布替尼、维奈克拉或者二者联合治疗。嵌合抗原受体（chimeric antigen receptor，CAR）T 细胞、CAR-NK 细胞对难治复发 CLL 及 Richter 转化患者初步显示较好疗效。

4. 一线 CLL 治疗推荐　根据 TP53 缺失和/或突变、年龄及身体状态进行分层治疗（表 5-4-3-4）。患者的体能状态和实际年龄均为重要的参考因素，治疗前评估患者的 CIRS 评分和身体适应性极其重要。因 CLL 目前仍为难以治愈的疾病，鼓励所有患者参加临床试验。

表 5-4-3-4　一线 CLL 患者的治疗方案推荐

		优先推荐	次要推荐
无 del（17p）/TP53 基因突变	身体状态良好的患者	• 伊布替尼 • 泽布替尼 • 氟达拉滨+环磷酰胺+利妥昔单抗（用于 IGHV 有突变，且年龄小于 60 岁） • 苯达莫司汀+利妥昔单抗（用于 IGHV 突变，且 60 岁及以上）	• 奥布替尼 • 维奈克拉+利妥昔单抗/奥妥珠单抗 • 氟达拉滨+利妥昔单抗 • 氟达拉滨+环磷酰胺
	身体状态欠佳的患者	• 伊布替尼 • 泽布替尼 • 苯丁酸氮芥+利妥昔单抗/奥妥珠单抗	• 奥布替尼 • 维奈克拉+利妥昔单抗/奥妥珠单抗 • 奥妥珠单抗 • 苯丁酸氮芥 • 利妥昔单抗
伴 del（17p）/TP53 基因突变		• 伊布替尼 • 泽布替尼 • 参加临床试验	• 维奈克拉+利妥昔单抗/奥妥珠单抗 • 大剂量甲泼尼龙+利妥昔单抗 • 奥妥珠单抗

5. 难治复发 CLL 治疗　复发患者的定义为：患者达到 CR 或部分缓解（partial remission，PR），≥6 个月后疾病进展（progressive disease，PD）；难治患者的定义为：治疗失败（未获 PR）或最后 1 次化疗后<6 个月 PD。

难治患者应该更换方案继续治疗。复发患者的治疗指征、治疗前检查同一线治疗（IGHV 突变状态在病程中保持不变，不用重复检查），在选择治疗方案时除考虑患者的年龄、体能状态及遗传学等预后因素外，应同时综合考虑患者既往治疗方案的疗效（包括持续缓解时间）及耐受性等因素（表 5-4-3-5）。

6. 组织学转化和进展患者的治疗

（1）Richter 转化：对于临床上疑有转化的患者，为避免假阴性或假阳性，应尽可能在 PET-CT（SUV-max 最高部位）指导下切除活检（优先推荐）或粗针穿刺，结合免疫组化、流式细胞学等辅助检查明确诊断。组织学转化在组织病理学上主要为弥漫大 B 细胞淋巴瘤（diffuse large B-cell lymphoma，DLBCL），少数经典型霍奇金淋巴瘤（classical Hodgkin lymphoma，cHL）。对于前者，尽量进行 CLL 和转化后组织的 IGHV 测序以明确两者是否为同一克隆起源，同一起源患者预后差。

治疗前除进行常规 CLL 治疗前评估外，对转化的淋巴瘤的预后相关特征按照相应淋巴瘤评估包括分期、预后等。①克隆无关的 DLBCL：参照 DLBCL 进行治疗；②克隆相关的 DLBCL 或不明克隆起源：可选用免疫化疗[R-DA-EPOCH、R-HyperCVAD（A 方案）、R-CHOP]±维奈克拉或 BTK 抑制剂、程序性死亡受体-1（programmed death 1，PD-1）单抗、参加 CAR-T 治疗等临床试验，如取得缓解，尽可能进行异基因造血干细胞移植，否则参照难治复发 DLBCL 治疗方案；③cHL：参考 cHL 治疗方案。

表 5-4-3-5　难治复发 CLL 患者的治疗方案推荐

		优先推荐	次要推荐
无 del(17p)/*TP53* 基因突变	身体状态良好的患者	• 伊布替尼 • 泽布替尼 • 奥布替尼 • 参加临床试验	• 氟达拉滨+环磷酰胺+利妥昔单抗(用于 *IGHV* 有突变,且年龄小于 60 岁) • 苯达莫司汀+利妥昔单抗(用于 *IGHV* 有突变,且 60 岁及以上) • 维奈克拉+利妥昔单抗/奥妥珠单抗 • 大剂量甲泼尼龙+利妥昔单抗 • 奥妥珠单抗 • 来那度胺±利妥昔单抗 • 参加临床试验
	身体状态欠佳的患者	• 伊布替尼 • 泽布替尼 • 奥布替尼 • 参加临床试验	• 苯丁酸氮芥+利妥昔单抗/奥妥珠单抗 • 维奈克拉+利妥昔单抗/奥妥珠单抗 • 大剂量甲泼尼龙+利妥昔单抗 • 奥妥珠单抗 • 来那度胺±利妥昔单抗 • 参加临床试验
伴 del(17p)/*TP53* 基因突变		• 伊布替尼 • 泽布替尼 • 奥布替尼 • 维奈克拉+利妥昔单抗/奥妥珠单抗 • 参加临床试验	• 大剂量甲泼尼龙+利妥昔单抗 • 来那度胺±利妥昔单抗

(2)组织学进展:组织学进展包括:①加速期 CLL:淋巴结活检增殖中心扩张(大于一个 20×视野)或融合且 Ki-67>40% 或每个增殖中心>2.4 个有丝分裂象;②CLL 的幼稚淋巴细胞进展:外周血或骨髓淋巴细胞中的幼稚淋巴细胞比例(≥15%)。治疗前除进行常规 CLL 治疗前评估外,还需要进行 PET-CT 检查或增强 CT 检查。加速期 CLL 或 CLL 的幼稚淋巴细胞进展不同于 Richter 转化,但预后较差,最佳的治疗方案不明确。临床实践中参照 CLL 治疗方案。

7. CLL 的支持治疗

(1)感染预防:由于大多数 CLL 患者发病年龄较大,存在体液免疫缺陷且治疗方案大多含有免疫抑制剂,因此,CLL 患者存在较大的各种病原体(细菌、病毒)感染的风险。对于反复感染且 IgG<5g/L 的 CLL 患者,需进行静脉注射丙种球蛋白(intravenous gamma globulin,IVIG)至 IgG>5~7g/L 以提高机体非特异性免疫力。

(2)HBV 再激活:参照《中国淋巴瘤合并 HBV 感染患者管理专家共识》进行预防和治疗。

(3)免疫性血细胞减少:糖皮质激素是一线治疗,无效患者启动针对 CLL 的治疗。对于氟达拉滨相关的自身免疫性溶血,应停止使用并避免再次使用。

(4)肿瘤溶解综合征(tumor lysis syndrome,TLS):对于 TLS 发生风险较高的患者,应密切监测相关血液指标(钾、尿酸、钙、磷及 LDH 等),同时进行充足的水化碱化。尤其采用维奈克拉治疗的患者应进行 TLS 危险分级并予以相应的预防措施。

(二)疗效评估

在 CLL 患者的治疗中应定期进行疗效评估,诱导治疗通常以 6 个疗程为宜,建议治疗 3~4 个疗程时进行中期疗效评估,疗效标准见表 5-4-3-6。CR:达到所有标准,无疾病相关症状;骨髓未恢复的 CR(CRi):除骨髓未恢复正常外,其他符合 CR 标准;PR:至少达到 2 个 A 组标准+1 个 B 组标准,如果 A 组和 B 组在治疗前均只有 1 个异常,则只需 1 项改善达到标准即可;疾病稳定(stable disease,SD):疾病无进展同时不能达到 PR;PD:达到任何 1 个 A 组或 B 组标准;伴有淋巴细胞增高的 PR(PR-L):B 细胞受体信号通路的小分子抑制剂如 BTK 抑制剂治疗后出现短暂淋巴细胞增高,淋巴结、脾脏缩小,淋巴细胞增高在最初几周出现,并会持续数月,此时单纯的淋巴细胞增高不作为疾病进展。对于初步疗效评估为 CR 的患者,应进行骨髓穿刺及活检检查。骨髓检查时机:化疗或化学免疫治疗方案结束后治疗 2 个月;伊布替尼、泽布替尼、奥布替尼等需要持续治疗的患者,应在患者达到最佳反应至少 2 个月后。骨髓活检是确认 CR 的必需检查,对于其他条件符合 CR 而免疫组织化学显示 CLL 细胞组成的淋巴小结的患者,评估为结节性部分缓解(nPR)。SLL 疗效评估参照 2014 Lugano 淋巴瘤疗效评估标准。

表 5-4-3-6　CLL 的疗效标准

参数	CR	PR	PR-L	PD
A 组:用于评价肿瘤负荷				
淋巴结肿大	无>1.5cm	缩小≥50%	缩小≥50%	增大≥50%
肝脏肿大	无	缩小≥50%	缩小≥50%	增大≥50%
脾大	无	缩小≥50%	缩小≥50%	增大≥50%
骨髓	增生正常,淋巴细胞比例<30%,无 B 细胞性淋巴小结;骨髓增生低下则为 CR 伴骨髓造血不完全恢复	骨髓浸润较基线降低≥50%,或出现 B 细胞性淋巴小结	骨髓浸润较基线降低≥50%,或出现 B 细胞性淋巴小结	
ALC	<4×10⁹/L	较基线降低≥50%	淋巴细胞升高或较基线下降<50%	较基线升高≥50%
B 组:评价骨髓造血功能				
PLT(不使用生长因子)	>100×10⁹/L	>100×10⁹/L 或较基线升高≥50%	>100×10⁹/L 或较基线升高≥50%	由于 CLL 本病下降≥50%
Hb(无输血、不使用生长因子)	>110g/L	>110g/L 或较基线升高≥50%	>110g/L 或较基线升高≥50%	由于 CLL 本病下降>20g/L
ANC(不使用生长因子)	>1.5×10⁹/L	>1.5×10⁹/L 或较基线升高>50%	>1.5×10⁹/L 或较基线升高>50%	

注:ALC:淋巴细胞绝对值;ANC:外周血中性粒细胞绝对值。

目前临床实践中疗效评估参考上述标准。随着治疗模式的变化,近年来多参数流式细胞术为主检测 MRD 标准化取得很大进展,MRD 阴性(UMRD)定义为残留的 CLL 细胞比例低于 1 个/10 000 个白细胞(<10⁻⁴),骨髓是检测 MRD 最敏感的部位,骨髓与外周血 MRD 检测结果的一致性在 85%~90%,可先行外周血 MRD 评估,阴性再进一步确认骨髓。免疫化疗下,CR 伴 UMRD 患者与 PR 伴 UMRD 患者相较 PFS 无显著差异,优于 CR 伴 MRD+患者;反之,PR 伴 UMRD 的患者中,淋巴结病灶残留患者预后最差,推荐结合疗效评估和 MRD 两个方面评估治疗反应。化学免疫治疗结束后(EOT)获得 UMRD 的患者 PFS 获益,且独立于治疗方案、治疗线数、不良遗传学因素、临床缓解程度,目前认为 MRD 在化学免疫治疗时代下可作为 PFS 的替代指标。接受 BTKi 持续治疗的患者获得 UMRD 比例低,MRD 价值待进一步探讨;维奈克拉联合 CD20 单抗治疗方式下 UMRD 也可预测 PFS 获益;而 CAR-T 或异基因移植后,以 10⁻⁶ 为阈值定义的 UMRD 与远期无复发相关。目前正在开展的临床研究中,针对 MRD 的动力学及动态克隆演变模式等探索正在进行并逐渐完善。

（三）随访

完成诱导治疗(一般 6 个疗程)达 CR 或 PR 的患者,应该定期进行随访,随访内容包括血细胞计数及肝、脾、淋巴结触诊检查等，频率通常为每 3 个月 1 次。伊布替尼、泽布替尼、奥布替尼等 BTKi 需要长期治疗至疾病进展或不能耐受，应每 1~3 个月定期随访，包括血细胞计数、肝、脾、淋巴结触诊，以及 BTKi 相关不良反应检查等。此外还应该特别注意继发恶性肿瘤（包括骨髓增生异常综合征、急性髓系白血病及实体瘤等）的出现。

诊疗流程见图 5-4-3-1。

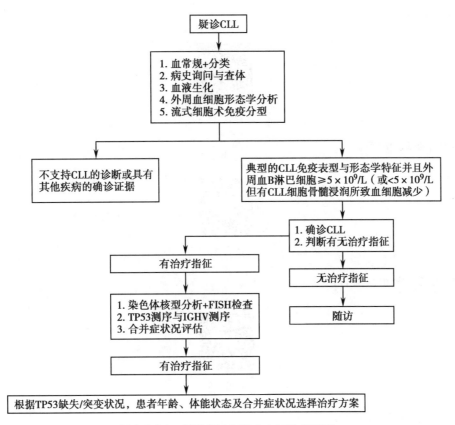

图 5-4-3-1　慢性淋巴细胞白血病诊疗流程

（缪祎　李建勇）

参考文献

[1] 中国抗癌协会血液肿瘤专业委员会,中华医学会血液学分会,中国慢性淋巴细胞白血病工作组.中国慢性淋巴细胞白血病/小淋巴细胞淋巴瘤的诊断与治疗指南(2022 年版)[J].中华血液学杂志,2022,43(5):353-358.

[2] 中华医学会血液学分会白血病淋巴瘤学组,中国抗癌协会血液肿瘤专业委员会,中国慢性淋巴细胞白血病工作组.B细胞慢性淋巴增殖性疾病诊断与鉴别诊断中国专家共识(2018 年版)[J].中华血液学杂志,2018,39(5):359-365.

[3] ALAGGIO R,AMADOR C,ANAGNOSTOPOULOS I,et al. The 5th edition of the World Health Organization Classification of Haematolymphoid Tumours:Lymphoid Neoplasms[J]. Leukemia,2022,36(7):1720-1748.

[4] BOSCH F,DALLA-FAVERA R. Chronic lymphocytic leukaemia:from genetics to treatment[J]. Nat Rev Clin Oncol,2019,16(11):684-701.

[5] BURGER J. Treatment of Chronic Lymphocytic Leukemia[J]. N Engl J Med,2020,383(5):460-473.

[6] HALLEK M,AL-SAWAF O. Chronic lymphocytic leukemia:2022 update on diagnostic and therapeutic procedures[J]. Am J Hematol,2021,96(12):1679-1705.

[7] HALLEK M,CHENSON BD,CATOVSKY D,et al. iwCLL guidelines for diagnosis,indications for treatment,response assessment,and supportive management of CLL[J]. Blood,2018,131(25):2745-2760.

[8] KAY NE,HAMPEL PJ,VAN DYKE DL,et al. CLL update 2022:A continuing evolution in care[J]. Blood Rev,2022,

54:100930.

[9] PETRACKOVA A,TURCSANYI P,PAPAJIK T,et al. Revisiting Richter transformation in the era of novel CLL agents[J]. Blood Rev,2021,49(4):10082.

推荐阅读

慢性淋巴细胞白血病(资源 17)

资源 17

病例 CLL-1　实用血液学病例(资源 18)

资源 18

病例 CLL-2　实用血液学病例(资源 19)

资源 19

病例 CLL-3　实用血液学病例(资源 20)

资源 20

第四节　滤泡性淋巴瘤

滤泡性淋巴瘤(follicular lymphoma,FL)属于惰性 B 细胞淋巴瘤,起源于淋巴结滤泡生发中心 B 细胞。滤泡性淋巴瘤具有特征性的 t(14;18)染色体异位,导致 BCL-2 蛋白过度表达以及 B 细胞凋亡受抑。该病进展缓慢,以多发无痛性淋巴结肿大和骨髓浸润为主要表现,也可出现肝脾大、外周血淋巴细胞增多。无症状广泛期 FL 患者可采用"观察等待"的治疗策略,局限期 FL 患者或出现症状的广泛期 FL 患者应接受治疗。CD20 单克隆抗体联合化学治疗是主要治疗方案,可让大部分患者获得缓解,80% 以上的患者生存期超过 10 年。但本病尚无法治愈,大部分患者仍会复发,特别是 2 年内出现复发的患者,预后不良。

一、流行病学及发病机制

滤泡性淋巴瘤是惰性 B 细胞淋巴瘤的代表性疾病。欧美国家的 FL 发病率显著高于亚洲国家,在欧洲及美国,滤泡性淋巴瘤占所有非霍奇金淋巴瘤的 20%~25%;我国数据显示 FL 尚不足所有非霍奇金淋巴瘤的 10%。FL 好发于中老年人，欧美人群的中位发病年龄为 60~65 岁，其中女性略多，男/女比例约为 1:1.2。2021 年我国回顾 1 845 例 FL 患者信息显示，我国 FL 中位发病年龄为 53 岁，男女比例接近 1:1。

2016 年第四版世界卫生组织淋巴造血肿瘤分类当中，提出 FL 的新亚型——儿童型滤泡性淋巴瘤。儿童型 FL 好发于儿童及青少年，中位发病年龄为 15~18 岁，40 岁以上患者极少见；男/女比例>10。临床多表现为局灶颈部淋巴结累及，病理检查缺乏 t(14;18)易位以及 BCL-2 蛋白异常表达。本病预后良好，手术切除或局部放射治疗即可长期控制。

滤泡性淋巴瘤的发病机制尚不清楚，遗传因素及环境因素均可能发挥作用。一级亲属罹患滤泡性淋巴瘤的风险是正常对照的 2~4 倍。仅有少量研究分析了环境因素对 FL 发病的影响，例如喷漆工、长期接触杀虫剂、吸烟女性、自身免疫性疾病病史均与 FL 发病率增高相关。

大部分 FL 患者存在经典遗传学表现 t(14;18)(q32;q21)染色体易位，即位于 18 号染色体 q21 的 BCL-2 基因与 14 号染色体 q32 的免疫球蛋白(Ig)重链基因融和，导致 Ig 基因的增强子促进 BCL-2 转录，进而引起 BCL-2 蛋白高表达，并抑制 B 淋巴细胞的凋亡。85%的欧美患者存在 t(14;18)易位，亚洲患者阳性率略低。检出 t(14;18)易位并不能作为 FL 的诊断依据，采用更为敏感的巢式 PCR 或逆转录 PCR 方法，可在 25%~75%的正常人中检出 t(14;18)易位，但其中大部分最终不会进展为 FL。90%以上 FL 患者同时合并其他遗传学异常，如 2、5、7、8、12、17q、21 染色体扩增，6q 和 17p 缺失等。

近年来基因学研究进步让我们对 FL 的发病机制了解更为深入，也为后续设计新的治疗方案提供理论依据。"新一代测序技术"(NGS)对 FL 肿瘤细胞进行全基因组或全外显子测序，发现几乎所有 FL 患者均存在多种基因突变，涉及表观遗传学修饰异常、细胞增殖、抗凋亡、免疫逃逸等多个环节。如 KMT2D、CREBBP 和 EP300 基因失活突变，EZH2 基因突变等都会通过影响不同信号通路激活转录因子，刺激肿瘤增殖；TNFRSF14 失活突变与免疫逃逸密切相关；其他的常见突变包括：免疫调节基因(如 β_2 微球蛋白、CD58)，JAK-STAT 通路(如 SOCS6,STAT6)，BCR-NF-κB 通路(如 BCL-10、CARD11、CD79b)等(表 5-4-4-1)。

表 5-4-4-1 滤泡性淋巴瘤常见基因异常

基因	突变类型	突变频率	基因功能
KMD2T	突变(功能下调)	80%~90%	组蛋白修饰、肿瘤抑制
IGHV、IGLV	突变(功能上调)	75%~95%	免疫球蛋白可变区糖基化；BCR 通路
BCL-6	易位(功能上调)	6%~15%	转录因子,促进肿瘤生长
	突变(功能上调)	47%	
CDK4	拷贝数扩增(功能上调)	29%	细胞周期调控
EP300	突变(功能下调)	10%~20%	组蛋白修饰
EZH2	突变(功能上调)	7%~30%	组蛋白修饰
ARID1A	突变(功能下调)	15%	染色体重组
CARD11	突变(功能上调)	10%	上调 BCR 通路
FOXO1	突变(功能上调)	10%	转录因子；细胞增殖
BCL-2	易位(功能上调)	80%~90%	抑制细胞凋亡
	突变(功能上调)	50%	
TNFRSF14	突变(功能下调)	18%~50%	肿瘤抑制；促进 BCR 通路
CERBBP	突变(功能下调)	33%~70%	组蛋白修饰；肿瘤抑制

因此常用"二次打击"理论来解释 FL 的发生：t(14,18)易位属于"创始者突变"(possessed founder mutation)，后续出现的多种驱动突变(如 CREBBP)、无关突变、加速突变(如 MLL2)等，使得最初仅有 t(14,18)易位的肿瘤前体细胞获得克隆性增生的优势，逃避免疫监视，最终形成 FL。在此基础上添加其他突变，如 NF-κB 通路的调节因子突变(MYD88,TNFSIP3 等)，可能导致 FL 向更为侵袭的 DLBCL 转化。

二、临 床 表 现

滤泡性淋巴瘤通常表现为全身多发淋巴结肿大,受累淋巴结呈进行性、无痛性肿大,质地偏硬,早期淋巴结可活动,晚期则相互融合、固定。浅表淋巴结以颈部为多见,其次为腋下和腹股沟;深部以纵隔、腹主动脉旁为多见。淋巴结肿大可引起相应压迫症状:如肿大的纵隔淋巴结,压迫食管可引起吞咽困难;压迫上腔静脉引起上腔静脉综合征;压迫气管导致咳嗽、胸闷、呼吸困难、发绀等;腹腔内巨大淋巴结、脾脏增大可导致腹胀、腹痛、早饱等;压迫输尿管导致少尿、肾衰竭等。

FL 可累及其他淋巴结外器官,如皮肤、胃肠道、眼附属器、胸膜、腹膜、乳腺等。40%~70%患者在首次就诊时已经发生骨髓累及,其中部分会血细胞减少或外周血见到肿瘤细胞。FL 属于典型的惰性 B 细胞淋巴瘤,出现发热、盗汗、消瘦等消耗症状者比例较低,约 10%。

三、病理诊断、分期及预后

(一) 病理诊断

滤泡性淋巴瘤的诊断依靠淋巴结活检,首先推荐进行淋巴结切除活检,若病灶无法切除活检,粗针活检也可为诊断提供有效证据。

滤泡性淋巴瘤源于正常生发中心 B 细胞的肿瘤性增生。滤泡性淋巴瘤由比例不等的中心细胞和中心母细胞混合构成,保留生发中心细胞的标记(如 BCL-6,CD10 等),并由 CD21 阳性的滤泡树突细胞结节状聚集而成的滤泡样结构。这些肿瘤性滤泡排列紧密,80%以上的病理出现经典的"背靠背现象",缺乏套区结构。随着病情进展,淋巴瘤滤泡逐渐失去正常结构,造成组织学上弥漫性病变。根据肿瘤内滤泡的比例,可以分为滤泡型(滤泡结构>75%),滤泡与弥漫型(滤泡结构 25%~75%),弥漫型(滤泡结构<25%)。

目前根据光镜下每个高倍镜视野($\times 40,0.159mm^2$)中心母细胞的数量,将 FL 分为 3 级:1 级,0~5 个中心母细胞;2 级,6~15 个中心母细胞;3 级,大于 15 个中心母细胞。其中 1 级及 2 级因镜下及临床表现均类似,可统称为低级别滤泡性淋巴瘤;3 级亦分为 3a 级(视野中仍可见中心细胞)和 3b 级(滤泡结构完全被中心母细胞和免疫母细胞取代)。多项研究表明,多数研究发现 1、2、3A 级的病程类似,3B 级 FL 侵袭性更高,应按照 DLBCL 治疗。

典型滤泡性淋巴瘤的免疫表型:CD19、CD20、CD79a、CD10,BCL-2、BCL-6 阳性,CD5、CD43、CyclinD1 通常阴性,肿瘤细胞表面表达免疫球蛋白,通常为 IgD 或 IgM;CD21 和 CD35 用于显示滤泡结构,FDC 网通常比较松散。

原位滤泡性淋巴瘤(insite FL)是一种其他都符合反应性淋巴结改变,但存在 BCL-2 阳性滤泡存在的病变,此类患者进展为 FL 的比例极低。

(二) 分期

颈、胸、腹、盆腔增强 CT 曾是 FL 的标准影像学检查,用于疾病初始分期、疗效评估、疾病随访等。滤泡性淋巴瘤的分期采用 Ann Arbor 分期系统,其中Ⅰ~Ⅱ期为局限期,Ⅲ~Ⅳ期为广泛期。局限期 FL 与广泛期 FL 的治疗原则不同,因此精准分期对于 FL 意义重大。18-氟脱氧葡萄糖正电子发射断层显像(^{18}F-FDGPET/CT)对于 FL 病灶的检出率较传统 CT 更高,分期更为准确,近年来已经成为 FL 基线评估的首选评估方法。

FL 的基线评估还应包括病史、体格检查(韦氏环、脾脏)、血常规、生化检查、骨髓穿刺等。治疗前乙肝病毒学筛查对于 FL 治疗是必须的,因后续利妥昔单抗或其他化学治疗均可能导致乙肝病毒再激活。

(三) 预后因素

国际预后指数(international prognosis index,IPI)最早用于侵袭性淋巴瘤的预后判断,也可用于 FL。为了更好评估 FL 患者预后,多项研究提出了适用于 FL 的预后评价参数。法国研究团队回顾了 1985—1992 年间 4 167 例 FL 临床数据,提出了滤泡性淋巴瘤预后指数(follicular lymphoma international prognostic index,FLIPI),该预后指数包括 5 个不良预后因素,分别是年龄>60 岁,Ann Arbor Ⅲ~Ⅳ期,血红蛋白<120g/L,受累淋巴结区域>4 个,血清乳酸脱氢酶升高。患者可分为低危(0~1 个)、中危(2 个)、高危(3~5 个),三组的 5 年生存率分别为 90.6%,77.6% 和 55.2%。该预后参数也在 919 例 FL 的队列中得到验证。2009 年提出了 CD20 单抗治疗年代的修正版 FLIPI 指数(FLIPI2),同样包含 5 个不良因素,分别是年龄>60 岁,存在骨髓浸润,血红蛋白<120g/L,受侵犯淋巴结的最大直径>6cm,β_2-微球蛋白升高。相对于 FLIPI,FLIPI2 对于无进展生存的评估更优。一项大型前瞻性研究结果发现仅采用骨髓浸润及 β_2-微球蛋白升高即可评估预后,并提出了 PRIMA-PI。随着基因学研究的深入,多种基因突变与 FL 的预后相关,因此 2015 年发展出了基因突变状态联合临床参数的 m7-FLIPI 指数,包括两个临床参数(ECOG>1,FLIPI 高危组)和 7 种基因突变状态(*EZH2*,*ARID1A*,*MEF2B*,*EP300*,*FOXO1*,*CREBBP* 和 *CARD11*)。应注意到不同治疗方案下,上述预后评分体系预测价值并不相同。

治疗反应也作为远期预后的有力评价参数。结束治疗 PET/CT 阴性是预测疾病复发与生存的最强力参数之一。疾病早期复发的患者远期生存较差,基于此提出了 POD24(progression of disease within 24 months)的概念,即治疗开始 24 个月内出现疾病反复。POD24 组 2 年相对死亡风险较无 POD24 组高 12 倍。

四、滤泡性淋巴瘤的治疗

1~2 级滤泡性淋巴瘤是惰性 B 细胞淋巴瘤的代表疾病,起病隐匿,发展缓慢,局限期患者可积极治疗,以实现疾病长期控制;广泛期患者若无明确治疗指征,早期治疗并不能改善生存,因此需要把握"观察、等待"(watch and wait)的治疗策略(图 5-4-4-1)。3B 级 FL 则需按照 DLBCL 进行治疗。3A 级 FL 是按照低级别 FL 还是 DLBCL 治疗仍有争议,但多推荐按照低级别 FL 进行(表 5-4-4-2)。因此,开始 FL 的治疗前,需要对滤泡性淋巴瘤的病理分级,临床分期、肿瘤负荷等做出全面评估。

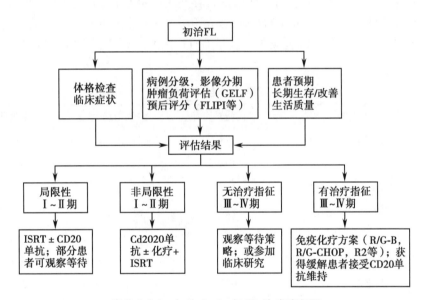

图 5-4-4-1 初治 1~3a 级 FL 治疗流程图
B,苯达莫司汀;CHOP,环磷酰胺+多柔比星+长春新碱+泼尼松;FL,滤泡性淋巴瘤;FLIPI,滤泡性淋巴瘤国际预后评分;G,奥妥珠单抗;GELF,滤泡性淋巴瘤研究组;ISRT,受累部位放疗;R,利妥昔单抗;R2,利妥昔单抗+来那度胺

表 5-4-4-2 1~3a 级滤泡性淋巴瘤治疗原则与治疗推荐

分期	分层	Ⅰ级推荐	Ⅱ级推荐
Ⅰ/Ⅱ期	Ⅰ期和局限Ⅱ期	受累部位放疗 ISRT	观察; ISRT±CD20 单抗±化疗; CD20 单抗±化疗±ISRT(腹腔大包块或肠系膜病变的Ⅰ期患者)
	非局限Ⅱ期	CD20 单抗±化疗+ISRT	观察
Ⅲ/Ⅳ期	无治疗指征	观察等待	临床试验
	有治疗指征	化疗±CD20 单抗	临床试验 局部放疗(缓解症状)

（一）初治局限期Ⅰ期/Ⅱ期滤泡性淋巴瘤

Ⅰ期或Ⅱ期患者仅占所有 FL 的 10%～30%。虽然此类患者中的小部分即使未治疗,也可获得较长的生存期,但多数研究支持积极治疗,以实现疾病长期控制。放射治疗是局限期 FL 的标准治疗,主要是受累区域放射治疗(24～30Gy)。目前认为放射治疗联合全身治疗,可提高治疗成功率与无进展生存,但总生存无改善。2012 年一项大规模前瞻性研究分析了 471 例Ⅰ期 FL 患者采用不同治疗方案的疗效差别:单独放疗,放疗联合全身治疗,利妥昔单抗+化疗,利妥昔单药治疗和观察。结果显示利妥昔单抗+化疗组、放疗联合全身治疗的复发率低于单独放疗组,三组间在生存期无差异。

对于放疗或其他治疗的毒性超过治疗获益时,观察等待也是可行的;但年轻局限期患者,尽量不采用观察策略。十二指肠型 FL、原位 FL 等特殊类型,临床进展更为惰性,采用观察等待策略也是合适的。

（二）初治进展期滤泡性淋巴瘤

广泛期 FL 多数进展缓慢,无临床症状,即使不进行治疗,也可多年保持稳定(表 5-4-4-3)。一项研究显示采用观察等待策略的广泛期 FL 患者,从观察到治疗的中位时间为 3 年,其中约 25% 患者呈现自限性。对于没有治疗指征或肿瘤负荷不大的广泛Ⅱ期、Ⅲ期、Ⅳ期患者,即使积极进行全身治疗,虽然提高了疾病控制率,但并未延长总生存期,因此仍推荐此类患者采用"观察等待"的策略,而非全身治疗。治疗指征主要包括:①有任何临床症状,影响到工作或生活;②淋巴瘤相关脏器功能受损;③淋巴瘤浸润骨髓导致血细胞减少;④巨块型病变(参照 Grouped Etudes des Lymphomes Folliculaires,GELF 标准);⑤病情持续或快速进展;⑥适合参加临床研究。GELF 标准用于评估是否存在高肿瘤负荷,满足其中一项即可:直径 7cm 以上的巨块型病变;存在 3 处以上直径>3cm 的病灶;存在 B 症状;脾脏长径>16cm;出现局部压迫症状;胸腔积液;外周血见到淋巴瘤细胞或全血细胞减少。满足 GELF 标准的患者,往往可以从早期治疗中获益,也可视为治疗指征。

表 5-4-4-3　广泛期 FL 一线治疗随机研究结果简表

研究	治疗方案	例数	中位随访	中位 TTF 或 PFS
FOLL05 研究	R-CVP	178	34 个月	3 年 TTF 46%
	R-CHOP	178		3 年 TTF 62%
	R-FM	178		3 年 TTF 59%
BRIGHT 研究	BR	224	65 个月	5 年 PFS 65.5%
	R-CVP/CHOP	223		5 年 PFS 55.8%
GALLIUM 研究	G-化疗	601	41.1 个月	3 年 TTF 87%
	R-化疗	601		3 年 TTF 81%
PRIMA 研究	R-CHOP+R 维持	505	9 年	中位 PFS 10.5 年
	R-CHOP	513		中位 PFS 4.2 年
RELEVANCE 研究	R+来那度胺	513	37.9 个月	3 年 PFS 77%
	R+化疗	517		3 年 PFS 78%

注:R,利妥昔单抗;G,奥妥珠单抗;CHOP:环磷酰胺,多柔比星,长春新碱,泼尼松;CVP,环磷酰胺,长春新碱,泼尼松;BR,苯达莫司汀,利妥昔单抗;FM,氟达拉滨,米托蒽醌;PFS,无进展生存期;TTP,至疾病进展时间。

广泛期滤泡性淋巴瘤治疗主要采用免疫化疗模式。CD20 单克隆抗体是免疫化疗的基石,CD20 单抗与靶细胞表面 CD20 结合后,通过抗体依赖细胞毒作用、补体依赖细胞毒作用、促凋亡等多种机制杀伤靶细胞。代表性药物为利妥昔单抗,其他人源化 CD20 单抗如奥法木单抗(ofatumumab)、奥妥珠单抗(obinutuzumab)也广泛用于 FL 的治疗。对于低肿瘤负荷的 FL 患者,可采用利妥昔单抗单药治疗的模式(375mg/m^2,静脉注射,每周 1 次,共 4 次)。

利妥昔单抗联合化疗是目前最为广泛应用的治疗方案,R-CVP、R-CHOP、利妥昔单抗联合苯达莫司汀(BR)等是最为常用的一线免疫化疗方案。利妥昔单抗加入,显著改善了近期和远期疗效,并延长生存期。最近两项大型Ⅲ期临床研究比较了三种方案之间的疗效差异和毒性：FOLL05 研究显示 R-CHOP 方案在 PFS 方面显著优于 R-CVP 方案，8 年的 PFS 分别为 49%和 42%($P=0.037$)；BRIGHT 研究显示 BR 方案在 PFS 上优于 R-CHOP/CVP 方案，5 年的 PFS 分别为 65.6%和 55.8%($P=0.0035$)，但 BR 方案出现药物过敏反应、消化道反应、淋巴细胞减少的风险更高，R-CHOP 组的周围神经毒性及中性粒细胞减少风险更高，两组间感染风险接近；两项研究均未观察到不同方案间总生存率的差别。利妥昔单抗联合来那度胺也是一种高效低毒的免疫治疗方案，疗效与免疫化疗相似。奥妥珠单抗联合化疗方案在初治 FL 的疗效优于利妥昔单抗联合化疗($HR=0.68$)，PFS 有显著延长，但 3~5 级不良反应发生率增加，同时并没有延长 OS。

放射免疫治疗(RIT)是淋巴瘤治疗的重要手段之一，如针对 CD20 抗原的两种放射免疫复合物：碘-131 标记的莫西托单抗和钇 90 标记的替伊莫单抗已经在惰性 B 细胞淋巴瘤中广泛开展临床试验，但上述药物并未在国内上市。

虽然大多数 FL 患者可以通过免疫化疗获得缓解，但大多数患者仍会复发，为了进一步降低复发风险，采用维持治疗是合理的，特别是起病时肿瘤负荷较大和 FLIPI 中高危患者。无论前期诱导治疗方案如何，利妥昔单抗维持治疗($375mg/m^2$，每 8~12 周一次，维持 2 年)可延长 PFS。奥妥珠单抗同样也推荐进行维持治疗。近期研究显示，即使获得 PET/CT 阴性以及微小残留病灶转阴的患者，仍可从 CD20 单抗维持中获益。

(三) 复发难治性 FL 及转化性 FL 的治疗

复发难治性 FL 的治疗尚未统一，挽救方案主要取决于既往治疗方案、缓解持续时间、患者状况、复发时病理类型等。对于既往治疗获得长期缓解、复发时没有出现转化的患者，可再次采用原方案(既往使用过苯达莫司汀患者不推荐再使用)或其他一线方案。对于早期复发的患者(如<12 个月)，应选用非交叉耐药的方案进行治疗，避开原方案。奥妥珠单抗对于既往利妥昔单抗耐药的患者显示出良好疗效，亦可用于挽救治疗。对于部分年轻高危多次复发但对化疗敏感的患者，可酌情选择自体造血干细胞移植。对于复发难治性患者再次通过挽救化疗获得缓解的，继续使用利妥昔单抗维持治疗可进一步延长 PFS。

大量小分子新药用于复发难治性 FL 的治疗，如免疫调节剂(来那度胺等)，PI3K 抑制剂(idelalisib, copanlisib, duvelisib)、BTK 抑制剂(伊布替尼等)，EZH2 抑制剂(tazemetostat)，BCL-2 抑制剂(维奈克拉)等。AUGMENT 研究比较了来那度胺联合利妥昔单抗(R2)和单药利妥昔单抗治疗复发难治性 FL 的效果，R2 组显著提高了总反应率和无进展生存，中位 PFS 由 14.1 个月延长到 39.4 个月。多种 PI3K 抑制剂均显示了良好疗效，总反应率为 42%~59%。

多种免疫疗法也用于复发难治性 FL。GADOLIN 研究证实奥妥珠单抗与苯达莫司汀联用，序贯奥妥珠单抗单药维持治疗，相对于苯达莫司汀单药显著延长了 PFS 和 OS。CD79b 靶向抗体偶联物(polatuzumabvedotin)、CD47 单抗、CD20/CD3 双特异性抗体及 CD19 CAR-T 细胞治疗等疗法也显出良好的抗肿瘤效果。

FL 有向 DLBCL 转化风险，约<10% FL 会出现 DLBCL 转化。若临床怀疑转化，应重新活检。对于转化为 DLBCL 的 FL 患者，如果既往未治疗，或仅接受局部放疗或仅有温和化疗的，可选择 CD20 单抗联合蒽环类化疗；若已经接受过多线治疗，应考虑参加临床研究或选择 DLBCL 二线治疗方案。此类患者预后差，若化疗敏感应积极推进自体造血干细胞移植。

(张炎 周道斌)

参考文献

[1] JAFFEE S, HARRIS NL, SWERDLOW SH, et al. WHO Classification of Tumours of Haematopoietic and Lymphoid Tissues [M]. 4th ed. Lyon: International Agency for Research on Cancer, 2017: 266-279.

[2] 中国临床肿瘤学会指南工作委员会. 中国临床肿瘤学会(CSCO)淋巴瘤诊疗指南 2021[M]. 北京, 人民卫生出版社,

2021:105-126.

[3] CARBONE A,ROULLAND S,GLOGHINI A,et al. Follicular lymphoma[J]. Nat Rev Dis Prim,2019,5(1):83.

[4] DREYLING M,GHIELMINI M,RULE S,et al. Newly diagnosed and relapsed follicular lymphoma:ESMO Clinical Practice Guidelines for diagnosis,treatment and follow-up[J]. Ann Oncol,2021,32(3):298-308.

[5] FREEDMAN A,JACOBSEN E. Follicular lymphoma:2020 update on diagnosis and management[J]. Am J Hematol,2020,95(3):316-327.

[6] MOZAS P,RIVERO A,LÓPEZ-GUILLERMO A. Past,present and future of prognostic scores in follicular lymphoma[J]. Blood Rev,2021,50:100865.

[7] CASULO C. How I manage patients with follicular lymphoma[J]. Br JHaematol,2019,186(4):513-523.

第五节　套细胞淋巴瘤

套细胞淋巴瘤(mantle cell lymphoma,MCL)是 B 细胞非霍奇金淋巴瘤(non-hodgkin lymphoma,NHL)中的一个亚类,具有独特的组织形态学、免疫表型和细胞遗传学特征。MCL 占所有 NHL 的 6% ~ 8%,我国的发病率低于西方国家,仅占 1.3% ~ 2.7%。尽管临床上通常将 MCL 与惰性 NHL 一起讨论,但更多时候其行为呈侵袭性。

一、定义与分型

MCL 是起源于淋巴结套区的 B 细胞淋巴瘤,细胞遗传学 t(11;14)(q13;q32)异常导致 Cyclin D1 核内高表达是其特征性标志。患者以老年男性为主,结外侵犯常见,兼具侵袭性淋巴瘤的侵袭性和惰性淋巴瘤的不可治愈性特点。

根据细胞起源的不同,目前 MCL 分为以下两种亚型。

（一）经典型 MCL

最常见的类型,呈侵袭性病程,通常累及淋巴结和胃肠道等结外部位。现认为经典型 MCL 起源于表达 SOX11 的纯真 B 细胞(正常 B 细胞不表达 SOX11)。SOX11 可阻碍 B 细胞分化,表明其直接参与 MCL 发病机制。除 SOX11 高表达之外,由于此类 B 细胞不经过生发中心,IGHV 未发生体细胞超突变,故具有更高的基因不稳定性(ATM,CDKN2A,有关染色体修饰的基因突变等更为常见),以及更多的癌基因突变和表观遗传学异常。

（二）白血病性非淋巴结型 MCL

见于 10% ~ 20% 的 MCL 患者,主要累及外周血、骨髓和/或脾脏,往往不累及淋巴结。此型起源于接受过抗原刺激的、不表达 SOX11 的记忆 B 细胞,IGHV 突变阳性,基因稳定,表观遗传学修饰少,故临床呈惰性,预后好。但可能再获得其他染色体异常(如 TP53 突变),引发高侵袭性病程。

原位套细胞肿瘤(in situ mantle cell neoplasia,ISMCN)指 Cyclin D1 阳性的 B 细胞局限于滤泡套区的内套层,并未达到 MCL 的诊断标准。ISMCN 常常偶然被发现,有时与其他淋巴瘤共存,可呈播散性表现,但很少出现进展。

二、临床特征、诊断与鉴别诊断

（一）临床特征

MCL 的中位发病年龄约 60 岁,男、女比例为 2 ~ 4:1。其临床表现异质性很强,可以是无症状性淋巴细胞增多,或症状轻微的淋巴结大(非巨块)/结外病变,但更多的患者表现为进行性加重的全身淋巴结大、全血细胞减少、脾大及结外病变相关症状。多达 1/3 的患者起病时有全身性 B 症状,如发热、盗汗和体重减轻。结外受累部位以胃肠道最为常见,可累及胃肠道的任何区域,偶尔表现为淋巴瘤性肠息肉病。其他诸如肾脏、乳腺、胸膜和眼眶等也有报道。中枢神经系统受累罕见(<5%),但在白血病性非淋巴结型 MCL 患者中相对常见。

（二）诊断

主要依据典型的组织形态学特征、免疫表型,结合细胞及分子遗传学做出诊断。

1. 组织形态学特征　MCL 主要发生于淋巴结或脾脏滤泡的套细胞区,其组织生长模式为弥漫性、结节状或套区型,或者是三者的组合。典型的 MCL 常由形态单一、小到中等大小淋巴细胞构成,核不规则、染色质浓聚、核仁不明显,胞质较少。10%~15% 的 MCL 细胞形态呈"母细胞样变",母细胞变异型又可分为经典性母细胞变异型和多形性母细胞变异型,这些患者临床侵袭性较高,预后差。

2. 免疫表型特征　瘤细胞为单克隆性 B 淋巴细胞,表达成熟 B 细胞相关抗原。典型的免疫表型为 CD5、CD19、CD20 阳性,CD23 和 CD200 阴性或弱阳性,CD43 阳性,强表达 sIgM 或 IgD,但 CD10、CD11c 和 BCL-6 常阴性。我国 MCL 患者 CD23 阳性率近 50%,高于国外报道,而 sIgM 阳性率仅 50%,低于国外报道。免疫组化染色几乎所有患者均 Cyclin D1 和 BCL-2 阳性(包括少数 CD5 阴性 MCL)。CyclinD1 核内强阳性是 MCL 特异性的免疫标志,少部分患者 Cyclin D1 阴性,但 Cyclin D2 或 Cyclin D3 阳性。SOX11 是 SRY 相关 HMG 转录因子家族的一员,也是 MCL 的有用标志物,特别是对于 CyclinD1 阴性的罕见病例,SOX11 阳性有助于诊断。

3. 细胞及分子遗传学特征　免疫球蛋白重链(immunoglobulin heavy chain,IgH)的基因发生重排,大部分病例的 *IGHV* 基因无体细胞突变,表明肿瘤细胞处于生发中心前的分化阶段,这与初始套区 B 细胞起源相符。

染色体 t(11;14)(q13;q32)异常导致 *CCND1* 基因与免疫球蛋白重链(*IGH*)基因易位被认为是 MCL 的遗传学基础,见于 95% 以上的 MCL 患者。该遗传学异常导致细胞周期蛋白 Cyclin D1 高表达,引起细胞周期紊乱,从而导致发病。<5% 的 MCL 患者可无 t(11;14)异常,但常伴有 Cyclin D2 或 Cyclin D3 过表达,55% 可伴有 *CCND2* 基因重排,主要与免疫球蛋白轻链基因发生易位。

（三）鉴别诊断

MCL 的鉴别诊断包括其他由小至中等大小细胞组成的 NHL,最容易混淆的是慢性淋巴细胞白血病/小淋巴细胞淋巴瘤(CLL/SLL),其次是滤泡淋巴瘤、淋巴母细胞淋巴瘤等。

1. 慢性淋巴细胞白血病　MCL 和 CLL 都是小到中等体积淋巴样细胞构成的肿瘤,免疫组化特征相似。CLL 为 CD20、CD5 和 CD23 阳性,而 MCL 为 CD20 和 CD5 阳性但 CD23 阴性,但对于部分 CD23 阳性的 MCL 或 CD23 阴性的 CLL,两者鉴别变得尤为困难。免疫组化染色 CyclinD1、SOX11 和 LEF1 有助于鉴别。前两者在 MCL 中阳性 CLL 中阴性,而后者在 MCL 中阴性 CLL 中阳性。加用 FISH 检测 t(11;14)也可辅助诊断 MCL。

2. 滤泡淋巴瘤　组织学上,MCL 呈类似于 FL 的结节状生长模式。然而,与 FL 不同,MCL 细胞通常为 CD10⁻、CD5⁺、CD43⁺ 和 CyclinD1⁺。与 MCL 类似,FL 可表现为胃肠道受累(淋巴瘤性息肉病);免疫组化方法最适合鉴别此类肿瘤与 MCL。

3. 淋巴母细胞淋巴瘤　MCL 的母细胞样变异型具有高分裂率,且通常由中等体积的细胞组成,细胞染色质分散,核形态不规则,细胞质少,外观类似于淋巴母细胞淋巴瘤,后者可起源于 B 细胞或 T 细胞。免疫组化染色有助于鉴别,因为母细胞样变异型 MCL 表达 CyclinD1 和成熟 B 细胞标志(如 sIgM),而淋巴母细胞淋巴瘤均表达 TdT,B 淋巴母细胞淋巴瘤无表面免疫球蛋白,T 淋巴母细胞淋巴瘤除了 CD5 还表达其他 T 细胞标志物。

三、分期与预后

（一）分期

按照 Lugano 修订的 Ann Arbor 分期系统分为 Ⅰ～Ⅳ期。由于治疗与分期密切相关,故初始评估需详尽,尤其对于一小部分 Ⅰ/Ⅱ 期无巨块的患者。建议所有患者都完善颈胸腹盆 CT,骨髓涂片和活检。对于拟行受累野放疗的患者,推荐完善 PET/CT 以确定疾病属于局限 Ⅰ/Ⅱ 期,对于此类患者,还推荐完善胃肠镜检查以明确是否存在无症状性消化道受累(其他 Ⅲ～Ⅳ 期患者根据有无症状决定是否行胃肠镜检查)。

（二）预后

目前临床上普遍采用简易套细胞淋巴瘤国际预后评分系统（MIPI）对 MCL 进行预后分层（表5-4-5-1）。

表 5-4-5-1　简易套细胞淋巴瘤国际预后评分系统（MIPI）

分数	年龄（岁）	ECOG 评分（分）	LDH 值/正常值	WBC（×10⁹/L）
0	<50	0~1	<0.67	<6.7
1	50~59		0.67~0.99	6.7~9.99
2	60~69	2~4	1.00~1.49	10.00~14.99
3	≥70		≥1.50	≥15.00

注：MIPI 分组：低危组：0~3 分；中危组：4~5 分；高危组：6~11 分。

由于代表细胞增殖指数的 Ki67 阳性率被认为是 MCL 的最主要生物学预后指标，并独立于 MIPI 之外，因此，将 Ki67 指数与 MIPI 结合的联合 MIPI 评分（MIPI-c）也被用于 MCL 的预后分层（表5-4-5-2）。

表 5-4-5-2　结合 Ki-67 指数的联合 MIPI 预后评分系统（MIPI-c）

MIPI-c 分组	MIPI 分组	Ki-67 指数	患者比例（%）	5 年总生存率（%）
低危	低危	<30%	32~44	85
低中危	低危	≥30%	5~9	72
	中危	<30%	25~29	
高中危	中危	≥30%	6~10	43
	高危	<30%	10~13	
高危	高危	≥30%	5~11	17

近年来，随着研究的深入，更多的临床、分子及细胞遗传学异常均被发现与不良预后相关，总结如下（表5-4-5-3）。

表 5-4-5-3　预后不良指标总结

当前使用的预后不良指标	可能纳入临床实践的预后不良指标
• 体能状况评分差 • 诊断时伴中枢神经系统受累 • 转化的 MCL • 母细胞变异型和多形性母细胞变异型 • 简易 MIPI 评分为高危 • Ki-67>30% • 复杂核型 • *TP53* 突变或者免疫组化提示 TP53 高表达 • *MYC* 重排或高表达 • *IGHV* 无突变	• *NOTCH1* 和 *NOTCH2* 突变 • *CCND1* • *NSD2* • *SWI/SNF* • *BIRC3* • *KMT2D/MLL2* • *BTK88a* • *CDKN2A* • *MAP3K14* • *CARD11* • MCL35 RNA 表达 • PET-CT 的肿瘤代谢体积 • 基于 ctDNA 的克隆演变 • 通过免疫分型，或 PCR-IgH、t(11;14)的 MRD 检测 • miRNA18b

四、MCL 的治疗

(一)一线治疗

由于大部分患者诊断时已处于进展期并伴明显的症状,故一经诊断,应尽快启动治疗。但对于极少数满足以下情况的患者:白血病性非淋巴结型 MCL、无症状、LDH 正常、无巨块、非母细胞型和低 Ki-67 指数者,可考虑等待观察。局限的 ISMCN 多不需要治疗,临床定期随诊。

对于有治疗指征的初治患者,治疗策略需结合年龄、临床分期、高危因素、体能状态、合并症等情况共同决定,治疗流程见图 5-4-5-1。

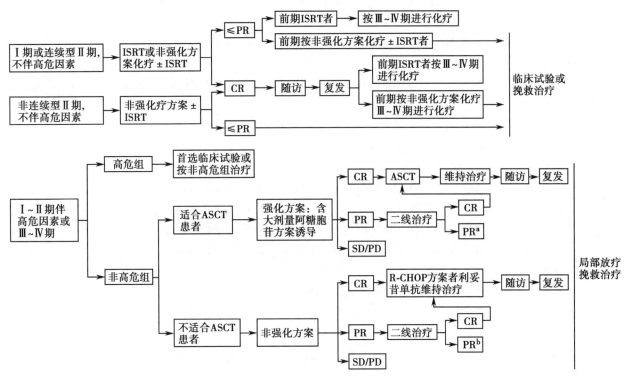

图 5-4-5-1 有治疗指征的初治 MCL 治疗流程

ISRT:受累野放疗;PR:部分缓解;CR:完全缓解;SD:疾病稳定;PD:疾病进展;[a] 视具体方案决定是否需要更换后线治疗,较好的 PR 可行 ASCT 巩固;[b] 视具体方案决定是否需要更换后线治疗

1. **I 期/连续型 II 期(可放一个靶区放疗)** 这类患者极罕见,需经严格的分期证实(推荐 PET/CT)。不伴高危因素的患者给予受累野放疗(30~36Gy),或非强化疗±受累野放疗,患者有望长期生存。高危因素包括:大肿块病变(≥5cm)、Ki-67>30%、*TP53* 突变/缺失、细胞形态为侵袭性变型等。

2. **非连续型 II 期不伴高危因素** 推荐进行常规免疫化疗(非强化方案)。

3. **伴高危因素的 I ~ II 期及 III ~ IV 期** 治疗需结合是否为高危组,以及患者年龄、一般状况或并发症情况进行分层。高危组包括 *TP53* 突变、TP53 和 CDNK2A 缺失、侵袭性变型、MIPI-c 高危组。

(1)高危组:本组患者常规治疗疗效差,目前没有标准治疗方案,利妥昔单抗联合中大剂量阿糖胞苷方案序贯 ASCT 虽然可在一定程度上延长患者的生存期,但总体预后较差,可积极探索以新药(如 BTK 抑制剂、BCL-2 抑制剂、来那度胺)为基础的联合治疗、CAR-T 细胞治疗和/或异基因造血干细胞移植等。

(2)非高危组:按照是否为移植候选者,治疗如下。

1)年龄≤65 岁、移植候选者:均推荐在强化疗诱导缓解后行自体造血干细胞移植巩固,此后再以利妥昔单抗维持以延长 PFS。强化疗中应含有中到大剂量阿糖胞苷,常用的诱导化疗方案如下:

- RDHAP(奥沙利铂/卡铂/顺铂)方案

RTX 375mg/m², d1, Dex 40mg/d, d1~4, Ara-C 2.0g/m², 每 12 小时 1 次, d2, 铂类选择:顺铂 100mg/m², 持

续输注 24h,d1;或奥沙利铂 130mg 或 100mg/m²,d1;或卡铂

AUC=5mg/mL/min。

• RCHOP/RDHAP 交替方案

RCHOP:RTX 375mg/m²,d1,CTX 750mg/m²,d1,ADR 50mg/m²,d1,VCR 1.4mg/m²,d1,Pred 40mg/m²,d1~5。

RDHAP:RTX 375mg/m²,d0,顺铂 100mg/m²,civ24h,d1,Ara-C 2.0g/m²,每 12 小时 1 次,d2,Dex 40mg/d,d1~4。

• R-HyperCVAD/MA 交替方案(该诱导方案后是否行 ASCT 巩固尚存争议)

R-HyperCVAD:R 375mg/m²,d1,CTX 300mg/m²,每 12h 1 次,d2~4,ADR 50mg/m²,d4;VCR 1.4mg/m²,d5,d12,Dex 40mg/d,d2~5,d12~15。

R-MA:R 375mg/m²,d1,MTX 1 000mg/m²,d2;Ara-C 3.0g/m²,每 12 小时 1 次,d3~4。

• R-maxi-CHOP/R-HiDAC 交替方案

R-maxi-CHOP:R 375mg/m²,d1,CTX 1 200mg/m²,d1,ADR 75mg/m²,d1,VCR 2mg,d1,Pred 100mg/d,d1~5。

R-HiDAC:R 375mg/m²,d1,Ara-C 2~3g/m²,每 12 小时 1 次,d2~3。

• R-苯达莫司汀/R-HiDAC 交替方案

R-苯达莫司汀:R 375mg/m²,d1,苯达莫司汀 70~90mg/m²,d1~2。

R-HiDAC:R 375mg/m²,d1,Ara-C 2~3g/m²,每 12 小时 1 次,d2~3。

以上方案的推荐级别相同,但 R-HyperCVAD/MA 方案和 R-maxi-CHOP/R-HiDAC 交替方案不良反应较为明显,耐受差,需要加强支持。RCHOP/RDHAP 交替方案是目前国内使用较多的方案。

2) 年龄>65 岁,或者非移植候选者:通常选用不良反应相对较小,耐受好的方案进行诱导治疗,推荐的诱导方案如下:

• R-苯达莫司汀方案:R 375mg/m²,d1,苯达莫司汀 70~90mg/m²,d1~2。

• R-CHOP 方案:RTX 375mg/m²,d1,CTX 750mg/m²,d1,ADR 50mg/m²,d1,VCR 1.4mg/m²,d1,Pred 40mg/m²,d1~5。

• VR-CAP 方案:硼替佐米 1.3mg/m²,d1、4、8、11,R 375mg/m²,d1,CTX 750mg/m²,d1,ADR 50mg/m²,d1,Pred 100mg/m²,d1~5。

• R-BAC500 方案:R 375mg/m²,d1,苯达莫司汀 70mg/m²,d2~3,Ara-C 500mg/m²,d2~4。

StiL 研究表明 R-苯达莫司汀的方案优于 R-CHOP 方案,且不良反应小。另有随机对照研究显示 VR-CAP 方案相比 RCHOP 方案 PFS 显著延长,但需关注血液学和神经毒性。

对于虚弱、不适合化疗的患者:可选择"无化疗"方案,以改善症状为治疗目的,推荐方案如下:

• R-来那度胺方案(R2):RTX 375mg/m²,d1,来那度胺 15~25mg,d1~21。

• R-伊布替尼方案(IR):RTX 375mg/m²,d1,伊布替尼 560mg,每日 1 次。

上述"无化疗方案"的证据均来自小规模临床研究。38 例初治 MCL 患者接受 R2 方案,总有效率 92%,完全缓解率 64%,2 年 PFS 为 85%,2 年 OS 为 97%。接受 IR 治疗的初治 MCL 患者(Ki-57>50% 者或母细胞型除外),完全缓解率 71%,3 年 PFS 和 OS 分别为 87% 和 94%。R 联合来那度胺和维奈克拉方案也被尝试运用于 28 例初始 MCL 患者,CR 率 89%,71% 获得 MRD 阴性。因此,新药联合方案在不能耐受强化疗的老年人中具有潜力,其疗效有待更多数据支持。

(二) 维持治疗

对于年轻患者,ASCT 后予利妥昔单抗维持治疗(375mg/m²,每 2~3 个月 1 次,共 2~3 年)可显著延长 PFS 时间和 OS 时间。ASCT 后予来那度胺 10~15mg/d,第 1~21 天,每周期 28 天,维持治疗 24 个月,较不维持治疗者可显著延长 PFS。对于年龄≥65 岁的患者,R-CHOP 治疗缓解后予 R 维持(375mg/m²,每 8~12 周 1 次维持 2 年或至疾病进展)可进一步改善总生存。对于接受 R-苯达莫司汀方案诱导化疗获得 CR 的老年初治患者,R 维持治疗并不能进一步获益,但若仅达到部分缓解,R 维持可显著延长 OS 时间。

（三）挽救治疗

对于大部分 MCL 患者而言，一线治疗很难获得治愈，故需要挽救治疗。在决定是否启动挽救治疗时，应参考患者的组织学亚型、Ki-67 水平和 *TP53* 基因状态等因素，母细胞型往往需要立即治疗，而高 Ki-67 伴 *TP53* 基因异常者进展快且预后差，也需要尽快启动治疗。一小部分患者复发时无临床症状，且无前述需要立即治疗的因素时，可暂时等待观察。

对于需要治疗的首次复发患者应该首选参加设计良好的临床试验，无临床试验时，应依据患者是否具有高危因素选择治疗方案。高危因素包括：*TP53* 突变/缺失、*CDKN2A* 缺失、侵袭性变型、Ki-67% >50%。极少数患者可能表现为局部复发，若非高危患者，可考虑放疗，MCL 对放疗敏感，即使低剂量放疗，有效率也可达到 85%~100%，CR 率 60%~70%。大部分患者是系统性复发，非高危患者首选 BTK 抑制剂（伊布替尼、泽布替尼或奥布替尼）或来那度胺+利妥昔单抗治疗，特别是 24 个月内复发患者。其他新药，包括硼替佐米、mTOR 抑制剂、PI3K 抑制剂和 BCL-2 抑制剂，在联合利妥昔单抗或奥妥珠单抗时，也能获得约 50% 的 CR 率。伊布替尼联合维奈克拉也被尝试运用于挽救治疗，24 例患者有一半有 *TP53* 基因异常，大部分具有高危因素，CR 率为 71%，其中 67% MRD 阴性。另一项含有 21 例患者的研究中，伊布替尼联合维奈克拉的 CR 率为 62%。24 个月后复发患者可首选以苯达莫司汀为主的联合化疗，如 R-BAC 或 B-R 方案，或其他既往未使用的方案。诱导缓解后年轻、有条件患者行减低剂量预处理的异基因造血干细胞移植，ASCT 在复发/难治 MCL 患者中疗效欠佳，初诊治疗未应用 ASCT，且二线治疗获得 CR 的患者可考虑。对于前期未应用利妥昔单抗维持治疗的患者，可在利妥昔单抗联合治疗有效后予利妥昔单抗维持治疗。BTK 抑制剂治疗后复发的患者，R-BAC 方案有效率高达 83%（CR 率 60%），故是优选方案。

一线复发后伴高危因素或二线治疗未达 CR 或 BTK 抑制剂治疗失败患者应尽早考虑靶向 CD19 的 CAR-T 细胞治疗或异基因造血干细胞移植。ZUMA-2 试验和 TRANSCEND-NHL-001 试验表明，靶向 CD19 的 CAR-T 细胞治疗高危难治性 MCL 的有效率为 84%~93%，CR 率为 59%~67%。小规模临床研究显示 CD20/CD3 双特异性抗体 glofitamab 的 OR 率为 81%，CR 率为 67%。靶向 CD19 的抗体偶联药物 loncastuximabtesirine 也被尝试用于复发 MCL 的治疗，19 例患者中有 7 例有效，包括 5 例患者获得 CR。

其他在 MCL 中有效的新药包括新一代非共价结合的 BTK 抑制剂如 LOXO-305、ROR1 偶联单克隆抗体等，均处于临床研究阶段。

五、疗 效 评 估

MCL 的疗效评价标准参照最近更新的 Cheson 评价标准（Lugano 2014）进行。有条件的患者首先考虑进行含 PET-CT 的疗效评价。治疗期间每 2 个疗程进行 1 次疗效评价。由于 MCL 常侵犯外周血或骨髓，有条件的单位可考虑进行微小残留病监测。

六、随 访

完成治疗后的前 2 年应每 3 个月进行一次随访，包括病史、查体、血细胞计数及生化检查，每 3~6 个月进行一次增强 CT 检查（包括颈部、胸部及全腹部）。完成治疗后第 3~5 年每半年进行一次随访，每 6~12 个月进行一次增强 CT 检查。5 年后每 1 年进行一次随访，如有异常或考虑疾病进展，则进行增强 CT 检查等。

（王为 周道斌）

参考文献

[1] 中国临床肿瘤学会指南工作委员会. 中国临床肿瘤学会（CSCO）淋巴瘤诊疗指南 2021［M］. 北京，人民卫生出版社，2022：127-139.

[2] 中国抗癌协会血液肿瘤专业委员会，中华医学会血液学分会，中国临床肿瘤学会淋巴瘤专家委员会. 套细胞淋巴瘤诊断与治疗中国指南（2022 年版）［J］. 中华血液学杂志，2022，43（7）：529-536.

[3] JAIN P, WANG M. Mantle cell lymphoma：2019 update on the diagnosis, pathogenesis, prognostication, and management

［J］. Am J Hematol,2019,94(6):710-725.

［4］ MADDOCKS K. Update on mantle cell lymphoma[J]. Blood,2018,132(16):1647-1656.

［5］ 2022 of the NCCN Guidelines for B-Cell Lymphomas. Version 1.

［6］ DREYLING M,CAMPO E,HERMINE O,et al. Newly diagnosed and relapsed mantle cell lymphoma:ESMO Clinical Practice Guidelines for diagnosis,treatment and follow-up[J]. Ann Oncol,2017,28(Suppl 4):iv62-iv71.

［7］ ARMITAGE JO,LONGO DL. Mantle-Cell Lymphoma[J]. N Engl J Med,2022,386(26):2495-2506.

第六节　Burkitt 淋巴瘤

Burkitt 淋巴瘤(BL)是一种高度侵袭性的 B 细胞淋巴瘤,约占非霍奇金淋巴瘤的 1%~5%。在病因学上与 EB 病毒相关,具有明显的病理和临床特征,常伴第 8 号染色体 *MYC* 基因的易位。BL 主要有 3 种亚型,其流行病学、临床表现各有不同,但形态学、免疫表型特征和基因学相似。随着免疫组化、细胞遗传学和分子诊断技术的进步,Burkitt 淋巴瘤的诊断定义有了更为明确的界定,转录组学,全外显子测序等新技术从分子表达水平和突变谱系角度加深了我们对此疾病的理解。基于现代治疗策略,大部分年轻 Burkitt 淋巴瘤患者有治愈可能,部分的高龄患者也可通过减低剂量化疗而获益。如何对高龄、复发、难治患者选择最佳治疗方案以及如何从治疗中总结最佳的管理方案是目前 BL 领域的难点。

一、病因及发病机制

Burkitt 淋巴瘤有地方性(非洲)、散发性和免疫缺陷相关性三种类型。EB 病毒(EBV)是地方性 BL 重要病因,所有的地方性 BL 中均可检测到 EBV,且 EBV 见于 95% 以上的肿瘤细胞。疟疾和某些环境因素也与地方性 BL 的发病有一定联系。20%~30% 的散发性 BL 和 25%~40% 的免疫缺陷相关 BL 的 EBV 阳性,表明 EBV 同样在部分的散发性 BL 和免疫缺陷相关 BL 中起到了重要的作用。三种类型的伯基特淋巴瘤有一个共同的特点:即通过免疫球蛋白区的易位导致 *MYC* 基因激活,产生过度激活的 MYC 蛋白,并与肿瘤的持续增殖相关。几乎所有的病例都有 t(8;14)(q24;q32)异位,少见的还有 t(2;8)(2q11)或 t(8;22)(22q11)异位。这种易位发生于 B 细胞发育成熟过程中免疫球蛋白基因正常类别转换及体细胞高度突变所致 DNA 双链断裂时,反过来这一过程也依赖于活化诱导的胞嘧啶核苷脱氨酶作用。胞嘧啶核苷脱氨酶所介导的生长调控基因(如 *MYC* 基因)点突变可能也扮演了非常重要的角色。多个独立基因表达研究的结果强调了 MYC 活化在 BL 发病机制中的主导作用。基因表达谱(GEP)分析能将 BL 和弥漫大 B 细胞淋巴瘤(DLBCL)区分开来,而且同时表明这些病例具备高表达 *MYC* 靶基因,生发中心 B 细胞分子标记,低表达 NF-κB 信号通路靶基因等特点。

除了 *MYC* 基因突变,在 BL 中新发现了多达 70 种额外的突变基因,多项独立研究表明 *ID3*,*TCF3* 和 *CCND3* 基因突变是其中最常见的。*ID3* 作为抑癌基因,其在 BL 中的表现通常为双等位基因失活突变和/或缺失。相反的,*TCF3* 基因则对 BL 细胞的活性至关重要,单等位基因突变导致高度保守区域氨基酸残基的替换说明在 BL 中 *TCF3* 的突变为多位功能获得性突变。总体来讲,BL 的突变谱系与 DLBCL 完全不同,即使同时具有 Ig-MYC 易位,*ID3* 基因的突变很少在其他的 B 细胞淋巴瘤中被发现。*ID3* 和/或 *TCF3* 基因突变在三种 BL 亚类中都比较常见,*CCND3* 突变在地方性 BL 中比较少见,但是在其他两个亚类中比较常见。

临床表现 BL 生长迅速,多数患者表现为迅速增大的肿块,就诊时 I/II 期的仅占 30%,临床特征主要表现为高度侵袭性淋巴瘤,常发生在结外,三种类型均可累及中枢神经系统。由于肿瘤倍增时间短、生长快,肿瘤有时会很快崩解,血清乳酸脱氢酶(LDH)很高。地方性 BL 可侵犯颌面部导致面部畸形,侵犯脑膜或脊髓,腹膜后淋巴结,肝,肠,肾等脏器,但骨髓受累并不常见。散发性 BL 最常见的临床表现是腹部肿块,且常伴有腹腔积液,肾脏、性腺、乳腺、骨髓和中枢神经系统(CNS)等结外部位均可受累。骨髓和 CNS 受累在非地方性 BL 更常见,侵犯的比例分别约为 30%、15%。在骨髓受累的患者中,25% 以上的患者是急性伯基特细胞白血病。免疫相关的 BL 主要累及淋巴结、骨髓和 CNS,有时外周血也可受累。由于 BL 肿瘤负荷很大,因此在治疗前后均有可能出现肿瘤溶解综合征(TLS),从而出现 TLS 的相关临床表现。

二、诊断和鉴别诊断

BL 的诊断依赖于病理学检查。形态学方面，BL 的肿瘤细胞体积中等大小，通常呈弥漫的生长方式。BL 细胞核圆，染色质细腻，通常可见数个嗜碱性沿核周分布的核仁。细胞胞质呈嗜碱性，可见脂质空泡（印片或细针穿刺细胞学更易见）。由于细胞增殖迅速，有丝分裂象多，并伴有大量凋亡，常可见"星空现象"。免疫表型方面，BL 细胞表达膜 IgM，表达 B 细胞标志（CD19、CD20、CD22 等）和生发中心（CD10、BCL-6）标志，CD38、CD43 阳性率较高。几乎全部的 BL 强表达 MYC 蛋白（所有细胞），Ki67 表达接近100%。肿瘤细胞通常不表达 CD5、CD23、CD138、BCL-2 和 TdT。细胞遗传学方面，t(8;14)(q24;q32) 是BL 特征性标志，是由 MYC 易位至 IGH 上产生，在很少一部分 BL 中，也可见有 MYC 易位至 IGL 或 IGK 产生的融合基因异常。分子生物学方面，约 70% 的 BL 具有 TCF3 或 ID3 突变。

BL 必须与其他高级别 NHL 进行区分，包括未指定的高级别 B 细胞淋巴瘤、伴有 MYC 和 BCL-2 和/或BCL-6 变异的高级别 B 细胞淋巴瘤和弥漫性大 B 细胞淋巴瘤，它们可能有重叠的组织学特征和细胞遗传学畸变。高级别 B 细胞淋巴瘤常高表达 BCL-2 蛋白，可能同时伴有 MYC 和 BCL-2 和/或 BCL-6 重排；此外伴 11q 异常的 Burkitt 样淋巴瘤也是鉴别之一，其与 BL 在形态学方面非常接近，但不具有 MYC 易位，通常伴有染色体 11q 区域的异常；DLBCL 的特点是有一个泛 B 细胞标记物，如 CD20、CD19、CD22 和 CD79a，可以与 BL 重叠，但与 BL 不同的是，它们表达 BCL-2，很少表达 CD30 和 CD5。组织学上，DLBCL 也有呈异质性，细胞较大，核仁突出，胞浆丰富，而不是 BL 类似的中等大小和均匀的细胞形成的星空外观。

三、分期和预后分层

由于伯基特淋巴瘤大多数是结外淋巴瘤，其分期标准是按儿童伯基特淋巴瘤修订的 Murphy 系统（表5-4-6-1），而不是 Ann Arbor 系统。2014 版淋巴瘤 Lugano 分期系统（表5-4-6-2）将 BL 患者根据风险分层分为低风险和高风险两类，其中低风险 BL 患者是具有以下两种临床特征之一（LDH 正常或临床分期为 Ⅰ 期以及完全切除的腹部病变或单个腹部外肿块<10cm）；除此之外的所有其他 BL 患者均为高风险患者。临床权衡预后需要综合患者相关因素（年龄、合并症和体能状态）以及疾病相关因素（肿瘤负荷、LDH 水平以及骨髓和 CNS 受累状态）。一项大型回顾性系列研究的数据分析确定了与接受标准方案治疗的成人临床结局独立相关的 4个因素：年龄≥40 岁、体能状态≥2、LDH 水平≥正常范围上限的 3 倍，以及 CNS 受累。基于这 4 个危险因素的 BL 国际预后指数显示，无任何因素的患者（18%）3 年总生存率为 96%～98%，而具有两个或多个因素的患者（46%）的 3 年总生存率仅为 58%～64%。目前 BL 的预后模型依赖于疾病负荷相关的临床指标，准确性有限。需要通过相关研究进一步确定与疾病复发相关的因素，优化 BL 预后模型。

表 5-4-6-1　伯基特淋巴瘤 Murphy 分期系统*

分期	描述
Ⅰ 期	单一淋巴结或结外病变（纵隔与腹腔除外）
Ⅱ 期	单一结外病变并区域淋巴结受累
	横膈同侧两个结外病变
	原发性胃肠道肿瘤，伴或不伴肠系膜淋巴结受累
	横膈同侧两个或两个以上淋巴结区受累
Ⅱ R 期	腹部病变完全切除
Ⅲ 期	横膈两侧两个单一结外肿瘤
	所有原发于胸腔肿瘤
	所有脊柱旁或硬膜外肿瘤
	所有广泛的原发性腹部肿块
	横膈上下两个或更多的淋巴结区受累
Ⅲ A 期	局部但不可切除的腹部肿物
Ⅲ B 期	广泛腹腔多器官肿块
Ⅳ 期	早期的中枢神经系统或骨髓受累（<25%）

注：* Perkins AS，Frieberg JW：成人 Burkitt 淋巴瘤。

表 5-4-6-2　中国临床肿瘤学会（CSCO）淋巴瘤 Lugano 分期系统

分期	侵犯范围
局限期	
Ⅰ期	仅侵及单一淋巴结区域（Ⅰ期），或侵及单一结外器官不伴有淋巴结受累（ⅠE期）
Ⅱ期	侵及横膈一侧≥2 个淋巴结区域（Ⅱ期），可伴有同侧淋巴结引流区域的局限性结外器官受累（ⅡE期）
Ⅱ期伴大包块*	包块最大直径≥7.5cm
进展期	
Ⅲ期	侵及横膈肌上下淋巴结区域，或横膈以上淋巴结区受侵伴脾脏受侵（ⅢS期）
Ⅳ期	侵及淋巴结引流区域外的结外器官

注：*所示：根据 2014 年 Lugano 改良分期标准，不再对淋巴瘤的大包块病灶进行具体的数据限定，只需在病例中明确记载最大病灶的最大直径即可，Ⅱ期伴有大包块的患者，应根据病例类型及疾病不良预后因素而酌情选择治疗原则，如伴有大包块的惰性淋巴瘤患者可选择局限期治疗模式，但是伴有大包块的侵袭性淋巴瘤患者，则应选择进展期治疗模式。

一项在成人患者中使用的高剂量强化儿科方案的研究显示，患者年龄大于 33 岁与总生存期较差相关。最近的一项前瞻性临床研究显示，根据风险调整的依托泊苷、泼尼松、长春新碱、环磷酰胺和多柔比星联合利妥昔单抗（DA-EPOCH-R）的治疗方案是安全的，且患者的治疗结局与年龄无关。同样，HIV 感染历来与不良临床结局相关，但随着抗反转录病毒治疗的改善、支持治疗的进步和低强度方案的使用，HIV 感染不再是 BL 的预后不良因素。15%～20% 的患者发生 CNS 受累，儿童和青少年患者通过强化鞘内注射和全身化学免疫治疗，结局得到改善，但成人患者中治疗相关毒性作用仍然是一个严重的临床问题。CNS 受累通常与体能状态较差相关，化疗的强化增加了毒性早期死亡的风险。此外，即使采用包含强化 CNS 导向治疗的治疗方案，基线 CNS 受累患者的治疗结局也较差，CNS 复发率为 5%～10%。

四、治　疗

所有的 BL 患者在接受治疗前均需要进行系统的评估。评估的主要目的是判断疾病负荷以及患者对治疗的耐受性，以制定合适的治疗方案。必要的实验室检查包括血常规，生化（含 LDH、尿酸、肝肾功能、电解质），病毒学指标（HIV，HBV，HCV 等）等。推荐所有患者常规进行骨髓穿刺排除骨髓受累，骨髓活检及活检免疫组化检测，流式细胞学，受体基因重排等检测。所有患者需进行腰椎穿刺检查以评估 CNS 是否受累，如果患者拟行鞘内注射治疗，则腰椎穿刺可以在治疗开始后进行。对 BL 患者进行分期不仅要做胸部、腹部和盆腔的 CT，推荐所有患者在治疗开始前行 PET/CT 检查更容易发现结外疾病。对于儿童患者，超声检查或磁共振成像（MRI）扫描可代替 CT，以免患儿受到辐射。脑部、脊髓或两者的 MRI 扫描适用于有神经系统症状的患者。应酌情与患者讨论检查和治疗对生育力的影响。将接受含蒽环类方案化疗的患者需接受心脏超声检查以评估射血分数。如果患者出现高尿酸、高磷血症、高钾血症、LDH 升高，很可能出现了肿瘤溶解，治疗前应立即使用别嘌醇、静脉补液和拉布立酶。

（一）标准治疗

BL 生长迅速，是一种高度化疗敏感的疾病，是单纯化疗就能治愈的早期癌症之一。一项Ⅲ期的随机对照研究显示，在强化化疗的基础上联合利妥昔单抗显著提高了 BL 的无事件生存和总生存。因此利妥昔单抗联合化疗是 BL 的推荐治疗方案。此外，中枢预防在 BL 的治疗中必不可少。BL 的化疗方案主要分为 3 类：强化的短程化疗方案（CODOX-M/IVAC）、急淋样的化疗方案（HyperCVAD）、DA-EPOCH-R 方案。许多临床试验证实部分 BL 能通过强化疗治愈，其 5 年生存率在 75%～85% 之间。

现代治疗方案将 BL 根据疾病风险进行分层，低危 BL 患者可采用简化的方案进行治疗。低危 BL 通常表现为孤立性肿瘤（有时较大），通常发生在盲肠。不同临床试验对低危 BL 的具体定义不同，通常包括良好的体能状态即 ECOG 评分<2 分、局部疾病（Ⅰ/Ⅱ期或完全切除的腹部肿块）、血清乳酸脱氢酶（LDH）水平正常、非巨大肿瘤（<10cm 或<7cm）。临床中仅约 8%～13% 的患者符合低危标准。根据最新 NCCN 指南推荐（表 5-4-6-3）：对于年龄<60 岁的患者，对于低危患者的推荐方案依次为 R-CODOX-M 方案、DA-EPOCH-R 方案、R-HyperCVAD 方案；对于高危患者的推荐方案依次为 R-CODOX-M/IVAC 方案、

表 5-4-6-3　BL 治疗方案选择(参照 2022 年 NCCN 指南)

年龄	危险因素	诱导治疗
<60 岁	低风险(LDH 正常/Ⅰ期,完全切除的腹部病变/单个腹外肿块<10cm)	首选推荐方案 ● CODOX-M(原始或改良)(环磷酰胺,多柔比星,长春新碱和大剂量甲氨蝶呤,鞘内甲氨蝶呤和阿糖胞苷)+利妥昔单抗(3 个疗程) ● DA-EPOCH(依托泊苷、泼尼松、长春新碱、环磷酰胺、多柔比星)+利妥昔单抗(至少 3 个周期,CR 后再加一个周期)(方案包括鞘内甲氨蝶呤) ● HyperCVAD(环磷酰胺、长春新碱、多柔比星和地塞米松)与大剂量甲氨蝶呤、阿糖胞苷交替使用+利妥昔单抗(方案包括鞘内治疗)
	高风险(Ⅰ期和腹部大包块/腹部外肿块 > 10cm/Ⅱ ~ Ⅳ期)	首选推荐方案 ● 出现症状性 CNS 疾病的高危患者应从 CNS 疾病的部分开始,包括穿透 CNS 药物的全身治疗 ● CODOX-M(原始或改良)(环磷酰胺,多柔比星,长春新碱和大剂量甲氨蝶呤,鞘内甲氨蝶呤和阿糖胞苷)与 IVAC 交替(异环磷酰胺,阿糖胞苷,依托泊苷,鞘内甲氨蝶呤)+利妥昔单抗 ● HyperCVAD(环磷酰胺、长春新碱、多柔比星和地塞米松)与大剂量甲氨蝶呤、阿糖胞苷交替使用+利妥昔单抗(方案包括鞘内治疗) 其他推荐方案 ● DA-EPOCH(依托泊苷、泼尼松、长春新碱、环磷酰胺、多柔比星)+利妥昔单抗(方案包括鞘内甲氨蝶呤;对于基线 CNS 疾病的高危患者,不能耐受积极治疗)
≥60 岁	无论危险因素	● DA-EPOCH(依托泊苷,泼尼松,长春新碱,环磷酰胺,多柔比星)+利妥昔单抗(至少 3 个周期,CR 后增加一个周期)(方案包括鞘内甲氨蝶呤) ● 对于有症状性 CNS 疾病的高危患者,CNS 疾病的管理应采用初始方案

R-HyperC-VAD 方案、DA-EPOCH-R 方案(适用于不能耐受高强度化疗的患者)。对于伴有中枢累及的患者,需要静脉化疗的方案中含有能够通过血脑屏障的药物;对于年龄≥60 岁的患者,推荐使用 DA-PEOCH-R 方案,但伴有中枢累及的患者需要区别对待(需要针对 CNS 累及的治疗)。

目前尚无前瞻性的随机对照研究对比不同化疗方案治疗 BL 之间的优劣。R-HyperCVAD/MA 方案的治疗相关死亡率较高(R-HyperCVAD/MAvs R-CODOX-M±IVAC 11% vs 5% ~ 8%),这可能是由于治疗时间较长导致的。R-CODOX-M±IVAC 方案治疗时间较短,在患者存在脑实质 CNS 疾病的情况下也能有效覆盖,并且允许门诊给药,毒性更低。低强度 DA-EPOCH-R 方案的疗效已在一项多中心、Ⅱ 期临床试验中得到验证。该研究中低强度 DA-EPOCH-R 方案的 5 年 EFS 率为 85%,且中低危 BL 患者在未接受针对 CNS 的预防性治疗的情况下,3 个治疗周期后 EFS 率达到 100%。最近的一项回顾性分析显示,R-CODOX-M/IVAC、R-Hyper-CVAD 和 DA-EPOCH-R 是美国 30 个中心最常用的方案,在结果上没有明显的差异。根据现有数据,对于没有骨髓或 CNS 受累的患者,DA-EPOCH-R 的结果似乎非常有利,与合并大剂量甲氨蝶呤和阿糖胞苷的方案相比,毒性可能更小。低危 BL 可以通过简化的 DA-EPOCH-R 方案的治疗获得治愈。DA-EPOCH-R 方案联合相关靶向药物在高危 BL 患者中的疗效有必要通过研究进行进一步的探索。

无论采用哪种治疗方案,注意以下几点有助于提高 BL 患者的治愈率:①治疗开始时急性并发症的管理,包括器官功能障碍、肿瘤溶解综合征、血细胞减少症、CNS 受累等。②短期的皮质类固醇(如泼尼松60mg/m² 或地塞米松 20mg/d)±环磷酰胺[200mg/(m²·d)]可减少第 1 周期治疗相关死亡的发生。③支持治疗和及时治疗,强化化疗过程中需辅以生长因子、预防性抗生素和抗病毒药物、频繁监测、不良反应积极管理。真实世界中 BL 患者的治疗相关死亡率为 10%,最常见的死因为败血症或胃肠道穿孔。④约19% 的 BL 患者存在 CNS 受累(通常为软脑膜),需通过腰椎穿刺±CNS 成像进行 CNS 分期。CNS 显著受累的患者需进行精细化、个体化管理,可穿透血脑屏障的全身性治疗药物(大剂量甲氨蝶呤、阿糖胞苷、异环磷酰胺)可能降低 CNS 复发风险,是伴有脑实质 CNS 受累的 BL 患者首选治疗药物。

（二）复发难治性 BL（R/RBL）

对于大多数初始治疗失败的 BL 患者,疾病会很快进展,通常累及 CNS,预后极差,中位生存仅为 3.7 个月。挽救化疗的缓解率低,部分难治/复发 BL 患者可能对挽救化疗敏感。接受适当一线治疗后 6~18 个月复发的患者应采用替代方案治疗。目前没有明确的二线治疗方法,推荐的挽救方案包括 DA-EPOCH-R、R-ICE、R-IVAC 等方案,取得缓解后可考虑行异基因造血干细胞移植(allo-HSCT),R-GDP 方案在某些情况下有用。有病例报道表明,CAR-T 细胞治疗可以使难治/复发 BL 患者取得完全缓解,但仍需前瞻性的临床试验来评估这一疗法的确切疗效。在 145 例 BL 或高级别 B 细胞淋巴瘤患者的单中心经验中,报道 35 例复发或难治性疾病,39% 的患者对二线治疗有反应,中位 OS 为 2.8 个月,只有 2 例患者存活到 48 个月。1986—2016 年,157 例接受 BFM 方案初始治疗的难治/复发 BL 的儿童和青少年患者中,3 年的 OS 为 18.5%。利妥昔单抗加第二次化疗后再进行异体移植与 67% 的生存率相关,而与其他所有方法相关的生存率为 18%。

复发性或难治性疾病的儿童和成人患者的预后极差,采用标准的挽救性化疗以及自体或同种异体干细胞移植巩固治疗,生存率却仍低于 20%,目前国内、外尚无有效、可行的方案。高强度的二线化疗方案联合利妥昔单抗仍为难治/复发 BL 成年患者的首选挽救性治疗方案。研究者正致力于尽快阐明 BL 复发及耐药的机制,以期为难治/复发 BL 患者的治疗提供新的方向。同时,抗体药物偶联物、CAR-T 免疫疗法、双特异性抗体、相关靶向药物等新的治疗方法也在尝试应用于难治/复发 BL 患者,从而改善其预后。

（三）造血干细胞移植

大剂量化疗后自体移植巩固强化历来被认为是治疗初治高危及难治/复发 BL 的有效治疗方法。最新 NCCN 指南对于复发时间>6~18 个月,复发后治疗达到完全缓解(CR)/部分缓解(PR)的患者建议大剂量化疗联合自体造血干细胞移植(ASCT)+/-受累野放疗(ISRT)巩固治疗,或对于严格选择的患者可进行 allo-HSCT+/-ISRT 巩固治疗。Gross 等人建立国际血液和骨髓移植研究中心(CIBMTR),对 1990—2005 年接受自体(n=90)或异体(n=92)移植的 R/RB-NHL 的回顾性研究。在 DLBCL(52% vs 50%)、BL(27% vs 31%)和间变性大细胞淋巴瘤(35% vs 46%)中,自体移植的 5 年无事件生存率(EFS)与异基因移植相似。在一项的小型研究中,27 例 BL 患者第一次缓解后进行了 2 个周期的环磷酰胺、多柔比星、依托泊苷、米托蒽醌和泼尼松化疗,随后接受了 BEAM(卡莫司汀、依托泊苷、阿糖胞苷和美法仑)预处理的造血干细胞移植巩固,5 年 EFS 和 OS 分别为 73%、81%。总的来说,自体移植纳入整体治疗方案中取得了一些疗效。

异基因移植现在正在不同的中心作为 R/RBL 患者挽救性治疗后的一线治疗。虽然异体移植有移植物抗淋巴瘤(GvL)效应的好处,但移植相关的死亡率和移植物抗宿主病(GVHD)的风险是需要考虑的最重要的缺点。Naik 等人最近报道了 36 例患者中进行 R/R 儿童 NHL 的异体移植的结果,无论其亚型如何,3 年的 OS 和 EFS 分别为 67% 和 68%。在 Burkhardt 等人的 10 项国际研究中,248 例接受异基因移植治疗的患者 5 年的 OS 为 48%,累积移植相关死亡率和疾病死亡的累积发生率分别为 16% 和 34%。

此外,有文献表明,自体和异体串联移植可以改善成人 R/RNHL 患者的预后,但目前只报道在低风险 NHL 患者中开展研究。目前的难治/复发 BL 标准方法包括再诱导治疗,对于那些达到 PR/CR 的患者,建议继续进行清髓和异基因移植。作为成人 BL 患者自体移植后维持治疗的药物正在评估,包括伊布替尼、硼替佐米、来那度胺和帕普利珠单抗等。Dahi 等认为维持治疗最有希望实现改善自体淋巴瘤移植结果的。

（四）新药进展

1. 布鲁顿酪氨酸激酶(BTK)抑制剂　伊布替尼作为第一代 BTK 抑制剂,临床疗效显著,开创了 B 细胞恶性肿瘤治疗的新时代,缺点是对抗体依赖细胞介导的细胞毒性(ADCC)有抑制作用。Goodstal 等报道了一种高度选择有效的二代 BTK 抑制剂 M7583,在 BL 动物模型中显示出了持续有效的抗肿瘤活性,且具有更精细的药理学特性,并可规避伊布替尼对 ADCC 的抑制作用,目前正在进行 I、II 期临床试验以对其安全性和有效性进行评估。

2. 组蛋白去乙酰化酶(HDAC)抑制剂　对于侵袭性 B 细胞淋巴瘤患者,HDAC 抑制剂罗米地辛和 Aurora A 激酶抑制剂(AURKA)单药治疗均显示出一定抗肿瘤活性,但大多为 PR 且经常复发。在临床前研究中,AURKA 通过抑制 c-MYC 和 c-MYC 响应性微 RNA,增强淋巴瘤细胞对 HDAC 抑制剂的敏感性,诱导肿瘤细胞凋亡。美国 MD Anderson 肿瘤中心 Strati 等的一项 I 期临床研究(NCT01897012),将罗米地辛与 alisertib 联合用于多种亚型淋巴瘤患者,其中包括 2 例 BL,取得了一定疗效。

3. 靶向 c-MYC 信号通路药物　在 BL 发病过程中,c-MYC 癌基因过度激活,靶向 c-MYC 抑制其转录活性已成为一种有效的抗癌策略。以往研究显示 c-MYC 基因本身很难进行靶向治疗,目前的研究多集中在对 c-MYC 表达涉及的多个关键信号通路进行靶向抑制。Gallogly 等合成的生物小分子激活剂蛋白磷酸酶 2A,直接或间接去磷酸化机制促进 c-MYC 降解,抑制 BL 生长;AURKA 的小分子抑制剂 MLN-8237 和 BRD4 的小分子抑制剂 I-BET-151 对 c-MYC 表达的 BL 显示了显著的抗肿瘤活性;Fbxo11 是参与 BCL-6 降解的一种主要泛素连接酶,Pighi 等研究发现 Fbxo11 在 BL 中经常突变或缺失灭活,与 c-MYC 协同促进淋巴细胞的形成;分子伴侣 HSP90 维持涉及肿瘤产生的信号转导和抗细胞凋亡蛋白质的稳定性,Vidal 等发现 HSP90 与 c-MYC 靶基因相互作用,有望在抗 BL 中扮演重要角色;Liu 等人体外实验证明,选择的 c-MYC 启动子 g-四配体(7a4)通过靶向下调 c-MYC 的转录,从而抑制人 Burkitt 淋巴瘤异种移植瘤的生长。

此外,其他针对 BL 的靶向药物目前正在研究,有望给 BL 患者带来希望。单羧酸转运体 1 抑制剂 AZD3965,一种扰乱缺乏单羧酸转运体的肿瘤细胞中乳酸穿梭的治疗方法,与线粒体复合物 I 抑制剂联合使用,可在体外诱导显著的淋巴瘤细胞死亡,并在体内降低疾病负担,目前正处于 I 期临床研究。二聚体-半胱氨酸过氧化物酶(SK053)是一种具有抗肿瘤活性的新型巯基特异性小分子拟肽,引发细胞内活性氧的积累,导致细胞周期阻滞和凋亡,可作为 BL 新的治疗靶点。PI3K/AKT 通路的激活与 BL 的发生有关,Bhatti 等人研究发现抑制 AKT 或 PI3K 可导致体外抗淋巴瘤活性,可能是 BL 细胞化疗耐药中一个可控制的治疗靶点。BL 中的基因组改变提供了靶向治疗方法的临床前研究的基本原理,未来 BL 的治疗将更倾向于通过分子生物学、基因组学研究发现治疗的潜在分子靶点,并将其转化为新治疗策略。

（五）CAR-T 治疗

由于该疾病的罕见性和侵袭性,特别是对于无法耐受强化治疗或疾病复发的患者,迫切需要新的治疗策略。过去普遍认为伴 CNS 侵犯的患者进行 CAR-T 治疗是禁区,有极大的风险,甚至是致死性的,特别是伴有中枢大瘤灶的患者风险更大。

CD19 CAR-T 细胞治疗成人伯基特淋巴瘤尚未在 BL 患者中进行系统的评估。在一项 6 例成人难治性伯基特淋巴瘤患者的 CAR19/22T 细胞"鸡尾酒"治疗中,由于肿瘤负荷高,免疫抑制作用较强和有限的 CAR-T 细胞扩增可能影响 CAR-T 细胞治疗的效果,患者均未能达到 CR,提示可能需要早期与其他治疗的桥接(如 HSCT)。一项序贯 CD19/CD20/CD22 三靶点 CAR-T 细胞治疗 23 例难治/复发 BL 患者,中位随访 18 个月的长期疗效数据显示 PFS 率达 78%,伴中枢侵犯的患者中也可获得 CR 甚至持续 CR。没有因即刻严重细胞因子释放综合征(CRS)及免疫效应细胞相关神经毒性综合征(ICANS)死亡的病例,提示序贯 CAR-T 细胞治疗可在难治/复发 BL 患者中具有较好的安全性和较高的有效性,继发 CNS 受累的 BL 患者可能从序贯 CAR-T 治疗中获益。目前来看,CAR-T 细胞治疗对 BL 是相对安全的,并且在某些病例中也很有效。

随着临床研究推进,CAR-T 细胞为 Burkitt 淋巴瘤患者带来了新的治疗希望,但数据尚不成熟。此外,随着时间的推移,复发仍然是一个显著的问题,血液中 CAR-T 细胞水平下降,CAR-T 细胞的免疫排斥和靶抗原逃逸可能导致疾病进展。与 allo-HSCT 的联合可能会克服这些障碍,从而获得长期缓解。总的来说,CAR-T 细胞治疗可能诱导 BL 的深度反应,可以考虑作为复发/难治性患者的治疗选择,allo-HSCT 作为 CAR-T 后巩固的一种方式有待进一步探索。针对 B 细胞和 T 细胞的双特异性抗体也显示出了巨大的前景,但在 BL 中需要进一步的评估。

（隗佳　黄亮）

参考文献

[1] CROMBIE J,LACASCE A. The treatment of Burkitt lymphoma in adults[J]. Blood,2021,137(6):743-750.

[2] AVIGDOR A,SHOUVAL R,JACOBY E,et al. CAR T cells induce a complete response in refractory Burkitt Lymphoma [J]. Bone Marrow Transplant,2018,53(12):1583-1585.

[3] EVENS A M,DANILOV A,JAGADEESH D,et al. Burkitt lymphoma in the modern era:real-world outcomes and prognostication

across 30 US cancer centers[J]. Blood,2021,137(3):374-386.

[4] JAKOBSEN LH,ELLIN F,SMELAND KB,et al. Minimal relapse risk and early normalization of survival for patients with Burkitt lymphoma treated with intensive immunochemotherapy:an international study of 264 real-world patients[J]. Br J Haematol,2020,189(4):661-671.

[5] KAUSHANSKY K,LICHTMAN MA,PRCHAL JT,et al. 威廉姆斯血液学[M]. 陈竺,陈赛娟,译. 9 版. 北京:人民卫生出版社,2018.

推荐阅读

病例　伯基特淋巴瘤(资源 21)

资源 21

第七节　成熟 T/NK 细胞淋巴瘤

成熟 T/NK 细胞淋巴瘤是一组起源于成熟 T 淋巴细胞或成熟 NK 细胞的恶性增殖性疾病,占非霍奇金淋巴瘤(NHL)的 10%~15%。生物学行为和临床表现呈现高度异质性和侵袭性,缺乏高效、特异的治疗手段,预后不良。NK 细胞的免疫表型和功能与 T 细胞有相似之处。广义的外周 T 细胞淋巴瘤(peripheral T cell lymphoma,PTCL)包括除 T 淋巴母细胞淋巴瘤以外的所有 T 细胞淋巴瘤。根据 2016 年最新的 WHO 分型(表 5-4-7-1),PTCL 包含至少 29 种亚型,其中,亚洲国家最常见的类型是 NK/T 细胞淋巴瘤(NKTCL,28.6%)、血管免疫母 T 细胞淋巴瘤(AITL,24.7%)、外周 T 细胞淋巴瘤-非特指型(PTCL-NOS,20.8%)和间变大细胞淋巴瘤(ALCL,13.1%)等。

表 5-4-7-1　2016 年 WHO 对成熟 T 和 NK 细胞肿瘤的分类

T 细胞幼淋巴细胞性白血病	Sezary 综合征
T 细胞大颗粒淋巴细胞性白血病	原发性皮肤 CD30 阳性 T 细胞淋巴组织增生性疾病
慢性 NK 细胞淋巴组织增生性疾病	淋巴瘤样丘疹病
侵袭性 NK 细胞白血病	原发性皮肤间变性大细胞淋巴瘤
儿童系统性 EBV 阳性 T 细胞淋巴瘤	原发性皮肤 γδ T 细胞淋巴瘤
种痘水疱病样淋巴组织增生性疾病	原发性皮肤 CD8 阳性侵袭性亲表皮细胞毒性 T 细胞淋巴瘤
成人 T 细胞白血病/淋巴瘤	原发肢端皮肤 CD8$^+$T 细胞淋巴瘤
结外 NK/T 细胞淋巴瘤,鼻型	原发皮肤 CD4$^+$小/中等大 T 细胞淋巴组织增生性疾病
肠病相关性 T 细胞淋巴瘤	外周 T 细胞淋巴瘤,非特指性
单形性嗜上皮肠道 T 细胞淋巴瘤(原肠病相关 T 细胞淋巴瘤Ⅱ型)	血管免疫母细胞性 T 细胞淋巴瘤
胃肠道惰性 T 细胞淋巴组织增生性疾病	滤泡性 T 细胞淋巴瘤
	伴 TFH 表型的淋巴结外周 T 细胞淋巴瘤
肝脾 T 细胞淋巴瘤	间变性大细胞淋巴瘤(ALCL),ALK 阳性
皮下脂膜炎样 T 细胞淋巴瘤	间变性大细胞淋巴瘤(ALCL),ALK 阴性
蕈样霉菌病	乳腺假体植入相关间变性大细胞淋巴瘤

一、外周 T 细胞淋巴瘤

（一）病因及发病机制

T 细胞淋巴瘤的病因复杂,尚未完全阐明。与 B 细胞淋巴瘤的病因类似,一般认为感染因素、免疫因素在淋巴瘤的发生过程中起到重要作用,此外物理因素及化学因素等也有着不容忽视的作用。

1. 感染因素　EB 病毒的致淋巴瘤作用非常明确,与血管免疫母 T 细胞淋巴瘤、儿童系统性 EB 病毒阳性 T 淋巴细胞增殖性疾病以及种痘水疱病样皮肤 T 细胞淋巴瘤的发病有关。人类 T 细胞白血病/淋巴瘤病毒-1(HTVL-1)是一种 RNA 病毒,与 T 淋巴母细胞性白血病/淋巴瘤的发病密切相关。人类免疫缺陷病毒(HIV)是一种双链 DNA 病毒,可以攻击体内 CD4$^+$T 淋巴细胞,引起机体免疫力下降,造成获得性免疫缺陷综合征,约 30% 的患者发生淋巴瘤,其中 T 细胞淋巴瘤较少。

2. 免疫因素　免疫功能紊乱与淋巴瘤的发生有紧密关系,结缔组织病如干燥综合征、类风湿关节炎、系统性红斑狼疮、系统性硬化和皮肌炎等自身免疫性疾病患者发生淋巴瘤的概率高于正常人群。此外,长期应用免疫抑制与淋巴瘤的发生密切相关。

3. 化学因素　接触染发剂、杀虫剂、农药等与淋巴瘤的发生有相关性,化学药物引起恶性淋巴瘤的发生也不少见,如环磷酰胺、甲基苄肼、左旋苯丙氨酸氮芥等。

4. 物理因素　电离辐射可以引起淋巴瘤,在日本广岛和长崎等地遭受原子弹影响的人群,淋巴瘤的发病率明显高于对照人群。恶性淋巴瘤的发病与吸收辐射剂量有关,大剂量辐射对人类恶性淋巴瘤的发病有促进的作用。医用辐射对人类肿瘤的发病影响越来越受到重视。

基于分子生物学和细胞遗传学研究,T 细胞淋巴瘤的发病机制可能有:

（1）基因突变:PTCL-NOS 的全基因组测序提示存在 *RHOA*(8% ~ 18%)、*FYN*(<3%)基因突变,以及 DNA 甲基化、DNA 损伤反应、免疫监视相关的基因突变。在 53% ~ 68% 的 AITL 患者存在重现性 *RHOA G17V* 突变,以及影响其他 T 细胞功能的低频突变,包括 T 细胞受体通路(CD28,FYN)。*RHOA G17V* 突变干扰 RHOA 信号,抑制野生型 RHOA 功能,改变细胞的增殖和趋化因子信号。*RHOA* 突变和 *TET2* 突变通常共存。

（2）染色体易位:约 50% 以上的 ALCL 患者具有 t(2;5)(p23;q35)特征性染色体易位,使位于 5 号染色体的核仁磷酸化蛋白(*NPM*)基因与位于 2 号染色体的间变性淋巴瘤酶(*ALK*)基因发生融合。*NPM-ALK* 融合基因是一个潜在的癌基因,*NPM-ALK* 融合蛋白具有酪氨酸激酶活性,通过激活 PLC-γ、PI3K/AKT 及 STAT3/5 等多个信号转导通路促进细胞增殖及抗凋亡。17p13.3-p12(TP53)和 6q21(PRDM1)在 ALK-ALCL 里出现频率较高,提示预后不良。*DUSP* 和 *TP63* 基因重排在 ALK-ALCL 里呈互斥性。二代测序提示 PTCL 常有 p53 相关基因的易位,包括 *TP63* 与 *TBL1XR1* 和 *ATXN1* 基因的重排。这些融合基因编码的蛋白质抑制 p53 通路,与临床不良预后相关。

（二）临床表现

成熟 T 细胞淋巴瘤最常见的临床表现是淋巴结肿大以及结外受侵,通常累及的结外器官有脾、肝脏、骨髓和皮肤等。B 症状常见,轻度贫血、血小板减少、LDH 升高以及嗜酸性粒细胞增多和瘙痒常见,也可出现继发性噬血细胞综合征。

AITL 的全身症状较明显(发热、体重减轻、盗汗),淋巴结肿大仍是最常见的主诉和体征,近 70% 的患者会出现骨髓受累,多数 AITL 为晚期。20% ~ 50% 的患者可有皮疹的前期表现,其他器官的累及较少见。

相比 ALK 阳性患者,ALK 阴性 ALCL 患者更高龄、LDH 水平更高、体能状态更差,结外病变在 ALK 阴性人群中更常见,但很少累及中枢神经系统,骨髓浸润发生率较高。

大部分肠病型 T 细胞淋巴瘤(EATL)以急腹症起病,常需要急诊手术,最后明确诊断。EATL 通常表现为空回肠溃疡性病变或穿孔,伴营养吸收障碍,最常见的体征和症状为体重减轻、恶心、呕吐、腹痛和肠梗阻等。EATL 的肠外表现很罕见。

肝脾 T 细胞淋巴瘤(HSTCL)表现为单独的肝脾大,无淋巴结肿大,常伴有血细胞减少、B 症状和血清 LDH 的升高。

皮下脂膜炎样 T 细胞淋巴瘤(SPTL)典型的皮肤损害由下肢开始,能在数年内自发缓解但最终仍会进展。这种损害易形成溃疡,患者常常有全身性症状。

(三) 诊断和鉴别诊断

1. 诊断标准 PTCL 组织学分类的复杂性给诊断带来挑战,血液病理学家的丰富经验以及密切结合患者的临床信息对于 PTCL 的准确诊断和亚型分类非常关键。结合 PET-CT 和 CT 高度怀疑病变部位的粗针穿刺病理活检也使部分症状体征不典型 PTCL 患者的诊断成为可能。随着系统生物学技术的不断发展,淋巴瘤的诊断并不仅限于病理形态学(morphology)和免疫表型(immuno phenotype),细胞遗传学(cytogenetics)和分子生物学(molecular)异常的检测在诊断和分子分型中正发挥着越来越重要的作用,形成了淋巴瘤的 MICM 分型(表 5-4-7-2)。

表 5-4-7-2 PTCL 主要亚型的 MICM 诊断

	PTCL-NOS	ALCL	AITL/PTCL-TFH
M(病理形态学)	弥漫性生长模式,常见多形性细胞形态	淋巴结结构完全破坏,核仁呈马蹄样,瘤细胞呈窦生长方式	淋巴结周围浸润,肿瘤多形性细胞形态浸润,FDC 和分枝样 HEV 增生
I(免疫表型)	CD4>CD8,常见抗原丢失(CD7、CD5、CD4/CD8, CD52),细胞毒颗粒-/+,CD30-/+,CD56-/+,较少 EBV+	CD30+,EMA+,CD25+,细胞毒颗粒 +/-,CD4 +/-,CD3 -/+,CD43+	CD4+,以下至少 2 项 TFH 细胞标志阳性:CD10、BCL-6、PD1、CXCL13、CXCR5、ICOS、SAP,FDC(CD21+)和 HEVs(MECA79 +)增生(PTCL-TFH 无此特点),EBV + CD20+B 原始细胞
C(细胞生物学)	TBX21 和 GATA3 蛋白表达、ITK-SYK 融合基因、CTLA4-CD28 融合基因、VAV1 融合基因	ALK-ALCL:DUSP22 重排、TP63 重排、TYK2 重排 ALK+ALCL-:NPM1-ALK 融合基因	ITK-SYK 融合基因、CTLA4-CD28 融合基因
M(分子生物学)	表观遗传学基因(KMT2D、SETD2、KMT2A、KDM6A、EP300、CREBBP、TET2、DNMT3A、RHOA)、TCR 通路(VAV1)	TCR 通路(PTPN6、VAV1)、JAK-STAT 通路(TYK2、JAK1、STAT3)	表观遗传学基因(TET2、DNMT3A、IDH2、RHOA)、TCR 通路(VAV1、CD28、PLCγ1、CTNNB1、GTF2I、PI3K)

(1) 病理形态学和免疫表型:成熟 T 细胞一般表达膜 CD2、CD3、CD4 或 CD8、CD7、CD56 和 CD57。NK 细胞表达 CD2、CD7、CD8、CD56 和 CD57,还表达 CD16,不表达膜 CD3。

PTCL-NOS 是 PTCL 中最常见的亚型,约占 PTCL 的 30% ~ 50%,在形态学上呈现弥漫性生长模式,常见多形性细胞形态,免疫表型表达泛 T 细胞抗原,伴一个或多个表达下调或缺失(常见 CD5 或 CD7),缺乏其他 PTCL 亚型免疫表型特点,成为异质性极强的一组疾病。其 CD30 抗原的表达存在差异,CD30$^+$ 和 CD30$^-$ 的表达模式相反。CD30$^+$PTCL-NOS 显示参与 T 细胞分化/活化,如表面抗原 CD28、CD52 和 CD69 以及转录因子 NFATc2 和 T-细胞受体信号转导的基因显著下调。

AITL 是第二常见 PTCL 亚型,组织形态上常见淋巴结结构被破坏,淋巴结外浸润,但不破坏淋巴窦,肿瘤呈现多形性细胞形态浸润,微环境中含有反应性小淋巴细胞、嗜酸细胞、浆细胞、免疫母细胞、滤泡树突细胞等。滤泡树突细胞(FDC)和分枝样高内皮小静脉(HEV)增生是 AITL 的主要特点。免疫组化可见 CD4$^+$T 细胞,并伴随至少 2 项 TFH 细胞标志阳性:CD10、BCL-6、PD1、CXCL13、CXCR5、ICOS、SAP、FDC(CD21$^+$)和 HEVs(MECA79+)增生(PTCL-TFH 无此特点),可见 EBV+CD20$^+$B 原始细胞。约 20% ~ 60% 的患者有 CD30 表达。

ALCL 组织病理上可见淋巴结结构完全破坏,肿瘤细胞形态学变化较大,核仁呈马蹄样是 ALCL 特点,瘤细胞呈窦生长方式。CD30 阳性在 ALCL 中具有重要的诊断意义,ALK 表达是重要的肿瘤细胞表面标志并决定了其不同预后。现有研究发现,ALK 阳性 ALCL 患者生存预后优于 ALK 阴性患者,5 年 OS 分别为 70%~85% 和 30%~49%。

肠病型 T 细胞淋巴瘤(EATL)是一类上皮内 T 细胞肿瘤,瘤细胞大且具多形性,其免疫表型通常为 CD3$^+$、CD4$^-$、CD8$^-$、CD56$^-$。2016 年 WHO 淋巴瘤分类将以前的 EATL Ⅰ型和Ⅱ型确定为两种不同类型的疾病。Ⅰ型 EATL 通常与腹腔疾病有关。ETAL Ⅱ型是单独的一种疾病类型,现更名为单形性嗜上皮性肠道 T 细胞淋巴瘤(MEITL)。研究发现 18 例中国患者均为 CD3$^+$、CD4$^-$、CD8$^+$、CD56$^+$、TIA$^+$,78% 病例存在 γδ T 细胞受体(TCR),33% 为 αβ TCR。患者可出现小肠穿孔,表现为侵袭性的临床过程。

肝脾 T 细胞淋巴瘤是一种罕见淋巴瘤,肿瘤细胞在脾脏、肝脏和骨髓的血窦中。恶性肿瘤细胞主要表达 CD3、CD56、TCR-δ,不表达 CD4,也不常表达 CD8。

皮下脂膜炎样 T 细胞淋巴瘤罕见,病变由非典型淋巴样细胞组成,反应性组织细胞与混合脂肪组织通常与凝血坏死有关。在大多数情况下,肿瘤由成熟的 CD8$^+$αβ 细胞毒性 T 细胞组成,表达 TIA-1、颗粒酶和穿孔素。

2016 年的 WHO 分类新增 2 种亚型:滤泡 T 细胞淋巴瘤(FTCL)和伴滤泡辅助性 T 细胞(TFH)表型结内 PTCL,与 AITL 三者被共同归于"AITL 和其他 TFH 来源的结内 T 细胞淋巴瘤"。是以 TFH 表型为特征的一系列结内淋巴瘤。

(2) 细胞遗传学:PTCL-NOS 常见的细胞生物学改变包括 t(5;9)(q33;q22),*ITK-SYK* 融合基因,*CTLA4-CD28* 融合基因和 *VAV1* 融合基因等。

ITK-SYK 融合基因或 *CTLA4-CD28* 融合基因均可见于 AITL 和伴 T 滤泡辅助(TFH)细胞表型的 PTCL-NOS。

ALK+ALCL 以 t(2;5)(p23;q35)易位为特征,产生 *NPM-ALK* 融合基因。伴 *IRF4/DUSP22* 重排的 ALK-患者预后却相对要好。

肝脾 T 细胞淋巴瘤常有 *TCR-γ* 基因重排,在大多数病例中淋巴瘤细胞 7q 染色体异位[17(q10)]伴随三倍体 8,在 α/β HSTCL 也有此现象。

(3) 分子生物学:PTCL-NOS 中常见的突变基因包括 *TET2*(20%)、*VAV1*(15%)、*DNMT3A*(12%)、*RHOA*(12.5%~40%)等。一项对 125 例 PTCL-NOS 患者进行二代测序检查,发现组蛋白修饰基因突变的比例高达 36%,包括组蛋白甲基化基因突变 *KMT2D*(20%),*SETD2*(4.8%),*KMT2A*(2.4%)和 *KDM6A*(0.8%);组蛋白去乙酰化基因突变 *EP300*(8%)和 *CREBBP*(4%);DNA 甲基化基因 *TET2*(12%),*TET4*(3.2%)和 *DNMT3A*(3.2%);染色体重塑基因 *ARID4B*(4%)和 *ARID2*(1.6%)。伴组蛋白修饰相关基因突变的患者易发生化疗耐药,无进展生存(PFS)和总生存时间(OS)显著缩短,2 年 PFS 和 OS 仅为 26.4% 和 56.6%(不伴突变患者 5 年 PFS 和 OS 为 49.6% 和 63.3%)。基因表达谱分析发现 PTCL-NOS 包含两个不同预后的重要亚组,TBX21 过表达者生存期较长(5 年 OS,38%),GATA3 过表达则与不良预后显著相关(5 年 OS 为 19%)。该研究将 PTCL 分为两类,一类为 GATA3 高表达、细胞增殖(MYC)相关基因富集,哺乳动物雷帕霉素靶点和 β-连环蛋白相关的基因特征的富集;另一类显著表达 TBX21(T-bet)并富集干扰素-g 和 NF-κB 诱导的基因特征。GATA3 表达和 TBX21 特征互斥。

AITL 中常见的重现性基因突变包括 *TET2*(66%)、*RHOA G17V*(45%)、*DNMT3A*(33%)、*IDH2*(25%)、*CD28*(15%)、*PLCγ1*(14%)、*PI3K*(7%)、*CTNNB1*(6%)、*GTF21*(6%)等,其中 TCR 通路相关基因突变与早期疾病进展相关。RHOA 是一种参与细胞骨架重组的鸟苷三磷酸酶,在 60% 的 AITL 病例中发现突变(G17V)。*RHOA* 突变常伴随 *TET2* 突变,提示 AITL 发生的多重打击过程,可能发生在 T 细胞发育的几个阶段。

ALK-ALCL 中常见的重现性基因突变包括 *PTPN6*(50%)、*DUSP22*(30%)、*JAK1*(21%)和 *STAT3*(10%)突变等。分子研究进一步为预后分层提供新的价值依据,如 *DUSP22* 重排见于约 30% 的 ALK-ALCLs,患者对 CHOP 方案敏感,预后几乎与 ALK+ALCL 接近,5 年 OS 可达 90%。*TP63* 重排编码 p63 融合蛋白,可见于 8% ALK-ALCL,提示预后不良,5 年 OS 仅 17%。

2. 鉴别诊断

(1) 结外 NK/T 细胞淋巴瘤。当病变累及鼻腔、鼻咽时,需与结外 NK/T 细胞淋巴瘤鉴别,应进一步检测 CD56、EBV、TIA-1、颗粒酶 B 等指标。

（2）淋巴组织反应性增生。临床表现为急性发热，淋巴结轻度肿大，致病因子消除后可以痊愈，病理组织学共同改变为淋巴或 T 区细胞增生而导致正常组织结构紊乱，大细胞及核分裂象增多（称为假恶性组织象），免疫表型呈现为正常以淋巴滤泡为主的 B 细胞免疫表型和以 T 细胞为主的免疫表型。

（四）分期和预后分层

成熟 T 细胞淋巴瘤的分期按照 Ann Arbor 分期标准。

除经典有效的国际预后指数（IPI）、美国国家综合癌症网络（NCCN）IPI 外，外周 T 细胞淋巴瘤的预后模型还有 PIT、modified-PIT、ITCLP 和 ATPI（适用于 AITL）等（表 5-4-7-3）。PIT 模型适用于 PTCL-NOS，包括年龄>60 岁、ECOG 评分>1 分、乳酸脱氢酶升高和骨髓累及 4 个危险因素，低危、中低危、中高危和高危的 5 年总生存率（OS）为 62.3%、52.9%、32.9% 和 18.3%，10 年 OS 分别为 54.9%、38.8%、18.0% 和 12.6%。M-PIT 将 Ki-67 增殖指数纳入评分系统，低危、中危和高危患者的中位生存时间为 37 个月、23 个月和 6 个月。ITCLP 包括年龄>60 岁、ECOG 评分>1 分及血小板计数<$150×10^9$/L，低危、中低危、中高危和高危的 5 年 OS 为 42%、27%、19% 和 12%。ATPI 纳入年龄、结外累及器官数、血小板计数、白细胞计数及贫血，低危、中低危、中高危和高危的 3 年 OS 为 85%、62%、51% 和 12%。

表 5-4-7-3 T 细胞淋巴瘤预后模型

危险因素		IPI	PIT	m-PIT	ITCLP	ATPI
年龄>60 岁		1	1	1	1	1
ECOG 评分>1 分		1	1	1	1	
LDH 升高		1	1	1		
Ann Arbor Ⅲ~Ⅳ期		1				
结外累及器官数>1 个		1				1
骨髓累及			1			
血小板计数<$150×10^9$/L					1	1
白细胞计数>$1.0×10^9$/L						1
贫血<13g/dL（男）						1
<11g/dL（女）						
Ki-67（≥80%）				1		
IgA>400mg/dL						1
危险分层						
低危		0~1	0	0~1	0	0~1
中危	中低危	2	1	2	1	2
	中高危	3	2		2	3
高危		4~5	3~4	3~4	3	4~6

（五）T 细胞淋巴瘤的治疗

1. 化疗 在 ALK+ALCL 中，德国 NHL 研究组对 7 个前瞻性临床研究数据进行分析，发现 CHOPE 方案（CHOP 方案联合依托泊苷）较 CHOP 方案能够显著改善年轻低危患者缓解率和 3 年无事件生存率（91.2% vs 57.1%），但不能使老年患者获益，且会增加毒性。对于老年患者（≥75 岁），可采用 miniCHOP 联合依托泊苷或 ALK 抑制剂克唑替尼等治疗方案。

除 ALK+ALCL 外，PTCL 目前尚无标准的治疗方案，CHOP 方案是目前首选的一线治疗，CR 率为 17%~70%，5 年 OS 为 32%~45%。GDP 方案（吉西他滨，顺铂，地塞米松）作为复发难治患者挽救治疗显示出较好的效果,有国内学者比较 GDP 与 CHOP 治疗 PTCL-NOS 的疗效,结果显示 GDP 较 CHOP 可获得更高的 ORR(78.6% vs.60%)和更长的 PFS 及 OS(PFS 9.79 个月 vs.4.2 个月;OS 17.36 个月 vs.11.27 个月)。

对于复发难治患者,挽救化疗方案与 B 细胞淋巴瘤相似,如 DHAP、ICE 和包含吉西他滨的化疗方案。

2. 靶向治疗 由于 PTCL 患者缓解期短,复发率高,对于一线化疗效果好(至少达到 PR)的患者应推荐自体造血干细胞移植(auto-HSCT)作为巩固。然而,高危患者早期出现疾病耐药和复发,预后极差,复发后中位 OS 和 PFS 仅 5.5 个月和 3.1 个月,这类患者是 PTCL 治疗面临的最大难题。近年来,新的靶向治疗药物不断涌现,主要包括组蛋白去乙酰化酶抑制剂西达本胺、罗米地辛(romidepsin)、贝林司他(belinostat)、抗叶酸制剂普拉曲沙(pralatrexate)、抗 CD30 抗体药物偶联物 brentuximabvedotin(BV)、免疫调控剂来那度胺(lenalidomide)和 PI3K 抑制剂 duvelisib 等。如何有效地通过 MICM 分型指导靶向药物的选择,联合化疗提高患者的反应率,使更多患者有机会获得缓解并进入后续的移植流程;对于不适于移植的患者,细胞和分子标志也有助于提高靶向药物的敏感性,从而延长患者生存。

西达本胺(chidamide)是我国自主研发的新一代酰胺类组蛋白去乙酰化酶抑制剂(HDACi),既往研究表明在复发难治 PTCL 中,其单药有效率接近 30%,CR 率为 14%,中位 PFS 和 OS 分别为 2.1 个月和 21.4 个月。西达本胺治疗复发难治性 PTCL 中国真实世界研究进一步证实了该药物在 PTCL 中的疗效,接受西达本胺单药或联合治疗总缓解率分别为 39.06% 和 51.18%,中位 PFS 分别为 4.3 个月和 5.1 个月,且安全性良好。2018 年《西达本胺治疗外周 T 细胞淋巴瘤中国专家共识》建议 IPI 低危复发难治患者应用西达本胺单药治疗,中、高危患者应用西达本胺联合治疗方案。在国外 romidepsin、belinostat 等均已被 FDA 批准上市用于 PTCL。一项单臂 2 期研究评估了 romidepsin 单药治疗复发难治 AITL 的疗效,ORR 为 33%,包括 6 例 CR 或未确定 CR(CRu),中位缓解持续时间未达到。在 belinostat 关键性 2 期 BELIEF(CLN-19)研究中,单药治疗复发难治 PTCL 所得 ORR 为 26%,其中 22 例 AITL 中 10 例获得 CR(ORR 45.5%)。

BV 是一种靶向 CD30 的抗体药物偶联物(ADC),由抗 CD30 嵌合抗体链接抗微管剂甲基澳瑞他汀 E(MMAE)组成。CD30 广泛表达于系统性 ALCL,在 PTCL-NOS 表达率为 58%~64%,在 AITL 表达率 43%~63%。一项在复发难治性 ALCL 的关键性 2 期研究显示,CR 率高达 66%,获得 CR 的患者 5 年 OS 和 PFS 分别为 79% 和 57%,中位缓解持续时间未达到,提示 BV 单药可能成为 ALCL 治愈性治疗选择。ECHELON-2 是一项多中心、双盲、随机、3 期研究,探索 A+CHP(BV,长春新碱,多柔比星,泼尼松)比较 CHOP 方案一线治疗 CD30+PTCL 的疗效及安全性,结果显示,A+CHP 能够显著提高 ORR 及 CR(ORR 83% vs 72%,CRR 68% vs 56%),改善 PFS(中位 PFS 48.2 个月 vs 20.8 个月),降低 34% 的死亡危险(HR 0.66,$P=0.0244$),且安全性可控。被 FDA 获批用于包含系统性 ALCL 和初治 CD30$^+$PTCL 在内的 PTCL 治疗。

普拉曲沙是一种抗叶酸剂,对还原型叶酸载体-1 具有高亲和力,后者负责其内化;它还显示出对叶酰聚谷氨酸合酶的高亲和力,这会导致其聚谷氨酰化并保留在细胞质内,从而最大限度地减少通过细胞膜外排泵的泵出。胞浆内普拉曲沙抑制二氢叶酸还原酶和胸苷酸合酶,从而破坏细胞增殖所需的 DNA 和 RNA 合成。Ⅱ期研究中,单臂普拉曲沙治疗复发难治外周 T 细胞淋巴瘤(PROPEL)研究,纳入 115 名复发难治 PTCL 患者(111 人至少接受 1 剂),以静脉推注方式给药 3~5min,每周 30mg/m^2,持续 6 周,随后休息 1 周,直至疾病进展或出现不可接受的毒性。超过一半的入组患者为 PTCL-NOS,也有其他常见的亚型。ORR 为 29%,其中 CR 患者占 11%,PR 患者占 18%,32% 的 PTCL-NOS 患者有效果。19% 从未对先前的任何常规治疗有效的患者对普拉曲沙有效,表明该药物具有克服耐药性的特点。在仅接受过 1 次全身治疗的患者中,ORR 增加到 35%,这表明如果在病程的早期使用该药物,有效率可能会更好。中位 PFS 为 3 个月,中位 OS 为 14.5 个月。黏膜炎是最常见的不良事件,23% 的患者减量,6% 的病例退出治疗。

来那度胺在几项经治 PTCL 患者的临床试验中作为单一药物被研究,每项试验都纳入了较大比例的 PTCL-NOS 病例。该药物以 25mg/d 的起始剂量口服给药,连续 21 天,以 28 天为周期,反应率在 22%~30% 之间,CR 率在 8%~30% 之间,特别是对于 PTCL-NOS 患者,ORR 从 20% 到 43% 不等。反应持续时间很短(3.6~5 个月),尽管与普拉曲沙、罗米地辛和贝立司他的反应时间没有显著差异。AITL,而不是

PTCL-NOS 或其他 PTCL 亚型,似乎是来那度胺达到最佳性能的类型。

alisertib 是 Aurora A 激酶的选择性抑制剂,Aurora A 激酶是一种丝氨酸苏氨酸激酶,控制有丝分裂纺锤体的组装,并调节有丝分裂过程。在 T 细胞淋巴瘤中,发现了 Aurora A 激酶过度表达。在最近发表的一项 Ⅱ 期试验中,以固定口服剂量 50mg 每天两次连续 7 天每 3 周给药,在接受治疗的 PTCL 患者中 ORR 为 24%,在 PTCL-NOS 亚组中 ORR 31%。在普拉曲沙或 HDAC 抑制剂治疗失败的患者和近一半难治性的患者中观察到缓解。基于这些结果,比较 alisertib 与研究者选择药物(吉西他滨、普拉曲沙、罗米地辛)的 Ⅲ 期复发或难治性 PTCL 患者随机试验,却没有观察到 alisertib 与其他药物相比的显著获益。

3. 造血干细胞移植　研究证明高剂量化疗后早期造血干细胞移植巩固治疗能够显著提高体能状态良好以及对化疗敏感患者的预后。一项前瞻性、非随机、多中心 COMPLETE 研究总共入组 499 例初发 PTCL,一线获得 CR 的 213 例患者中,64 例接受造血干细胞移植(包括 49 例自体移植 auto-HSCT 和 15 例异体移植 allo-HSCT),确认移植在首次 CR 的初治 PTCL 患者中有更好的疗效,确定了其在一线巩固治疗中的地位。另一项前瞻性、多中心研究纳入 83 例非 ALK+ALCL 患者,CHOP 方案治疗 4~6 个疗程后,32 例患者获得 CR,33 例获得 PR,55 例患者接受 auto-HSCT,48 例获得 CR,7 例 PR,中位随访时间 33 个月,3 年 OS 和 PFS 分别为 48% 和 36%。Nordic Lymphoma Group 一项研究纳入 160 例非 ALK+ALCL 患者,CHOPE 治疗有效的 115 例患者序贯 auto-HSCT,中位随访时间 60.5 个月,5 年 OS 和 PFS 分别为 51% 和 44%。

allo-HSCT 没有肿瘤污染的风险,供者来源的免疫细胞的抗肿瘤作用,使 allo-HSCT 在 PTCL 中的应用越来越受到关注。之前的报道较少,大约 30%~50% 的难治患者可从 allo-HSCT 获益,半相合移植在淋巴瘤治疗中的报道也使更多患者有机会接受移植治疗。Sonali M 等对 241 例接受过造血干细胞移植的常见亚型 ALCL、AITL 和 PTCL-NOS 患者进行分析,发现 CR1,对化疗敏感,ALCL 组织学亚型和接受既往≤2 线治疗的人群更可能进行 auto-HSCT。CR1 后接受 auto-HSCT 者 3 年 PFS 和 OS 分别为 42% 和 53%。对更难治(包括 auto-HSCT 失败)患者,allo-HSCT 被认为是改善预后甚至治愈性的治疗选择,3 年 PFS 达到 31%。决定疗效的因素包括患者对化疗敏感以及移植前≤2 线治疗。现有的观念是有合适供者的年轻高危患者应在疾病稳定时尽早进行 allo-HSCT。

PTCL 是一类生物学行为和临床表现呈高度异质性的疾病,治疗复发率高,生存期短,预后不良。目前一线化疗方案尚无共识,对于适合移植的患者,含蒽环类药物的方案,主要是 CHOP,序贯 auto-HSCT 是首选的治疗选择。对于不适合移植的患者,我们期待进一步通过分子机制的转化研究,即基于 MICM 分型判断患者预后和选择治疗药物,最终实现 PTCL 从经验性到智慧化的治疗策略转变。

二、NK/T 细胞淋巴瘤

NK/T 细胞淋巴瘤(natural killer/T-cell lymphoma,NKTCL)是最常见的结外淋巴瘤之一,起源于 NK 细胞或 T 淋巴细胞,具有高度侵袭性、好发于鼻区及鼻区以外器官和对蒽环类药物耐药的特点。NK/T 细胞淋巴瘤在东亚和南美人群的发病率较高,与 EB 病毒(Epstein-Barr virus,EBV)感染密切相关。局限性鼻型患者治疗效果好,可获得长期生存,非鼻型患者疾病进展迅速,预后不佳。

（一）病因及发病机制

NK/T 细胞淋巴瘤的病因和发病机制尚不明确。EB 病毒是确定的致病因素,人群感染分布与好发地区一致。肿瘤细胞发现 EBV 编码小 RNA 的原位杂交。NK/T 细胞淋巴瘤的病毒表现为 Ⅱ 型潜伏模式,其特征是存在 EBV 核抗原 1(EBNA1)和潜伏膜蛋白 1(LMP1),而不存在 EBV 核抗原 2(EBNA2)。

随着生物学技术的发展,NK/T 细胞淋巴瘤有以下可能的发病机制。

1. 拷贝数变异　染色体 6q21 缺失是最常观察到的基因杂交,涉及抑癌基因 *PRDM1*、*ATG5*、*AIM1*、*FOXO3* 和 *HACE1*。重现性拷贝数变异主要包括恶性转化和侵袭、细胞周期进程、JAK-STAT 和 NF-κB 信号通路相关基因,如 7p15.3-22.3(ZDHHC4、ANKMY2、SP4)和 9p21.3-22.1(CDKN2B、CDKN2A)等。结内 NK/T 细胞淋巴瘤常伴 4q11.2 缺失,结外型常见 1q32.1-q32.3。

2. 基因组变异　全基因组测序和靶向测序发现 NK/T 细胞淋巴瘤的重现性体细胞突变,主要包括

RNA 解旋酶基因 *DDX3X*,抑癌基因(*TP53*、*MGA*),JAK-STAT 通路分子(*JAK3*、*STAT3*、*STAT5B*),和表观修饰基因(*MLL2*、*ARID1A*、*EP300*、*ASXL3*)。多种血液肿瘤中发现抑癌基因 *BCOR* 突变。此外,HLA-DPB1 rs9277378 与 NK/T 细胞淋巴瘤的遗传易感性关联最强。

3. 转录组分析　6q21(*ATG5*、*PRDM1*、*SIM1*、*HACE1*、*CAV1*、*CAV2* 和 *DLC1*)相关抑癌基因表达下调。巨噬细胞、自噬、细胞周期调控、细胞间相互作用、趋化因子、细胞因子、细胞外基质作用、先天免疫、局部浸润转移、血管生成、生长因子和受体、原癌基因和体外 EBV 诱导相关基因表达上调,提示 PDGF、AKT、NF-κB 和 JAK-STAT 信号通路的整合,诱导血管生成、免疫抑制、细胞增殖和存活。此外,非编码 RNA、长链非编码 RNA、启动子区域的甲基化也参与了疾病的发生发展。

4. EB 病毒感染　高通量测序发现 EBV 基因的单核苷酸变异和插入缺失,宿主基因中整合的 EBV 片段,潜伏和裂解基因的活性减低,和 BARTs EBV miRNAs 缺失。LMP1 被认为是癌蛋白,激活 NF-κB 和 PI3K-AKT 信号通路。LMP2 是另一个潜伏 EBV 蛋白,参与 T 细胞在肿瘤部位的浸润。EBV 编码的 miRNA 血清水平在 NK/T 细胞淋巴瘤患者高于健康对照。肿瘤组织中的 miR-BART20-5p 抑制下游 p53,与肿瘤浸润有关。

(二)临床表现

NK/T 细胞淋巴瘤的中位发病年龄约 40~50 岁,中青年居多,男女比例 2~3:1。发病部位多数为结外,最常见的发病部位是鼻腔。70%~90% 是 Ann Arobr Ⅰ~Ⅱ期患者,累及鼻、鼻咽部、鼻窦、舌、韦氏环和口咽等上呼吸道,主要表现为鼻或面中线进行性的破坏性病变。最常见的症状是鼻塞、鼻腔分泌物和鼻出血,也可有脸颊或眼眶肿胀、咽痛、声音嘶哑和上腭穿孔等症状。10%~30% 是 Ⅲ~Ⅳ期患者,主要累及皮肤、睾丸、胃肠道、肝脏、脾脏和骨髓等其他结外部位,临床表现为皮肤溃疡、睾丸肿胀、便血等症状。全身症状较常见,包括发热、盗汗和消瘦。

(三)诊断和鉴别诊断

1. 诊断标准　广泛的坏死常常妨碍组织病理学诊断,因此应获得尽可能大的活检标本。2016 年 WHO 分型将 NKTCL 归为成熟 T 和 NK 细胞肿瘤,并将其与慢性 NK 细胞增殖性疾病和侵袭性 NK 细胞白血病进行区分。病理形态学特点包括肿瘤细胞呈小到中等淋巴样细胞,胞质浅染,见嗜苯胺蓝颗粒,伴多型小淋巴细胞、浆细胞、嗜酸性粒细胞和组织细胞,呈现"多型网状"结构。肿瘤向血管生长,伴大量凝固性坏死。免疫表型示 CD3、CD56、Granzyme B、Perforin 和 TIA-1 阳性,EBER 阳性。

淋巴瘤的诊断并不限于病理形态学和免疫表型分析,细胞遗传学和分子生物学检测在诊断和分子分型中正发挥着越来越重要的作用,即基于 MICM 分型的 NKTCL 诊断。NKTCL 最常见的细胞遗传学异常是 6 号染色体长臂(6q)缺失。在分子遗传学方面,NKTCL 存在基于分子遗传学特征、表达谱特征、细胞来源和 EBV 潜伏感染类型及病毒基因表达特征的三种不同分子亚型:TSIM 亚型表现为 6q 缺失,抑癌基因 *TP53* 突变,9 号染色体短臂(9p24.1)*PD-L1/2* 基因区段扩增和 JAK-STAT 基因突变;下游 JAK-STAT 信号通路、免疫相关 NK 细胞介导细胞毒性和抗原呈递通路激活;NK 细胞来源为主;EB 病毒 Ⅱ 型潜伏感染及病毒基因 *BALF3* 高表达。MB 亚型表现为 *MGA* 基因突变,1 号染色体短臂(1p22.1)*BRDT* 基因区段杂合性缺失;下游 MAPK、WNT 和 NOTCH 信号通路激活;T 细胞来源为主;EB 病毒 Ⅰ 型潜伏感染。HEA 亚型表现为表观遗传学组蛋白乙酰化调控基因 *HDAC9*、*EP300* 和 *ARID1A* 基因突变;下游 NF-κB 和 T 细胞受体信号通路激活;T 细胞来源为主;EB 病毒 Ⅱ 型潜伏感染及病毒基因 *BNRF1* 高表达。

2. 鉴别诊断

(1)慢性活动性 EBV 感染。好发于东亚,表现为 3 个月以上的持续发热、淋巴结肿大、肝脾大和血细胞减少,有高滴度的 EBV 抗病毒衣壳抗原和抗早期抗原抗体。EBV 感染细胞通常为 T 细胞和 NK 细胞。

(2)传染性单核细胞增多症累及 Waldeyer 咽环。好发于青年人,其特征为短期发热、血清嗜异性反应阳性,临床预后好,表现为鼻塞、咽痛。查体可见扁桃体肿大,鼻咽部淋巴组织增生。

(3)外周 T 细胞淋巴瘤,非特指型。好发于成人,男性居多,中位发病年龄 60 岁左右。最常见的起病部位是淋巴结,其次常见于皮肤、胃肠道、骨髓等部位。形态学上呈现弥漫性生长模式,常见多形性细胞形态,免疫表型表达泛 T 细胞抗原,伴一个或多个表达下调或缺失(常见 CD5 或 CD7)。

(4) 血管免疫母 T 细胞淋巴瘤。肿瘤呈现多形性细胞形态浸润,微环境中含有反应性小淋巴细胞、嗜酸细胞等。滤泡树突细胞和分枝样高内皮小静脉增生是主要特点。免疫组化可见 CD4$^+$T 细胞,并伴随滤泡辅助 T 细胞标志阳性。

(四) 分期和预后分层

1. 分期　Ann Arbor 分期仍是 NK/T 细胞淋巴瘤的主要分期原则。中国南方肿瘤临床研究协会和亚洲淋巴瘤协作组提出了 CA 分期(表 5-4-7-4)。接受含门冬酰胺酶方案的患者,CA 分期Ⅰ、Ⅱ、Ⅲ和Ⅳ期患者的 2 年 OS 率分别为 85% ,74% ,59% 和 44%。

表 5-4-7-4　Ann Arbor 与 CA 分期

Ann Arbor 分期		CA 分期	
Ⅰ期	单个区域淋巴结受侵(Ⅰ期);或一个淋巴结外器官受侵(ⅠE 期)	Ⅰ期	病灶侵犯鼻腔或鼻咽,不伴肿瘤局部侵犯(皮肤、骨、鼻窦)
Ⅱ期	横膈一侧两个或两个以上淋巴结区域受侵(Ⅱ期);或者淋巴结外器官受侵合并横膈同侧区域淋巴结受侵(ⅡE 期)	Ⅱ期	非鼻型病变或病灶侵犯鼻腔或鼻咽,伴有局部侵犯(皮肤、骨、鼻窦)
Ⅲ期	横膈两侧的淋巴结区域受侵(Ⅲ期);合并局部结外器官受侵(ⅢE 期);或合并脾受侵(ⅢS 期);或结外器官和脾同时受侵(ⅢS+E 期)	Ⅲ期	病灶伴有区域淋巴结侵犯
Ⅳ期	一个或多个结外器官(如骨髓、肝和肺等)广泛受侵,伴有或不伴有淋巴结肿大	Ⅳ期	非区域淋巴结侵犯或横膈上下淋巴结侵犯或广泛播散性病灶

2. 预后分层　NK/T 细胞淋巴瘤目前的预后模型有 IPI、PINK、PINK-E、NRI,根据临床指标和生物学特征将患者进行预后分层,有助于指导治疗(表 5-4-7-5)。PINK 预后模型纳入年龄>60 岁、Ann Arbor Ⅲ~Ⅳ期、远处淋巴结累及和非鼻型 4 个预后因素,低危、中危和高危患者的 3 年 OS 分别是 81% ,62% 和 25%。PINK-E 预后模型增加外周血 EB 病毒 DNA 阳性,低危、中危和高危患者的 3 年 OS 分别是 81% ,55% 和 28%。NRI 预后模型纳入 Ann Arbor Ⅱ期(vs Ⅰ期)、Ⅲ~Ⅳ期(vs Ⅰ期)、局部浸润、血清 LDH、年龄和 ECOG 评分作为独立预后因素。对 Ann Arbor Ⅰ~Ⅳ期患者,5 年 OS 率分别为 79% ,68% ,53% 和 30%;对早期患者,低危、中低危、中高危和高危患者 2 年 OS 率分别为 92% ,84% ,75% 和 63%。

表 5-4-7-5　NK/T 细胞淋巴瘤预后模型

危险因素	IPI	PINK	PINK-E	NRI	早期调整 NRI
年龄>60 岁	1	1	1	1	1
Ann Arbor Ⅱ期				1	1
Ann Arbor Ⅲ~Ⅳ期	1	1	1	2	
结外累及器官数≥2 个	1				
ECOG 评分≥2 分	1			1	
LDH 升高	1			1	1
远处淋巴结累及		1	1		
非鼻型		1	1		
外周血 EBV-DNA 阳性			1		
有局部肿瘤浸润				1	1

危险因素		IPI	PINK	PINK-E	NRI	早期调整 NRI
危险分层						
低危		0~1	0	0~1	0	0
中危	中低危	2	1	2	1	1
	中高危	3			2	2
高危		4~5	2~4	3~5	≥3	
极高危				3	≥4	

（五）NK/T 细胞淋巴瘤的治疗

NKTCL 对蒽环类药物耐药,目前基于非蒽环类药物的抗代谢方案和最优放疗相结合的治疗策略显著改善了患者预后。对于局限期 NKTCL,一线治疗是左旋门冬酰胺酶为基础的方案联合放疗。对于进展期 NKTCL,左旋门冬酰胺酶联合甲氨蝶呤、左旋门冬酰胺酶联合铂类药物治疗后建议造血干细胞移植(HSCT)作为一线巩固治疗。新型靶向药物也正应用于进展期、复发或难治性 NKTCL 的临床研究。

1. 初治Ⅰ~Ⅱ期鼻型 初治Ⅰ~Ⅱ期鼻型患者对放疗敏感。不适合化疗的患者建议单纯放疗。有学者推荐 CA 分期Ⅰ期患者接受单纯放疗。放疗的推荐剂量是至少 50Gy,推荐方法是调强放疗(IMRT)和容积旋转调强放疗(VMAT)。局部区域控制的改善有利于延长预后。序贯放化疗方案中,放疗剂量与单纯放疗一致。同步放化疗方案中,放疗剂量为 40~54Gy,根据不同强度化疗方案决定。

放疗与化疗相结合的治疗策略适合大部分患者。化疗方案多数包含门冬酰胺酶或细胞周期药物。2/3 剂量的 DeVIC 化疗方案(地塞米松、依托泊苷、异环磷酰胺和卡铂)同步放疗(50Gy)获得 77% 的完全缓解(CR)率和 78% 的 2 年总生存(OS)率。同步放疗和顺铂、序贯 VIPD 化疗方案(依托泊苷、异环磷酰胺、顺铂和地塞米松)的 CR 率为 80%,预计 3 年 OS 和无进展生存(PFS)率为 86% 和 85%。GELOX/GEMOX 化疗方案(吉西他滨、奥沙利铂和左旋门冬酰胺酶/培门冬酶)的客观缓解率(ORR)可达 96.3%,5 年的 OS 率和 PFS 率分别是 85% 和 74%。MESA 化疗方案(甲氨蝶呤、依托泊苷、地塞米松和培门冬酶)夹心放疗的 ORR 为 92.1%,2 年的 OS 率和 PFS 率分别是 92% 和 89%。调整的 SMILE 方案(地塞米松、甲氨蝶呤、异环磷酰胺、依托泊苷和培门冬酶)序贯放疗的 ORR 为 89%,31 个月的 OS 率和 PFS 率分别是 100% 和 92%。

研究显示,同步放化疗和序贯放化疗的疗效相似。夹心放疗联合受累野 IMRT 比序贯放化疗 PFS 率更优,局部区域控制更好。

2. 初治非鼻型和Ⅲ~Ⅳ期鼻型 以门冬酰胺酶为基础的强化治疗是一线方案。SMILE 方案(地塞米松、甲氨蝶呤、异环磷酰胺、依托泊苷和左旋门冬酰胺酶)2 个疗程化疗后的 ORR 和 CR 分别是 79% 和 45%,1 年的 OS 率是 55%,治疗期间应警惕骨髓抑制和感染的发生。一项随机对照、多中心和开放性研究比较了 DDGP 方案(地塞米松、顺铂、吉西他滨、培门冬酰胺酶)和 SMILE 方案的安全性和有效性,发现 DDGP 方案比 SMILE 方案具有更好的耐受性,1 年 PFS 率、2 年 OS 率分别是 86% 和 74%。调整的 SMILE 方案在 Ann Arbor Ⅳ期患者中 ORR 达 100%,中位 OS 11 个月,中位 PFS 8 个月。

自体和异体造血干细胞移植均可使进展期 NKTCL 获益。一项纳入 47 例亚裔的 NKTCL 研究证实患者接受自体造血干细胞移植后生存得到显著延长。移植前需达到 CR 状态。国际血液和骨髓移植研究中心报告了 82 例高加索人群异体造血干细胞移植研究结果,中位随访 36 个月,3 年非复发死亡率和复发率分别为 30% 和 42%,3 年 OS 率和 PFS 率分别为 34% 和 28%。考虑到复发和非疾病相关死亡率风险,应选择性进行异体造血干细胞移植。

近期,一些临床研究探索靶向药物应用于初治进展期患者,如免疫检查点抑制剂 PD-1、EGFR 抑制剂安罗替尼等药物。

3. 复发难治　对于一线未接受门冬酰胺酶治疗的复发难治患者,二线首选门冬酰胺酶为基础的治疗方案。AspaMetDex 方案(培门冬酶、甲氨蝶呤和地塞米松)适用于无法耐受更大剂量化疗的患者。其他铂类为基础的化疗方案也可选择,如 DHAP(地塞米松、阿糖胞苷、顺铂)、DHAX(地塞米松、阿糖胞苷、奥沙利铂)、ESHAP(依托泊苷、甲泼尼龙、阿糖胞苷)+铂类(顺铂或奥沙利铂)、GDP(吉西他滨、地塞米松、顺铂)、GemOx(吉西他滨、奥沙利铂)和 ICE(异环磷酰胺、卡铂、依托泊苷)等。

对于一线门冬酰胺酶治疗失败的复发难治患者,PD-1 抗体是有力的治疗策略。7 例复发或难治性 NKTCL 患者(2 例 allo-HSCT 后)接受抗 PD1 抗体 pembrolizumab 2mg/kg,每 3 周 1 个疗程,根据临床、影像学(PET-CT)和分子学(循环 EBV DNA)标准,所有患者获得缓解,2 例达到所有指标 CR,3 例达到临床和影像学 CR,2 例达到 PR。在另一项研究中,28 例患者接受全人源 PD1 抗体 sintilimab 200mg,每 3 周为 1 个疗程,19 例患者获得缓解。目前有较多 PD-1 抗体相关的临床研究在进行。

西达本胺是苯酰胺类口服组蛋白去乙酰化酶抑制剂(HDACI)的代表,单药用于 16 例 NKTCL 患者时 3 例有效。belinostat 是具有磺酰-羟酰胺结构的 HDACI,2 例患者每疗程第 1~5 天接受 belinostat 1 000mg/m^2,每 21 天为 1 个疗程,其中 1 例获得缓解。同时,实验研究显示,NKTCL 肿瘤组织启动子存在过度甲基化,如 BCL2L11(BIM)、DAPK1、PTPN6(SHP1)、TET2、SOCS6 和 ASNS。

JAK3-STAT 通路异常激活是 NKTCL 的分子生物学特征。高度选择性和持续性 JAK3 抑制剂 PRN371 能有效抑制 JAK3 活性,在伴 *JAK* 突变的 NKTCL 异种移植模型中可有效抑制体内肿瘤增殖。同时,JAK1/2 和 CDK4/6 抑制剂 LEE011 和芦可替尼也观察到对 NKTCL 细胞生长的协同抑制作用。伴 *STAT3* 突变的 NKTCL 细胞中存在 PD-L1 过度表达,而 STAT3 活化与 NKTCL 肿瘤中 PD-L1 表达显著相关。PD-1/PD-L1 抗体和 STAT3 抑制剂联合也是 NKTCL 具有前景的治疗方法。

XPO-1 在 T 细胞淋巴瘤在内的恶性肿瘤中过表达,与不良预后相关。selinexor 与 XPO-1 结合,是一种口服的具有抗癌特性的选择性核输出抑制剂。一项 I 期研究将 selinexor 与 ICE 方案联合大剂量地塞米松应用于复发难治的 T 细胞淋巴瘤和 NKTCL,10 例患者中,总缓解率 91%,CR 率 82%。与化疗联合的可耐受剂量为 40mg,但该方案的不良反应较大。提示 selinexor 在 T 细胞淋巴瘤中的应用前景,需要进一步的临床试验探索有效的方案和剂量。

地西他滨作用于 NK 细胞株能诱导甲基化和沉默基因的重新表达,表明去甲基化药物对 NKTCL 具有潜在治疗作用。部分 NK/T 细胞淋巴瘤表达 CD30,CD30 单抗也有一定疗效。

NKTCL 的诊断和治疗仍存在许多未解决的问题。应深入研究 EBV 相关的 NKTCL 发病机制,为探索靶向 EBV 的病因治疗提供切实的理论依据。

三、大颗粒淋巴细胞白血病

大颗粒淋巴细胞(LGL)白血病最初于 1985 年被描述,属于罕见慢性成熟 T/NK 淋巴组织增生性疾病。分为 3 类:T-LGL 白血病和慢性 NK 细胞淋巴细胞增多症具有相似性,是以血细胞减少和自身免疫性疾病为特征的惰性疾病,与侵袭性 NK 细胞 LGL 白血病相反。

（一）流行病学和病因

LGL 白血病占北美和欧洲慢性淋巴增生性疾病 2%~5%,亚洲高达 5%~6%。LGL 白血病的发病率在男性和女性之间没有差异。惰性 T-LGL 白血病是最常见的疾病形式,占 85%,而慢性 NK 细胞淋巴细胞增多症约占 10%。侵袭性 NK-LGL 白血病主要见于亚洲,占 LGL 疾病的 5%。它影响年轻患者并与 Epstein-Barr 病毒感染有关,由于对化疗耐药,这种罕见疾病的预后非常差。克隆性大颗粒淋巴细胞扩增源于慢性抗原刺激,促进细胞凋亡的失调,主要是由于生存途径的激活,包括 JAK/STAT、MAPK、磷脂酰肌醇 3-激酶-AKT、RAS-RAF-1、MEK1/细胞外信号调节激酶、鞘脂和核因子 κB。

（二）临床表现和实验室检查

LGL 白血病中老年人多见,中位发病年龄 60 岁左右。约 1/3 的患者就诊时无症状,初始症状大多与中性粒细胞减少有关,包括反复口腔溃疡、继发于细菌感染的发热,感染主要涉及皮肤、口咽和直肠区域,但可能会发生严重的败血症。然而,一些患者可能会出现严重且持续的中性粒细胞减少症,而在很长一段时间内没有任何感染。反复感染的发生率从 15%~39% 不等。在 20%~30% 的病例中观察到疲劳和 B 症状。脾大发生率从 20%~50% 不等，淋巴结病很少见。半数患者淋巴细胞计数在 $4\times10^9/L$ 和 $10\times10^9/L$ 之间，LGL 计数 $(1\sim6)\times10^9/L$。在 7%~36% 的病例中可以观察到较低水平的 LGL 计数 $(0.5\sim1.0)\times10^9/L$。重度中性粒细胞减少 $(<0.5\times10^9/L)$ 和中度中性粒细胞减少 $(<1.5\times10^9/L)$ 分别在 16%~48% 和 48%~80% 的病例中观察到。贫血很常见，纯红细胞再生障碍性贫血发生在 8%~19% 的病例，中度血小板减少症在不到 25% 病例中观察到。NK-LGL 白血病起病较急，中位发病年龄 40 岁左右，常有不明原因的高热、肝脾明显肿大，常有胃肠道症状伴黄疸、腹腔积液等。

升高的可溶性 Fas-L(sFas-L) 是 LGL 白血病的良好标志物。LGL 白血病患者的干扰素 α2、单核细胞趋化蛋白-1、表皮生长因子、IL-6、IL-8 和 IL-18 的血清水平升高。在 70% 的病例中观察到高 β_2 微球蛋白水平。分别有 60% 和 40% 的患者检测到类风湿因子和抗核抗体。由于免疫球蛋白 G(IgG) 和/或 IgA 增加，血清蛋白电泳通常显示多克隆高丙种球蛋白血症。LGL 白血病中 Ig 分泌下调的缺陷可以部分解释在这种疾病中观察到的自身抗体和克隆性 B 细胞恶性肿瘤的发展。类风湿关节炎是最常见的相关疾病，发生在 10%~18% 的患者中。系统性红斑狼疮、干燥综合征、自身免疫性甲状腺疾病、凝血障碍、伴有冷球蛋白血症的血管炎和包涵体肌炎偶有报道。针对 T 淋巴细胞介导的免疫反应的免疫抑制治疗的有效性是自身反应性 T 细胞在所有这些疾病中共同作用的有力论据。

（三）诊断和鉴别诊断

诊断的第一步是识别升高的循环 LGL 计数。最初，LGL 计数 $>2\times10^9/L$（正常值：$<0.3\times10^9/L$）是必须的，但如果这些细胞是克隆性的并且患者表现出其他临床或血液学特征，例如类风湿关节炎（RA）或血细胞减少，较低水平的 LGL 计数也是可接受的。事实上，已经发现一些 LGL 计数相对较低（即使 $<1\times10^9/L$）的患者患有克隆性疾病。白血病性 LGL 通过其特定的形态在血涂片上很容易识别。然而，它们在细胞学上不能与正常的反应性细胞毒性淋巴细胞区分开。它们显示出较大尺寸（15~18u），含有典型嗜天青颗粒的丰富细胞质，以及具有成熟染色质的肾形或圆形细胞核。在淋巴细胞计数正常的情况下，以及在克隆淋巴细胞不呈现典型 LGL 形态的极少数情况下，必须仔细检查血涂片。在大多数病例的骨髓中检测到 LGL 过量（>10%）。

T-LGL 白血病细胞主要累及骨髓、脾脏和肝脏，皮肤和淋巴结浸润少见。骨髓呈弥漫性淋巴细胞浸润，可有反应性 B 淋巴细胞聚集所致的结节形成，结节外间质区为白血病细胞浸润，部分患者可有纤维化。脾脏红髓及髓索被 LGL 细胞浸润，并有生发中心滤泡反应性增生。肝脏表现为淋巴细胞浸润肝窦，广泛者可累及汇管区。T-LGL 白血病细胞表现出成熟的胸腺后表型。在绝大多数情况下，T-LGL 白血病表现出 CD3+、TCRαβ+、CD4−、CD5dim、CD8+、CD16+、CD27−、CD28−、CD45RO−、CD45RA+ 和 CD57+ 表型。CD3+/CD56+ T-LGL 白血病可能具有更侵袭性的表现，与 STAT5b 突变相关。NK-LGL 白血病和 NK-LGL 淋巴细胞增多症的特征表型：CD2+/sCD3−/CD3e−/TCRαβ− CD4−/CD8+/CD16+/CD56+。Fas（CD95）和 Fas-配体（Fas-L）（CD178）在 LGL 白血病中强表达。限制性杀伤免疫球蛋白样受体（KIR）表达常见于 T 和 NK-LGL 白血病中。T-LGL 克隆性的证据通常使用 TCR g-聚合酶链反应分析进行评估。NK-LGL 白血病的克隆性很难评估，因为这些细胞不表达 TCR。

所有 LGL 白血病患者中 STAT3 的组成型激活。在 28%~75% 的 T-LGL 白血病和 30%~48% 的 NK-LGL 淋巴细胞增多症中证实了常见的体细胞功能获得性 STAT3 突变。这些差异可能是由于测序技术和患者的选择不同导致。在 T 和 NK 亚型中检测到相同的 STAT3 突变表明这些相似疾病的发病机制一致。突变主要位于编码 Src 同源 2 结构域的外显子 20 和 21，它驱动 STAT 蛋白的二聚化和活化。D661 和 Y640 占突变的 2/3，很少检测到 Src 同源 2 结构域外的激活突变。此类突变位于 STAT3 的 DNA 结合和卷曲螺旋结构域。深度测序的应用已经证明在不同 LGL 人群中存在不同 STAT3 突变的多克隆。这些发现表明可能需要对整个 STAT3 基因进行测序。无论 STAT3 突变是否与特定的临床生物学特征相关仍然不确定，是目前研究的主题。东部肿瘤协作组的前瞻性临床试验表明特定的 STAT3 突变 Y640F 能够预测对甲氨蝶呤（MTX）初始治疗的有效性。在 LGL 白血病中发现了人类疾病中的 STAT5b 突变，但这种突变并不常见（2%）。特别是与更具侵袭性的疾病相关的罕见 CD56 表型。

（四）治疗和预后

T-LGL 白血病和慢性 NK 细胞淋巴细胞增多症的治疗选择相似。治疗适应证包括重度中性粒细胞减少症（绝对中性粒细胞计数 ANC<$0.5×10^9$/L）、中度中性粒细胞减少症（ANC>$0.5×10^9$/L）伴反复感染、症状性或输血依赖性贫血，以及相关的自身免疫性疾病。LGL 白血病的标准治疗是免疫抑制治疗，但这种治疗建议主要基于小型回顾性研究。报道最多的临床经验是使用低剂量 MTX、环磷酰胺和环孢素（CyA）作为单一药物的。

贫血患者可使用促红细胞生成素，中性粒细胞减少可使用粒细胞集落刺激因子（G-CSF）支持治疗。然而，G-CSF 并非对所有 LGL 白血病患者都有效。值得注意的是，G-CSF 可能诱发脾大和关节症状的恶化。LGL 白血病患者使用促红细胞生成素治疗的报道较少，结果令人失望。

一线治疗依赖于使用单一免疫抑制口服 MTX（每周 10mg/m²）、环磷酰胺（100mg/d），或 CyA［3mg/（kg·d）］。至少需要 4 个月的治疗，这种药物已被作为最佳一线选择，尤其对于中性粒细胞减少患者。口服环磷酰胺优先用于患有贫血特别是 PRCA 的患者。首个针对 LGL 白血病免疫抑制剂治疗的大型前瞻性研究的结果显示，55 名患者在一线接受了 MTX，无效者被切换到环磷酰胺。第 1 阶段的 ORR 为 38%，第 2 阶段为 64%。这些数据表明，MTX 治疗失败的患者可对环磷酰胺有效。两种药物均治疗失败的患者可接受 CyA 治疗。MTX 和 CyA 均可作为维持治疗。低剂量 MTX 的长期使用和监测遵循类风湿关节炎指南的建议。我们的建议是环磷酰胺使用 8~12 个月后需停药。

对于一线治疗难治的患者，由于疾病的罕见性，缺乏前瞻性数据，尚无统一的治疗建议。可用嘌呤类似物、化疗、CD52 单抗、脾切除和 STAT 抑制剂等二线药物治疗。

四、皮肤 T 细胞淋巴瘤

皮肤 T 细胞淋巴瘤（CTCL）是一组异质性的恶性淋巴瘤，具有恶性 T 淋巴瘤的共同特点，表达皮肤淋巴细胞抗原并浸润皮肤。蕈样霉菌病（MF）和 CD30 阳性的皮肤淋巴增生性疾病是最常见的皮肤 T 细胞淋巴瘤亚型，Sezary 综合征（SS）是蕈样霉菌病的白血病性亚型。在最近修订的 WHO 分类中，原发肢端皮肤 CD8⁺T 细胞淋巴瘤作为一个新的类型引入。罕见但具有侵袭性的 CTCL 包括原发皮肤 CD8⁺ 侵袭性嗜表皮毒性 T 细胞淋巴瘤和皮肤 γδ T 细胞淋巴瘤。原发皮肤 CD4⁺ 小到中等大小 T 细胞淋巴组织增生性疾病预后较好且为局限性疾病。CD30 不仅对诊断和分类至关重要，也是重要的治疗靶点。

（一）病因及发病机制

约 75% 的原发性皮肤淋巴瘤是 T 细胞衍生的，其中 2/3 是 MF 和 SS。MF 是成熟 CD4⁺T 记忆细胞疾病，"抗原持续刺激"被认为是 MF 发病的初始事件，但刺激抗原一直未能明确。MF 被认为是一种免疫功能紊乱的疾病。肿瘤的进展与抗原特异 T 细胞反应降低和细胞介导的细胞毒作用受损有关。MF 的进展也与进行性的 Th2 型细胞偏移和 Th2 型细胞因子增多有关。这些改变导致了进展期 MF 的许多免疫功能异常，如嗜酸性粒细胞增多症，血清免疫球蛋白 IgA、IgE 增多等。晚期的 MF 和 SS 多伴有免疫活性降低，往往会导致危及生命的感染和继发性恶性肿瘤的高发。50% 的 MF 患者死于感染。环境因素在欧洲被认为在病因学上与皮肤 T 细胞淋巴瘤有关。

（二）临床表现

CTCL 的发生率随着年龄的增长显著增加，诊断时中位年龄在 50 岁左右。MF 表现出特征性的疾病演变，红斑（红斑阶段）可能演变成更多浸润的斑块（斑块阶段）。斑片和斑块通常会持续很长时间，数个月或数年。在一部分患者中，常会出现大且溃烂的肿瘤（肿瘤阶段）。红斑是一种伴不同程度的红斑和细碎皮屑的平坦性病变，可能会萎缩或形成皮肤色素病。斑块是边界清楚的红色、褐色或紫色皮损，高出皮面至少 1mm，伴有多少不一的皮屑。肿瘤则至少高出皮面 10mm，与斑块相似或呈圆顶形而无皮屑。由于组织学发现可能很微妙，尤其是在 MF 红斑阶段，与良性炎症性皮肤病例如慢性湿疹的区分并不容易，需要从不同病变处重复活检。这解释了早期的 MF 可延迟数个月至数年才能明确诊断。

临床表现分期的不同，患者可能表现为淋巴结和/或血液受累和/或内脏转移有临床和/或放射学怀疑的淋巴结肿大应进行活检。骨髓活检仅适用于疾病晚期或循环外周血中存在非典型淋巴细胞。

（三）诊断和鉴别诊断

早期病变常表现为混有炎性细胞的多形性浸润,与几种良性皮肤病的表现相似。典型的 MF 表现为表浅的束带状淋巴细胞浸润。淋巴细胞大小不等,核扭曲呈脑回状为其特征。MF 恶性浸润有嗜表皮性的特点(在无棘细胞层水肿的表皮中可见淋巴细胞),可见表皮中成簇的淋巴细胞围绕在朗格汉斯细胞周围形成 Pautrier 小脓肿。非典型淋巴细胞排列在真皮表皮结合处,周围有晕样间隔,这是疾病早期的重要表现。随着疾病的进展,多形性浸润减少,表现为大量的不典型细胞蔓延至真皮层,嗜表皮性消失。MF 可转变为大 T 细胞淋巴瘤($CD3^+$或$CD30^-$),预后不良。

MF/SS 中的恶性淋巴细胞通常为$CD3^+CD4^+$和$CD8^-$,但经常缺失其他泛 T 细胞抗原的表达。因此,大部分$CD4^+$细胞且缺乏 CD2、CD5 和/或 CD7 表达对 MF 诊断是高度特异性的(特异性>90%)。CD7($\geqslant$40%)和/或 CD26($\geqslant$80%)的缺失对 SS 的诊断是敏感(>80%)和高度特异(100%)的。分子研究,包括通过 PCR 检测克隆性 *TCR* 基因重排和克隆性细胞遗传学异常,提供 T 细胞的克隆性依据。

MF 的诊断需要考虑临床表现、皮肤及淋巴结活检和外周血是否受累等因素。许多良性的皮肤病与 MF 和 SS 很类似,甚至可能出现 *TCR* 基因重排。这些良性病变包括银屑病和牛皮癣(如毛发红糠疹、脂溢性皮炎、接触性皮炎和湿疹等)、擦烂红斑、皮癣和药物疹等。还需与 MF 之外的皮肤和全身性淋巴瘤鉴别。$CD30^+$和$CD30^-$的淋巴瘤与 MF 类似,表现为红斑样或紫蓝色的溃烂小瘤。需与早期皮肤$CD30^+$的淋巴增生性疾病、$CD30^+$的大细胞转化型 MF 和$CD30^+$淋巴结淋巴瘤所致的继发性皮肤受累鉴别。

（四）分期和预后

与细胞遗传学和实验室检查结果在风险分层中起重要作用的许多其他淋巴增殖性疾病不同,TNMB(肿瘤、淋巴结、转移、血液)分期仍然是 MF/SS 的重要预后因素,并构成"风险适应"为基础治疗方法。2007 年 MF/SS 的 TNMB 分期进行了修订(表 5-4-7-6)。

表 5-4-7-6　蕈样霉菌病和 Sezary 综合征的改良分期

	T	N	M	B
ⅠA	1	0	0	0,1
ⅠB	2	0	0	0,1
ⅡA	1,2	1,2	0	0,1
ⅡB	3	0~2	0	0,1
Ⅲ	4	0~2	0	0,1
ⅢA	4	0~2	0	0
ⅢB	4	0~2	0	1
ⅣA1	1~4	0~2	0	2
ⅣA2	1~4	3	0	0~2
ⅣB	1~4	0~3	1	0~2

T(皮肤):T_1 期定义为限性斑块,丘疹或湿疹斑片<体表面积的 10%;T_2 为多发性斑块,丘疹或红斑$\geqslant$体表面积 10%;T_3 为出现一个或多个肿块(直径$\geqslant$1cm);T_4 为至少占全身体表面积的 80% 的广泛性红皮病。

N(淋巴结):N_0 为临床上浅表淋巴结无异常;N_1 为临床上浅表淋巴结有异常,病理检查未见 MF 病变;N_2 为临床上浅表淋巴结不能扪及,病理检查有 MF 病变;N_3 为临床上浅表淋巴结有异常,病理检查有 MF 病变;N_x 临床上浅表淋巴结有异常,病理检查不能确诊。

M(内脏器官):M_0 为没有内脏器官受累;M_1 为内脏器官受累;需要组织学确诊并明确具体器官。

B(血液):B_0 定义为无异形细胞(<5%),a 为流式细胞学检测阴性,未发现克隆性 T 淋巴细胞或 b 为流式细胞学检测阳性,发现克隆性 T 淋巴细胞;B_1 定义为有异形细胞($\geqslant$5%),a 为流式细胞学检测阴性,未发现克隆性 T 淋巴细胞或 b 为流式细胞学检测阳性,发现克隆性 T 淋巴细胞;B_2 为白血病($\geqslant$1 000 细胞/μL,CD4/CD8$\geqslant$10,有血液中存在 T 细胞克隆的证据)。

红斑期和斑块期预后良好,5 年和 10 年生存率超过 90%,大多数患者的病程进展缓慢。在ⅠB 阶段 10 年生存率为 80%,但在ⅡB 阶段降至 40%。肿瘤期的 MF 具有侵袭性,有皮肤外扩散的风险,通常首先涉及淋巴结。在疾病进展过程中,其他器官可能受累,且溃烂的肿瘤可导致败血症。值得注意的是,大多数患者(80%)不会进展到肿瘤期。

（五）治疗

MF 的治疗根据分期,皮肤定向治疗(紫外线、局部皮质类固醇、氮芥)是早期 MF 的主要治疗策略,全身治疗(类维生素 A、化疗、靶向治疗)是晚期疾病(广泛斑块和肿瘤阶段)的主要策略。

由于大多数 MF 患者处于斑片/斑块期且预后良好,治疗的最初目标是改善症状和生活质量,同时避免与治疗相关的毒性。局部治疗包括外用糖皮质激素、外用他克莫司、外用氮芥和外用维 A 酸等,此外还有光疗法(UVA 和 UVB)、光动力疗法和电子束疗法等。

晚期 MF/SS 患者需要多学科方法,皮肤定向治疗、生物反应调节剂和最后全身化疗药物的多种组合经常用于这些患者的管理。生物反应调节剂(例如贝沙罗汀和干扰素-α)和组蛋白去乙酰化酶抑制剂通常在升级全身化疗之前首选。对没有禁忌的患者,口服维 A 酸是全身治疗的一线药物,目前美国 FDA 认可的贝沙罗汀常规剂量是每天 $300mg/m^2$,总有效率在 45%~57% 之间,完全反应率为 2%,副作用是中枢性甲状腺功能减退和高脂血症,耐受性较好。组蛋白去乙酰化酶抑制剂被批准用于治疗复发、难治或持续皮肤表现的 MF 和 SS,剂量为每天 400mg,总有效率 30%。干扰素-α 可以作为单药使用,也可以与其他系统疗法联合使用,单药给药时,初始剂量为 $(3\sim5)\times10^6$U/d 或每周 3 次,皮下或病灶内给药,有效率是 50%~70%。BV 也可应用于 MF,在一项 Ⅱ 期研究中,总反应率为 70% 左右。此外,体外光分离置换法、单克隆抗体(CD52 单抗)、重组融合蛋白和免疫检查点抑制剂也是治疗手段。

普拉曲沙被批准用于转移性 MF 的治疗,推荐剂量是每周 $15mg/m^2$,4 周用 3 次,有效率达 45%。此外低剂量的甲氨蝶呤、吉西他滨、脂质体多柔比星、氟达拉滨,以及 CHOP 或类 CHOP 方案(皮肤以外病灶累及时)均是全身化疗的药物选择。无论化疗药物单药还是多药联合,都不能治愈 MF,使大细胞淋巴瘤转化的概率增大,预后更差。

明确皮肤 T 细胞淋巴瘤的诊断,准确疾病分期和风险分层,选择合适的治疗方法需要多学科方法。虽然全身化疗可获得较高有效性,但通常生存期短且与毒性显著。治疗晚期 MF/SS 在很大程度上是姑息性的,基于分期、以递增方式进行序贯治疗是优选。新药物的引入将继续扩大治疗选择。

（钟慧娟　王黎　赵维莅）

参考文献

[1] NCCN Clinical Practice Guidelines in Oncology T-cell lymphoma. National Comprehensive Cancer Network, Version 1. 2021—October 5, 2020.

[2] KAUSHANSKY K, LICHTMAN MA, PRCHAL JT, et al. 威廉姆斯血液学[M]. 陈竺,陈赛娟,译. 8 版. 北京:人民卫生出版社,2011.

[3] 张之南,郝玉书,赵永强,等. 血液病学[M]. 2 版. 北京:人民卫生出版社,2011.

[4] 赵维莅,蔡铭慈. 我如何诊断和治疗外周 T 细胞淋巴瘤[J]. 中华血液学杂志,2019,40(5):363-367.

[5] BROCCOLI A, ZINZANI PL. Peripheral T-cell lymphoma, not otherwise specified[J]. Blood, 2017, 129(9):1103-1112.

[6] LUNNING MA, VOSE JM. Angioimmunoblastic T-cell lymphoma: the many-faced lymphoma[J]. Blood, 2017, 129(9):1095-1102.

[7] XIONG J, ZHAO W. What we should know about natural killer/T-cell lymphomas[J]. Hematol Oncol, 2019, 37(Suppl 1):75-81.

[8] TSE E, KWONG YL. How I treat NK/T-cell lymphomas[J]. Blood, 2013, 121(25):4997-5005.

[9] HONG H, LI Y, LIM ST, et al. A proposal for a new staging system for extranodal natural killer T-cell lymphoma: a multicenter study from China and Asia Lymphoma Study Group[J]. Leukemia, 2020, 34(8):2243-2248.

[10] CHEN S, YANG Y, QI S, et al. Validation of nomogram-revised risk index and comparison with other models for extranodal nasal-type NK/T-cell lymphoma in the modern chemotherapy era: indication for prognostication and clinical decision-making[J]. Leukemia, 2021, 35(1):130-142.

[11] LAMY T, MOIGNET A, LOUGHRAN TPJr. LGL leukemia: from pathogenesis to treatment[J]. Blood, 2017, 129(9):1082-1094.

[12] WILCOX RA. Cutaneous T-cell lymphoma: 2017 update on diagnosis, risk-stratification, and management[J]. Am J Hematol, 2017, 92(10):1085-1102.

第五章　Castleman 病

Castleman 病(Castleman disease,CD)过去又称巨大淋巴结病或血管滤泡性淋巴组织增生,是纳入国家卫健委第一批《罕见病目录》的一种罕见的淋巴增殖性疾病。20 世纪 50 年代,由美国病理科医师 Benjamin Castleman 首次报道。该病异质性强,根据肿大淋巴结分布和器官受累的情况不同,可进一步分为单中心型 Castleman 病(unicentric CD,UCD)和多中心型 Castleman 病(multicentric CD,MCD)。前者往往仅累及单个淋巴结区域,相关症状较轻,手术治疗效果良好;后者则累及多个淋巴结区域,有较为明显的系统性症状,预后较差,是更值得血液科医师关注的类型。

一、病因及发病机制

CD 较为公认的发病机制包括白细胞介素-6(IL-6)和人类疱疹病毒-8(HHV-8)。IL-6 目前被认为是与 CD 发病最密切相关的细胞因子,也是重要的治疗靶点。HHV-8 与 MCD 的一种特殊亚型(HHV-8 阳性 MCD)有明确相关性。其他可能(但尚未获得公认)的机制包括系统性炎症性疾病、除白介素-6 之外的其他细胞因子、除 HHV-8 外的其他病毒感染(如 Epstein-Barr 病毒等)。总体而言,作为一种血液系统罕见疾病,CD 的发病机制还有待进一步深入研究。

二、临 床 表 现

根据临床特点不同,Castleman 病可分为单中心型(UCD)和多中心型(MCD),两者的临床表现既存在一定的相似性,又有较大的不同。

(一) UCD

仅有同一淋巴结区域内的一个或多个淋巴结受累的 CD 被定义为 UCD。常见的肿大淋巴结部位包括腹部和腹膜后、胸部、颈部。除了淋巴结肿大外,大多数 UCD 患者无其他伴随症状,而少数 UCD 患者可能会出现:①肿大淋巴结压迫所导致的症状;②包括发热、盗汗、体重下降、贫血、肾功能不全等在内的全身症状(类似于 MCD);③合并闭塞性细支气管炎、副肿瘤天疱疮、AA 型淀粉样变等相关临床表现。

(二) MCD

若有多个(≥2 个)淋巴结区域受累(淋巴结短径需≥1cm)的 CD 则为 MCD。与 UCD 不同,除淋巴结肿大外,MCD 患者往往还伴有发热、盗汗、乏力、体重下降、贫血、皮疹、肺部受累、肝功能不全、肾功能不全、容量负荷过多(全身水肿、胸腔积液、腹腔积液等)等全身表现。根据是否感染 HHV-8,MCD 又分为 HHV-8 阴性 MCD 和 HHV-8 阳性 MCD,后者往往合并人类免疫缺陷病毒(HIV)感染,患者还可能存在 HIV 感染相关临床表现,例如卡波西肉瘤、卡氏肺孢子菌感染。HHV-8 阴性 MCD 中,若符合后文中特发性多中心型 Castleman 病诊断标准,则被称为特发性多中心型 Castleman 病(iMCD)。iMCD 有一种特殊亚型,2010 年由日本学者 Takai 等人首次报道,目前被称为 iMCD-TAFRO 亚型。这是一种特殊的临床综合征,以血小板减少(Thrombocytopenia)、全身水肿(Anasarca)、发热(Fever)、骨髓纤维化(Reticulin fibrosis)、器官肿大(Organomegaly)为主要表现。不符合 TAFRO 综合征诊断的 iMCD 患者则被归类为 iMCD-非特指型(iMCD-NOS)。

三、诊断和鉴别诊断

淋巴结病理是诊断 Castleman 病的金标准,也是诊断 Castleman 病的第一步。根据病理形态学特点可分为透明血管型、浆细胞型和混合型三种病理类型。

透明血管型(hyaline vascular subtype):镜下表现为淋巴结生发中心萎缩,套区增宽以及滤泡间区透明血管增生和插入。增生的套区细胞可呈同心圆样排列或呈现"洋葱皮"样外观,部分玻璃样变性的小血管可以垂直插入生发中心而形成"棒棒糖"样外观。

浆细胞型(plasma cell subtype):镜下表现为生发中心增生,套区有明显的非克隆性的浆细胞浸润(没有免疫球蛋白轻链限制性表达)。部分病例甚至可表现为滤泡间区弥漫性、致密的浆细胞增生并完全取代滤泡间区正常结构。

混合型(mixed subtype):镜下表现兼具上述透明血管型和浆细胞型的特点,可理解为二者的过渡形态或组合形式。

虽然上述病理诊断是 Castleman 病诊断的金标准,但由于多种疾病(包括恶性肿瘤、感染性疾病以及自身免疫性疾病等)都会伴发淋巴结的"Castleman 病样"病理改变,因此病理诊断仅仅是临床诊断 Castleman病的第一步。对于淋巴结镜下表现符合前述病理学诊断的患者,还需要与可能会伴发类似 Castleman 病淋巴结病理改变的相关疾病进行鉴别,包括(但不限于)感染性疾病(人类免疫缺陷病毒、梅毒、EB 病毒、结核感染等)、肿瘤性疾病(POEMS 综合征、淋巴瘤、滤泡树突细胞肉瘤、浆细胞瘤等)、自身免疫性疾病(系统性红斑狼疮、类风湿关节炎、自身免疫性淋巴细胞增生综合征等)。

排除上述疾病后,再根据受累淋巴结区域特点(根据查体及全身影像学检查),进一步完善临床分型:UCD(仅有同一淋巴结区域内的一个或多个淋巴结受累)和 MCD(多个淋巴结区域受累)。对于 MCD 患者,可根据淋巴结组织病理的 LANA-1(latency-associated nuclear antigen 1)免疫组化染色和/或外周血中HHV-8 DNA 检测结果来判断是否为 HHV-8 阳性,如果前述两项检测中任一项阳性,诊断为 HHV-8 阳性MCD;若无 HHV-8 感染证据,则诊断为 HHV-8 阴性 MCD。

对于 HHV-8 阴性 MCD,如果满足下述诊断标准,则归类为特发性多中心型 Castleman 病(idiopathic multicentric Castleman disease,iMCD)。CDCN(国际 Castleman 病协作网络)的 iMCD 诊断标准:需要满足以下两条主要标准、至少两条次要标准(其中至少 1 条实验室标准);且不满足任一排除标准。主要标准:①淋巴结病理符合 Castleman 病;②肿大淋巴结(短轴≥1cm)≥2 个淋巴结区域。次要标准:分为实验室标准和临床标准。实验室标准包括:①C 反应蛋白>10mg/L 或血沉>15mm/h;②贫血(男性 Hb<125g/L;女性<115g/L);③血小板减少($<150\times10^9$/L)或增多($>400\times10^9$/L);④血清白蛋白<35g/L;⑤eGFR<60mL/(min·1.73m^2)或蛋白尿(尿总蛋白>150mg/24h 或 100mg/L);⑥血清总 γ 球蛋白或 IgG>17g/L。临床标准包括:①全身症状:盗汗、发热(>38℃)、体重下降或乏力(影响工具性日常活动);②肝和/或脾大;③水肿或浆膜腔积液;④樱桃血管瘤或紫罗兰样丘疹;⑤淋巴细胞性间质性肺炎。

对于符合前述 iMCD 诊断标准的患者,需进一步参照 iMCD-TAFRO 的诊断标准,明确是否符合 iMCD-TAFRO(不符合者,诊断为 iMCD-NOS)。

诊断 iMCD-TAFRO 亚型需要符合以下所有(3 条)主要标准和≥1 个"次要标准":主要标准:①≥3/5个 TAFRO 相关症状(5 个症状包括:血小板减少、重度水肿、发热、骨髓纤维化、肝脾大);②无明显的外周血中免疫球蛋白升高;③淋巴结肿大不明显。次要标准(2 条):①骨髓中巨核细胞不少;②ALP 升高但转氨酶升高不明显。

临床分型和病理分型的关系:在临床分型为 UCD 的患者中,虽然透明血管型的比例较高(70%~90%),但也有 10%~30% UCD 患者的病理类型为浆细胞型或混合型,而此类 UCD 患者更易出现类似于iMCD 的高炎症表现。MCD 患者中,浆细胞型和混合型的比例相对较高,2016 年一篇系统性综述中,透明血管型、浆细胞型和混合型 MCD 患者的比例分别为 21%、39% 和 39%。

四、Castleman 病的治疗

UCD 的治疗原则与 MCD 有较大差异,故需分别叙述。

UCD:无论 UCD 患者是否伴有高炎症状态或全身症状,以及是否合并副肿瘤天疱疮或 AA 淀粉样变,对于潜在能够进行完整切除的患者,外科手术完整切除病灶是首先推荐的一线治疗。绝大多数 UCD 患者在病灶完整切除后都可以达到治愈,很少会复发。手术除了能够去除 CD 病灶,还能够改善相应高炎症状态,改善副肿瘤天疱疮的皮损,改善 AA 淀粉样变相关的症状和肾损伤。不过已有的经验表明,手术切除并不能改善伴有闭塞性细支气管炎患者的肺部状况。

　　MCD：HHV-8 阳性的 MCD，采用以利妥昔单抗为基础的治疗，效果良好。HHV-8 阴性的 MCD，对于不满足 iMCD 诊断标准，无全身症状及高炎症状态的患者，可以等待观察；而 iMCD 患者，可以采用包括 IL-6 靶向治疗、糖皮质激素、沙利度胺、利妥昔单抗、硼替佐米等药物作为一线治疗方案。对于复发难治的患者，除了可采用前述一线方案中未使用的药物组合外，还可以考虑包括来那度胺、西罗莫司在内的二线药物选择。对于存在显著器官功能不全，甚至伴发"细胞因子风暴"的重症患者，除了 IL-6 靶向治疗外，必要时还需要考虑大剂量激素冲击治疗，以及借鉴血液系统恶性肿瘤治疗的相应化疗方案。但与淋巴瘤的治疗目标不同，MCD 的治疗目标除了缩小肿大的淋巴结，更重要在于改善症状和控制高炎症状态。

（张路　周道斌）

参考文献

［1］中华医学会血液学分会淋巴细胞疾病学组,中国抗癌协会血液肿瘤专业委员会,中国 Castleman 病协作组. 中国 Castleman 病诊断与治疗专家共识(2021 年版)［J］.中华血液学杂志,2021,42(7):529-534.

［2］FAJGENBAUM DC,ULDRICK TS,BAGG A,et al. International,evidence-based consensus diagnostic criteria for HHV-8-negative/idiopathic multicentric Castleman disease［J］. Blood,2017,129(12):1646-1657.

［3］VAN RHEE F,VOORHEES P,DISPENZIERI A,et al. International,evidence-based consensus treatment guidelines for idiopathic multicentric Castleman disease［J］. Blood,2018,132(20):2115-2124.

［4］VAN RHEE F,OKSENHENDLER E,SRKALOVIC G,et al. International evidence-based consensus diagnostic and treatment guidelines forunicentric Castleman disease［J］. Blood Adv,2020,4(23):6039-6050.

［5］ZHANG MY,JIA MN,CHEN J,et al. UCD with MCD-like inflammatory state:surgical excision is highly effective［J］. Blood Adv,2021,5(1):122-128.

［6］VAN RHEE F,WONG RS,MUNSHI N,et al. Siltuximab for multicentric Castleman's disease:a randomised,double-blind,placebo controlled trial［J］. Lancet Oncol,2014,15(9):966-974.

［7］ZHANG L,ZHAO AL,DUAN MH,et al. Phase 2 study using oral thalidomide-cyclophosphamide-prednisone for idiopathic multicentric Castleman disease［J］. Blood,2019,133(16):1720-1728.

第六章　浆细胞疾病

第一节　淀粉样变性

淀粉样变性是一类由细胞外蛋白错误折叠并且在组织中沉积导致的疾病。淀粉样蛋白的特点为：刚果红染色呈砖红色，偏振光显微镜下呈现出苹果绿色双折光；电镜下表现为直径 $8\sim14nm$、无分支、排列紊乱的纤维丝状结构；X 线衍射显微镜下可见 β 片层结构。到目前为止，已经确定了多种可以在人类中形成细胞外淀粉样变性的蛋白质，一些形成局部沉积，导致局限性淀粉样变性，另一些则累及全身多个脏器组织中，称为系统性淀粉样变性。

系统性轻链型淀粉样变性（light-chain amyloidosis，AL）是系统性淀粉样变性最常见的类型。AL 型淀粉样变性是由单克隆免疫球蛋白轻链错误折叠形成淀粉样蛋白，沉积于组织器官，造成组织结构破坏、器官功能障碍并进行性进展的疾病，主要与克隆性浆细胞异常增殖有关。AL 型淀粉样变性患者的症状和体征复杂多样，取决于所涉及的器官，患者经常因不能及时诊断而延误治疗。近年来，蛋白酶体抑制剂（protease inhibitor，PI）、CD38 单克隆抗体等新药和自体造血干细胞移植（auto-HSCT）的应用改善了 AL 患者的预后。

一、流 行 病 学

AL 型淀粉样变性是一种罕见病，欧美国家报道的发病率约为 $6.2\sim12.7$ 例/百万人/年，我国尚无确切的发病率数据。AL 淀粉样变性是一种老年疾病，中位诊断年龄约为 64 岁，男性发病率较高，占 $65\%\sim70\%$。在对 1 384 名意义未明的单克隆免疫球蛋白血症（monoclonal gammopathy of undetermined significance，MGUS）患者进行了长达 50 年的随访中，有 14 名患者最终发展为 AL 型淀粉样变性（1%）。

AL 型淀粉样变性患者的预后具有较大的异质性，早期诊断治疗的患者整体预后普遍较好，其中绝大多数患者总体生存（overall survival，OS）可达 10 年以上，但晚期如出现心肌受累的淀粉样变患者中位生存期仅 $3\sim6$ 个月，因此早期诊断非常重要。研究显示，近 40% 的 AL 型淀粉样变性患者在首次出现不适症状一年多后才被确诊，约 30% 的患者确诊之前至少接受过 5 名医师的诊治。延迟诊断和误诊仍是 AL 型淀粉样变性较为突出的问题。

二、发 病 机 制

该病病因目前尚不明确。AL 型淀粉样变性中的淀粉样蛋白通常是由低增殖性的克隆浆细胞产生的轻链片段，多数源自免疫球蛋白 λ 轻链可变区，约占 75%，其余源自 κ 轻链。与多发性骨髓瘤中产生的轻链相比，淀粉样变轻链具有较低的折叠稳定性和较高的蛋白质动力学。主要是因为编码单克隆轻链可变区（*IGVL*）的基因发生体细胞突变，降低了天然蛋白质的折叠稳定性，增加了蛋白质的动力学，这有利于内切蛋白的水解和导致淀粉样变的可变轻链结构域的产生。一方面淀粉样蛋白在实质组织中堆积导致组织损伤，进而导致重要器官功能障碍；另一方面淀粉样蛋白纤维聚集也会引起细胞毒性，并促进轻链的错误折叠和进一步的寡聚体形成，这些寡聚体也通过蛋白毒性和增加细胞氧化应激而导致器官损伤，线粒体损伤和细胞存活率降低。*IGVL*、完整轻链的特性、轻链降解变化和微环境的差异可能会影响 AL 型淀粉样变性中蛋白质的组织沉积部位。例如：一项采用质谱法进行组织分型的大型队列分析显示，全身性与局限性 AL 型淀粉样变性患者的 *IGVL* 基因存在差异，组织沉积模式（如肾脏和心脏对比）与特定 *IGVL* 基因有关。

三、临 床 表 现

AL 淀粉样变的临床表现具有异质性，取决于受累器官的数量和程度。该病最常受累的器官为心脏

（60%~75%）、肾脏（50%~70%）、胃肠道（10%~20%）、肝脏（20%）和软组织及自主神经系统（17%）。在确诊时，69%的患者有一个以上器官受累。各器官受累表现如下。

（一）心脏受累

主要的表现为顽固性心力衰竭、心律失常、晕厥或猝死；大于50%患者有低电压QRS，心房颤动、R波递增不良，传导障碍；超声心动图能观察到心室/心房肥厚，通常表现为室间隔和室壁增厚，心肌内回声不均匀（"雪花状"回声），左室射血分数多数正常或轻度下降。目前心肌增强MRI在检测诊断时具有相对较高的特异性和敏感性，AL淀粉样变患者心脏部位代表性的表现为心内膜下环形强化，其诊断敏感性80%~100%，特异性80%~94%；另外血清肌钙蛋白T/I（cTnT/I）和N末端前体脑钠肽（NT-proBNP）升高是较为敏感的心脏受累的血清标志，并能一定程度上反映受损严重程度。

（二）肾脏受累

具体临床表现为四肢水肿、泡沫尿，以及肾病综合征，通常不会出现血尿。尿液检查中可以发现单纯的尿蛋白，疾病后期可出现肾功能不全。肾脏受累与否诊断的金标准是肾脏活检。

（三）肝脾受累

主要表现为肝脏缓慢增大，质地较硬，肝区不适或疼痛、早饱、体重减轻等，通常伴有ALP升高，脾脏增大情况较为罕见。检查方面，约25%的患者有淤胆型肝大伴肝酶升高，疾病晚期可以出现胆红素增高和肝功能衰竭。尽量避免通过肝脏活检来明确诊断，因为肝穿刺后出血风险极大。

（四）胃肠道受累

主要表现为出血（因为血管脆性和血管对损伤失去舒缩反应）、胃轻瘫、进食量减少、吞咽困难、慢性腹泻、排便不规律、腹泻与便秘交替等。由于淀粉样变为系统性疾病，故胃肠道活检阳性率较高。直肠活检是诊断系统性淀粉样变的一种安全简便方法，敏感性约为75%。

（五）周围神经和自主神经受累

周围神经和自主神经受累是AL型淀粉样变性的突出特征，通常伴随着麻木、感觉异常和疼痛的症状，常为对称性四肢远端起病，逐渐进展，上下肢均可受累，但下肢更常见。以上症状易被误诊为POEMS综合征或慢性吉兰-巴雷综合征。自主神经异常多表现为直立性低血压、尿潴留、假性肠梗阻、排便不规律、勃起功能障碍等。

（六）软组织受累

主要表现包括舌体肥大、齿痕、口干、吞咽困难、食欲减退、阻塞性睡眠呼吸暂停、构音障碍、唾液腺肿大、关节炎、腕管综合征、垫肩征、皮肤紫癜及皮肤增厚粗糙，也可以出现指甲萎缩脱落和毛发脱落等。

（七）凝血功能异常

AL型淀粉样变性患者常常会伴发多种凝血因子的相对缺乏，PT和APTT延长，有相应的出血表现。

四、诊断思路

当出现不明原因的蛋白尿、舒张性心力衰竭、肝脏增大/碱性磷酸酶增高、周围神经病变/直立性低血压、舌大、皮下黏膜出血等，需要考虑到淀粉样变的可能，需要在血液科引领下进行多学科协作，其诊断思路见图5-6-1-1。

（一）组织活检确定有无淀粉样变

刚果红染色是目前临床诊断AL型淀粉样变性最常用的指标之一，但由于假阴性率过高，不能因为一次的刚果红结果阴性就排除AL型淀粉样变性的诊断，一定要结合临床表现，否则极可能耽误病情。

一、出现典型或疑似症状体征
出现不明原因的蛋白尿、舒张性心力衰竭、肝大/碱性磷酸酶增高、周围神经病/体位性低血压、舌大、皮下黏膜出血等
二、组织活检确定有无淀粉样变
刚果红染色呈阳性，活检部位选择：受累器官、骨髓皮肤脂肪、舌体唾液腺等

三、确定淀粉样蛋白类型	
直接证据：采用免疫组化、免疫荧光、免疫电镜和质谱蛋白质组学方法鉴定致淀粉样变蛋白类型为轻链	间接证据：血清或尿中有游离的轻链（血尿本周阳性）、血清游离轻链比值异常或骨髓中有克隆浆细胞

四、确定淀粉样变性受累器官和组织范围及严重程度
完善受累器官评估：包括尿常规、24h尿蛋白定量、24h尿轻链检测、肌酐、NT-proBNP、肌钙蛋白、ECG、超声心动图、心脏MRI、Holter、肝功能检测、全身骨骼低剂量CT、胸部CT、有条件行全身PET-CT或全身PET-MR、腹部超声、胃肠道钡餐、胃肠道内镜检查、神经肌电图、内分泌功能（性腺、肾上腺、甲状腺）等

图5-6-1-1 AL型淀粉样变诊断思路

在活检部位选择方面,初始活检部位的选择必须考虑到预期检出率、部位的可及性及操作相关风险。为增加刚果红染色阳性率,建议首先选择淀粉样变性可能累及(临床症状或者实验室检查证实)的器官或组织进行活检。可选取的活检部位包括骨髓、皮肤脂肪、舌体、肾脏、心脏、胃肠道等。一般来说有症状的器官或组织活检阳性率>95%,皮下脂肪为75%~80%,而骨髓仅为50%~65%。皮下脂肪或直肠联合骨髓活检可提高诊断阳性率。由于心肌活检风险性较高,建议心肌活检仅在有经验的单位进行。

(二) 确定淀粉样蛋白类型(直接证据)

由于致淀粉样变蛋白种类繁多,不同致淀粉样变蛋白的沉积可以造成患者相似的临床表现和体征,但其治疗手段和预后却截然不同。因此,一旦做出淀粉样蛋白的组织学诊断(通常依据刚果红染色),之后可以采用免疫组化、免疫荧光、免疫电镜和蛋白质组学质谱的方法鉴定淀粉样变蛋白类型。例如对受累器官/组织进行 κ、λ 轻链的免疫组化或免疫荧光染色,如呈现轻链限制性表达,即可明确 AL 型淀粉样变性的诊断。

(三) 寻找单克隆浆细胞/B 细胞证据(间接证据)

诊断 AL 淀粉样变的患者需要骨髓中有单克隆浆细胞或 B 细胞的证据,和/或血清或尿中有游离的轻链(血尿本周蛋白阳性)、血清游离轻链比例异常。

怀疑 AL 淀粉样变的患者需要血清和尿本周蛋白、血清免疫固定电泳及血清游离轻链比例分析。AL 淀粉样变的 M 蛋白为 IgG 的患者约占 35%,为 IgA 者占 10%,为 IgM 者占 5%,为 IgD 者占 1%,其余患者为轻链(λ 或 κ)。AL 淀粉样变性的主要特点是存在游离的单克隆轻链,可以表现为血清或尿中有游离的轻链(血尿本周蛋白阳性)或血清游离轻链比例异常。

除此之外 AL 淀粉样变患者需要完善骨髓检查,寻找克隆性浆细胞或 B 细胞的证据,包括骨髓流式检查、骨髓活检进行 κ/λ 轻链免疫组化等检查来获取 AL 型淀粉样变性的间接证据;骨髓荧光原位杂交(fluorescence in situ hybridization,FISH)检测方面,建议在有克隆浆的患者有条件时行骨髓 FISH 检测,有助于判断预后和选择治疗方案,检测前建议对骨髓标本进行 CD138 分选,检测项目包括 17p 缺失、13q14 缺失、1q21 扩增、t(4;14)、t(6;14)、t(11;14)、t(14;16)、t(14;20),其中 t(11;14)(q13;q32)是最常见的异常,发生率约为 50%。

(四) 确定淀粉样变性受累器官和组织范围及严重程度

AL 型淀粉样变性在诊断后还需要评估器官或组织受累的情况,一般来说一旦经过一个部位的病理活检证实为淀粉样变性后,其他器官/组织是否受累不需要再行病理活检,而是通过实验室检查、影像学以及相关的临床表现来证实,以减少活检并发症,如活检后大出血的发生。各脏器累及情况及诊断标准如表 5-6-1-1。

表 5-6-1-1　AL 型淀粉样变脏器累及情况及诊断标准

受累器官	诊断标准
肾脏	尿蛋白定量>0.5g/d,以白蛋白为主
心脏	心脏超声平均心室壁厚度>12mm,排除其他心脏疾病;或在没有肾功能不全及心房颤动时 NT-proBNP>332ng/L
肝脏	无心力衰竭时肝总界(肝叩诊时锁骨中线上测量肝上界到肝下界的距离)>15cm,或碱性磷酸酶大于正常值上限的 1.5 倍
神经系统	外周神经:临床出现对称性的双下肢感觉运动神经病变 自主神经:胃排空障碍,假性肠梗阻,非器官浸润导致的排泄功能紊乱
胃肠道	直接活检证实并有相关症状
肺	直接活检证实并有相关症状;影像学检查提示肺间质病变
软组织	舌增大、关节病变、跛行、皮肤病变、肌病(活检证实或假性肥大)、淋巴结肿大、腕管综合征

五、诊断标准及分期

（一）诊断标准

诊断 AL 型淀粉样变性需符合以下条件。

（1）临床表现、体格检查、实验室或影像学检查证实有组织器官受累。

（2）组织活检病理证实有淀粉样蛋白沉积，且淀粉样蛋白的前体蛋白为免疫球蛋白轻链或重轻链，具体病理表现为：①刚果红染色阳性，在偏振光下呈苹果绿色双折光；②免疫组化、免疫荧光或免疫电镜检查结果为轻链限制性表达，或质谱分析明确前体蛋白为免疫球蛋白轻链；③电镜下可见细纤维状结构，无分支，僵硬，排列紊乱，直径 8~14nm。

（3）血液或尿液中存在单克隆免疫球蛋白或游离轻链的证据，或骨髓检查发现有单克隆浆细胞/B细胞。

（二）疾病分期

针对淀粉样变性患者的预后模型很多，常见分期如表 5-6-1-2。

表 5-6-1-2 AL 型淀粉样变性常见分期

分期系统	标志物及阈值	分期	预后
梅奥 2004 分期系统	1. NT-proBNP>332ng/L 2. cTnT>0.035μg/L 或 cTnT >0.01μg/L	Ⅰ期：指标均低于阈值 Ⅱ期：1 个指标高于阈值 Ⅲ期：2 个指标均高于阈值	Ⅰ期：中位生存期 26.4 个月 Ⅱ期：中位生存期 10.5 个月 Ⅲ期：中位生存期 3.5 个月
梅奥 2004 分期系统	1. NT-proBNP>8 500ng/L 2. 收缩期小于 100mmHg	A 期：指标均不符合阈值 B 期：非 A 或 C C 期：2 个指标均符合阈值	A 期：中位生存期 10 个月 B 期：中位生存期 6 个月 C 期：中位生存期 3 个月
梅奥 2012 分期系统	1. NT-proBNP>1 800ng/L 2. cTnT>0.025μg/L 3. dFLC>180mg/L	Ⅰ期：指标均低于阈值 Ⅱ期：1 个指标高于阈值 Ⅲ期：2 个指标均高于阈值 Ⅳ期：3 个指标均高于阈值	Ⅰ期：中位生存期 94 个月 Ⅱ期：中位生存期 40 个月 Ⅲ期：中位生存期 14 个月 Ⅳ期：中位生存期 6 个月
肾脏预后分期系统	1. eGFR<50ml/(min·1.73m²) 2. 尿蛋白定量>5g/24h	Ⅰ期：eGFR 高于阈值，且尿蛋白低于阈值 Ⅱ期：eGFR 低于阈值，或尿蛋白高于阈值 Ⅲ期：eGFR 低于阈值，且尿蛋白高于阈值	Ⅰ期：2 年内进展至透析的风险为 0~3% Ⅱ期：2 年内进展至透析的风险为 11%~25% Ⅲ期：2 年内进展至透析的风险为 60%~75%

注：NT-proBNP 为氨基末端脑钠肽前体；cTnT 为血清肌钙蛋白 T；cTnI 为血清肌钙蛋白 I；dFLC 为血清游离轻链差值；eGFR 为估算的肾小球滤过率。

六、鉴别诊断

（一）鉴别局灶性淀粉样变性和系统性淀粉样变性

局灶性淀粉样变性主要是指非重要脏器的单一器官受累的淀粉样变，常以黏膜受累为主，很少累及实质，最常见为呼吸道，其次为泌尿系、皮肤、消化道、眼部等一些其他的器官黏膜受累。局灶性 AL 型淀粉样变性预后通常较好，很少有患者发展为系统性淀粉样变，且多属于继发性疾病，化疗不获益。如果有证据显示局部淀粉样变患者循环中存在单克隆蛋白，则须对其他疾病部位进行检查以证实没有系统性 AL 淀粉样变，从而确保适当的治疗。

（二）其他小分子蛋白引起的淀粉样变性

AL 型淀粉样变性需与其他小分子蛋白引起的淀粉样变性进行鉴别，其他类型淀粉样变性鉴别诊断如表 5-6-1-3。

表 5-6-1-3　AL 型淀粉样变性鉴别诊断

淀粉样变性类型	百分比	获得性/遗传性	前体蛋白	累及器官					
				心	肾	肝	PNS	ANS	软组织
AA 型淀粉样变性	12%	获得性	血清淀粉样 A 蛋白（AA）	+	+++	+	-	+	-
甲状腺素转运蛋白相关淀粉样变性（遗传性）	6.6%	遗传性	突变的甲状腺激素转运蛋白	+++	-	-	+++	+++	-
甲状腺素转运蛋白相关淀粉样变性（野生型）	3.2%	获得性	野生型甲状腺激素转运蛋白	+++	-	-	-	-	+
ApoAI 淀粉样变性	1.8%	获得性	突变载脂蛋白 AI	+	+	+++	-	-	-
ALECT2 淀粉样变性	1.7%	获得性	白细胞趋化因子 2	-	+++	+	-	-	-

（三）鉴别其他 M 蛋白相关疾病

在 M 蛋白相关性疾病的鉴别中，需明确 AL 型淀粉样变性是否继发于其他浆细胞或 B 细胞恶性疾病，如多发性骨髓瘤、POEMS 综合征、华氏巨球蛋白血症以及部分能分泌 M 蛋白的 B 淋巴细胞恶性疾病等；还需要与其他累及肾脏的单克隆免疫球蛋白病相鉴别，如具有肾脏意义的单克隆免疫球蛋白血症（monoclonal gammopathy of renal significance，MGRS）。

七、治　疗

自 20 世纪 60 年代的秋水仙碱、美法仑，到 20 世纪 90 年代的自体移植，从 2000 年的沙利度胺，到现在更多的新药如硼替佐米、来那度胺、泊马度胺以及达雷妥尤单抗等，AL 型淀粉样变性的治疗效果有了突飞猛进的进步。以硼替佐米/达雷妥尤单抗为代表的新药可有效提高 AL 型淀粉样变性患者化疗的缓解率。但对于脏器受累明显的高危患者，早期的死亡率仍然居高不下。因此 AL 型淀粉样变性的患者一经确诊，应按照预后分期、受累脏器功能、体能状况及可获得的药物尽早开始治疗。

（一）治疗目标及疗效评估

减少体内单克隆免疫球蛋白轻链的水平，避免淀粉样蛋白在重要脏器的进一步沉积，减轻或恢复淀粉样蛋白沉积导致的器官功能障碍是 AL 淀粉样变的治疗目标。

1. 血液学缓解（hematologic remission，HR）目标　获得高质量的血液学缓解，即达到≥VGPR 的血液学缓解；对于标准强度治疗后达到血液学 CR 的患者，5 年 OS 约为 70%。对于接受 ASCT 并获得 CR 的患者，5 年生存率接近 90%。在 2 个周期内未达到 PR 或在 4 个治疗周期内或 ASCT 后未达到 VGPR 的患者应寻找更佳的治疗方案。

2. 器官反应（OR）目标　当前的 OR 标准基于的参数较少，并且是二元的，即缓解与进展。研究结果显示，更深的 OR 与更长的生存期相关。OR 落后于 HR。从治疗开始到心脏、肾脏和肝脏反应的中位时间分别为 9、6 和 6 个月，而达到最佳器官功能的中位时间分别为 24、29 和 35 个月。器官恢复是一个缓慢过程，需要定期监测器官功能并提供长期支持性治疗。

3. 微小残留病（minimal residual disease，MRD）检测　多参数流式细胞术（multiparameter flow cytometry，MFC）及二代流式细胞术（next-generation flow cytometry，NGF）越来越多地用于评估各种血液系统恶性肿瘤中的 MRD 检测。在 AL 型淀粉样变性中，部分研究已经开始使用 MFC 或 NGF 来评估骨髓 MRD，骨髓 MRD 阴性在接受 ASCT 的患者和获得 CR 的患者中更易实现。骨髓 MRD 阴性的实现与更长的无进展生存期（progression-free-survival，PFS）和更高的器官学缓解相关。MRD 阴性患者更有可能达到 OR，并且较少发生血液学复发。但在 AL 型淀粉样变性患者的临床实践中，MRD 评估的方法、指征及评估的最佳时间都有待进一步探索。

疗效评估标准如表 5-6-1-4。

表 5-6-1-4　AL 型淀粉样变性疗效评估标准

血液学缓解定义	标准	治疗目标
严格意义的完全缓解(sCR)	符合 CR,并且 iFLC≤20mg/L 和 dFLC≤10mg/L	移植后 3 个月应达到 VGPR(未达到 VGPR 患者建议进行巩固治疗);
完全缓解(CR)	血液/尿液免疫固定电泳阴性,并且血清游离轻链水平和比值正常	抗浆细胞治疗两个疗程后应达到 PR(两个疗程后疗效评估为 PR 及以下的患者需及时更换为二线方案)
非常好的部分缓解(VGPR)	dFLC 下降至<40mg/L	
部分缓解(PR)	dFLC 在 20~50mg/L 的患者:dFLC<10mg/L	
疾病稳定(SD)	未达到 PR,也不符合 PD 标准	
疾病进展(PD)	(1) 若达到 CR,可检测到 M 蛋白或轻链比值异常(iFLC 水平必须翻倍) (2) 若达到 PR,血 M 蛋白增加≥50% 并>5g/L;或尿 M 蛋白增加≥50% 并>200mg (3) iFLC 水平增加≥50% 并>100mg	

器官学指标	缓解	进展
心脏	NT-proBNP 缓解(基线 NT-proBNP≥650ng/L,患者降低>30% 和>300ng/L)或 NYHA 分级缓解(基线 NYHA 3/4 级受试者降低≥2 级	NT-proBNP 进展(增加>30% 和>300ng/L)或 cTnT 进展(增加≥33%)或射血分数进展(≥10% 减少)
肾脏	在无肾脏进展情况下,蛋白尿减少≥30% 或蛋白尿低于 0.5g/24h	eGFR 下降≥25%
肝脏	异常碱性磷酸酶值降低 50%;放射学上肝脏大小减少≥2cm	碱性磷酸酶高于最低值 50%
外周神经	肌电图神经传导速度改善	通过肌电图或神经传导速度检测到进行性神经病变

注:iFLC 为血清受累游离轻链;dFLC 为血清游离轻链差值。

(二) 初诊 AL 型淀粉样变性

1. 自体造血干细胞移植　所有新诊断的 AL 型淀粉样变性患者都需要评估是否适合行 ASCT。也推荐初诊不适合移植的患者在经过治疗疾病状态改善后再次评估是否符合移植条件。在 AL 型淀粉样变性几个较大有关于 ASCT 的研究中,83%~94% 的患者达到 HR,其中 43%~56% 达到血液学 CR,56%~69% 达到 OR,中位 OS 为 6.3~10.9 年。而且与接受标准强度治疗的患者相比,接受 ASCT 的患者需要后续治疗的可能性较小。

(1) 移植适应证包括年龄<70 岁;ECOG 评分 0~2 分;NYHA 分级 Ⅰ~Ⅱ级;心脏超声射血分数>45%,NT-proBNP<5 000ng/L,TnT<0.06μg/L;不吸氧血氧饱和度>95%;总胆红素<34μmol/L(2mg/dL);基线收缩压>90mmHg;估算的肾小球滤过率(estimated glomerular filtration rate,eGFR)>30mL/(min·1.73m^2);无大量浆膜腔积液;无活动性感染。

(2) 干细胞动员及预处理方案:推荐单用粒细胞集落刺激因子(granulocyte colony stimulating factor,G-CSF)的方案进行动员,G-CSF 的用量为 5~10μg/(kg·d),建议采集的 CD34$^+$细胞计数至少为 2×10^6/kg。动员效果不佳时,可考虑加用趋化因子受体 4(CXCR4)拮抗剂。用于 AL 型淀粉样变性患者行 ASCT 的标准预处理方案是美法仑 200mg/m^2。研究表明在适合移植的患者中,AL 型淀粉样变性患者的治疗相关死亡率(treatment-related mortality,TRM)高于骨髓瘤患者。尽管有学者试图降低美法仑预处理剂量来降低 TRM,但该策略的疗效也下降。因此对于不适合接受 200mg/m^2 美法仑的患者,最好采取非移植方法来治疗。部分年龄>65 岁,血清肌酐>176.8μmol/L(2mg/dL)或一般状态欠佳的患者可考虑调整美法仑的剂量至 140mg/m² 。

2. 初诊 AL 型淀粉样变性患者的诱导治疗方案　越来越多的数据表明,对于适合移植患者,接受 2~4 个周期诱导治疗后再行干细胞动员和移植可改善结局。不适合接受移植的 AL 患者,诱导持续时间至少为 6~8 个周期。诱导治疗方案选择如下。

(1) 含达雷妥尤单抗方案:达雷妥尤单抗是一种人源化 IgG1-κ 单抗,主要作用靶点为浆细胞表面 CD38 抗原,具有杀伤表达 CD38 的克隆性浆细胞以及免疫调控的双重作用。在初治 AL 型淀粉样变性患者中,前瞻性Ⅲ期临床研究 ANDROMEDA 的结果显示,在 CyBorD(环磷酰胺、硼替佐米、地塞米松)基础上联合达雷妥尤单抗皮下制剂可使总有效率、器官缓解率以及主要器官 PFS 改善,且达雷妥尤单抗皮下制剂起效迅速,血液学起效中位时间 1 周。从不良反应来看,CyBorD 基础上联合达雷妥尤单抗皮下制剂组并没有出现不可预测的不良反应,也没有出现发生率≥5% 的 3/4 级不良事件。目前 NCCN 指南和 CSCO 恶性血液病诊疗指南及 FDA 中均将达雷妥尤单抗联合 CyBorD 方案纳入新诊断 AL 型淀粉样变性的一类推荐诱导治疗方案。

对于中高风险、可能无法耐受达雷妥尤单抗联合 CyBorD 方案的患者中,可考虑达雷妥尤单抗单药或联合地塞米松的治疗方案。一个来自欧洲的多中心Ⅱ期临床研究,计划入组 40 例新诊断 Mayo2004 Ⅲb 期 AL 型淀粉样变性患者接受达雷妥尤单抗单药一线治疗,治疗过程中可由研究者决定从第 4 周起开始加用硼替佐米和低剂量地塞米松治疗。截至 2021 年 1 月 31 日,共入组了 7 例患者,中位年龄 65 岁,中位接受 13 个周期的治疗。有 4 例患者仍在接受治疗,其中 1 例 PR,2 例 VGPR,1 例 MRD 阴性的 CR。3 例患者在治疗过程中因疾病并发症而死亡;没有患者死于治疗相关的心脏并发症。6 个月 OS 率为 57.1%。这一早期分析表明,达雷妥尤单抗单一疗法是安全的,在Ⅲb 期患者中,没有与治疗相关的安全事件或任何心脏毒性事件发生。随着更多患者入组,将会有更多的安全性和有效性数据。

(2) 含硼替佐米的方案:当达雷妥尤单抗不可及时,基于硼替佐米的联合化疗也是目前 AL 型淀粉样变性的标准一线治疗方案,建议每周使用一次硼替佐米,需密切监测副作用,包括心脏毒性、低血压和神经病变。地塞米松每周剂量应根据器官受累情况和体能状态进行调整,以避免过度毒性。现有研究结果显示硼替佐米/地塞米松方案治疗 AL 型淀粉样变性,血液学 CR 率 45%,中位反应时间 2 个月,2 年肾脏、心脏反应率分别为 60% 和 46%;环磷酰胺/硼替佐米/地塞米松治疗初诊 AL 型淀粉样变性,血液学 CR 率仅 23%~47%;硼替佐米/美法仑/地塞米松治疗初诊 AL 型淀粉样变性,血液学 CR 率仅 23%,9 个月时心脏和肾脏缓解率分别为 38% 和 33%。

需要注意的是,硼替佐米起效时间一般超过 1 个月,甚至达 4~6 个月,但晚期患者(Mayo ⅢB 期及以上)中位生存期仅 3~6 个月;而且硼替佐治疗过程中容易出现顽固性腹泻、严重水负荷增加等毒副作用,硼替佐米方案治疗心脏Ⅲ期患者 CR 率仅为 17%,不能改善晚期患者预后。因此,对于晚期 AL 型淀粉样变性患者单独使用含硼替佐米方案化疗并非最佳选择。

(3) 其他方案:美法仑联合大剂量地塞米松方案治疗 AL 型淀粉样变性:其血液学 CR 率 20%,中位反应时间 5 个月,肾脏、心脏中位缓解时间分别为 11 个月和 6 个月;但静脉输注美法仑会带来严重毒性。

沙利度胺联合地塞米松方案治疗 AL 型淀粉样变性:仅 28.6% 患者血液学达到 CR,中位缓解时间为 3 个月;肾脏与心脏缓解率分别为 36.5% 与 15.9%。但在Ⅲ期心脏病和Ⅲ~Ⅳ级神经病患者中慎用。

含来那度胺的方案治疗 AL 型淀粉样变性:血液学 CR 率在 11%~42%;但 86% 患者发生≥3 级不良事件(adverse events,AEs),因此对于初诊 AL 型淀粉样变患者不做首选推荐,即使使用,推荐起始剂量应小于 15mg/d。

3. 初诊 AL 型淀粉样变性患者的维持治疗方案　针对 AL 型淀粉样变性患者是否行维持治疗,目前是存在争议的;关于患者行 ASCT 后维持治疗的建议仅由专家意见驱动,对于未行移植的患者后续可能需要通过维持治疗提供持续的反应。此外,具有高风险 FISH 的患者倾向于早期复发,维持治疗或许应该考虑。

综上所述,初诊 AL 型淀粉样变性患者的整体治疗策略如图 5-6-1-2。

(三) 复发难治 AL 型淀粉样变性

1. 复发难治 AL 型淀粉样变性的定义　AL 型淀粉样变性疾病复发进展的标准根据血液学及器官分

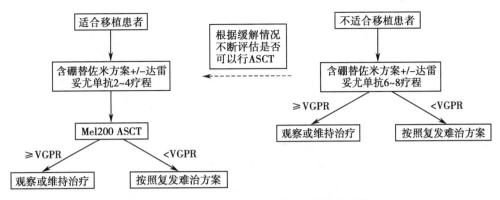

图 5-6-1-2　初诊 AL 型淀粉样变性患者整体治疗策略

别定义,满足任何一条均定义为复发进展;难治定义为初治患者对一线治疗方案无效,需要更改一线治疗方案并开始二线治疗。

2. 复发难治患者的治疗原则　方案选择将根据既往治疗、患者和医生的意愿、预期毒性反应、药物的可获得性等来具体决定。推荐符合临床试验条件的患者,参加临床试验;既往治疗有效且缓解持续时间>12 个月,可以采用既往治疗方案再治疗;治疗无效或缓解持续时间<12 个月的患者,建议换用新的方案。具体推荐方案如图 5-6-1-3。

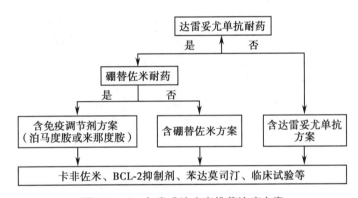

图 5-6-1-3　复发难治患者推荐治疗方案

(1) 含达雷妥尤单抗的治疗:有大量来自前瞻性和回顾性研究的数据支持将达雷妥尤单抗用作二线疗法,因为它具有高疗效和良好的耐受性,在治疗后的 1~3 个月内,大多数患者出现血液学缓解,VGPR 及以上疗效约为 60%~80%,CR 率约为 10%~40%。

除此之外,一种新型 CD38 单抗——艾萨妥昔单抗(isatuximab)治疗复发难治 AL 型淀粉样变性也有相应临床试验数据的报道:研究共纳入 36 例复发难治 AL 型淀粉样变患者,其中 38%患者为 Mayo 分期Ⅲ期,既往治疗主要包括蛋白酶体抑制剂(89%)、大剂量化疗+自体造血干细胞移植(47%)、免疫调节剂(25%),中位随访 16.3 个月后,总血液学应答率为 77%,血液学 CR 率为 3%(1/35),VGPR 率为 54%(19/35),PR 率为 20%(7/35);因不良事件(26%)、疾病进展(21%)等原因,19 例患者停止治疗。最常见的药物相关不良反应是输注反应(50%,18/36),其中 88.9%为Ⅰ级或Ⅱ级。

(2) 含蛋白酶体抑制剂的方案:在复发/难治性 AL 型淀粉样变性中,基于蛋白酶体抑制剂的疗法与基于免疫调节剂的疗法相比,耐受性更好。对硼替佐米治疗复发/难治性淀粉样变性的数据表明,HR 为 70%~80%,CR 率为 15%~40%。伊沙佐米在复发/难治性 AL 型淀粉样变性的Ⅰ/Ⅱ期研究中,70%患者以前曾接受过硼替佐米治疗,HR 为 52%,CR 为 10%。既往未接受过蛋白酶体抑制剂的患者的反应更高。因此伊沙佐米联合地塞米松也可作为蛋白酶体抑制剂敏感的复发/难治性 AL 型淀粉样变性的合理治疗选择。

（3）含来那度胺或泊马度胺的方案：免疫调节剂在 AL 型淀粉样变性中的使用具有挑战性，因为标准剂量的耐受性较差。由于毒性高，不推荐沙利度胺用于 AL 型淀粉样变性的二线治疗。来那度胺联合地塞米松治疗复发/难治性患者的研究中表明，其 HR 为 38%～47%，CR 为 0～21%，OR 仅为 21%，而且来那度胺剂量大于 15mg/d 往往不能耐受的，剂量经常减至 5～10mg/d。NT-proBNP 增加和肾功能恶化经常出现，需要密切监测、及时中断治疗和调整剂量。泊马度胺和地塞米松组合治疗复发/难治性 AL 型淀粉样变性的疗效结果显示，其 HR 为 44%～61%，CR 为 3%～30%，OR 为 7%～17%。但 NT-proBNP 也增加经常出现，因此心脏反应评估通常不可行。

（4）AL 型淀粉样变性的三线补救治疗选择有限：在使用上述治疗方法后，AL 型淀粉样变性的挽救治疗选择有限。目前有以下药物进入临床试验并进行相关报道。

卡非佐米（carfilzomib）：卡非佐米已在 I 期研究中进行了测试，但与显著的心脏毒性相关，因此不推荐用于累及心脏的 AL 型淀粉样变性患者。

维奈克拉（venetoclax）：AL 型淀粉样变性患者最常见的细胞遗传学异常为 t(11;14)，该易位所导致的 BCL-2 过表达使部分患者对硼替佐米治疗的反应不佳；因此含 BCL-2 抑制剂方案对 AL 型淀粉样变患者可能也是一个潜在的治疗选择。维奈克拉是一种 BCL-2 抑制剂，一项应用含维奈克拉方案的系统性回顾研究共纳入了 24 例复发/难治性 AL 型淀粉样变性患者，结果显示，含维奈克拉方案对 t(11;14)患者客观缓解率（objective response rate，ORR）更高（86.7% vs 55.6%）。

CAEL-101：其是一种 IgG1 型单克隆抗体，可特异性地与错误折叠的 κ 或 λ 轻链结合，从而消除沉积在组织和器官中的致淀粉样变轻链；I 期临床试验研究结果显示单药治疗 AL 型淀粉样变性，每周静脉注射 1 次 CAEL-101，持续 4 周，最大剂量达到 500mg/m²，未发现明显不良反应；II 期研究剂量选择试验结果显示，CAEL-101+CyBorD 方案治疗 13 例新诊断 AL 型淀粉样变性患者，最长随访 91 天，使用最大剂量 6 例患者（1 000mg/m²）均未见剂量相关不良反应；2 例患者达到 PR（2/3），2 例器官功能缓解（2/7）；III 期研究将纳入 IIIa 和 IIIb 期患者，以 1 000mg/m² 作为标准剂量，进一步评估 CAEL-101 联合 CyBorD 方案的有效性和安全性。总体来讲，CAEL101 的安全性良好，但其疗效还需要进一步研究进行验证。

NEOD001：是一种实验性的单克隆抗体，靶向可溶性和已沉积的聚集体淀粉样蛋白，具体靶点为克隆浆细胞产生错误折叠轻链蛋白上一个表位，为靶向克隆浆细胞产生错误折叠轻链蛋白的新型药物，但在研发当中，尚未上市。

迪扎米珠单抗：迪扎米珠单抗是一种完全人源化的单克隆 IgG1 抗体，可与血清淀粉样蛋白结合，并导致组织中淀粉样蛋白的再吸收。I 期研究显示，应用 6 周时，患者肝脏硬度降低，肝功能也有所改善，肝淀粉样蛋白负荷显著降低；基于 I 期研究结果，启动了一项针对心脏淀粉样变性患者的 II 期试验；然而，由于治疗的风险收益比发生明显变化，试验被提前终止。

多西环素：基质金属蛋白酶成员的过度产生可导致 AL 肾脏和心脏损伤，而四环素具有抑制基质金属蛋白酶内肽酶成员的能力，从而证实多西环素会干扰淀粉样蛋白原纤维的形成；添加多西环素的化疗方案相对于单纯化疗方案可获得更高的血液学与心脏缓解；目前正在进行多西环素与基于硼替佐米方案的临床试验。

（四）支持治疗

支持治疗是提高 AL 型淀粉样变性患者生存率的重要支柱之一，要根据患者累及器官不同进行恰当的支持治疗及护理。

1. 肾脏受累的支持治疗

（1）临床表现为肾病综合征的患者应给予利尿治疗，减轻水负荷，注意血压及电解质等指标。

（2）终末期肾衰竭的患者应适时开始肾脏替代治疗。

（3）在获得血液学 CR 的基础上，机体满足肾移植受者标准的患者可接受肾脏移植治疗，也可考虑同时进行肾脏移植及 ASCT。

2. 心脏受累的支持治疗

（1）心功能不全患者要以控制容量为主，尽可能地减少或避免使用洋地黄类药物或 β 受体阻滞剂，在 AL 型淀粉样变性患者心脏受累中,胺碘酮是控制心室率的首选药物。

（2）非二氢吡啶类钙离子通道阻滞剂(如维拉帕米和地尔硫䓬)可与淀粉样蛋白原纤维紧密结合,有加重心力衰竭、低血压和晕厥的风险,在心脏淀粉样变性患者中禁用;在患者存在低血压的情况下,也应避免使用血管紧张素转化酶抑制剂(ACEI)和血管紧张素受体拮抗剂(ARB)。

（3）心脏传导阻滞或症状性心动过缓患者可用心脏起搏器,有血流动力学不稳定的相关性室性心律的患者可考虑植入埋藏式心律转复除颤器(ICD)。

（4）心脏移植治疗需慎重。

3. 胃肠道及肝脏受累的支持治疗 有腹泻症状的患者,首选洛哌丁胺、奥曲肽等药物,尤其在化疗过程中需要重点注意胃肠道不良反应;吸收功能障碍或营养不良患者可口服肠内营养补充剂或进行全胃肠外营养支持,胃肠道出血患者应及时按照消化道出血进行紧急处理。肝功能受累患者可适当使用护肝及利胆等药物作为辅助支持治疗,肝衰竭患者肝脏移植需慎重考虑。

4. 直立性低血压的应对 建议患者从仰卧姿势变为直立姿势时动作要缓慢,并防止容量丢失,合理控制出入量;对于 AL 型淀粉样变性患者所致的低血压使用升压药物治疗效果不佳。

八、疗效监测及随访

AL 型淀粉样变性患者需定期规范随访监测,以确定疗效和是否需要调整治疗(图 5-6-1-4)。建议在一线积极治疗期间对患者每月随访 1 次。在这些随访过程中,我们会常规进行血清蛋白电泳和游离轻链分析。有条件的单位可完善 MRD 检测;对于器官受累是否缓解,可根据当前的器官受累类型和基于临床特征而新怀疑的器官受累类型从下列检查中进行选择:血清肌钙蛋白、NT-proBNP、肌酐、24h 尿蛋白电泳、肝功能检测、心电图和超声心动图。评估器官受累缓解的检查根据临床情况不同而有不同频率,但通常是每 3 个月 1 次。

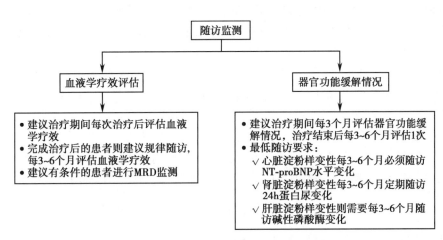

图 5-6-1-4 AL 型淀粉样变性随访监测

（黄蓓晖 李娟）

参考文献

［1］ 中国系统性轻链型淀粉样变性协作组,国家肾脏疾病临床医学研究中心,国家血液系统疾病临床医学研究中心. 系统性轻链型淀粉样变性诊断和治疗指南(2021 年修订)［J］. 中华医学杂志,2021,101(22):1646-1656.

［2］ MERLINI G,DISPENZIERI A,SANCHORAWALA V,et al. Systemic immunoglobulin light chain amyloidosis［J］. Nat Rev Dis Primers,2018,4(1):38.

［3］ WONG SW,FOGAREN T. Supportive Care for Patients with Systemic Light Chain Amyloidosis［J］. Hematol Oncol Clin North Am,2020,34(6):1177-1191.

[4] ELSAYED M,USHER S,HABIB MH,et al. Current Updates on the Management of AL Amyloidosis[J]. J Hematol,2020,10(4):147-161.

[5] SOLOMON A. Management of AL amyloidosis in 2021[J]. Amyloid,2022,29(1):66.

[6] COOK J,MUCHTAR E,WARSAME R. Updates in the Diagnosis and Management of AL Amyloidosis[J]. Curr Hematol Malig Rep,2020,15(3):155-167.

[7] HASIB SIDIQI M,GERTZ MA. Immunoglobulin light chain amyloidosis diagnosis and treatment algorithm 2021[J]. Blood Cancer J,2021,11(5):90.

[8] MUCHTAR E,DISPENZIERI A,GERTZ MA,et al. Treatment of AL Amyloidosis:Mayo Stratification of Myeloma and Risk-Adapted Therapy(mSMART)Consensus Statement 2020 Update[J]. Mayo Clin Proc,2021,96(6):1546-1577.

[9] MERLINI G,PALLADINI G. Two-hit strategy for treating AL amyloidosis?[J] Blood,2021,138(25):2596-2598.

第二节　多发性骨髓瘤

一、多发性骨髓瘤概述

多发性骨髓瘤(multiple myeloma,MM)是一种主要发生于中、老年人的浆细胞克隆增殖性肿瘤。MM约占血液肿瘤的10%,是仅次于恶性淋巴瘤的第二位常见的血液系统恶性肿瘤。其特征是骨髓浆细胞克隆性增殖,血、尿中出现单克隆免疫球蛋白或其片段(又称为M蛋白),恶性增殖的浆细胞或其产生的M蛋白等产物进一步造成肾脏、骨髓、骨骼等相关的靶器官损害。临床主要表现为贫血、骨痛和溶骨性破坏、肾功能不全、反复感染等。

二、多发性骨髓瘤的流行病学

本病的年发病率在不同国家、种族之间有所不同,但总体而言男性略多于女性,男女之比约为1.5:1。西方国家统计资料显示白种人男性、女性发病率分别为(2.0~3.1)/10万人和(2.0~2.5)/10万人,黑种人发病率略高,男性、女性分别为(4.8~7.4)/10万人和(4.3~4.7)/万人。亚洲人种的发病率较低,日本和新加坡统计资料示亚洲男性、女性发病率分别为(0.8~1.1)/10万人和(0.6~0.8)/10万人。在我国,标化后的患病率和发病率分别为5.68(5.64~5.72)/(10万人·年)和1.15(1.11~1.19)/(10万人·年),其中男性高于女性。

多发性骨髓瘤是中老年疾病,西方国家统计的中位发病年龄大约70岁,其中37%患者小于65岁,26%在65~74岁之间,37%在75岁以上。亚洲地区发病年龄略低于西方资料,据不完全统计资料显示亚洲患者的中位发病年龄为62岁,其中中国城市(除港澳台地区)人口患者的平均发病年龄为57.9岁。

三、多发性骨髓瘤的病因与发病机制

MM的病因迄今尚不明确,可能与电离辐射、慢性抗原刺激、遗传因素、病毒感染、职业暴露等因素有关。在遭受原子弹爆炸影响的人群和接受过治疗性骨髓照射的人群发病率显著高于正常人群,而且发病率与接受辐射的剂量呈正相关。核工业和从事放射相关行业工作者MM发病率较一般人群高,可能与他们长期暴露于低剂量的放射线有关。以上均提示电离辐射可诱发MM发病,其潜伏期较长,可长达10~15年以上。

曾有报告化学物质如石棉、杀虫剂、石油化学产品、橡胶类以及金属、皮革等职业的长期接触者中MM发病风险增高,但目前尚缺乏确凿证据证实其相关性。

与其他病因相比,慢性抗原刺激和病毒感染与MM发病可能关系更为密切。从理论上分析,长期抗原刺激可诱导产生多克隆B淋巴细胞增殖,并分泌多克隆免疫球蛋白。如果在长期慢性抗原刺激免疫系统基础上,寡克隆或单克隆的浆细胞成为优势克隆被筛选出来,可能进展为MGUS,并最终发展为MM。临床上的确有相当一部分MM及MGUS患者,发病前存在多年类风湿关节炎、干燥综合征、系统性红斑狼疮等自身免疫病或者慢性感染性疾病的基础,追溯病史也发现以上患者存在多年多克隆免疫球蛋白升高的临

床情况,这些疾病引发的长期慢性免疫反应与 MM 发病可能密切相关。病毒方面,HHV-8 病毒感染与 MM 发病相关的报道最为常见。可能因 HHV-8 基因组中存在 IL-6 的同源序列,能编码并合成这一可显著促进 MM 发生发展的细胞因子的产生,但由于研究结果并不一致,HHV-8 病毒感染与 MM 的相关性尚存争论。

遗传因素在 MM 发病中具有一定作用。发病率较低的亚裔移民在美国的后裔仍然保持着较非裔美国人及白人更低的发病率。MM 患者的一级亲属中 MM 发病风险显著升高,以上均提示 MM 发病可能与遗传因素有关。

关于浆细胞的恶变机制至今没有完全阐明,有研究认为骨髓瘤细胞起源于前 B 细胞或更早阶段的 B 细胞。MM 患者中常见染色体数目或结构异常,提示遗传学异常在 MM 发病机制中发挥着重要作用。染色体数目的异常见于 90% 以上的 MM 患者。应用荧光原位杂交技术(FISH)检测,超二倍体占 61% ~ 65%,最常见的染色体改变包括+3(3 号染色体三体)、+5、+7、+9、+11、+15、+19、+21;非超二倍体中最常见的是-8(8 号染色体单体)、-13、-14、-16、-17、-22。MM 染色体结构的异常可见于所有染色体,常见的有 1 号(1p/1q,部分缺失或 1q 三体)、13q、14q 等,常见断点为 1p11、1p13、1p22、1q11、1q10、1q21、6q21、8q24、11q13、14q32、17p11、19q13 和 22q11。13 号染色体异常(-13 及 13q-)见于约 50% 的 MM 患者。染色体结构异常最常累及编码免疫球蛋白重链基因(IgH)的 14q32。其常见的伙伴染色体除位于 8q24 的 c-myc(通常发生于疾病晚期阶段)外,有 5 个重现性易位位点,分别影响不同的癌基因:11q13(CyclinD1)、4p16.3(FGFR3 及 MMSET)、6p21(cyclinD3)、16q23(c-maf)和 20q11(mafB)。MM 遗传学异常对 MM 细胞生物学行为的改变及预后具有重要的意义。一般认为非整倍体核型在 MM 中具有独立预后意义,亚二倍体患者预后差,而超二倍体患者预后较好。

根据 MM 分子细胞遗传学研究结果,目前认为浆细胞的恶性转化是一个多因素多步骤的演变结果。早期的遗传学改变主要包括两类:①累及 5 个伙伴基因的 IgH 易位和/或 13 号染色体缺失(非超二倍体);②累及 3、5、7、9、11、15、19 和 21 号染色体的超二倍体。原发的染色体易位导致一种癌基因表达异常,包括直接或间接使 Cyclin D 表达失调,而超二倍体可能通过尚不明了的机制导致了 CyclinD1(少数情况下为 CyclinD2)的表达上调。CyclinD 的高表达使 MM 细胞对增殖刺激信号更为敏感,通过与骨髓基质细胞的相互作用得到选择性扩增。肿瘤的持续进展则与继发性易位有关,主要累及 c-myc。另外 K-Ras/N-Ras 的突变激活、FGFR3 的突变以及 p53 的缺失常见于疾病晚期,可能参与了浆细胞进一步的恶性转化。

据此,MM 发病机制可能为:最初的遗传学改变使浆细胞克隆永生化,随后的改变使其获得增殖优势,但仍受造血微环境的调控,更进一步的改变使其获得不依赖造血微环境的增殖能力,发展为髓外 MM。

骨髓微环境与 MM 细胞的相互作用在 MM 的发生发展过程发挥着重要作用,而对于这二者间的因果关系,是异常浆细胞导致了骨髓微环境组分的改变,还是异常的骨髓微环境促进了异常浆细胞的增殖,或是二者间相互促进彼此消长,目前尚无定论。

四、多发性骨髓瘤的临床表现

多数患者诊断时出现典型的 MM 相关症状,包括贫血(anemia)、肾功能不全(renal insufficiency)、骨损害(bone lesion)及高钙血症(hypercalcemia),统称为 CRAB 症状。这些皆为恶性浆细胞增殖相关的靶器官损害,又称为骨髓瘤特定的事件(myeloma defining events)。

(一) 贫血及出血倾向

诊断时贫血约见于 70% 的 MM 患者。骨髓瘤细胞浸润骨髓,骨髓瘤细胞及骨髓微环境产生的多种细胞因子包括 IL-1、TNF-α、TGF-β、IFN 等均可使 EPO 产生相对不足及红系祖细胞数量减少导致贫血。此外部分患者因肾功能不全而引起 EPO 生成不足,也会导致贫血。其他机制包括化疗的毒副作用、铁利用障碍(功能性缺铁)、叶酸缺乏、红细胞寿命的缩短及由 M 蛋白引起的血浆容量的增加(稀释性贫血)等。贫血严重程度不一,病程早期一般较轻、晚期较重,血红蛋白可低至 50g/L 以下。

出血倾向以鼻出血和牙龈出血为多见,皮肤紫癜也可发生。出血原因有以下几个方面:①骨髓瘤细胞浸润骨髓造成血小板减少;②M 蛋白包被在血小板表面,影响血小板功能;③凝血障碍,M 蛋白与纤维蛋白单体结合,影响纤维蛋白多聚化;④M 蛋白直接影响凝血因子Ⅷ活性;⑤血管壁因素,高球蛋白血症和淀粉样变性对血管壁也会造成损伤。

（二）溶骨性损害

70%~80%的初诊 MM 伴有溶骨性损害、骨质疏松和/或压缩性骨折，这些患者常伴有骨痛，其中 25% 患者合并高钙血症。疼痛部位多在骶部、腰背部，其次是胸廓和肢体。活动或扭伤后骤然剧痛者有病理性骨折可能，多发生在肋骨、锁骨、下胸椎、上腰椎。骨髓瘤细胞显著浸润骨骼时，可侵犯骨皮质、骨膜及周围软组织而形成局部肿块，多见于红髓丰富的肋骨、锁骨、胸骨及颅骨等，部分患者在胸骨、肋骨及锁骨连接处出现多发肿块呈串珠结节状。

（三）肾功能不全

初诊 MM 时肾功能不全发生率为 20%~40%，可表现为蛋白尿、镜下血尿、肾病综合征，甚至肾衰竭。肾功能不全的主要原因是单克隆免疫球蛋白过量生成以及重链与轻链的合成失衡，大量的轻链蛋白沉积于远曲小管和集合管致管型肾病。M 蛋白也可以沉积在肾小球和间质，造成免疫球蛋白沉积病。其中轻链沉积病最为常见，少数情况下可以为重链沉积病或轻链、重链共同沉积造成的免疫球蛋白沉积病。此外，M 蛋白的轻链尤其是 λ 轻链变性后沉于肾小球，常常引起淀粉样变性，导致肾小球滤过率下降。

此外，脱水、高钙血症、高尿酸血症及使用肾毒性药物也都会导致肾小管直接受损引起间质性肾病。

大多数情况下，肾功能不全是慢性进行性加重，少数情况也会发生急性肾功能不全，可能与脱水、高钙血症和大量轻链蛋白沉积关系密切，及时给予对症处理和快速降低肿瘤负荷可能有机会逆转急性肾衰竭。

（四）高钙血症

血钙升高主要是由于骨质破坏导致钙质进入血中，此外肾小管对钙外分泌减少、单克隆免疫球蛋白与钙结合也进一步加重高血钙。西方国家 MM 患者在诊断时高钙血症的发生率为 10%~30%，当病情进展时可达 30%~60%，我国 MM 患者高钙血症的发生率约为 16%，低于西方国家。

高钙血症轻者无任何症状或仅表现为乏力、淡漠，重者可引起头痛、恶心、呕吐、烦渴、多尿、便秘，重者可致心律失常、嗜睡、昏迷甚至死亡。钙沉积在肾脏造成肾脏损害，重者可引起急性肾衰竭，威胁生命，故需紧急处理。

（五）高尿酸血症

血尿酸升高是由于大量 MM 细胞分解产生尿酸增多以及肾脏排泄尿酸减少所致。血尿酸升高可进一步加剧肾脏损害，需要及时降尿酸处理。

（六）反复感染

MM 患者由于大量异常免疫球蛋白的升高，导致正常免疫球蛋白的抑制，引起免疫力下降。因此在发病初期或病程中会反复出现感染（1 年发作 2 次以上），常见感染部位包括肺部、泌尿系、皮肤感染以及带状疱疹病毒感染等。

（七）其他表现

其他骨髓瘤相关靶器官损害还包括高黏滞血症、淀粉样变性、神经系统损害、低白蛋白血症（不到 15%）及少见的肝脾、淋巴结肿大等。

脊椎的压缩性骨折或椎旁软组织包块压迫神经根及脊髓会导致神经根综合征甚至截瘫，可能需要外科干预以尽可能恢复神经功能。此外淀粉样变性累及神经可能引起运动、感觉甚至自主神经功能异常。

异常增高的免疫球蛋白导致微循环障碍，表现为头痛、头晕、眼花、肢端麻木、雷诺现象等高黏滞血症表现。严重者甚至出现意识障碍，甚至昏迷。眼底镜检查易见视网膜静脉呈袋状扩张，可伴渗血或出血。同样病变可见于脑、肾及其他组织器官。

变性的 M 蛋白的轻链与多糖的复合物沉积于组织器官，造成淀粉样变性病变，导致相关组织和细胞的损伤以及引起相应的临床表现，最常见的有舌肥大、腮腺肿大、皮肤苔藓样病变、心肌肥厚、心脏扩大、腹泻或便秘、外周神经病变（包括累及正中神经造成腕管综合征）、肾功能损害、肝脾大等。确诊依赖于组织病理学检查，特别是刚果红染色、免疫荧光及电镜检查。

出现一种或一种以上与浆细胞疾病相关的靶器官损害表现，是诊断活动性 MM 的必要条件。

早期 MM 症状不典型，容易被忽视或误诊。对于不明原因贫血或者血沉加快的中老年患者，长期腰背痛的患者,以及无法解释的蛋白尿或者肌酐升高的患者,应该警惕 MM 潜在可能。对临床怀疑 MM 诊断的患者,应尽快完善实验室检查以确定诊断(表 5-6-2-1)。

表 5-6-2-1　多发性骨髓瘤的实验室检查

单克隆免疫球蛋白的鉴定	生化检查:血清肌酐和血钙、尿酸
血清蛋白电泳和免疫球蛋白定量	骨骼检查
血清和尿免疫固定电泳	预后评估
24h 尿轻链定量	白蛋白
血清游离轻链定量及比率	β_2 微球蛋白(β_2-MG)
血清 IgD 定量(适用于 IgD 骨髓瘤)	乳酸脱氢酶(LDH)
血清 IgE 定量(适用于 IgE 骨髓瘤)	C 反应蛋白
骨髓穿刺和活检	骨髓细胞遗传学和 FISH 检测
骨髓涂片细胞形态学检查	特殊检查
组织活检	腹壁脂肪或直肠黏膜活检确定有无淀粉样变性
免疫表型分析证实克隆性浆细胞	孤立性溶骨病灶活检
骨髓瘤相关靶器官损害评估	血黏度测定:IgM 型 MM、高 IgA 水平或 M 蛋白>70g/L
血常规	眼底检查:视网膜静脉有无呈袋状扩张、出血等高黏滞血症的特征性表现

五、多发性骨髓瘤的实验室检查

确诊 MM 最为关键证据是单克隆浆细胞增生及其导致的靶器官功能损害,有关的实验室检查包括单克隆免疫球蛋白或其片段(M 蛋白)的鉴定,如血清/尿免疫固定电泳、血清游离轻链定量及比率、骨髓病理学及流式细胞术检查对于确认单克隆浆细胞增生至关重要。用于评估 MM 相关靶器官损害的检查包括血常规、尿常规、血生化分析、C 反应蛋白(CRP)、β_2 微球蛋白(β_2-MG)、乳酸脱氢酶(LDH),还有评估骨髓瘤骨病的各种影像学检查(全身扁骨 X 线摄片、MRI、CT、PET-CT 等)。此外,骨髓细胞染色体核型分析和 FISH(原位荧光杂交法)检查,对于 MM 预后评估具有重要意义。以下重点介绍确诊 MM 的关键实验室检查(表 5-6-2-1)。

(一) 单克隆免疫球蛋白(M 蛋白)鉴定

血清蛋白电泳(SPEP)可在 82% MM 患者中检出 M 蛋白,血清免疫固定电泳(IFE)更敏感,M 蛋白检出率达 93%。约有 20% MM 患者出现重链表达缺失,即为轻链型骨髓瘤,对这些患者需同时进行尿蛋白电泳(UPEP)及尿 IFE。联合血、尿 IFE 可将 M 蛋白的检出率提高至 97%。

(二) 骨髓细胞学及病理组织学检查

骨髓中克隆性浆细胞增多是诊断 MM 的另一个重要指标。目前的诊断标准要求骨髓克隆性浆细胞的比例≥10%,由于 MM 骨髓浆细胞分布并不均匀,多呈灶性分布,有时需行多部位穿刺方可确定浆细胞比例。除浆细胞比例升高以外,浆细胞的形态学异常尤其值得注意,如有无核畸变、母子核、巨大浆细胞、火焰状浆细胞等,有时浆细胞的形态异常较数量增高更具诊断意义。为区分反应性浆细胞增多,可通过流式细胞分析或免疫组化方法以确定表达 κ 或 λ 轻链浆细胞的比例,即轻链的限制性表达,可以辨别浆细胞是否为克隆性增殖。骨髓及髓外浆细胞瘤均可通过病理学检查。

(三) 浆细胞免疫表型检测

骨髓浆细胞免疫表型检测有助于 MM 的诊断。正常浆细胞的免疫表型为:$CD38^{high}$,$CD56^-$,$CD45^+$,$CD19^-$,$CD28^-$,$CD33^-$,$CD117^-$。CD38 和 CD138 都是常用的浆细胞标志抗原,通常以 CD138 和 CD38 设门,结合 CD19 和 CD56 区分正常和异常表型的浆细胞,再通过胞浆 κ 和 λ 链检查,可对浆细胞进行克隆性分析。典型的 MM 细胞免疫表型为 $CD38^{high}$,$CD138^+$,$CD56^+$,$CD19^-$,且限制性表达胞浆轻链。MM 细胞免疫表型检测的另一个重要功能就是用于监测微小残留病(MRD)。最常用的 MRD 检测免疫标记包括 CD138、CD38、CD45、CD56、CD19,以及胞浆 κ 和 λ。其他标记还有 CD20、CD27、CD28、CD81、CD117 和

CD200。为了标准化 MRD 检测,IMWG 建议各个研究中心采用统一的检测方法。来自欧洲的 EuroFlow 的二代流式检测采用 2 管 8 色的检测流程(每管检测大于 $5×10^6$ 白细胞):①CD38/CD56/CD45/CD19/CD117/CD81/CD138/CD27;②CD38/CD56/CD45/CD19/cIgκ/cIgλ/CD138/CD27。此外为了各个中心间 MRD 数据的一致性,建议采用统一的软件进行数据分析。EuroFlow 这一检测方法敏感性可高达 10^{-5},并且省时、高效、误差低,目前被许多研究中心所采纳。

（四）血清游离轻链

血清游离轻链(serum free light chain,sFLC)是指血清中未与重链结合的游离轻链。通过采用针对轻链"隐藏区"表位(轻链通过二硫键与重链结合的表位)的抗体试剂,只定量检测游离的轻链,而不包括与重链结合形成完整的免疫球蛋白的轻链,检测敏感度低至每升数毫克水平;FLC 的分子量小,半衰期仅 2~6h,远远短于完整的免疫球蛋白(IgG 20~25d,IgA 6d,IgD 3d,IgE 2d),能快速准确地反映疾病变化;与尿本周蛋白相比,sFLC 受肾功能影响较小,能更加准确地反映肿瘤负荷。与常用的 M 蛋白检测方法相比,血清 FLC 比浊法除高度的敏感性和特异性外,还具有检测快速、方便等优点。

sFLC 检测包括血清 κ 和 λ 链定量及 κ/λ 的比率。κ 游离轻链正常范围为 3.3~19.4mg/L,λ 游离轻链正常范围为 5.7~26.3mg/L,κ/λ 轻链正常比值参考值为 0.26~1.65。存在单克隆 λ 游离轻链时 FLC 比值小于 0.26,而单克隆 κ 游离轻链出现时比值大于 1.65。在采用血、尿蛋白电泳和免疫固定电泳方法不能检测到 M 蛋白的不分泌型 MM 中,约有 2/3 的患者血清游离轻链(serum free light chain,sFLC)水平及比值异常,此时 sFLC 检测对于确定浆细胞的克隆性尤为重要。因此在筛查浆细胞疾病方面,血清 FLC 检测结合血清蛋白电泳和免疫固定具有很高的敏感性。此外,FLC 基线测量在几乎所有浆细胞病中都具有重要的预后价值,在临床上是非常有用的检测手段。

目前 sFLC 检测在以下方面具有优势:一是 sFLC 可快速反映 MM 的疗效及早期发现疾病进展,对 MM、SMM、MGUS 及孤立性骨髓细胞瘤具有预后判断价值。二是 sFLC 可取代 24h 尿轻链蛋白分析,联合血清蛋白电泳和固定电泳用于判断浆细胞的克隆性。三是 sFLC 检测有助于无可测量疾病的克隆性浆细胞病,如寡分泌型 MM、POEMS 综合征、系统性淀粉样变性、孤立性浆细胞瘤等的病情和疗效的监测。

（五）血、尿常规及生化检查

全血细胞计数及分类,明确贫血程度;尿常规、尿蛋白定量、血肌酐及尿素氮、白蛋白、血清钙、尿酸和 $β_2$-MG 等明确肿瘤负荷及 MM 相关的肾功能损害、高钙血症、高尿酸血症等程度。

（六）影像学检查

对 MM 初诊患者均需要行全面的 X 线骨骼筛查,包括全身扁骨及长骨干骺端,如头颅、胸部、肩胛骨、锁骨、脊柱、骨盆、肱骨和股骨。相关的骨损害包括溶骨性破坏、严重骨质疏松、病理性骨折等。CT 和 MRI 对骨质破坏的诊断比常规 X 线检查敏感,骨痛部位如 X 线检查正常,可以考虑增强 CT 或者 MRI 进一步检查。NCCN 2017 版 MM 指南中推荐可以采取全身低剂量 CT、全身 MRI 或 PET-CT 进行筛查,特别是用于鉴别冒烟型 MM 与活动性 MM。目前按照新版指南的 SLIM-CRAB 标准,经 MRI 证实具有 1 处以上≥5mm 骨质损害的患者均被认为是活动性 MM,具有治疗指征,其短期内进展为症状性 MM 的风险高。

（七）细胞遗传学检查

MM 细胞遗传学异常在 MM 预后评估和治疗危险度分层中的作用越来越受到重视。目前推荐对所有新诊断的 MM 均进行骨髓细胞的遗传学检查。常用的方法包括常规染色体核型分析和荧光原位杂交(FISH)检测。由于 MM 细胞有丝分裂指数低,常规染色体核型分析仅能检测到约 1/3 MM 患者存在异常核型,但 FISH 能够检测分裂间期细胞的染色体畸变,克服了 MM 常规细胞遗传学检查中分裂中期细胞较少的问题,遗传学异常的检出率高达 90% 以上。

研究显示 MM 与意义未明单克隆丙种球蛋白病(MGUS)属于同一疾病的不同发展阶段,大多数 MM 均由 MGUS 发展而来,其中 1/3MM 患者可追溯到早期 MGUS 病史。因此部分 MM 染色体改变,如 13 号单体和 14q32 易位,在 MGUS 阶段就已存在,只是随着患者疾病的进展会出现更多的继发性改变,进一步促进 MM 细胞增殖和耐药。最初的遗传学改变可能使浆细胞克隆性永生化,随后发生的异常改变使其进一步获得了增殖优势,但是仍会受到造血微环境的调控。随着病程的进展,更进一步的改变使其获得不依赖造血微环境的增殖能力,就发展为髓外 MM 或浆细胞白血病。因此,一般认为 MM 与 MGUS 属于同一疾病两种不同的发展阶段。

目前认为 MM 的遗传学异常多为同时出现数量及结构的复杂核型异常,所有 24 条染色体均有可能受累。根据染色体数目的获得和缺失,可以将 MM 分成两组:超二倍体 MM(≥47 和<75 条染色体)和非超二倍体 MM。非超二倍体 MM 可进一步分为三个亚组:亚二倍体(≤44 条染色体)、假二倍体(45~46 条染色体)和近四倍体(>75 条染色体)。超二倍体 MM 最为常见,多为奇数染色体如 3、5、7、9、11、15、19 及 21 号三体,其预后优于非超二倍体组。

常见的染色体易位多涉及免疫球蛋白重链基因位点 14q32,包括 t(11;14),t(4;14),t(6;14),t(14;16)和 t(14;20)。常见染色体片段的扩增或缺失包括 13q 缺失,17p13.1 缺失,1p13.3-1p12 缺失和 1q21-1q22 扩增。为节约检测成本,减少患者经济负担,对 MM 骨髓细胞 FISH 检测建议分两步,首先检测 13q 缺失,17p13.1 缺失,1q21 扩增及 14q32 位点是否发生染色体易位。如 14q32 易位被证实阳性,再检测 t(11;14),t(4;14),t(14;16),以明确易位的伙伴染色体。FISH 检测 MM 常见细胞遗传学异常易受到检测环境、探针、流程、人员等因素的影响,阳性阈值可有所不同,建议各细胞遗传学检测实验室应建立稳定的实验室质量控制体系,并选择一定数量阳性和阴性样本,建立每一种异常的判断阈值,并积极参加室间质控。

为了便于临床工作中方便、准确地对疑似 MM 的患者进行辅助检查,现将 MM 诊断所需的检测项目列表如下(表 5-6-2-2)。

表 5-6-2-2　多发性骨髓瘤的检测项目

项目		具体内容
基本检查项目	血液检查	血常规、肝肾功能(包括白蛋白,乳酸脱氢酶,尿酸)、电解质(包括钙离子)、凝血功能、血清蛋白电泳(包括 M 蛋白含量)、免疫固定电泳(必要时加做 IgD3)、β_2 微球蛋白、C 反应蛋白、外周血涂片(浆细胞百分数)、血清免疫球蛋白定量(包括轻链)
	尿液检查	尿常规、蛋白电泳、尿免疫固定电泳、24h 尿轻链
	骨髓检查	骨髓细胞学涂片分类、骨髓活检+免疫组化(骨髓免疫组化建议应包括针对如下分子的抗体:CD19、CD20、CD38、CD56、CD138、κ 和 λ 轻链)
	影像学检查	全身 X 线平片,包括头颅、骨盆、四肢骨,全脊柱(包括胸椎、腰骶椎、颈椎)
	其他检查	胸部 CT、心电图、腹部 B 超 血清游离轻链
对诊断或预后分层有价值的项目	血液检查	心功能不全及怀疑合并心脏淀粉样变性或者轻链沉积病患者,检测心肌酶谱、肌钙蛋白、B 型钠尿肽或 N 末端 B 型利钠肽原
	尿液检查	24h 尿蛋白谱(多发性骨髓瘤肾病及怀疑淀粉样变者) 流式细胞术(建议抗体标记采用两管 8 色荧光标记,应包括针对如下分子的抗体:CD19、CD38、CD45、CD56、CD20、CD138、κ 和 λ 轻链;有条件的单位加做 CD27、CD28、CD81、CD117、CD200、CD269 等的抗体,建议临床研究时开展)
	骨髓检查	荧光原位杂交(建议 CD138 磁珠分选骨髓瘤细胞或行胞浆免疫球蛋白染色以区别浆细胞),检测位点建议包括:IgH 易位、17p-(p53 缺失)、13q14 缺失、1q21 扩增;若 FISH 检测 IgH 易位阳性,则进一步检测 t(4;14)、t(11;14)、t(14;16)、t(14;20)等
	影像学检查	局部或全身低剂量 CT 或全身或局部 MRI(包括颈椎、胸椎、腰骶椎、头颅)、PET-CT
	其他检查	怀疑淀粉样变者,需行腹壁皮下脂肪、骨髓或受累器官活检,并行刚果红染色。怀疑心功能不全及怀疑合并心脏淀粉样变性者,需行超声心动图检查,有条件可行心脏磁共振检查

注:PET-CT:正电子发射计算机断层显像;MRI:磁共振成像。

对于临床疑似 MM 的患者,应完成基本检测项目。在此基础上,有条件的单位可进行对诊断病情及预后分层具有重要价值的项目检测。

六、多发性骨髓瘤的诊断标准与鉴别诊断

（一）诊断标准

在参考美国国立综合癌症网络（NCCN）及国际骨髓瘤工作组（IMWG）的指南的基础上，中国医师协会血液科医师分会、中华医学会血液学分会、中国医师协会多发性骨髓瘤专业委员会联合制定的《中国多发性骨髓瘤诊治指南（2022 年修订）》将意义未明单克隆免疫球蛋白增多症（monoclonal gammopathy of undetermined significance，MGUS）、冒烟型骨髓瘤（smoldering multiple myeloma，SMM）和活动性 MM（active multiple myeloma，aMM）的诊断标准推荐如表 5-6-2-3。其中 SMM 中符合以下 3 条标准中 2 条以上者可定义为高危 SMM：血清单克隆 M 蛋白≥20g/L；骨髓单克隆浆细胞比例≥20%；受累/非受累血清游离轻链比≥20。

表 5-6-2-3　MGUS、SMM、aMM 诊断标准

诊断	标准
MGUS	血清 M 蛋白<30g/L 或 24h 尿轻链<0.5g 或骨髓单克隆浆细胞比例<10%；且无 SLiM CRAB
SMM	血清 M 蛋白≥30g/L 或 24h 尿轻链≥0.5g 或骨髓单克隆浆细胞比例≥10% 和/或组织活检证明为浆细胞瘤；且无 SLiM CRAB
aMM	骨髓单克隆浆细胞比例≥10% 和/或组织活检证明为浆细胞瘤；且有 SLiM CRAB 特征之一

注：CRAB：[C]校正血清钙>2.75mmol/L[校正血清钙(mmol/L)=血清总钙(mmol/L)−0.025×血清白蛋白浓度(g/L)+1.0(mmol/L)，或校正血清钙(mg/dL)=血清总钙(mg/dL)−血清白蛋白浓度(g/L)+4.0(mg/dL)]；[R]肾功能损害（肌酐清除率<40ml/min 或血清肌酐>177μmol/L）；[A]贫血（血红蛋白低于正常下限 20g/L 或<100g/L）；[B]溶骨性破坏，通过影像学检查（X 线片、CT、MRI 或 PET-CT）显示 1 处或多处溶骨性病变。SLiM：[S]骨髓单克隆浆细胞比例≥60%；[Li]受累/非受累血清游离轻链比≥100（受累轻链数值至少≥100mg/L）；[M]MRI 检测有>1 处 5mm 以上局灶性骨质破坏。

需要指出的是：①由于不同患者间克隆性浆细胞合成及分泌免疫球蛋白能力的差异，且有 1%~2% 的骨髓瘤患者 M 蛋白鉴定阴性，M 蛋白的检出已经不列为 MM 诊断的必要指标。但 M 蛋白鉴定仍是判断浆细胞克隆性的重要方法，也是评估疗效的重要手段，应在"基本检查项目"中常规进行。②浆细胞单克隆性可通过 M 蛋白鉴定、流式细胞术、免疫组化以及免疫荧光的方法鉴定其轻链 κ/λ 限制性表达。③判断浆细胞比例应采用骨髓细胞涂片和活检方法而非流式细胞术计数，若涂片和活检计数结果不一致，以数值高的为准。④由于骨髓瘤浆细胞具有灶性分布的特点，若骨髓涂片的浆细胞比例低于 10%，可能需要多部位穿刺，骨髓活检病理切片通常可发现更高比例的浆细胞。在多部位穿刺骨髓中克隆性浆细胞<10% 的患者，要考虑到一种特殊类型的骨髓瘤即巨灶型骨髓瘤（macrofocal multiple myeloma），后者是指单处或多处骨破坏病灶，单发病灶常伴周围软组织或淋巴结累及。⑤组织活检证明为单克隆浆细胞瘤是指骨相关或者髓外组织病灶的病理结果而不是常规的骨髓活检。

（二）鉴别诊断

MM 需与可出现 M 蛋白的下列疾病鉴别：意义未明的单克隆丙种球蛋白病（MGUS）、华氏巨球蛋白血症（WM）、AL 型淀粉样变性、孤立性浆细胞瘤（骨或骨外）、POMES 综合征、非霍奇金淋巴瘤、慢性淋巴细胞白血病等。此外，还需与反应性浆细胞增多症（RP）、转移性癌的溶骨性病变、浆母细胞性淋巴瘤（PBL）、单克隆免疫球蛋白相关肾损害（MGRS）等鉴别。其中 MGRS 是由于单克隆免疫球蛋白或其片段导致的肾脏损害，其临床表现和实验室检查结果更接近 MGUS，但出现肾功能损害（如蛋白尿和血肌酐升高），需要肾脏活检证明是 M 蛋白或其片段通过直接或间接作用所致。需要与 MM 鉴别的常见疾病如下。

1. 反应性浆细胞增多症（RP）

（1）存在原发病：如慢性炎症、伤寒、系统性红斑狼疮、肝硬化、转移癌等。

（2）浆细胞比例通常≤30% 且无形态异常。

（3）免疫表型：反应性浆细胞的免疫表型为 CD38$^+$CD56$^-$，且无胞浆轻链限制性表达。而 MM 则为 CD38$^+$CD56$^+$，并伴有胞浆轻链限制性表达。

（4）M 蛋白鉴定：无单克隆免疫球蛋白或其片段。

（5）细胞化学染色：反应性浆细胞酸性磷酸酶以及 5 核苷酸酶反应多为阴性或弱阳性，MM 患者均为阳性。

（6）IgH 基因克隆性重排阴性。

2. 原发性巨球蛋白血症（WM）

（1）血中 IgM 型免疫球蛋白呈单克隆性增高，同时其他免疫球蛋白正常或轻度受抑制。

（2）影像学：X 线片很少见到骨质疏松，溶骨性病变极为罕见。

（3）浆细胞形态：骨髓中以淋巴细胞及浆细胞样淋巴细胞多见。淋巴结、肝、脾活检提示是弥漫性分化好的或淋巴浆细胞样淋巴瘤。

（4）免疫表型：多为 IgM$^+$，IgD$^-$，CD19$^+$，CD20$^+$，CD22$^+$，CD5$^-$，CD10$^-$ 及 CD23$^-$。

（5）绝大多数病例可通过二代测序或 PCR 检测到 MyD88 L265P 突变。

3. 转移性癌的溶骨性病变

（1）骨痛以静止及夜间明显。

（2）血清碱性磷酸酶常升高。

（3）多伴有成骨表现，在溶骨缺损周围有骨密度增加。

（4）骨髓涂片或活检可见成堆癌细胞。

（5）多数患者可查见原发灶，但部分患者可找不到原发灶。

4. 孤立性浆细胞瘤（骨或髓外）诊断标准（符合下列三项）

（1）活检证实为单个部位的单克隆性浆细胞瘤，X 线、MRI 和/或 FDG PET 检查证实除原发灶外无阳性结果，血清和/或尿 M 蛋白水平较低。

（2）多部位骨髓穿刺涂片或骨活检浆细胞数正常，标本经流式细胞术或 PCR 检测无克隆性增生证据。

（3）无骨髓瘤相关性脏器功能损害等。

值得注意的是，MM 的诊断已经从单纯细胞形态学诊断演变为细胞生物学和临床医学结合的综合诊断模式，诊断过程中应该注意以下问题。

一是要把握瘤细胞的生物学特性和疾病本质。在生物学特性上，骨髓瘤细胞是单克隆增生的浆细胞。要确定其单克隆特性，可以采用膜电泳、免疫电泳、免疫固定电泳、血清游离轻链测定等方法确定体液中是否存在单克隆免疫球蛋白或其片段（M 蛋白）。也可以采用免疫组化或流式细胞术检测浆细胞表达的轻链限制性。少数情况下，还可以采用分子生物学方法检测是否有免疫球蛋白重链或轻链基因的克隆性重排。此外，恶性增生的浆细胞常常存在分化的紊乱，表达 CD56 等抗原，也是确定异常增生浆细胞的特征之一。

从疾病特征上，恶性增生的浆细胞及其分泌的 M 蛋白是否造成相关组织和器官的损伤是 MM 诊断的关键。这些组织和器官的损伤包括高血钙、肾功能不全、贫血、骨质破坏等。在诊断 MM 时，应特别注意单克隆增生的浆细胞与这些组织和器官的损伤之间是否存在因果关系，而不应机械地硬套诊断指标。

二是要重视形态学在 MM 诊断中的重要性。骨髓涂片和活检是诊断本病的主要手段之一。MM 常为增生性骨髓象，浆细胞一般超过 10%，但诊断时不应太拘泥于具体的比例。当浆细胞比例低于 10% 时，细胞畸形对诊断显得尤为重要。浆细胞的形态大小不一，一般直径为 15～30μm，最大可超过 50μm，成熟程度不同，核偏位，核浆比例大，有 1～2 个核仁，核染色质疏松，有时可见核畸形，有时可见双核、三核或多核浆细胞，胞质丰富，深蓝色不透明，可见空泡与少量嗜苯胺蓝颗粒，有时在胞质中可见包含免疫球蛋白的嗜酸性空泡样 Russell 小体。瘤细胞常常成堆分布，外形不规则。骨髓中浆细胞除弥漫性浸润外还可呈灶性分布，故有时要多部位穿刺。骨髓活检由于取材量多，且可以从组织结构上观察浆细胞的异常增生和分布特征，有时对 MM 的诊断可能更有帮助。

七、多发性骨髓瘤的分型、分期和预后评估

MM 是一组生物学行为和临床表现呈显著异质性的疾病，精确的预后评估与危险分层对于 MM 的精

准治疗至关重要。MM 患者可供评估的预后因素包括宿主因素、MM 的生物学特征、治疗反应等,单一因素常并不足以准确评估预后。为此,在临床实践中产生了多种分型、分期和预后评估系统。

（一）分型

依照 M 蛋白类型分为 IgG 型、IgA 型、IgD 型、IgM 型、IgE 型、轻链型、双克隆型以及不分泌型。进一步可根据 M 蛋白的轻链型别分为 κ 型和 λ 型。其中部分罕见类型临床特点如下。

IgD 型骨髓瘤:约 1%~8%,我国学者报道其发病率高于国外,具有发病年龄轻、起病重,合并髓外浸润、肾功能不全、常常伴有淀粉样变性等临床特征,其中 95% 为 IgD lamda 型。常规免疫固定电泳鉴定为轻链型时需警惕 IgD 型,疗效评估需要依赖 IgD 定量检测及血清游离轻链。

IgM 型骨髓瘤:占 MM 不到 0.5%,中位年龄为 65 岁。临床症状与非 IgM 骨髓瘤类似,常伴高黏滞血症、获得性血管性血友病。需与华氏巨球蛋白血症(WM)及其他可分泌 IgM 的淋巴瘤鉴别。约 40% 左右的患者染色体细胞遗传学表现为 t(11;14),常有 cyclin D1 的表达,无 MYD88 L265P 基因突变。

双克隆型骨髓瘤:较为罕见,仅占不到 1%,血液、尿液中可检出两种不同的单克隆蛋白,包括不同的重链、不同轻链等表现。

不分泌型骨髓瘤:血和尿中 M 蛋白呈阴性,但克隆性骨髓浆细胞比例≥10%。常以骨破坏起病。

寡分泌型 MM:血和尿中 M 蛋白鉴定阳性,但是 M 蛋白量小于可测量范围(血清 M 蛋白量<10g/L、尿轻链<200mg/24h、受累 FLC<100mg/L)。

IgE 型 MM:极罕见类型。IgE Kappa 型多见,常伴 t(11;14),易转化为浆细胞白血病,预后较差。

（二）分期

1. Durie-Salmon 分期(D-S 分期)　MM 疾病分期与患者肿瘤负荷以及生存期关系密切。1975 年提出的 Durie-Salmon 分期(D-S 分期)(表 5-6-2-4)是常规化疗时代广泛应用的 MM 分期体系,通过血红蛋白水平、血清钙、肌酐水平、血/尿 M 蛋白量和溶骨性破坏病灶数进行临床分期,以判断肿瘤负荷。D-S 分期尽管采用的都是临床上常用的指标,容易普及,但存在明显的缺陷,首先是溶骨性破坏的判定很大程度上依赖检查者的经验,而且 MM 细胞分泌 M 蛋白的能力与肿瘤负荷并不完全平行,更为重要的是临床实践已证明 D-S 分期并不能很好反映 MM 患者的预后,尤其是 Ⅱ 期和 Ⅲ 期患者生存期几乎没有差别。

表 5-6-2-4　多发性骨髓瘤的 Durie-Salmon 分期

分期	标准	骨髓瘤细胞数($\times10^{12}/m^2$)
Ⅰ 期	符合以下各项: 血红球蛋白>100g/L 血清钙≤12mg/dL(正常) X 线示骨正常或孤立性浆细胞瘤 单克隆免疫球蛋白合成率低 IgG<30g/L IgA<20g/L 本周蛋白<4.0g/24h	<0.6(低)
Ⅱ 期	介于 Ⅰ 期和Ⅲ期之间	0.6~1.2(中)
Ⅲ 期	以下任何一项或几项: 血红蛋白<85g/L 血清钙>12mg/dL X 线片示多发性溶骨病变 单克隆免疫球蛋白合成率高 IgG>70g/L IgA>50g/L 本周蛋白>12g/24h	>1.2(高)

肾功能判断:A 指肾功能正常(血清肌酐<2.0mg/dL);B 指肾功能异常(血清肌酐≥2.0mg/dL)

2. ISS 分期　目前临床常用的是 IMWG 于 2005 年提出的更为客观的 MM 国际分期系统(International staging system,ISS),仅用血清 β_2M 和白蛋白两项指标即可将 MM 区分为预后显著不同的三期,其中Ⅰ～Ⅲ期患者的中位生存期分别为 62、44 和 29 个月。ISS 分期较 D-S 分期更加简便易行、重复性好,能够很好地预测患者的预后,但也存在局限性。首先,ISS 分期只能用于有症状 MM 的预后评估,对于 MGUS 及 SMM 的预后评估并无价值。其次对于 ISS Ⅲ期患者,显著增高的 β_2M 可能是高肿瘤负荷所致,但也可能与肾功能不全有关。

3. R-ISS 分期　近年来,人们还建立了多种在 ISS 分期基础上的新型预后分层系统,其中比较公认的是加入 LDH、iFISH 结果的修订的 ISS 分期系统(R-ISS)(表 5-6-2-5)。

表 5-6-2-5　多发性骨髓瘤的 ISS 和 R-ISS 分期

分期	ISS	R-ISS
Ⅰ期	血清 β_2-MG<3.5mg/L,白蛋白≥3.5g/dL	ISS Ⅰ期及 iFISH 标危及血清 LDH≤正常上限
Ⅱ期	介于Ⅰ期和Ⅲ期之间,有两种情况: 血清 β_2-MG<3.5mg/L 且白蛋白<3.5g/dL 或 3.5mg/L≤血清 β_2-MG<5.5mg/L	非 R-ISS-Ⅰ期或Ⅲ期
Ⅲ期	血清 β_2-MG≥5.5mg/L	ISS-Ⅲ期伴 iFISH 高危或 ISS-Ⅲ期血清 LDH>正常上限

鉴于每个分期系统均各有优劣,目前推荐至少同时应用 D-S 分期和 ISS 分期两个 MM 分期系统,有条件的单位可进一步结合 R-ISS 分期更好评估 MM 患者的预后,以及比较不同临床试验中患者的结局。

（三）预后评估

细胞遗传学特点是决定 MM 预后的关键因素之一(表 5-6-2-6)。Mayo Clinic 骨髓瘤分层及风险调整治疗(Mayo stratification of myeloma and risk-adapted therapy,mSMART)(表 5-6-2-7)分层系统也较为广泛使用,并在此基础上提出基于危险分层的治疗策略。

表 5-6-2-6　MM 常见遗传学异常的预后价值

细胞遗传学标志	预后
三倍体	预后良好
t(11;14)(q13;q32)	预后中-不良
t(6;14)(p21;q32)	预后良好
t(4;14)(p16;q32)	预后中-不良
t(14;16)(q32;q23)	预后不良
t(14;20)(q32;q11)	预后不良
1q21 扩增	预后中等,四拷贝数预后差
Del(17p)	预后不良
正常核型	预后良好

表 5-6-2-7　mSMART 3.0 分层系统

高危	标危[a]
存在下列高危细胞遗传学异常[a,b] 之一 t(4;14) 　t(14;16) 　t(14;20) del(17p) *p53* 突变 　1q 扩增 ISS 分期为Ⅲ期 S 期(增殖期)浆细胞高比例[c] GEP:高危基因表达谱标志	所有其他类型, 包括: 三倍体 t(11;14)[d] t(6;14)

注:[a]三倍体可能提示预后良好;[b]应用 FISH 或者其他等效检验手段检出;[c]界值根据各中心定义;[d]染色体 t(11;14)可能与浆细胞白血病有关。※双重打击 MM:存在任意 2 个高危细胞遗传学异常。※三重打击 MM:存在任意≥3 个高危细胞遗传学异常。

宿主因素中,常用的分层方法有国际骨髓瘤工作组(International myeloma working group,IMWG)身心健康评估(geriatric assessment,GA)积分系统、改良的骨髓瘤合并症指数(revised myeloma comorbidity index,R-MCI)、英国骨髓瘤联盟危险分层评分及梅奥评分等评分系统对老年 MM 患者进行预后分层。其中 GA 积分系统由 4 个部分即年龄、认知和体能状况、共患病情况组成(表 5-6-2-8)。具体计算方法如下:①年龄≤75 岁、76～80 岁和>80 岁分别记 0 分、1 分和 2 分;②ADL 量表(the Katz Activity of Daily Living)

评估的日常活动能力(Activity of Daily Living)指数,ADL 指数>4 和≤4 分别积 0 分和 1 分;③IADL 量表
(the Lawton Instrumental Activity of Daily Living)评估的日常活动能力指数,IADL 量表指数>5 和≤5 分别积
0 分和 1 分;④共患病指数(Charlson Comorbidity Index,CCI)≤1 和≥2 分别积 0 分和 1 分。最后,根据以
上 4 项内容的总积分,将患者分为健壮(fit,0 分)、中等健壮(intermediate fit,1 分)和虚弱(frail,2 分)3 组。
结果显示,三组患者的 3 年 OS 率分别为84%、76% 和 57%。到随访 12 个月时,三组患者的≥3 级非血液
学副作用累计发生率分别为22.2%、26.4% 和34.0%,12 个月时累计治疗中断率分别为16.5%、20.8% 和
31.2%。

表 5-6-2-8　IMWG 推荐的多发性骨髓瘤老年医学评分 GA 系统

组成	细则	指数	积分	GA 分层
年龄	≤75 岁		0	健壮(fit,0 分)
	76~80 岁		1	
	>80 岁		2	
ADL	洗浴(盆浴、淋浴、海绵浴)	1	ADL 指数>4 和≤4	中等健壮(intermedi-
	穿衣(从衣柜/抽屉和穿好衣服)	1	分别积 0 分和 1 分	ate fit,1 分)
	上厕所(去洗手间,使用厕所,整理好衣服)	1		虚弱(frail,2 分)
	上下床活动(包括借助机械工具)	1		
	完全自我控制大小便	1		
	进食	1		
IADL	能使用电话	1	IADL 量表指数>5 和	
	购物	1	≤5 分别积 0 分和	
	准备食物	1	1 分	
	家务管理	1		
	洗衣	1		
	使用交通工具	1		
	自己服用药物	1		
	自行处理财务	1		
CCI	心肌梗死(病史,不只是心电图变化)	1	CCI 指数≤1 和≥2	
	充血性心力衰竭		分别积 0 分和 1 分	
	外周血管病(包括主动脉瘤≥6cm)			
	脑血管疾病:轻度或无残留 CVA 或 TIA			
	痴呆			
	慢性肺疾病			
	结缔组织疾病			
	消化性溃疡疾病			
	轻度肝病(不含门静脉高压,包括慢性肝炎)			
	无终末器官损害的糖尿病(不包括单独控制饮食)			
	半身不遂	2		
	中度或重度肾病			
	糖尿病伴终末器官损害(视网膜病变、神经病变、肾病或脆弱性糖尿病)			
	肿瘤未转移(诊断已超过 5 年者除外)			
	急性或慢性白血病			
	淋巴瘤			
	中度或重度肝病	3		
	转移性实体瘤	6		
	艾滋病(不仅仅是 HIV 呈阳性)			

在上述 GA 评分系统的基础上,也有学者尝试将其与 ISS 联合用于老年 MM 的预后分层。总体而言,对于 fit 的患者 ISS 分期能够更好地判断预后。而 GA 评分系统可能更适用于 frail 患者。此外,治疗反应的深度和微小残留病(minimal residual disease,MRD)水平对 MM 预后有明显影响,能够达到 MRD 持续阴性的患者其无进展生存(progression-free survival,PFS)和总体生存(overall survival,OS)都会明显延长。此外,是否伴有髓外软组织浸润,外周血出现≥2%浆细胞,缓解时间短,多种染色体异常均会导致预后变差。值得注意的是,所有的危险分层都是基于一定的治疗模式下建立的,在临床实践中必须考虑这一状况才能做出正确判断。

八、治 疗

(一)治疗时机

目前尚无可靠的证据支持在 SMM 进展至有症状 MM 之前进行治疗的必要性,对 MGUS 和 SMM 的处理以临床观察为主,MGUS 患者在确诊后第一年每 3~6 个月随访 1 次,随后每年随访 1 次。SMM 需要更密切的随访,至少每 3 个月 1 次,每年 1 次骨骼 X 线筛查。高危冒烟型骨髓瘤可根据患者意愿进行综合考虑或进入临床试验。

对于有症状的 MM 患者,即出现 CRAB 症状,应该立即开始治疗。此外,2014 年国际骨髓瘤工作组(International Myeloma Working Group,IMWG)在原有的 CRAB 临床表现基础上加入了以下 3 个生物学标记,即骨髓单克隆浆细胞比例≥60%、受累/非受累血清游离轻链(light chain)比值≥100,或 MRI 检查出现 >1 处(≥5mm)局灶性骨质破坏,按照首字母名称为"SLiM",建立了新的 SLiM CRAB 诊断标准。循证医学已证实这部分患者虽然暂无 CRAB 临床症状,但两年内大部分进展至活动性 MM,也需要立即启动治疗。

(二)治疗原则及方法

尽管近年来 MM 的预后获得了极大改善,但 MM 迄今仍被认为是不可治愈的疾病。因此 MM 治疗的主要目的仍是尽量降低肿瘤负荷以改善症状并延长生存期、提高生活质量,同时尽可能减少治疗相关的不良反应。对于不同年龄的患者治疗目标不同,对于 70 岁以下年轻患者,治疗上要尽可能地快速降低肿瘤负荷,达到最深程度缓解,以延缓疾病复发、延长总生存期。而对于超过 70 岁的老年患者则在改善生活质量的基础上尽可能延长生存期。

依据预后危险因素进行分层治疗是 MM 治疗的发展趋势,但目前尚无统一标准。Mayo Clinic 根据初诊 MM 患者的细胞遗传学特征,已制定出有症状 MM 的 mSMART 治疗策略(Mayo stratification of myeloma and risk-adapted therapy)。将 MM 分为高危组和标危组。标危组建议采用以蛋白酶体抑制剂和免疫调节剂为基础的三药联合方案(如 VRd 方案)治疗,高危组可在此基础上加用抗 CD38 单抗进行诱导治疗。由于免疫调节剂来那度胺、泊马度胺和 CD38 单抗对造血干祖细胞有一定的损伤作用,因此对于计划进行自体造血干细胞移植的患者,应在免疫调节剂来那度胺、泊马度胺和/或 CD38 单抗治疗 3~4 个疗程后尽早采集干细胞冻存备用。

通常情况下,对初诊 MM 患者应在选择治疗方案前先根据其年龄、一般状况和合并症情况综合考虑是否适宜进行 ASCT。既往认为接受 ASCT 的 MM 患者年龄应限制在 65 岁以下,但近年来国内外指南对一般状况较好、无合并症的患者放宽了此年龄限制。大多数学者认为,70 岁以下、无重要脏器功能损害的患者均可进行 ASCT 并从中获益。

对适宜或不适宜进行 ASCT 的 MM 患者应采用不同的治疗策略。

对适宜进行 ASCT 的初诊 MM 患者,应根据疾病分期、分型及危险程度分级尽可能做到个体化分层治疗,在经诱导治疗 3~4 个疗程后,获得疗效最大化后再接受 ASCT,而后进入巩固强化/维持治疗阶段。对不适宜进行 ASCT 的患者,经诱导治疗达到 VGPR(一般需要 9~12 个疗程)后直接进入巩固强化/维持治疗阶段。

因此,初治 MM 治疗策略主要与年龄及脏器功能有关。应首先区分为适合 ASCT 患者及不适合 ASCT 患者。70 岁以下且不伴重要脏器功能损伤的 MM 患者应考虑含新药沙利度胺、硼替佐米或来那度胺的诱导方案,并继之以 ASCT 使疾病获得更高质量的缓解。超过 70 岁患者选择新药联合传统化疗治疗。75 岁以上的 MM 患者应该根据患者体能状况、存在的合并症等将患者进行分层治疗,对虚弱的老年患者适当减低化疗强度,以减轻化疗毒性或者防止治疗中断。

1. 诱导治疗 初治 MM 治疗策略应选择能够获得高 CR 率的诱导方案,在诱导获得最大疗效后给予 ASCT 或新药为基础的联合方案巩固,再给予维持治疗。这样,在最大限度降低肿瘤负荷后可以持续控制残留的肿瘤细胞,有助于延缓 MM 复发。目前诱导多以蛋白酶体抑制剂联合免疫调节剂及地塞米松的三药联合方案为主,三药联合优于二药联合方案,其中硼替佐米皮下使用可减少周围神经病变发生率。为达到更好的诱导后疗效尤其 MRD 转阴率,可考虑加入达雷妥尤单抗的四药联合方案。

尽管三药联合方案的疗效优于两药,但也需注意,不适合 ASCT 的患者中有很大一部分为老年虚弱的患者,可能不能耐受三药联合方案,选择治疗时可先予两药,待一般情况改善后可考虑给予三药联合。

适于移植患者的诱导治疗可选下述方案:
- 来那度胺/硼替佐米/地塞米松(RVd)
- 硼替佐米/地塞米松(VD)
- 来那度胺/地塞米松(Rd)
- 卡非佐米/来那度胺/地塞米松(KRd)
- dara/来那度胺/硼替佐米/地塞米松(D-RVd)
- 硼替佐米/多柔比星/地塞米松(PAD)
- 硼替佐米/环磷酰胺/地塞米松(VCD)
- 硼替佐米/沙利度胺/地塞米松(VTD)
- 伊沙佐米/来那度胺/地塞米松(IRd)
- 沙利度胺/多柔比星/地塞米松(TAD)
- 沙利度胺/环磷酰胺/地塞米松(TCD)
- 来那度胺/环磷酰胺/地塞米松(RCD)

适合移植的诱导方案均适用于不适合移植的患者,除以上方案外尚可选用以下方案。
- 美法仑/醋酸泼尼松/硼替佐米(MPV)
- 美法仑/醋酸泼尼松/沙利度胺(MPT)
- 美法仑/醋酸泼尼松/来那度胺(MPR)
- 达雷妥尤单抗/美法仑/醋酸泼尼松/硼替佐米(Dara-VMP)
- 达雷妥尤单抗/硼替佐米/地塞米松(DVd)
- 达雷妥尤单抗/来那度胺/地塞米松(DRd)

2. 巩固和维持治疗 巩固治疗指诱导治疗达最佳疗效后再给予 2~4 个疗程联合化疗。有研究表明 ASCT 后给予 4 疗程 VTD 方案巩固治疗,能够显著提高 CR 率。一线自体造血干细胞移植也可以看成是年轻 MM 患者的标准巩固治疗。未接受 ASCT 的患者如诱导方案有效建议继续使用原方案至最大疗效,随后进入维持阶段治疗。

造血干细胞移植:

1)自体造血干细胞移植:目前新药为基础的联合化疗方案使得 35%~60% 的初诊患者在诱导治疗后、移植之前就达到非常好的部分缓解(VGPR)甚至更高的缓解深度,该数据与传统诱导治疗联合 ASCT 后的 CR/VGPR 的比例相似,甚至更高,但是即使在新药与免疫治疗时代,ASCT 后仍能使 CR/VGPR 比例提高约 20%。近期的多个大规模临床试验也进一步相继证实,采用自体造血干细胞移植(autologous hematopoietic stem cell transplantation, ASCT)巩固治疗较新药巩固为患者带来更显著的生存获益。ASCT 可以明显延长 PFS 和/或 OS,减少治疗相关毒副作用的持续时间,改善生活质量。首次 ASCT 未达到 VGPR(非常好的部分缓解)以上疗效的患者可获益于二次 ASCT。

如年龄 ≤70 岁,经全身体能状态评分良好的患者,经有效的诱导治疗后应将 ASCT 作为首选。但对于年龄在 65~70 岁的患者,应在经验丰富的治疗团队进行仔细的体能状态评估后再进行 ASCT。拟行 ASCT 的患者,在选择诱导治疗方案时需避免选择对造血干细胞有毒性的药物。如果一线采用包含来那度胺和/

或 CD38 单克隆抗体的诱导治疗,最好在诱导治疗 3~4 个疗程后即进行干细胞采集,否则可能导致后期干细胞动员时无法获得足够的造血干细胞,使干细胞动员采集失败和/或造血重建延迟。

随着以新药为基础的诱导方案的日益广泛应用,移植之前更多患者达到 VGPR 以上疗效,因此单次移植是多数患者的适宜选择,而且移植后巩固维持治疗还可进一步提高疗效。因此,初诊 MM 患者最有效、快速达到最大疗效的方法,是采用以新药为基础的三药或四药联合的诱导治疗后序贯 ASCT。

诱导后主张早期行 ASCT,对中高危的患者早期序贯 SCT 意义更为重要。ASCT 前需进行干细胞的动员,动员方案可用大剂量 CTX 联合粒细胞集落刺激因子或 CXCR4 的拮抗剂,建议每次进行 ASCT 所需 CD34$^+$ 细胞数应 $\geq 2\times10^6$/kg,理想细胞数是 5×10^6/kg,建议采集可行 2 次移植所需的细胞数供双次或挽救性第二次移植所需。预处理常用方案美法仑 140~200mg/m^2。对于高危的 MM 患者,可考虑在第一次移植后 6 个月内行二次移植。移植后是否需巩固治疗尚存争议,建议在 ASCT 后进行再分层,对于高危患者使用巩固治疗,采用巩固治疗一般再用有效的诱导方案 2~4 个疗程,随后进入维持治疗。对于不进行巩固治疗的患者,良好造血重建后需进行维持治疗。

2)异基因造血干细胞移植:异基因造血干细胞移植(allo-HSCT)没有肿瘤细胞污染的可能,而且具有强大的移植物抗骨髓瘤(GVM)效应,是目前唯一能治愈 MM 的方法。但因其较高移植相关死亡率和并发症,目前仅作为临床试验推荐。EBMT-NMAM 2000 这项前瞻性临床研究在 357 例小于 69 岁的初诊 MM 患者中比较了采用单次或双次 ASCT,与单次 ASCT 序贯 allo-HSCT 的疗效,结果发现采用 allo-HSCT 组的 OS 和 PFS 率明显优于对照组(60 个月 PFS 率分别为 37% vs 22%,$P<0.05$),而且两组的移植相关死亡率(TRM)差异无统计学意义。这就为在新药时代,应用 allo-HSCT 治疗提供了理论依据。鉴于亚裔 MM 患者发病中位年龄较西方患者年轻,而 allo-HSCT 可为部分年轻 MM 患者尤其细胞遗传学预后不良的高危或复发难治患者提供疾病治愈的可能。

维持治疗方面,既往研究显示采用沙利度胺维持治疗,无论在 ASCT 后或者常规化疗后均可改善 PFS,但 OS 是否受益还不明确。但鉴于长期口服沙利度胺导致的周围神经病,严重限制了治疗的依从性,而第二代免疫调节剂来那度胺因其极低的周围神经病的发生率和口服的便捷性,且有良好的循证医学证据,使其成为目前维持治疗药物的首选。此外,硼替佐米、伊沙佐米等也可用于 MM 的维持治疗。来那度胺的维持治疗对细胞遗传学标危及中危患者获益更多。对于有高危因素的患者,主张用来那度胺联合蛋白酶体抑制剂的方案进行维持治疗 2 年或以上。高危患者不可单独使用沙利度胺。

3. 复发难治性 MM 的治疗　MM 克隆具有不断演变的特征,所有患者最终都将复发或耐药。难治性 MM 是指 MM 在特定方案治疗中没有达到微小反应(minimal response,MR)或治疗后 60 天内病情进展者。对于复发难治性 MM 的治疗,选择治疗方案时首要考虑的是既往治疗的缓解质量及缓解持续的时间。如患者在一线治疗时未使用过新药,建议更换新药治疗;如既往治疗达到 CR,且维持疗效时间较长(如超过 1 年以上),复发时仍可选用原诱导方案。反之,如果较短时间内复发,通常需要更换新方案进行再诱导。在硼替佐米和来那度胺一线广泛使用的前提下,对于 RRMM,优先考虑使用不同作用机制的药物进行联合治疗(如 CD38 单抗或核输出蛋白 XPO-1 抑制剂)。由于药物可及性等原因,也可以考虑采用与原方案中不同结构的药物(如来那度胺可换成泊马度胺,硼替佐米可换成卡非佐米或伊沙佐米)。此外,还可以考虑联合传统化疗药物环磷酰胺、美法仑或者多柔比星可以进一步提高难治、复发性 MM 反应率。对于诊断后未行 ASCT 或者 ASCT 后缓解持续时间超过 2 年的患者,在 MM 复发时可以考虑挽救性 ASCT;对于年轻高危的 MM,可在复发难治时考虑异基因 SCT。

对于首次复发的 MM,治疗目标是获得最大程度的缓解,延长无进展生存(PFS)期。尽可能选用含蛋白酶体抑制剂(卡非佐米、伊沙佐米、硼替佐米)、免疫调节剂(泊马度胺、来那度胺)、达雷妥尤单抗以及核输出蛋白抑制剂(塞利尼索)等的 3~4 药联合化疗。再次获得 PR 及以上疗效且有冻存自体干细胞者,可进行挽救性 ASCT。

对于多线复发的患者,则以提高患者的生活质量为主要治疗目标,在此基础上尽可能获得最大程度缓解。应考虑使用含蛋白酶体抑制剂、免疫调节剂、达雷妥尤单抗以及核输出蛋白抑制剂、细胞毒药物等的 2~4 药联合化疗。

侵袭性复发及症状性复发的患者应该尽快启动治疗。对于无症状的生化复发患者,若受累球蛋白上升速度缓慢,仅需观察,建议 3 个月随访 1 次;这些患者如果出现单克隆球蛋白增速加快(如 3 个月内增加 1 倍)时,才应该开始治疗。

复发后再诱导治疗方案选择原则见图,建议换用不同作用机制的药物,或者新一代药物联合化疗。临床上应根据患者对来那度胺或硼替佐米的耐药性选择合适的联合化疗方案。对于伴有浆细胞瘤的复发患者,使用含细胞毒药物的多药联合方案。选择含达雷妥尤单抗治疗方案的患者,用药前应完成血型检测;与输血科充分沟通;输血科备案患者信息,如患者输血,需使用专用试剂配血。

再诱导治疗后,如果有效,建议持续治疗直至疾病再次进展或不可耐受的毒副作用。

复发患者可使用的方案,首先推荐进入适合的临床试验,其余新药方案详见流程图(图 5-6-2-1),尚可选用以下方案:

- 嵌合抗原受体 T 细胞(CAR-T)、BCMA-CD3/GPRC5D-CD3 双特异性抗体等
- 地塞米松/环磷酰胺/依托泊苷/顺铂±硼替佐米(DCEP±V)
- 地塞米松/沙利度胺/顺铂/多柔比星/环磷酰胺/依托泊苷±硼替佐米(DT-PACE±V)
- 条件合适者进行异基因造血干细胞移植

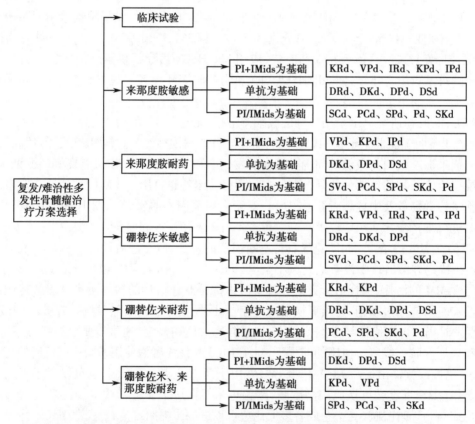

图 5-6-2-1　复发、难治性 MM 的治疗策略[中国多发性骨髓瘤诊治指南(2022 年修订)]
PI:蛋白酶体抑制剂;IMids:免疫调节剂;K:卡非佐米;d:地塞米松;R:来那度胺;V:硼替佐米;P:泊马度胺;I:伊莎佐米;D:达雷妥尤单抗,S:塞利尼索;C:环磷酰胺

4. 原发耐药 MM 的治疗换用未使用过的新的多药联合方案治疗。如能获得 PR 及以上疗效,条件合适者应尽快行 ASCT 或者异基因干细胞移植(allo-SCT)。符合临床试验条件者,进入临床试验。

(三) 多发性骨髓瘤治疗的进展

MM 的临床过程的特点是一次次的缓解和复发。尽管过去十年的主要治疗进展延长了患者的生存,MM 仍然被认为是不可治愈的。随着病情的发展,缓解期逐渐缩短,MM 细胞的耐药性增强,最终患者对所有可用的药物都抵抗。为此,必须在解析 MM 生物学特性的基础上,不断研发新的抗 MM 药物,以应对未

被满足的临床需求。对 MM 的病理生理机制的了解,使人们不断发现浆细胞上各种不同治疗靶点,并开发全新的分子,如 XPO1 抑制剂或 HDAC 抑制剂。事实上,近年来在 MM 治疗领域确实有很多令人惊喜的进展,MM 的治疗格局已经发生了重要的变化,并为 MM 治疗带来新的希望。

1. 新型蛋白酶体抑制剂 蛋白酶体抑制剂是骨髓瘤治疗的重要组成部分。MM 细胞具有高水平的蛋白酶体活性,通过降解泛素化蛋白参与蛋白表达调控,从而抑制促进细胞存活的凋亡途径。硼替佐米(V)是第一类蛋白酶体抑制剂,其次是卡菲佐米(carfilzomib,商品名 Kyprolis,K),这是第二代 PI,拓宽了 RRMM 患者的治疗选择。两项关键的Ⅲ期研究 ENDEAVOR(Kd vs Vd)和 ASPIRE(Kd vs Rd)的结果显示卡菲佐米的疗效较好。卡菲佐米可用于硼替佐米难治性患者,但它也伴有新的副作用。尽管与硼替佐米相比外周神经病变(PN)发生率降低,但卡菲佐米的主要缺点之一与心脏毒性风险有关,特别是动脉高血压或心力衰竭,这可能需要特别注意。此外,对于一些肾功能下降的患者,建议在整个治疗过程中进行监测。此外,我们曾经说过卡菲佐米的主要不便之处是它每两周静脉注射一次($27mg/m^2$)。然而,Ⅲ期 AR-ROW 试验表明,每周一次的 $70mg/m^2$ 静脉注射,联合地塞米松,可获得更长的无进展生存期(PFS)(中位 PFS 11.2 个月 vs 7.6 个月),且安全性可接受。接下来的第三阶段 ARROW2(NCT03859427)将进一步对比研究卡菲佐米每周 1 次联合来那度胺和地塞米松与批准的每周两次卡菲佐米的 KRD 联合方案。伊沙佐米(ixazomib,I)是首个用于 MM 的口服 PI,其获批用于 RRMM 患者是基于 TOURMALINE-MM1 Ⅲ期试验(IRd vs. Rd)的结果。伊沙佐米的毒性主要是血液学和胃肠道(GI)事件,PN 的发生率也相对较低。值得注意的是,伊沙佐米可用于硼替佐米暴露的患者,但不适用于硼替佐米或卡菲佐米耐药的患者。此外,复发时,卡菲佐米可能仍是首选,因为它能够使患者生存期延长。事实上,尽管没有头对头的比较,AS-PIRE 试验中与 KRd 的 PFS 中位值比 TOURMALINE-MM1 试验中与 IRd 的 PFS 中值要长:分别为 26.3 个月和 20.6 个月。此外,最近 TOURMALINE-MM1 的最终分析表明,与对照组相比,RRMM 组 IRd 的总生存期(OS)无明显改善(IRd 组的中位 OS 为 53.6 个月,Rd 组为 51.6 个月,HR = 0.939,95%CI = 0.784 ~ 1.125,P = 0.495)。在 TOURMALINE-MM4 安慰剂对照试验中,伊沙佐米作为非移植患者诱导后的维持治疗(26 个 28 天周期)药物,显示可使 PFS 获益(17.4 个月 vs 9.4 个月,p < 0.001)。伊沙佐米是首个在非移植患者中显示显著延长 PFS 的口服 PI 维持疗法。总的来说,伊沙佐米仍然是一个有用的选择,特别是对老年患者,因为它可以整合在全口服治疗方案。理想情况下,新的蛋白酶体抑制剂应该是口服或皮下(SC),便于给药,并为所有患者提供可接受的生活质量。最重要的是,它们应克服硼替佐米和卡菲佐米的耐药性,最终应具有可耐受的安全性,使其能够长期使用,特别是降低神经和心脏毒性。开发这类药物的尝试仍在进行中,但最近的两项临床试验中,oprozomib 和 marizomib 没有达到预期的效果。

2. 新型免疫调节剂 与蛋白酶体抑制剂一样,免疫调节剂在 MM 治疗中取得了巨大的成功。IMiDs 能够结合 E3 泛素连接酶复合物中 CRBN,激活其下游凋亡信号,直接诱导骨髓瘤细胞凋亡,还可激活 NK 细胞和 T 细胞,发挥抗肿瘤免疫调节作用。继沙利度胺和来那度胺之后,泊马度胺成为 MM 治疗的第三代 IMiD。泊马度胺最初在Ⅲ期 MM-003 试验中联合应用低剂量地塞米松或大剂量地塞米松对 RRMM 患者进行评估,然后在Ⅲ期 OPTIMISMM 试验(Pd vs Vd)中进行评估。这些临床试验的结果使泊马度胺成为来那度胺难治性患者的选择。当下因为来那度胺常规用于一线或治疗过程的早期,这类 RRMM 患者越来越多,泊马度胺正好有了用武之地。然而,以泊马度胺为基础的治疗方案的效果很少优于以来那度胺为基础的治疗方案。在这种情况下,有必要开发具有更好疗效的新型 IMiDs,并在来那度胺和泊马度胺难治性患者中发挥作用。这些问题导致了新型 IMiD 衍生的 cereblon E3 连接酶调节剂(CELMoDs)的开发。与 IMiDs 相比,CELMoDs 与 CRBN 的亲和力增加,所促发的 IKZF1(ikaros)和 IKZF3(aiolos)的降解的效应更强,最终导致了更强大的抗肿瘤作用。CELMoDs 能克服 IMiD 耐药,并且也都是口服药物,目前已进入了 RRMM 的Ⅰ/Ⅱ期试验。

(1) CC-220(iberdomide):iberdomide 在敏感和耐药的 MM 细胞株中均表现出比来那度胺或泊马度胺更强的抗骨髓瘤活性。这导致了第一项针对 RRMM(≥2 线治疗,包括来那度胺/泊马度胺和 PI)的人体内多队列Ⅰ/Ⅱ期试验(NCT02773030),以确定其单独或联合使用的最大耐受剂量(MTD)。该试验未达到 MTD。推荐的Ⅱ期剂量(RP2D)在为 1.6mg/d,第 1~21 天,28 天为 1 个疗程。在所有可评估的患者中,

CC-220 和地塞米松联合给药的总体应答率（ORR）为 32.2%。在 IMiDs 难治的患者中 ORR 为 35.3%。在中位治疗线数为 6 的 RRMM（$n=23$）中，iberdomide 与硼替佐米和地塞米松三药联合方案 ORR 为 60.9%。在这个队列中，78.3% 的患者是 IMiDs 难治性的，65.2% 的患者是 PI 难治性的；响应与 PI 或 IMiD 耐药与否无关。值得注意的是，在本研究中，iberdomide 与达雷妥尤单抗（daratumumab，D）联合使用的 ORR 达到 42.3%。其他几个 CC-220 治疗 RRMM 的试验正在进行中，以评估 iberdomide 与低剂量环磷酰胺（50mg，28 天）、地塞米松联合方案的效果，以及 iberdomide 与达雷妥尤单抗及地塞米松联合方案与 DVd（EudraCT 020-000431-49）方案的比较。

（2）CC-92480：CC-92480 也是一种新型的 CELMoD 药物，同样在来那度胺和泊马度胺耐药细胞株显示出体外抗骨髓瘤活性。CC92480 在一项多中心 I 期临床试验（NCT03374085）中。在反复治疗的患者（$n=66$，既往治疗中位数=6）中，两种不同给药方案的 MTD 均为 1.0mg。所有可评估患者的 ORR 为 21%，治疗剂量为 1.0mg 时的 ORR 为 48%。一项 I/II 期研究正在对 RRMM 和新诊断的 MM 进行观察，以确定 CC-92480 的 RP2D 并联合标准治疗（硼替佐米、卡非佐米、抗 cd38 单抗等）（NCT03989414）开展研究。

CELMoD 的主要的 AEs 是血液学毒性——主要是骨髓抑制。在 CC-220 和地塞米松联合的 I/II 期研究中，72% 的患者出现 3~4 级 AEs，包括中性粒细胞减少（26%）、血小板减少（11%）和神经病变（2%）。当剂量从 0.3mg 到 1.1mg 时，没有患者出现剂量限制毒性（DLT）。但 1 名患者在 1.2mg 时出现 4 级脓毒症，而另一名患者在 1.3mg 的 CC-220 时出现 3 级肺炎。当与硼替佐米和达雷妥尤单抗联合用药时，65% 和 78% 的患者分别有 3~4 级 AEs。同样，最常见的 AEs 是中性粒细胞减少症、白细胞减少症和贫血。CC-9280 与 CC-220 的毒副作用谱相似，I 期试验报告 88% 的 3~4 级 AEs 患者，包括中性粒细胞减少症（53%）、感染（30%）、贫血（29%）和血小板减少症（17%）。此外，10 例患者有 DLT，主要是由于中性粒细胞减少。

3. 新型烷化剂　尽管烷化剂在新药时代的使用越来越少，但它们确实是骨髓瘤治疗史上的一个重要药物。直到今天，它们在移植预处理中的地位还没有被取代。然而，在大多数病例中，它们的全身毒性限制了其长期服用。随着烷基化剂的使用，继发性恶性肿瘤的风险也随之而来，这是患者未来的一个主要问题。此外，如果长期暴露于此类药物，患者可能会出现脱发。因此必须研发出新型烷基化剂，以便在限制其毒性的同时保留其对浆细胞的作用。melflufen 是一种创新型肽-药物结合物，由于其高亲脂性可被迅速内化进入细胞。melflufen，作为前体药物，是由氨基肽酶代谢并选择性地释放烷化剂活性产物到肿瘤细胞发挥细胞毒作用的。MM 细胞的氨基肽酶活性明显高于正常细胞。临床前研究表明，与美法兰相比，美氟芬表现出更高的细胞毒性。临床前模型证实，它有可能克服美法兰耐药性。基于 II 期 HORIZON 试验的结果，melflufen 最近（2021 年）获得了美国食品药品监督管理局（FDA）的批准，用于之前接受过四种治疗的 RRMM 患者，包括一种 PI、一种 IMiD 和一种抗 cd38 单抗。该研究的主要终点是 ORR。纳入了 157 名对泊马度胺和/或抗 cd38 单抗耐药的患者（中位治疗线数为 5 个），他们每 4 周接受 40mg melflufen 静脉注射，每周接受 40mg 地塞米松（75 岁以上为 20mg）治疗。该研究中位随访时间为 14 个月，ORR 为 29%，中位无进展生存期（PFS）为 4.2 个月，中位 OS 为 11.6 个月。有趣的是，在三类难治性（对 pi、IMiDs 和抗 cd38 单克隆抗体难治性）患者中也观察到活性，ORR 为 26%。这与所有治疗人群以及髓外疾病患者（24%）和 ≥75 岁患者（32%）中获得的结果大致相似。此外，亚组分析显示，melflufen 对先前一系列治疗中对烷基化剂难治性的患者有效（ORR 为 28%），这与临床前数据和 melflufen 独特的作用机制有关。≥3 级 AEs 的患者占 96%；其中大部分是血液学事件（中性粒细胞减少 79%，血小板减少 76%，贫血 43%），而肺炎是最常见的非血液学事件（10%）。值得注意的是，胃肠道事件很常见（62%），但主要是 1/2 级（93%）。共有 42 名患者（27%）因不良反应（TEAEs）[主要是血小板减少症（14%）和中性粒细胞减少症（3%）]而出现 melflufen 剂量减少，34 名患者（22%）因相同原因至少一次停止治疗。使用烷基化剂会带来继发性骨髓增生异常的风险，1 例患者在使用了 17 个周期的 melflufen（但此患者此前使用了多线烷基化剂治疗）后出现了这种情况。

III 期随机、多中心、开放标签的 OCEAN 试验（NCT03151811）仍在进行中，并正在比较 melflufen 和地塞米松与泊马度胺和地塞米松对经过 2~4 线治疗(包括 PI 和来那度胺)、且对最后一线治疗和来那度胺的难治的 RRMM 患者的疗效。研究的主要终点是 PFS。虽然本研究尚未完成,但初步结果显示 melflufen-地塞米松并不低于 Pd($P=0.0640$)。同样,melflufen 和泊马度胺的 ORR 分别为 32.1% 和 26.5%。melflufen 也正在与其他 MM 药物联合进行试验,如在 I 期/II 期 ANCHOR 研究中(OP-104;NCT03481556),采用 melflufen 联合硼替佐米或达雷妥尤单抗治疗 RRMM。初步结果显示,达雷妥尤单抗组和硼替佐米组的 ORR 分别为 73% 和 62%。随后的 III 期 LIGHTHOUSE(NCT04649060)试验将使用 melflufen-达雷妥尤单抗-dex 对比达雷妥尤单抗单药的疗效。值得注意的是,由于 OCEAN 试验中死亡的风险增加,2021 年 7 月 FDA 要求暂停入组所有正在进行评估 melflufen 的临床试验。根据这一新的信息,必须仔细讨论 melflufen 的安全性。

4. BCL-2/MCL-1 抑制剂　BCL-2 蛋白家族成员调控固有的凋亡途径,包括促凋亡(BAX、BAK、BIM、BAD)和抗凋亡(BCL-2、MCL-1、BCL-XL、BCL-W)。在骨髓瘤中,抗凋亡 BCL-2 蛋白的表达升高,促进 MM 细胞的生存。尽管 BCL-2 对细胞生存的依赖性在不同的 MM 患者之间是不同的。然而,在大多数 MM 细胞系,MCL-1 的表达增加,这代表了对 BCL-2 抑制的潜在抗性机制。携带 t(11;14) 易位的患者亚群(15%~20% 的患者),BCL-2 水平较高,但 mcl-1/BCL-XL 表达较低,可能从抗 BCL-2 方法中受益最大。在骨髓瘤中,针对凋亡通路而不是主要关注增殖细胞是一种值得尝试的方法,因为 MM 细胞可以在骨髓龛中静止。

venetoclax 是一种口服的、选择性的 BCL-2 抑制剂,已被证明对各种血液系统恶性肿瘤有效,特别是慢性淋巴细胞白血病(CLL)或急性髓系白血病(AML)。最近,它还显示了对 MM 细胞的活性,这导致了相关临床试验的开展。在骨髓瘤中,venetoclax 的剂量为 800mg/d,不同于通常批准用于 CLL 或 AML 的剂量(400mg/d)。III 期随机、双盲、多中心 BELLINI 试验包括 291 例接受 1~3 线治疗的 RRMM 患者,他们接受 venetoclax/硼替佐米/地塞米松治疗,或硼替佐米/地塞米松/安慰剂治疗。与硼替佐米的联合是因为 PI 可以增加 BCL-2 的表达并下调 MCL-1,因此可能增强 venetoclax 的作用。该试验中位随访时间为 18.7 个月,venetoclax 组中位 PFS 为 22.4 个月,而安慰剂组为 11.5 个月($P=0.010$)。然而,尽管两组的严重感染率相当,但实验组的死亡风险有所增加(14 例治疗猝死 vs 1 例),死亡原因主要是由于疾病进展和感染(8/14,57.1%)。最重要的是,亚组分析显示,t(11;14) 易位患者的反应率较高。值得注意的是,该组的 MRD(10-5) 阴性率为 25%,这与其他试验中基于免疫疗法的三联疗法获得的 MRD 阴性率相比较有优势。此外,他们还显示了最长的 PFS(中位 PFS 未达到)。此外,t(11;14) 或高 BCL-2 表达亚组的死亡率在两个治疗组之间相似。出于这个原因,后续 venetoclax 为基础试验主要以生物标志物为导向,关注 t(11;14) 易位的患者。两个关于 carfilzomib/venetoclax/地塞米松的研究也支持 venetoclax 在 t(11;14) 阳性患者中的治疗作用。在这两项研究中,t(11;14) 阳性患者 100% 应答,而 t(11;14) 阴性患者出现混合应答(一项研究的 ORR 为 74%,另一项研究无应答)。在 III 期 CANOVA 试验(NCT03539744)中将进一步探讨 venetoclax 的作用。研究方案是 venetoclax 联合地塞米松,研究对象是具有 t(11;14) 易位的 RRMM 患者。值得注意的是,使用 venetoclax 有诱导获得性突变的风险。如先前在 CLL(BCL-2 家族中的突变,如 BCL2 或 BAX,以及涉及 BRAF、CDKN2A/B、BTG1 的突变)中所显示的那样,也会导致对治疗的耐药性。

除了 BCL-2 抑制,MCL-1 是一个有吸引力的靶点,因为它在大多数 MM 患者中过表达,并参与 venetoclax 耐药。因此,BCL-2 和 MCL-1 的双重抑制可能更具潜力。现在,各种 anti-MCL1 药物在研发早期阶段,其中包括 S64315(也称为 MIK665)在临床前模显示出较好的抗 MM 活性。S64315,AMG176,AMG397,AZD5991 等 MCL-1 抑制剂正在进行 I 期临床试验(NCT02992483,NCT02675452,NCT03465540,NCT03218683)。然而,这些药物目前应谨慎考虑,因为可用的数据很少,两项试验(AMG176 和 AMG397)被暂停,以评估其心脏毒性。

5. 选择性核输出抑制剂(SINE)　骨髓瘤核输出蛋白 1(XPO1)的一个全新蛋白家族,介导核输出和几种肿瘤抑制蛋白的失活。XPO1 在包括 MM 的多种癌症中过表达。因此,选择性核输出抑制剂(selective inhibitors of nuclear export,SINE)迫使肿瘤抑制蛋白的核定位和激活,导致恶性细胞的凋亡。塞利尼索(selinexor)是全新的 SINE,已经被批准用于 MM 的治疗。第二代 SINE eltanexor 也已进入临床试验。这一类全新的药物代表了 MM 患者治疗的另一种选择,特别是那些对 IMiDs 耐药的患者。

在 selinexor(80mg,2 次/周)在 Ⅱb 期单组、多中心 STORM 试验中,与地塞米松(20mg)联合应用于已接受来那度胺、泊马度胺、硼替佐米、卡菲佐米和达雷妥尤单抗(5 药暴露,其中 3 药难治)治疗的 RRMM 患者。该研究纳入了 122 名既往反复治疗患者(既往方案中位数=7),他们的主要终点 ORR 为 26%,中位数 PFS 为 3.7 个月,中位数 OS 为 8.6 个月。此外,5 药难治性患者的 ORR 为 25%。基于 selinexor 的三联疗法有可能解决 IMiDs 难治性患者缺乏治疗的问题。Ⅲ 期 BOSTON 试验旨在分析 selinexor(不同剂量:100mg/周,5 周为一疗程)联合硼替佐米(1.3mg/m² SC,每周,5 周为 1 个疗程)和地塞米松的疗效,并与硼替佐米和地塞米松(Vd)进行比较。共有 402 名患者(既往患者中位数=2)被随机化,主要终点为无进展生存期(PFS)。结果显示,selinexor 组的中位数 PFS 显著延长(13.93 个月 vs 9.3 个月)。在Ⅰ/Ⅱ期 STOMP 研究中,研究者们评估了多个基于 selinexor 的联合方案(10 个组合,11 个组)(≥3 个先前的治疗线,包括一个 PI 和一个 IMiD)的疗效。其中 selinexor/卡菲佐米/地塞米松(selinexor 每周 80mg)方案的有效率为 70.8%,而 selinexor/泊马度胺/地塞米松(selinexor 每周 60mg)方案的有效率为 65%。当然,研究也发现,selinexor 试验的回顾性汇总分析(STORM、STOMP 和 BOSTON;n=437)显示出较高的非血液学事件发生率,如恶心(68%)、食欲下降(53%)、腹泻(41%)和呕吐(37%)。然而,这些副作用主要为 1~2 级,并且发生在治疗的第一周。血液学 AEs 主要为血小板减少症(66%)和中性粒细胞减少症(37%)。然而,对 selinexor 的耐受性可以通过仔细的管理来提高。由于胃肠道毒性,使用地塞米松和预防性止吐药是必要的。至于血液毒性,为了避免严重血小板减少症和潜在的出血,建议 selinexor 时使用血小板应超过 50G/L。

eltanexor 是一种第二代 SINE,目前正在进行临床试验,值得注意的是,在一项 Ⅰ/Ⅱ 期研究中,有 36 名患者先前接受了中位 7 线治疗,尽管它的耐受性相对较好,但反应率有限(ORR=13%)。最终结果如何,让我们拭目以待。

6. 组蛋白去乙酰化酶(histone deacetylases,HDAC)抑制剂针对组蛋白修饰导致不同染色质构象和 DNA 转录,从而调节基因表达和细胞存活。在 MM 的背景下,HDAC 抑制剂重新激活沉默基因,导致细胞死亡。有两种 HDAC 抑制剂主要用于 MM:panobinostat 和 ricolinostat,前者是一种泛 HDAC 抑制剂,后者则是 HDAC6 的选择性抑制剂。遗憾的是,HDAC 抑制剂作为单一药物的效力在 MM 中是有限的。然而,由于它们的协同作用,它们联合使用尤其是与 PI 联合使用可以作为 RRMM 患者进行治疗的替代选择。

panobinostat/硼替佐米/地塞米松与硼替佐米/地塞米松比较的Ⅲ期 PANORAMA-1 试验(n=768)研究了既往接受过 1~3 种治疗线的患者的疗效。该试验达到了主要终点,panobinostat 组的中位 PFS 为 12 个月,Vd 组为 8.1 个月(P=0.000 1)。在 PANORMA-1 研究中,腹泻是一个重要问题,影响了 76% 的患者(3/4 级毒性的 33%)。也有研究对 RRMM 患者进行了 panobinostat 和 IMiDs 联合用药的评估,特别是在一项单中心 Ⅱ 期临床试验中,panobinostat/来那度胺/地塞米松(n=27,中位治疗线数为 3)的 ORR 为 41%,中位无进展生存期为 7.1 个月。值得注意的是,这项研究中 81% 的患者是来那度胺难治性的。与 PANORAMA-1 研究相比,该研究没有发现明显的胃肠道毒性。以 panobinostat 为基础的四药组合也在 RRMM 患者中进行了测试,如 panobinostat-VTD 方案(Ⅰ/Ⅱ期,n=57)ORR 为 91%。panobinostat-VRD 方案(Ⅰ期,n=20,)ORR 为 44%。

ricolinostat 在一项多中心 Ⅰ/Ⅱ 期临床试验中进行了研究。同样,作为单一药物,它没有临床活性。然而,ricolinostat(RP2D 160mg/d)联合硼替佐米的 ORR 为 37%(硼替佐米难治性患者的 ORR 为 14%)。与非选择性 HDAC 抑制剂的数据相比,其血液学和胃肠道毒性更小。在一项多中心 Ⅰb 期试验中,ricolinostat 还与来那度胺联合使用,共纳入 38 例患者。这项研究中,RP2D 为每日 160mg,第 1~21 天(每 28d 为一个周期),ORR 报道为 55%,且治疗的耐受性良好(39% 的患者腹泻等级为 1~2 级;3 级占 5%)。总的来说,HDAC 抑制剂尚未在临床实践中广泛应用,可能部分原因是其毒性(panobinostat 被批准时带有对严重腹泻和心脏 AEs 的警告)。此外,panobinostat 仅被批准与静脉注射硼替佐米(和地塞米松)联合使用,这是基于 PANORAMA-1 研究,该联合用药比新的治疗较标准硼替佐米皮下注射制剂的毒性更大。然而,HDAC 抑制剂仍是 MM 的一类独特的治疗药物,体外实验证明了其有效性,但仍有改进的空间。

7. 其他靶向药物 尚有许许多多靶向药物正在研发,如周期素依赖性激酶(CDK1,2,5 和 9)的选择性抑制剂 dinaciclib、靶向 Janus 酪氨酸激酶(JAK)通路的小分子化合物 ruxolitinib、MAPK 抑制剂、BRAF 抑制剂等。

根据精准医学的理念,骨髓瘤的未来可能在于一种量身定制的治疗方法,这种治疗策略可以适应每个患者的生物学和/或分子特征。理论上,利用现有的分子生物学技术(NGS、SNP-array、FISH 等),几乎可以确定每个患者的基因组图谱,不仅可以判定疾病的预后,还可以预测特定药物的靶点。这种精准医疗方法已经用于治疗急性白血病,而且正在研究用于许多其他血液学疾病。正在进行的 I/II 期 MyDRUG(Myeloma Developing therapies Using Genomics)研究(NCT03732703)正在测试这种定制方法,如果患者在某些特定基因如 CKDN2C、FGR3、KRAS、NRAS、BRAF(V600E)、IDH2 或 t(11;14)中出现≥25% 的突变,将被纳入研究。

8. 细胞及免疫治疗　参见第七篇第二章。

（四）支持治疗

MM 是第二常见的血液恶性肿瘤,近年来的治疗进展导致了生存率的提高,5 年生存率从 2000 年的 35% 上升到 2015 年的 52.2%。随着患者存活率的增加,适当的支持性护理对确保生活质量至关重要。

1. 骨骼损害　MM 最常见的并发症之一是随着骨髓中的浆细胞克隆的扩增而发生的溶骨性骨病变。这些病变导致疼痛和增加骨折的风险。诊断成像最好采用全身低剂量计算机断层扫描(WBLD-CT)、正电子发射断层扫描(PET)/CT 或磁共振成像(MRI)来实现,因为这些方式在检测溶骨性病变时比 X 线片具有更高的敏感性。临床工作中应该根据临床表现和成本来决定使用何种影像学方法。例如,MRI 已被发现对骨受累最敏感,PET/CT 对髓外疾病的检测最敏感,而 WBLDCT 因其成本较低而被首选。

双膦酸盐来预防溶骨性病变是 MM 骨病的基础用药。双膦酸盐,如唑来膦酸和帕米膦酸,通过抑制破骨活性发挥作用。多个随机对照试验表明,双膦酸盐可使病理性椎体骨折减少,骨骼相关事件减少,骨骼相关疼痛得到更好控制。但这些治疗是否预示着存活率的提高,结果还不十分一致。唑来膦酸和帕米膦酸是 FDA 批准的两种双膦酸盐,用于预防 MM 溶骨性病变。帕米膦酸 90mg 静脉滴注 3h,每个月 1 次,而唑来膦酸 4mg 静脉滴注 15min,每月 1 次。双膦酸盐的选择应考虑到患者的表现、肾功能和对不同药物相关不良事件的了解。例如,唑来膦酸在降低高钙血症方面是最有效的,而帕米膦酸则被推荐用于严重肾病患者。Cochrane 的一篇综述没有发现一种双膦酸盐比另一种优越。双膦酸盐最重要的副作用包括颌骨骨坏死(ONJ)、非典型骨折和急性肾损伤(唑来膦酸特有)。ONJ 患者在骨坏死区域可见之前,可能有长期的颌骨疼痛,牙龈肿胀或溃疡。对于 ONJ 患者是否建议停用双膦酸盐,指南意见不一。跨国癌症护理协会(MASCC)、国际口腔肿瘤学会(ISOO)和美国临床肿瘤学会(ASCO)最近的指南指出,没有足够的证据建议在出现 ONJ 时应继续或中止使用双膦酸盐。是否继续使用最好由负责治疗的医生和牙科专家一起决定。

虽然已经确定骨质疏松患者应该接受 5 年的双膦酸盐治疗,但 MM 患者的最佳治疗时间尚未确定。多个专家委员会建议至少每个月注射一次双膦酸盐,并持续至少 2 年。虽然标准给药剂量传统上是每 4 周给药一次,但最近的一项大型随机对照试验比较了唑来膦酸每 4 周给药一次和每 12 周给药一次的效果,发现在接受 12 周给药的实验组中,骨骼相关事件的发生率是非劣效性的。当患者对全身抗骨髓瘤治疗有反应时,可以停用双膦酸盐。对治疗无效的患者应继续接受双膦酸盐治疗。骨髓瘤临床复发时,建议重新开始双膦酸盐治疗。

denosumab 是一种核因子 κB 配体(RANKL)受体激活因子的抑制剂。一项双盲随机对照试验比较了 denosumab 和唑来膦酸对骨质损害的治疗效果,发现 denosumab 在降低骨骼相关事件的发生率方面并不低于唑来膦酸,但使用 denosumab 治疗的患者发生肾脏不良事件的概率是后者的一半。此外,对这些数据的事后分析发现,在有意进行自体干细胞移植的患者中,denosumab 与唑来膦酸相比具有无进展生存优势。值得注意的是,突然停用 denosumab 与破骨活性反弹有关,这可能导致快速骨丢失和骨折风险。为了防止这种反弹效应,在停用 denosumab 后应给予一剂双膦酸盐。考虑到 denosumab 的高成本和与唑来膦酸类似的骨骼相关事件发生率,它通常不被推荐作为预防骨髓瘤患者溶骨性疾病的一线治疗,但在肾病患者中应优先考虑使用 denosumab。

骨髓瘤性骨病的疼痛控制可以通过多种途径实现。使用止痛剂,以及抗骨髓瘤治疗通常是疼痛控制的一线方案。对于那些伴有疼痛的椎体压缩骨折,后凸成形术是相对安全和有效的方法。姑息性放疗最好用于对保守治疗和全身抗骨髓瘤治疗无效、且非常疼痛的溶骨性病变或浆细胞瘤。一般而言,以 20~

30Gy 的剂量分 5~10 次进行姑息性放疗可使疼痛缓解。

高钙血症是 MM 骨吸收增加的后遗症,高达 25% 的患者在其疾病过程中会出现高钙血症。患者主诉可有腹痛、多尿、精神错乱、恶心、便秘或呕吐。这应该通过积极的水化、皮质类固醇、双膦酸盐和降钙素来控制。严重的难治性高钙血症可能需要血液透析。

2. 肾脏损害 20%~40% MM 患者有肾脏损害。与无肾脏损害的患者相比,有肾脏疾病损害的患者总体生存率较差。继发于 MM 的肾脏损害有管型肾病、单克隆免疫球蛋白沉积病(MIDD)或 AL 淀粉样变性。管型肾病又称骨髓瘤肾,是 MM 最常见的肾脏疾病。在这种肾脏损害中,轻链通过肾小球滤过,形成小管内管型,阻塞远端小管。脱水和肾毒性药物也可使肾功能恶化,但这些通常是加重因素,而不是肾衰竭的主要原因。MM 发生肾脏损害时应及时启动水化和速效化疗药物,以减少游离轻链负担,防止肾小管进一步破坏。例如,硼替佐米与大剂量地塞米松(硼替佐米、环磷酰胺、地塞米松)三联疗法是 MM 和急性肾损伤(AKI)患者的有效治疗方案,因为硼替佐米不影响肾功能。与所有肾损伤病例一样,建议适当控制血压,调整肾毒性化疗药物的剂量,避免使用造影剂和其他肾毒性药物,以减轻对肾脏的进一步损害。

尽早减少游离轻链可改善肾功能。在急性肾损伤的 MM 患者,临床上一直采用血浆置换快速去除轻链。使用血浆置换快速去除轻链尚未获得大型随机对照试验的支持,而小型的非对照试验结果也似是而非。因此不推荐。目前正在进行关于使用高截留量血液透析(HCO-HD)的进一步研究,该方法比血浆置换法从血清中去除更多的游离轻链。最近一项针对 MM 患者的 2 期随机对照试验将 HCO-HD 与标准血液透析进行了比较。HCO-HD 似乎并没有改善临床结果(即随机分组后 90 天的脱离血透的患者比例)。这与 2017 年的一项类似试验的结果一致,该试验表明,HCO-HD 与标准血液透析相比,90 天后的肾脏预后没有显著差异。经过抗骨髓瘤治疗但仍有持续肾脏损害的患者可能需要长期透析。如果骨髓瘤得到很好的控制而需要长期透析,可以考虑进行肾脏移植。

3. 贫血 几乎所有 MM 患者在病程中都会受到贫血的影响。贫血通常继发于骨髓浆细胞增殖,破坏红细胞生成,或抗骨髓瘤治疗的骨髓抑制作用。贫血可通过输血红细胞(RBC)或促红细胞生成素刺激剂(ESA)治疗。虽然 ESAs 曾被推荐用于癌症患者贫血的治疗,但研究表明这些药物会使血栓栓塞事件的风险增加,还会增加死亡率和癌症进展的风险。美国 ASCO 和美国血液学学会(ASH)在 2019 年发布了一项实践指南更新,建议当癌症治疗无法治愈时,可向化疗相关贫血患者提供 ESA,以减少对红细胞输血的需求。考虑到癌症进展的风险,ESA 不推荐用于癌症能够治愈的患者。ESA 应用后血红蛋白浓度上升不再需要红细胞输注即可。对于在 6~8 周内无效的患者,ESA 不应继续使用。

考虑到围绕 ESA 的争议,建议除上述提及的患者外,大多数患者应根据症状性贫血的需要输红细胞治疗。如果贫血被认为是继发于抗骨髓瘤治疗,抗骨髓瘤药物剂量可能需要调整,以防止贫血加重。

4. 周围神经病变 MM 患者可能由于疾病本身或治疗毒性而发展为周围神经病变。浆细胞病的神经病变的发病机制尚不清楚。一些研究表明它是通过脱髓鞘和增宽的髓鞘板层介导的。继发于单克隆 γ 病的神经病变多见于 IgM 型浆细胞病,IgA 和 IgG 型较少见。尽管在周围神经元的髓鞘中检测到 IgM 沉积,但为什么会发生这种情况还不完全清楚。对于继发于 M 蛋白血症的周围神经病变,治疗基础疾病应是首要途径。

神经病变也可能继发于抗骨髓瘤治疗,特别是硼替佐米和沙利度胺。高达 60% 的患者接受每周两次硼替佐米治疗后会出现周围神经病变。常常表现为呈袜套手套样分布的疼痛性感觉神经病。症状通常在停止治疗后 3 个月消退,但在某些情况下可持续更长的时间甚至持续很久。对于硼替佐米相关神经病变的患者,建议使用每周一次的方案,将静脉给药改为皮下给药。FDA 建议根据周围神经病变分级进行剂量调整。周围神经病变的分级是基于周围神经病变对患者日常生活活动的影响。对于 2 级周围神经病变的患者,建议减少剂量至 $1mg/m^2$。对于 3 级周围神经病变的患者,建议暂时停用硼替佐米,重新启动硼替佐米治疗时剂量从 $0.7mg/m^2$ 的。对于 4 级周围神经病变,硼替佐米应永久停用。使用第二代蛋白酶体抑制剂卡非佐米后,周围神经病变的发生率显著降低,约为 18%。口服蛋白酶体抑制剂伊沙佐米也可减少周围神经病变。在一项使用伊沙佐米单药治疗的患者试验中,尽管没有报告严重神经病变的病例,但也有大约 40% 的患者出现周围神经病变。患者因周围神经病变而疼痛时可能需要加用镇痛药物,如度洛西汀。如果患者对度洛西汀无反应,应使用三环类抗抑郁药如阿米替林或抗惊厥药如加巴喷丁。

5. 感染 MM 患者感染风险增加,在诊断后的前 3 个月感染继发死亡的风险最大。MM 患者容易继发感染主要是因为正常浆细胞功能失调不能产生抗体、使用糖皮质激素治疗和治疗相关的中性粒细胞减少。病程中应进行必要的感染预防。MM 诊断后应注射一次肺炎球菌疫苗和每年一次的流感疫苗。治疗期间应使用髓样细胞生长因子,如粒细胞集落刺激因子,以避免严重的中性粒细胞减少症。特定的抗骨髓瘤药物需要特定的预防。例如,硼替佐米的患者应接受抗病毒预防治疗,每日 2 次使用 400mg 阿昔洛韦或 500mg 伐昔洛韦预防带状疱疹的发生。考虑到感染的最高风险是在诊断后的前 3 个月,在诱导化疗期间经常使用甲氧苄啶-磺胺甲噁唑 80/400mg/d 或左氧氟沙星 500mg/d 预防细菌感染。最近的一项大型多中心随机对照试验比较了每天服用 1 次左氧氟沙星 500mg 与安慰剂在抗骨髓瘤治疗的前 12 周的疗效,发现服用左氧氟沙星的患者的死亡和发热显著减少。该研究结果还显示,使用抗生素预防没有增加对抗生素耐药菌携带率,也没有增加治疗相关感染的机会。由于 MM 患者体液免疫功能较差,每个月静脉注射免疫球蛋白(IVIG)也可作为预防措施,并已被证明可显著降低反复感染的风险。

MM 患者感染主要为肺部感染和尿路感染。出现感染和所有其他发热性疾病时,应采用经验性覆盖治疗,抗生素选择覆盖范围应根据患者所在医院的抗生素耐药性情况而定。

6. 静脉血栓栓塞　由于 MM 患者个体因素如年龄、肥胖、基础疾病,骨髓瘤疾病本身以及治疗相关因素如免疫调节类药物特别是来那度胺和沙利度胺的应用,MM 患者静脉血栓栓塞(VTE)的风险增加。一项针对美国退伍军人事务医院 400 万患者的大型研究发现,MM 患者的静脉血栓栓塞发生率约为每 1 000 人年 9 例。IMWG、欧洲骨髓瘤协会和 NCCN 均推荐 MM 患者应进行 VTE 风险分层以确定对应的血栓预防策略。风险分层主要基于之前的静脉血栓栓塞史、家族血栓形成史、近期手术史、基础疾病如心脏疾病和糖尿病等。接受免疫调节剂为主的联合治疗的标危(无风险因素的患者)患者应接受阿司匹林治疗以预防静脉血栓栓塞,高危患者(有其他风险因素)应采用低分子肝素、华法林或直接口服抗凝剂来预防。

九、多发性骨髓瘤的疗效评价

目前临床常用的是 IMWG 颁布的 MM 国际统一疗效标准(International Uniform Response Criteria for Multiple Myeloma),它是在 EBMT 标准基础上进行了修订,并且根据近年来新的检测标准进一步做了修订(表 5-6-2-9),增加了基于微小残留病(minimal residual disease,MRD)检测结果的疗效评估标准。其中 MR、SD 仅用于难治复发或临床试验患者中的疗效评估。MRD 检测应在 CR 的基础上进行。"连续两次检测"是指在开始新的治疗方案之前的任意时间点进行的两次检测。

表 5-6-2-9　多发性骨髓瘤国际统一疗效标准(IMWG 标准)

疗效分类	疗效标准
持续 MRD 阴性	骨髓 MRD 阴性(二代流式、二代测序)及影像学阴性,最短间隔 1 年再次确认
流式 MRD 阴性	EUROFLOW 标准检测免疫表型异常的克隆性浆细胞消失(敏感度 $1/10^5$)
测序 MRD 阴性	NGS 检测骨髓克隆性浆细胞消失(敏感度 $1/10^5$)
影像学 MRD 阴性	在 NGF 或 NGS 定义的 MRD 阴性基础上,在基线或之前 PET/CT 发现的示踪剂摄取增加的每个区域均不再有示踪剂摄取或摄取减少至低于纵隔血池 SUV 或减少至低于周围正常组织摄取值
严格的完全缓解(stringent CR,sCR)	在 CR 的基础上,血清游离轻链(FLC)比率正常以及免疫组化、免疫荧光证实骨髓中无单克隆浆细胞
完全缓解(CR)	血和尿免疫固定电泳阴性,无软组织浆细胞瘤及骨髓中浆细胞<5%
非常好的部分缓解(VGPR)	蛋白电泳不能检出 M 蛋白,但血/尿免疫固定电泳阳性;或血清 M 蛋白降低≥90% 及尿 M 蛋白<100mg/24h
部分缓解(PR)	血清 M 蛋白降低≥50% 及 24h 尿轻链减少≥90% 或<200mg;如血尿 M 蛋白不可测量,则血清 FLC 之差降低≥50%;如血尿 M 蛋白及血清 FLC 均不可测量,则骨髓中浆细胞下降≥50%(浆细胞基线须≥30%);除上述标准,如基线存在软组织浆细胞瘤,须同时满足浆细胞瘤缩小≥50%
微小缓解(MR)	血清 M 蛋白减少≥25% 但≤49% 及 24h 尿 M 蛋白减少 50%~89%。须同时满足浆细胞瘤缩小≥50%

疗效分类	疗效标准
疾病稳定(SD)	不符合 CR,VGPR,PR 及 PD 标准
疾病进展(PD)	至少满足下列一项指标,与获得的最低疗效值比较增加 25%:血 M 蛋白(绝对值升高 ≥5g/L);尿 M 蛋白(绝对值升高≥200mg/24h);如血尿 M 蛋白不可测量,血清 FLC 差异增加(绝对值升高> 100mg/L);骨髓中浆细胞增多(绝对值升高>10%);新出现软组织浆细胞瘤、溶骨性病变,或原有 软组织浆细胞瘤、溶骨性病变增大;出现仅与浆细胞增殖相关的高钙血症(纠正血钙>11.5mg/dL 或 2.65mmol/L)
CR 后复发	满足以下一项:确认血或尿中 M 蛋白再次出现;骨髓浆细胞>5%;出现新的溶骨性病变或软组织 的浆细胞瘤;残留骨骼病变的大小明确增加;出现高钙血症
临床复发	表现为肿瘤负荷增加和/或器官功能不全(CRAB)。满足以下一项:出现新的浆细胞瘤或骨质损 害;原有浆细胞瘤或骨质损害增加:长径×宽径增加≥50%(长径、宽径增加至少 1cm);高钙血症> 11.5mg/dL(2.65mmol/L);Hb 降低≥2g/dL(1.25mmol/L);血肌酐升高≥2mg/dL(177mmol/L)

可测量的血尿 M 蛋白定义为符合以下一项:血清 M 蛋白≥10g/L;尿 M 蛋白≥200mg/24h;FLC 比率异常的基础上,克隆 性 FLC 水平≥100mg/L

随着越来越多的新药纳入现有的治疗手段,MM 患者治疗后获得 CR 的比例明显升高,需要更加敏感的检测手段来评估治疗后的缓解深度。近来的多项研究证实 MRD 阴性与患者生存,包括 PFS 和 OS 均呈显著正相关,MRD 阴性是长生存的关键指标。即使对于具有高危细胞遗传学不良预后因素的患者同样也具有预后意义,当今检测 MM 的 MRD 主要通过多参数流式、分子生物学 PCR 技术、二代测序 NGS,以及影像学水平 PET-CT 评估(主要用于髓外病变)。MRD 的水平及其动态变化对于后续治疗措施的选择具有重要指导意义。

MM 的疗效评估较之其他疾病的评估相对要复杂很多。首先,疗效判断通常需要与基线水平进行比较。基线的 M 蛋白定量对于疗效评估非常重要。根据 IMWG 的专家共识,血清 M 蛋白≥10.0g/L 或尿 M 蛋白≥200mg/24h 或 sFLC 比值异常且受累游离轻链≥100.0mg/L 被称为可测量疾病。如果基线 M 蛋白达到可测量疾病水平,则在每一次评估病情时均应该测量血清 M 蛋白、尿 M 蛋白或血清游离轻链。对于基线不具备可测量疾病的患者,只能在考虑其 CR 或复发时进行评估,此时以可测量疾病的最低值作为基线水平进行评估。如果基线尿 M 蛋白没有达到可测量疾病的水平,在判断 PR 和 MR 时则无需检测尿 M 蛋白,但判断 CR 或 VGPR 仍需要检测尿 M 蛋白。

基线评估还应该包括骨髓的检查。如果同时进行骨髓穿刺和骨髓活检,则以数值较高者作为判断标准。对于血清学和骨髓检查判断为 VGPR 的患者,各软组织肿瘤的最大垂直直径之和缩小应超过 90%。

基线时有无软组织浆细胞瘤需要记录并动态监测,记录缺失的患者应该判断为不可评估。

其次,对于 IgA 和 IgD 型 MM,可优先采用相应的免疫球蛋白定量进行疾病评估和疗效判断。当血清和尿 M 蛋白不可测量时,可采用 sFLC 水平进行评估。

再次,MM 的疗效评估需要联系两次检测结果加以证实(两次间隔时间没有要求,但必须是两次独立取材的标本)。当用不同参数进行评估结果不一致时,疗效应根据肿瘤负荷改善较低或最低的指标进行判断。当怀疑患者病情进展时,应该与特定治疗阶段的最低肿瘤负荷进行比较。

最后,应特别注意 CR 后再次出现免疫固定电泳阳性的情况。此时如果出现 M 蛋白的同种型改变,往往提示免疫重建后的寡克隆抗体的产生。这种情况多出现在靶向治疗、免疫治疗和自体或异体造血干细胞移植之后,往往提示患者预后良好,PFS 较长,不应与复发相混淆。对于双克隆 M 蛋白的 MM,需要根据两个 M 峰之和进行定量评估。

(钟璐　侯健)

参考文献

[1] KUMAR SK,RAJKUMAR V,KYLE RA,et al. Multiple myeloma[J]. Nat Rev Dis Primers,2017,3:17046.

[2] van de DONK NWCJ,PAWLYN C,YONG KL. Multiple myeloma[J]. Lancet,2021,397(10272):410-427.

[3] PAWLYN C,DAVIES FE. Toward personalized treatment in multiple myeloma based on molecular characteristics[J]. Blood, 2019,133(7):660-675.

[4] MIKHAEL J. Treatment Options for Triple-class Refractory Multiple Myeloma[J]. Clin Lymphoma MyelomaLeuk,2020,20(1): 1-7.

[5] ANDERSON KC,CARRASCO RD. Pathogenesis of myeloma[J]. Annu Rev Pathol Mech Dis,2011,6:249-274.

[6] KYLE RA,RAJKUMAR SV. Criteria for diagnosis,staging,risk stratification and response assessment of multiple myeloma [J]. Leukemia,2009,23:3-9.

[7] BLADE J,ROSINOL L,CIBEIA MT,et al. Prognostic factors for multiple myeloma in the era of novel agents[J]. Ann Oncol, 2008,19(Suppl 7):vii117-120.

[8] GONSALVES WI,BUADI FK,AILAWADHI S,et al. Utilization of hematopoietic stem cell transplantation for the treatment of multiple myeloma:a Mayo Stratification of Myeloma and Risk-Adapted Therapy(mSMART)consensus statement[J]. Bone Marrow Transplant,2019,54(3):353-367.

[9] STEWART AK,RICHARDSON PG,SAN-MIGUEL JF. How I treat multiple myeloma in younger patients[J]. Blood,2009,114 (27):5436-5443.

[10] 侯健,邱录贵,李建勇. 多发性骨髓瘤理论和实践[M]. 上海:上海科学技术出版社,2010.

[11] RAJKUMAR SV,DIMOPOULOS MA,PALUMBO A,et al. International Myeloma Working Group updated criteria for the diagnosis of multiple myeloma[J]. Lancet Oncol,2014,15(12):e538-e548.

[12] ZAMAGNI E,NANNI C,GAY F,et al. 18F-FDG PET/CT focal,but not osteolytic,lesions predict the progression of smoldering myeloma to active disease[J]. Leukemia,2016,30(2):417-422.

[13] LAROCCA A,PALUMBO A. How I treat fragile myeloma patients[J]. Blood,2015,126(19):2179-2185.

[14] MOREAU P,KUMAR SK,SAN MIGUEL J,et al. Treatment of relapsed and refractory multiple myeloma:recommendations from the International Myeloma Working Group[J]. Lancet Oncol,2021,22(3):e105-e118.

[15] CAVO M,TERPOS E,NANNI C,et al. Role of 18F-FDG PET/CT in the diagnosis and management of multiple myeloma and other plasma cell disorders:a consensus statement by the International Myeloma Working Group[J]. Lancet Oncol,2017,18 (4):e206-e217.

[16] PALUMBO A,BRINGHEN S,MATEOS M,et al. Geriatric assessment predicts survival and toxicities in elderly myeloma patients:an International Myeloma Working Group report[J]. Blood,2015,125(13):2068-2074.

[17] RAJKUMAR SV,KUMAR S. Multiple myeloma current treatment algorithms[J]. Blood Cancer J,2020,10(9):94.

[18] BAZARBACHI AH,AL HAMED R,MALARD F,et al. Induction therapy prior to autologous stem cell transplantation(ASCT) in newly diagnosed multiple myeloma:an update[J]. Blood Cancer J,2022,12(3):47.

[19] SOEKOJO CY,OOI M,de MEL S,et al. Immunotherapy in Multiple Myeloma[J]. Cells,2020,9(3):601.

[20] GUZDAR A,COSTELLO C. Supportive Care in Multiple Myeloma[J]. Curr Hematol Malig Rep,2020,15(2):56-61.

[21] KUMAR S,PAIVA B,ANDERSON KC,et al. International Myeloma Working Group consensus criteria for response and minimal residual disease assessment in multiple myeloma[J]. Lancet Oncol,2016,17(8):e328-e346.

[22] 中国医师协会血液科医师分会,中华医学会血液学分会. 中国多发性骨髓瘤诊治指南(2022年修订)[J]. 中华内科杂志,2022,61(5):480-487.

第三节　POEMS 综合征

POEMS 综合征是一种罕见的浆细胞疾病。它以其常见临床表现即多发性神经病(Polyneuropathy)、器官肿大(Organomagly)、内分泌病(Endocrinopathy)、M 蛋白(M protein)和皮肤改变(Skin changes)的首字母组合命名,也有称 Crow-Fukase 综合征或 Takatsuki 综合征。该病于 1938 年由 Scheinker 首次报道。

一、流 行 病 学

POEMS综合征是一种罕见疾病,确切的发病率尚不清楚。目前报告POEMS患者最大队列的研究是在美国、中国和日本,但这些数字不能准确反映流行病学。POEMS在男性中的发病率大约是女性的2.5倍,常在50~60岁发病。

二、病因及发病机制

POEMS综合征的病因未明,发病机制很复杂。

目前认为POEMS综合征主要是由于细胞因子分泌失衡导致相应的症状,而非克隆性浆细胞对脏器的直接损伤。其特征是多种促炎症和血管生成的细胞因子过度分泌[如血管内皮生长因子(vascular endothelial growth factor,VEGF)、白细胞介素1β(interleukin-1β,IL-1β)、白细胞介素6(interleukin-6,IL-6)、成纤维细胞生长因子、肝细胞生长因子和白细胞介素12(interleukin-12,IL-12)等]和抗炎细胞因子如转化生长因子β1(transforming growth factor-β1,TGF-β1)的分泌受抑。其中作用最为了解的VEGF,是迄今为止已知的与疾病活动最相关的细胞因子,可作为疾病治疗反应的监测指标。VEGF由成骨细胞和骨髓来源的细胞(包括浆细胞)生理性产生,通过靶向不同的内皮细胞受体,在调节血管生成和微血管通透性方面起着关键作用。在大多数POEMS综合征患者中,血清和血浆VEGF水平都可以观察到增高。目前推测,POEMS综合征的一些表现与VEGF诱导的内皮功能障碍、血管壁增厚和继发组织水肿有关。但靶向VEGF的治疗效果不佳,提示VEGF不是介导该病病理生理学的主要细胞因子。

其他炎性因子也参与了POEMS综合征的发病机制。研究发现POEMS综合征患者的血清中基质金属蛋白酶2和9(matrix metalloproteinase-2/9,MMP-2/9)的水平升高,这两种酶可能会引起POEMS综合征特征性的脱髓鞘神经病变,这可能与VEGF的过度表达相关。缺氧诱导转录因子-1(hypoxia-inducible factor,HIF-1)和IL-6在POEMS中表达均增加,它们可能是VEGF的上游因素。此外,肿瘤坏死因子α(tumor necrosis factor-α,TNF-α)和IL-6在POEMS综合征患者的血液/血清/血浆中上调,IL-12表达水平与疾病活动和进展显示出明显的相关性。

POEMS综合征的M蛋白中95%是λ轻链型,κ轻链极为罕见。针对免疫球蛋白λ轻链可变区(IGLV)的研究发现,POEMS中的IGLV基因均为两种种系基因(IGLV 1~40和IGLV 1~44)。在多发性骨髓瘤中发现的多种常见细胞遗传学改变也在POEMS综合征患者中发现,与其预后相关,如非整倍体包括13号单体、3号和7号三体以及14q32易位和13q14缺失等。

Kourelis等人用质谱仪研究了POEMS综合征患者的免疫肿瘤微环境,发现程序性细胞死亡蛋白1(programmed death-1,PD-1)阳性的CD4+T细胞增加,而幼稚的CD4+T细胞减少,表明CD4+T细胞受到了慢性抗原刺激,从而衰竭。这一发现提示PD-1/PD-L1抑制剂在治疗POEMS综合征中的可能潜在作用。

三、临 床 表 现

本病累及多个系统,临床表现多样,起病往往较为缓慢,进行性加重。

(一)多发性神经病变

POEMS综合征患者最常表现为多发周围神经病变,在整个病程中逐渐恶化,这是诊断POEMS综合征的必备条件。这种周围神经病变与慢性炎症性脱髓鞘性多发性神经病(chronic inflammatory demyelinating polyneuropathy,CIDP)相似,并容易被误诊为CIDP。POEMS综合征神经病变的特点是慢性、对称性、进行性的感觉和运动神经损害,症状一般从远端下肢向近端肢体发展。多数从感觉症状开始,表现为四肢针刺样或袜套样感觉异常;随着时间的推移,逐渐出现明显的运动症状,即严重的腕下垂或足下垂、肌肉萎缩、屈曲和步态功能障碍。脑神经和自主神经受累罕见。

(二)内分泌病

大约84%的患者会发生内分泌病变,受累内分泌脏器包括肾上腺、甲状腺、垂体、性腺、甲状旁腺及胰腺等,其中以性腺功能异常最为常见,男性表现为乳房发育或阳痿;女性表现为男性化、闭经或月经不调。葡萄糖代谢异常和甲状腺功能紊乱也较常见;肾上腺受累和甲状旁腺功能减退较少见。大多数患者有一种或以上的内分泌改变。目前认为这些内分泌功能紊乱本质上是功能性的,与细胞因子失衡有关。需注意的是糖尿病和甲状腺功能减退临床比较常见,将其列为 POEMS 综合征的表现之一时需慎重。

（三）器官肿大

45%~85% 的患者可出现器官肿大,主要为包括肝脾大,也有部分患者表现为淋巴结肿大。

（四）皮肤改变

68% 的 POEMS 综合征患者中可见皮肤改变,包括色素沉着、血管瘤、多毛、皮肤增厚、获得性面部脂肪萎缩、肢端发绀、面部潮红、雷诺现象、杵状指和白甲等。在体格检查时需要注意观察。

（五）浆膜腔积液和水肿

29% 的患者可观察到血管外容量负荷增多的表现,如多浆膜腔积液,包括胸腔积液、腹腔积液、心包积液等,多为渗出液。也有患者出现全身末端指凹陷性水肿或视乳头水肿。

（六）硬化性骨病

有研究报道 97% 的患者在平片上有硬化性骨病变。在这些患者中,47% 有硬化性病变,51% 有硬化性和溶骨性病变,2% 有溶骨性病变但无硬化性病变。最常见的骨病变部位是骨盆、脊柱、肋骨和近端肢体。CT 比传统平片更加敏感。由于病变具有不同的氟脱氧葡萄糖摄取,PET/CT 可能无法区分 CT 上看到的所有病变。

（七）肺部改变

肺部表现多样,包括肺动脉高压、限制性肺疾病、神经肌肉呼吸功能受损和二氧化碳扩散能力受损等,一般经有效治疗后可有所改善。约 25% 可出现肺动脉高压,接近 10% 的患者有限制性肺部疾病、肺对二氧化碳的扩散能力降低和/或肺动脉高压等。

（八）血象改变

54%~88% 患者可以出现血小板增多,12%~19% 的患者可出现红细胞增多,除非合并 Castleman 病,一般较少出现贫血。

（九）其他

患者还可以出现乏力、发热、腹泻、心肌病变、充血性心力衰竭、肾脏病变等表现。

四、诊断和鉴别诊断

（一）诊断标准

最早 POEMS 综合征的诊断标准是由 Martin 和 Narkanishi 等提出,即 5 项主要表现中符合 4 项或 4 项以上,且多发性周围神经病变和 M 蛋白为必备条件。2007 年,Dispenzieri 等人在总结以往经验后,对原有的诊断标准进行了修改,详见表 5-6-3-1。

表 5-6-3-1　POEMS 诊断标准*

强制性主要诊断标准	①多发性神经病变 ②单克隆浆细胞增殖性异常(多数是 λ 轻链型)
主要诊断	①硬化性骨病变 ②Castleman 病 ③血管内皮细胞生长因子水平升高
次要诊断标准	①脏器肿大(脾大、肝大或淋巴结肿大) ②血管外容量负荷增加(水肿、胸腔积液或腹腔积液) ③内分泌病变(肾上腺、甲状腺、垂体、性腺、甲状旁腺及胰腺)** ④皮肤改变(色素沉着、多毛、血管瘤、指甲苍白、多血症) ⑤视乳头水肿 ⑥血小板增多/红细胞增多症***
其他症状和体征	杵状指;体重下降;多汗症;肺动脉高压/限制性肺疾病;易栓症;腹泻;低维生素 B_{12} 水平
可能相关因素	关节痛;心肌病;发热

注:* 所有患者都有多发性神经病变和单克隆浆细胞增殖性异常,确诊必须有另一个主要标准和一个次要标准。

** 由于糖尿病和甲状腺疾病的高发病率,单一病变不能作为该病的一个次要诊断标准。

*** 贫血和血小板减少在本病中较少见,除非合并 Castleman 病。

（二）鉴别诊断

本病起病方式多种多样,累及多个系统,临床表现复杂,容易误诊、漏诊。临床上易与慢性吉兰-巴雷综合征、慢性感染性多发性神经根神经病、多发性骨髓瘤、原发性系统性轻链型淀粉样变性、结缔组织病、多发性肌炎、甲状腺功能减退等疾病混淆。对不明原因的周围神经病变或有多个系统损害的患者应进行血清免疫固定电泳、血尿本周蛋白电泳、血清游离轻链及全身影像学检查(骨 X 线平片、全身 CT、全身 MRI 或全身 PET/CT)等,进一步做骨髓或骨组织活检及免疫组织化学染色检查等,以便及早明确诊断,减少误诊和漏诊。

五、治　疗

（一）治疗原则

POEMS 综合征的治疗目的是根除引起病变的克隆性浆细胞。由于 POEMS 综合征为罕见病,目前的研究方案大多基于回顾性研究,通常使用治疗多发性骨髓瘤的药物治疗 POEMS 综合征。治疗原则取决于骨髓中是否存在克隆性浆细胞浸润和影像学中骨病变的数量。对于影像学发现 1~3 个骨病变且骨髓中未发现克隆浆细胞的患者,首选放射治疗。如果有≥3 个骨病变或骨髓中发现克隆性浆细胞,则应接受系统性治疗,必要时辅以放射治疗。

1. 无播散性骨髓受累患者的治疗　对于骨髓检查没有发现克隆性浆细胞增殖且影像学发现 1~3 骨损害的患者,推荐首选放射治疗,多数患者在 3~36 个月内可以改善 POEMS 综合征患者的症状,而且部分患者可以治愈。梅奥中心报道的 91 例接受放疗的患者中,6 年无进展生存率为 62%,10 年总生存率为70%。但需要强调的是,在治疗前评估患者是否为孤立性骨损害或者小于 3 处骨损害,不能单纯凭借 X 线平片检查,至少需要行全身 MRI 或 CT 检查,全身 PET/CT 检查可能是更好的选择。

2. 有播散性骨髓受累患者的治疗　对于骨髓发现克隆性浆细胞增殖或>3 个骨病变的患者,建议进行全身系统性治疗,但有较大的骨病变时可能需要辅助放射治疗。关于辅助放疗的决定应根据具体情况而定,通常在化疗结束后至少 6 个月才行辅助放疗。

（1）烷化剂为主的方案:烷化剂为主的方案主要包括美法仑联合泼尼松(MP 方案)和含环磷酰胺的方案。一个前瞻性临床研究采用美法仑+地塞米松(Mel+Dex)方案治疗 31 例 POEMS 综合征患者,年龄中位数为 44 岁(32~68 岁),其中 81% 的患者可获得血液学反应,100% 的患者可获得 VEGF 反应和神经系统反应,64.3% 的患者的淋巴结、肝脾大消失。在 15 名肺动脉高压患者中,14 名(93.3%)有所改善。该研究显示了 Mel+Dex 方案的有效性和安全性。但随访时间仅 21 个月,长期预后不详。一些研究报道,环磷酰胺单用或联合泼尼松治疗可获得约 50% 的有效率。

（2）新药治疗:沙利度胺由于有明显的神经系统毒性,目前在 POEMS 综合征中的应用有一定的争议。有一项为期 24 周的随机双盲试验比较了沙利度胺加地塞米松与地塞米松单独治疗 POEMS 综合征的效果,共 25 例患者入组。其中沙利度胺组的 VEGF 水平下降得更快,在 24 周时两组之间的其他终点没有显著差异,且 23% 的患者在第 48 周出现部分感觉神经病变恶化。

来那度胺:含来那度胺的方案是目前最常用的方案之一。Royer 等人在 2012 年回顾性分析了 20 名接受来那度胺+地塞米松治疗的 POMES 患者的疗效,包括 11 名男性和 9 名女性,年龄在 32~79 岁之间。结果显示,血液学有效率为 90%(CR=40%,PR=50%),VEGF 有效率为 94%(CR=59%,PR=35%)。69%的皮肤受累患者临床症状得到改善,分别有 93%、100% 和 100% 存在水肿、器官肿大和血小板增多的患者得到改善。到治疗结束时,80% 的患者的神经功能评价(ONLS 评分)改善了至少 1 分。

Nozza 等人报告了 18 例 POEMS 综合征(13 例既往治疗,5 例新诊断,但不符合 ASCT 条件)采用来那度胺和地塞米松治疗的前瞻性研究,若患者在 6 个治疗周期有反应,则继续治疗直至病情恶化或出现毒性不可耐受,研究终点为神经病变改善或临床改善。这组患者中位随访 39 个月,3 年 PFS 率为 59%。

北京协和医院报道一项在 41 例患者中进行了 12 个周期的来那度胺联合地塞米松的 Ⅱ 期临床试验。招募的患者诊断时的中位年龄为 49(21~70)岁。主要终点是血液学反应和神经反应,次要终点包括 VEGF 反应、临床反应(细胞外容量超载和肺动脉高压的改善)、OS 和 PFS。结果显示血液学完全缓解率为 46%,神经病学缓解率为 95%,VEGF 缓解率为 83%。中位随访 34 个月,3 年 OS 率和 PFS 率分别为 90% 和 75%。19

例^{18}F-FDG 阳性骨病变患者中,79%($n=15$)显示影像学改善,26%($n=5$)的骨损伤完全消失,53%($n=10$)的骨损伤大小减少了50%以上。胸腔积液、腹腔积液和外周水肿患者的临床改善率分别为90%、94%和95%。未报告≥3级治疗相关不良事件(TRAE)。治疗期间报告的三例死亡归因于疾病进展。

硼替佐米:目前有采用硼替佐米单药、联合地塞米松或联合环磷酰胺和地塞米松治疗 POEMS 综合征的报道,但病例数均较少。上海长征医院的一个临床研究入组了 20 名新诊断的 POEMS 综合征患者,接受了 3~6 个疗程的低剂量硼替佐米、环磷酰胺和地塞米松治疗,总体血液学缓解率为76%,其中 7 名患者达到完全血液学缓解,88% 有 VEGF 反应,95% 的患者的总体神经病变限制量表(ONLS)降低了 1 分或更多。

伊沙佐米:目前有一项伊沙佐米、来那度胺和地塞米松联合用于新诊断或复发 POEMS 综合征的患者的 II 期临床研究正在进行。至今入组 11 例患者,中位 3 个月时可获得 VEGF 反应,中位随访 16 个月时发现临床反应。其中 3 例患者病情进展,2 例死亡。11 名患者中有 5 人的神经病变恶化。

达雷妥尤单抗:多为个案报道,在已报道的病例中均为达雷妥尤单抗联合来那度胺和/或硼替佐米及地塞米松,所有患者均有获得一定的血液学、VEGF 和神经系统反应。目前关于达雷妥尤单抗用于新诊断或复发 POEMS 综合征患者的前瞻性试验正在招募中。

VEGF 单克隆抗体:由于 VEGF 在 POEMS 综合征的发病有着重要作用,有研究采用 VGEF 单克隆抗体(贝伐单抗)治疗 POEMS 综合征。但结果喜忧参半。5 例接受贝伐单抗单药治疗的患者中 3 名治疗过程中病情有所改善,但有 3 名患者后续在短期内死亡。

自体造血干细胞移植:自体造血干细胞移植可能是治疗 POEMS 综合征的最有效治疗方法。在梅奥中心报道的 59 例 POEMS 综合征患者中,大多数人接受了剂量为 200mg/m^2 美法仑作为预处理方案,其中90% 以上的患者有反应,总生存率为94%,5 年无进展生存率为25%。自体移植后,VEGF 水平和液体负荷过度的改善比神经系统反应更快(3 个月内),后者需要 3 年时间才能改善。北京协和医院对近 350 例接受美法仑和地塞米松、ASCT 或来那度胺和地塞米松治疗的 POEMS 综合征患者进行了回顾性研究,发现 ASCT 治疗的有效率最高,其次是来那度胺和地塞米松,最后是美法仑和地塞米松。在美国 MD 安德森癌症中心最近的一项研究中,自体移植的治疗相关死亡率为 0,提示自体移植的安全性和有效性。值得注意的是 POEMS 综合征患者自体移植后有 37% 的患者出现植入综合征,发热是最常见的症状(93% 的患者),其次是腹泻、体重增加和皮疹。植入综合征可用糖皮质激素治疗,其原因可能是由于这些患者的骨髓重建导致紊乱的细胞因子环境恶化。

3. 支持治疗 物理治疗是 POEMS 综合征患者治疗的重要组成部分,可以改善患者的神经病变。对有内分泌功能异常的患者,应给予激素替代治疗。对多浆膜腔积液的患者,可适当利尿。

(二)疗效评估

目前 POEMS 疗效评估主要通过血液学缓解、VEGF 缓解、神经系统缓解及 PET/CT 缓解等进行评估,详见表5-6-3-2。

表5-6-3-2 POEMS 综合征疗效评估

参数	可评估水平	完全缓解	改善	进展
血浆 VEGF	2 倍正常上限	正常	较基线下降 50%	较最低水平上升 50%
血液学	M 蛋白 5g/L(用于 VGPR 评估),10g/L(用于 PR 评估)	血清和尿免疫固定电泳阴性,骨髓无克隆性浆细胞	M 蛋白较基线下降 50%	较最低水平增加 25%,且必须>5g/L
PET/CT	至少有一个病变具有 FDG SUV$_{max}$	无 FDG 摄取	SUV$_{max}$ 总和减少 50%	SUV$_{max}$ 总和较最低值增加 30%,最少必须达到 4 个 SUV$_{max}$ 或出现新的 FDG 阳性病变
改良神经病变损伤评分(mNIS+7)	所有患者		较基线下降 15%(最低 10 分)	较基线升高 15%(最低 10 分)

六、预　后

POEMS 综合征的预后报道不一。新药和自体造血干细胞移植的应用改善了这些患者的预后。最近一个研究比较了 2003 年以前和 2003 年以后 POEMS 综合征患者的 10 年生存率,分别为 55% 和 79%。美国梅奥中心发现白蛋白>32g/L、获得血液学完全缓解以及年轻的患者预后较佳。国内一个研究发现年龄>50 岁、有胸腔积液、肾小球滤过率<30mL/(min·1.73m^2)以及肺水肿为患者的不良预后因素。其他不良预后因素包括杵状指、浆膜腔积液或水肿、呼吸道症状、合并 Castleman 病以及视乳头水肿等。

（黄蓓晖　李娟）

参考文献

［1］ KHOURI J,NAKASHIMA M,WONG S. Update on the Diagnosis and Treatment of POEMS(Polyneuropathy,Organomegaly,Endocrinopathy,Monoclonal Gammopathy,and Skin Changes)Syndrom:A Review［J］. JAMA Oncol,2021,7(9):1383-1391.

［2］ GAVRIATOPOULOU M,MUSTO P,CAERS J,et al. European myeloma network recommendations on diagnosis and management of patients with rare plasma cell dyscrasias［J］. Leukemia,2018,32(9):1883-1898.

［3］ DISPENZIERI A. POEMS syndrome:2021 Update on diagnosis,risk-stratification,and management［J］. Am J Hematol,2021,96(7):872-888.

［4］ YU Y,GAO X,ZHAO H,et al. Treatment and outcomes of POEMS syndrome:changes in the past 20 years［J］. Blood Cancer J,2021,11(8):145.

［5］ DISPENZIERI A. How I treat POEMS syndrome［J］. Blood,2012,119(24):5650-5658.

第四节　意义未明的单克隆免疫球蛋白血症

意义未明的单克隆免疫球蛋白血症(monoclonal gammopathy of undetermined significance,MGUS)是一种无临床症状的癌前克隆性浆细胞或淋巴浆细胞增生性疾病。根据单克隆免疫球蛋白(monoclonal immunoglobulin,M 蛋白)种类的不同,MGUS 可分为三种临床类型:①非 IgM 型 MGUS(IgG、IgA 或 IgD 型):定义为血清中 M 蛋白浓度<30g/L、骨髓内单克隆浆细胞<10%、以及无多发性骨髓瘤(multiple myeloma,MM)定义事件且不符合 CRAB 标准(高钙血症、肾功能不全、贫血、溶骨性病变);②IgM 型 MGUS:定义为存在血清单克隆 IgM,骨髓中无淋巴浆/浆细胞浸润,以及无贫血、肝脾大、淋巴结肿大、高黏滞血症、全身症状或其他淋巴增殖性疾病相关的器官损害表现;③轻链型 MGUS:定义为仅有轻链型 M 蛋白、游离轻链(free light chain,FLC)比值异常(即 FLC κ/λ 比值<0.26 或>1.65)、且相应受累的轻链水平升高、24h 尿 M 蛋白<500mg、骨髓内克隆性浆细胞<10%、且无 CRAB 及淀粉样变表现。MGUS 患者在临床病程上存在较大异质性,约有 10% 的患者在随访 10 年后进展为 MM、轻链(amyloidlightchain,AL)型淀粉样变、淋巴增殖性疾病等。本章将着重介绍 MGUS 的流行病学、诊断要点、自然病程及随访策略。

一、流　行　病　学

MGUS 在成人中的发病率约为 1%~2%,男性高于女性,诊断时中位年龄为 65~70 岁,其发病率及患病率随着年龄的增长而增加。一项研究纳入了美国明尼苏达州奥姆斯特德县 28 038 例年龄≥50 岁的居民,获得了其中 21 463 例的 M 蛋白检测结果,研究发现:年龄≥50 岁、≥70 岁以及≥85 岁人群的经典型 MGUS 的患病率分别为 3.2%、5.3% 和 7.5%。男性 MGUS 的患病率显著高于女性(4.0% vs 2.7%)。基于该队列的后续分析显示,轻链型 MGUS 的患病率较低,仅为 0.8%。

MGUS 的发病率与人种有关。非洲人及非洲裔美国人中 MGUS 的发病率和患病率是白种人的 2~3 倍。在中国人群中,一项来自北京协和医院的研究进行了 2013—2019 年间 154 597 例健康体检者的 M 蛋白筛查,发现年龄≥50 岁及≥70 岁人群的经典型 MGUS 的患病率分别为 1.11% 及 2.57%,明显低于欧美国家(图 5-6-4-1)。

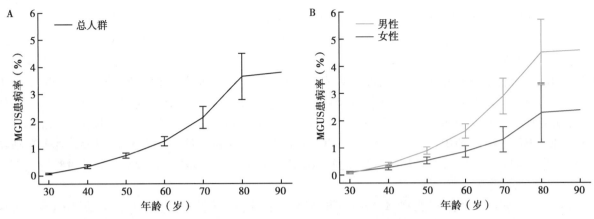

图 5-6-4-1　中国人群的 MGUS 患病率低于欧美国家，且随着年龄的增长而增加

二、病　因

MGUS 的病因尚不明确，可能存在一定的遗传易感性，同时可能与环境污染物、感染性疾病及自身免疫性疾病等多因素相关。

（一）遗传易感性

虽然大多数 MGUS 病例呈散发性，但 MGUS 或其他浆细胞病患者的亲属发生 MGUS 及相关疾病的风险明显增加。来自瑞典的人群数据显示，MGUS 患者的亲属发生 MGUS、MM、淋巴浆细胞性淋巴瘤（lymphoplasmacytic lymphoma，LPL）/华氏巨球蛋白血症（Waldenström macroglubulinemia，WM）和慢性淋巴细胞白血病（chronic lymphocytic leukemia，CLL）等 B 细胞肿瘤的相对危险度分别是正常人群的 2.8、2.9、4.0 和 2.0。另有研究显示，超过 10% 的 MGUS/MM 患者外周血中存在过度磷酸化的 Paratarg-7 蛋白，且该蛋白在家族中呈显性遗传模式，存在该蛋白的人发展为 MGUS/MM 的相对危险度达到 7.9。目前推测 Paratarg-7 过度磷酸化后可能可以通过慢性抗原刺激诱导自身免疫，从而导致浆细胞疾病的发生。此外，全基因组关联研究证实某些单核苷酸多态性与 MGUS 的发病率增加相关，成为 MGUS 存在遗传易感性的又一支持证据。

（二）环境因素

一项针对 52 525 名长崎原子弹爆炸幸存者的研究显示，居住地与核爆炸震源较近的人群 MGUS 的患病率更高，提示 MGUS 与核辐射存在相关性。一项针对 781 名在"9·11"事件中暴露于空气致癌物的消防员的研究显示，其 MGUS 的患病率高达 7.63%。此外，有研究显示 MGUS 与杀虫剂暴露，空气污染物暴露及污染物颗粒大小均可能存在相关性。

（三）其他

一项针对美国 400 万男性退伍军人的研究显示，MGUS/MM 与一系列感染性疾病、自身免疫性疾病存在关联。例如，HIV 患者中的 MGUS 发病率及其进展为 MM 的风险明显高于正常人群。此外，肥胖人群也更易患 MGUS。

三、发 病 机 制

MGUS 的发病机制目前尚无清楚。随着细胞遗传学及基因表达谱（gene-expression profiling，GEP）检测技术的完善，已经发现 MM 中常见的细胞遗传学改变，如 IgH 重排、超二倍体等，在 MGUS 骨髓异常浆细胞中均可以发现。也就是说，MGUS 在进展为 MM 之前，已经具备了类似 MM 的基因复杂性。MGUS 的这些基因不稳定性可能起源于生发中心阶段，也正是这些首次遗传学改变使得部分正常浆细胞演变为异常单克隆性浆细胞，最终形成 MGUS。但是驱动上述遗传学改变的机制目前仍不清楚。当前，MGUS 的诊断主要基于敏感性相对不足的蛋白电泳、免疫固定电泳等手段。事实上，通过质谱等技术，可以识别出更早期的异常免疫球蛋白,也就是前 MGUS 阶段。基于正常浆细胞、前 MGUS 阶段及 MGUS 阶段的异常浆细胞的研究,也许可以帮助我们发现 MGUS 异常克隆演变过程中更早期的分子生物学机制。

除了 MGUS 本身的发病机制,MGUS 出现疾病进展的机制同样引人关注。前面我们提到 MGUS 已经具备类似 MM 的基因复杂性,亦有研究显示存在 t(4;14)、del(17p)、1q 扩增等细胞遗传学改变以及特定 GEP 的 MGUS 患者更易进展为 MM。超过一半 MGUS 患者具有基因拷贝数异常,如 1q、3p、6p、9p 等的扩增以及 1p、16q 及 22q 的缺失,但上述拷贝数异常发生率明显低于 MM。而部分拷贝数异常如 6q 缺失,仅见于冒烟型或者症状性 WM,在 IgM 型 MGUS 中尚未报道。此外,MM 相关的体细胞突变,如 KRAS、NRAS、DIS3、HIST1H1E、EGR1 以及 LTB 等在 MGUS 中的检出率亦较低。*MYC* 易位、*TP53* 突变等则在 MGUS 中尚未报道。推测上述 MGUS 与 MM 之间的遗传学差异可能在 MGUS 进展为 MM 的过程中发挥了二次遗传学打击的作用。

近几年,肿瘤微环境也被认为在 MGUS 克隆选择和疾病进展中扮演了重要角色。例如,MGUS 患者存在核因子 κB 受体活化因子配体(receptor activator of NF-κβ ligand,RANK-L)及骨保护素(osteoprotegerin,OPG)比例的失调,而 RANK-L/OPG 升高是 MM 溶骨性病变的重要发生机制。与此同时,骨髓基质、内皮及间充质干细胞及祖细胞作为异常克隆性浆细胞的重要微环境成员,在促进浆细胞克隆恶性演变、MM 细胞生长及抗凋亡、MM 细胞远处转移中发挥作用,这些微环境甚至在 MGUS 阶段就已经呈现出不同于健康人骨髓微环境的特点。此外,宿主免疫系统抑制也是 MGUS 向 MM 进展的重要原因。

四、诊　　断

MGUS 的诊断核心有两点,一是低肿瘤负荷,也就是较低的 M 蛋白量及骨髓淋巴浆/浆细胞比例;二是没有 M 蛋白所致的器官损害。因此,诊断 MGUS 除了要除外 MM、WM、B 细胞淋巴瘤及 CLL 等肿瘤性疾病外,还需要除外具有临床意义的单克隆免疫球蛋白病(monoclonal gammopathy of clinical significance,MGCS)。MGCS 是一组由 M 蛋白引起的多器官损害的高度异质性疾病,临床表现多样,主要累及肾脏、皮肤及神经系统。MGCS 能从抗浆细胞治疗中明显获益。因此,MGUS 的诊断有赖于细致的病史回顾、有针对性的查体及辅助检查。

(一) 病史及查体

病史及查体时需重点关注有无 MM 相关的 CRAB 表现,包括高钙血症所致的嗜睡、恶心/呕吐、多尿等表现,泡沫尿、尿量减少、下肢水肿等肾脏受累表现,乏力、心悸、耳鸣等贫血相关症状,以及骨痛及既往骨折病史。怀疑淋巴增殖性疾病时需重点关注有无发热、盗汗、体重减轻等 B 症状,查体有无浅表淋巴结肿大及肝脾大。WM 的临床表现多样,在进行 MGUS 与 WM 的鉴别时,除了关注贫血及上述淋巴增殖性疾病的相关异常表现外,还需询问有无鼻出血、头晕、视物模糊等高黏滞血症表现,有无冷球蛋白血症相关的皮疹、周围神经病等,有无冷凝集素病相关的雷诺现象、网状青斑、肢端坏疽、贫血及黄疸表现。

有效的病史收集及查体有助于排除 MGCS,在这个过程中尤其需要关注肾脏、皮肤及神经系统三方面。

1. 肾脏　肾脏受累的 MGCS 包括 AL 型淀粉样变、轻链沉积病、冷球蛋白血症及范可尼综合征等一系列疾病,患者往往表现为蛋白尿、血尿、肾功能不全及高血压。对于存在上述异常表现的患者,需追溯与 M 蛋白血症时间上的先后关系,并寻找有无其他潜在病因,如高血压、糖尿病、药物因素等。当临床怀疑 AL 型淀粉样变、冷球蛋白血症等疾病累及肾脏时,可进一步评估有无其他常见受累器官损害表现协助诊断。然而很多时候,要判断蛋白尿、血尿、肾功能不全等与 M 蛋白血症有无相关性并不容易,此时就需要依靠肾脏病理。

2. 皮肤　多种 MGCS 都可存在特异性的皮肤表现,如硬性黏液性水肿可出现蜡样丘疹、皮肤硬化;AL 型淀粉样变可表现为眶周瘀斑、指甲萎缩脱落等;冷球蛋白血症可表现为皮肤紫癜、冷性荨麻疹和痛性溃疡等;POEMS 综合征可表现为皮肤颜色加深、肾小球样血管瘤和白甲等;TEMPI 综合征皮肤可呈现毛细血管扩张表现。当查体发现上述特异性体征时,需要进一步排查相关 MGCS。

3. 神经系统　当存在神经系统,尤其是周围神经系统受累的临床表现时,MGUS 的诊断需十分慎重。

AL 型淀粉样变可表现为对称性的四肢感觉性周围神经病,亦可出现直立性低血压、胃轻瘫、假性肠梗阻、排尿困难和阳痿等自主神经受累表现;POEMS 综合征中多发周围神经病更是诊断的强制标准,呈现亚急性、对称性、由远及近的发病特点,患者可表现为四肢针刺样或手套、袜套样感觉异常,进展为运动神经受累时常常出现肌无力、肌肉萎缩等;冷球蛋白血症除多发周围神经病外,亦可表现为多数性单神经病,如腓神经受累导致足下垂等。上述疾病中,肌电图及神经活检有助于进一步诊断。

(二) 辅助检查

MGUS 中,M 蛋白往往是在患者因为其他疾病或者体检进行了蛋白电泳检测而被偶然发现的。在发现 M 蛋白后,首先需要评估血常规、肝肾功能是否存在异常,尤其是关注有无不明原因的贫血、肾功能不全、高钙血症等。

对于所有存在 M 蛋白的患者,需要进一步通过血免疫固定电泳、尿免疫固定电泳及血清 FLC 检查确定 M 蛋白具体类型。基于美国明尼苏达州居民的研究显示,经典型 MGUS 中不同种类 M 蛋白的相应比例分别为 IgG 70%、IgM 15%、IgA 12% 以及双克隆 3%,IgD 型 MGUS 的发生率极低。轻链类型方面,κ 占 61%,λ 占 39%。北京协和医院的中国健康体检人群调查结果显示,IgG 占 65.8%,IgA 占 22.4%,IgM 占 8.8%,IgD 占 0.3%,双克隆占 2.2%,轻链型占 0.5%,IgM 型 MGUS 比例低于欧美人群。

除上述基线评估外,需要进一步根据患者的危险分层及 MGUS 类型有选择性地完善骨髓涂片及活检、骨骼评估、胸腹盆影像评估。轻链型 MGUS 的患者需进一步完善 24h 尿蛋白、肌钙蛋白、NT-proBNP 等检查除外 AL 型淀粉样变。

此外,还需要根据患者的特定临床表现安排辅助检查以进行疾病的鉴别诊断。如手足麻木的患者进行肌电图、冷球蛋白、抗髓鞘糖蛋白抗体等检查以鉴别冷球蛋白血症和 IgM 相关性周围神经病等;对于存在肤色变黑、多浆膜腔积液的患者进行内分泌筛查和血管内皮生长因子检测等用以除外 POEMS 综合征;对于不明原因尿蛋白、肾功能不全的患者需要肾脏穿刺活检。

五、临 床 病 程

三种类型的 MGUS 进展模式稍有不同,一部分非 IgM 型 MGUS 会进展为冒烟型 MM,继而进展为症状性 MM,少数情况下,这些患者还可进展为 AL 型淀粉样变、轻链沉积病或其他淋巴增殖性疾病;IgM 型 MGUS 可进展为冒烟型 WM,再进一步发展为症状性 WM 或非霍奇金淋巴瘤;轻链型 MGUS 主要进展为 AL 型淀粉样变、轻链型 MM、轻链沉积病等。

(一) MGUS 是所有 MM 及 AL 型淀粉样变的前驱疾病

一般而言,MGUS 患者疾病进展的比例为每年 1%。尽管仅有一小部分 MGUS 患者会发展为恶性浆细胞疾病或淋巴增殖性疾病,但几乎所有恶性浆细胞疾病在诊断前都曾经历过 MGUS 的阶段。一项基于美国前瞻性肿瘤筛查试验中 77 469 名健康成人的研究显示,随访过程中最终有 77 人诊断为 MM,获取这些患者诊断前 2~9.8 年间的血清标本并进行血清蛋白电泳、免疫固定电泳及血清 FLC 等检查,发现所有患者在诊断 MM 前 2 年均已存在 MGUS,82.4% 的患者在诊断 MM 前 8 年的血清标本中就可以检测到 M 蛋白。另一项大型研究显示,所有 AL 型淀粉样变患者诊断前都曾患有 MGUS,80% 的患者在诊断前至少 4 年时以及 42% 的患者在诊断前至少 11 年时存在 M 蛋白。也就是说,MGUS 是所有 MM 及 AL 型淀粉样变的前驱疾病。

(二) MGUS 的进展结局

在对美国明尼苏达州 1 384 例 MGUS 患者中位随访 34.1 年后,共有 147(11%)例患者出现疾病进展,其中 MM 97 例,非霍奇金淋巴瘤 19 例,AL 型淀粉样变 14 例,WM 13 例,CLL 3 例,孤立性浆细胞瘤 1 例。34 例发生疾病进展的 IgM 型 MGUS 中,非霍奇金淋巴瘤 17 例,WM 13 例,AL 型淀粉样变及 CLL 各 3 例。另一项来自瑞典的研究显示,728 例 MGUS 患者中位随访 10 年后,53 例进展为 MM,14 例进展为 WM 且均来自于 IgM 型 MGUS,15 例进展为非霍奇金淋巴瘤。因此,上述两项大型研究结论基本一致,也就是说 MGUS 中 10% 左右的患者会发生疾病进展,且以进展为 MM 为主。

（三）MGUS 的进展及死亡风险

美国明尼苏达州的 MGUS 患者随访结果显示,10、20、30 及 40 年进展为浆细胞疾病或淋巴增殖性疾病的累积概率分别为 10%、18%、28% 及 36%,每年进展率约为 1%,且呈现匀速进展的特点(图 5-6-4-2)。在 210 例 IgM 型 MGUS 中,进展风险在最初 10 年约为每年 2%,此后每年约为 1%。一项针对轻链型 MGUS 的回顾性队列研究显示,进展的估计风险为每年 0.3%。也就是说,MGUS 整体呈现恒定进展的特点,其中 IgM 型 MGUS 进展风险稍高于非 IgM 型 MGUS,而轻链型 MGUS 进展风险相对较低。

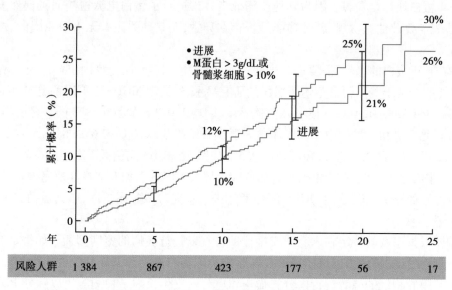

图 5-6-4-2　美国明尼苏达州 1 384 例 MGUS 患者呈现恒定进展的特点
上方曲线代表进展为冒烟型 MM、恶性浆细胞疾病及其他淋巴增殖性疾病,下方曲线
仅代表进展为恶性浆细胞疾病及淋巴增殖性疾病

既往研究显示,MGUS 患者中位生存期短于相匹配的对照组人群(8.1 年 vs 12.4 年)。瑞典的研究也显示 MGUS 的期望寿命短于一般人群。但要强调的是,绝大部分 MGUS 的死亡原因并非疾病进展,而是死于其他病因(图 5-6-4-3)。

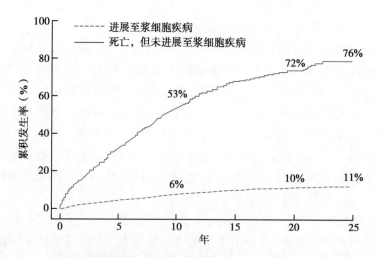

图 5-6-4-3　美国明尼苏达州 1 384 例 MGUS 患者的死亡原因以非浆细胞疾病为主

（四）MGUS 进展的危险分层

虽然 MGUS 整体的进展风险较低,但是建立良好的危险分层模型可以帮助我们识别出进展高危的 MGUS 患者,从而进行更全面的基线评估以及更密集的随访,这也更加符合卫生经济学的要求。梅奥诊所

以血清 M 蛋白≥15g/L、非 IgG 型 MGUS 及血清 FLC 比值异常作为危险因素,存在 0~3 个危险因素的患者分别属于低危组、低中危组、高中危组及高危组,其 20 年进展率分别为 5%、21%、37% 及 58%(图 5-6-4-4 左)。另一项来自西班牙的研究以骨髓流式分析中异常浆细胞在所有浆细胞中的比例≥95% 以及浆细胞染色体非整倍体作为危险因素,0~2 个危险因素的患者 5 年进展率分别为 2%、10% 及 46%(图 5-6-4-4 右)。因不同实验室之间流式敏感性不同,来自西班牙的模型应用相对复杂。此外,亦有研究纳入了免疫麻痹(1~2 种正常免疫球蛋白水平下降)、全身 MRI 等预后因素。总体上,梅奥模型以其操作简便的优势,目前应用最为广泛。

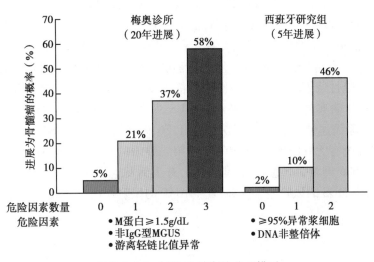

图 5-6-4-4　MGUS 的危险分层模型

六、随访及治疗

MGUS 无需治疗;只需定期监测,以期尽早识别出病情进展。推荐采用上述风险分层方法指导 MGUS 患者的基线评估及随访,对进展风险高的患者提供更为严密的监测。

（一）基于 MGUS 危险分层的评估及随访策略

依照现有的国际骨髓瘤工作组指南,所有 MGUS 患者基线需进行血常规、肝肾功能、血清蛋白电泳、血尿免疫固定电泳及血清 FLC 检测,根据 M 蛋白类型、M 蛋白定量及 FLC 比值确定梅奥危险分层。

低危组患者若无贫血、骨痛、淋巴结肿大等表现,则无需进一步的基线评估,诊断后 6 个月对患者的血常规、肾功能、血清蛋白电泳进行复查,M 蛋白水平相对稳定则每 2~3 年进行一次随访,或于疾病进展的相关症状出现时随时进行复诊。

中高危患者基线需进一步完善乳酸脱氢酶、β₂ 微球蛋白,同时行骨髓涂片、活检及 FISH 检测。部分研究显示特定的细胞遗传学异常与 MGUS 进展风险存在相关性。此外,还需要对中高危非 IgM 型 MGUS 进行骨骼检查评估有无溶骨性病变、浆细胞瘤等,推荐采用低剂量 CT。

IgM 阳性者因骨受累的可能性较低,故在无骨痛、骨折等症状时可无需进行常规骨骼评估。但所有 IgM 型 MGUS 患者需完善胸腹盆的影像学检查,有助于识别一些隐匿部位的异常肿大淋巴结,帮助尽早诊断 WM、非霍奇金淋巴瘤等。由于轻链型 MGUS 易进展为 AL 型淀粉样变,故此类患者基线需完善 24h 尿蛋白、肌钙蛋白、NT-proBNP 等检查。若中高危者上述额外的基线评估无明显异常,则推荐 6 个月后复查血清蛋白电泳评估 M 蛋白水平的上升趋势,M 蛋白定量相对稳定的患者此后则每年随诊一次。

若患者在随访过程中出现下列症状或体征且无其他可解释的病因,则应视为"红色预警",往往需要进一步完善相关检查或缩短随访频率:①骨痛;②乏力;③B 症状,即发热、盗汗及体重减轻;④神经系统症状,如周围神经病、头晕头痛、视力/听力下降等;⑤出血;⑥提示 AL 型淀粉样变的表现,如舌体肥大、大量蛋白尿、限制性心肌病、肝脏肿大等;⑦淋巴结肿大、肝脾大;⑧贫血、肌酐升高和高钙血症;⑨血清 M 蛋白水平增加≥50%(绝对值增加≥0.5g/dL)或血清 M 蛋白≥3g/dL,受累的血清 FLC 增加≥50% 或受累/未受累 FLC 的比值≥100(受累 FLC 的水平至少为 100mg/L),24h 尿 M 蛋白≥500mg。

（二）MGUS 合并症的监测

大型的流行病学研究显示,MGUS 患者易合并骨折、血栓栓塞性疾病、第二肿瘤等,故需在随访时进行必要的关注。

1. 骨折　来自瑞典的大型人群研究评估了 5 326 例 MGUS 患者与 20 161 例相匹配对照者的骨折风险,发现 MGUS 患者 5 年(HR 1.74,95%CI 1.58~1.92)及 10 年(HR 1.61,95%CI 1.49~1.74)的骨折风险均升高,其中以中轴骨骨折风险最大,但骨折并不能预测疾病进展为 MM。这一发现的病理生理基础尚不清楚,但可能涉及骨质吸收和骨形成之间的不平衡以及骨显微结构的改变。这一点也提示我们,MGUS 随诊过程中发生的骨折事件并不等同于进展为 MM,临床上需谨慎加以鉴别,以避免过度治疗。对于随访过程中出现骨折的患者,需进一步评估骨质疏松、骨质减少的情况,以优化维生素 D 及钙的补充。

2. 血栓栓塞性疾病　部分研究显示,MGUS 患者静脉血栓栓塞性疾病及动脉血栓形成发病率均增加,高凝状态可能与长期克隆性浆细胞活化状态相关,可能需要对此类患者延长抗凝疗程。

3. 第二肿瘤　来自瑞典的人群研究显示,MGUS 患者中 AML/MDS(标准化发病比 8.01,95%CI 5.40~11.43)和非血液系统恶性肿瘤(标准化发病比 1.56,95%CI 1.44~1.68)的发生率更高。然而,此项研究中一般人群并未筛查有无 MGUS,因此 MGUS 与第二肿瘤的相关性可能被高估。基于美国明尼苏达州居民的研究显示,对 605 例 MGUS 患者长期随访后,有 7 例发生了 MDS,2 例发生 AML。与非 MGUS 人群相比,MGUS 患者发生 MDS 的风险显著升高,发生 AML 的风险存在升高趋势。因此,我们鼓励 MGUS 患者参加适龄癌症筛查。

（沈恺妮　李剑）

参考文献

[1] 沈悌,赵永强.血液病诊断及疗效标准[M].4 版.北京:科学出版社,2007.

[2] KYLE RA,THERNEAU TM,RAJKUMAR SV,et al. Prevalence of monoclonal gammopathy of undetermined significance[J]. N Engl J Med,2006,354(13):1362-1369.

[3] HAN JH,WANG JN,ZHANG YL,et al. Prevalence of monoclonal gammopathy of undetermined significance in a large population with annual medical check-ups in China[J]. Blood Cancer J,2020,10(3):34.

[4] KYLE RA,RAJKUMAR SV. Monoclonal gammopathies of undetermined significance:a review[J]. Immunol Rev,2003,194:112-139.

[5] KYLE RA,LARSON DR,THERNEAU TM,et al. Long-term follow-up of monoclonal gammopathy of undetermined significance [J]. N Engl J Med,2018,378(3):241-249.

[6] DISPENZIERI A,KATZMANN JA,KYLE RA,et al. Prevalence and risk of progression of light-chain monoclonal gammopathy of undetermined significance:a retrospective population-based cohort study[J]. Lancet,2010,375(9727):1721-1728.

[7] KYLE RA,DURIE B GM,RAJKUMAR SV,et al. Monoclonal gammopathy of undetermined significance(MGUS)and smoldering (asymptomatic)multiple myeloma:IMWG consensus perspectives risk factors for progression and guidelines for monitoring and management[J]. Leukemia,2010,24(6):1121-1127.

[8] RAJKUMAR SV,KYLE RA,THERNEAU TM,et al. Serum free light chain ratio is an independent risk factor for progression in monoclonal gammopathy of undetermined significance[J]. Blood,2005,106(3):812-817.

第五节　华氏巨球蛋白血症

华氏巨球蛋白血症(Waldenström macroglobulinemia,WM)是一种以骨髓中分泌单克隆 IgM 的淋巴浆细胞浸润为特征的淋巴浆细胞淋巴瘤。中位诊断年龄 63~75 岁,男性多发于女性,有家族性发病倾向,病程进展较缓慢。常见临床表现有贫血、肝脾淋巴结肿大、出血倾向、周围神经病变等。因本病首先被瑞典学者 Jan Waldenström 报道,故用其名字命名。

一、病因及发病机制

病因及发病机制尚未完全明了,已知遗传因素参与 WM 的发病,在家族性患者及其亲属中可观察到 *BCL-2* 基因过表达,导致 B 细胞存活延长;现有的证据表明 WM 可能起源于 IgM⁺和/或 IgM⁺IgD⁺的记忆 B 细胞;髓系分化因子 88(MYD88)突变和 C-X-C 趋化因子受体 4(CXCR4)突变在 WM 患者中普遍存在,通过触发转录因子支持肿瘤细胞的生长与存活;骨髓微环境的异常也可促进 WM 细胞的生长、迁移和黏附。

全基因组测序发现,*MYD88* 基因的体细胞突变[位于染色体 3p22.2 上的体细胞突变(T→C)导致编码亮氨酸替换为脯氨酸(L265P)]在 WM 患者中普遍存在(95%~97%)。MYD88 可与 Toll 样受体及 IL-1 受体相互作用,受体激活后 MYD88 可发生二聚化,进而为募集其他蛋白至 Myddosome 复合物提供支架,触发下游信号通路核因子 κB(NF-κB)活化。IRAK1/IRAK4(IL-1 受体相关激酶)和 BTK(Bruton 酪氨酸激酶)均为 Myddosome 复合物。敲除或者抑制 *MYD88*,可阻断 IRAK 和 BTK 分子的募集与活化,进而导致 *MYD88* 突变的 WM 细胞凋亡。突变 MYD88 还可以上调 SRC 家族成员 HCK 的表达,并通过 IL-6 激活 HCK,活化的 HCK 可通过 BTK、PI3K/AKT 和 MAPK/ERK1/2 触发 *MYD* 突变的 WM 细胞促生存信号通路激活。此外,突变的 MYD88 还可触发 B 细胞受体(BCR)通路活化,Phelan 等发现在 *MYD88* 突变肿瘤细胞内存在一种 MYD88-TLR9-BCR(IgM)(MY-T-BCR)超复合物,进而导致 WM 中 BCR 通路的慢性激活,突变的 *MYD88* 可激活 SYK(BCR 通路成分)进而触发 STAT3 和 AKT 促生存信号通路。WM 细胞还可通过细胞外囊泡运输突变的 MYD88 分子,从而产生有助于肿瘤细胞生长的促炎微环境。

CXCR4 的 C 端结构域的体细胞突变见于约 40%的 WM 患者,多与 *MYD88* 突变同时存在,且在 WM 中具有一定特异性,除 WM 外仅在极少数边缘区淋巴瘤、活化 B 细胞(ABC)亚型的 DLBCL 和 IgM 型 MGUS 病例中有报道。CXCR4 的 C 端结构域突变导致调节丝氨酸缺失,从而促进其配体 CXCL12 介导的 AKT 和 ERK 通路的持续活化,促进 WM 细胞向骨髓基质的迁移和黏附,导致 WM 疾病进展。在 WM 中,已发现有超过 40 种 CXCR4 的 C 端结构域的无义和移码突变。有 *CXCR4* 突变的患者多表现为骨髓中肿瘤负荷更高但淋巴结肿大较少见。抑制 *MYD88* 可同时导致 *CXCR4* 野生型和突变型的 WM 细胞凋亡,这说明了 *MYD88* 突变在促 WM 发生发展中仍起到主要作用。而与 *MYD88* 突变不同的是,*CXCR4* 突变在 WM 患者中具有亚克隆性,同一个患者体内可能有不同类型的 *CXCR4* 突变(不同的亚克隆细胞群体,或复合杂合突变)。

此外还有一些细胞遗传学异常在 *MYD88* 突变患者中被报道,最常见的分别是:del6q(27%),tri4(12%),tri18(11%),del13q(11%),tri12(8%),del17p(7%),tri3(6%)和 del11q(5%);*TP53* 异常(del17p 和/或 *TP53* 突变)发生率为 15%,复杂核型的发生率为 15%。细胞遗传学异常对 WM 患者预后的影响尚不明确。尽管有研究显示 6q 缺失的 WM 患者从无症状到出现症状的时间更短,并且生存期更短,但其临床意义并没有被广泛认可;del6q 导致 NF-κB 通路的负调节因子 BLIMP1 和 TNFAIP 缺失,可能与疾病进展相关。del6q 与 *CXCR4* 突变在同一个 WM 初治患者中一般不同时存在。

二、临床表现

该病的常见临床表现可能与肿瘤浸润相关,如血细胞减少、淋巴结肿大、中枢浸润等;也可能与单克隆 IgM 直接相关,如高黏滞综合征、周围神经病变、冷球蛋白血症、淀粉样变性等。

1. **贫血**　最常见的临床表现,多为正细胞性贫血,患者可出现疲乏等常见症状。初诊患者血红蛋白浓度平均水平为 100g/L 左右,当病程进展到后期时,血红蛋白浓度可降至 50g/L 以下。引起贫血的原因是多方面的,除了骨髓中的肿瘤细胞影响正常造血以外,还包括单克隆 IgM 相关的溶血、血浆黏滞度增加导致的促红细胞生成素产生减少、血浆容量增多、铁调素产物导致铁利用障碍和胃肠道失血等。

2. **高黏滞综合征**　随着对疾病的早期识别与诊断水平的提高,初诊即表现出高黏滞综合征的患者目前呈下降趋势。当血浆中单克隆 IgM 浓度明显升高时(一般需大于 40g/L),血浆黏滞性升高,使得血流迟缓,造成微循环血流阻力显著增加和转运动能受损,引起高黏滞综合征。具体临床表现:①出血倾向:最为常见。由高黏滞血症损害微血管、单克隆 IgM 影响凝血因子及血小板功能等多种因素导致,以口鼻黏膜出血、视网膜出血导致视觉障碍等多见,晚期可发生内脏或脑出血。②头痛、头晕、共济失调等神经系统症状,重者可出现意识障碍甚至昏迷。③血黏滞度、血容量的增加和贫血可导致或加重心力衰竭,尤其是老年患者;不恰当的输血也会增加血液黏滞度而加重心力衰竭。

3. 神经系统症状 WM患者神经损伤可能由多种机制介导,如单克隆IgM的自身免疫反应导致的脱髓鞘疾病,IgM型冷球蛋白的沉积,淀粉样物质沉积、瘤细胞浸润等。临床表现以周围神经病变最为常见,典型病变呈远端对称性,多表现为感觉异常如疼痛、感觉迟钝,且感觉障碍常重于运动障碍,下肢症状常早于上肢、重于上肢,因缺乏本体感觉可引起共济失调,晚期可出现下肢肌肉显著萎缩。单克隆淋巴浆细胞直接浸润中枢神经系统时即Bing-Neel综合征,较为少见,可表现为平衡障碍、步态异常、脑神经功能受损、认知功能损害和感觉异常等。

4. 冷球蛋白血症 部分患者的单克隆IgM有冷球蛋白的特征,遇冷发生沉淀,进而导致一系列症状,包括雷诺现象、暴露于寒冷部位的器官坏死、紫癜、冷荨麻疹等,气温变暖或血浆置换后症状可显著改善(图5-6-5-1)。

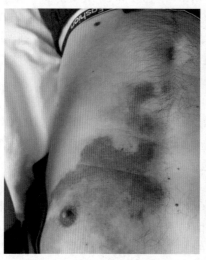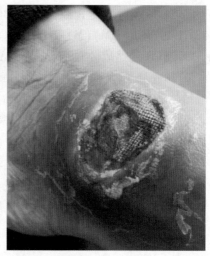

图5-6-5-1 WM患者冷球蛋白血症表现

5. 冷凝集素病(CAD) 单克隆抗体IgM也可能有冷凝集素活性,在37℃以下识别特异性红细胞抗原,引起溶血性贫血;红细胞在微循环中凝集也可导致雷诺综合征、手足发绀和网状青斑等。

6. 肝脾淋巴结肿大 肝大见于约20%患者,脾大可见于15%患者,淋巴结肿大见于约20%患者。

7. 肾功能损害 WM患者肾功能损害发生率远低于多发性骨髓瘤(MM)患者,蛋白尿也较少见。淀粉样变性、单克隆IgM沉积、单克隆淋巴浆细胞浸润为本病中最为常见的肾脏病理改变。

8. 淀粉样变性 WM患者同时伴有淀粉样变性者并不常见,心脏、肾脏、神经系统、软组织、肝脏等均可受累。

9. 其他 肿瘤的组织浸润并不常见,但却可累及多系统,如肺受累时表现为弥漫性肺浸润和孤立性肿块,胸腔积液亦有发生;胃肠道受累可表现为吸收不良、腹泻等;皮肤受累形成斑块等。WM患者易继发感染,但本病免疫缺陷不如骨髓瘤严重;WM合并溶骨性病变者罕见。

三、实验室检查

1. 血常规 以贫血最为常见,多为正细胞正色素性,白细胞及血小板计数通常正常,偶尔也会出现严重的血小板减少;外周血涂片红细胞常呈缗钱状排列,可出现少量浆细胞样淋巴细胞;血沉明显增快;部分患者β_2-微球蛋白、乳酸脱氢酶(LDH)水平升高;出现有高黏滞血症症状和体征的患者血黏度检测可大于4mPas。

2. 血尿免疫固定电泳提示有单克隆IgM。大多数患者为轻链κ型,有时会出现一种以上M蛋白成分。WM诊断后需筛查冷凝集素和冷球蛋白,以保证单克隆IgM检测准确性。

3. 骨髓活检显示淋巴样浆细胞浸润,可呈弥漫性、间质性和结节性,通常为骨小梁内浸润。特征性免疫表型为 CD19$^+$,CD20$^+$,CD22$^+$,CD3$^-$,CD103$^-$,sIgM$^+$,CD5$^-$,CD10$^-$,CD23$^-$。10%～20% 的患者可部分表达 CD5、CD10 或 CD23,此时不能仅凭免疫表型排除 WM,同时需与慢性淋巴细胞白血病、套细胞淋巴瘤等相鉴别。

4. 骨髓样本的 *MYD88 L265P* 检测有助于 WM 与其他 B 细胞淋巴瘤(尤其边缘区淋巴瘤)鉴别,其发生率在 WM 中高达 90% 以上,但阳性检出率与检测方法和标本中肿瘤细胞比例等相关;对于未接受治疗的 WM 患者,也可检测外周血样本 *MYD88* 突变。目前常用的检测方法包括 Sanger 测序,二代测序(NGS),等位基因特异性聚合酶链式反应(AS-PCR)等。Sanger 测序是 *MYD88* 突变检测的金标准,可以用于 NGS 结果的进一步验证,但是其敏感性较低,不能发现<10% 的突变细胞,如果 DNA 来源的标本未经富集,假阴性率可高达 30%～50%,通过 CD19 磁珠分选,可增加 Sanger 测序的检出率;与 Sanger 测序相比,NGS 的主要优点在于高通量,即可以在一次测序中检测样本中的多个目标基因,其检测敏感性相对较高,可达到 2%～10%,但目前大多数常规的 NGS 并不适合检测一些低频突变,各个中心采用的 NGS Panel 也并不完全相同;AS-PCR 是临床上广泛使用的测序方法,检测敏感性可以达到 1%,对于疑似 WM 患者,利用骨髓穿刺为样本,首先进行 AS-PCR 检测是检测 *MYD88* 突变的最佳方法,AS-PCR 的主要缺点在于无法发现未知突变,且针对不同的突变需要设计独特的等位基因。

5. 影像学检查有助于评估疾病状态,部分患者胸、腹、骨盆 CT 可发现肝脾大和/或肿大的淋巴结,脊柱 MRI 检查对骨髓浸润具有提示意义。

四、诊断、鉴别诊断及预后分期

（一）诊断

WM 必要的诊断依据是血清中检测到单克隆性的 IgM(不论数量)和骨髓中淋巴样浆细胞浸润(不论数量)。但 WM 的诊断是一个排他性诊断,需根据临床表现及病理学等检查结果进行综合判断。虽可通过骨髓检查诊断,但如有淋巴结肿大仍建议尽可能获得淋巴结等其他组织标本进行病理学检查,以除外其他类型淋巴瘤可能。详细诊断标准依国内外指南总结如下。

1. 单克隆 IgM 血症。

2. 骨髓中小淋巴细胞、浆细胞样淋巴细胞和浆细胞呈弥漫性、间质性或结节性浸润。

3. 免疫表型 CD19$^+$,CD20$^+$,sIgM$^+$;部分患者可表达 CD5、CD10 或 CD23,此时不能仅凭免疫表型排除 WM。

4. 除外其他已知类型的淋巴瘤。

5. *MYD88 L265P* 突变是 WM 诊断及鉴别诊断的重要标志,但非特异性诊断指标。

（二）鉴别诊断

1. 与 IgM 型意义未明的单克隆免疫球蛋白血症(MGUS)鉴别　IgM 型 MGUS 患者血清中可检测到单克隆 IgM 蛋白,但骨髓中无淋巴样浆细胞浸润或仅有不超过 10% 的单克隆浆细胞,无组织器官受累证据和 IgM 相关症状如肿瘤相关的贫血、系统性症状、肝脾淋巴结肿大、溶骨性损害、高钙血症、肾功能损害以及高黏滞血症等。

2. 与 IgM 型 MM 鉴别　IgM 型 MM 非常少见(在 MM 中仅占 1% 左右),骨髓细胞形态学特征为单克隆浆细胞浸润,典型免疫表型为高表达 CD38、CD138,而 CD19、CD20、CD45 阴性,且患者常伴溶骨性损害(WM 罕见),常伴有 14q32(IGH)易位(WM 罕见),无 *MYD88* 突变(WM 多见),这些可作为两者的鉴别点。

3. 与其他 B 细胞慢性淋巴增殖性疾病(B-CLPD)鉴别　多种 B-CLPD 可伴有血清单克隆性 IgM 成分,并出现浆细胞分化的形态学特征,从而需要与 WM 相鉴别。如慢性淋巴细胞白血病/小细胞淋巴瘤、套细胞淋巴瘤、滤泡性淋巴瘤、边缘区淋巴瘤(MZL)等,系统的免疫表型分析是与其相鉴别的主要方法。其中不典型的 WM 和 MZL 伴有浆细胞分化时尤其难以鉴别,外周血淋巴细胞增多(WM 少见)、*MYD88* 突变(WM 多见)等可提供一定参考价值。怀疑 WM 时可参照《淋巴浆细胞淋巴瘤/华氏巨球蛋白血症诊断与治疗中国指南(2022 年版)》遵循图 5-6-5-2 思路进行鉴别诊断。

（三）分期及预后

WM 的国际预后指数（ISSWM）是目前 WM 较公认的预后判断系统（表5-6-5-1），包括 5 个独立预后因素：年龄、血红蛋白浓度、血小板计数、β_2 微球蛋白水平、血清单克隆 IgM 水平，其中年龄对患者预后的影响最大；依据这 5 个因素可将 WM 患者分为预后不同的 3 个危险组，低、中、高危组的平均生存期分别为43.5 个月、98.6 个月、142.5 个月。需要指出的是，该评分系统仅适用于需要治疗的患者，不能用于判断患者是否需要干预；且 β_2-微球蛋白的连续检测对于疗效监测无用。

在修订后的 WM 预后评分系统中（表5-6-5-2），根据年龄（≤65 岁，66~75 岁，≥76 岁），β_2-微球蛋白，血浆白蛋白浓度，血清乳酸脱氢酶（LDH）水平对患者进行预后评分并归为 5 组。极低危、低危、中危、高危、极高危组患者的 3 年 WM 相关死亡率分别为 0%，10%，14%，38% 和 48%（$P<0.001$），10 年生存率分别为 84%，59%，37%，19% 和 9%（$P<0.001$）。

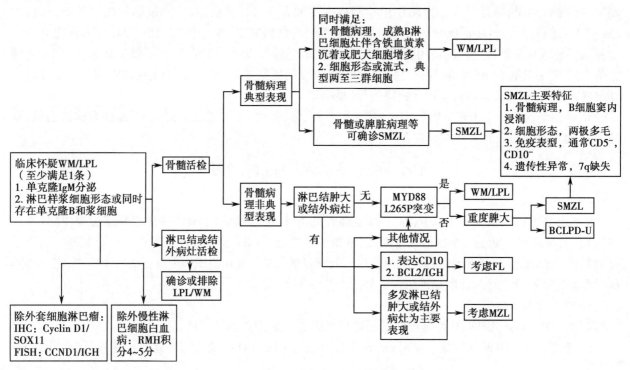

图 5-6-5-2　华氏巨球蛋白血症鉴别诊断流程图

SMZL，脾边缘区淋巴瘤；MZL，边缘区淋巴瘤；FL，滤泡性淋巴瘤；BCLPD-U，不能分类的 B 细胞慢性淋巴增殖性疾病；重度脾大：脾下缘超过脐水平线，或脾右侧最远端超过腹中线，或彩超示脾脏下缘超过肋缘下 6cm

表 5-6-5-1　WM 国际预后指数评分系统

指标	分值
年龄 > 65 岁	1 分
血红蛋白浓度 ≤115g/L	1 分
血小板 ≤100×10⁹/L	1 分
β_2-微球蛋白 >3mg/L	1 分
M 蛋白定量 >70g/L	1 分
分值	危险分层
0 或 1 分且年龄 ≤65 岁	低危组
2 分或年龄 >65 岁	中危组
>2 分	高危组

表 5-6-5-2　修订后的 WM 国际预后指数评分

指标	分值
年龄 <65 岁	0 分
年龄 66~75 岁	1 分
年龄 >75 岁	2 分
β_2-微球蛋白 >4mg/L	1 分
LDH >259IU/L	1 分
血浆白蛋白 <35g/L	1 分
分值	危险分层
0 分	极低危组
1 分	低危组
2 分	中危组
3 分	高危组
4~5 分	极高危组

此外,*MYD88* 和 *CXCR4* 的突变状态也对于疾病的早期进展/转化、耐药和生存有着重要影响。在 BTK 抑制剂单药治疗中,$MYD88^{MUT}CXCR4^{WT}$ 患者预后最佳,$MYD88^{MUT}CXCR4^{MUT}$ 者其次,$MYD88^{WT}CXCR4^{WT}$ 患者预后最差。对于 *CXCR4* 突变,仅无义突变与预后不良相关,而 *CXCR4* 移码突变与 $CXCR4^{WT}$ 患者的预后无显著差异。现在认为可根据 *MYD88* 和 *CXCR4* 突变状态不同制定相应的治疗策略。

五、治 疗

(一)治疗指征

并非所有的患者诊断 WM 时就需要立即治疗。对于无治疗指征的患者确诊后需定期随访,进展至有治疗指征的中位时间可超过 5~10 年,只有在出现相应临床表现的情况下才应该对 WM 患者启动治疗。

WM 启动治疗的指征如下:B 症状(反复发热、盗汗、体重减轻);症状性高黏滞血症;周围神经病变;巨大淋巴结(最大直径≥5cm)或淋巴结进行性增大;进行性肝大或脾大;髓外组织或器官受累(如 Bing-Neel 综合征);淀粉样变;冷凝集素病;冷球蛋白血症;本病相关的血细胞减少(血红蛋白水平≤100g/L 和/或血小板计数<$100×10^9$/L)等。单纯血清 IgM 水平升高不是本病的治疗指征。

(二)治疗前评估

1. 病史采集和体格检查 包括详细的既往病史和家族史,有无 B 症状,有无周围神经病变表现,淋巴结及肝脾大小等。

2. 体能状态评分 如美国东部肿瘤协作组体能状态评分(ECOG 评分)。

3. 血常规检查 包括白细胞计数及分类、血小板计数、血红蛋白水平等。

4. 血生化检测肝肾功能、血电解质、LDH、白蛋白、$β_2$-微球蛋白等,并计算或检测肌酐清除率。

5. 免疫学检测 ①免疫球蛋白定量:至少包括 IgM、IgA、IgG 水平;②血清蛋白电泳;③血免疫固定电泳。

6. 骨髓穿刺及活检 需包含免疫组化和/或多参数流式细胞仪分析;*MYD88* 突变检测(主要是 *MYD88 L265P*,有条件者建议骨髓液采用 CD19 磁珠分选后进行检测);*CXCR4* 基因突变检测。

7. 影像学检查 颈、胸、全腹部 CT 检查和/或 PET-CT。

8. 其他可做的检查 24h 尿蛋白、尿蛋白电泳、尿免疫固定电泳;*TP53* 突变;血黏滞度检测(IgM 大于 40g/L 或出现高黏滞血症表现时);甲肝病毒、乙肝病毒、HIV 相关检测(尤其计划行利妥昔单抗治疗者);眼底检查;冷凝球蛋白检测;网织红细胞计数和直接抗人球蛋白实验(怀疑有溶血时必做)和冷凝集素检测;神经系统相关检查(表现周围神经病变者行抗 MAG 抗体/抗 GM1 抗体、神经传导功能检测/肌电图检查;若有中枢神经系统症状行脑/脊柱增强 MRI 及用于脑脊液分析的腰椎穿刺行细胞学、多参数流式细胞术、PCR 检测 *IgH* 重排及 *MYD88 L265P*);骨髓或组织刚果红染色(怀疑淀粉样变性时)。

2022 年 1 月英国血液病学学会(BSH)发布的最新华氏巨球蛋白血症诊断和管理指南中,对于疑诊或初诊 WM 患者相关检查进行了推荐,总结见表 5-6-5-3。

表 5-6-5-3 疑诊/初诊 WM 患者检查

临床表现	可疑的临床表现	推荐的检查
初诊		全血细胞计数、肌酐+尿素、肝功能、LDH、$β_2$-微球蛋白、乙肝病毒、丙肝病毒、HIV、血清蛋白电泳、免疫固定电泳、M 蛋白定量检测、血清游离轻链检测、血黏度检测、眼科检测有无高黏滞血症;骨髓形态、流式检测、活检、*MYD88*、*CXCR4* 和 *TP53* 突变、如果怀疑淀粉样变性,考虑刚果红染色
治疗前		如有症状,行预胸腹盆 CT 平扫、M 蛋白定量检测、病毒检测、骨髓形态+活检
贫血		溶血筛查(网织红计数、LDH、胆红素、血浆游离血红蛋白)、DAT
出血	高黏滞血症	M 蛋白定量
	获得性 VWD	血黏度、血凝检测
	淀粉样变性	血清游离轻链检测

续表

临床表现	可疑的临床表现	推荐的检查
淋巴细胞增多		骨髓流式
神经病变	神经病变	抗 MAG 抗体、抗 GM 抗体
	冷球蛋白血症	冷凝球蛋白、血清游离轻链
	淀粉样变性	*VEGF*
	POEMS 综合征	脑脊液流式、常规、生化、*MYD88* 突变、*IgH* 重排
皮疹、紫癜、雷诺现象、溃疡	CAD、冷球蛋白血症、hnitzlers 综合征	DAT、溶血检查 冷凝球蛋白检测、皮肤活检
肾功能损害	冷球蛋白血症 淀粉样变性	冷凝球蛋白检测、24h 尿蛋白定量 血清游离轻链检测、肾穿刺
可疑淀粉样变性		血清游离轻链、可疑部位活检、刚果红染色、SAP 脏器评估：心脏超声、心脏磁共振、pro-BNP 检测、24h 尿蛋白定量、尿蛋白：肌酐比值
可疑高级别转化		PET-CT、LDH、可疑转化部位的活检
可疑 Bing-Neel 综合征		脑、脊柱 MRI、脑脊液：流式、常规、生化、*MYD88* 突变、*IgH* 重排

注：BNP，B 型尿钠肽；CSF，脑脊液；CT，计算机断层扫描；DAT，直接抗球蛋白试验；HIV，人类免疫缺陷病毒；MRI，磁共振成像；PET-CT，正电子发射计算机断层扫描；SAP，血清淀粉样蛋白；VWD，血管性血友病；IgH，免疫球蛋白基因；PCR，聚合酶链式反应；VEGF，血管内皮生长因子。

（三）初始治疗

常用药物有 CD20 单抗（利妥昔单抗、奥法木单抗）、烷化剂（苯达莫司汀、环磷酰胺）、核苷类似物（克拉屈滨、氟达拉滨）、蛋白酶体抑制剂（PI，硼替佐米、卡非佐米、伊沙佐米）、BTK 抑制剂（伊布替尼、泽布替尼）等。

治疗方案的选择需要个体化，应综合考虑患者的年龄、临床表现、遗传学特征、是否行造血干细胞移植、药物的可获得性，以及患者本人对于给药方式、周期、疗程的要求。关于初治 WM 患者的推荐治疗方案见表 5-6-5-4，常见方案用法见表 5-6-5-5。其中，苯达莫司汀/利妥昔单抗、利妥昔单抗/环磷酰胺/地塞米松（RCD）、硼替佐米/地塞米松/利妥昔单抗（BDR）、伊布替尼±利妥昔单抗的方案最常用。有以下几点需要注意：①已有周围神经病变患者避免使用硼替佐米、长春新碱；②有心脏基础疾病或年龄超过 65 岁者避免使用卡非佐米；③自体造血干细胞移植（ASCT）在 WM 中的适应证并不十分明确，有研究结果显示 ASCT 可延长部分患者的总生存期，但并不作为初治患者首选，拟行干细胞移植患者应避免使用核苷类似物（克拉屈滨、氟达拉滨）；④老年虚弱患者仍可采用苯丁酸氮芥或利妥昔单抗的单药治疗；⑤血浆 IgM 浓度超过 40g/L 时应推迟利妥昔单抗的使用，以避免 IgM 燃瘤效应；⑥*MYD88* 野生型的患者不建议单独使用伊布替尼治疗；⑦Bing-Neel 综合征患者除鞘内注射化疗之外，需选择能透过血脑屏障的药物，如苯达莫司汀+利妥昔单抗、伊布替尼、以氟达拉滨或克拉屈滨为主的联合治疗等。

表 5-6-5-4　WM 患者初始治疗方案

推荐方案	其他推荐方案
苯达莫司汀/利妥昔单抗	苯达莫司汀
硼替佐米/地塞米松/利妥昔单抗（BDR）	硼替佐米±利妥昔单抗
伊布替尼±利妥昔单抗	硼替佐米/地塞米松
利妥昔单抗/环磷酰胺/地塞米松（RCD）	卡非佐米/利妥昔单抗/地塞米松
泽布替尼	克拉屈滨±利妥昔单抗
	氟达拉滨±利妥昔单抗
	氟达拉滨/环磷酰胺/利妥昔单抗（FCR）
	利妥昔单抗
	利妥昔单抗/环磷酰胺/泼尼松（RCP）

表 5-6-5-5　WM 常见治疗方案用法

方案或药品名称	用法
苯达莫司汀/利妥昔单抗	苯达莫司汀 90mg/m² 第 1~2 天,利妥昔单抗 375mg/m² 第 1 天
硼替佐米/地塞米松/利妥昔单抗(BDR)	首剂:硼替佐米单药 1.3mg/m² 第 1、4、8、11 天,21 天为 1 个疗程,其后硼替佐米 1.6mg/m² 第 1、8、15、22 天,35 天为 1 个疗程×4;地塞米松 40mg 第 1、8、15、22 天;利妥昔单抗 375mg/m² 第 1、8、15、22 天,第 2、5 疗程应用
伊布替尼	420mg/d
利妥昔单抗	375mg/m²,每周 1 次,4 次为 1 个疗程
利妥昔单抗/环磷酰胺/地塞米松(RCD)	利妥昔单抗 375mg/m² 第 1 天;地塞米松 20mg 第 1 天;环磷酰胺 100mg/m² 第 1~5 天
泽布替尼	每次 160mg,2 次/d
苯丁酸氮芥	6~8mg/d(或 2mg/d 持续),28 天为 1 个疗程,最多 12 个疗程
氟达拉滨	30~40mg/m²×5d,28 天为 1 个疗程,最多 6 个疗程
硼替佐米	1.3mg/m² 第 1、4、8、11 天,21 天为 1 个疗程
硼替佐米+利妥昔单抗	硼替佐米 1.6mg/m² 第 1、8、15、22 天,6 个疗程;利妥昔单抗 375mg/m² 第 1、4 疗程应用
卡非佐米/利妥昔单抗/地塞米松	首疗程卡非佐米 20mg/m² 第 1、2、8、9 天,第 2~6 个疗程卡非佐米 36mg/m² 第 1、2、8、9 天,21 天为 1 个疗程;每疗程地塞米松 20mg 第 1、2、8、9 天,利妥昔单抗 375mg/m² 第 2、9 天;21 天为 1 个疗程;第 6 疗程结束后 8 周开始维持治疗:卡非佐米 36mg/m² 第 1、2 天,地塞米松 20mg 第 1、2 天,利妥昔单抗 375mg/m² 第 2 天;每 8 周 1 个疗程共 8 个疗程
氟达拉滨+利妥昔单抗	利妥昔单抗 375mg/m² 第 1 天,氟达拉滨 25mg/m² 第 2~6 天
氟达拉滨/环磷酰胺/利妥昔单抗	利妥昔单抗 375mg/m² 第 1 天,氟达拉滨 25mg/m² 第 2~4 天;环磷酰胺 250mg/m² 第 2~4 天

　　此外,2020 年 Treon 等提出推荐以 *MYD88* 突变和 *CXCR4* 突变的分子分型为基础选择合适的治疗方案,见图 5-6-5-3、图 5-6-5-4。

　　(四)复发难治患者治疗

　　无治疗指征的复发患者选择观察随访,有治疗指征的复发患者首选参加设计合适的临床试验。对于

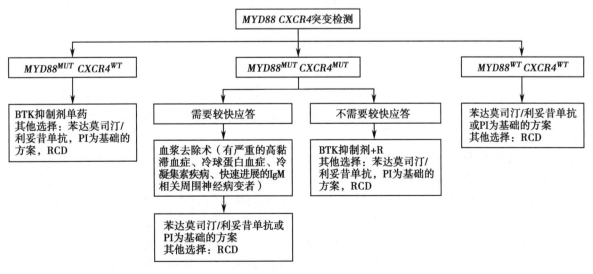

图 5-6-5-3　初治 WM 患者基于基因表型的治疗策略

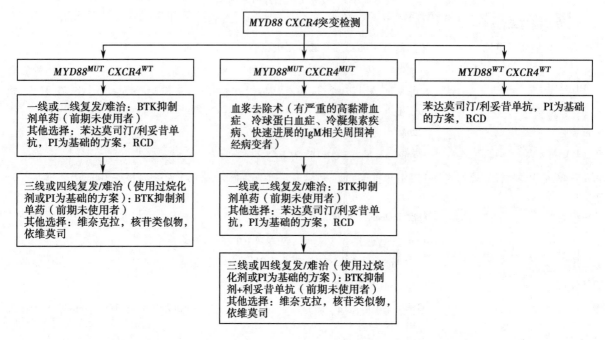

图 5-6-5-4　复发难治 WM 患者基于基因表型的治疗策略

一线治疗有效超过 2 年后复发的患者,可继续应用原一线方案;而 2 年内复发、对一线治疗完全无反应或症状持续存在未改善的患者应选择其他治疗方案(表 5-6-5-6)。WM 患者行造血干细胞移植的时机尚存在争议,早期复发、临床进展或转化为高级别淋巴瘤的患者可考虑行自体造血干细胞移植(ASCT);异基因造血干细胞移植(alloSCT)目前多仅在临床试验中进行,对于现有治疗均疗效不佳或治疗后快速进展的年轻且有合适供者的患者可考虑使用。

表 5-6-5-6　既往接受过治疗的 WM 患者的方案选择

推荐方案	其他推荐方案	某些情况下有用
苯达莫司汀/利妥昔单抗	苯达莫司汀	依维莫司
硼替佐米/地塞米松/利妥昔单抗(BDR)	硼替佐米±利妥昔单抗	奥法木单抗(利妥昔单抗不耐受者)
伊布替尼±利妥昔单抗	硼替佐米/地塞米松	克拉屈滨±利妥昔单抗
利妥昔单抗/环磷酰胺/地塞米松(RCD)	利妥昔单抗	氟达拉滨±利妥昔单抗
泽布替尼	环磷酰胺/多柔比星/长春新碱/泼尼松/利妥昔单抗	氟达拉滨/环磷酰胺/利妥昔单抗
	阿卡替尼	干细胞移植
	利妥昔单抗/环磷酰胺/泼尼松	自体造血干细胞移植
	伊沙佐米/利妥昔单抗/地塞米松(IRD)	异基因造血干细胞移植

　　近年来新的 BTK 抑制剂也逐渐出现。ASPEN 研究证实泽布替尼与伊布替尼总体有效率及 PFS 相近但安全性更佳,且泽布替尼组有更高的 VGPR 率,已获美国 FDA 及国内批准用于至少接受过一线治疗的 WM 的治疗;帕托布鲁替尼(pirtobrutinib)可非共价结合从而可能克服 BTK[Cys481] 突变相关的耐药;阿卡替尼(acalabrutinib)、泰卢替尼(tirabrutinib)也在研究中证实对于初治和复发/难治患者中有较好疗效。

　　此外,还有一些新药已在 Ⅱ 期临床研究中证实对于复发/难治 WM 患者具有一定疗效,如 AKT 抑制剂哌立福辛(perifosine),丝/苏氨酸激酶抑制剂恩扎妥林(enzastaurin),HDAC 抑制剂帕比司他(panobinostat),PI3K 抑制剂艾德拉尼(idelalisib)等。在复发/难治 WM 患者中,单药口服 mTOR 抑制剂依维莫司

（everolimus）可达到 73% 的有效率（微小缓解及以上），同时联合硼替佐米和利妥昔单抗时有效率达 91%，但黏膜炎、腹泻和骨髓抑制等副作用限制了它的使用。一项多中心、前瞻性 II 期临床研究证实 BCL-2 抑制剂维奈克拉（venetoclax）在复发/难治 WM 患者中 VGPR 率可达 19%，其中接受过 BTK 抑制剂治疗的患者反应率较低（VGPR 13% vs 27%），但 *CXCR4* 的突变状态对于疗效无显著影响；值得注意的是，中位 PFS 为 30 个月，在为期 2 年的治疗完成后可观察到 PFS 的陡降，提示维奈克拉的持续治疗可能具有必要性。评估 CXCR4 靶向药（如单克隆抗体 ulocuplumab 和小分子制剂 mavorixafor）疗效的研究也在进行中。

（五）并发症的处理及支持治疗

1. 出现有症状的高黏滞血症、冷球蛋白血症、冷凝集素疾病的患者，应接受血浆置换治疗。

2. 贫血是本病最常见的临床表现和最主要的治疗指征，可应用重组人促红细胞生成素、红细胞输注纠正或改善，不伴有消化道出血的低转铁蛋白饱和度患者可应用静脉铁剂治疗。值得注意的是，对于伴有高黏滞血症的患者输注红细胞应谨慎，以免增加血液黏滞度而加重患者症状；对于伴有冷凝集素综合征的患者应输注预温至 37℃ 的红细胞。冷凝集素性溶血性贫血患者单用糖皮质激素治疗效果有限，应系统性治疗原发病。

3. 预防感染 接受强化疗和/或免疫抑制治疗（包括 BTK 抑制剂）的患者需预防卡氏肺囊虫感染；接受强化疗、免疫抑制剂或硼替佐米治疗的患者需预防疱疹病毒感染；活疫苗的接种并不推荐，完成治疗 1 年以上且病情稳定的患者可接种灭活疫苗；合并有显著低丙种球蛋白血症的患者可考虑静脉输注免疫球蛋白。

（六）疗效评价

对于 WM 来讲，治疗的目标主要是改善症状和减少器官损害，并不是达到完全缓解（CR）。WM 的疗效判断标准详见表 5-6-5-7，主要评价单克隆 IgM 下降水平。有以下几点值得注意：①血清单克隆 IgM 定量受治疗方案的影响，如利妥昔单抗单药或联合化疗可能导致 IgM 水平改善的延迟，此时不能仅凭 IgM 定量来评价疗效，需综合患者临床表现，必要时进行骨髓评价判断患者肿瘤负荷改变。②WM 起效相对缓慢，且通常临床症状如贫血的改善早于肿瘤负荷的降低，如无确切疾病进展证据，不宜频繁更换治疗方案。③多数患者治疗不能达到 CR，治疗有效的患者完成既定疗程即结束治疗。接受 BTK 抑制剂治疗者 6 个月后能达到部分缓解（PR）或以上即可有生存获益，但需要长期治疗，以免停药导致症状和 IgM 水平的快速反弹。

表 5-6-5-7 WM 疗效评价标准

分组	简写	标准
完全缓解	CR	免疫固定电泳阴性（2 次），血清 IgM 在正常范围，没有骨髓受累的组织学证据，原有的髓外病灶消失如肿大淋巴结或器官，疾病相关临床症状及体征消失
非常好的部分缓解	VGPR	血清 IgM 水平下降≥90%，原有的髓外病灶缩小如肿大淋巴结或器官，无新的疾病相关的临床症状及体征
部分缓解	PR	血清 IgM 水平下降≥50% 但<90%，原有的髓外病灶缩小如肿大淋巴结或器官，无新的疾病相关的临床症状及体征
微小缓解	MR	血清 IgM 水平下降≥25% 但<50%，无新的疾病相关的临床症状及体征
疾病稳定	SD	血清 IgM 水平下降<25% 或升高<25%，原有的髓外病灶如肿大淋巴结或器官及疾病相关的临床症状及体征无进展
疾病进展	PD	血清 IgM 水平升高≥25% 但<90%，或因疾病导致的体征（如贫血、白细胞减少、血小板减少、淋巴结/器官肿大）或临床症状（不明原因的反复发热≥38.4℃、盗汗、体重下降≥10% 或高黏滞血症或神经病变、症状性冷球蛋白血症或淀粉样变性等）加重

（七）观察随访

无治疗指征的 WM 患者需每 3~6 个月定期随访 1 次，如果患者临床表现及相关指标均稳定也可考虑每年随访 1 次,期间若患者有任何新症状或出现病情变化应及时就诊。

治疗有效的患者结束既定疗程后定期随访,前 2 年每 3 个月 1 次,随后 3 年每 4~6 个月随访 1 次,以后每 6~12 个月随访 1 次。

随访内容主要包括病史、体格检查、血生化检查及 M 蛋白定量。不伴有相应临床表现(见"WM 启动治疗的指征")的 IgM 水平升高,不应作为重新启动治疗的依据。

(李俊颖　孙春艳)

参考文献

[1] 中国抗癌协会血液肿瘤专业委员会,中华医学会血液学分会,中国华氏巨球蛋白血症工作组.淋巴浆细胞淋巴瘤/华氏巨球蛋白血症诊断与治疗中国指南(2022 年版)[J].中华血液学杂志,2022,43(8):624-630.

[2] National Comprehensive Cancer Network. NCCN Guidelines(Version 1. 2023)-Waldenström Macroglobulinemia/Lymphoplasmacytic Lymphoma. (2022-07-06)[EB/OL]. [2022-11-3]https://www. nccn. org/professionals/physician_gls/pdf/waldenstroms. pdf.

[3] GERTZ MA. Waldenström macroglobulinemia:2021 update on diagnosis,risk stratification,and management[J]. Am J Hematol,2021,96(2):258-269.

[4] CASTILLO JJ,ADVANI RH,BRANAGAN AR,et al. Consensus treatment recommendations from the tenth International Workshop for Waldenström Macroglobulinaemia[J]. Lancet Haematol,2020,7(11):e827-e837.

[5] PRATT G,EL-SHARKAWI D,KOTHARI J,et al. Diagnosis and management of Waldenström macroglobulinaemia-A British Society for Haematology guideline[J]. Br J Haematol,2022,197(2):171-187.

[6] KAPOOR P,ANSELL SM,FONSECA R,et al. Diagnosis and Management of Waldenström Macroglobulinemia:Mayo Stratification of Macroglobulinemia and Risk-Adapted Therapy(mSMART)Guidelines 2016[J]. JAMA Oncol,2017,3(9):1257-1265.

[7] KASTRITIS E,LEBLOND V,DIMOPOULOS MA,et al. Waldenström's macroglobulinaemia:ESMO Clinical Practice Guidelines for diagnosis,treatment and follow-up[J]. Ann Oncol,2019,30(5):860-862.

第七章　恶性血液病相关并发症

恶性血液病不仅起病急骤,病情凶险,还易并发多种并发症,这些并发症病情程度不一,可以累及全身各个系统,出现在恶性血液病早期,常常因血液系统以外的临床表现导致误诊、漏诊并影响患者的及时诊疗。此外,全面评估并发症有助于恶性血液病的精准诊断和危险分层评估,尽早辨别出恶性血液病治疗过程中出现的并发症,有助于该疾病的全病程规范化管理及疗效评估,如果不及时发现、及时诊断和给予相应治疗,其可影响恶性血液病预后甚至危及生命。因此,了解并掌握恶性血液病相关并发症对血液科医师、基层全科医生、研究生及专培生等在诊疗恶性血液病过程中养成严谨的诊疗思维和全面科学的疾病全程治疗及管理有重要意义。本章内容根据恶性血液病相关并发症发病机制分为恶性血液病直接相关并发症和恶性血液病治疗相关并发症两大部分内容。

第一节　恶性血液病直接相关并发症

一、恶性血液病相关全身症状

恶性血液病在发病早期常以发热、瘙痒、盗汗、消瘦或高黏滞综合征等全身症状而起病,因此关注全身症状能够早期识别恶性血液病。

(一)发热

发热是恶性血液病的重要症状之一,是急性白血病和侵袭性淋巴瘤常见早期临床表现,也见于骨髓增生异常综合征、原发性骨髓纤维化和其他淋巴瘤等。恶性血液病发热机制主要为以下两种情况:①肿瘤性发热:恶性血液病本身可出现肿瘤性发热,多为低热,伴有肿瘤溶解综合征时可表现为高热,其主要机制为肿瘤细胞和巨噬细胞产生的多种致热原性细胞因子如白介素(IL-1、IL-6、IL-8等)、肿瘤坏死因子等作用于体温调节中枢引起体温升高,如急性白血病、恶性淋巴瘤等;临床中遇到以原因不明的持续发热症状就诊的患者要考虑淋巴瘤可能,特别是霍奇金淋巴瘤。淋巴瘤发热多为低热,为持续性或周期性,其中霍奇金淋巴瘤患者可出现Pel-Ebstein热,抗生素治疗无效。②感染性发热:恶性血液病患者常常因恶性肿瘤细胞浸润骨髓使粒细胞造血受抑制及免疫功能低下、肿块或肿大淋巴结压迫致引流不畅而易感染各类细菌、真菌、病毒等病原体而出现发热表现,多为高热,如急性白血病、淋巴瘤、骨髓增生异常综合征、骨髓纤维化、多发性骨髓瘤等疾病出现粒细胞减少或粒细胞缺乏合并发热时高度警惕感染,不能简单认为是肿瘤性发热,在出现高热表现时要及时辨别出是否存在继发感染并及时给予抗感染治疗。

(二)高黏滞综合征

恶性血液病患者常可发生高黏滞综合征,是由于血液黏滞性升高引起的临床综合征,与红细胞聚集性增高或变形性减低、血浆成分增高、血细胞数量增高等因素相关。高黏滞综合征发病机制主要为:①血浆成分增高:多发性骨髓瘤和华氏巨球蛋白血症患者血浆中单克隆免疫球蛋白异常增加,红细胞表面负电荷之间的排斥力减低,出现缗钱状聚集的红细胞,血液黏滞度增高引起血流不畅造成微循环障碍而最终出现的一系列临床表现。其发生不仅与血浆中免疫球蛋白浓度增高有关,与免疫球蛋白的类型也有关系。当血浆中单克隆免疫球蛋白浓度明显升高或血液黏滞度超过正常值3倍以上时易发生高黏滞综合征。在免疫球蛋白几种类型中,IgM分子量大,形状不对称且易发生聚集而引起高黏滞综合征,此外,IgG和IgA也易发生高黏滞综合征。其他血浆成分如高脂血症和高尿酸血症等也可发生高黏滞综合征。②血细胞数量增加:急、慢性白血病等出现白细胞异常增加,真性红细胞增多症患者血中红细胞数量显著升高,原发性血小板增多症血小板数量明显升高,以上血细胞数量增加使血液黏滞度升高。其他机制还有血细胞功能状态如红细胞变形性下降、凝血及纤溶系统改变等也可使血液黏滞度而发生高黏滞综合征。其常见的临床表现为头痛、头晕、眼底出血、视力障碍、肢体麻木、肾功能不全等。当患者发生高黏滞综合征时可给予血浆置换、细胞去除等。

（三）其他

恶性血液病患者早期还可出现夜间盗汗，在临床评估淋巴瘤患者时若伴有夜间盗汗症状，要警惕淋巴瘤"B"症状。淋巴瘤患者可以瘙痒为起病症状，以霍奇金淋巴瘤多见，首先表现为局部皮肤瘙痒，后逐渐发展为色素沉着等。恶性血液病患者还可出现消瘦表现尤其是半年内体重下降10%以上也要警惕淋巴瘤"B"症状。关注恶性血液病的全身症状有助于早期发现恶性血液病并指导和评估原发病的治疗指征及疗效预后评价。

二、恶性血液病相关代谢相关症候群

（一）高白细胞综合征

当循环血液中白细胞数量>100×10^9/L时易发生白细胞淤滞症，尤其是急性白血病，表现为呼吸困难、低氧血症、凝血功能障碍、颅内出血等。5%~15%的急性髓系白血病和10%~20%的慢性粒细胞白血病患者可出现外周血高白细胞计数。急性T淋巴细胞白血病中较多出现高白细胞。过高的白细胞在微循环中大量淤滞，血液黏滞度增高，血液流速变慢，特别容易引起脑、肺、肾、腹腔血管栓塞危及生命；白血病细胞耗氧使组织缺氧，浸润并破坏血管壁致脏器出血、水肿，同时大量白血病细胞崩解释放出的促凝血物质极易引起DIC（表5-7-1-1）。高白细胞具体原因目前尚无定论，首先是细胞的迅速增殖导致了白血病细胞负荷加重，其次是造血细胞黏附功能的紊乱使其对骨髓的亲和力下降使白血病细胞更易进入外周血。

表5-7-1-1　高白细胞综合征临床表现

肺	呼吸困难、低氧血症、弥漫性肺泡出血、呼吸衰竭、ARDS
心血管系统	心肌缺血/梗死、肢体缺血、肾静脉血栓形成
中枢神经系统	神志不清、嗜睡、头昏、头痛、谵妄、昏迷、局灶性神经功能缺损
眼	视力下降、视网膜出血、复视
耳	耳鸣、听力受损
睾丸血管	阴茎勃起异常（常见于慢性粒细胞白血病）
肿瘤溶解综合征	高尿酸血症、电解质紊乱、LDH增高、肾功能不全

高白细胞综合征可影响血流动力学、血液循环障碍，严重危及生命，需尽早发现并及时给予治疗。高白细胞综合征的治疗：①水化、碱化尿液：液体量2 000~3 000mL/（m^2·d）水化，5%碳酸氢钠80~100mL/（m^2·d）碱化尿液。②外周血白细胞单采分离术：能迅速有效地减轻肿瘤细胞负荷（急性早幼粒细胞白血病不建议单采）。③不同类型白血病高白细胞处理方法，急性淋巴细胞白血病可使用地塞米松10mg/m^2静脉输注，必要时加用环磷酰胺，急性髓系白血病和慢性粒细胞白血病可使用羟基脲1.5~2.5g/6h（总量6~10g/d）降低白细胞（详见白血病章节）。

（二）肿瘤溶解综合征

肿瘤溶解综合征（tumor lysis syndrome,TLS）是一种常见的肿瘤急性并发症，是恶性血液病的另一个常见并发症，可以出现在恶性血液病发生发展过程中，尤其是高白细胞白血病、高肿瘤负荷淋巴瘤易发生肿瘤溶解综合征，也可以在恶性血液病治疗过程中发生（详见恶性血液病治疗相关肿瘤溶解综合征），指随着大量肿瘤细胞在药物作用下自发的破坏，细胞内代谢产物（如核酸、蛋白质）突然释放到细胞外，这些代谢物会破坏身体的正常稳态机制而发生一系列严重代谢紊乱及临床症候群。临床特点包括高尿酸血症、高钾血症、高磷血症、低钙血症和尿毒症，有的甚至出现全身炎症反应综合征而导致多器官受累。典型临床表现为"三高一低"及肾功能不全，"三高"指：高尿酸血症、高钾血症及高磷血症；"一低"指：低钙血症，肾功能不全可出现少尿、无尿。还可出现发热、呼吸加快、血糖增高、心率加快等全身炎症反应综合征。

TLS 的预防和治疗主要包括积极的水化和利尿。

（三）代谢异常

1. **高尿酸血症** 化疗可以使大量白血病细胞溶解破坏,从而会引起核酸的释放增加,从而血清和尿中尿酸增高出现高尿酸血症和高尿酸尿,常见于急性髓系白血病和慢性粒细胞白血病。患者的血尿酸>10mg/dL,会出现尿酸性肾病,临床表现为呕吐、少尿、无尿等肾功能不全症状,输尿管尿酸结石,临床表现为腹痛、血尿、尿浑浊等,建议多静脉补液,鼓励患者多饮水,同时化疗时给予别嘌醇片抑制尿酸合成。

2. **电解质紊乱** 高白细胞白血病细胞溶解时不仅可导致高尿酸血症,还可引起电解质紊乱(如高钾血症、低钙血症),可导致心律失常、抽搐的临床表现,对于高白细胞或合并肿瘤溶解综合征的患者应密切监测血钾,慎重补钾。多发性骨髓瘤患者由于广泛的溶骨性改变和肾功能不全可出现高钙血症,血磷因肾功能不全可升高。

三、恶性血液病对造血系统的影响

正常造血骨髓抑制:恶性血液病是发生于造血系统的恶性肿瘤性疾病,其恶性细胞大量增殖从而抑制正常造血细胞,表现为发热、贫血和出血。

（一）发热

半数恶性血液病患者早期因发热就诊,恶性血液病发热可表现为低热也可高热,可高达 39~40℃ 或以上。恶性血液病本身可由于肿瘤细胞而发生发热,但多为低热,出现高热表现多提示为存在继发感染,多由于恶性血液病肿瘤细胞浸润骨髓抑制粒细胞造血致粒细胞减少及免疫功能低下而发生细菌、真菌和病毒感染,患者可出现口腔炎、肛周脓肿等,严重者可发生重症肺炎、败血症等严重血流感染而危及生命。因此,恶性血液病患者出现高热表现应做细菌培养、药敏试验及感染相关检查,并迅速给予经验性抗感染治疗,在治疗过程中可经验性加入抗真菌、抗病毒药物治疗。

（二）贫血

恶性血液病患者由于骨髓大量肿瘤细胞浸润致红细胞造血受抑,同时患者合并失血、溶血以及造血原料缺乏等常引起患者出现贫血,甚至是重度贫血,半数患者早期可出现贫血,如急性白血病、恶性淋巴瘤、骨髓增生异常综合征、多发性骨髓瘤等疾病。此外,多发性骨髓瘤由于肾功能不全可导致红细胞生成减少从而出现贫血表现。原发性骨髓纤维化晚期由于纤维组织取代正常的造血组织,致红细胞生成减少而出现贫血,其加速及急变可加重贫血。临床表现多为皮肤及黏膜苍白、头晕、乏力、胸闷及耳鸣等,临床需结合患者贫血程度及临床表现给予输血治疗。

（三）出血

约 40% 的患者因出血为首诊临床表现,全身各部位均可发生出血,常见表现为皮肤瘀点瘀斑、鼻出血、牙龈出血,女性可表现为月经量过多,也有表现为消化道出血(呕血、便血、黑便)的,眼底出血时可导致视力下降甚至视力障碍,最严重者可发生颅内出血,表现为头痛、呕吐、瞳孔大小不对称及对光反射迟钝,甚至昏迷、死亡,有资料显示恶性血液病因出血死亡的患者中有 87% 死于颅内出血。出血的主要原因为大量肿瘤细胞浸润血管、血小板数量的减少及功能异常、凝血功能异常,治疗上结合患者临床表现及血小板减少或凝血检查给予止血药物、输注成分血等。

四、恶性血液病对纵隔和呼吸系统的影响

呼吸系统是恶性血液病的并发症中较常累及的系统。恶性血液病在呼吸系统的并发症表现多样,往往较为复杂,深入了解呼吸系统并发症有助于临床诊断及治疗。

（一）浸润

浸润是恶性血液病的一大特征,急性白血病以浸润及肿块两种方式累及呼吸道,可导致喉梗阻、肺实质浸润、肺泡节段性浸润或胸膜种植。肺浸润常见于急性髓系白血病,多位于肺泡间隔,其中以血管、小支气管周围浸润最常见。在急性淋巴细胞白血病中,浸润多表现为渗出性胸膜炎和血性胸腔积液,当肺部 X 线表现为弥漫性网状结节样改变时,需考虑浸润的可能性。以成熟 B 淋巴细胞增殖为特征的慢性淋巴细

胞白血病中大多数可发生淋巴结肿大,肿大的淋巴结可压迫气道而出现相应的症状。原发肺淋巴瘤表现为肺结节或肿块,可伴有肺门淋巴结肿大。淋巴瘤患者的肺实质、胸膜、肺泡、支气管和肺血管存在弥漫性和局灶性瘤细胞浸润。部分原发性淀粉样变性患者有明显的肺泡间淀粉样蛋白沉积。组织学肺受累常见于所有形式的淀粉样变性,刚果红染色对任何不明原因间质性或网状肺泡性肺疾病患者的肺组织进行染色,偏光显微镜下通过观察绿色双折射判断淀粉样蛋白。呼吸系统淀粉样变性的鉴别诊断不仅要考虑弥漫性肺泡间隔淀粉样变性、气管支气管淀粉样变性、结节性肺淀粉样变性,还要考虑胸膜淀粉样变性和纵隔淋巴结淀粉样变性。Castleman 病常见胸内受累,不同类型 Castleman 病的临床表现和病程差异很大。涉及单个淋巴结或淋巴结群,通常位于纵隔,但也可能发生在颈部、腋窝或腹部区域。典型的胸部 Castleman 病通常发生在纵隔和肺门,在无症状患者中表现为圆形孤立性纵隔或肺门肿块。在胸片上,纵隔 Castleman 病可能类似于胸腺瘤、淋巴瘤或神经源性肿瘤,肺门 Castleman 病可能类似于支气管腺瘤。不常见的是,胸部 Castleman 病起源于其他部位,包括胸膜、心包、肋间和肺,具有不典型的影像学特征。

(二) 感染

恶性血液病自身免疫功能低下、中性粒细胞功能异常、长期使用广谱抗生素导致菌群失调等是引起感染的常见原因,呼吸系统感染是临床常遇到的并发症。急性白血病往往起病急骤,急性起病的患者感染的发生率较高,部分患者以发热为早期表现,感染的部位多样,而肺部是较常波及的器官,以细菌感染(如肺炎克雷伯杆菌、大肠埃希菌、铜绿假单胞菌、金黄色葡萄球菌、表皮葡萄球菌、肠球菌)较为常见,还可见真菌感染及病毒感染。与急性白血病相似,大多数骨髓增生异常综合征的肺部疾病都归因于感染,而骨髓增殖性肿瘤患者的肺部感染和呼吸系统死亡风险大大增加。由于免疫功能低下,淋巴瘤患者有发生肺部机会性感染的风险。由于潜在疾病引起的免疫抑制,多发性骨髓瘤与肺部感染的高风险有关,流感嗜血杆菌、肺炎链球菌、革兰氏阴性杆菌和病毒(流感病毒和带状疱疹病毒)是骨髓瘤患者最常见的感染原因。慢粒急变期与急性白血病的并发症类似,仍有发生肺部感染的可能性。晚期慢性淋巴细胞白血病可出现粒细胞减少,同样可并发肺部感染。

(三) 白细胞淤滞

部分初治急性白血病可合并高白细胞血症,其可导致肺白细胞淤滞,并可导致缺氧和急性呼吸窘迫。高白细胞血症致肺白细胞淤滞的病理生理基础与白细胞比容升高导致的高黏血淤滞有关,其导致微脉管系统堵塞和相关的缺氧,加重肺内皮损伤、出血和组织缺氧,呼吸系统并发症的风险随着白细胞增多的程度而增加。当患者突发气短、咳嗽、进行性呼吸窘迫、听诊双肺广泛水泡音,同时胸部 X 线示弥漫性肺间质渗漏、胸腔积液时,需考虑到肺内白血病细胞淤滞的可能。在慢性粒细胞白血病白细胞极度高时,同样可出现呼吸困难、发绀等肺白细胞淤滞症状。

(四) 浆膜腔积液

浆膜腔积液形成的机制为浆膜发生炎症、恶性肿瘤或者低蛋白血症等病变时浆膜腔的液体生成增多所致。发生在肺部则表现为胸腔积液。胸腔积液可能发生在血液系统恶性肿瘤病程中的任何时间,可能预示疾病未缓解或复发。同时应仔细排除其他病因,包括感染、治疗药物引起的和其他全身原因(血栓形成、肝功能障碍、心肌病、肾功能不全、自身免疫性疾病)。淋巴瘤是与胸腔积液相关的最常见的血液系统恶性肿瘤,这些积液可能发生在 30% 的霍奇金淋巴瘤和 20% 的非霍奇金淋巴瘤中。积液中,19% 的非霍奇金淋巴瘤和 3% 的霍奇金淋巴瘤可发现乳糜性积液,怀疑是由淋巴瘤性胸膜浸润、胸膜淋巴引流阻塞或肿瘤阻塞胸导管的淋巴结肿大所致。但是急性髓系白血病、急性淋巴细胞白血病、骨髓增生异常综合征和骨髓增殖性肿瘤引起的胸腔积液很少见。胸膜 Castleman 病可能表现为明确的叶间肿块或大量胸腔积液。

五、恶性血液病对心血管系统的影响

恶性血液病与心血管系统有着密切的联系,恶性血液病可引起心血管系统某些病理改变,恶性血液病常因贫血、出血、浸润、感染等而导致心血管系统的症状和特征。

(一) 贫血性心肌病

贫血是恶性血液病常见的临床表现,当累及心血管系统时,往往表现为贫血性心肌病。贫血时血容量增加、心脏负荷增大、长期缺氧,导致心肌变性、心腔扩大,严重时可导致扩张型心肌病,患者会出现心慌、呼吸困难、活动后气短,严重时表现为劳力性呼吸困难。持续的心输出量增加可导致心功能不全,从而引发心律失常及心力衰竭等严重并发症。

(二)浸润

在急性白血病中,心功能的改变往往是肺功能障碍、代谢及电解质紊乱综合作用的结果。白血病细胞可浸润心肌、心包、心脏传导系统或瓣膜小叶、动脉血管壁等可导致心力衰竭、心肌梗死、心律失常,甚至死亡。有淋巴瘤病史的患者心血管疾病相关死亡风险较高。原发性心脏淋巴瘤可累及心脏和/或心包,患者表现为呼吸困难、水肿、心律失常或心包渗出,但是心包渗出较多可导致心脏填塞。当淋巴瘤侵犯心肌,可表现为心肌病变,患者会出现心律不齐等心电图异常的表现。对淋巴瘤患者实施心血管监测、预防和筛查干预十分必要。

(三)高黏滞综合征

肺动脉高压在骨髓增殖性肿瘤中非常普遍,并与左心室舒张功能障碍有关,右心室功能障碍增加了与肺动脉高压无关的死亡风险。真性红细胞增多症中,外周血总容量增多,血液黏滞度增高,血栓形成的风险大大增高,可引起心肌梗死等严重后果,部分患者并发高血压,以收缩压增高为主。在多发性骨髓瘤、淋巴浆细胞淋巴瘤、华氏巨球蛋白血症中,同样因为血液黏滞度增加等因素,在老年患者中可导致充血性心力衰竭的发生。

骨髓增生异常综合征与心血管疾病的高风险独立相关,尤其是心肌梗死。这种风险在那些传统心血管危险因素很少的人以及具有较高风险的骨髓增生异常综合征和红细胞输血依赖的人中尤为明显。与具有类似事件的非癌症对照相比,心血管疾病事件与骨髓增生异常综合征患者较高的死亡率相关。因此,骨髓增生异常综合征是心血管疾病的一个重要但未被充分认识的独立危险因素。

(四)特殊物质沉积

淀粉样变性可累及包括心脏在内的多系统器官,临床并发症取决于所累及的器官。心脏受累的表现为端坐呼吸、胸闷、阵发性呼吸困难、查体可见颈静脉怒张、水肿、心悸、心律不齐等。心脏淀粉样变性的发病率和患病率比以前认为得要高。在≥65岁因心力衰竭住院的患者的初始检查中应考虑心脏淀粉样变性。淀粉样蛋白原纤维的心脏沉积很常见,心脏受累的严重程度仍然是预后的主要驱动因素。心脏淀粉样蛋白受累可能类似于心肌病、充血性心力衰竭、冠心病、瓣膜性心脏病或心律失常。心脏淀粉样变性通常在患者出现无法解释的心力衰竭症状时最初被怀疑。一旦怀疑,可以借助先进的超声心动图技术来诊断。

一些多发性骨髓瘤患者有心血管合并症或危险因素。多发性骨髓瘤可引起心脏合并症,例如由心脏淀粉样变性和/或贫血引起的心肌病和心力衰竭。多发性骨髓瘤中使用的一些治疗方法也会影响心血管系统。这种疾病形成通常与由多种因素导致的心血管并发症的显著相关。在心血管并发症中,高输出量心力衰竭非常重要,因为它与患者预后较差有关。需要指出的是,尽管有越来越多有效的药物可供使用,但多发性骨髓瘤仍然是一种无法治愈的疾病,且经常复发并需要应用多种治疗方案,因此需要对患者进行仔细评估,尤其是心血管疾病方面。出于这个原因,我们提议对多发性骨髓瘤中导致高输出心力衰竭的不同发病机制进行全面概述,包括动静脉分流、血管生成增强、谷氨酰胺分解、高氨血症和血液流变学改变,并相信在临床中采用多学科方法评估对于患者的最佳管理至关重要。

六、恶性血液病对消化系统的影响

恶性血液病在消化系统中的并发症表现多种多样,对其并发症的准确掌握,有助于及时开展治疗,改善患者预后。

(一)浸润

在急性白血病中,部分患者可发生肝、脾大,脾脏显著增大的患者需考虑继发于慢性粒细胞白血病。在多发性骨髓瘤中,由于瘤细胞的浸润、淀粉样变性等同样可导致肝脾大。而在骨髓增生异常综合征中,小部分患者并发肝、脾大,还有小部分患者由于绿色瘤或粒细胞肉瘤的形成,引起食管和小肠发生梗阻。

胃肠道可能在任何部位累及,但功能紊乱较少见。口腔、结肠和肛管是最常产生症状的受累部位。牙龈或牙周浸润以及口腔脓肿可发生。在慢性粒细胞白血病中,最常见的体征是脾大,在急变期,胃肠道的症状也出现急性变。慢性淋巴细胞白血病同样可引起脾大,同时胃肠道浸润可引起溃疡或出血等。

淋巴瘤可侵犯全身的任何组织或器官,好发部位为淋巴结,且异质性大。胃肠道淋巴瘤包括一组不同的 B 细胞或 T 细胞类型的临床病理学实体,非霍奇金淋巴瘤占绝大部分,原发性胃肠道霍奇金淋巴瘤极为罕见,胃肠道是结外非霍奇金淋巴瘤的主要部位,有不同的表现,从消化不良或腹胀等非特异性症状到腹痛、恶心、呕吐、胃肠道出血、腹泻、体重减轻或肠梗阻等。随着淋巴瘤病情的进展,肝脾较易受侵犯,疾病晚期常见肝大、黄疸等症状,通常伴有食欲不振等表现。

(二) 感染

感染是急性白血病的常见并发症,急性白血病常因感染等因素损伤胃肠道,出现吞咽困难、恶心、呕吐、腹痛、腹泻等并发症。急性白血病患者免疫力低下,肛周感染较为常见,可发展为肛周脓肿。烧灼痛、吞咽困难同时伴有胸骨下疼痛可见于食管念珠菌感染。长期应用广谱抗生素等原因增加了胃肠道真菌感染的机会。

(三) 高黏滞血症

在真性红细胞增多症的患者中,常常反映消化道不适,胃镜提示有胃十二指肠糜烂等并发症,可能与血液黏滞度增高有关。血栓形成可导致肝静脉血栓形成(Budd-Chiari 综合征),这种并发症往往是致命的。在原发性血小板增多症中,由于血小板质量与数量的异常,血栓形成与出血并存,消化道常发生出血,而肠系膜血管可发生血栓,从而导致呕吐、腹痛等症状。

(四) 特殊物质沉积

胃肠道淀粉样变性的临床表现取决于淀粉样蛋白沉积的数量和位置,无论是原发性还是继发性系统性淀粉样变性,局限性淀粉样变性患者可能具有与全身性疾病患者相似的临床特征,所有淀粉样变性患者都有共同的症状,如厌食、吸收不良和体重减轻等。胃肠道出血,可能发生在淀粉样蛋白沉积的任何部位,根本原因通常是黏膜病变(淀粉样瘤溃疡、糜烂、息肉样病变、血肿或黏膜下出血)、血管脆性或在某些情况下肠缺血,胃肠道大量隐匿性出血通常见于透析相关的淀粉样变性。肝淀粉样变性,由于临床表现较轻,大多数患者无临床意义。肝大和碱性磷酸酶轻度升高是最常见的发现。其他症状包括体重减轻、疲劳、腹部不适和厌食等。直接血清胆红素水平升高通常与预后不良有关。一些胃肠道淀粉样变性患者可能有胆管炎、肠积气或肠穿孔的特征。当老年患者内镜下发现颗粒状黏膜、瘀斑和黏膜下血肿时,应怀疑胃肠道淀粉样变性。系统性轻链型淀粉样变性可造成早饱、吞咽困难、胃轻瘫、胃肠道出血、慢性腹泻、腹泻与便秘交替、体重减轻等消化道症状。

七、恶性血液病对泌尿系统的影响

恶性血液病的感染、出血、浸润等并发症常常累及到包括肾脏、输尿管在内的泌尿系统,肾脏疾病需要临床医生及时识别,因为需要根据化疗方案实施特定治疗,以降低随后发生慢性肾脏疾病的风险。在与血液系统恶性肿瘤相关的肾脏疾病的背景下,肾活检对于准确的病理诊断至关重要。

(一) 浸润

白血病细胞浸润可导致少尿、肾脏体积增大、蛋白尿、血尿等,当白血病细胞浸润前列腺可致尿路梗阻。CMML/MPN 的肾脏并发症是异质性的,肾脏活检可能有助于确定新的分子靶点以防止肾脏纤维化的发展。CMML 和 MPN 的肾脏并发症很少见,但其特点是肾脏和整体预后不良。肾小球硬化和间质纤维化和肾小管萎缩是主要的肾脏病变,可能由肾脏内的巨核细胞浸润所致。建议所有髓系肿瘤患者定期筛查蛋白尿和肾衰竭,以早期发现肾脏疾病,适应恶性肿瘤的治疗。泌尿生殖系统淋巴瘤极为罕见。累及双侧肾脏的淋巴瘤常出现肾功能不全,双侧输尿管淋巴瘤累及可发生梗阻性肾衰竭,原发性结外淋巴瘤可以累及前列腺。当腹膜后肿大的淋巴结压迫输尿管则引起肾盂积水及肾功能不全,在 Castleman 病中,腹腔淋巴结肿大压迫输尿管同样可引起肾盂及输尿管积水。

（二）高尿酸血症

由于白血病细胞的大量裂解,高尿酸血症在急性白血病中较常发生,可导致尿酸性肾病、肾结石甚至急性肾衰竭,高尿酸血症在真性红细胞增多症中时常发生。

（三）免疫性肾脏病

骨髓增生异常综合征与几种自身免疫性肾脏表现有关,主要是急性肾小管间质性肾炎。骨髓增生异常综合征将被列为自身免疫性肾小管间质性肾炎的潜在原因之一。

（四）特殊物质沉积

淀粉样变性可累及包括肾脏在内的多种器官,常见的临床表现为蛋白尿、血尿、肾病综合征,甚至进展为肾衰竭。部分免疫球蛋白轻链型淀粉样变性患者出现肾脏受累,淀粉样蛋白量与肾功能障碍程度之间无明显相关性。肾功能不全是症状性多发性骨髓瘤的常见临床特征。诊断时存在某种程度的肾功能不全或肾衰竭,或将在疾病过程中发生,如果不逆转,将对总体生存和生活质量产生不利影响。其他疾病如贫血、治疗或多发性骨髓瘤本身进一步对肾功能的损害并增加其他并发症的风险。血液中的游离轻链经肾小球滤过后进入近曲小管,并沉积于肾小管上皮细胞质内,使上皮细胞发生肿胀,继发肾小管变性,同时淀粉样物质浸润血管壁,引起肾小球的萎缩和肾小管的阻塞,最终引起肾单位破坏和肾功能不全。疑似多发性骨髓瘤患者的肾衰竭也可能是由肾毒性药物引起的淀粉样变性、轻链沉积病或急性肾小管坏死所致。新型多发性骨髓瘤药物显示出逆转某些患者的肾衰竭和改善预后的前景。干细胞移植仍然是适合强化治疗的年轻多发性骨髓瘤患者的主要治疗方法,而新药、血浆置换和肾移植的作用也在不断发展。POEMS综合征是一种罕见的多系统疾病,有时会累及肾脏,导致肾功能受损。

八、恶性血液病对出凝血系统的影响

出凝血系统的并发症是恶性血液病患者的常见并发症。患者出血以及复发后的静脉血栓栓塞的风险都很高,治疗困难,是患者的主要死亡原因。恶性血液病患者的出凝血功能异常,既有共性又有差异。

（一）出血

大部分的恶性血液病出血事件是增加死亡率的主要原因,急性白血病在发病时约 40%～60% 的患者存在不同程度的出血倾向。疾病早期常见皮肤、鼻、牙龈等不同器官的瘀斑、出血等情况。在个别病例中,患者起病时即出现消化、呼吸、泌尿或中枢神经系统的出血,这部分患者病情危重,时常危及生命。出血的机制主要有以下三个方面:①血小板数量及功能异常:恶性肿瘤细胞大量增殖,导致骨髓生成的血小板数目下降。通常血小板计数低于 $10 \times 10^9/L$ 通常会导致致命性的出血风险。若血小板计数大于 $20 \times 10^9/L$ 时的严重出血可能存在其他机制参与,但当原发性血小板增多症患者 PLT>1 000×10^9/L 时常有出血风险,可能与血小板功能异常有关。②血管壁损伤:大量白血病细胞以及其后化疗药物使用可导致白细胞淤滞及细胞崩解致有害物质释放入血,导致血管壁损伤而出血。③凝血功能障碍:凝血功能障碍会导致较为严重的出血,例如消化道、泌尿道、阴道出血等,严重者可导致颅内出血。最常见的类型是 DIC,其中以急性早幼粒细胞白血病发生 DIC 的概率最高,国内统计可达到 80% 以上。

急性早幼粒细胞白血病出血的表现极为明显,累及多个器官。致死性出血中颅内出血是最常见的出血部位（80%）,其次是胃肠道出血和肺泡内出血。急性早幼粒细胞白血病患者的出血特点如下:①出血的发病机制是多因素的,高白细胞、血小板重度减少以及弥散性血管内凝血是重要的危险因素。②急性早幼粒细胞白血病的实验室特征:除血小板减少和低纤维蛋白原血症外,还包括凝血酶原时间延长、活化部分凝血活酶时间和凝血酶时间延长,以及纤维蛋白降解产物、血浆 D 二聚体、纤维蛋白肽 A 和凝血酶原片段 1+2 水平升高。几乎所有急性早幼粒细胞白血病都伴有 DIC 的发生。③其凝血功能异常的纠正策略在于疾病本身的早发现,及早应用维 A 酸,使出血倾向迅速缓解,并补充血小板、新鲜冷冻血浆和冷沉淀等辅助治疗。

M 蛋白相关的恶性血液病比如骨髓瘤、B 细胞淋巴瘤可继发获得性血管性血友病,导致出血倾向或出血症状,可能与血浆中存在获得性血管性血友病因子抗体,导致获得性血管性血友病因子缺乏有关。骨髓增殖性肿瘤血液循环中聚集的血小板清除获得性血管性血友病因子,从而导致出血。对恶性血液病患者获得性血管性血友病的治疗主要有两个方向：治疗基础疾病，这可能导致获得性血管性血友病的缓解，以及纠正急性出血发作。

浆细胞疾病出血的机制常考虑以下原因：①血小板的原因；②高免疫球蛋白血症以及淀粉样变性可损坏血管壁；③M蛋白与纤维蛋白结合影响凝血因子活性。此外，获得性凝血因子缺乏也会导致出血，约9%的淀粉样变性患者可以发生，以凝血因子X缺乏为主，可单独或合并其他因子缺乏，其机制考虑与凝血因子X被肝脾中轻链纤维吸附有关。治疗方案包括控制急性出血和长期治疗原发病改善凝血因子缺乏症。所以在临床工作中凝血因子X缺乏症的患者建议行免疫球蛋白的相关检查。

除了常见的出血并发症，针对FⅧ缺乏的获得性血友病A在非血友病人群中很少发生，每年的发病率仅百万分之四。血液肿瘤中淋巴增生性疾病最常见获得性血友病A，皮肤黏膜出血是最常见的出血类型（63.3%）。死亡率为26.7%。获得性FⅧ的治疗主要针对出血的控制和抑制物的清除。

（二）血栓

恶性血液肿瘤和血栓形成之间的联系一直备受关注。血栓形成可发生在任何部位，动脉血栓常累及脑、心脏等重要器官，可引起头痛、眩晕、视力模糊、脑梗死、心绞痛、心肌梗死等致死的症状。而静脉血栓主要出现在肺、肠系膜、肝、脾和门静脉等。例如肺栓塞没有明显的标志性临床症状。根据栓塞部位的不同，部分患者在影像学中才发现血栓的形成；而大部分肺栓塞患者会存在不同程度的呼吸困难、胸痛等。

急性白血病患者血栓形成的发生率在2%~36%之间。除了高白细胞计数，L-门冬酰胺酶与血栓形成有关，一项回顾性研究指出成人ALL患者进行诱导治疗期间血栓发生率为9.8%，所有血栓事件均发生在诱导化疗期间首次注射L-门冬酰胺酶后2~35天内发生。血栓形成可能是急性早幼粒细胞白血病患者被低估的并发症。与其相关危险因素包括：纤维蛋白原<170mg/dL，M3变异以及在诱导化疗期间预防应用氨甲环酸。

在恶性血液病中骨髓增殖性肿瘤也受到越来越多的关注。这类疾病起病隐匿，大部分患者因发现血栓症状就诊。患者通常表现高细胞计数、肝脾大、门静脉高压或布-加综合征等症状，主要是由于肝静脉或门静脉内血栓形成所致，严重者可引起脾梗死。在不同类型的淋巴瘤中，原发性中枢神经系统淋巴瘤的VTE发生率最高，发生率为59.5%，死亡率为7%。几乎所有患者在治疗的前3个月都出现了血栓栓塞并发症，进一步表明化疗在VTE的发病机制中所起的作用。而高级别淋巴瘤的血栓发生率显著高于低级别淋巴瘤患者。

多发性骨髓瘤患者易形成静脉血栓。意义未明单克隆免疫球蛋白血症（MGUS）患者也有血栓形成的风险。细胞因子IL-6，骨髓瘤细胞与内皮细胞异常作用与其血栓形成有关，个别患者存在蛋白C和蛋白S抗体或者狼疮抗凝物等。

预防恶性血液病的血栓并发症仍然是一个具有挑战性的问题，因为这些患者出血的风险很高。目前的指南并不适用于所有的血液病患者，由于缺乏设计良好的前瞻性研究，对恶性血液病患者最佳的抗血栓预防仍然存在争议。血液系统恶性肿瘤患者血栓栓塞并发症的标准治疗方案包括早期使用肝素治疗，后期维生素K拮抗剂制剂进行至少3~6个月的长期治疗。低分子肝素也被作为替代维生素K拮抗剂的长期抗凝药物，因为其药代动力学安全性和不需要实验室监测等优点。但低分子肝素需要严格监测肾功能、出血、肝素诱导的血小板减少症等并发症。

血液肿瘤的出血与血栓形成通常会伴随出现，使诊疗更困难。医生需要综合评估患者病情，判断哪种并发症占主导，予以及时纠正，并同时兼顾，使出凝血功能达到相对平衡。

九、恶性血液病对中枢神经系统的影响

血液恶性肿瘤的神经系统并发症并不少见，在疾病过程中随时可能发生。部分淋巴瘤或白血病患者可在初诊时累及中枢神经系统，在复发时更为常见。此外，中枢和外周神经系统可能受到感染、血管和副肿瘤并发症的间接影响。最常见的临床表现有：头痛、谵妄、面瘫、颅内压升高、眶尖综合征、眼球运动障碍、视乳头水肿、运动感觉障碍、颅内出血、脊髓压缩、肢体瘫痪及昏迷等。血液肿瘤患者还会发生癫痫持续状态，主要表现为持续性或间歇性发作。

（一）浸润

中枢神经系统白血病（CNSL）主要以蛛网膜及硬脑膜白血病细胞浸润最常见。初诊时伴有中枢神经系统累及的患者较少见，在治疗过程中需进行中枢神经系统白血病的预防治疗，否则大约 20%~40% 的儿童急性淋巴细胞白血病（ALL），70% 的成人 ALL 及 5% 的成人 AML 患者可进展为中枢神经系统白血病。头痛是中枢神经系统白血病最常见的首发症状。患者也常出现头晕、恶心、呕吐、脑膜刺激征、复视和失明等症状，眼底检查时部分患者可见到视乳头水肿、眼底静脉扩张、眼底出血等白细胞浸润改变。这源于神经根周围浸润可造成第 Ⅲ、Ⅵ 脑神经的受压、麻痹。患者会出现昏睡、昏迷，常致死亡。脑脊液检查提示脑脊液压力增高、蛋白增多、葡萄糖浓度降低，有核细胞增多，脑脊液流式细胞学可以见到白血病细胞。

原发性中枢神经系统淋巴瘤通常累及脑实质，最常见单个病灶，但 20%~40% 的患者也会出现多个病变。大脑半球、胼胝体和深灰核团（基底节和丘脑）是最常见的受累部位。继发性中枢神经系统淋巴瘤的软脑膜受累比原发性中枢神经系统淋巴瘤更常见，并可能影响脑沟、小脑叶、脑神经和/或脑室系统的室管膜表面。恶性血液病当治疗中枢神经系统并发症时应治疗原发病及定期腰椎穿刺、鞘内注射，必要时行放射治疗。

（二）脑卒中

脑出血是血液肿瘤患者第二常见的中枢神经系统并发症。常见于急性早幼粒细胞白血病、血小板减少、原始细胞危象或高白细胞（超过 $300 \times 10^9/L$）中。有研究发现急性白血病中大约 75% 患者脑出血位于脑实质内，其中 21% 脑出血部位可同时发生在脑实质和硬膜下或蛛网膜下腔，其 67% 的死亡率与脑出血有关。最常见的症状是精神状态改变和头痛，严重者可造成肢体瘫痪，死亡等。血液肿瘤患者也容易发生矢状窦和侧窦静脉窦血栓，主要因为高凝状态、肝素诱导的血小板减少症和 L-门冬酰胺酶治疗引起。

（三）压迫

脊髓受压也是血液肿瘤中枢神经系统的并发症。除了髓系肉瘤，大部分由继发二次肿瘤出现。其中多发性骨髓瘤患者发生鳞状细胞癌的风险最高（8%）。在实体瘤中，鳞状细胞癌通常是脊椎转移到背部并导致硬膜外鳞状细胞癌的并发症，而多发性骨髓瘤是由于骨髓浸润和骨破坏导致的椎体塌陷引起。在淋巴瘤中，鳞状细胞癌通常是由于椎旁肿块通过神经孔延伸，导致硬膜外肿块，在此之前可以压迫神经根并伴有神经根疼痛。起初疼痛很轻微，逐渐变得更加剧烈，使人丧失功能。虚弱、感觉丧失和自主神经功能障碍较晚发生。另一个症状是 Lhermitte 征（前核间型眼肌麻痹综合征、内侧纵束综合征），即从颈后沿着脊柱向下延伸的触电感。T_1 以上的压迫会导致上肢和下肢无力，而 T_1 以下的压迫通常只会导致下肢无力，并伴有或不伴有括约肌功能障碍。高位颈髓压迫可导致呼吸障碍和自主神经反射障碍，表现为心动过缓和高血压。

（四）感染

中枢神经系统感染在肿瘤发生频率有所下降。但血液肿瘤中枢神经系统感染患者比普通人群更常见，并且诊断和治疗更具挑战性。只有 5% 患有细菌性脑膜炎的血液肿瘤患者有发热、颈部僵硬和精神状态改变的典型三联症。由于化疗和皮质类固醇的使用，病毒性脑炎也更为常见。进行性多灶性白质脑病（PML）是由 JC 病毒引起的一种致命的脱髓鞘疾病。

（五）Bing-Neel 综合征

Bing-Neel 综合征（BNS）也是血液肿瘤中一种非常罕见的并发症，由淋巴浆细胞样淋巴瘤、华氏巨球蛋白血症等惰性 B 细胞性肿瘤引起，特征是恶性淋巴细胞直接累及中枢神经系统。Bing-Neel 综合征的诊断标准尚未确立，但诊断通常需要通过脑脊液分析或脑活检病理证实中枢神经系统受累。

（六）其他

随着嵌合抗原受体 T 细胞（CAR-T）治疗技术在淋巴肿瘤中的应用，其对中枢神经系统的影响也逐步被人们所熟知。治疗前肿瘤负荷高、CAR-T 细胞扩增高峰较高、血液中炎症、内皮标记物水平高与严重的神经毒性有关。神经毒性的特征是脑病，症状包括神志不清、认知技能受损、语言障碍和运动无力。脑水肿是其严重神经毒性的典型表现。脑水肿病程极快，可导致 24h 内脑死亡。贝利妥欧单抗（blinatumomab）是一种双特异性单抗，通过 CD19 结合 B 细胞，通过 CD3 结合 T 细胞，T 细胞激活后溶解正常与恶性的 B

细胞。它目前用于复发和难治性急性 B 淋巴细胞白血病和弥漫大 B 细胞淋巴瘤,超过 50% 的患者接受贝林妥欧单抗治疗后会出现神经毒性。通常治疗前期应用地塞米松以减少神经毒性的严重程度。

血液肿瘤的中枢神经系统并发症治疗主要是原发病化疗,特别是应用透过血脑屏障的药物,并给予降颅压、抗癫痫、镇静等对症支持治疗,目前重要的是及早认识到血液肿瘤的神经系统并发症,并适当区分血液肿瘤直接相关的症状与其他神经系统疾病或肿瘤治疗相关的症状。这些并发症可能会威胁生命。需要紧急干预、加强监测、系统性治疗。

十、恶性血液病对生殖系统的影响

恶性血液病是发生于造血组织的恶性克隆性疾病,其可广泛浸润肝脾、淋巴结、生殖系统等器官。恶性血液病可浸润生殖系统各个器官,如睾丸、卵巢、子宫、外阴等。

1. 睾丸　急性淋巴细胞白血病幼儿和青年患者在化疗缓解后可出现睾丸白血病,睾丸是仅次于中枢神经系统白血病的髓外复发部位,表现为一侧睾丸无痛性肿大,另一侧睾丸虽无肿大,但在病理活检时也可发现白血病细胞浸润,同时高白细胞白血病也可通过高白细胞淤滞使睾丸血管循环受阻致睾丸勃起异常。慢性粒细胞白血病也由于高白细胞白血病使睾丸血流异常和海绵体血栓而发生阴茎勃起异常。除白血病外,多发性骨髓瘤即骨髓瘤细胞也可局部浸润和淀粉样变性而发生睾丸髓外浸润表现,恶性淋巴瘤也可以原发或继发于睾丸。

2. 此外,恶性血液病也可浸润其他生殖器官影响其脏器功能,如急性白血病、淋巴瘤女性患者可有子宫和卵巢浸润引起月经紊乱、阴道不规则出血甚至闭经等表现,还可浸润外阴引起外阴瘙痒肿痛等表现。有文献回顾性分析确定了 1999—2018 年间 54 例中国妇科骨髓肉瘤患者,发现在中国人群中,骨髓肉瘤最常累及子宫颈,其次是卵巢和外阴,卵巢骨髓肉瘤发病早于其他部位。

3. 恶性血液病不仅通过浸润器官影响功能,还可通过抑制骨髓正常造血影响生殖系统器官功能,如恶性血液病常出现贫血甚至重度贫血,使生殖器官血供不足而影响其功能如男性阴茎勃起异常和女性性欲减退等,恶性血液病还常出现血小板减少和凝血功能异常使女性月经增多,经期时间延长。恶性血液病患者免疫功能降低时可使外阴发生感染而引起阴道炎,表现为外阴瘙痒、白带异常等。

十一、恶性血液病对骨-关节系统的影响

恶性血液病常常侵犯骨骼及关节使其发生病变而出现相关并发症。

（一）骨痛

骨痛是恶性血液病常见并发症之一,很多患者以骨痛就诊。①急性白血病早期有些患者尤其是儿童以骨痛为首诊症状,当白血病细胞大量增殖引起骨髓腔内压力增高,白血病细胞侵犯骨实质、骨膜和关节腔时骨骼和关节出现疼痛,初诊时体格检查常有胸骨下段局部压痛。关节和骨骼疼痛在急性淋巴细胞白血病中较急性髓系白血病多见,尤以儿童 ALL 多见。慢性粒细胞白血病也可由于白血病细胞大量增殖和侵犯骨实质等发生骨骼和关节疼痛,特别是慢性粒细胞白血病进展期和急变期侵犯骨骼使骨骼发生溶骨性变化而骨骼疼痛和胸骨压痛明显。②绿色瘤为急性髓系白血病细胞在骨膜下或软组织内局限性浸润引起的,常表现为骨痛。③骨原发淋巴瘤和一些侵袭性淋巴瘤可累及任何骨骼,最常累及长骨,引起骨骼损害,临床表现为骨痛、胸腰椎骨质破坏、脊髓压迫症状等,影像学表现为溶骨性破坏。④多发性骨髓瘤骨髓破坏因成骨细胞和破骨细胞活动失衡所致,破骨细胞激活而成骨细胞活动受抑制导致骨骼破坏从而出现骨痛。⑤原发性骨髓纤维化患者常出现骨硬化,可累及股骨、骨盆、肋骨、颅骨等,可引起剧烈骨痛,特别是在疾病后期出现。⑥毛细胞白血病累及关节和腱鞘滑囊组织的迁移性炎症发作,该类疼痛通常是自限性的,可自行缓解,但可复发。恶性血液病的骨痛治疗上主要针对原发病治疗和给予止痛对症治疗。

（二）溶骨性病变、病理性骨折

溶骨性病变、病理性骨折是多发性骨髓瘤的重要特征之一,主要是由于成骨细胞和破骨细胞活动失衡所致,肿瘤细胞和骨髓基质细胞可分泌一些细胞因子激活破骨细胞,同时又抑制成骨细胞的骨形成。而这些因子统称为破骨细胞激活因子,如白介素-6、白介素-11、肿瘤坏死因子、血管内皮生长因子、巨噬细胞集

落刺激因子等。这些细胞因子活化破骨细胞导致骨质疏松和骨质破坏。此外,成骨细胞抑制是骨髓瘤骨病的另一个主要因素,包括 DKKI、卷曲相关蛋白-2 和硬化蛋白影响成骨细胞成熟。也有研究发现骨髓瘤细胞通过触发 RANK 配体的协调增加和骨髓中骨保护素的减少来增强骨吸收。巨噬细胞炎症蛋白(MIP)-1α 和 MIP-1β 由骨髓瘤细胞分泌,在促进骨髓瘤细胞的骨吸收中起主要作用。此外,与破骨细胞接触可增强骨髓瘤细胞的生长和存活,这表明在骨破坏和骨髓瘤细胞扩增之间存在恶性循环。此外,骨髓瘤细胞分泌可溶性 Wnt 抑制剂 dickkopf(Dkk)-1 和分泌 Frizzled 相关蛋白(sFRP)-2,以抑制骨形成。因此,骨髓瘤细胞与骨髓微环境中的骨细胞密切相互作用,以增强骨吸收并同时抑制骨形成,从而导致破坏性骨病变的形成和骨的快速丢失。最常见的病理表现为骨小梁破坏,骨髓腔被灰白色瘤组织填充,骨皮质变薄或被破坏,骨质变软变脆,肿瘤组织的切面呈灰白色胶样,如果有出血则切面呈暗红色。此外,瘤组织可穿透骨皮质浸润骨膜及周围组织,最主要的临床表现为骨痛,60%的多发性骨髓瘤患者因腰痛或骨折就诊,疼痛程度不一,早期常为轻度暂时性骨痛,可随疾病进展而逐渐加剧,甚至出现病理性骨折。此外,还可出现骨骼肿物,骨髓瘤细胞可向髓外浸润,侵犯骨质、骨膜及周围组织形成肿物,多发生于胸肋骨、颅骨及其他部位。此外,急性白血病、侵袭性淋巴瘤等也可出现溶骨性病变和病理性骨折,因此,临床诊疗过程中遇到骨骼溶骨性病变和病理性骨折的患者需考虑恶性血液病特别是多发性骨髓瘤可能。治疗上可以给予双膦酸盐同时积极治疗原发病,其可以抑制破骨细胞活性、减轻骨痛。

(三) 骨髓坏死

骨髓坏死均为继发性,因造血组织以及骨髓的纤维血管出现坏死的一种少见病理现象,其病因多种多样,其中主要的发病原因为恶性血液病如急性白血病、骨髓纤维化、淋巴瘤、多发性骨髓瘤,临床特征为发热、骨骼疼痛及部分患者出现网织红细胞减少和血常规示全血细胞减少,骨髓涂片和活检有典型骨髓坏死表现(如骨髓活组织检查可见骨髓组织坏死和凝胶样形成,局灶性低增生,骨髓腔充满坏死碎片,出现无定形嗜酸性物质),其机制认为是微血管功能异常,骨髓重建和造血组织再生。临床中对于以骨痛为首发症状的患者要警惕骨髓坏死的发生,治疗主要针对原发病积极治疗及对症治疗。

(四) 其他

恶性血液病除了浸润和侵犯骨骼和关节引起骨痛的症状外,恶性血液病常伴有高尿酸血症而引起痛风性关节炎而出现关节疼。

十二、恶性血液病对皮肤的影响

恶性血液病可广泛浸润全身器官,其中包括皮肤系统,恶性血液病的皮肤损害呈多样性。

(一) 急性白血病相关皮肤改变

皮肤白血病、粒细胞肉瘤及非特异性表现为急性白血病的特征性皮肤病变的主要形式。白血病细胞大量增殖浸润皮肤,可出现蓝灰色斑丘疹,局部皮肤隆起、变硬,呈紫蓝色结节。非特异性病变包括斑丘疹、水疱、血管炎、中性粒细胞性皮炎、坏疽性脓皮病、回状头皮、多形性或结节性红斑,最常见于是急性粒单核细胞白血病和急性单核细胞白血病。皮肤受累可在骨髓和血液累及或复发之前发生,但较罕见。

(二) 淋巴瘤相关皮肤改变

恶性淋巴瘤可原发或继发皮肤病变,多见于非霍奇金淋巴瘤。蕈样肉芽肿/Sezary 综合征为皮肤 T-细胞淋巴瘤,尤其以皮肤病变为早期表现,随后可出现淋巴结肿大,晚期伴有多器官受累。皮肤早期可出现斑片样皮肤缺损,为单个或多个橘红色或暗红色的扁平萎缩性斑片,后期斑片可发展为不规则、突出皮肤表面的斑块,至疾病晚期则可发展为大小不等、形状不一的倾向破溃并形成溃疡结节样肿块。但是由于早期缺乏皮肤的特异性表现,本病可潜伏多年,在初诊时往往被误诊为湿疹、银屑病、神经性皮炎、类银屑病、皮肤异色症等。有研究发现 CCL17、CCL27、CCL11 和 CCL26 参与了皮肤淋巴瘤的进展,上述趋化因子在病变皮肤中高度表达,并且随着疾病进展,趋化因子的血清水平升高。此外,还发现 CXCL9 和 CXCL10 与肿瘤细胞的表皮性有关,CCL21 对肿瘤侵袭淋巴结很重要,CXCL12 可以解释细胞表面 CD26 的下调,在皮肤淋巴滤泡形成中表达 CXCL13 和 CD30[+]淋巴组织增生性疾病中肿瘤细胞上表达 CCR3 都提示趋化因子对于阐明器官特异性人类疾病(如皮肤淋巴瘤)的机制很重要。淋巴瘤的皮肤病变还可出现淋巴瘤斑丘疹,常成批出现,呈对称分布,治愈后可留下色素沉着,表现为一种复发、自限性皮肤病,多为紫红色丘疹,也可发展为坏死性、结节性或更大的斑块样损害。恶性淋巴瘤还可出现非特异性的皮肤表现,临床表现为全身性疱疹样皮炎、糙皮病样丘疹、带状疱疹、色素沉着等,也可发生结节性红斑、荨麻疹、皮肌炎,晚期恶性淋巴瘤患者免疫力下降可出现皮肤感染形成全身性散在的皮肤增厚、脱屑。

(三) 淀粉样变性相关皮肤改变

继发于多发性骨髓瘤的淀粉样变性及原发系统性轻链型淀粉样变性,其系统性病变可表现为巨舌症、胃肠道浸润、皮下硬结、腕管综合征、紫癜、齿痕及皮肤增厚粗糙等,特别是当发生舌体肥大、眶周紫癜等临床表现时要警惕淀粉样变性,需完善 M 蛋白相关检查,必要时行皮肤病理活检。

(四) POEMS 相关皮肤改变

皮肤改变见于 POEMS 综合征患者,占比约 50%~90%,最常见的皮肤改变为色素沉着、白甲、多毛,还可有其他色素改变如面部潮红、皮肤增厚、乳晕色素沉着、肢端毛细血管扩张、杵状指、血管瘤、雷诺现象等。POEMS 综合征中起主要作用的细胞因子-血管内皮细胞生长因子(VEGF),其水平增高可能是器官肿大、皮肤病变、水肿等病变的基础,同时 IL-1β 水平升高可激活阿片促黑色素皮质素原基因,导致皮肤色素沉着。出现上述皮肤改变特别是色素沉着和白甲时注意完善 M 蛋白和四肢肌电图检查。

(五) 瘙痒

瘙痒是恶性血液病患者常见症状之一,常伴有其他全身症状,可能是淋巴瘤尤其是霍奇金淋巴瘤的唯一症状。首先为局部皮肤瘙痒,再逐渐进展为表皮脱落、皮肤色素沉着,以及其他皮肤继发性改变。骨髓增殖性肿瘤尤其是骨髓纤维化患者可发生瘙痒表现,常在沐浴后加重(也称为水源性瘙痒症),有研究认为其可能与皮肤中增多的肥大细胞数量及增高的组胺水平有关。此外,还有髓系和淋系肿瘤伴嗜酸性粒细胞增多的患者常有瘙痒表现,因此,在临床诊疗过程中患者出现瘙痒表现应警惕恶性血液病可能。

(六) 毛细胞白血病相关皮肤改变

有报道毛细胞白血病可出现血管炎样皮损和结节性红斑。恶性血液病可抑制正常造血致贫血、血小板减少,皮肤黏膜可表现为苍白、瘀点、瘀斑。恶性血液病并发感染时还可出现皮肤疱疹、疖、痈、丹毒、蜂窝织炎等皮肤感染性表现。

十三、恶性血液病对周围脏器的压迫

恶性血液病可伴有淋巴结和胸腺肿大或侵犯胸膜、腹膜、心包时可出现胸腹腔或心包积液,均可压迫周围多种脏器表现为多种脏器压迫症状。

(一) 淋巴结和胸腺肿大压迫

急性淋巴细胞白血病患者常伴有胸腺肿大,上腔静脉被肿大的胸腺压迫而引起上肢及面颈胸部肿胀、急性或亚急性呼吸困难、胸壁静脉曲张称为上腔静脉综合征;恶性淋巴瘤好发部位包括纵隔淋巴结,纵隔淋巴结病变随着病情进展,增大到一定程度可压迫气管、食管、肺、上腔静脉,患者可出现气短、干咳、吞咽困难、上腔静脉综合征,若压迫神经可出现声音嘶哑及 Horner 综合征(眼睑下垂、瞳孔缩小、面部无汗、眼球内陷);严重时还可能出现颅内压增高,出现恶心、喷射样呕吐等症状。

(二) 浆膜腔积液压迫

恶性血液病侵犯胸膜时出现胸腔积液可压迫肺出现胸闷、气短、进行性呼吸窘迫甚至呼吸衰竭等表现,引起肺不张或重症肺炎等。侵犯腹膜引起腹腔积液可压迫消化道出现腹胀、恶心、呕吐等。侵犯心包引起心包积液,可出现胸闷、心慌、心悸、呼吸困难,严重可发生心搏骤停危及生命。

十四、恶性血液病对内分泌系统的影响

恶性血液病出现内分泌系统并发症时常见于 POEMS 综合征、淋巴瘤、多发性骨髓瘤等。

(一) POEMS 综合征累及相关内分泌腺

是以脏器肿大、多发性周围神经病变、内分泌病变、M 蛋白和皮肤改变为主要临床表现的一种罕见的浆细胞疾病,以脱髓鞘周围神经病变和单克隆浆细胞增生为主要特征。其中内分泌改变多样,主要包括甲

状腺、肾上腺、性腺、胰腺等内分泌腺,可发生甲状腺功能减退、糖尿病、男性乳腺发育、阳痿、泌乳素(PRL)升高等。但单纯的甲状腺功能减退或糖尿病不能作为诊断标准,而男性乳房发育和阳痿是相对的特征性改变。

(二) 淋巴瘤累及相关内分泌腺

淋巴瘤可累及涎腺、内分泌腺或其他少见的结外部位,这些肿瘤可一开始就起自结外,或在疾病过程中逐渐累及结外。尤其是 MALT 型边缘区 B 细胞淋巴瘤常累及胃和涎腺,但疾病可见于存在柱状或立方上皮的任何结外部位。原发性垂体(或下丘脑)结外淋巴瘤可导致垂体功能低下,出现尿崩症或腺垂体衰竭,病变可侵犯蝶鞍或其他邻近的骨和神经组织。原发性肾上腺淋巴瘤常累及双侧,可导致肾上腺功能不全,可出现疲乏、无力和肾上腺皮质功能低下的其他相关症状。原发性甲状腺淋巴瘤常发生在桥本甲状腺炎的腺体中,女性比男性更加常见,患者表现为甲状腺肿大或气管受压症状,组织病理学可为弥漫大 B 细胞淋巴瘤(DLBCL)或 MALT 边缘区 B 细胞淋巴瘤。

(三) 多发性骨髓瘤累及相关内分泌腺

患者常常继发甲状旁腺功能亢进,也是多发性骨髓瘤高钙血症的原因之一。

十五、恶性血液病对其他器官的影响

(一) 鼻腔

T 细胞和 NK/T 细胞淋巴瘤累及的主要部位是鼻腔,而 B 细胞淋巴瘤常常只累及鼻窦旁。

(二) 乳腺

原发性女性乳腺淋巴瘤的临床表现常类似于乳腺癌,少数病例可为双侧性。约 85% 的病例为 DLBCL,肿瘤细胞常表达 BCL-2,组织病理学诊断也可以是小淋巴细胞淋巴瘤、滤泡性淋巴瘤和黏膜相关淋巴组织边缘区淋巴瘤。

十六、恶性血液病相关噬血细胞综合征

噬血细胞综合征(hemophagocytic syndrome,HPS),又称噬血细胞性淋巴组织细胞增多症(hemophagocytic lymphohistiocytosis,HLH),是一种进展迅速的高致死性疾病,虽然本病病情凶险,但是发病率低。常见病因为:原发性 HLH、感染、恶性肿瘤、自身免疫性疾病继发 HLH,本章节主要讲述恶性肿瘤继发 HLH,其中主要是恶性血液病,如急性白血病、骨髓增生异常综合征、淋巴瘤、多发性骨髓瘤容易罹患 HLH,其中淋巴瘤是导致 HLH 的重要病因之一,最常见的病因为 T/NK 细胞淋巴瘤,其次为弥漫大 B 细胞淋巴瘤和霍奇金淋巴瘤。在淋巴瘤确诊前、确诊时或在疾病进展或复发时均可出现噬血细胞综合征。这可能与肿瘤细胞分泌的细胞因子,如干扰素、白细胞介素 6 导致的高炎症因子状态有关。发病机制为各种原因导致的细胞毒性 T 细胞、自然杀伤细胞过度活化后刺激巨噬细胞,活化后的巨噬细胞分泌大量炎性细胞因子引起多器官多系统损伤。HLH 在儿童和成人中均可见,并且发病率随着年龄的增长而增高,研究认为主要由潜在的基因突变驱动,该突变破坏了细胞毒性 T 细胞和 NK 细胞正常功能所需的关键蛋白,次要原因为恶性、传染性或自身免疫刺激引起,没有可识别的潜在基因触发。临床主要症状为持续发热(体温>38.5℃,持续>7d)、肝脾大、全血细胞减少、凝血功能障碍、肝功能损伤、铁蛋白升高(≥500μg/L)、高甘油三酯血症、NK 细胞活性降低、噬血现象(即骨髓、肝脏、脾脏、淋巴结组织可见巨噬细胞吞噬血细胞的现象)、精神、神经异常等。HLH 的治疗最重要的是控制原发病(如淋巴瘤),同时防治 HLH 复发,还要针对 HLH 的治疗控制炎症反应及器官功能障碍(如 HLH-94 治疗方案诱导治疗)。其他详见第三篇第六章噬血细胞综合征。

十七、移植相关并发症

如预处理毒性、移植物抗宿主病、肝窦阻塞综合征、造血干细胞移植后出血、血栓性微血管病等详见移植相关章节。

第二节　恶性血液病治疗相关并发症

一、恶性血液病治疗相关综合征

在恶性血液病的诊疗过程中,一些常见的治疗相关的不良反应不容忽视。对于这些不良反应,及时发现并有效处理可以显著提高患者的治疗效果,从而改善其预后。在本章节中,我们将详细讨论恶性血液病治疗相关的一些常见的综合征,具体包括:肿瘤溶解综合征、分化综合征、手足综合征、毛细血管渗漏综合征及噬血细胞综合征等。

(一) 肿瘤溶解综合征

肿瘤溶解综合征(TLS)是恶性血液病中较为常见的严重并发症,多发生于细胞毒性化疗药物的早期诱导治疗阶段,也可发生于疾病治疗之前。TLS 是一些对化疗药物敏感的、代谢增殖旺盛的恶性肿瘤(如白血病、淋巴瘤等,也可见于部分实体瘤),在化疗初期,肿瘤细胞以及对化疗药物敏感的正常组织细胞发生迅速的、大量的崩解,细胞内代谢产物被释放引起代谢紊乱的一组综合征。细胞崩解后释放的特征性的代谢产物包括:钾离子、肿瘤细胞内含量丰富的磷,以及核酸嘌呤的代谢产物尿酸;TLS 的主要临床特点:高钾血症、高磷血症、高尿酸血症,以及继发性的低血钙和急性肾衰竭(可概括为三高一低及急性肾衰竭)。其中高尿酸血症 TLS 最显著的特征,而高钾血症和急性肾衰竭是其致命的危险因素。

TLS 的代谢紊乱程度决定了患者不同的临床表现。常见的临床表现:如高钾血症可引起感觉异常、乏力、恶性心律失常;高尿酸血症可引起关节疼痛、肾绞痛;低钙血症可表现为手足搐搦、严重时可导致肌肉疼挛、癫痫发作、甚至心搏骤停;急性肾衰竭表现为少尿、无尿,以及一些相应的全身症状(如恶心、呕吐、呼吸困难、肺水肿、意识障碍等症状,及水、电解质和酸碱平衡紊乱等)。早期的高磷血症几乎没有症状,持续高磷血症主要会引起继发性的低血钙及肾功能损害。

TLS 的诊断分为临床与实验室诊断。实验室诊断 TLS 的诊断标准为在最初治疗恶性血液病的 3~7 天内满足以下 2 项及 2 项以上的诊断标准:①血钾>6.0mmol/L 或增高 25% 基线水平;②血磷>1.5mmol/L 或增高 25% 基线水平;③尿酸>475.8mmol/L 或增高 25% 基线水平;④离子钙<0.3mmol/L 或校正后血钙<1.75mmol/L 或降低 25% 基线水平。符合实验室 TLS 诊断并伴有以下任意一项或以上者可诊断为临床 TLS:①血肌酐增高>1.5 倍正常值上限;②抽搐或癫痫发作;③心律失常或猝死。

对于恶性血液系统疾病,尤其是急性淋巴细胞白血病及淋巴瘤的治疗过程中,需警惕 TLS 的发生。高危人群包括:发病时白细胞高于 $25×10^9$/L、治疗前乳酸脱氢酶高于正常上限 2 倍、患者合并低血压、少尿等。在恶性血液病治疗中,常见的可以诱发 TLS 的药物包括甲氨蝶呤、环磷酰胺、顺铂、依托泊苷、皮质类固醇等;此外,单克隆抗体(如利妥昔单抗等)治疗也可出现 TLS;一些其他药物(如硼替佐米等)引起 TLS 比较罕见,但也有临床报道。

在恶性血液系统疾病的诊疗过程中,需预防 TLS 的发生,且 TLS 一旦出现需及时纠正。充分水化是防治 TLS 最基本的措施,对于没有明显禁忌证的患者(急性肾衰竭、尿路梗阻或心功能不全),需于化疗前 24~48h 进行静脉补液,持续至化疗结束后 48~72h,一般需维持尿量>100mL/(m²·h)。对尿液进行碱化虽然可以有效降低尿酸,但可能会进一步加重低血钙及肾脏损害,因此仍然存在争议。对于高尿酸血症的处理包括:①别嘌醇,200~300mg/(m²·d)口服(若>300mg 需分次口服,每日最大剂量为 800mg),化疗前 24~48h 内应用。②拉布立酶,0.2mg/(kg·d)静脉滴注>0.5h,共5d。需要注意的是肝肾功能不全者需调整用量,且有哮喘病史或超敏反应病史者慎用,G6PD 患者禁用该药物。③非布司他 40mg 或 80mg 口服,1次/d。对于高钾血症的处理包括:禁用口服或静脉补钾,同时予以心电监护;降血钾药物包括:①聚苯乙烯磺酸钠(降钾树脂)15g 口服,1~4次/d,其中 1g 树脂可结合约 1mmol 钾离子;②葡萄糖酸钙 1~3g,3~5min 内缓慢静推;③极化液:4~5g 葡萄糖加入 1U 胰岛素,起效快(15min 内起效),可持续 12h;④纠酸,5% 碳酸氢钠每次 3~5mL/kg 加入 5% 葡萄糖中配成等张液体静脉滴注;⑤袢利尿剂呋塞米每次 20~80mg,用药时需监测血压、电解质及肾功能。对于高磷血症,可口服磷酸盐粘合剂氢氧化铝凝胶 0.1g/kg,q8h,严重者需血液透析。对于低钙血症,可予以 500~2 000mg 钙分次口服,或 2~3g 葡萄糖酸钙 1~2h 静脉滴注。急性肾衰竭者主要需维持水、电解质平衡,并应用利尿剂排出代谢产物,但对于有明显少尿或无尿症状的患者,需及时行透析治疗。

在恶性血液系统疾病的治疗中,TLS 高危患者的早期识别、TLS 的预防,以及出现 TLS 后的及时规范的治疗,可有效避免发生严重的治疗并发症,因此在临床工作中需引起重视。

(二) 分化综合征

分化综合征(differentiation syndrome,DS),既往也称维 A 酸综合征(retionicacid syndrome),是急性早幼粒细胞白血病(acute promyelocytic leukemia,APL)患者在接受维 A 酸和三氧化二砷进行诱导治疗的过程中出现的临床并发症。DS 患者出现血栓、凝血功能障碍、出血及肝毒性的风险明显增加。由于 DS 通常进展迅速,影响患者生存质量,且病死率较高,因此,早期识别及治疗 DS 尤为重要。

DS 发生的原因和机制尚不完全清楚,临床工作中发现非 APL 患者接受 ATRA 治疗的过程中一般不出现 DS,且 APL 患者缓解后应用 ATRA 和 ATO 维持治疗的过程中也很少出现 DS。这一现象表明 DS 的发生与 APL 细胞有着密切的关系。目前认为,DS 与过度炎症反应相关。ATRA 可增加 APL 细胞分泌炎症因子及趋化因子,如 IL-1β、IL-6、TNF-α,及 CCL1、CCL2、CCL3、CCL4 及 CXCL8 等,从而促进白细胞从血液中迁移至组织器官,加重炎症反应,导致发热、胸膜和心包积液、低血压等。ATRA 还可显著上调肺泡上皮细胞趋化因子的分泌,如 CCL2 和 CXCL8,从而促进 APL 细胞在肺部的浸润,导致呼吸困难等。

多项研究表明 DS 的发生与患者的年龄、性别,初诊时血小板及 APL 的计数,APL 的分型,治疗前是否合并感染、发热,治疗中是否合并继发性真菌感染均无明显相关性。有部分研究显示高体质指数、低白蛋白血症、血肌酐异常、乳酸脱氢酶升高、白细胞计数>50×10^9/L 等与 DS 的发生相关。

DS 主要临床表现包括:①周围性水肿伴体重增加>5kg;②原因不明的发热;③原因不明的低血压;④胸腔或心包积液;⑤肺部浸润;⑥呼吸困难;⑦急性肾衰竭等。符合上述情况中的 2~3 项者属于轻度 DS,符合 4 项及以上者属于重度 DS。此外,临床上报道的 DS 相关症状还包括肌肉骨骼疼痛、头痛、白细胞增加、肝毒性等。上述临床特征中,最常出现的为发热和呼吸困难,一般在 80% 以上的 DS 患者中出现;而肺部浸润、浆膜腔积液、急性肾衰竭的发生率分别在 50%、30% 和 10%。由于 DS 的症状与体征很难与重度感染、败血症、肺出血、左心衰竭等情况鉴别,导致 DS 容易被漏诊、误诊。此外,由于临床症状的复杂性,患者可能出现上述疾病并发 DS。因此,诊断 DS 需结合发病时间、症状、体征及影像学特点等进行综合考虑;而在进行经验性及预防性治疗时,建议应用可以覆盖 DS 治疗的药物。

一经诊断 DS,为了降低 APL 患者的病死率需立即进行治疗。DS 的标准治疗为类固醇激素的应用,主要机制为抑制 DS 的炎症反应过程。此外,类固醇激素还有助于稳定血流动力学,减少低血压、肾衰竭的发生。推荐治疗方案为地塞米松静脉应用(2 次/d,每次 10mg),直至 DS 相关症状体征完全缓解。激素治疗的同时,需预防性地治疗激素相关不良反应,具体包括高血糖、高血压、消化道溃疡、感染等。对于发生 DS 的患者,是否停用 ATRA 或 ATO 目前仍有争议。目前认为,对于轻度 DS 可继续应用 ATRA 或 ATO;但是对于重度 DS 需停用 ATRA,直至 DS 相关症状体征完全缓解。此外,对于 DS 相关症状的支持性治疗也很重要,具体包括应用利尿剂缓解患者浆膜腔积液、水肿;若 DS 患者发生凝血功能障碍,需给予成分输血,改善凝血功能;对于难治性肾衰竭患者给予肾脏替代治疗;以及高流量吸氧无效者予以机械通气辅助呼吸;若患者出现肾前性肾衰竭、低血压甚至休克,需给予血管活性药物应用。

(三) 手足综合征

手足综合征(hand-foot syndrome,HFS)也叫肢端红斑,最常见的症状是手掌和脚掌出现红肿、刺痛、皮疹、脱屑、麻木感、行走和抓物困难等。严重者可出现水痘,局部表皮剥落、溃疡,剧烈疼痛,甚至腐烂及全层皮肤坏死。除了手掌和脚掌,病变还可累及其他部位的皮肤,如腋窝、腹股沟、膝盖内部、肘后部、手腕前皱襞等,尤其是上述部位发生摩擦时。HFS 是肿瘤患者在接受化疗、靶向治疗和免疫治疗后引起的一种皮肤的毒副作用,其发生及严重程度与药物种类和用药剂量相关。许多抗肿瘤药物均可诱发 HFS,如卡培他滨(发生率 45%~56%),氟尿嘧啶(6%~67%),脂质体多柔比星(19%),以及阿糖胞苷、甲氨蝶呤、表柔比星、环磷酰胺、多西他赛等。HFS 通常在用药 10 个月内出现,停药后症状可缓解,再次用药后症状也会再次出现。

对于恶性血液病治疗过程中出现 HFS 的患者,应根据症状的严重程度予以处理。目前仍缺乏直接治疗 HFS 的有效药物,若症状严重,需降低诱发 HFS 的药物的剂量甚至停药;对于轻症患者,可给予局部冰敷、避免局部挤压摩擦(如避免穿较紧的鞋子等)、补充维生素 B_6、补充维生素 E、应用 COX-2 特异性抑制剂(如塞来昔布)等对症处理。尽管 HFS 一般不会危及生命,但是会很大程度上影响患者生活质量,妨碍化疗的正常进行,影响治疗效果。因此在恶性血液病的治疗过程中,需及时处理 HFS 相关症状,以免进一步加重。

（四）毛细血管渗漏综合征

毛细血管渗漏综合征(capillary leak syndrome,CLS)又称血管渗漏综合征,是一组由于各种原因造成毛细血管损伤、管壁通透性增加,大量体液及血浆蛋白渗漏到组织间隙,进而导致全身进行性水肿、多浆膜腔积液、低蛋白血症、低血压、少尿、体重增加等表现的临床综合征。引起 CLS 最常见的病因是脓毒症,而在恶性血液系统疾病的治疗过程中,部分药物(如维 A 酸、三氧化二砷、粒细胞集落刺激因子、IL-2、IL-11 等)应用后也可发生 CLS。由于 CLS 发生、进展迅速,严重时可危及生命,因此,临床治疗白血病等疾病的过程中,如出现原发病无法解释的相关症状、体征时,需警惕 CLS 的发生。

CLS 的发生与一些炎症介质(如 TNF、IL、脂多糖、血小板活化因子等)的激活与释放有关。目前,CLS 的诊断主要依据是否存在诱发因素、临床表现及实验室检查结果。一经确诊,需立即停用相关药物,并及时使用地塞米松,改善毛细血管通透性。此外,可给予吸氧以纠正组织缺氧;对于较大量的浆膜腔积液予以抽液改善局部压迫症状;补充胶体液减轻组织水肿;以及小剂量利尿剂应用,从而改善肺水肿等。

（五）噬血细胞综合征

噬血细胞综合征(hemophagocytic lymphohistiocytosis,HLH)是一类免疫调节异常导致大量炎性细胞因子分泌的过度炎症反应综合征,是一种可危及生命的疾病。主要临床特征包括:发热、肝脾大、血细胞减少,以及骨髓可见噬血现象。根据发病机制不同,HLH 可分为原发性 HLH 和继发性 HLH。在前面的章节中已经对继发于血液系统恶性疾病的 HLH 进行了介绍,如继发于淋巴瘤、急性白血病、多发性骨髓瘤等疾病的 HLH;而在本章节中,我们将重点关注恶性血液系统疾病治疗过程中继发的 HLH。这种继发于恶性血液病化疗的 HLH 在临床上较为罕见,可发生在化疗的诱导期、巩固期及维持阶段,其发生机制可能与化疗导致免疫抑制,同时患者合并病毒或真菌等感染相关。

化疗相关 HLH 的诊断标准仍沿用 HLH-2004 的诊断标准,需满足以下 8 条标准中的 5 条及以上:①发热>38.5℃且发热持续时间>7d;②脾脏明显增大,肋下≥3cm;③骨髓或者脾脏、淋巴结中可见噬血现象;④两系或以上血细胞减少,需满足以下条件中的 2-3 条:血红蛋白<90g/L,中性粒细胞<$1×10^9$/L,血小板<$100×10^9$/L;⑤可溶性 IL-25 受体≥2 500U/mL;⑥NK 细胞活性降低;⑦血清铁蛋白>500μg/L,LDH 明显升高;⑧空腹甘油三酯>3mmol/L 或纤维蛋白原≤1.5g/L。由于恶性血液病本身常可引起发热、外周血细胞减少、肝脾大、凝血功能障碍等,而高铁蛋白血症及噬血现象也可见于脓毒症及多器官功能障碍患者,因此在诊疗过程中需仔细进行鉴别诊断,及时发现恶性血液病治疗相关的 HLH,避免漏诊带来的不良后果。

（六）阿糖胞苷综合征

阿糖胞苷综合征一般在使用本品 6~12h 后出现,其特点是:发热、肌肉痛、骨痛、有时胸痛,结节状风疹斑,结膜炎和身体不适。若考虑患者出现阿糖胞苷综合征,一般可以给予皮质激素类药物缓解症状。

二、治疗相关血细胞减少

治疗相关血细胞减少是恶性血液病患者治疗过程中常见的并发症。其中,接受过氟达拉滨治疗者自身免疫性溶血性贫血的发生率为 6%,大部分发生于前 3 个治疗周期内,如果发生此并发症尤其是严重溶血时需停用此药,喷妥司汀和克拉屈滨也与自身免疫性溶血性贫血相关,临床应密切监测;免疫检查点抑制剂(如 PD-1)因免疫因素引起血细胞减少。临床最常见的治疗相关的血细胞减少原因为化疗后骨髓抑制,其不但延缓化疗的进行从而影响治疗效果,而且会导致并发症进而危及生命。一些患者可能由于骨髓抑制致命。化疗后骨髓抑制的两个关键点分别是Ⅲ度中性粒细胞减少和血小板减少的临界点:中性粒细

胞绝对值低于 $1×10^9/L$ 与血小板计数低于 $50×10^9/L$,这两临界点是患者容易出现并发症的信号,同时也需要给予干预。骨髓抑制的分度如表 5-7-2-1。

表 5-7-2-1 骨髓抑制的分度

	正常	Ⅰ度	Ⅱ度	Ⅲ度	Ⅳ度
血红蛋白(g/L)	≥110	109~95	94~80	79~65	<65
白细胞($×10^9$/L)	≥4.0	3.9~3.0	2.9~2.0	1.9~1.0	<1.0
中性粒($×10^9$/L)	≥2.0	1.9~1.5	1.4~1.0	0.9~0.5	<0.5
血小板($×10^9$/L)	≥100	99~75	74~50	49~25	<25

下面以临床常见血液科抗肿瘤药物为例(表 5-7-2-2)。

表 5-7-2-2 临床常见血液科抗肿瘤药物骨髓抑制

药物		骨髓抑制
蒽环类药物	多柔比星	一般使用后 10 天左右可出现明显的骨髓抑制
	柔红霉素	骨髓抑制作用为常见治疗并发症
	表柔比星	表柔比星的骨髓抑制毒性较多柔比星程度低
蒽醌类药物	米托蒽醌	中度骨髓抑制,主要为白细胞和血小板减少,呈剂量限制性毒性
烷化剂	环磷酰胺	骨髓抑制为本药的主要副作用,白细胞减少为著,血小板减少较轻,药后 1~2 周细胞最低,2~3 周后多数会恢复
	异环磷酰胺	骨髓抑制作用较轻
	白消安	骨髓抑制为主要副作用,小剂量时主要累及粒系,大剂量时三系均可发生;血液学恢复时间较晚
抗代谢药	阿糖胞苷	对更新较快的细胞杀伤较强,因此骨髓抑制为主要副作用
	氟达拉滨	骨髓抑制为剂量限制性毒性
	甲氨蝶呤	可引起骨髓抑制,本药可引致巨幼细胞贫血
	喷司他丁	骨髓抑制
抗微管药物	长春碱类	骨髓抑制作用较轻,白细胞减少最为常见,其次为血小板减少、对血红蛋白有一定影响
拓扑异构酶抑制剂	依托泊苷	骨髓抑制作用为常见治疗并发症,可引起三系细胞减少
其他	博来霉素	骨髓抑制轻微
	顺铂	骨髓抑制作用较轻
	三氧化二砷	骨髓抑制轻微
	硼替佐米	骨髓抑制以血小板降低为主,少见粒细胞缺乏及贫血
	酪氨酸激酶抑制剂	可引起 3/4 级贫血、中性粒细胞减少症、血小板减少症
	BTK 抑制剂	骨髓抑制作用最常见
	苯达莫司汀	骨髓抑制最常见,约 98% 的患者出现 3/4 级骨髓抑制

三、呼吸系统异常

在恶性血液病的治疗药物中,有很多药物会引起肺损伤。一般认为,肺毒性的风险与用药剂量呈正相关,而高龄患者以及合并基础肺部疾病的患者发生肺毒性的风险明显增高。肺损伤缺乏特异性的临床表现,主要表现为咳嗽、呼吸困难、胸痛、肺部啰音等;胸部 CT 可以发现广泛的浸润,晚期可以出现肺纤维化、肺膨胀不全和空泡形成等。药物性肺损伤的临床表现缺乏特异性,因此临床诊断及鉴别诊断通常较为困难;在确诊肺损伤后兼顾原发病的治疗和肺损伤的处理也给血液科医生的临床工作带来了很多挑战。本章将重点介绍恶性血液病治疗相关的呼吸系统异常,具体包括药物性肺炎、肺纤维化和急性呼吸窘迫综合征等。

（一）药物性肺炎

约10%的患者化疗后会出现药物性肺炎。药物性肺炎临床表现多样,具体包括间质性肺炎、免疫性肺炎、过敏性肺炎、嗜酸粒细胞性肺炎等。药物性肺炎的发生机制包括化疗药物对肺组织的直接损害,以及过敏和免疫应答导致的间接性损害两大类。其中,化疗药物对肺组织的直接损害主要累及肺泡上皮细胞和毛细血管等,从而导致间质性肺炎,并可以逐渐进展至肺纤维化,这种直接损害作用通常与药物剂量相关。药物性肺炎发生的第二大类机制是由于免疫细胞激活,药物作为抗原或者半抗原引起过敏反应,继而导致间接性的肺损害。血液科有很多药物可以引起药物性肺炎,如甲氨蝶呤、环磷酰胺、依托泊苷、利妥昔单抗等。此外,免疫检查点抑制剂也可引起间质性肺炎。

（二）肺纤维化

肺纤维化主要累及肺泡壁、毛细血管、淋巴管及结缔组织,影响肺毛细血管和肺泡之间进行气体交换,从而导致低氧血症,并最终进展为呼吸衰竭。在血液恶性病的临床诊治中,可以增加肺纤维化发生风险的代表性药物是博来霉素。博来霉素是一种抗肿瘤抗生素,通过引起DNA单链及双链的断裂发挥细胞毒作用,常用于联合化疗方案中(如ABVD方案)治疗霍奇金淋巴瘤。博来霉素引起肺纤维化的发生率在10%~23%,其发生机制尚不明确。此外,血液科常用的一些其他药物也会增加肺纤维化的风险,如环磷酰胺、异环磷酰胺、甲氨蝶呤、伊马替尼等。对于已经出现肺毒性的患者,停用相关药物可以缓解部分肺部症状,但肺纤维化却难以逆转。因此,在恶性血液病的临床治疗中,需警惕发生肺纤维化,当出现肺纤维化的相应症状或发现肺部异常时,应适时停药,并给予相应的对症治疗。

（三）急性呼吸窘迫综合征

急性呼吸窘迫综合征(acute respiratory distress syndrome,ARDS)是因为肺实质发生急性弥漫性损伤而导致的急性、进行性加重的呼吸困难和呼吸衰竭。血液科常见的可能引起急性呼吸窘迫综合征的药物有异环磷酰胺、阿糖胞苷、甲氨蝶呤和多西他赛等。ARDS主要由于肺泡上皮细胞和肺毛细血管的内皮细胞受累、通透性增加,从而引起肺部过度炎症反应。ARDS一般是在化疗后出现,主要临床表现是急性起病的进行性呼吸困难。ARDS发生的时间差异较大,可能在化疗后数天出现,也可能在化疗数个周期后出现。ARDS的病死率高,因此,一旦考虑患者可能出现ARDS,需紧急处理。患者发生ARDS一般需要机械通气辅助治疗,同时给予抗感染等支持治疗,停用化疗药物,且在以后的化疗中不宜再次使用该药物。

四、心血管系统异常

蒽环类药物如多柔比星、表柔比星和柔红霉素仍然是治疗各种实体肿瘤和血液系统恶性肿瘤的最广泛应用的抗癌药物。常见的心脏毒性有:心律失常(QT间期延长,尤其是尖端扭转性室性心动过速),高血压或低血压,心肌缺血,血栓形成、心肌收缩和/或舒张功能障碍(即收缩和舒张功能障碍),抗癌药物诱导的心肌功能障碍[特别是左心室射血分数(LVEF)降低导致的充血性心力衰竭],甚至死亡几乎完全与蒽环类药物有关,与剂量累积相关的心肌损伤是限制本药应用的重要原因。

蒽环类药物引起的心脏毒性按照早发性和迟发性心脏事件分为三类:急性心脏毒性;早发性慢性进行性心脏毒性和迟发性慢性进行性心脏毒性。蒽环类药物引起的急性心脏毒性是罕见的,与药物的剂量无关,可见于<1%的儿童癌症患者,心电图特征性表现为ST-T段改变和QT延长,患者通常没有症状。早发性慢性进行性心脏毒性一般在应用蒽环类药物1年后发生,成年患者可出现心脏电生理变化、左室功能不全、运动能力下降和心力衰竭。迟发性慢性进行性心脏毒性在应用蒽环类药物1年以上发生。在这一段时间患者往往没有左心室功能障碍或心律失常,但是在此潜伏期之后患者的心功能会出现进行性恶化,甚至部分患者出现死亡。临床研究发现多柔比星的最大累积剂量为450~550mg/m²,表柔比星的最大累积剂量为900mg/m²,但是任何时候蒽环类药物没有绝对的安全剂量。此外随着新药的普遍应用,如乳腺癌中蒽环类药物联合曲妥珠单抗的使用也增加了心功能不全的发生率。因此在长期生存患者中,应当定期行超声心动图

检测心脏。目前可以使用脂质体包裹处理蒽环类药物或者使用这些药物时应用右丙亚胺减轻蒽环类药物的心脏毒性。此外，多柔比星对外周血管的损伤会引起血管损伤、血栓性静脉炎、血栓栓塞等。

临床常用化疗药物的心脏毒性见表5-7-2-3。

表5-7-2-3　临床常用化疗药物的心脏毒性

药物		心脏毒性
蒽环类药物	多柔比星	急性心脏毒性如窦性停搏、QT间期延长、充血性心力衰竭，当多柔比星的累积剂量超过 $450\sim500mg/m^2$ 时，发生不可逆性充血性心力衰竭的危险性大大增加
	柔红霉素	心肌病、心绞痛、室上性心律失常。盐酸柔红霉素的最大累积剂量为：成人 $500\sim600mg/m^2$，2岁及以上儿童为 $300mg/m^2$，2岁以下儿童为 $10mg/kg$，超过该剂量水平时患者发生致命的心脏毒性的风险将显著增加
	表柔比星	表柔比星的心脏毒性较多柔比星程度低，表柔比星的最大累积剂量为 $900mg/m^2$
蒽醌类药物	米托蒽醌	常见表现为心悸、期前收缩及心电图异常，当总剂量超过 $140\sim160mg/m^2$ 时，心肌损害加重，在用过多柔比星、纵隔部位接受过放射治疗或原有心脏疾病的患者，总剂量控制在 $100\sim120mg/m^2$ 之间。当总剂量超过 $350mg/m^2$ 时，应在严密观察下使用本品，总剂量超过 $450mg/m^2$ 不宜再用本品
烷化剂	环磷酰胺	充血性心力衰竭、出血性心包炎
	异环磷酰胺	心律失常（心室颤动、室性心动过速、心房颤动、心房扑动）、充血性心力衰竭
	白消安	心动过速、高血压、血管舒张、低血压、心脏压塞、左心衰竭、完全性房室传导阻滞、心内膜纤维化
抗代谢药	阿糖胞苷	心包炎、心包积液、血管炎
	氟达拉滨	水肿、胸痛
	甲氨蝶呤	心包炎、心包积液、低血压、血栓事件、血管炎
	喷司他丁	心绞痛、心律失常（心动过速、心动过缓、房室传导阻滞、窦性停搏、期前收缩）、心力衰竭、出血、高血压、低血压、心包积液、血栓性静脉炎、血管炎
抗微管药物	长春碱类	心肌缺血、心肌梗死、高血压、雷诺现象、心血管自主神经病变、心动过速
拓扑异构酶抑制剂	依托泊苷	低血压、充血性心力衰竭、心肌缺血、心肌梗死、静脉炎
糖皮质激素	糖皮质激素	充血性心力衰竭、心肌梗死后心肌破裂、心律失常、高血压、低血压
其他	博来霉素	水肿、雷诺现象、心肌缺血、心肌梗死、动脉血栓形成
	顺铂	血栓形成、充血性心力衰竭、高血压、直立性低血压、心肌梗死、心动过缓
	三氧化二砷	出现心悸、胸闷，心电图变化（如：窦性心动过速、ST段下移、T波倒置或低平，PR间期延长或完全性房室传导阻滞，多为可逆）
	全反式维A酸	心包积液、心律失常、低血压、高血压、充血性心力衰竭
	硼替佐米	充血性心力衰竭、低血压
	酪氨酸激酶抑制剂	心功能不全、心包积液、心律失常（包括心动过速）、心肌梗死、心电图QT间期延长、肺源性心脏病、心肌炎、心搏骤停、急性冠脉综合征；高血压、低血压；血栓性静脉炎；当使用尼洛替尼时，如出现外周动脉闭塞性疾病应永久终止本药应用；周围动脉狭窄
	BTK抑制剂	心律失常（室性快速性心律失常、心房颤动、心房扑动）
	免疫检查点抑制剂	免疫相关性心脏毒性（心肌炎、心力衰竭、心肌梗死、心律失常等）
	沙利度胺	血栓栓塞事件、低血压、水肿、心动过缓、直立性低血压

五、消化系统异常

消化系统相关的副作用是恶性血液病患者治疗过程中非常常见的一类不良反应。常见的消化系统不良反应包括厌食、恶心、呕吐、腹泻、消化性溃疡及出血、口腔病变、肝脏毒性等。此外,肝炎病毒的再激活在恶性血液病的治疗过程中也应引起重视。

(一) 胃肠道反应

典型的胃肠道反应包括恶心、呕吐等,在很多化疗药物的应用中都会出现,如柔红霉素、顺铂、环磷酰胺、喷司他丁、伊马替尼等。此外,依托泊苷、阿糖胞苷以及单抗类药物(如利妥昔单抗、达雷妥尤单抗)、免疫检查点抑制剂、酪氨酸激酶抑制剂等也存在致吐风险,但是其发生率明显低于柔红霉素等药物。化疗引起的恶心、呕吐可以发生在下一次化疗前,一般考虑与既往化疗时出现胃肠道反应有关;但最常见的还是发生于化疗后,可出现在药物应用数分钟后(急性呕吐)或24h以后(延迟性呕吐)。对于治疗过程中出现胃肠道反应,临床通常给予患者止吐药物对症治疗。常用的止吐药物包括5-HT3受体拮抗剂(如阿扎司琼等)、NK1受体拮抗剂(如福沙匹坦等)、吩噻嗪类药物(如苯海拉明等)、抑制中枢催吐感受区的多巴胺受体(甲氧氯普胺)等。

(二) 消化道黏膜损伤、溃疡

消化道溃疡包括胃和十二指肠溃疡,恶性血液病治疗中用到的糖皮质激素、甲氨蝶呤等药物可能会导致消化道黏膜发生炎症、坏死、脱落,严重时形成消化道溃疡。尤其当患者具有非甾体抗炎药用药史、长期吸烟史、消化道溃疡家族史和一些其他临床合并症(如类风湿关节炎、肝肾疾病等)时,应用这些药物时,需警惕消化道溃疡的发生。

糖皮质激素是恶性血液病治疗中很常用的一类药物,但长期应用会带来很多不良反应,其中,消化道溃疡是常见的一类不良反应。糖皮质激素引起消化道溃疡的主要机制包括:增加胃酸和胃蛋白酶的分泌,减少胃黏液的分泌,从而导致胃黏膜的容易受到胃液的侵蚀破坏;抑制溃疡的修复;抑制前列腺素的合成,从而降低其对胃及十二指肠黏膜的保护作用。在应用糖皮质激素治疗中,尤其是对于发生消化道溃疡的高危患者,可以预防性给予质子泵抑制剂以减少胃肠道的不良反应。

一些化疗药物也具有明显的消化道副作用,如甲氨蝶呤。甲氨蝶呤可干扰叶酸的代谢,从而抑制肿瘤细胞DNA及RNA的合成,达到抑制肿瘤生长的效果。甲氨蝶呤主要用于急性淋巴细胞白血病的诱导、维持治疗,急性早幼粒细胞白血病的维持治疗,高度恶性淋巴瘤的治疗及中枢神经系统白血病的预防与治疗。其常见副作用有口腔及消化道溃疡,必要时需要提前使用亚叶酸钙或者加大亚叶酸钙的解救剂量。

(三) 肝脏毒性

肝脏是人体的主要代谢器官,很多药物主要在肝脏清除,而药物在肝脏内进行代谢转化的过程中,经常会对肝脏功能造成损害。血液科的很多常用的药物都具有肝脏毒性,如甲氨蝶呤、依托泊苷、三氧化二砷、阿糖胞苷、环磷酰胺、柔红霉素等。药物性肝损伤的严重程度一般与用药剂量相关,轻则影响患者的治疗过程,而严重时患者可能会出现急性重型肝炎、肝衰竭,甚至危及生命。因此,在恶性血液病的治疗中,需警惕药物的肝脏毒性。一经发现肝损伤,需及时处理,避免导致严重的后果。

化疗药物最常见的肝脏毒性是导致肝细胞坏死,由药物对肝细胞的直接毒性导致,临床上可能引起肝细胞直接毒性的常见药物有异环磷酰胺、紫杉醇、顺铂、吉西他滨、大剂量甲氨蝶呤、伊马替尼等。此外,一些药物主要导致肝内小胆管的直接毒性,引起胆汁淤积性肝损伤。该类肝损伤往往起病较急,伴有发热、转氨酶升高,临床中需要与胆道疾病相鉴别。引起小胆管直接毒性的常见药物包括:吡柔比星、氟尿嘧啶等。有些药物可以同时引起肝细胞及肝内小胆管的直接损害,如阿糖胞苷、多西他赛等。

药物引起的肝脏毒性主要临床表现包括乏力、食欲不振、黄疸、肝区疼痛及肝大。此外,实验室检查发现转氨酶升高(尤其是谷丙转氨酶)和总胆红素升高可以有效判断是否发生了肝损伤。若患者出现总胆红素升高,同时伴有无明显原因的血清白蛋白下降、凝血功能障碍,则提示肝脏损伤程度较重。

对于恶性血液病患者,用药前需全面了解患者既往有无肝病史,根据患者的肝脏功能选择合适的化疗药物及剂量,从而尽可能预防肝脏毒性的发生;用药期间需检测肝功能,适当给予保肝药物应用;而一旦发生肝损害,需要根据肝损害的严重程度评估是否需要减药或者停药,同时加强保肝药物的应用及相关支持治疗。

（四）肝炎病毒的再激活

目前,肝炎病毒的再激活主要涉及到乙肝病毒。但是诊断 HBV 再激活的标准尚未统一,当出现以下情况之一,即可定义为 HBV 再激活:①对于 HBsAg 携带者,即 HBeAg 阴性、HBV-DNA 不可测,在免疫化疗或免疫抑制剂治疗期间或之后,血清 HBV-DNA 转为可测;②隐匿性乙型肝炎,即乙型肝炎血清免疫标志物阴性,血清或肝组织 HBV-DNA 阳性,或者血清 HBsAg 阴性,但抗 HBc 阳性者 HBV-DNA 载量比基线水平升高 10 倍以上,如从 10^3 拷贝/mL 升至 10^4 拷贝/mL;③慢性 HBV 携带者,即处于免疫耐受期,HBV-DNA 复制活跃,而谷丙转氨酶(ALT)一直正常、肝脏组织没有炎症反应的 HBV 感染者,以 ALT 升高为主要表现的肝脏炎症损伤加重,例如 ALT 由正常变为异常,并可排除原发病、药物性肝损伤等其他原因导致的肝功能损害。

大多数免疫抑制剂和化疗药物都有可能引起 HBV 再激活。传统的细胞毒性化疗药物如环磷酰胺、长春新碱和蒽环类药物联合化疗容易导致已有 HBV 感染患者体内的 HBV 再激活。糖皮质激素可以明显增加 HBV 再激活的风险。此外,广泛用于治疗 B 细胞非霍奇金淋巴瘤(NHL)和免疫系统疾病的抗 CD20 单克隆抗体(如:利妥昔单抗),无论是单药应用还是联合使用,均可引起强烈的免疫抑制并引起 HBV 再激活。研究表明,HBV 再激活的危险性在进行造血干细胞移植或器官移植的淋巴瘤患者中最高。

经过化疗的恶性血液病患者改变了机体的免疫功能状态,处于静止状态或低水平复制状态的 HBV 病毒被激活进行复制,肝细胞不同程度受到损伤,轻者导致急性肝炎,严重者发生暴发性肝衰竭,给予对应的抗病毒、保肝、防治并发症等对症支持治疗外,严重肝病患者可给予人工肝治疗,有时为了挽救患者生命,甚至需要紧急肝移植。因此,即使对于恶性血液病患者,同时有乙型肝炎病毒标志物阳性,临床上也必须予以高度关注,即使抗-HBs 阳性,在使用免疫化疗药物时,一定要密切检测肝功能和 HBV 病毒标志物的变化,以便及时发现 HBV 病毒再激活和由此引起的肝脏损伤。预防性抗病毒治疗可早期、积极应用强效、低耐药的核苷(酸)类似物,能够减少 HBV 的再激活,确保免疫化疗安全顺利地进行,改善临床预后。

六、泌尿系统异常

因肿瘤细胞浸润可致肾脏肿大、蛋白尿、血尿和少尿,也可因肿瘤溶解综合征、高尿酸血症导致高尿酸肾病、肾衰竭,此外应用环磷酰胺、异环磷酰胺治疗时由于代谢产物丙烯醛损伤膀胱黏膜,可致出血性膀胱炎。表 5-7-2-4 详细阐述临床常用引起泌尿系统异常的药物。

表 5-7-2-4　临床常用引起泌尿系统异常的药物

药物		泌尿系统异常
烷化剂	环磷酰胺	环磷酰胺的代谢产物丙烯醛刺激膀胱引起出血性膀胱炎,本并发症较严重但少见,主要见于大剂量应用同时缺乏有效预防措施时,主要表现为膀胱刺激症状、血尿、蛋白尿、少尿
	异环磷酰胺	出血性膀胱炎较常见,故同时应加用美司钠碱化尿液进行预防。患者可有排尿困难、尿频、肾功能不全的症状
	白消安	肾损伤
抗代谢药	阿糖胞苷、氟达拉滨、甲氨蝶呤、喷司他丁	肾损伤、血尿、蛋白尿、膀胱炎、肾结石
其他	顺铂	肾脏毒性为主要治疗并发症,为剂量限制性,有累积效应,主要表现为肾小管损伤,需要大剂量水化、碱化
	三氧化二砷	一般停药后可恢复,表现为肾功能变化,但急性肾衰竭较少见
	酪氨酸激酶抑制剂	肾脏损害、尿频、蛋白尿、肾病综合征
	免疫检查点抑制剂	免疫相关性肾炎
	来那度胺	肾衰竭
	苯达莫司汀	肾脏损伤,轻中度肾脏损害患者慎用,肌酐清除率<40mL/min 不应使用

七、生殖系统异常

在血液恶性疾病的治疗过程中,化疗及异基因造血干细胞移植的预处理常常影响患者的性腺功能,具体表现为男性患者出现精子减少、无精等,女性患者发生卵巢功能障碍,如月经周期紊乱、停经等。一些研究表明,男性患者较女性患者更容易恢复自身性腺功能;而在女性患者中,治疗时年轻的患者其卵巢功能更易恢复。对性腺功能的影响常与治疗疗程的长短相关。对于有生育需求的患者,可以建议其接受细胞毒性治疗之前冻存精子或卵子。一些常见的可影响生殖系统的药物包括:多柔比星、柔红霉素、环磷酰胺、异环磷酰胺、甲氨蝶呤、长春新碱等。此外,白消安可以引起男性乳房女性化,睾丸萎缩。类似的,甲氨蝶呤和伊马替尼也可引起男性乳房女性化,此外还可以导致性欲减弱、阳痿等。

八、精神、神经系统异常

有些药物可产生中枢神经毒性,主要表现为感觉异常、嗜睡、精神异常、听力下降、平衡失调等;指(趾)麻木、腱反射消失;感觉异常为部分化疗药物引起周围神经炎的表现,有时还可发生便秘或麻痹性肠梗阻。

表 5-7-2-5 详细介绍临床常见引起精神、神经系统异常的药。

表 5-7-2-5　临床常见引起精神、神经系统异常的药物

药物		精神、神经系统毒性
烷化剂	环磷酰胺	精神、神经系统疾病少见。可出现精神混乱状态、外周神经病变、多发性神经病、头晕、癫痫、感觉异常等
	异环磷酰胺	精神异常:惊恐发作、紧张症、躁狂、偏执狂、妄想、谵妄、智力迟钝、缄默症、精神状态改变、言语模仿症、多言癖、持续言语、健忘 神经系统异常:惊厥、癫痫持续状态(抽搐和非抽搐)、可逆性后部白质脑病综合征、脑白质病、锥体外系病、扑翼样震颤、运动障碍、多神经病、感觉迟钝、感觉减退、感觉异常、神经痛、步态障碍、大便失禁、构音障碍
	白消安	高剂量可出现癫痫
	氟达拉滨	大剂量治疗($>40mg/m^2\times5d$)可出现不可逆性脑损伤,包括皮质盲区、坏死性脑白质病及死亡
	甲氨蝶呤	精神异常:抑郁、意识模糊状态、易怒、短暂的认知功能障碍、情绪改变 神经系统异常:感觉异常、头痛、头晕、睡意、惊厥、失语、轻偏瘫、语言障碍、轻瘫、构音障碍、嗜睡、运动功能障碍、脑神经障碍、脑神经麻痹、脑白质病、脑病、压力增加、神经毒性、蛛网膜炎、昏迷、截瘫、木僵、共济失调、痴呆、颅骨感觉障碍、吉兰-巴雷综合征
	喷司他丁	嗜睡、癫痫发作及昏迷为大剂量应用时出现的中枢神经毒性
抗微管药物	长春碱类	最常见的副作用为神经毒性,外周神经最常受累,呈剂量依赖性。主要症状为:感觉缺失、深反射减低、感觉异常、指(趾)麻木,少数患者可出现严重疼痛感觉迟钝、共济失调、足下垂及脑神经损害(声音嘶哑、面瘫和复视);自主神经受损可表现为便秘、腹部绞痛及肠梗阻
糖皮质激素	糖皮质激素	精神异常:情感障碍(情绪不稳定、情绪低落、欣快、心理依赖、自杀意念);精神病性异常[包括躁狂、妄想、幻觉、精神分裂症(加重)]、意识模糊状态、精神障碍、焦虑、人格改变、情绪波动、行为异常、失眠、易激惹 神经系统异常:颅内压增高(伴有视乳头水肿)、惊厥、健忘、认知障碍、头晕、头痛
其他	顺铂	当累积剂量$>500mg/m^2$可发生外周神经毒性,表现为感觉异常、手套-袜套样肢体远端感觉缺失和肌无力。脑病、运动功能丧失、味觉丧失、可逆性后部脑病综合征、进行性多灶性白质病、癫痫发作、勒密特氏征、脊髓病、自主神经病、癫痫发作、不自主骨骼痉挛

药物		精神、神经系统毒性
其他	三氧化二砷	神经系统损害:用药后10~20d出现多发性神经炎、多发性神经根炎症状。临床表现为四肢疼痛、麻木,由感觉过敏或异常发展到痛、温、触觉的迟钝、消失,甚至感觉性共济失调。同时,出现肢体无力、远端肌肉萎缩,可有明显的自主神经障碍。用药早期大约34%的患者出现程度不等的一过性脑血管痉挛性头痛
	硼替佐米	周围神经病变、周围神经痛、感觉异常、头痛可逆性后部脑病综合征
	酪氨酸激酶抑制剂	精神疾病:抑郁、失眠、焦虑、精神混乱状态、情感不稳定、性欲减退、健忘、烦躁 神经系统疾病:头昏、周围神经病变、感觉减退、嗜睡、晕厥、脑血管意外、短暂性脑缺血发作、痴呆、共济失调
	BTK抑制剂	周围神经病、脑血管意外、短暂性脑缺血发作
	免疫检查点抑制剂	免疫性相关性神经系统:中枢神经毒性如脑炎、外周神经毒性如周围神经病、面神经疾病、重症肌无力,需应用高剂量皮质类固醇治疗
	来那度胺	脑缺血、情绪波动、幻觉

九、内分泌系统异常

在恶性血液病诊治过程中,化疗等治疗对内分泌系统的影响往往被忽略。不少经典化疗药物会损伤患者的甲状腺功能(如蒽环类、紫杉醇类等);近年来,随着一些新型药物开始应用于恶性血液病的治疗(如免疫检查点抑制剂用于治疗经典型霍奇金淋巴瘤等),其对患者甲状腺功能的影响更需要引起临床注意。免疫检查点抑制剂引起甲状腺功能异常多表现为继发性甲状腺功能减退和继发性甲状腺功能亢进。甲状腺功能减退的临床表现以代谢率降低,交感神经兴奋性下降为主要特点;相反地,甲状腺功能亢进主要以代谢率增高,交感神经兴奋性增强为特点。甲状腺功能异常发生时间多为治疗后的1~3个月,有些患者甚至在停药后才出现甲状腺功能异常。因此,在开始治疗及治疗结束后都应定期复查甲状腺功能及自身抗体、甲状腺彩超等。程序性死亡蛋白-1(PD-1)及程序性死亡蛋白配体-1(PD-L1)单抗治疗引起的甲状腺不良事件多为Ⅰ级(无症状,仅为诊断所见,无需治疗)及Ⅱ级(有症状,需要给予甲状腺激素替代治疗或抗甲状腺治疗),而对于这些患者一般无需停用PD-1及PD-L1单抗。若患者出现严重不良反应甚至危及生命时,需立即停用免疫检查点抑制剂,并给予类固醇等药物治疗。

十、代谢和营养异常

化疗药物可引起肿瘤细胞溶解综合征、水电解质平衡紊乱等异常,治疗过程中需密切监测肝肾功能、电解质、凝血功能、血气分析结果,及时予以调整水电解质平衡紊乱、降尿酸等对症治疗。我们将临床常见药物引起的代谢和营养异常列举如表5-7-2-6。

表5-7-2-6　临床常见药物引起的代谢和营养异常

药物		代谢和营养异常
蒽环类药物	多柔比星、柔红霉素、表柔比星	很常见:食欲不振、高尿酸血症
蒽醌类药物	米托蒽醌	高尿酸血症
烷化剂	环磷酰胺、异环磷酰胺、白消安	可出现肿瘤溶解综合征、代谢性酸中毒、高尿酸血症
抗代谢药	阿糖胞苷、氟达拉滨、甲氨蝶呤、喷司他丁	食欲减退、肿瘤溶解综合征、糖尿病

续表

药物		代谢和营养异常
糖皮质激素	糖皮质激素	代谢性酸中毒、水钠潴留、低钾性碱中毒、葡萄糖耐量下降、血脂异常、股骨头坏死、血糖升高
其他	顺铂	高尿酸血症、电解质紊乱(低钙、低钠、低钾和低磷酸盐)、抗利尿激素分泌不当综合征、脱水、肿瘤溶解综合征、血清淀粉酶升高
	全反式维A酸	治疗后2~3个月可出现高脂血症
	硼替佐米	肿瘤溶解综合征、食欲减退
	酪氨酸激酶抑制剂	食欲障碍、高尿酸血症、肿瘤溶解综合征、脱水、低白蛋白血症、高脂血症;高血糖;电解质紊乱(低镁、高钾、低钾、低钠、低钙、高钙、高磷酸盐)
	BTK抑制剂	肿瘤溶解综合征
	免疫检查点抑制剂	高血糖

十一、继 发 肿 瘤

在恶性血液病的治疗中,一些药物可能会增加继发性肿瘤的风险。继发性肿瘤发生的原因暂不明确,可能与化疗药物引起造血干细胞的DNA损伤、断裂及重组有关;此外,化疗加重患者的免疫功能缺陷,机体免疫监视能力下降,为肿瘤细胞的生长提供了便利条件。临床工作中应警惕继发性肿瘤的发生,避免漏诊、误诊。

（一）继发白血病

继发AML在所有AML中占比约5%~10%,且这一比例有逐渐上升趋势。应用拓扑异构酶Ⅱ抑制剂(如依托泊苷等)发生继发性AML的潜伏期一般是2年左右,其发生可能与遗传易感性有关,而与用药的累积剂量无明显相关性。烷化剂(如异环磷酰胺等)易引起骨髓增生异常,继而引起继发性AML,从开始用药到出现继发性AML的潜伏期一般在6年左右。其他可能增加继发性AML风险的药物有甲氨蝶呤、多柔比星、柔红霉素、顺铂等。此外,对于先天性而非特发性或周期性中性粒细胞减少的患者,应用G-CSF治疗可增加其发生继发性MDS或AML的风险,其发生可能是因为G-CSF治疗改善了患者的生存期,从而使患者潜在的白血病易感性得以表现。继发性白血病常常合并一些不利的细胞遗传学特征。其治疗一般与原发性白血病的治疗类似,但是治疗反应率却低于原发性白血病。因此,建议患者可积极参与临床试验中的新疗法,或者开始治疗时就选用针对难治性疾病的化疗方案。

（二）继发淋巴瘤

与继发性白血病相比,恶性血液病继发性淋巴瘤的发生率较低。近期,有文献报道一例中年女性AML患者,接受诱导缓解及巩固治疗后,于治疗的第11年出现继发性外周T细胞淋巴瘤。继发性淋巴瘤的发生机制尚不清楚,可能与化疗药物对造血干细胞DNA的损伤有关。此外,值得注意的是,白血病与淋巴瘤存在着一些共同的病因,如*TET2*、*IDH1*等基因,反转录病毒、EB病毒等。不管是继发性白血病还是继发性淋巴瘤,目前恶性血液病继发第二肿瘤的治疗难度都很大,且总体疗效较差。

（三）继发脑肿瘤

继发性脑肿瘤可见于急性淋巴细胞白血病(ALL),主要发生于颅脑照射后,在幼儿中更常见。继发性颅脑肿瘤的潜伏期较长,高度恶性的脑肿瘤中位潜伏期为9年,而低度恶性的脑肿瘤(如脑膜瘤)中位潜伏期20年。抗代谢药物(如甲氨蝶呤等)联合颅脑照射治疗可增加继发性脑肿瘤的风险。

十二、感 　 染

恶性血液病患者,尤其是化疗中应用蒽环类药物、蒽醌类药物、烷化剂、抗代谢药、类固醇药物、硼替佐米、酪氨酸酶抑制剂等药物后,出现化疗后骨髓抑制,中性粒细胞减少/缺乏,免疫功能低下,患者出现发热、寒战、脓毒血症、败血症、感染性休克等,需及时给予适当的抗菌药物治疗,否则容易出现感染相关死亡。我国不同区域粒细胞缺乏伴发热的病原谱基本相同,但不同医院的不同科室存在差异。致病菌以革兰氏阴性杆菌为主,占50%以上。常见革兰氏阴性杆菌包括大肠埃希菌、肺炎克雷伯菌、鲍曼不动杆菌、铜绿假单胞菌和嗜麦芽窄食单胞菌;常见革兰阳性球菌包括肠球菌、链球菌属、金黄色葡萄球菌和凝固酶阴性葡萄球菌。根据本区域、本院及本科室感染的流行病学结果,而不必等待微生物学的结果,尽快给予可覆盖可迅速引起严重并发症或威胁生命的最常见和毒力较强的病原菌,并给予初始经验性抗菌药物治疗。

十三、皮肤异常

恶性血液病治疗过程中皮肤异常表现很常见,通常与药物的副作用有关,常见的皮肤异常表现包括皮疹、皮炎、红斑等。前文介绍的手足综合征也属于治疗时出现的一类皮肤异常。

皮疹是血液病患者治疗过程中最常见的皮肤异常。有50%以上AML患者会出现皮疹。皮疹多分布于躯干及四肢,初期常表现为斑丘疹,对于血小板减少的患者,其皮疹常具有出血性。AML患者治疗中皮疹发生的常见的原因是别嘌醇、磺胺类药物以及β内酰胺类抗生素等药物的应用,且多药联用时发生皮疹等皮肤损害的概率更高。而MDS患者治疗中,可以引起皮疹等皮肤损害的药物包括地拉罗司、阿糖胞苷、沙利度胺、硼替佐米等。CML患者治疗过程中皮肤异常的发生率在15%左右。轻症者主要表现为红斑、皮肤干燥、光过敏反应等,通常给予糖皮质激素、抗组胺药物或其他对症治疗。约有5%的患者可出现严重的皮肤相关副作用,如剥脱性皮炎、大疱疹、牛皮癣、急性发热性中性粒细胞皮病(Sweet综合征)、多形性红斑、Stevens-Johnson综合征等,往往需要停用伊马替尼,并积极对症治疗皮肤病变。此外,恶性血液病患者治疗过程中常出现感染,而抗感染治疗中的常见副作用之一为皮肤相关不良反应,主要表现为皮肤瘙痒、皮疹及黏膜水肿。其中,值得注意的是万古霉素等药物可能导致重症药疹,表现为红皮病。若考虑患者存在红皮病,需及时停用可疑致敏药物,积极给予抗过敏治疗及对症支持治疗。

十四、全身性症状或给药部位反应

常见的全身症状有发热、寒战、休克、水肿、乏力、疼痛,此外部分化疗药物可引起静脉炎或者输液部位反应,常见为蒽环类药物。以发热、寒战、过敏性休克常见的药物主要见于单抗类药物,如CD20单抗、CD38单抗、贝利妥欧单抗等,建议应用此类药物时给予心电监护,抗组胺药物、解热镇痛药物及激素预防,其他如蒽环类、抗代谢药物少见。

十五、出血、血栓并发症

肿瘤细胞死亡后释放促凝物质和炎症细胞因子,同时化疗药物引起血管内皮损伤启动内皮促凝机制、降低抗凝物质(如蛋白C、蛋白S的水平),增加I型纤溶酶原激活物抑制物水平,诱导血小板活化和聚集,直接诱导单核-巨噬细胞和血管内皮细胞上组织因子的释放,并能下调血栓调节蛋白,降低纤维蛋白溶解反应,进而促进或加重血栓形成。化疗后血小板减少,患者容易出血。临床常用药物蒽环类药物非常容易并发静脉炎,酪氨酸酶抑制剂、来那度胺深静脉血栓栓塞非常常见。

十六、免疫相关性并发症

药物的免疫相关不良反应可以累及所有器官,包括心血管系统、肺脏、胃肠道、肝脏、肾脏、甲状腺、皮肤、关节、血液系统等。传统化疗药物可破坏机体自身免疫耐受功能,从而导致一些自身免疫性疾病。例如,CLL患者长期接受氟达拉滨治疗后,自身免疫性溶血性贫血的发生率增高。此外,过敏反应也属于免疫相关并发症,常见的药物如多柔比星、柔红霉素、顺铂、异环磷酰胺、甲氨蝶呤、依托泊苷、喷司他丁等,均可引起过敏反应,严重者可出现过敏性休克。而在本章节中,我们将重点关注继发于恶性血液病免疫治疗的免疫相关并发症。恶性血液病的免疫治疗主要是通过改善机体免疫系统,恢复机体抗肿瘤的免疫反应,从而实现抗肿瘤治疗的目的,具体包括免疫检查点抑制剂、单抗靶向治疗、细胞治疗及小分子抑制剂治疗等。随着免疫治疗在临床应用增加,其免疫相关不良反应逐渐显现,因此,在恶性血液病的诊疗过程中需要引起重视。

（一）免疫检查点抑制剂导致的免疫相关不良反应

免疫检查点抑制剂包括细胞毒性 T 淋巴细胞抗原肿瘤 4(CTLA-4)抑制剂、PD-1 抑制剂和 PD-L1 抑制剂。PD-1 及 PD-L1 途径的激活可以导致细胞毒性 T 细胞免疫应答被抑制,而相应的免疫检查点抑制剂可以通过增强 T 细胞介导的免疫应答,从而增强其抗肿瘤的活性。免疫检查点抑制剂导致的免疫相关不良反应理论上可以发生在机体的任何器官。其中,皮肤的免疫相关不良反应最为常见,约有三分之一以上的患者应用 PD-1/PD-L1 后会出现不同程度的皮肤毒性,具体表现为皮疹、瘙痒、湿疹等,可通过局部应用皮质类固醇等药物缓解症状。其次,胃肠道毒性也相对常见,一般表现为腹痛、腹泻、结肠炎等,少数患者可出现严重腹泻甚至危及生命。当患者应用免疫检查点抑制剂治疗过程中,怀疑出现胃肠道免疫相关不良反应时,必要时可通过内镜检查评估炎症程度。此外,免疫检查点抑制剂可能会导致 PD-1 相关性肺炎、PD-1 相关性甲状腺功能异常、免疫相关神经系统病变等,而免疫相关的心脏毒性事件较为罕见,但其致死率较高。

（二）单克隆抗体靶向治疗导致的免疫相关不良反应

单克隆抗体主要通过抗体依赖的细胞毒作用及补体介导的细胞毒作用来实现抗肿瘤效应。目前,临床有多种单克隆抗体用于靶向治疗恶性血液病,如抗 CD20 单抗、抗 CD52 单抗、抗 CD33 单抗等。抗 CD20 单抗广泛用于治疗 CD20[+] 的恶性淋巴肿瘤患者,其导致免疫相关不良反应报道较少,可能会引起过敏反应,而预防性地使用抗组胺药物、糖皮质激素等,可以缓解相关症状。抗 CD52 单抗被用于治疗 CLL、ALL 及恶性淋巴瘤,它对细胞免疫具有很强的抑制作用,因此需要预防患者出现机会性感染。

十七、CAR-T 细胞免疫治疗相关并发症

详见 CAR-T 章节。

十八、移植相关并发症

详见移植相关章节。

（王芳　宋永平）

参考文献

[1] 张之南,郝玉书,赵永强,等.血液病学[M].2 版.北京:人民卫生出版社,2014.

[2] DUMAS G,GABARRE P,BIGÉ N,et al. Hyperviscosity syndrome[J]. Intensive Care Med,2018,44(7):1151-1152.

[3] BERTOLI S,PICARD M,BÉRARD E,et al. Dexamethasone inhyperleukocytic acute myeloid leukemia[J]. Haematologica, 2018,103(6):988-998.

[4] ALAKEL N,MIDDEKE JM,SCHETELIG J,et al. Prevention and treatment of tumor lysis syndrome,and the efficacy and role of rasburicase[J]. Onco Targets Ther,2017,10:597-605.

[5] GUPTA A,MOORE JA. Tumor Lysis Syndrome[J]. JAMAOncol,2018,4(6):895.

[6] INTUSOMA U,NAKORN CN,CHOTSAMPANCHAROEN T. Intracranial Hemorrhage in Childhood Acute Leukemia:Incidence, Characteristics,and Contributing Factors[J]. Pediatr Neurol,2019,99:23-30.

[7] HIRSCH HH,MARTINO R,WARD KN,et al. Fourth European Conference on Infections in Leukaemia(ECIL-4):guidelines for diagnosis and treatment of human respiratory syncytial virus,parainfluenza virus,metapneumovirus,rhinovirus,and coronavirus.[J] Clin Infect Dis,2013,56(2):258-266.

[8] ROLSTON KV. Infections in Patients with Acute Leukemia[J]. Infections in Hematology,2014:3-23.

[9] FAYED M,EVANS T,ABDULHAQ H. Leukemic infiltration in the settings of acute respiratory failure[J]. Oxf Med Case Reports, 2019,11:482-485.

［10］ SANGUEDOLCE F,ZANELLI M,ZIZZO M,et al. Primary Pulmonary B-Cell Lymphoma：A Review and Update［J］. Cancers（Basel）,2021,13（3）:415.

［11］ YAMADA M,TAKAYANAGI N,YAMAKAWA H,et al. Amyloidosis of the respiratory system：16 patients with amyloidosis initially diagnosed ante mortem bypulmonologists［J］. ERJ Open Res,2020,6（3）:00313-2019.

［12］ ZHAO S,WAN Y,HUANG Z,et al. Imaging and clinical features of Castleman Disease［J］. Cancer Imaging,2019,19（1）:53.

［13］ VAKIL E,JIMENEZ CA,FAIZ SA. Pleural effusions in hematologic malignancies and their management with indwelling pleural catheters［J］. Curr OpinPulm Med,2018,24（4）:384-391.

［14］ 陈灏珠,林果为,王吉耀. 实用内科学［M］. 14 版. 北京：人民卫生出版社,2013.

［15］ KAUSHANSKY K,LICHTMAN MA,PRCHAL JT,et al.威廉姆斯血液学［M］.陈竺,陈赛娟,译. 9 版. 北京：人民卫生出版社,2018.

［16］ LUO Z,CHENG J,WANG Y. Cardiac Infiltration as the First Manifestation of Acute Lymphoblastic Leukemia：A Systematic Review［J］. FrontOncol,2022,12:805981.

［17］ BRUNNER AM,BLONQUIST TM,HOBBS GS,et al. Risk and timing of cardiovascular death among patients with myelodysplastic syndromes［J］. Blood Adv,2017,1（23）:2032-2040.

［18］ ZHAO Y,HUANG S,MA C,et al. Clinical features of cardiac lymphoma：an analysis of 37 cases［J］. J Int Med Res,2021,49（3）:0300060521999558.

［19］ GARCIA-PAVIA P,RAPEZZI C,ADLER Y,et al. Diagnosis and treatment of cardiac amyloidosis：a position statement of the ESC Working Group on Myocardial and Pericardial Diseases［J］. Eur Heart J,2021,42（16）:1554-1568.

［20］ MARTINEZ-NAHARRO A,HAWKINS PN,FONTANA M. Cardiac amyloidosis［J］. Clin Med（Lond）,2018,18（Suppl 2）:s30-s35.

［21］ CHAKRABORTY R,MAJHAIL NS. Treatment and Disease-related Complications in Multiple Myeloma：Implications for Survivorship［J］. Am J Hematol,2020,95（6）:672-690.

［22］ MIIKE T,KAWAKAMI H,KAMEDA T,et al. Clinical characteristics of adult T-cell leukemia/lymphoma infiltration in the gastrointestinal tract［J］. BMC Gastroenterol,2020,20（1）:298.

［23］ KIPPS TJ,STEVENSON FK,WU CJ,et al. Chronic lymphocytic leukaemia［J］. Nat Rev Dis Primers,2017,3:16096.

［24］ XIANG Y,YAO L. Analysis of 78 Cases of Primary Gastrointestinal Lymphoma［J］. J Healthc Eng,2022,2022:3414302.

［25］ NISHIMURA MF,NISHIMURA Y,NISHIKORI A,et al. Primary Gastrointestinal T-Cell Lymphoma and Indolent Lymphoproliferative Disorders：Practical Diagnostic and Treatment Approaches［J］. Cancers（Basel）,2021,13（22）:5774.

［26］ DAHIYA DS,KICHLOO A,SINGH J,et al. Gastrointestinal amyloidosis：A focused review［J］. World J GastrointestEndosc,2021,13（1）:1-12.

［27］ POITOU-VERKINDER AL,FRANCOIS A,DRIEUX F,et al. The Spectrum of Kidney Pathology in B-Cell Chronic Lymphocytic Leukemia/Small Lymphocytic Lymphoma：A 25-Year Multicenter Experience［J］. PLoS One,2015,10（3）:e0119156.

［28］ LAHOTI A,KANTARJIAN H,SALAHUDEEN AK,et al. Predictors and Outcome of Acute Kidney Injury in Patients with Acute Myelogenous Leukemia or High-Risk Myelodysplastic Syndrome［J］. Cancer,2010,116（17）:4063-4068.

［29］ GECHT J,TSOUKAKIS I,KRICHELDORF K,et al. Kidney Dysfunction Is Associated with Thrombosis and Disease Severity in Myeloproliferative Neoplasms：Implications from the German Study Group for MPN Bioregistry［J］. Cancers（Basel）,2021,13（16）:4086.

［30］ BELLIERE J,COLOMBAT M,KOUNDE C,et al. Kidney Involvement in Patients With Chronic Myelomonocytic Leukemia or BCR-ABL-Negative Myeloproliferative Neoplasms［J］. Kidney Int Rep,2021,6（3）:737-745.

［31］ MILANI P,MERLINI G,PALLADINI G. Light Chain Amyloidosis［J］. Mediterr J Hematol Infect Dis,2018,10（1）:e2018022.

［32］ CHAKRABORTY R,MAJHAIL NS. Treatment and Disease-related Complications in Multiple Myeloma：Implications for Survivorship［J］. Am J Hematol,2020,95（6）:672-690.

［33］ MOREL A,MEULEMAN MS,MOKTEFI A,et al. Renal Diseases Associated with Hematologic Malignancies and Thymoma in the Absence of Renal Monoclonal Immunoglobulin Deposits［J］. Diagnostics（Basel）,2021,11（4）:7.

［34］ 葛均波,徐永健. 内科学［M］. 9 版. 北京：人民卫生出版社,2018.

［35］ NAPOLITANO M,SACCULLO G,MARIETTA M,et al. Platelet cut-off for anticoagulant therapy in thrombocytopenic patients with blood cancer and venous thromboembolism:an expert consensus[J]. Blood Transfus,2019,17(3):171-180.

[36] AL-SAMKARI H,CONNORS JM. Managing the competing risks of thrombosis,bleeding,and anticoagulation in patients with malignancy[J]. Blood Adv,2019,3(22):3770-3779.

[37] VINHOLT PJ. The role of platelets in bleeding in patients with thrombocytopenia and hematological disease[J]. Clin Chem Lab Med,2019,57(12):1808-1817.

[38] LAZARUS HM,RICHARDS SM,CHOPRA R,et al. Central ner-vous system involvement in adult acute lymphoblastic leuke-mia at diagnosis:results from the international ALL trial MRC UKALLXII/ECOG E2993[J]. Blood,2006,108(2):465-472.

[39] LASOCKI A,SEYMOUR JF. Central nervous system manifestations of systemic haematological malignancies and key differenti-als[J]. ClinRadiol,2022,77(5):328-336.

[40] HIRAYAMA A V,TURTLE CJ. Toxicities of CD19 CAR-T cell immuno therapy[J]. Am J Hematol,2019,94(S1):S42-S49.

[41] ADAMS H P Jr. Cancer and Cerebrovascular Disease[J]. Curr Neurol Neurosci Rep,2019,19(10):73.

[42] ZHANG X,HUANG P,CHEN Z,et al. Vulvar myeloid sarcoma as presenting symptom of acute myeloid leukemia:a case report and literature review of Chinese patients,1999—2018[J]. Diagn Pathol,2019,14(1):126.

[43] 李吉满,刘卫平. 髓系肉瘤的临床病理特征与研究进展[J]. 临床与实验病理学杂志,2006,22(1):91-95.

[44] ROHENA-QUINQUILLA IR,LATTIN G EJr,WOLFMAN D. Imaging ofExtranodal Genitourinary Lymphoma[J]. Radiol Clin North Am,2016,54(4):747-764.

[45] PARKER BR,MARGLIN S,CASTELLINO RA. Skeletal manifestations of leukemia,Hodgkin disease,and non-Hodgkin lym-phoma[J]. Semin Roentgenol,1980,15(4 Pt 2):302-315.

[46] LUITJENS J,BAUR-MELNYK A. Skeletal manifestations of systemic hematologic disorders[J]. Radiologe,2021,61(12):1068-1077.

[47] MIKULSKI D,ROBAK P,PERDAS E,et al. Pretreatment Serum Levels of IL-1 Receptor Antagonist and IL-4 Are Predictors of Overall Survival in Multiple Myeloma Patients Treated with Bortezomib[J]. J Clin Med,2021,11(1):112.

[48] GAU YC,YEH TJ,HSU CM,et al. Pathogenesis and Treatment of Myeloma-Related Bone Disease[J]. Int J Mol Sci,2022,23(6):3112.

[49] LI L,WANG Y,LIAN CG,et al. Clinical and pathological features of myeloid leukemia cutis[J]. An Bras Dermatol,2018,93(2):216-221.

[50] KAISERLING E,HORNY HP,GEERTS ML,et al. Skin involvement in myelogenous leukemia:morphologic and immunopheno-typic heterogeneity of skin infiltrates[J]. Mod Pathol,1994,7(7):771-779.

[51] JAWED SI,MYSKOWSKI PL,HORWITZ S,et al. Primary cutaneous T-cell lymphoma(mycosis fungoides and Sézary syn-drome):part Ⅰ. Diagnosis:clinical and histopathologic features and new molecular and biologic markers[J]. J Am Acad Der-matol,2014,70(2):205.

[52] GOGIA A,SHARMA A,RAINA V,et al. Superior vena cava syndrome:Initial presentation of acute myeloid leukemia in a child[J]. Indian J Cancer,2015,52(1):21.

[53] ALKHERO M,SHALAVADI M,STENBERG D,et al. Superior Vena Cava Syndrome as Sequelae of Novel Hodgkin Lymphoma [J]. Am J Med,2022,135(5):e123-e124.

[54] KHOURI J,NAKASHIMA M,WONG S. Update on the Diagnosis and Treatment of POEMS(Polyneuropathy,Organomegaly,Endocrinopathy,Monoclonal Gammopathy,and Skin Changes)Syndrome:A Review. [J] JAMA Oncol,2021,7(9):1383-1391.

[55] WÉMEAU JL,PROUST-LEMOINE E,RYNDAK A,et al. Thyroid autoimmunity and polyglandular endocrine syndromes [J]. Hormones(Athens),2013,12(1):39-45.

[56] 李剑. 我如何诊断和治疗 POEMS 综合征[J]. 中华血液学杂志,2019,40(5):368-371.

[57] STEELE TO,BUNIEL MC,MACE JC,et al. Lymphoma of the nasal cavity and paranasal sinuses:A case series[J]. Am JRhi-nol Allergy,2016,30(5):335-339.

[58] SHI Z,LI X,WANG X,et al. Characteristics and Clinical Implications of the Nasal Microbiota in Extranodal NK/T-Cell Lym-phoma,Nasal Type[J]. Front Cell Infect Microbiol,2021,11:686595.

[59] RAJ SD,SHURAFA M,SHAH Z,et al. Primary and Secondary Breast Lymphoma:Clinical,Pathologic,and Multimodality Ima-ging Review[J]. Radiographics,2019,39(3):610-625.

[60] RAVELLI A,DAVÌ S,MINOIA F,et al. Macrophage Activation Syndrome[J]. Hematol Oncol Clin North Am,2015,29(5):

927-941.

［61］ CANNA SW,MARSH RA. Pediatric hemophagocytic lymphohistiocytosis［J］. Blood,2020,135(16):1332-1343.

［62］ WANG H,FU BB,GALE RP,et al. NK-/T-cell lymphomas［J］. Leukemia,2021,35(9):2460-2468.

［63］ AL-SAMKARI H,BERLINER N. Hemophagocytic Lymphohistiocytosis［J］. Annu Rev Pathol,2018,13:27-49.

［64］ RAHMANI B,PATEL S,SEYAM O,et al. Current understanding of tumor lysis syndrome［J］. Hematol Oncol,2019,37(5):537-547.

［65］ STAHL M,TALLMAN MS. Differentiation syndrome in acute promyelocytic leukaemia［J］. Br J Haematol,2019,187(2):157-162.

［66］ MILLER KK,GORCEY L,MCLELLAN BN. Chemotherapy-induced hand-foot syndrome and nail changes:a review of clinical presentation,etiology,pathogenesis,and management［J］. J Am Acad Dermatol,2014,71(4):787-794.

［67］ SIDDALL E,KHATRI M,RADHAKRISHNAN J. Capillary leak syndrome:etiologies,pathophysiology,and management［J］. Kidney Int,2017,92(1):37-46.

［68］ HENTER JI,HORNE A,ARICÓ M,et al. HLH-2004:Diagnostic and therapeutic guidelines for hemophagocytic lymphohistio-cytosis［J］. Pediatr Blood Cancer,2007,48(2):124-131.

［69］ 中国抗癌协会肿瘤临床化疗专业委员会,中国抗癌协会肿瘤支持治疗专业委员会. 肿瘤化疗导致的中性粒细胞减少诊治专家共识(2019 年版)［J］. 中国医学前沿杂志(电子版),2019,11(12):86-92.

［70］ WEYCKER D,HATFIELD M,GROSSMAN A,et al. Risk and consequences of chemotherapy-induced thrombocytopenia in US clinical practice［J］. BMC Cancer,2019,19(1):151.

［71］ MATSUNO O. Drug-induced interstitial lung disease:mechanisms and best diagnostic approaches［J］. Respir Res,2012,13(1):39.

［72］ MEADORS M,FLOYD J,PERRY MC. Pulmonary toxicity of chemotherapy［J］. Semin Oncol,2006,33(1):98-105.

［73］ RASCHI E,VASINA V,URSINO MG,et al. Anticancer drugs andcardiotoxicity:Insights and perspectives in the era of targeted therapy［J］. Pharmacol Ther,2010,125(2):196-218.

［74］ GIANTRIS A,ABDURRAHMAN L,HINKLE A,et al. Anthracycline-inducedcardiotoxicity in children and young adults［J］. Crit Rev Oncol Hematol,1998,27(1):53-68.

［75］ STEINBERG JS,COHEN AJ,WASSERMAN AG,et al. Acute arrhythmogenicity of doxorubicin administration［J］. Cancer,1987,60(6):1213-1218.

［76］ WOUTERS KA,KREMER LC,MILLER TL,et al. Protecting against anthracycline-induced myocardial damage:a review of the most promising strategies［J］. Br JHaematol,2005,131(5):561-578.

［77］ CURIGLIANO G,CARDINALE D,DENT S,et al. Cardiotox icity of anticancer treatments:Epidemiology,detection,and man-agement［J］. CA Cancer J Clin,2016,66(4):309-325.

［78］ THEODOULOU M,HUDIS C. Cardiac profiles of liposomalanthracyclines:greater cardiac safety versus conventional doxorubi-cin? ［J］. Cancer,2004,100(10):2052-2063.

［79］ McGOWAN JV,CHUNG R,MAULIK A,et al. Anthracycline Chemotherapy and Cardiotoxicity［J］. Cardiovasc Drugs Ther,2017,31(1):63-75.

［80］ SKOU AS,GLOSLI H,JAHNUKAINEN K,et al. Renal,gastrointestinal,and hepatic late effects in survivors of childhood acute myeloid leukemia treated with chemotherapy only—a NOPHO-AML study［J］. Pediatr Blood Cancer, 2014, 61 (9):1638-1643.

［81］ CAO X,WANG Y,LI P,et al. HBV Reactivation During the Treatment of Non-Hodgkin Lymphoma and Management Strategies［J］. Front Oncol,2021,11:685706.

［82］ GRADISHAR WJ,SCHILSKY RL. Effects of cancer treatment on the reproductive system［J］. Crit Rev Oncol Hematol,1988,8(2):153-171.

［83］ RONESS H,KASHI O,MEIROW D. Prevention of chemotherapy-induced ovarian damage［J］. Fertil Steril, 2016, 105(1):20-29.

［84］ MUIR CA,CLIFTON-BLIGH RJ,LONG GV,et al. Thyroid Immune-related Adverse Events Following Immune Checkpoint In-hibitor Treatment［J］. J Clin Endocrinol Metab,2021,106(9):e3704-e3713.

［85］ WINER ES. Secondary Acute Myeloid Leukemia:A Primary Challenge of Diagnosis and Treatment［J］. Hematol Oncol Clin North Am,2020,34(2):449-463.

［86］ ZHU J,ZHOU K,JIANG Y,et al. Bacterial Pathogens Differed Between Neutropenic and Non-neutropenic Patients in the Same Hematological Ward:An 8-Year Survey[J]. Clin Infect Dis,2018,67(suppl_2):s174-s178.

［87］ ZHOU L,FENG S,SUN G,et al. Extensively drug-resistant Gram-negative bacterial bloodstream infection in hematological disease[J]. Infect Drug Resist,2019,12:481-491.

［88］ 中华医学会血液学分会,中国医师协会血液科医师分会. 中国中性粒细胞缺乏伴发热患者抗菌药物临床应用指南（2020 年版）[J]. 中华血液学杂志,2020,41(12):969-978.

［89］ GRUNWALD MR,MCDONNELL MH,INDURU R,et al. Cutaneous manifestations in leukemia patients[J]. Semin Oncol,2016,43(3):359-365.

［90］ HADDAD TC,GREENO EW. Chemotherapy-induced thrombosis[J]. Thromb Res,2006,118(5):555-568.

［91］ MORAD G,HELMINK BA,SHARMA P,et al. Hallmarks of response,resistance,and toxicity to immune checkpoint blockade [J]. Cell,2021,184(21):5309-5337.

［92］ BAUER K,RANCEA M,ROLOFF V,et al. Rituximab,ofatumumab and other monoclonal anti-CD20 antibodies for chronic lymphocytic leukaemia[J]. Cochrane Database Syst Rev,2012,11(11):CD008079.

推荐阅读

病例 1　恶性血液病直接相关并发症:急性 B 淋巴细胞白血病并高白细胞血症(资源 22)

资源 22

病例 2　恶性血液病治疗相关并发症:急性单核细胞白血病并肿瘤溶解综合征(资源 23)

资源 23

第六篇

造血干细胞移植

第一章 造血干细胞移植概述

造血干细胞(hemopoietic stem cells,HSCs)是各种血细胞的原始细胞,具有自我更新和多系分化潜能。造血干细胞经过增殖和定向分化为红细胞、粒细胞、血小板、单核巨噬细胞和淋巴细胞等各系成熟血细胞,以保证机体对血细胞的生理需要和应激状态时的大量需求,是目前可安全有效地用于临床移植治疗的成体干细胞。造血干细胞移植(hematopoietic stem cell transplantation,HSCT)是指对患者进行放疗、化疗及免疫抑制预处理,清除异常造血与免疫系统后,将供者或自身 HSC 经血管输注到患者体内,使之重建正常造血和免疫系统的一种治疗方法,是 20 世纪人类在疾病治疗领域取得的重要突破之一,目前已成为恶性血液病、骨髓衰竭性疾病、部分先天性及代谢性疾病有效乃至根治的方法。

HSCT 按照供者类型分为自体(auto-)移植、同卵双生间的同基因(syn-)移植和同种异基因(allo-)移植(表 6-1-0-1);后者又分为有血缘供者(related donor)移植和非血缘供者(unrelated donor)移植。根据造血干细胞来源分为脐带血移植(cord blood transplantation,CBT)、骨髓移植(bone marrow transplantation,BMT)和外周血干细胞移植(peripheral blood stem cell transplantation,PBSCT)。根据移植前的预处理强度还可分为清髓性移植(myeloablative transplantation)和减低预处理剂量(reduced intensity conditioning)的移植。根据是否对移植物作体外处理分为非去除 T 细胞移植、去除 T 细胞移植或纯化 CD34$^+$ 细胞移植。按照供受者之间的人类白细胞抗原(human leukocyte antigens,HLA)匹配的程度又可分为 HLA 全相合、部分相合或单体型相合(haploidentical)移植。

表 6-1-0-1 造血干细胞移植分类

来源	免疫学	血缘关系	HLA 匹配
骨髓移植(BMT)	自体(auto)	血缘性	HLA 全相合
外周血干细胞移植(PBSCT)	同基因(syn)	非血缘性	HLA 单体型相合 HLA 部分相合
脐带血移植(UCBT)	异基因(allo)	—	

一、造血干细胞移植的历史

(一)造血干细胞移植的国际发展史

自 1939 年起,人们开始尝试给患者静脉注射骨髓用于治疗血液疾病。然而,仅静脉注射数毫升的骨髓并不是真正意义上的移植,也未获得期待的效果。第二次世界大战期间,日本广岛和长崎的原子弹爆炸产生了大量的核辐射受害者,放射损伤主要影响造血及免疫系统,这推动了造血干细胞移植实验性研究工作的快速进展。许多 HSCT 实验研究的科学家进行了大量的动物实验,做出了开创性的贡献。在造血干细胞移植被用于放射后骨髓保护后,HSCT 在终末期血液恶性肿瘤中的临床试验研究逐渐开展。1957 年 Thomas 和 Ferrebee 报告了 6 例通过放射和静脉输注正常供者骨髓治疗恶性血液病及实体肿瘤的病例,但只有一例患者表现为一过性骨髓植入。1959 年 Thomas 等报道了终末期白血病患者给予钴-60 全身照射 748rad 后,静脉输注同卵双生健康供者骨髓(同基因移植),患者迅速造血恢复且白血病缓解达 4 个月,这项研究表明患者经致死剂量照射后静脉输注相合的骨髓可以恢复造血功能。同样在 1959 年,Mathe 等人报告了在南斯拉夫核反应堆事故中受到致命辐射患者骨髓输注治疗的结果,这些结果引起了众多研究者对 HSCT 领域的浓厚兴趣。

在 20 世纪 60 年代晚期,随着输血医学和感染治疗的进步,尤其是对 HLA 配型重要性的认识,研究者开始了新一轮 HSCT 的临床应用尝试。1968 年 11 月 Gatti 等第一次成功地给一名严重联合免疫缺陷病患儿实行了异基因移植,获得免疫功能重建。1969 年初,西雅图移植中心 Thomas 等成功为一名慢性粒细胞性白血病(chronic myelogenous leukemia, CML)急变期患者实行了同胞相合异基因 HSCT 术。1972 年 Thomas 等人首次在 *The Lancet* 报告了异基因 HSCT 成功治疗重型再生障碍性贫血(SAA)。1977 年 Thomas 等在 *Blood* 报告了 100 例化疗失败的晚期急性白血病患者经 10Gy 全身照射和 2d 共 120mg/kg 环磷酰胺预处理后进行 HLA 相合同胞异基因 HSCT,结果显示 13 例患者不需要维持化疗获长期生存 1~4.5 年,部分患者获长期生存。基于以上结果,Thomas 进一步提出了在疾病早期进行 HSCT 的可能性。1979 年,Thomas 和 Blume 等分别报告了 HSCT 治疗处于第一次疾病缓解期(CR1)的急性髓性白血病(acute myeloid leukemia, AML)的临床研究,结果显示约 50% 接受 HSCT 的患者可获得长期生存,证实急性白血病早期进行 HSCT 可以明显提高生存率。自此,HSCT 治疗急性白血病在全世界范围逐步开展。

因为仅有 25%~30% 的患者具有 HLA 相合的同胞供者,HSCT 的临床推广及应用受到限制。为解决这个供者难题,1979 年 Hanson 等人成功进行了第一例非血缘关系供者 HSCT。此患者移植的成功促进了美国国家骨髓捐献者计划(NMDP)中心的建立。在 20 世纪 80 年代中期,一些国家和国际团体发起成立了非血缘骨髓捐献者登记资料库。随着 HLA 高分辨技术的发展,HLA 相合的非血缘供者疗效逐渐提高,对于某些疾病的疗效已经与同胞相合的移植无差异。但是,仍有相当部分的患者不能查到合适的供者,一些高危、复发的急重症患者往往没有充足的时间等待供者的查询,这些都制约了非血缘关系移植的发展。

单倍型相合移植同样经历了很长时间的探索。1985 年,美国弗莱德哈钦森癌症研究中心的 Beatty 等对 35 例接受单倍型相合移植的 AML 和急性淋巴细胞白血病(acute lymphoblastic leukemia, ALL)患者进行了回顾性分析,这些患者应用传统的预处理方案(环磷酰胺/全身淋巴照射或环磷酰胺/美法仑),并应用环孢素(CSA, n=20)或 CSA 联合甲氨蝶呤(n=15)预防急性移植物抗宿主病(graft-versus-host disease, GVHD);移植物来自 HLA 1~3 位点不合的同胞供者。结果显示 25 例患者死于肺水肿、血管内溶血和急性肾衰竭,10 例患者发生原发性植入失败。在此阶段,非体外去除 T 细胞的 2~3 个 HLA 位点不合骨髓移植后移植排斥的发生率超过 20%,急性 GVHD(aGVHD)的发生率高达 80%。体外去除 T 细胞(T cell depletion, TCD)的单倍型相合移植虽然极大降低了 GVHD 的发生率,但移植排斥率高达 50%。这一时期患者接受单倍型相合移植的生存率仅有 10%~30%;直到 2000 年以前,单倍型 HSCT 无法常规应用于临床,供者来源匮乏仍限制了造血干细胞移植的广泛应用。

(二)造血干细胞移植的国内发展史

在中国,北京大学血液病研究所陆道培院士带领团队于 1964 年成功完成国内首例同基因 HSCT 治疗再生障碍性贫血(AA),又于 1981 年成功地进行了国内首例同胞异基因 HSCT 治疗急性白血病。1992 年卫生部批准建立了"中国非血缘关系骨髓移植供者资料检索库",我国首例非血缘供者 PBSCT 于 1996 年 9 月成功实施。2001 年 12 月中国造血干细胞捐献者资料库(China Marrow Donor Program)管理中心获批准成立;截至 2022 年 2 月,中华骨髓库库容超过 307 万人份,患者申请查询人数累计超过 10 万,累计为临床提供造血干细胞 12 839 例。尽管非血缘供者是异基因造血干细胞移植的重要来源,但是仍有相当多患者不能及时找到可用的非血缘干细胞来源。

自 2000 年开始,黄晓军院士带领团队致力于粒细胞集落刺激因子(G-CSF)诱导免疫耐受来克服移植排斥、降低移植物抗宿主病的研究,揭示并阐明 G-CSF 动员调节性 B 细胞、调节性 T 细胞等有助于免疫耐受形成;在此基础上创建了"供者应用 G-CSF 联合受者采用抗胸腺球蛋白"这一临床免疫耐受新技术,该团队于 2000 年成功开展第一例同胞半相合移植。2004 年,报道了采用此技术进行非体外去除 T 细胞的单倍型相合移植治疗 58 例恶性血液病患者的研究结果,所有患者均获得持久完全供者植入;Ⅱ~Ⅳ度 aGVHD 为 37.9%;58 例患者中 42 例(72.4%)获无病存活(disease-free survival, DFS)。为进一步提高单倍型相合移植疗效,黄晓军院士带领团队创建并完善了 GVHD 防治体系,实现单倍型相合移植 GVHD 的分层预防,使高危者 GVHD 由 48% 降至 21%;阐明了植入不良新机制,将活性氧清除剂乙酰半胱氨酸(NAC)"老药新用"成功转化应用于造血重建不良患者的临床防治;创建并完善了移植后复发防治新方案,首次采用 G-CSF 动员的外周血采集物输注联合短程免疫抑制剂,证实供者淋巴细胞可安全有效用于移植后的复发防治；随后通过一系列前瞻性随机对照临床研究证明：单倍型相合移植治疗白血病优于化疗，与全合移植疗效相同，3 年总生存率达 74%～79%；该团队也首次实现了 HLA 不合程度与临床疗效无关。由此形成全球首个非体外去 T 细胞的单倍型相合移植体系，2016 年在世界骨髓移植学会（Worldwide Network for Blood and Marrow Transplantation，WBMT）上，WBMT 时任主席 Szer Jeff 和前任主席 KodereYoshihisa 共同撰文并命名该体系为"北京方案"。近年来，"北京方案"拓展至非白血病，如再生障碍性贫血，实现了单倍型相合移植治疗再生障碍性贫血取得和同胞全合一致的疗效，3 年总生存率达 86%～89%。

"北京方案"现已成为中国占首位的造血干细胞移植模式，目前全国 100 多家中心实施该方案，使国内单倍型相合移植比例由几乎为零升至 62.6%（2021 年）。"北京方案"已推广至意大利、法国等几十个发达国家和地区，是当前国际主流单倍型相合移植方案之一。单倍体移植体系的创立使得几乎"人人都有移植供者"，从此进入了人人都有移植供者的新时代。

二、中国造血干细胞移植的现状与挑战

从中国完成第一例异基因造血干细胞移植（1981 年）开始，40 多年以来，中国造血干细胞移植取得了长足的进步。中华医学会血液学分会造血干细胞移植应用学组的资料显示，我国造血干细胞例数逐年上升，2008—2021 年间累计完成 HSCT 90 439 例，自 2019 年起每年完成 HSCT 达 10 000 例以上。同时，HSCT 的适应证也从最初的治疗急、慢性白血病拓展到以治疗急性白血病为主，综合治疗淋巴瘤、多发性骨髓瘤（MM）、再生障碍性贫血（AA）及多种遗传性疾病等。2021 年中华医学会血液学分会造血干细胞应用学组资料显示：来自全国 174 家移植中心采用异基因 HSCT 治疗的血液系统疾病包括急性髓细胞白血病（AML 37%）、急性淋巴细胞白血病（ALL 22%）、再生障碍性贫血（AA 12%）、骨髓增生异常综合征（MDS 10%）、慢性粒细胞白血病（CML 1.5%）等。此外，HSCT 模式及供者选择逐渐多样化，国内造血干细胞移植登记组资料显示在 2021 年完成 HSCT 例数高达 18 110 例，其中异基因造血干细胞移植例数达 12 744 例，异基因移植的主要类型包括亲属间单倍体 HSCT（62.6%）、同胞相合 HSCT（20.1%）、非血缘 HSCT（12.2%）和脐带血 HSCT（5.1%）。中国造血干细胞移植的进步和挑战主要体现在以下几个方面。

（一）不断变化的移植适应证

随着单倍型造血干细胞移植技术的进展、非血缘骨髓库的完善、脐带血移植技术的优化，供者来源匮乏的问题已经基本解决并呈现多样化。供者来源的多样性使得接近 100% 的患者可以找到合适的供者；同时新药的出现使得移植之外的其他治疗方式疗效也得到明显的提高。因此，不断变化的移植适应证成了一个新的问题。

以慢性粒细胞性白血病（CML）为例，自从 20 世纪末酪氨酸激酶抑制剂（tyrosine kinase inhibitors，TKI），如伊马替尼等应用于 CML 慢性期（chronic phase，CP）患者，其疗效已经超越了 HSCT，TKI 逐渐取代 HSCT 成为 CML 治疗的一线治疗方案，因此，CML 患者接受移植的例数呈逐年下降的趋势，我国 allo-HSCT 中 CML 患者比例由从 2007 年的 26% 降至 2021 年的 1.5%。目前，国内外指南均不推荐 HSCT 作为 CML-CP1 患者的一线治疗选择，但 HSCT 在某些情况下仍然有其治疗地位。北京大学血液病研究所前瞻队列研究提示 CML 加速期和急变期的患者接受 HSCT 后 4 年的无白血病生存率分别为 66.7% 和 61.5%，移植的疗效明显优于伊马替尼。目前，欧洲白血病协作网推荐对出现 *T315I* 突变，二代 TKI 治疗失败以及加速期或急变期的患者应选择 HSCT。中国 2021 年造血干细胞移植适应证共识推荐二代 TKI 治疗失败、*T315I* 突变、急变或加速期 CML 患者建议选择 allo-HSCT。

对于成人急性淋巴细胞白血病（ALL），异基因 HSCT 在成人 ALL 诱导缓解后的巩固治疗中具有重要地位。MRC UKALL XII 临床试验结果显示，在费城染色体阴性的 ALL（Ph-ALL）患者中，接受异基因 HSCT 的患者 5 年无病生存率（DFS）明显高于未移植患者（DFS：50% vs 41%，$P = 0.009$）。在费城染色体阳性的 ALL（Ph+ALL）患者中，有同胞供者的患者总生存率（OS）同样高于没有同胞供者的患者（5 年 OS：34% vs 25%；10 年 OS：30% vs 19.5%）。但 Dhédin N 等研究证实，对于巩固化疗后 MRD 阴性患者，异基因 HSCT 并未取得对化疗优势。因此，目前 NCCN、EBMT 等指南推荐对于 ALL-CR1 的成人患者如果具备不良预后的因素：如 MRD 持续阳性、不良核型、诊断时白细胞较高等推荐异基因 HSCT。但 EBMT 指南仅推荐同胞

相合及非血缘 HSCT。至于单倍型 HSCT 在 ALL 中的疗效,中国多中心临床试验显示,在全部 Ph-ALL 患者中,单倍型 HSCT 可以取得与同胞相合 HSCT 一致疗效(3 年 DFS 61% vs 60%);标危 Ph-ALL 单倍型与同胞相合、非血缘 HSCT 疗效一致(5 年 DFS 68.7%、67.3%、63.7%)。另外,最近一项全国前瞻性多中心研究发现,在标危 ALL CR1 期且缺乏同胞全合供者的患者中,与传统化疗相比,单倍型相合移植组 2 年累积复发率更低(12.8% vs 46.7%,P=0.001),无病生存率(80.9% vs 51.1%,P=0.01)更高。因此,中国异基因造血干细胞移植适应证共识推荐对于成人 ALL 均行异基因造血干细胞移植,且不区分供者来源。

目前,新型免疫治疗和细胞治疗在复发难治性 ALL 中均表现出良好的疗效,使得 allo-HSCT 在 ALL 中的地位再次受到质疑和挑战。嵌合抗原受体(CAR)-T 细胞在难治复发性 ALL 中缓解率高达 73%~83%,甚至可以实现疾病的长期控制。2017 年美国食品药品监督管理局(FDA)批准了 CD19 CAR-T 细胞治疗难治复发性急性淋巴细胞白血病(B-ALL)和大 B 细胞淋巴瘤;而且靶向 CD19/CD3 的双特异性抗体如 blinatumomab(BiTE)和抗 CD22 抗体药物偶联物 inotuzumabozogamicin(InO)在 ALL 中均有良好的缓解率。然而,这仅仅说明新型免疫疗法的出现使得更多的难治复发性 ALL 有望获得缓解并有机会桥接异基因 HSCT。异基因 HSCT 的时机能否可以延迟到 CR2 目前尚无充足证据;免疫疗法能否获长期治愈疗效尚不清楚。免疫细胞治疗在未来确有广阔的发展前景,但目前而言,异基因造血干细胞移植仍然是治疗 ALL 最有效的方法。

（二）移植模式的多样性

在供者来源问题以及是否移植的问题逐步解决之后,个性化选择适合不同人群的移植方案成为新的问题。传统的清髓方案逐步演化出增强、减低强度的预处理方案(reduced-intensity conditioning,RIC)、乃至微移植方案,多元化的移植方案进展为基于患者病情进行分类选择奠定基础。清髓预处理是最常用的预处理方案,它可以最大限度地杀灭肿瘤细胞,有效地降低肿瘤负荷;清除患者的自身造血细胞,为将要植入的供体细胞提供空间;抑制宿主免疫功能,降低宿主抗移植物反应,有利于供体细胞的植入。但清髓预处理毒性较大,年龄较大或者一般情况较差的患者往往难以耐受。RIC 移植最主要的优势来自于预处理相关毒性的减少,可以使更多的因为年龄或自身合并症限制不能耐受标准预处理强度的患者接受移植;但 RIC 的抗肿瘤作用较弱,移植后复发率增加,因此对于临床进展不快的慢性淋巴细胞白血病和低度恶性淋巴瘤等,RIC 具有优势。此外,单倍型外周血干细胞联合减低剂量预处理形成的微移植在中老年患者中也已取得了良好的疗效,这项移植技术也逐渐推广到成人患者。微移植与传统 RIC 的主要区别是并未形成完全的供者嵌合,其疗效的细胞学基础仍有待进一步阐明。

EBMT 的资料显示,接受清髓预处理的患者中位年龄为 30 岁,但 AML 患者发病的中位年龄为 68 岁,因此适于老年人的移植方案在不停地探索中。孙于谦等在单倍型移植受者(年龄≥55 岁)中应用 RIC 预处理方案,具体为 Bu(9.6mg/kg),Flu(150mg/m²),Cy(2g/m²)和 ATG(10mg/kg),通过一项前瞻性单中心临床研究纳入了 50 例恶性病患者(AL 或 MDS),结果证实该方案安全有效:供者植入率达 100%,1 年累积复发率为 16.5%;1 年总生存率和无病生存率达 63.5% 和 60.2%。应用此 RIC 方案,目前北京大学血液病研究所单倍型移植受者最大治疗年龄是 73 岁,患者顺利重建造血,且无移植物抗宿主病发生。在年龄较大的同胞全合受者中,预处理方案也在不断优化。常英军等通过前瞻性多中心临床研究,在≥40 岁接受同胞全合移植的人群中发现,与对照组相比,预处理中增加 4.5mg/kg ATG 可降低移植物抗宿主病[Ⅱ~Ⅳ度 aGVHD:13.7% vs 27.0%,P=0.007,2 年慢性 GVHD(cGVHD)0:27.9% vs 52.5%,P<0.001]。ATG 组 3 年无 GVHD 无复发率明显提高(38.7% vs 24.5%,P=0.003)。上述研究说明个性化的预处理方案可进一步提高年龄较大患者的预后。

由于老龄化患者合并其他内科疾病的机会大大增加,这些内科疾病的存在将对造血干细胞移植的结果产生重要的影响。Sorror 等通过对 1 055 例造血干细胞移植患者的回顾性分析,提出了造血干细胞移植特异性合并症指数(HCT-CI),该指数涵盖心脏、肺、肝、肾等重要器官常见的内科疾病,并根据器官累计积分分成低危(0 分)、中危(1~2 分)以及高危(≥3 分),低危组患者预后最好,而高危组患者预后最差。许多研究已经在不同疾病(AML、MDS、非霍奇金淋巴瘤等)、不同预处理方案(清髓预处理、减低强度预处理)中证实 HCT-CI 可以预测 HSCT 的预后。北京大学血液病研究所对 526 例单倍型移植患者的分析也发现,HCT-CI 积分 3 分及以上患者的移植预后明显劣于 0~2 分的患者(2 年 OS 率:54% vs 78%,$P<0.001$;2 年复发率:23% vs 11%,$P<0.001$;2 年 NRM 率:34% vs 15%,$P<0.001$)。通过对 HCT-CI 和移植前疾病状态进行联合分层发现,HCT-CI 0~2 分且疾病状态低危的患者预后最好,而 HCT-CI ≥3 分且疾病状态高危的患者预后最差。有研究表明,跟传统的清髓预处理相比,RIC 移植似乎更能改善同时存在疾病状态高危和移植前合并症负担较重的患者的预后。

因此,现有移植模式的多样性使得不同年龄层、不同病情的患者能够接受不同方式的移植。除了传统的清髓预处理方案外,对于高龄或者移植前合并症较多的患者,采用减低强度的预处理方案可以扩大移植人群并优化其结果。

(三) 联合应用靶向免疫治疗可优化移植疗效

随着创新治疗方法的大量涌现,包括靶向 BCR-ABL、FLT3、IDH1/2、BCL2 等小分子药物/抗体类药物、靶向 CD19 等嵌合抗原受体 T 细胞疗法(CAR-T)以及靶向 CD19/CD3 双特异性抗体如 blinatumomab 等免疫治疗在内的治疗方案已在复发/难治恶性肿瘤患者中取得了非常可观的疗效进展。

难治复发患者可通过靶向免疫治疗降低肿瘤负荷甚至达到完全缓解状态,并以最佳的状态顺利桥接至移植。CAR-T 治疗作为移植前的桥接方案取得了良好疗效。从多项临床试验结果证实,CAR-T 治疗 B-ALL 的缓解率可高达 70.0%~93.5%,慢性 B 淋巴细胞白血病(B-CLL)可达 57.1%,非霍奇金淋巴瘤(NHL)中可达 33.3%~72.7%。然而 CAR-T 细胞在体内的存续时间较短,难以维持患者长期无病生存,在缓解期内桥接移植可有效降低原发病复发率,延长无病生存率。BCL-2 抑制剂也可显著提高难治/复发 AML 缓解率,一项来自美国 MD 安德森癌症中心的报道发现,在难治复发的 AML 人群中,与传统化疗相比,地西他滨联合 BCL-2 抑制剂具有更高的应答率,包括更高的总应答率(60% vs 36%,$P<0.001$),微小残留疾病阴性率(28% vs 13%,$P=0.017$);而且显著延长了中位无事件生存期(5.7 个月 vs 1.5 个月,$P<0.001$)。由此可见,基于小分子靶向药物在难治复发患者中的疗效亦不持久,需要尽快桥接造血干细胞移植提高治愈率。

移植后复发是恶性血液病患者造血干细胞移植后常见并发症和主要死亡原因之一。国际血液和骨髓移植研究中心(CIBMTR)的资料显示,复发在非血缘和同胞全相合移植后的死因中占 33% 和 47%。移植前处于难治/复发状态(高危)的患者移植后复发率高达 50%~80%。移植后靶向药物、小分子药物、细胞免疫疗法的维持干预方案亦可优化移植疗效。刘启发等在中国的 7 家医院进行了一项开放标签、随机Ⅲ期试验,研究纳入了 202 例 FLT3-ITD+AML 接受造血干细胞移植的患者,随机分配索拉非尼维持组或对照组,结果发现索拉非组 1 年累积复发发生率明显降低(7.0% vs 24.5%,$P=0.001$)。这为 FLT3-ITD 阳性 AML 移植后的维持治疗提供了很好的证据支持。赵翔宇等首次将 CD19 CAR-T 应用于移植后 MRD 阳性的 B-ALL 患者中,研究者前瞻性纳入 12 例 B-ALL 移植后 MRD 阳性患者,其中 8 例患者发生 I 度 CRS,所有患者均获得 MRD 转阴的疗效,总生存率和无病生存率达 100% 和 65.6%。另外一项多中心研究将 B 细胞肿瘤移植后复发的患者接受 CD19 CAR-T 治疗后进行了长期随访,34 例患者中有 30 例获得 MRD 阴性的完全缓解;但 1 年半的累积复发率达 68.3%,复发率与 CAR-T 治疗前的肿瘤负荷密切相关,该项研究提示对移植后复发的患者,尽管 CAR-T 治疗缓解率高,但维持时间短、长期疗效仍欠佳,需在缓解后桥接其他治疗手段(如二次移植)来进一步提高长期疗效。因此可以认为异基因移植和靶向免疫治疗在未来的联合使用十分必要,能帮助扩大移植的适用人群的同时,或可显著改善恶性血液病患者的长期生存,提高患者无病生存率。

所有上述造血干细胞移植的进展使得 HSCT 进入了一个新时代:我们解决了供者来源缺乏的世界性难题后,不断变化的移植适应证、多样化的移植模式、创新型治疗手段与 HSCT 的联合等,实现了对移植患者进行危险分层及个性化治疗,并日趋提高了造血干细胞移植疗效。但与此同时,新的进展也带来了新的困惑与挑战。

(一) 如何选择最好的供者

1. 随着单倍型移植技术的完善和推广,单倍型移植应用越来越多,而单倍型供者来源丰富,在具有多个单倍型供者的情况下该如何选择最佳供者?

北京大学血液病研究所基于全球最大的单倍型 HSCT 队列（1 210 例）系统研究发现：①年轻、男性供者移植组移植相关死亡率低、生存率高；②父亲较母亲供者组移植物抗宿主病发病率低、移植相关死亡率低、生存率高；③子女较同胞供者组移植物抗宿主病发病率低；④父亲较姐姐供者组移植相关死亡率低、生存率高；⑤非母系遗传抗原（NIMA）不合同胞较父亲、非父系遗传抗原（NIPA）同胞供者组移植物抗宿主病发病率低，而旁系供者生存较直系亲属差。同时前瞻研究发现供者特异性抗体（DSA）阳性患者原发植入失败和植入功能不良发生率增加，从而增加移植相关死亡率；基于以上从而建立了单倍型移植供者优化选择法则——优选年轻、男性、NIMA 不合直系亲属、DSA 阴性供者，上述原则已被纳入 EBMT 供者选择指南。

2. 替代供者包括非血缘供者、单倍型供者、脐带血移植等，随着移植技术的发展，替代供者的移植效果均获得了极大改善，谁是更好的替代供者？

非血缘供者是继同胞全相合供体之后最先进入临床应用的供体来源，随着造血干细胞供者登记中心的发展和 HLA 分型技术的进步，非血缘造血干细胞移植已获得与亲缘全相合供者相似的治疗效果，广泛应用于血液系统恶性疾病的治疗。脐带血中的造血干细胞免疫性相对不成熟，即便 HLA 配型中有 1~2 个位点不合，也可用于移植。由于脐带血来源广泛以及其自身特殊的免疫学特性，其作为供源具有极大优势和潜力，在治疗儿童和成人恶性及非恶性血液系统疾病方面已被广为接受。但是脐带血移植的局限是造血干细胞数量较少，适于体重低于 40kg 的受者，且移植后造血重建速度较慢，在部分疾病种类的移植中尚缺乏足够的应用数据。随着单倍型 HSCT 发展，其在 AML、ALL、MDS、SAA 等系列疾病中均可取得与同胞相合、非血缘相合一致的疗效，并且单倍型 HSCT 开展不需要查询和等待时间，后续供者方便再次提供干细胞以进行 DLI、CAR-T、CTL 等细胞治疗，因此单倍型供者在我国已经取代同胞相合供者等成为排名首位的移植供者。

3. 在替代供者移植技术日益完善的情况下，同胞全合供者永远都是最好的选择吗？

同胞全相合供者通常被认为是造血干细胞移植的首选供者。近年来，黄晓军院士带领团队又做了一系列的临床研究，发现并证实单倍型相合移植展现出更强的抗白血病作用。研究-I（ChiCTR-OCH-10000940）聚焦于移植前微小残留病变（MRD）阳性的急性髓系白血病（AML），发现与同胞全合移植相比，单倍型相合移植后复发率明显降低（19% vs 55%，$P<0.001$），且无疾病生存率（74% vs 33%，$P<0.001$）、总生存率（83% vs 38%，$P=0.001$）均明显改善。研究-Ⅱ（NCT01883180）是一项多中心、前瞻性研究，参与单位为北京大学人民医院、南方医院、湘雅医院和福建协和医院，189 例高危 AML 患者在第一次完全缓解期（CR1），通过生物学随机分组分别接受单倍型相合移植（83 例）或同胞全合移植（106 例）。研究表明单倍型相合移植后 MRD 阳性发生率明显降低（18% vs 42%，$P<0.001$）。研究-Ⅲ（NCT02185261）为单中心前瞻性队列，纳入人群为移植前 MRD 阳性且处于 CR1 的 ALL 患者，队列结果显示单倍型相合移植后 MRD 阳性发生率更低（26% vs 44%，$P=0.043$）、复发率更低（23% vs 47%，$P=0.006$）、无疾病生存期更长（65% vs 43%，$P=0.023$）。以上多个前瞻性临床试验均表明在复发高危白血病群体，单倍型供者具有更强的抗白血病作用，随后的动物模型进一步证实该推断。另外，北京大学血液病研究所包含 685 例单倍型和 514 例同胞相合 HSCT 的大型临床队列研究发现，移植预后与 3 个因素——年轻供者、女性供男性、ABO 血型相合相关，而与供者类型无关，提示对于异基因 HSCT 应该优选年轻、男性、ABO 血型相合供者，而不考虑 HLA 是否相合。因此，同胞全合一般作为首选，但是 2021 年中国血液学指南推荐在有经验的移植单位、在特定的疾病条件下，单倍型移植或许能成为第一选择。

（二）如何选择最好的干细胞来源

骨髓（bone marrow，BM）和外周血（peripheral blood，PB）是 HSCT 两个传统的干细胞来源，与骨髓相比，外周血移植物含更多成熟 T 细胞。多项临床研究表明，在 HLA 相合的同胞全合移植中，PB 组移植速度较快，复发率较低，在 HLA 相合的非血缘供者移植中也观察到类似的结果。由于外周血干细胞（PB-SCs）的采集是一种非手术过程，PBSC 移植更方便，更容易被供者接受。因此，外周血是同胞全合和非血缘移植的主要移植来源。然而，单倍型相合移植优化的干细胞来源选择仍存在争议。

粒细胞集落刺激因子（granulocyte colony-stimulating factor，G-CSF）应用于供者体内诱导免疫耐受系统的研究发现,G-CSF 在体内应用后可使骨髓及外周血移植物内免疫细胞的构成发生改变,移植物中的 T 细胞增殖能力下降,并促使 Th1 极化为 Th2。动员后的外周血采集物及 G-CSF 激活的骨髓采集物按不同的比例混合,可以产生不同于单纯骨髓或动员外周血的移植物,骨髓和外周血联合,有利于免疫耐受的形成。那么骨髓加外周血 HSCT 与单纯外周血 HSCT 比较哪个更好?

许兰平等报道对于难治/复发未缓解急性白血病,单纯外周血 HSCT 后 30 天中性粒细胞植入率明显低于骨髓加外周血 HSCT(89.9% vs 100%,$P=0.04$);OS 率前者低于后者(26.8% vs 43.2%,$P=0.052$),该研究纳入人群均为高危白血病患者;另一项全国多中心临床试验结果纳入了 210 例恶性血液病患者,结果显示骨髓加外周血单倍型移植治疗恶性血液病在 OS、DFS 优于单纯外周血(65.0% vs 54.2%,$P=0.037$;59.9% vs 44.3%,$P=0.051$),但该研究纳入人群并不限于急性白血病。国外应用移植后环磷酰胺的单倍型移植结果显示,单纯骨髓可能增加复发风险(HR,1.49;$P=0.009$),单纯外周血增加移植物抗宿主病风险(Ⅱ~ⅣaGVHD HR,0.45;$P<0.001$;cGVHD HR,0.35;$P<0.001$),但尚无联合骨髓外周血的数据。最近莫晓冬等报道了对于 CR1 期的急性白血病接受单倍型相合移植的结果,与骨髓联合外周血组相比,单纯外周血组粒系和血小板植入时间更早,但两组生存率和复发率结果相当。此外,在骨髓衰竭性疾病如再生障碍性贫血,全国多中心临床研究单倍型相合移植均采用骨髓联合外周血的采集物,结果显示获稳定的供者植入且移植物抗宿主病发生率可控。因此,移植物的选择可针对不同患者类型(原发病类型、疾病分期等)进行个性化选择以期达到最大疗效。

总之,随着移植技术的发展、新药的出现及免疫细胞治疗的兴起,造血干细胞移植技术迎来了新的时代,现阶段仍有许多问题和挑战需要解决。未来中国 HSCT 的发展需要多中心协作研究和转化医学的应用,从而可能使部分困惑得到解决。相信随着这些难点的克服,有可能使造血干细胞移植发生革命性改变,造血干细胞移植必将迎来一个发展的新纪元。

(黄晓军)

参考文献

[1] 黄晓军. 实用造血干细胞移植[M]. 2 版. 北京:人民卫生出版社,2019.

[2] ZHANG XH,CHEN J,HAN MZ,et al. The consensus from The Chinese Society of Hematology on indications,conditioning regimens and donor selection for allogeneic hematopoietic stem cell transplantation:2021 update[J]. J Hematol Oncol,2021,14(1):145.

[3] JIANG Q,XU LP,LIU DH,et al. Imatinib mesylate versus allogeneic hematopoietic stem cell transplantation for patients with chronic myelogenous leukemia in the accelerated phase[J]. Blood,2011,117(11):3032-3040.

[4] KILLICK SB,BOWN N,CAVENAGH J,et al. Guidelines for the diagnosis and management of adult aplastic anaemia[J]. Br J Haematol,2016,172(2):187-207.

[5] XU LP,JIN S,WANG SQ,et al. Upfront haploidentical transplant for acquired severe aplastic anemia:registry-based comparison with matched related transplant[J]. J Hematol Oncol,2017,10(1):25.

[6] HUANG XJ,ZHU HH,CHANG YJ,et al. The superiority of haploidentical related stem cell transplantation over chemotherapy alone as postremission treatment for patients with intermediate-or high-risk acute myeloid leukemia in first complete remission[J]. Blood,2012,119(23):5584-5590.

[7] WANG Y,WU DP,LIU Q F,et al. In adults with t(8;21)AML,posttransplant RUNX1/RUNX1T1-based MRD monitoring,rather than c-KIT mutations,allows further risk stratification[J]. Blood,2014,124(12):1880-1886.

[8] XU LP,LIU KY,LIU DH,et al. The inferiority of G-PB torhG-CSF-mobilized blood and marrow grafts as a stem cell source in patients with high-risk acute leukemia who underwent unmanipulated HLA-mismatched/haploidentical transplantation:a comparative analysis[J]. Bone Marrow Transplant,2010,45(6):985-992.

[9] ZHAO X,GAO F,ZHANG X,et al. Improved clinical outcomes of rhG-CSF-mobilized blood and marrow haploidentical transplantation compared to propensity score-matched rhG-CSF-primed peripheral blood stem cell haploidentical transplantation:a multicenter study[J]. Sci China Life Sci,2016,59(11):1139-1148.

[10] BASHEY A,ZHANG MJ,MCCURDY SR,et al. Mobilized Peripheral Blood Stem Cells Versus Unstimulated Bone Marrow As a

Graft Source for T-Cell-Replete Haploidentical Donor Transplantation Using Post-Transplant Cyclophosphamide[J]. J Clin Oncol,2017,35(26):3002-3009.

[11] ESTEY E,DO LIMA M,TIBES R,et al. Prospective feasibility analysis of reduced-intensity conditioning(RIC)regimens for hematopoietic stem cell transplantation(HSCT)in elderly patients with acute myeloid leukemia(AML)and high-risk myelodysplastic syndrome(MDS)[J]. Blood,2007,109(4):1395-1400.

[12] SORROR ML,MARIS MB,STORB R,et al. Hematopoietic cell transplantation(HCT)-specific comorbidity index:a new tool for risk assessment before allogeneic HCT[J]. Blood,2005,106(8):2912-2919.

[13] SUN YQ,HAN TT,WANG Y,et al. Haploidentical Stem Cell Transplantation with a Novel Conditioning Regimen in Older Patients:A Prospective Single-Arm Phase 2 Study[J]. Front Oncol,2021,11:639502.

[14] CHANG YJ,WU DP,LAI YR,et al. Antithymocyte Globulin for Matched Sibling Donor Transplantation in Patients With Hematologic Malignancies:A Multicenter,Open-Label,Randomized Controlled Study[J]. J Clin Oncol,2020,38(29):3367-3376.

[15] ZHAO XY,XU ZL,MO XD,et al. Preemptive donor-derived anti-CD19 CAR T-cell infusion showed a promising anti-leukemia effect against relapse in MRD-positive B-ALL after allogeneic hematopoietic stem cell transplantation[J]. Leukemia,2022,36(1):267-270.

[16] CHEN YH,ZHANG X,CHENG YF,et al. Long-term follow-up of CD19 chimeric antigen receptor T-cell therapy for relapsed/refractory acute lymphoblastic leukemia after allogeneic hematopoietic stem cell transplantation[J]. Cytotherapy,2020,22(12):755-761.

[17] ANASETTI C,LOGAN BR,LEE SJ,et al. Peripheral-blood stem cells versus bone marrow from unrelated donors[J]. N Engl J Med,2012,367(16):1487-1496.

第二章　造血干细胞移植前准备

造血干细胞移植(HSCT)已经广泛用于恶性血液病和非恶性血液病的治疗。当已有资料显示患者接受非移植疗法预期效果很差,或者接受移植的疗效优于非移植时,这些患者具有 HSCT 指征。移植疗效受多个环节影响,与患者的病情、移植时机、患者身体状况、供者选择、移植预处理强度等因素密切相关。目前我国加入 HSCT 登记的移植中心已经 60 余个,但各中心的移植指征、供者选择和预处理方案略有差异。为提高 HSCT 的疗效,需将接受 HSCT 的群体处理做到规范化,即从诊断开始将患者进行危险度分层,为患者设计总体的治疗方案,有计划地让患者在最恰当的时机接受 HSCT 治疗。启动 HSCT 前,需要全面评估受体的移植适应证和移植时机,以及患者疾病状态、体能状况、营养状况、基础合并症等情况,评估 HSCT 的风险。同时,也需要关注患者的经济情况、患者本人和家属的心理状态和文化水平等,评估移植相关的社会性因素以及患者的依从性等影响移植预后的其他因素。

一、移植适应证的评估

(一) 自体造血干细胞移植的适应证

自体造血干细胞移植(autologous stem cell transplantation,ASCT)主要适用于多发性骨髓瘤、淋巴瘤、急性髓系白血病患者。

1. 新诊断的多发性骨髓瘤(multiple myeloma,MM)　ASCT 在新诊断 MM 患者中仍具有重要地位,能使患者获得更好的无进展生存(PFS)。ASCT 既往适用于 65 岁以下且无严重脏器功能障碍的 MM 患者,近年来国际上对 MM 患者行 ASCT 的年龄上限已逐渐放宽。

2. 淋巴瘤　弥漫大 B 细胞淋巴瘤(diffuse large B cell lymphoma,DLBCL)、套细胞淋巴瘤(mantle cell lymphoma,MCL)、滤泡性淋巴瘤(follicular lymphoma,FL)、外周 T 细胞淋巴瘤(peripheral T-cell lymphoma,PTCL)等淋巴瘤患者,在首次获得缓解后可选择 ASCT 作为巩固治疗。

3. 急性髓系白血病(AML)CR1 期的预后良好组、预后中等组,可在巩固化疗 3~4 个疗程后行 ASCT。

(二) 异基因造血干细胞移植的适应证

异基因造血干细胞移植(allogenic stem cell transplantation,allo-HSCT)适用于各种恶性血液病及一些非恶性血液病,具体如下。

1. 急性髓系白血病(AML)

(1) 急性早幼粒细胞白血病(acute promyelocytic leukemia,APL):APL 患者只在下列情况才具有 allo-HSCT 移植适应证:①APL 患者初始诱导治疗失败;②APL 复发,包括分子生物学复发(巩固治疗后 *PML*∷*RARA* 融合基因连续两次阳性)、细胞遗传学复发或血液学复发,经再诱导治疗后无论是否达到第二次完全血液学缓解,只要 *PML*∷*RARA* 仍阳性,则具有 allo-HSCT 的适应证。

(2) 急性髓系白血病(非 APL)

年龄≤60 岁:

1) 第一次完全缓解期(CR1)的 AML 患者:①预后良好组 AML:CR1 期一般无须行 allo-HSCT,仅当具有以下特征时,可考虑行 allo-HSCT。如:合并 *D816 KIT* 突变的 CBF-AML,在 CR1 期可考虑 allo-HSCT。其他预后良好组的患者,可根据治疗后的微小残留病灶水平决定是否行 allo-HSCT。如患者在 2 疗程巩固治疗后未能达到主要分子学缓解(major molecular reponse,MMR)(*RUNX1*∷*RUNX1T1* 或 *CBFβ*∷*MYH11* 融合基因下降不足 3 个 log)或在 6 个月内失去 MMR(*RUNX1∷RUNX1T1* 或 *CBFβ∷MYH11* 融合基因由阴性转为阳性),可考虑 allo-HSCT。另外,在 2 个疗程巩固化疗后的任何时间点,若出现 *CBFB-MYH11* 融合基因>0.1%、*CEBPA* 双突变的 AML 患者持续 MRD 阳性、伴 *NPM1* 突变的 AML 患者持续 MRD 阳性,也可考虑 allo-HSCT。②预后中等或预后不良组的 AML:经过 2 个及以上疗程达到 CR1 的 AML;MDS 转化的 AML,以及治疗相关 AML。

2) ≥CR2 期的 AML 患者:首次血液学复发的 AML 患者,经治疗后达到 CR2,须尽早进行 allo-HSCT;≥CR3 期的任何类型 AML 患者具有 allo-HSCT 的适应证。

3) 未获得 CR 的 AML:可以考虑行挽救性 allo-HSCT。

年龄>60 岁的 AML 患者:如符合 allo-HSCT 的适应证,体能状况达到移植的条件,也可考虑行 allo-HSCT。

2. 急性淋巴细胞白血病(acute lymphoblastic leukemia,ALL)

(1) Ph 阳性 ALL(Ph⁺ALL):随着 TKI 的广泛应用,Ph 阳性 ALL 患者的缓解率和生存获得明显提高。尽管如此,allo-HSCT 在 Ph⁺ALL 治疗中仍具有重要地位,推荐用于以下情况:①年龄≤14 岁的 Ph⁺ALL(儿童 Ph⁺ ALL)CR1 期 Ph⁺ALL,尤其是在治疗后 4~12 周的任何时间对泼尼松反应不佳和 MRD 阳性的患者;②年龄>14 岁,CR1 期的 Ph⁺ ALL;③≥CR2 期 Ph⁺ALL;④复发或难治性 Ph⁺ ALL,可在三代 TKI、靶向 CD19/CD22 的 CAR-T 细胞免疫治疗等新型免疫疗法治疗后可桥接 allo-HSCT。

(2) Ph 阴性 ALL(Ph-ALL):年龄>14 岁的 Ph-ALL,推荐用于以下情况。

1) CR1 期的 Ph-ALL:MRD 阳性,或具有以下高危因素:年龄≥40 岁;初诊高白细胞(T-ALL≥100×10⁹/L,B-ALL≥30×10⁹/L);具有高危遗传学异常。

2) ≥CR2 的患者均符合 allo-HSCT 的适应证;年龄>60 岁的患者,如身体状况符合移植条件,可以尝试 allo-HSCT。

3) 未获 CR 的 Ph-ALL:可选择挽救性 allo-HSCT,或在 CD3/CD19 双特异性抗体、CD22 抗体-药物偶联物、靶向 CD19/CD22 的 CAR-T 细胞免疫治疗等新型免疫疗法治疗后可桥接 allo-HSCT。

年龄≤14 岁的 Ph-ALL,推荐用于以下情况:

1) CR1 期患者:①诱导化疗开始 28~30d 内未能达到血液学 CR 或 MRD>1%;②在治疗后 12 周内达 CR,但 MRD≥0.1%;③伴有 *MLL/KMT2A* 重排。

2) ≥CR2 的患者:包括所有早期复发后获得 CR2,以及≥CR3 的患者。

3) 未获得 CR 的患者:可在分子/细胞免疫治疗后桥接 allo-HSCT。

3. 慢性髓性白血病(chronic myeloid leukemia,CML)　在 TKI 治疗时代,allo-HSCT 作为二线 TKI 治疗失败后的三线治疗选择,应严格掌握适应证,仅用于 TKI 不耐受、耐药或者进展期的 CML,包括以下情况:①CML 慢性期(CML-CP):二线 TKI 治疗失败;②治疗任何时间出现 *ABL* 基因 T315I 突变;③多种 TKI 治疗不耐受;④加速期或急变期,尤其是 TKI 治疗期间出现疾病进展。

4. MDS、MDS/骨髓增殖性肿瘤(MPN)　①IPSS 评分中危 2、高危组 MDS;②IPSS 评分低危或中危-1,但伴有严重中性粒细胞减少,或血小板减少,或输血依赖的 MDS;③诊断为 JMML 的患儿;④慢性粒单核细胞白血病:CMML 特异性预后评分系统(CPSS)中危-2 或高危的患者;⑤不典型慢性粒细胞白血病(*BCR∷ABL1* 阴性)、IPSS 评分中危-2 或高危的患者。

5. 骨髓纤维化　原发性或继发性骨髓纤维化患者,动态 IPSS(DIPSS)或 DIPSS plus 评分为中危 2 或高危组(DIPSS 评分和 DIPSS plus 参考 NCCN 指南)。

6. 多发性骨髓瘤(MM)　①年轻 MM 患者,具有 t(4;14)、t(14;16)、17p-等高危细胞遗传学异常;②初次自体移植后出现疾病进展的 MM 患者。

7. 霍奇金淋巴瘤(HD)　ASCT 挽救治疗失败的难治/复发 HD 患者。

8. 非霍奇金淋巴瘤(NHL)

(1) 慢性淋巴细胞白血病/小淋巴细胞淋巴瘤(CLL/SLL):年轻 CLL/SLL 患者,在没有新药可用,并且符合以下情况时可考虑 allo-HSCT。包括:①嘌呤类似物耐药,或 12 个月内复发;②对 ASCT 或可获得的方案有效,但在 24 个月内复发的患者;③具有高危细胞遗传学或分子学特征的患者;④发生 Richter 转化的患者。

（2）其他 NHL:①allo-HSCT 推荐用于难治、复发或≥CR2 期,且具有合适供者的以下类型淋巴瘤,包括弥漫性大 B 细胞淋巴瘤、滤泡性淋巴瘤、套细胞淋巴瘤、淋巴母细胞淋巴瘤和 Burkitt 淋巴瘤、外周 T 细胞淋巴瘤和 NK/T 细胞淋巴瘤;②患者以下类型淋巴瘤的成年患者,如具有合适供者,CR1 期也可以考虑 allo-HSCT。如:套细胞淋巴瘤、淋巴母细胞淋巴瘤、外周 T 细胞淋巴瘤和 NK/T 细胞淋巴瘤。

9. 非恶性血液病

（1）再生障碍性贫血（aplastic anemia,AA）

1）新诊断的重型再生障碍性贫血（severe aplastic anemia,SAA）:≤50 岁的 SAA 或极重型（vSAA）患者,若具有 HLA 全相合同胞供者,一线治疗可选择同胞全相合 HSCT。儿童 SAA/vSAA 患者,一线治疗可选择≥9/10 相合的非血缘供者。没有同胞全相合供者的 SAA 患者,可考虑单倍体 HSCT。

2）难治和/或复发 SAA:≤60 岁,对免疫抑制治疗（immunosupressive therapy,IST）无反应,IST 治疗后复发的 SAA 患者。

（2）阵发性睡眠性血红蛋白尿症（PNH）:SAA/PNH,对一疗程 IST 治疗无反应,或者出现 PNH 克隆演变,并进展为 MDS/AML。

（3）地中海贫血:输血依赖的重型地中海贫血,包括重型地中海贫血、重型血红蛋白 E 病合并重型地中海贫血、重型血红蛋白 E 病。建议地中海贫血患儿（2~6 岁）尽量在疾病进展到 3 级前接受 allo-HSCT。

（4）Fanconi 贫血:输血依赖的 Fanconi 贫血,在中度血细胞减少期,无预后不良的克隆性异常,无 MDS/AML 依据时,推荐 allo-HSCT。

10. 其他　先天性免疫缺陷或代谢性疾病患者,包括严重联合免疫缺陷和黏多糖累积症,建议在临床试验中评估是否适合行 allo-HSCT。

二、移植时机的评估

（一）自体移植时机的评估

1. 急性髓系白血病　2~3 个疗程高剂量阿糖胞苷巩固治疗,最好达 MRD 阴性缓解后采集自体造血干细胞,行 ASCT。

2. 多发性骨髓瘤　建议早期移植,即诱导治疗缓解后立即移植,推荐 ASCT 在诊断后 1 年内进行。特别是诱导治疗后 MRD 未转阴的高危和标危 MM 患者。

3. 淋巴瘤　①初诊 DLBCL:年轻高危（aaIPI>2 分）、经治疗后达到完全缓解（complete remission,CR）后推荐 auto-HSCT 作为巩固治疗。复发难治 DLBCL:如患者具备移植条件且达 CR 或部分缓解（partial remission,PR）,推荐 ASCT。②MCL:年龄≤65 岁或一般状况较好、适合 ASCT 患者,诱导治疗获得缓解后行 ASCT。ASCT 在复发/难治 MCL 中总体疗效欠佳。但初诊治疗未选择 ASCT,二线治疗获得 CR 的患者可考虑。③FL:ASCT 在 FL 患者中的治疗价值目前仍有争议,目前普遍认为 FL 患者首次缓解后给予 ASCT 疗效有限。④PTCL:复发难治 PTCL,经再诱导治疗达完全缓解或部分缓解后。

（二）异基因移植时机的评估

为减少移植后复发,有 allo-HSCT 适应证的急性白血病、多发性骨髓瘤、淋巴瘤等,应尽可能在疾病达到缓解状态,最好是 MRD 阴性的缓解状态下启动移植。新诊断为重型再生障碍性贫血,可以在寻找到合适供者后启动移植。儿童（2~6 岁）Fanconi 贫血,建议在进展到 3 级之前进行移植。先天性免疫缺陷或代谢性疾病患者,确诊后即可以行 allo-HSCT 准备。

三、营养状况、体能状况、合并症评估

（一）营养状况

多项临床研究证实,患者的体重影响造血干细胞移植非复发相关死亡率（non-relapse related mortality,NRM）。例如:Fred Hutchinson 癌症研究中心的一项研究结果显示:移植患者实际体重在理想体重的

95%～145%时非复发死亡率较低,而低于95%或超过145%的患者生存率下降,实际体重小于理想体重85%的患者预后最差。斯坦福大学医学院的一项研究也表明,接受高剂量化疗序贯自体造血干细胞移植的血液肿瘤患者中,营养不良或极端肥胖的患者预后最差。因此,拟行 HSCT 的患者,如合并极端营养状况,包括厌食症或病态肥胖,移植前均需要进行专业评估和咨询。营养不良的患者可能需要在移植前通过肠内或肠外营养改善一般状况。过度肥胖的患者,如原发疾病允许移植日程延迟,移植前建议在营养师的指导下减轻体重。另外,既往 HSCT 实践中,预处理方案中化疗药物的剂量通常依据理想体重而不是患者的实际体重来计算,使得肥胖患者化疗药物和免疫抑制剂的剂量严重不足,进而导致预处理化疗对肿瘤细胞的杀伤作用减弱、免疫抑制不充分等后果,严重影响移植疗效。针对这个问题,一些移植中心采用特定公式计算校正后的体重,例如标准体重加上实际体重和标准体重差值的50%等,将校准后的体重用于体表面积和药物剂量的计算。

(二)体能状况

血液肿瘤患者移植前多会接受大剂量化疗或放疗,这些前期治疗产生的治疗相关毒副作用可导致移植相关死亡率和非复发死亡率上升。因此,准备接受 HSCT 的患者在移植前必须处于良好的体能状态。既往要求移植患者年轻且充满活力,近10年来随着减低剂量预处理方案在临床试验及实际临床工作中的开展运用,移植对患者体能状况的要求在一定程度上已经减低。如今,实际年龄已经不再是 allo-HSCT 的禁忌证。越来越多的研究已认为身体年龄和潜在疾病比实际年龄对决定患者是否有 HSCT 适应证的价值更大。另外,与传统的高强度预处理方案相比,减低强度预处理方案毒副作用较小,使年龄较大或因为严重并发症而在过去被认为不具备移植适应证的患者,获得移植的机会。另外,减轻强度预处理通过供者 T 细胞的移植物抗恶性肿瘤作用,保证了移植的疗效。减轻强度预处理降低了移植后第一个月观察到的毒性,但患者仍然面临所有异基因移植治疗的相关问题,即 GVHD、感染和复发。多项回顾性研究显示:传统预处理和减低剂量预处理两组的血液肿瘤患者,接受移植后总生存没有显著差异,然而死亡原因却有所不同。接受大剂量预处理的患者更有可能死于相关毒性,而接受减低剂量方案的患者更有可能因复发而死亡。

由 Karnofsky 等引入的身体状态评分系统——Karnofsky 量表(表6-2-1-1)是临床医生评估 HSCT 患者简单有效的工具。普遍认为 Karnofsky 评分≥70分的患者具有移植适应证。Karnofsky 量表适用于成人和年龄稍大一点的孩子或成人。而 Lansky 量表(表6-2-1-2)更适用于年幼患儿,但这种量表很大程度上依赖家长的报告。Karnofsky 量表和 Lansky 量表均不适用于幼儿和婴儿。单独依靠这些量表缺乏足够的敏感度和特异性,结合特定器官的评估可以识别更高 HSCT 治疗风险的患者。

表6-2-1-1　Karnofsky 量表

评分	具体细则	普遍标准
100	正常,无症状和体征	能够自主活动,不需要特殊帮助
90	能进行正常活动,有轻微症状和体征	
80	勉强可进行正常活动,有一些症状或体征	
70	生活可自理,但不能维持正常生活工作	不能工作,生活大部分能自理,需要一定的帮助
60	生活能大部分自理,但偶尔需要别人帮助	
50	常需人照料	
40	生活不能自理,需要特别照顾和帮助	生活不能自理,需要机构或医院人员帮忙,疾病在快速进展
30	生活严重不能自理	
20	病重,需要住院和积极的支持治疗	
10	重危,临近死亡	
0	死亡	

表 6-2-1-2 Lansky 量表

得分(%)	描述
100	正常活动
90	较重体力活动轻度限制
80	正常活动,但容易累
70	生活轻度限制,更少进行娱乐活动
60	能起床走动,但活动受限,生活自理
50	可以自己穿衣,大部分时间卧床,可以进行安静活动
40	大部分时间卧床
30	卧床不起,不能自理
20	卧床,嗜睡,被动活动
10	无反应
0	无活动

（三）感染病史

随着各类强有力的抗菌药物的问世,移植后的生存率也相应提高。尽管如此,治疗阶段的血液病患者比健康人更容易感染,抗肿瘤化疗和/或放疗,或在骨髓衰竭的情况下接受免疫抑制药物如环孢素、ATG 或糖皮质激素等,都可能增加感染的发生。许多待移植患者既往有感染细菌、真菌或病毒的病史。感染艾滋病病毒、乙型肝炎或丙型肝炎不是自体或异基因移植的禁忌证。当然,这些患者面临着更高的移植后病毒重新激活的潜在风险,治疗期间应加强监测,可给予抗病毒药物预防病毒的激活。更昔洛韦预防性使用极大地减少了巨细胞病毒感染造成的移植后死亡。对患者行移植前评估时,应仔细寻找亚临床感染源的迹象,综合考虑既往治疗期间发生感染类型、感染发生部位、是否合并耐药菌感染、耐药或定植菌清除情况,通过血培养、肛拭子、咽拭子、以及 CT 和/或核磁共振成像扫描等,全面评估感染病灶和定植菌清除情况。

（四）脏器功能

根据询问既往病史、体格检查和移植前体检结果,以评估患者一些重要器官功能是否能够耐受移植。

1. 心脏评估　50 岁以上或有多次蒽环类药物暴露史的患者,移植期间很可能会合并心脏并发症,尤其是拟采用含有大剂量环磷酰胺的预处理方案时。围移植期和移植后出现危及生命的心脏毒性较罕见,发生率在所有的移植患者中不到 2%。心脏超声结果显示射血分数小于 50% 以及既往充血性心力衰竭是临床发生心脏毒性的重要独立危险因素。心脏超声还可以评估心脏瓣膜的功能,是既往有心脏瓣膜病史或心脏检查异常患者的首选检查手段。另外,对于有心律失常病史的患者,还建议完善 24h 动态心电图检查。

2. 肺功能评估　肺功能测试,如用力呼气量、用力肺活量和肺弥散功能在移植前评估中非常重要。儿童和成人患者移植前这些参数的下降常提示移植后可能发生呼吸功能障碍。单独的肺功能结果不能作为移植的排除标准,应被视为整体评估的一部分。

3. 肝脏功能评估　在移植前,移植中和移植后应常规进行肝功能检查来评估是否合并肝脏功能损害。准备移植的患者入院时转氨酶的升高与移植后肝窦阻塞综合征(sinus obstructive syndrome,SOS)的发生显著相关。高龄、合并代谢综合征、原发病复发或第二次及以上完全缓解(≥CR2)患者是 SOS 发病的高危群体。移植前肝病史、肝毒性药物用药史、腹部或肝脏放疗史、病毒性肝炎及肝铁过载是 SOS 发病的危险因素。移植患者的选择、供受者的相合程度以及患者的液体控制情况等,也会影响 SOS 的发生。临床报告熊去氧胆酸在移植期间和移植后的应用,能降低 SOS 的发生率,但缺乏大规模研究数据支持。

4. 肾脏功能评估　移植中经常运用的几种药物具有潜在肾毒性,如万古霉素、膦甲酸钠等药物,良好的肾功能是移植前评估的重要组成部分。通常情况下,要求移植患者血清肌酐低于 1.5mg/dL(成人)和肌酐清除超过 60mL/min。多发性骨髓瘤患者因本病可累及肾脏,导致肾功能异常,这部分患者在接受高剂量美法仑预处理和自体移植后仍可能获得成功,并且部分患者在移植后肾功能可能得到改善。透析依赖不是移植的绝对禁忌证,但移植后肾衰竭与死亡率增加有关。

5. 基础疾病　需关注患者高血压病、糖尿病、甲状腺功能减退等基础疾病控制情况,移植前请专科医生评估病情和明确用药方案,移植期间关注基础疾病用药情况,必要时请专科会诊。

四、经济、社会心理性因素评估

（一）社会心理性因素评估

移植对患者的生理、心理和社会角色均有一定程度影响（表 6-2-1-3），移植前对这些方面也需要进行全面评估（表 6-2-1-4）。心理社会因素评估的目标是了解患者的个性，从而最大限度地提高患者参与自身护理，并为移植后重返个人和职业生活奠定成功的基础。此外，更远的目标是尽量减少各种心理问题对移植过程和恢复的干扰。移植前家庭冲突是身心康复受损的原因之一。患者既往和现在的心理状况有可能会对移植过程造成有利或有害的影响。各项评估（包括评估前对疼痛的控制），应由合格的专业人士在移植前检查时评估。滥用毒品预示移植不良结局，毒品、尼古丁和酒精依赖不受控制的患者不适合接受移植。几项研究表明非复发死亡率和抽烟之间有着密切的关系。任何有毒品依赖史的患者需要在移植前进行正式的精神评估。移植前执行能力差与移植后精神错乱的风险密切相关，应采取措施以确保患者出现征兆时有适当的监测和干预手段。一项前瞻性研究评估了移植依从性，依从性差与知识不足以及对医疗费用的担忧相关。因此，在最初和持续的随访中，适当告知患者医疗规定非常重要，同时应充分告知医疗费用。在心理社会评估中提到的几个问题与前面所描述的医患沟通内容重叠。一些心理社会问题可以由多人共同进行评估，例如医生、社工、护士、营养师等组成的小组，在正式沟通时，均应该到场，大家共同讨论准备移植的过程，并且评估患者是否具备接受移植的资格。HSCT 中心理社会因素评估的提供者和担任角色见表 6-2-1-5。

表 6-2-1-3　HSCT 的生理、心理和社会后遗症

生理后遗症	心理后遗症	社会后遗症
身体和心理健康状况不佳	抑郁/焦虑	财务困境
疲劳、睡眠、疼痛	感知压力	重新融入社会
性功能障碍	逆向应对	重返工作岗位
症状负担	认知功能障碍	社会支持/婚姻问题

表 6-2-1-4　HSCT 的生理、社会心理因素评估指标

患者评估的个别领域应包括：	其他重要的评估领域：
1. 以前处理治疗问题和危机的方法	1. 在移植的所有阶段对患者的情感支持
2. 过去和现在的毒品、酒精和烟草使用情况	2. 照顾者的可用性，即家庭成员或朋友
3. 过去和现在的精神病史	3. 就业问题
4. 了解诊断、治疗计划和预后	4. 高级生命支持指令，例如持久的治疗授权书，遗嘱
5. 符合以前的治疗需求	5. 患者应返回的环境的稳定性
6. 动机	6. 根据诊断、治疗和预后进行家庭调整
7. 独特的文化、宗教、识字和语言需求	7. 根据移植场所进行地理迁移
8. 使用所提供信息的能力	8. 其他压力源，如父母、子女、保险、交通
9. 以往的活动和兴趣水平	

表 6-2-1-5　HSCT 中心理社会因素评估的提供者和担任角色

类别	担任角色
移植医生	向患者和家属提供与 HSCT 相关的社会心理困扰迹象的教育，识别社会心理困扰的迹象并评估与 HSCT 相关的心理社会困扰
移植护士	向患者和家属提供与 HSCT 相关的社会心理困扰迹象的教育，识别社会心理困扰的迹象并评估与 HSCT 相关的心理社会困扰

类别	担任角色
社会工作者/个人经理	教育、认识和评估社会心理困扰 促进患者和家属适应 HSCT 的过程及其后遗症 转诊有痛苦的患者和家属以获得专业服务和社区资源 解决一系列社会心理和财务需求(例如,保险福利、护理协调、导航卫生系统、同伴支持)
心理学家	使用各种心理治疗技术为 HSCT 患者和家庭中发现的社会心理问题提供咨询和管理 协助控制可能影响患者和家庭幸福的症状(例如,焦虑、抑郁)
精神科医生	使用精神药理学干预诊断和治疗 HSCT 期间出现的心理和精神疾病 协助控制可能影响患者和家庭幸福的症状(例如,焦虑、抑郁)
牧师、神职人员、教牧关怀	协助患者和家属应对、精神辅导
患者财务服务	在事先授权的情况下协助患者和家属,付款计划汇总、拒绝上诉以帮助支付护理费用
初级保健医师、血液科医师和肿瘤学医师	与移植团队密切合作,筛查和解决社会心理问题并提供支持

(二) 经济评估

足够的移植资金是评估过程的一部分。HSCT 过程中,需充分考虑到患者医疗保险情况。HSCT 过程中及 HSCT 后,由于收入减少、失业以及持续存在的医疗、护理费用可能导致经济困难,加剧压力并恶化心理问题。同时经济压力与生活质量差、较高的感知压力、不依从治疗、较高的症状负担和对护理的满意度低有关。另外,HSCT 术后合并症的处理,尤其是 aGVHD 和 cGVHD 会加剧经济压力,约 2/3 的 cGVHD 患者尽管有医疗保险仍面临经济困难。

五、常用的移植风险评估系统

目前最常用的三种评估系统包括欧洲血液和骨髓移植风险评估系统(EBMT 风险评估)、移植前死亡率评估系统(PAM)以及移植特异性并发症指数评分(HCT-CI),其中 HCT-CI 的应用最为广泛。以下变量在所有风险评估模型中均对预后有预测价值(表 6-2-1-6,表 6-2-1-7)。

表 6-2-1-6　各风险评估模型常用变量

变量	高危
年龄	高龄;但年龄不能作为唯一标准
一般状况	Karnofsky 评分<80 分
本病情况	未缓解
供体类型	除外同胞全相合
HLA 相合程度	任何 HLA-A、HLA-B、HLA-C 以及 DRB1 不合
CMV 血清学	供受体血清学状态
供体	年龄>35~40 岁;女供男(尤其是经产妇供体)
诊断明确至移植时间间隔	长期(在 CML 及 SAA 中有关)
合并症	详见于 HCT-CI 评分
铁过载	存在

表 6-2-1-7　移植特异性并发症指数评分（HCT-CI）

并发症	定义	分数
年龄	40 岁	1
心律不齐	心房颤动，心房扑动，病态窦房结综合征，室性心律失常	1
心脏疾病	冠心病，充血性心力衰竭，心肌梗死病史，EF≤50%	1
炎症性肠病	需要积极治疗的克罗恩病或溃疡性结肠炎	1
糖尿病	需在造血干细胞移植前 4 周内进行胰岛素或口服降糖药治疗	1
脑血管意外	脑血管意外或短暂性脑缺血发作或脑血栓	1
精神疾病	抑郁或焦虑	1
轻度肝功能损伤	慢性肝炎，胆红素<正常上限 1.5 倍或 ALT/AST<2.5 倍正常上限；既往 HBV 或 HCV 感染	1
病态肥胖	BMI>35kg/m^2	1
既往感染病史	需要继续治疗	1
中度肺功能损伤	肺弥散功能和/或 FEV$_1$ 66%～80% 或轻度胸闷气喘	2
风湿疾病	系统性红斑狼疮，类风湿关节炎，多发性肌炎，风湿性多肌痛，结缔组织疾病	2
消化性溃疡	内镜或放射学诊断明确（如仅有反流或胃炎则不计分）	2
肾功能损伤	肌酐>176mmol/L，血液透析或既往肾移植病史	2
既往肿瘤病史	除外非黑色素瘤、皮肤肿瘤	3
心脏瓣膜病	除外二尖瓣脱垂	3
重度肺功能损伤	肺弥散功能和/或 FEV$_1$≤65%，静息时呼吸困难或家庭氧疗	3
重度肝功能损伤	胆红素≥正常上限 1.5 倍，或 ALT/AST≥2.5 倍正常上限，或肝硬化	3

　　移植特异性并发症指数评分（HCT-CI）于 2005 年在西雅图被提出，它是对经典的 Charlson 移植合并症指数（CCI）的一种改进。该评分综合考虑了 17 种并发症及其严重程度，同时考虑到年龄对预后的影响。该模型于 2014 年得到修正，将年龄大于 40 岁纳入评分系统，大大提高了模型的预测能力。根据此模型，患者可分为 3 个不同的危险组（0 分，低危；1～2 分，中危；3 分及以上，高危），此危险分组与 2 年非复发死亡率明显相关。

六、受体移植前准备

　　在临床实践中，HSCT 前需系统评估移植受体的如下信息。
　　（一）既往史及个人史信息
　　包括儿童期疾病及疫苗接种史；慢性病史及用药史；过敏和药物不良反应；手术、麻醉史；输血史及是否有输血反应；女性需询问月经婚育史；疫区旅居史、传染病史；烟酒史。
　　（二）收集社会因素相关信息
　　包括经济条件，支持造血干细胞移植的家庭成员，种族、文化及知识水平。
　　（三）本病治疗回溯
　　包括初诊日期及初始症状，诊断方法和初始检查结果，化疗和放疗经过（包括剂量及日期）、放化疗后的并发症及转归。骨髓穿刺评估本病髓内控制情况，腰椎穿刺，CT/MR/PET-CT 等影像学检查评估髓外病灶控制情况。
　　（四）造血干细胞移植前 30 天内需完成的移植前体检
　　包括血常规、血凝常规、生化常规及铁蛋白、ABO 及 Rh 血型、不规则血型抗体检查、体液免疫、病毒血清学或者 DNA 水平(巨细胞病毒、EB 病毒、弓形虫、单纯疱疹病毒、风疹病毒)、输血常规、肝炎全套、血妊娠试验(女性);胸部 CT 或全胸片、肺功能、心电图、超声心动图、口腔科评估、精神科评估、妇科评估(女性)、HLA 配型复核,有条件的单位建议评估 HLA 抗体和血小板抗体检查。

第二节　供体的选择

获得合适的干细胞移植物是异基因造血干细胞移植(allo-HSCT)实施的绝对先决条件。干细胞移植物可来自于同胞全相合供者、非血缘供者、单倍型供者和脐带血。随着近十余年来单倍型造血干细胞移植领域的迅速发展,几乎所有移植的患者都可以找到单倍体相合型的供者。根据约翰霍普金斯大学的数据,每个患者平均有至少两个半相合供者。"谁是最好的供者?"已经成为目前实施 allo-HSCT 前需要慎重考虑的问题。此外,为减少移植后复发和急慢性移植物抗宿主病(graft versus host disease,GVHD),除了供-受体主要组织相容性外,也需要综合考虑干细胞来源、HLA 抗体、供体年龄和性别、供-受体血清巨细胞病毒(CMV)感染状态和 ABO 血型相容性等其他因素来选择最佳供者。实际工作中,供体的选择应结合患者情况(疾病是否为复发高危、年龄和身体状况)、备选供体具体情况,以及移植单位的经验综合考虑。

一、供受体 HLA 相容性

造血干细胞移植患者的临床结局在一定程度上取决于供受体之间的人白细胞抗原(human leukocyte antigen,HLA)的匹配程度。HLA 由 6 号染色体上的一组基因编码,HLA 基因及其产物被标记为主要组织相容性复合体(major histocompatibility complex,MHC)。HLA 系统是人类基因组中已知的最具多态性的遗传区域。一组 HLA 等位基因,称为单倍型,是从父母其中一方继承的;因此,一个孩子遗传并与一个同胞兄弟姐妹共享两条相同单倍型的概率为 25%。

与 allo-HSCT 关系最密切的基因有 HLA Ⅰ类(HLA-A、HLA-B 和 HLA-Cw)和Ⅱ类(HLA-DR、HLA-DQ 和 HLA-DP)。供受体的 HLA 相容性通常由 10 个等位基因的高分辨分型来定义,即 HLA-A、HLA-B、HLA-C、HLA-DR 和 HLA-DQ。如 HLA 配型不合,易致移植物植入失败,并且发生 GVHD 和宿主抗移植物(host versus graft,HVG)的风险大大增加;Cw 和 DQB1 位点相合程度也与移植患者的长期生存有关。既往临床上常用的 HLA 配型为 HLA-A、B 和 DRB1 三个抗原,随着二代基因测序的应用,包括 HLA-A、B、C、DRB1,DQB1,DPB1 的高通量 HLA 配型已经能广泛开展。此外,随着单倍型移植技术的进展,HLA 不合对移植结果的影响已较前大大减弱。

脐带血移植供受体的相容性仍有争议。有 6/6 或 5/6 匹配的脐带血即被称为 HLA 兼容脐带血,过去认为选择脐带血供体,只需要考虑即 A、B 位点的低分辨分型和 DRB1 的高分辨分型结果;近年来,要求至少 A、B、C 和 DRB1 位点的高分辨分型,并逐步考虑使用与非血缘供体相同的标准来定义 CB 的 HLA 匹配程度。

二、供 体 类 型

(一) 同胞全相合供体

供-受体组织相容性是 allo-HSCT 的关键因素之一。传统观点认为,allo-HSCT 的最佳供体是同胞全相合供体。同胞之间 HLA 全相合的概率为 25%。实际只有不到三分之一的患者能匹配到 HLA 全相合的同胞供体。

(二) 非血缘供体

非血缘供体的移植与同胞全相合和单倍型移植临床结果相似。目前,全球范围内的非血缘捐赠登记处已纳入了约 3 000 万名志愿者,寻找到(8/8 或 10/10)的非血缘供体的概率大约在 16%~75% 之间。非血缘供体(matched unrelated donor,MUD)需要与患者高分辨率的 HLA 相合。需要行高分辨 HLA 匹配后进行选择。HLA-A、B、C、DRB1 和 DQ 位点需要 9~10 个等位基因匹配。A、B 和 DRB1 需要 5~6 个等位基因匹配,或至少 8/10 等位基因匹配。我国非血缘供体有以下几个特点:①找到合适非血缘供体的概率明显低于西方国家(我国约为11%,而西方国家为40%~70%);②非血缘供体不能捐献骨髓;③寻找和准备非血缘供体需要3~6个月;④捐赠者可能随时选择放弃捐赠;⑤如果患者病情需要,捐赠者二次捐献淋巴细胞或干细胞的可能很小。

(三) 单倍体相合供体

随着移植技术的进步,包括ATG、PT-CY的应用改善了单倍型移植的预后,使得单倍体相合供体移植的应用迅速增加。多项多中心前瞻性研究结果表明:单倍型移植在治疗AML、ALL、MDS和SAA中的临床结果与同胞全相合移植或非血缘供体移植相似。

单倍型供体存在以下特点:①几乎所有患者都能按时找到单倍型供体,且大部分能找到1名HLA半相合的一级亲属供者,与受者单倍型完全匹配的二级亲属供者也已成功用于移植;②单倍型供体HLA配型和移植前体检只需要2~3周时间,耗时短,更适合需要紧急行allo-HSCT的患者;③对于高危或复发难治性患者,单倍型供体可以捐献足够的移植细胞,并且可能储存干细胞用于未来的细胞治疗;④外周血和/或骨髓在单倍型移植中均是可行的,可根据临床需要选择骨髓或外周血干细胞作为移植物来源;⑤在高危恶性血液病患者中,单倍型移植的复发率低于同胞全相合及非血缘移植;⑥单倍型移植中aGVHD的发生率高于同胞全相合移植。

鉴于单倍型供体的可选择性,临床上可按照以下顺序选择单倍型供体:年轻、男性同胞、父亲、与非遗传母系抗原(NIMA)错配的兄弟姐妹、与非遗传父系抗原(NIPA)错配的兄弟姐妹、母亲、其他旁系亲属。原则上应避免选择供体特异性抗HLA抗体(donor specific antibody,DSA)荧光强度(MFI)>10 000的单倍型供体。

(四) 脐带血供体

应根据HLA分型、脐带血总有核细胞数(total nucleated cells,TNC)和原发疾病综合考虑。对于恶性血液病,应匹配≥4/6位点,TNC>$(2.5~4.0)×10^7$/kg(受体体重)和$CD34^+$细胞>$(1.2~2.0)×10^5$/kg(受体体重)。对于非恶性血液病,≥5/6位点应匹配,TNC>$3.5×10^7$/kg(受体体重),$CD34^+$细胞>$1.7×10^5$/kg(受体体重)。

三、除HLA外影响allo-HSCT供体选择的其他因素

(一) 供体特异性抗HLA抗体(DSA)

HLA抗体分为HLA-Ⅰ类抗体(包括HLA-A、B、C位点的抗体)和HLA-Ⅱ类抗体(包括DR、DQ、DP位点的抗体)两类。HLA抗体产生大致有如下原因:25%~30%的患者在输血后产生抗体,其中90%~95%为HLA抗体,5%~10%为抗血小板抗体。女性妊娠后可产生抗HLA抗体,国内研究报告占10%~15%,并且随着妊娠次数的增加,产生抗HLA抗体的比例增高。移植技术的进步导致了HLA不全相合供体移植物的比例明显增加。无论是在HSCT前后检测到患者血清中的抗人类白细胞抗原(HLA)抗体,都是影响HSCT造血重建延缓、GVHD发生及总生存率等的重要因素,尤其是DSA。在患者血清中检测到的供体特异性抗HLA抗体,与单倍体相合移植后植入失败风险的增加以及植入失败患者的生存率降低有关。

多项研究已明确证实,在接受allo-HSCT治疗的患者中,特别是在HLA不全相合的移植中,DSA与植入时间明显延迟和原发植入失败有关。在单倍型造血干细胞移植中,这个问题可能更为重要,尤其是在子女为供体,母亲为受体的情况下,因为受体可能在怀孕期间被同种异体致敏,产生针对与供体不相合的HLA抗原的特异性抗体。单倍型造血干细胞移植中DSA的发生率在10%~21%,女性往往高于男性。MD Anderson癌症中心(MDACC)的一项研究报道了122名接受单倍型造血干细胞移植患者的结果,结果显示DSA的发生率为18%,并与原发植入失败密切相关。Yoshihara等的研究也证实,高水平的DSA(MFI>5 000)是受者植入失败的唯一重要危险因素。此外,研究还发现:DSA与移植物植入功能不良有关,并对移植后的存活率有负面影响。DSA在其他类型移植中对移植预后的影响与在单倍型造血干细胞移植中类似。DSA导致原发移植物功能衰竭的能力似乎取决于抗体水平和补体系统的激活。MDACC小组证明,通过C1q试验检测到激活补体系统的DSA与高抗体水平和发生移植排斥反应相关,从而强调了在单倍型造血干细胞移植之前进行抗体检测的重要性。考虑到这些证据,欧洲血液和骨髓移植协作组(EBMT)建议

在选择半相合供者移植之前常规检测 DSA,理想状况下建议选择没有 DSA 的供体。如果没有这样的供体,应该在移植前采取一定措施减少受者体内预存的抗体水平,以预防植入失败。这些措施包括:血浆置换、大剂量丙种球蛋白输注、CD20 单克隆抗体、硼替佐米、蛋白 A 免疫吸附等。HLA 抗体的检测方法和结果解读可以参照 EBMT 共识指南。

(二) 供体年龄

在 HLA 相合的 allo-HSCT 中,虽然对供体年龄没有限制,但年轻供体的移植可能与急性和慢性 GVHD 发生率低和更好的生存率密切相关。González-Vicent 等发现:接受 allo-HSCT 的高危白血病儿童患者,选择较年轻的供体可改善免疫功能,降低 aGVHD 发生率和 NRM,提高无病生存率(disease free survival,DFS)。北京大学血液病研究所的研究数据表明,与年龄较大的供体相比,30 岁以下的供体与较低的 NRM 和较好的生存率显著相关,供体年龄对老年 allo-HSCT 患者的影响更为显著。EBMT 的急性白血病工作组(ALWP)对接受 allo-HSCT 的急性白血病患者的最新研究报告显示,当 40 岁以上的患者使用老年供体的干细胞进行移植时,NRM、无白血病生存率(leukemia free survival,LFS)、总生存率(overall survival,OS)和无 GVHD 无复发存活率(GVHD and relapse free survival,GRFS)增加,但供体年龄并不能预测 40 岁以下受者的移植结果。同样,Ciurea 等的研究发现,在老年 AML 和 MDS 接受 allo-HSCT 且采用 PTCy 预防 GVHD 的患者中,较年轻的供体(≤40 岁)是较高 OS 的独立预测因素。

尽管两项异基因造血干细胞移植后应用 PTCy 的回顾研究的结果并没有提示供体年龄对移植结局有影响,但使用年轻供体还可能带来额外的益处,包括更高的 CD34 阳性细胞数量(尤其在骨髓移植中),更低的克隆性造血可能性(克隆性造血可能会增加接受老年供体移植的患者发展为血液系统恶性肿瘤的风险)。此外,年轻供体身体健康的可能性大,可以更好地耐受干细胞采集过程,以确保采集过程的安全有效。这些研究发现已经对移植工作产生了影响,30 岁以下的供体选择比例在 1988—2006 年为 36%,1999—2011 年增加至 51%,而 2012—2014 年已增加至 69%。

(三) 供体性别

性别错配对于移植结果的影响更具争议性,有多项研究表明性别错配显著影响男性受体的移植结果。据推测,在 Y 染色体(H-Y)上编码的次要组织相容性抗原(mHAgs)可以被女性供体的 T 淋巴细胞识别,导致女供男移植的 GVHD 和 NRM 发生率增加。当次要 HLA 是供体异体反应性 T 细胞的主要识别对象时,供体性别在 HLA 全相合的移植中尤为重要。使用女性供体对男性受体的不利影响在 HLA 单倍型相合的移植中似乎更为明显。Kasamon 等发现女性供体移植到男性受体后,使用 PTCy 预防 GVHD 的单倍体造血干细胞移植后,患者存活率降低。尽管 GVHD 风险显著增加并不能完全解释对生存的负面影响,在为男性受者选择半相合供体时,至少在使用 PTCy 的单倍型移植中,应该首选男性供体。因为 H-Y 抗原也可以表达于肿瘤细胞,上述风险也可能被移植物抗肿瘤效应增加和复发风险降低而抵消。

供体性别如女供男,对移植结局的影响也在单倍型移植之外的其他移植类型中进行了探索。基于"北京方案"的一项研究结果表明,使用女性供体进行移植与更高的严重急性 GVHD、NRM 和较差的生存率相关。同样,另一项采用"北京方案"进行单倍体造血干细胞移植的研究也发现,采用母亲供体的移植与更高的 GVHD、NRM 和较差的生存率相关,提示母亲供体似乎不是儿童患者的最佳选择。尽管如此,Stern 等的研究发现,接受单倍体造血干细胞移植的年轻急性白血病患者,母亲供体的 EFS 要优于父亲供体,复发率和 NRM 较低。在女性和男性受者中都可以看到使用母亲供体的保护作用,而在接受亲缘半相合移植的对照组患者中,供体性别对结果没有影响。这些相互矛盾的结果进一步提示,供受者的关系(母亲供体)对移植结果的影响可能高于供者的性别。

(四) 供体关系和非遗传母系/父系抗原(NIMA/NIPA)

已经有一些研究观察了供受体关系对 allo-HSTC 移植结果的影响。Solomo 等的研究发现:采用 PTCy 的 HSCT,较同胞或子女供体相比,父母供体移植带来显著增高的复发风险和更低的存活率,并且在调整供体年龄后,供体关系对移植结果的影响仍然存在。McCurdy 等的研究发现,父母作为供体行半相合移植的植入失败的风险显著增加,而同胞和子女作为供体移植后的植入失败风险没有差异。因此,对于单倍体造血干细胞移植而言,子代或同胞供体可能要优于父母供体。然而,也有研究显示出母亲供体的优势,可能是由于母体免疫系统在怀孕期间暴露于来自胎儿的父系抗原,从而增强母亲移植物的移植物抗肿瘤效应。

相反,胎儿在子宫内发育或出生后的哺乳期间暴露于母体抗原可导致终生免疫耐受,从而阻止针对患者未遗传的母体 HLA 抗原的同种异体免疫。这一发现会影响母亲供体或非遗传母体抗原(NIMA)不全相合的同胞供体的选择。这一现象首先在肾移植中观察到,来自于 NIMA 不匹配的单倍型同胞的肾移植物与来自 HLA 相同的同胞供体的移植物具有相似的移植物存活率。在异基因造血干细胞移植中,一些研究表明接受来自 NIMA 不相合同胞供体干细胞移植物的患者的 GVHD 和 TRM 风险要低于来自非遗传父系抗原(NIPA)不相合同胞供体干细胞移植物的患者。和 NIPA 不相合的亲缘供体相比,NIMA 不相合的亲缘供体 aGVHD 的发生率较低。而 NRM 和生存率不受 NIMA/NIPA 的影响。在使用"北京方案"时,与 NIPA 不相合的亲缘供体相比,更推荐使用 NIMA 不相合的亲缘供体,至少可以减少 aGVHD 的发生风险。

如果一级相关供体不可行,或年龄过大、过小而不适合移植,可考虑选用 HLA 半相合的二级亲缘供体(即旁系供体),尤其是年轻的旁系供体。约翰霍普金斯一项研究数据证实了使用二级亲缘供体以及非清髓性 PTCy 方案行单倍型造血干细胞移植的可行性。来自浙江大学第一附属医院移植团队的研究也发现,直系和旁系半相合亲属作为供体进行 allo-HSCT,两组的生存率没有显著差异。

(五) 供受体 ABO 血型

供受体 ABO 血型相合性对移植结果的影响已在不同的移植类型中进行了评估。一项 Meta 分析显示,在 HLA 全相合供体的移植中,ABO 血型不相合不影响总生存期。然而,在接受非血缘供体的移植患者中,ABO 血型次要不合和主次均不相合与较差的总生存率相关。此外,在一些研究中,ABO 血型不相合对移植结果的影响还与移植物的来源有关。例如,Logan 等使用斯坦福大学和国际血液和骨髓移植研究中心(CIBMTR)的数据分析后发现,ABO 血型次要不合移植与更高的 NRM 相关,并且仅对接受骨髓而非外周血干细胞的患者的生存产生负面影响。

在异基因造血干细胞移植中,EBMT 的一项大型回顾性研究表明,与 ABO 血型相合的移植相比,主要 ABO 血型抗原不相合的移植物的植入率较低,而 ABO 血型抗原主次均不相合与 Ⅱ ~ Ⅳ 级 aGVHD 的发生率显著增加有关。仅当使用骨髓来源的干细胞移植时,供受体主要 ABO 血型抗原不相合的患者 OS 降低,而 ABO 血型相合性对接受外周血干细胞移植的患者没有影响。这至少表明,在使用 PTCy 的异基因造血干细胞移植中,供受体主要 ABO 血型抗原不相合的患者可以接受外周血干细胞移植。

除了对生存产生不利影响外,主要 ABO 血型不合还可能导致溶血性贫血、红细胞植入延迟以及纯红细胞再生障碍性贫血的发生。因此,主要 ABO 血型不相合的移植物需要处理以减少不相容的红细胞数量并防止溶血的并发症。这一处理过程可能使骨髓移植物中单核细胞、CD34$^+$ 细胞和有核细胞的数量受到损失,并可能对移植结果产生负面影响。

综上所述,现有证据支持可以选用 ABO 血型相合的移植物用于半相合移植。在没有其他供体可以选择的情况下,如果供受体主要 ABO 血型不合的患者进行移植,则可以优先考虑供体外周血干细胞移植。

(六) NK 细胞同种异体反应

NK 细胞是人类固有免疫的重要组成部分,在移植后早期,在淋巴细胞严重减少期提供抗肿瘤和抗病毒的作用。NK 细胞同种异体反应可以潜在地发挥更好的抗肿瘤效果,移植后早期 NK 细胞数量较高的患者复发率较低,生存率也较高。对于接受异基因造血干细胞移植的患者来说,具有同种异体反应的 NK 细胞的供体似乎是首选。Russo 等的研究发现,输注未经处理的移植物后,大多数成熟 NK 细胞在 PTCy 给药后丢失,可能导致这种情况下 NK 细胞同种异体反应性减弱。

NK 细胞的细胞毒活性主要是由细胞表面表达的抑制受体和激活受体之间的平衡所介导的,前者主要由识别靶细胞表面 HLA Ⅰ 类分子的杀伤细胞免疫球蛋白样受体(KIRS)来解释。然而,对 NK 细胞抗肿瘤作用的生物学决定因素的了解仍不全面,移植相关文献中有时会出现自相矛盾的结论。在不同的异基因造血干细胞移植环境下,特别是在单倍型造血干细胞移植中,已经提出了几种供受体 NK 细胞同种异体反应性的模型,这可能至少部分解释了不同的结果。KIR 配体不相容模型(配体-配体)是由 Perugia 小组首先提出的,在该模型中,NK 细胞会对缺乏抑制杀伤细胞免疫球蛋白样受体(KIR)的 HLA Ⅰ 类配体的宿主细胞进行反应并杀伤。Ruggeri 等在异基因移植的临床研究中使用了该模型,结果发现,移植物抗宿主导向的同种异体反应性 NK 细胞有助于促进移植物植入和移植物抗肿瘤效应,在不增加 GVHD 发生率的情况下,可降低成人 AML 的复发风险和提高成人 AML 的存活。Leung 等提出了一种可供选择的模型,称为受体-配体或自体缺乏模型,根据该模型,如果在供体的 NK 细胞中表达至少一个 *KIR* 基因不识别受者配体中的任何一种 HLA 分子,则 NK 细胞将发生反应。在一项给予 CD34⁺ 单倍型相合移植物的高危白血病儿童患者的研究中,作者发现,基于该模型的 NK 同种异体反应比配体-配体模型可以更准确地预测白血病复发。

KIR 基因可按单倍型分类,虽然已有 80 多种不同的 KIR 单倍型被报道,但已鉴定出两个不同的组(称为 A 和 B)。A 单倍型(在大约 20%~25% 的患者中发现)具有固定数量的 *KIR* 基因,包括几个抑制 *KIR*(*KIR3DL3*、*KIR2DL3*、*KIR2DL1*、*KIR2DL4*、*KIR3DL1* 和 *KIR3DL2*),只有一个激活 *KIR*(*KIR2DS4*),以及两个假基因(*KIR2DP1* 和 *KIR3DP1*)。相比之下,B 单倍型具有可变的和更大的基因含量,其特征是至少有以下一种基因:*KIR2DS2*,*KIR2DL2*,*KIR2DL5B*,*KIR3DS1*,*KIR2DL5A*,*KIR2DS3*,*KIR2DS5*,*KIR2DS1*。所有患者可分为具有 2 种 *KIR* 基因型中的 1 种:纯合子 A 组 *KIR* 单倍型(A/A)或至少具有一种 B 组单倍型(B/x)。Michealis 等发现,与 *KIR* 单倍型 AA 供者相比,接受 *KIR* 单倍型 Bx 供体干细胞移植的受者的复发率显著降低。儿童 ALL 患者中的一项研究也报道了类似结果,证实了使用 *KIR* B 单倍型供体的生存益处。此外,与接受 *KIR* A 单倍型供体移植的患者相比,使用 *KIR* B 单倍型供体进行移植的患者 NRM 减少。Solomon 等的研究表明,使用受体-配体模型的 *KIR* 不相合和存在 KIR2DS2 的 B 组 KIR 单倍型与降低复发率和提高移植后存活率相关。Wanket 等的另一项研究也表明,供受体 KIR 配体不匹配与复发率较低相关,带来较高的无进展生存(PFS)和 OS,而急性和慢性移植物抗宿主病(GVHD)的发生率没有显著增加。总之,上述研究结果揭示了 NK 细胞同种异体反应性的有益影响,表明根据 NK 细胞同种异体反应性来选择供体可能是合理的。

相反,EBMT 的一项研究表明,异基因移植受者 KIR 配体不合与更高的复发率和显著更低的 OS 的趋势有关。根据这些发现,Huang 等证明了使用 KIR 相合的供体在数量和功能上与改进的 NK 细胞重建有关,从而降低了 GVHD 的发生率、复发率和使用"北京方案"进行的单倍型移植的更好的存活率。此外,日本研究组报告,接受 *KIR* 单倍型 A/A 或 B/x 供体移植物的患者的复发率、NRM 和 OS 相似,而使用 *KIR* 单倍型 B/x 供体的移植物与 aGVHD 的发生率较高相关。这些相互矛盾的结果的原因可能来自于移植方案及纳入标准的差异,以及用于描述 NK 细胞同种异体反应的模型不同。

(七)供体 CMV 血清状态

CMV 感染/再激活是异基因造血干细胞移植后的常见并发症。由于来特莫韦等药物预防,抢先治疗的应用,症状性 CMV 疾病的发病率已显著降低,但 CMV 疾病严重时可能致命,对移植后结果产生负面影响。CMV 感染/再激活部分受供体和受者 CMV 血清状态不匹配的影响。因为单倍型移植中需要有更强的免疫抑制来克服 HLA 屏障,CMV 新激活在单倍型移植中更令人担忧。

有趣的是,在异基因移植中使用 CMV 阳性供体捐献干细胞给 CMV 阳性受者已被证明可以防止 CMV 再激活。但目前为止,关于供受体 CMV 血清匹配情况对异基因造血干细移植结果的影响相互矛盾。Solomon 等的研究发现:供体 CMV 阴性与较差的生存率相关,而 CMV 血清阳性供体的保护作用仅限于 CMV 血清阳性受者。相反,两项回顾性研究均未能证明 allo-HSCT 后供体 CMV 血清状况有任何显著临床影响。此外,EMBT 的一项研究统计了 983 名 CMV 血清阳性且接受单倍型移植的患者,发现供体 CMV 血清状况不影响患者的 NRM 或 OS。由于这些结果相互矛盾,很难对基于供-受体 CMV 血清状态的单倍体相合供体选择做出结论和建议。

(八)供体白血病易感基因突变

一部分髓系肿瘤,如 MDS 和 AML,与遗传或新发胚系突变有关。WHO 分型已将具有胚系易感性的髓系肿瘤列为独立亚型,包括伴有 *CEBPA* 胚系突变的 AML,伴有 *DDX41*、*RUNX1*、*ANKRD26*、*ETV6*、*GATA2* 胚系突变的髓系肿瘤,伴有端粒生物学异常和先天性骨髓衰竭的髓系肿瘤。另外,*ETV6*、*PAX5* 和 *TP53* 胚系突变,也被报道与淋系肿瘤发病相关。

因同胞和单倍型移植供体多为患者的家庭或家族成员,若供体携带白血病遗传易感基因突变,会增加患者继发髓系肿瘤的风险。另外,回顾性研究发现:供者携带遗传易感性基因突变,也将增加患者移植后并发症和移植结果,例如:当供体具有 *RUNX1*、*CEBPA* 或 *DDX41* 等有害的胚系突变时,观察到供体造血干细胞动员不良,植入失败或延迟,移植物功能不良,甚至供体来源急性白血病等严重并发症。Patrick 等的研究发现,供者端粒酶 RNA 突变会导致端粒严重缩短、造血功能降低,携带这些突变的供体尽管在捐献干细胞时未出现血液系统疾病,但观察到 HSCT 后造血干细胞植入失败或延迟。已有研究发现:供者携带 *RUNX1* 等基因突变,会影响移植物功能,导致移植后血小板重建缓慢、持续依赖输血、并增加移植后出血风险。最后,供者携带的 *RUNX1*、*CEBPA*、*DDX41* 等突变,可能在受者体内发生克隆造血,最终导致供者来源急性白血病(donor derived leukemia,DDL)。DDL 占 HSCT 后复发的 5% 左右,其中 AML 约占 50%,ALL 和 MDS 分别约占 20%。DDL 常表现出与原发血液肿瘤不同的细胞遗传学和表型特征、潜伏期长、预后差。

鉴于以上发现,建议有条件的单位采用 NGS 技术对来自家庭成员的移植供体进行白血病易感基因突变筛查,避免选择携带 *RUNX1*、*CEBPA*、*DDX41* 胚系基因突变的供体。

(九) 造血干细胞的来源和可及性

allo-HSCT 的三种移植物来源分别是骨髓(BM)、外周血干细胞(PBSC)及脐带血(CB)。骨髓衰竭性疾病的异基因移植,尤其是重型再生障碍性贫血(SAA),尽管回输 PB 的移植预后较前已经有所改善,但 BM 仍然是高收入国家的首选干细胞来源。欧美国家,BM 被用作 PTCy 单倍体相合移植的干细胞来源,在我国,人粒细胞刺激因子(G-CSF)刺激的 BM 与 ATG 一起被用于单倍体相合的造血干细胞移植;而 PBSC 则被用于 α-β T 细胞体外去除的单倍体相合造血干细胞移植。当应用 PT-CY 时,PBSC 在白血病患者中似乎与急慢性 GVHD 较高风险的发生及复发的较低风险相关。目前已有的数据证实,在亲缘造血干细胞移植中,BM 和 PBSC 的生存结果,包括无病生存率和总体生存率相似。然而,与回输 BM 的移植相比,回输 PBSC 的植入速度和血液学恢复更快,但回输 PBSC 的移植后慢性 GVHD 和急性 GVHD 的发生率相对较高。当然,BM 或 PBSC 的最终选择,还取决于供体的意愿、移植医院是否有条件采髓,以及疫情、自然灾害等不可抗力因素。

对于非血缘造血干细胞移植来说,目前中华骨髓库基本选用 PBSC。随着单倍体相合移植数量的增加,脐带血移植仅在国内少数拥有丰富脐带血移植经验的单位开展。由于脐带血所含单个核细胞和干细胞数量有限,目前脐带血移植常用于儿童和体重较小的成人患者(通常体重<40kg)。

第三节　干细胞采集与保存

一、骨髓的动员、采集和保存

历史上,人们首先尝试使用胎肝细胞进行移植,但未能成功。20 世纪 60 年代初,骨髓成为造血干细胞移植(HSCT)的第一种干细胞来源。1994 年,经细胞因子动员后的外周血干细胞(PBSC)被首次证明可以和 BM 一样用于移植。由于时间和成本的优势,近年来 PBSC 移植的比例迅速大幅增加,已达所有自体 HSCT 的 95% 和异体 HSCT 的 70%。尽管如此,骨髓作为最传统的移植物来源,在特定情况下仍然为临床首选。骨髓细胞的采集、处理均需要富有移植经验的专业团队参与。

在 ASCT 中,骨髓移植用于缓解期 AML 患者自体外周血干细胞采集不足后增加干细胞输注剂量的尝试。

(一) 表6-2-3-1 列出了骨髓移植和外周血干细胞移植的比较,有助于决定骨髓是否作为 allo-HSCT 首选移植物来源。

(二) 骨髓动员

目前主要采用粒系集落刺激因子(G-CSF)进行骨髓动员,剂量在 5~10μg/kg,一般在用药后的第 4 天进行骨髓采集。G-CSF 应用 2~4d 后采集的骨髓进行检测,发现 G-CSF 动员后采集的骨髓有更多的单个核细胞和 CD34 阳性造血干祖细胞。目前骨髓移植的应用较前有所减少,但骨髓移植仍是某些疾病首选的干细胞来源。在单倍体相合移植中,骨髓移植可以与 PBSC 联合作为干细胞的来源。

表 6-2-3-1　骨髓移植和外周血造血干细胞移植的比较

allo-HSCT	基本原理	理由 1	理由 2
儿童供体和/或受体	供体 G-CSF 给药及白细胞分离较难实施	相比骨髓移植，PBSC 移植慢性 GVHD 以及 NRM 风险更高	一些国家不允许给儿童使用 G-CSF
再生障碍性贫血	骨髓移植，提示预后更好	PBSC 移植发生 GVHD 风险更高	EBMT 及 CIBMTR 指南中推荐
非血缘全相合供体移植，清髓性方案预处理，不用 ATG	骨髓移植，预后更好，慢性 GVHD 更少	无 ATG 的随机临床试验提示，BM 移植患者 cGVHD 发生率更低且生活质量更好	如有合适的 BM 供体即采用，否则考虑 PBSC 移植，并加用 ATG
单倍型移植	BM 或 PBSC 联合 BM	移植中心的选择或临床试验	PBSC 移植，GVHD 预防常需要高剂量的 CTX

（三）骨髓采集过程及有核细胞输注剂量

骨髓采集可以选用全身麻醉或者硬膜外麻醉，全身麻醉更常用，很少有团队使用镇静或局部麻醉。骨髓采集时供体采取俯卧位，采集部位选取双侧髂后上棘。选取周围有多个小孔的骨髓采集针抽吸骨髓，以使得骨髓采集更容易也更快速。为避免血液大量稀释，建议每次抽吸不超过 10mL，抽吸后即转移至采集瓶中。注射器需提前用肝素润管以防止骨髓液凝固，采集瓶需要经过高压蒸汽灭菌且保持干燥。

既往骨髓采集物有核细胞数的最低目标为 $2×10^8$/kg（受者体重）。多项研究报道，随着 BM 细胞输注剂量的增加，移植物植入效果更好，NRM 更低，预后更佳，目前骨髓采集物有核细胞数的最低目标已经提高到 $3×10^8$/kg（受者体重）。公认的最大骨髓采集量不应超过 20mL/kg（供者体重）。为避免供者低血容量性休克，根据采集的骨髓量，采髓过程中移植团队需要进行以下三种选择：首选不输血；其次可以输注供体备好的自体血（在骨髓采集前 3 周内提前分次准备好，对移植医院血液采集、储备及供体的身体状况和配合程度有较高要求）；在极少数情况下，征得供体和家属同意后，可以选择输注异体血，通常两包浓缩红细胞足够。目前临床常采用的方式是输注供体备好的自体血。

骨髓采集细胞数不达标的情况下，为增加干细胞输注剂量，可在骨髓采集后第 2 天采集供体 PBSC。受骨髓采集物 CD34 阳性细胞和淋巴细胞数目的限制，目前许多移植团队将 BM 联合 PBSC 作为标准的干细胞来源。

（四）骨髓采集的并发症

供体行骨髓采集后，可能出现疲劳、腰痛等常见并发症。来自美国国家骨髓库的同一项数据显示：493名非血缘供体行骨髓采集后，6% 的供体出现与骨髓采集有关的并发症。其中 75% 的供体感到疲劳，68%的供体感到采集部位疼痛，52% 的供体感到腰痛。平均恢复时间为 16 天，但 42 名供体认为至少需要 30天才能完全恢复。骨髓采集过程持续时间和麻醉持续时间均与采集后的供者疼痛和/或疲劳呈正相关。另外，骨髓采集中也可能出现麻醉意外（如麻醉期间出现呼吸暂停）和因操作不当导致的器官损伤，在有足够的专业知识和谨慎操作下，这两种情况非常罕见。

（五）骨髓的冷冻保存

为行移植采集的 BM 和 PBSC 需要储存在液氮（-196℃）或气态液氮（-140℃）中。使用二甲基亚砜（DMSO）的低温冷冻技术和快速解冻技术已经十分成熟。任何冷冻保存过程，都会导致造血干细胞一些可测量（CFU-GM，BFU-E）和许多不可测量（免疫功能等）的损伤。一般来说，除非供体在采集时间不能到场等特殊情况，新鲜骨髓优于冷冻骨髓。

二、自体外周血干细胞的动员、采集和保存

自体外周血干细胞的动员

ASCT 大剂量治疗前须采集足够的自体造血干细胞（HSC）。自体 HSC 采集有两种方法：反复抽吸骨

髓或将 HSC 动员到外周血后进行采集。因采集 PBSC 操作更方便、成本更低并能更快植入和血液重建,对于患者来说生活质量较好,目前 ASCT 多选用自体 PBSC 作为移植物来源。生理状态下 HSC 在人体外周血液循环中含量极低,将 HSC 从骨髓动员到外周血是施行 ASCT 的基础。在充分动员后,患者将需要进行 HSC 采集,采集物使用 DMSO 冻存至回输。由于 HSC 的表面表达 CD34,移植物中 CD34 阳性细胞的数量被视为 HSC 含量的指标。将 HSC 从骨髓动员到外周血的方法有两种:静息期动员和化疗动员。

1. 不经化疗的动员(静态动员) 此种方法仅使用 G-CSF 进行动员,用于无需进一步化疗,如基础疾病稳定的缓解期患者。其机制是:G-CSF 通过黏附分子的蛋白水解裂解,诱导髓样增生和 CD34$^+$ 细胞释放到外周血循环中。G-CSF 的推荐剂量为 5~10μg/(kg·d)(供体体重),日总剂量可以分 2 次应用,连续应用 5~7d,国产 G-CSF 的动员效果与进口 G-SCF 相当。

第一次干细胞采集通常在 G-SCF 用药后第 4~5d 进行,采集前检测外周血中 CD34$^+$ 细胞数有助于估计预期的采集量、采集时机和采集持续时间。若首次采集的细胞数量不足,可继续使用 G-CSF 动员 1~2d,并继续采集。如果在第 3 次采集术后未能达到采集目标,则不太可能动员成功。建议通过流式、定量 PCR 等方法检测采集物中的微小残留病,以评估采集物是否受肿瘤细胞污染。

G-CSF 静态动员的主要优点是:毒性相对较低、干细胞采集的时间可预测、门诊可操作性好、成本较低。主要缺点是:有一定程度的动员失败率。

2. 化疗动员 化疗联合 G-CSF 是所有需要进一步减轻肿瘤负荷和/或需要采集大量 HSC 的患者的首选动员方式。G-CSF 最早可在化疗结束后开始,最晚应在白细胞最低点开始,并持续到最后一次干细胞采集前。化疗联合动员的主要缺点是:化疗相关毒性、要住院治疗、化疗对骨髓的损伤(可能会影响未来的动员)以及更高的动员成本。此外,对外周血中 CD34$^+$ 细胞峰值和干细胞采集最佳开始时间的预测较困难,需要每天监测外周血中 CD34$^+$ 细胞的含量。CD34$^+$ 细胞的监测最迟应于白细胞恢复至 1 000/μL 时启动。干细胞采集应于 CD34$^+$ 细胞计数 ≥20/μL 时立即开始,在 CD34$^+$ 细胞计数 ≥10/μL 时,也可以尝试启动白细胞采集。表 6-2-3-2

表 6-2-3-2 临床常用自体干细胞化疗动员方案

化疗方案	G-CSF 开始时间	监测 CD34$^+$ 时间
CY 2g/m^2	D5	D10
CAD	D9	D13
(R)CHOP/CHOEP	D6	D11
(R)DHAP	D9	D14
(R)ICE	D6	D12
(R)Ara-C/TT	D5	D10

注:CY:环磷酰胺;CAD:环磷酰胺,多柔比星,地塞米松;CHOP:环磷酰胺,长春碱类、多柔比星、泼尼松;CHOEP:环磷酰胺,长春碱类、多柔比星、泼尼松、依托泊苷;DHAP:顺铂、阿糖胞苷、地塞米松;ICE:异环磷酰胺、依托泊苷、卡铂;Ara-C/TT:阿糖胞苷、噻替哌。

总结了血液肿瘤最常用的化疗动员方案、G-CSF 应用时机,以及外周血中 CD34$^+$ 细胞的监测时机。

(1)PBSC 的采集和目标计数:采集 HSC 的目标数量取决于基础疾病。大多数 NHL 或 HL 患者需行自体移植。公认移植所需的最低 CD34$^+$ 细胞数为 2×10^8/kg;然而,许多移植中心的目标是获得(4~5)×10^8/kg 的细胞数,以促进更快的粒系重建、血小板恢复,减少输血和抗生素使用,从而缩短住院时间。

(2)PBSC 动员不良的危险因素和处理:虽然大多数患者能够动员足够行至少一次 ASCT 的 CD34$^+$ 细胞,仍有约 15% 的患者无法达到上述采集效果。动员不良的定义为:采集物 CD34$^+$ 细胞少于 2×10^6 个/kg(受体体重)或动员后监测到外周血的 CD34$^+$ 细胞少于 10~20 个/μL。最可靠的动员失败预测因素是单采前外周血中 CD34$^+$ 细胞计数。

动员不良常分为两种:预测动员不良和需经证实的动员不良。需经证实的动员不良患者循环中的外周血 CD34$^+$ 计数较低,或者在单采术的第 1 天未采集到足够的 HSC。根据 CD34$^+$ 细胞计数,可以确定以下亚组:"临界动员不良"(11~19 个 CD34$^+$ 细胞/μL)、"相对可能动员不良"(6~10 个 CD34$^+$ 细胞/μL)和"绝对动员不良"(0~5 个 CD34$^+$ 细胞/μL)。如果患者单采前 CD34$^+$ 细胞 ≥20 个/μL,应启动采集;如 CD34$^+$ 细胞 15~20 个/μL,可尝试采集。否则的话,应考虑普乐沙福的应用[推荐用量为 0.24mg/(kg·d)]。

1)动员不良的危险因素:年龄、性别、原发疾病可能是动员不良的危险因素。原发病广泛侵犯骨髓、外周血 CD34$^+$ 细胞数量、基线血小板减少也可能影响干细胞动员。年龄大于 60 岁的患者 PBSC 动员效果明显下降,可能是因为老年患者的骨髓储备相对较差,化疗后骨髓造血恢复慢。Micallef 等发现男性 NHL

患者干细胞动员采集效果优于女性,但同时也有报道发现性别对 PBSC 动员采集无显著影响。有回顾性研究发现淋巴瘤可能是影响干细胞动员的风险因素。但也有学者认为 NHL 和 MM 动员不良的发生率没有差异。

既往化疗周期和化疗药物(如烷化剂)比年龄、性别更能预测 NHL 和 MM 患者动员不良。患者病程越长、接受的化疗次数越多,干细胞动员采集失败率越高;既往标准化疗时间≤12 个月有利于采集物 CD34$^+$ 细胞数量增加。化疗药物(如沙利度胺、来那度胺和硼替佐米)不会影响 PBSC 质量,但可能对干细胞动员和采集数量有不同程度的影响。有学者发现既往使用氟达拉滨可能损伤干细胞,增加干细胞动员采集失败率。

2)动员不良的处理:普乐沙福是趋化因子受体(CXCR4)的拮抗剂,通过破坏骨髓基质 SDF-1/CXCR4 之间的相互作用,增强 G-CSF 动员干细胞的能力。应用单剂普乐沙福后,MM 和淋巴瘤患者动员出最低 CD34$^+$ 细胞数($2×10^6$/kg)的比例分别为 85% 和 55%。研究认为普乐沙福联合 G-CSF 在单用 G-CSF 动员欠佳或化疗联合 G-CSF 动员失败时有较高的治疗价值。存在动员不良高危因素的患者,可按计划预防性给予 G-CSF 联合普乐沙福动员。

首次动员失败或 CD34$^+$ 细胞动员数量不理想的情况下,再次动员是一个合理的选择。在既往接受过 G-CSF 或 G-CSF 联合化疗动员失败的 NHL 和 MM 患者中,应用普乐沙福联合 G-CSF 再次动员的可使 70% 患者采集到的 CD34$^+$ 细胞≥$2×10^6$/kg。因此不建议单用 G-CSF 进行再次动员;前期未采用普乐沙福的动员失败者,应将普乐沙福纳入再次动员方案中,再动员方案包括普乐沙福联合 G-CSF 或化疗联合普乐沙福和 G-CSF。

(3)自体 PBSC 的采集:自体移植的外周 HSC 采集过程较为成熟。一次干细胞采集的持续时间不应超过 5h,干细胞采集疗程的总数不应超过 4 次。较大的单采体积(患者总血容量的 4.0~5.3 倍)下 CD34$^+$ 细胞采集更有效,与正常单采体积(患者总血容量的 2.7~3.5 倍)相比,CD34$^+$ 细胞活性没有明显差异。

三、健康供体 PBSC 的动员

第一次尝试将正常供体的造血干细胞动员到外周血中,是根据粒细胞输注及淋巴瘤和其他患者动员自体造血干细胞的经验进行的,这些患者的干细胞池没有因骨髓浸润或高强度细胞毒性治疗而受到影响。供体予 $5~10μg/(kg·d)×(5~7)d$ 的 G-CSF,大多数情况下可以获得$(2~20)×10^6$/kg 受体体重的 CD34 阳性细胞。将获得的细胞输注入清髓性治疗的白血病或淋巴瘤患者可以使其获得可靠且相当迅速的植入。

接受清髓性预处理的同胞全相合供体的标准移植,所需 CD34$^+$ 细胞数量在$(4~10)×10^6$/kg 之间最佳,而其他情况如单倍体相合移植,需要更多数量的 CD34$^+$ 细胞来确保植入。另一方面,因为含有较多 CD34$^+$ 细胞的外周血 HSC 采集物往往有更多的 T 细胞,因而不建议移植含过高 CD34$^+$ 细胞的外周血采集物。有研究评估了异基因外周血造血干细胞移植后急性 GVHD 的发生因素,发现移植 CD34$^+$ 细胞数目超过 $(6.3~10.0)×10^6$/kg 会明显增加 GVHD 的发生率。但是,很难通过前瞻性研究来确认这一发现,因为只有小部分供体可以采集到数量如此高的骨髓或外周血造血干细胞。

四、HSC 质量评估和冻存

通过测量 CD34$^+$ 细胞数评估 HSC 质量

自体和异基因造血干细胞移植的成功主要取决于采集物 CD34$^+$ 细胞的数量,因为这一计数决定着 ASCT 后中性粒细胞和血小板植入的动力学。因此,流式细胞术检测 CD34$^+$ 细胞是评估移植物数量的重要方法。

ASCT 所需的最少目标 CD34$^+$ 细胞数为≥$2.0×10^6$ 个 CD34$^+$ 细胞/kg(受者体重)。低于该阈值的移植只应在必须行自体造血干细胞移植且没有其他干细胞来源的情况下进行。大多数移植中心认为 CD34$^+$ 细胞数在$(2.5~6)×10^6$/kg 体重是最佳的。对于异基因 HSCT 来说,CD34$^+$ 细胞数≥$4.0×10^6$/kg 体重是足够的。

1. HSC 的非冷冻保存　造血干细胞短期储存不需要低温冷冻。尤其在即刻移植和患者接受半衰期较短的预处理化疗药物的情况下,非冷冻储存是一种较为经济的方法。

非冷冻保存过程中发生造血干细胞进行性损失。有研究报道4℃条件下储存72h后,骨髓中髓系集落形成祖细胞(CFU-GMs)损失达61%。然而另一研究发现经过96h的储存后,骨髓来源的造血干细胞中仅有3%的CFU-GMs损失,但外周血来源的造血干细胞中却有95%的CFU-GMs损失。Preti等比较了冷冻和非冷冻保存的骨髓中分离得到的成熟造血祖细胞的活性,发现在冷冻和解冻过程中出现了33%的髓系(CFU-GM)祖细胞损失。相反,4℃储存下的细胞,其有核细胞总数、细胞活性以及体外造血干细胞克隆显示出接近直线型的损失。仅5天储存后,非冷冻样本中的红系集落形成祖细胞(BFU-Es)数量较冷冻标本中的明显减少。这些结果不同的报道说明,储存条件如细胞浓度、化学药物添加、产品体积、储存袋、储存温度都会影响非冷冻保存的细胞活性。大多数已发表的文献报道的非冷冻储存温度为4℃。该条件提供了一个稳定的温度,而直接放置于周围环境温度中则情况更为复杂。最适宜的温度尚不确定,可能取决于以下因素,如储存前处理、成熟血细胞的数量和浓度、溶液的酸缓冲能力、储存容器的气体扩散容量。由于非冷冻保存的储存条件未在移植模型上进行测试,所以适宜的储存条件未能明确。对于预计长时间非冷冻保存造血干细胞的实验室来说,储存条件必须严格验证并控制。

目前仅有少量应用非低温保存造血干细胞进行自体移植的经验报道,采集后小心保存数天的造血干细胞仍保持活性。一项非随机回顾性分析中,Preti等比较了54例移植冷冻保存骨髓细胞的患者和45例移植冷藏保存细胞的患者的植入效果。冷藏细胞保存时间中位数是4(3~9)d。应用二甲亚砜(DMSO)和羟乙基淀粉(HES)组成的冷冻保护剂于-80℃进行低温冷冻保存的时间中位数是69(5~981)d。几乎所有患者都进行了包含卡莫司汀、依托泊苷和环磷酰胺的预处理。结果显示,两组在植入方面未显示明显差异,然而在这个患者数量有限的研究中仅数天的小差异可能无法被发现。

2. HSC 的冷冻保存　无论是将新鲜采集的BM或PBSC转送给异基因受者所需的短期保存,还是为了后期用于非血缘供体移植的脐带血造血干细胞的长期储存,造血干细胞的储存在移植中都是必要的。HSC低温冷冻保存的主要优势在于:避免造血干细胞随时间进展而逐渐损失;造血干细胞采集后进行移植的时间更为灵活,包括调整或推迟已经开始的移植预处理。冷冻储存可保存较长时间,适用于几乎所有自体造血干细胞移植。尽管低温冷冻过程中也会发生一些不可避免的造血干细胞损失,但是逐渐发生的造血干细胞损失在数个月至数年间的适当储存中并不明显,最佳储存条件下甚至可避免。显然,造血干细胞能成功地冷冻保存,有助于自体及异体造血干细胞移植清髓预处理后的骨髓功能的重建。尽管一些研究者认为移植后的植入延迟与低质量的造血干细胞低温冷冻保存有关,但这种不利影响大多发生在仅含有临界数量的造血干细胞中。造血干细胞的成功低温冷冻保存包括多个方面。每个因素都对细胞活性有影响,而且所有操作过程必须严格控制以保证结果的可重复性。

(1) 冷冻保存前的处理:临床造血干细胞冷冻保存的基本观点之一是骨髓和血细胞群体具有异质性。对于造血干细胞最佳的冷冻保存不会保护成熟血细胞,而且成熟血细胞的存在至少通过以下三个方面影响造血干细胞的冷冻保存。第一,如果冷冻前或溶化后受损的粒细胞或血小板导致凝集,大比例的成熟血细胞会阻碍实验室处理过程。第二,受损的细胞可能引起输注相关毒性。一项研究中输注未去除红细胞的冷冻骨髓导致33例患者中3例出现急性肾衰竭,可能是由于保存不佳的红细胞大量溶血导致的。第三,如果细胞以同一浓度冻存,大量成熟血细胞的存在需要其以大体积冻存,移植期间患者会面临来大量冷冻保护剂带来的严重输注相关毒性的巨大风险。

因此,冷冻前去除成熟血细胞成分有助于造血干细胞冷冻保存。一些血浆分离置换或细胞洗涤设备能够处理收集的大量细胞。冷冻前处理的最后是通过分离 CD34$^+$ 细胞广泛纯化造血干细胞,减少成熟血细胞数量和输注冷冻保护剂数量,从而减少输注相关毒性。收集白膜层细胞并去除红细胞是骨髓冷冻保存所需的最简单处理。一方面采集物体积缩小会减少冷冻保护剂使用量;另一方面,血细胞分离机采集的外周血造血干细胞仅含有少量的红细胞,通常不需要进一步分离。脐带血细胞需要庞大的细胞库用于储存,冻存前需要经过处理以减少储存体积。

(2) HSC冻存细胞的浓度:大部分方案中所采用的细胞浓度,常常由诸如最小化储存产品的总体积和袋数等实际考虑所决定。外周血造血干细胞单个核细胞数量较大,必须在实验室进行处理。尽管许多冻存方案设置了单个核细胞浓度限制,但极少有方案对红细胞、粒细胞或血小板的最大或最小浓度或数量做出明确规定。已有报道中,外周血造血干细胞以平均 3.7×10^8 单个核细胞/mL[$(0.4 \sim 8.0) \times 10^8$/mL]浓度进行冷冻保存时,细胞浓度与植入没有明显的关联。通常,可接受的最大 NC 浓度为 $\leq 4 \times 10^8$ 个/mL。如有必要,PBSC 产品可使用自体血浆或悬浮培养基稀释。最终冷冻细胞包括作为冷冻保护剂的 DMSO(浓度通常为 5% ~ 10%)和 0.05 ~ 0.25mL 每毫升移植物的 ACD-A 稳定剂溶液。

(3)冻存 HSCT 冷却和升温的速度:事实上所有关于造血干细胞最佳冷却速度的报道都没有讨论与时间速率不相关的温度。由于快速冷却时发生的细胞内冰成核,对于采用快速冷却方法冷冻的细胞升温速度更为关键。建议以每分钟 1 ~ 2℃的控制速率进行冷冻。如果解冻过程中升温缓慢,已存在的冰晶会通过再结晶而增大,所以需要迅速复温。为尽量减少 DMSO 对造血干细胞毒性,在自体 HSCT 时,冷冻保存袋必须在移植地点进行解冻,PBSCs 应在解冻后 10 ~ 20min 内使用标准输血过滤器进行回输。

(4)HSC 解冻后操作:因 DMSO 和羟乙基淀粉(hetastarch,HES)的潜在毒性较小,在输注前无须去除。大部分干细胞以足够高的细胞浓度冻存,冷冻保护剂总剂量被控制在耐受范围内。受损细胞凝集可发生于解冻后,鉴于这些原因,大部分中心要求在 HSC 解冻后的几分钟内输注细胞。大多数二甲亚砜相关毒性与二甲亚砜输注剂量有关,该毒性能够通过解冻后洗涤细胞而降低。至今没有明确的证据提示稀释冻存的造血干细胞中二甲亚砜剂量会显著影响植入。

目前的冷冻保存技术对干细胞冻存的效果是令人满意的,但是还没有研究能准确定量细胞冷冻保存造成的造血干细胞损失,以及这些损失对造血干细胞移植后植入的影响。几乎所有的中心都选择应用 DMSO 或联合 HES 冷冻细胞,也有中心加用人血白蛋白提高冻存效果。目前的冷冻保存技术会在一定程度上减少造血干细胞的含量,如果收集和保存造血干细胞数量不足会导致潜在的延迟植入风险。理想的冷冻保存溶液应该能获得可重复的高细胞复苏率,允许快速冷却以最小化实验室处理时间,并避免 DMSO 等冷冻保护剂的轻微毒性。

(戴海萍 唐晓文)

参考文献

[1] CIUREA SO,MALKI M MA,KONGTIM P,et al. The European Society for Blood and Marrow Transplantation(EBMT)consensus recommendations for donor selection in haploidentical hematopoietic cell transplantation[J]. Bone Marrow Transplant,2020,55(1):12-24.

[2] ZHANG,CHEN J,HAN MZ,et al. The consensus from The Chinese Society of Hematology on indications,conditioning regimens and donor selection for allogeneic hematopoietic stem cell transplantation:2021 update[J]. J Hematol Oncol, 2021, 14(1):145.

[3] 中华医学会血液学分会干细胞应用学组. 中国异基因造血干细胞移植治疗血液系统疾病专家共识(I)—适应证、预处理方案及供者选择(2014 年版)[J]. 中华血液学杂志,2014,35(8):775-779.

[4] 中国临床肿瘤学会指南工作委员会.异基因移植治疗急性白血病和 MDS 指南[EB/OL]. 2021.

第三章　造血干细胞移植预处理

预处理是造血干细胞移植过程中至关重要的环节。预处理是患者在自体或异体造血干细胞回输前接受的全身放射治疗(total body irradiation,TBI)和/或细胞毒药物及免疫抑制剂的联合治疗。对于自体造血干细胞移植(autologous hematopoietic stem cell transplantation,auto-HSCT),预处理目的是尽可能地清除肿瘤细胞,以保障自体造血干细胞的植入;对于异基因造血干细胞移植(allogeneic hematopoietic stem cell transplantation,allo-HSCT),其作用是尽可能地清除患者的造血及免疫功能,为供者造血干细胞提供空间及确保移植物的顺利植入。理想的预处理方案是在具备上述功能的同时,最大限度地降低毒副作用,减少移植相关并发症,提高移植成功率、生存率,改善生活质量。

预处理方案的设计应充分考虑放疗及化疗药物的药效学及药代动力学特点,尽可能选择作用机制有协同,而不良反应重叠率小的药物,能够穿透组织屏障,覆盖可能隐藏肿瘤细胞的庇护所,此外需注意药物的活性半衰期以减少对回输造血干细胞的细胞毒作用。预处理方案的选择应全方位考量,受患者疾病类型、疾病状态、合并症、脏器功能、体能状态、供者来源、移植方式等因素的影响。由于患者具有个体差异性,因此需根据具体情况选择合理的预处理方案。

第一节　预处理方案的分类

根据强度,预处理方案分为以下几种:一是清髓性预处理方案,此类药物进入机体内的作用是不可逆的,必须有正常造血干细胞支持才能恢复造血;二是非清髓性预处理方案,其通过降低细胞毒性药物剂量,增加免疫抑制剂剂量,使供体细胞植入患者体内,从而逐步达到完全嵌合的状态来发挥供者细胞的抗白血病作用;三是介于以上两组之间,称为减低剂量预处理方案。减低剂量预处理与清髓性预处理的区别是前者化疗药物或者 TBI 剂量的减少幅度≥30%。通常减低剂量预处理是指白消安(busulfan,Bu)<9mg/kg,TBI<8Gy,美法仑(melphalan,Mel)<140mg/m^2。在造血干细胞植入后,再通过后续一系列的措施预防白血病的复发。基于对 HSCT 机制的深入认识,尤其是对移植物抗白血病(GVL)效应的理解,新型降低强度的预处理方案也逐渐在临床开展,预处理方案呈现多元化。目前,减低剂量预处理方案已逐渐成为老年(年龄≥55 岁)及有并发症(HCT-CI≥3)的患者行 allo-HSCT 治疗的常用预处理方案,在国内,以 Bu 联合氟达拉滨(fludarabine,Flu)为基础的减量剂量 allo-HSCT 占 23%,而在欧美国家,减量剂量 allo-HSCT 约占 2/3。

一、清髓性预处理方案

经典的清髓性预处理方案剂量介于正常脏器最大耐受剂量和最大程度杀伤肿瘤细胞之间的"治疗窗口",这一所谓相对安全的窗口很窄,高龄和原有脏器功能损害的患者往往不能耐受。该预处理方案的优点是可快速而强烈地清除肿瘤细胞,然而,由于高强度预处理骨髓毒性强,常同时导致严重的黏膜屏障损伤,患者发生重度感染和急性移植物抗宿主病(acute graft-versus-host disease,aGVHD)的概率明显增高。因感染、GVHD、肝窦静脉闭塞病(hepatic vein occlusion disease,HVOD)等并发症所致的治疗相关死亡率在成人患者甚至可能超过 30%。早期 allo-HSCT 仅限于年龄<50 岁、一般状况良好的患者,但得益于 HLA 配型技术、支持治疗手段和预处理方案的进步,清髓性 HSCT 的治疗相关死亡率已明显下降,多数专家认为患者年龄限制可以放宽至 55 岁。

(一)全身照射(TBI)为基础的清髓预处理

TBI 为基础的预处理方案由骨髓移植之父托马斯最早使用,目前仍是急性淋巴细胞白血病(ALL)的主流方案。相较于化疗为基础的预处理方案,TBI具有得天独厚的优势。它具有良好的免疫抑制和肿瘤杀伤作用,同时还具有克服肿瘤耐药和中枢神经系统及睾丸处药物屏障的优势。以TBI为基础的预处理方案的强度取决于总剂量、剂量率及是否分次。多项研究显示,有数项随机对照或多中心大样本回顾性研究显示,对于ALL患者而言,与化疗为基础的预处理方案相比,TBI为基础的清髓性预处理方案可能更好地清除白血病细胞,明显降低复发率,提高无复发生存率。其中,TBI联合依托泊苷方案在急性白血病,尤其是ALL的预处理方案中应用广泛。

然而,由于TBI缺乏精确性和器官靶向性,过高的照射剂量会累及正常的组织或器官(肺、心、肝脏和肾脏),从而引发放疗相关毒性并使移植相关死亡率升高。螺旋断层放射治疗系统的出现,使得实现全骨髓照射(total marrow irradiation,TMI)和全骨髓联合全淋巴照射(total marrow and lymphatic irradiation,TM-LI)成为可能,TMI/TMLI逐渐被用于移植预处理,可在具有高疾病负荷或高风险部位调控放射剂量,在清除白血病细胞的同时减少放疗对重要器官的毒性,并酌情提高放射治疗指数。

（二）化疗为基础的清髓预处理

为避免TBI的诸多毒性反应,扩大allo-HSCT适应证,20世纪80年代后,Bu联合环磷酰胺(cyclophosphamide,Cy)的预处理方案的使用渐趋增多。Bu作为预处理方案的组成部分具有诸多优势,它具有广谱的抗肿瘤作用,与其他烷化剂之间不存在交叉耐药,且可透过血脑屏障,对中枢神经系统白血病具有预防和治疗作用。Bu系统暴露量与疗效和副作用密切相关,若剂量过低,移植排斥及移植后复发的风险会显著增加;若剂量过高,则会增加癫痫、HVOD的发生风险。通过药动学监测精准给药Bu,可以最大程度降低副作用同时达到最佳治疗窗;此外,调整Bu和其他预处理药物的给药时机和顺序,可以显著增强Bu与其他药物联合方案的细胞毒作用,明显降低复发率而不增加移植相关死亡。多项研究探索了含有塞替派的预处理方案的效果,其中TBF(塞替派、Bu、Flu)方案是目前较为常用的预处理方案。2020年一项研究长期随访了253例进行allo-HSCT的急性髓系白血病(acute myeloid leukemia,AML)患者,相较于Bu联合Flu的预处理方案,采用TBF预处理方案可显著降低5年累积复发率,明显提高5年总体生存率(overall survival,OS)。此外,塞替派具有良好的中枢神经系统通透性及更缓和的骨髓抑制等不良反应,其在ALL移植前预处理中亦得到广泛应用。一项来自欧洲血液和骨髓移植协会(European Blood and Marrow Transplantation,EBMT)的回顾性研究显示,对于成年人ALL,以塞替派为基础的预处理方案的疗效与传统Cy联合TBI方案相比,2年总体生存率与无病生存率相似。有研究报道双烷化剂预处理方案FB2M(Flu 150mg/m^2,Bu 6.4mg/kg,Mel 100mg/m^{2}或140mg/m^2)治疗髓系肿瘤安全有效,尤其是复发率显著低于传统移植预处理方案,有可能成为提高髓系肿瘤患者移植疗效的可行方法。另有研究显示改良的MCBC预处理方案(Mel 60mg/m^2-9,-8d;cladribine 5mg/m^2-7d,-6d,-5d;静脉Bu 3.2mg/kg-5d,-4d,-3d;Cy 30mg/kg-2d,-1d)可以规避BuCy2方案免疫抑制作用较弱和抗白血病作用较弱的缺点;并减低预处理毒性,保证移植物植入和减少复发。对于难治复发AML是一种安全、有效的预处理方案。

有多项随机对照或多中心大样本回顾性研究比较TBI/Cy和Bu/Cy方案在allo-HSCT中的疗效及安全性。早期研究显示,TBI/Cy似乎有更好的抗肿瘤作用,患者复发率相对较低,且差异在ALL患者中尤为明显,但是否可提高总体OS,研究结果不尽相同。相对而言,Bu/Cy预处理方案可能有更高的复发率和HVOD风险,但可能与早期研究中口服Bu致药代动力学不稳定有关。EBMT一项包括1 479例CR期AML患者的研究结果显示,TBI/Cy组和Bu/Cy组2年TRM分别为18% vs 16%,2年复发率21% vs 25%,2年DFS为61% vs 59%,均无统计学差异。目前多数学者认为对于ALL患者,TBI/Cy方案有更好的抗肿瘤作用,可降低移植后复发;而对于AML患者,TBI/Cy和Bu/Cy方案疗效基本相同,具体可根据患者病情进行选择。表6-3-1-1列出常用的清髓性预处理方案。

表 6-3-1-1 清髓性预处理方案

预处理方案	药物	剂量	时间(d)	移植类型
Cy/TBI	环磷酰胺	120mg/kg	−6,−5	allo-HSCT
	分次 TBI	12~14Gy	−3~−1	
Bu/Cy	白消安	16mg/kg(po)或 12.8mg/kg(iv)	−7~−4	allo-HSCT
	环磷酰胺	120mg/kg	−3,−2	
改良 BuCy±ATG	阿糖胞苷	2~4g/m²	−9	MSD-HSCT
	白消安	9.6mg/kg	−8~−6	
	环磷酰胺	3.6g/m²	−5,−4	
	MeCCNU	250mg/m²	−3	
	ATG	4.5mg	−4~−2	
改良 Cy/TBI±ATG	单次 TBI	770cGy	−6	MSD-HSCT
	MeCCNU	250mg/m²	−3	
	Cy	3.6g/m²	−5,−4	
	ATG	4.5mg(≥40 岁)	−4~−2	
改良 BuCy+ATG	阿糖胞苷	4~8g/m²	−10,−9	URD,CB,HID-HSCT
	白消安	9.6mg/kg	−8~−6	
	环磷酰胺	3.6g/m²	−5,−4	
	MeCCNU	250mg/m²	−3	
	ATG	7.5~10mg	−5~−2	
改良 Cy/TBI+ATG	单次 TBI	770cGy	−6	URD,HID-HSCT
	MeCCNU	250mg/m²	−3	
	环磷酰胺	3.6g/m²	−5,−4	
	ATG	7.5~10mg	−5~−2	

二、非清髓性及减低剂量预处理方案

由于供者细胞的移植物抗白血病(graft versus leukemia,GVL)效应在 allo-HSCT 中的重要作用,非清髓性及减低剂量预处理的临床应用日益增多,尤其适用于老年及体能状况较差的患者。通常使用 Flu 代替 Cy,从而降低 Cy 的毒副作用,同时利用 Flu 较强的免疫抑制作用使得供者的造血干细胞能够顺利植入。

与清髓性预处理方案不同,非清髓性预处理方案不强调对白血病细胞的直接杀伤作用,主要依赖免疫抑制诱导受者对供者的免疫耐受,使供者细胞能够顺利植入,形成稳定嵌合体,继而通过移植物中或由供者造血干细胞增殖分化而来的免疫活性细胞、以及移植后供者淋巴细胞输注(donor lymphocyte infusion, DLI)发挥 GVL 作用,从而达到治愈目的,因此这类移植更像过继性细胞免疫治疗的平台。非清髓性预处理具有以下特征:①肿瘤清除量小;②骨髓毒性最小;③含有强效免疫抑制剂;④多为混合嵌合或逐步达到完全植入。应用最广泛的非清髓性预处理方案为 2Gy TBI±Flu 和 TLI+抗胸腺细胞球蛋白(antithymocyte globulin,ATG)。前者最早由 Fred Hutchinson 癌症中心设计,研究显示 274 例患者使用该预处理方案,中位年龄 60 岁,96% 患者顺利植入,+100d、1 年及 5 年移植相关死亡率(transplant related mortality,TRM)分别为 4%、16% 和 26%,5 年累积复发率 42%,OS 为 33%。另有研究显示,37 例恶性血液病患者使用 TLI+ATG 方案,中位年龄 52 岁,短期内所有患者均顺利植入,仅 2 例患者发生 aGVHD,1 年 OS 大于 70%,最终 10 例患者死亡(其中 6 例死于疾病进展)。多项临床研究显示,尽管非清髓性预处理方案对肿瘤细胞的直接杀伤作用较轻微,但与同期化疗患者相比,移植可明显改善患者预后,尤其是进展期患者,表明非清髓性 allo-HSCT 通过"免疫清除"而非"清髓"达到供体造血干细胞植入是可行的,并可依赖后续 GVL 效应有效治疗恶性血液病。此外,非清髓性 allo-HSCT 虽然明显降低了 TRM,尤其是早期 TRM,但复发、GVHD 及感染仍是影响患者 OS 和生活质量的主要问题,对高危恶性血液病患者,复发仍是导致移植失败的首要原因。

目前认为,非清髓性 allo-HSCT 主要适用于肿瘤负荷小、疾病进展缓慢、对 GVL 效应敏感且不适合常规移植的患者。此外,非清髓性 allo-HSCT 仍有诸多问题,如移植时机、何时开始 DLI、DLI 剂量及疗程,以及 DLI 后 GVHD 的防治等,都有待于继续深入探讨。

减低剂量预处理方案的强度介于清髓性和非清髓性预处理方案之间,通常认为符合以下标准:Bu<9mg/kg,TBI<8Gy,Mel<140mg/m^2。减低剂量预处理方案的骨髓抑制虽非不能自行恢复,但通常需要供者造血干细胞的支持,以避免长期重度血细胞减少导致严重并发症的发生。理论上,减低剂量预处理方案较清髓性预处理方案脏器损伤小,患者输血需求低,早期感染风险下降,组织损伤和炎症反应相对轻微,从而降低 GVHD 风险;同时减低剂量预处理方案强度又大于非清髓性预处理方案,有利于降低移植后复发率。减低剂量方案种类繁多,通常以 90~180mg/m^2 的 Flu 作为基本的免疫抑制手段,在此基础上联合减量 TBI 或者烷化剂(如 Bu、Mel)以发挥抗肿瘤作用,其他方案还包括 ATG 或者阿仑单抗,以降低 GVHD 发生率和严重程度。与非清髓性预处理方案一样,减低剂量方案较好地提高了患者对于预处理方案的耐受性,对不适合传统清髓性 allo-HSCT 的患者,早期 TRM 可显著降低。三项大规模 RCT 临床研究比较清髓性与减低剂量 allo-HSCT 治疗 MDS 及 AML 的疗效差异,结果显示,减低剂量 allo-HSCT 的非复发死亡率显著降低,Ⅱ~Ⅳ aGVHD、Ⅲ~Ⅳ aGVHD、cGVHD 的发生率明显降低,亚组分析显示,对于 AML 患者,OS 及复发率无统计学差异,减低剂量 allo-HSCT 组非复发死亡率及 Ⅱ~Ⅳ aGVHD 有降低趋势;对于 MDS 患者,OS、DFS 及复发率两种预处理方案基本类似;对于中危患者,减低剂量方案与清髓性方案疗效相似,然而对于高危患者,清髓性 allo-HSCT 预后更佳。随着人口老龄化社会的到来,减低剂量 allo-HSCT 在临床的使用将日益增多,有研究显示,将新型靶向药物加入减低剂量预处理方案可能会进一步降低复发率,同时并不增加非复发死亡率。将 BCL-2 抑制剂维奈克拉加入 FluBu2(30mg/m^2×4d+1.6mg/kg×4d)减低预处理方案中,并不影响造血植入,亦不加重 GVHD,是高危 MDS 及 AML 患者安全、有效的预处理方案。将更多高效、低毒的新型靶向药物运用于预处理方案,同时降低化疗药物的使用种类及剂量,是移植领域未来的探索方向之一。表 6-3-1-2 中列出的是常用减低剂量预处理方案。

表 6-3-1-2 减低剂量预处理方案

预处理方案	药物	剂量	时间(d)	移植类型
Flu/Mel	氟达拉滨	150mg/m^2	−7~−3	allo-HSCT
	美法仑	140mg/m^2	−2,−1	
Flu/Bu	氟达拉滨	150mg/m^2	−9~−5	allo-HSCT
	白消安	9.6mg/kg	−6~−4	
Flu/Cy	氟达拉滨	150mg/m^2	−7~−3	allo-HSCT
	环磷酰胺	140mg/m^2	−2,−1	
Flu/Bu/TT	氟达拉滨	150mg/m^2	−7~−5	allo-HSCT
	白消安	9.6mg/kg	−6~−4	
	塞替派	5mg/kg	−3	
RIC-BuFlu±ATG	阿糖胞苷	2~4g/m^2	−9	MSD-HSCT
	白消安	9.6mg/kg	−8~−6	
	氟达拉滨	150mg/m^2	−6~−2	
	MeCCNU	250mg/m^2	−3	
	ATG	4.5mg(≥40岁)	−4~−2	
RIC-mBuCyFlu± ATG	阿糖胞苷	4~8g/m^2	−10,−9	URD,CB,HID-HSCT
	白消安	9.6mg/kg	−8~−6	
	氟达拉滨	150mg/m^2	−6~−2	
	环磷酰胺	2.0g/m^2	−5,−4	
	MeCCNU	250mg/m^2	−3	
	ATG	7.5~10mg	−5~−2	

三、强化预处理方案

基于减少移植前肿瘤负荷是降低高危急性白血病患者 allo-HSCT 后复发的重要策略之一,研究尝试通过增强预处理方案的强度以更彻底地消除患者体内残留白血病细胞,结果显示,无论是全相合还是单倍体移植,去甲氧柔红霉素强化 BuCy2(Bu 9.6mg/kg+Cy 3.6g/m²)预处理均可显著降低高危 AML 患者的复发率,改善患者的预后。去甲氧柔红霉素强化 TBI-Cy 预处理可减少高危 ALL 患者移植后的复发率,提高患者 OS 及 DFS。同时,研究显示,地西他滨强化预处理可更好地清除高危 MDS 患者肿瘤负荷,明显降低移植后复发率,改善生存,是一种较为理想的预处理方案。故强化预处理方案可使高危髓系血液病患者获益,需大样本随机对照临床研究进一步证实。此外,化疗(FLAG-IDA)序贯 Flu+Bu 方案的 allo-HSCT 在难治复发 AML 患者亦取得了较好疗效,3 年 OS 达 43.8%,3 年 DFS 达 42.3%,不失为难治复发患者较为理想的预处理方案。

近年来,对于进展期高危白血病患者,越来越多的新型治疗技术及药物如免疫毒素、双抗及嵌合抗原受体 T 细胞与造血干细胞移植相结合,尽可能使患者获得移植前最佳缓解,从而提高移植疗效。

第二节 重型再生障碍性贫血的预处理方案

同胞 HLA 相合 HSCT 是年轻重型再生障碍性贫血(severe aplastic anemia,SAA)患者的首选治疗方式。以 Cy 联合 ATG 为预处理方案的 allo-HSCT 是目前最常用的亲缘全合移植方案,移植成功率高达 95%,总生存率接近 90%,但是对于年龄较大患者而言,200mg/kg Cy 毒性较大,耐受性差,故近年来研究者尝试以 Flu 联合较低剂量 Cy 的预处理方案以降低大剂量 Cy 所带来的毒副作用。EBMT 的研究数据显示以 Flu 联合 ATG 或者阿仑珠单抗的预处理方案,可明显改善年龄>40 岁 SAA 患者的预后,生存率与 21~40 岁组基本相似(74% vs 75%)。目前 EBMT 及英国血液学会的标准推荐对于年龄>30 岁拟行亲缘全合 allo-HSCT 的 SAA 患者,使用以 Flu-Cy 联合 ATG 或者阿仑珠单抗的预处理方案,Cy 剂量推荐 40~120mg/kg。对于非血缘 allo-HSCT 而言,FCA 方案(Flu、Cy、ATG)联合低剂量 TBI(2Gy)是常用的预处理方案,Flu 的加入可降低 Cy 的剂量(50~150mg/kg),减少毒性。Cy 的最佳剂量尚未达成共识,研究显示,同样应用 FCA+TBI 方案,50mg/kg Cy 是早期疗效最理想的剂量,1 年总存活率可达 97.4%。无 TBI 的 FCA 方案,通过适当增加 Flu、降低 Cy 剂量也可获得良好植入且免受辐射,但其标准预处理剂量尚未明确。含阿仑单抗的 FCC 预处理方案,既能降低 cGVHD 风险,改善受者长期生存质量,同时取消了 TBI,避免放疗的后续副作用。预处理方案中是联合 ATG 还是阿仑单抗?不同中心有不同选择,但无论选择哪一种方法,对于非血缘移植,预处理方案中联合 ATG/阿仑单抗均可显著提高生存。对于单倍体 allo-HSCT 而言,目前尚无统一预处理方案,国外采用 Hopkins 方案(Cy 29mg/kg+Flu 120mg/m²+TBI 2Gy),同时以移植后大剂量 Cy 预防 GVHD;国内常用"北京方案"(Cy 200mg/kg+ATG 10mg/kg+Bu 6.4mg/kg),在该方案中加入 Flu 也有较好疗效,总生存率可达 80% 以上。然而,研究显示大剂量 Bu 及 Cy 的使用与存活女性患者的妊娠率下降密切相关,部分患者会出现卵巢功能不全甚至卵巢衰竭。故对于尚未生育的女性患者,在接受 BuCy 预处理方案前,临床医师应向受者及其亲属充分说明其可能对性腺及生育功能的抑制作用,如有必要,可在抑制前冷冻卵母细胞或卵巢组织以保存生育功能,亦可选用促性腺激素释放激素类似物,用于预防预处理药物导致的卵巢早衰。

第三节 淋巴瘤及多发性骨髓瘤的预处理方案

大剂量联合化疗的预处理方案通常由 1 种烷化剂联合 2~3 种其他化疗药物组成。临床最常应用的烷化剂是卡莫司汀,其他化疗药物包括依托泊苷、阿糖胞苷、Cy 等,以上二类药物组合成 BEAM、BEAC、CBV 等预处理方案,其中,BEAM 及 BEAC 方案是淋巴瘤患者 auto-HSCT 最常用的预处理方案。近年来,在淋巴瘤 auto-HSCT 中,含塞替派的预处理方案也显示出了良好的安全性和疗效。来自 EBMT 的一项回顾性研究比较了含塞替派的预处理方案与传统 BEAM 预处理方案在淋巴瘤 auto-HSCT 中的疗效,其中 535 例患者采用以塞替派为基础的方案,联用药物包括卡莫司汀、美法仑、Bu 等,1 031 例患者采用 BEAM 方案,结果显示,两种预处理方案均有很好的安全性,1 年无复发死亡率分别为 2%、4%。有研究比较了含苯达莫司汀的 Be-EAM(苯达莫司汀+依托泊苷+阿糖胞苷+卡莫司汀)方案和含卡莫司汀的 BEAM/BEAC 方案的疗效及不良反应,结果显示,与 BEAM/BEAC 方案相比,Be-EAM 方案所致不良反应更为严重,但可延长患者 OS。基于 TBI 的预处理方案和其他多种经典预处理方案相比,患者的 OS 及 PFS 并无显著提高,而移植相关并发症发生率及死亡率却较经典预处理方案增加,因此,基于 TBI 的放、化疗联合预处理方案的使用,需要根据患者多方面因素综合判断及谨慎选择。随着靶向药物的问世,研究者尝试在 auto-HSCT 预处理方案中加入靶向药物以期进一步提高淋巴瘤患者的疗效。对于高危或者复发难治性非霍奇金淋巴瘤患者,组蛋白去乙酰化酶抑制剂西达本胺联合克拉屈滨、吉西他滨及白消安的预处理方案可显著提高 auto-HSCT 的疗效,相关毒性反应可耐受。因此,预处理方案的选择,需要依据患者淋巴瘤的具体病理类型、疾病进展情况、治疗前期的反应情况、患者自身的合并症及治疗的耐受性等因素综合考虑,并且进行整体评估,以制定出最合适的预处理方案。

美法仑(Mel)200mg/m² 是 auto-HSCT 治疗多发性骨髓瘤(multiple myeloma,MM)中应用最常用的预处理方案。在年轻患者中 Mel 200mg/m² 优于 100~140mg/m²,但在 65 岁以上患者中两种剂量效果类似,而大剂量治疗相关死亡率增高。Moreau 等比较了 200mg/m² Mel 与 TBI 联合 140mg/m² Mel 治疗新诊断多发性骨髓瘤(newly diagnosed multiple myeloma,NDMM)患者的疗效,结果显示两组疗效相当,但 200mg/m² Mel 的不良反应更少,从而确定了 200mg/m² Mel 在多发性骨髓瘤 auto-HSCT 预处理中的地位。近年来,在 Mel 200mg/m² 基础上更多的预处理方案尝试应用于骨髓瘤 auto-HSCT,其中 Mel 联合 Bu 方案 PFS 优于美法仑 200mg/m²。对于达到 VGPR 和 CR 的患者,在预处理阶段加用硼替佐米可能无益,更大规模的临床试验正在进行中。另一些是加入放疗的预处理方案,放疗在新药前时代疗效并不优于单用美法仑,而不良反应有所增加,但在新药后时代尤其是对于复发难治患者的作用,仍值得探讨。总之,随着新药的应用和更多临床试验的开展,更多新的预处理方案值得尝试。

预处理方案受疾病类型、疾病状态、年龄、合并症、移植物来源、供受者 HLA 相合程度、GVHD 预防方案等诸多因素影响。如何选择合适的预处理方案,不同移植中心经验不同,需要进行多中心前瞻性研究对比分析疗效。随着新型靶向药物、CAR-T 等免疫治疗手段在血液病治疗领域的开括和成熟,将上述方案融入预处理方案已成为研究热点,且已初步显示出良好的应用前景,有可能是优化预处理方案、提高血液病患者疗效的新途径。随着移植技术的进步,移植适应证的扩大,如何实现预处理最大程度促进 GVL 效应而控制 GVHD,保持安全、低毒性、最大限度降低 TRM,减少后期并发症提高生活质量,仍是临床难题,多元化、个体化的预处理方案是移植领域的发展方向。

(张然　夏凌辉)

参考文献

[1] ZHANG XH,CHEN J,HAN MZ,et al. The consensus from The Chinese Society of Hematology on indications,conditioning regimens and donor selection for allogeneic hematopoietic stem cell transplantation:2021 update[J]. J HematolOncol,2021,14(1):145.

[2] GAGELMANN N,KRÖGER N. Dose intensity for conditioning in allogeneic hematopoietic cell transplantation:can we recommend "when and for whom" in 2021?[J]. Haematologica,2021,106(7):1794-1804.

[3] GYURKOCZA B,SANDMAIER BM. Conditioning regimens for hematopoietic cell transplantation:one size does not fit all[J]. Blood,2014,124(3):344-353.

[4] GRANOT N,STORB R. History of hematopoietic cell transplantation:challenges and progress[J]. Haematologica,2020,105(12):2716-2729.

[5] MA S,SHI W,LI Z,et al. Reduced-intensity versus Myeloablative Conditioning Regimens for Younger Adults with Acute Myeloid Leukemia and Myelodysplastic Syndrome:A systematic review and meta-analysis[J]. J Cancer,2020,11(17):5223-5235.

［6］ ZHANG R,LU X,WANG H,et al. Idarubicin-Intensified Hematopoietic Cell Transplantation Improves Relapse and Survival of High-Risk Acute Leukemia Patients with Minimal Residual Disease［J］. Biol Blood Marrow Transplant,2019,25(1):47-55.

［7］ ZHANG R,SHI W,WANG HF,et al. Idarubicin-intensified haploidentical HSCT with GvHD prophylaxis of ATG and basiliximab provides comparable results to sibling donors in high-risk acute leukemia［J］. Bone Marrow Transplant,2017,52(9): 1253-1260.

［8］ ZHANG R,LU X,TANG LV,et al. Comparative analysis of Decitabine intensified BUCY2 and BUCY2 conditioning regimen for high-risk MDS patients undergoing allogeneic hematopoietic stem cell transplantation［J］. Bone Marrow Transplant,2022,55 (7):1063-1071.

［9］ XU LP,JIN S,WANG S Q,et al. Upfront haploidentical transplant for acquired severe aplastic anemia:registry-based comparison with matched related transplant［J］. J Hematol Oncol,2017,10(1):25.

［10］ GREIL C,ENGELHARDT M,IHORST G,et al. Prognostic factors for survival after allogeneic transplantation in acute lymphoblastic leukemia［J］. Bone Marrow Transplant,2021,56(4):841-852.

［11］ PAVLŮ J,LABOPIN M,NIITTYVUOPIO R,et al. Measurable residual disease at myeloablative allogeneic transplantation in adults with acute lymphoblastic leukemia:a retrospective registry study on 2780 patients from the acute leukemia working party of the EBMT［J］. J Hematol Oncol,2019,12(1):108.

［12］ SORA F,GRAZIA CD,CHIUSOLO P,et al. Allogeneic Hemopoietic Stem Cell Transplants in Patients with Acute Myeloid Leukemia(AML)Prepared with Busulfan and Fludarabine(BUFLU)or Thiotepa,Busulfan,and Fludarabine(TBF):A Retrospective Study［J］. Biol Blood Marrow Transplant,2020,26(4):698-703.

［13］ EDER S,CANAANI J,BEOHOU E,et al. Thiotepa-based conditioning versus total body irradiation as myeloablative conditioning prior to allogeneic stem cell transplantation for acute lymphoblastic leukemia:A matched-pair analysis from the Acute Leukemia Working Party of the European Society for Blood and Marrow Transplantation［J］. Am J Hematol,2017,92(10): 997-1003.

［14］ NAGLER A,ROCHA V,LABOPIN M,et al. Allogeneic hematopoietic stem-cell transplantation for acute myeloid leukemia in remission:comparison of intravenous busulfan plus cyclophosphamide(Cy)versus total-body irradiation plus Cy as conditioning regimen—a report from the acute leukemia working party of the European group for blood and marrow transplantation［J］. J Clin Oncol,2013,31(28):3549-3556.

［15］ BREDESON C,LERADEMACHER J,KATO K,et al. Prospective cohort study comparing intravenous busulfan to total body irradiation in hematopoietic cell transplantation［J］. Blood,2013,122(24):3871-3878.

［16］ GILLEECE MH,LABOPIN M,YAKOUB-AGHA I,et al. Measurable residual disease,conditioning regimen intensity,and age predict outcome of allogeneic hematopoietic cell transplantation for acute myeloid leukemia in first remission:A registry analysis of 2292 patients by the Acute Leukemia Working Party European Society of Blood and Marrow Transplantation［J］. Am J Hematol,2018,93(9):1142-1152.

［17］ BACIGALUPO A,BALLEN K,RIZZO D,et al. Defining the intensity of conditioning regimens:working definitions［J］. Biol Blood Marrow Transplant,2009,15(12):1628-1633.

［18］ ORAN B,AHN KW,FRETHAM C,et al. Fludarabine and Melphalan Compared with Reduced Doses of Busulfan and Fludarabine Improve Transplantation Outcomes in Older Patients with Myelodysplastic Syndromes［J］. Transplant Cell Ther,2021,27 (11):921.e1-921.e10.

［19］ GARCIA JS,KIM HT,MURDOCK HM,et al. Adding venetoclax to fludarabine/busulfan RIC transplant for high-risk MDS and AML is feasible,safe,and active［J］. Blood Adv,2021,5(24):5536-5545.

［20］ KILLICK SB,BOWN N,CAVENAGH J,et al. British Society for Standards in Haematology. Guidelines for the diagnosis and management of adult aplastic anaemia［J］. Br J Haematol,2016,172(2):187-207.

［21］ KANG HJ,HONG KT,LEE JW,et al. Korean Society of Pediatric Hematology-Oncology. Improved Outcome of a Reduced Toxicity-Fludarabine,Cyclophosphamide,plus Antithymocyte Globulin Conditioning Regimen for Unrelated Donor Transplantation in Severe Aplastic Anemia:Comparison of 2 Multicenter Prospective Studies［J］. Biol Blood Marrow Transplant,2016,22(8): 1455-1459.

［22］ ANDERLINI P,WU J,GERSTEN I,et al. Cyclophosphamide conditioning in patients with severe aplastic anaemia given unrelated marrow transplantation:a phase 1-2 dose de-escalation study［J］. Lancet Haematol,2015,2(9):e367-e375.

［23］ SELLNER L,BOUMENDIL A,FINEL H,et al. EBMT Lymphoma Working Party. Thiotepa-based high-dose therapy for autologous stem cell transplantation in lymphoma: a retrospective study from the EBMT[J]. Bone Marrow Transplant, 2016, 51(2): 212-218.

[24] JI J, LIU Z, KUANG P, et al. A new conditioning regimen with chidamide, cladribine, gemcitabine and busulfan significantly improve the outcome of high-risk or relapsed/refractory non-Hodgkin's lymphomas[J]. Int J Cancer, 2021, 149(12): 2075-2082.

[25] MOREAU P, FACON T, ATTAL M, et al. Intergroupe Francophone du Myélome. Comparison of 200mg/m^2 melphalan and 8 Gy total body irradiation plus 140mg/m^2 melphalan as conditioning regimens for peripheral blood stem cell transplantation in patients with newly diagnosed multiple myeloma: final analysis of the Intergroupe Francophone du Myélome 9502 randomized trial [J]. Blood, 2002, 99(3): 731-735.

[26] BASHIR Q, THALL PF, MILTON DR, et al. Conditioning with busulfan plus melphalan versus melphalan alone before autologous haemopoietic cell transplantation for multiple myeloma: an open-label, randomised, phase 3 trial[J]. Lancet Haematol, 2019, 6(5): e266-e275.

第四章 造血干细胞移植并发症

第一节 感染并发症

造血干细胞移植前患者接受大剂量化(放)疗,可导致机体的造血及免疫功能受抑,尽管移植患者处于空气层流室保护性隔离状态下,出现感染的概率仍可高达50%~60%。当造血未重建时,任何部位的感染均可能引起死亡。有研究发现,感染是移植后1年存活患者的第二常见死亡原因,新型冠状病毒感染也显著提高了移植后患者的死亡率,经历过移植的患者比普通人群更容易受到感染,因此,需要我们提高认识并采取相应的防控措施。

一、细菌感染(bacterial infections)

感染可为外源性,也可为内源性。细菌感染是造血干细胞移植中最常见的并发症,败血症多发生在移植后3周内。常见的病原菌为大肠埃希菌、铜绿假单胞菌、肠杆菌、流感杆菌、肺炎球菌、棒状杆菌、厌氧菌等。有研究报道,移植患者感染侵袭性肺炎球菌(invasive pneumococcal disease,IPD)是健康人群的80倍,可发生在移植后数年,且死亡率高,疫苗接种可能是降低幼儿和老年人IPD的有效方法。移植前化疗过程中长期反复住院以及预防性使用广谱抗生素易导致病原菌出现耐药,移植患者免疫力低下,容易引发血流感染,而且一旦发生血流感染(尤其是耐药菌感染)预后极差。多重耐药细菌可在移植患者中定植,显著增高移植患者的晚期死亡率。

二、真菌感染(fungal infections)

侵袭性真菌感染是移植后1年存活患者感染性疾病导致死亡的第三大常见原因,真菌感染的病原体常为念珠菌、曲菌等,晚期感染常见于卡式肺囊虫,尤其是免疫重建延迟或发生严重慢性移植物抗宿主病(graft-versus-host disease,GVHD)的患者中,需要预防卡氏肺囊虫感染。伊布替尼、芦可替尼的使用可能增加侵袭肺真菌感染的风险,所以在接受强化免疫抑制的严重GVHD患者中,应考虑进行系统性的真菌预防处理。

三、病毒感染(viral infections)

(一) 巨细胞病毒(cytomegalovirus,CMV)

病毒感染的常见病原体为巨细胞病毒和带状疱疹病毒,其感染发生率可高达40%以上。CMV感染是异基因造血干细胞移植(allo-HSCT)后常见的病毒感染,可导致植入不良、植入失败、移植后非复发死亡等。CMV为双链DNA病毒,人群普遍易感,基本传染方式是人与人之间的密切接触,通过口-口或手-口传播,此外还可通过器官移植和输血等多种途径传播。移植患者需长期应用免疫抑制剂预防GVHD,导致免疫功能受抑,特别是在移植后的40~90d,以往CMV感染率高达50%~70%,移植后患者的CMV感染/再激活发生率高达80%。但在新药预防时代,已被证实使用来特莫韦预防CMV IgG阳性的高危人群(单倍体和脐带血移植,接受ATG预处理),可有效降低CMV感染/再激活。目前认为实时荧光定量PCR法可精确定量病毒DNA,已成为检测CMV DNA的标准方法。欧洲白血病抗感染指南推荐将移植后CMV感染的诊断分为CMV血症、有症状的CMV感染以及CMV终末器官疾病。其中CMV血症是指:血液中检测到CMV-DNA或CMV抗原。有症状的CMV感染指:在CMV血症的基础上患者伴有发热,需要排除其他原因引起的发热,且无CMV终末器官疾病。CMV终末器官疾病指:出现器官受累的症状,以及在相应部位检出 CMV 感染,受累的靶器官主要是肺部、胃肠道、眼睛、肝脏或中枢神经系统,其中 CMV 肺炎是最严重的并发症,死亡率超过 50%。

更昔洛韦(ganciclovir)通过与脱氧鸟苷三磷酸竞争作为病毒 DNA 聚合酶的底物,从而抑制病毒复制。已被广泛应用于一线治疗 CMV 血症和 CMV 病的药物,在儿童造血干细胞移植患者中同样适用。膦甲酸钠(foscarnet)作为 CMV 血症治疗的一线药物,适用于血细胞减少的患者,在临床实践中,发现其具有肾毒性、电解质紊乱的不良反应,应在使用过程中监测肾功能、电解质变化情况。西多福韦(cidofovir)是核苷酸类似物,通过竞争性抑制 DNA 聚合酶的作用,达到阻断病毒 DNA 的合成。西多福韦具有广谱抗病毒活性,对单纯疱疹病毒、水痘-带状疱疹病毒、人乳头瘤病毒和腺病毒具有较好的疗效,已被批准用于治疗艾滋病患者的 CMV 视网膜炎。近年来有研究认为机体对 CMV 的清除主要依赖于细胞免疫,尤其是 CD8$^+$特异性细胞毒性 T 淋巴细胞(CTL)对感染细胞的杀伤来完成,CMV 特异性细胞毒性 T 淋巴细胞(CMV-CTL)被多个研究证实对 CMV 感染具有良好的疗效,有报道 CMV-CTL 治疗 CMV 疾病的有效率为 73.9%,此外北京大学血液病研究所应用 CMV-CTL 治疗更昔洛韦和膦甲酸钠无效的 CMV 疾病的有效率为 57%。虽然 CMV-CTL 具有良好的治疗效果,但存在增加 GVHD 发生的风险、价格较昂贵,培养周期长等不足,因此目前国际指南上尚未推荐其作为一、二线方案,可作为挽救性治疗 CMV 感染的新措施之一。

（二）新型冠状病毒感染

新型冠状病毒感染临床表现为呼吸道症状,严重者死于急性呼吸窘迫综合征(acute respiratory distress syndrome,ARDS),造血干细胞移植患者需长期使用免疫抑制,新型冠状病毒感染也成为移植后患者晚期死亡的重要原因,欧洲血液和骨髓移植协会中报告,异基因移植后 1～2 年患者,感染新型冠状病毒感染的死亡率为 28.7%。目前认为无症状或症状非常轻微的感染者,是新型冠状病毒在人群中的快速传播至关重要的一个环节。在新冠流行时期,EBMT 协作组认为,计划接受造血干细胞移植治疗的受者应在开始移植前 14 天在家隔离,以尽量减少感染风险,应避免不必要的门诊就诊。接受造血干细胞移植的受者应尽可能限制接触受感染者的风险,并严格遵守手卫生和社交距离等预防措施。造血干细胞移植后患者应避免旅行,如果认为旅行是绝对必要的,在可行的情况下,建议乘坐私家车而不是任何公共交通系统,包括火车、公共汽车或飞机。如果拟进行造血干细胞移植的患者感染了新型冠状病毒,根据欧洲疾病预防和控制中心(ECDC)的意见,对于高危疾病患者,干细胞移植应推迟到患者无症状且连续两次 PCR 检测新冠病毒呈阴性,两次检测间隔时间应大于 24h,至少延迟 14 天,但最好是 21 天,并建议在开始移植前重新进行新的 PCR 检测。对于低风险疾病患者,建议至少推迟 3 个月进行造血干细胞移植。

（三）肝炎病毒

干细胞移植后还有一类重要的病毒感染是慢性肝炎病毒感染,由于移植过程中强力的免疫抑制、抗胸腺细胞免疫球蛋白(antithymocyte globulin,ATG)以及钙调磷酸酶抑制剂(calcineurin inhibitor)的使用,都可能导致肝炎病毒的再激活。推荐所有计划接受造血干细胞移植的受者或者有捐献干细胞意愿的供者都应常规进行乙肝表面抗原(HBsAg)、乙肝核心抗体(抗 HBc)和 HBV-DNA 筛查。目前提倡在感染慢性乙型病毒感染或接受感染供者的受者,在免疫抑制剂使用期间进行预防性抗肝炎病毒治疗。尽管预防性抗病毒治疗仍存在争议,但认为定期监测谷丙转氨酶(ALT)和 HBV-DNA,并结合上述结果,进行抢先的抗病毒治疗可能是一种优化策略。另外戊型肝炎病毒已成为移植患者肝硬化的潜在原因之一。

有效地防治移植后感染,使患者顺利渡过造血未重建时期是移植成功的关键之一。

1. 进行保护性隔离　将造血干细胞移植患者置于单间隔离病室或空气层流洁净室,能明显降低移植后感染率。

2. 提高感染检出率　移植过程中病原菌的精准快速检测是成功治疗的关键,已成为目前关注的热点。近年来高通量测序,也称新一代测序技术(nextgeneration sequencing,NGS)的病原学检测已成为临床疑难和未知病原微生物检验的重要手段,NGS 能覆盖较大范围的病原体,包括病毒、细菌、真菌、寄生虫等,可以检测到其他传统手段无法检测出的病原菌。相较于其他培养方式相比,NGS 能显著提高灵敏度,NGS 可检测血液、支气管肺泡灌洗液、痰液、脑脊液、房水以及粪便等标本,已越来越被广泛应用到临床实践中。

3. 预防性应用抗微生物药物

（1）胃肠道除菌：①完全性胃肠道除菌：可同时清除厌氧菌和非厌氧菌。常用的联合药物为万古霉素、庆大霉素、新霉素（>2g/d）、抗真菌药。同时，患者必须实施严格的无菌隔离，并应做皮肤与口腔消毒和执行无菌饮食。②选择性肠道除菌：主要清除非厌氧菌。常用的联合药物为复方磺胺甲噁唑、新霉素（1g/d）、多黏菌素B、抗真菌药。

（2）预防性全身应用抗菌药物：预防性长期应用复方磺胺甲噁唑可使肺囊虫病的发病率明显下降。

（3）促进患者免疫恢复：应用细胞因子：如粒细胞集落刺激因子（G-CSF）、粒巨噬细胞集落刺激因子（GM-CSF），不仅缩短了粒细胞恢复时间，减少了因粒细胞低下而发生的严重感染，败血症的发生率也相应减少。输注大剂量静注人免疫球蛋白，对CMV感染有一定的预防作用。

4. 针对性治疗

（1）抗细菌感染：氨基糖苷类药物、β-内酰胺类中的半合成青霉素及第一、二、三代头孢菌素、喹诺酮类、碳青霉烯类药物等。

（2）抗真菌感染：如两性霉素B、唑类抗真菌药如伏立康唑、克霉唑、米康唑、酮康唑、埃他康唑及氟康唑等。

（3）抗病毒感染：更昔洛韦、阿昔洛韦、膦甲酸钠、干扰素等。

5. 疫苗接种

（1）肺炎球菌结合疫苗（PCV）：国外研究发现可以诱导强烈而持久的免疫反应。国外推荐在移植后3~4个月开始接种3剂PCV，或在慢性GVHD患者中接种第四剂PCV，该策略降低了异基因移植后发生IPD的风险。

（2）新型冠状病毒疫苗：由于新型冠状病毒感染与异基因移植后高死亡率相关，因此，推荐需要接种获批的疫苗，但必须评估可能诱发GVHD或其他免疫激活现象的风险，在无活动性GVHD的情况下，国际移植协会移植疾病感染分会建议中/高风险地区，在移植后第3个月接种新型冠状病毒疫苗，低风险区移植患者在第6个月接种疫苗。新型冠状病毒疫苗与其他疫苗可同时接种，被认为是安全的。但鉴于疫苗在移植人群中的局限性，提倡干细胞移植患者即使在接种完疫苗后，仍需在公共场所佩戴口罩，保持安全社交距离，避免与高风险区接触。移植患者的家属应接种新型冠状病毒疫苗，改善对移植患者的环境保护。本中心推荐在移植后4~6个月，B细胞功能部分重建，建议接种灭活疫苗或亚单位疫苗，不建议接种腺病毒载体疫苗。

（3）人乳头瘤病毒疫苗（HPV）：移植患者容易出现乳头瘤病毒引起的并发症，如宫颈发育不良。有研究发现，四价人乳头瘤病毒疫苗可以引发强烈的免疫反应，但不会产生明显的副作用。

（陈婷　张曦）

参考文献

［1］STYCZYŃSKI J，TRIDELLO G，KOSTER L，et al. Infectious Diseases Working Party Death after hematopoietic stem cell transplantation：changes over calendar year time, infections and associated factors［J］. Bone Marrow Transplant, 2020, 55（1）：126-136.

［2］VAN AALST M，LÖTSCH F，SPIJKER R，et al. Incidence of invasive pneumococcal disease in immunocompromised patients：a systematic review and metaanalysis［J］. Travel Med Infect Dis, 2018, 24：89-100.

［3］KALOYANNIDIS P，AYYAD A，BAHALIWAH Z，et al. Ibrutinib for steroid refractory chronic graft-versus-host disease：therapeutic efficiency can be limited by increased risk of fungal infection［J］. Bone Marrow Transplant, 2021, 56（8）：2034-2037.

［4］CHAN ST，LOGAN AC. The clinical impact of cytomegalovirus infection following allogeneic hematopoietic cell transplantation：Why the quest for meaningful prophylaxis still matters［J］. Blood Rev, 2017, 31（3）：173-183.

［5］刘启发. 我如何管理造血干细胞移植后巨细胞病毒感染［J］. 中华血液学杂志, 2017, 38（11）：916-919.

［6］史红鱼，程翼飞，黄晓军，等. 儿童单倍型造血干细胞移植后巨细胞病毒感染临床分析［J］. 中华血液学杂志, 2019, 40（5）：426-428.

［7］ ROBERTS MB,BAK N,WEE L YA,et al. Clinical effectiveness of conjugate pneumococcal vaccination in hematopoietic stem cell transplantation recipients［J］. Biol Blood Marrow Transplant,2020,26（2）:421-427.

［8］ BADEN LR,EL SAHLY HM,ESSINK B,et al. Efficacy and Safety of the mRNA-1273 SARS-CoV-2 Vaccine［J］. N Engl J Med,2021,384（5）:403-416.

［9］ LJUNGMAN P,MIKULSKA M,DE LA CAMARA R,et al. The challenge of COVID-19 and hematopoietic cell transplantation; EBMT recommendations for management of hematopoietic cell transplant recipients,their donors,and patients undergoing CAR T-cell therapy［J］. Bone Marrow Transplant,2020,55（11）:2071-2076.

［10］ WU Y,HUANG H,LUO Y. Management of Hepatitis B Virus in Allogeneic Hematopoietic Stem Cell Transplantation［J］. Front Immunol,2021,11:610500.

推荐阅读

［1］ 《中华传染病杂志》编辑委员会. 中国宏基因组学第二代测序技术检测感染病原体的临床应用专家共识［J］. 中华传染病杂志,2020,38（11）:681-689.

［2］ 中华医学会检验医学分会临床微生物学组,中华医学会微生物学与免疫学分会临床微生物学组,中国医疗保健国际交流促进会临床微生物与感染分会. 宏基因组高通量测序技术应用于感染性疾病病原检测中国专家共识［J］. 中华检验医学杂志,2021,44（2）:107-120.

第二节　移植物抗宿主病

移植物抗宿主病(graft-versus-host disease,GVHD)是造血干细胞移植的主要并发症和非复发死亡的主要原因,急性 GVHD 发生率高达 30%~60%,起病急病情重。慢性 GVHD 发病率在 30%~70%,影响生活质量及长期生存,预防和治疗 GVHD 是移植领域所面临的重要课题。在过去的几十年里,由于对 GVHD 的病理生理学及免疫学发病机制认识和研究的进展,使得 GVHD 的预防和治疗也在不断改进和发展。

临床上按发病的缓急分类,移植 100 天以内发生的为急性 GVHD,100 天后发生的为慢性 GVHD。美国国立卫生研究院(NIH)将急性 GVHD 分为经典急性 GVHD 和晚发急性 GVHD:经典急性 GVHD 一般指发生在移植 100 天以内,且主要表现为皮肤、胃肠道和肝脏三个器官的炎性反应,晚发急性 GVHD 指具备经典急性 GVHD 的临床表现,但发生于移植 100 天后的 GVHD。晚发急性 GVHD 包括以下几种情况:移植 100 天后新发生的急性 GVHD、已获控制的经典急性 GVHD 在移植 100 天后再激活、经典急性 GVHD 延续至移植 100 天后。当急性 GVHD 表现和慢性 GVHD 同时存在时,诊断为重叠慢性 GVHD。

一、急性移植物抗宿主病(acute graft-versus-host disease,aGVHD)

(一) 发病机制

1973 年 Billingham 提出 GVHD 系供体 T 细胞与受体组织间的免疫反应。其发生需要:移植物中含免疫活性细胞;受体表达与供体不同的组织抗原;受体对移植细胞缺乏免疫反应。GVHD 发生尤其与主要组织相容性抗原的相合程度密切相关,其差异越大,发生率越高,程度越严重;供受体间次要组织相容抗原不合亦可引发 GVHD;此外,研究证实 GVHD 的发生与供体 T 细胞的作用环境、预处理方案、感染、前期治疗以及内皮细胞和上皮细胞的原有疾病皆有关。

急性 GVHD 的发生过程分为传入期和传出期,传入期是指受体组织激活供体 T 淋巴细胞,传出期是指活化的供体 T 淋巴细胞分泌细胞因子,激活辅助细胞,造成受体靶组织的损伤。

急性 GVHD 的传入期包括:①抗原提呈:大分子量蛋白质被抗原提呈细胞消化成小片段,这些抗原肽段与 MHC(Ⅰ类或Ⅱ类)分子结合,以肽链-MHC 复合物的形式表达于抗原提呈细胞表面,T 细胞通过特异抗原受体识别肽链-HLA 复合物,CD4+T 细胞识别 MHC Ⅱ类抗原,CD8+细胞识别 MHC Ⅰ类抗原,在急性 GVHD 反应中,成熟的供体 T 细胞识别受体的肽段-HLA 复合物,其中 HLA 分子或肽段均可为异体抗原,宿主抗原提呈细胞(antigen presenting cell,APC)释放细胞因子,包括 T 细胞活化信号 IL-1,除了 T 细胞受体,辅助分子如 CD4,CD8,CD44,CD45,淋巴细胞上的功能抗原 LFA-1(CDlla)、LFA-2(CD2),APC 上的 LFA-3(CD58)分子以及细胞间黏附分子 ICAM-I 均参与细胞间的相互作用;②供体 T 细胞的激活:供体 T 细胞识别 APC 提呈的肽段-HLA 复合物后,细胞表面即表达 IL-1 受体,接受 APC 释放的 IL-1 信号而活化;③T 淋巴细胞亚群的增殖和分化,抗原识别 24h 以内 DNA 即开始合成,3~5d 后达到最高峰,当细胞产生特异功能蛋白时即发生功能分化。T 淋巴细胞在体内转移能力的不同是通过表面分子的选择性表达来实现的,宿主抗原的组成决定 T 淋巴细胞亚群的增殖和分化,MHC Ⅱ类分子不合(HLA-DR、DP 和 DQ)刺激 $CD4^+T$ 细胞的分化,MHC Ⅰ类分子的不合(HLA-A、B 和 C)刺激 $CD8^+T$ 细胞的分化,从而诱导急性 GVHD 的发生。

急性 GVHD 的传出期是非常复杂的,包括 T 细胞活化增殖后过度失调分泌多种淋巴因子、细胞因子激活的各种辅助细胞以及辅助细胞释放的各种细胞因子,直接或间接造成靶组织的损伤,这就是"细胞因子风暴"学说。急性 GVHD 最早被认为是细胞毒 T 细胞直接引起组织的损伤,但在急性 GVHD 的皮肤、肝脏和肠道的病理标本中,组织损伤和淋巴细胞浸润的强度是不相称的,此外,抗胸腺细胞球蛋白和免疫毒素用于治疗急性 GVHD 的效果并不可靠。有试验证明,急性 GVHD 发作的主要病因是细胞因子的过度和失调分泌,急性 GVHD 患者血清中 TNF-α 水平升高,血液单个核细胞中 TNF-α mRNA,IL-1mRNA,IL-4 及 IL-12mRNA 表达增加。在患 GVHD 小鼠的皮肤中发现 TNF-α、IL-1、IFN-γ 合成增加。抗-TNF-α 抗体可以改善人 GVHD 的症状,这说明过度和失调分泌的细胞因子可直接造成靶组织的损伤。在小鼠模型中,T 细胞释放的细胞因子激活的 NK 细胞对靶组织的损伤起重要作用,说明细胞因子还可通过激活辅助效应细胞而间接地起作用。细胞因子网络的作用机制在于 IL-1 和 TNF-α 可以激活重要的蛋白激酶系统-PKC 和 PKA 系统,使细胞液中的蛋白质在瞬间被磷酸化,TNF-α 和 IL-1 通过至少两种机制而引起细胞死亡,第一是激活磷脂酶 A2(PLA2),在细胞培养液中可观察到花生四烯酸代谢物的存在,而且 PLA2 抑制剂阿的平可以完全抵消细胞因子的毒性;第二是产生细胞内羟基基团,试验证明能抑制自由基团产生的复合物可以延长细胞的寿命。IL-1 和 TNF-α 还能刺激 IL-8 家族中细胞因子的释放,从而激活效应细胞如中性粒细胞、NK 细胞和单核细胞,引起毛细血管脆性增加、肿胀和细胞死亡。网络中其他一些细胞因子,如巨噬细胞产生的 NK 细胞刺激因子(NKSF)能刺激 NK 细胞产生 IFI-γ,加强其对宿主组织的毒性,引起靶组织的直接损伤,细胞因子引起大量内皮细胞的改变,除了增加 MHC 抗原和淋巴细胞黏附分子的表达外,还能直接或间接地增加前列环腺素、亚硝酸盐氧化物(内皮细胞松弛因子)和细胞表面前凝血质的活性,从而加重 aGVHD 的组织损伤。

(二) 危险因素

1. 移植类型 既往认为急性 GVHD 与 HLA 不合的程度相关,但是近年来,发现同胞全相合移植、非血缘移植、单倍体移植中,重度急性 GVHD 发生率无明显差异。经不断的优化供者选择,预处理以及预防 GVHD 方案的改进,单倍体移植中发生 Ⅱ~Ⅳ度急性 GVHD 显著下降。

2. 人类白细胞抗原(HLA)配型 有研究发现,非血缘关系移植中,急性 GVHD 的发生率随着 HLA 不合位点数的增加而升高。HLA 某些位点出现不相合时对急性 GVHD 有特殊影响,如 A3、A11、B35、B49 及 C4 位点引起急性 GVHD 较多见,而 B38、B39 位点出现不符时是急性 GVHD 的高危点,A29、A32、B17 及 B44 位点不相合出现急性 GVHD 较少。由于 ABO 血型抗原性较弱,目前认为血型不相符一般不增加 GVHD 发生率。

3. 性别、输血和妊娠 供受者性别不同急性 GVHD 的发生率几乎是性别相同的 2 倍,与男女之间对 Y 抗原的识别程度不同有关,而女性供者尤其是有多次妊娠史(包括流产)或输血史可使急性 GVHD 发生率升高,这与次要组织相容性抗原对供者致敏而增加危险因素有关。而在单倍体移植中,母亲或非遗传性父体抗原(NIPA)不合同胞供者为急性 GVHD 的危险因素。

4. 受者或供者年龄越大,急性 GVHD 发生率越高,且年龄大的患者多预后不良,因此在美国对于 36~55 岁的患者,要求供受者间 HLA-A、B、DR 位点完全相同才能进行 allo-HSCT,而对于年龄小于 36 岁的患者则允许 HLA-A、B、DR 有一个位点不合。

5. 感染　由于细菌和疱疹类病毒(尤其是CMV)的抗原和移植抗原可能有交叉性,这些抗原在感染的细胞上强表达,所以感染可能诱发急性GVHD。

6. 移植物成分　移植时输入的骨髓或外周血有核细胞数目少而淋巴细胞比例高可增加急性GVHD发生率。有移植中心发现在儿童患者中,CD3$^+$和CD34$^+$细胞的数量与急性GVHD发生呈正相关。另外有研究发现,移植物的细胞组成与移植相关死亡率、AML复发、慢性GVHD的发生率和存活率之间没有相关性。但在多变量分析中,CD3$^+$和CD34$^+$细胞数量是Ⅲ~Ⅳ度急性GVHD的唯一不利因素。通过评估CD3$^+$和CD34$^+$移植物的含量并调整输注的细胞数量,可能有助于降低严重急性GVHD风险,而不会对其他移植结果产生负面影响。

(三) 临床表现

1. 皮肤　皮肤是最常累及和最早出现的靶器官,表现为斑丘疹,丘疹通常融合成片,严重时皮肤充血明显,出现皮肤疼痛、剥脱和水疱形成。部位常见于手掌、足掌、头颈部、耳后、面部、肩部,也可发生在躯干部及四肢,伴有轻度瘙痒或疼痛。

2. 胃肠道　一般出现在皮肤GVHD后或在皮肤GVHD治疗好转过程中出现,上消化道和下消化道均可累及。上消化道急性GVHD表现为恶心呕吐,厌食消瘦,下消化道表现为腹泻,多为水样便,严重者为血性水样便或者带有脱落的肠道黏膜上皮,极严重者出现肠梗阻,其中下消化道急性GVHD与移植后非复发死亡率相关,如出现恶心、呕吐、痉挛性腹痛、体重下降及全身恶化常提示GVHD加重。

3. 肝脏　肝脏急性GVHD表现为胆汁淤积所致的高胆红素血症,包括胆红素、谷丙转氨酶和碱性磷酸酶增高,胆红素升高的程度用于评估急性GVHD严重程度。常在移植后+40d出现,一般在皮肤及肠道症状缓解之后出现,多提示急性GVHD病情进展。

4. 其他　除了以上三大器官典型急性GVHD表现之外,临床医师还观察到疑似免疫原因导致的发热、肺、中枢神经系统损伤的现象,有学者认为可能是急性GVHD的特殊表现,由于临床上鉴别诊断非常困难,这些表现是否归于急性GVHD尚有待进一步研究。有研究认为急性GVHD可引起已恢复的全血细胞迅速下降为零,容易并发各种感染。

(四) 诊断、鉴别与分度

1. 诊断与鉴别诊断　急性GVHD主要为临床诊断,但需要排除其他可能原因,尤其是急性GVHD表现不典型或者治疗疗效欠佳时,应特别注意鉴别诊断。

急性GVHD所致的皮疹需要与预处理毒性、药物过敏、感染性皮疹相鉴别,鉴别困难时可以考虑皮肤活检确诊。

胃肠道急性GVHD临床表现需要与药物副作用、感染性腹泻(艰难梭菌、巨细胞病毒、轮状病毒等)、预处理毒性、消化道溃疡、血栓性微血管病等进行鉴别诊断。

肝脏急性GVHD临床表现需与预处理毒性、药物性肝损伤、肝窦阻塞综合征、脓毒症所致的胆汁淤积、病毒性肝炎等进行鉴别。肝脏活检是确诊的金标准,但应在评估风险和获益后谨慎采用。

近年来关于异基因移植生物标志物的研究发展迅速,其中关于急性GVHD的研究最多,基于基因组学、蛋白质组学和细胞组学等技术的进步,多个血液生物标志物被认为可用于诊断急性GVHD、预测急性GVHD发生、预测急性GVHD治疗反应等,这些生物标记物有助于及时和准确的治疗干预。近年有研究者将生物标志物ST2、REG3α、Elafin等细胞因子组合应用于胃肠道急性GVHD的鉴别诊断及预后判断,但仍需进一步研究证实。此外,异基因移植物中的CD4/CD8比值≥1.16,同种异体移植物中的CD56$^+$自然杀伤(NK)细胞>1.9×10^6/kg,单核细胞骨髓源性抑制细胞(monocytic myeloid-derived suppressor cells,MDSC)<1.22×10^7/kg等被认为在急性GVHD的发病中可起到预测作用。

2. 分度标准　急性GVHD严重程度分度标准是根据皮肤、胃肠道、肝脏分别积分后再进行分度。可根据Thomas分度法(表6-4-2-1)和Glucksberg分度法(表6-4-2-2)进行分度,最常用的是Glucksberg分度法,近年来急性GVHD国际联盟(MAGIC)分级标准越来越得到公认(表6-4-2-3)。急性GVHD病理组织学改变与严重程度多不一致,但可为临床判断提供帮助(表6-4-2-4)。

表 6-4-2-1　急性 GVHD 的 Thomas 分度法

分度	皮肤	肝脏	肠道
Ⅰ	斑丘疹体表面积<25%	胆红素 34~51μmol/L	腹泻量>500mL/d
Ⅱ	斑丘疹体表面积<50%	胆红素 51~103μmol/L	腹泻量>1 000mL/d
Ⅲ	全身广泛红斑丘疹体表面积>50%	胆红素 103~255μmol/L	腹泻量>1 500mL/d
Ⅳ	全身广泛红斑丘疹,伴水疱或皮肤剥脱	胆红素>255μmol/L	腹泻量>2 000mL/d 或有腹痛、肠梗阻

表 6-4-2-2　急性 GVHD 的 Glucksberg 分级标准

分级	皮肤	肝脏	胃肠道
1 级	皮疹面积<25%	总胆红素 2~3mg/dL	腹泻量>500mL/d 或持续性恶心
2 级	皮疹面积 25%~50%	总胆红素 3.1~6mg/dL	腹泻量>1 000mL/d
3 级	皮疹面积>50%,全身红斑	总胆红素 6.1~15mg/dL	腹泻量>1 500mL/d
4 级	全身红皮病伴大疱形成	总胆红素>15mg/dL	严重腹痛和/或肠梗阻
分度	皮肤	肝脏	胃肠道
Ⅰ	1~2 级	-	-
Ⅱ	1~3 级	1 级	1 级
Ⅲ	-	2~3 级	2~4 级
Ⅳ	4 级	4 级	-

表 6-4-2-3　急性 GVHD 国际联盟(MAGIC)分级标准

分级	皮肤	肝脏	上消化道	下消化道(排便)
0 级	无活动性(红斑)GVHD 皮疹	总胆红素<2mg/dL	无或间歇性恶心、呕吐、厌食	成人:<500mL/d 或<3 次/d 儿童:<10mL/(kg·d)或<4 次/d
1 级	皮疹面积<25%	总胆红素 2~3mg/dL	持续性恶心、呕吐、厌食	成人:500~999mL/d 或 3~4 次/d 儿童:10~19.9mL/(kg·d)或 4~6 次/d
2 级	皮疹面积 25%~50%	总胆红素 3.1~6mg/dL		成人:1 000~1 500mL/d 或 5~7 次/d 儿童:20~30mL/(kg·d)或 7~10 次/d
3 级	皮疹面积>50%	总胆红素 6.1~15mg/dL		成人:>1 500mL/d 或>7 次/d 儿童:>30mL/(kg·d)或>10 次/d
4 级	全身红斑>50% 伴水疱形成或表皮剥脱(>5%)	总胆红素>15mg/dL		严重腹痛伴或不伴肠梗阻或便血

表 6-4-2-4　急性 GVHD 的病理组织学分度

分度	皮肤	肝脏	肠道
+	基底层细胞空泡变性或坏死	叶间胆小管变性和/或坏死<25%	隐窝腺体扩张,个别上皮细胞坏死
++	同+,海绵层水肿和上皮细胞坏死	叶间胆小管变性和/或坏死 25%~50%	同+,肠腺坏死或脱落
+++	同++,灶性上皮与真皮分离	叶间胆小管变性和/或坏死 50%~75%	同++,灶性黏膜裸露
++++	上皮明显缺失	叶间胆小管变性和/或坏死>75%	急性弥漫性黏膜裸露

目前也有学者认为可以基于生物标志物表达水平进行急性 GVHD 的风险评估,常用的是 MAGIC 算法,MAGIC 是急性 GVHD 国际联盟构建的一个数学模型。目前许多的临床试验,将临床严重程度和生物标志物两者进行结合,一起用于新诊断的急性 GVHD 患者风险评估,通过危险程度分层,选择相应的分层治疗。MAGIC 算法是通过已明确与急性 GVHD 相关的两种血清生物标志物:可溶性 ST2 和再生胰岛衍生蛋白 3α,建立的模型公式,通过检测两种生物标志物的表达水平,再将表达水平带入模型公式计算,可以将急性 GVHD 分为标准、高风险,以此来指导临床治疗。有研究分别在 GVHD 治疗开始时和治疗 4 周后,将临床严重程度,观察药物的临床反应和 MAGIC 算法三种方式进行比较,然后证实 MAGIC 算法可以更好地预测激素耐药患者的预后,这种数字模型结果更科学和可靠。

(五) 急性 GVHD 的预防

1. 尽可能避免发生急性 GVHD 的危险因素。

2. 采用保护性环境 居住层流病房和肠道净化有助于避免感染,降低因感染诱发急性 GVHD 比率。还可以输注大剂量静注人免疫球蛋白保护内环境。

3. 预处理方案 有报道发现用全身放射(TBI)作移植预处理时,照射剂量超过 1 200cGy 者 Ⅱ~Ⅲ 级急性 GVHD 发生率高于照射剂量小于 1 200cGy 者或仅采用联合化疗作预处理者。

4. 去除供者移植物中的 T 淋巴细胞 是目前最有效预防 GVHD 的方法,但该方法造成干细胞的丢失和降低移植物抗白血病(GVL)作用,从而增加移植失败率和白血病的复发率,为克服这两个致命弱点,有学者对 TCD 进行改进:选择性清除某些亚群的 T 淋巴细胞(如 CD8⁺ 细胞);不完全性去除 T 细胞,即使用非全 T 淋巴细胞单克隆抗体或经完全性去除 T 淋巴细胞移植后加入适量的淋巴细胞,但细胞加入量还是未知数。2022 年发表在 *JCO* 上的 Ⅱ 期临床试验发现,138 例急性白血病患者接受去除初始 T 细胞(naive T cell,TN)的外周血干细胞移植,Ⅱ 级 aGVHD 累积发生率为 71%,Ⅲ 级 aGVHD 累积发生率为 4%,Ⅳ 级 aGVHD 发生率为 0%,3 年总生存率为 77%,证实异基因移植中,去除 TN 的外周血干细胞移植无严重 aGVHD 发生,没有增加复发风险。

5. 应用免疫抑制药物

(1) 环孢素(CsA):CsA 是最早发现的能抑制 T 细胞早期活化的免疫抑制剂,CsA 在临床上已应用了数十年,是干细胞移植预防 GVHD 的基本用药,与其他免疫抑制剂合用可使急性 GVHD 发生率几乎下降一半。推荐给药方式及剂量:全相合移植一般从移植-1d 开始,1.5mg/kg 每 12h 1 次,静脉滴注,半相合主张从移植-7d 或-9d 开始使用,推荐的谷浓度范围为 150~250ng/mL,CsA 浓度应保持稳定,避免波动过大。CsA 的主要副作用有:肾功损害,神经毒性,高血压,糖耐量异常,胃肠道反应等。

(2) 他克莫司(tacrolimus、FK506):FK506 是一种大环内酯类似药物,既可以抑制活化的 T 细胞,又可抑制细胞因子的链式反应,它通过结合 FKPB12 抑制钙调磷酸酶的活性,阻断 T 细胞信号转导的通路并且使细胞因子的合成受阻。在 10 余年前开始应用于骨髓移植,现在某些中心已将 FK506 作为基础免疫抑制剂替代了 CsA,其推荐用量为:0.03mg/(kg·d),持续静脉滴注,改口服时剂量增加 4 倍,推荐的血药浓度范围是:7~12ng/mL。主要副作用有:肾功损害,消化道反应等。

(3) 细胞毒药物:甲氨蝶呤(MTX)是 1970 年沿用至今的经典药物,预防急性 GVHD 的给药方案是:全相合移植后+1d(15mg/m²)、+3d、+6d(10mg/m²),半相合移植在+11d 使用 10mg/m²。在半相合移植中,如出现重度黏膜炎,有中心建议+11d 可不使用 MTX。环磷酰胺(Cy)在大鼠动物实验中被发现有抗急性 GVHD 效应。单独使用 MTX 或 Cy,仍有 25%~50% 患者可发生全身急性 GVHD,因此建议联合使用。有中心证实在母系或旁系单倍体移植后加用低剂量环磷酰胺,均能有效降低急性 GVHD 发生率。

(4) 肾上腺皮质激素:单独使用预防急性 GVHD 作用很少,最好与其他免疫抑制剂联合使用,对于早期出现消化道急性 GVHD 症状患者,若无法判定是预处理药物毒性或 GVHD 时,小剂量肾上腺皮质激素常可发挥作用。

(5) 抗胸腺细胞免疫球蛋白(ATG):ATG 是多克隆抗胸腺细胞球蛋白,系从动物血清或体液中提取而来,临床上应用 ATG 产生的免疫抑制主要归因于 T 淋巴细胞减少,可能有以下机制:高浓度(大于

100mg/L)的ATG触发经典补体激活途径导致淋巴细胞溶解;低浓度时诱导Fas及其配体表达导致激活的T细胞凋亡,使T细胞无能以及下调T细胞功能分子表达。ATG多用于预防HLA不全相合造血干细胞移植急性GVHD发生,ATG在国内最多应用的是rATG,推荐总剂量7.5~10mg/kg,-5~-2d分次输注,使用过程注意血清反应。

(6) 吗替麦考酚酯(MMF):MMF是霉酚酸(MPA)的2-乙基酯类衍生物,在体内MMF迅速降解为活性产物MPA,后者是高效、选择性、非竞争性、可逆性的次黄嘌呤单核苷酸脱氢酶抑制剂,能抑制鸟嘌呤合成的经典途径,从而阻断T细胞DNA的合成。由于淋巴细胞的增殖依赖dGTP,因此MPA对淋巴细胞的作用具有选择性而且毒副作用小。自1998年动物实验证实MMF与CsA联合预防GVHD有协同作用以后,MMF便很快用于GVHD防治的临床研究当中,目前在HLA不完全相合移植急性GVHD的预防中,MMF联合以CsA为基础的预防方案均已得到肯定,但移植后早期口服MMF吸收差,血药浓度低,限制了MMF的广泛应用。MMF用法:成人或体重>35kg儿童1.0g/d,小儿一般30mg/(kg·d),分2~3次口服。MMF一般和CsA同时开始应用(或+1d开始给药),植活或+30d停用。

(7) 调节性T细胞(regulatory cell,Treg):Treg 1995年首次被发现,已被确定为一类抗炎性T细胞,Treg细胞可以增强供者来源的效应性T淋巴细胞(Teff)对患者组织的免疫耐受,预防自身免疫反应,降低GVHD的发生风险,但是同时可能减弱移植物抗白血病(GVL)效应。有研究证实移植过程中,输注脐带血来源的Treg细胞的试验组,与采用西罗莫司+MMF预防GVHD的对照组相比,试验组Ⅱ~Ⅳ级aGVHD发生率为9%,对照组发生率为45%($P=0.05$),1年cGVHD试验组发生率为0%,对照组为14%。两组患者的造血恢复、移植后嵌合状态、感染、非复发死亡率、复发率、无病生存率均相似。

(8) Campath-1H/1G:Hale等在1997—1999年进行了187例HLA相合的同胞间移植,用CD52单抗清除供者动员后外周血的淋巴细胞和受者外周血残留的淋巴细胞,使得供受双方排斥能力均下降,并且移植大剂量的异体造血干细胞,结果两组急性GVHD发生率分别为4%(Campath-1H组)和11%(Campath-1G组),经过比较无显著差别;慢性GVHD发生率为24%和11%。说明CD52单抗是简便有效的预防GVHD药物。

(六) 急性 GVHD 的治疗

1. 一线治疗 一线治疗药物为糖皮质激素,最常使用甲泼尼龙,推荐剂量为1mg/(kg·d)或2mg/(kg·d),同时保持CsA血药浓度。

若疗效评估为有效,急性GVHD达完全缓解(CR)后缓慢减量糖皮质激素,成年患者一般每5~7d减量甲泼尼龙10~20mg/d(或等效剂量其他药物),4周减至初始量的10%。儿童患者参照成人比例缓慢减量。若判断为糖皮质激素耐药,需加用二线药物,并减停糖皮质激素;如判断为糖皮质激素依赖,二线药物起效后减停糖皮质激素。

在基于临床和生物标志物基础上的标准风险急性GVHD人群中,采用西罗莫司一线治疗急性GVHD的疗效与激素相当,总生存相似,但是西罗莫司在类固醇暴露、类固醇毒性、感染率、SF-36(生活质量评分)、生活自理能力评分等方面具有优势。西罗莫司对激素剂量还具有协同作用(降低激素剂量),在完全停止免疫抑制剂的时间上西罗莫司优于激素,所以在明尼苏达标准风险的急性GVHD的患者中,认为无激素的初始治疗具有可行性。

2. 二线治疗 原则上在维持CsA有效血药浓度基础上加用二线药物,当一种二线药物无效后可再调整为另一种二线药物。国际上尚无统一的最佳二线治疗标准,一般遵循各自中心的用药原则,鼓励患者参加临床试验。

(1) 芦可替尼(ruxolitinib):属于JAK2抑制剂,已被美国FDA批准用于糖皮质激素耐药急性GVHD的治疗。将芦可替尼与对照组进行比较,对照组包括九种二线治疗方案,包括(ATG、ECP、MSC、MTX、MMF,mTOR抑制剂,TNF-α单抗等),然后发现芦可替尼在治疗28天的ORR为62%,CR率为34%,对照组ORR为39%($P<0.001$),CR率为19%。在治疗第56天的芦可替尼ORR为40%,对照组为22%($P<0.001$),提示芦可替尼不管是在28天、还是56天的总反应率(ORR),CR率都显著高于对照组,但与CMV激活、贫血、血小板减少相关。推荐用法:成人初始剂量为10mg/d(分2次口服),治疗3天后若血液学指

标稳定且未发生治疗相关不良反应可调整剂量至 20mg/d。体重≥25kg 的儿童患者,初始剂量为 10mg/d(分 2 次口服);体重<25kg 的儿童患者,初始剂量为 5mg/d(分 2 次口服)。主要不良反应是血液学毒性和增加感染风险(尤其是病毒感染)。

(2)巴利昔单抗:是迄今国内最多选用的急性 GVHD 二线药物。其对成人糖皮质激素耐药急性 GVHD 患者的总有效率达 78.7%~86.8%,CR 率达 60.9%~69.8%;对儿童 SR-aGVHD 的总有效率达 85%,CR 率为 74%,特别是对于以胃肠道为靶器官的急性 GVHD 尤其有效。巴利昔单抗推荐用法:成人及体重≥35kg 儿童每次 20mg,体重<35kg 儿童每次 10mg,+1d、+4d、+8d 各给药 1 次,以后每周 1 次,使用次数根据病情而定。

(3)MTX:北京大学血液病研究所团队采用 MTX 联合低剂量甲泼尼龙[0.5mg/(kg·d)]一线治疗急性 GVHD,总有效率达 81%。MTX 二线治疗急性 GVHD 也取得很好疗效,治疗急性 GVHD 的有效率为 94%,治疗 DLI 后 GVHD 的有效率为 100%。推荐 MTX 用法:成人每次 10mg,+1d、+3d、+8d 各给药 1 次,以后每周 1 次,静脉或口服给药,儿童患者酌减。MTX 的主要不良反应为血液毒性和黏膜炎,适用于血象良好且没有黏膜炎的患者。

(4)ATG:SR-aGVHD 可考虑加用 ATG,剂量为 10~15mg/(kg·d),隔日 1 次,持续使用 1~2 周。

(5)单克隆抗体:单克隆抗体主要用于治疗激素无效的难治性 GVHD,治疗后部分病例症状好转至消失,存在主要问题是单抗疗效不一,而且有寒战、高热及低血压等副作用,且停药后易复发。

daclizumab:Przepiorka 等治疗 43 例:daclizumab 1mg/kg,+1d、+4d、+8d、+15d、+22d,症状完全消失,120d 存活率 53%,安全且有效。

CD147 单抗:Deeg 等治疗 51 例患者 26 例(51%)症状改善,第 1 次治疗后 6 个月 44% 存活。与 Daclizumab 相比治疗有效率和存活率相当,不良反应是肌痛。

OKT3/BMA031:Hebart 等应用 OKT3 和 BMA031 各治疗 7 例难治性急性 GVHD,14 个患者 10 例(70%)症状好转,4 例存活长于 1 年。但是病毒和真菌感染的发生率较高(42%)。OKT3 控制 aGVHD 比 BMA031 更有效,但是 OKT3 副作用较大,有发热、心动过速、低血压等。

infliximab:Kobbe 等报告 4 例移植后激素无效的急性 GVHD,CsA 和 MMF 治疗都无改善,应用 infliximab 后 2 个患者存活 200 天,1 例发展为局限性慢性 GVHD。说明 infliximab 治疗急性 GVHD 有效,尤其是胃肠道受累的情况,但是易发生 CMV 病毒和曲霉菌感染,产生自身抗体,易患淋巴瘤。

(6)其他:其他可供选择的二线药物还有他克莫司、西罗莫司、间充质干细胞(MSC)、粪菌移植等也有应用。此外,维多珠单抗(vedolizumab)、托珠单抗(tocilizumab)、英夫利昔单抗(infliximab)、本妥昔单抗(brentuximab)等可进一步扩大样本量证实其疗效。

二、慢性移植物抗宿主病(chronic graft-versus-host disease,cGVHD)

慢性 GVHD 是移植的主要并发症之一,发生的时间一般在移植 100 天后,发生机制复杂,病程迁延持久,临床表现多样化,个体差异大,严重影响患者的生活治疗及长期生存。

(一)发病机制

慢性 GVHD 是来源于供者的淋巴细胞对患者靶器官产生免疫攻击而表现出的全身多器官受累的临床病理综合征,临床上类似于自身免疫性疾病。目前认为慢性 GVHD 主要病理生理过程为免疫炎症反应,常见的特征性病理改变是纤维化。基于基础和临床研究,将其分为三个阶段:第一阶段为组织损伤引起的早期炎症,第二阶段为慢性炎症引起的胸腺损伤及 B 细胞和 T 细胞免疫失调,第三阶段是组织纤维化。

(二)临床表现

慢性 GVHD 最常累及的组织器官包括:皮肤、口腔、眼、肝、胃肠道、肺、生殖器、关节筋膜与骨骼(表 6-4-2-5)。美国国家卫生研究所(NIH)共识制订以下为诊断性临床表现。

表 6-4-2-5　慢性 GVHD 器官评分

	0分	1分	2分	3分
功能评分 KPS,ECOG,LPS	□ 无症状,完全自主活动(ECOG 0;KPS 或 LPS 100%)	□ 有症状,体力活动轻度受限,不能从事重体力活动(ECOG 1;KPS 或 LPS 80% ~ 90%)	□ 有症状,能自理,日间一半以上时间可起床活动(ECOG 2;KPS 或 LPS 60% ~ 70%)	□ 生活自理能力受限,日间一半以上时间卧床(ECOG 3~4;KPS 或 LPS< 60%)
皮肤 体表面积评分	□ 无体表受累	□ <18% 体表面积	□ 19% ~ 50% 体表面积	□ >50% 体表面积

适用表现:
□ 斑丘疹/红疹
□ 扁平苔藓样变
□ 硬化样变
□ 鳞屑损伤或鱼鳞藓
□ 毛周角化病

	0分	1分	2分	3分
皮肤症状 评分	□ 无硬化病变		□ 皮肤浅层硬化病变,皮肤未绷紧,可捏动	以下所有症状 □ 深层硬化 □ 皮肤绷紧,不可捏 □ 活动能力受损 □ 皮肤溃疡

其他皮肤症状(不能通过体表面积评分的项目)
确认以下所有表现:
□ 色素沉着
□ 色素减退
□ 皮肤异色病
□ 重度或广泛瘙痒症
□ 头发受累
□ 指甲受累
□ 不能完全由非慢性 GVHD 解释的异常表现(详述):

	0分	1分	2分	3分
口腔 扁平苔藓样变 □ 有　□ 无	□ 无症状	□ 轻度疾病表现,不影响进食	□ 中度表现,部分影响进食	□ 重度表现,影响大部分进食

□ 不能完全由非慢性 GVHD 解释的异常表现(详述):

　　注释:ECOG,东部肿瘤合作组;KPS,Karnofsky 功能评分;LPS,Lansky 功能评分。皮肤评分应该同时使用涉及疾病症状的体表面积百分比和皮肤症状评分,当两者存在不一致时,或表皮出现硬化特征(2 分),但是有活动性受损或溃疡(3 分)时,应当使用较高者作为皮肤的最终评分。

	0分	1分	2分	3分
眼睛 干燥性角结膜炎 □ 有　□ 无 □ 未检查	□ 无症状	□ 轻度干眼,不影响日常生活(每天使用润滑滴眼液不大于3 次或无症状性干燥性角结膜炎)	□ 中度干眼,部分影响日常生活,每日使用润滑性滴眼液大于3 次,不伴有视力受损	□ 重度干眼症状,显著影响日常生活,需要使用专用护目镜减轻痛苦,或因为眼部症状无法工作,或视力丧失

□ 不能完全由非慢性 GVHD 解释的异常表现(详述):

	0分	1分	2分	3分
胃肠道 包括以下表现： □ 食管狭窄 □ 吞咽困难 □ 厌食症 □ 恶心 □ 呕吐 □ 腹泻 □ 3 个月内体重减轻大于 5% □ 发育停滞	□ 无症状	□ 有症状,3 个月内体重减少小于 5%	□ 中到重度症状,体重减轻在 5%～15%,或中度腹泻,不妨碍日常生活	□ 体重减轻大于15%,需要营养支持治疗,或食管扩张术,或严重腹泻影响日常生活

□ 不能完全由非慢性 GVHD 解释的异常表现(详述)：

	0分	1分	2分	3分
□ 肝脏	□ 总胆红素正常,ALT或碱性磷酸酶小于3 倍正常值上限	□ 总胆红素正常,ALT在正常值上限 3 倍到 5 倍之间,或碱性磷酸酶大于 3 倍正常值上限	□ 总胆红素升高,但≤3mg/dL,或 ALT 大于 5 倍正常值上限	□ 总胆红素大于3mg/dL

□ 不能完全由非慢性 GVHD 解释的异常表现(详述)：

	0分	1分	2分	3分
肺 症状评分	□ 无症状	□ 轻度症状(爬 1 楼气促)	□ 中度症状(平地行走气促)	□ 重度症状(静息时气促,需要吸氧)
肺评分%FEV₁ 肺功能测试 □ 未检测	□ FEV₁≥80%	□ FEV₁ 60%～79%	□ FEV₁40%～59%	□ FEV₁≤39%

□ 不能完全由非慢性 GVHD 解释的异常表现(详述)：

注释:如果可行,肺评分应当同时使用症状评分和 FEV₁ 评分。当两者存在差异时,FEV₁ 应当作为最终评分。

	0分	1分	2分	3分
关节和筋膜 P-ROM 评分 肩 肘 腕/手指 踝	□ 无症状	□ 轻度手臂或腿收紧,正常或轻度活动受限,但不影响日常生活	□ 四肢至少 1 个关节僵硬、关节挛缩,重度活动受限	□ 挛缩伴有严重活动受限,和显著日常生活受限(不能系鞋带、系纽扣、穿衣等)

□ 不能完全由非慢性 GVHD 解释的异常表现(详述)：

	0分	1分	2分	3分
生殖道 □ 未检查 目前性生活 □ 有　□ 无	□ 无症状	□ 轻度症状,男性在检查时伴有或不伴有不适	□ 中度症状,检查时可能伴有不适	□ 重度症状

□ 不能完全由非慢性 GVHD 解释的异常表现(详述)：

其他指征,临床表现,或慢性 GVHD 相关并发症[检查所有适用症状,并按严重程度打分(0～3),以功能影响为基准,无 0 分,轻度 1 分,中度 2 分,重度 3 分]

□ 腹腔积液(浆膜炎) □ 心包积液 □ 胸腔积液 □ 肾病综合征	□ 重症肌无力 □ 外周神经病变 □ 多发性肌炎 □ 无胃肠症状体重减轻>5%	□ 嗜酸细胞增多>500/μL □ 血小板<100 000/μL □ 其他(详述)：

总体 GVHD 严重程度
(评估者意见)　□ 非 GVHD　　□ 轻度　　□ 中度　　□ 重度

续表

	0分	1分	2分	3分

关节活动度(P-ROM):不计入评分中

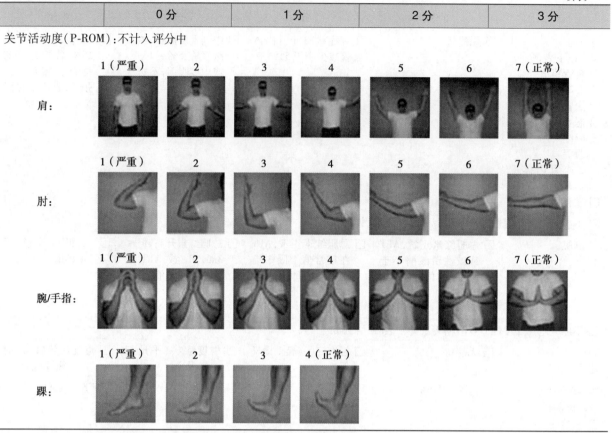

1. 皮肤　可表现为苔藓样改变(红斑、丘疹),硬化样变(皮肤厚硬、紧绷,通常引起关节活动受限),皮肤异色病(色素沉着或色素减退)等。

2. 口腔　扁平苔藓样变,以口腔黏膜过度角化的白线,花边状损伤为特征。

3. 眼　新发的干眼,砂样感,眼部疼痛,瘢痕性结膜炎,干燥性角结膜炎,汇合处点状角膜病。新的干眼症,低 Schirmer 试验平均值小于 5mm 每 5 分钟,或新发干燥性角结膜炎,裂隙灯检查,平均 Schirmer 实验值在 6~10mm,确认不是由其他原因引起,可以有效诊断眼部的慢性 GVHD。

4. 肝　肝脏没有慢性 GVHD 特异性的表现和诊断表现,可能伴有急性 GVHD 临床表现,伴有或不伴有慢性 GVHD 表现。可表现为胆汁淤积,胆红素、谷丙转氨酶、谷草转氨酶、碱性磷酸酶升高。

5. 胃肠道　诊断性临床表现包括内镜或钡剂造影描述的食管网狭窄、同心环。急性和慢性 GVHD 都会出现的表现包括厌食、恶心、呕吐、腹泻、体重降低,这些症状可以由非 GVHD 疾病导致。

6. 肺　在以往肺的慢性 GVHD 唯一的诊断性表现是以活检证明的闭塞性细支气管炎(BOS)。然而,因为活检是侵入性的有创操作,有出血风险和其他并发症,专家们现在推荐用肺功能检测诊断 BOS。

7. 生殖器　扁平苔藓样变,硬化苔藓样变,女性阴道瘢痕形成、阴蒂/阴唇溃疡,男性包茎和尿道或尿道口狭窄或瘢痕形成。

8. 关节筋膜与骨骼筋膜受累多影响前臂、下肢,经常与表面皮肤和皮下组织的硬化相关,导致关节僵硬,或邻近关节挛缩。

（三）严重程度分级

按 NIH 标准,需要评分的器官和部位包括皮肤、口腔、眼睛、胃肠道、肝脏、肺、关节筋膜以及生殖器。每一个器官或部位是根据 4 分量表得分(0~3 分,表 6-4-2-5),0 分代表无症状,1 分代表没有严重的功能受损,不影响日常生活,2 分代表明显影响日常生活但无残疾,3 分代表严重影响日常生活伴有严重残疾。综合各项积分将慢性 GVHD 分为轻度、中度、重度,以此来反映慢性 GVHD 的器官损害和功能损害的程度(表 6-4-2-6)。

表 6-4-2-6　慢性 GVHD 的严重程度

轻度慢性 GVHD
1 个或 2 个器官受累,得分不超过 1 分,肺 0 分
中度慢性 GVHD
3 个或多个器官受累,得分不超过 1 分
或,至少有 1 个器官(不包括肺),得分为 2 分
或,肺 1 分
重度慢性 GVHD
至少有 1 个器官,得分为 3 分
或,肺评分为 2 分或 3 分

关键点:
皮肤:取计算严重程度的 2 个分数中较高的一个计算总分
肺:用 FEV1 代替临床评分来计算严重程度总分
如果一个器官的异常可以明确不是由慢性 GVHD 引起的,该器官不包括在计算严重程度评分中
如果器官的异常是由多因素引起的(慢性 GVHD 及其他原因),该器官的评分也将用来计算严重程度,无论病因对疾病的
　贡献程度(不下调器官严重程度评分)

(四) 预后分级

欧洲血液和骨髓移植学会(EBMT)确定了慢性 GVHD 预后评估的 12 项危险因素(表 6-4-2-7),将预后危险程度分为四组:RG1(0~3 分),RG2(4~6 分),RG3(7~9 分),RG1(≥10 分),得分越高,预后越差。

表 6-4-2-7　慢性 GVHD 的预后危险分级

指标	分值	指标	分值
移植时年龄		供者来源	
<30 岁	0	同胞间全相合/无关供者全相合或 1 个位点不合	0
30~59 岁	1	其他相关/错配的无关供者≥2 个位点不合	1
≥60 岁	2	移植时疾病状态	
早期 aGVHD		早期	0
有	0	中期	1
无	1	晚期	2
cGVHD 发生与移植间隔		性别错配(供者/受者)	
≥5 个月	0	男/男,男/女,女/女	0
<5 个月	1	女/男	1
cGVHD 发生时血清胆红素		GVHD 预防	
<2mg/dL	0	CSA+MTX+其他	0
≥2mg/dL	2	FK506+MTX+其他/T 细胞清除	1
cGVHD 发生时 KPS 评分		cGVHD 发生时外周血淋巴细胞计数	
≥80 分	0	≥1×10^9/L	0
<80 分	1	<1×10^9/L	1
cGVHD 发生时血小板计数		cGVHD 发生时外周血嗜酸性粒细胞计数	
≥100×10^9/L	0	≥0.5×10^9/L	0
<100×10^9/L	1	<0.5×10^9/L	1

有研究认为生物标志物可用于慢性 GVHD 的诊断、预后判断及疗效评估。包括白介素家族、趋化因子家族等。其中 CXCL9(人 γ 干扰素诱导单核细胞因子)是目前公认的与慢性 GVHD 发生发展相关的特异性生物标志物。它通过与其配体 CXCR3(趋化因子受体 3)相结合,影响效应 T 细胞与炎症组织的相互作用和迁移模式,从而在免疫及炎症反应中发挥重要的作用。

（五）慢性 GVHD 治疗

2022 年 Marie Bleakley 等通过三个 Ⅱ 期临床试验结果分析,138 例急性白血病患者接受去除初始 T 细胞(naive T cell,TN)的外周血干细胞移植,慢性 GVHD 的发生非常罕见且轻微,3 年慢性 GVHD 累积发生率为 7%,其中中度慢性 GVHD 发生率仅为 1%,没有重度慢性 GVHD 的发生,证实在异基因移植中,可以通过去除 TN 的外周血干细胞移植,来降低慢性 GVHD 的发生。

1. 一线治疗　单独局部治疗可改善部分慢性 GVHD 的症状,当症状严重或受累部位较多时,应该给予系统性免疫抑制治疗。系统性免疫治疗也可用于症状虽轻微但有高危因素[血小板数 $<100 \times 10^9$/L、急进性起病或糖皮质激素初始剂量 >0.5mg/(kg·d)]的全身性慢性 GVHD 患者。如无禁忌证,一般初始治疗激素剂量为 1mg/(kg·d),疗效评估至少需要 1 个月。激素联合或不联合钙调磷酸酶抑制剂(CNI)也是慢性 GVHD 初始治疗的标准方案,CsA 3～5mg/(kg·d)或 FK506 0.1～0.3mg/(kg·d)分两次口服,0.01～0.05mg/(kg·d)持续静脉滴注,维持血药浓度在 5～15ng/mL,一线治疗的有效率约 50%。如果一线治疗有效,激素应逐渐减量,但是对于激素减量无统一标准方案,目前推荐缓慢减量,足疗程。有研究将 CsA 联合泼尼松与单用泼尼松一线初始治疗慢性 GVHD 进行比较,发现两种治疗方案的无病生存、复发率、开始二次全身免疫抑制治疗、终止免疫抑制治疗的患者均无差异,但是 CsA 联合泼尼松组的激素性股骨头坏死发生率较泼尼松组明显下降,提示激素联合其他药物一线治疗具有更低的不良反应发生率。

沙利度胺在一些临床试验中也被用来作为慢性 GVHD 初始治疗的选择之一,它在治疗有效率、生存率上与激素对比无差异,但是在未接受沙利度胺治疗组中观察到更频繁的感染。

有临床试验将西罗莫司加入慢性 GVHD 的一线治疗中,对比西罗莫司+激素、西罗莫司+CNI+激素的治疗疗效,发现在治疗 2 个月、6 个月时含 CNI 组患者的肌酐受损频率更高,生活质量评分更低,提示西罗莫司+激素组具有更好的耐受性,是一种可接受的替代选择。

硼替佐米+激素一线治疗慢性 GVHD,在治疗第 15 周时,总反应率(overall response rate,ORR)为 80%,其中以皮肤、肝脏、胃肠道为靶器官的慢性 GVHD 疗效最好,泼尼松中位剂量可以从 50mg/d 降至 20mg/d。该方案毒副作用少,仅 1 例出现 3 级周围神经病变,但停药后慢性 GVHD 易复发。

芦可替尼是一类 JAK1/2 抑制剂,联合激素在儿童/青少年慢性 GVHD 的一线治疗中,治疗中位为 48 天达到完全缓解(complete response,CR)的患者占 10%,60% 患者达到部分缓解(partial response,PR),总反应率为 70%,起效快,治疗过程中 CMV、EB、BK 病毒激活率各占 5%,没有侵袭性真菌感染出现,耐受性良好。

激素长期使用毒副作用大,所以目前有学者提出无激素的初始治疗方案。以利妥昔单抗 375mg/(m²·周)为基础的无激素方案也被应用于慢性 GVHD 的初始治疗,该研究发现 88% 的患者对治疗有反应,完全缓解患者占 95%,77% 的患者可以停止免疫抑制剂治疗,2 年总生存率为 82%。将利妥昔单抗加入 CNI+激素的一线治疗方案中,1 年的总反应率为 83%,治疗 3 个月后的激素剂量减少 30% 以上占 83%,12 个月后停止激素治疗的占 74%,对利妥昔单抗无反应患者的死亡率更高。

激素联合其他药物一线治疗慢性 GVHD 显示不同程度的临床获益,添加另一种药物以减少激素剂量,减轻激素长期使用的毒副作用,是一种有临床应用价值的新措施,可以提高生活质量,减少治疗相关死亡率,但仍需大样本的随机对照临床研究进一步确定。

2. 二线治疗　慢性 GVHD 激素治疗无效(即标准的以激素为基础的免疫抑制治疗方案进行至少 2 个月后患者症状无改善或者治疗 1 个月后出现疾病进展)时应给予二线方案治疗。目前尚无标准的二线治疗方案,新的二线药物包括西罗莫司、芦可替尼、伊马替尼、伊布替尼、间充质细胞、单抗、体外光分离置换疗法(ECP)等。

（1）西罗莫司:雷帕霉素靶蛋白(mTOR)抑制剂,可阻断 IL-2 等受体后信号使细胞周期阻滞于 G1 期而发挥免疫抑制作用。有研究证实西罗莫司联合环孢素或他克莫司治疗糖皮质激素耐药/依赖性广泛型慢性 GVHD,治疗 6 个月和 12 个月时的总反应率分别为 55.6% 和 59.3%,对口腔、皮肤、肝脏的疗效较好,不良反应包括高脂血症、血糖升高、腹胀/腹泻、口腔溃疡、药物性肝损害、感染等,无 CMV、EB 病毒的新激活,该方案具有较好的安全性和有效性,适合慢性 GVHD 的长期治疗。

(2) 芦可替尼:JAK1/2 信号通路可介导炎症反应和组织损伤,该信号通路的抑制可使效应 T 细胞的增殖和促炎细胞因子的产生减少。芦可替尼是一种选择性 JAK1/JAK2 抑制剂。著名的 REACH3 实验,是在 329 例激素耐药的 cGVHD 患者中进行的Ⅲ期、前瞻、对照临床研究,该研究显示芦可替尼治疗组总有效率为 49.7%,对照组为 25.6%($P<0.001$),起效时间较短,芦可替尼组的无失败生存期更长。常见的 3 级以上不良反应为血小板减少和贫血,该研究的巨细胞病毒感染以及再激活发生率相似。另一项来自中国人群的数据显示,芦可替尼以 5~10mg/d 的剂量在激素难治性慢性 GVHD 患者中的总体反应率为78.1%,血细胞减少、巨细胞病毒再激活和感染是常见的不良反应。

(3) 伊马替尼:属于酪氨酸激酶抑制剂,可通过阻断 FDGFR 和 TGF-β 信号通路发挥抗纤维化的作用来治疗慢性 GVHD。治疗总缓解率在 36%~79%,肝脏、肺、皮肤为靶器官的 cGVHD 疗效更好,常见不良反应包括血细胞减少、水肿等。

(4) 伊布替尼:是首个上市的布鲁顿酪氨酸激酶(BTK)抑制剂,可以阻止 B、T 细胞的增殖、活化,FDA 已批准其作为慢性 GVHD 的一线治疗或多线治疗的选择。一项Ⅱ期、多中心临床试验纳入了 42 例既往治疗失败的慢性 GVHD 患者,伊布替尼 420mg/d 治疗,总有效率为 67%,71% 的治疗有效者持续反应时间≥20 周,常见不良反应主要为疲劳、腹泻、肌肉痉挛、恶心和瘀伤。

(5) 间充质细胞(mesenchymal stromal cell,MSC):是一种多能干细胞,具有独特的免疫调节特性。新桥医院血液病医学中心开展的一项多中心、双盲、随机对照临床试验证实,在接受单倍体异基因移植患者中,移植后输注脐带来源 MSC 显著降低了慢性 GVHD 的发生率,MSC 组的 2 年慢性 GVHD 发生率为27.4%,非 MSC 组的慢性 GVHD 发生率为 49.0%($P=0.021$),MSC 输注后,可以观察到 B 淋巴细胞、调节性 T 细胞以及 Th1/Th2 比率升高,NK 细胞数量减少。多个研究证实 MSC 的输注可治疗激素难治的慢性GVHD,缓解率达 57.1%~73.7%。在比较不同组织来源的间充质细胞控制 GVHD 中机制研究中发现,人脐带来源的间充质细胞可以通过 CXCL1-CXCR2 轴募集 MDSCs 到受损靶器官,从而更有效地降低 GVHD的靶器官损害。

(6) 单抗

1) 英夫利昔单抗:肿瘤坏死因子(tumor necrosis factor,TNF)是 GVHD 的效应分子,英夫利昔单抗是一种特异性阻断 TNF-α 的人鼠嵌合型单克隆抗体,Sleight 等用英夫利昔单抗 10mg/kg 每周 1 次治疗 24 例对激素耐药的慢性 GVHD 患者,结果 12 例完全缓解,其中皮肤和胃肠道病变缓解率高,但会增加严重感染的风险。

2) 抗 CD137 单抗:CD137 是肿瘤坏死因子受体超家族的一种,是 CD8+T 细胞的一种强效的协同刺激分子,有研究证实单次注射抗 CD137 单抗通过激活诱导死亡(activation-induced cell death,AICD)降低自身反应性的 CD4+T 细胞,还可以增加 CD8+T 细胞分泌 γ 干扰素降低自身反应性的 B 细胞,明显改善皮肤GVHD 的症状。

3) 抗 CD20 单克隆抗体:利妥昔单抗(美罗华)是一种抗 CD20 的嵌合单克隆抗体,有学者使用利妥昔单抗治疗 6 例血小板减少的慢性 GVHD 患者,其中 5 例获得明显改善。

4) 抗 CD52 单克隆抗体:阿仑单抗是一种针对 CD52 的单克隆抗体。对于激素抵抗慢性 GVHD 的反应率达 70%,30% 患者可达到完全缓解。

5) 托珠单抗:托珠单抗是 IL-6 受体单克隆抗体,每 4 周 1 次 8mg/kg 治疗重度慢性 GVHD,结果显示可获得 70% 的部分缓解率。

(7) 体外光分离置换疗法(extracorporealphotopheresis,ECP):自从 1994 年 Owisanowski 等报道了第 1例 ECP 成功治疗慢性 GVHD 的案例以后,一系列关于 ECP 治疗慢性 GVHD 的研究相继被报道,提示这种方法在治疗多系统累及,包括硬皮病等表现的慢性 GVHD 患者中是可行的,耐受性较好。在最近的一项回顾性病例研究中,Couriel 等用 ECP 治疗 71 例激素耐药的慢性 GVHD 患者,有效率达 61%,其中 14 例获得完全缓解,尤其是皮肤、肝脏、口腔黏膜及眼部病变改善明显,目前国内暂未使用。

(8) 小剂量白介素-2(IL-2):Treg 细胞与免疫耐受相关,可以使 Th1 和 Th17 分泌 IFN-γ 和 IL-17 等促炎细胞因子,导致自身免疫介导的病理损伤,促进 GVHD 的发生,其中 IL-2 是促进 Treg 细胞扩增的重要细胞因子。35 例激素难治性慢性 GVHD 患者接受了 IL-2 的治疗,61% 的患者达到了多个慢性 GVHD 部位的临床缓解,并且 Treg 和 NK 细胞计数增高。另有研究发现,在儿童患者中使用递增剂量的 IL-2 治疗,儿童耐受良好并且达到了 82% 的部分缓解率,首次在儿童中显示出了 IL-2 的安全性和有效性,但是关于 IL-2 的临床试验仍较为有限,未来仍需进一步研究。

(9) 蛋白酶体抑制剂:作用机制为抑制核因子-κB(nuclear factor-κB,NF-κB)途径。在 cGVHD 小鼠模型中发现,硼替佐米通过减少生发中心 B 细胞数量和降低 BAFF 基因表达水平而改善慢性 GVHD 皮肤病变。采用硼替佐米联合泼尼松治疗慢性 GVHD,以 1.3mg/m^2 在第 1、8、15、22 天使用,持续 3 个周期,总反应率达到 80%。伊沙佐米是一种口服的二代蛋白酶体抑制剂,在一项针对于难治性慢性 GVHD 患者的 Ⅱ 期多中心试验中显示,第 1、8、15、28 天给予伊沙佐米 4mg 口服,治疗 6 个月时的治疗失败率显著低于先前二线治疗的失败率,6 个月时的总反应率为 40%,耐受良好,常见不良反应为血小板减少、白细胞减少、胃肠道不适及疲倦等。

慢性 GVHD 的治疗应避免频繁更换药物,动态进行慢性 GVHD 的评分,进行慢病管理,依据靶器官、免疫分型等进行精准的治疗,再配合慢性 GVHD 的综合治疗,提高治疗疗效及生活质量,降低移植相关死亡率。

(陈婷　张曦)

参考文献

[1] FERRARA JLM,DEEG HJ. Graft-versus-host disease[J]. New Engl J Med,1991,324:667-674.

[2] MARTIN PJ,SCHOCH G,FISHOR L,et al. A retrospective analysis of therapy for acute graft-versus-host disease:initial treatment[J]. Blood,1990,76(8):1464-1467.

[3] TANAKA J,IMAMURA M,KASAL M,et al. The important balance between cytokines derived from type 1 and type 2 helper T cells in the control of graft-versus-host disease[J]. Bone Marrow Transplant,1997,19(6):571-576.

[4] DICKINSTN AM,SVILAND L,DUNN J,et al. Demonstration of direct involvement of cytokines in graft-versus-host reactions using an in vitro human skin explant model[J]. Bone Marrow Transplant,1991,7(3):209-216.

[5] HERVE P,FLESCH M,TIBERGHIEN P,et al. Phase Ⅰ-Ⅱ trial of a monoclonal anti-tumor necrosis factor alpha antibody for the treatment of refractory severe acute graft-versus-host disease[J]. Blood,1992,79(12):3362-3368.

[6] FERRARA JL,GUILLEN FJ,VAN DIJKEN PJ,et al. Evidence that large granular lymphocytes of donor origin mediate acute graft-versus-host disease[J]. Transplantation,1989,47(1):50-54.

[7] NEALE ML,FIERA RA,MATTHEW SN. Involvement of phospholipase A2 activation in tumour cell killing by tumour necrosis factor[J]. Immunology,1988,64(1):81-84.

[8] YAMANCHI N,KURIYAMA H,WATANABE N,et al. Intracellular hydroxyl radical production induced by recombinant human tumor necrosis factor and its implication in the killing of tumor cells in vitro[J]. Cancer Res,1989,49(1):1671-1675.

[9] Roberson MJ,Sciffer RJ,Wolf SF,et al. Response of human natural killer(NK)cells to NK cell stimulatory factor(NKSF):cytolytic activity and proliferation of NK cells are differentially regulated by NKSF[J]. J Exp Med,1992,175(3):779-788.

[10] NASH RA,PEPE MS,STORB R,et al. Acute graft-versus-host disease:analysis of risk factors after allogeneic marrow transplantation and prophylaxis with cyclosporine and methotrexate[J]. Blood,1992,80(7):1835-1845.

[11] GAZIEVJ,ISGRÒA,MARZIALIM,et al. Higher CD3(+)and CD34(+)cell doses in the graft increase the incidence of acute GVHD in children receiving BMT forthalassem[J]. Bone Marrow Transplant,2012,47(1):107-114.

[12] CZERW T,LABOPIN M,SCHMID C,et al. High CD3+ and CD34+ peripheral blood stem cell grafts content is associated with increased risk of graft-versus-host disease without beneficial effect on disease control after reduced-intensity conditioning allogeneic transplantation from matched unrelated donors for acute myeloid leukemia-an analysis from the Acute Leukemia Work-

ing Party of the European Society for Blood and Marrow Transplantation[J]. Oncotarget,2016,7(19):27255-27266.

[13] 中华医学会血液学分会干细胞应用学组.中国异基因造血干细胞移植治疗血液系统疾病专家共识(Ⅲ)——急性移植物抗宿主病(2020年版)[J].中华血液学杂志,2020,41(7):529-536.

[14] PIDALA J,HAMADANI M,DAWSON P,et al. Randomized multicenter trial of sirolimus vs prednisone as initial therapy for standard-risk acute GVHD:the BMT CTN 1501 trial[J]. Blood,2020,135(2):97-107.

[15] LI X,CHEN T,ZHANG X,et al. A panel of 4 biomarkers for the early diagnosis and therapeutic efficacy of aGVHD[J]. JCI Insight,2019,4(16):e130413.

[16] BLEAKLEY M,SEHGAL A,SEROPIAN S,et al. Naive T-Cell Depletion to Prevent Chronic Graft-Versus-Host Disease[J]. J Clin Oncol,2022,40(11):1174-1185.

[17] BRUNSTEIN CG,MILLER JS,MCKENNA DH,et al. Umbilical cord blood-derived T regulatory cells to prevent GVHD:kinetics,toxicity profile,and clinical effect[J]. Blood,2016,127(8):1044-1051.

[18] LV M,ZHAO X,HU Y,et al. Monocytic and promyelocytic myeloid-derived suppressor cells may contribute to G-CSF-induced immune tolerance in haplo-identical allogeneic hematopoietic stem cell transplantation[J]. Am J Hematol,2015,90:E9-E16.

[19] LUO XH,CHANG YJ,XU LP,et al. The impact of graft composition on clinical outcomes inunmanipulated HLA-mismatched/haploidentical hematopoietic SCT[J]. Bone Marrow Transplant,2009,43:29-36.

[20] ZHAO XY,CHANG YJ,XU LP,et al. Association of natural killer cells in allografts with transplant outcomes in patients receiving G-CSF-mobilized PBSC grafts and G-CSF-primed BM grafts from HLA-haploidentical donors[J]. Bone Marrow Transplant,2009,44(11):721-728.

推荐阅读

[1] WANG X,HUANG R,ZHANG X,et al. Current status and prospects of hematopoietic stem cell transplantation in China[J]. Chin Med J(Engl),2022,135(12):1394-1403.

[2] ZHANG XH,CHEN J,HAN MZ,et al. The consensus from The Chinese Society of Hematology on indications,conditioning regimens and donor selection for allogeneic hematopoietic stem cell transplantation:2021 update[J]. J Hematol Oncol,2021,14:145.

[3] FENG Y,CHEN X,CASSADY K,et al. The Role of mTOR Inhibitors in Hematologic Disease:From Bench to Bedside[J]. Front Oncol,2021,10:611690.

[4] LAPLANTE M,SABATINI DM. mTOR signaling in growth control and disease[J]. Cell,2012,149(2):274-293.

第三节　移植相关肺部并发症

随着造血干细胞移植在恶性血液病、遗传代谢病、自身免疫性疾病中的广泛应用,仍存在一定的死亡率,主要死因是移植后易并发全身多脏器的病变,尤其肺部并发症常见,约30%~60%,可分为感染性与非感染性两类。

一、感染性肺部疾病

由于移植患者需使用免疫抑制剂预防GVHD的发生,使机体免疫功能低下,继发各种病原菌感染。除了常见的细菌感染外,常并发一些特殊病原体的感染。

（一）侵袭性肺真菌病

真菌感染是HSCT术后的常见并发症,主要致病菌有念珠菌和曲霉菌。移植后发生侵袭性肺真菌病死亡率高,真菌败血症死亡率可高达46.8%,是移植后感染的主要死因。由于粒细胞减少、免疫抑制剂的使用、广谱抗生素的应用、留置导管等使真菌感染的机会大大增加,尤其以肺部真菌感染最多见。侵袭性肺真菌病的症状不典型,常见症状有发热、咳嗽、咳痰、头痛、乏力和体重减轻等,可依靠深部痰培养,纤维支气管镜支气管肺泡灌洗(BAL),采集下呼吸道分泌物培养而作出诊断。最近有人提倡CT引导下细针肺穿刺诊治肺真菌病,另外也可通过简便、快速的检测方法,包括聚合酶链反应(PCR)、真菌的荧光染色等诊断,但由于条件所限,不能广泛应用于临床。由于肺部真菌感染诊断困难,死亡率高,所以预防性治疗及临床经验性治疗十分重要,移植前可口服伊曲康唑、泊沙康唑预防。应用集落刺激因子能缩短粒细胞缺乏时间,对真菌的预防有益。积极防治 GVHD,也对真菌感染的预防起了重要的作用。对持续发热 3 天以上、应用强效广谱抗生素效果不佳时,可加用经验性抗真菌治疗。若不能退热而又高度怀疑真菌感染可换用两性霉素 B,但不良反应相对较多。Candoni 等提出应用卡泊芬净也能明显改善 HSCT 术后侵袭性真菌病的预后。

（二）巨细胞病毒间质性肺炎（CMV-IP）

CMV 感染是 HSCT 术后严重的并发症和死亡的主要原因之一,其中 CMV 肺炎最常见,死亡率甚至可高达 90%。急性 GVHD 会增加发生 CMV 感染的危险性,也有研究认为 CMV 感染的高危因素是:移植过程中更强的免疫抑制,越高的 T 细胞耗竭程度,无关供者或 HLA 不相合供者,也是高风险因素之一,有研究发现脐带血移植（umbilical cord blood transplantation,UCBT）后 CMV 再激活和 CMV 病的发病率也显著增高。CMV-IP 临床表现为发热、干咳、呼吸困难等,影像学最常见的是双侧间质浸润性病变、毛玻璃样改变、网状改变和结节状改变。肺功能可表现为限制性通气功能障碍、弥散功能降低,动脉血气氧分压通常下降。由于 CMV-IP 临床表现无特异性,诊断主要依据实验室检查。国内多采用 CMV IgM、CMV DNA 定量检测。

目前建议异基因移植患者应用更昔洛韦预防 CMV 感染,但其具有骨髓抑制的副作用,推荐白细胞<$0.5×10^9$/L 或血小板<$20×10^9$/L 谨慎使用。中国专家推荐膦甲酸钠作为 CMV 血症治疗的一线药物,适用于血细胞减少的患者,在临床使用过程中应监测肾功能、电解质变化情况。有研究提示,膦甲酸钠联合更昔洛韦治疗并不增加抗 CMV 治疗的疗效,反而会增加不良反应发生,故不推荐联合用药。EBMT 传染病工作组公布了使用西多福韦治疗 CMV 感染的研究结果,82 例 CMV 感染患者,每周服用西多福韦 5mg/kg,该结果显示治疗应答率为 50%。CMV-CTL 对 CMV 感染具有良好的疗效,治疗有效率为 73.9%,可作为新的挽救性治疗。

（三）非结核分枝杆菌（NTM）感染

NTM 广泛存在于自然界,其感染及发病与全身及局部抵抗力低下关系密切,多侵犯肺部。在免疫缺陷的患者中,NTM 的感染明显增加。由于 NTM 的培养较为复杂,症状不典型,使其诊断较为困难。NTM 与结核杆菌的鉴别诊断以及菌种鉴定是诊断 NTM 感染的关键。20 世纪 90 年代以来在应用 PCR 技术对分枝杆菌感染进行快速诊断方面的研究较多。利用 BACTEC 检测仪结合 NAP 试验的方法,可抑制结核分枝杆菌复合型生长,而不抑制 NTM,其结果可鉴别结核分枝杆菌和 NTM,较传统的方法省时,是一种可靠的检测手段,同时行 NTM 药敏试验,对治疗也有一定的指导意义,但目前尚无统一的标准。近年来出现的一些抗结核新药,如利福布汀、左旋氧氟沙星、司帕沙星、克拉霉素、阿奇红霉素,另外亚胺培南-西司他丁钠对 NTM 感染均有一定的疗效。特别指出新型大环内酯类药物对 NTM 的敏感度达 80%~100%。中华医学会结核病学分会主张 4 种以上药物联合治疗,在抗酸杆菌阴转后继续治疗 18~24 个月,至少 12 个月。

（四）卡氏肺孢子虫肺炎（PCP）

PCP 是一种 HSCT 术后主要的机会感染性疾病之一,虽然甲氧苄胺嘧啶/磺胺甲噁唑联合用药（TMP/SMX）的应用能预防大多数 PCP 的发生,但仍有 1%~2% 的发病率,通常发生在移植 2 个月后,具有很高的死亡率。PCP 通常有干咳、呼吸困难和低热等症状,体征不明显。影像学典型表现为由肺门向外扩展的弥漫性双侧肺泡和间质性改变。从肺组织或呼吸道分泌物中找到卡氏肺孢子虫（PC）可确诊。可通过经支气管肺活检（TBLB）、BAL、支气管测检（BB）等途径获取标本。另外可利用 PCR 技术检测痰液、血清中的 PC 的 DNA 以确诊。指南上推荐 TMP/SMX 是成人、儿童预防 PCP 的首选用药,应在整个移植过程中使用,有研究证实,儿童可以从每周 1 次的方案中获得同等的临床获益。当 TMP/SMX 耐受性差或禁忌时,可选用氨苯砜+乙胺嘧啶、阿托伐醌等。

二、非感染性肺部并发症

（一）特发性肺炎综合征（idiopathic pneumonia syndrome,IPS）

IPS 是指移植后没有明确的感染或非感染因素所致的弥漫性肺损伤。在异基因移植成人患者中,发生率为3.7%,中位起病时间为移植后43天,2014年数据显示儿童患者中IPS发生率为6.7%,约5%发生在自体移植患者中,但病死率可高达70%~80%。

主要病理学特点为间质性肺炎和弥漫性肺泡损害共存。支气管肺泡灌洗液病原学检查是排除感染的重要诊断手段,诊断标准为移植后非感染性、非心源性、非肾性肺损伤,并伴有相关的肺浸润和肺泡损伤所致的低氧血症。①弥漫性肺泡损害的证据:胸片或CT可见多肺叶的浸润影;肺炎的症状和体征;呼吸生理异常的证据和肺泡动脉血氧分压差增加;肺功能检查提示新出现的或加重的限制性通气功能障碍。此外,辅助检查中比较受重视的还有高分辨CT、BAL。②排除活动期下呼吸道的感染:支气管肺泡灌洗液细菌病原体检查阴性和/或应用广谱抗生素后病情无改善。支气管肺泡灌洗液非细菌病原体检查阴性:常规细菌、病毒、真菌培养阴性;巨细胞病毒、真菌和卡氏细胞学检查阴性;呼吸道合胞病毒、副流感病毒等其他检测阴性。患者条件许可,经支气管肺活检结果阴性。获得首次病原学检查阴性结果后2~14d内复查仍为阴性,复查的手段包括支气管肺泡灌洗和肺活检。

有研究表明,肿瘤坏死生长因子、ST2和IL-6的表达水平升高与IPS有关。IPS发生的危险因素有:强度过大的预处理、高龄和严重急性GVHD。接受非清髓性预处理的患者IPS发生率明显低于应用传统大剂量放、化疗的患者,提示IPS可能是放、化疗损伤所致。

临床症状表现为呼吸困难、干咳、低氧血症,胸部影像学为累及多肺叶弥漫的浸润影。但实际上临床表现多样,可以无症状亦可出现急性呼吸窘迫综合征的表现。中位发病时间为移植后的6~7周,但移植后2~3周内有高发趋势,然后发生率降低但可持续出现直到移植80天后。病程进展快,2/3以上的患者数天内可发展为呼吸衰竭,病死率高达74%。

IPS在治疗上基本与GVHD相同,多数研究采取了免疫抑制治疗,主要用泼尼松剂量从20mg/(kg·d)的超大剂量到0.75~1.5mg/(kg·d)的中等剂量。其他免疫抑制剂,如环孢素、6-巯基嘌呤也有效。激素治疗后症状虽有明显改善但生活质量下降。有学者提出干扰素-α具有较好的治疗作用,仍需进一步探讨。

（二）弥漫性肺泡出血(diffuse alveolar hemorrhage,DAH)

DAH是移植后的严重并发症,重要特征是非感染性原因所致进展性血性的支气管肺泡灌洗液。

DAH的诊断标准如下:多个肺叶浸润影、肺炎的症状和体征和呼吸生理异常包括肺泡动脉血氧分压差增加和限制性通气功能障碍;排除感染;支气管肺泡灌洗结果显示,来自3个不同的支气管亚段有逐渐加重的血性液体,或是20%以上灌洗液的细胞为含铁血黄素的巨噬细胞,或者肺组织活检至少30%的肺泡表面可见到血液成分存在。需要至少3个肺段的支气管肺泡灌洗液为血性液体是诊断的关键,但有研究发现,从尸检的结果来看,诊断的符合率仅在50%左右。灌洗液中20%以上为含铁血黄素巨噬细胞可作为另一条诊断标准,但通常需要2~3d的时间上述表现才会出现,没有找到含铁血黄素巨噬细胞也不能排除新鲜出血的发生。自体造血干细胞移植后DAH的发生率为7%~20%,症状通常出现在移植后的2~3周,也有迟发出现的病例,大约占到42%。自体造血干细胞移植和异基因移植DAH的发生率基本相同。

DAH的发病原因并不清楚,年龄>40岁、放射线损伤、实体恶性肿瘤、药物中毒、感染、高热、严重的黏膜炎和肾功能不全、血小板减少症以及中性粒细胞在肺脏中的聚集、微血管病均有可能是DAH发病的高危因素。DAH的病理生理机制尚不清楚。

临床表现为突发的进展的呼吸困难、干咳、发热、低氧血症、咯血。胸片没有特异性,胸部高分辨CT扫描呈肺泡充填影像伴支气管气相,病变呈两侧、弥漫、不对称或局灶性分布,与其他原因导致的肺泡出血无法鉴别。大部分患者早期可见中下肺轻度的间质浸润影,与肺水肿或机会感染不易鉴别。典型的DAH为暴发性的病程,胸部影像学很快进展为弥漫的严重的肺泡实变影。DAH早期诊断和治疗可改善疾病的预后,自体造血干细胞移植患者移植后30天内出现的DAH预后较好,病死率约为30%,而迟发的或异基因移植后的DAH病死率高达70%。大部分患者需要入住ICU行机械辅助通气治疗。大剂量激素(500~1000mg/d的甲泼尼龙)冲击3~4d,然后逐渐减量可改善其生存。但也有学者认为激素、血小板输注和机械通气的疗效有限,应用重组因子可取得较佳的治疗效果。常见的死因为多器官功能衰竭和脓毒血症。

（三）闭塞性细支气管炎综合征（bronchiolitis obliterans syndrome，BOS）

BOS 是一种重要的 HSCT 肺部并发症，移植后发生率约 3% ~ 6.5%，最常发生在移植后 12 个月左右，是移植后晚期死亡的主要原因，严重限制患者的日常活动及呼吸功能，严重影响生活质量。BOS 是一种以慢性不可逆的小气道气流阻塞为主要表现的临床综合征，是由各种原因引起的小气道组织损伤、支气管上皮炎症，从而导致支气管结构改变及纤维增生，最终形成细支气管管腔狭窄甚至闭塞的病理改变。

Chien 等观察 HSCT 患者 12 年的气流阻塞的变化，发现 HSCT 的 FEV_1 每年下降约 5%，同时随气流阻塞的增加，其死亡率也明显增加，认为气流阻塞的发生与患者慢性 GVHD 以及移植后 100 天内发生上呼吸道病毒感染密切相关，其预后较差，可用类固醇皮质激素和免疫抑制剂进行治疗，但疗效欠佳。其中未积极正规诊疗以及难治性 BOS 患者移植后 5 年总生存仅为 10% ~ 13%。

目前认为 BOS 发生的危险因素包括：进展型 cGVHD，也可能与新发或静止型 cGVHD 相关，在 CMV 感染、高龄患者、供者年龄较大、移植前本身存在气流受限、移植后出现早期呼吸道病毒感染、发生 aGVHD、进行全身放疗、使用甲氨蝶呤预防 GVHD、外周血干细胞作为移植物来源等相关。

BOS 临床表现为上呼吸道感染症状，持续性咳嗽伴进行性呼吸困难及呼气时喘鸣。肺功能检查是目前公认最重要的检查手段，主要包括呼吸量测定、肺容量测定、弥散功能测定。BOS 一般表现为阻塞性通气功能障碍，表现为第 1 秒用力呼气量（forced expiratory volume in first second，FEV_1），FEV_1 与用力肺活量（forced vital capacity，FVC）的比值（$FEV_1/FVC\%$）显著下降。一般 $FEV_1<80\%$ 预计值，$FEV_1/FVC<70\%$ 可早期诊断 BOS，目前推荐对怀疑 BOS 的患者进行肺功能检测进行辅助诊断。高分辨 CT 包括直接征象和间接征象，直接征象包括外周细支气管壁增厚和小叶中心性支气管结节影（细支气管扩张伴分泌物滞留）、磨玻璃影。间接征象包括"空气潴留征"（肺实质异常低密度衰减区，且肺体积不缩小）、"马赛克衰减征"（不同区域的肺灌注差异导致的衰减差异）、中央型气道扩张、过度通气等。这些改变主要在双下肺和胸膜下，其中，空气滞留和气道扩张程度可能与肺功能的受损程度相关。胸片上可有充气过度表现或者无明显改变。肺组织学活检为 BOS 诊断的金标准，但是临床开展较困难，病理上可表现为淋巴细胞性细支气管炎或缩窄性细支气管炎。新的辅助诊断方法也包括生物标志物的变化，比如基质金属蛋白酶 9（MMP-9）等，需进一步扩大病例数进行研究。BOS 的最终确诊可依据临床表现、肺功能检查、胸片等排除感染后诊断。

BOS 根据 FEV_1 占预计值的比例分为轻度、中度、重度，其中轻度为 60% ~ 80%，中度为 40% ~ 59%，重度为≤39%。

BOS 的治疗包括糖皮质激素、FAM 方案、酪氨酸激酶抑制剂（TKI）、间充质细胞输注、抗肺纤维化药物，肺移植等。

糖皮质激素：激素联合或不联合 CNI 在治疗 BOS 方面反应率均较低，对于儿童 BOS 患者，大剂量激素冲击治疗可能会改善其症状及肺功能，但在成人患者中疗效欠佳。

间充质细胞输注：有研究证实间充质细胞输注联合布地奈德、福莫特罗和阿奇霉素可显著改善 BOS 患者的肺功能。

FAM 联合激素方案：包括口服或静脉甲泼尼龙 1mg/（kg·d）共 2 周，激素满 2 周后逐渐减量；丙酸氟替卡松吸入气雾剂，440μg/次，2 次/d；阿奇霉素，250mg 口服，每周 3 次；孟鲁司特，10mg/次，每晚 1 次。该方案治疗 3 个月后可改善 36% 新诊断 BOS 患者肺功能，总体反应率达 94%。由于 BOS 的低反应率，有中心尝试将 FAM+激素方案联合间充质细胞+伊马替尼进行综合治疗：FAM 方案期间可进行间充质细胞输注，并同时给予伊马替尼 0.1g/d。

BOS 的治疗选择十分有限，最新的研究认为抗肺纤维药物吡非尼酮是一种有潜力的治疗方式。在一项单臂的临床研究中显示，吡非尼酮治疗过程中 $FEV_1\%$ 每年可增高 7 个百分点，治疗过程中肺功能的逐渐稳定，提示吡非尼酮在 BOS 的具有一定的治疗疗效。

另外选择性 Rho 关联卷曲螺旋蛋白激酶 2（ROCK2）抑制剂治疗 cGVHD 患者的 BOS 可获得 20% ~ 30% 的缓解率，可作为 BOS 挽救治疗的新选择。对于严重 BOS，药物治疗无效的患者，可考虑进行肺移植。肺移植后的生存率可提高至 37% ~ 100%。

（四）植入综合征（engraftment syndrome,ES）

ES 是 HSCT 后中性粒细胞恢复早期,部分患者出现发热、皮疹、非心源性肺水肿、多器官功能衰竭（MODS）等临床症状的统称。目前确切的发病机制尚未明,Takatsuka 等认为预处理放化疗后的刺激因素,如高浓度的 CsA、FK506 或 CMV 感染等,触发大量中性粒细胞局部迁移浸润血管,中性粒细胞脱颗粒、氧化代谢过程等使血管通透性增加,导致了 ES 的发生。

主要诊断标准为:①体温≥38.3℃无确定的感染源;②非药物所致的红斑性皮疹,累及全身皮肤 25%以上;③表现为弥漫性肺浸润的非心源性肺水肿及缺氧症状。

次要诊断标准为:①肝功能异常、总胆红素≥34μmol/L 或转氨酶水平≥基础值 2 倍以上;②肾功能不全、肌酐≥基础值 2 倍以上;③体重增加≥基础体重的 2.5%;④不能用其他原因解释的一过性脑病。确诊 ES 需要 3 条主要诊断标准或 2 条主要标准加 1 条或 1 条以上次要标准。

短暂的低热、一般性皮疹等轻微的 ES 不需要治疗,停止使用细胞因子后会自行消失。对于临床症状较重,尤其对于包括累及肺部的各类 ES 患者,激素具有很好的疗效,对于并发呼吸衰竭患者,需行气管插管机械通气。

（五）肺泡蛋白沉积症（pulmonary alveolar proteinosis,PAP）

PAP 是 HSCT 后罕见的并发症,与化疗药物改变肺泡细胞的功能、产生抗 GM-CSF 自身抗体、*GATA2* 突变可能有关。有研究发现 PAP 的发生与使用雷帕霉素、芦可替尼相关。临床以活动后气短为主要症状,胸部 CT 常表现为边缘模糊的结节状影或大片实变影。

由于 PAP 的临床表现和影像学缺乏特异性,所以 HSCT 后的 PAP 诊断具有挑战性,肺活检被认为是确诊的金标准,但由于移植后患者免疫力极度低下,微创手术行病理活检为首选。由于显示 PAS 染色的细胞外沉积物是 PAP 的标记,因此在移植后患者支气管肺泡灌洗时行 PAS 染色可能可以避免肺活检的需要。确诊仍然依赖于 BAL、PAS 染色或经支气管肺活检。

全肺灌洗是主要的治疗方法。类固醇激素在治疗 PAP 中不确定,但一旦导致 PAP 发生的因素得到控制,比如停用可疑药物,PAP 被认为是可逆转的。

（六）肺血栓栓塞症（pulmonary thromboembolism,PTE）

HSCT 术后出现肺血栓栓塞症较为少见,可能与急性或慢性 GVHD 有关。有研究报道 13 例患者接受骨髓移植后发生 PTE,其中 11 例患者正进行抗急性 GVHD 治疗,1 例抗慢性 GVHD 治疗。所有患者在移植后 8~343d 出现发热,肺部 CT 提示肺内多发结节。经肺活检肺内结节均表现为血栓形成与梗死,无明显感染的依据,常伴发明显的肺动脉高压。经验性应用激素治疗、两性霉素及溶栓治疗后,其中 9 例存活。

（七）肿瘤

HSCT 术后可继发肿瘤,肺部可以是原发或继发的肿瘤发生部位。预处理时接受高剂量照射（单次≥10Gy 或分次总剂量≥13Gy）,特别是局部照射,可明显增加实体瘤发生的危险性。慢性 GVHD 及男性患者与鳞状细胞癌高度相关。此外,供者年龄、应用环孢素或硫唑嘌呤治疗慢性 GVHD 和所用药物的数量等可明显增加 HSCT 后实体瘤发生的危险性。Favre-Schmuziger 认为对接受移植患者进行连续的临床跟踪,从而达到早期诊断和治疗继发性实体瘤,并且采用与原发性肿瘤相同的治疗强度和方案可取得相对较好的疗效。

（八）弥漫性肺钙化

Guermazi 等报道 2 例急性肾衰竭患儿和 1 例白血病患儿接受 HSCT 后,并发弥漫性肺钙化。其中 2 例借助 HRCT 诊断,另外 1 例依靠 HRCT 结合骨扫描诊断。其中钙化为双肺弥漫性非对称性分布。其具体机制不明,可能与 HSCT 后钙代谢障碍有关。

（九）哮喘

哮喘在 HSCT 后作为并发症很少发生。病理学机制不甚明确,可能与移植前后供体与受体之间的骨髓成分转移有关。在骨髓移植后一年内过敏性抗体 IgE 可以由过敏体质的供者转移至非过敏体质的受者,在此过程中成熟 B 细胞和 T 细胞对变应原的记忆犹存。吸入支气管扩张剂和糖皮质激素有效。

（陈婷 张曦）

参考文献

［1］　GONZLAEZ-VICENT M，DIAZ MA，SCVILLA J. Cerebral toxoplasmosis following etanercept treatment for idiophatic pneumonia syndrome after autologous peripheral blood progenitor cell transplantation（PBPCT）［J］. Ann Hematol，2003，82（10）：649-653.

［2］　ATKINSON K，NIVISON-SM ITH J，DODDS A，et al. A comparison of the pattern of interstitial pneumonitis following allogeneic bone marrow transplantation before and after the introduction of prophylactic ganciclovir therapy in 1989［J］. Bone Marrow Transplant，1998，21：691-695.

［3］　AFESSA B，LITZOW MR，TEFFERI A. Bronchiolitis obliterans and other late onset non-infectious pulmonary complications in hematopoietic stem cell transplantation［J］. Bone Marrow Transplant，2001，28（5）：425-434.

［4］　DiNUSILE MJ，STOSSEL TP，LJUNGHUSEN OC，et al. Prognostic implications of declining plasma gelsolin levels after allogeneic stem cell transplantation［J］. Blood，2002，100（3）：4367-4371.

［5］　KHURSHID I，ANDERSON LC. Non-infectious pulmonary complications after bone marrow transplantation［J］. Postgrad Med J，2002，78（919）：257-262.

［6］　JASON WC，PAUL JM，TED AG，et al. Airflow obstruction after myeloablative allogeneic hematopoietic stem cell transplantation［J］. Am J Respir Crit Care Med，2003，168（2）：208-214.

［7］　SHANKAR G，COHEN DA. Idiopathic pneumonia syndrome after bone marrow transplantation：the role of pre-transplant radiation conditioning and local cytokinedysregulation in promoting lung inflammation and fibrosis［J］. Int J Exp Pathol，2001，82（2）：101-113.

［8］　AFESSA B，TEFFERI A，MARK RL，et al. Diffuse alveolar hemorrhage in hematopoietic stem cell transplant recipients［J］. Am J Respir Crit Care Med，2002，166（5）：641-645.

［9］　MAERTENS J，CESARO S，MASCHMEYER G，et al. ECIL guidelines for preventing Pneumocystis jirovecii pneumonia in patients with haematological malignancies and stem cell transplant recipients［J］. J Antimicrob Chemother，2016，71（9）：2397-2404.

［10］　WENGER DS，TRIPLETTE M，CROTHERS K，et al. Incidence，risk factors，and outcomes of idiopathic pneumonia syndrome after allogeneic hematopoietic cell transplantation［J］. Biol Blood Marrow Transplant，2020，26（2）：413-420.

［11］　AGUILAR PR，MICHELSON AP，ISAKOW W. Obliterative Bronchiolitis［J］. Transplantation，2016，100（2）：272-283.

［12］　CORNELL RF，HARI P，DROBYSKI WR. Engraftment Syndrome after Autologous Stem Cell Transplantation：An Update Unifying the Definition and Management Approach［J］. Biol Blood Marrow Transplant，2015，21（12）：2061-2068.

［13］　SALVATOR H，TCHERAKIAN C，MAILLARD N，et al. Pulmonary Alveolar Proteinosis After Allogeneic Hematopoietic Stem-Cell Transplantation in Adults：A French Société Francophone de Greffe de Moelle et Thérapie Cellulaire Survey［J］. Chest，2021，160（5）：1783-1788.

［14］　中国医师协会血液科医师分会，中华医学会血液学分会. 造血干细胞移植后闭塞性细支气管炎综合征诊断与治疗中国专家共识（2022 年版）［J］. 中华血液学杂志. 2022，43（6）：441-447.

推荐阅读

Efthymia Iliana Matthaiou，Husham Sharifi，Christian O'Donnell，et al. The safety and tolerability of pirfenidone for bronchiolitis obliterans syndrome after hematopoietic cell transplant（STOP-BOS）trial［J］. Bone Marrow Transplant，2022，57（8）：1319-1326.

第四节　口腔黏膜炎

　　口腔黏膜炎（oral mucositis，OM）也是移植患者常见的并发症，是指口腔的炎症性及溃疡性反应。在造血重建前，患者容易受到病原菌影响，同时大剂量预处理化疗药物，可直接损伤患者的口腔黏膜上皮细胞，导致口腔黏膜炎的发生。目前口腔黏膜炎的防护仍然是一项艰巨的任务。口腔黏膜炎依据世界卫生组织（WHO）标准，可分为 0~Ⅳ级（表 6-4-4-1）。

表 6-4-4-1　口腔黏膜炎的分级标准

分级	症状	对饮食的影响
0	口腔黏膜正常	正常饮食
I	黏膜上出现红斑,有疼痛感	不影响进食
II	黏膜红斑疼痛明显,疼痛加重,有一个直径>1cm 的溃疡	能进食半流质饮食
III	黏膜红斑疼痛比 II 度加重,有两个直径>1cm 的溃疡	只能进食流质饮食
IV	疼痛剧烈,溃疡融合成片状	不能进食

一、发生原因

口腔黏膜炎发生原因可能是因为患者的口腔黏膜屏障受到破坏、口腔菌群失调、预处理化疗和预防GVHD 药物(其中美法仑、白消安、环磷酰胺、依托泊苷、小剂量甲氨蝶呤等是 OM 发生的高危因素)、患者自身口腔卫生情况等所致。

有研究证实在预防 GVHD 药物中,使用他克莫司+西罗莫司与环孢素+甲氨蝶呤两组患者中,他克莫司+西罗莫司组不会增加 OM 的发生和严重程度,而且 OM 的愈合不会延长。

二、防治措施

（一）正确全面的评估

移植前在口腔科进行全面口腔评估,以及对既往化疗过程中口腔的情况进行再评估。

（二）勤漱口

推荐使用呋喃西林、碳酸氢钠交替漱口,鼓励患者使用鼓漱法,使漱口水与口腔充分接触,从而发挥消炎及预防 OM 的疗效;小剂量甲氨蝶呤使用期间,应用亚叶酸钙漱口水,可有效预防口腔黏膜炎的发生;美法仑使用阶段,有研究发现冰盐水含漱也可有效减少 OM 的发生。

（三）口腔护理

在移植过程中每日 2 次定时进行口腔护理,可防控 OM 的发生。

（四）OM 发生后处理

每日进行口腔情况的检查,密切观察口腔黏膜的颜色、性状,观察溃疡大小、有无血泡、有无白膜等情况。口腔溃疡形成后,可使用口腔溃疡油、多种维生素 B 含漱液、康复新液、贝复剂等促进黏膜修复处理。光生物调节疗法(photobiomodulation therapy,PBMT)在预防和治疗 OM 方面已被证实是有效和安全的。

（陈婷　张曦）

参考文献

[1] MUBARAKI SA. Oral mucositis in children associated with hematopoietic stem cells transplant[J]. Saudi J Oral Sci,2019,6(2):47-53.

[2] SONIS S T,OSTER G,FUCHS H,et al. Oral mucositis and the clinical and economic outcomes of hematopoietic stem-cell transplantation[J]. J Clinical Oncol,2001,19(8):2201-2205.

[3] McGUIRE DB,FULTON JS,PARK J,et al. Systematic review of basic oral care for the management of oral mucositis in cancer patients[J]. Support Care Cancer,2013,21(11):3165-3177.

[4] BEZINELLI LM,CORRÊA L,VOGEL C,et al. Long-term safety ofphotobiomodulation therapy for oral mucositis in hematopoietic cell transplantation patients:a 15-year retrospective study[J]. Support Care Cancer,2021,29(11):6891-6902.

第五节　肝窦阻塞综合征/肝静脉闭塞病

肝窦阻塞综合征(sinusoidal obstruction syndrome,SOS)/肝静脉闭塞病(hepatic veno occlusive disease,VOD)是造血干细胞移植后危及生命的并发症,严重的患者可导致多器官功能障碍,死亡率高达 80% 以上。接受清髓预处理(MAC)方案的患者发病率约为 10%～15%,自体移植和接受低强度预处理的异基因移植患者发病率为 5%。

一、SOS/VOD 的发生机制及临床表现

各种原因导致的肝窦内皮细胞受损,从而形成微血栓,引起肝内淤血、肝功能受损、门静脉高压。目前认为预处理方案中的白消安(BU)、环磷酰胺(CTX)、全身放疗(TBI)等可能直接导致 SOS/VOD 的发生。

临床表现为体重增加、腹腔积液、肝区疼痛、黄疸,严重时出现多器官功能障碍。

二、SOS/VOD 的诊断标准及严重程度分级

SOS/VOD 的危险因素包括移植前存在的肝脏损伤、既往接受高剂量化疗和腹部照射、女性、供受者的 HLA 差异等。常用的是 2016 年 EBMT 提出的诊断标准(表 6-4-5-1)。

表 6-4-5-1　成人 SOS/VOD EBMT 诊断标准

HSCT 后 21 天内的经典 SOS/VOD	HSCT 后 21 天的迟发 SOS/VOD
胆红素≥2mg/dL 和以下两个标准必须存在:	HSCT 21 天后出现经典型 SOS 或病理学证实的 SOS
肝大伴疼痛	或必须满足以下两个或两个以上的标准:
体重增加≥5%	胆红素≥34μmol/L,肝大伴疼痛,体重增加≥5%,腹腔积液
腹腔积液	血流动力学或和超声证据

根据胆红素水平及其变化、肝功能(转氨酶)、体重增加、肾功能以此来评估成人患者的 SOS/VOD 严重程度,分为轻度、中度、重度、极重度,可指导治疗决策(表 6-4-5-2)。

表 6-4-5-2　成人 SOS/VOD 严重程度分级

	轻度	中度	重度	极重度/多功能衰竭
SOS/VOD 首次出现的时间	>7d	5~7d	≤4d	任何时间
胆红素(μmol/L)	34~<51	51~<85	85~<136	≥136
转氨酶	≤2 倍正常值	>2~5 倍正常值	>5~8 倍正常值	>8 倍正常值
体重增加	<5%	5%~<10%	5%~<10%	≥10%
肾功能(血肌酐)	<1.2 倍移植前基线	1.2~<1.5 倍移植前基线	1.5~<2 倍移植前基线	≥2 倍移植前基线或 MOD

三、防治措施

避免 SOS/VOD 的危险因素,优化预处理方案,避免使用肝毒性药物等,移植过程中需要监测体重、腹围、肝功能变化情况。轻度 SOS,可给予对症治疗:包括限制液体和钠摄入,使用利尿剂,血小板输注($>30×10^9$/L,危及生命的出血,需立即停用 DF,DF 半衰期为 2h)。出现重度肾功能不全,可血液透析,经颈静脉肝内门体静脉分流术(TIPS,可控制症状,对生存无益)。

去纤苷(DF)是治疗重度及极重度 SOS/VOD 的有效药物,国内指南推荐使用 6.25mg/(kg·h)(2h 静脉滴注)。有出血风险患者,可根据经验酌情减量。

甲泼尼龙 0.5mg/kg 治疗 48 例异基因移植后 SOS/VOD 患者,治疗 10 天后,63%患者的总血清胆红素下降 50%或更高,58%的患者在移植后 100 天仍存活。另有研究发现在 15 例 SOS/VOD 儿童患者中,采用高剂量泼尼松和去纤苷联合治疗,完全缓解率为 67%,73%的患者在移植后 100 天存活。总体而言,数据较少,主要是回顾性和单中心的。因此,建议不要单独使用激素作为 SOS/VOD 的长期初级治疗,特别是考虑到大剂量激素带来的感染并发症。

(陈婷　张曦)

参考文献

［1］ MOHTY M,MALARD F,ABECASSIS M,et al. Revised diagnosis and severity criteria for sinusoidal obstruction syndrome/veno-occlusive disease in adult patients：a new classification from the European Society for Blood and Marrow Transplantation ［J］. Bone Marrow Transplant,2016,51(7)：906-912.

［2］ 中华医学会血液学分会.造血干细胞移植后肝窦隙阻塞综合征诊断与治疗中国专家共识(2022版)［J］.中华血液学杂志,2022,43(3)：177-183.

推荐阅读

［1］ CARRERAS E,DUFOUR C,MOHTY M,et al. The EBMT Handbook［M］. Cham：Springer,2019.

［2］ 吴德沛.我如何治疗造血干细胞移植后重度肝窦隙阻塞综合征［J］.中华血液学杂志,2016,37(8)：640-642.

第六节　移植相关血栓性微血管病

移植相关血栓性微血管病(TA-TMA)是一类以微血管性溶血性贫血、血小板减少、微血栓形成以及多器官功能障碍为主要临床表现的造血干细胞移植后严重并发症,死亡率高达50%~90%。

一、发病机制

发病机制尚不明确,目前认为与预处理方案、免疫抑制剂、补体、感染、GVHD、炎性细胞因子等引起的血管内皮细胞损伤,最终导致微血栓形成相关。

二、临床表现

TA-TMA微血栓可发生于几乎所有脏器,如肾脏、胃肠道、肺、脑及心脏等,也可引起多发性浆膜炎。肾脏是最常受累的器官,发生率为20%~46%,以高血压、蛋白尿及肌酐升高为临床表现。胃肠道是第二大常累及的脏器,以腹痛、腹泻、呕吐为临床表现。

三、诊断及鉴别诊断

（一）诊断标准

组织病理活检是确诊的金标准,但移植后患者有创操作困难。目前公认的诊断标准是Jodele提出(表6-4-6-1)。

表6-4-6-1　TA-TMA诊断标准

组织活检有微血栓证据或满足以下7项中的5项
1. 乳酸钠脱氢酶超过正常上限
2. 蛋白尿(随机尿蛋白超过正常值上限或随机尿蛋白/肌酐≥2mg/mg)
3. 高血压(年龄<18岁:血压高于同年龄、性别和身高的健康人群血压正常参考值的上限;年龄≥18岁:血压≥140/90mmHg)
4. 新发的血小板减少(血小板计数<50×10⁹/L或血小板计数较基线水平减少≥50%)
5. 新发的贫血(血红蛋白值低于正常参考值下限或输血需求增加)
6. 微血管病变证据(外周血中存在破碎红细胞或组织标本的病理学检查结果提示微血管病)
7. 终末补体活化(血浆sC5b-9值高于健康人群正常值上限)

注:sC5b-9:可溶性补体膜攻击复合物;1、2、3:考虑TA-TMA的诊断,需密切监测;2+7:提示预后较差,建议及早干预。

（二）鉴别诊断

1. 溶血性尿毒症综合征(HUS)　是一类以微血管溶血性贫血、血小板减少、急性肾衰竭为特征的临床综合征。TA-TMA 和 HUS 的鉴别主要依据 HSCT 病史。此外,HUS 以急性肾衰竭为主要临床表现,但并非所有 TA-TMA 患者均有肾脏损害表现。

2. 血栓性血小板减少性紫癜(TTP)　以血小板减少、微血管溶血性贫血、神经系统症状、肾脏受损、发热为"五联症",肾脏受损相对较轻。主要与血浆 ADAMTS13 活性显著降低或 ADAMTS13 自身抗体或抑制物产生有关,导致 VWF 多聚体不能被裂解,血小板大量聚集,微血栓大量形成而引发 TTP。而 TA-TMA 中 ADAMTS13 活性并不降低,可通过检测 ADAMTS13 活性或抑制物来进行鉴别。并且 TTP 较 TA-TMA 更易累及神经系统。

3. GVHD　急性 GVHD 累及皮肤、胃肠道和肝脏,也可发生腹痛、腹泻的临床表现,临床鉴别较困难。单纯的急性 GVHD 与 TA-TMA 可根据破碎红细胞、C5b-9 水平、GVHD 生物标志物等相鉴别。合并急性 GVHD 的 TA-TMA 患者总生存率显著下降,非复发死亡率明显增高。

4. 肝小静脉闭塞症(VOD)/肝窦阻塞综合征(SOS)　是移植后的早期严重并发症,多发生于移植后 30 天内,临床表现为肝大、腹腔积液、黄疸、肝区疼痛、体重增加等,常并发 MODS 导致死亡。VOD/SOS 以肝脏为主要受累器官,而 TA-TMA 主要累及肾脏。可根据临床表现、破碎红细胞、C5b-9 水平和影像学检查进行鉴别。

四、治　疗

以去除病因和支持治疗为主,及时地减停 CNI 或 mTOR 抑制剂、控制感染及高血压、治疗 GVHD 等可能诱发 TA-TMA 的并发症。

二线治疗可以采用去纤苷(difibrotide)、血浆置换(TPE)、利妥昔单抗(rituximab)、依库珠单抗(eculizumab)等治疗。

去纤苷(DF):具有稳定保护内皮细胞,促纤溶、抗血栓形成、抗缺血、抗炎和抗黏附活性的作用。治疗 TA-TMA 的有效率可达 65% ~77%,但需注意出血的风险。

血浆置换:尽早应用血浆置换可使 TA-TMA 患者获益,指南推荐使用新鲜冷冻血浆进行置换,每次置换血浆量为 1.0~1.5 倍血浆容量,建议 40~60mL/(kg·d),初始治疗建议每天一次,后期可依据临床表现、实验室指标等调整,没有条件进行血浆置换的中心可采用输注新鲜冷冻血浆的方式治疗 TA-TMA。

利妥昔单抗:是一类抗 CD20 的单克隆抗体,有研究显示利妥昔单抗治疗 TA-TMA 的有效率在 80% 左右,推荐使用剂量为每次 $375mg/m^2$,可联合血浆置换一起进行治疗。

依库珠单抗:是一种人源型抗 C5 单克隆抗体,通过阻断补体膜攻击复合物 C5b-9 的形成来阻止内皮和组织损伤,是目前最有潜力治疗 TA-TMA 的药物。治疗缓解率可达 50% ~93%,明显改善患者预后,移植后一年总生存率为 66%。

(陈婷　张曦)

参考文献

[1] HO VT,CUTLER C,CARTER S,et al. Blood and marrow transplant clinical trials network toxicity committee consensus summary:thrombotic microangiopathy after hematopoietic stem cell transplantation[J]. Biol Blood Marrow Transplant,2005,11(8):571-575.

[2] LASKIN BL,GOEBEL J,DAVIES SM,et al. Small vessels,big trouble in the kidneys and beyond:hematopoietic stem cell transplantation-associated thrombotic microangiopathy[J]. Blood,2011,118(6):1452-1462.

[3] JODELE S,LASKIN BL,DANDOY CE,et al. A new paradigm:Diagnosis and management of HSCT-associated thrombotic microangiopathy as multi-system endothelial injury[J]. Blood Rev,2015,29(3):191-204.

[4] SEABY EG,GILBERT RD. Thrombotic microangiopathy following haematopoietic stem cell transplant[J]. Pediatr Nephrol,2018,33(9):1489-1500.

[5] 中华医学会血液学分会造血干细胞应用学组.造血干细胞移植相关血栓性微血管病诊断和治疗中国专家共识(2021 年版)[J]. 中华血液学杂志,2021,42(3):177-184.

推荐阅读

［1］韩悦.我如何治疗移植相关性血栓性微血管［J］.中华血液学杂志,2020,41(4):272-275.

［2］刘晓,张晓辉.造血干细胞移植相关血栓性微血管病的发病机制及诊治研究现状［J］.国际输血及血液学杂志,2019,42(6):461-468.

第七节　出血性膀胱炎

出血性膀胱炎(hemorrhagic cystitis,HC)发生率为7%～68%,其中单倍型造血干细胞移植发生率高于其他移植方式。

一、发 病 因 素

1. 早期HC常发生在预处理后3天内,多与预处理大剂量放化疗相关。大剂量环磷酰胺、异环磷酰胺及其代谢物引起膀胱黏膜损伤。

2. 放疗可引起弥漫性黏膜水肿及炎症、毛细血管扩张、黏膜下出血等。盆腔照射引起HC发生率可达3%～12%,与环磷酰胺合用其发生率可高达34%。

3. 迟发性HC常与病毒感染与GVHD相关,病毒的特异性免疫应答导致膀胱黏膜损伤,常见病毒包括尿多瘤病毒、巨细胞病毒或腺病毒等。

二、临床表现及诊断

以血尿和尿频、尿急、尿痛为典型临床表现,但需排除泌尿系统结石、肿瘤、感染、血小板低下及凝血功能异常引起的血尿。HC分为四度:1度:镜下血尿;2度:肉眼血尿;3度:肉眼血尿伴小血凝块;4度:明显肉眼血尿伴血凝块阻塞尿道,梗阻性肾病引起肾功能衰竭。膀胱镜及病理活检是最可靠的诊断方式,但属于有创操作,需依据病情谨慎选择。尿常规可见镜下血尿或肉眼血尿,尿细菌培养排除感染。膀胱超声及MRI可见膀胱壁增厚以及出血等征象。

三、防 治 措 施

1. HC重在预防　大剂量水化:推荐在应用环磷酰胺或异环磷酰胺前1天开始至用药后2天,每日输液量4 000～5 000mL,匀速静脉滴注,保持每小时尿量150～200mL,但需警惕心力衰竭及肺水肿。碱化尿液:使尿pH维持在7～8。美司钠:可防止出血性膀胱炎,在应用环磷酰胺同步给予美司钠。利尿:鼓励患者每小时排尿,避免药物在膀胱内滞留。

2. 出现HC后,常规支持治疗包括水化、碱化、止血、解痉、必要时予阿片类药物止痛治疗。如果是病毒感染引起,给予抗病毒治疗,抗病毒药物可选择更昔洛韦、西多福韦等,可适当给予静注人免疫球蛋白。由于HC常见于BK病毒感染,来氟米特、更昔洛韦已被用于治疗该病毒感染所致的HC,有研究报告西多福韦治疗的完全缓解率超过60%,特别是对于重度BK病毒感染有效,但肾毒性发生率高,应监测肾功能情况。如血凝块多或造成梗阻时,可予膀胱冲洗、膀胱内药物灌注,在出血难以控制时,有研究发现给予重组Ⅶa凝血因子治疗可快速止血。

（陈婷　张曦）

参考文献

［1］MIODOSKY M,ABDUL-HAI A,TSIRIGOTIS P,et al. Treatment of post-hematopoietic stem cell transplantation hemorrhagic cystitis with intravesicular sodium hyaluronate［J］. Bone Marrow Transplant,2006,38(7):507-511.

［2］GORCZYNSKA E,TURKIEWICZ D,RYBKA K,et al. Incidence,clinical outcome,and management of virus-induced hemorrhagic cystitis in children and adolescents after allogeneic hematopoietic cell transplantation[J]. Biol Blood Marrow Transplant, 2005,11(10):797-804.

[3] 中华医学会血液学分会.造血干细胞移植后出血并发症管理中国专家共识(2021年版)[J].中华血液学杂志,2021,42(4):276-280.

[4] DROLLER MJ, SARAL R, SANTOS G. Prevention of cyclophosphamide-induced hemorrhagic cystitis[J]. Urology,1982,20(3):256-258.

[5] CESARO S. Haemorrhagic Cystitis and Renal Dysfunction[M]. 7th ed. Cham(CH):Springer,2019:51.

第八节　移植的中枢神经系统并发症

造血干细胞移植可使患者受到血流动力学及免疫生理的干扰,以及潜在毒性药物和感染等影响,使患者在移植后面临各种神经系统并发症发生的高风险,常见的神经并发症主要是白质脑病和癫痫发作。

一、发病原因

移植前接受过中枢神经系统放疗、化疗或移植后又接受鞘内注射 MTX 者白质脑病可高达 7%~17%。白质脑病可能由高血压、免疫抑制剂、化疗药物诱发,可能与血管内皮功能障碍、免疫紊乱、炎症损伤等复杂机制相关。癫痫发病原因可能与药物毒性、感染、GVHD 等相关。

二、临床表现

白质脑病综合征属于迟发性神经毒反应,多出现在放疗后数月至一年。常见的症状有嗜睡、记忆力下降、发音含糊不清、共济失调、癫痫发作、意识障碍、吞咽困难、痉挛状态、去大脑强直姿势,因锥体束或小脑损伤出现步态障碍、尿失禁、颅内压增高等。

三、防治措施

(一) 减少 MTX 鞘内注射次数

有研究证明,移植后鞘内注射 MTX 次数少于 4 次,既能起到预防中枢神经系统白血病复发作用,又能使白质脑病发生的危险性降至 2% 以下。若超过 4~5 次,则白质脑病发生率明显上升,对中枢神经系统复发的预防作用却未增强。

(二) 优化预处理

减少移植预处理时全身照射(TBI)剂量或用不含 TBI 的预处理方案(如白消安联合环磷酰胺),或减少鞘内注射 MTX 次数,可能减少白质脑病的发生。

(三) 监测 CNI 血药浓度

移植后大剂量使用免疫抑制剂是发生白质脑病的危险因素之一,移植后加强免疫抑制剂管理,动态监测 CNI 药物的血药浓度,对白质脑病患者的预后有重要意义。

(四) 治疗

加强支持、对症处理,如积极控制血压、感染,控制 GVHD,防止继发性感染及出血、促进脱失的髓鞘再生。一般经保守治疗数个月可逐渐恢复,但部分患者残留有严重后遗症,如感觉障碍、自主神经功能紊乱等,对儿童的智力可产生永久性影响。对于癫痫发作的患者,首先是快速评估及去除病因,癫痫发作时可使用苯二氮䓬类药物,可考虑服用抗癫痫药物,但注意与 CNI 的相互作用。

(陈婷　张曦)

参考文献

[1] DHAR R. Neurologic complications of transplantation[J]. Handb Clin Neurol,2017,141:545-572.

[2] GAZIEV J, MARZIALI S, PACIARONI K, et al. Posterior Reversible Encephalopathy Syndrome after Hematopoietic Cell Trans-

plantation in Children with Hemoglobinopathies[J]. Biol blood marrow transplant,2017,23(9):1531-1540.

[3] DANDOY CE,LINSCOTT LL,DAVIES SM,et al. Clinical Utility of Computed Tomography and Magnetic Resonance Imaging for Diagnosis of Posterior Reversible Encephalopathy Syndrome after Stem Cell Transplantation in Children and Adolescents [J]. Biol Blood Marrow Transplant,2015,21(11):2028-2032.

推荐阅读

[1] KANG JM,KIM YJ,KIM JY,et al. Neurologic complications after allogeneic hematopoietic stem cell transplantation in children: analysis of prognostic factors[J]. Biol Blood Marrow Transplant,2015,21(6):1091-1098.
[2] SINGER S,GROMMES C,REINER AS,et al. Posterior Reversible Encephalopathy Syndrome in Patients With Cancer[J]. Oncologist,2015,20(7):806-811.

第九节　远期合并症

一、生育功能受损

移植过程中的化(放)疗可导致性腺功能减退,对于长期生存的年轻移植术后患者,不孕不育是需要面临的常见问题,对生活质量产生了严重的负面影响。移植术后患者的总体妊娠率较正常人群显著降低,在1 522例移植后的存活患者中,总体妊娠率仅为4.99%。移植术后所有女性患者的自然流产率为13.8%,早产率为25%,低出生体重儿以及极低体重出生儿比例约为23%~25%,均高于正常人群。

有研究发现在青春期前接受TBI治疗的男性,可能导致不可逆的无精症。睾丸间质细胞可以合成分泌雄激素,促进精子的发生和男性生殖器官发育,在男性生育功能下降中起关键影响。有研究证实发生急性GVHD的男性患者,睾丸间质细胞明显减少,与生育功能下降相关。有研究提出女性在13岁后开始治疗,特别是预处理中含有白消安的方案,是影响生育功能的高危因素。女性移植后的促卵泡素(follicle-stimulating hormone,FSH)以及促黄体生成素(luteotropic hormone,LH)的分泌明显下降。在发生cGVHD的女性患者中发现卵巢及子宫体积明显减小,卵泡中的颗粒细胞凋亡,抗米勒管激素(anti-Müllerian hormone,AMH)水平下降。

移植后生育功能降低,严重影响了后期的生活质量,那么我们应该怎样进行生育功能的保存? 对于女性患者可以通过胚胎冷冻:适用于已婚或有男性愿意提供精子的生育期女性。卵子冷冻:适用于生育期女性。卵巢冷冻:适用于因病必须切除卵巢或因行放化疗可能损伤卵巢功能的儿童或青少年患者,也是青春期前女性保持生育能力的唯一方法。放疗时进行卵巢屏蔽被认为有一定作用。男性可以通过睾酮的激素替代治疗保存一定的生育功能。精子冻存是保留或恢复其生育能力的较为可靠的方法。睾丸组织冻存目前尚未被广泛使用。放疗或者TBI时睾丸屏蔽被认为有一定作用。

在欧洲人群中发现,通过生育功能的保存以及借助于辅助生殖技术后,生育孩童的先天畸形率与欧洲正常人群相比较无明显增高,后期的生长发育也无显著差异。目前推荐在移植术后至少2年,可考虑辅助生殖技术进行生育。

二、甲状腺功能不全(TD)

有研究发现,甲状腺功能不全,主要是甲状腺功能减退,是异基因移植术后患者的长期并发症,约25%的发生率。

甲状腺对化疗的耐受性较好,单独化疗导致甲状腺功能减退的发病率不高,但大剂量放疗对甲状腺损伤较强,放疗前可考虑应用甲状腺素治疗有可能避免甲状腺功能减退的发生。高龄、移植前疾病活动和接受TBI是发生的危险因素,所以移植后应考虑对甲状腺功能进行持续的长期监测。

(陈婷　张曦)

参考文献

［1］ BORGMANN-STAUDT A,RENDTORFF R,REINMUTH S,et al. Fertility after allogeneic haematopoietic stem cell transplantation in childhood and adolescence［J］. Bone Marrow Transplantation,2012,47(2):271-276.

［2］ WAGNER AM,BEIER K,CHRISTEN E,et al. Leydig cell injury as a consequence of an acute graft-versus-host reaction［J］. Blood,2005,105:2988-2990.

［3］ ATILLA PA,AKKUS E,ATILLA E,et al. Thyroid dysfunctions in adult patients after allogeneic hematopoietic stem cell transplantation［J］. Clin Transplant,2020,34(10):e14049.

［4］ SALOOJA N,SZYDLO RM,SOCIE G,et al. Pregnancy outcomes after peripheral blood or bone marrow transplantation:a retrospective survey［J］. Lancet,2001,358(9278):271-276.

［5］ SHIMOJI S,HASHIMOTO D,TSUJIGIWA H,et al. Graft-versus-host diseasetargets ovary and causes female infertility in mice［J］. Blood,2017,129(9):1216-1225.

推荐阅读

［1］ PHELAN R,IM A,HUNTER RL,et al. Male-Specific Late Effects in Adult Hematopoietic Cell Transplantation Recipients:A Systematic Review from the Late Effects and Quality of Life Working Committee of the Center for International Blood and Marrow Transplant Research and Transplant Complications Working Party of the European Society of Blood and Marrow Transplantation［J］. Transplant Cell Ther,2022,28(6):335. e1-335. e17.

［2］ LOREN AW,CHOW E,JACOBSOHN DA,et al. Pregnancy after hematopoietic cell transplantation:a report from the late effects working committee of the Center for International Blood and Marrow Transplant Research(CIBMTR)［J］. Biol Blood Marrow Transplant,2011,17(2):157-166.

［3］ Higgins A,Khan Z,Coddington CC,et al. Utilization and Outcomes of Fertility Preservation Techniques in Women Undergoing Allogeneic Hematopoietic Cell Transplant［J］. Biol Blood Marrow Transplant,2019,25(6):1232-1239.

第五章　异基因造血干细胞移植

造血干细胞可源于自体、同基因供体或异基因供体。目前,异基因造血干细胞移植(allogeneic hematopoietic stem cell transplantation,allo-HSCT)广泛用于治疗白血病/淋巴系统肿瘤、血液非恶性肿瘤如再生障碍性贫血、遗传代谢性疾病、免疫缺陷病和急性放射病等。中国血液和骨髓移植注册组(CBMTRG)资料显示,中国异基因造血干细胞移植例数逐年增长,2021年完成12 744例异基因造血干细胞移植,占全国造血干细胞移植总例数的70.4%。中国异基因造血干细胞移植的快速发展得益于替代供者造血干细胞移植技术的完善,尤其是单倍型相合造血干细胞移植的成熟,实现几乎"人人都有供者"。自2013年以来,单倍型相合供者(haploidentical donor,HID)成为中国最大的供者来源。2021年我国单倍型供者在异基因造血干细胞移植中占比62.6%;其他的异基因造血干细胞移植供者包括同胞全合供者(matched sibling donor,MSD,20.1%)、非血缘供者(unrelated donor,URD,12.2%)和脐带血供者(cord blood donor,CBD,5.1%)。本章节重点讨论异基因造血干细胞移植适应证、针对不同疾病的治疗效果及影响疗效的预测因素。

一、移植适应证

造血干细胞移植适应证的含义并非局限于疾病或者供者来源的划分与界定,而需考虑在一个特定的病例中,依据疾病种类、疾病预后危险分层、供者来源、移植中心水平等因素,权衡特定的时间内进行移植是否优于其他非移植治疗措施。根据中华医学会血液学分会干细胞应用学组《异基因造血干细胞移植适应证、预处理方案和供者选择》2021年更新版,对目前异基因造血干细胞移植的适应证进行如下汇总。

(一) 恶性血液病

1. 急性髓系白血病

(1) 急性髓系白血病(非APL,CR1期):①根据ELN/NCCN指南分层预后中等或预后不良者;②>2个疗程达CR1者;③AML伴骨髓增生异常相关改变或治疗相关AML;④预后良好组合并以下任一特点:第2个疗程巩固强化后未达主要分子生物学缓解(major molecular remission,MMR)(RUNX1-RUNX1T1下降>3log)或6个月内丢失MMR;第2个疗程巩固强化后CBFB-MYH11/ABL>0.1%;CBF-AML合并$D816\ KIT$突变;$CEBPA$双突变者第2个疗程巩固强化后流式残留阳性;$NPM1$突变者微小残留病变阳性。

(2) 急性髓系白血病(非APL)≥CR2。

(3) 难治复发性AML:异基因造血干细胞移植作为挽救性治疗手段。

(4) 急性早幼粒细胞白血病:诱导治疗未获得血液学完全缓解;复发性APL(分子生物学、细胞遗传学、血液学复发)经再诱导后PML-$RARA$仍阳性。

2. 急性淋巴细胞白血病

(1) 成人和青少年Ph^+ALL(年龄>14岁):①CR1期;②≥CR2期;③难治复发性Ph^+ALL,异基因造血干细胞移植可作为挽救性治疗方法,细胞免疫治疗尤其是CAR-T治疗可作为异基因造血干细胞移植前的桥接策略。

(2) 儿童Ph^+ALL(年龄≤14岁):①CR1期,尤其是对泼尼松反应差、治疗后4~12周微小残留病变阳性者;②≥CR2期;难治复发性Ph^+ALL,异基因造血干细胞移植作为挽救性治疗方法,细胞免疫治疗尤其是CAR-T治疗可作为桥接策略。

(3) 成人和青少年Ph^-ALL(>14岁):①CR1期,特别是MRD阳性或合并有不良预后因素[年龄≥40岁,诊断时高白(T-ALL白细胞≥$100×10^9$/L;B-ALL白细胞≥$30×10^9$/L)];②≥CR2期;难治复发性Ph^-ALL,异基因造血干细胞移植作为挽救性治疗方法,细胞免疫治疗尤其是CAR-T治疗可作为桥接策略。

(4) 儿童Ph^-ALL(≤14岁):①CR1期,在28~30d未达血液学缓解或MRD>1%;巩固治疗后MRD

阳性(B-ALL MRD>0.01%，T-ALL MRD>0.1%)；MLL/KMT2A+ALL；②≥CR2期；③难治复发性 Ph⁻ALL，异基因造血干细胞移植作为挽救性治疗方法，细胞免疫治疗尤其是 CAR-T 治疗可作为桥接策略。

3. 慢性髓性白血病(CML)

(1) 对所有可用的第一代、第二代酪氨酸激酶抑制剂(TKI)治疗反应欠佳、失败或不耐受者。

(2) 任何时候出现 *BCR-ABL* 基因 T315I 突变的患者。

(3) 加速期或急变期患者。

4. 骨髓增生异常综合征(MDS)及 MDS/骨髓增殖性肿瘤(MPN)　MDS 患者 IPSS 评分中危Ⅱ及高危患者应尽早接受移植。其他适应证包括 IPSS 低危或中危Ⅰ伴有严重血细胞减少或输血依赖的患者；慢性粒单核细胞白血病 CPSS 评分中危Ⅱ或高危的患者；幼年慢性粒单核细胞白血病(JMML)；不典型慢粒(BCR-ABL 阴性)IPSS 评分中危Ⅱ或高危患者。

5. 原发性骨髓纤维化(PMF)　根据 DIPSS 评分或 DIPSS-plus 评分为中危Ⅱ或高危患者。

6. 多发性骨髓瘤年轻且有高危遗传学改变，如 t(4；14)；t(14；16)；17p-；难治或自体移植后复发的患者。

7. 霍奇金淋巴瘤难治或自体移植后复发的患者。

8. 非霍奇金淋巴瘤 CLL/SLL 在没有可用新药的情况下，异基因造血干细胞移植可适用于以下情况：①对现有治疗耐药或者早期复发(12 个月内复发)；②自体移植或对现有治疗有反应但 24 个月内复发；③伴有高危遗传学或分子学特点；④伴有 Richter 综合征转化患者。

其他：异基因造血干细胞移植也可用于其他难治、复发或≥CR2 期的非霍奇金淋巴瘤患者，包括滤泡性淋巴瘤、弥漫性大 B 细胞淋巴瘤、套细胞淋巴瘤、淋巴母细胞性淋巴瘤和伯基特淋巴瘤、外周 T 细胞淋巴瘤和 NK/T 细胞淋巴瘤。如果有合适的供者，异基因造血干细胞移植亦可在患有套细胞淋巴瘤、淋巴母细胞性淋巴瘤、伯基特淋巴瘤、外周 T 细胞淋巴瘤、NK/T 细胞淋巴瘤等，处于 CR1 阶段的成年患者中考虑。

(二) 非恶性血液病

1. 重型再生障碍性贫血(SAA)

(1) 新诊断 SAA：年龄≤50 岁的有同胞全合供者可接受同胞全合 HSCT 作为一线治疗。儿童 SAA/vSAA 患者，有 HLA 位点匹配≥9/10 的非血缘供者也可以接受非血缘异基因造血干细胞移植作为一线治疗。单倍型相合 HSCT 推荐用于无同胞全合供者的患者。

(2) 难治性和/或复发性 SAA：对免疫抑制治疗(IST)无反应或复发的患者(年龄≤60 岁)可接受同胞全合、单倍型相合或非血缘供者造血干细胞移植。

2. 阵发性睡眠性血红蛋白尿症(PNH)　SAA/PNH 患者对 IST 治疗失败或发生克隆演变、进展至 MDS/AML。

3. 地中海贫血输血依赖的重型地中海贫血，包括重型地中海贫血，血红蛋白 E 联合地中海贫血和严重的血红蛋白 E 病。儿童(2~6 岁)建议在进展至 3 期前移植。

4. Fanconi 贫血输血不多且未转变为 MDS 或白血病时。

(三) 免疫缺陷病及代谢病

适用于重型联合免疫缺陷病(SCID)、Wiskott-Aldrich 综合征、先天性白细胞功能不良综合征、部分重症先天性代谢病等。

二、异基因造血干细胞移植治疗恶性血液病的疗效及影响因素

(一) 急性髓系白血病(acute myelogenous leukemia，AML)

AML 是造血干细胞移植的主要适应证，占中国异基因造血干细胞移植例数的 37%，异基因造血干细胞移植在成人 AML 中的现状包括：①接受 HLA 相合同胞供者 allo-HSCT 的 AML 患者其年龄在逐步增大，无白血病生存率也在不断提高。②非血缘供者 allo-HSCT 主要适用于缺乏同胞供者的中高危 AML 患者，其疗效接近同胞全合供者移植并显著优于大剂量化疗。欧洲血液和骨髓移植组的资料显示 AML 患者(含不同疾病分期)接受同胞供者移植和非血缘供者移植的 3 年总体生存率分别为 47% 和 46%，两者生存率

相当。③亲缘单倍型相合供者目前是异基因造血干细胞的重要来源,单体型相合移植可以取得与 HLA 相合同胞供者移植相当的无白血病生存和总体生存率。④非血缘脐带血细胞移植具有 HLA 相容性要求较低、能够快速获得干细胞而实施移植、对供者无风险等优势。2021 年 EBMT 急性白血病工作组(ALWP)回顾性资料显示,在 AML 中脐带血移植与非血缘供者移植(HLA 9/10,10/10 相合)取得相似的无疾病生存率。

1. 第一次缓解期(complete remission 1,CR1)AML

(1) 预后不良/中等的中高危 AML:对于第 1 次完全缓解(CR1)期 AML 患者,一般按照 NCCN/ELN 危险分层推荐移植指征。中、高危患者一般推荐首选同胞相合 HSCT,非血缘 HSCT 和单倍型 HSCT 作为缺乏同胞全相合供者的主要替代供者。多项来自 Southwest Oncology Group(SWOG),Eastern Cooperative Oncology Group(ECOG),EAST German Study Group(OSHO)和 HOVONSAKK 等研究组的随机对照临床研究结果显示,高危 AML 患者在 CR1 期接受 HLA 相合的同胞或无关供者 allo-HSCT,其疗效显著优于化疗或自体移植。2009 年 JAMA 荟萃分析纳入了 24 个临床试验 6007 例 AML 数据,结果表明 allo-HSCT 在高危(HR 0.69)和中危 AML(HR 0.76)中无复发生存率明显改善。

非血缘供者(URD)造血干细胞移植主要适用于缺乏同胞供者的中高危 AML,其疗效接近同胞全合供者并显著优于大剂量化疗。国际骨髓移植登记组(CIBMTR)资料显示,AML 患者分别接受 HLA 相合同胞供者移植(624 例)、HLA 8/8 相合 URD 移植(1 193 例)和 HLA7/8 相合 URD 植(406 例)的结果,表明接受 HLA8/8 相合与 HLA7/8 相合 URD 移植患者的总生存率与接受同胞供者移植的患者相近。德国 AML01/99 试验纳入了具有不良预后核型或诱导第 15 天骨髓原始细胞>5% 的患者,并将其定义为高危 AML,结果显示同胞供者 HSCT 和无关供者 HSCT 的 4 年总生存率分别为 68% 与 56%(P=0.01)。EBMT 急性白血病工作组分析了超过 10 000 名不同疾病分期的 AML 患者临床数据,结果显示同胞供者移植和 URD-HSCT 患者 3 年总生存率分别为 47% 和 46%,其疗效接近并与单中心的研究结果一致。

对于无同胞全合供者又亟需接受 allo-HSCT 的患者而言,单倍型相合供者已成为异基因造血干细胞移植的重要来源。意大利 Perugia 中心单倍型相合移植采取的体外去 T 细胞的方案,结果显示在缓解期进行单倍型移植的 AML 患者,其无疾病生存率为 45%~50%。近年来,我国应用"北京方案"单倍型移植治疗中高危 AML 患者取得了良好的循证医学证据:王昱等报道 263 例 AML CR1 或 CR2 患者接受单倍型相合 HSCT,3 年累积 OS 率和 LFS 率分别为 67.3% 和 63.2%。北京大学血液病研究所 2012 年前瞻性研究单倍型 HSCT 和化疗巩固的比较研究显示,中/高危患者单倍型移植复发率明显降低(12% 对 58%,P<0.01),4 年 OS 和 DFS 率均显著优于单纯化疗组(DFS:73.1% 对 44.2%,P<0.000 1;OS:77.5% 对 54.7%,P<0.001)。考虑到高危患者对结果的影响,随后该中心 2019 年发表的资料显示,单纯中危 AML 患者 CR1 单倍型 HSCT 与化疗对比前瞻研究同样提示单倍型移植在降低复发率(11.7% 对 49.0%;P<0.000 1)、延长 DFS(74.3% 对 47.3%;P=0.000 4)方面的优越性。

基于以上研究结果,2024 版 NCCN 指南推荐对于中高危 AML 患者在 CR1 期即进行异基因造血干细胞移植,首选 HLA 同胞相合供者移植,在缺乏同胞相合的供者时,可选非血缘、单倍型及其他可用供者。2021 年中国异基因造血干细胞移植适应证共识对于中、高危 AML 已不区分供者来源,均推荐异基因 HSCT 作为一线治疗选择。

(2) 预后良好的低危 AML:对于 CR1 期且 NCCN/ELN 预后良好的 AML 患者,NCCN/ELN 指南一般不推荐 allo-HSCT 治疗。但是研究发现这些患者化疗的预后却不尽相同,其中化疗后的微小残留病变(MRD)水平是影响预后的重要因素。因此,随着 MRD 监测技术的发展,对具有良好预后分层的 AML 的认识也在不断变化。英国 MRC-AML 协作组分析了 MRD 和复发的关系,对入组 MRC-AML15 试验的 278 例 CBF-AML 进行了研究,证实在 CR 时 MRD 水平(骨髓 RUNX1/RUNXITI 转录本下降不足 3log、外周血 CBFβ/MYH11 转录本>10 个拷贝)是复发的一个独立危险因素。法国 CB-2006 前瞻性研究评价了 MRD 在 198 例 CBF-AML 中的意义,多因素分析证实第一个巩固化疗后 MRD 水平是唯一的预后不良因素。那么对于化疗后 MRD 水平下降不满意的患者接受 allo-HSCT 是否能进一步改善预后?

北京大学血液病研究所通过对含 t(8;21)AML 患者进行危险分层后发现,*RUNX1* 基因下降未达到

3log 的患者,异基因造血干细胞移植组无论是 OS、复发还是 DFS 率均明显优于单纯化疗组(OS:71.6% vs 26.7%,$P=0.007$;复发:22.1% 对 78.9%,$P<0.0001$;DFS:61.7% 对 19.6%,$P=0.001$),而在持续 MMR(低危)的患者中,allo-HSCT 组与单纯化疗组相比不仅不减少复发(14.7% vs 5.3%,$P=0.33$),而且降低 DFS 和 OS(DFS:70.3% 对 94.7%,$P=0.024$;OS:75.7% 对 100%,$P=0.013$)。在 inv(16)AML 中,一项单中心资料发现对于第 2 个疗程巩固强化后 CBFβ-MYH11/ABL 水平>0.1% 的患者,与化疗相比,移植组无疾病生存率明显改善(84.6% vs 31.4%,$P<0.001$)。对于 *CEBPA* 双突变的预后良好 AML 群体,化疗后 MRD 阳性组,allo-HSCT 取得了优于化疗的 DFS(88.9% vs 47.2%,$P=0.027$)。因此,对于预后良好的 AML 患者,基于化疗后 MRD 监测为基础的分层治疗对改善这些患者的预后尤为关键。中国异基因造血干细胞移植适应证共识推荐第 2 个疗程巩固强化后 *RUNX1* 基因未达到 3log 的 t(8;21)-AML,CBFβ-MYH11≥0.2% 的 inv(16)或 t(16;16)-AML,*CEBPA* 双突变第 2 个疗程巩固强化后 MRD 阳性者接受 allo-HSCT。

2. 难治复发 AML　对于复发难治 AML,异基因造血干细胞移植是此类患者获得长期生存的唯一手段。AML 患者经标准诱导方案未达 CR 者,再接受化疗的预后极差。EBMT 资料显示,88 例 AML 患者至少 2 个疗程未达完全缓解时接受 allo-HSCT,3 年无疾病生存率为 21%。对于第一次复发的患者,尽管第一次复发后不治疗直接移植的疗效不如获得 CR2 后再移植,但是再诱导获得缓解的概率低于 50%,那些再诱导不缓解患者可能失去移植机会或只能在难治复发状态下移植。

2016 年 EBMT 急性白血病工作组纳入了处于第一次复发阶段的 AML 患者,比较了同胞全合移植($n=961$)和非血缘移植(HLA 10/10 $n=481$,HLA 9/10 $n=112$)在该组人群中的疗效,结果显示非血缘供者移植 2 年复发率较低(49% vs 57%,$P=0.001$),在 2 年无疾病生存率(26% vs 21%,$P=0.001$)有一定的优势。2019 年 EBMT 急性白血病工作组一项回顾性资料比较了难治复发 AML 接受同胞全合移植($n=1654$)和单倍型相合($n=389$)移植的疗效,两组 2 年无疾病生存率分别为 27% 和 19%($P<0.01$),2 年总生存率分别为 32% 和 25%($P<0.01$),该研究中 64% 单倍型移植方案是基于 PT-Cy 的 GVHD 预防策略。与上述研究不同,单倍型 HSCT 应用"北京方案",在难治复发的 AML 患者中发现较同胞全合有更强的 GVL 效应,因此预后更好。王昱等人的研究发现,对于难治/复发的急性白血病患者单倍型 HSCT 的 2 年累积复发率明显低于同胞全相合 HSCT(26% vs 49%,$P=0.008$),而 3 年的累积 OS 率明显优于同胞全相合 HSCT(42% vs 20%,$P=0.048$)。目前美国骨髓移植学会、欧洲骨髓移植学会、中国异基因造血干细胞移植适应证共识均推荐 CR2 以上及难治复发 AML 接受 allo-HSCT。

移植前肿瘤负荷是影响移植预后明确的危险因素,因此对难治复发性 AML,移植前降低肿瘤负荷可提高疗效。近年来,小分子靶向药物在难治/复发性 AML 中的应用日益增多,且展现出很好的疗效。2019 年发表在新英格兰杂志(*New Engl J Med*)的一项Ⅲ期临床研究显示在难治复发合并 *FLT3* 突变 AML 中,247 例患者接受 gilteritinib 治疗,124 例患者接受传统化疗再诱导,两组的整体反应分别为 67.6% 和 25.8%,完全缓解率分别为 34.0% 和 15.3%。在一项纳入 *IDH1* 突变的难治复发性 AML 中,179 例患者接受单药 IDH1 抑制剂 ivosidenib 的靶向治疗,结果显示 21.8% 患者达完全缓解,总有效率(含 CR/CRi/CRp)达 33.5%。另一项聚焦 *IDH2* 突变的难治复发性 AML 中,280 例患者接受 IDH2 抑制剂 enasidenib 治疗后,整体反应率达 39.6%。因此,在难治复发性 AML 中,小分子靶向药物有很好的应用前景,通过降低移植前肿瘤负荷后桥接异基因造血干细胞移植,可进一步改善移植预后。关于免疫治疗在难治复发性 AML 的应用,NK 细胞和 CAR-T 等细胞治疗疗效仍在探索中。

（二）急性淋巴细胞白血病（ALL）

急性淋巴细胞白血病是中国异基因造血干细胞移植排名第二位的适应证,占中国 allo-HSCT 的 24%。由于成人 ALL 化疗的总体疗效远不如儿童 ALL,allo-HSCT 是成人 ALL、尤其是高危患者的首选疗法。一项大样本多中心临床研究(LALA87)比较了 ALL 缓解后接受异基因造血干细胞移植和其他治疗(自体移植或化疗)的结果:高危 ALL 患者移植预后明显优于对照组,5 年总生存率分别为 44% 对 20%,5 年无病生存率分别为 39% 对 14%。EBMT 和 CIBMTR 的资料显示,成人 ALL-CR1 期接受 HLA 相合异基因 HSCT 的总生存率约为 50%,复发率和移植相关死亡率在 25%~30%;而 CR2 期或进展期接受 allo-HSCT 的患者由于复发率或疾病进展率较高,使得生存率明显降低,只有15%~30%。近年来,由于靶向药、免疫治疗和细胞治疗的出现,allo-HSCT在ALL中的移植时机和移植疗效也在不断变化。

1. Ph⁺ALL　在前酪氨酸激酶抑制剂时代,Ph⁺ALL治疗效果很差,单纯化疗3年总生存率不到20%;allo-HSCT是Ph⁺ALL患者的有效治疗方法,3年总生存率分别达到36%~44%。MRC UKALLXII/ECOG2993试验结果显示异基因造血干细胞移植在Ph⁺ALL中优于化疗,同胞全合移植、非血缘供者移植与化疗相比,5年总生存分别率为44%、36%和19%,5年无病生存率分别为36%、36%和9%。进入靶向治疗时代,TKI的出现并不影响allo-HSCT的一线治疗推荐。一项前瞻性随机对照研究(GRAAPH-2003)发现,对于Ph⁺ALL异基因造血干细胞移植仍优于TKI的维持治疗疗效,异基因造血干细胞移植组与化疗组总生存率分别为50%和33%。北京大学血液病研究所一项回顾性资料显示,对于有高危因素的Ph⁺ALL,异基因造血干细胞移植明显优于化疗+TKI组。王婧等回顾性分析了91例Ph⁺ALL,发现诊断时WBC≥30×10⁹/L及第二次巩固治疗后未达MMR(即*BCR-ABL*基因下降<3log)是预后不良危险因素。与化疗+TKI组相比,在合并1个或2个危险因素的亚组中,处于CR1期患者接受异基因造血干细胞移植(含同胞全合供者及单倍型供者)可降低复发率(23.6% vs 36.9%,$P=0.017$;37.5% vs 100%,$P<0.001$),改善无病生存(62.4% vs 43.8%,$P=0.048$;56.2% vs 0%,$P<0.001$)。因此,即便在TKI时代,allo-HSCT仍是Ph⁺ALL的推荐治疗策略。

对缺乏同胞全合供者的Ph⁺ALL患者,单倍型相合移植亦是疗效可靠的供者来源。陈欢等分析了139例Ph⁺ALL患者,其中101例接受单倍型相合造血干细胞移植(应用"北京方案"),38例接受同胞全合造血干细胞移植:单倍型和同胞全合移植组处于CR1阶段的比例分别为89.1%和78.9%,5年无疾病生存率分别为65.8%和61.0%($P=0.255$)。Webster等比较了不同供者来源移植在Ph⁺ALL中的应用,85%患者在CR1期接受移植,15%患者在≥CR2期接受移植。其中单倍型相合移植应用PT-Cy方案,同胞全合组、单倍型相合组和非血缘HLA相合移植组5年无复发生存率分别为43.5%、63.2%和76.9%。

值得注意的是,在TKI时代,allo-HSCT后的维持治疗是必要的。最近一项系统评价研究探讨了不同TKI在Ph⁺ALL移植后维持治疗的疗效,在应用伊马替尼治疗的12项研究中,移植后1.5~5年无病生存率范围为60.4%~92%;在应用达沙替尼治疗的3项研究中,移植后1.4~3年的无病生存率范围达89%~100%;在应用尼罗替尼治疗的3项研究中(2项研究包含进展期CML和Ph⁺ALL),移植后7.5个月~2年的无事件生存率范围为56%~84%。研究表明所有类型TKI在移植后预防或抢先应用均可改善患者的生存率。

2. Ph⁻ALL　异基因造血干细胞移植亦推荐于标危或高危成人Ph⁻ALL患者,不同异基因造血干细胞来源移植疗效相当。王昱等在一项多中心研究中,对处于CR1阶段的高危Ph⁻ALL进行生物随机化,比较了同胞全合移植和单倍型相合移植疗效;结果显示在3年复发率(18% vs 24%,$P=0.30$)、移植相关死亡率(TRM)(13% vs 11%,$P=0.84$)和DFS方面没有差异(61% vs 60%,$P=0.91$)。国内一项多中心研究回顾性研究了成人标危ALL CR1期患者接受异基因造血干细胞移植的结果显示:单倍型、同胞全合和HLA相合的非血缘供者HSCT具有类似的5年复发率(14.8% vs 21.1%对16.7%,$P=0.231$),移植相关死亡率(16.4% vs 11.6% vs 19.6%,$P=0.162$),无病生存率(68.7% vs 67.3% vs 63.7%,$P=0.606$)。一项近期发表的前瞻性多中心研究发现在标危ALL CR1期缺乏同胞全合供者的患者中,与传统化疗相比,单倍型相合移植组2年累积复发率更低(12.8% vs 46.7%,$P=0.001$),2年总生存率(91.2% vs 75.7%,$P=0.04$)和无病生存率(80.9% vs 51.1%,$P=0.01$)更高。因此,异基因造血干细胞移植是CR1期的高危和标危ALL患者的标准推荐,包括单倍型相合供者。

根据最新NCCN指南,高危ALL(包括Ph⁺ALL)推荐接受allo-HSCT治疗,标危ALL应考虑到MRD状态,在CR1组MRD+的ALL患者中推荐allo-HSCT;而2021年中国血液学学会建议成人ALL,无论MRD状态如何,都可以接受治疗allo-HSCT。

3. 难治复发ALL　尽管超过80%的成人ALL患者可通过强化诱导化疗达到CR,但是成人患者复发率高。复发ALL中位总生存时间仅为8.6个月,3年生存率仅为24%。对于复发性ALL,异基因造血干细胞移植是唯一确定的治愈方法。既往大多数复发的ALL患者不能再次达到CR,不适合移植;即使复发患者直接接受挽救性移植,预后也极其不乐观。

新型免疫治疗和细胞治疗的出现,如 CAR-T 细胞、blinatumomab 和 inotuzumabozogamicin(InO)为难治复发 ALL 提供了新的治疗方法,且提供了更多达到疾病缓解的机会再桥接异基因造血干细胞移植,并最终获得明显改善的生存结果。最近,Shah 等报道了 50 例 CD19 CAR-T 治疗难治复发 B-ALL 后桥接 allo-HSCT 的长期随访结果:31 例(62.0%)患者达 CR,其中 28 例(90.3%)为 MRD 阴性的完全缓解状态。中位随访时间为 4.8 年,对于完全缓解后桥接 allo-HSCT 的患者,中位总生存时间为 70.2 个月;移植后 2 年复发率为 9.5%,5 年无事件生存率为 61.9%。一项来自美国多中心的真实世界研究报道了 239 例 ALL 患者(难治复发性 ALL227 例,MRD 阳性 12 例)接受 blinatumomab 的治疗疗效,在难治复发人群中缓解率达 65%,在 MRD 阳性人群中转阴率达 75%;缓解患者桥接 allo-HSCT 行巩固治疗展现出良好效果,2 年的无进展生存和总生存率分别为 48% 和 58%。Marks 等探索了 InO 治疗难治复发性 ALL 并桥接 allo-HSCT 的临床疗效,在 236 例 InO 治疗的 ALL 患者中,101 例(43%)患者桥接了 allo-HSCT,移植后中位总生存时间 9.2 个月,2 年生存率为 41%。这些研究均说明在难治复发性 ALL,新型免疫治疗和细胞治疗桥接异基因造血干细胞移植可大大改善生存结局。

即使现在 ALL 中免疫治疗发展迅速,在 CAR-T 细胞治疗、BiTE 抗体等均取得重大进展时,异基因造血干细胞移植依然是目前 ALL 最有效的免疫疗法。新型免疫治疗和细胞治疗的出现可为更多难治复发性 ALL 提供缓解机会并桥接移植,以期获得疾病治愈的目的。

(三) 慢性髓性白血病(CML)

由于 TKI 的出现,异基因造血干细胞移植不再是慢性粒细胞白血病(CML)慢性期的标准治疗推荐,中国 CML 患者进行异基因造血干细胞移植的比例从 2008 年的 22% 下降到 2021 年的不到 2%。目前,异基因造血干细胞移植可用于对所有第一代和第二代 TKIs 耐药或具有 T315I 突变的患者;allo-HSCT 也是 CML 加速期和急变期的标准治疗推荐。

异基因造血干细胞移植疗效与移植前疾病分期密切相关。北京大学血液病研究所采用 MRD(*BCR/ABL*)指导下的包括 TKI 在内的个体化干预,在 HLA 相合的移植治疗 CML 中(90.5% 处于 CP1 期),3 年 OS 可达 89%;单倍体相合移植治疗进展期 CML,4 年 OS 达 85.7%(CP2/CR2),73.3%(AP)和 61.5%(BP)。一项 allo-HSCT 治疗 68 例 CML 患者接受同胞全合移植和非血缘供者移植的结果显示,CP1 患者($n=27$)2 年 LFS 为 85%,5 年 LFS 为 81%;进展期患者 2 年 OS 为 47%,LFS 为 32%。苏州大学报告 104 例进行 allo-HSCT 的 CML 患者的随访资料,随访中位时间 37(7~99)个月,结果显示全组 3 年 LFS 为 74.5%,5 年 OS 为 70%,其中 CP 者 3 年 LFS 高于 AP/BC,分别为 78.7% 和 47.6%。因此,对于有移植指征的患者(如现有 TKI 不耐受或耐药),应争取在疾病早期进行异基因造血干细胞移植。

异基因造血干细胞移植治疗 T315I+ CML 的报道结果同样显示,对于 *T315I* 突变患者,疾病早期移植疗效更佳。Nicolini FE 报告多中心的队列分析结果,64 例 *T315I* 突变患者接受了造血干细胞移植,11 例为 MSD-HSCT,53 例为 URD-HSCT,中位随访时间为发现突变后 52 个月,移植后 26 个月,OS 在 CP 期移植患者为 59%,加速期移植患者为 67%,急变期移植患者只有 29%。许兰平等报道了 22 例 *T315I* 突变的患者接受异基因造血干细胞移植的疗效,有 16 例患者接受 HID-HSCT,移植时的疾病状态分为 CP($n=7$),AP/AP-CPn($n=8$),BP/BP-CPn($n=7$),三组患者的 2 年无病生存率分别为 80%、72.9% 和 0%。因此,对于一旦出现 *T315I* 的 CML,应该争取在疾病早期移植,最迟在加速期移植。

对于异基因造血干细胞移植在 CML AP 和 BP 期的疗效,江倩等在一项前瞻性研究中分析了 132 例处于加速期的 CML 病例,allo-HSCT 组显示 6 年无事件生存期(EFS)(71.8% vs 39.2%,$P=0.008$)和 OS(83.3% vs 51.4%,$P=0.023$)优于非移植组。在另一项 83 例 CML 急变期的回顾性比较中,45 例患者接受 TKI 治疗(伊马替尼;伊马替尼耐药后尼罗替尼或达沙替尼),38 例患者在 TKI 治疗后接受 allo-HSCT,其中 25 例患者接受 HID-HSCT,12 例患者接受 MSD-HSCT,1 例患者接受 URD-HSCT。与 TKI 治疗相比,allo-HSCT 显著改善了 4 年 EFS(47.1% vs 6.7%,$P<0.001$)和 OS(46.7% vs 9.7%,$P<0.001$)。因此,allo-HSCT 仍然是 CML 加速期和急变期的标准治疗推荐;对于已处于 BP 期的 CML 患者,应争取再次回到慢性期以提高移植疗效。

（四）骨髓增生异常综合征（MDS）

骨髓增生异常综合征异质性较强，部分患者可长达数年无明显临床症状，也可数个月内进展。因此需要一个可靠的预后评分体系来判断哪些患者需要移植。广泛应用的国际预后评分系统（IPSS）将MDS划分为低危、中危-Ⅰ、中危-Ⅱ和高危四组，25%进展至AML的时间分别为9.4、3.3、1.1和0.2年。另外IPSS-R、WPSS评分系统迄今亦广泛应用。去甲基化药物为代表的新药一定程度地改善了治疗局面，但是allo-HSCT仍是唯一的可治愈的手段，在中国MDS占异基因造血干细胞移植例数的8%。

同胞全合供者仍是MDS移植的首选供者，但许多研究报道证实非血缘供者移植可以取得与同胞相合移植相近的疗效。根据CIBMTR于2010年总结的1998—2008年移植资料显示，<20岁处于疾病早期的MDS患者接受同胞相合移植其3年生存率为65%；而接受非血缘移植的3年生存率为63%；≥20岁处于疾病早期的MDS患者接受同胞相合移植其3年生存率为50%，而接受非血缘移植的3年生存率为44%。EBMT一项回顾性分析研究了高龄的HLA相合的同胞供者和年轻的非血缘供者对MDS移植疗效的影响，研究纳入了719例中位年龄58（50~73）岁的MDS患者，其中同胞相合供者的中位年龄是56岁，非血缘供者中位年龄34岁。结果显示接受非血缘供者年龄小于30岁的OS为40%，同胞相合以及非血缘供者年龄大于30岁的OS分别为33%和24%。这项研究提示对于高龄MDS患者来说，年轻的非血缘供者有可能优于年龄较大的同胞相合供者。

随着单倍体相合HSCT技术体系的完善和应用，单倍体相合供者移植在MDS中同样取得了很好的疗效。基于中国国内数据库资料研究显示，对来自14个移植中心的454名MDS移植患者的分析，226例患者接受HID-HSCT，228例患者接受MSD-HSCT。结果表明HLA 3/6单倍体移植、HLA 4-5/6单倍体移植及同胞相合移植的4年总体生存率分别为58%、63%和73%，无复发生存率分别为58%、63%和71%，HLA位点不合程度对单倍体移植患者的生存率无显著影响。但是4年非复发死亡率分别为34%、29%和16%（总体$P=0.004$）。这些结果表明，在MDS患者中，同胞全合供者仍然是最佳的供者来源，而无可用的同胞全合供者时，单倍型相合供者可作为一个有效的替代选择，且HLA位点不合程度对HID-HSCT患者的生存率没有影响。

脐带血移植治疗MDS的报道相对较少。一项日本研究报道了33例进展期的成人患者，在经过总剂量12Gy的分次TBI及G-CSF和阿糖胞苷、环磷酰胺的预处理后，输注脐带血的中位有核细胞数为2.51×10^7/kg，5年的TRM及复发率分别为14%和16%，5年EFS为70%。Minnesota移植组报道了他们应用RIC治疗98例55岁以上AML/MDS患者的数据，其中同胞相合移植患者38例（中位年龄63岁），脐带血移植60例（中位年龄61岁，95%为双份脐带血移植，88%为1~2个位点不合），3年的OS在两组分别为37%比31%，多因素分析显示供者来源对于总生存率、无病生存率、复发率或移植相关死亡率均无影响。Eurodord等报道了108例AML/MDS的资料（中位年龄43岁，71%的患者接受单份脐带血移植，53%为清髓性移植），结果显示2年的无复发生存率和总生存率分别是30%和34%，非复发死亡率和复发率分别为49%和21%。

进展期MDS移植前是否需要化疗降低肿瘤负荷尚无定论。孙于谦等回顾性分析了单中心连续的228例进展期MDS接受HSCT的患者，其中单倍型供者组162例，同胞全合组66例。在228例患者中，131例仅接受支持治疗，49例接受了去甲基化药物的治疗，余48例患者接受了去甲基化药物联合诱导化疗；结果显示三组无复发生存率分别为78.2%、66.7%和73.2%。多因素分析提示移植前降低负荷治疗、较大的患者年龄、复杂染色体核型和诊断距移植时间较长是无复发生存的不良预后因素。该研究提示进展期MDS患者，移植前治疗方案并不影响结局，移植前降低肿瘤负荷的治疗并未获益。另一项国内回顾性资料纳入了80例MDS-EB2和MDS-AML接受同胞全合移植的患者，移植前降低肿瘤负荷治疗并获得CR的患者与治疗后未达CR、未接受降低肿瘤负荷的患者相比，生存率明显改善，分别为80.0%、38.1%和56.1%（$P=0.01$）。移植前降低肿瘤负荷的治疗显著延长MDS-AML患者的生存率（OS：62.2% vs 20.0%，$P=0.013$），但不影响MDS-EB2患者的生存率（OS：59.2% vs 62.9%，$P=0.991$）。最近，南方医院的一项研究结果同样发现,在 MDS-EB 期直接移植比移植前化疗或移植前使用去甲基化药物效果可能更好,三组的 5 年总生存率分别为 77.3%、64.3% 和 68.8%（$P=0.047$）,5 年无病生存率分别是 74.0%、63.0% 和 65.8%（$P=0.042$）,该研究支持在 MDS-EB 期可直接行异基因造血干细胞移植。

综上,异基因造血干细胞移植是 MDS 唯一的可治愈手段,同胞全合供者仍是目前的首选供者,同时替代供者移植也取得了非常大的进展,HLA 相合非血缘、亲缘单倍型移植均已取得与同胞全合移植相当的疗效。如今,随着去甲基化药物、小分子药物、新型免疫治疗的兴起,移植前后的应用和维持能否进一步提高移植疗效仍值得进一步研究探讨。

三、异基因造血干细胞移植在非恶性血液病中的疗效及影响因素

（一）重型再生障碍性贫血（severe aplastic anemia,SAA）

获得性重型再生障碍性贫血的主要治疗方式为造血干细胞移植（HSCT）和基于 ATG 的免疫抑制治疗（IST）。其中 IST 治疗纠正免疫异常而不能纠正造血干细胞本身的缺陷。而造血干细胞移植用健康的干细胞替代了可能有缺陷的造血干细胞,既纠正了干细胞本身的缺陷又纠正了免疫功能的异常,具有以下优势和特点:①造血恢复率更高,长期疗效更好;②移植后极少发生克隆造血/克隆演化和疾病;③长期存活者生活质量上也有明显优势。2009 版英国血液学会指南推荐,对于 40 岁以下且有同胞全相合供者的初治 SAA 患者,将同胞全相合供者 HSCT 作为首选治疗;对于没有同胞全相合的供者或年龄大于 40 岁的患者,包括抗人胸腺细胞球蛋白（ATG）和环孢素（CsA）的免疫抑制治疗是首选,对于 4 个月治疗无效的患者,二线治疗为非血缘移植或重复第二次免疫治疗。单倍型 HSCT 等仅被推荐作为三线的治疗选择之一。但是近年来,非血缘供者移植,尤其是单倍型移植治疗重型再生障碍性贫血得到了迅速发展,使得替代供者移植在 SAA 中的位置越来越靠前。

同胞全合供者是最佳的异基因移植供者,年轻再生障碍性贫血患者中同胞全合移植较免疫抑制治疗具有明显的生存优势。一项日本造血干细胞移植学会登记组资料显示,599 例儿童分别接受了同胞全合移植（$n=213$）和免疫抑制治疗（$n=386$）,结果发现两组的总生存率相当（92% vs 88%）,但无失败生存率在移植组明显改善（87% vs 56%,$P<0.0001$）。在接受同胞全合移植的 SAA 患者中,年龄是很强的预后因素。来自加拿大一项研究发现,在 1 307 例接受 MSD-HSCT 再生障碍性贫血患者中,在 1~20 岁、21~40 岁、40 岁以上的人群总生存率分别为 82%、72% 和 53%。EBMT 2001—2010 资料同样发现了移植年龄影响预后,上述三个年龄阶段 SAA 患者接受移植后 10 年总生存率分别为 86%（$n=870$）、76%（$n=636$）和 55%（$n=226$）。目前认为同胞相合移植治疗 SAA 的标准方案为预处理采用环磷酰胺 50mg/（kg·d）×4d 加用 ATG,预防移植物抗宿主病采用短程甲氨蝶呤（MTX）联合环孢素（CsA）,但 200mg/kg Cy 有一定的心脏毒性发生率。2019 年 *Blood advance* 发表了一项大宗研究,共 955 例再生障碍性贫血患者接受了同胞全合移植,应用不同预处理方案 Flu/Cy/ATG、Cy/ATG、Cy±Flu 和 Bu/Cy 组患者 5 年总生存率分别是 91%、91%、80% 和 84%（$P=0.001$）,即 Flu/Cy/ATG 和 Cy/ATG 总生存率最佳。最近的 EBMT 资料显示,在 40 岁以上人群采用氟达拉滨为基础的预处理方案,移植后生存率明显改善;与 21~40 岁的人群相比,生存率分别为 74% 和 75%。当然,非标准方案尤其是 Cy 减量方案,预处理毒性减少带来的优势很可能会被排斥、移植物抗宿主病带来的风险抵消,要仔细权衡。

近年来,非血缘供者移植治疗 SAA 也获得了很大进步。据 IBMTR 统计的非血缘移植治疗再生障碍性贫血的资料,1988—1998 年 181 例低分辨和中分辨相合移植,5 年存活率只有 39%。近些年 HLA 高分辨相合的移植可以达到和同胞相合移植相似的效果,在年轻再生障碍性贫血患者中非血缘移植获得了与同胞相合供者移植相同的疗效。Yagasaki H 比较了 61 例儿童和青少年再生障碍性贫血患者,其中配型相合的同胞移植 30 例,植入失败 1 例,非血缘移植 31 例,植入失败 3 例,10 年存活率分别为 100% 和 93.8%,10 年无失败存活率分别为 96.7% 和 84.7%,均没有出现统计学差异。对于移植时机的把握也是移植疗效提高的因素。SAA WP-EBMT 报告非血缘移植治疗再生障碍性贫血 100 例,采用氟达拉滨/环磷酰胺+ATG

与氟达拉滨/环磷酰胺±ATG±2GyTBI,诊断后 2 年内移植与 2 年后移植的患者 5 年存活率分别为 87% 和 55%,前者明显好于后者。目前,非血缘移植治疗再生障碍性贫血尚无标准预处理方案,通常在环磷酰胺 +ATG 基础上加强,EBMT 推荐环磷酰胺+ATG+氟达拉滨,也有研究报告加用 TBI。目前认为,随着移植的疗效改善,对于年轻的再生障碍性贫血患者,10/10 全合的非血缘移植推荐作为一线治疗。

单倍型相合造血干细胞移植治疗再生障碍性贫血更是经历了漫长的探索过程。对于配型不合的亲缘移植,早期预处理采用环磷酰胺+ATG 方案预后极差。西雅图移植中心采用环磷酰胺±ATG 进行亲缘不合的移植治疗 15 例再生障碍性贫血,植入失败率高达 71%,Ⅱ~Ⅳ急性移植物抗宿主病发生率 16%,慢性移植物抗宿主病发生率 100%,1 年存活率 0%。近年来,尤其是单倍型相合移植治疗恶性血液病取得成功后,单倍体相合移植治疗再生障碍性贫血也取得了快速进展。由北京大学血液病研究所黄晓军团队建立的基于 G-CSF/ATG 的单倍型移植方案,预处理方案包含白舒菲 Bu 3.2mg/kg×2d,环磷酰胺 50mg/kg×4d,r-ATG 2.5mg/kg×4d,将 Bu 加入预处理中,回输物采用 G-CSF 动员的骨髓联合外周血回输,大大提高了植入率。该团队于 2012 年报告了 19 例患者资料,显示所有患者 100% 供者髓系植入,粒细胞和血小板的中位植入时间为 12 天和 18 天。2012—2015 年间黄晓军教授牵头全国 11 个中心再次验证了此方案的效果,显示单倍体移植用于再生障碍性贫血,在免疫抑制剂无效患者中移植或一线移植均取得了和同胞全合移植相似的疗效:IST 无效患者 3 年总生存率分别为 89% 和 91%,一线移植组 3 年总生存率分别为 86% 和 91%。一项大样本量、回顾性资料显示,在 432 例 SAA 接受单倍型相合移植的患者中,影响移植疗效的因素主要包括诊断至移植时间间隔、移植前 ECOG 评分和 HCT-CI 评分。近日,免疫抑制剂无效的 SAA 患者接受单倍型相合移植的长期随访数据发表在 *Science Bulletin*,研究发现 287 例 SAA 患者,单倍型移植后 9 年总生存率达 85.4%,儿童和成人分别为 90.1% 和 80.8%($P=0.031$);移植后儿童和成人的生活质量逐年提高,均较移植前有明显改善;末次随访时有 74.0% 儿童和 72.9% 成人回归学校或工作岗位。

韩国 Ho Joon Im 报告体外去 T 细胞和 B 细胞为 12 例儿童和青少年再生障碍性贫血患者进行 2~3 个位点不合的亲缘外周血造血干细胞移植,预处理方案为环磷酰胺±ATG±氟达拉滨或环磷酰胺+ATG+TBI,应用环孢素/MMF 或他克莫司/MMF 预防移植物抗宿主病。结果 12 例患者中 11 例粒细胞植活,中位时间 10d(9~13d),未植入 1 例,移植排斥 2 例,这三例患者接受了二次移植均获成功,患者最终植活率为 100%;9 例可评估的患者中 3 例发生急性移植物抗宿主病。中位随访 14.3 个月,12 例均存活。尽管这个方案获得了很好的存活率,但植入失败率较高,去 T 细胞和去 B 细胞需要特殊仪器和较高的实验室条件很少应用。总之,这种体外处理移植物的策略没有获得普遍推广应用。

脐带血移植治疗再生障碍性贫血移植后排斥率很高。孙自敏报告采用减低毒性预处理方案进行非血缘脐带血移植治疗 18 例新诊断的再生障碍性贫血,患者年龄中位 17 岁,预处理方案为氟达拉滨(120mg/m²)+环磷酰胺(1 200mg/m²)+ATG(30mg/kg);采用 CsA+MMF 预防 GVHD,2 例早期死亡,其余 16 例均植活。16 例患者中 15 例发生排斥,但排斥后的患者均自体造血恢复,3 个月和 6 个月反应率分别为 56% 和 81%,2 年存活率 88.9%。推测可能是脐带血输注和免疫抑制剂通过免疫调节作用促进了自体造血恢复,但缺乏长期随访的资料。脐带血移植治疗再生障碍性贫血因移植排斥率高和免疫重建不良,效果并不理想。脐带血细胞数量也限制了其在成人患者中的应用。EBMT 回顾性分析 71 例脐带血移植治疗再生障碍性贫血的资料,57 例为单份脐带血移植,14 例为双份脐带血移植,60 天的累积植入率仅 51%,TNC 高于 $3.9×10^7$/kg 的患者植入率高,180 天的血小板植入率仅 37%,3 年存活率 38%。脐带血的细胞数量有限,通过双份脐带血提高细胞数量进行移植治疗再生障碍性贫血的疗效尚待观察。

鉴于非血缘供者、单倍型等替代供者 HSCT 治疗 SAA 的良好疗效及其他的循证医学证据,我国异基因造血干细胞移植适应证共识推荐 50 岁以下初诊 SAA 患者首选同胞相合 HSCT,无同胞供者可首选单倍型 HSCT,儿童可选择非血缘、脐带血,免疫治疗失败患者推荐不考虑供者来源行异基因 HSCT,单倍型等替代供者 HSCT 由三线进入二线乃至 SAA 的一线治疗推荐。2016 版的英国血液学会指南也将单倍型、脐带血移植纳入免疫治疗失败的 SAA 二线治疗推荐,并随后得到 Neal S Young,Bacigalupo A 等学者在 *New Engl J*

Med、*Blood* 发文支持。

（二）范可尼贫血

范可尼贫血（FA）的典型临床表现为先天性畸形、进行性骨髓衰竭和显著的肿瘤易感性。allo-HSCT是目前大多数 FA 患者唯一的治愈方法，推荐在疾病出现 MDS 或 AML 转化前移植，特别是 10 岁以前移植疗效较好。IBMTR 的研究数据显示：FA 患者年龄<10 岁组移植后 3 年总生存为 81%，而年龄>10 岁组 3 年总生存为 69%。由于 FA 患者对烷化剂和放疗高度敏感，仅能耐受低剂量预处理方案。1984 年 Gluckman 首次采用低剂量 Cy 和单次放疗进行预处理获得成功，低剂量 Cy+低剂量 TBI 曾是 FA 患者的标准预处理。然而该方案用于非亲缘移植时移植排斥率高、移植物抗宿主病发生率高，长期生存率低，且移植后继发晚期肿瘤发生率高。目前，含 Flu、ATG 及低剂量 Cy 的预处理方案能显著降低预处理相关毒性，并改善移植疗效，已经广泛用于 FA 患者的预处理中。

HLA 相合同胞移植对于年龄<10 岁且没有进展为 MDS 或急性白血病的 FA 患者取得了良好疗效。影响移植疗效因素包括移植年龄、移植前是否使用雄激素、预处理方案、克隆转化前移植、移植后慢性 GVHD 和继发恶性肿瘤。Ayas M 等报道了在 1993—2011 年共 94 例范可尼贫血患者行 HLA 相合同胞移植的结果，其 1 年、5 年和 10 年总生存分别为 92.5%、89% 和 86%。

但大多数 FA 患者找不到 HLA 相合的同胞供者，近年来替代供者在 FA 的应用日益增多。Macmillan ML 报道了 130 例 FA 患者（中位年龄 9 岁）接受非亲缘供者造血干细胞移植，预处理方案为 TBI+Cy+ATG +Flu，输注去 T 骨髓或未处理的冻存脐带血干细胞，Ⅱ~Ⅳ度 aGVHD 发生率为 20%，cGVHD 发生率为 10%，1 年总生存率 63%，5 年总生存率 57%，采用低剂量 TBI+Cy+ATG+Flu 的预处理方案组，5 年存活率达 95%。汪文静等回顾性分析了 5 例 FA 患者接受非亲缘及单倍体相合异基因造血干细胞移植，采用 Cy+ATG+Flu 预处理，2 例采用单倍体相合骨髓联合外周血干细胞移植，3 例采用非血缘供者外周血干细胞移植。移植后均达到造血重建，1 例死于颅内感染，4 例存活者（80%）均已脱离输血支持且保持完全供者嵌合。

单倍型移植在 FA 中的应用也有较好的疗效，2016 年来自巴西的一项回顾性资料，分析了 30 例 FA 接受单倍型相合移植的疗效，预处理方案为 Flu 150mg/m² +TBI 200~300cGy±Cy10mg/kg+r-ATG 4~5mg/kg，1 年总生存率为 73%。北京大学血液病研究所总结了 2013—2020 年 15 例 FA 患者接受单倍型相合 HSCT 的数据，移植时中位年龄 8 岁，预处理方案为 Cy 60~80mg/kg + Flu 150mg/m² + r-ATG 10mg/kg，预处理方案耐受性好且所有患者顺利植入，粒系和血小板的中位植入时间分别为 15 天和 18 天。中位随访时间 10.5 个月，1 年无病生存率达到 92.9%，在随访时间内无二次肿瘤发生。

因此，同胞全合移植是 FA 患者有效的治疗措施，推荐应用 Flu+减剂量 Cy+ATG 的预处理方案。在缺乏同胞供者来源时，非血缘供者和单倍型供者也可以作为替代选择的供者来源，目前现有的证据表明移植并不会增加 FA 患者的肿瘤发生。

（三）遗传代谢性疾病

遗传性代谢病（IEM）是一类由于基因突变所引起的可累及神经、肌肉、骨骼和皮肤等全身多系统脏器的遗传性疾病，包括多种类型代谢异常的疾病。国际血液和骨髓移植研究中心（CIBMTR）数据库资料显示，自 1980 年起全世界遗传性疾病接受造血干细胞移植已超过 2 000 例，其中排名前两位的疾病分别为黏多糖病（MPS）和脑白质营养不良（MLD）。造血干细胞移植是目前唯一可治愈遗传性代谢病的方法，目前同胞全合供者和替代供者移植疗效均取得了很大的进步。

HSCT 治疗黏多糖病的报道并不少见，国际骨髓移植登记组在 2013 年报道了 258 例 MPS Ⅰ型患儿的移植结果，移植类型包括同胞相合、非血缘供者等。移植中位年龄为 16.7(2.1~228) 个月，中位随访 57 个月。97% 儿童用含 Bu 的 MAC 方案，粒系的植入率在移植后 60 天达 91%，中位植入时间 19(9~60)d。结果显示同胞相合供者、10/10HLA 相合的非血缘供者、HLA 不合的非血缘供者移植后 5 年无事件生存率为 81%、66% 和 41%。更新的一项来自欧洲多中心的数据报道了在 2004—2014 年间接受 HSCT 治疗 MPS Ⅰ型的 62 例患儿结果。预处理方案采用 Bu/Cy/ATG 或 Bu/Flu/ATG，其中 Cy 累积剂量为 200mg/kg，Flu 累积剂量为 160mg/m²。移植类型主要包括同胞相合及无关供者。患儿中位年龄 13.5 个月（3~44 个月）。粒系和血小板植入时间分别为 16.5 天和 31 天，总生存率达到 95.2%。2016 年我国多中心回顾性资料报道了 34 例 MPS 患儿接受 allo-HSCT 的数据。移植时间从 2004—2015 年,患儿移植中位年龄 3.75 岁（1~7 岁）,供者来源包括非血缘（n=17）、脐带血供者（n=11）、同胞全合（n=4）和亲缘单倍型（n=2）供者。预处理方案采用 MAC 方案,包括 Bu 16~20mg/kg,CTX 200mg/kg,部分患儿加用 Flu 150~200mg/m² 及 ATG 7.5~10mg/kg。其中 31 例患儿（91.2%）获得完全供者型植入,重度 aGVHD 为 11.8%,中重度 cGVHD 仅为 5.9%,移植后 3 年累积 OS 为 84.8%。

关于 HSCT 治疗脑白质营养不良的疗效也取得了很大的进展。2015 年美国明尼苏达医学中心报道了 40 例 MLD 患者接受 HSCT 的疗效,35 例（88%）接受 MAC 预处理方案,主要预处理方案为 Bu 联合 Cy,供者来源包括同胞全合（n=11）、非血缘相合（n=14）、脐带血供者（n=15）,21 例患者获得的中位生存期为 10 年。结果显示共有 87.5% 患者获得粒系植入,粒系和血小板的植入时间分别为 16 天和 42 天,Ⅱ~Ⅳ aGVHD 和 cGVHD 发生率分别为 44% 和 32%,5 年累积生存率为 59%。欧洲血液和骨髓移植中心联合美国杜克大学医学中心报道了 1996—2013 年间 169 例各种类型脑白质营养不良接受脐带血移植治疗的情况。移植后 60 天粒细胞累积植入率为 86.3%,中位植入时间为 21 天,重度急性 GVHD 累积发生率为 20.2%,5 年 cGVHD 累积发生率为 30.2%。研究表明移植前功能状态评分和生存密切相关,移植前评分>80 分、60~80 分、<60 分的生存率分别为 50%、20% 和 30%。

单倍型移植治疗遗传代谢性疾病的报道不多,但近期研究表明疗效并不差于同胞全合移植供者。2019 年来自德国的一项研究纳入了 13 例遗传代谢性疾病患者,移植中位年龄 9.3（0.2~21.6）岁,5 例患者诊断免疫缺陷病,7 例诊断镰状细胞疾病,1 例诊断先天性红细胞生成性卟啉病。所有患者接受 PT-Cy 为基础的 GVHD 预防策略,所有患者均获得粒系植入,粒系和血小板中位植入时间分别为 17 天和 26 天,中位随访 34.8 月,总生存率达 92%,无事件生存率达 77%。北京大学血液病研究所探索的 BFC 方案应用于单倍型移植治疗遗传代谢性疾病中,预处理方案包括 Bu 9.6mg/kg,Flu 90mg/m²,CTX 200mg/kg 和 ATG 10mg/kg。回顾性研究纳入了 6 例患儿,其中 2 例患儿诊断黏多糖病,4 例患儿诊断脑白质营养不良,移植中位年龄 6（5~7）岁,预处理耐受性好;所有患者顺利植入,4 例患者发生 aGVHD（均为 Ⅰ~Ⅱ 度）,仅 1 例患者发生 cGVHD,中位随访时间 292 天,所有患儿均为存活状态。

异基因造血干细胞移植,包括替代供者移植在治疗遗传代谢性疾病均取得了显著的进展,但治疗成功的患者仍存在部分代谢病的症状和体征。由于目前研究随访时间有限,移植对黏多糖病、脑白质营养不良等主要疾病的影响仍需长期随访进一步评估。

总的来讲,异基因造血干细胞移植目前已广泛应用于血液系统恶性疾病及部分良性疾病中,是重要的可治愈性的方法之一。近年来,替代供者移植的进展和完善使得几乎"人人都有移植供者",单倍型相合移植、非血缘供者移植可达到与同胞全合移植类似的疗效;另外,新型治疗手段的涌现为更多难治复发性疾病提供移植机会且提高移植疗效。未来,如何将异基因造血干细胞移植与新型治疗手段相结合,以实现疾病治愈率的最大化是探索方向。

（徐郑丽 黄晓军）

参考文献

[1] 黄晓军,吴德沛,刘代红.实用造血干细胞移植[M].北京:人民卫生出版社,2014.

[2] ZHANG XH,CHEN J,HAN MZ,et al. The consensus from The Chinese Society of Hematology on indications,conditioning regimens and donor selection for allogeneic hematopoietic stem cell transplantation:2021 update[J]. J HematolOncol,2021,14(1):145.

[3] SHAH NN,LEE DW,YATES B,et al. Long-term follow-up of CD19-CAR T-cell therapy in children and young adults with B-ALL[J]. J ClinOncol,2021,39:1650-1659.

［4］ MARKS D I,KEBRIAEI P,STELLJES M,et al. Outcomes of Allogeneic Stem Cell Transplantation after InotuzumabOzogamicin Treatment for Relapsed or Refractory Acute Lymphoblastic Leukemia［J］. Biol Blood Marrow Transplant,2019,25（9）: 1720-1729.

［5］ BADAR T,SZABO A,ADVANI A,et al. Real-world outcomes of adult B-cell acute lymphocytic leukemia patients treated with blinatumomab［J］. Blood Adv,2020,4:2308-2316.

［6］ SUN W,HUANG X. Role of allogeneic haematopoietic stem cell transplantation in the treatment of adult acute lymphoblastic leukaemia in the era of immunotherapy［J］. Chin Med J（Engl）,2022,135（8）:890-900.

［7］ CHEN Y,HUANG F,XUAN L,et al. Upfront transplantation may have better outcomes than pretransplant cytoreductive therapy for treating patients with MDS-EB-1 or MDS-EB-2［J］. Int J Cancer,2021,149（5）:1109-1120.

［8］ XU LP,XU ZL,WANG SQ,et al. Long-term follow-up of haploidentical transplantation in relapsed/refractory severe aplastic anemia:a multicenter prospective study［J］. Science Bulletin,2022,67（9）:963-970.

第六章 自体造血干细胞移植

自体造血干细胞移植(autologous stem cell transplantation,ASCT)一般应用于淋巴瘤和多发性骨髓瘤患者,也适用于一些中低危或无法行异基因造血干细胞移植(allogeneic hematopoietic stem cell transplantation,allo-HSCT)的白血病患者,其目标是在自体干细胞支持下恢复机体接受大剂量化疗或放疗后正常造血的能力。自体造血干细胞采集量对自体造血干细胞移植成功与否起着重要作用。相较于异基因造血干细胞移植来说,自体造血干细胞移植副作用少,发生植入失败和移植物抗宿主病的概率低,但接受自体造血干细胞移植后患者复发率较高。近年来,针对干细胞采集、预处理方案、移植后巩固方案等各个方面国内外各中心做了大量工作,一定程度上提高了自体造血干细胞移植的成功率,延长了患者的生存。

一、自体造血干细胞移植适应证

自体造血干细胞移植的治疗选择需要综合考虑疾病相关因素和患者因素。疾病相关因素主要包括疾病类型、危险度分层、移植前疾病缓解状态等;而患者因素包括年龄、体能状态、合并症以及是否存在合适的异基因供者等。自体造血干细胞移植的适应证如下。

(一) 急性白血病

虽然 allo-HSCT 是成人急性白血病完全缓解(complete remission,CR)后巩固治疗的重要手段,但 ASCT 不受供者来源限制、并发症较少,对于部分急性白血病患者尤其是对于缺乏供者的急性白血病患者而言,ASCT 仍是治疗选择之一。

1. 急性髓系白血病(acute myeloid leukemia,AML) 近年来一些研究显示,接受 ASCT 治疗的 AML 尤其是非高危组 AML 患者的生存率并不低于接受 HLA 匹配的同胞供者 allo-HSCT 患者,因而近年来 ASCT 重新获得重视,并重新写入相关指南。对于某些缺乏供者的 AML 患者而言,ASCT 仍是重要的治疗选择之一。

(1) 细胞遗传学或分子生物学标记预后良好/中危组微小残留病变(minimal residual disease,MRD)呈持续阴性患者。

(2) 细胞遗传学或分子生物学标记预后良好/中危组 MRD 呈持续阴性的 CR2 且无法接受异基因造血干细胞移植的患者。

(3) 细胞遗传学或分子生物学标记预后高危组患者诱导化疗后 MRD 持续阴性且无合适异基因供者的患者。

(4) 急性早幼粒细胞白血病 CR2 状态。

2. 急性淋巴细胞白血病(acute lymphoblastic leukemia,ALL) 目前普遍认为,高危组 ALL 患者应首选 allo-HSCT 治疗,在缺乏合适供者时可考虑接受 ASCT 治疗。近年来,得益于酪氨酸激酶抑制剂(tyrosine kinase inhibitor,TKI)的广泛应用,Ph 阳性 ALL 患者疗效取得了显著进步,尽管 allo-HSCT 仍是此类患者的标准巩固治疗方案,欧洲血液和骨髓移植学会的一项分析表明,对于能够获得首次完全分子学缓解的患者,ASCT 与 allo-HSCT 的疗效相当。有研究表明,标危组 ALL 患者接受 ASCT 与 allo-HSCT 疗效类似。MRD 对 ALL 患者后续治疗决策具有十分重要的意义,缺乏合适供者的高危组 ALL 患者若 MRD 持续阴性,ASCT 是 allo-HSCT 有效的替代手段。

(1) 治疗 3 个月内实现完全分子学缓解并持续至移植的 Ph⁺ALL 患者。

(2) MRD 呈持续阴性的成人标危组 Ph 阴性 ALL CR1 患者。

(3) MRD 呈持续阴性的成人高危组 Ph 阴性 ALL CR1 且无合适供者。

（二）淋巴瘤

适用于对化疗敏感、年龄相对较轻且体能状态较好的具有不良预后因素的非霍奇金淋巴瘤（non-Hodgkin lymphoma，NHL）一线诱导化疗后的巩固治疗；也适用于一线治疗失败后挽救治疗敏感患者的巩固治疗。早期复发（<12 个月）、复发时的危险度分层、既往治疗、对挽救治疗的敏感性和移植前疾病状态是影响 ASCT 疗效的主要因素。

1. 目前推荐的 ASCT 一线巩固治疗的适应证包括

（1）年龄≤65 岁的套细胞淋巴瘤（mantle cell lymphoma，MCL）。

（2）除外低危间变性淋巴瘤激酶（anaplastic lymphoma kinase，ALK）阳性间变性大细胞淋巴瘤（anaplastic large cell lymphoma，ALCL）的各种类型侵袭性外周 T 细胞淋巴瘤（peripheral T-cell lymphoma，PTCL）。

（3）年轻高危弥漫大 B 细胞淋巴瘤（diffuse large B cell lymphoma，DLBCL）。

（4）科学设计的经伦理委员会批准的临床试验。

（5）虽然尚缺乏充足的证据，但 ASCT 一线巩固治疗可能提高以下患者的无进展生存时间（progression-free survival，PFS），甚至总生存时间（overall survival，OS）：①对化疗敏感的淋巴母细胞淋巴瘤（lymphoblastic lymphoma，LBL）；②双打击淋巴瘤（double-hit lymphoma，DHL），2016 年 WHO 分类更新为高级别 B 细胞淋巴瘤，伴随 MYC 和 BCL-2 和/或 BCL-6 易位、MYC/BCL-2 蛋白双表达的 DLBCL（double expressor lymphoma，DPL）；③治疗敏感、残留肿块直径<2cm 的转化淋巴瘤；④原发性中枢神经系统淋巴瘤（primary central nervous system lymphoma，PCNSL）。

2. ASCT 用于复发或难治患者的挽救性巩固治疗　　ASCT 是对挽救治疗有效（完全缓解或部分缓解）的各种类型侵袭性淋巴瘤和部分惰性淋巴瘤的优先选择。

（1）ASCT 作为标准的挽救性巩固治疗策略：①挽救治疗敏感的复发或原发难治（一线诱导治疗反应部分缓解、稳定或进展）的 DLBCL，对于复发或难治的 DHL 或 DPL，挽救性 ASCT 巩固治疗的疗效差，不作为推荐；②挽救治疗敏感的第 1 次或第 2 次复发的滤泡性淋巴瘤（follicular lymphoma，FL），特别是一线免疫化疗缓解时间短（<2~3 年）或高滤泡淋巴瘤国际预后指数（follicular lymphoma international prognostic index，FLIPI）的患者；③挽救治疗敏感的复发或原发难治的霍奇金淋巴瘤（Hodgkins lymphoma，HL），但单纯放射治疗后复发或局限病灶复发的 HL 患者，挽救化疗可获得良好的疗效，可不给予 ASCT 巩固治疗。

（2）ASCT 可作为挽救性巩固治疗的合适选择：①非 ASCT 一线治疗后复发、挽救治疗敏感、不适合 allo-HSCT 治疗的 MCL；②挽救治疗敏感、不适合 allo-HSCT 治疗的 PTCL；③多次复发的某些惰性淋巴瘤，如华氏巨球蛋白血症（Waldenstrom's macroglobulinemia，WM）和边缘区淋巴瘤（marginal zone lymphoma，MZL）等；④一线治疗获得部分缓解或挽救治疗敏感的伯基特淋巴瘤（Burkitt lymphoma，BL）；⑤科学设计的经伦理委员会批准的临床试验。

（三）浆细胞疾病

1. 多发性骨髓瘤（multiple myeloma，MM）　　自 20 世纪 80 年代初开始应用于 MM 治疗起，ASCT 一直在国际上被认为是年龄≤65 岁初诊 MM 患者的首选或一线治疗选择。进入新药时代后，免疫调节剂（沙利度胺、来那度胺等）、蛋白酶体抑制剂（硼替佐米、伊沙佐米、卡非佐米等）以及单克隆抗体（CD38 单抗、CS1 单抗等）相继在 MM 患者中应用并获得了非常好的疗效，ASCT 的地位一度受到挑战，但多个临床研究结果均显示，序贯 ASCT 较单纯药物治疗对改善患者预后更加有利，目前一致认为 ASCT 仍是适合移植患者的首选治疗。

（1）第一次缓解期的 MM，特别是诱导治疗后 MRD 未转阴的高危和标危 MM 患者；高危 MM 患者在第一次移植后无论获得何种疗效，均建议在半年内行第二次移植（Tandem ASCT）。

（2）一次 ASCT 移植后复发，再诱导治疗有效后可考虑挽救性二次 ASCT 治疗。

2. 第一次缓解期的原发性浆细胞白血病（primary plasma cell leukemia，PPCL）

3. 系统性轻链型淀粉样变性（systemic light chain amyloidosis，AL）

4. POEMS 综合征

二、自体造血干细胞动员和采集

（一）移植前评估

1. 患者评估 ①移植前讨论,核实诊断、适应证与禁忌证等,核实患者及家属意见;②患者详细病史及体检。

2. 患者检查计划

（1）常规:血常规、血型、尿常规、大便常规+潜血。

（2）骨髓:①骨髓形态学;②骨髓病理活检;③染色体核型（必要时行荧光原位杂交）;④MRD。

（3）生化:①肝肾功能;②电解质;③乳酸脱氢酶及同工酶;④心肌酶谱、铁蛋白;⑤内分泌功能:a. 甲状腺功能;b. 糖耐量。

（4）凝血功能

（5）免疫学:①循环免疫复合物、抗核抗体;②ENA 抗体谱;③补体、类风湿因子和抗链球菌溶血素、C反应蛋白;④免疫球蛋白定量;⑤免疫细胞亚群;⑥巨细胞病毒 DNA、EB 病毒 DNA;⑦乙型肝炎病毒血清标志物、HBV-DNA、甲型肝炎病毒抗体、丙型肝炎病毒抗体、HCV-RNA;⑧人类免疫缺陷病毒抗体;⑨梅毒螺旋体抗体。

（6）PPD/T-SPOT 试验

（7）特殊检查:头胸腹部 CT、腹部 B 超、动态心电图（Holter）、肺功能、血气分析、心脏彩超、PET-CT（怀疑髓外浸润或淋巴瘤）。

（8）眼、耳鼻喉、口腔科会诊（严重情况需尽快清除感染病灶）。

（9）多部位细菌、真菌培养（咽、肛周）。

（10）戴避孕环的女性患者提早取环。

（11）对有生育需求者,建议提早安排生殖医学专家会诊和处理。

3. 移植前需完成的日程表及知情同意文件 ①移植日程表;②移植知情同意书签字;③患者委托书签字。

（二）移植时机

AML/ALL 获得血液学完全缓解后（且 MRD 阴性）;或淋巴瘤或骨髓瘤获得≥部分缓解且骨髓、外周血无明显肿瘤细胞侵犯时,侵袭性淋巴瘤获得完全缓解或接近完全缓解。

（三）造血干细胞采集

1. 干细胞动员

（1）化疗联合粒集落细胞刺激因子（granulocyte-colony stimulating factor,G-CSF）:化疗联合 G-CSF 是最常采用的动员方案,应在化疗 3~6 个疗程后实施。与单用细胞因子相比,化疗联合 G-CSF 可增加外周血干细胞采集量,但采集时间窗较难预测,不良事件发生率和严重性均有增加。G-CSF 的剂量通常为 5~10μg/（kg·d）。动员化疗方案选用需满足 3 个原则:适当的造血抑制;方案对治疗原发疾病有效;对造血干细胞无明显毒性。大剂量环磷酰胺（3~7g/m²）或依托泊苷（1.6~2.0g/m²）为常用的方案,也有研究采用阿糖胞苷、苯达莫司汀和 DECP 方案（地塞米松+依托泊苷+环磷酰胺+顺铂）作为动员方案,若采用大剂量环磷酰胺或依托泊苷方案,通常在化疗药物应用后 12~14d 造血恢复。化疗后何时开始应用 G-CSF 目前尚无定论,一般可在白细胞降至低点（<1×10⁹/L 时开始使用 G-CSF。初始采集时间推荐为外周血白细胞计数快速恢复至>5×10⁹/L 时,或有条件结合外周血 CD34⁺细胞计数>10/μL 时。

（2）单用 G-CSF 或 G-CSF 联合普乐沙福:单用 G-CSF 或 G-CSF 联合普乐沙福动员方案的优点是采集时间易预测且耐受性良好,可门诊用药,但对于疗效缓解欠佳的 MM 患者,该方法不能进一步减少肿瘤负荷,还可能加重原发病;同时,单用 G-CSF 的患者采集的细胞数有限,采集的失败率较高。采用静态单独 G-CSF 动员的剂量应达到 10~16μg/（kg·d）。普乐沙福是趋化因子受体 CXCR4 的抑制剂,能够增强 G-CSF 的干细胞动员作用。单独使用 G-CSF 动员失败的患者可以应用 G-CSF 联合普乐沙福动员（肾功能良好的患者应用 0.24mg/kg,肾功能不全患者减量至 0.16mg/kg。标准用法为前四天注射 G-CSF,第四天晚注射普乐沙福,第五天采集干细胞),或根据外周血循环 CD34$^+$ 细胞计数(如外周血 CD34$^+$ 细胞计数 <20/μL)预先应用普乐沙福,外周血的造血干细胞通常在普乐沙福注射后 4~9h 达到峰值。化疗联合普乐沙福和 G-CSF 可能获得更佳的动员效果,但尚需前瞻性临床研究评估。

(3) 其他情况:一些用于治疗淋巴瘤的药物如核苷类似物和来那度胺可能损伤造血干细胞,建议在疾病缓解(早期 2~4 个疗程)前提下,采集造血干细胞。推荐的来那度胺洗脱期为 2~4 周。上述药物 4~6 个疗程后动员失败的发生率高,不建议应用 G-CSF 单药动员,化疗联合 G-CSF 以及普乐沙福可能是有效的方案。单次动员后连续 4 次采集未达到目标干细胞采集数量的患者,应给予重新动员方案并采集;再次动员时不推荐单独细胞因子静态动员。需要进行 ASCT 但不能采集到足够数目干细胞的患者,可补充采集骨髓。

上述干细胞动员策略总结见图 6-6-0-1。

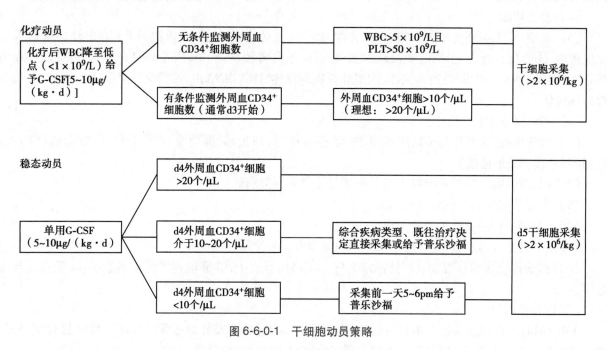

图 6-6-0-1 干细胞动员策略

2. 干细胞数目

(1) HSCT 的理想干细胞剂量尚不确定。总体来说,更多的干细胞数量能够促进快速植入,目前推荐的 CD34$^+$ 细胞最小目标剂量为 CD34$^+$ 细胞 2×10^6/kg,最佳剂量为 ≥ (4~6)×10^6/kg。对于需要进行 ASCT 但 CD34$^+$ 细胞采集不足 2×10^6/kg 时,在加强支持治疗的前提下,(1~2)×10^6/kg CD34$^+$ 细胞可支持 ASCT 治疗,但造血功能重建或恢复可能延迟。

(2) 采集目标应与采集的次数平衡。目前推荐的 CD34$^+$ 细胞采集目标为 (3~5)×10^6/kg。单次 CD34$^+$ 细胞采集数目达到 2.5×10^6/kg,优于延长动员、多次采集获得 5×10^6/kg CD34$^+$ 细胞。

(3) 若计划多次 ASCT,应采集更多数量的造血干细胞保存。

三、预处理方案

(一) 急性白血病

TBICy(全身放射+环磷酰胺)和 BuCy(白消安+环磷酰胺)是目前最常用的经典预处理方案。BuCy 是 AML 患者 ASCT 的标准预处理方案。与 BuCy 相比,TBICy 可显著降低 ALL 患者 ASCT 后复发,延长无白血病生存时间。加入氟达拉滨/阿糖胞苷的改良预处理方案也是安全有效的选择。

(二) 恶性淋巴瘤

常用的预处理方案包括 BEAM(卡莫司汀+依托泊苷+阿糖胞苷+美法仑)、BEAC(卡莫司汀+依托泊苷+阿糖胞苷+环磷酰胺)、CBV(环磷酰胺+依托泊苷+卡莫司汀);文献报道的替代方案如 GemBuMel、

Beda-EAM 等。

（三）浆细胞疾病

标准的预处理方案为大剂量美法仑 200mg/m²；文献报道其他替代方案包括 BuMel、BuCy、CBV 等（表 6-6-0-1）。

表 6-6-0-1　常用预处理方案

疾病	预处理方案	药物用法
急性白血病	TBICy	全身放射：12~14Gy，-3~-1
		环磷酰胺：60mg/kg，iv qd，-6~-5
	BuCy	白消安：3.2mg/kg，iv q6h，-8~-5
		环磷酰胺：60mg/kg，iv qd，-4~-3
淋巴瘤	BEAM	卡莫司汀：300.0mg/m²，iv qd，-5
		依托泊苷：800.0mg/m²，iv qd，-4~-2
		阿糖胞苷：1 600.0mg/m²，iv bid，-4~-2
		美法仑：140.0mg/m²，iv qd，-6
	BEAC	卡莫司汀：300.0mg/m²，iv qd，-5
		依托泊苷：800.0mg/m²，iv qd，-4~-2
		阿糖胞苷：1 600.0mg/m²，iv bid，-4~-2
		环磷酰胺：1 800.0mg/m²，iv qd，-6
	CBV	环磷酰胺：50mg/kg，iv qd，-3~-2d
		依托泊苷：10mg/kg，iv qd，-5~-4
		白消安：3.2mg/kg，iv q6h，-8~-6
	BeEAM	苯达莫司汀：200.0mg/m²/d，iv qd，-7~-6
		依托泊苷：200.0mg/m²，iv bid，-5~-2
		阿糖胞苷：200.0mg/m²/d，iv bid，-5~2
		美法仑：140.0mg/m²，iv qd，-1
	BuEAM	白消安：3.2mg/kg，iv q6h，-6，-5
		依托泊苷：200.0mg/m²，iv bid，-4，-3
		阿糖胞苷：1.0g/m²，iv qd，-4
		美法仑：140.0mg/m²，iv qd，-4，-3
	GBM-MD Anderson	吉西他滨：75.0mg/m²，iv qd，-8~-5，-2~-3 或 d-8，-6，-3 或 -8，-3
		白消安：100.0mg/m²/d，iv qd，-8~-5
		美法仑：60.0mg/m²/d，iv qd，-3，-2
	VP16/Mel	依托泊苷：60.0mg/kg，iv qd，-4
		美法仑：180.0mg/m²，iv qd，-3
	Bu+TEPA（PCNSL）	白消安：3.2mg/kg，iv q6h，-8~-5
		塞替派：5mg/kg，iv qd，-4~-3
多发性骨髓瘤	Mel200	美法仑：100.0mg/m²，iv qd，-3，-2
	Mel140	美法仑：70.0mg/m²，iv qd，-3，-2（血清肌酐清除率<60mL/min）
	Bor/Mel	硼替佐米（万珂）：1mg/m²，iv qd，-5，-2、+1、+4 美法仑 200mg/m²，iv qd，0

四、干细胞回输

造血干细胞输注：①冻存细胞经 37~42℃ 水浴箱在 1min 内迅速解冻，消毒后传递到空气层流洁净病房/病床内，再快速输注给患者，病情允许时，每袋细胞在 20min 内快速输注；②监测生命体征及尿液颜色（遵医嘱必要时推注利尿剂）；③回输物检测：CD34$^+$ 细胞计数、淋巴细胞亚群。

大多数患者只接受一次自体移植，部分患者会接受"串联移植（tandem transplantation）"，串联移植指在 6 个月内进行的、有计划的两次移植。新药时代，二次移植不再根据第一次移植后的疗效决定，而是在具有高危因素的 MM 患者中进行。高危 MM 患者在第一次移植后无论获得何种疗效，均建议在半年内进行第二次移植。需强调，计划双次移植的患者首次诱导治疗 4 个疗程后即采集两次移植所需的干细胞，两次移植之间不进行巩固和维持治疗。第二次移植采用的预处理方案美法仑剂量为 140~200mg/m^2。这种方法目前在 MM 患者中应用较多，但尚需前瞻性临床研究进一步评估。

五、并发症的预防

（一）肝静脉闭塞病的预防

肝素钠注射液+复方丹参滴丸+熊去氧胆酸、前列地尔或其他预防方案，一般应用至干细胞回输后 21 天。

（二）肺孢子菌病的预防

复方磺胺甲噁唑，1g po Bid，连用 7 天，移植前 1 个月内完成。

（三）巨细胞病毒疾病的预防

采用更昔洛韦或膦甲酸钠或缬更昔洛韦或其他预防方案。

（四）出血性膀胱炎的预防

应用环磷酰胺时给予美司钠解救，并在给药前 4h 到停用后 24~48h 大量静脉补液，每日约 2 500~3 000mL/m^2（或 100mL/kg），持续均匀滴注，保持水电解质平衡。

六、移植后维持化疗

与 allo-HSCT 不同，ASCT 不能产生移植物抗白血病效应，移植后复发的风险更高，因此移植后的维持化疗非常必要。

（一）急性白血病

目前尚无标准移植后化疗方案，可根据疾病复发危险程度、分子学突变制订相应维持化疗方案。

1. 急性髓系白血病 目前对 AML 患者 ASCT 后维持治疗方案、疗程、剂量等研究较少，并无共识和有效方案。既往有研究表明在移植后 1 年内给予 2~3 次常规化疗可减少移植后复发，FLT3-ITD 阳性患者可以选择 FLT3 抑制剂进行维持治疗，其他患者可以选择去甲基化药物维持治疗。有研究表明在 allo-HSCT 后 30~60d 开始，到移植后 180 天为止，给予索拉非尼治疗（初始剂量为每次 400mg，每天 2 次）可明显降低移植后复发率，延长患者总体生存和无白血病生存时间。allo-HSCT 后 6~7 周给予低剂量阿扎胞苷 [32mg/（m^2·d）×5d 为 1 个疗程，共 4 个疗程] 可明显改善患者预后。地西他滨同样是 HSCT 后较好的维持治疗选择，多项研究结果显示可改善 HSCT 后患者的预后，但研究中使用的剂量和疗程各不相同。有研究显示 allo-HSCT 后 50~100d 给予地西他滨维持治疗 [10mg/（m^2·d）×5d 为 1 疗程，最高 8 疗程] 耐受性良好。

2. 急性淋巴细胞白血病

（1）Ph 阳性 ALL 患者在 ASCT 造血重建后可接受以 TKI 为基础的维持治疗。具体方案为：①TKI 联合 VP [长春新碱 1.4mg/m^2 第 1、8 天+泼尼松 1mg/（kg·d）第 1~14 天] 或 VDP [长春新碱 1.4mg/m^2 第 1、8 天+泼尼松 1mg/（kg·d）第 1~14 天+柔红霉素 20~30mg/（m^2·d）] 或 VIP [长春新碱 1.4mg/m^2

第 1、8 天+泼尼松 1mg/(kg·d)第 1~14 天+去甲氧柔红霉素 6mg/(m²·d)第 1、8 天];②TKI 联合 MM 方案[MTX 15~20mg/(m²·d),第 1、8 天;6-巯基嘌呤 50~75mg/(m²·d),第 1~14 天]。2 个方案交替进行,持续 1.0~1.5 年。移植后定期监测白血病 MRD 及嵌合度,连续 2 次 MRD 阳性或出现白血病血液学复发,即按照移植后复发处理:减停免疫抑制剂、加用 TKI、供者淋巴细胞输注(联合或不联合化疗)等。

(2)Ph 阴性 ALL 患者在 ASCT 造血重建后应开始维持治疗,持续 1.0~1.5 年。具体方案为:甲氨蝶呤 20mg/m² 每周 1 次;6-巯嘌呤 60mg/m²,第 1~28 天;长春地辛 4mg,第 1 天;泼尼松 1mg/kg,第 1~7 天。部分患者可与化疗交替应用 IL-2、干扰素-α 治疗。

（二）淋巴瘤

1. 霍奇金淋巴瘤　对于具有至少 1 项高危特征、既往未接受过维布妥昔单抗治疗或接受过 4~6 疗程且治疗有效的患者,可考虑应用维布妥昔单抗作为 ASCT 后维持治疗。建议最多不超过 16 疗程(每 3 周为 1 个疗程);若发生不能耐受的毒副作用或疾病复发/进展,应停止维布妥昔单抗治疗。免疫检查点抑制剂维持治疗仅限于临床试验或临床研究。高危特征包括原发难治经典型霍奇金淋巴瘤、一线治疗结束<12 个月的早期复发患者、挽救治疗前合并结外侵犯、移植前挽救治疗的最佳治疗反应为部分缓解/疾病稳定状态、复发时伴随 B 症状或接受≥2 线挽救治疗等。

2. 弥漫性大 B 细胞淋巴瘤　不推荐应用利妥昔单抗行自体造血干细胞移植后维持治疗。其他新药(如硼替佐米、来那度胺、BTK 抑制剂、BCL-2 抑制剂及细胞治疗等)仅限于临床试验或临床研究。

3. 套细胞淋巴瘤　推荐在自体造血干细胞移植后进行利妥昔单抗维持治疗(每 2~3 个月 1 次,共 2~3 年)。若发生不能耐受的毒副作用或疾病复发/进展,应停止利妥昔单抗维持治疗。其他新药(如硼替佐米、来那度胺、BTK 抑制剂、BCL-2 抑制剂及细胞治疗等)仅限于临床试验或临床研究。

4. 滤泡性淋巴瘤　对于再治疗有效的患者,推荐采用利妥昔单抗每 2~3 个月 1 次,共 4 次。而对于利妥昔单抗耐药(如利妥昔单抗治疗 6 个月内疾病复发/进展)的患者,不再推荐应用利妥昔单抗维持治疗。

（三）多发性骨髓瘤

维持治疗的价值和地位明确,但目前最佳的维持治疗药物、策略和周期尚不确定。通常于移植后 90~100d,造血重建后开始维持治疗,可选择来那度胺、硼替佐米、伊沙佐米、沙利度胺等。对于有高危因素的患者,主张包含蛋白酶体抑制剂的方案维持治疗两年或以上,或直至毒性不能耐受或疾病进展。高危患者建议联合蛋白酶体抑制剂和免疫调节药物,不建议单独应用沙利度胺。

1. 巩固治疗　ASCT 后可使用与原有效诱导化疗方案相同或相似的方案继续治疗 2~4 个疗程。对于非高危且 ASCT 后获得 CR 或以上疗效的患者,可不进行巩固治疗。

2. 维持治疗　ASCT 患者移植后无论是否接受巩固治疗均应接受维持治疗。既往维持治疗常应用化疗、干扰素及糖皮质激素等,由于疗效不确切,目前不再推荐。目前常用于维持治疗的药物包括沙利度胺、来那度胺、伊沙佐米和硼替佐米。其中沙利度胺不建议用于伴高危细胞遗传学异常的患者,对于细胞遗传学标危的患者,沙利度胺仍可作为维持治疗药物之一,推荐剂量每晚 100~200mg。

细胞遗传学标危及中危患者应用来那度胺的维持治疗获益更多,推荐剂量是 10mg/d,肾功能损伤患者应用来那度胺需调整剂量。对于伴高危细胞遗传学患者,建议采用硼替佐米单药或联合用药,一般每 2~3 个月为 1 个疗程。伊沙佐米维持治疗的剂量是 4mg(有肾功能损害者减少至 3mg),每个月的第 1、8、15 天使用。维持治疗持续至少 2 年。

七、移植后复查

移植后的第 1 年每 3 个月进行一次疗效评估,第 2~3 年每 6 个月随访 1 次,第 4~5 年每年随访 1 次。如患者疾病指标不稳定,需缩短两次评估的间隔时间。临床怀疑复发时应按照初诊检查。

（一）急性白血病

目前急性白血病 ASCT 后随访可参考 allo-HSCT 后随访策略,重点监测复发相关指标,评估内容包括全面体检、血液学检查(血常规、血生化、感染指标等),关注有无感染及其他合并症表现。一般在移植后 +1、+2、+3、+4、+6、+9、+12、+18、+24、+36、+48、+60 个月检测骨髓细胞学、MRD,必要时增加检测频度。骨髓染色体核型分析建议移植后 2 年内每 3 月 1 次,移植后 3~5 年每 6 个月 1 次。一旦 MRD 转阳,建议 2 周后再次复查明确是否复发,一旦复发,应立即完善骨髓细胞学、免疫分型、融合基因等检测。

（二）淋巴瘤

随访检查内容包括病史和体格检查、血液学检查[包括血常规、乳酸脱氢酶和主要脏器(如心、肝、肺、肾等)功能的实验室检查]和影像学检查。其中影像学检查推荐采用增强 CT,对于无临床症状患者检查的频率不应短于 6 个月,移植 3 年后建议延长至 1 年 1 次。目前尚无证据表明,PET/CT 扫描作为常规随访监测可以提高疾病复发检出率,特别是获得完全缓解的患者。若接受过头颅、颈部和/或纵隔放疗,应包括含促甲状腺激素的内分泌功能相关检查;TBI 或全颅照射的患者应注意白内障或脑白质病等远期并发症的观察。

（三）多发性骨髓瘤

监测指标包括血常规、肝肾功能(包括白蛋白、球蛋白、肌酐、β_2 微球蛋白、乳酸脱氢酶)、电解质(包括钙离子)、血清和/或尿 M 蛋白(蛋白电泳、免疫固定电泳)、血清或尿免疫球蛋白定量(包括轻链)、血清游离轻链(尤其是寡分泌型 MM 患者)、24h 尿轻链和骨髓检查。

其他检查如骨骼 X 线检查、全身低剂量 CT、骨骼 MRI 和/或全身 PET/CT 可根据病情需要进行。监测过程中如出现临床复发,需启动复发后治疗。对于仅有生化复发的患者,受累单克隆免疫球蛋白上升速度缓慢,可先观察,待指标符合复发治疗指征时启动治疗,也可提早进入临床试验。如果出现单克隆免疫球蛋白升高速度加快(如 3 个月内增加 1 倍)时,需尽快启动治疗。维持治疗过程中微小残留病由阴转阳是否有指导复发治疗的意义目前尚无定论。

（叶逸山　黄河）

参考文献

[1] DOHNER H,ESTEY E,GRIMWADE D,et al. Diagnosis and management of AML in adults:2017 ELN recommendations from an international expert panel[J]. Blood,2017,129:424-447.

[2] GIEBEL S,LABOPIN M,POTTER M,et al. Comparable results of autologous and allogeneic haematopoietic stem cell transplantation for adults with Philadelphia-positive acute lymphoblastic leukaemia in first complete molecular remission:An analysis by the Acute Leukemia Working Party of the EBMT[J]. Eur J Cancer,2018,96:73-81.

[3] LEE S,CHUNG NG,CHO BS,et al. Donor-specific differences in long-term outcomes of myeloablative transplantation in adults with Philadelphia-negative acute lymphoblastic leukemia[J]. Leukemia,2010,24(12):2110-2119.

[4] 吕梦楠,姜尔烈,何祎,等. 自体与同胞全相合造血干细胞移植治疗 Ph+急性淋巴细胞白血病的疗效比较 [J]. 中华血液学杂志,2020,41(05):373-378.

[5] 中国抗癌协会血液肿瘤专业委员会,中华医学会血液学分会白血病淋巴瘤学组,中国临床肿瘤学会抗淋巴瘤联盟. 造血干细胞移植治疗淋巴瘤中国专家共识(2018 版)[J]. 中华肿瘤杂志,2018,40(12):927-934.

[6] 中华医学会血液学分会浆细胞疾病学组,中国医师协会多发性骨髓瘤专业委员会. 中国多发性骨髓瘤自体造血干细胞移植指南(2021 年版)[J]. 中华血液学杂志,2021,42(05):353-357.

[7] 中华医学会血液学分会,中国临床肿瘤学会(CSCO)抗淋巴瘤联盟. 淋巴瘤自体造血干细胞动员和采集中国专家共识(2020 年版)[J]. 中华血液学杂志,2020,41(12):979-983.

[8] GORIN NC. History and Development of Autologous Stem Cell Transplantation for Acute Myeloid Leukemia[J]. Clin Hematol Int,2021,3(3):83-95.

[9] XUAN L,WANG Y,HUANG F,et al. Sorafenib maintenance in patients with FLT3-ITD acute myeloid leukaemia undergoing al-

logeneic haematopoietic stem-cell transplantation:an open-label,multicentre,randomised phase 3 trial[J]. Lancet Oncol,2020, 21(9):1201-1212.

[10] DE LIMA M,GIRALT S,THALL PF,et al. Maintenance therapy with low-dose azacitidine after allogeneic hematopoietic stem cell transplantation for recurrent acute myelogenous leukemia or myelodysplastic syndrome:a dose and schedule finding study [J]. Cancer,2010,116(23):5420-5431.

[11] PUSIC I,CHOI J,FIALA MA,et al. Maintenance Therapy with Decitabine after Allogeneic Stem Cell Transplantation for Acute Myelogenous Leukemia and Myelodysplastic Syndrome[J]. Biol Blood Marrow Transplant,2015,21(10):1761-1769.

第七章　脐带血移植

一、概　　述

脐带血移植(umbilical cord blood transplantation,UCBT)是指恶性及非恶性血液病患者经过一定的预处理后,将脐带血作为移植物回输给患者体内,使患者重新获得造血和免疫功能重建的过程。

作为移植物,脐带血有如下特点:①脐带血来自胎儿娩出、断脐后,从脐静脉中收集的残留在胎盘和脐带中的血液,该过程对母亲和新生儿均无伤害;②脐带血中含有丰富的干/祖细胞,基础研究证实脐带血可经长时间冷冻保存并保持其生物学特性,不影响细胞增殖分化潜能;③作为最年轻的移植物(0岁),由于胎盘屏障的保护,脐带血相对纯净,不易受到病毒的污染,而且脐带血免疫原性低,其中的免疫细胞相对原始和幼稚,临床研究表明,脐带血移植后慢性移植物抗宿主病(chronic graft-versus-host disease,cGVHD)的发生率低且严重程度轻,且脐带血移植后复发率低,移植物抗白血病(graft-versus-leukemia,GVL)效应较强,出现GVHD和GVL分离的现象。

1988年,法国巴黎圣路易斯医院Gluckman教授等应用HLA全相合的同胞UCBT成功治疗一例范可尼贫血患儿,在世界上拉开了脐带血移植的序幕。1990年脐带血移植开始应用于儿童恶性血液病,随后拓展到成人领域。1992年9月美国纽约血液中心(New York Blood Center,NYBC)建立了世界上第一个脐血库,从而开启了非血缘脐带血移植的临床应用,目前美国纽约脐血库仍是世界上存储规模最大、完成移植例数最多的国家公共脐带血库。2001年,中国第一家脐血库在天津市成立,至今国家卫生健康委员会正式批准建立了天津、北京、上海、广东(包括广州分库)、山东、浙江及四川7家(8个)公共脐血库。截至2021年底,我国存储公共脐带血约25万份,备查备用。根据国际BMDW(Bone Marrow Donor Worldwide)实时更新的数据显示,目前储存脐带血近80万份,接受脐带血移植的患者约40 000例,目前世界UCBT每年约3 000余例,中国2021年UCBT达654例。

UCBT临床应用30多年来,随着移植技术的不断改进和完善、植入机制和免疫重建等基础研究的不断进展,UCBT已被广泛地用于治疗儿童及成人恶性和非恶性血液病,包括血液系统恶性肿瘤如急性白血病、慢性白血病、骨髓增生异常综合征(myelodysplastic syndrome,MDS)和恶性淋巴瘤等,非恶性疾病如骨髓造血功能衰竭性疾病(如先天性和获得性再生障碍性贫血)、血红蛋白病(海洋性贫血)、先天性免疫缺陷性疾病和先天性代谢性疾病等。

新近,Gamida Cell公司使用Omidubicel技术使脐带血干细胞体外有效扩增,并提高CD34$^+$细胞在骨髓中的迁移、归巢和定植潜能而促进植入,显著提高UCBT的疗效,该研究证实Omidubicel移植可促进造血恢复、降低移植相关并发症发生率并显著缩短住院时间。脐带血干细胞数量的突破在未来可进一步促进UCBT的发展。

二、脐带血移植技术体系

(一) 脐带血的选择原则

选择合适的脐带血是移植成功的第一步。需要考虑HLA配型及总的有核细胞计数(total nucleated cells,TNC)、CD34$^+$细胞数量、供者特异性抗体(donor specific antibody,DSA)、非遗传母体抗原性(non-inherited maternal antigen,NIMA)的相容性、脐带血的质量等诸多因素。

美国移植研究中心(NMDP/CIBMTR)制定的脐带血选择指南:从HLA配型的角度,建议供受者至少做8个位点的高分辨配型(HLA-A,-B,-C,-DRB1),HLA相合度≥4/8;若脐带血是传统的低分辨配型(HLA-A,-B,-DRB1),则要求HLA相合度≥4/6;双份脐带血移植的HLA配型要求目前还没有统一标准。

避免选择受者有 DSA 的脐带血。对于冻存的脐带血细胞数量,单份脐带血移植要求:TNC≥2.5×10^7/kg,CD34$^+$细胞≥1.5×10^5/kg;双份脐带血移植要求:每一份脐带血的 TNC≥1.5×10^7/kg,CD34$^+$细胞≥1.0×10^5/kg。

中国科学技术大学附属第一医院(安徽省立医院)结合国内外及其本造血干细胞移植中心 UCBT 经验,建议可根据以下策略选择合适的脐带血:

(1) 患者检测:①进行 HLA 12 个位点高分辨配型;②HLA 抗体初筛,若结果为阳性,需进一步进行 HLA-Ⅰ、Ⅱ类抗体特异性检测。

(2) 脐带血初筛:①供受者 HLA 基因型高分辨配型(HLA-A,-B,-DRB1)≥4/6 个位点相合;②冷冻前 TNC>2.5×10^7/kg、CD34$^+$细胞数>1.5×10^5/kg,CFU-GM 与 CD34$^+$细胞数呈正相关;③NIMA 优先。

(3) 对初筛的脐带血进行小管复苏:复苏后 TNC 活力>80%,CD34$^+$细胞活力>90%,干细胞培养集落生长良好。

(4) 对意向使用的脐带血进行 HLA 12 个位点的基因型高分辨配型,加做 KIR 配型。

(5) 脐带血的确认:①供受者 HLA 配型≥4/6,5/8,6/10 个位点相合(基因型高分辨),对于非恶性疾病患者选择 HLA 相合程度高和 HLA-Cw 位点相合的脐带血;②TNC 数>2.5×10^7/kg,CD34$^+$细胞数>1.2×10^5/kg(对于急需移植的恶性血液病患者,如果小管复苏 CD34$^+$细胞数>1.5×10^5/kg、TNC>2×10^7/kg 也可进行移植),不建议 CD34$^+$细胞数高于 5×10^5/kg;③NIMA 优先;④DSA 排除;⑤若满足以上条件则优选 ABO 血型相合、次要不合的脐带血。

除此之外,还需充分了解脐血库的质量和特点以及疾病的危险度和移植时疾病状态等,应选择经国家认证的、有脐带血采集、处理和应用资质体系的脐血库。

(二) 预处理方案

脐带血移植有其自身的特点:移植后早期造血恢复慢于骨髓或外周血移植;脐带血中的 T 淋巴细胞免疫原性弱,对供受者 HLA 相合程度相对要求低,移植后 GVHD 特别是 cGVHD 的发生率低且严重程度轻。移植预处理方案设计的原则:对于恶性血液系统疾病,采用清髓性(含有较强的细胞毒药物)预处理方案,在保证供者造血干细胞植入的情况下,既要最大限度地清除肿瘤细胞和受者的免疫细胞,同时尽可能降低移植相关死亡率(transplant-related mortality,TRM)和复发率;对于非恶性血液系统疾病,采用非清髓或减低强度(降低细胞毒药物的强度)的预处理方案,清除受者体内异常的免疫功能,保证供者造血干细胞的植入;保护脐带血中 Naïve T 淋巴细胞,降低移植后的感染率和恶性血液系统疾病的复发率。

根据预处理方案对骨髓细胞的毒性,分为清髓性(myeloablative regimen,MAC)、减低强度(reduced-intensity regimen,RIC)和非清髓性(nonmyeloablative regimen,NMC)预处理方案。

MAC 方案:旨在使用全身照射(total body irradiation,TBI)或烷化剂清除患者的造血和免疫功能,通常在用药后 1~3 周内出现严重的不可逆性全血细胞减少和骨髓细胞的清除,受者自体造血不能恢复,需及时输注造血干细胞以恢复骨髓造血功能。常用的方案包括 Bu(白消安,口服制剂总量>8mg/kg 或静脉>6.4mg/kg)、TBI(总剂量≥5Gy 单次或≥8Gy 分次照射)联合环磷酰胺(cyclophosphamide,Cy),也可联合其他化疗药物以进一步加强预处理强度,如塞替派(thiotepa,TT)、美法仑(melphalan,Mel)和依托泊苷(etoposide,VP16)等。对于高危者或移植时 MRD 阳性或疾病进展期进行移植的患者,采用 MAC 方案可以降低移植后的复发率,但移植相关毒副作用将增加,对于脏器功能不良或老年患者难以耐受。

NMC 方案:通过相对低的预处理强度达不到清髓的化、放疗剂量,使受者的骨髓及免疫功能受到抑制,联合输注较大剂量的供者 T 淋巴细胞和 CD34$^+$细胞得以植入,相比较而言,该方案对骨髓抑制作用小,如果供者干细胞不能植活,受者将在较短时间内恢复自身造血功能(少于 28d)。因此,NMC 方案的本质是受者免疫功能抑制联合大量供者细胞输注。

与 MAC 方案相比,NMC 方案的 TRM 明显降低,常用于年龄大、合并症多及脏器功能损伤的患者。常用的 NMC 方案如:TBI(总剂量≤2Gy)±嘌呤类似物;氟达拉滨(Flu)+CY±抗人胸腺细胞球蛋白(ATG);Flu+Ara-c+Ida(伊达比星);Ara-c+Cladribine(克拉屈滨);全身淋巴结照射(total lymphoid irradiation,TLI)+ATG。NMC 预处理方案移植后的 aGVHD 常延迟至移植后 100 天后发生。NMC 方案对于恶性血液病患者来说,移植后的复发率增加,特别对移植时疾病进展或 MRD 阳性患者不建议采用。

RIC 方案:介于以上两者之间,RIC 方案的烷化剂和 TBI 剂量较 MAC 方案减少≥30%,仍达到清髓和清除免疫功能的效果,移植受者将导致长期的全血细胞减少,自体造血功能难以恢复,因此需要输注供者造血干细胞才能重建造血功能。常用的 RIC 方案包括:Flu+烷化剂(Mel/Bu/CY)或 Flu+TBI。此外,也可以联合其他靶向药物,如利妥昔单抗针对 CD20⁺淋巴系肿瘤、CD33 免疫毒素单抗针对 CD33⁺髓系肿瘤、酪氨酸激酶抑制剂或靶向 *FLT3* 基因突变的抑制剂等,以及联合去甲基化的药物(地西他滨、阿扎胞苷)或去乙酰化的药物(西达本胺)等进一步加强 RIC 方案的抗肿瘤作用,RIC 方案主要用于年龄大伴有脏器功能损伤及其他合并症的患者,移植时疾病进展或 MRD 阳性患者移植后的复发率高于 MAC 方案。

2019 年 EBMT 手册总结了不同预处理方案的强度,可参考相应手册。

移植预处理方案多种多样,每种方案都有其优缺点。安徽省立医院建立并不断优化的 UCBT 治疗恶性血液病的技术体系,临床应用 1 600 余例患者,获得 97% 的植入率。单份非血缘脐带血移植治疗恶性血液病清髓性预处理方案联合不含抗人胸腺细胞球蛋白(ATG)预防 GVHD 的技术体系如下:

以化疗为主的方案:Flu/BU/Cy 方案:Flu 30mg/m² 静脉滴注,移植前第 8~5d,Bu 根据受者体重调整用量,每 6h 1 次,静脉滴注,移植前第 7~4d,Cy 60mg/kg 静脉滴注,移植前第 3~2d。对于移植前发生过中枢神经系统白血病(CNSL)或伴有 CNSL 高危因素的患者,加用卡莫司汀(BCNU)250mg/m²。

以全身照射(TBI)为主方案:TBI/Ara-C/Cy 方案具体用法:TBI 总剂量 12Gy(3Gy,bid×2d),Ara-C 2g/m² 每日 2 次(间隔 12h)×2d,CY 60mg/kg×2d。

(三)GVHD 的预防和治疗

关于 GVHD,不同国家采取的预防策略不尽相同。在脐带血移植预防 GVHD 方案的选择中,需要理解脐带血移植物和脐带血移植的特点,结合预处理方案的强度进行综合考虑,预防 GVHD 的方案中,应保护脐带血中 Naïve T 淋巴细胞,从而加快免疫重建,降低移植后的感染率和原发病的复发率。预防 GVHD 的方案不宜太强。对于 UCBT 目前大多移植中心采用环孢素(CsA)或他克莫司(Tac,FK506)联合吗替麦考酚酯(MMF)或短程的甲氨蝶呤(MTX)预防 GVHD 方案,CsA 或 FK506 用法基本同其他的异基因造血干细胞移植,MMF 于+1 天开始 2~3g/d 或 25~30mg/(kg·d)分次口服,根据 GVHD、感染的发生情况,+30d 开始减量,通常在 100 天内停用。预防 GVHD 的方案中是否使用 ATG,在 UCBT 中是个热点的话题。欧美大多移植中心采用的是以 CsA 或 Tac 为基础联合 MMF 或糖皮质激素,并加用 ATG。但是从 EBMT 和日本的临床研究资料看 UCBT 前使用 ATG 增加了移植后的感染率和移植后原发病的复发率,降低了移植后的总生存。安徽省立医院多篇研究证实弱化预防 GVHD 方案,不使用 ATG 和短程甲氨蝶呤(MTX),患者口腔溃疡发生率低,术后免疫重建加快,其严重感染发生率及疾病复发率减低,也避免因 ATG 使用后病毒激活所致的感染发生率增高等副作用,没有增加移植后急、慢性 GVHD 的发生。本中心的 CsA 联合 MMF 不含 ATG 的预防 GVHD 的方案具体用法:从-1d 开始使用 CsA,2.5~3mg/(kg·d),24h 持续静脉滴注,维持全血 CsA 浓度在 200~300mmol/L,移植后造血重建及胃肠道功能恢复后以静脉给药量的 2 倍改口服,CsA 谷浓度维持在 150~200mmol/L 至移植后 60d,移植后 60d 后根据是否存在 GVHD、病毒感染情况及是否伴有移植相关并发症,递减 CsA 用量至移植后 5~6 个月停用。MMF 从+1d 开始使用,20~30mg/(kg·d)分次口服,至髓系造血功能重建后逐渐减量,至移植后 60~90d 停用。

PT-CY(post-transplant cyclophosphamide)是否能用于脐带血移植,目前有个案的报道,相关前瞻性临床研究在进一步进行中。

脐带血移植的 GVHD 治疗参照其他类型造血干细胞移植。

(四)植入前综合征

植入前综合征(pre-engraftment syndrome,PES),是脐带血移植后常见的一种并发症,发生率在 20%~78%,表现为非感染性高热(T≥38.3℃)、充血性皮疹、腹泻、体重增加、肺水肿等,部分患者甚至有中枢神经系统症状。PES 缺乏特异性的病理学、组织学改变和生化标记物。因其发生在中性粒细胞植入前(常见于 UCBT 后 5~13d 内,中性粒细胞恢复前 4~15d),故而称为植入前综合征。

大多数 PES 患者症状较轻,少数 PES 患者可自发缓解;大多数 PES 患者对甲泼尼龙(methylprednisolone,MP)等糖皮质激素治疗敏感,适量的 MP 治疗症状就迅速缓解;但少部分重度 PES 患者对糖皮质激素治疗无应答,通常会发展为致命的呼吸功能障碍和多器官功能衰竭,有些患者可以迁延至重度 aGVHD,这时需要临床医生鉴别出重度的患者并尽快给予干预。

（五）支持及对症处理

（1）真菌预防性治疗:入住洁净层流病房或使用预处理开始氟康唑 0.2g qd,对于既往有真菌感染的患者或出层流病房并出现重度 GVHD 的患者采用泊沙康唑 5mL tid 或伏立康唑 0.2g bid,治疗时间至移植后停用免疫抑制剂。

（2）预防肝静脉闭塞病:预处理当天开始使用小剂量普通肝素[100U/(kg·d)]联合前列地尔[0.03μg/(kg·h)]至移植后 30 天停用,当血小板<20×10⁹/L 时,停用肝素。

（3）预防单纯疱疹病毒感染:移植后第 1~30d 静脉滴注阿昔洛韦[10mg/(kg·d)],胃肠道功能恢复后改口服至移植后 1 年。

（4）预防耶氏肺孢子菌感染:移植后胃肠道功能恢复后开始使用复方磺胺甲噁唑 2 片 bid/biw 至移植后 1 年。

（5）巨细胞病毒(CMV)血症的抢先治疗:当血清(全血)CMV-DNA≥500/mL×2 次或≥1 000/mL 使用更昔洛韦(或膦甲酸钠)、丙种球蛋白静脉滴注,同时在没有 GVHD 的情况下减少免疫抑制剂的用量,至 CMV-DNA 转阴。G-CSF 5~10μg/(kg·d)自+6d 至外周血白细胞≥4.0×10⁹/L 后连续使用 2 天。移植中的血制品均使用辐照血,以灭活血制品中的淋巴细胞。

（六）移植后植入及监测

移植后植入的检测:所有患者均留取移植前、移植后第 7、14、21 天外周血标本和第 28 天骨髓标本,采用短串联重复序列聚合酶链反应(STR-PCR)方法动态检测植入早期供受者嵌合体变化。植入的证据:移植后 ANC>0.5×10⁹/L 连续 3 天的第 1 天定义为中性粒细胞植入。7 天不输注血小板且血小板连续 3d≥20×10⁹L 的第一天为血小板植入。移植后 28 天中性粒细胞计数(ANC)<0.5×10⁹/L 同时 STR-PCR 检测供者细胞比例<5%定义为原发性植入失败。所有患者移植后 4 个月内每个月、移植后半年至第 2 年每 3 个月检测 1 次、移植后第 3~5 年每 6 个月检测 1 次,检测项目:骨髓细胞学、染色体、微小残留病(MRD)、*WT1* 融合基因拷贝数及患者的靶基因(发病时阳性的肿瘤基因)变化,同时检测供受者的嵌合状态、免疫球蛋白、T、B 和 NK 细胞等免疫细胞重建情况。

（七）原发性植入失败和移植后复发的处理方法

随着 UCBT 技术体系的改进和完善,植入率可高达 97%以上,对于发生原发性植入失败(primary graft failure,pGF)的患者,治疗的原则是移植后密切监测、早期诊断和及时挽救性治疗。挽救性移植的时机,确定 pGF 后(脐带血移植后 21 天 STR-PCR 供者嵌合小于 95%,需要再次检测),立即启动挽救性移植,移植供者的选择:单倍体、脐带血或非血缘供者;预处理方案选择减低强度的预处理方案。安徽省立医院采用减低剂量预处理[具体方案:Flu 30mg/(m²·d)静脉滴注,移植前第 6~3 天,兔 ATG 2.5mg/(kg·d)静脉滴注,移植前第 5~3 天,CY 50mg/(kg·d)静脉滴注,移植前第 2 天,TBI 3Gy 移植前 1 天]的单倍体挽救移植可使得患者 1 年和 3 年的无病存活率达 64.7%和 57.5%。

脐带血移植治疗恶性血液病总体复发率较其他类型干细胞移植低。若 UCBT 后患者出现复发征象,可立即停免疫抑制剂,并予干扰素等其他治疗。化疗再诱导、二次移植都是既往尝试的手段,但疗效有限,近年兴起的免疫疗法 CAR-T 等为 B-ALL 患者提供了新的治疗思路。对于 UCBT 的患者,移植后需严密监测 MRD 及发病时伴随的阳性基因,及时采取有效的干预措施,新型靶向药物及免疫调节药物的推陈出新,对有早期复发征象的 MRD 转阳、基因阳性的患者提供了新的治疗手段。

三、展　望

随着 UCBT 技术体系的逐渐成熟,以及对移植相关并发症的处理和 HLA 配型的进一步认识,UCBT 治疗血液系统疾病的疗效较数年前明显提高。关于 KIR 配体和 *KIR* 基因、HLA 抗体等的进一步认识,未来可能进一步回答如何选择脐带血。目前体外扩增脐带血干细胞的技术研究和实践正在进行中,脐带血中加入其他类型的干细胞是否可提高疗效仍尚不明确,如何改善脐带血干细胞的归巢,这些问题都值得进一步回答。PES 是 UCBT 相对特异的并发症,PES 是否与较低的复发率有相关性,仍需大量数据证实。UCBT 仍有很多未解之谜,大量治疗有效的报道,特别是对高危难治患者,值得我们进一步在推广应用中寻找答案。

(陈二玲　孙自敏)

参考文献

［1］ AKLE S,REGAN D,WALL D,et al. Current thawing and infusion practice of cryopreserved cord blood:the impact on graft quality,recipient safety,and transplantation outcomes［J］. Transfusion,2014,54(11):2997-3009.

［2］ ZHENG CC,ZHU XY,TANG BL,et al. Clinical Separation of cGvHD and GvL and Better GvHD-free/relapse-free Survival (GRFS)After Unrelated Cord Blood Transplantation for AML［J］. Bone Marrow Transplant,2017,52(1):88-94.

［3］ GLUCKMAN E,BROXMEYER HA,AUERBACH AD,et al. Hematopoietic Reconstitution in a Patient with Fanconi Anemia by Means of Umbilical Cord Blood From a HLA-identical Sibling［J］. N Engl J Med,1989,321(17):1174-1178.

［4］ WAGNER JE,BROXMEYER HE,BYRD RL,et al. Transplantation of umbilical cord blood after myeloablative therapy:analysis of engraftment［J］. Blood,1992,79(7):1874-1881.

［5］ ZHU X,TANG B,SUN Z. Umbilical Cord Blood Transplantation:Still Growing and Improving［J］. Stem Cells Transl Med,2021,10(Suppl 2)S62-S74.

［6］ BALLEN KK,GLUCKMAN E,BROXMEYER HE. Umbilical cord blood transplantation:the first 25 years and beyond［J］. Blood,2013,122(4):491-498.

［7］ HORWITZ ME,STIFF PJ,CUTLER CS,et al. Omidubicel Versus Standard Myeloablative Umbilical Cord Blood Transplantation:Results of a Phase Ⅲ Randomized Study［J］. Blood,2021,138(16):1429-1440.

［8］ DEHN J,SPELLMAN S,HURLEY CK,et al. Selection of unrelated donors and cord blood units for hematopoietic cell transplantation:guidelines from the NMDP/CIBMTR［J］. Blood,2019,134(12):924-934.

［9］ KROGER N,MOHTY M,DUFOUR C,et al. The EBMT Handbook［Z］. Springer Nature,2019.

［10］ MAKOTO MURATA. Prophylactic and therapeutic treatment of graft-versus-host disease in Japan［J］. Int J Hematol,2015,101(5):467-486.

［11］ 孙自敏,刘会兰,吴月,等. 强化清髓不含 ATG 方案与清髓方案单份非血缘脐血移植治疗恶性血液病的对比观察［J］. 中华医学杂志,2016,96(28):2214-2219.

［12］ 汤宝林,郑昌成,刘会兰,等. 强化清髓性非血缘脐带血造血干细胞移植治疗急性淋巴细胞白血病的疗效观察［J］. 中华内科杂志,2016,55(3):191-195.

［13］ BACIGALUPO A,SICA S,LAURENTI L,et al. Unrelated cord blood transplantation and post-transplant cyclophosphamide［J］. Haematologica,2019,104(2):e77-e78.

［14］ PARK M,LEE S H,LEE YH,et al. Pre-engraftment syndrome after unrelated cord blood transplantation:a predictor of engraftment and acute graft-versus-host disease［J］. Biol Blood Marrow Transplant,2013,19(4):640-646.

［15］ SPITZER TR. Engraftment syndrome following hematopoietic stem cell transplantation［J］. Bone Marrow Transplant,2001,27(9):893-898.

［16］ JIN LL,SUN ZM,LIU HL,et al. Inflammatory monocytes promote pre-engraftment syndrome and tocilizumab can therapeutically limit pathology in patients［J］. Nat Commun,2021,12(1):4137.

［17］ TANG BL,ZHU XY,ZHENG CC,et al. Successful early unmanipulated haploidentical transplantation with reduced-intensity conditioning for primary graft failure after cord blood transplantation in hematologic malignancy patients［J］. Bone Marrow Transplant,2015,50(2):248-252.

第七篇

细胞及免疫治疗

第一章 细胞及免疫治疗在白血病中的应用

随着诱导化疗强化方案、分层治疗策略和造血干细胞移植技术等的深入开展和广泛应用,白血病患者的总体预后较以往有了显著的改善,但化疗耐药性仍然是导致白血病相关死亡的一个主要原因,使用新型的治疗方法来改善患者预后存在尚未满足的需求。近年来免疫治疗取得了突飞猛进的进展,并在血液恶性肿瘤尤其急性淋巴细胞白血病(acute lymphoblasticleukemia,ALL)中展示出了令人印象深刻的成果。基于嵌合抗原受体(chimeric antigen antibody,CAR)T 细胞、双特异性 T 细胞衔接器(bispecific T cell engager,BiTE)和抗体药物偶联物(antibody-drug conjugate,ADC)药物等免疫治疗方法成为白血病患者的有效治疗选择。

第一节 抗体类药物

一、单克隆抗体

单克隆抗体(monoclonal antibody,McAb),简称单抗,是由一个 B 细胞克隆,针对单一抗原表位产生的结构均一、高度特异的抗体。单抗药物可通过阻断肿瘤细胞表面受体与配体的结合或阻断受体二聚化等,阻断下游信号通路,抑制肿瘤细胞的生长或诱导其凋亡,或增加其对化疗药物的敏感性。另一方面,抗体还可以通过介导补体依赖(CDC)和抗体依赖细胞介导的细胞毒作用(ADCC)以及抗体依赖细胞介导的吞噬作用(ADCP)杀伤肿瘤细胞。

抗肿瘤抗体的靶分子可以分为三类:①针对肿瘤细胞表面的过表达的受体分子。抗体药物一方面可以直接阻断肿瘤细胞表面受体与配体的结合从而影响该受体下游的信号通路,也可以通过阻断受体二聚化从而间接地阻断下游信号通路,抑制肿瘤细胞生长、诱导肿瘤细胞凋亡,或增加其对其他药物的敏感性。另一方面,抗体还可以通过 CDC、ADCC 和 ADCP 直接杀伤肿瘤细胞。②针对肿瘤微环境中的一些细胞因子。如靶向血管内皮生长因子(VEGF)及其受体的抗体可特异性阻断 VEGF 及其受体结合,从而抑制肿瘤内部血管生成,抑制肿瘤生长、促进肿瘤坏死。③靶向免疫细胞表面的免疫检查点分子。如 T 细胞表面表达的细胞毒 T 淋巴细胞相关抗原 4(CTLA-4)、程序性死亡分子 1(PD-1)等,这些 T 细胞表面的分子与配体结合后会抑制 T 细胞活化,从而不利于机体的抗肿瘤免疫反应。阻断这些免疫检查点受体-配体相互作用的抗体称为免疫检查点抑制剂,也属于单克隆抗体,是肿瘤免疫治疗的一个重要手段。

CD20 表达于除浆细胞(分泌免疫球蛋白的 B 细胞)外的各阶段的 B 细胞的表面,在 B 细胞增殖和分化中起重要的调节作用,是抗 B 细胞恶性肿瘤的理想作用靶点,也是单克隆抗体在抗肿瘤领域获批的首个靶抗原。目前上市的 CD20 单抗药物有利妥昔单抗、奥法木单抗和奥托珠单抗等。1997 年上市的利妥昔单抗属于第一代抗 CD20 单克隆抗体,属于人鼠嵌合单抗,拥有鼠源的可变区域和人源的恒定区域;第二代抗 CD20 单克隆抗体有奥法木单抗(ofatumumab),是第一个上市的全人源抗 CD20 单抗,第二代抗 CD20 单抗通过全人源改造后,降低了免疫原性,同时减少了不良反应,但由于人源化程度提高,抗体的特异性和抗原结合的亲和力有一定的下降;第三代抗 CD20 单抗的 Fc 段经过了糖基化修饰,从而提高了抗体的特异性及与抗原结合的亲和力,目前上市的第三代抗 CD20 单抗有奥妥珠单抗(obinutuzumab)。

虽然利妥昔单抗是第一代抗 CD20 单克隆抗体,但由于其稳定的疗效以及大量的临床应用经验,它仍然是目前应用最广泛的单克隆抗体。在 B 系慢性淋巴细胞白血病(chronic lymphoblastic leukemia,CLL)的一线治疗方案中,对于无 *TP53* 突变的年轻、耐受能力较好的患者推荐 FCR(氟达拉滨,环磷酰胺,利妥昔

633

单抗)、FR(氟达拉滨,利妥昔单抗)、高剂量甲泼尼龙+利妥昔单抗等治疗,对耐受不佳的老年患者也可以考虑使用利妥昔单抗。

奥法木单抗作为第二代抗 CD20 单克隆抗体,显示出更佳的抗肿瘤疗效。对于未接受治疗但不能耐受包含氟达拉滨的治疗方案的 CLL 患者,苯丁酸氮芥加用奥法木单抗治疗的中位无进展生存期为 22.4 个月,而仅使用苯丁酸氮芥治疗患者的中位无进展生存期为 13.1 个月。在维持治疗方面,奥法木单抗也展现出了较好的治疗效果。针对复发后再诱导治疗缓解的 CCL 患者,有研究对评估了奥法木单抗维持治疗的有效性:238 例患者接受维持治疗,236 例患者接受随访观察,中位随访 19.1 个月。奥法木单抗维持组患者的中位 PFS 29.4 个月,随访观察组患者中位 PFS 15.2 个月。在末次治疗后 60 天内,最常见的 3 级或以上不良事件是中性粒细胞减少(奥法木单抗组 56 例,24% vs 随访观察组 23 例,10%)和感染(13% vs 8%)。

奥妥珠单抗于 2021 年在中国获批上市,用于滤泡性淋巴瘤的治疗,而国外适应证还包括与苯丁酸氮芥联用于未经治疗的 CLL 患者。在一项尝试将阿卡替尼(acalabrutinib)、维奈托克(venetoclax)和奥妥珠单抗联用作为 CLL 一线治疗的临床研究中,37 名 CLL 或小淋巴细胞淋巴瘤的患者被招募;研究的中位随访时间为 27.6 个月,有 14 例(38%)达到 MRD 阴性完全缓解,随访中最常见的 3 级或 4 级血液系统不良事件是中性粒细胞减少(16 例)。

目前,CD20 单抗单药或联合苯达莫司汀等化疗药物或小分子靶向药物已成为治疗 B-CLL 标准的一线治疗方案,而近年来多项研究表明,对 CD20 阳性(定义为超过 20% 的原淋细胞表达 CD20)的 B-ALL 采用利妥昔单抗联合 Hyper-CVAD 方案较单一化疗方案可显著改善患者的预后。最新来自 MD Anderson 癌症中心的一项单臂 II 期临床研究表明:奥法木单抗联合 Hyper-CVAD 方案作为一线方案治疗 69 例的 CD20 阳性(定义为超过 1% 的原淋细胞表达 CD20)患者(包括 67 例 ALL 患者,2 例淋巴瘤患者),4 年 EFS 和 4 年 OS 分别达 59% 和 69%。因此专家们建议对于 CD20 阳性的 B-ALL 可采用联合抗 CD20 单克隆抗体的化疗方案。

CD20 单抗尽管是一种免疫靶向治疗药物,副作用相对较小,但少数患者会发生过敏反应和间质性肺疾病,严重者可能危及生命。前者一般在单抗注射过程中出现,因此在单抗注射过程中要进行心电监护,注射前还要采用抗过敏预防措施。后者的发病机制推测是 TNF 细胞因子释放所致急性肺损伤,停药和/或激素治疗后大部分患者能完全恢复。CD20 单抗由于会清除体内成熟 B 细胞,导致免疫功能下降,从而可引起各种感染和乙肝病毒再激活等副作用。

CD38 表达于不同分化阶段的 B 细胞。靶向 CD38 的单抗药物达雷妥尤单抗被批准用于多发性骨髓瘤(MM)的治疗,而 T-ALL 和 B-ALL 原始细胞表面通常也会表达 CD38。目前已有达雷妥尤单抗治疗复发难治 T-ALL 及 B-ALL 获得完全缓解和延长生存的病例报道,这些成功的个案也将推动达雷妥尤单抗治疗复发难治 T-ALL/B-ALL 的临床研究。

二、双特异性 T 细胞衔接器

双特异性抗体(bispecific antibody,BsAb)的概念由 Nisonoff 和其同事在 1960 年首次提出,是指能同时特异性结合两个抗原或抗原表位的人工抗体。桥接两种细胞和桥接两个受体是双特异性抗体的主要作用机制。双特异性 T 细胞衔接器(bispecific T cell engager,BiTE)则是双特异性抗体中的一种类型,由两个单链可变区(single-chain variable fragment,scFv)通过灵活的氨基酸链连接而成,一侧结合域可识别肿瘤表达抗原(如 CD19、CD33 等),另一侧通常特异性识别 CD3,即 T 细胞受体复合物的成分之一,从而可以衔接 T 细胞和肿瘤靶细胞,引起效应 T 细胞活化并特异性杀伤肿瘤细胞。

2014 年 12 月和 2017 年 7 月,FDA 批准了世界上首个 BiTE 药物贝林妥欧单抗(CD19⁻CD3 双特异性抗体)分别用于复发/难治的 Ph⁻ 和 Ph⁺ B 细胞前体急性淋巴细胞白血病(B-cell precursor acute lymphoblastic leukemia,BCP-ALL)的治疗。贝林妥欧单抗在 II/III 期的临床试验中其单药治疗复发/难治 Ph⁺ ALL 和 Ph⁻ ALL 的反应率分别为 36% 和 42%,且与传统挽救化疗相比,显著延长了患者的无事件生存(event-free survival,EFS)和总生存(overall survival,OS)时间。6 个月 EFS 分别为 31% 和 12%;中位 OS 时间分别 7.7

个月和 4.0 个月。但由于贝林妥欧单抗带来的生存获益仍然有限,复发难治的 ALL 患者在获得 CR 后序贯 allo-HSCT 可使生存期进一步延长。

微小残留病灶(minimal residue disease,MRD)是白血病血液学复发和不良预后的重要预测因子。2018年 3 月,贝林妥欧单抗在美国获批用于第一次或第二次形态学缓解(CR1/CR2)而 MRD ≥ 0.1% 的 BCP-ALL 的治疗,这也是目前国际上唯一获批用于治疗 MRD+ALL 的药物。在 BLAST 研究中,使用贝林妥欧单抗 1 个疗程后 MRD 转阴率(<0.01%)达到 78%。长期随访结果发现,中位随访时间 59.8 个月,经贝林妥欧单抗治疗 MRD 转阴的患者生存获益非常突出,中位生存尚未达到,其中 CR1 接受贝林妥欧单抗治疗者中位 OS 更长于 CR2+(未达到 vs 38.8 个月),后续即使未接受 HSCT 患者仍获得了中位 56.4 个月的长期生存。这些结果提示尽早使用(CR1)贝林妥欧单抗作为 MRD 清除治疗的生存获益更佳,并且为无法移植的患者如老年或无合适供者的患者带来了长期生存的可能。

近年来研究学者们还尝试贝林妥欧单抗联合化疗或 TKI 用于初诊 B-ALL 的一线治疗。在 MD Anderson 癌症中心使用 hyper-CVAD 方案序贯贝林妥欧单抗治疗初诊成人 Ph⁻ B-ALL 的一项 Ⅱ 期临床试验中,MRD 阴性率达 97%,34% 患者接受了 HSCT,中位随访时间 27 个月,3 年持续 CR 率为 80%,3 年 OS 达 83%。在另一项 MDAnderson 癌症中心使用三代酪氨酸激酶抑制剂(TKI)ponatinib 联合贝林妥欧单抗治疗初诊成人 Ph⁺ B-ALL 的临床研究中,总反应率达 100%(24/24),累计完全分子学反应(complete molecular response,CMR)率 91%,在所有患者未行 HSCT 的情况下,中位随访 9 个月,预计 2 年的 EFS 率及 OS 率均为 95%。

在贝林妥欧单抗治疗过程中,常见的毒性为发热、粒细胞减少和头痛,最常见的 3 级以上毒性主要为血液毒性,包括发热性粒细胞减少、贫血和血小板减少。3 级以上细胞因子释放综合征(CRS)和免疫治疗相关脑病(ICANS)的发生率分别大约在 5% 和 10%,虽然低于 CAR-T 细胞治疗,但仍需加强观察,并及时处理。在对症支持治疗症状仍不能改善的情况下,尽早使用 IL-6 受体抗体和/或激素的治疗。另外,由于贝林妥欧单抗的分子量很小,仅 55kDa,导致其从体内清除快,半衰期短,需要 24h 持续静脉滴注,且需要维持 28 天。这种使用方法便利性差,住院时间长,目前已有临床试验在探索皮下给药的方式以提高贝林妥欧单抗的用药便利性。

除了靶向 CD19 及 CD3 的贝林妥欧单抗,靶向 CD22⁻CD3 的双特异性 T 细胞连接器在 2022 年也获批进入临床试验,拟定适应证为 B-NHL 和 B-CLL。CD22 限制性地表达于成熟 B 细胞以及大多数恶性 B 淋巴细胞,是 B 细胞恶性肿瘤治疗的理想靶点之一。

三、抗体药物偶联物

抗体药物偶联物(antibody-drug conjugate,ADC)是为靶向抗体配备高活性细胞毒类药物,其具备上述抗体药物的优点,而且还具备"定点高效"杀伤肿瘤细胞的能力。ADC 包括抗体,连接子和细胞毒素三部分组成,其中连接子是抗体与细胞毒素的桥梁,既需要具有稳定性,防止生理状态下的断链,又要能够在与肿瘤接触时使细胞毒素释放或获得活性。当抗体特异性识别并结合肿瘤细胞表面抗原,抗体偶联药物通过抗原介导的内吞作用进入癌细胞内部的核内体中,可切割形式的连接子可通过水解,蛋白酶裂解,二硫键还原裂解等方式释放细胞毒素,而不可切割的连接子进入下一阶段,待核内体与溶酶体融合,将其降解并释放细胞毒药物特异性杀伤癌细胞,极大地降低全身使用高活性细胞毒药物的副作用。目前在国外获批用于白血病的治疗的抗体偶联细胞毒药物包括奥加伊妥珠单抗、吉妥珠单抗、帕西妥莫单抗、泊罗妥珠单抗等。

奥加伊妥珠单抗(inotuzumabozogamicin,InO)是与卡奇霉素(calicheamicin,一种细胞毒性抗生素)偶联的人源性抗 CD22 单克隆抗体。CD22 是免疫球蛋白超家族中的一种 B 细胞限制性分子,90% 以上的 B-ALL 的白血病原始细胞会表达 CD22。欧洲药品管理局和美国 FDA 已批准将 InO 用于治疗复发性/难治性 CD22 阳性 B-ALL。一项多中心试验将 218 例复发性或难治性 ALL 成人患者随机分配至接受 InO 或标准化疗。与标准化疗相比,InO 组患者在以下方面更优:完全缓解率(81% vs 29%),完全缓解的中位持续时间(5 个月 vs 3 个月);2 年 OS(23% vs 10%),中位 PFS(5 个月 vs 2 个月);完全缓解患者中检测不到

MRD(骨髓原始细胞<0.01%)的比例(78% vs 28%)。最常见的 InO 相关 3 级及以上不良事件为肝脏相关事件;InO 组中 11% 的患者及标准治疗组中 1% 的患者发生了肝窦阻塞综合征(也称为肝小静脉闭塞病)。对于儿童的复发难治 B-ALL,有一项 I 期临床研究招募了 25 例患者予以奥加伊妥珠单抗治疗。患者的总缓解率为 80%;在有治疗应答的患者中,有 84% 达到 MRD-CR,12 个月总生存率为 40%。

吉妥珠单抗奥唑米星(gemtuzumabozogamicin,GO)是人源化抗 CD33 抗体与细胞毒药物卡奇霉素(calicheamicin)的偶联物。85%~90% 的急性髓系白血病(AML)患者白血病细胞表面高表达 CD33 且其在正常 HSC 表面少有表达,因此 CD33 可成为 AML 治疗的理想靶点之一。2000 年 GO 首次获批后曾因安全性下市,直至 2017 年 FDA 再次批准 GO 用于初诊 CD33$^+$AML 和 2 岁及以上 CD33$^+$R/RAML 患者的治疗。GO 治疗 AML 患者的安全性和疗效在 III 期随机临床试验 ALFA-0701 中得以证实。2 年随访数据显示,较之于标准化疗组,GO 联合化疗延长了患者的 OS(41.9% vs 53.2%)、EFS(17.1% vs 40.8%)和 RFS(22.7% vs 50.3%)。此外,在 CBF 白血病中,GO 联合以高剂量阿糖胞苷为基础的化疗可将患者的长期生存率从 50% 提高至 75% 以上。最常见的不良反应(>15%)包括:出血(可能致命)、发热和/或感染、胃肠道毒性(如恶心、呕吐、便秘、厌食和 AST/ALT 升高)、皮疹、黏膜炎和头痛。GO 可能导致胚胎-胎儿毒性。最严重的是有肝毒性的黑框警示,包括已报道与 GO 治疗相关的重度或潜在致命性肝窦阻塞综合征[亦称为肝小静脉闭塞病(veno-occlusive disease,VOD)]。

moxetumomabpasudotox 是假单胞菌外毒素联合重组抗 CD22 抗体。美国 FDA 批准 moxetumomabpasudotox 用于治疗先前至少接受过 2 种全身性治疗(包括嘌呤核苷类似物)的成人复发难治性毛细胞白血病(hairy cell leukemia,HCL)患者。临床试验结果显示,其用于治疗先前接受过治疗的 HCL 患者中缓解率很高:一项多中心非盲研究在 80 例复发或难治性 HCL 患者中评估了 moxetumomabpasudotox,这先前治疗种数的中位数为 3 种,75% 的患者接受过利妥昔单抗。发现总体上 60 例(75%)患者有缓解,33 例(41%)患者实现 CR,27 例(34%)患者实现 MRD 阴性。其中,24 例患者(30%)维持血液学缓解超过 180 天。MRD 阴性与 CR 延长有关。毒性反应大多轻度(1 级或 2 级),包括细胞因子释放综合征(发热、低血压、肌痛或关节痛)、水肿、胃肠道不适、一过性低白蛋白血症以及氨基转移酶水平升高。重度毒性反应少见且是可逆的,但有可能危及生命,包括毛细血管渗漏综合征(9%)和溶血-尿毒综合征(8%)。3 例患者死于肺炎、脓毒性休克和脓毒症。

此外,还有将抗体与放射性核素偶联的抗体放射免疫偶联药物,常用的放射性核素有 β 放射体和 α 放射体。托西莫单抗(^{131}I-tositumomab)、替伊莫单抗(^{90}Y-ibritumomabtiuxetan)均是放射性物质标记的 CD20 单抗,两者均已获得 FDA 批准用于治疗某些类型的非霍奇金淋巴瘤。

ADC 药物目前面临的挑战主要包括,安全稳定性,即血药浓度的稳定以及避免脱靶毒性;ADC 的载荷及同质性,即抗体制备时使每个抗体连接的药物均等;寻找特异性抗原以及动物模型与人体的抗原表达存在差异,即 ADC 药物在动物模型效果较好,但在人体中疗效不佳。

(党秀勇 梁爱斌)

第二节 嵌合抗原受体 T 细胞治疗

嵌合抗原受体(chimeric antigen receptor,CAR)T 细胞治疗是将患者自身 T 细胞在体外进行改造,通过 CAR 在其表面表达靶抗原的受体结合区,使 T 细胞获得特异性识别及杀伤靶细胞的能力,从而达到治疗肿瘤的目的。目前 CAR-T 细胞治疗白血病常用的靶点有 CD19、CD22、CD7 等。

仅包含 CD3ζ 信号域的第一代 CAR 存在细胞扩增不足和抗肿瘤效果差的缺陷。考虑到共刺激信号在 T 细胞活化中的重要作用,第二代 CAR 的 CD3ζ 信号域上游整合了一个共刺激域,这大大提高了 CAR-T 细胞的增殖能力和持久性。因此,第二代 CAR-T 细胞疗法得到了广泛的应用,并表现出了显著的临床疗效,尤其是在血液系统恶性肿瘤方面。目前,美国食品药品监督管理局已批准 6 种 CAR-T 细胞产品,中国国家药品监督管理局也已批准 2 种 CAR-T 细胞产品。

CD19 抗原仅表达于 B 淋巴细胞表面,且在 B 淋巴细胞发育的全过程均有表达,而 B 淋巴细胞缺乏能够被患者耐受,这使得 CD19 成为 CAR-T 细胞治疗 B 细胞淋巴瘤和白血病的理想靶点。国外已有分别用于治疗儿童和成人 ALL 的两款 CART 产品上市,分别是 tisagenlecleucel 和 KTE-X19。2017 年 8 月,美国 FDA 批准诺华公司的靶向 CD19 的 CAR-T 产品 Kymriah(tisagenlecleucel)用于治疗 25 岁以下的儿童和青年难治和/或复发性 B-ALL 患者。75 例患者接受了 tisagenlecleucel 输注,3 个月内的总缓解率为 81%。12 个月 EFS 和 OS 分别为 50%(95% CI:35~64)和 76%(95% CI:63~86)。在 73% 的患者中发生了 3 级或 4 级不良事件,77% 的患者出现细胞因子释放综合征,其中 48% 的患者接受了托珠单抗,40% 的患者发生了神经系统事件。Brexucabtagene autoleucel(KTE-X19)在一项针对 71 例复发或难治性 B 细胞 ALL 的成人(中位年龄 40 岁)的 2 期研究中,与 56% 的 CR(加上 15% 的不完全血液学恢复)相关。中位随访>16 个月,中位 OS>18 个月。≥3 级 CRS 发生率为 24%,≥3 级神经系统事件发生率为 25%;其他≥3 级 AE 包括贫血和发热。有两例治疗相关死亡:脑疝和败血症。

CD22 在大多数 B-ALL 患者的白血病细胞上高表达且在正常 B 细胞上表达受限,因此 CD22 替代 CD19 成为 CAR-T 细胞疗法中的候选靶向抗原之一。在一项 I 期临床试验中,21 名儿童和成人难治复发 ALL 患者接受了 CD22 CAR-T 治疗,其中有 17 人曾接受过靶向 CD19 的免疫治疗。结果发现,在 15 例接受较高剂量的患者中有 11 例获得缓解,缓解率达到 73%,中位缓解持续时间为 6 个月。

针对 ALL 在 CAR-T 治疗后的高复发率,Ⅱ期临床研究尝试使用 CD19 CAR-T 细胞与 CD22 CAR-T 细胞序贯输注治疗儿童复发难治 B-ALL。研究共纳入了 194 例难治性或血液学复发白血病患者,99.0% 的患者完全缓解,MRD 均为阴性。所有患者的 12 个月无事件生存(EFS)为 73.5%(95% CI:67.3~80.3)。43 例患者复发(24 例 CD19$^+$/CD22$^+$ 复发,16 例 CD19$^-$/CD22$^+$ 复发,1 例 CD19$^-$/CD22$^-$ 复发,2 例未知复发)。续贯移植巩固治疗和 6 个月时持续的 B 细胞发育不全与良好的结果相关。78 例移植患者的 12 个月 EFS 为 85.0%(95% CI:77.2~93.6),116 例未移植患者的 12 个月 EFS 为 69.2%(95% CI:60.8~78.8)(P=0.03,时间相关协变量 Cox 模型)。所有 25 例持续 6 个月 B 细胞发育不全的患者在 12 个月时仍缓解。20 例孤立性睾丸复发患者的 12 个月 EFS 为 95.0%(95% CI:85.9~100),10 例孤立性中枢神经系统复发患者的 12 个月 EFS 为 68.6%(95% CI:44.5~100)。198 例(88.0%)患者出现 CRS,47 例(20.9%)患者出现 ICANS,导致 3 例死亡。

自体 CAR-T 细胞治疗存在一定的不足:包括患者 T 细胞质量差、CAR-T 细胞产品被肿瘤污染等。患者 T 细胞质量受到多线化疗(接受 CAR-T 细胞治疗的患者大多接受过多线化疗)、肿瘤细胞分泌的免疫抑制性细胞因子、患者年龄及病毒感染情况的影响(T 细胞衰老及克隆多态性降低),扩增及肿瘤杀伤能力不佳。此外,采集自患者的淋巴细胞中可能存在肿瘤细胞,若 CAR 结构整合到肿瘤细胞则会导致靶抗原异常。生产方面,个体化的制备流程阻碍了对 CAR-T 细胞质量的统一把控,也不利于产业化进程,成本高、效率低、难以实现自动化生产。

通用型 CAR-T 细胞为解决上述问题而被提出:通过采集健康捐献者的 T 细胞,敲除人类白细胞抗原(human leukocyte antigen,HLA)基因和 T 细胞受体(T cell receptor,TCR)基因,避免宿主对输注的同种异体 CAR-T 细胞产生免疫排斥及移植物抗宿主病,最后使之表达 CAR 结构。其优势包括:细胞来自健康人的淋巴细胞,质量稳定、制备成功率高;产品同质性高,不良反应更易把控;易于实现产业化,降低生产成本及制备周期。

通用型 CAR-T 细胞在 B-ALL 中有一定进展。在一项对 7 名儿童和 14 名成人 B-ALL 的通用型 CD19 CAR-T 细胞疗效分析的研究中,中位反应持续时间为 4.1 个月,71%(10/14)的患者随后进行了 allo-HSCT,6 个月 PFS 及 OS 分别为 27% 和 55%。另有一项 I 期临床试验评估了通用型 CD19/CD22 双靶点 CAR-T 细胞对复发难治 B-ALL 的安全性及疗效。研究纳入了 6 例患者,均出现了 CRS,未出现 GVHD、神经毒性或基因编辑相关不良事件;CRR 为 83.3%,中位随访时间 4.3 个月,有 3 例患者在末次随访仍为 MRD$^-$。

CAR-T 后续治疗与疾病转归:B-ALL 患者行 CD19 CAR-T 治疗后多数可达到完全缓解,但缓解期维持时间较短。这可能与疾病本身肿瘤负荷过高,或与 CAR-T 细胞在体内的扩增能力低下或维持时间较短有关,因此大多数国内外专家建议,在获得缓解后可尽早桥接 allo-HSCT,避免疾病复发。

不同于 B-ALL,CAR-T 治疗在 AML 中没有取得显著的疗效,主要原因在于 AML 的高度异质性和缺乏如 CD19 一样的理想靶点。CD33、CD123、CLL-1 是 CAR-T 细胞治疗 AML 的潜在靶点。但由于 CD33 等靶点在造血干细胞和造血祖细胞上都有不同程度的表达,从而 CAR-T 治疗会导致造血干细胞毒性,另一方面,AML 细胞异质性高,易发生免疫逃逸,导致 CAR-T 疗效不理想。

CLL-1 在 AML 干细胞、母细胞和单核细胞上高表达,但在正常造血干细胞上不表达,小样本的临床试验提示其可能是更具前途的 CAR-T 细胞治疗 AML 靶点。在一项目前正在进行的纳入了 4 例复发难治 AML 儿童患者的临床试验中,抗 CCL-1 CAR-T 细胞治疗使 3 例患者达到了 MRD-CR,所有患者的不良事件均为低级别和可控的。在另一项评估抗 CCL-1 CAR-T 细胞对成人复发难治 AML 疗效的研究中,10 名患者有 7 名达到了 CR/CRi,研究的中位随访时间 173 天,有 6 例患者在最后一次随访时仍然存活;毒性方面,有两名患者因慢性中性粒细胞缺乏导致严重感染发生死亡。

NKG2D 配体在实体和血液恶性肿瘤中广泛表达,但在健康组织中不表达。一项 I 期剂量递增研究评估了急性髓性白血病/骨髓增生异常综合征或复发/难治性多发性骨髓瘤患者单次输注 NKG2D CAR-T 细胞的安全性和可行性,该研究共入组 12 例患者,分为 4 个剂量水平($1\times10^6 \sim 3\times10^7$ 总活 T 细胞)进行疗效和不良反应评估。没有观察到剂量限制性毒性、细胞因子释放综合征或 CAR-T 细胞相关的神经毒性,未发现明显的自身免疫反应和≥3 级不良事件。

在 T-ALL 中,CAR-T 细胞疗法的发展尚在早期阶段。虽然在 T-ALL 细胞上存在 CD7 等 CAR-T 细胞治疗靶标,但 CD7 CAR-T 的研制及临床应用面临很多挑战,包括:肿瘤 T 细胞和正常 T 细胞共同表达 CD7 导致传统工艺制备的 CAR-T 细胞相互残杀而无法获得、肿瘤 T 细胞在 CAR-T 细胞中的残留会导致产品无法放行和 T 淋巴细胞暂时减少会增加发生感染的风险等。北京高博博仁医院近年使用自体的 CD7 CAR-T 细胞治疗难治/复发 T-ALL 取得令人鼓舞的疗效。在这个 I 期临床试验中,共入组 20 例患者,90%(18/20)的患者达到 CR,中位随访半年,75%(15/20)的患者仍为缓解状态。研究发现,尽管患者的 CD7 阳性正常 T 细胞在 CAR-T 治疗后会被耗尽,但 CD7 阴性 T 细胞出现了扩增,这可能能缓解治疗相关的 T 细胞免疫缺陷。在另一项 I 期试验中,20 例复发/难治性 T-ALL($n=14$)和 T 细胞淋巴母细胞淋巴瘤(T-LBL)($n=6$)患者接受了 CD7 CAR 治疗。19 例患者在第 28 天达到骨髓(BM)MRD 阴性的完全缓解(CR),9 例患者中有 5 例达到髓外完全缓解(CR)。在输注 NS7CAR 后的中位随访时间为 142.5(32～311)d,14 例患者在输注 CD7 CAR 后接受了异体造血干细胞移植(10 例巩固性,4 例挽救性),迄今为止没有复发。在 6 名未接受移植的患者中,4 名患者在中位时间 54(32～180)d 内仍处于 CR 状态。18 例患者出现轻度 CRS(≤2 级),1 例发生 3 级 CRS,2 例发生 1 级神经毒性。

CAR-T 治疗相关毒性:CD19 CAR-T 治疗常见的毒副作用有 CRS、ICANS、血细胞减少和感染等。相比其他病种,严重 CRS 和 ICANS(3 级以上)在 ALL 中发生率最高,前者达 27%～45%,死亡率达 3%～12%。CRS(ICANS)严重程度可能与预处理化疗方案、CAR 自身结构、输注剂量和肿瘤负荷相关。目前对严重 CRS 和 ICANS 的治疗主要有类固醇激素和 IL-6 受体阻断剂(托珠单抗)2 种药物。一项 CD19 CAR-T 治疗儿童 ALL 前瞻性研究探讨了根据不同风险分层采用干预策略来预防严重 CRS 的可行性,结果显示通过对高肿瘤负荷(骨髓原始细胞≥40%)人群采用抢先干预(托珠单抗)策略,可降低总体人群严重 CRS 的发生率和严重 CRS 导致的死亡率(与既往同一产品的临床研究数据比较)。

(周莉莉　梁爱斌)

第三节　免疫检查点抑制剂

免疫检查点是一类免疫抑制性分子,包括程序性死亡受体-1(PD-1)、程序性死亡配体 1(PD-L1)、细胞毒性 T 淋巴细胞相关抗原 4(CTLA-4)、T 细胞免疫球蛋白黏蛋白分子-3(Tim-3)、淋巴细胞活化基因-3(LAG-3)等。这种抑制性分子在维持免疫功能平衡方面发挥作用。然而,肿瘤细胞能够利用这些分子来逃避免疫监视。免疫检查点的高表达可使 T 细胞发生耗竭,从而减少对肿瘤细胞的免疫监视及杀伤作用,最终导致肿瘤细胞发生免疫逃逸。免疫检查点抑制剂(immune checkpoint inhibitor,ICI)则通过阻断免疫检查点对 T 细胞功能的抑制,从而增强 T 细胞活性来发挥抗肿瘤的作用。

纳武单抗(nivolumab)最初被批准用于经典型霍奇金淋巴瘤(cHL),有较好的疗效。在复发 AML 中,一项纳武单抗联合阿扎胞苷的临床试验在 31 例可评估患者中达到了 18% 的 CRR(包括 CRi),15% 的患者获得了血液学改善。而 MD Anderson 评估了纳武单抗联合氮杂胞苷治疗难治/复发 AML 患者的效果,70 例患者 ORR 为 33%,其中 22% 达到 CR/CRi/PR,其中既往未接受去甲基化药物治疗的患者的 ORR 更高,达到 52%。对于 CLL 伴 Ritcher 转化,一项纳武单抗联合伊布替尼的 Ⅱ 期临床试验纳入了 24 例患者,其中 10 例(42%)患者有治疗反应,中位反应持续时间 15 个月。

与抗 PD-1 单抗相同,抗 PD-L1 单抗如度伐利尤单抗(durvalumab)也能够阻止受体 PD-1 与配体 PD-L1 结合,且不同于 PD-1 单抗对巨噬细胞的 PD-L2 的影响,PD-L1 单抗只阻断 PD-1～PD-L1 通路,从而避免间质性肺病等副作用的发生。阿维鲁单抗(avelumab)也是一种抗 PD-L1 单克隆抗体,最初被批准用于皮肤癌;一项 Ⅰb/Ⅱ 期临床试验评估了阿扎胞苷联合阿维鲁单抗治疗复发难治 AML 患者的安全性和有效性:研究纳入了 19 例患者,中位年龄为 66 岁;ORR 为 10.5%,中位 OS 为 4.8 个月。

免疫检查点抑制剂的使用会引起免疫相关不良事件(irAEs),而 CTLA-4 抑制剂相对于 PD-1 抑制剂更常出现 irAEs。一般患者出现 2 级 irAEs 时要立即停止使用 ICI,而当患者出现 3 级及以上的 irAEs 时,应该在停止使用 ICI 的基础上予全身糖皮质激素。当患者对激素治疗反应不佳,可以考虑如 infliximab 等其他的免疫调节制剂。

(叶世光　梁爱斌)

参考文献

［1］LUDWIG DL,PEREIRA DS,ZHU Z,et al. Monoclonal antibody therapeutics and apoptosis[J]. Oncogene,2003,22(56):9097-9106.

［2］TABRIZI MA,TSENG CM,ROSKOS LK. Elimination mechanisms of therapeutic monoclonal antibodies[J]. Drug Discov Today,2006,11(1-2):81-88.

［3］CARTRON G,WATIER H. Obinutuzumab:what is there to learn from clinical trials? [J] Blood,2017,130(5):581-589.

［4］CRAMER P,LANGERBEINS P,EICHHORST B,et al. Advances in first-line treatment of chronic lymphocytic leukemia:current recommendations on management and first-line treatment by the German CLL Study Group(GCLLSG)[J]. Eur J Haematol,2016,96(1):9-18.

［5］HILLMEN P,ROBAK T,JANSSENS A,et al. Chlorambucil plus ofatumumab versus chlorambucil alone in previously untreated patients with chronic lymphocytic leukaemia(COMPLEMENT 1):a randomised,multicentre,open-label phase 3 trial[J]. Lancet,2015,385(9980):1873-1883.

［6］ROBAK T,WARZOCHA K,GOVIND BABU K,et al. Ofatumumab plus fludarabine and cyclophosphamide in relapsed chronic lymphocytic leukemia:results from the COMPLEMENT 2 trial[J]. Leuk Lymphoma,2017,58(5):1084-1093.

［7］RYAN CE,DAVIDS MS,HERMANN R,et al. MAJIC:a phase III trial of acalabrutinib+venetoclax versus venetoclax+obinutuzumab in previously untreated chronic lymphocytic leukemia or small lymphocytic lymphoma[J]. Future Oncol,2022,18(33):3689-3699.

［8］THOMAS DA,FADERL S,O'BRIEN S,et al. Chemoimmunotherapy with hyper-CVAD plus rituximab for the treatment of adult Burkitt and Burkitt-type lymphoma or acute lymphoblastic leukemia[J]. Cancer,2006,106(7):1569-1580.

［9］BARMETTLER S,ONG MS,FARMER JR,et al. Association of Immunoglobulin Levels,Infectious Risk,and Mortality With Rituximab and Hypogammaglobulinemia[J]. JAMA Netw Open,2018,1(7):e184169.

［10］HOFFMANN P,HOFMEISTER R,BRISCHWEIN K,et al. Serial killing of tumor cells by cytotoxic T cells redirected with a CD19-/CD3-bispecific single-chain antibody construct[J]. Int J Cancer,2005,115(1):98-104.

［11］KANTARJIAN H,STEIN A,GÖKBUGET N,et al. Blinatumomab versus Chemotherapy for Advanced Acute Lymphoblastic Leukemia[J]. N Engl J Med,2017,376(9):836-847.

［12］TOPP M S,KUFER P,GÖKBUGET N,et al. Targeted therapy with the T-cell-engaging antibody blinatumomab of chemotherapy-refractory minimal residual disease in B-lineage acute lymphoblastic leukemia patients results in high response rate and prolonged leukemia-free survival[J]. J Clin Oncol,2011,29(18):2493-2498.

[13] JABBOUR E,SHORT N J,JAIN N,et al. Hyper-CVAD and sequential blinatumomab for newly diagnosed Philadelphia chromosome-negative B-cell acute lymphocytic leukaemia:a single-arm,single-centre,phase 2 trial[J]. Lancet Haematol,2022,9(12):e878-e885.

[14] JABBOUR E,SHORT NJ,JAIN N,et al. Ponatinib and blinatumomab for Philadelphia chromosome-positive acute lymphoblastic leukaemia:a US,single-centre,single-arm,phase 2 trial[J]. Lancet Haematol,2023,10(1):e24-e34.

[15] MAUDE SL,BARRETT D,TEACHEY DT,et al. Managing cytokine release syndrome associated with novel T cell-engaging therapies[J]. Cancer J,2014,20(2):119-122.

[16] BAKHTIAR R. Antibody drug conjugates[J]. Biotechnol Lett,2016,38(10):1655-1664.

[17] KANTARJIAN HM,DEANGELO DJ,STELLJES M,et al. Inotuzumab Ozogamicin versus Standard Therapy for Acute Lymphoblastic Leukemia[J]. N Engl J Med,2016,375(8):740-753.

[18] BHOJWANI D,SPOSTO R,SHAH N N,et al. Inotuzumabozogamicin in pediatric patients with relapsed/refractory acute lymphoblastic leukemia[J]. Leukemia,2019,33(4):884-892.

[19] TAKSIN AL,LEGRAND O,RAFFOUX E,et al. High efficacy and safety profile of fractionated doses of Mylotarg as induction therapy in patients with relapsed acute myeloblastic leukemia:a prospective study of the alfa group[J]. Leukemia,2007,21(1):66-71.

[20] KREITMAN RJ,WILSON WH,BERGERON K,et al. Efficacy of the anti-CD22 recombinant immunotoxin BL22 in chemotherapy-resistant hairy-cell leukemia[J]. N Engl J Med,2001,345(4):241-247.

[21] MAUDE SL,LAETSCH TW,BUECHNER J,et al. Tisagenlecleucel in Children and Young Adults with B-Cell Lymphoblastic Leukemia[J]. N Engl J Med,2018,378(5):439-448.

[22] SHAH BD,GHOBADI A,OLUWOLE OO,et al. KTE-X19 for relapsed or refractory adult B-cell acute lymphoblastic leukaemia:phase 2 results of the single-arm,open-label,multicentre ZUMA-3 study[J]. Lancet,2021,398(10299):491-502.

[23] FRY TJ,SHAH NN,ORENTAS RJ,et al. CD22-targeted CAR T cells induce remission in B-ALL that is naive or resistant to CD19-targeted CAR immunotherapy[J]. Nat Med,2018,24(1):20-28.

[24] WANG T,TANG Y,CAI J,et al. Coadministration of CD19-and CD22-Directed Chimeric Antigen Receptor T-Cell Therapy in Childhood B-Cell Acute Lymphoblastic Leukemia:A Single-Arm,Multicenter,Phase II Trial[J]. J Clin Oncol,2023,41(9):1670-1683.

[25] OTTAVIANO G,GEORGIADIS C,GKAZI S A,et al. Phase 1 clinical trial of CRISPR-engineered CAR19 universal T cells for treatment of children with refractory B cell leukemia[J]. Sci Transl Med,2022,14(668):eabq3010.

[26] HU Y,ZHOU Y,ZHANG M,et al. CRISPR/Cas9-Engineered Universal CD19/CD22 Dual-Targeted CAR-T Cell Therapy for Relapsed/Refractory B-cell Acute Lymphoblastic Leukemia[J]. Clin Cancer Res,2021,27(10):2764-2772.

[27] ZHANG H,WANG P,LI Z,et al. Anti-CLL1 Chimeric Antigen Receptor T-Cell Therapy in Children with Relapsed/Refractory Acute Myeloid Leukemia[J]. Clin Cancer Res,2021,27(13):3549-3555.

[28] JIN X,ZHANG M,SUN R,et al. First-in-human phase I study of CLL-1 CAR-T cells in adults with relapsed/refractory acute myeloid leukemia[J]. J Hematol Oncol,2022,15(1):88.

[29] BAUMEISTER SH,MURAD J,WERNER L,et al. Phase I Trial of Autologous CAR T Cells Targeting NKG2D Ligands in Patients with AML/MDS and Multiple Myeloma[J]. Cancer Immunol Res,2019,7(1):100-112.

[30] PAN J,TAN Y,WANG G,et al. Donor-Derived CD7 Chimeric Antigen Receptor T Cells for T-Cell Acute Lymphoblastic Leukemia:First-in-Human,Phase I Trial[J]. J Clin Oncol,2021,39(30):3340-3351.

[31] LU P,LIU Y,YANG J,et al. Naturally selected CD7 CAR-T therapy without genetic manipulations for T-ALL/LBL:first-in-human phase 1 clinical trial[J]. Blood,2022,140(4):321-334.

[32] ZHANG Y,ZHOU F,WU Z,et al. Timing of Tocilizumab Administration Under the Guidance of IL-6 in CAR-T Therapy for R/R Acute Lymphoblastic Leukemia[J]. Front Immunol,2022,13:914959.

[33] AMARNATH S,MANGUS CW,WANG JC,et al. The PDL1-PD1 axis converts human TH1 cells into regulatory T cells[J]. Sci Transl Med,2011,3(111):111ra120.

[34] DAVER N,GARCIA-MANERO G,BASU S,et al. Efficacy,Safety,and Biomarkers of Response to Azacitidine and Nivolumab in Relapsed/Refractory Acute Myeloid Leukemia:A Nonrandomized,Open-Label,Phase II Study[J]. Cancer Discov,2019,9(3):370-383.

［35］ JAIN N,SENAPATI J,THAKRAL B,et al. A phase 2 study of nivolumab combined with ibrutinib in patients with diffuse large B-cell Richter transformation of CLL［J］. Blood Adv,2023,7(10):1958-1966.

［36］ SAXENA K,HERBRICH M,PEMMARAJU N,et al. A phase 1b/2 study of azacitidine with PD-L1 antibody avelumab in relapsed/refractory acute myeloid leukemia［J］. Cancer,2021,127(20):3761-3771.

［37］ CAMERON J TURTLE,KEVIN A HAY,LAÏLA-AÏCHA HANAFI,et al. Durable Molecular Remissions in Chronic Lymphocytic Leukemia Treated With CD19-Specific Chimeric Antigen Receptor-Modified T Cells After Failure of Ibrutinib［J］. J Clin Oncol,2017,35(26):3010-3020.

［38］ SHAH NN,HIGHFILL SL,SHALABI H,et al. CD4/CD8 T-Cell Selection Affects Chimeric Antigen Receptor(CAR)T-Cell Potency and Toxicity:Updated Results From a Phase I Anti-CD22 CAR T-Cell Trial［J］. J Clin Oncol,2020,38(17):1938-1950.

［39］ PAN J,TAN Y,WANG G,et al. Donor-Derived CD7 Chimeric Antigen Receptor T Cells for T-Cell Acute Lymphoblastic Leukemia:First-in-Human,Phase I Trial［J］. J Clin Oncol,2021,39(30):3340-3351.

［40］ RITCHIE DS,NEESON PJ,KHOT A,et al. Persistence and efficacy of second generation CAR T cell against the LeY antigen in acute myeloid leukemia［J］. Mol Ther,2013,21(11):2122-2129.

［41］ GARDNER RA,CEPPI F,RIVERS J,et al. Preemptive mitigation of CD19 CAR T-cell cytokine release syndrome without attenuation of antileukemic efficacy［J］. Blood,2019,134(24):2149-2158.

［42］ DAVIDS MS,KIM H T,BACHIREDDY P,et al. Ipilimumab for Patients with Relapse after Allogeneic Transplantation［J］. N Engl J Med,2016,375(2):143-153.

［43］ DAVER N,GARCIA-MANERO G,Basu S,et al. Efficacy,Safety,and Biomarkers of Response to Azacitidine and Nivolumab in Relapsed/Refractory Acute Myeloid Leukemia:A Nonrandomized,Open-Label,Phase Ⅱ Study［J］. Cancer Discov,2019,9(3):370-383.

第二章　细胞及免疫治疗在骨髓瘤中的应用

多发性骨髓瘤的细胞免疫治疗经历了很长的探索过程,其中包括肿瘤浸润性 T 细胞、高亲和力 TCR T 细胞治疗等。直到 2015 年,June 等应用 anti-CD19 CAR-T 细胞治疗复发难治性多发性骨髓瘤正式开启了 CAR-T 细胞治疗多发性骨髓瘤;但是 CD19 抗原在绝大多数骨髓细胞不表达,并不是 CAR-T 细胞治疗骨髓瘤的理想靶点。2016 年 Alic 首次将由鼠源 scFv(11D5-3)、CD28 共刺激分子、CD8α 铰链和跨膜结构域以及 CD3ζ 激活域共同构成的 anti-BCMA CAR-T 细胞应用于复发难治性骨髓瘤并证实其有效性和安全性,随后 bb2121、LCAR-B38M、CT103A、CT053 等针对 BCMA 的 CAR-T 被应用于临床研究,均显示了 anti-BC-MA CAR-T 具有较高的反应率和安全性。2021 年 3 月 27 日,FDA 批准首款以 BCMA 为靶点的 CAR-T 细胞用于治疗 RRMM。除了抗 BCMA CAR-T 外,CS1、GPRC5D、CD38、CD138 等许多其他靶点的 CAR-T 也已进入临床试验,同时复合靶点和多个靶点联合应用也显示了稳定的疗效,包括 BCMA/CD19、BCMA/CD38、BCMA/CD138 等。

一、CAR-T 在多发性骨髓瘤中的应用现状

(一) BCMA

anti-BCMA CAR-T 是目前应用最广和疗效最稳定的 CAR-T 细胞,其中主要包括 Idecabtagene-Vicluel、LCAR-B38M 等。

Idecabtagene-Vicluel(即 bb2121)的多中心 I 期临床试验中,33 例患者分别接受了剂量递增[(50~800)×10⁶ CAR-T 细胞]和病例扩展[(150~450)×10⁶ CAR-T 细胞]的治疗。33 例患者中,45%的伴有高危细胞遗传学改变,27%的伴有髓外病变,治疗的 ORR 为 85%,其中 45% 为严格的完全缓解(sCR)或完全缓解(CR);中位无进展生存期(PFS)为 11.8 个月。25 例患者(76%)发生 CRS,其中 70% 为 1/2 级 CRS,仅 2 例并发 3 级 CRS,无 4 级或 5 级 CRS。14 例患者发生 1~2 级 ICANS;42% 并发感染。II 期临床试验中(KarMMa),128 例接受了 CAR-T 细胞,所有可评估患者的 ORR 为 73.4%,接受高剂量 CAR-T 细胞(450×10⁶)的患者 ORR 最高(81.5%);所有患者的中位无进展生存期为 8.6 个月,而接受 450×10⁶ CAR-T 细胞治疗的患者的中位无进展生存期为 11.3 个月。任何级别 CRS 发生率为 83.6%,≥3 级 CRS 发生率为 5.5%。3.1% 的患者出现 3 级以上的神经毒性。LCAR-B38M(NJ-4528 是 LCAR-B38M 正在美国进行 I b/II 期 CARTITUDE-1 研究)包含两个 BCMA 识别域,从而增加了 CAR 与靶细胞之间的相互作用强度。在 I 期试验中(Legend-2),74 例患者接受了 LCAR-B38M 治疗。根据预处理方案和细胞输注时间的不同,分为两个不同队列,队列 1 的 ORR 为 88%,其中 14 例患者(82%)获得 sCR,中位无进展生存期为 12 个月;队列 2 的 ORR 为 88%,CR 率为 74%,其中(92%)为 sCR,中位 PFS 持续时间为 20 个月(范围为 10~28 个月),sCR 患者的中位 PFS 持续时间为 28 个月。82% 的患者并发 1/2 级 CRS,7% 并发 3 级 CRS。

其他的 BCMA CAR-T 包括:bb21217、FHVH33-CD8BBZ、P-BCMA-101、JCARH125、ALLO-715、FCARH125 等。bb21217 为基于 bb2121 CAR 结构,T 细胞与磷脂酰肌醇-3-激酶抑制剂体外共培养以富集低分化表型的 T 细胞以增加 CAR-T 细胞的活性,旨在改善提高功能性 CAR-T 细胞的体内存活时间,以获得更持久的治疗效果。12 例患者纳入 CRB-402 研究,10 例(83%)对治疗有反应,其中 3 例 CR,2 例 VGPR,4 例 PR;8 例(67%)发生 CRS,3 例(25%)并发了神经毒性。FHVH33-CD8BBZ 是首个正在开发的全人源抗 BCMA

重链 CAR,一项Ⅰ期临床试验评估 FHVH33-CD8BBZ 的有效性和安全性,治疗后 14 个月的 ORR 为 87%,40%的患者持续有反应;14 例(93%)发生 CRS,除 1 例为 3 级 CRS 外,其余均为 1~2 级 CRS;4 例患者(27%)有 2~3 级神经毒性。CT103A 是另一款全人源 CAR-T 细胞,18 例受试者的 ORR 为 100%,CR/sCR 为 72.2%,1 年 PFS 率为 58.3%,OS 率为 75%。P-BCMA-101 采用干细胞样记忆性 T 细胞(Tscm)作为原代细胞,应用基因编辑技术敲除介导免疫排斥的基因和 T 细胞抑制信号受体,患者 ORR 为 68%,仅有 2 例疑似 CRS 和 1 例疑似神经毒性。ALLO-715 是首个同种异体 BCMA CAR-T,正在进行的临床试验显示其 ORR 为 60%。γ-分泌酶抑制剂可有效增强 BCMA 抗原的表达,临床前研究显示其可有效增加浆细胞 BCMA 的表达,但可能增加 CRS 发生的风险,需要进一步验证。

（二）非 BCMA 抗原

应用于临床的非 BCMA 抗原靶点包括 CD19、NKG2D、CD38、CD138、SLAMF-7、GPRC5D 以及 APRIL。CD19 CAR 最早被应用于自体造血干细胞移植后复发患者,再次接受自体造血干细胞移植后序贯输注 CD19 CAR-T,患者获得了比初次自体移植后更长的 PFS,但是,CD19 在绝大多数浆细胞为阴性表达,单独应用并不合适。NKG2D、CD38、CD138 及 SLAMF-7 的Ⅰ期临床试验显示了一定的活性,但是总体疗效不理想。GPRC5D 属于 GPRC 家族,临床前动物实验显示,anti-GPRC5D 对 BCMA 阴性骨髓瘤细胞有抗瘤活性,且 CD138$^+$ 的 PC 中,65%的 PC 表达 GPRC5D,其可能为继 BCMA 后有一理想靶点,初步结果显示了较高的有效性和安全性。

（三）双靶点或多靶点 CAR-T 细胞

多抗原靶向治疗包括同一单链抗体上靶向多个抗原(单或串联双价靶向)、同一 T 细胞上表达多个单独的 CAR 结构(双顺电子)、同时或序贯输注入含有不同 CAR 的 CAR-T 细胞。符等首先报道了高危或复发难治性多发性骨髓瘤患者自体造血干细胞移植后序贯输注 CD-19 和 BCMA CAR-T 试验治疗 8 例 RRMM 患者,ORR 为 100%,且未发生严重 CRS;闫等报道了人源化 CD19 联合 BCMA CAR-T 治疗复发难治性多发性骨髓瘤,ORR 为 95.5%,CRS 发生率为 90%;Mei 等人报告了抗 CD38/BCMA CAR-T 治疗复发难治性多发性骨髓瘤,并取得了较高的反应率和安全性。

二、CAR-T 治疗多发性骨髓瘤的临床应用

（一）CAR-T 治疗多发性骨髓瘤的一般要求和时机

1. CAR-T 治疗多发性骨髓瘤的一般要求　截至 2024 年 6 月国内 CAR-T 细胞治疗多发性骨髓瘤均为临床试验阶段,主要针对 RRMM。入组标准均以各临床试验的入组和排除标准为依据,主要包括:年龄为 18~70 周岁,预计生存期>12 周;KPS>50% 或 ECOG<2 分;具有良好的肝、心、肺功能;ALT、AST<3 倍正常;胆红素<2.0mg/dL;左心室射血分数(LVEF)≥50%;氧饱和度≥95%。但对于无更好治疗选择的患者,KPS 和 ECOG 评分不是绝对禁忌。排除标准包括:怀孕或哺乳期妇女,或半年内有妊娠计划的妇女;传染性疾病(如活动性乙型病毒性肝炎、丙型病毒性肝炎或活动性结核等);生命体征不正常,以及不能配合检查者;有精神或心理疾病不能配合治疗及疗效评估者;对 CAR-T 细胞产品中任何一种有效成分有过敏史者;合并心、肺、脑等重要脏器的明显功能障碍的患者。肾功能异常不是 CAR-T 治疗的绝对禁忌,但是可耐受 CAR-T 细胞治疗的最低肾小球滤过率和最高血肌酐界值仍需进一步探索;心肌淀粉样变性时射血分数可能正常,但是,预处理期间或输注 CAR-T 细胞后并发心血管事件的风险增加,需要更多的关注。乙型肝炎病毒防治可参照《靶向 B 细胞和浆细胞的 CAR-T 细胞治疗中防治乙型病毒性感染病毒再激活的专家共识(2021 年版)》。

2. CAR-T 细胞治疗 MM 的适应证和时机　目前,CAR-T 细胞治疗多发性骨髓瘤的临床试验均为多线治疗后复发难治性多发性骨髓瘤,大多用于已接受过 3 线或以上的多发性骨髓瘤患者,但对于高危或者一线治疗不能获得最佳疗效的患者,部分临床试验正在尝试将治疗线数前移,甚至尝试用于一线维持治疗。已被 FDA 批准的第一款获批应用于成人 RRMM 治疗的 CAR-T 产品(ABECMA),临床应用时机为曾接受过 4 线及以上的患者,其中包括接受过免疫调节剂、蛋白酶体抑制剂及抗 CD38 单克隆抗体。

（二）CAR-T 治疗前患者的评估

1. 基线评估　一般评估包括患者病史、一般情况、脏器功能等评估。具体评估项目见表 7-2-1-1。

表 7-2-1-1　推荐的评估内容

评估项目	具体内容
病史	详细询问病史（包括初诊时疾病特点、既往治疗方案及并发症等）
一般血液学评估	血常规、尿液分析、血生化全套、凝血功能、电解质、淋巴细胞亚群、HCG（适用于育龄期女性）
病毒学评估	包括但不限于 HIV、CMV、EBV、乙型肝炎（Hep Bs Ab、Hep Bs Ag、Hep Be Ab、Hep Be Ag 和 Hep Bc Ab）和丙型肝炎（Hep C Ab）
细胞因子	血清铁蛋白（稀释）、IL-6、CRP 有条件推荐项目：IFN-γ、IL-1、IL-2、sIL-2Rα、IL-4、IL-10、TNF-α、sgp130、MIP-1α 和 MCP-1 等
特殊器官功能评估	心电图、MUGA 扫描或心脏 ECHO 评估心脏功能、心肌酶谱、脑钠肽；胸部 CT、肺功能、动脉血气；肌酐清除率、泌尿系彩超；头颅 MRI（有症状时推荐）、脑电图（有症状时推荐）、脑脊液检查（有症状时推荐）；根据病情需要（甲状腺功能、胰岛功能、体内激素水平等）

2. 多发性骨髓瘤病情评估　原发病评估主要包括患者骨髓瘤负荷、临床分期、器官受累及髓外病变等。骨髓瘤负荷是 CRS 发生的危险因素，6%~20% 的患者在治疗过程中出现髓外病变，髓外病变不影响近期疗效，但与 CAR-T 细胞治疗后较短 PFS 有关。BCMA 几乎表达于所有异常或正常浆细胞，其表达情况对总反应率没有影响，但 CAR-T 细胞治疗后复发的患者发现 BCMA 表达降低。一般首次接受 anti-BCMA CAR-T 治疗时可不评估 BCMA 表达情况，但是对复发、疗效不佳或 BCMA 以外的靶点，建议治疗前评估表达情况。具体评估项目如下。

（1）一般项目：免疫球蛋白、$β_2$ 微球蛋白、游离轻链、血清蛋白电泳、免疫固定电泳、血沉、24h 尿蛋白定量、尿免疫固定电泳。

（2）骨髓学检查：浆细胞比例、骨髓病理学、微小残留（包括 PCR 法、NGS、FISH 或流式细胞技术检测）和细胞遗传学。

（3）髓外病变：全身低剂量 CT 或 MRI 或 PET-CT，有条件时，骨骼病变局部可行三维重建及病理学检查。

（4）淀粉样变性：皮肤、肾脏可考虑活检；对考虑心脏淀粉样变性的患者可结合心脏射血分数、二维超声或 MRI 评估。

（三）淋巴细胞采集

自体淋巴细胞采集

（1）采集对象的评估：采集前，为预防或尽可能减少采集相关不良反应，医护人员应充分评估采集对象原发病和全身基本情况，包括病史、症状、生命体征、静脉情况、药物过敏史等。一般要求患者/供者血红蛋白大于 80g/L，血小板大于 $50×10^9$/L（若因疾病进展导致贫血或血小板减少，评估患者获益与风险，血红蛋白和血小板基线水平不是淋巴细胞采集的限制因素），外周血中淋巴细胞绝对计数>500/μL 或 CD3$^+$>150/μL。

（2）影响 CAR-T 细胞功能的因素：一般建议采集细胞前 8 周内未接受抗 T 细胞单克隆抗体、供者淋巴细胞输注及中枢放疗；2 周内未接受过联合化疗、来那度胺、硼替佐米等治疗；1 周内未使用长春新碱；72h 内未使用治疗剂量糖皮质激素。对于既往接受过含苯达莫司汀或氟达拉滨治疗的患者，自体 CAR-T 制备失败的可能性增大。

（3）淋巴细胞采集：一般选用人体两侧相对较大的静脉，中心静脉可选用颈内静脉、锁骨下静脉、股静脉等，外周静脉可选用颈外静脉、肘正中静脉等。细胞产物中 CD3 阳性细胞比例达到 10% 以上或富集后 CD3 阳性淋巴细胞绝对计数达 $1×10^7$ 可满足 CAR-T 细胞的制备。淋巴细胞的活性可使用 CD3/

CD28 磁珠激活培养后次日应测定 CD69 的表达率,若 CD69 表达 70%～80% 以上,则提示 T 淋巴细胞活化状态良好。

（4）淋巴细胞的保存:CAR-T 细胞的制备可以直接采用新鲜采集的外周血单个核细胞,也可用冻存后复苏的单个核细胞。对于治疗方案中应用影响 T 细胞活性药物的患者,可提前采集淋巴细胞冻存,液氮中保存时间一般不超过 9 个月。

（四）CAR-T 细胞前减瘤治疗

减瘤治疗的目的主要包括:①减轻肿瘤负荷,对肿瘤负荷较大的患者,治疗中可能并发更为严重的细胞因子释放综合征;②控制疾病进展,CAR-T 细胞制备的周期一般为 1～2 周,部分患者可能在 CAR-T 细胞制备期间因疾病进展快而失去进一步治疗机会或增加治疗风险。减瘤治疗的原则是选用可能敏感的方案,在尽可能减轻毒副作用的前提下减轻肿瘤负荷或控制疾病进展。

（五）CAR-T 前预处理

常用的预处理方案包括环磷酰胺($250～300mg/m^2×3d$ 或 $750mg/m^2×1d$)联合氟达拉滨($25～30mg/m^2×3d$),目前推荐采用氟达拉滨联合环磷酰胺预处理方案。对于伴有心功能不全和/或肾功能不全的患者,如何调整预处理方案仍需进一步探讨。

（六）CAR-T 细胞输注的管理

预处理化疗结束后 2 天输注 CAR-T 细胞,最长不宜超过 7 天,输注的剂量依据各产品前期预实验的推荐剂量或者产品说明书推荐剂量。CAR-T 细胞输注前开始进行生命体征监测,不推荐 CAR-T 细胞输注前给予糖皮质激素预防过敏反应。对既往有中枢神经系统疾病或并发症的患者发生神经系统不良事件的风险会增高,建议口服左乙拉西坦(750mg,q12h)等药物预防癫痫的发生。CAR-T 细胞输注后持续性监测生命体征至 CRS 症状消失,建议至少在医院密切监测 7～14d。发生 CRS 时每天进行体格检查并监测血常规、生化指标和凝血功能、血气分析、血清 C-反应蛋白、铁蛋白、白细胞介素-6 等,常规监护下至少每 4h 评估 1 次生命体征。

（七）安全性管理

CAR-T 治疗相关的主要不良反应主要包括:细胞因子释放综合征、CAR-T 相关性脑病综合征、感染、肿瘤溶解综合征、凝血功能异常及噬血细胞综合征等。其中,细胞因子释放综合征和 CAR-T 相关性脑病综合征是两个主要并发症,可导致患者治疗过程更加凶险,甚至死亡,提高对毒副作用的管理可使患者获益并改善预后,具体详见第四章细胞治疗安全性管理。

（八）疗效评估

CAR-T 细胞治疗后采用国际骨髓瘤工作组(IMWG)和中国 MM 最新诊治指南进行疗效评估(表7-2-1-2)。鉴于 CAR-T 治疗 MM 时,大部分患者 1 个月内获得骨髓 MRD 转阴(流式细胞术),但免疫固定电泳转阴或轻链比例正常需要更长的时间,部分患者甚至在 6 个月时才能达到最佳疗效。推荐 CAR-T 细胞输注后第 14、28、60、90 及 120 天进行疗效评估。伴髓外病变者,建议在治疗后 1 个月评估髓外病变,MRI、CT 或 X 线片均可作为评估手段,3 个月后可考虑 PET-CT 评估。

（九）随访

随访应包括以下三个方面内容:原发病持续缓解情况、远期毒副作用以及感染的防治。CAR-T 细胞治疗的前 3 个月每月至少评估 1 次,3～6 个月每 1～2 个月评估 1 次,主要评估疾病的缓解状况和毒副作用;第二年每 3～6 个月进行一次全面评估,第三年(及以后),每 6～12 个月或根据临床情况进行全面评估。评估的指标包括 M 蛋白定量、血清蛋白电泳、免疫固定电泳及游离轻链检测,骨髓细胞学及 MRD;如有髓外病变者,还需完善相关影像学检查,包括皮肤、软组织、淋巴结、肝、脾及中枢神经系统 MRI,必要时行 PET-CT 检查。对于考虑疾病进展的患者,不论随访时间,立即予以评估。感染防治参见"CAR-T 治疗相关毒副作用管理"中感染防治和低免疫球蛋白血症管理。另外,所有接受以病毒为载体制备的 CAR-T 治疗,均需监测远期生物安全性。

表 7-2-1-2　多发性骨髓瘤的反应标准(国际骨髓瘤工作组修订的统一反应标准)

治疗反应	评估标准
完全缓解(CR,complete response)	血清和尿液免疫固定阴性,软组织浆细胞瘤消失,骨髓中浆细胞<5%;对于仅通过血清 FLC 水平可测量疾病的患者,除 CRC 标准外,还需要正常的 FLC 比率为 0.26~1.65;需要连续进行两次评估
严格意义完全缓解(sCR,stringent complete response)	在 CR 的基础上,通过免疫组织化学或双色至四色流式细胞术检测以及正常 FLC 比率证实无克隆性浆细胞;需要对实验室参数进行两次连续评估
免疫表型 CR(immunophenotypic CR)	经多参数流式细胞术(具有>四种颜色)分析骨髓中至少有 100 万个骨髓细胞无表型异常浆细胞克隆
分子学 CR(molecular CR)	CR 基础上,等位基因特异性寡核苷酸聚合酶链反应阴性(敏感性 10^{-5})
非常好的部分缓解(very good partial response,VGPR)	通过免疫固定检测血清和尿液 M 组分(非血清蛋白电泳)或血清 M 组分和尿液 M 组分<100mg/24h 或减少 90%;对于仅通过血清 FLC 水平可测量疾病的患者,除了 VGPR 标准外,还需要将受累和未受累 FLC 水平之间的差异降低 90% 以上;需要连续进行两次评估
部分缓解(partial response,PR)	血清 M 蛋白降低≥50%,24h 尿 M 蛋白降低≥50%且<90% 或<200mg/24hIf 血清和尿液 M 蛋白不可测量,受累和未受累 FLC 水平之间的差异减少大于 50%。如果血清和尿液 M 蛋白不可测量,且血清游离光测定也不可测量,基线骨髓浆细胞百分比减少≥30%。此外,软组织浆细胞瘤的大小也需要减少 50%。 需要连续两次评估;如果进行放射学检查,则无进展性或新的骨损伤的已知证据
微小反应,MR,仅对复发性难治性骨髓瘤的最低反应 MR(minimal response for relapsed refractory myeloma only)	血清 M 蛋白减少≤49%但≥25%,24h 尿 M 蛋白减少 50%~89%。此外,如果在基线检查时存在浆细胞瘤,大小也需要减少 25%~49%,溶骨性病变的大小或数量不增加(压缩性骨折的发展不排除反应)
疾病稳定(SD,stable disease)	不符合 CR、VGPR、PR 或进展性疾病的标准;如果进行放射学检查,则无进展性或新骨病变的已知证据
疾病进展(PD,progressive disease)	在以下任何情况下,从最低响应值增加 25%:血清 M 组分绝对增加≥0.5g/dL;血清 M 组分升高≥如果启动 M 部件,则 1g/dL 足以抵消损失≥5g/dL 和/或;尿液 M 组分(绝对增量必须为≥200mg/24h)和/或;仅在没有可测量血清和尿液 M 蛋白水平的患者中:参与和未参与 FLC 水平之间的差异(绝对增加必须大于 10mg/dL);仅在血清和尿液 M 蛋白水平无法测量且 FLC 水平无法测量疾病的患者中,骨髓浆细胞百分比(绝对百分比必须为≥10%)现有骨病变或软组织血浆出现新的或明确的大小增加

三、CAR-T 治疗多发性骨髓瘤面临的挑战

CAR-T 细胞治疗多发性骨髓瘤面临的挑战包括:进一步提高 CAR-T 的安全性,让更多的患者可耐受 CAR-T 的治疗;延长 CAR-T 后的缓解时间;避免前期治疗对 T 细胞功能的影响;进一步提高 CAR-T 细胞的活性和体内持久性以及降低 CAR-T 产品的制备成本等,其中目前最为棘手的是如何延长 CAR-T 细胞治疗后的缓解时间。

R/R MM CAR-T 治疗后 1 年的累计复发率约 40%,再次输注 CAR-T 治疗效果不佳,因此,疗效不佳或复发是未来 CAR-T 治疗要解决的主要问题之一。导致复发的原因较多,包括:T 细胞原因(如患者 T 细胞功能缺陷)、CAR-T 细胞自身的原因(如表达抑制性受体、鼠源性 CAR 等)、靶抗原突变等;靶抗原阴性复发的机制包括:抗原丢失、胞啃作用、克隆转变等。除此之外,肿瘤细胞靶抗原表达的异质性、肿瘤干细胞的存在等也是重要原因。综合既往的研究,MM 细胞对 CAR-T 治疗抵抗的机制可能包括以下几个方面。

(一) 靶抗原表达降低或丢失

靶抗原的逃逸或表达降低是 ALL CAR-T 治疗后重要的复发机制。在 anti-BCMA CAR-T 治疗 R/R

MM 中同样观察到靶抗原表达的降低。Cohen 等研究中发现,67% 的患者在接受 CAR-T 后一个月,BCMA 表达降低,尤其治疗后 1 个月时残留的浆细胞表面 BCMA 表达最低。而在 Brudno 等的研究中同样发现,治疗前 BCMA 高表达的患者,治疗后 56 周 BCMA 表达明显降低,68 周复发时虽然 BCMA 表达较前回复,但仍低于治疗前基线水平。在我们的研究中发现,1 例 BCMA 低表达的 PCL 患者,接受 anti-CD19 联合 anti-BCMA CAR-T 治疗后疗效仅为 SD。因此,BCMA 的表达降低或丢失可能是 R/R MM 对 CAR-T 疗效不佳或治疗后复发的原因之一。目前对于 CAR-T 治疗后 BCMA 表达降低的机制仍不清楚,gama 分泌酶表达上调可能是其机制之一,应用 gama 分泌酶抑制剂上调 BCMA 表达成为增强 CAR-T 疗效的方法之一。另外,靶抗原的互补结合区发生突变已在 ALL 中发现,其也可能是 MM 患者治疗后复发的潜在的原因。

（二）骨髓瘤细胞的异质性

到目前为止,多发性骨髓瘤仍然是不可治愈性疾病,骨髓瘤细胞的异质性和治疗过程中的克隆演变可能是重要原因之一,而基因的异质性和不稳定性可能是骨髓瘤细胞异质性和发生克隆演变的基础。Bolli 等对 67 例(51 例曾接受过治疗)骨髓瘤患者遗传学分析发现,59.7% 的患者伴有超二倍体异常;染色体荧光原位杂交显示 22.3% 伴有 IgH 重排、8.9% 伴有 t(4;14)、10.4% 伴 t(11;14),其他的异常包括 del(1p),amp(1q),del(12p),del(13),del(14q),del(16q),del(17p) 等。对传统治疗后复发或进展的病例分析,克隆演变和重现性突变(nKRAS,NRAS,BRAF,FAM46C,TP53)同样常见。目前,接受 CAR-T 治疗的患者均为多线治疗后复发难治性患者,遗传学异质性和克隆的异质性是绝大多数病例的特点。

（三）针对 CAR 的抗体产生

给 CAR-T 治疗后复发的 ALL 患者再次输注原 CAR-T 细胞时几乎无反应,而输注人源化或不同靶点 CAR-T 后部分患者再次获得缓解,进一步分析发现机体产生了针对 CAR-T 细胞的免疫反应,包括针对 CAR 的体液免疫、针对 CAR 互补决定区和框架区的细胞免疫以及病毒载体的免疫反应,可直接限制 CAR-T 细胞功能。在 LCAR-B38M 研究中,外周血中检测到针对 CAR 的抗体患者,CAR-T 细胞丰度快速降低,随后复发。鉴于此,人源化/全人源 CAR、睡美人转座子、基因编辑技术及加强 CAR-T 输注前预处理等方案用于临床增强 CAR-T 细胞疗效。

（四）肿瘤免疫微环境限制 CAR-T 细胞的活性

TME 是一个抽象和具体微环境的结合,TME 中除了肿瘤细胞,还包括支持细胞(如成纤维细胞和内皮细胞等)、免疫相关细胞(如 T/B 淋巴细胞、巨噬细胞、树突状细胞等)、各种细胞因子以及多种信号通路(如 Wnt 通路、Notch 通路等)等。虽然这些细胞在 TME 中的存在是否影响预后尚不完全清楚。但是,肿瘤细胞能够逃过机体免疫监视最终发生、发展及转移,除肿瘤细胞本身所具有的免疫逃逸机制外,TME 为其充当了庇护所。Zhao 等 1 项 CD19 CAR-T 细胞治疗复发或难治性 B 细胞淋巴瘤的研究中发现,抑制性的肿瘤免疫微环境与患者的反应不佳有关,其中 M2 型巨噬细胞不仅抑制了 CAR-T 细胞的增殖和功能,同时也限制了 CAR-T 细胞在病灶处的聚集。通过阻断或敲除 PD-1 信号、装甲 CAR-T 及可分泌免疫激活因子增强 CAR-T 细胞活性的尝试进一步证实肿瘤免疫微环境对 CAR-T 活性的抑制。

（五）T 细胞功能缺陷

目前,绝大部分 CAR-T 细胞来源于患者,临床研究发现,对于多线治疗的患者,更早接受 CAR-T 细胞治疗疗效越好,其中重要的原因为 T 细胞功能的受损,包括了抗肿瘤药物,如来那度胺、蒽环类药物、烷化剂等对 T 细胞功能的损伤。

四、CAR-T 治疗多发性骨髓瘤未来的策略

（一）CAR-T 细胞与移植的联合

自体造血干细胞移植仍然是初诊或 RRMM 的有效治疗手段,LCAR-B38M 临床试验中首次发现曾经接受过自体造血干细胞移植的患者,CAR-T 治疗后疗效更佳,可能的原因为自体造血干细胞移植可能一定程度上改变了肿瘤微环境,更有利于 CAR-T 细胞发挥抗肿瘤作用。对于化疗敏感 R/R MM,且可获得 VGPR 或更好的患者可先进行自体造血干细胞移植,移植后序贯或待疾病复发或进展时进行 CAR-T 细胞治疗。考虑到自体移植预处理可能损伤 T 细胞,建议在 ASCT 前先采集 T 细胞以制备 CAR-T 细胞。对于高

危 MM 患者,Fu 等进行 ASTC 序贯 CAR-T 细胞治疗,获得了 100% 的 ORR 和较好的安全性,但其长期疗效仍有待进一步明确,因此,对于高危 MM,自体移植后序贯 CAR-T 或仅 CAR-T 治疗患者是否能最终获益需要更长的临床观察时间。对于多线治疗之后疗效为 PR/SD/PD/RR 的患者,直接进行 HSCT 预后差,我们建议先进行 CAR-T 细胞治疗以清除可测量肿瘤或降低肿瘤负荷。对于治疗有反应的患者可考虑序贯自体移植,对于获得 CR 或 sCR 的患者可以考虑异基因造血干细胞移植,但是否比自体造血干细胞移植更有优势需要临床验证。移植及 CAR-T 治疗在 mm 中的应用概括为图 7-2-1-1。

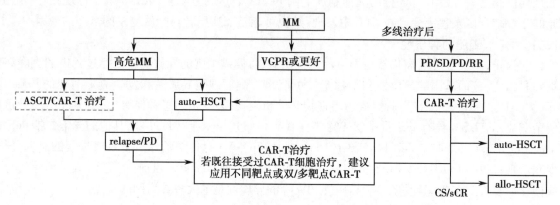

图 7-2-1-1　造血干细胞移植与 CAR-T 治疗在 MM 中的应用
MM:多发性骨髓瘤;高危 MM:细胞遗传学高危指间期荧光原位杂交检出 del(17p),t(4;14),t(14;16);VGPR:非常好的部分缓解;PR:部分缓解;SD:疾病稳定;PD:疾病进展;RR:复发难治

（二）CAR-T 治疗与其他治疗的联合

1. CAR-T 与 PD-1　T 细胞的免疫激活源于 T 细胞受体(TCR)和主要组织相容性复合体(MHC)之间的抗原识别,受共刺激和抑制信号之间的平衡调节,也称为免疫检查点。正常情况下,抑制信号的表达受到控制。然而,当肿瘤发生时,来自其微环境的肿瘤和非肿瘤细胞通常过度表达抑制信号,导致免疫逃逸和肿瘤发展。其中 PD-1/PD-L1 是研究最多且与 CAR-T 细胞功能耗竭相关的负性调控分子。PD-1 阻断剂与 CAR-T 细胞联合或通过基因编辑手段降低 PD-1 的表达已被应用于临床前和临床研究。John 等首次发现 CAR-T 细胞经特异性抗原刺激后 PD-1 表达增加,并且阻断 PD-1 后抗 Her-2 T 细胞的疗效提高,这表明阻断 PD-1 免疫抑制信号可以有效地增强 CAR-T 细胞治疗。目前,CAR-T 联合 PD-1 主要用于治疗 B 细胞淋巴瘤,而在急性淋巴细胞白血病和多发性骨髓瘤中未见相关报道,可能与 CAR-T 细胞治疗 ALL 和 MM 可获得较高的疗效有关。多发性骨髓瘤 CAR-T 治疗后复发仍然是重要的挑战,抑制性免疫微环境可能是复发的原因之一,PD-1 是否能够降低 CAR-T 治疗 MM 的复发可能是未来需要探索的方向之一。

2. CAR-T 与来那度胺　免疫调节剂来那度胺是 MM 治疗的一线药物之一。基础研究显示,来那度胺可协同 CD28 共刺激分子激活 PI3K 信号和 AP-1 信号,增加干扰素和 Th1 细胞相关因子表达。CAR-T 细胞临床前研究显示,来那度胺可抑制 CAR-T 细胞分化而增加记忆性 T 细胞和 CD8$^+$细胞比例。目前,CAR-T 细胞联合来那度胺治疗复发难治性骨髓瘤正在开展临床试验(ChiCTR1900024035)。

3. CAR-T 与 BTK 抑制剂　T 细胞状态影响 CAR-T 细胞的活性和功能,尤其对处于疾病进展状态的 CLL 或 ALL 患者,无法获得数量和质量足够的自体 T 细胞。Fraietta 等在复发难治性 CLL 接受伊布替尼治疗期间采集 T 细胞制备 CAR-T 细胞,结果显示促进了 CAR-T 细胞的扩增,进一步在动物模型证实伊布替尼可促进 CAR-T 细胞的归巢和对 ALL 和 CLL 肿瘤细胞清除作用,其中机制包括降低肿瘤细胞 PD-1 和 CD200 的表达。随后 Ruella 也证实了伊布替尼同样可以有效增强 CAR-T 细胞抗 MCL 细胞的作用。由此可见,伊布替尼改善了皮下成瘤小鼠的体内肿瘤微环境,提高了二者的联合作用,这为伊布替尼在 CLL 和 MCL 之外的 B 细胞淋巴瘤,特别是复发/难治 B 细胞淋巴瘤中的应用提供了理论依据。但在 CAR-T 细胞治疗骨髓瘤中的作用还需要进一步验证。

（闫志凌　徐开林）

参考文献

［1］中国医师协会血液科医师分会,中华医学会血液学分会.中国多发性骨髓瘤诊治指南(2022年修订)［J］.中华内科杂志,2022,61(5):480-487.

［2］中国医师协会血液科医师分会,中华医学会血液学分会.嵌合抗原受体T细胞治疗多发性骨髓瘤中国血液临床专家共识(2022年版)［J］.中华血液学杂志,2022,43(4):265-271.

［3］中国医师协会血液科医师分会,中华医学会血液学分会,中国医师协会多发性骨髓瘤专业委员会.中国多发性骨髓瘤诊治指南(2020年修订)［J］.中华内科杂志,2020,59(5):341-346.

［4］中国抗癌协会血液肿瘤专业委员会,中华医学会血液学分会.靶向B细胞和浆细胞的CAR-T细胞治疗中防治乙型肝炎病毒再激活的中国专家共识(2021年版)［J］.中华血液学杂志,2021,42(6):441-446.

［5］MEI H,LI C,JIANG H,et al. A bispecific CAR-T cell therapy targeting BCMA and CD38 in relapsed or refractory multiple myeloma［J］. J Hematol Oncol,2021,14(1):161.

［6］YAN Z,CAO J,CHENG H,et al. A combination of humanised anti-CD19 and anti-BCMA CAR T cells in patients with relapsed or refractory multiple myeloma:a single-arm,phase 2 trial［J］. LancetHaematol,2019,6(10):e521-e529.

［7］WANG Y,CAO J,GU W,et al. Long-Term Follow-Up of Combination of B-Cell Maturation Antigen and CD19 Chimeric Antigen Receptor T Cells in Multiple Myeloma［J］. J Clin Oncol,2022,40(20):2246-2256.

［8］BRUDNO JN,MARIC I,HARTMAN SD,et al. T Cells Genetically Modified to Express an Anti-B-Cell Maturation Antigen Chimeric Antigen Receptor Cause Remissions of Poor-Prognosis Relapsed Multiple Myeloma［J］. J Clin Oncol,2018,36(22):2267-2280.

［9］MUNSHI NC,ANDERSON LD Jr,SHAH N,et al. Idecabtagene Vicleucel in Relapsed and Refractory Multiple Myeloma［J］. N Engl J Med,2021,384(8):705-716.

［10］BERDEJA JG,MADDURI D,USMANI SZ,et al. Ciltacabtageneautoleucel,a B-cell maturation antigen-directed chimeric antigen receptor T-cell therapy in patients with relapsed or refractory multiple myeloma(CARTITUDE-1):a phase 1b/2 open-label study［J］. Lancet,2021,398(10297):314-324.

［11］LI H,YIN L,WANG Y,et al. Safety and efficacy of chimeric antigen receptor T-cell therapy in relapsed/refractory multiple myeloma with renal impairment［J］. Bone Marrow Transplant,2020,55(11):2215-2218.

［12］QI K,YAN Z,CHENG H,et al. An Analysis of Cardiac Disorders Associated With Chimeric Antigen Receptor T Cell Therapy in 126 Patients:A Single-Centre Retrospective Study［J］. Front Oncol,2021,11:691064.

［13］WANG Y,LIU Y,TAN X,et al. Safety and efficacy of chimeric antigen receptor(CAR)-T-cell therapy in persons with advanced B-cell cancers and hepatitis B virus-infection［J］. Leukemia,2020,34(10):2704-2707.

［14］YAN Z,ZHANG H,CAO J,et al. Characteristics and Risk Factors of Cytokine Release Syndrome in Chimeric Antigen Receptor T Cell Treatment［J］. Front Immunol,2021,12:611366.

［15］LEE DW,SANTOMASSO BD,LOCKE FL,et al. ASTCT Consensus Grading for Cytokine Release Syndrome and Neurologic Toxicity Associated with Immune Effector Cells［J］. Biology of blood and marrow transplantation:journal of the American Society for Blood and Marrow Transplantation,2019,25(4):625-638.

第二节　其他细胞治疗

一、概　　述

虽然以CAR-T细胞为代表的过继细胞治疗(adoptive cell therapy,ACT)在恶性血液病,尤其是MM治疗中已显示了良好的临床效果,并且逐步走向临床。但是CAR-T细胞治疗代价昂贵、可选择理想靶点较少、制备过程复杂、需个体化制备、CRS/ICANs等并发症仍未被很好解决等问题依然制约其广泛应用。探索其他细胞免疫治疗在MM中的效果依然有其必要性,本节就疫苗、ACT中抗原特异性TCR-T细胞、人工抗原呈递细胞(aAPC)和骨髓浸润淋巴细胞(MIL)等热点细胞治疗方向在MM中应用展开阐述。

二、疫苗在MM中的临床应用

疫苗(vaccine)是指用各类病原微生物制作的用于预防接种的生物制品。肿瘤疫苗(tumor vaccine)是疫苗的一种,是近年肿瘤治疗研究的热点之一。其原理是将肿瘤抗原以肿瘤细胞、肿瘤相关蛋白或多肽、表达肿瘤抗原的基因等形式导入患者体内,克服肿瘤引起的免疫抑制状态,增强免疫原性,激活患者自身的免疫系统,诱导机体细胞免疫和体液免疫应答,从而达到控制或清除肿瘤的目的。

正常免疫系统能通过识别 MM 的肿瘤抗原区别肿瘤细胞和正常细胞,但 MM 患者体内存在骨髓瘤特异性免疫丧失和促进疾病生长和免疫逃逸的免疫抑制环境。MM 疫苗通过表达特异性的、具有免疫原性的肿瘤抗原(如多肽、DNA 和 RNA 等),在细胞因子、趋化因子等佐剂的辅助下,激活或加强机体自身抗肿瘤免疫,进而杀伤和清除 MM 细胞。

MM 疫苗可以分为全细胞疫苗、多肽疫苗、基因工程疫苗及单克隆抗体疫苗。其中,全细胞疫苗根据细胞来源又可分为 MM 细胞疫苗和树突状细胞(DC)疫苗。MM 全细胞疫苗包含了全系列的肿瘤相关抗原(TAA),富含 CD8$^+$T 细胞和 CD4$^+$辅助 T 细胞的抗原表位,能同时表达 MHC Ⅰ和Ⅱ类限制性抗原,引起全面强效的抗肿瘤免疫应答、诱导形成长效记忆 T 细胞。

(一)基于 DC 的疫苗

1. 概述 树突状细胞(dendritic cells,DCs)是功能最强大的一类抗原呈递细胞(antigen presenting cell,APC),能直接摄取、加工和提呈抗原,刺激初始 T 细胞活化;也可以刺激 B 细胞活化,调节体液免疫;还可刺激记忆性 T 细胞活化,诱导再次免疫应答。

DCs 以主要组织相容性复合体(major histocompatibility complex,MHC)的形式呈递抗原。DCs 通过来自先天性免疫系统的 Toll 样受体(Toll like receptor,TLR)接收到病原体/肿瘤抗原等异物时释放出成熟信号,发育成熟后迁移至引流区淋巴结,借助 MHC Ⅰ类和Ⅱ类分子将抗原提呈至幼稚 T 细胞,引发 Th1/Th2 介导的获得性免疫应答。DCs 介导 T 细胞杀伤肿瘤细胞主要由以下三种方式介导:①通过抗原肽-MHC 向 T 细胞递呈肿瘤相关抗原;②通过表达活化性共刺激分子 CD80、CD86、ICOS 等激活 T 细胞;③通过分泌炎症细胞因子如 IL-1、IL-12 和 IFN-γ 等诱导效应性 T 细胞产生。然而,在 MM 中,MM 细胞低表达 MHC-1 类分子,致使 DCs 难以高效递呈 MM 相关抗原;另一方面,MM 患者骨髓内肿瘤 DC 数量较少且功能受损,因此将载有肿瘤抗原的宿主 DC 进行体外培育,制备 DC 肿瘤疫苗,是获得肿瘤宿主强免疫应答的有效策略。

2. 原理 DC 疫苗的原理在于更好地向杀伤性 T 细胞递呈肿瘤相关性抗原(tumor-associated antigen,TAA)或者肿瘤特异性抗原(tumor-specific antigen,TSA),其方法主要是将肿瘤患者的 TAA,如蛋白质、多肽、mRNA 或肿瘤裂解产物等,导入 DCs,并经加工处理好表达于 DCs 表面供 T 细胞识别,DC 疫苗能够激活抗原特异性 T 细胞,发挥其识别和杀伤肿瘤细胞的特性。

3. 分类 DC 疫苗的分类包括以下几种:①独特型免疫球蛋白负载 DC(idiotype immunoglobulin pulsed DCs,Id-DC)疫苗,②TAAs 负载的 DC(TAAs-loaded DC)疫苗。③全肿瘤抗原负载的 DC 疫苗。制备以上疫苗方法包括 MM 细胞裂解物、凋亡小体、全细胞 DNA 或 RNA、MM 细胞来源热休克蛋白和完整的 MM 细胞等。

4. 临床研究及应用 DC 疫苗已有成功应用于临床报道,2010 年美国食品药品监督管理局(Federal Food and Drug Association,FDA)批准 sipuleucel-T 应用于前列腺癌。疫苗免疫疗法在 MM 可能具有更广阔的应用前景。原因如下:①MM 细胞主要存在于骨髓中,相对于实体肿瘤,输注后的 DCs 更容易接近 MM 细胞。②初始治疗可以使大部分 MM 患者获得缓解,患者体内肿瘤负荷降低,有利于恢复 T 细胞功能。③脱靶效应所致的正常浆细胞的衰竭预计可以耐受。多种针对 MM 的 DCs 疫苗均处于临床研究阶段。以下简要介绍几种研究较为广泛的 DC 疫苗。

刺激 DC 递呈自身 MM 细胞抗原的一种方法是将 MM 细胞与 DCs 物理融合。在一项 2 期临床研究中,在 ASCT 后给予 MM 患者自体 MM 细胞/DCs 融合疫苗,结果显示接种疫苗与骨髓瘤特异性 CD4 和 CD8 T 细胞应答的出现和移植后 MM 应答的加深有关。这种融合疫苗还可以与 PD-1 抑制剂或来那度胺等药物联合应用。

目前进入临床试验的第二种基于 DCs 疫苗的方法是使用编码 MM 抗原 CT7、MAGE-A3 和 WT-1 的 mRNA 对朗格汉斯型树突细胞进行电穿孔。此方法的理论基础基于两点,一是朗格汉斯型树突状细胞比其他树突状细胞亚群诱导更强的 T 细胞应答,二是 mRNA 通过电穿孔可刺激朗格汉斯型树突状细胞成熟和活化。而朗格汉斯型树突状细胞从 ASCT 收集的干细胞分化而来,并在移植后注射疫苗,本研究尚未报告具体结果。

混合肿瘤细胞-DCs 也是近年来研究热点之一。DCOne 肿瘤疫苗是一种混合肿瘤细胞-DCs 疫苗。DCOne 疫苗由分化为全功能 DC 的人髓系白血病细胞系组成,表达一系列 MM 相关抗原。这些肿瘤抗原在一系列共刺激分子的作用下由 HLA 呈现。DCOne 与 MM 患者外周血单个核细胞共培养可导致 T 细胞向活化表型极化,并具有细胞溶解能力,还可诱导表达干扰素-γ 和穿孔素的活化 CD8 T 细胞扩增,而产生 IL-10 的 CD4$^+$T 细胞百分比无显著变化。此外,患者肿瘤细胞与外周血单核细胞和 DCOne 的共培养诱导了细胞毒性 T 淋巴细胞介导的自体 MM 细胞杀伤。这些发现表明,异基因 DCOne 疫苗可通过天然 APC 的抗原交叉呈递诱导 T 细胞活化和 MM 特异性免疫。

针对 DC 疫苗佐剂的研究也取得了诸多进展。基于粒细胞-巨噬细胞集落刺激因子(granulocyte-macrophage colony-stimulating factor,GM-CSF)招募和激活 DC 和其他 APC 的能力,已对其作为疫苗佐剂的作用进行了广泛研究。基于 GVAX(Aduro Biotech)的疫苗平台是在疫苗细胞中表达基因修饰的 GM-CSF。在 MM GVAX 研究中,其中来自 2 个 MM 细胞系的细胞与经修饰以表达 GM-CSF 的 K562 细胞混合;在进一步研究中,在持续接受骨髓瘤 GVAX 注射联合来那度胺治疗的患者中,获得了持续 PFS 和 MM 特异性免疫应答。

(二)骨髓瘤疫苗

1. 概述 骨髓瘤疫苗,包括 MM 细胞疫苗、多肽疫苗和 DNA 疫苗。MM 细胞疫苗利用完整的自体 MM 细胞制备疫苗,通过不同方法处理后使 MM 细胞失去肿瘤活性但保留抗原性,此疫苗包含完整的 TSA 和 TAA,且不存在 MHC 不匹配所致的特异性自身反应应答,但是存在免疫原性较低的缺点,同时在肿瘤微环境中也存在以基质屏障为代表的肿瘤微环境的物理屏障和以抑制性 T 细胞活化的趋化因子、抑制 APC 成熟和活化的因子等为代表的免疫抑制效应。因此,在临床研究中,通常通过基因修饰、联合疫苗佐剂等提高抗肿瘤效果。

2. 基因修饰 MM 的特征是产生独特的克隆特异性免疫球蛋白,通常称为"独特型"。鉴于 MM 细胞的低免疫原性,在 MM 细胞通过基因工程方法修饰 MM 细胞,使其高表达 TSA/TAA,可以增加机体对 MM 的特异性免疫应答,同时也可以引起固有免疫应答强化。基因修饰的可供选择的靶点包括肿瘤微环境中有利于肿瘤生长、抗凋亡和促进转移的各种因子,包括 VEGF 等;另一方面,能够刺激固有免疫应答的抗原,如 α1,3 半乳糖基转移酶(α1,3-galactosyltransferase,α1,3-GT)也可供选择。采用 TSA 修饰的优点在于抗原特异性的提高,具有安全高效的特性,但缺点在于可供选择的靶点较少。选择 TAA 作为基因修饰靶点是另外一种选择,然而由于 TAA 可能组成性表达于正常组织,可能引发脱靶效应。

MM 特殊抗原-1(multiple myeloma special antigen,MMSA-1)是一种膜蛋白,该蛋白在 MM 中特异性表达。MMSA-1 表位 SLSLLTIYV 疫苗在体外可诱导明显的 CTL 反应。MMSA-1 蛋白主要分布在细胞膜上。在 MM 患者中,MMSA-1 mRNA 和蛋白水平显著上调,且复发/难治性患者的 MMSA-1 mRNA 和蛋白水平高于新诊断患者,提示它可能是 MM 免疫治疗的潜在候选抗原。

NY-ESO-1 也是 MM 免疫治疗的理想靶点,通过构建 NY-ESO-1 蛋白疫苗联合明矾、CpG ODN、HH2 复合佐剂免疫接种 NS-1 小鼠 MM 细胞的 BALB/c 小鼠,观察到接种该复合佐剂联合的 NY-ESO-1 蛋白疫苗组更能刺激体液和细胞的肿瘤特异性免疫反应,延长小鼠生存期,抑制肿瘤生长,且未检测到明显的副作用。

3. 疫苗联合免疫佐剂 然而,鉴于 MM 疾病发病的复杂性,针对单一抗原的基因修饰疫苗往往难以取得理想疗效,在采用基因修饰同时联合疫苗佐剂也是疫苗方向研究热点之一,其中,HSP 和 GM-CSF 是最常用的免疫佐剂。

Dickkopf-1(DKK1)是 MM 骨病的关键调节因子,通过 Wnt 信号通路破坏成骨细胞的分化和功能,在几乎所有 MM 患者的肿瘤细胞中高度表达,也是 MM 免疫治疗的理想靶点。以 DKK1 多肽作为 MM 肿瘤相关抗原的主动接种可诱导保护性和治疗性的抗肿瘤免疫,通过构建人 DKK1 和人 HSP70 DNA 融合疫苗

（hdk 1-hh sp70），在预防性和治疗性免疫治疗中，hDKK1-hHSP70 融合疫苗均可引发肿瘤特异性体液和细胞免疫应答，显著抑制肿瘤生长并延长小鼠生存期，在注射了 hDKK1-hHSP70 疫苗的肿瘤组织中也观察到肿瘤细胞增殖显著减少和凋亡增加。

两项已完成的临床研究显示，MM 患者 ASCT 后给予的针对睾丸抗原 MAGE-A3 的疫苗存在良好临床疗效。在第一项研究中，纳入 27 例受试者，疫苗包含 2 个来自 MAGE-A3 的 HLA-A2 限制性表位，与 GM-CSF、TLR-3 激动剂 poly-ICLC 和蒙他奈德一起给药，该疫苗与输注用抗 CD3/抗 CD28 单抗扩增的自体 T 细胞相结合，发现移植后输注活化的自体 T 细胞可显著增强疫苗特异性免疫应答，受试者如预期表现出 MAGE-A3 特异性 T 细胞应答。第二项研究使用了由全长重组 MAGE-A3 和一种免疫球蛋白组成的疫苗，这项有 13 例患者的研究在移植后给予疫苗，证明了患者产生抗原特异性 T 细胞应答，而靶抗原表达丧失的患者则出现疾病进展。

联合现有治疗是另一种潜在选择。在自体干细胞移植后的环境中以及高危冒烟型 MM 患者中，使用由源自 MM 抗原 XBP1、CD138 和 CS1 的 HLA-A2 限制性肽组成的疫苗，与蒙他奈德联合给药（PVX-410），在这些接受了 PVX-410 单药治疗患者中检测到记忆 CD8$^+$ T 细胞应答，联合 PVX-410 和来那度胺治疗 MM 的临床试验也正在开展。

4. 多表位多肽疫苗 为进一步提高抗原性，多表位多肽疫苗应运而生。MMSA-1 表位 SLSLLTIYV 疫苗可诱导明显的 CTL 应答，通过结合来自 MMSA-1 和 dickopf-1（dkk 1）的表位构建了多表位肽疫苗。负载多表位肽疫苗的树突状细胞诱导的效应 T 细胞比 MMSA-1/DKK1 单表位疫苗更有效地裂解 U266 细胞。在携带 MM 的严重联合免疫缺陷小鼠中，多表位疫苗比单表位疫苗显著提高了生存率。多表位疫苗持续大幅缩小肿瘤体积，减轻骨破坏。多表位疫苗诱导的小鼠血液中 CD4$^+$、CD8$^+$T 细胞比例显著升高。

PVX-410 疫苗是一种人类白细胞抗原 a2 限制性多肽癌症疫苗，由 MM 抗原、X-box 结合蛋白 1（X-box binding protein 1，XBP1）、syndecan-1（CD138）和 cs1.5 等 4 个独特区域的 4 聚体化学合成的多肽组成。PVX-410 疫苗与免疫调节剂来那度胺联合使用，以最大限度地提高抗肿瘤活性，且耐受性良好，最常见的副作用为轻至中度注射部位反应和体质症状，多数患者具有免疫原性，表现为 CD3$^+$CD8$^+$ 细胞群中四聚体阳性细胞和 IFN-γ 细胞的百分比增加。联合用药导致四聚体阳性和 IFN-γ 阳性的 CD3$^+$CD8$^+$T 细胞比例平均增加 10 倍，对于 IFN-γ 阳性细胞，观察到疫苗特异性效应记忆细胞增加并持续存在。

三、抗原特异性 TCR-T 细胞在 MM 中的临床应用

（一）抗原特异性 TCR-T 细胞概念

细胞受体基因工程改造的 T 细胞疗法（T cell receptor-gene engineered T cells，TCR-T），是通过向普通 T 细胞中转导嵌合抗原受体（融合抗原结合域及 T 细胞信号结构域）或者 TCRα/β 异二聚体，来提高特异性识别肿瘤相关抗原（tumor associated antigen，TAA）的亲和力和免疫细胞的功能，使 T 淋巴细胞能够重新高效的识别靶细胞，在体内发挥较强的抗肿瘤免疫效应。TCR-T 细胞疗法不仅增加了 T 淋巴细胞的数量，而且提高了 T 淋巴细胞对于肿瘤细胞的杀伤性。

TCR-T 疗法中理想的靶点是选择性地存在于肿瘤细胞中，是肿瘤细胞存活所必需，并且在同一类肿瘤患者中普遍表达。目前 TCR-T 免疫治疗的 TAA 靶点主要有以下几种分类：①来源于野生型蛋白质的过表达抗原，在恶性细胞中具有相对高的表达；②谱系限制性抗原，其也存在于恶性肿瘤对应的正常组织中；③癌-睾丸抗原（CTA），其在种系组织中正常表达而在恶性细胞中异常表达；④由肿瘤细胞产生的特异的异常蛋白（突变、融合、移码或新的同工型）或异常肽等新抗原；⑤次要组织相容性抗原[minor histocompatibility（H）antigens，miH]。TCR-T 疗法杀灭肿瘤细胞速度较快，其主要应用于黑色素瘤、肝癌、卵巢癌等实体肿瘤临床治疗，在以上肿瘤治疗中显示出良好的治疗效果。

相对于传统免疫细胞过继治疗，TCR-T 不仅增加了效应 T 细胞的数量，也增强了效应细胞的特异性，通过直接改造 T 细胞结合肿瘤抗原的 TCR 分子，加强了 T 细胞针对肿瘤细胞的特异性识别过程，使得效应性 T 细胞与肿瘤细胞结合的亲和力明显升高，可使得原来丧失肿瘤识别能力的 T 细胞能够重新有效地识别并杀伤肿瘤细胞。因此，TCR-T 细胞疗法不仅增加了 T 淋巴细胞的数量，而且提高了 T 淋巴细胞对于

肿瘤细胞的杀伤性,从而达到了较好的肿瘤治疗效果。

(二) 抗原特异性 TCR-T 细胞在 MM 中临床研究现状

TCR-T 疗法仍处在临床研究阶段,国内外尚未有相关产品上市。TCR-T 临床试验在 2006 年首次应用于黑色素瘤患者,在 2 例患者中取得了较好疗效。2009 年因发现其存在严重"脱靶效应",其研发一度受到阻碍。在血液肿瘤中已经进入临床试验的 TCR-T 细胞包括 WT1、PRAME、MiHA 等,其中针对 WT1、PRAME 等已在 MM 开展临床试验。

WT1 全称 Wilm's tumor,是一个锌指翻译因子,在 AML 和其他血液及实体恶性肿瘤中过表达,主要见于肿瘤细胞的细胞质中。目前已开展针对 WT1 特异性供体来源 T 细胞的异基因造血干细胞移植治疗复发/难治性 MM 患者的 TCR-T 临床试验。

黑色素瘤优先表达抗原(PRAME)是维 A 酸受体的阻遏物。与 WT1 相似,PRAME 在包括实体肿瘤、AML、ALL 和 MDS 等在内的不同癌症类型中也有过表达。目前也已开展针对 PRAME 治疗高危 MM 患者的 TCR-T 临床试验。

(三) 基于抗原特异性 TCR-T 细胞治疗 MM 展望

针对 TCR-T,选择新的安全的特异性靶点是癌症免疫治疗最大的挑战,然而细胞表面抗原仅占约 10% 的潜在目标,胞内抗原占据 90%,因此开发胞内抗原就显得非常重要。未来,肿瘤特异抗原的选择应局限于部分仅表达于肿瘤组织或不重要器官上的抗原,以减少炎症因子风暴等副反应。

目前 TCR-T 细胞治疗存在的另一个问题在于 T 细胞获取难度大。TCR-T 疗法所需的 T 细胞从肿瘤患者体内获取,肿瘤存在大量体细胞突变,肿瘤微环境相对复杂,增加 T 细胞获取难度:大约 1% 的细胞变异可产生变异型蛋白质,而变异型蛋白中仅有部分与癌症病程相关,变异型蛋白中只有一部分可以产生潜在的 T 细胞表位,获取难度大,成为阻碍 TCR-T 疗法进展的重要原因。

通过噬菌体展示技术提高 TCR 的亲和力,从而达到提高 TCR-T 疗法治疗效率的目的,是 TCR-T 疗法中值得尝试的方式之一。未来,个性化治疗将成为 TCR-T 疗法的发展方向之一,可以通过单细胞测序技术,了解个体肿瘤的信息,从而进行 TCR 定制服务,将有利于解决以上问题。

四、人工抗原呈递细胞在 MM 中的临床应用

(一) 概念

人工抗原提呈细胞(artificial antigen presenting cell,aAPC)是通过提供抗原递呈平台模拟人体 APC,促进 T 细胞活化。其制备原理在于模拟 T 细胞活化的双重信号机制,在特定的平台/载体表面荷载 T 细胞活化所需的第一信号和/或第二信号,包括抗原肽-MHC 分子复合物和/或共刺激分子、黏附分子配体或抗体。aAPC 能有效活化和扩增抗原特异性 T 细胞,且具有易培养、活化条件易控制、T 细胞活化增殖周期短等特点,因此高效可行。近年来,aAPC 在肿瘤的免疫治疗中展现出巨大的潜力,在 MM 的治疗中也具有较好的应用前景。

人工 APC 的表面分子有两种类型,其一是肽-MHC 复合物,与 T 细胞表面的 TCR 结合,提供 T 细胞活化的特异性信号;其二是共刺激分子,提供 T 细胞活化所需的第二信号,使其成为一个既能向抗原特异性 CD8$^+$T 细胞提供共刺激信号,又能通过 MHC 分子同时向 CD8$^+$细胞提供特异性抗原肽的信号的 aAPC。

(二) 人工抗原呈递细胞在 MM 中临床研究现状

目前人工 APC 主要有三种载体/平台,分别为磁珠、细胞和脂质体载体。

以磁珠为载体的人工 APC 是较早研究的人工 APC,其原理是将偶联 HLA-肽复合物和共刺激分子的配体或抗体包被于纳米基质和磁性材料外,目前在研发的此种人工 APC 包括负载 MHⅡ类分子-肽四聚体、HLA-免疫球蛋白二聚体与共刺激分子 CD28 的人工 APC。人工免疫调节技术平台(artificial immune modulation,AIM)即是在纳米颗粒基础上发展起来的,同时兼具专有的富集+扩增(enrichment and expandation,E+E)工艺的人工 APC,其中,纳米颗粒表面的 HLA-A2-IgG4 传递第一信号,抗 CD28 单抗传递第二信号,目前已进入临床试验的是 HLA-*A02:01 和其他 HLA 亚型,能将与 AIM 纳米颗粒特异性结合的 CD8$^+$T 细胞被磁柱分选出来。基于此平台的 NEXI-001T 细胞产品已开展针对 AML 的临床

试验（NCT04284228），而针对复发难治 MM 为其第二项临床试验（NCT04505813）用于评估其有效性和安全性。若能进一步解决从培养环境中去除和更高效活化 CD8$^+$T 细胞能力，有望更好应用于 MM 研究。

以细胞为载体的人工 APC 具有细胞来源方便，激活 CD8$^+$CTL 效果优于磁珠等优势。目前研究较多的细胞平台为来源于人类红白血病的 K562 细胞，将其改造为可表达低亲和力的 CD32（Fcγ）和 4-1BBL 后，在其表面偶联 CD3 和 CD28 单抗，不仅自身可表达共刺激分子 CD54、CD58 和 B7-H3 等，可诱导 IL-2 和 IL-15 分泌，并维持 CTL 长期扩增。另外，也有研究以 U937、黑色素瘤细胞、鼠成纤维细胞等作为载体细胞制备人工 APC。在 MM，已有采用配体或细胞因子工程化后的 aAPC 活化并选择性扩增自体或单倍体 NK 细胞，在体外研究及动物水平均可获得较好的扩增效果和良好的杀伤效应。采用 aAPC 扩增半相合来源的 NK 细胞有望成为治疗 MM 新的研究方向之一。

以脂质体为载体的人工 APC 是第三种平台，具有在体内可生物降解、细胞高亲和力、易于组织相容等特点，因此具有较低的免疫原性和细胞毒性。同时，脂质体也易于制备和大量生产，更容易改造表达 MHC/肽分子、共刺激分子和细胞因子等。例如以 HSP65-鼠 MHC2 复合物融入脂质体平台可与 T 细胞形成免疫突触、刺激 T 细胞扩增，也可诱导 IL-2 分泌。

（三）基于人工抗原呈递细胞治疗 MM 展望

人工 APC 细胞治疗 MM 的具有较为显著的优点。首先，人工 APC 表面的肽-MHC 分子和共刺激分子丰度可调节，可以调控效应性 T 细胞扩增和杀伤强度。其次，人工 APC 较为稳定，重复性和一致性好，制备后可以长期使用。采用细胞的人工 APC 可以冻存保存，采用脂质体或者磁珠等人工 APC 可以批量生产。再次，可以针对相同肿瘤抗原制备特征性人工 APC。最后，可以在人工 APC 表面同时偶联 MHC 和 MHC 分子，同时刺激 CD4$^+$辅助性 T 细胞和 CD8$^+$CTL 扩增。

然而，人工 APC 作为新兴技术，仍有很多不完善之处需不断改进和完善。如磁珠载体价格昂贵，且不能直接应用于人体。细胞 APC 是通过分子生物学手段改变其分子表达，有些细胞本身即为肿瘤细胞，其安全性和远期疗效仍有待观察。这些都是人工 APC 在 MM 中进一步研究方向。

五、骨髓浸润淋巴细胞在 MM 中的临床应用

（一）概念

骨髓浸润淋巴细胞（Marrow-Infiltrating lymphocytes，MILs）是骨髓来源的 T 细胞在体外、肿瘤细胞存在的情况下用 CD3/CD28 磁珠扩增而来，其理论基础是利用肿瘤微环境中的内源性 T 细胞来对抗肿瘤。成功的 MILs 治疗需要能够激活肿瘤特异性 T 细胞，使其能够到达肿瘤部位并有效杀死其靶细胞。MILs 富含长寿命记忆 T 细胞表型，并表达高水平的 CXCR4，其可能具有较强的骨髓归巢能力，可能比较适合于 MM 的过继性免疫疗法。在实体肿瘤如黑色素瘤中，已有证据表明骨髓来源的 T 细胞可以在记忆或效应记忆 T 细胞中富集，并且可以诱导该肿瘤持续性缓解。近年来，MM 以 MILs 为载体的过继性免疫疗法逐渐得到研究者们的青睐。

（二）骨髓浸润淋巴细胞在 MM 中的临床应用中探索

采用活化的 MILs 被认为是 MM 清髓化疗后激发抗肿瘤免疫的一种潜在方法。然而，MILs 的疗效受限于富集肿瘤特异性 T 细胞的能力。

临床前研究显示，来自骨髓肿瘤微环境的活化 MIL 表现出多克隆肿瘤特异性，并在体外有效靶向 MM 细胞。在临床研究中，通过输注使用抗 CD3/CD28 珠+白细胞介素-2 扩增的 MILs，肿瘤负荷减少超过 90%，延长了无进展生存期（25.1 个月 vs 11.8 个月），且 MILs 在骨髓中随着时间的推移而持续存在。这些发现表明，MILs 是肿瘤特异性 T 细胞来源。

MILs 在用抗 CD3/CD28 磁珠激活后识别 MM 细胞的频率高于来自相同患者的外周血淋巴细胞。此外，骨髓微环境中抗原的存在对维持肿瘤特异性似乎很重要，活化的 MILs 靶向终末分化的 CD138$^+$浆细胞和 MM 前体细胞，在肿瘤克隆形成试验中可以抑制 MM 细胞克隆形成。总之，以上结果表明 MM 中 MILs 具有固有的肿瘤特异性。

PD-1 对于 MILs 功能可能具有重要作用。近期有研究发现,表达 PD-1 的肿瘤浸润淋巴细胞(TIL)能够识别自体肿瘤细胞,提示 PD-1$^+$TIL 来源的细胞具有用于过继性 T 细胞治疗的潜力。未来,采用 MILs 联合使用 PD-1 单抗可能具有潜在前景。

（三）基于骨髓浸润淋巴细胞治疗 MM 展望

采用 MILs 治疗 MM 要求获取的 T 细胞可以获得适当激活并在输注时达到足够数量,并且可以持续驻留在肿瘤部位,方可有效杀伤 MM 细胞。采用结合抗 CD3 和抗 CD28 单克隆抗体刺激可以有效地活化 MILs,并促进其数量扩增,与外周血淋巴细胞相比,MILs 表现出更快的扩增能力、更强的抗肿瘤特异性、更显著的肿瘤特异性,可靶向成熟 MM 浆细胞及其克隆前体细胞上的广泛抗原,并有效地杀伤 MM 细胞。MILs 的这些特性决定了其也具有潜在的应用前景。

（陈伟　徐开林）

参考文献

[1] FÜCHSL F, KRACKHARDT AM. Adoptive Cellular Therapy for Multiple Myeloma Using CAR-and TCR-Transgenic T Cells: Response and Resistance[J]. Cells,2022,11(3):410.

[2] ECSEDI M,McAFEE MS,CHAPUIS AG. The Anticancer Potential of T Cell Receptor-Engineered T Cells[J]. Trends in cancer,2021,7(1):48-56.

[3] QIN H,LERMAN B,SAKAMAKI I,et al. Generation of a new therapeutic peptide that depletes myeloid-derived suppressor cells in tumor-bearing mice[J]. Nat Med,2014,20(6):676-681.

[4] TAMURA H,ISHIBASHI M,SUNAKAWA M,et al. Immunotherapy for Multiple Myeloma[J]. Cancers(Basel),2019,11(12):2009.

[5] ALRASHEED N,LEE L,GHORANI E,et al. Marrow-Infiltrating Regulatory T Cells Correlate with the Presence of Dysfunctional CD4(+)PD-1(+)Cells and Inferior Survival in Patients with Newly Diagnosed Multiple Myeloma[J]. Clin Cancer Res,2020,26(13):3443-3454.

[6] BOTTA C,CUCE M,PITARI MR,et al. MiR-29b antagonizes the pro-inflammatory tumor-promoting activity of multiple myeloma-educated dendritic cells[J]. Leukemia,2018,32(4):1003-1015.

[7] LU C,MENG S,JIN Y,et al. A novel multi-epitope vaccine from MMSA-1 and DKK1 for multiple myeloma immunotherapy[J]. Br J Haematol,2017,178(3):413-426.

[8] NISHIDA H. Rapid Progress in Immunotherapies for Multiple Myeloma:An Updated Comprehensive Review[J]. Cancers(Basel),2021,13(11):2713.

[9] LULLA P D,TZANNOU I,VASILEIOU S,et al. The safety and clinical effects of administering a multiantigen-targeted T cell therapy to patients with multiple myeloma[J]. Sci Transl Med,2020,12(554):eaaz3339.

[10] HOSSAIN NM,CHAPUIS AG,WALTER RB. T-Cell Receptor-Engineered Cells for the Treatment of Hematologic Malignancies[J]. Curr Hematol Malig Rep,2016,11(4):311-317.

第三节　单克隆抗体

多发性骨髓瘤(multiple myeloma,MM)是一种恶性浆细胞肿瘤,近些年,蛋白酶体抑制剂、免疫调节剂等药物的广泛应用,进一步改善了 MM 患者的预后,但复发问题仍然困扰着临床。随着对 MM 免疫治疗研究的不断深入,单克隆抗体逐渐成为 MM 治疗性用药的新的研究热点。

一、单克隆抗体治疗 MM 概述

单克隆抗体作用机制是与肿瘤抗原特异性结合,即抗体的 Fc 端与免疫效应细胞膜上的 FcγR 相互识别,进而通过补体依赖的细胞毒性作用(complement dependent cytotoxicity,CDC)、抗体依赖性细胞介导的细胞毒作用(antibody-dependent cell-mediated cy-totoxicity,ADCC)、抗体依赖的细胞吞噬作用(anti-body-dependent cellular phagocytosis,ADCP)和诱导细胞凋亡直接或间接作用杀伤肿瘤细胞,达到治疗目的。目前为止,已获批用于临床治疗 MM 的单克隆抗体有:CD38 单抗(daratumumab 和 isatuximab),SLAMF7 单抗(elotuzumab)等。针对 CD138、BCMA、GPRC5D 等靶点的单克隆抗体目前仍在临床研究阶段。

二、治疗 MM 的单克隆抗体

(一)CD38 单抗

CD38 是一种单链跨膜 II 型糖蛋白,其在淋巴细胞、骨髓细胞及无造血功能的组织细胞中均有表达,但在 MM 细胞膜上呈过表达。目前研究表明 CD38 具有酶活性、黏附功能和受体功能,因此是 MM 的理想靶标。大量研究已证明抗 CD38 单克隆抗体通过 CDC、ADCC、ADCP 和细胞凋亡等,诱导肿瘤细胞发生免疫源性死亡。

1. daratumumab daratumumab 是重组人源 CD38 蛋白免疫人源化转基因小鼠后,通过杂交瘤技术获得的一种人源化 CD38 IgG1 单克隆抗体。

(1)适应证:daratumumab 适应证为与来那度胺和地塞米松(Rd)联合用药或与硼替佐米、美法仑和泼尼松联合用药治疗不适合自体干细胞移植的初治 MM 患者,曾接受过包含蛋白酶体抑制剂和免疫调节剂在内的、2 种以上治疗方案的 MM 患者。

(2)药物用法用量:本品单药治疗的标准给药方案(4 周为一个周期的给药方案):本品的推荐剂量为16mg/kg,静脉输注,给药时间安排见表 7-2-3-1。

表 7-2-3-1 daratumumab 给药方案(以 4 周为一个周期为准)

周	给药方案
第 1~8 周	每周 1 次(共计 8 次)
第 9~24 周	每 2 周 1 次(共计 8 次)
从第 25 周开始直到不能耐受或者疾病进展	每 4 周 1 次

(3)临床应用经验及体会

1)疗效:

①复发/难治 MM 患者:选择以 daratumumab 单抗为基础的方案治疗复发/难治 MM 患者,体现出较好的总体缓解率。

北京大学血液病研究所路瑾教授等团队,入组复发/难治 MM 患者 37 例,其中 7 例选择单药 daratumumab,24 例采用 daratumumab 联合硼替佐米和地塞米松方案,4 例选择 daratumumab 联合泊马度胺和地塞米松方案,1 例使用 daratumumab 联合伊沙佐米和地塞米松方案,1 例选择的方案为 daratumumab、环磷酰胺和地塞米松的联合方案。35 例患者可评估疗效,总体缓解率(ORR)为 68.6%。上海长征医院傅卫军教授团队纳入 46 例复发/难治 MM 患者,其中 daratumumab 联合地塞米松方案 8 例,daratumumab 联合来那度胺和地塞米松方案 35 例,daratumumab 联合硼替佐米和地塞米松方案 3 例。患者 ORR 达 75%(CR 率18.2%),三组患者的 ORR 分别为 28.6%、85.3% 和 66.7%。

②初治 MM 患者:目前 daratumumab 单抗在初治 MM 患者中的治疗经验,主要集中在临床研究中(见表 7-2-3-2)。对于不适合造血干细胞移植的 MM 患者,II 期 ALCYONE 研究及 MAIA 研究均显示,接受含daratumumab 单抗方案的患者 PFS 时间显著延长。对于适合造血干细胞移植的患者,CASSIOPEIA 研究及GRIFFIN 研究均显示加入 daratumumab 单抗对造血干细胞采集和植活均无影响。提示,包含 daratumumab单抗的治疗方案在初治 MM 患者治疗中,也显示出良好的疗效。

2)不良反应及处理:

①输注相关不良反应(IRR):IRR 是 daratumumab 常见的不良反应,发生率为 28%~54%,常发生于首次给药时,大多为 1~2 级。其主要表现是咳嗽、呼吸困难、咽喉刺激、支气管痉挛等。

应对措施:输注前可给予抗组胺药物、退热药物和皮质类固醇药物进行预防。

调整 daratumumab 单抗的输注速率或分次输注可降低 IRR 发生率。

表 7-2-3-2　含 daratumumab 单抗方案治疗初治 MM 患者的关键临床研究

特征及疗效	ALCYONE 研究	MAIA 研究	CASSIOPEIA 研究	GRIFFIN 研究
方案	DVMP vs. VMP	DRd vs. Rd	DVTd vs. VTd	DRVd vs. RVd
中位年龄(岁)	71(40~93)	73(45~90)	58(22~65)	60(29~70)
ORR(%)	90.0 vs. 73.9	92.9 vs. 81.3	92.6 vs. 89.9	99.0 vs. 91.8
≥CR 率(%)	46 vs. 25	49 vs. 27	39 vs. 26	51.5 vs. 42.3
≥VGPR 率(%)	73 vs. 50	80 vs. 55	83 vs. 78	90.0 vs. 73.2
中位 PFS(个月)	36.4 vs. 19.3	NR vs. 33.8	NR vs. NR	NR vs. NR
中位 OS(个月)	NR vs. NR	NR vs. 40.7	NR vs. NR	NR vs. NR

当发生 3 级 IRR 时,需严格遵照说明书指示停止输注至症状消退,恢复输注的速率不超过发生 IRR 时速率的 1/2。

除传统的静脉输注剂型外,含有重组人透明质酸酶 PH20(rHuPH20)的 daratumumab 单抗皮下注射新剂型的出现,提高了患者的依从性和安全性。

②感染:MM 患者予 daratumumab 单抗后,可能出现中性粒细胞减少或淋巴细胞减少,降低 NK 细胞数量,使机体免疫力下降,感染风险增加。感染多为轻度(1~2 级)且可控。

应对措施:应用 daratumumab 后若出现反复感染,可给予静脉注射免疫球蛋白治疗。

推荐在开始治疗后的 1 周内使用抗病毒药物预防带状疱疹并持续至少 3 个月。

③HBV 再激活:daratumumab 单抗治疗,会增加 HBV 再激活的风险。

应对措施:在使用 daratumumab 前,应进行 HBV 筛查,HBV 携带者应预防性使用抑制病毒复制的药物并监测 HBV-DNA 水平。

若 daratumumab 治疗中出现 HBV 再激活,应停止使用 daratumumab 及联合应用的糖皮质激素、化疗等药物,并及时给予抑制病毒复制药物,如恩替卡韦、替诺福韦酯等。

④输血干扰:由于红细胞表面也表达 CD38,应用 daratumumab 后与红细胞表面的 CD38 结合,造成交叉配血过程中的间接抗人球蛋白试验假阳性,干扰配血,可持续至输注 daratumumab 后 6 个月。

处理措施:使用 daratumumab 前,应对患者的血型进行鉴定和抗体筛查。

对于治疗后的患者,二硫苏糖醇(DTT)法处理患者红细胞可消除干扰。

2. isatuximab　isatuximab 是一种治疗 MM 的新的人源化 IgG1 单克隆抗体,于 2020 年 3 月 2 日通过美国 FDA 审批上市,也成为继 daratumumab 之后第 2 款靶向作用于 CD38 的治疗 R/R MM 的新药。

(1) 适应证:isatuximab 的获批适应证为与泊马度胺和地塞米松(Pd)方案联合,治疗既往至少接受过 2 种药物如蛋白酶体抑制剂和免疫调节剂治疗的成人 MM 患者。

(2) 用法用量:其获批剂型为注射剂型,规格包括每瓶 100mg/5mL 和 500mg/25mL,推荐用法用量为 10mg/kg,每 28 天为一个治疗周期,第一周期的第 1、8、15 和 22 天给药,后续周期于第 1、15 天给药,持续用药直至疾病进展或出现不能耐受的不良反应。

(3) 临床应用经验及体会

1) 疗效:目前参照国外的临床研究等经验,isatuximab 联合蛋白酶体抑制剂或免疫调节剂,在复发/难治 MM 患者中均显示出不同程度的疗效。

①isatuximab 联合蛋白酶体抑制剂:Maiolino 等将 302 例复发/难治 MM 患者随机分为 Isa-Kd 组和 Kd 组,中位随访时间为 20.7 个月,Isa-Kd 组中位 PFS 未达到,而 Kd 组为 19 个月,两组 ORR 分别为 86.6% 和 82.9%,两组二代测序 MRD 阴性率分别为 41% 和 23%。

②isatuximab 联合免疫调节剂:NCT02283775 研究为一项多中心、开放的 Ⅰb 期临床试验,旨在初步评价 isatuximab 联合 Pom-Dex(Isa-Pom-Dex)治疗复发/难治 MM 的安全性及可行性。纳入复发/难治 MM 患

者 45 例,所有患者既往至少接受过 2 种药物(包括来那度胺和 1 种蛋白酶体抑制剂)治疗,且在最后 1 次治疗期间或结束后出现疾病进展。中位随访时间为 8.6(0~25.8)个月,总反应率为 62.2%,中位 PFS 为 17.6 个月,中位 OS 未达到。

2) 不良反应及处理:与 daratumumab 相似,isatuximab 常见的毒副作用有 IRR、感染、血细胞减少等,处理措施参照 daratumumab 章节。如果患者出现 3 级或 3 级以上的 IRR,医生应永久停止 isatuximab 使用并及时给予糖皮质激素等药物。

isatuximab 还有增加发生第二肿瘤的风险,医生应对此予以留意。

（二）SLAMF7 单抗

靶向信号淋巴细胞激活分子家族成员 7(SLAMF7,也称为 CS1、CD319)是一种细胞表面糖蛋白,95% 的 MM 细胞呈 SLAMF7 阳性,参与调节骨髓瘤细胞与骨髓基质细胞的相互黏附作用,参与构成骨髓微环境。SLAMF7 在浆细胞表面高选择性表达这一特性,使得其成为单抗治疗的理想靶点之一。

elotuzumab 是一种人源化 IgGκ 抗体,其靶向结合细胞表面的 SLAMF7,不与 SLAM 家族的其他成员相互作用。

（1）适应证:2015 年 11 月 30 日,美国 FDA 批准埃罗妥珠单抗(elotuzumab)上市,与来那度胺和地塞米松联合用于已接受一种或多种治疗方案的 R/R MM 患者治疗。

（2）疗效:目前 elotuzumab 尚未获批进入中国临床,因此 elotuzumab 在 MM 患者中的疗效等临床数据主要参考国外的临床研究等。

1) elotuzumab 联合硼替佐米、地塞米松治疗:随机 II 期研究纳入复发/难治 MM 患者 152 例(中位年龄为 65 岁),既往接受 1~3 次相关治疗,随机分为 EBD 组(elotuzumab+硼替佐米+地塞米松)77 例和 BD 组(硼替佐米+地塞米松)75 例。结果显示 EBD 组和 BD 组患者的中位 PFS 分别为 9.7 个月和 6.9 个月;与 BD 组患者比较,EBD 组患者疾病进展或死亡风险降低了 28%;EBD 组和 BD 组患者的总反应率分别为 66% 和 63%,但 EBD 组患者获得 VGPR 及 CR 的患者多于 BD 组(36% vs 27%)。

2) elotuzumab 联合来那度胺、地塞米松治疗:Lonial 等开展的 I 期试验研究采用 ERD 方案(剂量递增的 elotuzumab 联合来那度胺和地塞米松)治疗 29 例复发/难治 MM 患者,中位年龄为 60 岁。在应用最大剂量 20mg/kg 的 elotuzumab 时,4% 患者获得 CR,29% 患者获得 VGPR,50% 患者获得 PR。6 例既往来那度胺难治的患者中,2 例(33%)获得 PR 及以上;16 例既往沙利度胺难治的患者中,15 例(94%)获得 PR 及以上;20 例既往硼替佐米难治的患者中,15 例(75%)获得 PR 及以上。

（3）不良反应:输液反应,主要症状表现为发热、寒战和高血压,少见心动过缓和低血压。5% 患者在应用 elotuzumab 期间由于输液反应而中断治疗,其中约 70% 患者发生在首次输注。

与应用 CD38 单抗相似,在应用 elotuzumab 期间,还需警惕感染、淋巴细胞减少、继发第二肿瘤等安全性问题。

三、展　望

免疫治疗开创了 MM 治疗的新时代,单克隆抗体作为代表性药物已逐渐应用于临床,为 MM 患者带来了新的希望。但并非所有 MM 患者都能获益,且单克隆抗体单独使用疗效往往低于预期。因此,应进一步加深对 MM 发病机制的理解,研发新的治疗靶点和策略,探讨单克隆抗体与其他免疫治疗以及靶向治疗策略的有效联合,最大程度提高 MM 患者的疗效,降低毒副作用,顺应临床需求。

（朱锋　徐开林）

参考文献

[1] TOUZEAU C,MOREAU P,DUMONTET C. Monoclonal antibody therapy in multiple myeloma[J]. Leukemia,2017,31(5): 1039-1047.

[2] MAPLES KT,JOHNSON C,LONIAL S. Antibody treatment in multiple myeloma[J]. Clin Adv Hematol Oncol,2021,19(3):

166-174.

[3] SHIGLE T L,BASHIR Q. Advancement in monoclonal antibody therapy for multiple myeloma[J]. Lancet Haematol,2020,7（5）:e354-e355.

[4] 路瑾.达雷妥尤单抗治疗多发性骨髓瘤研究进展[J].中华血液学杂志,2021,42（3）:260-264.

[5] 刘进,何海燕,李璐,等.达雷妥尤单抗治疗复发/难治多发性骨髓瘤的疗效与安全性[J].中华血液学杂志,2021,42（1）:27-32.

第四节　双特异性抗体

20 世纪 60 年代,Nisonoff 和 Rivers 首次提出通过混合不同的抗体片段来产生多特异性抗体的概念。1986 年,Staerz 和 Bevan 首次利用双特异性抗体（bispecific antibody,BsAbs）通过 MHC 非限制性介导细胞毒性 T 细胞靶向杀伤肿瘤细胞。2014 年美国 FDA 批准 blinatumomab（靶向 CD19 和 CD3）治疗复发难治性 B 细胞急性淋巴细胞白血病。在多发性骨髓瘤领域,已有多款 BsAbs 进入临床试验阶段,并且初步显示出较好的疗效及安全性。

一、双特异性抗体的结构及功能

双特异性抗体并非天然存在,而是通过重组 DNA 技术或细胞融合技术人工制备的。根据是否存在 Fc 段,双特异性抗体可分为 IgG 样和非 IgG 样。Fc 段的存在,决定了 BsAbs 的溶解度、半衰期、组织穿透能力及稳定性等特征。

IgG 样 BsAbs 存在新生儿 Fc 受体介导的再循环,有利于延长其半衰期。该类抗体纯化方便,溶解度和稳定性更高。由于保留了多种 Fc 段介导的效应功能,可能具有更大的临床治疗潜力。但其缺点在于生产过程中可能会出现重轻链的错配,对制备工艺的挑战大。

非 IgG 样 BsAbs 是将多个抗体片段连接到没有 Fc 段的分子上,其结构简单,半衰期短,组织穿透能力强,免疫原性较低,主要依赖其抗原结合能力发挥多种功能。双特异性 T 细胞接合器（bispecific T cell engagers,BiTE）是这类抗体中具有代表性的一个亚类,由抗 CD3 与抗肿瘤细胞表面抗原的抗体单链可变区（scFv）及中间的连接肽组成。由于该类抗体半衰期较短,严重限制了在临床上的应用,研究者们正尝试通过聚乙二醇修饰、白蛋白融合及 Fc 段融合等方式来延长其半衰期。

BsAbs 有两条不同的抗原结合臂,可通过结合不同的抗原或同一抗原的不同表位来发挥多种功能,如:①重定向免疫细胞,以选择性杀伤肿瘤细胞;②靶向结合多个肿瘤表面抗原,提高特异性,并减少因肿瘤抗原下调所致的肿瘤逃逸;③抑制或激发多个信号通路,发挥协同效应,激活免疫细胞;④介导蛋白复合物形成。在抗肿瘤治疗中,双特异性抗体常常被设计用于使免疫效应细胞（通常是 T 细胞）靠近肿瘤细胞,形成人工免疫突触,释放颗粒酶及穿孔素,选择性攻击及裂解肿瘤细胞。

二、双特异性抗体在多发性骨髓瘤中的适应证及应用

目前双特异性抗体在多发性骨髓瘤（MM）中尚处于临床试验阶段,其适应证参考相关临床试验:①既往接受≥2 线抗骨髓瘤治疗后复发或者难治,治疗方案必须包含至少一种蛋白酶体抑制剂及至少一种免疫调节剂;②对蛋白酶体抑制剂或者免疫调节剂或者其他现有治疗方案不能耐受。建议补充最新的一些内容。

（一）靶向 BCMA 和 CD3 的双特异性抗体

1. AMG 420/AMG 701（amgen）　AMG 420 是针对 BCMA 的 BiTE,半衰期较短,需连续 4 周静脉用药,给患者带来极大的不便。AMG 420 的 I 期剂量递增临床试验中,在 $400\mu g/d$ 的最大耐受剂量下,70% 的难治复发性（relapsed/refractory,R/R）MM 患者获得客观缓解（objective response rate,ORR）,其中 50% 的患者达到微小残留病灶（minimal residual disease,MRD）阴性的完全缓解（complete response,CR）。

AMG 701 是 AMG 420 的衍生物,通过将 Fc 片段融入到原先的 BiTE 结构中,使其半衰期延长至 112 小时左右。在该药的 I 期临床试验中,75 例患者接受 AMG 701 治疗,既往中位治疗线数为 6 线,其中 68% 的患者对蛋白酶体抑制剂,免疫调节剂和 CD38 单抗三重耐药。接受 3~12mg 剂量的 ORR 为 36%(16/45);在 9mg 的早期剂量递增组,ORR 为 83%,3 例患者达部分缓解(partial response,PR),2 例患者达非常好的部分缓解(very good partial response,VGPR)。

2. teclistamab(JNJ-64007957,Janssen) teclistamab 是一种人源化双特异性 IgG4 抗体,可与靶细胞上的 BCMA 和 T 细胞上的 CD3 结合。2021 年 8 月 Usmani 等报告了 teclistamab 在 R/R MM 患者中的一项开放标签、单臂、多中心的 I 期临床试验(MajesTEC-1)结果,共 157 例患者接受了至少一剂 teclistamab(静脉 $n=84$,皮下 $n=73$)治疗。40 例患者接受了推荐的 2 期剂量(RP2D,1.5mg/kg,皮下注射,每周 1 次),中位随访 6.1 个月,ORR 为 65%,58% 的患者为 VGPR 及以上缓解,观察期内中位反应持续时间(duration of response,DOR)未达到。teclistamab 凭借其良好耐受性和疗效,被美国 FDA 授予治疗 R/R MM 的突破性药物资格,2021 年 12 月已向 FDA 递交上市申请。

3. elranatamab(PF-06863135,Pfizer) elranatamab 是一种靶向 BCMA 和 CD3 的人源化 IgG2a 抗体。2021 年 ASH 年会上,Sebag 等报告了 I 期 MagnetisMM-1 研究中皮下注射组结果,58 例患者接受了 elranatamab 单药($n=50$)或与来那度胺($n=4$)或泊马度胺($n=4$)联合治疗。患者既往经历中位 6 线治疗,22% 的患者在此前接受过 BCMA 靶向治疗。RP2D 剂量组 ORR 为 83%(5/6),4 例接受过 BCMA 靶向治疗的患者中,有 3 例获得缓解(1 例 sCR,2 例 VGPR)。在 elranatamab 的 II 期临床试验中,因报告 3 例周围神经病变,FDA 在 2021 年 5 月临时暂停了该研究患者的招募。经调查,这 3 例患者均有周围神经病变的病史,并且其中两例为 elranatamab 联合泊马度胺的治疗方案,在停止治疗后,患者的神经症状都有明显好转。

4. TNB-383B(ABBV-383,teneoBio) TNB-383B 是一种全人源 IgG4 抗体,具有一个独特的抗 CD3 结构域和两个高亲和力的抗 BCMA 基团,以减少细胞因子的释放,并增强与 BCMA 的结合。该药半衰期为 2~3 周,可每 3 周静脉注射给药 1 次。截至 2021 年 5 月 10 日,已有 103 名患者(剂量递增,$n=73$;剂量扩大,$n=30$)接受了 TNB-383B(0.025~120mg)治疗,在 ≥40mg Q3W($n=24$)的剂量递增队列中,ORR 为 79%(19/24),VGPR 及以上缓解率为 63%(15/24)。FDA 已于 2019 年 11 月授予 TNB-383B 治疗 MM 孤儿药资格认定。

(二) 靶向 GPRC5D 和 CD3 的双特异性抗体

GPRC5D 是一种孤儿受体,在 MM 中特异性高表达,并且与 BCMA 的表达相互独立。Talquetamab(JNJ-64407564)是一种人源化 IgG4 双特异性抗体,2021 年 ASH 会议上 Krishnan 等报道了该药 I 期试验中 RP2D 剂量组(405μg/kg,每周 1 次,$n=30$;800μg/kg,每两周 1 次,$n=23$)的相关结果,分别有 30% 和 17% 的患者既往接受过 BCMA 靶向治疗,77% 和 65% 的患者为三重耐药。中位随访时间分别为 7.5 个月和 3.7 个月,在任一 RP2D 中没有因为不良反应导致的治疗中断。两个剂量组 ORR 分别为 70% 和 71%,VGPR 及以上缓解率分别为 57% 和 53%。

(三) 靶向 CD38 和 CD3 的双特异性抗

CD38 在浆细胞中普遍表达,在 MM 细胞表面高表达。AMG-424 是在 XmAb 技术平台上开发的靶向 CD38 和 CD3 的双特异性抗体,但在 2020 年 Amgen 公司宣布终止该药的 I 期临床试验(NCT03445663)。近期,来自法国的研究者构建了一款新型的 CD38/CD3 双抗(Bi38-3),与 AMG-424 不同的是,Bi38-3 只激发 T 细胞对高表达 CD38 细胞的杀伤,而对中等或低表达 CD38 的细胞(如造血祖细胞、B 细胞、T 细胞或 NK 细胞)毒性较低。由于没有 Fc 段,并且能够识别 CD38 抗原上的一个特异的表位,Bi38-3 也可能在 daratumumab 后复发的患者中有效。目前 Bi38-3 尚处于临床前试验阶段,尚无临床试验开展。

（四）靶向 FcRH5 和 CD3 的双特异性抗体

Fc 受体同源物 5（FcRH5）是一种 I 型膜蛋白,仅在 B 细胞谱系中表达,在骨髓瘤细胞中的表达水平高于正常 B 细胞。Cevostamab 是一种首创的靶向 FcRH5 和 CD3 的双特异性抗体,其结构类似于人天然抗体。截至 2021 年 5 月,在其 I 期剂量递增的临床试验中(NCT03275103),已入组 160 名患者,21.3% 的患者有髓外疾病,85% 的患者为三重耐药。既往接受 ≥1 次 CAR-T 治疗,≥1 次 BsAbs,≥1 次抗体药物偶联物(antibody-drug conjugates,ADC),≥1 次 BCMA 靶向治疗的患者比例分别为:17.5%、8.1%、16.9%,以及 33.8%。在目标剂量水平>90mg 时,先前接受过 CAR-T、BsAbs、ADC 和抗 BCMA 靶向药物的患者的 ORR 分别为 44.4%（4/9）、33.3%（3/9）、50.0%（7/14）和 36.4%（8/22）。所有应答者($n=61$)的中位随访时间为 8.1 个月,中位 DOR 为 15.6 个月。这些结果表明,即使在既往接受过其他免疫靶向治疗的患者中,Cevostamab 仍可表现出显著疗效,并具有可控的安全性。

三、双特异性抗体治疗的不良事件及处理

（一）细胞因子释放综合征

细胞因子释放综合征(CRS)是双特异性抗体治疗中较为常见的非血液学不良事件,主要由于 T 细胞被激活释放大量细胞因子所致,发生率虽较高,但大多数为低级别。当发生 1~2 级 CRS 时,需暂停药物的输注,待症状恢复到基线水平时,可再减慢速度输注。当发生 3~4 级 CRS 时,应中断药物的应用,除非是限制性的 3 级 CRS(定义为:72h 内恢复到 ≤1 级)。妥珠单抗及糖皮质激素是常用的干预 CRS 的药物。

临床试验中 CRS 常发生于剂量递增及第一次全剂量给药时,在静脉给药和皮下给药的患者中,CRS 的中位发生时间分别为用药后的 1 天和 2 天,中位持续时间分别为 1 天和 2 天。在 Teclistamab 的 I 期试验中,157 例接受治疗的患者中有 57% 发生了 CRS,并且均为 1~2 级 CRS,分别有 24% 和 15% 的患者接受了妥珠单抗或类固醇激素治疗。AMG 701 的 I 期试验中,61% 的患者发生 CRS,其中 5 例为 3 级 CRS。靶向 GPRC5D 和靶向 FcRH5 的双特异性抗体 CRS 发生率也较高,但大多为 1~2 级 CRS。

（二）神经系统不良反应

神经系统的不良反应常发生于 CRS 期间。对于 1~2 级神经毒性,在暂停治疗后,给予相应的支持治疗,症状好转后可继续原剂量用药。对于发生 3 级神经毒性的患者,如果是第一次出现,并且症状是在 72h 内恢复到 1 级及以下,可继续按原剂量给药,对于 72h 以上恢复的患者,则需减低剂量。对于首次发生 4 级及再次发生 3 级神经毒性的患者,应永久中断治疗药物的使用。

AMG 701 的临床试验中 6 例出现可逆的治疗相关神经毒性,中位持续时间为 1 天,均为 1~2 级,其中 4 例与 CRS 相关。teclistamab 的临床试验中,接受 RP2D 剂量的 40 例患者中,仅出现 1 例 1 级的神经毒性。靶向 FcRH5 和 CD3 的双特异性抗体(cevostamab)治疗的 160 例患者中,免疫效应细胞相关神经毒性综合征(ICANS)的发生率达到了 13.1%,预先以小剂量起步的患者 CRS。

四、展　望

近十年来,肿瘤免疫治疗领域有了突飞猛进的进展,免疫检查点抑制剂及 CAR-T 细胞疗法已经在多种恶性肿瘤中实现了生存期的革命性提升。CAR-T 细胞疗法虽然在 MM 中已取得卓越疗效,但由于属于个体化的治疗,制备周期长,成本高昂,多数患者难以负担,普及性低。通用型 CAR-T 目前在疗效和安全性方面还有待提高。双特异性抗体作为一种现成的药物,产量高,患者可及性好。与 CAR-T 疗法相比,双抗的安全性较高,CRS 大多为低级别,ICANS 发生率低,初步临床试验结果也已显示出其良好的有效性。然而,在缺乏有效的共刺激情况下,仅仅激活 CD3-TCR 复合体可能会使 T 细胞处于一种"无能"的状态,甚至可能会发生凋亡。基于此,科学家们开始研发三特异性抗体,能同时靶向肿瘤抗原

以及 T 细胞表面的 CD3 和 CD28,通过激活双信号系统提升 T 细胞的肿瘤杀伤能力。相信随着抗体药物研发技术的快速发展,双/三特异性抗体作为新一代抗体疗法,能够很快进入临床成为改善骨髓瘤患者生存的又一利器。

（程海 徐开林）

参考文献

［1］ NISONOFF A,RIVERS MM. Recombination of a mixture of univalent antibody fragments of different specificity［J］. Arch Biochem Biophys,1961,93:460-462.

［2］ STAERZ UD,BEVAN MI. Use of anti-receptor antibodies to focus T-cell activity［J］. Immunol Today,1986,7(7/8):241-245.

［3］ YU J,SONG Y,TIAN W. How to select IgG subclasses in developing anti-tumor therapeutic antibodies［J］. J Hematol Oncol,2020,13(1):45.

［4］ LABRIJN AF,JANMAAT ML,REICHERT JM,et al. Bispecific antibodies:a mechanistic review of the pipeline［J］. Nat Rev Drug Discov,2019,18(8):585-608.

［5］ CUI J,JU Y,HOUSTON ZH,et al. Modulating Targeting of Poly(ethylene glycol)Particles to Tumor Cells Using Bispecific Antibodies［J］. Adv Healthc Mater,2019,8(9):e1801607.

［6］ MANDRUP OA,ONG S C,LYKKEMARK S,et al. Programmable half-life and anti-tumour effects of bispecific T-cell engager-albumin fusions with tuned FcRn affinity［J］. Commun Biol,2021,4(1):310.

［7］ MOORE GL,BERNETT MJ,RASHID R,et al. A robust heterodimeric Fc platform engineered for efficient development of bispecific antibodies of multiple formats［J］. Methods,2019,154:38-50.

［8］ THAKUR A,HUANG M,LUM LG. Bispecific antibody based therapeutics:Strengths and challenges［J］. Blood Rev,2018,32(4):339-347.

［9］ HIPP S,TAI Y,BLANSET D,et al. A novel BCMA/CD3 bispecific T-cell engager for the treatment of multiple myeloma induces selective lysis in vitro and in vivo［J］. Leukemia,2017,31(8):1743-1751.

［10］ TOPP MS,DUELL J,ZUGMAIER G,et al. Anti-B-Cell Maturation Antigen BiTE Molecule AMG 420 Induces Responses in Multiple Myeloma［J］. J Clin Oncol,2020,38(8):775-783.

［11］ GOLDSTEIN RL,GOYOS A,LI CM,et al. AMG 701 induces cytotoxicity of multiple myeloma cells and depletes plasma cells in cynomolgus monkeys［J］. Blood Adv,2020,4(17):4180-4194.

［12］ HARRISON SJ,MINNEMA MC,LEE HC,et al. A Phase 1 First in Human(FIH)Study of AMG 701,an Anti-B-Cell Maturation Antigen(BCMA)Half-Life Extended(HLE)BiTE®(bispecific T-cell engager)Molecule, in Relapsed/Refractory(RR)Multiple Myeloma(MM)［J］. Blood,2020,136(Suppl_1):28-29.

［13］ PILLARISETTI K,POWERS G,LUISTRO L,et al. Teclistamab is an active T cell-redirecting bispecific antibody against B-cell maturation antigen for multiple myeloma［J］. Blood Adv,2020,4(18):4538-4549.

［14］ USMANI SZ,GARFALL AL,VAN DE DONk N,et al. Teclistamab,a B-cell maturation antigen x CD3 bispecific antibody,in patients with relapsed or refractory multiple myeloma(MajesTEC-1):a multicentre,open-label,single-arm,phase 1 study［J］. Lancet,2021,398(10301):665-674.

［15］ SEBAG M,RAJE NS,BAHLIS NJ,et al. Elranatamab(PF-06863135),a B-Cell Maturation Antigen(BCMA)Targeted CD3-Engaging Bispecific Molecule,for Patients with Relapsed or Refractory Multiple Myeloma:Results from Magnetismm-1［J］. Blood,2021,138(Suppl1):895.

［16］ FOUREAU DM,BHUTANI M,ROBINSON M,et al. Ex Vivo Assessment of Tnb-383B,a Bcma-Bispecific Antibody,Against Primary Tumor and Endogenous T Cells from Relapsing Multiple Myeloma Patients［J］. Blood,2018,132(Suppl1):1940.

［17］ KUMAR S,D'SOUZA A,SHAH N,et al. A Phase 1 First-in-Human Study of Tnb-383B,a BCMA x CD3 Bispecific T-Cell Redirecting Antibody,in Patients with Relapsed/Refractory Multiple Myeloma［J］. Blood,2021,138(Suppl1):900.

［18］ KODAMA T,KOCHI Y,NAKAI W,et al. Anti-GPRC5D/CD3 Bispecific T-Cell-Redirecting Antibody for the Treatment of Multiple Myeloma［J］. Mol Cancer Ther,2019,18(9):1555-1564.

［19］ VERKLEIJ C,BROEKMANS M,Van DUIN M,et al. Preclinical activity and determinants of response of the GPRC5DxCD3 bispecific antibody talquetamab in multiple myeloma[J]. Blood Adv,2021,5(8):2196-2215.

[20] KRISHNAN AY,MINNEMA MC,BERDEJA JG,et al. Updated Phase 1 Results from MonumenTAL-1:First-in-Human Study of Talquetamab,a G Protein-Coupled Receptor Family C Group 5 Member D x CD3 Bispecific Antibody,in Patients with Relapsed/Refractory Multiple Myeloma[J]. Blood,2021,138(Suppl1):158.

[21] VAN DE DONK N,USMANI SZ. CD38 Antibodies in Multiple Myeloma:Mechanisms of Action and Modes of Resistance [J]. Front Immunol,2018,9:2134.

[22] ZUCH DZC,FAJARDO F,ZHONG W,et al. Targeting Multiple Myeloma with AMG 424,a Novel Anti-CD38/CD3 Bispecific T-cell-recruiting Antibody Optimized for Cytotoxicity and Cytokine Release[J]. Clin Cancer Res,2019,25(13):3921-3933.

[23] FAYON M,MARTINEZ-CINGOLANI C,ABECASSIS A,et al. Bi38-3 is a novel CD38/CD3 bispecific T-cell engager with low toxicity for the treatment of multiple myeloma[J]. Haematologica,2021,106(4):1193-1197.

[24] LI J,STAGG NJ,JOHNSTON J,et al. Membrane-Proximal Epitope Facilitates Efficient T Cell Synapse Formation by Anti-FcRH5/CD3 and Is a Requirement for Myeloma Cell Killing[J]. Cancer Cell,2017,31(3):383-395.

[25] TRUDEL S,COHEN AD,KRISHNAN AY,et al. Cevostamab Monotherapy Continues to Show Clinically Meaningful Activity and Manageable Safety in Patients with Heavily Pre-Treated Relapsed/Refractory Multiple Myeloma(RRMM):Updated Results from an Ongoing Phase I Study[J]. Blood,2021,138(Suppl1):157.

[26] WU L,SEUNG E,XU L,et al. Trispecific antibodies enhance the therapeutic efficacy of tumor-directed T cells through T cell receptor co-stimulation[J]. Nature cancer,2020,1(1):86-98.

第五节　抗体药物偶联物

抗体药物偶联物(antibody-drug conjugates,ADC)是目前正在开发的治疗多发性骨髓瘤患者的新型免疫疗法之一;它将一种有效的细胞毒性小分子药物与靶向多发性骨髓瘤细胞表面抗原的单克隆抗体相连,以特异性靶向的方式运输至肿瘤细胞,将小细胞毒性分子释放到肿瘤细胞质中,从而发挥杀伤肿瘤细胞的作用。

一、ADC 概述

ADC 由靶向肿瘤相关抗原的单克隆抗体、细胞毒性小分子药物(称为有效载荷)和将细胞毒性药物连接到抗体上的连接子 3 部分组成;每个部分的选择及偶联方法的优化至关重要,决定了药物的有效性及毒副作用。ADC 的靶标应具有较高的肿瘤细胞特异性,目前针对多发性骨髓瘤的靶标主要有 B 细胞成熟抗原(B cell maturation antigen,BCMA)、CD38、CD74、CD138 等;抗体多采用人源化或全人源 IgG 分子,具有较低的免疫原性和较高的靶抗原特异性及结合亲和力,较长的循环半衰期,并可实现有效的内化;主要有效载荷是微管抑制剂和 DNA 损伤剂,具有极高的细胞毒性,足够的水溶性和在血液中的稳定性,不具有免疫原性,偶联到抗体上后仍能保留抗肿瘤活性;连接子主要分为可裂解连接子和不可裂解连接子,能够有效传递细胞毒性药物,具有一定的稳定性,半衰期应该至少与抗体的半衰期一样。

二、ADC 在多发性骨髓瘤中的发展

单克隆抗体使多发性骨髓瘤的治疗获得显著进展。但是由于骨髓瘤细胞的克隆性衍化和疾病相关免疫缺陷,这种单克隆抗体也有其局限性。针对多发性骨髓瘤的不同靶点的 ADC,如 CD74、CD56、CD138 等,先后被研发并开展临床研究,以期提高疗效并减少毒副作用。但是早期的临床试验中上述靶点的 ADC 单药治疗复发/难治多发性骨髓瘤的疗效有限。以 BCMA 为靶点的 ADC 单药治疗显示出疗效突破,其中 belantamab mafodotin 取得显著疗效,成为首个也是目前唯一获批上市治疗 MM 的 ADC。此外,针对骨髓瘤细胞不同靶点的具有不同有效荷载及连接子的 ADC 也在不断优化中,在临床前研究中取得有效的抗骨髓瘤活性,部分正在进行临床试验;其中一些 ADC 尽管在临床前研究中发挥抗肿瘤作用,但在临床研究中尚未取得进展。ADC 治疗多发性骨髓瘤的临床试验见表 7-2-5-1。

表 7-2-5-1 多发性骨髓瘤的抗体药物偶联物

名称	靶点	有效载荷/毒素	患者数量	应答/活性	主要毒性	临床研究
belantamab mafodotin (Blenrep)	BCMA	MMAF	DREAMM-1:35 DREAMM-2:196 DREAMM-4:13 DREAMM-6:18	DREAMM-1: ORR 60% DREAMM-2: ORR 31% DREAMM-4: ORR 54% DREAMM-6: ORR 78%	血小板减少、角膜事件	NCT02064387（DREAMM-1）：单药 I 期临床研究 NCT03525678（DREAMM-2）：单药 II 期临床研究 NCT04162210（DREAMM-3）：belantamabmafodotin vs 泊马度胺和地塞米松的 III 期临床研究 NCT03848845（DREAMM-4）：belantamabmafodotin 联合 Pembrolizumab I / II 期临床研究 NCT04126200（DREAMM-5）：评价 belantamabmafodotin 与三种新药之一联合的 I / II 期临床研究 NCT03544281（DREAMM-6）：评价 belantamabmafodotin 与来那度胺/地塞米松联合的 I / II 期临床研究 NCT03715478：研究 belantamabmafodotin 与泊马度胺联合的 I / II 期临床研究 NCT04246047（DREAMM-7）：belantamabmafodotin 联合硼替佐米和地塞米松 III 期临床研究 vs daratumumab, 硼替佐米和地塞米松 III 期临床研究 NCT04484623（DREAMM-8）：belantamabmafodotin 联合泊马度胺和低剂量地塞米松 vs 泊马度胺、硼替佐米和低剂量地塞米松的 III 期临床研究
MEDI 2228	BCMA	PBD	最大剂量组 41	ORR 61%	畏光、血小板减少症、皮疹	NCT03489525：I 期单药治疗
AMG 224	BCMA	mertansine（DM1）	42	ORR 23%	血小板减少、疲劳、肌肉骨骼疼痛、肌痛	NCT02561962：I 期单药治疗完成，数据公开
HDP 101	BCMA	amanitin	不详	—	—	NCT04879043：I 期临床研究批招募
CC 99712	BCMA	不详	不详	—	—	NCT04036461：II 期单药治疗进行中
BT062	CD138	mertansine（DM4）	单药 32 联合 PIs62	ORR 5.9% 联合 PIs78%	腹泻、疲劳、恶心	NCT0100144：I 期单药治疗临床研究已完成 NCT01638936：I / II 期临床研究已完成
ABBV-838	CS1	MMAE	75	ORR 10.7%	中性粒细胞减少、贫血、疲劳、恶心	NCT02462525：I / I b 期临床研究终止
TAK-573	CD38	IFN-α 的减弱形式	59	PR+MR 16%	神经病变	NCT03215030：I 期临床研究进行中
BB-10901	CD56	mertansine（DM1）	37			NCT00346255：I 期临床研究已完成
DFRF4539A	FcRH5	MMAE	39	PR+MR 8%	贫血	NCT01432353：I 期临床研究已完成
STRO-001	CD74	maytansinoid	14	—		NCT03424603：I 期单药治疗进行中
FOR46	CD46	未披露	不详	—		NCT03650491：I 期单药治疗进行中

注：BCMA：B 细胞成熟抗原；MMAF：单甲基奥瑞他汀 F；ORR：总体反应比率；PBD：吡咯并苯并二氮䓬；IFN-α：干扰素-α；SLTA：贺祥毒素 a 亚基。

三、ADC 治疗多发性骨髓瘤的适应证

ADC 目前主要用于治疗前期接受多线治疗的复发难治性多发性骨髓瘤;也有临床研究探索将 ADC 治疗时机前提,用于治疗不适合移植的 NDMM 患者。已上市的 belantamab mafodotin 的适应证为已接受包括抗 CD38 单克隆抗体、蛋白酶体抑制剂(PIs)和免疫调节剂(IMiDs)至少 4 种既往治疗的复发难治性多发性骨髓瘤患者。

四、ADC 治疗多发性骨髓瘤的方案及疗效

(一) 疗效评估标准

ADC 治疗多发性骨髓瘤后的疗效评估常采用国际骨髓瘤工作组(IMWG)疗效评估标准,具体可参照《中国多发性骨髓瘤诊治指南(2020 年修订)》。

(二) ADC 治疗多发性骨髓瘤的方案及疗效

1. 靶向 BCMA 的 ADC　BCMA(CD269,TNFRSF17)是肿瘤坏死因子受体超家族的成员,由于其在浆细胞和晚期 B 细胞上的特异性表达,在非造血组织中不表达,并且存在于 90% 以上的骨髓瘤细胞,是目前研究最多、最有吸引力的靶标之一。

(1) 已上市 BCMA-ADC(belantamabmafodotin):belantamabmafodotin 由靶向 BCMA 的人源化非岩藻糖抗体(J6MO)与微管抑制剂 mcMMAF 通过不可裂解连接子偶联而成。其推荐剂量为 2.5mg/kg,每 3 周 1 次,静脉输注约 30min,直到疾病进展或出现不可接受的毒性。出现不良反应者需要进行剂量调整,推荐剂量为 1.9mg/kg 静脉滴注,每 3 周 1 次;不能耐受 1.9mg/kg 剂量的患者则需停药。

belantamabmafodotin 单药治疗复发难治性多发性骨髓瘤患者的多中心 I 期临床研究(经剂量递增试验后,推荐剂量为每 3 周 3.4mg/kg)中,总应答率(ORR)为 60%;随访 14 个月时,中位无进展生存期(PFS)为 12 个月,中位持续缓解时间(DOR)为 14.3 个月。II 期临床研究 DREAMM-2 纳入 196 例先前接受中位 6~7 线治疗的 R/R MM 患者,分为 2 个剂量组(2.5mg/kg 组 97 例,3.4mg/kg 组 99 例);2.5mg/kg 剂量组的 ORR 为 31%,3.4mg/kg 剂量组的 ORR 为 34%。II 期研究较低的 ORR 可能与入组患者更难治有关。中位随访 6.3 个月后,两组的中位 PFS 分别为 2.9 个月和 4.9 个月。同时 II 期研究也证实了冻干剂型与冷冻液体剂型疗效及安全性相当。

在 ADC 单药治疗的基础上,同时联合其他药物如免疫调节药物、蛋白酶体抑制剂等显著提高了复发难治性多发性骨髓瘤的疗效,目前正在进行相关临床研究。belantamabmafodotin 2.5mg/kg($n = 6$)或 3.4mg/kg($n = 7$)联合帕普利珠单抗 200mg 治疗复发难治性多发性骨髓瘤的 ORR 分别为 67% 和 43%。belantamabmafodotin 联合硼替佐米/地塞米松的 ORR 为 78%,其中 50% 患者达到 VGPR 及以上;中位治疗 18.2 周时,中位 DOR 尚未达到。belantamabmafodotin 联合 OX40 激动剂抗体、ICOS 激动剂或小分子 γ 分泌酶抑制剂,或者 belantamabmafodotin 单药或联合其他药物与既有方案的疗效比较的研究也在进行中。此外,用于治疗不适合移植的 NDMM 患者的临床试验也在进行中。

(2) 其他 BCMA-ADC:除了 belantamabmafodotin 外,还有其他通过不同的连接子偶联不同有效荷载的靶向 BCMA 的 ADC 的临床研究正在进行中。由全人源化抗 BCMA 抗体通过蛋白酶可裂解连接子与 DNA 交联的吡咯并苯并二氮杂草特异性偶联而成的 ADC——MEDI2228,在最大耐受剂量(0.14mg/kg)的队列中,ORR 为 61.0%(25/41);由抗人 BCMA IgG1 抗体通过不可裂解的连接子与抗微管蛋白美登素(mertansine,DM1)偶联而成的 ADC——AMG224,在前期接受中位 7 线治疗的复发难治性多发性骨髓瘤患者中的 ORR 仅为 23%(剂量递增研究时为 6/29,剂量扩展研究为 3/11);HDP-101 是一种抗 BCMA 单抗通过不可裂解的连接子与鹅膏蕈碱衍生物(amanitin)偶联的 ADC,对伴 17p 缺失的患者可能具有治疗敏感性,目前 I 期临床研究拟进行。

2. 靶向非 BCMA 的 ADC　靶向其他多发性骨髓瘤细胞表面抗原如 CD138、CD56、CD74、CS1、FcRH5 等的 ADC 单药治疗复发难治性多发性骨髓瘤的临床研究显示出有限疗效。其中,部分 ADC 如 ABBV-838(靶向 CS1),DFRF4539A(靶向 FcRH5)的临床研究因有限的疗效已终止。BT062 是抗 CD138 单抗与美登

素类有效载荷(DM4)偶联而成的 ADC,其单药治疗复发难治性多发性骨髓瘤患者的 ORR 仅为 5.9%。由人源化抗 CD56 单抗通过稳定的二硫键与美登素类有效载荷(DM1)偶联而成的 ADC(lorvotuzumabmer-tansine,LM)治疗 37 例复发难治性多发性骨髓瘤患者,15 例显示临床获益(至少 3 个月病情稳定),包括 2 例部分反应(5%)和 4 例微小反应(11%)。STRO-001 是一种糖基化的抗 CD74 IgG 全人源抗体通过不可裂解的连接子偶联药物的 ADC,单药治疗 14 例多发性骨髓瘤患者,用药 3 个周期后病情稳定。靶向 CD38、CD46 的 ADC 的临床研究正在进行中。

尽管 ADC 单药治疗多发性骨髓瘤患者疗效有限,但与其他药物联合可显著提高疗效:BT062 与来那度胺或泊马度胺联合的 ORR 分别为 77% 和 79%;LM 联合来那度胺和地塞米松的 II 期研究中,ORR 达 59%,提示 ADC 可以作为联合方案中的一种选择。当然,不同 ADC 之间抗体、连接子、有效荷载及偶联方式的不同,导致临床疗效及安全性存在差异。

五、ADC 治疗多发性骨髓瘤的不良反应管理

(一) 角膜相关不良反应

应用 belantamabmafodotin 导致的较高发生率(约 50%~80%,其中 3 级以上约 45%)的眼部相关不良反应引起了重视。临床主要表现为角膜病变(76%),视力变化(55%),视力模糊(27%)和干眼症(19%),严重者出现视力丧失和角膜溃疡等。眼部病变可能是由于角膜上皮细胞通过血管化缘区的不依赖受体的微胞饮作用进行非特异性摄取,从而抑制细胞增殖,导致带有小细胞沉积物的上皮祖细胞受损。临床试验表明,通过预防性应用皮质类固醇滴眼液、对症治疗或停药后可改善。因此,在 belantamabmafodotin 治疗开始前和治疗期间每 3~4 周进行眼科检查,预防性应用不含防腐剂的眼药水并且避免佩戴隐形眼镜;治疗过程根据监测的角膜病变,必要时停药或减量。其他已报道的发生眼睛不良反应的 ADC,还包括含有美登素作为有效载荷的 ADC(如使用 DM1 作为荷载的 AMG224)和以 MMAE 作为有效荷载的 ABBV838,后者发生率较低。

(二) 血液学不良反应

血液学不良反应是 ADC 药物常见的不良反应,主要表现为血小板减少症(30%~70%,3 级以上 10%~30%)、贫血(20%~32%,3 级以上约 20%)、中性粒细胞减少(约 28%~32%,3 级以上约 10%)等,严重的血液学不良反应可导致出血和感染的风险增加。中性粒细胞减少可能由于血浆中可裂解连接子的不稳定性,与膜可渗透自由载荷的系统释放相关;血小板减少可能与 FcγR 介导和/或胞饮作用介导的骨髓中的巨核细胞摄取 ADC 导致。因此,在应用 ADC 治疗多发性骨髓瘤的过程中,应注意监测血常规,根据严重程度考虑减少剂量后停药,必要时予以粒细胞刺激因子、促血小板生成素以及成分输血支持治疗;同时注意预防感染。

(三) 输液相关反应

18%~40% 患者应用 ADC 后可能出现输液相关反应,多为轻度,主要表现为畏寒、寒战、发热、头痛、恶心、胸闷、低血压、皮疹和乏力等。既往相关用药反应的患者可预防性应用对乙酰氨基酚或类固醇皮质激素,输注过程中注意观察相关不良反应,必要时停药。

(四) 周围神经病变

IMGN 901 可导致可逆性周围神经病变,发生率约 50%~70%,以 1~2 级周围神经病变为主,主要表现为感觉丧失、异常、灼痛、刺痛等。周围神经病变是被认为由于微管抑制剂过早释放,破坏了从神经元细胞体到远端突触的关键蛋白的主动转运导致的。出现周围神经病变时,可给予维生素 B 营养神经治疗;对于神经痛的症状,可选择加巴喷丁、普瑞巴林等。

(五) 消化系统不良反应

消化系统反应是 ADC 药物常见的不良反应,发生率 10%~60%,多为 1~2 级,包括恶心、呕吐、腹泻以及 γ-谷氨酰转移酶升高等,通常为轻度,若发生严重消化道反应可给予止吐、止泻及保肝降酶等支持治疗。

轻度肝功能不全的患者,不建议调整用量。对于出现严重反复消化道反应患者,必要时停药。

（六）其他

少部分(10%~30%)患者出现肌酐升高、皮疹、关节肌肉酸痛等表现;可给予对症处理。轻、中度肾功能不全的患者,不建议调整用量。

六、ADC 治疗多发性骨髓瘤的挑战及存在问题

作为一种新型免疫疗法,不同于 CAR-T 细胞,ADC 可立即治疗快速进展的患者,不延误治疗,并且临床疗效不受宿主的免疫功能状态的影响,具有小分子细胞毒性药物的抗肿瘤活性;但是治疗多发性骨髓瘤的 ADC 药物的开发仍面临很多挑战。首先,证明 ADC 药物的有效性:有些因无法在临床研究中证明其有效性而停止研究,如 ABBV-838 和 DFRF4539A 等。另外,在治疗多发性骨髓瘤的 ADC 中,药物相关毒性也是需要面临的挑战:主要是细胞毒性小分子药物带来的不良反应;如以 MMAF 作为有效荷载的 belantamabmafodotin 引起的眼部毒副作用,使用吡咯苯并二氮杂草作为有效荷载的抗 CS-1 ADC 引起骨髓毒性等。最后,ADC 耐药性的产生:由于 ADC 通过多种途径才发挥药效的药物,抗药性可以发生在药物发挥作用的任意一个环节;抗原下调、抗原表达缺失或抗原突变、抗原配体的存在等导致 ADC 与目标抗原的结合受阻,影响其被单克隆抗体识别;内化通路缺陷、细胞表面传输蛋白减少导致内化过程受阻;溶酶体蛋白水解或酸化功能降低导致细胞毒性小分子药物无法有效释放;药物外排转运体可将 ADC 从细胞中排除而产生耐药性;对有效载荷的后天或先天不敏感也可能导致耐药发生。为应对这类 ADC 面临的挑战,优化 ADC 药物的设计以及研究能够与 ADC 疗法产生协同作用的组合疗法,从而协助增强它们的临床效力、减少药物相关毒性。

七、小结与展望

ADC 具有较高的抗肿瘤活性和较低的限制性全身毒性,并且与其他治疗结合提高疗效,使其成为一种新的抗多发性骨髓瘤治疗方式。靶向 BCMA 的 ADC(belantamabmafodotin)在治疗复发多发性骨髓瘤中已经显示出单药治疗的有效性;联合其他药物如 PIs、IMiDs 等治疗多发性骨髓瘤的临床研究正在进行中,临床反应与安全性数据有待进一步评估。此外,靶向其他抗原的 ADC 正在临床评估中。ADC 为复发难治性多发性骨髓瘤患者的治疗选择提供了新的途径。

（王莹　徐开林）

参考文献

［1］CHALOUNI C,DOLL S. Fate of Antibody-Drug Conjugates in Cancer Cells［J］. J Exp Clin Cancer Res,2018,37(1):20.

［2］SHERBENOU DW,BEHRENS CR,SU Y,et al. The development of potential antibody-based therapies for myeloma［J］. Blood Rev,2015,29(2):81-91.

［3］VAN DE DONK N,RICHARDSON PG,et al. CD38 antibodies in multiple myeloma:back to the future［J］. Blood,2018,131(1):13-29.

［4］LONIAL S,DIMOPOULOS M,PALUMBO A,et al. Elotuzumab Therapy for Relapsed or Refractory Multiple Myeloma［J］. N Engl J Med,2015,373(7):621-631.

［5］MARKHAM A. Belantamab Mafodotin:First Approval［J］. Drugs,2020,80(15):1607-1613.

［6］TAI YT,MAYES PA,ACHARYA C,et al. Novel anti-B-cell maturation antigen antibody-drug conjugate(GSK2857916)selectively induces killing of multiple myeloma［J］. Blood,2014,123(20):3128-3138.

［7］TRUDEL S,LENDVAI N,POPAT R,et al. Antibody-drug conjugate,GSK2857916,in relapsed/refractory multiple myeloma:an update on safety and efficacy from dose expansion phase I study［J］. Blood Cancer J,2019,9(4):37.

［8］NOOKA AK,MANTECA M,BAHLIS N,et al. DREAMM-4:Evaluating safety and clinical activity of belantamabmafodotin in combination with pembrolizumab in patients with relapsed/refractory multiple myeloma(RRMM)［J］.//25th European Haematology Association(EHA)Congress,Virtual Format,2020.

[9] LEE HC,RAJE NS,LANDGREN O,et al. Phase 1 study of the anti-BCMA antibody-drug conjugate AMG 224 in patients with relapsed/refractory multiple myeloma[J]. Leukemia,2021,35(1):255-258.

[10] VIJ R,NATH R,AFAR D EH,et al. First-in-Human Phase I Study of ABBV-838,an Antibody-Drug Conjugate Targeting SLAMF7/CS1 in Patients with Relapsed and Refractory Multiple Myeloma[J]. Clin Cancer Res,2020,26(10):2308-2317.

[11] STEWART AK,KRISHNAN AY,SINGHAL S,et al. Phase I study of the anti-FcRH5 antibody-drug conjugate DFRF4539A in relapsed or refractory multiple myeloma[J]. Blood Cancer J,2019,9(2):17.

[12] JAGANNATH S,HEFFNER LT JR,AILAWADHI S,et al. IndatuximabRavtansine(BT062)Monotherapy in Patients With Relapsed and/or Refractory Multiple Myeloma[J]. Clin Lymphoma Myeloma Leuk,2019,19(6):372-380.

[13] AILAWADHI S,KELLY KR,VESCIO RA,et al. A Phase I Study to Assess the Safety and Pharmacokinetics of Single-agent LorvotuzumabMertansine(IMGN901)in Patients with Relapsed and/or Refractory CD-56-positive Multiple Myeloma[J]. Clin Lymphoma Myeloma Leuk,2019,19:29-34.

[14] SHAH NN,KRISHNAN YA,SHAH DN,et al. Preliminary Results of a Phase 1 Dose Escalation Study of the First-in-Class Anti-CD74 Antibody Drug Conjugate(ADC),STRO-001,in Patients with Advanced B-Cell Malignancies[J]. Blood,2019,134(Suppl 1):5329.

[15] ZHAO H,ATKINSON J,GULESSERIAN S,et al. Modulation of Macropinocytosis-Mediated Internalization Decreases Ocular Toxicity of Antibody-Drug Conjugates[J]. Cancer Res,2018,78(8):2115-2126.

[16] MATULONIS UA,BIRRER MJ,O'MALLEY DM,et al. Evaluation of Prophylactic Corticosteroid Eye Drop Use in the Management of Corneal Abnormalities Induced by the Antibody-Drug Conjugate Mirvetuximab Soravtansine[J]. Clin Cancer Res,2019,25(6):1727-1736.

[17] ZHAO H,GULESSERIAN S,GANESAN SK,et al. Inhibition of Megakaryocyte Differentiation by Antibody-Drug Conjugates(ADCs)is Mediated by Macropinocytosis:Implications for ADC-induced Thrombocytopenia[J]. Mol Cancer Ther,2017,16(9):1877-1886.

第六节　免疫检查点抑制剂

一、概　　述

近年来,多发性骨髓瘤(MM)的治疗取得了显著进展,蛋白酶体抑制剂、免疫调节剂、单克隆抗体及嵌合抗原受体 T 细胞免疫治疗(CAR-T)等新型治疗方法的临床应用,使 MM 进入了靶向治疗新时代。但在治疗过程中,仍有相当一部分患者对治疗没有反应或者耐药,以程序性死亡受体-1/程序性死亡受体-1 配体(PD-1/PD-L1)为代表的免疫检查点抑制剂(ICIs)的临床研究为复发难治性 MM(RRMM)患者带来了新的希望。免疫检查点在人体免疫系统中起保护作用,防止 T 细胞过度活化和增殖,而肿瘤细胞正是利用这一机制,逃避机体的免疫监视与免疫攻击。ICIs 通过重新激活机体的免疫系统,使 T 淋巴细胞再度活化,从而增强机体对肿瘤的免疫应答。本文将对 ICIs 在 RRMM 治疗中的适应证,疗效评价及免疫治疗相关不良事件(irAEs)等作简要介绍。

二、免疫检查点抑制剂(ICIs)应用现状

上市的 ICIs 主要是细胞毒性 T 淋巴细胞抗原4(CTLA-4)单克隆抗体、PD-1 单克隆抗体和 PD-L1 单克隆抗体。伊匹木单抗(ipilimumab)是第一个被美国食品和药品管理局(FDA)批准的 CTLA-4 类抗体。PD-1 类抗体包括纳武利尤单抗(nivolumab)、帕博利珠单抗(pembrolizumab)、西米普利单抗(cemiplimab)、卡瑞利珠单抗(camrelizumab)、信迪利单抗(sintilimab)、特瑞普利单抗(toripalimab)和替雷利珠单抗(tislelizumab)。PD-L1 抗体包括阿特朱单抗(atezolizumab),阿维鲁单抗(avelumab)和度伐利尤单抗(durvalumab)。目前尚有多种 PD-1/PD-L1 抑制剂处于临床试验阶段。spartalizumab 自 2018 年进入Ⅲ期临床试验。

envafolimab 是目前唯——种皮下给药的 PD-L1 抗体,正在进行 I 期临床。CA-170 是一种能同时拮抗 PD-L1 和 T 细胞活化的 V 结构域 Ig 抑制因子(VISTA),已进入 I 期临床试验。此外,还有 T 淋巴细胞免疫球蛋白黏蛋白 3(TIM-3)、淋巴细胞活化基因 3(LAG-3)、带有免疫球蛋白和 ITIM 结构域的 T 细胞免疫受体(TIGIT)、杀伤性免疫球蛋白样受体(KIR)、T 细胞活化的 Ig 可变区抑制物(VISTA)等新靶点药物也在进行探索与研发。

三、ICIs 临床应用的适应证

ICIs 广泛应用于实体肿瘤的治疗在 MM 的治疗中目前尚处于临床试验阶段。ICIs 在 MM 治疗中的临床适应证包括单药治疗冒烟型多发性骨髓瘤(SMM)、初诊 MM 及 RRMM;联合治疗方案多用于 RRMM 患者,常见的联合用药方案包括:与免疫调节药物(immunomodulatory drugs,IMiDs)联合、与免疫检查点刺激剂联合、与抗杀伤细胞免疫球蛋白样受体(KIRs)单克隆免疫球蛋白联合、与放疗联合以及与细胞免疫治疗联合等。

四、ICIs 的临床使用方法

在 RRMM 的患者中发现多种免疫检查点表达的异常,因此,目前有多个临床试验方案在探索 ICIs 治疗 RRMM 的可行性和有效性(表 7-2-6-1)。

表 7-2-6-1 免疫检查点抑制剂相关的临床试验

项目编号	项目名称	临床试验阶段
NCT02289222	Anti-PD-1(MK-3475)and IMiD(Pomalidomide)Combination Immunotherapy in Relapsed/Refractory Multiple Myeloma	II
NCT03000452	A Study to Determine the Efficacy of the Combination of Daratumumab(DARA)Plus Durvalumab(DURVA)(D2)in Subjects With Relapsed and Refractory Multiple Myeloma(RRMM)(FUSION-MM-005)	II
NCT02880228	Pembrolizumab, Lenalidomide, and Dexamethasone in Treating Patients With Newly Diagnosed Multiple Myeloma Eligible for Stem Cell Transplant	II
NCT02036502	A Study of Pembrolizumab(MK-3475)in Combination With Standard of Care Treatments in Participants With Multiple Myeloma(MK-3475-023/KEYNOTE-023)	I
NCT02616640	A Study to Determine Dose and Regimen of Durvalumab as Monotherapy or in Combination With Pomalidomide With or Without Dexamethasone in Subjects With Relapsed and Refractory Multiple Myeloma	I
NCT02685826	A Study of Durvalumab in Combination With Lenalidomide With and Without Dexamethasone in Subjects With Newly Diagnosed Multiple Myeloma	I
NCT02906332	Pembrolizumab + Lenalidomide Post Autologous Stem Cell Transplant(ASCT)in High-risk Multiple Myeloma(MM)	II
NCT02612779	A Study of Elotuzumab in Combination With Pomalidomide and Low Dose Dexamethasone and Elotuzumab in Combination With Nivolumab in Patients With Multiple Myeloma Relapsed or Refractory to Prior Treatment With Lenalidomide	II
NCT02807454	A Study to Determine the Safety and Efficacy for the Combination of Durvalumab and Daratumumab in Relapsed and Refractory Multiple Myeloma(FUSIONMM-003)	II
NCT02576977	Study of pomalidomide and low dose dexamethasone with or without pembrolizumab(MK-3475)in Refractory or Relapsed and Refractory Multiple Myeloma(rrMM)(MK3475-183/KEYNOTE-183)	III

续表

项目编号	项目名称	临床试验阶段
NCT02579863	Study of lenalidomide and dexamethasone with or without pembrolizumab(MK-3475)in participants with newly diagnosed treatment naive multiple myeloma(MK3475-185/KEYNOTE-185)	Ⅲ
NCT02331368	Phase 2 Multi-center Study of Anti-PD-1 During Lymphopenic State After HDT/ASCT for Multiple Myeloma	Ⅱ
NCT03221634	Efficacy and Safety Study of Pembrolizumab(MK-3475)in Combination With Daratumumab in Participants With Relapsed Refractory Multiple Myeloma(MK-3475-668/KEYNOTE-668)	Ⅱ
NCT02903381	A Phase Ⅱ Trial If Nivolumab,Lenalidomide and Dexamethasone in High Risk Smoldering Myeloma	Ⅱ
NCT02784483	Pilot Study Of Anti-Programmed Death Ligand-1(Anti-PD-L1,Atezolizumab)In Asymptomatic Myeloma	Ⅰ
NCT03283046	Study of Lenalidomide/Dexamethasone With Nivolumab and Ipilimumab in Patients With Newly Diagnosed Multiple Myeloma	Ⅰ
NCT03191981	Pembrolizumab Cyclophosphamide and Lenalidomide for Patients With Relapsed Multiple Myeloma (MUKfourteen)	Ⅰ/Ⅱ
NCT03227432	An Exploratory Study to Evaluate the Combination of Elotuzumab and Nivolumab With and Without Pomalidomide in Relapsed Refractory Multiple Myeloma	Ⅱ
NCT01592370	An Investigational Immuno-Therapy Study to Determine the Safety and Effectiveness of Nivolumab and Daratumumab in Patients With Multiple Myeloma	Ⅰ
NCT02431208	A Study of Atezolizumab(Anti-Programmed Death-Ligand 1 [PD-L1] Antibody)Alone or in Combination With an Immunomodulatory Drug and/or Daratumumab in Participants With Multiple Myeloma(MM)	Ⅰb
NCT03267888	Pembrolizumab and Radiation Therapy in Patients With Relapsed or Refractory Multiple Myeloma	Ⅰ
NCT03168438	NY-ESO-1c259T Alone and in Combination With Pembrolizumab for Multiple Myeloma	Ⅱ
NCT03292263	ASCT With Nivolumab in Patients With Multiple Myeloma	Ⅰ/Ⅱ
NCT03605719	Dexamethasone,Carfilzomib,& Nivolumab With Reovirus for Relapsed/Refractory Multiple Myeloma	Ⅰ
NCT03184194	Nivolumab Combined With Daratumumab With or Without Low-dose Cyclophosphamide	Ⅱ
NCT02681302	Check Point Inhibition After Autologous Stem Cell Transplantation in Patients at High Risk of Post Transplant Recurrence(CPIT001)	Ⅰ/Ⅱ
NCT03312530	A Study of Cobimetinib Administered as Single Agent and in Combination With Venetoclax,With or Without Atezolizumab,in Participants With Relapsed and Refractory Multiple Myeloma	Ⅰ/Ⅱ
NCT03111992	Study of Single Agent CJM112,and PDR001 in Combination With LCL161 or CJM112 in Patients With Multiple Myeloma	Ⅰ
NCT03194867	Isatuximab in Combination With Cemiplimab in Relapsed/Refractory Multiple Myeloma(RRMM)Patients	Ⅰ/Ⅱ
NCT03333746	Lenalidomide and Nivolumab in Treating Patients With Relapsed or Refractory Multiple Myeloma	Ⅱ
NCT03782064	Dendritic Cell(DC)/Myeloma Fusions in Combination With Nivolumab in Patients With Relapsed Multiple Myeloma	Ⅱ

（一）ICIs 的单药临床应用

2019 年，KEYNOTE 013 Ⅰb 期临床试验验证了帕博利珠单抗在 RRMM 患者中的安全性和有效性，但 30 例受试者的中位无进展生存期（PFS）仅为 2.7 个月。另一项 Ⅰ 期临床试验评估了纳武利尤单抗在 RRMM 中的疗效及安全性，与 KEYNOTE 013 临床试验相比较，其疗效和安全性较前者并未得到明显改善。目前有关单药治疗 RRMM 的临床试验尚在进行中，但从已有的（数据或结果）来看，单药 PD-1 抗体在 RRMM 中的疗效并不理想，联合用药将是未来临床试验探索的重点。

1. ICIs 与其他药物的联合使用

（1）与免疫调节药物（immunomodulatory drugs，IMiDs）联合：研究证实，IMiDs 与 PD-1 单克隆抗体联合有协同作用。帕博利珠单抗联合泊马度胺和地塞米松治疗 RRMM 的 Ⅱ 期临床试验显示，48 例患者的总体反应率（ORR）为 60%，中位疗效持续时间（DOR）为 14.7 个月，但 40% 的患者发生了 3~4 级的不良事件。之后的 KEYNOTE-183 Ⅲ 期临床试验的结果并不理想，帕博利珠单抗联合给药组中位 PFS 仅 5.6 个月，且 4 例患者死于严重的免疫相关毒性。KEYNOTE-185 Ⅲ 期临床试验评估了帕博利珠单抗联合来那度胺和地塞米松治疗新诊断 MM（NDMM）患者的安全性和有效性，联合给药组有 6 例患者死亡。通过对 KEYNOTE-183 和 KEYNOTE-185 中期临床数据进行分析后发现，PD-1 抗体联合免疫调节剂治疗 RRMM 具有较高的死亡风险，因此在 2017 年 6 月美国 FDA 暂停了有关帕博利珠单抗联合免疫调节剂治疗 RRMM 的所有临床试验。Checkmate 602 的 Ⅲ 期临床试验评价了纳武利尤单抗联合泊马度胺和地塞米松治疗 MM 的安全性和有效性，共入组了 170 例 MM 患者，由于严重不良事件的发生，该临床试验在 2018 年被终止。同时受到上述临床试验影响而暂停的临床试验还包括纳武利尤单抗联合埃罗妥珠单抗的多项临床试验（NCT03227432，NCT032274322，NCT027265813）。此项临床试验再一次提醒研究者关注 PD-1 抗体联合用药的安全性问题。

目前看来，无论是 PD-1/PD-L1 抗体单药还是联合免疫调节剂或单克隆抗体（埃罗妥珠单抗或达雷妥尤单抗），其整体疗效欠佳，且免疫相关毒性显著高于传统治疗方法。因此，当 PD-1/PD-L1 抗体与其他药物联合治疗 MM 患者时，需要重新评估药物的近期毒性和远期毒性。

（2）与免疫检查点刺激剂（如抗 CD137）联合：CD137（4-1BB，TNFRSF9）是属于 TNFR 家族的细胞膜表面糖蛋白，激活后显著提高 CD8$^+$T 细胞杀伤肿瘤的作用，在 MM 动物模型中已经获得成功。CD137 激动剂（utomilumab）联合 pembrolizumab 治疗实体肿瘤的 Ⅰ 期临床试验充分证实了其有效性及安全性。

（3）与抗自然杀伤细胞免疫球蛋白样受体（KIRs）单克隆免疫球蛋白联合：NKG2A 抗体 monalizumab 联用西妥昔单抗治疗头颈部复发或转移性鳞状细胞癌（SCCHN）Ⅱ 期临床试验疗效显著。RRMM 患者体内 NK 细胞高表达抑制性受体 NKG2A，阻断 NKG2A 受体信号通路可能增强 NK 细胞杀伤 MM 细胞的功能，但目前尚无 monalizumab 治疗 RRMM 的临床数据公布。

2. ICIs 与细胞免疫疗法联合　在众多联合治疗方案中，比较有希望的是 ICIs 联合 CAR-T 细胞治疗。有证据显示，阻断 PD-1/PD-L1 可以延长 CAR-T 细胞在体内的存活时间。现有的联合 PD-1 抗体的临床策略是在输注 CAR-T 细胞的同时联合 PD-1/PD-L1 抗体（NCT04205409），或者构建抗 PD-1 的 CAR。最近一项评价抗 CD19/抗 PD-1 双靶点 CAR-T 细胞在 PD-L1 阳性淋巴瘤患者中的安全性及有效性的 Ⅰb 期临床试验取得了令人鼓舞的临床疗效。另一项 Ⅰ 期临床试验正在探索 BCMA-PD-1-CART 细胞在 RRMM 中的安全性和有效性（NCT04162119）。

3. ICIs 与其他疗法联合应用　纳武利尤单抗与达雷妥尤单抗联合用药，24/40 例患者在接受治疗后继发了感染，其中 12 例患者的感染严重程度在 3 级以上。2019 年，帕博利珠单抗联合自体造血干细胞移植的 Ⅱ 期临床试验招募了 32 例患者，69% 的患者达到部分缓解（PR）以上的疗效，2 年 PFS 率达 83%。联合常规化疗的基本理念是增强抗肿瘤活性，不明显增加毒性。截至目前，尚无数据能够明确 ICIs 在常规化疗中的应用时机。

放疗可通过直接杀伤肿瘤细胞，释放肿瘤相关抗原，为肿瘤的免疫治疗提供了基础。ICIs 联合放疗

（NCT03634800，NCT03267888）的临床试验正在进行中，其他潜在 ICIs 靶点还有 LAG-3、TIM-3 和 TIGIT 等。

（二）ICIs 治疗疗效的预测标志物

1. 已经在临床上广泛应用的疗效预测标记物　目前报道的与 ICIs 治疗相关的疗效预测标记物有 40 余种，其中 PD-L1 表达、肿瘤突变负荷（TMB）、微卫星高不稳定性/DNA 错配修复缺陷（MSI-H/MMRd）是经过Ⅲ期临床试验验证的，在临床上使用比较普遍。

（1）PD-L1 表达水平：多项临床研究显示，PD-L1 表达水平与抗 PD-1/PD-L1 治疗反应相关，检测 PD-L1 表达水平可作为 PD-1/PD-L1 抗体疗效的预测指标。

（2）TMB：TMB 可以预测 ICIs 疗效，有高突变负荷的肿瘤类型对免疫治疗有更好的反应。运用突变或新抗原负荷也可以作为 ICIs 疗效预测的生物学指标。但是，由于 MM 患者基因组高度不稳定，不同患者之间、同一患者不同时期的染色体和基因均存在高度异质性，使得突变或抗原检测作为 ICIs 预后指标的应用受到限制。

（3）MSI-H/MMRd：MSI-H/MMRd 是目前预测免疫治疗疗效最重要的生物标志物之一。微卫星不稳定性（MSI）是指 DNA 复制时由于发生插入或缺失突变引起微卫星序列长度或碱基组成发生改变的现象，常由 MMRd 导致。根据不稳定的程度，MSI 可分为 3 类：MSI-H、微卫星低度不稳定（MSI-L）、微卫星稳定（MSS）。大量临床研究证实，存在 MSI-H/dMMR 的患者接受以 PD-1/PD-L1 抑制剂为代表的 ICIs 治疗有显著获益。

2. 尚处于验证阶段的临床疗效预测标记物

（1）浸润淋巴细胞：在对结直肠癌、黑色素瘤和 NSCLC 的回顾性研究中发现，肿瘤活检标本中浸润的淋巴细胞数量与患者长期生存呈正相关。实体肿瘤转移灶中若出现异位淋巴结样结构，预后良好。接受抗 PD-1/PD-L1 抗体治疗后有效的患者，其肿瘤实质内及肿瘤边缘 $CD8^+$、$CD3^+$ 和 $CD45RO^+$ T 淋巴细胞密度显著高于进展期的患者。

（2）T 淋巴细胞受体多样性改变：T 细胞受体多样性决定机体清除肿瘤的能力，其多样性下降与肿瘤复发和进展相关。新一代测序检测治疗前黑色素瘤细胞上所有独特的、可变 T 细胞受体 β 链区重排。T 细胞受体 β 链在反应组比进展组有更多克隆形成和多样性。抗 PD-1 治疗反应组比进展组在 T 细胞受体克隆上增加了 10 倍。其他处于临床待定状态的生物标志物包括体细胞拷贝片段的变化（CNV）、HLA-Ⅰ类抗原多样性、HLA-I 类等位基因的杂合性缺失（LOH）、肠道微生物多样性等。

3. ICIs 治疗相关的不良反应及对策　随着 ICIs 临床适应证逐渐扩大，其毒副作用也就是 irAEs 日益受到重视，包括中国临床肿瘤协会在内的国内外学会针对 irAEs 的管理相继发布了多个指南及专家共识。irAEs 的发生率及严重程度通常与药物种类、irAEs 既往史及其他免疫相关性病史有关。下文中将以目前临床应用最为广泛的抗 CTLA-4 单抗和抗 PD-1/PD-L1 单抗为例阐述 ICIs 治疗相关的 irAEs 及对策。

（1）一般不良反应：irAEs 通常在接受 ICIs 治疗后的 16 周内发生，按照发生时间的先后，可分为早发型（≤8 周）和迟发型（>8 周）。irAEs 可影响全身多个脏器，一般常见的不良反应为倦怠、皮疹、瘙痒、腹泻和恶心。大多数不良反应为轻至中度（1 级或 2 级）。其他与 ICIs 治疗相关的不良反应还包括：贫血、血小板减少、肝肾功能异常及电解质紊乱等。在临床上需密切观察，对症处理。

（2）免疫相关不良反应及管理：对于疑似 irAEs，应进行充分的评估以确认病因。根据不良反应的严重程度，应暂停 ICIs 治疗并给予皮质类固醇，症状改善后，需至少 1 个月的时间逐渐减量至停药。快速减量可能引起不良反应恶化或复发。若皮质类固醇治疗效果欠佳，则应考虑加用其他免疫抑制剂。在接受免疫抑制治疗的患者中，应使用预防性抗生素预防机会性感染。若出现任何重度、复发的免疫相关性不良反应以及任何危及生命的免疫相关性不良反应，必须永久停止 ICIs 治疗。irAEs 可影响机体的所有器官，常见的 irAEs 包括皮肤、胃肠道和内分泌毒性，高致命风险的 irAEs 包括神经毒性、心脏毒性和肺毒性。下文中将对常见的 irAEs 及对策作简要概述（图 7-2-6-2）。

表 7-2-6-2 免疫检查点抑制剂相关毒性及管理

不良反应	处理
皮肤毒性	①中位发生时间为 1.4 个月。常表现为皮疹、瘙痒和白癜风 ②大部分患者症状轻微,无需停止 ICIs 治疗,可局部应用润肤剂、口服抗组胺药物或者使用皮质类固醇药物对症处理 ③若出现 3 级以上皮肤毒性,应暂停 ICIs 治疗。对于个别严重患者,可给予 1~2mg/(kg·d)的甲泼尼龙当量治疗
胃肠道毒性	①中位发病时间为 2 个月 ②常见临床表现为腹泻,其他还有恶心、呕吐、腹痛、便血、体重下降、发热等 ③对于轻度胃肠道毒性患者,可给予洛哌丁胺或苯乙哌啶 ④糖皮质激素是中重度消化道 irAEs 的主要用药,若中度者治疗有效,糖皮质激素可在 2~4 周减停;重度者可在 4~8 周减停。若糖皮质激素治疗效果不佳,需调剂量/剂型,必要时使用英夫利昔单抗或维多珠单抗。糖皮质激素、IFX、维多珠单抗无效的难治性消化道 irAEs,有病例报道肠道菌群移植治疗有效
肝毒性	①肝脏毒性常发生于 ICI 治疗开始的 8~12 周,临床表现隐匿 ②糖皮质激素是肝毒性的主要用药 ③糖皮质激素治疗无效可加用吗替麦考酚酯,若 MMF 无效,考虑加用他克莫司
肾毒性	①肾毒性主要为急性肾损伤(AKI),中位发生时间为 2.3 个月。绝大多数表现为急性肾小管间质性肾炎(ATIN) ②大多数病例的严重程度为 1 级或 2 级 ③对于 2 级或 3 级血清肌酐升高,应暂停 ICI 治疗,按照 0.5~1.0mg/(kg·d)甲泼尼龙当量给予皮质类固醇治疗。一旦病情改善,可在皮质类固醇减量后重新开始治疗 ④对于 4 级血清肌酐升高,必须永久停止 ICIs 治疗,并按照 1~2mg/(kg·d)甲泼尼龙当量皮质类固醇治疗 ⑤其他免疫抑制剂如吗替麦考酚酯等
肺毒性	①中位发病时间 3.6 个月 ②临床表现为咳嗽、咳痰、气喘,部分患者也可无临床表现,但是影像学检查可发现异常 ③ICIs 相关肺炎治疗的基本药物为糖皮质激素。对于 2 级肺炎,按照 1mg/(kg·d)甲泼尼龙当量开始治疗 ④对于 3 级或 4 级肺炎,必须永久 ICIs 治疗,同时应按照 2~4mg/(kg·d)甲泼尼龙当量开始治疗 ⑤难治性患者可考虑大量糖皮质激素冲击治疗、丙种免疫球蛋白、IL-6 受体抑制剂托珠单抗或其他免疫抑制剂如吗替麦考酚酯、环磷酰胺等
内分泌相关毒性	①包括甲状腺功能障碍、肾上腺功能不全、垂体炎和糖尿病。内分泌病变的中位发生时间为 2.8 个月 ②甲状腺功能障碍:甲状腺功能亢进通常是暂时性的,多进展为甲状腺功能减退。有症状的甲状腺功能减退患者,应考虑使用甲状腺激素替代治疗。用药期间继续监测甲状腺功能。对于危及生命的甲状腺功能亢进或甲状腺功能减退,必须永久停止 ICIs 治疗 ③肾上腺功能不全:对于症状性 2 级肾上腺功能不全,应暂停 ICIs 治疗,并给予皮质类固醇代替治疗。对于重度(3 级)或危及生命(4 级)的肾上腺功能不全,必须永久停止 ICIs 治疗。用药期间继续监测肾上腺功能和激素水平 ④垂体炎:垂体炎患者多以头痛、疲倦为首发症状。垂体的影像学异常先于实验室和临床特征出现。对于症状性 2 级或 3 级垂体炎,应暂停 ICIs 治疗,并根据需要开始激素代替治疗。对于危及生命的(4 级)垂体炎,必须永久停止 ICIs 治疗 ⑤糖尿病:对于症状性糖尿病,应暂停 ICIs 治疗,并根据需要开始胰岛素替代治疗。监测血糖水平,以确保采用适当的胰岛素替代治疗。但对于危及生命的糖尿病,必须永久停止 ICIs 治疗

五、结语及展望

单药 ICI 对 MM 治疗的疗效不够理想,如何提升 ICI 治疗的反应率应当是今后 ICIs 临床试验着重要解决的问题,后续研究应主要集中于联合用药方案的优化,包括与免疫调节剂联合,与自体造血干细胞移植联合,与新的单克隆抗体联合,与细胞治疗联合,而随之带来的药物毒副作用需要重新评估,尤其是达到药物作用极限时,可能会伴发较重的自身免疫系统疾病,需要引起足够重视。

(刘洋 徐开林)

参考文献

［1］ LE CALVEZ B,MOREAU P,TOUZEAU C. Immune checkpoint inhibitors for the treatment of myeloma:novel investigational options［J］. Expert Opin Investig Drugs,2021,30(9):965-973.

［2］ COIT DG,ANDTBACKA R,ANKER CJ,et al. Melanoma［J］. J Natl Compr Canc Netw,2012,10(3):366-400.

［3］ HODI FS,O'DAY SJ,MCDERMOTT DF,et al. Improved survival with ipilimumab in patients with metastatic melanoma［J］. N Engl J Med,2010,363(8):711-723.

［4］ BRAHMER J,RECKAMP KL,BAAS P,et al. Nivolumab versus docetaxel in advanced squamous-cell non-small-cell lung cancer［J］. N Engl J Med,2015,373(2):123-135.

［5］ TOPALIAN SL,SZNOL M,MCDERMOTT DF,et al. Survival,durable tumor remission,and long-term safety in patients with advanced melanoma receiving nivolumab［J］. J Clin Oncol,2014,32(10):1020-1030.

［6］ ANSELL SM,LESOKHINA M,BORRELLOI,et al. PD-1 blockade with nivolumab in relapsed or refractory Hodgkin's lymphoma［J］. N Engl J Med,2015,372(4):311-319.

［7］ MARKHAM A. Atezolizumab:first global approval［J］. Drugs,2016,76(12):1227-1232.

［8］ IWAI Y,HAMANISHI J,CHAMOTO K,et al. Cancer immunotherapies targeting the PD-1 signaling pathway［J］. J Biomed Sci,2017,24(1):1-11.

［9］ PAPADOPOULOS KP,HARB W,PEER CJ,et al. First-in-Human Phase I Study of Envafolimab,a Novel Subcutaneous Single-Domain Anti-PD-L1 Antibody,in Patients with Advanced Solid Tumors［J］. Oncologist,2021,26(9):e1514-e1525.

［10］ JUNEJA VR,MCGUIRE KA,MANGUSO RT,et al. PD-L1 on tumor cells is sufficient for immune evasion in immunogenic tumors and inhibits CD8 T cell cytotoxicity［J］. J Exp Med,2017,214(4):895-904.

［11］ ITO A,KONDO S,TADA K,et al. Clinical development of immune checkpoint inhibitors［J］. Biomed Res Int,2015:605478.

［12］ RIBRAG V,AVIGAN DE,GREEN DJ,et al. Phase Ib trial of Pembrolizumabmonotherapy for relapsed/refractory multiple myeloma:KEYNOTE-013［J］. Br J Haematol,2019,186(3):e41-e44.

［13］ LESOKHIN AM,ANSELL SM,ARMAND P,et al. Nivolumab in patients with relapsed or refractory hematologic malignancy:preliminary results of a phase Ib study［J］. J Clin Oncol,2016,34(23):2698-2704.

［14］ GIULIANI M,JANJI B,BERCHEM G. Activation of NK cells and disruption of PD-L1/PD-1 axis:two different ways for lenalidomide to block myeloma progression［J］. Oncotarget,2017,8(14):24031-24044.

［15］ BADROS A,HYJEK E,MA N,et al. Pembrolizumab,pomalidomide,and low-dose dexamethasone for relapsed/refractory multiple myeloma［J］. Blood,2017,130(10):1189-1197.

［16］ MATEOS MV,BLACKLOCK H,SCHJESVOLD F,et al. Pembrolizumab plus pomalidomide and dexamethasone for patients with relapsed or refractory multiple myeloma(KEYNOTE-183):a randomised,open-label,phase 3 trial［J］. Lancet Haematol,2019,6(9):e459-e469.

［17］ USMANI S Z,SCHJESVOLD F,ORIOL A et al. Pembrolizumab plus lenalidomide and dexamethasone for patients with treatment-naïve multiple myeloma(KEYNOTE-185*andomizedmised,open-label,phase 3 trial［J］. Lancet Haematol,2019,6(9):e448-e458.

［18］ LESOKHIN AM,BAL S,BADROS AZ. Lessons Learned from Checkpoint Blockade Targeting PD-1 in Multiple Myeloma［J］. Cancer Immunol Res,2019,7(8):1224-1229.

［19］ VINAY DS,KWON BS. 4-1BB signaling beyond T cells［J］. Cell Mol Immunol,2011,8(4):281-284.

［20］ GUILLEREY C,FERRARI DE AL,VUCKOVIC S,et al. Immunosurveillance and therapy of multiple myeloma are CD226 dependent［J］. J Clin Invest,2015,125(5):2077-2089.

［21］ MINNIE SA,KUNS RD,GARTLAN KH,et al. Myeloma escape after stem cell transplantation is a consequence of T-cell exhaustion and is prevented by TIGIT blockade［J］. Blood,2018,132(16):1675-1688.

［22］ PÉREZ-RUIZ E,ETXEBERRIA I,RODRIGUEZ-RUIZ M E,et al. Anti-CD137 and PD-1/PD-L1 Antibodies En Route toward Clinical Synergy［J］. Clin Cancer Res,2017,23(18):5326-5328.

［23］ KHAN M,AROOJ S,WANG H. NK Cell-Based Immune Checkpoint Inhibition［J］. Front Immunol,2020,11:167.

［24］ MAHAWENI NM,EHLERS FAI,BOS GMJ,et al. Tuning Natural Killer Cell Anti-multiple Myeloma Reactivity by Targeting Inhibitory Signaling via KIR and NKG2A［J］. Front Immunol,2018,9:2848.

［25］ LI AM,HUCKS GE,DINOFIA AM,et al. Checkpoint inhibitors augment CD19-directed chimeric antigen receptor(CAR)T cell therapy in relapsed B-cell acute lymphoblastic leukemia［J］. Blood,2018,132(Supplement 1):556.

［26］ LIU H,LEI W,ZHANG C,et al. CD19-specific CAR T cells that express a PD-1/CD28 chimeric switch-receptor are effective in patients with PD-L1-positive B-cell lymphoma[J]. Clin Cancer Res Off J Am Assoc Cancer Res,2021,27(2):473-484.

[27] VERKLEIJ CPM,MINNEMA MC,DE WEERDT O,et al. Efficacy and safety of Nivolumab combined with daratumumab with or without low-dose cyclophosphamide in relapsed/refractory multiple myeloma;interim analysis of the phase 2 nivo-dara study [J]. Blood,2019,134(Supplement1):1879.

[28] D'SOUZA A,HARI P,PASQUINI M,et al. A Phase 2 Study of Pembrolizumab during Lymphodepletion after Autologous Hematopoietic Cell Transplantation for Multiple Myeloma[J]. Biol Blood Marrow Transplant,2019,25(8):1492-1497.

[29] TWYMAN-SAINT VC,RECH AJ,MAITY A,et al. Radiation and dual checkpoint blockade activate non-redundant immune mechanisms in cancer[J]. Nature,2015,520(7547):373-377.

[30] GUILLEREY C,HARJUNPÄÄ H,CARRIÉ N,et al. TIGIT immune checkpoint blockade restores CD8 + T-cell immunity against multiple myeloma[J]. Blood,2018,132(16):1689-1694.

[31] LUCAS F,PENNELL M,HUANG Y,et al. T cell transcriptional profiling and immunophenotyping uncover LAG3 as a potential significant target of immune modulation in multiple myeloma[J]. Biol Blood Marrow Transplant,2020,26(1):7-15.

[32] LIU Z,XIANG C,HAN M,et al. Study on Tim3 regulation of multiple myeloma cell proliferation via NF-Kb signal pathways [J]. Front Oncol,2020,10:584530.

[33] TOPALIAN SL,HODI FS,BRAHMER JR,et al. Safety,activity,and immune correlates of anti-PD-1 antibody in cancer[J]. N Engl J Med,2012,366(26):2443-2454.

[34] ROSENBERG JE,HOFFMAN-CENSITS J,POWLES T,et al. Atezolizumab in patients with locally advanced and metastatic urothelial carcinoma who have progressed following treatment with platinum-based chemotherapy:a single-arm,multicenter, phase 2 trial[J]. Lancet,2016,387(10031):1909-1920.

[35] MAURA F,BOLLI N,ANGELOPOULOS N,et al. Genomic landscape and chronological reconstruction of driver events in multiple myeloma[J]. Nat Commun,2019,10(1):3835.

[36] BAKHOUM SF,LANDAU DA. Chromosomal Instability as a Driver of Tumor Heterogeneity and Evolution[J]. Cold Spring HarbPerspect Med,2017,7(6):a029611.

[37] ALEXANDROV LB,NIK-ZAINAL S,WEDGE DC,et al. Signatures of mutational processes in human cancer[J]. Nature, 2013,500(7463):415-421.

[38] LE DT,DURHAM JN,SMITH KN,et al. Mismatch repair deficiency predicts response of solid tumors to PD-1 blockade [J]. Science,2017,357(6349):409-413.

[39] LE DT,URAM JN,WANG H,et al. PD-1 blockade in tumors with mismatch repair deficiency[J]. N Engl J Med,2015,372 (26):2509-2520.

[40] RIAZ N,HAVEL JJ,MAKAROV V,et al. Tumor and microenvironment evolution during immunotherapy with nivolumab [J]. Cell,2017,171(4):934-949.

[41] TUMEH PC,HARVIEW CL,YEARLEY JH. PD-1 blockade induces responses by inhibiting adaptive immune resistance [J]. Nature,2014,515(7528):568-571.

[42] TOPALIAN SL,DRAKE CG,PARDOLL DM. Immune checkpoint blockade:a common denominator approach to cancer therapy [J]. Cancer Cell,2015,27(4):450-461.

[43] ŁUKSZA M,RIAZ N,MAKAROV V,et al. A neoantigen fitness model predicts tumour response to checkpoint blockade immunotherapy[J]. Nature,2017,551(7681):517-520.

[44] 中国临床肿瘤学会指南工作委员会组织编写. 中国临床肿瘤学会(CSCO)免疫检查点抑制剂相关的毒性管理指南 [M].北京:人民卫生出版社,2019.

[45] HAANEN JBAG,CARBONNEL F,ROBERT C,et al. ESMO Guidelines Committee. Management of toxicities from immunotherapy:ESMO Clinical Practice Guidelines for diagnosis, treatment and follow-up [J]. Ann Oncol, 2018, 29 (suppl4): iv264-iv266.

[46] BRAHMER JR,LACCHETTI C,SCHNEIDER BJ,et al. National Comprehensive Cancer Network. Management of Immune-Related Adverse Events in Patients. Treated With Immune Checkpoint Inhibitor Therapy:American Society of Clinical Oncology Clinical Practice Guideline[J]. J Clin Oncol,2018,36(17):1714-1768.

[47] WEBER JS,HODI FS,WOLCHOK JD,et al. Safety Profile of Nivolumab Monotherapy:A Pooled Analysis of Patients With Advanced Melanoma[J]. J Clin Oncol,2017,35(7):785-792.

[48] FRIEDMAN CF,SNYDER A. Atypical autoimmune adverse effects with checkpoint blockade therapies[J]. Ann Oncol,2017, 28(2):206-207.

第三章　细胞及免疫治疗在
淋巴瘤中的应用

一、概　　述

淋巴瘤的细胞免疫治疗已成为近年从基础研究到临床研究的焦点,淋巴瘤"去化疗"的治疗模式不仅从靶向药物,同时也在细胞免疫治疗方面取得了成果。以免疫检查点抑制剂(immune checkpoint inhibitors, ICIs)和嵌合抗原受体 T 细胞(chimeric antigen receptor T cell, CAR-T 细胞)为代表的细胞免疫疗法也在不断刷新人们对淋巴瘤诊治的认知。

CAR-T 细胞作为一种靶向性的免疫细胞疗法,在难治复发 B 细胞淋巴瘤中已显示出超越传统治疗的疗效。截至 2022 年 3 月,全球共有 8 款 CAR-T 细胞产品获批应用于临床,其中 6 款适用于难治复发的 B 细胞淋巴瘤。中、美两国也成为 CAR-T 细胞研究领域最主要的贡献者,是临床研究开展最多的两个国家。CAR-T 细胞的淋巴瘤治疗其针对靶点正在从 CD19 逐步开发到 CD20、CD22、CD30 等多种靶点;另一方面 CAR-T 技术本身也正在逐步发展,比如双靶点 CAR-T 技术、"武装化"的三代、四代 CAR-T 技术等;同时在临床应用策略,治疗线数前移、联合治疗、不良事件处置等方面也取得了突破性的进展。

免疫检查点抑制剂可通过对免疫功能受抑的耗竭 T 细胞再次"活化"功能,达到强化体内抗肿瘤免疫反应,并产生显著的临床疗效。在一些推动治疗模式变革的临床验证性研究中,经典型霍奇金淋巴瘤(classical Hodgkin lymphoma, CHL)由于其特殊的病理特点成为免疫治疗疗效最好的肿瘤类型之一。继而陆续发现 PD-1 抗体在原发纵隔大 B 细胞淋巴瘤、NKT 细胞淋巴瘤等多种类型的淋巴瘤中的作用。如今不同原理支持下的免疫联合治疗模式,已成为进一步提高淋巴瘤治疗疗效的主要方法,而且新的联合方式还在不断开发和验证中。

二、嵌合抗原受体 T 细胞与淋巴瘤治疗

嵌合抗原受体 T 细胞免疫治疗(CAR-T)是一种靶向性的细胞治疗。通过体外对 T 细胞的工程化修饰,使修饰后的 T 细胞具备靶向攻击定制化肿瘤抗原的能力,同时在识别抗原后自我增殖、活化进一步增强其抗肿瘤活性。这项技术历经 20 年的改进和升级,在血液系统肿瘤中取得了突破性的疗效。

(一) CAR-T 细胞技术发展史和细胞活化杀伤基本原理

CAR-T 细胞治疗是源于肿瘤过继免疫细胞治疗(adoptive cell transfusion immunotherapy, ACT)。1942 年 Gross 发现肿瘤抗原致敏的 T 细胞具有抗肿瘤效应。1976 年人们认识到白介素 2(IL-2)可以使 T 细胞大量扩增,从而可以制备非特异性的 T 细胞用于肿瘤免疫治疗。此后,如淋巴因子激活的杀伤细胞(lymphokine-activated killer cell, LAK 细胞)、细胞因子活化的杀伤细胞(cytokine induced killer cell, CIK 细胞)等非特异性 T 细胞疗法用于临床实践,但因其适应证和疗效的波动性和不确定性备受争议。

CAR-T 概念最早的出现基于人们对于 T 细胞受体(TCR)结构的认识,1989 年 Gross 等报道了其团队改造 TCR 结构,从而可以"定制化"地改变 TCR 的结合属性,并定义为嵌合 TCR(chimeric TCR)。这也成为 CAR-T 细胞的最早"雏形"概念。目前临床研究的主流技术和获批上市的 CAR-T 细胞产品均为二代 CAR-T 细胞,三、四代 CAR-T 细胞仍在探索和验证其效能和安全性阶段。1~4 代 CAR-T 细胞所对应的细胞膜上表达的 CAR 分子如图 7-3-0-1 所示。

CAR-T 细胞对于肿瘤细胞的杀伤和活化,是通过 CAR 分子产生,并且是非 MHC 依赖的。嵌合抗原受体(CAR)分子的胞外部分为典型的针对指定抗原的抗体结构:可变重链(V_H)和可变轻链(V_L)组成单链

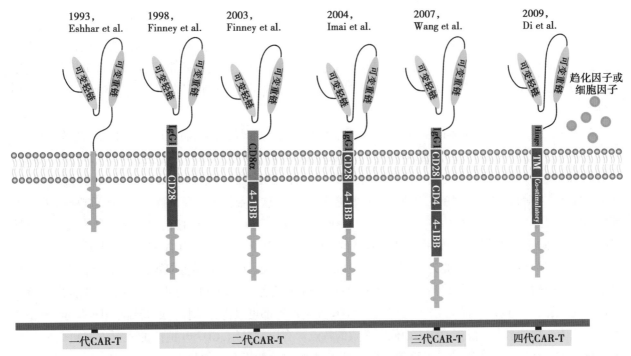

图 7-3-0-1　CAR 分子的发展历程

（绘图-郭冰）

可变片段（scFv）。与抗体结构链接的是铰链区（the hinge），它将 CAR 分子胞外结构锚定在细胞膜上并与跨膜区（transmembrane domain）相连。一旦 CAR-T 细胞的胞外单链抗体部分识别并结合肿瘤抗原，胞内的共刺激区（co-stimulatory domain）和 CD3ζ 链会被激活，从而传导下游信号并活化 CAR-T 细胞，进而使 T 细胞释放穿孔素和颗粒酶，导致靶肿瘤细胞死亡。示意图见图 7-3-0-2。

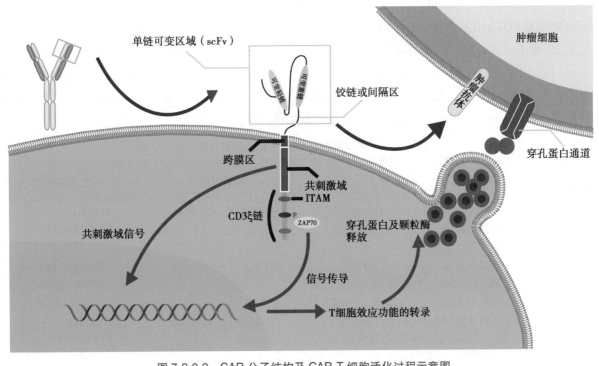

图 7-3-0-2　CAR 分子结构及 CAR-T 细胞活化过程示意图

（绘图-郭冰）

（二）CAR-T 细胞治疗的基本步骤和流程

1. 细胞采集　难治复发淋巴瘤患者经过初期筛选检查后,首先需要通过细胞单采收集单个核细胞(PBMC)进行 CAR-T 细胞的体外制备。细胞采集方式早期为通过患者静脉采集全血,然后通过体外离心收集患者的单个核细胞进行培养和制备 CAR-T 细胞。目前更为主流的方式是通过血细胞单采仪的白细胞单采技术采集 PBMC,这种方式能够更为准确、量化和高效地获得 PBMC,同时可以减少血液其他成分如红细胞和血小板的不必要损失。

2. 桥接治疗　CAR-T 细胞的制备过程需要数周时间,对于肿瘤负荷大、病情进展迅速的淋巴瘤患者,临床医生需要给予治疗干预以维持患者病情稳定,保证细胞回输时患者状态,以平稳衔接 CAR-T 治疗。因此,目前把细胞单采到清淋预处理之间的淋巴瘤治疗措施称为桥接治疗(bridge treatment)。临床试验数据显示,约 7% 的患者在等待 CAR-T 制备的过程中死亡未能完成回输,这一数据更凸显出桥接治疗的重要性。CAR-T 细胞的制备时间≥2 周。根据 CAR-T 制备体系、CAR-T 产品类型以及接受桥接治疗后患者身体状态恢复情况的差异,不同研究显示从单采到 CAR-T 回输的间隔时间在 15~60 天不等。比如 ZUMA-1 研究为 17 天,JU-LIET 研究为 54 天,ZUMA-7 研究为 29 天,BELINDA 研究为 52 天。CAR-T 制备期间,根据患者病情临床医生可根据患者的病情选择给予桥接治疗以维持病情平稳、保证患者细胞回输时的状态。目前尚无标准的桥接治疗模式,根据以往的研究报道化疗、局部放疗、BTK 抑制剂等都可以作为选择。最新临床报道提示,新型的靶向及抗体药物显示出在桥接治疗方面低毒高效的特点。有研究显示,CD79b 抗体的联合方案可以使原来采用化疗方法桥接治疗失败的患者重新获得 CAR-T 细胞回输的机会。体外实验显示,BCL-2 抑制剂、核转运蛋白抑制剂可以增加肿瘤细胞对 CAR-T 细胞杀伤的敏感性,提示这些靶向药物也具有作为桥接治疗选择的可能性。最新的研究提示,NOXA 蛋白的低表达提示 CAR-T 治疗的耐药或可能会短期内疾病进展。通过 HDAC 抑制剂的表观遗传学干预可以上调 NOXA 表达,并提高 CAR-T 治疗的疗效。因此,这种生物标记物指导下表观遗传学干预的桥接治疗模式极具发展前景,同时也急需临床研究的进一步验证。

3. 清淋预处理　预处理清淋治疗已被证实是 CAR-T 治疗必需的。同时也是 CAR-T 体内扩增的基础前提。氟达拉滨联合环磷酰胺方案(FC 方案)是目前清淋治疗的主流选择,不同 CAR-T 产品中 FC 方案剂量略有差异,axi-cel(Kite 公司靶向 CD19 的 CAR-T 细胞产品)推荐剂量为:氟达拉滨 $30mg/(m^2 \cdot d)-5\sim-3d$,环磷酰胺 $500mg/(m^2 \cdot d)-5\sim-3d$;liso-cel(Juno 公司靶向 CD19 的 CAR-T 细胞产品)推荐剂量为:氟达拉滨 $30mg/(m^2 \cdot d)-5\sim-3d$,环磷酰胺 $300mg/(m^2 \cdot d)-5\sim-3d$。个别研究认为苯达莫司汀(benda-mustine)可以替代氟达拉滨,且可能带来更好的清淋效果。国内中心的研究经验提示,对于高肿瘤负荷患者增加预处理化疗的强度,例如脂质体多柔比星、盐酸氮芥联合 FC 方案可能带来更好的清淋效果同时能改善预后。表 7-3-0-1 为不同商业化 CAR-T 细胞的预处理方案。

表 7-3-0-1　不同商业化 CAR-T 细胞的预处理方案

CAR-T 细胞产品	预处理方案	预处理时间	相关临床研究
axi-cel	环磷酰胺 $500mg/(m^2 \cdot d)$ 静脉滴注; 福达拉滨 $30mg/(m^2 \cdot d)$ 静脉滴注 连续 3d	回输前 $-5\sim-3d$ 完成	ZUMA-1; NCT02348216
liso-cel	环磷酰胺 $300mg/(m^2 \cdot d)$ 静脉滴注; 福达拉滨 $30mg/(m^2 \cdot d)$ 静脉滴注 连续 3d	回输前 $-7\sim-2d$ 完成	TRANSCEND6; NCT02631044
tisa-cel	环磷酰胺 $500mg/(m^2 \cdot d)$ 静脉滴注; 福达拉滨 $25mg/(m^2 \cdot d)$ 静脉滴注; 连续 3d 或苯达莫司汀 $90mg/(m^2 \cdot d)$ 连续 2d(如患者不能耐受 FC 方案)	回输前 $-11\sim-2d$ 完成	JULIET36; NCT02445248

4. CAR-T 细胞回输　CAR-T 细胞回输前应排除活动性的感染、高肿瘤负荷患者需严密监控。CAR-T 细胞解冻复苏后,回输过程不应超过 2h。危重患者以及高肿瘤负荷患者,应在回输后的前 24~48h 给予心电监护和增加生命体征巡视的频次。CAR-T 细胞治疗的基本流程见图 7-3-0-3。

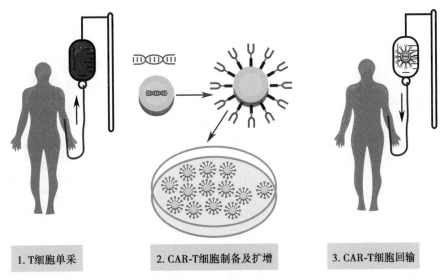

| 1. T细胞单采 | 2. CAR-T细胞制备及扩增 | 3. CAR-T细胞回输 |

图 7-3-0-3　CAR-T 细胞治疗的基本流程

注:1. 通过单采获取患者单个核细胞进行 CAR-T 细胞制备;2. CAR-T 细胞制备及扩增;3. CAR-T 细胞回输

（绘图-郭冰）

（三）不同类型 CAR-T 细胞治疗淋巴瘤

淋巴瘤作为一种异质性的血液系统恶性肿瘤,病例人数占所有肿瘤类型的 4%。B 细胞来源淋巴瘤是最主要的类型,占所有淋巴瘤的 85%。因此,CD19 为靶点的 CAR-T 细胞几乎覆盖了绝大多数的淋巴瘤亚型,也是目前临床数据最丰富的 CAR-T 细胞类型。此外,以 CD20、Kappa 轻链、CD30 为靶点的 CAR-T 细胞也有临床研究数据报道。随着对 CAR-T 治疗认识的深入和本身技术的发展,各种联合治疗及双特异性 CAR-T 细胞也有望将疗效提高到一个新的高度。

1. 以 CD19 为靶点的 CAR-T 细胞淋巴瘤治疗　CD19 作为 B 细胞发育过程中几乎全程存在的膜蛋白,已成为 CAR-T 细胞疗法最为理想的靶抗原。靶向 CD19 的 CAR-T 细胞已成为目前疗效最为肯定的 CAR-T 类型,并已成功产业化,获批应用临床。靶向 CD19 的 CAR-T 细胞分别在大 B 细胞淋巴瘤(DLBCL)、滤泡淋巴瘤(FL)和套细胞淋巴瘤(MCL)3 种非霍奇金淋巴瘤亚型中取得了显著疗效。

（1）弥大 B 细胞淋巴瘤:难治复发 DLBCL 是 CAR-T 临床研究关注最早的人群。依据多种研究数据,CAR-T 细胞治疗难治复发 DLBCL,有效率(ORR)在 50%~90%,完全缓解率(CRR)为 40%~60%。以 Kite、诺华、JUNO 三家机构支持的靶向 CD19 的 CAR-T 细胞在难治复发 DLBCL 中进行一系列早期的临床研究:ZUMA-1 研究、JULET 研究和 TRANSEND NHL-001 研究。

ZUMA-1 研究是一项多中心试验评估 axi-cel 对难治复发 DLBCL 的治疗作用,包括 I 期和 II 期研究。在 I 期临床研究中,7 名患者接受了低剂量预处理,接受了 $2×10^6/kg$ 的 axi-cel 回输。有效率 71%(5/7),4 例获得持续的 CR(CRR 为 57%)。II 期研究,101 例 DLBCL 患者接受治疗,ORR 为 82%,CRR 为 54%。JULET 研究和 TRANSEND NHL-001 研究也陆续公布数据,验证了靶向 CD19CAR-T 治疗在大 B 细胞淋巴瘤中具有持久的有效性。2021 年美国血液学年会,ZUMA-1 研究也公布了随访 63.1 个月的生存数据:5 年总生存率为 42.6%。三大研究不仅确立了 CAR-T 治疗在大 B 细胞淋巴瘤中的治疗地位,也促使 CAR-T 疗法的工业化和商业化,同时开启后续的一系列如治疗线数前移、联合治疗、不良事件管理等临床处置拓展性的研究。靶向 CD19 CAR-T 细胞治疗在难治复发弥漫大 B 细胞淋巴瘤中的主要研究数据见表 7-3-0-2。

表7-3-0-2　靶向CD19 CAR-T细胞治疗在难治复发弥漫大B细胞淋巴瘤中的主要研究数据

研究名称	ZUMA-1	JULET	TRANSEND NHL-001
产品	axi-cel	tisa-cel	liso-cel
入组人数	111	165	344
桥接治疗(%)	0	90	59
中位随访(个月)	27.1	14	18.8
ORR(CR)%	83(58)	52(40)	73(53)
中位PFS(个月)	5.9	2.9	6.8
12个月PFS	44%	35%	44%
24个月PFS	39%	NA	NA
12个月OS	60%	49%	57.9%
CRS(任何级别)	93%	58%	42%
CRS(≥3级)	11%	22%	2%
NT(任何级别)	64%	21%	30%
NT(≥3级)	32%	12%	10%

（2）套细胞淋巴瘤(MCL)和滤泡性淋巴瘤(FL)：CAR-T在套细胞淋巴瘤和滤泡性淋巴瘤的疗效数据整体优于DLBCL亚型。早期研究数据中,人们就发现MCL病例更容易从CAR-T细胞治疗中获益。弗雷德·哈钦森癌症研究中心(FHRCC)的早期研究中,将CD4阳性与CD8阳性CAR-T细胞按1∶1比例混合后回输。入组病例中4名MCL患者全部获得PR。NCI随访研究中,一名复发性MCL患者获得长期缓解。早期数据激发了研究者在更大样本研究中验证CAR-T细胞治疗MCL的疗效。ZUMA-2研究是迄今难治复发MCL规模最大的Ⅱ期临床试验。ZUMA-2研究显示,更为严格的意向性治疗方法统计,ORR为85%,CR率为59%。中位随访12.3个月时,12个月的PFS和OS分别为61%和83%。CAR-T治疗相关毒性中,CRS发生率91%(大于3级15%),神经毒性发生率63%(大于3级神经毒性31%)。CRS和神经毒性中位的持续时间分别为2天和7天。这样的疗效和安全性数据促成了Kite公司治疗MCL的CAR-T细胞(brexucabtageneautoleucel)在FDA获批上市用于临床。

ZUMA-5研究是迄今第一个也是规模最大的一项采用靶向CD19的CAR-T细胞(axi-cel)治疗惰性淋巴瘤的多中心研究,共纳入140例患者(包括124例FL和16例MZL)。对90例滤泡性淋巴瘤病例进行了疗效评价同时随访时间大于9个月,所有患者进行安全性评估。研究显示出CAR-T疗法对FL的高缓解率(ORR为95%),完全缓解率为81%,中位PFS为23.5个月。

任何级别的CRS发生率77%(≥3级CRS为7%)CRS和任何等级神经毒性为55%(≥3级神经毒性为15%)。CRS和神经毒性的中位发病持续时间分别为4天和7天。tisa-cel治疗滤泡性淋巴瘤的ELARA研究,也是一项全球多中心试验,纳入FL病例97例。研究显示出同样令人鼓舞的结果,ORR为82.7%,CRR为65.4%。

2. 非CD19靶点的CAR-T细胞的淋巴瘤治疗　除CD19以外,CAR-T临床研究针对B细胞的其他靶点比如CD20,其他淋巴瘤亚型中的靶点CD30等进行了积极探索。虽然都是小样本研究,但同样显示出潜在的可喜的有效性。尽管目前靶向CD20的CAR-T细胞的研究数据尚未超越CD19 CAR-T,但基于该技术的双靶点CART研究(CD19/CD20)呈现出更好的缓解率和更长的PFS。多个靶向CD30的CAR-T研究,显示了其在霍奇金淋巴瘤和外周T细胞淋巴瘤中的有效性,为耐药复发的患者特别是PD-1抗体治疗后耐药的霍奇金淋巴瘤提供了新的治疗选择。此外,淋巴瘤中一些新的CAR-T细胞靶点,如ROR1+、Kappa轻链等其临床研究还在招募和探索中。表7-3-0-3是对已有数据发表的CD20、CD30、Kappa轻链为靶点的CAR-T代表性研究的汇总。

表 7-3-0-3 CD20、CD30 等靶点 CAR-T 的临床研究及结果汇总

研究	抗原靶点	病理亚型	共刺激域	ORR 和 CCR
Jensen et al.(2010)	CD20	DLBCL(2)	无	ORR:2/2(100%) CRR:2/2(100%)
Till et al.(2012)	CD20	MCL(2),FL(1)	CD28 和 4-1BB	ORR:3/3(100%) CRR:2/2(100%)
Wang et al.(2014)	CD20	DLBCL(7)	4-1BB	ORR:5/6(83%) CRR:1/6(17%)
Zhang et al.(2016)	CD20	DLBCL(8);FL(1);MCL(1);PCMZL(1)	4-1BB	ORR:9/11(100%) CRR:6/11(100%)
Ramos et al.(2016)	Kappa 轻链	DLBCL(2);TFL(2);LPL(2);MCL(1)	CD28	ORR:3/7(43%) CRR:2/7(29%)
Wang et al.(2017)	CD30	霍奇金淋巴瘤(18);C-ALCL(1)	4-1BB	ORR:7/18(39%) CRR:0/18(0%)

（四）CAR-T 细胞治疗相关不良事件

随着研究的深入和临床应用的增加,临床医生对 CAR-T 细胞相关毒副作用及临床的防控措施愈发重视。CAR-T 细胞治疗公认的相关不良事件主要包括:细胞因子释放综合征(CRS)、免疫效应细胞相关神经毒性综合征(ICANS)、噬血细胞性淋巴组织细胞增生症/巨噬细胞活化综合征以及感染等。由于本书第四章,将对各种细胞治疗不良事件的发病机制、临床表现、分级处置原则等进行详细阐述,本节就不再赘述。

另外,中国作为 CAR-T 细胞研究最为活跃、临床研究数量最多的国家之一,国内专家对毒副作用的机制和处置提出了诸多新的概念和处置措施,比如:"局部细胞因子释放综合征"(Local CRS,L-CRS)的识别与干预、血浆置换在重症 CRS 中的应用、乙型肝炎病毒感染下 CAR-T 细胞治疗的临床管理等,具体内容可参见 2021 年 12 月出版的《CAR T 细胞治疗 NHL 毒副作用临床管理路径指导原则》。这一共识综合国内 31 家 CAR-T 临床研究机构的个案报道和临床处置经验,是对国际指南内容的重要补充。

三、免疫检查点抑制剂与淋巴瘤治疗

近年来,免疫检查点抑制剂在肿瘤治疗领域的应用已成为基础医学及临床研究热点,其中靶向 PD-1/PD-L1 信号通路的单克隆抗体在抗肿瘤免疫治疗中表现尤为突出,其通过阻断 PD-1/PD-L1 的结合,解除对效应 T 细胞的增殖、活化以及细胞因子分泌的抑制作用,恢复 T 细胞功能从而杀伤肿瘤细胞,增强机体抗肿瘤免疫反应。目前 PD-1 抗体已被广泛应用于多种恶性实体肿瘤以及血液系统肿瘤,均呈现较好疗效。由于 PD-1 抗体作用于机体的免疫系统,相关的不良反应(immune-related adverse event,irAE)可以发生于各个器官或组织,发生率约为 70%,最常累及皮肤、内分泌系统、胃肠道、肝及肺等,大多数 irAE 为 Ⅰ~Ⅱ级,无需针对性治疗,Ⅲ~Ⅳ级≤2%。多发生于用药 1~6 个月内,极少数可发生于 1 年后。

在淋巴瘤中,PD-1 抗体已获批用于自体造血干细胞移植(ASCT)失败或二线治疗失败的经典型霍奇金淋巴瘤(CHL)和原发纵隔大 B 细胞淋巴瘤(PMBCL),而对于复发难治的结外 NK/T 细胞淋巴瘤 PD-1 抗体已作为Ⅱ级推荐用药。除此之外,PD-1 抗体在其他类型淋巴瘤(弥漫大 B 细胞淋巴瘤、滤泡淋巴瘤、外周 T 细胞淋巴瘤等)的应用以及 PD-1 抗体的联合治疗都处于积极探索阶段。

（一）经典型霍奇金淋巴瘤

CHL 作为淋巴系统独特的恶性疾病,其病理特征为在大量炎症细胞的非肿瘤背景中散在分布少量单核或多核恶性 HRS 肿瘤细胞,而 HRS 肿瘤细胞中因存在染色体 9p24.1 的异常扩增致使 PD-L1/L2 过度表达。肿瘤细胞 PD-L1/L2 过表达以及大量炎性背景细胞成为 PD-1 抗体良好的用药背景。在 ASCT 失败或≥二线化疗失败的 CHL 中,PD-1 抗体单药 ORR 为 71%~87%,CR 率可达 21%~63%,PFS 不超过 16 个月;PD-1 抗体联合去甲基化药物地西他滨的 ORR 为 95%,CR 率为 79%,PFS 长至 35 个月。在一线治

疗失败的 CHL 中,PD-1 抗体联合维布妥昔单抗 ORR 为 85%,CR 率 67%,后续桥接 ASCT 的预计 3 年 PFS 为 91%。而在另外一项研究中 PD-1 抗体联合 GVD 方案的治疗 ORR 为 100%,CR 率提升至 95%,作为二线挽救治疗,显著提高后续自体干细胞的成功率。除此之外,目前多项研究正在积极推进 PD-1 抗体在 CHL 中的一线用药,以期保证临床疗效的同时减少化疗药物给患者带来的毒副作用以及第二肿瘤的发生。

（二）原发纵隔大 B 细胞淋巴瘤

PMBCL 与经典型霍奇金淋巴瘤存在相似之处:70%~80% 患者的淋巴瘤细胞 CD30 弱阳性表达; 60%~70% 患者亦存在染色体扩增致使 PD-L1/L2 过度表达,且 PD-1 抗体在 PMBCL 中的临床疗效与 PD-L1 的表达强弱有着直接的相关性。目前 PD-1 抗体(帕博利珠单抗,pembrolizumab)被批准用于 ≥ 二线治疗失败的 PMBCL,ORR 为 45%,CR 率为 13%(Lugano 评价系统 19%),PFS 仅为 5.5 个月。为进一步提高临床疗效,PD-1 抗体联合维布妥昔单抗用于治疗复发难治 PMBCL,ORR 以及 CR 率分别提升至 73% 和 37%,首次获得临床缓解和完全缓解的时间分别为 1.3 个月和 3.2 个月。另外,PD-1 抗体联合 GVD 化疗方案治疗复发难治 PMBCL 的 ORR 和 CR 率同样得到显著升高,分别为 74% 与 56%,首次出现临床反应的时间为 1.7 个月,PFS 达 15.4 个月。然而上述研究均为小样本数据,且随访时间稍短,未来需要更多临床数据验证以支持 PD-1 抗体联合治疗在 PMBCL 人群中的应用和推广。

（三）结外 NK/T 细胞淋巴瘤

结外 NK/T 细胞淋巴瘤(NKTCL)是一种与 EB 病毒(EBV)感染高度相关的侵袭性肿瘤,EBV 可以诱导 PD-L1 的过表达,结外 NKTCL 的肿瘤细胞 PD-L1 表达在 39%~56%。因而 PD-1 抗体针对结外 NKTCL 具有潜在的抗肿瘤活性。小样本研究结果显示帕博利珠单抗治疗 7 例门冬酰胺酶失败的结外 NK/T 细胞淋巴瘤患者,5 例获得完全缓解。而在另一种 PD-1 抗体(信迪利单抗)治疗二线以上复发难治结外 NK/T 细胞淋巴瘤多中心、单臂、Ⅱ期临床研究中,ORR 达 75%,CR 率为 21.4%,2 年的 OS 率为 78.6%,展现出较好疗效。此外,PD-1 抗体的联合治疗亦在探索之中,有相关会议报道 PD-1 抗体联合组蛋白去乙酰化酶抑制剂西达本胺在复发难治的 NKTCL 患者中,ORR 为 58.3%,CR 率为 44.4%,有效维持时间长,是复发难治患者又一新的治疗选择。对于复发难治的 NKTCL,单纯常规化疗预后差,而且自体造血干细胞移植的确切价值仍存在争议。以 PD-1 抗体为代表的新型药物将逐渐崭露头角,为患者带来福音。

（四）其他类型淋巴瘤

相较于 CHL,不同亚型的 NHL 生物学特性存在很大的异质性。然而有一些特殊亚型,例如原发中枢神经系统淋巴瘤(PCNSL)、原发睾丸弥漫大 B 细胞淋巴瘤(PTL)以及灰区淋巴瘤(GZL),与 PMBCL 相似因存在大概率的染色体 9p24.1 异常从而表现为 PD-L1/L2 的过表达。在小样本临床研究数据中 PD-1 抗体表现出高效的临床反应(5 例 PCNSL 和 PTL 患者,4 例 CR;3 例 GZL 患者均 CR)。遗憾的是,对于患者人群占比较大的弥漫大 B 细胞淋巴瘤和滤泡性淋巴瘤,PD-L1 的高表达仅占极少数,PD-1 抗体的抗瘤效应十分有限。在一项 121 例患者的多中心、开放性、单臂、Ⅱ期临床研究中,PD-1 抗体用于治疗 ASCT 失败或不适合 ASCT 的复发难治性 DLBCL,ASCT 失败的患者 ORR 为 10%,不适合 ASCT 的患者 ORR 仅为 3%。PFS 分别为 1.9 个月和 1.4 个月,OS 分别为 12.2 个月和 5.8 个月,未能改善患者的生存状态。同样在另一项 92 例二线以上治疗失败的复发难治 FL 的临床研究中,ORR 仅为 4%,PFS 仅为 2.2 个月。近几年多项研究正在尝试 PD-1 抗体联合治疗以及寻找精准靶向患者,体现初步疗效。如有条件,可推荐患者入组相关临床研究。

对于 T 细胞淋巴瘤而言,除外 NK/TCL,外周 T 细胞淋巴瘤(PTCL),间变大细胞淋巴瘤(ALCL)以及血管免疫母 T 细胞淋巴瘤(ATCL)的肿瘤细胞也存在不同程度 PD-L1 的表达(26%~80%)。在小样本临床研究和个案报道中 PD-1 抗体体现出一定的临床疗效。但是在使用期间需警惕"超进展"的发生。

（五）PD-1 抗体的疗效评价

免疫治疗极具有特殊性,因免疫细胞的浸润等原因,PD-1 抗体治疗后短时间内可能会出现假性进展,表现为肿瘤体积暂时增大、或 PET-CT 的病灶代谢活性暂时升高,甚至出现新发病灶,随后肿瘤出现缩小或代谢活性减低。因而目前针对淋巴瘤的免疫治疗评效在 2014 Lugano 疗效评估标准的基础上,制定

LYRIC 标准作为参考。当怀疑患者出现假性进展时,若患者临床症状稳定或持续减轻,体力无明显下降,可考虑继续应用 PD-1 抗体治疗,直至证实疾病进展。

四、前景与展望

淋巴瘤的细胞免疫尽管已经取得令人鼓舞的进步,但在疗效和安全性仍然存在提升的空间。细胞免疫治疗技术的改进与联合治疗的探索,一方面在弥补其局限性,同时也在拓展和提升其有效性的广度和深度。

基于细胞学和分子生物学技术在不同技术层面对于 CAR-T 细胞技术改进,正不断拓展 CAR-T 细胞的适应证并增加着临床疗效的提升空间。

针对 CAR 分子片段的修饰、改造以及不同"功能元件"的装配和组合为 CAR-T 治疗的效能提升以及功能开发提供了更多的可能性。已有研究显示,铰链和跨膜区域的改变对 CAR-T 细胞产生细胞因子可能产生重要影响,继而影响 CAR-T 细胞的杀伤和扩增能力。淋巴瘤细胞通过 CD19 抗原丢失或表达减少而产生对靶向 CD19 CAR-T 的耐药,双特异性 CAR-T 技术可以同时针对两种靶抗原,进而提高疗效。有临床研究显示,串联设计的 CD19/CD20 的双特异性 CAR-T 可以显著提高非霍奇金淋巴瘤的完全缓解率(71%)和 PFS。同时其他不同类型的双特异性 CAR-T 技术,如 CD19⁻CD22、CD19⁻BCMA 等也取得了令人鼓舞的临床疗效。"武装化"的三代、四代 CAR-T 技术也正在有实验室向临床研究迈进,通过增加表达细胞因子从而增强 CAR-T 的抗瘤活性,或者克服肿瘤微环境中的免疫抑制因素达到提高疗效的目的。如图 7-3-0-4 所示,CAR 分子设计在不同"功能元件"上会有很多选择,不同的组合和装配为未来 CAR-T 治疗提供了更多的应用。

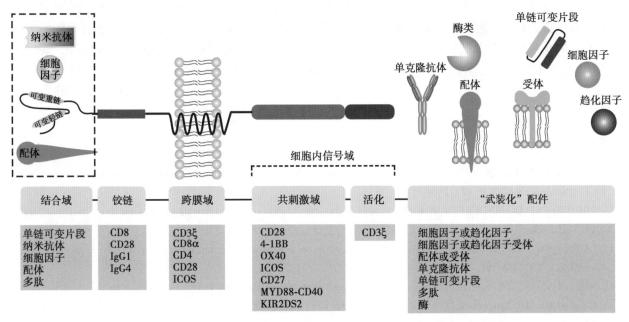

图 7-3-0-4　CAR 分子设计"蓝图"CAR 分子不同功能"元件"的组合和装配
(绘图-郭冰)

细胞来源的拓展。对于 CAR 基因片段转染细胞种类拓展的研究,早期更多是源于患者体内无法采集足够数量或质量达标的淋巴细胞用以 CAR-T 细胞制备,"通用型"CAR-T 细胞的研究虽然取得进展但仍存在诸多技术瓶颈。近年来对于 CAR-γδT 细胞、CAR-NK 细胞、CAR-巨噬细胞等技术的开发,不仅可以满足"通用型"的需求。一些特殊类型"种子"细胞的开发,超越了原有 CAR-T 治疗的概念。例如 CAR-Treg 技术,通过免疫抑制的作用为自身免疫疾病治疗提供了一个新治疗模式的可能。

联合治疗是淋巴瘤细胞免疫治疗的另一个发展方向。基于协同杀瘤、增强 T 细胞活性以及改善肿瘤微环境等原理,CAR-T 细胞与 BTK 抑制剂、与免疫检查点抑制剂的联合方案正在从基础研究拓展至临床试验。相信在不久的未来,相关临床研究数据就会公布。表 7-3-0-4 汇总了代表性的 CAR-T 联合治疗临床研究。

表 7-3-0-4　代表性的 CAR-T 联合治疗临床试验

CAR-T 产品	适应证	联合药物	研究分期	NCT 号
axi-cel (ZUMA-6)	r/r DLBCL	atezolizumab(PD-L1 抗体)	I/II	NCT02926833
axi-cel (ZUMA-11)	r/r DLBCL	utomilumab(anti-4-1BB 抗体)	I/Ib	NCT03704298
axi-cel (ZUMA-14)	r/r DLBCL	lenalidomide,rituximab	I/Ib	NCT04002401
tisa-cel	r/r DLBCL	ibrutinib(伊布替尼)	Ib	NCT03876028
tisa-cel (PORTIA)	r/r DLBCL	pembrolizumanb(PD-1 抗体)	Ib	NCT03630159
liso-cel (PLATFORM)	r/r DLBCL	CC-122,durvalumab,ibrutinib	I/II	NCT03310619

　　免疫检查点抑制剂在淋巴瘤的联合治疗,仍以化疗联合为主,与表观遗传学药物联合初见成果。与化疗联合可以显著提高 PD-1 抗体在耐药复发的霍奇金淋巴瘤、纵隔大 B 细胞淋巴瘤以及 T 细胞淋巴瘤的部分亚型中的疗效。具有快速降低肿瘤负荷,增加肿瘤缓解深度的特点。但同时不良事件的增加,有限的疗程数以及维持治疗等问题仍缺乏明确的答案。表观遗传学机制参与 T 细胞耗竭,从机制上表观遗传学药物具有影响免疫治疗疗效的作用。临床研究显示,地西他滨(DNA 甲基转移酶抑制剂,去甲基化药物)联合 PD-1 抗体可以显著提高难治复发霍奇金淋巴瘤的完全缓解率(CRR:71% vs 32%),延长 PFS。

（刘洋　韩卫东）

参考文献

[1] WANG Z,GUO Y,HAN W. Current status and perspectives of chimeric antigen receptor modified T cells for cancer treatment [J]. Protein Cell,2017,8(12):896-925.

[2] BRUDNO JN,KOCHENDERFER JN. Chimeric antigen receptor T-cell therapies for lymphoma[J]. Nat Rev Clin Oncol,2018, 15(1):31-46.

[3] LARSON RC,MAUS MV. Recent advances and discoveries in the mechanisms and functions of CAR T cells[J]. Nat Rev Cancer,2021,21(3):145-161.

[4] NIE J,WANG C,LIU Y,et,al. Addition of Low-Dose Decitabine to Anti-PD-1 Antibody Camrelizumab in Relapsed/Refractory Classical Hodgkin Lymphoma[J]. J Clin Oncol,2019,37(17):1479-1489.

[5] RAFIQ S,HACKETT CS,BRENTJENS RJ. Engineering strategies to overcome the current roadblocks in CAR T cell therapy [J]. Nat Rev Clin Oncol,2020,17(3):147-167.

第四章　细胞及免疫治疗安全性管理

第一节　概　　述

CAR-T 细胞疗法在血液系统恶性肿瘤治疗中展现出显著疗效,截止到 2022 年,FDA 已批准 6 种商品化 CAR-T 细胞药物,同时还有超过 1 000 项 CAR-T 临床试验正在进行之中,然而,CAR-T 疗法仍有许多挑战需要克服,特别是并发症问题使尽可能多的患者接受 CAR-T 细胞治疗成为一个更大的挑战。作为活的细胞产品,CAR-T 细胞不同于传统药物,从药学的角度来看,这项新兴技术仍然被归类为先进疗法。如何准确识别、规范管理和处理 CAR-T 细胞治疗中的毒性不良反应对于该疗法的广泛应用至关重要。本章节围绕 CAR-T 细胞临床应用的主要不良反应及其防治进行探讨,以期提高对 CAR-T 细胞治疗安全性管理水平,使患者更多获益并改善预后。

CAR-T 细胞治疗的并发症根据不同标准可做如下划分。

一、按照机制分类

（一）靶向肿瘤毒性

CAR-T 细胞识别靶细胞后激活导致细胞因子释放加剧;肿瘤细胞死亡可导致细胞成分的释放,这些成分可介导代谢途径的改变,从而引起严重并发症。

（二）在靶脱瘤毒性

肿瘤抗原可以与正常细胞共享,癌细胞的攻击也会导致病理性副作用。

（三）脱靶毒性

CAR-T 细胞非特异性地攻击带有其他抗原的细胞,例如,由于 CAR 的 Fc 片段与先天免疫细胞上表达的 Fc 受体(FcR)相互作用,导致抗原非依赖性激活。

（四）基因毒性

CAR-T 细胞基因工程的基因毒性涉及使用病毒载体稳定表达病毒序列存在整合的潜在风险,这可能导致致癌突变或基因表达正常模式的改变。

（五）免疫原性

大多数 CAR 具有源自小鼠单克隆抗体的 scFv,使其具有高度免疫原性,因此它们可以驱动不需要的免疫反应。

二、按照临床表现分类

（一）细胞因子释放综合征(cytokine release syndrome,CRS)

CRS 是 CAR-T 细胞疗法中常见的毒性反应之一,涉及复杂的病理生理学过程。CAR-T 细胞输注入患者体内后,与肿瘤特异性靶标抗原结合,活化后开始增殖,并引发细胞因子级联释放,激活其他相关细胞,介导体内多种免疫反应,对各大系统的功能造成影响,产生 CRS 临床症状。表现可能包括发热、低血压、心动过速、缺氧和寒战。严重事件可能包括心房颤动和室性心动过速、心搏骤停、心力衰竭、肾功能不全、毛细血管渗漏综合征、低血压、缺氧和噬血细胞性淋巴组织细胞增生症(hemophagocytic lymphohistiocytosis,HLH)。

（二）免疫效应细胞相关神经毒性综合征(immune effector cell-associated neurotoxicity syndrome, ICANS)

ICANS 也是 CAR-T 细胞疗法中常见的严重不良反应之一,Lee 等人提出的美国移植和细胞治疗学会

(American Society for Transplantation and Cellular Therapy,ASTCT)分级标准认为脑病是神经系统改变的主要特征,将 ICANS 定义为免疫治疗后,由内源性或外源性 T 细胞和/或其他免疫效应细胞激活或参与,引起的一系列神经系统异常的临床症状。症状或体征是进行性的,可能包括失语、意识水平改变、认知能力受损、运动无力、癫痫发作和脑水肿。

（三）血液学毒性和其他并发症

血液学毒性主要与清除淋巴细胞预处理和 CAR-T 细胞的脱靶效应有关,发生率为 80%～90%,其中以粒细胞减少或缺乏、血小板降低最为多见,增加了感染和出血的风险;肿瘤溶解综合征主要见于肿瘤负荷高的患者,与化疗引起的肿瘤溶解相比,患者临床表现可能更重;凝血功能异常可能与内皮系统激活或损伤有关,表现为 PT、APTT、TT 延长,纤维蛋白原降低,甚至可出现重要脏器出血;HLH 是其罕见的并发症,单核/巨噬系统被过度活化是其主要病理生理基础,一旦发生可危及生命。

第二节　细胞因子释放综合征

细胞因子释放综合征(CRS)是 CAR-T 细胞治疗的一种常见并发症,是输注的 CAR-T 细胞与靶抗原结合后被激活、增殖,同时大量活化受者体内淋巴细胞(B 细胞、T 细胞和/或自然杀伤细胞)和/或髓细胞(巨噬细胞、树突状细胞和单核细胞)释放炎症细胞因子,引起的全身多系统炎症反应综合征。临床症状可表现为轻微的流感样症状到严重的炎症反应。严重的 CRS 可导致血管渗漏、低血压、肺水肿、心功能不全、肾衰竭、肝衰竭、凝血障碍等多器官系统功能衰竭,甚至死亡。

一、细胞因子释放综合征的发生机制

CRS 发生机制的早期研究是基于单克隆抗体,其发生、严重程度及性质与单克隆抗体的结构特点、使用剂量、持续时间等有关。但是,CAR-T 细胞本身为效应细胞和受者免疫系统激活的起始因素,回输后接触相应抗原被激活、增殖、释放大量细胞因子引起炎症综合征;参与 CRS 的免疫细胞既有 CAR-T 细胞本身,也包括机体的其他免疫细胞。由于缺乏 CAR-T 细胞治疗中 CRS 的理想模型,虽然对 CRS 的发生机制有一定认识,但是其发生的确切机制仍然不清楚,目前研究认为主要与单核/巨噬系统活化、炎性因子风暴及内皮细胞活化有关。

（一）单核/巨噬系统活化

单核/巨噬细胞系统(mononeuclear phagocyte system,MPS)又称单核吞噬系统,是高等动物体内具有强烈吞噬能力的巨噬细胞及其前身细胞所组成的一个细胞系统,是机体防御系统的重要组成部分。目前研究认为,单核/巨噬细胞系统激活是 CRS 发生的早期重要环节。在 CAR-T 细胞治疗过程中,CAR-T 细胞表面 CAR 分子与含有靶抗原的肿瘤细胞接触后被激活,释放炎性细胞因子(如 IL-1、IL-6),同时与巨噬细胞通过 CD40/CD40L 接触。巨噬细胞在炎性因子刺激和直接信号接触的刺激下活化,释放 IL-1,继而诱导 IL-6 的产生和释放,成为 CRS 发生中主要的炎性细胞因子来源;CD19CAR-T 细胞的临床前研究表明,活化的 CAR-T 细胞释放 IL-1 和 IL-6,主要参与单核/巨噬系统的激活。

（二）炎性细胞因子风暴

炎性因子是 CRS 发生的中心环节,参与了 CRS 中免疫反应的起始、放大及维持,主要包括:IL-6、铁蛋白、TNF-α、IFN-γ、CRP、IL-1、IL-2、sIL-2Rα、IL-4、IL-8、IL-10、颗粒酶 B、GM-CSF、巨噬细胞炎性蛋白 1α(macrophage inflammatory protein 1α,MIP-1α)和单核细胞趋化蛋白 1(monocyte chemotactic protein 1,MCP-1)等。目前认为,IL-6 是 CRS 发生的关键因素,在临床中,患者应用托珠单抗后 CRS 症状可迅速得到控制。巨噬细胞活化产生的 IL-6 是 CRS 发生的主导因素。近期的研究提示阻断 IL-1 的信号不仅可以控制 CRS,同时可以减轻 CRES,从而提示 IL-1 可能是 CRS 更重要的起始因素,也可能成为未来 CRS 控制的重要靶点。

（三）内皮细胞活化

内皮是循环血液中的炎性细胞和炎性因子与组织间的主要屏障,主要由内皮细胞构成。重度 CRS 发

生时,血管不稳定、毛细血管渗漏和消耗性凝血功能异常提示内皮细胞激活或功能异常,而血清中来源于活化内皮细胞的高浓度 VWF 和 Ang-2 进一步证实内皮细胞的活化。但是,内皮活化的机制仍不清楚,目前已有研究认为内皮细胞活化的因素可能包括:①血清高浓度的内皮活化因子,如 IL-6 和 IFN-γ;②Ang-1/2 轴参与了感染相关的微血管功能障碍,在 CRS 中是否同样重要需要进一步明确;③血小板是 Ang-1(参与内皮稳定)的重要来源之一,CAR-T 细胞治疗前血小板减低可能伴发严重 CRS,提示血小板计数减低可能是内皮活化的另一因素。

二、细胞因子释放综合征的临床表现

CRS 是涉及全身多系统的炎症表现。基于 CRS 发生的病理生理学过程,其临床表现多样,如皮疹、发热、寒战、肌痛、关节痛、不适和疲劳、恶心、呕吐、低血压、低血氧、酸碱平衡及电解质紊乱、呼吸衰竭、心功能不全、肾衰竭、肝功能不全、弥散性血管内凝血(disseminated intravascular coagulation,DIC)和神经功能损害等。因此,这种多样的临床表现给 CRS 的诊断和鉴别诊断带来极大的困扰。

(一) 一般临床表现

发热是 CRS 最常见的临床表现(>38.5℃),早期症状可能与感染相似,通常在 CAR-T 细胞输注后几小时到 3 周内会出现发热,体温可达 38.5~41℃不等,可伴有畏寒、寒战等先驱症状。不同的病种和不同严重程度的 CRS,发热起始时间和持续时间不同。一般情况下,共刺激分子为 CD28(如 axicabtageneciloleucel)的 CAR-T 细胞比共刺激分子为 4-1BB(如 tisagenlecleucel)的 CAR-T 细胞出现发热更快;ALL 患者接受 CAR-T 细胞治疗后发热起始中位时间较早,可能与循环中白血病细胞比例高,大量 CAR-T 细胞被迅速激活有关,而多发性骨髓瘤相对较晚;重度 CRS 发热起始时间更早,持续时间更长。CRS 症状控制后患者可能出现低体温表现,因此,治疗期间和治疗后需持续监测体温变化。

(二) 各系统临床表现

1. 循环系统 可表现为心律失常、血压降低、血流动力学不稳定、毛细血管渗漏综合征和心力衰竭;心电图可表现为窦性心动过速、QRS/QT 间期延长、传导异常、弥漫性 T 波倒置、Q 波异常、室性心律失常、局部或弥漫性 ST 段抬高等非特异性征象;心脏彩超可表现为左心室射血分数降低;也可有心肌受损,如心肌炎表现(患者的谷草转氨酶、谷丙转氨酶和肌钙蛋白可升高,且谷草转氨酶较谷丙转氨酶升高更明显)。低血压患者可没有任何症状,心搏骤停可发生在 CAR-T 细胞输注后 7 天到 2 个月。

2. 呼吸系统 可表现为低氧血症、呼吸急促、肺水肿、呼吸衰竭、胸腔积液和毛细血管渗漏综合征。据报道,6%~15% 的患者并发 3~4 级低氧血症,指脉氧监测示氧饱和度降低,动脉血气可见氧分压和氧饱和度降低。胸部 CT 可见两肺多发渗出性改变和胸腔积液。

3. 消化系统 可表现为恶心、呕吐、腹泻、黄疸等,谷丙转氨酶、谷草转氨酶、乳酸脱氢酶和胆红素升高。接受 CD19 CAR-T 细胞治疗的 ALL 和淋巴瘤患者中偶可并发消化道出血。

4. 泌尿系统及内环境 主要表现为肾功能不全,如血肌酐升高、电解质紊乱(如低钠血症、低钾血症、低磷血症)。并发肿瘤溶解综合征时患者可表现为"三高一低",即高尿酸、高钾、低钙和高磷血症。

5. 凝血系统 凝血功能异常是 CRS 中的重要不良事件。重度 CRS 患者可伴凝血功能异常,表现为 PT、APTT 延长,纤维蛋白原升高或降低,D-二聚体升高,TT 延长相对少见,严重者可表现为 DIC。

6. 运动系统 表现为疲乏、肌痛、关节痛、肌酸磷酸激酶升高。

7. 血液系统 CRS 中释放的大量炎性细胞因子可能抑制造血而导致血细胞减少,但与原发病、预处理化疗、脱靶效应等导致的血细胞减少需鉴别。

三、实验室和辅助检查

(一) 一般实验室检查

血常规表现为一系或多系血细胞减少;全套生化谱可表现为肝转氨酶、胆红素、乳酸脱氢酶升高,肌酐、尿素氮升高等;凝血功能表现为 PT、APTT、TT 延长,纤维蛋白原降低等。

（二）炎性细胞因子检测

目前，临床试验发现多种细胞因子参与了 CRS 的发生，主要包括 C 反应蛋白、铁蛋白 IFN-γ、IL-1、IL-2、sIL-2Rα、IL-4、IL-6、IL-8、IL-10、TNF-α、颗粒酶 B、GM-CSF、sgp130，MIP-1α 和 MCP-1 等，动态监测细胞因子的变化对判断 CRS 的诊断、危险程度及转归有重要指导意义。其中，CRP、铁蛋白、IL-6 是临床中最常见的检测细胞因子。

1. IL-6 主要来源于 T 细胞、单核细胞、巨噬细胞、成纤维细胞和内皮细胞。目前认为 CRS 发生主要来源于活化的巨噬细胞，CRS 发生时 IL-6 急剧升高，与 CRS 的发生、严重程度和转归密切相关。革兰氏阴性杆菌感染时产生的内毒素 LPS 同样也可以刺激免疫细胞产生和释放 IL-6。因此，IL-6 并非特异性指标。但是相比于重度 CRS，轻度 CRS 和感染的患者 IL-6 升高幅度相对偏低。

2. CRP 是在机体受到感染或组织损伤时血浆中一些急剧上升的急性蛋白，可激活补体和增强吞噬细胞的吞噬功能而发挥调理作用，清除入侵机体的病原微生物和损伤、坏死、凋亡的组织或细胞。前期临床试验已经证实 CAR-T 细胞治疗过程中 CRP 的升高与 CRS 同步变化，可作为 CRS 诊断的重要参考依据，且 CRP≥200mg/L 需警惕重度 CRS 的可能。但是被感染的患者同样存在 CRP 升高，因此，CRP 并不是 CRS 的特异性指标。

3. 铁蛋白 铁蛋白是应激性蛋白之一，其变化与炎症的发生和严重程度密切相关，也是 CRS 发生时重要的生物学标志物，尤其短期内急剧升高需警惕并发重度 CRS。噬血细胞综合征是 CAR-T 细胞治疗中少见但严重的并发症，在非 CAR-T 细胞治疗患者中，铁蛋白大于 10 000ng/mL 是诊断噬血细胞综合征的重要生物学标志，但是在 CAR-T 细胞治疗的患者中，噬血细胞综合征的诊断需要结合患者其他临床表现。铁蛋白同样为 CRS 非特异性生物学标志物，部分血液病患者 CAR-T 细胞治疗前血清铁蛋白水平较高，因此，血清铁蛋白绝对值临床意义有限，与基线水平的比较更有参考意义。

（三）辅助检查

肺受累时胸部 X 线片或 CT 表现为肺内炎症浸润表现。肠道受累时做腹部 CT 可表现为肠壁水肿、增厚、胀气，部分患者可见气液平。若有条件，必要时可行肠镜、胃镜等检查。

四、细胞因子释放综合征的临床管理

CRS 的管理可包括 CRS 发生的风险评估、分级、预防及临床干预。

CRS 的发生和严重程度的危险因素

1. 患者因素 患者的基础因素主要包括年龄、疾病类型、前期治疗情况、肿瘤负荷、疾病状态及 CAR-T 细胞治疗前与 CRS 相关的生物学指标基线水平等。一般而言，肿瘤负荷较高或血小板计数较低的 ALL 患者，发生重度 CRS 的风险更高；基线 Ang-2 水平升高是发生严重 CRS 和神经系统毒性的标志，其中机制可能为内皮激活是 CRS 和 CRES 的共同特点。

2. 预处理方案 CAR-T 细胞治疗前的预处理方案主要为去除淋巴细胞化疗或放疗，动物和临床试验显示：强化的去淋巴细胞化疗可增强 CAR-T 细胞的活性，其可能机制包括提高了某些细胞因子的产生（例如 IL-15）和抑制了调节性 T 细胞。目前常用的化疗方案包括单用环磷酰胺、环磷酰胺联合氟达拉滨、环磷酰胺联合喷司他丁、苯达莫司汀为基础的方案，以及其他针对疾病的治疗方案。临床试验发现，环磷酰胺联合氟达拉滨较单用环磷酰胺患者在 CAR-T 细胞扩增峰值和持续时间更有优势，但可能会增加 CRS 发生率，在临床中最常用。

3. CAR-T 细胞 CAR-T 细胞的活化是 CRS 发生的始动因素，因此 CAR-T 细胞的特征、输注量及活化后扩增和对受者免疫系统的激活是影响 CRS 严重程度的主要因素。

（1）CAR 的结构：CAR 是 CAR-T 细胞与靶细胞特异性结合的关键基础。按照种属来源，CAR 的结构分为鼠源性、人源化和全人源，不同种属的 CAR 是否影响 CRS 的发生暂无大宗病例报道，但是多项临床试验已经证实，鼠源性 CAR 易诱导机体免疫系统产生针对性抗体，从而影响 CAR-T 细胞在体内的扩增和存留时间。按照亲和力又可分为高亲和力和低亲和力 CAR 结构。高亲和力的 CAR 可有效、充分活化 CAR-T 细胞，在增加疗效的同时也增加了 CRS 发生的风险，近期一些研究单位尝试应用低亲和力 CAR，初步结果显示在不影响疗效的基础上降低了 CRS 的发生。

（2）共刺激分子：已经被应用的共刺激分子包括 CD28、4-1BB、CD40 等，目前最常用的分别为 CD28 和 4-1BB。CD28 作为共刺激分子的 CAR-T 细胞接触靶细胞抗原后扩增迅速，杀伤肿瘤细胞的同时可能伴更重的 CRS。相比于 CD28 共刺激分子，4-1BB 的 CAR-T 细胞体内扩增则相对缓和，而且在体内维持的时间较长。此外，第三代 CAR-T 细胞采用了双共刺激分子，不仅能够加强 CAR-T 细胞特异性识别肿瘤抗原及结合等能力，更能显著扩大由胞外区传递的细胞信号，相比于二代 CAR-T 细胞可能有更强的被激活和扩增能力，引起下级细胞杀伤作用的级联放大，可能会引起更重的 CRS。

（3）CAR-T 细胞输注的剂量：由于目前 CAR-T 细胞制备尚无统一的标准和规范，各机构制备的 CAR-T 细胞质量可能有很大差别，CAR-T 细胞输注量从 $10^4 \sim 10^9$ 不等，无法进行相互比较，但从有限病例的剂量爬升试验提示 CAR-T 细胞输注的剂量与疗效相关，高剂量输注 CAR-T 细胞可能获得更高的治疗反应，但同时增加了治疗毒性反应，尤其对于基线肿瘤负荷较高的患者。

（4）疾病的种类：临床实践发现，针对不同的靶点或不同的原发疾病，其 CRS 发生的严重程度也有所不同，一般而言，急性 B 淋巴细胞白血病发生重度 CRS 风险最高，其次是 B 细胞淋巴瘤，BCMA CAR-T 细胞治疗多发性骨髓瘤相对最轻。但不同疾病间 CRS 的发生率未见明显差别。

（5）其他：CAR-T 细胞体内扩增的峰值和速度与 CRS 和 ICANS 的发生、发展和严重程度均密切相关。通常情况下，扩增速度越快、峰值越高，重度 CRS 发生的可能越大。

五、诊断、鉴别诊断和严重程度分级

（一）CRS 诊断

CRS 的诊断主要依赖患者的临床表现、体征变化和器官功能损伤，因此 CRS 的诊断和评估必须遵循动态监测的原则。CAR-T 细胞治疗后应每天至少进行 2 次患者症状、体征和主要器官功能的监测，并随时观察记录患者状态的变化。如果 3 周内出现以下 4 种症状或体征之一，即应考虑 CRS：①发热 体温 ≥ 38℃；②低血压 收缩压<90mmHg；③动脉血氧饱和度<90%；④出现器官毒性。这些临床表现均为非特异性，因此，诊断 CRS 必须排除其他并发症。

（二）鉴别诊断

CRS 与感染、肿瘤溶解综合征、巨噬细胞活化综合征、过敏反应有相似的临床表现，对早期 CRS 诊断带来较大的困难，临床中需要综合患者的症状、体征、实验室检查和其他辅助性检查综合进行评估。

1. 感染　感染是 CAR-T 细胞治疗后常见和重要的并发症之一，也可与 CRS 同时发生，患者可表现为寒战、发热、缺氧、低血压，器官功能损伤，甚至感染性休克。血 CRP、PCT、IL-6 等均可以出现升高，但是相比于重度 CRS，炎性细胞因子升高的幅度相对低。常见的感染部位包括肺部、消化道、泌尿道等。因此，患者除了感染的一般表现外，同时有感染部位的特殊表现，如咳嗽、腹泻、尿路刺激征等。实验室检查血培养可监测到病原菌，真菌感染的患者可检查到 β-D-葡聚糖试验（简称"G 试验"）或半乳甘露聚糖抗原试验（简称"GM 试验"）阳性。肺部感染患者胸部 CT 可见炎症表现，如有条件可行 NGS 检测。

2. 肿瘤溶解综合征　肿瘤溶解综合征可表现为与 CRS 相似的发热、炎性细胞因子升高和器官功能损伤（主要见于肾脏），主要见于肿瘤负荷高的 ALL 或大肿块的淋巴瘤。患者表现为典型的"三高一低"，鉴别相对容易，但是，CRS 并发肿瘤溶解时给鉴别带来巨大的挑战。

3. 巨噬细胞活化综合征　巨噬细胞活化综合征多发生于重度 CRS 的患者，与感染、肿瘤并发的巨噬细胞活化综合征表现相似。由于原发性、继发性和 CRS 相关的巨噬细胞活化综合征诱发起始和加重的机制不同，炎性细胞因子变化有助于鉴别。

4. 过敏反应　由于制备的 CAR-T 细胞均包含有异源蛋白质和细胞因子，输注开始后患者即可出现发热、寒战、皮疹、呼吸困难等过敏表现，与输注 CAR-T 细胞有明显的相关性，经抗过敏治疗后即可缓解，可没有明显的细胞因子升高。目前认为，单纯发热，且持续时间小于 24h 不能诊断 CRS。

（三）CRS 分级

目前 CRS 有多个分级标准，包括：CTCAE、Lee et al. 2014、Penn 分级系统、MSKCC 分级系统、CARTOX

工作组分级系统、ASBMT 共识等。其中,CTCAE 分级主要基于抗体或免疫检查点抑制剂而制定的,因此,在 1~2 级中包括停药反应,而 CAR-T 细胞治疗均为单次或分次快速输入,不存在给药与反应的直接联系,因此,CTCAE 更适用于 CRS 中器官毒性的评估而不适于 CRS 总体危险度的评估。Lee et al. 2014 的 CRS 分级标准是专门针对 CAR-T 细胞治疗而制定,是后续分级系统的基础,不同的分级系统几乎均以一般症状、生命体征和器官损伤为基础,但是各个分级系统略有差异,对同一个患者采用不同的分级系统可能会有不同的分级;同时,不同患者对同一症状自我感受和临床医生治疗把握度的不同,也会给分级带来很大的差异。目前,较常用的 CRS 分级方法是 Lee et al. 2014 分级标准,以及在此基础上形成的 ASBMT 共识。该标准基于 4 项临床参数进行分级,包括体温、血压和动脉血氧饱和度等体征和器官毒性分级(依据为美国国家癌症研究所制定的《常见不良事件评估标准》)。

CAR-T 细胞治疗作为一种新型的治疗手段,依据严重程度分级进行管理是目前 CRS 管理的基本原则。最常见的 CRS 管理指南为 NCCN 推荐 CRS 管理指南(表 7-4-2-1)和美国 MD 安德森癌症中心 CRS 管理指南(表 7-4-2-2)。不同研究机构间 CRS 和 ICANS 的分级存在着差异,这导致临床试验中报告的不良反应的发生率和严重程度存在着偏差,因此迫切需要为 CAR-T 细胞相关不良反应建立共识分级系统。美国移植和细胞治疗学会(American Society for Transplantation and Cellular Therapy,ASTCT)于 2018 年 6 月在华盛顿特区举办了一个研讨会,该研讨会发布了针对 CRS 和 ICANS 的 ASTCT 共识评分系统,目的是在 CRS 和 ICANS 分级上达成共识,更好地指导 CRS 和 ICANS 的预防和治疗。CRS 的 ASTCT 共识评分系统是基于三个生命体征(体温、血压和血氧饱和度)来分级的。ASTCT 共识评分系统通过进一步完善 CAR-TOX 小组提出的神经毒性分级系统形成了目前的 ICANS 的评分系统。

表 7-4-2-1 NCCN 推荐 CRS 管理指南

CRS 分级	抗 IL-6 治疗	皮质类固醇	其他支持治疗
1 级	对于有明显症状和/或合并症的患者,对于延长的 CRS(>3d),可以考虑给予 1 次 tocilizumab 8mg/kg 静脉输注 1h(不超过 800mg)	对于 idecabtagene 和 lisocabtagene 对于早发性 CRS(输注后<72h),考虑使用地塞米松 10mg/24h 静脉输注	经验性广谱抗生素,如果中性粒细胞缺乏,考虑粒细胞集落刺激因子(G-CSF);维持静脉输液水化;对症处理器官毒性
2 级	tocilizumab 8mg/kgiv 1h 以上(每次剂量不超过 800mg)。若无好转,在 8h 内重复;24h 内不超过 3 次,总共最多 4 次	对于 1~2 剂抗 IL-6 治疗后的持续性顽固性低血压:地塞米松 10mg/12h~24h 静脉输注	根据需要静脉输液 对于两次输液和抗 IL-6 治疗后的持续性顽固性低血压,考虑超声心动图,并启动其他血流动力学监护方法 如果在开始抗 IL-6 治疗后 24h 内没有改善,则按 3 级管理 对症处理器官毒性
3 级	如果在 24h 内未达到最大剂量,则按 2 级进行抗 IL-6 治疗	地塞米松 10mg iv q6h,如果难治,按 4 级管理	转入 ICU,获得超声心动图并进行血流动力学监护 吸氧 当需要时快速静脉输液和使用血管加压药 对症处理器官毒性
4 级	如果在 24h 内未达到最大剂量,则按 2 级进行抗 IL-6 治疗	地塞米松 10mg iv q6h。如果难治,考虑给予 3 次甲泼尼龙 1 000mg/d 静脉注射;如果难治,考虑每 12h 给药 1 次	ICU 监护级血流动力学监测 根据需要进行机械通气 当需要时快速静脉输液和使用血管加压药 对症处理器官毒性

表 7-4-2-2　美国 MD 安德森癌症中心 CRS 管理指南

CRS 分级	抗 IL-6 治疗	皮质类固醇	其他支持治疗
1	考虑托珠单抗 8mg/kg iv 或司妥昔单抗 11mg/kg iv,用于持续(持续 3d 以上)和难治性发热	—	对乙酰氨基酚和低温毯治疗发热;血尿培养+胸片;经验性广谱抗生素,粒细胞缺乏考虑集落刺激因子;静脉补液;对症处理器官毒性
2	托珠单抗 8mg/kg iv 或司妥昔单抗 11mg/kg iv,6h 后可重复给药	考虑地塞米松 10mg iv q6h	快速静脉输液;考虑启动血管升压药;考虑转入 ICU 行血流动力学监测;对症处理
3	可按 2 级进行抗 IL-6 治疗	地塞米松 10mg iv q6h,可加至地塞米松 20mg iv q6h	转入 ICU,血流动力学监测 高流量吸氧;无创正压通气 快速输液+血管升压药 对症处理器官毒性
4	可按 3 级进行抗 IL-6 治疗	甲泼尼龙 1g iv qd	ICU 监护及血流动力学监测;机械通气 快速输液+血管升压药;对症处理器官毒性

CRS 分级:参照 ASTCT 指南。

1 级:发热≥38℃【CTCAE v5.0】伴或不伴全身症状。

2 级:发热(≥38.0℃)且低血压不需要血管加压药和/或缺氧需要使用低流量鼻导管(≤6L/min)。

3 级:发热(≥38.0℃)伴低血压需要 1 种血管加压药,伴或不伴加压药和/或缺氧需要高流量鼻导管(>6L/min)、面罩、非循环呼吸面罩或文丘里面罩。

4 级:任何正压通气的使用都构成 4 级 CRS;发热(≥38.0℃)伴低血压需要多种血管加压药(不包括加压素)和/或缺氧需要正压(例如,CPAP、BiPAP、插管、机械通气)。

5 级:CRS 导致的死亡。

六、CRS 的预防和监测

CRS 的预防包括治疗前、治疗中和治疗后的常规准备、监测和提前干预。

(一) CAR-T 细胞输注前和输注期间监测原则

CAR-T 细胞输注前,为确保接受 CAR-T 细胞治疗的患者能够耐受 CRS 反应,须对患者机体的一般情况、体能评分和脏器功能进行充分评估。ECOG 评分对于评估患者的一般状态有非常重要的参考价值,目前,大多数 CAR-T 细胞治疗的临床试验均推荐 ECOG 评分<2 分,但是,对于发生严重 CRS 风险低、且无更好治疗手段的患者,经慎重评估后,ECOG 评分≥2 分并非绝对禁忌。建议推荐的评估内容包括:

1. 完整的病史和体检。

2. 心电图和 MUCA 扫描或心脏 ECHO 评估心脏功能。

3. 末梢血氧饱和度和肺呼气换气功能。

4. 全面血生化　Na^+、K^+、Cl^-、Ca^{2+}、Mg^{2+}、血清磷、BUN、肌酐、胆红素、PO_4^{3-}、CO_2、LDH、ALT、AST、尿酸,全血细胞计数,触珠蛋白,直接和间接 Coombs 测试,β_2-微球蛋白,SPEP,β-HCG(对于绝经前女性),免疫球蛋白水平(IgG、IgM 和 IgA),游离轻链,PT/APTT 和 INR。

5. 骨髓形态学、微小残留(包括 PCR 法、NGS、FISH 或流式细胞技术检测)和细胞遗传学。

6. 外周血淋巴细胞,包括 T 细胞数和 CD4∶CD8 比率。

7. 血病毒学检测,包括但不限于 HIV、CMV、EBV、乙型肝炎病毒(HBsAb、HBsAg、HBeAb、HBeAg 和 HBcAb)和丙型肝炎病毒(HCAb)检测。

8. 对淋巴瘤、多发性骨髓瘤存在髓外病变或多发骨质破坏和 ALL 患者伴淋巴结或其他部位受累的患者需进行影像学评估(包括 PET-CT)。

对肿瘤负荷大、增殖率高且病理组织学提示为侵袭性高的患者采取降低肿瘤负荷以预防肿瘤溶解综合征,如提前小剂量化疗降低肿瘤负荷。CAR-T 细胞制备过程一般需要 10~14d,在此期间,对肿瘤细胞生长过快的患者可桥接化疗以控制疾病进展,直到 CAR-T 细胞制备完成。在 CAR-T 细胞输注前若存在感染,CAR-T 细胞治疗后可能感染进一步加重和与 CRS 叠加而加重 CRS 反应,建议先进行积极的抗感染治疗直至感染得到有效控制,再进行 CAR-T 细胞回输;对于真菌感染或者存在真菌感染高危因素的患者(粒细胞缺乏、长期使用抗生素或糖皮质激素),需要进行真菌预防;既往有中枢神经系统疾病或并发症的患者发生神经系统不良事件的风险会增高,在治疗前须完善头颅影像学及脑脊液检查;若发现患有中枢神经系统白血病的患者,建议待疾病控制/后再行 CAR-T 细胞输注。对既往有中枢神经系统白血病或合并症的患者,可口服左乙拉西坦(750mg,q12h)等药物预防癫痫的发生。

（二）CAR-T 细胞输注后

推荐在开始输注 CAR-T 细胞前即开通患者的中心静脉通路,以便能及时输注治疗 CRS 的药物。由于 CAR-T 细胞输注中和输注后发生心律失常的风险高,建议在自开始输注 CAR-T 细胞产品至 CRS 症状消失前这段时间内对患者进行心电监护,尤其在发生 2 级或以上 CRS 时,监护直至 CRS 分级降至≤1 级或者根据患者的一般情况而定。CAR-T 细胞输注后的患者,最好住院观察。建议对 CAR-T 细胞治疗患者至少在医院密切监测 7 天,并至少每 4h 评估 1 次生命体征,每天予以体格检查,血常规、生化和凝血指标值检测,以及血清 CRP 和铁蛋白水平检测。

CRS 通常发生于开始 CAR-T 细胞治疗后的第 1 周内,但是不同的疾病和患者存在个体差异,一般 ALL 最早,多发性骨髓瘤最晚:其严重程度多在开始 CAR-T 细胞治疗后的第 1~2 周达到最高。与接受第一代 CAR-T 细胞比,接受第二代 CAR-T 细胞产品治疗患者发生的 CRS 更严重。对严重 CRS、ICANS 高危或可能发生肿瘤溶解的患者,血常规和生化等指标值建议需每天至少检测 1 次。在 CAR-T 细胞治疗过程中,还应根据需要对患者进行胸片、心电图、心脏彩超和脑电图等检查,并密切监测其液体平衡和体重变化。

若患者血红蛋白水平<70g/L 或血红蛋白水平>70g/L 但存在心肺功能不全的患者,应及时输注红细胞以纠正;血小板计数<20×10⁹/L、存在出血倾向或已经并发重要器官出血的患者,应输注血小板并注意凝血功能;中性粒细胞减少,可使用粒细胞集落刺激因子。对发热患者须作病原学检查,包括血培养、尿液培养、痰及其他排泄物检查,并进行胸部影像学(X 线或 CT)检查以评估是否并发感染及严重程度。鉴于病原学检查的延迟、感染与 CRS 协同促进恶化以及延迟 CRS 处理可能导致严重不良后果,一旦怀疑患者感染或未排除 CRS,即给予广谱性抗感染。对于 CAR-T 细胞治疗患者并发发热和低血压,考虑到因为脓毒症和 CRS 有部分症状相似,故对发热患者应经验性使用能覆盖革兰阴性菌的广谱抗生素治疗。为避免可能影响 CAR-T 细胞治疗的疗效,在未有明确指征的情况下须避免使用糖皮质激素来治疗发热。

（三）CRS 发生时需监测的生化指标

未发生 CRS 的患者,每周至少两次检测血常规、生化谱全套、IL-6、CRP、血清铁蛋白(稀释后),一旦发生 CRS,血常规、生化全套和凝血功能每周至少检测 2 次,但是 IL-6、CRP、血清铁蛋白(稀释后)每天至少查 1 次。

1. 炎性细胞因子　CRS 的本质是相当数量的淋巴细胞(B 细胞、T 细胞、NK 细胞)和/或髓细胞(巨噬细胞、树突状细胞、单核细胞)被激活并释放多类炎性细胞因子而引发的临床综合征,故细胞因子水平可准确反映 CRS 的状态。其中,TNF-α、IL-6 为最常检测到的上升指标,推荐作为常规检测项。若有条件建议同时检测 CAR-T 细胞活化和免疫反应相关的其他细胞因子,包括 IFN、IL-1、IL-2、可溶性 IL-2Rα、IL-4、IL-8、IL-10、TNF-α、颗粒酶 B、GM-CSF、可溶性 gp130、MIP-1α 和 MCP-1。应该注意的是,由于患者个体细胞因子基础水平不同,细胞输注后细胞因子增长倍数、净增长数值或增长率比细胞因子绝对水平更能反映 CRS 严重程度。

2. CRP　多项临床试验发现 CRP 与 CRS 关系紧密,出现 CRS 的患者中 CRP 水平也相应升高,且其水平高低与 CRS 严重程度相关,CRP 可以辅助细胞因子来反映 CRS 的严重程度。然而,由于 CRP 水平升高也见于感染,应综合患者其他相关生化指标及具体临床症状加以鉴别。

3. 血清铁蛋白　临床试验中发现铁蛋白在严重 CRS 患者中也有明显升高,尽管还未证明铁蛋白水平能够预测 CRS 严重程度,但是血清铁蛋白的变化趋势与 CRS 的转归一致。由于铁蛋白代谢相对慢,且多个因素均可以影响铁蛋白水平,铁蛋白单位时间内升高的幅度与基线的比值或增加值比绝对值更有意义。

4. 凝血功能谱　在 CAR-T 细胞治疗的临床试验中,部分受试者出现凝血功能异常伴 D-二聚体升高、纤维蛋白原降低、APTT 升高,且其变化与 IL-6、IL-10 等一致,且可作为 CID 和 HLH 重要监测指标。

七、临 床 管 理

患者一旦考虑发生 CRS,需立刻进行密切监视并进一步确诊、危险度分级及治疗,其中治疗包括一般治疗,针对 CRS 的治疗,以及 CRS 导致器官损伤、内环境紊乱和其他并发症的处理。

(一) CRS 动态监测和危险度分级再评估

CRS 的临床表现和严重程度从轻度流感样症状到危及生命的严重毒性有很大差异。及时观察记录患者的体温、心率、血压、血氧饱和度等。适时给予临床干预能够减少或降低患者的死亡率。系统的体格检查,尤其是肺、心血管和神经系统,并应及时排除隐匿感染。准确、及时的评估和患者管理可以避免可能出现的不良后果。

CRS 发生中需动态评估严重程度的变化以及时调整治疗。输液后 2 周,每周至少检查 3 次,考虑在 CRS 期间进行每日检查。在神经毒性风险高峰期期间,应至少每天两次或在患者状态变化时进行神经毒性评估。如果出现神经系统问题,至少每 8h 进行一次评估,包括认知评估和运动能力。除了临床表现外,炎性细胞因子的变化可作严重 CRS 的临床诊断参考指标,包括:①连续发热至少 3 天,与基线相比;②两个细胞因子最大倍数至少升高 75 倍或者一个细胞因子最大倍数至少升高 250 倍;③出现至少以下一种临床毒性表现:低血压(至少需要一种静脉升压药)或缺氧(血氧饱和度<90%)或神经系统症状(包括心理状态改变,迟钝和癫痫发作)。一旦发生上述情况,建议尽早介入干预。

(二) CRS 出现以下情况需要积极干预

1. 低血压　去甲肾上腺素或等效血管加压药>5μg/min,去甲肾上腺素>3μg/min 或等效持续>36h 的低血压。

2. 低氧血症　FiO_2≥40%,呼吸频率>25 次/min 的呼吸困难时间≥2h。

3. 心功能不全　左心室射血分数<45%。

4. 肾功能不全　肌酐比基线增加 2 倍。

5. 凝血功能异常　PT 或 INR>正常上限的两倍。

6. 肌源性损伤　CPK 升高>正常上限的 5 倍。

(三) CRS 治疗

免疫治疗毒性的治疗大多基于单克隆抗体和免疫检测点抑制剂而制定,CAR-T 细胞疗法是近年免疫治疗的新领域,如何更好地管理 CAR-T 细胞治疗相关 CRS 仍存在许多未解决的问题。因此,有关 CAR-T 细胞相关 CRS 管理的建议和经验仍在不断发展。目前,针对 CRS 的治疗是基于专家意见和各个临床试验机构的经验。当前 CRS 的治疗均推荐根据不同严重程度的分级进行管理。

1. 1 级 CRS　以对症支持治疗为主,重点监测患者生命体征和器官功能及毒性,预防新的并发症出现,包括预防感染、出入量平衡管理,以及不良反应。对于持续>3d 或难治性发热可考虑应用托珠单抗 8mg/kg 或 siltuximab 11mg/kg。

2. 2 级 CRS　处理原则除了一般对症处理外,关键要预防 CRS 向更高级转化和并发严重的器官毒性,处理主要包括以下方面。

(1) 缺氧:首先评估缺氧的程度和类型。对缺氧程度轻的患者,首选鼻导管吸氧,小儿 1~2L/min,成人 2~3L/min,严重缺氧者 4~6L/min,最大不得超过 7L/min,氧流量调节以动脉血氧饱和度>90% 为依据;对于鼻导管吸氧无法改善缺氧、张口呼吸伴过度通气,以及较重缺氧需尽快提高氧浓度的患者,首选面罩吸氧。面罩分为普通面罩、文丘里面罩和储氧面罩。普通面罩吸氧能提供>5L/min 的高浓度氧,主要适用于 Ⅰ 型呼吸衰竭,但是可能导致二氧化碳潴留;对缺氧伴高碳酸血症的患者首选文丘里面罩,对呼吸频率不稳定的患者能够提供相对稳定的氧浓度,并可以湿化氧气,减轻对鼻黏膜的刺激;对于缺氧较重,鼻导管和面罩吸氧对缺氧改善不明显、需要呼吸机辅助,但是无法立刻应用呼吸机的患者,可考虑应用储氧面罩,但是需警惕二氧化碳潴留。对缺氧较重的患者可考虑应用托珠单抗或 siltuximab±皮质类固醇和支持治疗。

（2）低血压：遵循低血压的常规处理原则,首先确定低血压的原因——心源性、有效循环血量不足（包括入液量不足、持续高热致体液丢失和渗漏综合征致液体外渗）。心源性见于各种原因导致心脏收缩功能降低,CRS 相关心肌炎是较为严重的心功能不全(见后述),积极补液将进一步加重心功能不全,一般认为将血压维持于保持重要器官灌注的基础上,防治心功能进一步损伤并尽快逆转。对于有效循环血量不足引起的低血压,应立即经静脉滴注生理盐水进行升压治疗,并评估对补液的反应。补液无效的难治性低血压推荐使用托珠单抗 8mg/kg 或 siltuximab 11mg/kg,如果需要,托珠单抗可以在 6h 后重复使用。如果两次静脉补液和抗 IL-6 治疗后低血压持续存在,使用小剂量血管升压药治疗,使之收缩压>90mmHg,并考虑将其转入重症监护室予以密切监测,行超声心动图,并启动其他血流动力学监测方法。高风险患者或 1~2 次抗 IL-6 治疗后低血压仍持续存在,可以每 6h 使用 10mg 地塞米松。对存在非心源性肺水肿或胸腔积液相关的缺氧的患者,给予吸氧、利尿或胸腔穿刺(必要时)进行治疗。对持续缺氧、血压低和/或出现其他器官毒性的患者也应给予抗 IL-6 药物治疗。

3. 3 级 CRS 管理原则为维持生命体征、尽快中止炎症反应,挽救和维持系统和器官功能,转移到 ICU,行超声心动图,并进行血流动力学监测;按照 1 级 CRS 处理发热;按照 2 级 CRS 的治疗建议处理低血压,根据需要静脉补液、使用托珠单抗或 siltuximab 和使用升压药;立即给予地塞米松 10mg/6h,如果反应不佳,可增加至 20mg/6h。缺氧的处理包括高流量氧气输送和非侵入性正压通气,尽早使用托珠单抗或 siltuximab 加皮质类固醇和支持治疗。

4. 4 级 CRS 处理原则主要为借助有效的生命支持体系维持生命体征。在 3 级 CRS 处理的基础上,顽固性低血压患者可考虑应用甲泼尼龙冲击治疗,缺氧的患者尽快应用机械性辅助通气。

（四）特殊器官损伤的管理

CRS 发生中常伴有重要脏器功能受累和损伤,包括心脏、消化道、肝脏、肌肉、胰腺等,其中以心脏受损和消化道出血风险最大。但是,到目前为止未形成处理的共识,部分处理参考其他免疫治疗中重要脏器损伤的处理。

1. 心脏毒性 CRS 中的心脏相关毒性有潜在致命性。可有多种潜在表现,包括心律不齐、心肌炎、心肌病、心脏纤维化、心力衰竭和心搏骤停。血清学检查可见心肌酶谱和肌钙蛋白升高,但发生的比例目前未有相关报道。一旦发生心脏毒性,建议立即进行心脏病学评估和住院治疗。评估应包括遥测心电监护、ECG 和心脏 MRI。实验室测试包括心脏生物标志物(肌酸激酶和肌钙蛋白)和炎性生物标志物(ESR、CRP 和 WBC 计数)。同时应进行病毒学检测以排除病毒性心肌炎。在严重心脏毒性的情况下,患者可表现为心律不齐、明显的超声心动图改变和心脏生物标志物升高而无低血压。心律不齐、血流动力学不稳定和心脏生物标记物超过基线 3 倍等心脏毒性表现均可威胁生命。建议应用甲泼尼龙 1.0g/d,3~5d,直至心脏功能恢复至基线,然后在 4~6 周内逐渐减量。对于生命受到威胁的病例,如果在 24h 内未发现改善,考虑添加英夫利昔单抗或兔抗人胸腺细胞免疫球蛋白。

2. 胃肠道毒性 可以表现为食欲不振、恶心、呕吐、腹痛、腹泻,甚至便血等症状,出现和持续的时间目前暂无报道。一旦考虑患者出现胃肠道毒性,首先了解患者的既往排便习惯,并进行病原学(包括大便、血液病原学、肠道菌群等)检查及消化道检查(如内镜)以排除感染或其他原因,如消化性溃疡疾病和疾病本身导致的出血。对于轻度腹泻的患者,建议进行密切监测,并根据症状变化进行相应的检查,可使用洛哌丁胺或苯海拉明/阿托品并补充水分,并考虑进行干预。中度(G2)或重度(G3/4)腹泻和结肠炎需要评估粪便以排除感染病因,进行腹部/骨盆 CT 检查和肠道其他检查[例如,结肠镜检查或柔性乙状结肠镜检查+食管胃十二指肠镜(EGD)活检]。在等待检测结果的同时开始治疗。对于中度腹泻/结肠炎(G2),请进行免疫治疗并给予泼尼松/甲泼尼龙[1mg/(kg·d)]。如果在 2~3d 内未发现任何改善,将皮质类固醇剂量增加至 2mg/(kg·d),并考虑应用英夫利昔单抗。如果为重症结肠炎(G3/4)需要积极支持治疗,同时应用甲泼尼龙 2mg/(kg·d)。如果治疗 2 天无好转,继续使用类固醇并加英夫利昔单抗。

3. 肝毒性 肝毒性主要表现为肝转氨酶 ALT 和 AST 及胆红素升高,提示存在肝脏损害,患者可能会出现不同等级的肝损伤。建议首先排除其他潜在因素,例如病毒病因,与疾病相关的肝功能障碍或药物引起的肝酶升高。尽量限制或停用任何肝毒性药物,包括针对反复发热应用的对乙酰氨基酚。根据是否伴有胆红素升高采取不同治疗措施。对于胆红素水平不高的患者,治疗的选择主要取决于转氨酶升高的水平。对于转氨酶(G1)轻度升高的患者,可以密切观察转氨酶和胆红素的变化;对于转氨酶(G2)中度升高的患者,每周至少查 $1\sim2$ 次肝功能,并考虑应用泼尼松 $0.5\sim1.0mg/(kg\cdot d)$;严重或危及生命的肝损伤(G3/4),如果没有禁忌证,可以考虑进行肝活检。以泼尼松 $1\sim2mg/(kg\cdot d)$(G3)或 $2mg/(kg\cdot d)$(G4)起始治疗,目前不建议将英夫利昔单抗用于肝炎患者。对于胆红素水平高于 1.5 倍基线且≥肝损伤,治疗方法与无胆红素升高的严重肝炎相似,以 $2mg/(kg\cdot d)$ 的剂量开始泼尼松治疗。每天监测转氨酶和胆红素水平,当肝酶持续改善或恢复到 G1 以下时,开始逐渐减少药物剂量至 1 个月减停。

4. 肌肉毒性　肌肉骨骼毒性主要表现为肌炎和肌肉痛(单块肌肉或一组肌肉的明显不适或酸痛),目前报道的肌肉不良反应虽然发生率很高,但症状相对较轻,无需特殊处理,但需警惕严重的肌炎。

5. 胰腺毒性　目前 CAR-T 细胞治疗中未见胰腺毒性的相关报道,但是理论上存在胰腺毒性的可能,对于在临床中怀疑胰腺炎的患者,需进行动态检测淀粉酶和脂肪酶进行评估。对于淀粉酶和/或脂肪酶的持续中度/重度升高,建议对胰腺炎进行评估,包括临床评估和影像学检查。影像学检查包括腹部 CT 造影或磁共振胰胆管造影(MRCP),同时要排除其他引起胰腺酶升高的潜在原因。如果临床评估和/或影像学发现支持中度/重度急性胰腺炎的需要积极治疗。对于中度(G2)胰腺炎,应用甲泼尼龙/泼尼松 $0.5\sim1.0mg/(kg\cdot d)$ 的剂量开始;对于重度(G3/4)胰腺炎,并以甲泼尼龙/泼尼松 $1\sim2mg/(kg\cdot d)$,治疗直至症状改善至≤G1,然后在 $4\sim6$ 周内逐渐减量。

此外,当 CAR 靶向抗原不仅在肿瘤上表达,而且在健康组织上也表达时,经常会发生靶向脱瘤效应。例如,由于 CD19 靶向 CAR-T 细胞也消除了 CD19 阳性 B 细胞,因此 B 细胞发育不全作为一种靶向肿瘤外效应发生。然而,CAR-T 细胞治疗后的 B 细胞再生障碍通常具有良好的耐受性。监测和治疗 B 细胞发育不全的后遗症,包括低丙种球蛋白血症、感染风险增加以及潜伏病毒再激活的可能性。患者可能也有长期的 CD4 T 细胞淋巴细胞减少和机会性感染的风险,需要考虑预防。此外,长期的中性粒细胞减少和血小板减少可能会影响感染和出血风险。NCCN 指南建议:抗 CD19 CAR-T 细胞治疗后,考虑对低丙种球蛋白血症的患者[血清 IgG 水平< $400\sim600mg/dL$ 且严重或反复感染(尤其是细菌性感染)],每月进行 $400\sim500mg/kg$ 的 IVIG 替代治疗,直到血清 IgG 水平恢复正常并消除感染。

第三节　免疫效应细胞相关神经毒性综合征

CAR-T 细胞治疗引起的神经系统毒性是 CAR-T 细胞治疗相关的另一常见不良反应,包括精神状态的改变、失语、不同程度的意识丧失和癫痫等。2017 年 Neelapu SS 团队提出 CAR-T 细胞相关性脑病综合征(CAR-T cell related encephalopathy syndrome,CRES)的定义,用来描述 CAR-T 细胞治疗相关的中毒性脑病症状。随着研究深入开展,发现类似神经症状也存在于其他免疫相关治疗过程中。因此 2019 年美国移植和细胞治疗学会(The American Society for Transplantation and Cellular Therapy,ASTCT)发表共识,提出免疫效应细胞相关神经毒性综合征(immune effector cell-associated neurotoxicity syndrome,ICANS)的概念,即免疫治疗后,由内源性或外源性 T 细胞和/或其他免疫效应细胞激活或参与,引起的一系列神经系统异常的临床症状。ICANS 一般出现在 CAR-T 细胞输注后 1 天至 4 周,可伴随 CRS 或单独发生,其发生率可能与靶抗原选择、CAR-T 细胞制备过程、输注细胞剂量和肿瘤类型等因素有关,表现形式多样,严重时可危及生命。

一、临床表现

ICANS 的临床表现通常为中毒性脑病,其早期的症状可表现为注意力减弱、语言障碍、书写能力减退等;可进一步发展为意识模糊、定向力障碍、情绪异常、失语、嗜睡和震颤等。

在严重的 ICANS 中,可出现癫痫发作、肌力下降、尿失禁、精神错乱、颅内压增高、视乳头水肿和脑水肿等。头痛是一种非特异性症状,对 ICANS 的诊断价值有限。ICANS 可伴随 CRS 同时发生,或在 CRS 症状改善后发生,大约有 10% 的患者在 CAR-T 细胞治疗后第 3 周或第 4 周发生癫痫或谵妄等延迟性神经毒性症状。ICANS 的持续时间可从几小时到几周不等,大多持续 2~4d。通常情况下 ICANS 是可逆的。与 CRS 同时发生的 ICANS 往往持续时间较短,严重程度较低,但 ICANS 的病情变化常常比较迅速,因此需要密切监测。严重的 ICANS 通常发生在 CRS 症状改善阶段,其中急性脑水肿发生率较高,且症状会在数小时内从轻度的嗜睡进展为神志不清。已有多项临床试验报道了 CAR-T 细胞治疗后因发生脑水肿而最终死亡的病例。ICANS 其他严重的神经系统病变还包括脑皮质坏死、脑出血、脑干水肿、多灶性血栓性微血管病等。

二、辅 助 检 查

CAR-T 细胞治疗过程中,建议对患者每天进行 2 次神经系统评估(具体评估标准见下节),考虑 ICANS 发生时应及时增加评估次数。需密切监测患者常规、血生化、凝血功能、铁蛋白、细胞因子水平等指标变化。此外还需重点关注以下几点。

(一)脑脊液检查

在患者一般情况稳定,排除禁忌证后,可行脑脊液检查。发生 ICANS 时,可有颅内压升高,脑脊液(cerebrospinal fluid,CSF)中的蛋白质水平升高,偶尔可超过 1g/dL,但这种变化往往是短暂的,在神经症状消失后很快恢复正常。CSF 细胞计数通常会有所增加,以淋巴细胞为主,部分患者 CSF 中可检测到 CAR-T 细胞。大量中性粒细胞存在时应考虑其他原因引起的神经系统功能障碍,如感染等。应及时给予经验性抗细菌和/或抗病毒治疗,并行脑脊液培养、NCS 检测等进一步寻找病原学依据。

(二)头颅磁共振

考虑 ICANS 发生时,磁共振成像(MRI)是首选的影像学检查。轻度 ICANS 患者的影像学表现通常无明显异常,严重 ICANS 患者可出现对称性的 T_2 高信号和丘脑及其他深层灰质结构,常提示组织间水肿,部分患者可表现为弥漫性软脑膜强化信号,个别患者表现出多种 MRI 改变,但上述改变需与其他多种神经系统疾病鉴别,例如在低氧血症、缺血性脑损伤、多种毒性代谢性疾病、可逆性后部白质脑病综合征(PRES)、急性弥漫性脑脊髓炎和急性坏死性脑病中,也可能出现类似的对称性深灰质水肿伴或不伴有弥散受限。目前尚未明确特定的影像学改变与特定的临床症状的相互关系。及时的影像学检查有助于鉴别诊断,同时也可对患者的神经系统毒性症状进行动态的观察。

(三)脑电图

脑电图也有助于 ICANS 的评估,在 ICANS 患者中,脑电图最常见的改变是弥漫性慢波,是重症患者常见的非特异性表现。

三、鉴 别 诊 断

ICANS 的诊断主要依据症状与体征,结合脑脊液检查、MRI、脑电图等。临床上需要对一些非特异性症状进行鉴别诊断,如因长期卧床所致肌肉质量下降引起的虚弱和平衡异常,感染引起的神经系统功能障碍,颅内出血等。

四、分　　级

与 CRS 类似,目前国内外有多种分级量表用于评估 CAR-T 细胞相关的神经毒性。最为常见的是应用常见不良反应事件评价标准(common terminology criteria adverse event,CTCAE)对患者的临床症状进行评分,包括意识水平、定向力、日常生活、活动能力、语言能力、有无震颤、癫痫发作、尿失禁等。但是 CTCAE 分级系统没有充分量化 CAR-T 细胞疗法特有的急性神经毒性相应的临床症状。因此,2018 年,美国 MD 安德森癌症中心牵头制定了一项新的针对成人的分级系统,即 CAR-T 细胞治疗相关毒性(CAR-T-cell-therapy-associated toxicity,CARTOX)标准。CARTOX 评分标准结合了简易智力状态检查(mini-mental state examination,MMSE)系统中的一些关键指标,包括注意力、言语和写作能力的变化等以评估 CAR-T 细胞治疗患者的急性神经毒性症状。该分级系统还包括视乳头水肿、脑脊液压力和影像学等参数,以判断颅内压升高和脑水肿的严重程度(表 7-4-3-1)。与 CTCAE 不同,在 CARTOX 分级系统中,癫痫发作升级为 3 级或 4 级不良事件,因此,目前一般认为 CARTOX 分级系统较 CTCAE 更为客观,且应用更加广泛。CARTOX 评估采用 10 分制,认知功能正常为 10 分,该系统使用简单,可随时进行评估。CARTOX 中的具体项目可以根据患者的教育水平进行调整,但需要在 CAR-T 细胞输注之前记录基线评分,以确保后续评估的可靠性和一致性。然而,由于该系统中测量繁琐、具有不准确性,难以推广到日常实践,例如重症患者可能难以进行腰椎穿刺,并且穿刺测得颅内压可能因年龄、体型、体位、全身血压、机械通气和药物镇静而异。在 ASTCT 对 ICANS 的共识分级方案中,主要依据免疫效应细胞相关脑病(ICE)评分以评估患者是否患有脑病,改善了分级的简易性(表 7-4-3-2)。然而对 ICNAS 的客观分级需要 10 分制 ICE 评分以及其他神经系统症状和体征,例如意识水平、运动症状、癫痫发作和颅内压升高/脑水肿等,详见表 7-4-3-3。

表 7-4-3-1　CRES/ICANS 分级量表

	1 级	2 级	3 级	4 级
CTCAE 5.0	轻微症状(短暂部分性癫痫发作伴/不伴意识丧失)	复杂日常活动受限制(短暂全身性癫痫发作)	一般日常活动受限制(多次癫痫发作,治疗无效);新发脑水肿	危及生命的症状
CARTOX	CARTOX7~9分(轻度损伤)	CARTOX3~6分(中度损伤)	CARTOX0~2分(重度损伤);癫痫发作但对苯二氮䓬类药物治疗有反应;1~2 级视神经乳头水肿或脑脊液压力 < 20mmHg(272mmH$_2$O)	危重/昏迷状态,无法评估;全身性癫痫发作或非惊厥性癫痫持续状态;3~5 级视神经乳头水肿或脑脊液压力≥20mmHg(272mmH$_2$O),或脑水肿
ASTCT(成人及大于 12 岁儿童)	ICE7~9 分:自主苏醒	ICE3~6 分;通过声音唤醒	ICE0~2 分;疼痛刺激唤醒;通过干预可治疗的癫痫发作;影像学上的局灶性脑水肿	ICE 0 分;不可唤醒或需要反复的疼痛刺激唤醒;危及生命的不可逆的癫痫发作;严重运动功能障碍,如偏瘫或瘫痪;影像学上弥漫性脑水肿
ASTCT(儿童,小于 12 岁)	CAPD 1~8 分	CAPD 1~8 分	CAPD≥9;疼痛刺激唤醒;通过干预可治疗的癫痫发作;神经影像学上的局灶性脑水肿	无法执行 CAPD;不可唤醒或需要反复的疼痛刺激唤醒;危及生命的不可逆的癫痫发作;严重运动功能障碍,如偏瘫或瘫痪;神经影像学上弥漫性脑水肿

注:ICE,免疫效应细胞相关的脑病;CAPD,康奈尔儿童谵妄量表(the Cornell assessment of pediatric delirium,CAPD);ASTCT,美国移植和细胞治疗学会。

表 7-4-3-2　ASTCT 成人 ICANS 分级与共识

评估内容	1 级	2 级	3 级	4 级	5 级
ICE 评分	7~9	3~6	0~2	0	ICANS 导致的死亡
意识水平	自动醒来	声音唤醒	触觉刺激唤醒	无法唤醒或需要强烈的或重复的触觉刺激才能唤醒;昏迷	
癫痫发作	—	—	可以快速解决临床的局灶性或全部性癫痫发作;可通过干预解决的脑电图提示的非惊厥性癫痫发作	危及生命的长时间发作(>5min);或反复的临床发作或电痉挛,其间不会恢复到基线水平	

续表

评估内容	1级	2级	3级	4级	5级
运动异常	–	–	–	深部局灶性运动无力，如偏瘫或下肢轻瘫	
颅内压升高/脑水肿	–	–	神经影像学上的局灶性/局部水肿	神经影像学上弥漫性脑水肿；去大脑或去皮质强直；或脑神经Ⅵ（展神经）麻痹；或视乳头水肿；或库欣三联症	

表 7-4-3-3　ICE 评分及 CARTOX-10 标准

ICE 评分	CARTOX-10
定位：年、月、城市、医院（4分）	定向力：年，月，城市，医院和居住国领导人（5分）
命名：命名 3 个物体，如时钟、笔、纽扣（3分）	命名：命名三个对象，如时钟、笔、纽扣（3分）
听从命令：听从简单命令，如"给我看 2 个手指"或"闭眼，伸出舌头"（2分）	书写：写一个标准句子（1分）
写作：写出标准句子的能力（1分）	注意力：从 100 开始倒着以 10 为单位数数（1分）
注意力：从 100 开始倒着以 10 为单位数数（1分）	

五、治　疗

（一）CRES 管理建议

1. 与 CRS 类似，ICANS 的治疗基于毒性等级，主要是支持性治疗。但无论患者等级如何，应尽可能对患者进行全面神经系统评估，包括头颅影像学、脑脊液检查、脑电图等。当前国内外针对 CAR-T 细胞相关神经毒性的治疗尚无统一标准，2017 年 Neelapeu SS 等在 *Nature* 上提出了 CRES 管理建议，予以参考。

【1级】

- 支持治疗；防止误吸；吸氧补液。
- 禁食、禁饮，评估吞咽功能，若吞咽能力受损，将所有口服药物和/或营养物质转换为静脉注射。
- 避免使用抑制中枢神经系统的药物；对于烦躁不安的患者，可以使用低剂量的劳拉西泮（每 8h 静脉滴注 0.25~0.5mg）或氟哌啶醇（每 6h 静脉滴注 0.5mg），密切监测，必要时请神经内科会诊。

眼底镜检查以评估视乳头水肿程度；头颅平扫/增强 MRI；诊断性腰椎穿刺，测量脑脊液压力；如果患者有局灶性周围神经功能缺损，则行相关椎体 MRI；若不适合行 MRI 检查，可选择 CT。

- 每日脑电图检查，直至神经毒性症状改善；如果在脑电图上未检测到癫痫发作，可继续左乙拉西坦 750mg 每 12h 口服。
- 如果 EEG 显示非惊厥性癫痫持续状态，按照下述进行治疗。
- 如果 CRES 同时并发细胞因子释放综合征，则考虑使用托珠单抗 8mg/kg 或司妥昔单抗（siltuximab）11mg/kg 静脉滴注进行抗 IL-6 治疗。

【2级】

按照 CRES 1 级继续支持治疗和神经系统检查。

若并发 CRS，托珠单抗 8mg/kg 或司妥昔单抗 11mg/kg 静脉滴注进行抗 IL-6 治疗。

若抗 IL-6 疗法无效或未并发 CRS 时，可每 6h 静脉滴注地塞米松 10mg，或每 12h 静脉滴注甲泼尼龙 1mg/kg。

若伴随≥2 级的 CRS，则考虑将患者转入重症监护病房。

【3 级】

- 按照 CRES 1 级继续支持治疗和神经系统检查。
- 建议转移患者至重症监护病房。
- 若并发 CRS,且之前未使用过抗 IL-6,则采取抗 IL-6 治疗(剂量方法同 2 级处理)。

若抗 IL-6 治疗后症状恶化或未并发 CRS,则使用皮质类固醇(剂量方法同 2 级),直至 CRES 降至 1 级,然后逐渐减量。

- 对于无颅内压升高的 1 级或 2 级乳头水肿,应根据下述进行处理。
- 如果患者 CRES 分级持续≥3 级,则考虑每 2~3d 重复神经影像学检查。

【4 级】

- 按照 CRES 1 级继续支持治疗和神经系统检查。
- ICU 重症监测;必要时可考虑机械通气以保护气道。
- 同 3 级处理,采取抗 IL-6 治疗和神经影像学。
- 应用大剂量皮质类固醇,直至降为 1 级,后逐渐减量。
- 对于惊厥性癫痫持续状态,按照下述进行治疗。

≥3 级的视乳头水肿伴有颅内压升高或脑水肿,可根据下述进行处理。

注:托珠单抗最大剂量为 800mg;所示的所有药物剂量仅适用于成人,具体使用请结合临床。

2. CAR-T 细胞治疗后癫痫持续状态的管理建议

(1) 非惊厥性癫痫持续状态:

- 评估气道,呼吸和循环系统;测血糖。

劳拉西泮 0.5mg 静脉注射,根据需要可每 5min 追加 0.5mg 静脉注射(最高剂量 2mg),以控制癫痫发作。

静脉推注左乙拉西坦 500mg,并以此作为维持剂量。

- 若癫痫持续发作,静脉注射苯巴比妥负荷剂量 60mg。

非惊厥性癫痫持续状态缓解后维持剂量如下:每 8h 静脉注射劳拉西泮 0.5mg,共 3 次;每 12h 静脉注射左乙拉西坦 1 000mg;每 12h 静脉注射苯巴比妥 30mg。

(2) 惊厥性癫痫持续状态:

- 评估气道,呼吸和循环系统;测血糖。
- 转入重症监护病房。
- 静脉注射劳拉西泮 2mg,根据需要可追加注射 2mg 至总量达 4mg,以控制癫痫发作。
- 静脉注射左乙拉西坦 500mg,并以此作为维持剂量。
- 若癫痫持续存在,以负荷剂量 15mg/kg 静脉注射苯巴比妥治疗。
- 惊厥性癫痫持续状态缓解后的维持剂量为:每 8h 静脉注射劳拉西泮 0.5mg,共 3 次;每 12h 静脉注射左乙拉西坦 1 000mg;每 12h 静脉注射苯巴比妥 1~3mg/kg。
- 若为难治性癫痫,应持续脑电图监测。

注:所有指定剂量的药物均适用于成年患者,具体使用请结合临床。

3. CAR-T 细胞治疗后颅内压升高(ICP)的管理建议

1 级或 2 级视乳头水肿*,脑脊液(CSF)压力小于 20mmHg(272mmH$_2$O),且无脑水肿的患者——静脉滴注乙酰唑胺 1 000mg,后每 12h 静脉滴注 250~1 000mg(根据肾功能、酸碱平衡调整剂量,每日监测 1~2 次)。

3 级,4 级或 5 级视乳头水肿*,伴影像学上任何脑水肿征象,或 CSF 压力≥20mmHg(272mmH$_2$O)的患者——使用大剂量皮质类固醇如甲泼尼龙 1g/d,参照 CAR-T 细胞相关神经系统毒性 4 级管理建议。

- 将患者床头端抬高至 30°。
- 维持过度通气使动脉二氧化碳分压(PaCO$_2$)目标值达到 28~30mmHg,但维持时间不超过 24h。
- 高渗治疗:使用甘露醇(20g/dL 溶液)或高渗盐水(3% 或 23.4%,如下详述)进行高渗治疗:

甘露醇:初始剂量 0.5~1.0g/kg;维持剂量每 6h 0.25~1.00g/kg,同时每 6h 监测代谢指标和血清渗透压,如果血清渗透压≥320mOsm/kg,或者渗透压差≥40,则停用甘露醇。

高渗盐水:初始剂量 3% 高渗盐水 250mL;维持剂量每小时 50~75mL,同时每 4h 监测电解质,如果血清钠离子水平达到≥155mEq/L,则停止输注。

对于即将发生脑疝的患者:初始给予 30mL、23.4% 高渗盐水;如有需要,15min 后重复给药。

- 如果患者装有 ommaya 囊,引流脑脊液至脑脊液压力<20mmHg(272mmH$_2$O)。
- 脑电图上显示暴发抑制活动时,请神经外科会诊协同诊治。
- 每 6h 监测代谢指标,每日行头部 CT,并根据临床情况调整上述药物的使用,以防止脑水肿复发,肾衰竭,电解质紊乱,血容量不足和低血压等。

注:*视乳头水肿分级按照修改后的 Frisen 标度,所示的所有药物剂量均适用于成人,具体使用请结合临床。

简而言之,对于 CRES 级别≥1 级且并发 CRS 的患者,推荐使用抗 IL-6 治疗;如果不合并 CRS,皮质类固醇是 CRES≥2 级患者的优选治疗方法,在症状改善至 1 级后可逐渐减量。皮质类固醇治疗的最佳使用时间尚未有定论,有文献报道,短期使用激素能降低神经毒性,且不会影响抗肿瘤反应。但在皮质类固醇使用及逐渐减量期间,应密切监测患者的神经毒性症状。

(二) 其他靶向药物

目前,多种靶向药物在治疗神经毒性方面也展现出一定疗效。anakinra(IL-1 受体拮抗剂)和 lenzilumab(GM-CSF 抑制剂)在小鼠模型中都显示出显著的 CRS 和神经毒性治疗效果。鞘内阻断 IL-6 或 IL-6R,靶向 IL-2、IL-15 的药物等也正在研究中,此外,有研究发现可溶性肿瘤坏死因子受体-1(sTNFR-1)和可溶性 CD30 与神经系统毒性发生发展有关,有望成为治疗靶点。

第四节　骨髓抑制与感染

一、骨髓抑制

骨髓抑制是恶性血液病患者接受 CAR-T 细胞治疗的常见并发症之一,临床症状表现为贫血、血小板及白细胞减少。既往文献报道 B 淋巴细胞恶性疾病接受 CD19 CAR-T 细胞治疗后 3~4 级中性粒细胞、血小板减少及贫血发生率分别为 32%~94%、24%~53%、45%~68%,3~4 级贫血发生率为 46%~68%,3~4 级血小板减少发生率为 24%~53%。复发/难治多发性骨髓瘤患者接受 BCMA CAR-T 细胞治疗后骨髓抑制并发症非常常见。Kochenderfer 等人报道了 33 例接受了 BCMA CAR-T 细胞治疗的复发/难治多发性骨髓瘤患者,其中 3 级及以上的不良事件中最常见的是血液学毒性。中性粒细胞减少、血小板减少及贫血发生率分别为 85%、45%、45%。

(一) 骨髓抑制的临床表现

1. 贫血　主要表现为面色苍白、乏力、头晕或心悸和胸闷等症状。

2. 感染　多表现为发热,伴或不伴畏寒及寒战,常与 CRS 所致发热同时发生,较难以鉴别。严重感染可致感染性休克。CAR-T 细胞输注早期以细菌感染为主,有文献报道,CAR-T 细胞回输后 28 天内发生细菌感染占 17%。感染最常见的革兰阳性细菌为凝固酶阴性的金黄色葡萄球菌、链球菌属和粪肠球菌;革兰阴性细菌以大肠埃希菌属、不动杆菌属和嗜麦芽窄食单胞菌最常见。晚期以病毒感染为主,最常见为上呼吸道病毒和巨细胞病毒感染。

3. 血小板减少或出血　CAR-T 细胞治疗后血小板减少发生率较高。详见下文。

(二) 实验室检查

外周血象常表现为全血细胞减少,可根据常见不良反应事件评价标准 5.0 版对恶性血液病患者接受 CAR-T 细胞治疗后骨髓抑制的严重程度进行分级,详见表 7-4-4-1。患者骨髓象常表现为骨髓小粒空虚,有核细胞量明显减少。粒系、红系和巨核细胞显著减少,成熟淋巴细胞比例明显增高,形态无特殊。

表 7-4-4-1　CAR-T 细胞治疗血液系统恶性疾病的骨髓抑制分级量表

	1级	2级	3级	4级	5级
贫血	血红蛋白介于正常值下限至100g/L之间	血红蛋白介于 80 ～ 100g/L 之间	血红蛋白<80g/L，有输血指征	危及生命的症状，需要紧急干预	死亡
白细胞减少	介于正常值下限至3.0×10^9/L	介于(2.0~3.0)×10^9/L	介于(1.0~2.0)×10^9/L	小于 1.0×10^9/L	－
中性粒细胞减少	介于正常值下限至1.5×10^9/L	介于(1.0~1.5)×10^9/L	介于(0.5~1.0)×10^9/L	小于 0.5×10^9/L	－
淋巴细胞减少	介于正常值下限至0.8×10^9/L	介于(0.5~0.8)×10^9/L	介于(0.2~0.5)×10^9/L	小于 0.2×10^9/L	－
血小板减少	介于正常值下限至75×10^9/L	介于(50~75)×10^9/L	介于(25～50)×10^9/L	小于25×10^9/L	－

（三）骨髓抑制的治疗

可参考恶性血液病放化疗后骨髓抑制的处理方案,具体治疗措施需充分考虑 CAR-T 细胞治疗的特殊性。

1. 预防性措施　接受 CAR-T 细胞治疗的患者原则上应尽量做到全环境保护,有条件者建议在无菌层流设施中接受 CAR-T 细胞治疗;注意保持口腔、消化道、生殖道清洁;同时避免剧烈运动,防止外伤出血。

2. 成分血输注　原则上患者贫血症状明显、血红蛋白低于 60g/L 应及时输注红细胞。对血红蛋白60g/L 以上而体能状况较弱、耐受性较差的患者也应根据临床情况及时输血。CAR-T 细胞治疗预处理方案中包含的氟达拉滨,或多发性骨髓瘤患者既往使用抗 CD38 单抗等药物可能会导致交叉配血试验阳性,在严密监测情况下可考虑输注洗涤红细胞。当血小板计数小于20×10^9/L 或有出血症状时可输注辐照血小板,对于血小板抗体阳性的患者可输注交叉配型相合的血小板。合并有凝血功能异常时应及时输注凝血酶原复合物、新鲜冷冻血浆或纤维蛋白原改善凝血功能。

3. 促进粒细胞生成　当外周血白细胞计数小于 2.0×10^9/L 或中性粒细胞绝对计数小于 1.0×10^9/L时,可应用粒细胞集落刺激因子(G-CSF)来促进粒细胞生成。有文献报道,通过细胞因子谱分析发现 GM-CSF 是 CRS 发生过程中关键的促进因子。因此,在临床 CAR-T 细胞治疗后使用粒细胞-巨噬细胞集落刺激因子需要慎重,以免加重 CRS 反应。

4. 控制感染　详见下述。

二、感染的预防及处理

感染是 CAR-T 细胞治疗中的重要并发症,常与 CRS 同时发生。目前复发/难治恶性血液病患者接受CAR-T 细胞治疗早期和晚期感染的定义尚不明确。目前,将 CAR-T 细胞输注后 28 天内发生的感染(CAR-T 细胞回输当天记为第 0 天)定义为早期感染;CAR-T 细胞输注后第 29～180 天发生的感染定义为晚期感染。Park 等人报道急性 B 淋巴细胞白血病患者接受 CD19 CAR-T 细胞输注后发生细菌感染的中位时间为18 天,真菌感染中位发生时间为 23 天和病毒感染中位发生时间为 48 天。Hill 等人报道 133 例恶性淋巴细胞肿瘤患者接受 CD19 CAR-T 细胞治疗,在 CAR-T 细胞输注后的 28 天内,23%的患者发生感染;其中细菌感染占 56%,病毒感染占 30%,真菌感染占 14%。此外,80%的感染发生在 CAR-T 细胞输注后 10 天内。CAR-T 细胞输注后的 28 天内感染发生率为 1.19%,输注后第 29～90 天每百天感染风险率为 0.67%,晚期感染以病毒为主,包括上呼吸道病毒和巨细胞病毒感染。

（一）感染发生的高危因素

1. 接受 CAR-T 细胞治疗前的基线特征　Turtle 团队发现 ALL、先前接受过大于等于 4 线抗肿瘤治疗方案、接受高剂量 CAR-T 细胞输注(每公斤体重输注剂量为 2×10^7 细胞)的患者 28 天内感染发生率更高。

2. CRS 的严重程度　Seo 团队发现大于等于 3 级 CRS 是 CD19 CAR-T 细胞输注后感染发生的独立危

险因素,尤其是血流感染。Turtle 团队在 Blood 中也报道了 CRS 的严重程度是 CAR-T 细胞输注后感染的唯一独立危险因素。

3. 糖皮质激素的使用　因 CRS 应用糖皮质激素是导致 CAR-T 细胞治疗后 28 天内发生感染的独立危险因素。

（二）感染发生的机制研究

前期的预处理化疗、CRS 过程中释放高水平的细胞因子、CAR-T 细胞的脱靶效应等因素均可引起骨髓抑制。而中性粒细胞下降的速度和持续时间是决定细菌感染风险的重要因素。皮肤、黏膜屏障的破坏,如口腔、胃肠道黏膜完整性破坏促进了感染的发生和发展。此外,CAR-T 细胞治疗后 B 细胞缺乏导致免疫缺陷也是感染发生发展的重要原因。

（三）感染的临床表现

多数患者以发热为早期表现,可为低热,也可达 39~40℃,伴有畏寒、寒战,严重者可发生感染性休克。感染可发生在各个部位,血流感染较为常见,肺部、腹腔及皮肤软组织感染也可见。可表现为咳嗽、咳痰等呼吸道症状,腹痛、腹泻等消化道症状,泌尿道感染表现为尿路刺激征。实验室检查可表现为一系或多系血细胞减少,CRP、PCT 等炎症指标可明显升高。血生化可见转氨酶、胆红素、乳酸脱氢酶升高。肺部感染时胸片和肺部 CT 可见肺内炎性渗出、斑片影等影像学表现。

（四）感染的诊断和鉴别诊断

1. 感染的诊断　当临床出现感染症状及体征时需完善病原学检查,如血培养、分泌物培养、导管内或支气管肺泡灌洗培养。分离培养出病原菌是诊断感染的金标准。

2. 鉴别诊断

（1）CRS:发热是 CRS 最常见的临床症状,CRS 的早期表现与感染相似,给临床医生鉴别带来困难。目前研究认为,CRS 的发生机制为 CAR-T 细胞活化后诱导大量细胞因子释放。实验室检查表现为 IL-6 明显升高,铁蛋白升高、出凝血指标异常,其对于 IL-6 受体拮抗剂托珠单抗治疗反应效果良好。

（2）噬血细胞综合征:各种原因导致的淋巴细胞、单核细胞和巨噬细胞系统异常过度激活,分泌大量炎性细胞因子而引起炎症反应。可出现发热,全血细胞减少,肝脾大。实验室检查可表现为全血细胞减少、骨髓可见噬血现象。

（3）肿瘤溶解综合征:发生机制为肿瘤细胞大量溶解破坏,细胞内物质快速释放。可表现为与 CRS 相似的发热,细胞因子升高和脏器功能损伤。患者典型表现为"三高一低",即高尿酸、高钾、低钙和高磷血症,鉴别相对容易,但应警惕 CRS 合并肿瘤溶解同时发生。

（五）感染的预防和治疗

CAR-T 细胞治疗所致的感染大多为轻至中度。在充分的全环境保护、对症支持治疗以及合理抗生素应用的情况下,患者很少发生危及生命的严重感染。感染常与 CRS 同时发生,且两者临床表现类似,鉴别诊断上存在一定困难。因此,需充分理解 CAR-T 细胞治疗后早晚期感染发生的机制及常见病原体,以制定有效的抗菌预防及治疗策略。

1. 细菌感染的预防和治疗　恶性血液病患者接受 CAR-T 细胞治疗引起的粒细胞缺乏与血液系统恶性肿瘤患者化疗后粒细胞缺乏的临床特征具有一致性,输注 CAR-T 细胞后中性粒细胞缺乏（简称粒缺）伴发热患者可以参考《中国中性粒细胞缺乏伴发热患者抗菌药物临床应用指南》进行管理。此外,恶性血液病患者接受 CAR-T 细胞治疗常发生重度粒细胞缺乏,应采取无菌隔离保护措施,同时进行严格无菌操作并注意个人卫生预防感染。CAR-T 细胞回输后,患者发生粒细胞缺乏、体温≥38℃应及时进行病原学采集培养。在未明确致病菌前,可经验性的采用覆盖革兰阴性菌和革兰阳性菌的广谱抗生素,之后根据病原学和药敏试验结果及时调整用药。

2. 真菌感染的预防和治疗　CAR-T 细胞治疗后中性粒细胞减少持续时间长,真菌感染发生率增加,当经验性使用抗细菌药物治疗 3 天后仍有发热应考虑联合抗真菌治疗,临床上常使用唑类抗真菌药物如氟康唑/伏立康唑、棘白菌素类抗真菌药物。

3. 病毒感染的预防和治疗　如前文所述,CAR-T 细胞治疗后晚期感染并发症以病毒感染为主,包括上呼吸道病毒感染和巨细胞病毒感染,也可有单纯疱疹病毒、水痘带状疱疹病毒再激活。阿昔洛韦对单纯疱疹病毒感染治疗有效,伐昔洛韦对单纯疱疹病毒和水痘带状疱疹病毒有效。利巴韦林可用于治疗上呼吸道病毒感染,更昔洛韦和膦甲酸钠可用于巨细胞病毒感染。由于病毒感染的治疗手段比较有限,静脉用丙种免疫球蛋白可用于提高患者的免疫力。

4. 其他　从中性粒细胞恢复开始即预防性服用复方磺胺甲噁唑(SMZ)直至 CAR-T 细胞输注后 3 个月可有效预防卡氏肺孢子虫病。对于 T-SPOT 阳性恶性血液病患者可在 CAR-T 细胞治疗前预防性应用异烟肼。

（六）乙型肝炎病毒的激活

乙型肝炎病毒(简称乙肝病毒,HBV)激活是恶性血液病患者接受化疗或免疫抑制治疗的常见并发症,尤其是在接受造血干细胞移植或使用 CD20 单克隆抗体-利妥昔单抗时更为常见。CAR-T 细胞在特异性杀伤表达靶抗原的肿瘤细胞同时,其引起的长期 B 细胞缺陷使 HBV 感染及携带 HBV 的恶性血液病患者接受 CAR-T 细胞治疗后面临较高的乙肝病毒激活风险。为了避免 HBV 在治疗后激活危及生命,几乎所有的早期 CAR-T 细胞临床研究都将 HBV 感染患者排除在外。

Paolo Strati 等人于 2019 年在 *Blood* 报道了 2 例合并慢性 HBV 感染或乙型肝炎康复的弥漫性大 B 细胞淋巴瘤患者接受了 CD19 CAR-T 细胞治疗,同时预防性应用抗乙肝病毒药物,患者未出现 HBV 激活。中国学者也陆续报道了合并 HBV 感染的恶性淋巴瘤患者接受 CAR-T 细胞治疗的安全性及有效性研究。CAR-T 细胞治疗后 CD4/CD8 比例倒置恢复较慢、长期 B 细胞缺乏及持久的低丙种球蛋白血症;免疫功能恢复缓慢是否增加 CAR-T 细胞治疗后 HBV 再激活的风险值得进一步研究。以上研究初步提示,慢性 HBV 感染或康复患者不是 CAR-T 细胞治疗的禁忌证,但抗病毒治疗级监测策略需要进一步探索。另外,乙肝患者在 CAR-T 细胞制备过程中存在的交叉感染风险也需要谨慎对待。

第五节　免疫球蛋白缺陷

免疫球蛋白缺陷是指血清中一种或多种免疫球蛋白水平低于正常值下限的情况。由于血清中含量最高的免疫球蛋白为 IgG,所以 CAR-T 细胞治疗所导致的免疫球蛋白缺陷以血清中 IgG 的降低最显著。目前各个临床研究报道的免疫球蛋白缺陷发生率有不同报道。一般而言,儿童较成人可以产生抗体的浆细胞克隆少,所以更加容易出现免疫球蛋白缺陷。由于 CD19 并不在分化成熟的浆细胞上表达,故靶向 CD19 的 CAR-T 细胞并不会清除患者体内既往存在的针对病原体或疫苗的浆细胞。Bhoj 等人发现在靶向 CD19 的 CAR-T 细胞治疗后虽然血液中 CD19⁺/CD20⁺ B 细胞数量和血清总免疫球蛋白水平显著降低,血清中疫苗或病原体诱导产生的 IgG 和 IgA 的滴度却可以维持稳定至少 6~12 个月,有部分患者在 CAR-T 细胞治疗后 25 个月骨髓中仍可检测到分泌抗体的浆细胞。免疫球蛋白缺陷导致的体液免疫受损增加了患者的感染风险。

目前针对免疫球蛋白缺陷的治疗主要是 IgG 替代。IgG 替代治疗的给药方式分为静脉注射和皮下注射两种。由于缺乏随机对照临床研究的数据,在 CAR-T 细胞治疗中应用 IgG 替代治疗的指征并不明确。Hill 等人根据其他疾病中 IgG 替代治疗的指征和临床实践的经验,建议 CAR-T 细胞治疗后 3 个月内应每月监测患者血清 IgG 水平,对血清 IgG<400mg/dL 或出现严重感染的患者应输注 IgG,3 个月后若患者血清 IgG 仍<400mg/dL 或出现严重感染,则继续进行 IgG 替代治疗。具体推荐用法为先静脉注射 IgG(400~800mg/kg,每 3~4 周用药 1 次)以使血清 IgG 浓度迅速上升到 400mg/dL,而后改为皮下注射 IgG(100~200mg/kg,1~2 周/次)以确保血清 IgG 浓度的平稳。极少数患者接受 IgG 治疗时会出现头痛、恶心、呕吐等不良反应,大多出现在用药开始一小时内,因此需要在输注全过程中观察生命体征。大部分 IgG 输注的副作用可通过暂停输注或减慢输注速度后缓解,必要时可适当应用非甾体抗炎药和抗组胺药。考虑到糖皮质激素可能影响 CAR-T 细胞的功能,一般情况下不推荐使用糖皮质激素。

目前关于 CAR-T 细胞治疗后如何进行免疫接种尚缺乏足够的研究证据。欧洲血液与骨髓移植协会(EBMT)和美国血液与骨髓移植协会(ASBMT)2018 年发布的专家共识建议在患者接受 CAR-T 细胞治疗后至少 6 个月再行预防接种。应优先给患者接种灭活流感疫苗、13 价肺炎链球菌疫苗和流感嗜血杆菌疫苗。

2020 年 *Blood* 发表的专家共识则建议在 CAR-T 细胞治疗前 2 周给患者接种流感疫苗。对于 CAR-T 细胞治疗后无需进行化疗和造血干细胞移植的患者,应在 CAR-T 细胞治疗 6 个月后进行预防接种,优先考虑接种肺炎链球菌疫苗、甲肝和乙肝疫苗、破伤风疫苗、白喉疫苗和百日咳疫苗。对于有水痘或带状疱疹病史且年龄≥50 岁的患者,还应考虑接种水痘-带状疱疹疫苗。

第六节　CAR-T 相关出凝血功能障碍

CAR-T 细胞回输后,约 50% ~ 56.6% 患者发生凝血功能障碍,包括凝血指标异常,出血或血栓等临床表现,常发生于回输后第 6~10 天,紧随 IL-6 等细胞因子升高之后,随 CRS 的控制可逐渐缓解。因此可将 CAR-T 相关出凝血功能障碍(CAR-T associated coagulopathy,CARAC)定义为一种在 CAR-T 细胞回输后近期内(绝大多数在 28d 内)发生,与细胞因子释放相关,以出血和/或血栓为表现,并且伴随血小板下降及凝血指标异常的临床综合征。严重时进展至弥散性血管内凝血(DIC),发生率约占 CARAC 的 14% ~ 50%。

CARAC 的发病机制尚不清楚,目前认为与 CRS 密切相关,内皮损伤是核心机制之一。CAR-T 细胞回输后,CAR-T 细胞和巨噬细胞等免疫细胞被激活,释放大量促炎细胞因子,引起血管内皮损伤,促进组织因子(TF)释放和胶原暴露,进而激活外源及内源性凝血途径,引起内皮细胞产生更多的细胞因子,形成炎症-凝血恶性循环。在此过程中,纤溶系统被不同程度地激活,纤溶亢进继而发生出血。此外,还可能与恶性肿瘤患者本身血液处于高凝状态及肝功能损伤相关。因此,回输前高肿瘤负荷、体内 CAR-T 细胞高速扩增、高级别 CRS 及肝功能异常是其高危因素。主要特征为出血和低纤维蛋白原血症。

一、临 床 表 现

(一) 出血与 DIC

CARAC 的临床表现多以出血为主。19.6% 出凝血功能障碍患者发生有临床意义的出血,包括口腔黏膜、巩膜及四肢皮肤瘀点/瘀斑。根据 WHO 出血分级,CARAC 患者中≥3 级出血事件包括颌面部广泛出血、消化道及颅内出血。≥3 级的出血事件大多发生于≥4 级 CRS 患者中。约 14% ~ 50% CARAC 患者进展至 DIC,相关临床表现包括瘀点/瘀斑、黄疸、低血压、呼吸困难、肾功能不全、神经系统异常、休克、严重出血等,其发生率与患者年龄、性别及减淋巴细胞化疗方案无关,而与回输前肿瘤负荷、体内 CAR-T 细胞扩增峰值、CRS 严重程度有关。据报道,DIC 为 CAR-T 治疗后非复发死亡的重要原因之一,多与 DIC 导致多器官功能障碍相关。

(二) 血栓

CARAC 患者血栓性事件较少见,发生率约为 6.3% ~ 8.8%,中位发生时间为 CAR-T 治疗后 20~29d。既往有动静脉血栓(ATE/VTE)病史、BMI>30kg/m^2、手术史、ICU 史、CAR-T 细胞回输前后发生感染并发症的患者更易发生,包括肺栓塞、深静脉血栓、血栓性卒中和内脏静脉血栓等。

二、实验室检查

CARAC 患者在 CAR-T 治疗之前,往往已接受过多线治疗及预处理化疗,免疫与凝血系统基础条件较差以及恶性肿瘤及其他基础疾病本身会影响血细胞计数及凝血功能。因此不能仅靠单一时间点或 CAR-T 回输后的指标判断,而应从预处理前开始动态监测、对比评估患者血细胞、炎症、凝血指标及肝肾功能。CARAC 的实验室检查包括三个方面。

(一) 炎症指标

CRS 被认为是 CARAC 的诱因,凝血指标异常往往发生于 IL-6 等细胞因子升高之后,随炎症因子趋势的变化而变化。重度 CRS 患者中凝血指标异常的发生率显著升高,4 级及以上 CRS 患者的凝血指标峰/谷值较 3 级及以下 CRS 患者显著升高/降低。血清 IL-6、IFN-γ、CRP、铁蛋白水平与 PT 和 APTT 的水平呈正相关;IL-6、IFN-γ、铁蛋白水平与纤维蛋白原水平呈负相关。因此检测炎症指标是诊断 CARAC 的前提条件,对凝血功能障碍的发生具有预测意义。包括 CRP、铁蛋白;细胞因子六项 IL-2、IL-4、IL-6、IL-10、TNF-α、IFN-γ,有条件的医院可以另外检测 GM-CSF、IL-1、IL-18 等细胞因子。

（二）血小板计数

50.9% B-ALL 患者在接受抗 CD19 CAR-T 细胞输注后出现血小板下降,最低值范围为 $(5\sim47)\times10^9/L$（中位数,$17\times10^9/L$）,轻重度 CRS 患者间的血小板最低值未见明显差异。86% MM 患者在接受抗 BCMA CAR-T 细胞输注后出现血小板下降,其最低水平与基线水平有显著差异;基线血小板水平越低、骨髓中浆细胞百分比越高,则治疗期间出现血小板下降的概率越高;血清 IL-6、IFN-γ 水平与血小板水平呈负相关。

（三）凝血指标

主要体现于凝血因子消耗和纤溶系统活化两方面,APTT、PT、TT、纤维蛋白原、FDP、D-二聚体与 CAR-T 细胞扩增显著相关,在 CAR-T 细胞回输后的峰/谷值与回输前的基线值之间有显著差异。

1. 凝血因子消耗　凝血指标中 APTT、PT、TT 延长的发生率分别为 16%、10%、7%,开始变化的中位时间为 CAR-T 细胞回输后第 7 天左右,持续中位时间为 4~7d;低纤维蛋白原血症（纤维蛋白原<2g/L）尤为显著,发生率为 23%。纤维蛋白原在 CAR-T 细胞输注后的早期常呈正常或轻微升高水平,后期开始下降,其开始下降、达到最低点、恢复正常的中位时间分别为 CAR-T 输注后第 10 天、第 14 天、第 20 天,显著晚于其他凝血指标变化时间,纤维蛋白原下降在基线血小板计数较低患者中更为常见。

2. 纤溶系统活化　纤溶相关指标包括 D-二聚体和 FDP 升高,可用于诊断 DIC。D-二聚体是纤维蛋白被纤溶酶降解的产物,反映继发性纤溶亢进。FDP 是纤维蛋白原和纤维蛋白被纤溶酶降解的产物,原发和激发性纤溶亢进时均有升高,但这两项指标在近期手术、肝肾功能异常时也会升高,因此应结合 PLT 计数和凝血时间改变综合判断。

（四）其他项目检测

1. 常规生化指标、肝肾功能等排除其他系统疾病。

2. 其他反映凝血激活的标志物如凝血酶抗凝血酶复合物（TAT）和反映纤溶系统活化的标志物如 α2-纤溶酶抑制剂-纤溶酶复合物（PIC）、组织型纤溶酶原激活抑制复合物（tPAIC）等也可用于辅助诊断;血栓弹力图（TEG）可反映凝血因子和血小板功能,也可作为辅助检查。

三、诊　断

回输前高肿瘤负荷、体内 CAR-T 细胞高速扩增、高级别 CRS 及肝功能异常是 CARAC 高危因素,诊断时需早期识别。CARAC 是由 CAR-T 细胞输注后引发的 CRS 所触发,因此诊断的前提是 CRS 的存在。CRS 患者的血清 IL-1β、IL-2、sIL-2Rα、IL-4、IL-6、IL-8、IL-10、IL-15、IFN-γ、TNF-α、颗粒酶 B、GM-CSF 等细胞因子水平升高;其中,以 IL-6 水平升高最为显著。因此,CARAC 的诊断应以 IL-6 等细胞因子水平升高为基础条件。建议以 CAR-T 细胞回输后 IL-6 水平与回输前 IL-6 基线水平的比值作为 IL-6 是否升高的判断标准。在 IL-6 等细胞因子水平升高的前提下,仍应密切观察临床表现及实验室指标的变化,综合判断后作出相应诊断。

根据 CARAC 发生过程,可分为高凝期、出血期及脏器衰竭期。血栓栓塞等高凝表现少见。临床表现以出血为主,常为自发性,涉及皮肤、颌面部、消化道、呼吸道、颅内等多部位。出血程度的评估建议参考 WHO 出血评分。部分患者可发生休克或微循环衰竭,因多器官功能障碍而危及生命。因临床表现异常一般发生在实验室指标异常之后,当监测到实验室指标异常时,应密切观察患者临床表现,及时处理。

（一）实验室指标

血小板进行性下降、APTT 及 PT 延长、纤维蛋白原降低、FDP 及 D-二聚体升高时,应考虑诊断 CAR-AC。若血小板<$50\times10^9/L$ 或 24h 内下降≥50%、D-二聚体≥5mg/L、PT 延长≥3s、APTT 延长≥10s、纤维蛋白原<1.0g/L,应警惕 DIC 发生。

（二）辅助诊断

TAT、PIC、tPAIC 和可溶性血栓调节蛋白（sTM）及反映血管内皮功能的生物标志物如 PECAM-1、TF、VWF、Ang-2 等可用于辅助诊断；一旦凝血指标异常开始出现，推荐每天使用中国 DIC 积分系统（CDSS）或国际血栓与止血协会（ISTH）积分系统进行 DIC 评分，动态检测 DIC 严重程度。

四、鉴 别 诊 断

（一）脓毒症相关 DIC

脓毒症是宿主对感染反应失调引起的危及生命的功能障碍。脓毒症相关 DIC 的特征为系统性凝血激活及纤溶抑制，以高凝状态和多器官功能障碍为主，伴有纤溶酶原激活抑制物（PAI-1）水平升高。CAR-T 治疗过程中也会并发感染，严重时进展至脓毒症、DIC，通常可以找到病原学证据，如细菌、病毒、真菌，伴发热等全身不适，IL-6 升高出现双峰。

（二）化疗相关血小板减少症（CIT）

化疗相关血小板减少症指化疗后外周血中血小板绝对值低于 $100×10^9/L$，其病因主要为骨髓抑制，另外还包括化疗药物的免疫介导机制、肝毒性引起的脾隔离、血小板释放减少、巨核细胞凋亡等。通常情况下，血小板在化疗后 7~10d 降到最低值，时间可能与 CARAC 重叠，但可在化疗结束 2~3 周内恢复。

（三）肿瘤溶解综合征（TLS）

肿瘤溶解综合征是大量肿瘤细胞自发或在治疗后发生快速溶解，超过人体肝脏的代谢能力和肾脏的排泄能力，从而引起的严重代谢紊乱疾病。异常实验室指标包括高尿酸、高钾、高磷和低钙等，常见临床表现包括低血压、少尿、急性肾衰竭、心律失常、心力衰竭，控制不佳可引起 DIC。

（四）噬血细胞综合征/巨噬细胞活化综合征（HLH/MAS）

可见于极少部分 CAR-T 细胞治疗后的严重 CRS 患者，可出现血小板计数下降及纤维蛋白原减少，可能与 HLH/MAS 进展有关。根据 NCCN 指南（2021.V3），CAR-T 相关 HLH 的诊断标准为：①快速增长的高水平铁蛋白（>5 000ng/mL）以及 CRS 背景下的血细胞减少，尤其是伴有≥3 级的血清胆红素、AST、ALT 升高，或≥3 级的少尿或血清肌酐升高，或≥3 级的肺水肿；②根据细胞形态学和/或 CD68 免疫组化的组织病理学评估，骨髓或器官中存在噬血现象。

（五）CAR-T 治疗迟发型血小板减少症

在 CAR-T 治疗第 28 天后出现的晚期血液学毒性，超过预处理化疗时期，其发生与既往 HSCT 史及重度 CRS 显著相关，个别报道发生率高达 76%。迟发型血小板减少症的特征为两个低谷 PLT 水平，中间可恢复，第二波低谷常发生于 CRS 消退和患者出院后。

五、治　　疗

治疗原则：早期识别，准确评估，去除诱因，分层干预。具体临床管理路径见图 7-4-6-1。

（一）控制 CRS

细胞因子拮抗剂仍是最有效治疗手段。CRS 中最常见且显著升高的细胞因子为 IL-6，IL-6 受体拮抗剂托珠单抗（tocilizumab）已被 FDA 批准并广泛应用于 CAR-T 治疗后的 CRS 中，显示出良好疗效。此外，IL-1 受体拮抗剂阿那白滞素（anakinra）和 TNF-α 拮抗剂依那西普（etanercept）也被应用于 CRS 中。目前，NCCN CAR-T 治疗相关毒性管理指南中已推荐托珠单抗、siltuximab 及阿那白滞素分级应用于 CRS 患者。糖皮质激素属于免疫抑制剂，可快速抑制炎症反应，有效缓解 CAR-T 治疗后 CRS，出凝血实验室指标和出血症状均得到改善。早期临床研究中发现，尽管糖皮质激素可控制 CRS，但影响 CAR-T 细胞功能或抑制 CAR-T 细胞体内增殖，可能对 CAR-T 细胞的抗肿瘤疗效有潜在不良影响。另一项临床研究的长期随访数据则提示，应用糖皮质激素对患者总体缓解率及持续缓解率无显著影响。糖皮质激素在出凝血功能障碍患者中的应用需结合具体的临床情况。推荐 2 级及以上 CRS 伴有 CARAC 患者使用细胞因子拮抗剂和糖皮质激素。

CRS分级　　　　　　　CARAC管理路径

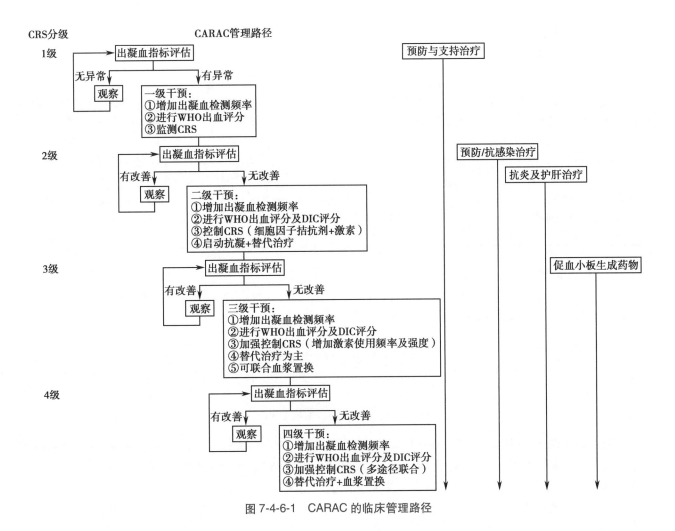

图7-4-6-1　CARAC的临床管理路径

（二）替代治疗

CARAC的临床表现以出血为主要特征,替代治疗可降低出血风险,控制活动性出血,2级及以上CRS伴有CARAC患者应积极替代治疗。及时根据血小板计数、纤维蛋白原、PT、APTT结果调整替代治疗的剂量。

1. 血小板悬液　血小板<20×10⁹/L或血小板<50×10⁹/L但合并活动性出血时应用。

2. 新鲜冷冻血浆及人凝血酶原复合物　当PT延长≥3s和/或APTT延长≥10s,应输注新鲜冷冻血浆10~15mL/kg,或酌情输注凝血酶原复合物。

3. 纤维蛋白原及冷沉淀　对于3级及以上CRS伴CARAC患者,出血风险极大,建议每日监测纤维蛋白原水平,酌情补充纤维蛋白原浓缩物或冷沉淀,治疗目标是维持纤维蛋白原水平≥1.5g/L,直到CRS低于3级。当纤维蛋白原<1.5g/L,建议纤维蛋白原浓缩物补充剂量为[（1.5-纤维蛋白原实际测量值）/0.017]mg/kg;当纤维蛋白原水平未知,若合并头部外伤或颅内出血,首剂纤维蛋白原浓缩物剂量为60mg/kg,若合并鼻出血、肌内出血和月经过多,则首剂剂量为30mg/kg。冷沉淀中含有Ⅷ因子及纤维蛋白原,每0.2×体重(kg)单位冷沉淀可提升纤维蛋白原水平约1g/L,若纤维蛋白原水平未知且可疑极低,建议输注冷沉淀剂量为每kg体重0.1~0.2U;APTT延长的患者也可以补充冷沉淀。

（三）抗凝治疗

应在控制CRS的基础上酌情应用。2级CRS伴有CARAC,抗凝治疗仅可在替代治疗的同时才能应用;3级及以上CRS伴有CARAC,一般不使用抗凝治疗。推荐使用低分子肝素4 000~6 000U/d,当PLT<50×10⁹/L,使用50%治疗量;当PLT<20×10⁹/L,停用。

（四）抗纤溶治疗

3级以上CRS伴有CARAC,若继发性纤溶亢进已成为出血的主要原因,可进行抗纤溶治疗。

（五）DIC 管理

参照 ASCO 指南,处理如表 7-4-6-1:

表 7-4-6-1　CAR-T 相关出凝血功能异常分级与处理

分级	处理
1 级	支持治疗
2 级:实验室指标无异常,无出血	使用 IL-6 拮抗剂时,可同时使用或不使用皮质类固醇;如果改善到 1 级,在 4~6 周后逐渐减少类固醇
3 级:实验室指标异常,有出血 4 级:危及生命,需紧急干预	急救护理支持;使用 IL-6 拮抗剂和甲泼尼龙 1 000mg/d 连续 3d,随后 250mg/12h 连续 2d,125mg/12h 连续 2d,60mg/12h 连续 2d;对纤维蛋白原水平低于 150mg/dL 的患者补充纤维蛋白原

（六）其他治疗

包括预防/抗感染治疗;抗炎及护肝治疗;促血小板生成药物;血浆置换;积极做好出血监测及护理,指导其正确的生活及饮食习惯,避免出血诱因,同时加强对症支持治疗。

第七节　其他并发症

一、CAR-T 治疗相关噬血细胞综合征

噬血细胞性淋巴组织细胞增生症/巨噬细胞活化综合征(HLH/MAS)是一种由遗传性或感染、肿瘤或免疫性疾病等获得性因素引起的一种高炎症反应综合征。临床表现为持续发热、肝脾大、全血细胞减少以及肝、脾、骨髓、淋巴组织中存在噬血现象。多发于儿童,复发率及死亡率较高。

CAR-T 细胞特别是靶向 CD19、CD22 的 CAR-T 细胞回输后,CRS 患者出现类似 HLH/MAS 的临床表现,包括高热、多脏器功能障碍、中枢神经系统紊乱、血清铁蛋白、乳酸脱氢酶、可溶性 CD25 和细胞因子(如 IFN-γ,IL-6)水平升高、血清纤维蛋白原水平降低,称为 CAR-T 相关噬血细胞综合征(carHLH)。它是 CAR-T 疗法一个极严重的并发症,绝大多数发生在 CRS 患者中。据多中心、不同国家统计,carHLH 发生率约为 3.5%,但死亡率较高,应引起临床重视。

（一）发病机制

HLH/MAS 的确切病因与发病机制尚未完全阐明。根据是否存在遗传学突变,分为原发性和继发性。儿童 HLH/MAS 以原发性为主,主要由与细胞毒性相关的颗粒酶、细胞脱颗粒途径以及炎性小体相关基因突变引起。继发性 HLH/MAS 多见于成人,大部分由感染引起,其中最常见的为病毒感染(如 EB 病毒、巨细胞病毒、HIV),也可由恶性肿瘤(主要是淋巴瘤)、自身免疫病、移植等医源性因素引起。高炎症综合征和高铁蛋白血症是原发和继发性 HLH 共同结果。由 CAR-T 细胞治疗过程中 CRS 触发的 carHLH 属于继发性 HLH/MAS。CAR-T 细胞进入体内特异性识别肿瘤抗原后被激活,释放 IL-6,IFN-γ 等细胞因子,单核巨噬细胞被激活,释放大量促炎细胞因子(如 IL-1,IL-6,IL-18,IFN-γ,TNF),继而引起自身和 CAR-T 细胞的过度活化,形成一种由固有免疫系统过度激活导致的高炎症反应综合征,导致淋巴组织细胞浸润和多脏器损伤。有学者认为,回输前 NK 细胞减少、较高的骨髓 T/NK 比例及回输后 CAR-T 细胞大量扩增是其危险因素。

（二）临床表现与实验室检查

carHLH 一般发生于 CAR-T 细胞回输后第 10~14 天,晚于 CRS 的发生,具有与 CRS 重叠的临床表现,如发热、多脏器功能损伤、铁蛋白及细胞因子升高、血细胞减少、凝血功能障碍等;还具有 HLH 的特征,如肝脾淋巴结肿大、高甘油三酯血症和低纤维蛋白原血症和出血相关表现。

根据 HLH-2004 标准,ASCO 指南推荐的实验室检查如下:

1. 血常规、凝血检测（PT、APTT、纤维蛋白原、D-二聚体）

2. 肝功能（ALT、AST、GGT、总胆红素、白蛋白和乳酸脱氢酶）

3. 血清甘油三酯（快速）和血清铁蛋白

4. 可溶性 IL-2 受体 α（sCD25 或 sIL-2R）和/或 CXCL9

5. 根据特定器官受累的体征和症状和/或怀疑 HLH 存在的程度,应对所有患者进行如下检查:

（1）血液、骨髓、尿液和脑脊液培养,病毒滴度和 EBV、CMV、腺病毒和其他疑似病毒的定量 PCR 检测。

（2）在使用适当的抗病毒疗法治疗期间监测已识别病毒的水平。

（3）骨髓穿刺和活检。

（4）心电图、胸片和超声心动图。

（5）腰椎穿刺脑脊液分析。

（6）脑 MRI 扫描及对比。中枢神经系统成像可能显示脑膜旁浸润、硬膜下积液、坏死和其他异常。

（三）诊断

carHLH 只发生于 CRS 患者中,因此对其做出诊断比较困难。许多传统的 HLH/MAS 诊断标准没有特异性:发热、脾大、至少两系血细胞减少（红细胞、白细胞和血小板）、高甘油三酯血症或低纤维蛋白原血症伴 D-二聚体升高、高铁蛋白血症、高水平的 sCD25 和 NK 细胞活性低或无、骨髓中存在巨噬细胞。这些特征经常出现在低级别 CRS 患者中,也经常出现在未经历 CAR-T 细胞治疗的晚期血液系统恶性肿瘤患者中。因此,CAR-T 细胞治疗后 HLH 患者的诊断需要新的标准。

根据 NCCN 指南（2021.V3）,carHLH 具体诊断标准如下。如果患者既往有 HLH/MAS 病史或表现为难治性 CRS,应考虑是否存在遗传学异常。

1. 在 CRS 情况下,迅速升高和高铁蛋白（>5 000ng/mL）伴细胞减少,特别是伴有下列任何一种情况:①血清胆红素、AST、ALT 升高≥3 级;②少尿或血清肌酐升高≥3 级;③肺水肿≥3 级。

2. 根据细胞形态学和/或 CD68IHC 的组织病理学评估,骨髓或器官中存在噬血细胞。

（四）鉴别诊断

carHLH 与 CRS 有许多重叠的临床表现,给 carHLH 诊断带来巨大挑战,特别是 CRS 伴多脏器功能障碍时更应警惕 carHLH 的发生。CAR-T 细胞治疗过程中存在并发凝血功能障碍及感染的风险,出现的凝血异常和低纤维蛋白原血症以及发热、细胞因子风暴与 carHLH 难以区分。此外,还应对引起 HLH 表现的病因予以鉴别,以明确是由遗传性因素或肿瘤、感染、CRS 引起。

1. CRS　典型发病时间为 CAR-T 回输后 2~3d,典型持续时间为 7~8d,而 carHLH 通常在 CRS 之后发生。临床表现虽有重叠,但 carHLH 具有较明显的脏器功能损伤。此外,高铁蛋白血症和高甘油三酯血症、低纤维蛋白原血症、IFN-γ 升高及噬血现象在 carHLH 更显著,可予以鉴别。

2. CAR-T 相关出凝血功能障碍　凝血障碍表现与 carHLH 类似,包括凝血指标异常、低纤维蛋白原血症以及内皮激活标志物升高,但一般无发热、肝脾淋巴结肿大及噬血现象、神经系统紊乱等器官功能障碍。

3. CAR-T 相关感染　多以发热为早期表现,伴畏寒、寒战,以血流感染为主,也可见肺部、腹腔及皮肤软组织感染,可找到细菌、真菌或病毒感染的证据。实验室检查 CRP、PCT 等炎症指标明显升高,也可见铁蛋白、转氨酶、胆红素等升高,但升高程度不及 carHLH。肺部感染时胸片和肺部 CT 可见肺内炎性渗出、斑片影等影像学表现。

4. 原发性和继发性 HLH/MAS　原发性 HLH/MAS 多见于儿童,通常存在 HLH/MAS 病史伴遗传学改变;对于继发性 HLH/MAS,血液恶性肿瘤患者通常由感染或肿瘤本身触发高炎症反应性噬血现象。原发性和继发性 HLH/MAS 患者血清 IL-6 水平也升高,但远不及 CRS 引起的 carHLH,而 CD163 水平较高。应明确 HLH/MAS 的病因是由遗传因素或感染、肿瘤引起还是 CRS 引起。

（五）管理

carHLH 治疗原则为早期发现,及时干预。积极控制 CRS,抑制过度活化的 CD8$^+$T 细胞和巨噬细胞,最终阻断和改善炎症风暴引起的多脏器功能障碍。

疑似 carHLH 患者首先给予对症支持治疗；根据 CRS 的管理，使用抗 IL-6 疗法和皮质类固醇治疗 ≥3 级器官毒性；MD Anderson Cancer Center 管理建议如果患者在 48h 内临床或血清学上（监测血清铁蛋白、乳酸脱氢酶、纤维蛋白原、转氨酶、胆红素、肌酐水平）无改善，应考虑给予 $75\sim100mg/m^2$ 依托泊苷额外治疗；考虑鞘内注射阿糖胞苷治疗神经毒性。2021 年 ASCO 指南管理建议如下：①加强支持治疗；②如果患者恶化或不稳定，可使用皮质类固醇；③对于纤维蛋白原水平低于 150mg/dL 的患者，应考虑补充纤维蛋白原；④用 IL-6 拮抗剂加皮质类固醇治疗 ≥3 级器官毒性；⑤如果 48h 后反应不明显，可考虑使用阿那白滞素（IL-1 受体拮抗剂）；⑥依托泊苷可以考虑在严重、难治性病例中使用；⑦对于 HLH 相关神经毒性的患者，也可以考虑鞘内注射阿糖胞苷（含或不含氢化可的松）。

二、肿瘤溶解综合征

肿瘤溶解综合征（HLS）是肿瘤细胞自发或治疗后快速溶解，钾、磷、核酸等细胞内容物大量释放到血液中，导致的一组急性代谢紊乱综合征，以高钾血症、高磷血症、高尿酸血症和继发性低钙血症为特征。这些电解质和代谢紊乱可发展肾功能不全、心律失常、癫痫发作和因多器官功能衰竭引起的死亡。TLS 的发病率和严重程度取决于肿瘤大小、肿瘤细胞溶解潜力（肿瘤细胞增殖速度、对治疗的敏感性、治疗强度）、患者特征（已存在的肾病、酸性尿液等）和支持性护理。具有较高细胞溶解潜力的肿瘤包括高级别淋巴瘤特别是伯基特淋巴瘤、急性白血病和其他快速增殖的肿瘤。

接受 CAR-T 治疗的患者常具有肿瘤复发难治和肿瘤负荷高的特点，且 CAR-T 细胞特异性识别结合肿瘤细胞，杀伤能力较强且速度快，因此可在短时间内诱导大量肿瘤细胞溶解破裂，导致 TLS 的发生。

（一）发病机制

肿瘤体积、根据目前已有报道，TLS 常发生于 CAR-T 细胞回输后 $8\sim22d$，此阶段一般为 CAR-T 细胞增殖、细胞因子释放及肿瘤负荷快速降低的高峰期，并且与预处理化疗无明显相关性。因此其发病机制是由 CAR-T 细胞触发，释放的穿孔素在肿瘤细胞膜上打孔，颗粒酶进入肿瘤细胞后通过凋亡通路引起细胞膜泡、膜孔形成，最终裂解死亡，细胞内离子、核酸等代谢物大量释放，超过肾脏代谢清除能力最终引起 TLS。

（二）临床表现

根据 Cairo and Bishop 分层系统可将 HLS 分为实验室型（LTLS）和临床型（CTLS），前者较为常见。实验室型 HLH 要求开始治疗前 3 天或治疗后 7 天出现两种或以上 24h 内代谢指标异常：高钾血症、高磷血症、高尿酸血症及低钙血症。当实验室型 HLS 伴有肌酐水平升高、恶心、呕吐、嗜睡、水肿、肾功能不全、癫痫发作、心律失常等临床症状甚至死亡时可判断为临床型 HLS。临床症状与电解质紊乱密切相关。

1. 高钾血症　肿瘤细胞膜孔形成及溶解时细胞内钾释放到细胞外可引起高钾血症并因随后的肾衰竭而恶化。患者可出现心脏收缩功能障碍甚至心搏骤停，常伴随严重的肌无力或肌肉麻痹。

2. 高磷血症与低钙血症　细胞内的磷酸盐释放到胞外可引起高磷血症，继而与钙离子结合形成磷酸盐而导致低钙血症。低钙血症的症状包括手足抽搐、情感障碍、帕金森病（锥体外系障碍）、视神经乳头水肿、肌病等。此外磷酸盐结晶沉积在各脏器中可对其造成损害，例如沉积在肾脏中可引起急性肾损伤，沉积在心脏中可诱发严重的心律失常。

3. 高尿酸血症　细胞核分解产生的大量嘌呤通过嘌呤代谢途径转变为尿酸，超过肾脏排泄能力时形成高尿酸血症，同时可形成尿酸结晶沉积在肾实质。高尿酸血症通过结晶沉积、肾血管收缩、自动调节受损、肾血流减少、氧化和炎症等机制引起急性肾损伤。

4. 细胞因子释放　肿瘤细胞被激活并溶解后及进一步诱导免疫细胞都会引起大量细胞因子的释放，诱发或加重细胞因子释放综合征，引起发热、低血压、低血氧甚至多脏器功能障碍。

（三）诊断和鉴别诊断

1. 诊断　目前肿瘤溶解综合征有两组常用的诊断标准 Cairo-Bishop 和 Howard 标准（表 7-4-7-1）。

表 7-4-7-1　TLS 常用诊断标准

TLS 类别	Cairo-Bishop 标准	Howard 标准
LTLS	在治疗开始前 3d 至治疗开始后 7d 内,血清中电解质含量变化超过基线值的 25% 或 ≥2 项电解质含量不在正常范围内	在治疗开始前 3d 至治疗开始后 7d 内,24h 内出现 2 项及以上代谢指标异常
尿酸	≥476μmol/L 或超过基线值的 25%	≥475.8μmol/L(成人)或超过相应年龄的 ULNb(儿童)
钾	≥6mmol/L 或超过基线值的 25%	≥6mmol/L
磷	≥1.45mmol/L(成人),≥2.1mmol/L(儿童),或超过基线值 25%	≥1.45mmol/L(成人),≥2.1mmol/L(儿童)
钙	≤1.75mmol/L 或低于基线值 25%	校正钙^a<1.75mmol/L 或离子钙 0.3mmol/L
CTLS	出现新陈代谢异常以及需要干预的临床表现	LTLS 及肌酐水平升高、癫痫、心律失常或猝死
肌酐	≥1.5ULN(年龄>12 岁或年龄标化),需排除药物导致的肌酐水平升高	升高 0.3mg/dL 或单个值>1.5×相应年龄的 ULN(在没有肌酐测定标准的情况下)或出现少尿症状[6h 内平均尿量<0.5ml/(kg·h)]
心律失常或猝死	需排除药物导致的心律失常或猝死	可能或确定有高钾血症或低钙血症引起
癫痫	需排除药物导致的癫痫	可能或确定由低钙血症引起
神经肌肉兴奋,低血压或心力衰竭	无此标准	可能或确定由低钙血症引起

注:^a 校正钙(mg/dL)= 测量钙(mg/dL)+0.8×[4-白蛋白(g/dL)]

2. 鉴别诊断　①自发性肿瘤溶解综合征:常见于肿瘤负荷较大,增殖较快的淋巴瘤和白血病患者,一般发生于化疗后或 CAR-T 细胞输注前,与 CAR-T 细胞扩增无关。因为肿瘤细胞增殖较快,会重新利用溶解的肿瘤细胞释放的磷酸盐生成新的肿瘤细胞。因此,自发性 TLS 一般不会引起高磷血症和低钙血症。②CRS 与 ICANS:二者发生时也有肾功能不全、心律失常及惊厥发生,与 TLS 临床表现相似,同时 TLS 也会引起细胞因子的升高,有时难以鉴别。但 CRS 和 ICANS 发生时有典型的 IL-6、IL-1、IL-10 等细胞因子显著升高,如果没有其他脏器损害时,一般不会有 TLS 典型的电解质紊乱。因此,当出现高钾血症、高磷血症、高尿酸血症及低钙血症时,特别是 CAR-T 扩增高峰期,肿瘤负荷快速下降时,应警惕 TLS 的发生。

(四) 预防和治疗

肿瘤溶解综合征引起全身代谢紊乱和严重的并发症,需要早期识别、密切监测高危患者,采取合适的干预是预防和管理肿瘤溶解综合征的关键。2004 年 Cairo 和 Bishop 提出了 TLS 分级系统(表 7-4-7-2),根据实验室指标及临床表现将 TLS 分为 5 级;2008 年 Coiffier 等人根据肿瘤类型和白细胞计数及治疗提出了 HLS 危险分层,低危(发生 TLS 风险一般<1%)、中危(1%～5%)、高危(>5%)(表 7-4-7-3)。因此在开始治疗前评估患者风险是预防肿瘤溶解综合征的关键,包括监测实验室指标、降尿酸、充足的水化。在治疗的初始给药期间监测尿量和液体平衡、电解质(钾、磷酸盐、钙)、肌酐和尿酸以帮助评估患者发生肿瘤溶解综合征的风险,迅速发现新陈代谢异常并采取必要措施。

1. 液体和水化　积极的水化和利尿是预防和管理肿瘤溶解综合征的基础。高危患者建议每天静脉补液量 2 000～3 000mL/m²,低危和中危患者可口服补液;对于充分补液后尿量仍较少的患者,建议使用袢利尿剂(如呋塞米),维持目标尿量 2mL/(kg·m²),噻嗪类利尿剂可能会增加尿酸水平,应避免使用。

表 7-4-7-2　Cairo-Bishop TLS 分级

	0 级	Ⅰ级	Ⅱ级	Ⅲ级	Ⅳ级	Ⅴ级
LTLS	-	+	+	+	+	+
肌酐	≤1.5ULN	1.5ULN	>1.5~3ULN	>3~6ULN	>6ULN	死亡
心律失常	无	无干预指征	无紧急干预指征	有症状的和不能完全控制的或可用器械控制的（如除颤仪）	危及生命（如心律失常合并充血性心力衰竭、低血压、晕厥、休克）	死亡
癫痫	无	无	一次短暂全身发作，抗惊厥药可以很好控制或偶有不影响日常生活活动的局灶性运动性癫痫发作	有意识改变的癫痫；控制不佳的癫痫发作；尽管药物干预，仍爆发癫痫全身大发作	长期、反复或难以控制的癫痫（如癫痫持续状态或顽固性癫痫症）	死亡

注：ULN：正常上限。

表 7-4-7-3　HLS 危险分层

肿瘤类型	高危	中危	低危
	伯基特淋巴瘤、淋巴母细胞性淋巴瘤、B-急性淋巴细胞白血病	弥漫大 B 细胞淋巴瘤	惰性非霍奇金淋巴瘤
急性淋巴细胞白血病	WBC≥100×10⁶/L	WBC≥(50~100)×10⁶/L	WBC≤50×10⁶/L
急性髓细胞白血病	WBC≥50×10⁶/L，单核细胞性	WBC≥(10~50)×10⁶/L	WBC≤10×10⁶/L
慢性淋巴细胞白血病		WBC≥(10~100)×10⁶/L，氟达拉滨	WBC≤10×10⁶/L
其他血液肿瘤（CML、MM）和实体瘤		快速增殖伴有对治疗的预期快速反应	其余患者

注：CML，慢性髓系白血病；MM，多发性骨髓瘤。

2. 监测及恢复电解质平衡　高钾血症是肿瘤溶解综合征最危险的因素，可通过心律失常引发猝死，应限制钾和磷的摄入量。对肿瘤溶解综合征和急性肾损伤患者建议密切监测血钾水平（每 4~6h）、持续心脏监测和口服聚丙乙烯磺酸钠，葡萄糖加胰岛素或 β 激动剂可临时应用；高磷血症通常用磷酸盐结合剂来控制，同时可预防低钙血症。无症状低钙血症通常不需治疗，有症状时应以缓解症状所需钙的最低剂量治疗，因为过量的钙会增加钙产物和磷酸盐结晶率。

3. 降尿酸治疗　口服药物包括别嘌醇、非布司他、拉布立海等。通常给予别嘌醇 300mg/d 或非布索坦 120mg/d。NCCN 指南建议在治疗前 2~3d 给予别嘌醇并持续 10~14d。有研究表明，对于中危和高危患者，使用非布司他预防肿瘤溶解综合征的效果优于别嘌醇；对于高危患者（如无法补足充足水分、别嘌醇对其无效或急性肾衰竭患者）使用拉布立海。推荐量每日 0.2mg/kg，最多给药 5 天。目前 CAR-T 细胞临床研究中有应用别嘌醇或拉布立海治疗肿瘤溶解综合征的报道。碱化尿液会降低磷酸钙溶解度，加重其沉积并且可能会引起代谢性碱中毒，因此一般不推荐碱化尿液。

由于 CAR-T 细胞治疗中发生肿瘤溶解综合征时可能合并 CRS 或 ICANS，增加了治疗难度。当患者出现常规药物无法纠正的内环境紊乱时应考虑行透析或连续性肾脏替代治疗（CRRT）以帮助患者恢复内环境稳态。透析指征如下：①急性肺水肿，对利尿剂无反应；②血钾≥6.5mmol/L；③动脉血 pH<7.2；④血肌

酐≥442μmol/L。CRRT 的指征:①急性肾损伤伴低血压、心力衰竭等血流动力学不稳定情况;②常规透析不能纠正的内环境紊乱;③三级或三级以上 CRS,对药物治疗反应不佳。

三、毛细血管渗漏综合征

血液系统恶性疾病治疗过程中的毛细血管渗漏综合征(CLS)通常与 CRS 有关,有部分文献也将二者等同。Cristina 根据美国 MD 安德森癌症中心患者的资料观察到,CAR-T 细胞治疗患者只要同时发生 CRS 和内皮损伤,基本都可观察到 CLS,其中尤以肺部毛细血管渗漏综合征值得重视。CAR-T 细胞患者中的呼吸衰竭通常在毛细血管渗漏情况下发生,可导致胸腔积液、肺水肿和呼吸衰竭,部分患者进展为急性呼吸窘迫综合征(ARDS)。

(一)发病机制

CLS 包括特发性 CLS 及继发性 CLS,特发性毛细血管渗漏综合征又称 Clarkson 综合征,是一种罕见的特发性疾病,原因尚不明确,其特征为液体和大分子物质渗漏到组织中,导致短暂、严重、可逆的低血压、血液浓缩和低白蛋白血症三联症。继发性 CLS 可有多种疾病引起,包括恶性血液病(淋巴瘤、骨髓增生性疾病、噬血细胞性淋巴组织细胞增生症),感染性疾病(虫媒病毒感染、出血热、布氏杆菌病及各种严重感染引起的脓毒症),药物(IL-2、粒细胞集落刺激因子、粒细胞巨噬细胞集落刺激因子、吉西他滨、硼替佐米、紫杉醇),急性坏死性胰腺炎,各种创伤、烧伤、手术,以及新兴免疫疗法。研究表明,多种炎症介质均参与CLS 的病理过程,包括脂多糖(LPS)、TNF、白介素家族(IL-1、IL-6、IL-8、IL-10、IL-12、IL-13)、氧自由基、花生四烯酸代谢产物、血小板活化因子、肽类炎症介质(弹性蛋白酶、胶原酶、组织蛋白酶)、血管内皮细胞生长因子(VEGF)等。

(二)临床表现

CLS 特点在于血管通透性增加,导致富含蛋白质的液体从血管内转移至间质中,一方面导致血管内容量不足,有效循环血量下降,临床上可表现为低血压、低中心静脉压、血液浓缩、低蛋白血症、休克及急性肾损伤;另一方面,间质中液体可引起胸腔、心包、腹腔积液,引起非心源性肺水肿、肠水肿、肌肉水肿、少尿及体重增加等。因此患者可同时表现为全身严重水肿及有效循环血容量不足,常规补液可短暂升压,但又可进一步加重全身水肿,从而形成恶性循环,若未及时控制,可继发多器官功能衰竭从而导致死亡。表 7-4-7-4 总结了毛细血管渗漏综合征在人体各系统中的症状表现。表 7-4-7-5 总结了两种已被 FDA 批准的商业化 CAR-T 细胞产品tisagenlecleucel 及 axicabtageneciloleucel 所进行的临床试验中报道 CLS 相关症状发生率。浙江大学医学院附属第一医院骨髓移植中心对参与 CAR-T 细胞治疗临床试验的 42 例 ALL 患者毛细血管渗漏综合征及相关信息的统计表示,接受 CD19 CAR-T 细胞或 CD19/22 CAR-T 细胞治疗后有 11 例(11/42,26.2%)患者发生 CLS。观察发现,CLS 在重度 CRS患者中较为常见。CLS 患者血清 IL-6 的峰浓度远高于非 CLS 患者,血清总蛋白和血清白蛋白可能是帮助 CAR-T 细胞治疗中 CLS 诊断的较好指标。此外,CLS 与无 CLS 两组患者在死亡比例方面无显著差异。

表 7-4-7-4　毛细血管渗漏综合征症状

呼吸系统	非心源性肺水肿急性呼吸窘迫综合征
循环系统	低血压 心动过速 分布性和低血容量性休克
血液系统	血液浓缩 低白蛋白血症
泌尿系统	急性肾损伤 少尿
消化系统	肠水肿
运动系统	肌肉水肿
浆膜腔积液	胸腔积液 心包积液 腹腔积液
其他	缺血性脑损伤 缺血性肝炎 皮肤湿冷 体重增加

表 7-4-7-5 商业化 CAR-T 细胞产品中毛细血管渗漏综合征相关症状发生率

临床试验	低血压	水肿	肺水肿
CD19 CAR-T 细胞治疗儿童及青少年 R/R 急性 B 淋巴细胞白血病(tisagenlecleucel)	31%	21%	16%
CD19 CAR-T 细胞治疗 R/R 弥漫大 B 淋巴瘤(tisagenlecleucel)	26%	23%	3%
CD19 CAR-T 细胞治疗 R/R 弥漫大 B 淋巴瘤(axicabtagene ciloleucel)	57%	19%	9%

（三）诊断

目前无同一评价标准,也无特异性指标,主要根据临床症状及实验室检查:出现全身性水肿、严重的低血容量性低血压(低血压一般定义为收缩压小于 90mmHg、平均血压小于 65mmHg 或收缩压较基线值下降超过 40mmHg)、休克等症状,血常规提示血液高度浓缩,非蛋白尿性的低白蛋白血症,感染相关指标正常或轻度增高,仅凭感染无法解释的休克状态时临床可诊断为 CLS。

（四）治疗

目前尚无 CLS 的治疗指南,也无特异性的 CLS 预防、治疗方法。包括静脉注射免疫球蛋白(IVIG)在内的预防性治疗,可能会降低特发性 CLS 的病死率。然而,对于继发性 CLS 目前暂无有效的治疗方法,支持性治疗配合液体管理可能是最重要的方法,治疗目标为控制 CRS,减少应激程度,减少炎性介质激活,防止毛细血管进一步渗漏,恢复血容量,改善循环功能,维持氧供,纠正低氧血症。特发性与继发性毛细血管渗漏综合征的治疗药物及措施包括皮质类固醇、茶碱类、螺内酯、正性肌力药、免疫抑制剂、免疫球蛋白、沙利度胺、托珠单抗、血浆置换等。

1. 稳定气道和呼吸　应给予所有患者辅助供氧,并使用脉搏血氧测定,持续检测氧合情况,必要时予以机械辅助呼吸。

2. 心血管评估　若患者出现休克症状,应立即进行超声心动图检查以评估射血分数并排除其他休克原因,评估和优化液体状态和心输出量。

3. 容量评估和补液　补液前后均需动态评估患者容量状态、组织灌注、血压,以及有无肺水肿。有条件时可使用中心静脉导管(CVC)检测血流动力学。常用的容量及灌注检测指标包括平均动脉压、中心静脉血氧饱和度($ScvO_2$)、中心静脉压(CVP)和尿量。

补液的目标为恢复血容量、改善血流动力学,以保证器官灌注。措施包括连续多次快速输液(首选晶体液)和血管加压药(去甲肾上腺素、多巴胺等),若补液效果不佳可加用红细胞输注及正性肌力药。如果发生低血压,应谨慎使用液体复苏。几乎所有患者均需使用袢利尿剂,以避免血管内容量超负荷。伴有肾功能不全或 CRS 较严重的患者可选用连续肾脏替代疗法(CRRT),一方面可帮助排出水分及减轻肾脏负荷,另一方面也可降低细胞因子浓度,减轻 CRS。部分患者可能出现难治性低血压,甚至严重休克,需进行重症监护,给予高剂量的血管活性药物支持以维持组织灌注,以及使用托珠单抗。

（五）药物选择

托珠单抗可控制 CRS,以遏制继发性 CLS。对于药物的初始应用时间尚有争议,但由于此药物半衰期较长(11~14d),早期注射可在 IL-6 达到较高浓度造成较严重后果前起到刹车作用。对于体重小于 30kg 的患者,托珠单抗剂量为 12mg/kg,对于体重大于 30kg 的患者,剂量为 8mg/kg,最大剂量为 800mg。在开始的 24h 内,可以每 8h 重复给药,最多可以给药 4 次。除非输注托珠单抗后 24h CRS 恶化,否则通常不使用类固醇类激素。类固醇激素治疗 CRS 仍存在争议。

静脉注射免疫球蛋白(IVIG)是治疗 CLS 的有效方法。在 CAR-T 细胞治疗中,IVIG 的作用机制可能涉及多条通路,如调节 Fc 受体,干扰补体网络和细胞因子产生;调节细胞黏附过程;调节抗原提呈细胞或 T 细胞、B 细胞活化。对于自身免疫性特发性 CLS,IVIG 可以有效地控制和预防病情恶化,以及复发。对于部分继发性 CLS 的报道表明,越早使用 IVIG 可能治疗效果越好。但也有研究提示 IVIG 无法提高 CLS 患者生存率,因此需要进一步研究。

CAR-T 细胞治疗过程中 CLS 的病理生理学机制尚无研究,其可能的病理生理学过程为全身细胞因子

（包括 IFN-γ、IL-6、IL-1、IL-2Rα 等）激增后,激活前列腺素系统,导致内皮细胞损伤,毛细血管通透性增加,继而发生低蛋白血症、低血压、心动过速和水肿,最终导致肝脏、肾脏、心脏和肺脏等多种器官损害。①利用血清细胞因子和其他炎症标志物作为辅助诊断、治疗或识别高危 CLS 患者的参照物;②进一步了解 CAR-T 细胞治疗中 CLS 的病理生理过程以优化管理,并了解如何利用生化指标及生命体征来与普通 CRS、中毒性休克等鉴别;③使用其他策略来调控 CAR-T 细胞活性,如具备自杀功能的 CAR-T 细胞,解决免疫介导的毒性反应。

CLS 为 CAR-T 细胞治疗中严重的并发症,具有潜在的致命风险,"早诊断、早治疗"是改善预后的关键因素。虽然目前大部分研究将 CLS 归纳为 CRS 的表现,但 CAR-T 细胞治疗中的 CLS 具有其特殊表现,与 CLS 及特发性 CLS 不尽相同,因此有必要进一步研究 CAR-T 细胞治疗中的 CLS 以期为及早诊断、准确治疗提供进一步指导方案。

四、脱靶效应

脱靶效应是由于正常组织表达 CAR-T 细胞靶向的特异性抗原而使 CAR-T 细胞对正常组织发动免疫攻击所引起,又称在靶脱肿瘤效应(on-target/off-tumor effect),这种毒副作用可累及全身多个器官和系统。除了脱靶效应外,在临床实践中还观察到不明原因的 CAR-T 细胞对正常组织发动免疫攻击的现象,由于这类效应机制不明,所以本书将其统称为其他毒副作用。

（一）发病机制和临床表现

发生恶性转化的 B 细胞和健康的 B 细胞均表达 CD19 和 CD20,因此两者均会被 CD19 特异性或 CD20 特异性 CAR-T 细胞杀伤。此外,由于在一些非 B 细胞组织(如肺组织)中 CD20 也有低水平表达,CD20 特异性 CAR-T 细胞会针对肺组织发动免疫攻击,导致呼吸困难,甚至是呼吸窘迫。除 CD19、CD20 外,血液系统中靶向 CD33、CD123 等髓系抗原的 CAR-T 细胞可针对正常髓系细胞产生在靶脱肿瘤效应造成粒细胞缺乏。

CAR-T 细胞疗法在实体瘤治疗中发生在靶脱肿瘤效应的报道有限。跨膜碳氢化物 IX(CAIX)是一种在透明细胞肾细胞癌中高度表达,同时也在正常胰腺上皮、胃黏膜和小肠隐窝基部表达的蛋白。在透明细胞肾细胞癌患者进行的抗 CAIX 的 CAR-T 细胞临床试验中,CAR-T 细胞对其发动攻击引起肝酶异常和自身免疫性胆管炎的严重副作用。在靶向癌胚抗原的 CAR-T 细胞治疗结肠癌的临床试验中,CAR-T 细胞对其发动攻击引起了结肠炎。在靶向人类表皮生长因子受体 2(ErbB2)的 CAR-T 细胞治疗肺癌的临床试验中出现了非常严重的在靶脱肿瘤效应,由于 ErbB2 在肺组织表达,CAR-T 细胞导致一名患者因急性呼吸窘迫综合征、多器官功能衰竭而死亡。临床研究发现,CAR-T 细胞在静脉注射后的几小时内便会从血液迁徙到各组织器官。在输注后 30 分钟左右肺部可以检测到 CAR-T 细胞,然后是肝脏和脾脏中。

CAR-T 细胞治疗的候选抗原可以根据组织分布,以及是否会在正常细胞上表达进行分类。真正的肿瘤特异性抗原罕见,其他的一些抗原可能在肿瘤与非必需健康组织上共表达或在组织学上与 CAR-T 细胞隔离,以它们为 CAR-T 细胞靶点并不会造成生命危险。然而,许多多瘤抗原在重要组织的正常细胞上以不同水平表达,因此需要采取特定措施来消除 CAR-T 细胞攻击这些细胞而产生的潜在毒性。

（二）预防和治疗

为了增加 CAR-T 细胞结合靶组织的机会并限制 CAR-T 细胞向非肿瘤组织的播散,一些临床前研究尝试在实体肿瘤中进行 CAR-T 细胞肿瘤内注射,发现该方式可以使大部分 CAR-T 细胞停留肿瘤内进而减少在靶脱肿瘤效应的发生。在小鼠胰腺原位异种移植动物模型中,胰腺内原位注射靶向 CEA 的 CAR-T 细胞促进其在肿瘤部位的积累,且没有引起在靶脱肿瘤效应;在小鼠间皮瘤异种移植模型中,相较静脉注射,腹腔内注射靶向间皮素的 CAR-T 细胞的疗效优于静脉注射,且注射剂量为静脉注射量的 1/3 即可诱导肿瘤长期缓解。另外,研究人员还在胶质瘤异种移植模型中进行了靶向 IL-13Rα2 的 CAR-T 细胞颅内注射,结果显示该治疗方式可有效延长荷瘤小鼠的生存期,目前已有临床试验(NCT01082926,NCT02208362)开始测试该治疗方式的有效性和安全性。另有肿瘤内注射靶向 ErbB2 的 CAR-T 细胞以治疗头颈部肿瘤的临床试验也正在进行(NCT01818323)。

此外,预防性阻断肿瘤外器官中 CAR-T 细胞靶向的抗原位点有望降低在靶脱肿瘤效应的发生。在发现 CAIX 的 CAR-T 细胞的毒性后,为了预防 CAR-T 细胞的在靶脱肿瘤效应,特异性结合 CAIX 的单克隆抗体(mAb)G250 预处理了 4 例患者,他们在 CAR-T 细胞输注后均未发生肝脏毒性。除此之外,寻找更特异性的治疗靶点,在 CAR-T 细胞中导入药物诱导表达的自杀基因,以及利用抗体进行选择性 CAR-T 细胞清除也是减轻靶脱肿瘤效应的有效手段。

(三) 其他毒副作用

除了脱靶效应外,在临床实践中还观察到不明原因的 CAR-T 细胞对正常组织发动免疫攻击的现象,由于这类效应机制不明,所以这里将其统称为其他毒副作用。目前观察到的此类毒副作用多发生于皮肤,推测可能是由于皮肤表达的抗原与 CAR-T 细胞靶向的抗原在结构上存在类似,CAR-T 细胞与皮肤的正常抗原发生交叉反应引发。Misha Rosenbach 团队于 2016 年报道了两例 CD19 CAR-T 细胞输注后由淋巴细胞浸润引起的皮肤损害,主要表现为红斑丘疹。该团队认为这一皮肤损害与 CD19 CAR-T 细胞输注相关,但并未对皮肤浸润的淋巴细胞是否表达 CAR 分子进行鉴定。黄河团队最近报道了一例 CAR-T 细胞治疗后皮肤损害的病例,在 CAR-T 细胞输注后出现四肢和躯干的疼痛性斑丘疹和水疱,伴有指端发绀和肿胀,在患者皮肤活检中发现 CAR-T 细胞浸润,考虑该患者的皮肤损害与 CAR-T 细胞治疗相关。此类并发症的临床表现和处理有待进一步探索。

五、移植物抗宿主病

移植物抗宿主病(GVHD)是由移植物中具有免疫活性的 T 细胞识别、攻击宿主组织所致,是异基因造血干细胞移植后最常见的并发症之一。随着供者来源 CAR-T 细胞与通用型 CAR-T 细胞的开发与应用,CAR-T 细胞治疗后 GVHD 逐渐主要见于以下三类 CAR-T 细胞产品:①异基因造血干细胞移植后采用供者来源或受者自身的 T 细胞制备的 CAR-T 细胞;②第三方健康供者来源的 T 细胞制备的 CAR-T 细胞;③健康供者来源的 T 细胞经基因编辑技术改造后制备的通用型 CAR-T 细胞。CAR-T 细胞产品中 T 细胞对宿主的主要或次要组织相容性抗原差异的识别是 GVHD 发生的重要机制。目前关于 CAR-T 细胞治疗后 GVHD 报道有限,已有研究提示 GVHD 发生率较低且可控。

(一) CAR-T 细胞输注后 GVHD 的临床表现

自体来源 CAR-T 细胞在复发/难治性血液系统恶性肿瘤治疗中取得了显著的临床疗效,但患者常因处于疾病进展状态导致自体 T 细胞采集数量不足、质量欠佳,存在 CAR-T 细胞制备失败而延误治疗等风险,复发/难治患者疾病前期反复治疗也是影响自体 T 细胞质量的一个重要因素。对于该类患者,采集异体淋巴细胞制备异基因 CAR-T 细胞将有效弥补其不足,为更多患者提供适时且高质量的 CAR-T 细胞。此外,对于异基因造血干细胞移植后复发的患者,供者来源或患者自身的 CAR-T 细胞已被证明可达到与自体 CAR-T 细胞相似的临床疗效。通用型 CAR-T 细胞的临床应用是细胞免疫治疗技术发展的新趋势,采用健康供者 T 细胞制备的 CAR-T 细胞或联合基因编辑技术开发的通用型 CAR-T 细胞已逐渐应用于临床。由于供受者 HLA 不合,异基因 CAR-T 细胞介导的 GVHD 是 CAR-T 细胞治疗中需要警惕的并发症。急性移植物抗宿主病(aGVHD)主要累及皮肤、肝脏、肠道。现有报道表明:CAR-T 细胞治疗后 aGVHD 的临床表现以皮疹为主(发生率约 20%),肝功能异常、腹泻的发生率约为 7%。

异基因造血干细胞移植后复发患者接受 CAR-T 细胞治疗包括以下两种细胞来源:来源于造血干细胞移植供者的 T 细胞[供者来源的供者细胞(DD)],以及来源于移植后患者自身的 T 细胞[受者来源的供者细胞(RD)]。后者由于造血细胞为完全供者植入,此时分离的 T 细胞也为供者来源。在经 DD 与 RD 两种来源制备的 CAR-T 细胞治疗的患者中 aGVHD 的发生率分别为 33%~50% 和 18%~25%。国内单倍体异基因造血干细胞移植的应用较为广泛,移植后复发患者输注的 CAR-T 细胞也多为单倍体供者来源,因此并发 GVHD 风险较高。Chen 等的一项采用 DD CD19 CAR-T 细胞治疗移植后急性 B 淋巴细胞白血病复发患者的研究表明:5/6 例患者达 MRD 阴性的完全缓解,3/6 例患者并发 Ⅱ~Ⅲ 度 aGVHD,1 例为 Ⅱ 度 aGVHD(累及皮肤和肝脏),1 例为 Ⅱ 度 aGVHD(累及皮肤和肠道),另一例为 Ⅲ 度 aGVHD(累及皮肤、肠道和肝脏)。2 例 Ⅱ 度 aGVHD 患者经激素治疗后缓解;1 例 Ⅲ 度 aGVHD 患者经激素、环孢素联合抗 CD25 单克隆抗体治疗后皮疹及腹泻缓解,但总胆红素水平未改善。Jia 等报道了 1 例采用 DD CD19 CAR-T 细胞治疗移植后复发的急性 B 淋巴细胞白血病患者,在 CAR-T 细胞输注后 1 个月达 MRD 阴性的完全缓解,其间患者并发Ⅲ度皮肤 aGVHD,经甲泼尼龙联合环孢素治疗后缓解。在 CD19 CAR-T 细胞输注后 1.5 个月,患者因再次出现复发(流式检测提示 CD19$^+$CD22$^+$)而接受了 DD CD19/CD22 CAR-T 细胞治疗,在输注后 28 天达 MRD 阴性的完全缓解。在此期间患者先后出现Ⅳ度皮肤 aGVHD 和Ⅲ度肠道及肝脏 aGVHD,经甲泼尼龙治疗后缓解。Hu 等的一项对比异基因或自体 CD19 CAR-T 细胞治疗异基因造血干细胞移植后复发/难治 ALL 患者的回顾性研究表明:3 例接受 DD CAR-T 细胞治疗患者中,1 例出现以分泌型腹泻为表现的肠道 aGVHD,经激素、环孢素联合吗替麦考酚酯类药物治疗后缓解;11 例接受 RD CAR-T 细胞治疗的患者中 2 例出现轻度皮肤 aGVHD。Tania 等报道了 4 例复发/难治 B 细胞淋巴瘤患者在异基因造血干细胞移植后接受患者 RD CAR-T 细胞治疗,其中 1 例出现以转氨酶升高为表现的肝脏 aGVHD,经他克莫司治疗后缓解。

采用第三方健康供者的 T 细胞在未经基因编辑技术情况下制备的 CAR-T 细胞输注后亦需警惕 GVHD 发生,通常筛选 HLA 全相合或 HLA 半相合亲缘供者作为 CAR-T 细胞制备提供者。Jin 等报告了 8 例既往无移植经历的复发/难治 ALL 患者接受 HLA 全相合或半相合供者来源 CAR-T 细胞治疗,结果显示上述两类供者来源的 CAR-T 细胞具有一定的安全性和有效性,8 例患者均无确切的 GVHD 发生的证据。因第三方供者来源 CAR-T 细胞的临床应用极其有限,其是否影响移植物抗宿主病的发生尚有待更多例数的多中心临床研究提供证据。

来源于健康供者的通用型 CAR-T 细胞(UCART)治疗为避免或减轻移植物抗宿主病,通常采用基因编辑技术敲除 TCRα 亚基恒定区(*TRAC*)基因或 HLA 相关基因位点。Benjamin 等开展了一项 UCART19 治疗儿童/成人复发/难治 ALL 的临床研究,结果表明:20 例患者中有 2 例患者在 CAR-T 细胞输注后发生 aGVHD,经激素治疗后缓解。Waseem 等采用 UCART19 治疗儿童复发/难治 ALL,2 例接受治疗的患儿均在输注后 28 天达到 MRD 阴性的完全缓解,其中 1 例患者出现Ⅱ度皮肤 GVHD,经激素治疗后缓解。通用型 CAR-T 细胞治疗后 GVHD 的发生机制尚不明确,有研究提示异基因造血干细胞移植过程中,输注去除 TCRαβ 的造血干细胞剂量超过 $5×10^4$/kg 是引发 GVHD 的危险因素,推测 UCART 细胞的输注剂量可能是导致输注后 GVHD 的潜在原因。此外,CAR-T 细胞亚型(如 CD4$^+$CAR-T 细胞)及共刺激域等因素与 GVHD 的相关性也在进一步研究中。目前研究表明通用型 CAR-T 细胞治疗后 GVHD 有一定的发生率但多数可控。

（二）CAR-T 细胞输注后 GVHD 的治疗

目前尚无针对 CAR-T 细胞输注后 GVHD 的标准治疗方案,激素可有效控制大部分 CAR-T 细胞输注后 GVHD。对于糖皮质激素耐药的患者,可换用或加用免疫抑制剂(如他克莫司、吗替麦考酚酯等)或单克隆抗体(如 CD25 单抗等)。Chen 等的研究报道采用甲泼尼龙[1~2mg/(kg·d)]治疗 CAR-T 细胞相关 aGVHD,若未控制可加用环孢素,具体用药疗程视病情变化而定。Jia 等人在异基因造血干细胞移植后行供者来源 CD19/CD22 CAR-T 细胞治疗的患者中发现,甲泼尼龙(20mg/d)可有效控制 aGVHD 进展或新发 aGVHD。此外,Yang 等报道在 1 例异基因造血干细胞移植后行 DD CD19 CAR-T 细胞治疗的急性 B 淋巴细胞白血病患者中发生激素耐药的 aGVHD(SR-aGVHD),采用芦可替尼(10mg/d)治疗后缓解。

此外,T 细胞受体通路抑制剂的应用也是治疗异基因 CAR-T 细胞治疗后 GVHD 的潜在可行方案。近期研究表明,丙种球蛋白可抑制 T 细胞受体介导的信号通路而减轻 GVHD。溶血磷脂酸抑制剂和钙离子通道阻滞剂可能减轻 T 细胞受体信号通路激活介导的 GVHD。此外,神经酰胺合成酶 6(CERS6)为 T 细胞活化、增殖和分泌细胞因子的必要因素,CERS6 抑制剂显著降低小鼠和人 T 细胞活性,提示 CERS6 抑制剂在治疗 GVHD 中有一定应用前景。

（梅恒　胡豫）

参考文献

[1] HAYDEN PJ,RODDIE C,BADER P,et al. Management of adults and children receiving CAR T-cell therapy:2021 best practice recommendations of the European Society for Blood and Marrow Transplantation(EBMT)and the Joint Accreditation Com-

mittee of ISCT and EBMT（JACIE）and the European Haematology Association（EHA）[J]. Ann Oncol,2022,33（3）：259-275.

[2] THOMPSON JA,SCHNEIDER BJ,BRAHMER J,et al. Management of Immunotherapy-Related Toxicities,Version 1. 2022,NC-CN Clinical Practice Guidelines in Oncology[J]. J Natl Compr Canc Netw,2022,20（4）：387-405.

[3] 中国医师协会血液科医师分会,中华医学会血液学分会.嵌合抗原受体T细胞治疗多发性骨髓瘤中国血液临床专家共识（2022年版）[J].中华血液学杂志,2022,43（4）：265-271.

[4] LEE DW,SANTOMASSO BD,LOCKE FL,et al. ASTCT Consensus Grading for Cytokine Release Syndrome and Neurologic Toxicity Associated with Immune Effector Cells[J]. Biol Blood Marrow Transplant,2019,25（4）：625-638.

[5] 中华医学会血液学分会白血病淋巴瘤学组,中国抗癌协会血液肿瘤专业委员会造血干细胞移植与细胞免疫治疗学组.嵌合抗原受体T细胞治疗相关神经系统毒副作用管理中国专家共识（2022年版）[J].中华血液学杂志,2022,43（2）：96-101.

[6] REJESKI K,PEREZ A,SESQUES P,et al. CAR-HEMATOTOX：a model for CAR T-cell-related hematologic toxicity in relapsed/refractory large B-cell lymphoma[J]. Blood,2021,138（24）：2499-2513.

[7] HILL JA,SEO SK. How I prevent infections in patients receiving CD19-targeted chimeric antigen receptor T cells for B-cell malignancies[J]. Blood,2020,136（8）：925-935.

[8] WAT J,BARMETTLER S. Hypogammaglobulinemia After Chimeric Antigen Receptor（CAR）：T-Cell Therapy：Characteristics,Management,and Future Directions[J]. J Allergy Clin Immunol Pract,2022,10（2）：460-466.

[9] MEI H,CHEN F,HAN Y,et al. Chinese expert consensus on the management of chimeric antigen receptor T cell therapy-associated coagulopathy[J]. Chin Med J（Engl）,2022,135（14）：1639-1641.

[10] 中华医学会血液学分会白血病淋巴瘤学组,中国抗癌协会血液肿瘤专业委员会造血干细胞移植与细胞治疗学组.嵌合抗原受体T细胞治疗成人急性B淋巴细胞白血病中国专家共识（2022年版）[J].中华血液学杂志,2022,43（2）：89-95.

第八篇

中医治疗在血液病中的应用

第一章 中医血液学基础

第一节 中医血液生理学

一、血液的生成

（一）饮食是造血的原料

中医学早就认识到"人以水谷为本"（《素问》），水谷指的是饮食。"阴之所生，本在五味"（《素问》），"五谷之精微，和而为血"（《灵枢》），"血者水谷之精也"。这些记载明确地指出了饮食中的精微物质是造血的原料。

（二）心生血

饮食经过消化过程后，其精微物质吸收入血，称为营，这是血的前身，再经过心的作用，"化赤而为血"。唐容川曰："食气入胃，脾经化汁，上奉心火，心火得之，变化而赤是为血"，可见饮食经过脾胃的消化吸收后，其精微物质再通过"心"对造血器官的作用，变成血液。

（三）脾胃为造血后天之本

中医学认为"血者水谷之精也，生化于脾"，"中焦受气取汁，变化而赤，是为血"，这里的气主要指水谷之气，汁指水谷中的精微物质，"中焦亦并胃中……泌糟粕，蒸精液，化其精微，上注于肺脉，乃化而为血，以奉生身，莫贵于此"（《灵枢》）。中焦包括脾胃，脾胃接受了饮食中的气和精微物质，再经过变化过程，生成血液。如果脾胃功能失调，可以影响血液的生成。脾胃为后天之本，人"有胃气则生，无胃气则死"，可见脾胃的重要性。

（四）肾为造血先天之本

中医学认为"脾肾分主气血"，"肾为先天之本，脾为后天之本"，"水为万物之源，土为万物之母"，"肾主骨，生髓，藏精"，"血为精所化"，"骨者髓之府"，"髓者骨之充也"，"骨髓坚固，气血皆从"（《素问》），"五谷之精液，和合而为血者，内渗于骨空，补益脑髓"（《灵枢》），这些记载说明了肾—骨髓—血液三者之间的关系。可见骨髓与造血有直接的关系，骨髓藏于骨，又为肾所主，肾之功能强弱与否，可以影响骨髓生精造血。

（五）肝藏血

肝在造血过程中，也占有重要地位。中医学认为"肝者……以生气血"，"食气入胃，散精于肝，……淫精于脉"，"肝藏血"（《素问》），说明肝与造血的关系，是由于能储藏食物中的精微物质，作为造血的原料。

（六）气促造血

气与血关系密切，气属阳，血属阴，"阴为阳之基，阳为阴之统"，"阳生则阴长"。可见血液的生成有赖于气，气可促进造血，所以治疗血虚时，往往在补血药中，加入补气之品，如当归补血汤只有黄芪、当归两味药，黄芪的剂量大于当归，就是根据"阳生阴长"的理论。

根据以上认识，饮食是造血原料，心、肝、脾、胃、肾等脏腑及气都和造血有关，其中任何一种失调，都可影响造血。中医学认为造血的骨髓与肾有密切关系，故肾在造血中有重要的意义。

二、血液的运行

《内经》记载："夫脉者血之府也"，"经脉流行不止，环周不休"，"心主身之血脉"。说明心—脉—血三者关系密切。血液在脉管内运行，所以能环周不休，主要靠气的推动，所谓"气行血亦行，气滞血亦滞"，一旦气虚，运血无力，可出现血液瘀滞现象。

三、血液的储藏和调节

《内经》记载："肝藏血"，"脾统血"，"故人卧血归于肝"，"夫脾健则能摄血"，"肝平则能藏血"。明·李梴《医学入门》中记载："动则血运于经，静则血归于肝"，说明肝有储藏血液的功能，对全身血量和血液的分布起到调节的作用。静止时部分血液储存于肝，活动时肝内的血液被动员出来，运送到全身，供给各器官组织。肝的藏血功能发生障碍，既会影响血量的调节，还会发生出血。脾能统摄周身的血液，脾气虚弱时，则气不摄血，血失所流而妄行于血管之外，发生出血。

四、血液的功能

心血充盛与否关系到人的健康状况，如"心主血脉，其华在面"，心血充足时面色红润光泽，心血不足时面色苍白无华。"肉者，多血则充形"，"血气有余，肌肉坚致"（《灵枢》），说明肌肉的丰满健壮和血液的充盛有关。"血气经络胜形则寿，不胜形则夭"（《灵枢》），说明气血关系到人的寿命。血液还和机体各部分的功能有密切关系，如"是故血和则经络流行，营复阴阳，筋骨劲强，关节清利矣"（《灵枢》），"肝受血而能视，足受血而能步，掌受血而能握，指受血而能摄"（《素问》），如果血虚不能充养机体，就会影响到机体的功能。气血还是人体正气的重要组成部分，"邪之所凑，其气必虚"，"正气存内，邪不可干"，可见气血的盛衰，关系到抵抗力的强弱。总之，血液和机体的功能、健康、抵抗力、寿命都有密切的关系。

（全日城　胡晓梅）

第二节　中医血液病病因病机

中医学认为任何疾病的病因皆为外因、内因、不内外因三类。《素问·调经论》中说："夫邪之生也，或生于阴，或生地阳，其生于阳者，得之风雨寒暑；其生于阴者，得之饮食居处，阴阳喜怒"。《金匮要略·脏腑经络先后病证》中说："千般疢难，不越三条。一者，经络受邪入脏腑，为内所因也；二者，四肢九窍，血脉相传，壅塞不通，为外皮肤所中也；三者，房室、金刃、虫兽所伤。以此详之，病由都尽"。宋·陈无择在《三因极一病证方论·三因论》中说："然六淫，天之常气，冒之则先自经络流入，内舍于脏腑，为外所因；七情，人之常性，动之则先自脏腑郁发，外形于肢体，为内所因；其如饮食饥饱，叫呼伤气，尽神度量，疲极筋力，阴阳递违，乃至虎狼毒虫，金疮踒折，疰忤附着，畏压缢溺，有悖背常理，为不内外因"。

血液病的病因可分为外感和内伤两大类。

一、外感六淫邪气

（一）风邪

风为阳邪，善行而数变，为百病之长，常侵犯人体上部。如再生障碍性贫血、急性白血病等，常因白细胞降低或白细胞质的改变，机体免疫功能低下，而招致风邪感染发热，产生肺炎等。风邪合并热邪侵及血分，可致葡萄疫病证，如过敏性紫癜。

风邪有外风、内风之分，如中枢神经系统白血病、再生障碍性贫血颅内出血等可致昏迷、抽搐、震颤等，皆为内风所致。

（二）寒邪

寒为阴邪，易伤阳气。寒邪可直中三阴，中于太阴脾经，则脾阳受损，脾气虚、脾阳虚则气血生化乏源，而致气血两虚，如再生障碍性贫血、缺铁性贫血、巨细胞型贫血等。直中少阴，则肾阳虚衰，肾阳不足，气血亦可虚损。寒性凝滞，主收引，血得寒则凝，故可引起气滞血瘀，而出现疼痛和结块，如白血病所引起的淋巴结、肝、脾大等。

（三）火（温热）邪

火热之邪与血液病关系密切，如急性白血病，很多学者认为属温病范畴，多认为是热毒内盛伤及骨髓所致,其临床表现酷似温热病,治疗上多以卫气营血辨证论治。

热毒之邪灼伤脉络,迫血妄行,故可引起各种出血。若血溢于肌肤之间,则发为皮肤紫癜;血溢于上则为吐血、咯血、衄血;血溢于下,则为便血、尿血、崩漏等。热为阳邪,最易伤阴,阴虚生内热,虚热灼伤脉络,亦可造成出血。

火热为阳邪。急性白血病、急性再生障碍性贫血合并感染者,或白血病毒热炽盛型多表现为高热,恶热,烦躁不安,口渴汗出,便秘尿黄,舌苔黄燥,脉洪数等,多为火热之邪所致。此外,火热之邪易伤阴液,故临床多见阴津耗伤之症。

（四）湿邪

湿为阴邪,常伤及脾胃,脾喜燥恶湿,湿蕴中焦则脾胃运化无权,水湿不化,而影响气血之生化,出现血虚,造成再生障碍性贫血或缺铁性贫血、巨幼细胞贫血等。

溶血性贫血也与湿邪关系密切,如阵发性睡眠性血红蛋白尿症、新生儿溶血病、自身免疫性溶血性贫血、蚕豆病等,都有贫血和黄疸的症状和体征。此类疾病多因气血阴阳素虚,又复感湿热之邪,或脾肾虚弱,湿浊内生,郁久化热,湿热交蒸,发为黄疸,湿热败血伤及营血,致气血亏虚。

（五）燥邪

传染性单核细胞增多症其流行型以夏秋或秋冬季为多见,其临床表现也多有发热及严重的咽峡炎。该病发病多与燥邪有关。急性白血病、再生障碍性贫血也常并发咽峡炎,亦多与燥邪有关。

（六）暑邪

暑为阳邪,其性炎热,多挟湿邪。如蚕豆病多在夏季发病,且具黄疸,其发病可能与暑湿有关。

二、外感邪毒

《温疫论》中说:"温疫之邪,非风非寒,非暑非湿,乃天地之间别有一种异气所感"。

血液病中传染性单核细胞增多症及传染性淋巴细胞增多症其发病因素可归至为疫毒范畴。再生障碍性贫血、白血病的病因,目前多认为有物理因素、化学因素、生物因素等,也应归为疫毒范畴。

三、饮食起居失调

正常的生活节奏和良好的生活习惯,有利于身心健康。若生活失慎,饮食失调,则常招致脏腑功能失常,如纳食过少或挑食,皆可造成营养不良,则气血生化无源,导致气血两虚,使脏腑功能不足而致病。缺铁性贫血、巨幼细胞贫血等皆与营养有关。若饮食过量,暴饮暴食,则会损伤脾胃功能。《素问·痹论》中云:"饮食自倍,肠胃乃伤",脾胃损伤则健运失常,影响气血的生化功能。若食之不慎,过食蚕豆等食品,亦可引起蚕豆病。饮食不洁可引起胃肠道疾患和肠道寄生虫病,如钩虫病,日久可出现贫血。

劳倦过度,可耗伤气血,影响脏腑功能导致疾病。《素问·宣明五气论》中曰:"五劳所伤,久视伤血,久卧伤气,久坐伤肉,久立伤骨,久行伤筋,是谓五劳所伤"。劳伤也包括房劳过度,房室不节而耗伤肾阴,产生衰弱劳伤之证。《景岳全书·虚损》中说:"色欲过度者,多成劳损"。《灵枢·邪气脏腑病损篇》中说:"入劳过劳……则伤肾"。肾虚与造血功能的关系最为密切,肾精枯竭,则无以化血,而血虚之证随起,如再生障碍性贫血的发病。

四、内伤七情

《内经》中云:"怒伤肝,思伤脾,恐伤肾",说明情志变化可导致脏腑功能紊乱,进而出现一系列津液气血的变化。《血证论·吐血》中说:"气为血之帅,血随之而运行,血为气之守,气得之而静谧,气结则血凝……怒伤肝,肝郁则日久可化热、化火,如肝火犯肺可引起咯血、鼻出血;肝火犯胃可引起吐血、呕血"。思虑伤脾,脾气失健,则气血生化乏源,而致气血两虚,再生障碍性贫血、缺铁性贫血、巨幼细胞贫血随之产生。恐伤肾,肾伤则肾之阴阳枯竭,可致再生障碍性贫血。

另外,各种原因引起的瘀血,也可是血虚和出血的原因。内有瘀血则新血不能化生,即所谓"髓海瘀阻",血液不能化生,亦即古人所云:"瘀血不去,则新血不生。"瘀血阻络,血行不能循其常道运行,也可致瘀血出血。

(全日城 胡晓梅)

第三节 中医血液病治疗纲要

一、解毒祛邪法

此法是用寒凉药或苦寒药治疗里热证的方法。适用于外感风热(用辛凉解表法)与阳明热结证,温病宜用卫气营血辨证治疗。适用于血液病有感染发热的情况。

急性白血病或急性再生障碍性贫血,在急性发病期常用清热解毒、凉血止血法外,前者亦常用解毒抗癌药如龙葵、白花蛇舌草等。

适应证:壮热,口渴,面色潮红,大便燥结,尿黄赤,烦躁不安,苔黄,脉洪大。

常用药物:银花、连翘、蒲公英、大青叶、紫花地丁、冬葵子、黄芩、黄连等。

常用方剂:清瘟败毒饮、四妙勇安汤、银翘散、竹叶石膏汤等。

二、活血化瘀法

《素问·阴阳应象大论》中云:"血实者宜决之",意谓泄去其凝涩之血,使脉络疏通。

适应证:腹内瘀血积块,内脏瘀血疼痛,肢体疼痛,以及由于瘀血引起的肝脾大、皮肤瘀斑等。如真性红细胞增多症等。

常用药物:当归、赤芍、川芎、丹参、鸡血藤、桃仁、红花、三棱、莪术等。

常用方剂:如血府逐瘀汤、桃红四物汤、膈下逐瘀汤、下瘀血汤等。

三、软坚散结法

《内经》中云:"结者散之""留者攻之"。

适应证:痰核结块、癥瘕积聚等症,如骨髓纤维化或慢性粒细胞白血病之巨脾症。

常用药物:如川贝、生牡蛎、海藻、昆布等。

常用方剂:消瘰丸、犀黄丸、六军丸、海藻玉壶汤等。

四、清热利湿法

适应证:溶血性贫血、阵发性睡眠性血红蛋白尿症、自身免疫性溶血性贫血,有贫血兼有黄疸。

常用药物:茵陈、炒山栀、云苓、猪苓、泽泻、板蓝根、夏枯草、生甘草、益母草等。

常用方剂:茵陈蒿汤或茵陈五苓散。

注意事项:溶血性贫血多为虚实夹杂之证,在急性溶血发作时,宜适当加入益气养血之品。

五、补益气血法

适应证:气血两虚证候,如早期再生障碍性贫血、轻度缺铁性贫血、营养不良性贫血及其他贫血。

常用药物:党参、黄芪、当归、阿胶、熟地、白芍、黄精等。

常用方剂:八珍汤、芎芪四物汤等。

六、益气养阴法

适应证:除气虚证候外,兼有阴虚症状,如低热、五心烦热、口渴、出血等,适用于再生障碍性贫血早期,血小板减少性紫癜,急性白血病等。

常用药物:黄芪、党参、黄精、熟地、元参、枸杞子、女贞子、制首乌等。

常用方剂:参芪六味地黄汤、生脉散加减。

七、调理阴阳法

疾病的形成就是人体阴阳失衡的结果,因此治疗疾病就是调整机体的阴阳,使之恢复到相对平衡状态。《素问·至真要大论》中说:"谨察阴阳所在而调之",《素问·三部九候论》提出:"无问其病,以平为期",《素问·阴阳应象大论》认为必须"审其阴阳,以别柔刚,阳病治阴,阴病治阳,定其血气,各守其乡",《素问·五常政大论》中云:"经络以通,血气以从,复其不足,与众齐同",《内经》又指出"阴平阳秘,精神乃治"。调理阴阳分以下两种方法。

（一）滋阴以制阳

适应证:血小板减少性紫癜、再生障碍性贫血之肾阴虚引起的腰膝酸软、低热、五心烦热、出血、脉细数、舌瘦、边尖红等。

常用药物:生熟地、制首乌、枸杞子、女贞子、黄精等。

常用方剂:左归饮、大菟丝子饮加减。

（二）温补肾阳法

适应证:肾阳不足,证见腰膝酸软、畏寒、四肢厥冷、腹胀便溏、脉沉细无力、舌质淡、苔薄白等。

常用药物:补骨脂、肉苁蓉、仙茅、仙灵脾、肉桂、附子、巴戟天、菟丝子、锁阳等。

常用方剂:右归饮、桂附八味丸等。

八、温补脾肾法

《素问·五常政大论》中曰:"虚则补之",《素问·阴阳应象大论》谓:"形不足者,温之以气,精不足者,补之以味"。

适应证:形寒肢冷,腹胀便溏,腰膝酸软,遗精滑精等。

常用药物:黄芪、党参、炒白术、云苓、菟丝子、补骨脂、巴戟天、肉苁蓉等。

常用方剂:实脾饮、十四味建中汤等。

九、理血止血法

血液病的出血主要有虚热、实热、气虚不摄三种。轻度出血可在治疗原发病的方药中加入止血药,出血重者则以止血为主。

（一）虚热出血

适应证:出血缓起、量少、色鲜红、低热、手足心热、盗汗、舌质红、脉细数。

常用药物:①滋阴退热药:生地、沙参、麦冬、天冬、元参、石斛、天花粉、百合、玉竹、女贞子、龟板、鳖甲等;②凉血止血药:丹皮、侧柏叶、白茅根、白及、藕节、旱莲草、大小蓟、仙鹤草、茜草根、地榆、紫草、槐花等。

常用方剂:犀角地黄汤、玉女煎、大补阴丸、茜根散等。

（二）实热出血

适应证:出血骤起、量多、色鲜红、发热、舌苔黄燥、脉数有力。

常用药物:黄芩、黄连、黄柏、大黄、山栀、生石膏等。

常用方剂:泻心汤、龙胆泻肝汤、十灰散、加味清胃散等。

（三）气虚出血

适应证:慢性出血,量多少不一,色淡,下部出血居多,并有乏力、气短、自汗、面白唇淡,或有形寒怕冷,苔薄白,舌质淡,脉沉细无力。

常用药物:①补气药:人参、党参、太子参、黄芪、白术、茯苓、炙甘草;②止血药:血余炭、棕榈炭、荆芥炭、侧柏炭、黄芩炭、栀子炭、陈京墨、灶心土等。

常用方剂:归脾汤、补中益气汤、黄土汤等。

此外,颅内出血者,加用安宫牛黄丸或至宝丹化水鼻饲,清热开窍;眼底出血者,加用明目地黄丸,滋养肝肾;鼻衄者,用填塞法;齿衄者,用五倍子和地骨皮各 100g 煎汤含漱;月经过多者,于行经前 3~5 天开始服用防崩汤(白茅根、藕节、生侧柏、栀子炭、生地、丹皮、阿胶、花蕊石、煅龙骨、煅牡蛎等)。

十、化痰涤痰法

适应证:淋巴结肿大或白血病细胞皮肤浸润,中医均称之为瘰疬、马刀侠瘿、痰核等。

常用药物:①温化寒痰:法夏、炒白术、云苓、杏仁、橘红等;②清热化痰:胆星、竹沥等。

常用方剂:二陈汤、导痰汤、礞石滚痰丸等。

(全日城　胡晓梅)

第四节　中医血液病的治则治法

血证的表现一般分为出血、瘀血、血虚。出血为血不循经溢于脉外;瘀血为离经之血不能及时排出和消散,而停滞体内,或血液运行受阻,淤积于经脉或器官之内;血虚为体内血液虚少。三者既有区别,又有联系。如出血是血虚的病因,又可能是瘀血的病机;血瘀可使出血不止,瘀血不去则新血不生,又可导致血虚。

一、出　血

血不循经,溢于血管之外,谓之出血。按其部位大体分为:①体表出血,包括皮肤紫癜及各种衄血,为浅表血管破裂所致,亦即中医所说的"阳络伤则血外溢";②内脏出血,包括吐血、咳血、尿血、便血、崩漏等,为内脏血管破裂所致,亦即中医所说的"阴络伤则血内溢"。

(一)治疗原则

任何部位出血,都可分为实热、虚热、气虚、瘀血四种类型。鉴别方法要根据出血的颜色、量的多少、起病缓急、出血部位、并发症状等综合分析,最后做出结论。

(二)治疗方法

根据出血的性质选择不同的治疗方法,血热引起者凉血止血,其中实热引起者清热泻火,虚热引起者滋阴清火,气虚引起者补气,瘀血引起者化瘀。在治疗病因的同时,均须加入止血药。

1. 实热出血　症见出血骤起,量多,色鲜红,发热,舌苔黄燥,脉数有力。

治疗方法:清热泻火、凉血止血。

常用药物:①清热泻火药:黄芩、黄连、黄柏、栀子、大黄、生石膏、龙胆草等;②凉血止血药:丹皮、侧柏叶、白茅根、旱莲草、大小蓟、茜草根、地榆、紫草、槐花等。

常用方剂(宜加减使用):

(1)泻心汤:黄连、黄芩、大黄。适用于胃中积热引起的上消化道出血。

(2)龙胆泻肝汤:龙胆草、柴胡、黄芩、山栀、泽泻、木通、车前、当归、生地、甘草。适用于肝经实火引起的上部出血。

(3)加味清胃散:生地、水牛角、丹皮、连翘、黄连、当归、甘草。适用于胃经实火引起的呕吐、齿衄。

(4)小蓟饮子:小蓟、藕节、生地、蒲黄、木通、栀子、竹叶、滑石、当归、甘草。适用于热结膀胱引起的尿血。

(5)地榆散:地榆、茜草、栀子、黄芩、黄连、茯苓。适用于肠道湿热引起的便血。

2. 虚热出血　症见出血缓起,量少,色鲜红,低热,手足心热,盗汗,口渴思饮,舌质红,脉细数。

治疗方法:滋阴退热、凉血止血。

常用药物:①滋阴药:生地、沙参、麦冬、天门冬、元参、石斛、百合、玉竹、女贞子、龟板、鳖甲等。②止血药:同前所述。

常用方剂(宜加减使用):

(1)犀角地黄汤:水牛角、生地、赤芍、丹皮。适用于阴虚血热引起的出血。

（2）大补阴丸：知母、黄柏、熟地、龟板。适用于阴虚内热引起的尿血。

（3）茜根散：茜草、黄芩、阿胶、侧柏叶、生地、甘草。适用于肺阴虚引起的咳血。

（4）沙参麦冬汤：沙参、麦冬、玉竹、桑叶、生甘草、花粉、生扁豆。适应证同上。

（5）玉女煎：石膏、知母、麦冬、熟地、怀牛膝。适用于阴虚内热引起的胃出血及齿衄。

3. 气虚出血　多为慢性出血，量多少不一，色淡，下部出血居多（指尿血、便血、崩漏等），并有乏力、气短、自汗、面白、唇淡，或便溏、苔薄白、舌质淡、脉沉细无力。

治疗方法：补气摄血。

常用药物：①补气药：人参、党参、黄芪、白术、山药、甘草等；②炭类止血药：血余炭、荆芥炭、棕榈炭、侧柏炭、黄芩炭、栀子炭、陈京墨、灶心土等；③收敛止血药：花蕊石、白及、藕节、仙鹤草、棕榈、蒲黄、瓦楞子等。

常用方剂（加减使用）：

（1）归脾汤：药物见贫血节，适用于经久不愈的便血、尿血、月经过多、皮肤紫癜等。

（2）补中益气汤：人参（或党参）、黄芪、白术、炙甘草、当归、陈皮、升麻、柴胡。适用于气虚下陷引起的便血、尿血、崩漏等。

（3）黄土汤：灶心土、附子、白术、熟地、阿胶、黄芩、甘草。适用于脾气虚寒所致的大便下血、崩漏等。

4. 血瘀出血　出血渐起或骤起，血色紫暗有块，皮肤现紫黑色出血斑或融合成片，舌质紫暗。

治疗方法：化瘀止血。

常用药物：①活血化瘀药：三七、五灵脂、丹参、牛膝、益母草、红花、桃仁、当归、川芎、泽兰、赤芍等；②止血药：同前所述。

常用方剂（宜加减使用）：

（1）血府逐瘀汤：当归、生地、赤芍、川芎、红花、桃仁、牛膝、柴胡、枳壳、桔梗、甘草。

（2）失笑散：蒲黄、五灵脂。

（3）桃红四物汤：桃仁、红花、当归、熟地、川芎、白芍。

二、瘀　　血

引起瘀血的因素很多，如外伤或出血导致离经之血滞留于体内某一局部而形成瘀血，此外气虚鼓动无力，阴血衰少血脉不充，情志失调，气机郁结，寒邪客于经脉，热灼阴血等皆可引起瘀血。

临床多表现刺痛，痛处不移，拒按，发绀，肿块，肌肤甲错，舌紫暗或有瘀斑，脉细涩。瘀血病证常随其瘀阻的部位不同而产生不同的证候。瘀阻于心可见胸闷、心痛、口唇发绀；瘀阻于肺可见胸痛、咯血；瘀阻于胃肠可见呕血、便血；瘀阻于肝可见胁痛、痞块；瘀阻肢体某部可见局部肿痛或发绀等。

（一）治疗原则

主要是行气、活血、祛瘀。一般采用攻剂。早期患者正气未伤，积块软而不坚，可以攻伐；晚期患者正气大伤，积块坚硬，治疗以扶正为主，佐以攻伐。

（二）治疗方法

1. 气滞血瘀　腹内癥积，触之觉硬，固定不移，胁肋胀痛或有寒热，舌质紫暗或带瘀点，脉弦。

治疗方法：活血祛瘀，兼以理气消积。

常用药物：青皮、香附、川楝子、延胡索、郁金、乌药、枳壳等。

常用方剂：

（1）膈下逐瘀汤：五灵脂、当归、川芎、桃仁、赤芍、元胡、甘草、香附、红花、枳壳。

（2）化积丸：三棱、莪术、阿魏、海浮石、香附、雄黄、槟榔、苏木、瓦楞子、五灵脂。

2. 寒凝血瘀　身疲乏力，畏寒肢冷，手足麻木，疼痛遇寒加重，舌质暗红或紫暗，舌苔薄，脉大或伏细弱。

治疗方法：温阳活血。

常用药物：①温阳药：附片、肉桂、仙茅、仙灵脾、巴戟天等；②活血药：生蒲黄、五灵脂、丹参、川芎、郁金、鸡血藤等。

常用方剂:麻黄附子细辛汤合失笑散加减。

3. 正虚瘀结　积块坚硬,疼痛加剧,饮食大减,面色萎黄,消瘦脱形,舌质淡紫,无苔,脉细数或弦细。

治疗方法:大补气血、活血化瘀。

常用药物:①理气药(见前所述);②活血化瘀药:川芎、乳香、没药、三棱、莪术、丹参、鸡血藤、桃仁、红花、五灵脂、牛膝、穿山甲、地鳖虫等。

常用方剂:以八珍汤和化积丸为主方。

4. 热毒血瘀　发热汗出,口渴欲饮,肢体酸痛,关节肿痛,身倦乏力,舌质红或暗红,苔黄或黄腻,脉伏或细数。

治疗方法:清热解毒,活血化瘀。

常用药物:活血药(如前所述)。

常用方剂:解毒活血汤和四妙勇安汤加减。

三、血　虚

贫血在祖国医学中属于"血虚""血枯""虚劳"等范畴。发生原因主要有:①精微物质缺乏,如营养不良;②脾胃功能失调,如食欲不振,慢性腹泻,消化吸收障碍;③肾不生髓或髓不藏精化血,肾虚不能生髓,髓亏不能化血,如再生障碍性贫血,或髓与瘀血所阻,不能化生血液,如白血病的贫血;④毒物或禀赋不足造成血液破坏,如溶血性贫血;⑤血液耗损过多,如钩虫引起的黄肿病,急慢性出血等。

贫血可归纳为:①气血两虚:如疲乏无力,面色苍白,头晕,耳鸣,眼花,心悸,舌质淡,脉数,或有肌肤甲错,头发稀疏枯槁,月经失调,经量过少;②脾胃虚损:如食纳不香,恶心,腹胀,便溏,浮肿,舌体胖有齿痕;③肝肾阴虚:如低热,手足心热,口燥咽干,脉细数,舌质红;④脾肾阳虚:如怕冷,肢凉,便溏,浮肿,舌体胖,苔白,脉沉细。部分患者伴有出血、黄疸、发热等。

(一) 治疗原则

一是去除病因,二是补虚。根据不同情况,选择多食滋养物品、解除毒物影响、治疗亡血原因、调理脾胃功能、补养气血、补肾生髓等治疗原则。

(二) 治疗方法

1. 平补气血法　适用于气血两虚而无阴虚或阳虚病证者。

常用药物:①补气药:党参、人参、太子参、黄芪、山药、白术、甘草、大枣等;②补血药:当归、熟地、首乌、白芍、阿胶、紫河车、白矾等。

常用方剂:

(1) 当归补血汤:黄芪、当归。

(2) 八珍汤:党参、白术、茯苓、炙甘草、当归、熟地、川芎、白芍。

(3) 归脾汤:黄芪、党参、当归、龙眼肉、白术、茯神、木香、炙甘草、远志、酸枣仁。

2. 温补气血法　适用于病程较久,除有气血两虚症状外,并有怕冷,肢凉,便溏等阳虚症状。

常用药物:除上述补气、补血药外,还可用肉桂等。

常用方剂:

(1) 十全大补汤:八珍汤加黄芪、肉桂。

(2) 人参养荣汤:党参、白术、茯苓、炙甘草、陈皮、黄芪、肉桂、当归、熟地、白芍、五味子、远志。

常用药物:除补气、补血药外,还多用滋补肝阴药物,如菟丝子、枸杞子、山萸肉、补骨脂、肉苁蓉等。滋补肝肾法适用于贫血并阴虚或兼有轻度出血。

常用方剂:

(1) 归芍地黄汤:当归、白芍、熟地、山萸肉、山药、泽泻、茯苓、丹皮。

(2) 大菟丝子饮:菟丝子、女贞子、枸杞子、熟地、首乌、山萸肉、旱莲草、桑椹、补骨脂、肉苁蓉。

3. 温补脾肾法　适用于贫血并有腰酸腿软,夜尿多,五更泻,怕冷,肢凉,纳呆,腹胀,便溏,舌质淡,苔白,脉沉细等脾肾阳虚证。

常用药物:除补气、补血药外,还可用附子、肉桂、茯苓、半夏等。

常用方剂:

(1)桂附八味汤:肉桂、附子、熟地、山萸肉、山药、茯苓、丹皮、甘草。

(2)十四味建中汤:党参、白术、茯苓、甘草、当归、熟地、川芎、白芍、黄芪、肉桂、附子、肉苁蓉、麦冬、半夏。

此外,治疗贫血还有以血补血,如"豚血生血"(《本草纲目》),以铁补血,如"生铁洛"(《内经》),以肝补血,如"肝主藏血,故诸血病,用为向导入肝"(《本草纲目》)。可见我国对贫血的治疗早就有了认识。

(全日城　胡晓梅)

第五节　常见血液病中医命名

一、概　　论

由于中医与西医理论体系不同,血液病的中医与西医病名既有区别,又有交叉。为了方便中西医血液学的学术交流,中国中西医结合学会血液病专业委员会主任委员麻柔教授与中华中医药学会内科分会血液病专业组主任委员陈信义教授,于2008年10月组织全国中医、中西医结合血液病专家,举行了常见血液病中医病名专题讨论会,形成了"规范常见血液病中医病名建议",并在《中国中西医结合杂志》正式发表。

二、血液病中医命名原则

根据血液病临床特点以及目前血液病知识的普及程度,与会专家认为,常见血液病中医病名命名应遵照以下原则:①尽量突出中医学特色,凡是中医古籍文献已有的病名,其临床症状描述基本与现代血液病临床症状接近或相似的应继续沿用中医传统的病名,例如《金匮要略》中描述的"萎黄病"多因脾胃虚弱、气血不足、或兼有食滞、虫积等病因引起的血液亏虚,而以面色无华、形神不足、气短乏力、头晕目眩、肌肤不仁、食欲不振、舌红无苔等为主要表现,与现代医学的叶酸、维生素 B_{12}、铁元素缺乏引起的营养不良性贫血(巨幼细胞性贫血、缺铁性贫血)所致症状一致。因此,营养不良性贫血可沿用"萎黄病"名称。②因多数血液病与骨髓有密切关系,如果单从临床表现命名不能反映疾病的本质与特征。因此,对病位清晰的疾病,从病名上应该读出病位、病性及病情。如再生障碍性贫血是骨髓造血功能受损性疾病,其外在表现以贫血为主。一般认为,现代医学的"贫血"症状类似中医的"虚劳病"。若将再生障碍性贫血命名为虚劳只能反映病性与病情,而不能反应病位。经与会专家讨论认为,再生障碍性贫血应当依据病位、病情命名,故命名为"髓劳"。"髓"代表病位,"劳"代表病情与病性。③就骨髓增殖性疾病而言,慢性粒细胞白血病、原发性血小板增多症、真性红细胞增多症、骨髓纤维化等均属于该系统疾病范围。但慢性粒细胞白血病属骨髓肿瘤性疾病,而后三者属骨髓慢性增殖性良性疾病,如果将上述疾病统一命名就会忽略疾病特征。故前者命名为"慢性白血病",后三者统一命名为"髓癥"(骨髓癥积)。这样命名就具有明显排他性。④对于一些普及性较好、发病率较高、医患通常熟知的疾病,命名尽可能做到中西医临床医师以及患者皆能接受。同时,也便于国际学术交流。例如"白血病"除临床医师外,患者均熟知该疾病性质与病情,故用"白血病"病名。⑤先粗线条从大类着手,先定大类、再定具体病名。对于不能定病名者暂时不定,待临床实践后再定。例如对于血液系统疾病现代医学统称为"血液病",而中医也有"血液病"之名称,主要包括血证(出血)、血虚(贫血)、血瘀(高凝状态)、血积(肝脾大)等,其诊疗范围与西医基本相似。因此,对于血液系统疾病亦命名为"血液病"。⑥对于无中医传统的病名,也不能用西医病名替代的可新创病名。对于新创病名要严格掌握,不可随便创新。例如骨髓增生异常综合征,既没有中医传统的病名沿用,西医病名"骨髓增生异常综合征"也并不能反映该病的本质,经专家反复讨论,可创新命名为"髓毒劳",其含义为:"髓"代表病位,"毒"代表病性,"劳"代表病状。⑦对一些耳熟能详的有关"血"的中医常用名词如"血虚""衄血""血瘀""血热""血毒"等应在辨证分型中应用。

三、常见血液病中医病名

基于上述常见血液病的中医命名原则,参考国家中医药管理局"十一五"至"十三五"期间发布的血液病优势病种中医临床路径与诊疗方案,关于常见血液病的中医分类与命名如表8-1-5-1。

表 8-1-5-1　常见血液病的中医分类与命名

西医病名	中医病名
再生障碍性贫血	髓劳病
急性再生障碍性贫血	急髓劳
慢性再生障碍性贫血	慢髓劳
营养不良性贫血	萎黄
缺铁性贫血	
巨幼细胞贫血	
血小板减少性紫癜	紫癜病
特发性血小板减少性紫癜	
继发性血小板减少性紫癜	
过敏性紫癜	紫癜风
恶性淋巴瘤	恶核
霍奇金病	
非霍奇金淋巴瘤	
多发性骨髓瘤	骨髓瘤
溶血性贫血	血疸
阵发性睡眠性血红蛋白尿症	
自身免疫性溶血性贫血	
红细胞异常性溶血性贫血	
骨髓增生异常综合征	髓毒劳
慢性骨髓增殖性疾病	血积
原发性血小板增多症	(髓癥)
真性红细胞增多症	
骨髓纤维化	
髓系白血病	髓毒病
急性髓细胞白血病	急髓毒
急性早幼粒细胞白血病	急髓毒紫斑病
慢性髓细胞白血病	慢髓毒
淋系白血病	淋毒病
急性淋巴细胞白血病	急淋毒
慢性淋巴细胞白血病	慢淋毒
白细胞减少症	虚损病
白细胞减少症	
粒细胞缺乏症	

（全日城　胡晓梅）

参考文献

[1] 陈信义,麻柔,李冬云.规范常见血液病中医病名建议[J].中国中西医结合杂志,2009,29(11):1040-1041.

第二章 中医治疗在贫血中的应用

一、概　述

缺铁性贫血(iron deficiency anemia,IDA)是指体内贮存铁被耗尽,影响血红蛋白合成所引起的小细胞低色素性贫血,是妇女、儿童与老年人常见的血液系统疾病。联合国粮农组织与世界卫生组织把 IDA 定为世界性,特别是发展中国家四大营养缺乏症之一。

中医古代文献中无 IDA 这一病名的记载,类似 IDA 症状的中医描述始起于东汉。中医早就认识到类似于 IDA 的"萎黄病"与矿物质缺乏有关,并喜用含铁矿物质治疗,如南北朝的《集验方》载有"绿矾"治疗"小儿疳气"。元朝《世医得效方》用"醋煅针砂"治疗"积黄""黄肿"等。明代《张三丰仙传方》对"伐木丸"功效解释为"治脾土虚弱,肝木气盛,肝乘脾土,病胸腹中满,或黄肿如土色,服此能助土益元"。清代《重订广温热论》引张三丰方,用制白术、黄酒曲、煅皂矾制丸以治黄胖病,症见面色萎黄、浮肿、心悸气促、肢倦无力等。中医治疗 IDA 具有悠久历史,整体观治疗有效而无不良反应是其特色和优势。鉴于中医药治疗 IDA 有效而无明显不良反应的特色和优势,倡导以中医药防治为主。基于《黄帝内经》"未病先防""既病防变"的治未病理论,强化预防与康复理念,把治疗时间点前移,提出 IDA 是以预防为关键、治疗为核心、康复为目标的一体化过程。

二、病　名

《内经》将面色分为青、黄、赤、白、黑五色以内应五脏,青色属肝,黄色属脾,赤色属心,白色属肺,黑色属肾。《素问·脉要精微论》中指出:"五色者,气之华也。黄欲如罗裹雄黄,不欲如黄土。"如果面黄如薄绸缎包裹雄黄则是亚洲人种正常面色,面如土色就是病态面色,其病在脾胃,损在气血。这些描述应当是从面部颜色辨知脏腑病状的最早记载。"黄肿"作为病名见于元代的《丹溪心法》,书中卷三"疸三十七"提到用"大温中丸治食积与黄肿,又可借为制肝燥脾之用"。元代的《卫生宝鉴》《世医得效方》中有"食劳疳黄""积黄"病名。明代《医学纲目》中把"食劳黄"作为病名。民国出版的《证治心得》一书已经明确了"萎黄"病名,主要病证是皮肤色黄、枯槁不泽,属于脾胃虚弱、气血不足的虚证。

IDA 以面色萎黄为主要特征,2009 年由中国中西医结合学会血液病专业委员会、中华中医药学会内科分会血液病专业委员会,组织全国部分高校与科研院所从事血液病临床与科研专家,就常见血液病中医病证名进行了专题讨论,并达成共识,确定"萎黄病"为中医命名。

三、病因病机

(一)传统的中医病因病机分析

1. 脾胃虚弱饮食不节损伤脾胃,情志不疏肝郁乘脾,可出现脾胃虚弱;虫积之证影响脾脏运化功能。"中焦受气取汁,变化而赤,是谓血"。中焦脾胃健运,则气血生化无穷;脾胃亏虚,运化失常,则气血生化乏源。唐容川所谓"土虚而不运,不能升达津液,以奉心化血"。

2. 心脾两虚由于脾胃虚弱,血亏不养心,导致心脾两虚之证。

3. 脾肾两亏脾虚日久及肾,或身体素来肾气不足,当出现脾虚血亏时易出现脾肾双亏之证。

4. 其他冲任失调而至女性月经过多,肠道疾患而至便血,均可能导致气血亏虚之证。

（二）精微物质生成与耗损失调理论

这种理论似乎能更好地以中医理论诠释现代医学的发病机制,认为萎黄病的发病关键在于水谷精微物质不足,导致血液生成无源。

铁为造血原料,属于精微物质的一种。在正常生理状态下,精微物质总是处于平衡状态。如果动态平衡失调,可导致精微物质亏虚,血液生成就会减少。萎黄病发病关键是水谷精微物质不足或严重缺乏,使转化血液能力下降或无法转化为血液,导致血液虚少或亏虚而引起诸多临床症状。因此,凡能影响水谷精微物质吸收、利用、转化的病因,均可导致萎黄病的发生与进展。脾胃运化水谷精微物质,故萎黄病的病机主要责之脾胃亏虚。

1. 精微物质不足相当于铁的绝对或相对的不足。《素问·生气通天论》篇中提到"阴之所生,本在五味",认为阴血不足的病因在于水谷精微摄纳不足。《灵枢·决气》篇中认为血液化生的过程是"中焦受气取汁,变化而赤"的结果。《素问·痹论》云:"饮食自倍,脾胃乃伤",提示饮食不节会损伤脾胃。清代徐大椿《杂病证治·血证》指出:"血者,水谷之精气也",也指出水谷精气吸收不足是血虚疾病的重要原因。

导致精微物质不足的原因主要有:

（1）机体消耗量增加:婴幼儿、青少年成长期需大量精微物质,以保障身体生长、智力发育与生理功能的维系。若禀赋脾胃虚弱,或婴幼儿喂养不当等因素,可导致精微物质摄入相对不足,不能满足化生血液之需求,从而发展为萎黄病。

（2）生理需求量增加:妇女经期、妊娠期和哺乳期需要补充更多的水谷精微物质,以满足机体生理之需求。若经期月经量过多、妊娠期间或生育后母乳喂养等,常使水谷精微失去平衡,若又未能及时补充,则导致水谷精微物质缺乏,血液化生能力下降,逐渐发展为萎黄病。

（3）饮食摄入不足:食欲不振、食量减少,或素食、挑食、偏食、节食、瘦身等,使水谷精微物质摄入量明显减少或严重不足,就会导致血液生化无源而出现血液亏虚,则内不能滋养五脏六腑、四肢百骸,外不能润养肌肤颜面,逐渐发展为萎黄病。

2. 纳运功能失调相当于铁的消化吸收障碍。中医藏象理论认为,胃主受纳,腐熟水谷,为水谷之海;脾主运化,主升清,主统血。凡影响脾胃受纳、运化功能的致病因素均可导致水谷不能转化为精微物质,以致血液生化无源。

（1）胃腑受纳失调:《素问·刺法论》云:"胃为仓廪之官,五味出焉。"明代医学家张景岳认为,胃司受纳,通主水谷,故为仓廪之官。胃腑功能正常,五谷可藏、可受。《素问·脉要精微论》中提出的"仓廪不藏者,是门户不要也"是对胃腑功能失常的最佳解释。凡饮食所伤、感受湿邪,或情志抑郁、药毒中伤等多种因素均可导致胃腑受病,受纳功能下降,饮食量减少,或厌食,久之可致水谷精微物质缺乏,从而影响血液生化。如溃疡病、慢性萎缩性胃炎、胃病手术功能未复等均可导致食欲下降;毒药(化疗药物等)或毒性物质等也可引起胃肠道不良反应等。

（2）脾脏运化失调:脾主运化是脾脏主要生理功能之一。脾脏能将胃腑受纳的食物和水运化成精微物质,再通过肺脏输布于全身各脏器、四肢百骸、皮毛腠理。《素问·经脉别论》中指出的"饮入于胃,游溢精气,上输于脾,脾气散精,上归于肺"即是对脾主运化功能的高度概括。若脾脏功能虚弱,就会影响食物和水转化为精微物质,如慢性腹泻不能将水谷运化成为精微物质,且水谷精微物质呈慢性丢失,从而导致血液生化无源,渐发展为萎黄病。

3. 精微物质耗损相当于铁的流失。在正常生理状态下,血液循环于经脉之中,以保障五脏六腑、四肢百骸、经脉肌肉之濡养。病理情况下,血液急性或慢性溢出脉外,就会导致血液虚少,逐渐发展成为萎黄病。

（1）摄血功能失调:脾具有统摄血液在脉道正常循行的生理功能,如有脾胃病导致脾气虚损,摄血功能失调,血液即可溢出脉外而丢失。因脾不统血导致失血的疾病主要见于胃肠道疾病(痔疮、溃疡病、食管裂孔疝、消化道息肉、胃肠道肿瘤、寄生虫感染、食管或胃底静脉曲张)。

（2）冲任功能失调:情志抑郁、肝经郁热或其他因素导致冲任失调,经血不固,月经量过多(宫内放置节育环、子宫肌瘤及月经失调)的急性或慢性失血而导致血液虚少,遂发展成为萎黄病。

四、临 床 表 现

（一）脾胃虚弱证

面色萎黄,目睛不黄,体倦乏力,食欲不振,恶心欲吐,胃脘部不适,脘腹胀满,大便溏稀。舌质淡红,舌苔薄腻,脉细弱。

（二）心脾两虚证

面色萎黄,目睛不黄,头目眩晕,失眠多梦,心悸气短,少气懒言,食欲不振,大便不调。舌质淡红,舌苔薄白,脉细弱。

（三）脾肾亏虚证

面色萎黄,颜面虚浮,食欲不振,食后腹胀,腰膝酸软,形寒肢冷,夜尿频多。舌体胖大,舌质淡红,舌苔薄白,或水滑,脉细弱,或沉迟。

（四）冲任失调证

面色萎黄,目睛不黄,头目晕眩,心悸失眠,月经过多,经期延长,或见崩漏,或见腹痛。舌质淡红,舌苔薄白,脉细弱。

（五）肠道虫积证

面色萎黄,恶心欲吐,脘腹胀满,时常腹痛,消谷善饥,喜食异物,或吐或便虫体。舌体胖大,舌质淡红,舌苔薄白,脉细弱。

五、治　　疗

治疗:辨证论治+辨病治疗。

（一）辨证论治

1. 脾胃虚弱证

治则:健脾和胃。

方药:香砂六君子汤。党参、白术、茯苓、炙甘草、木香、砂仁、陈皮、半夏。

加减:泄泻肠鸣者,葛根、淮山药;腹痛喜温、畏寒肢冷者,加干姜、桂枝。

2. 心脾两虚证

治则:补益心脾。

方药:归脾汤。党参、黄芪、白术、茯苓、酸枣仁、龙眼肉、木香、当归、远志、生姜、大枣、甘草。

加减:严重失眠者,加菖蒲、夜交藤;严重心悸、心慌者,加适当加用生龙骨、生牡蛎、珍珠母。

3. 脾肾亏虚证

治则:健脾益肾。

方药:异功散合六味地黄丸。人参、白术、茯苓、陈皮、半夏、熟地黄、山药、山萸肉、牡丹皮、泽泻、甘草。

加减:畏寒肢冷者,加桂枝、炮附子;腰痛明显者,加桑椹子、杜仲。

4. 冲任失调证

治则:调理冲任。

方药:固冲汤。白术、生黄芪、龙骨、牡蛎、山萸肉、生芍药、海螵蛸、茜草、棕榈炭、五倍子。

加减:面色苍白者,加阿胶、当归;月经不止者,加血余炭、炒蒲黄。

5. 肠道虫积证

治则:健脾驱虫。

方药:四君子汤合化虫丸。党参、白术、茯苓、槟榔、鹤虱、苦楝根、枯矾、炒胡粉、使君子、芜荑。

加减:腹中冷痛者,加细辛、白芍、甘草;恶心呕吐者,加半夏、生姜、陈皮。

（二）辨病治疗

现代医学对于缺铁性贫血的治疗包括两方面:铁剂治疗;病因治疗。

1. 中医药　在补铁治疗方面中医药有很多古代方剂或现代中成药,合理运用含矿物质,能达到铁剂治疗的目的。在辨证论治的基础之上,适当补充有利于血液化生的造血物质,如皂矾(绿矾)、针砂、胆矾、代赭石、磁石、生铁落等,以避免铁缺乏,减少 IDA 的发生。有记载的含矿物质的古代方剂有伐木丸、铁砂散、绛矾丸、双砂丸、黄胖丸、枣矾丸、针砂汤、捷效丸、绿矾丸等,这些都能很好地提高精微物质,以达到促进气血生化的临床效果。

2. 对于病因治疗　IDA 的病因治疗应该说是中医药的特色。现代医学认为 IDA 的发生不外乎铁的需求量增多而相对摄入不足、吸收不良、丢失过多几方面。常见的病因有月经量过多(冲任失调)、痔疮出血(便血)、胃肠吸收障碍、进食减少及肠道虫积等,临床中需要联合妇科、外科、肛肠科、消化科、肿瘤科、儿科等多学科联合针对原发病因进行治疗。

积极明确病因,针对病因治疗,做到有的放矢。如:慢性胃炎伴见食后腹胀、食欲不振者,予焦三仙、鸡内金、陈皮、砂仁等健胃行气消食;胃溃疡、十二指肠球部溃疡伴见胃中嘈杂、恶心、反酸者予瓦楞子、延胡索、海螵蛸等治酸止痛;癌肿患者予山慈菇、白花蛇舌草、半枝莲等清热解毒;痔疮、子宫肌瘤慢性失血者,予三七粉、白及、蒲黄炭、仙鹤草、地榆炭等收敛止血,必要时请专科会诊。对于铁摄入不足的患者,除补充铁剂之外,多予阿胶、五味子、乌梅、覆盆子等中药,饮食上建议多食用含铁较多的食物,如绿色蔬菜、茄子、黑芝麻、菌类,精肉及酸味水果。血虚心神失养,予当归、茯苓、远志、桂圆、大枣等养心安神。

六、中西医结合的亮点分析

中西医结合方案治疗 IDA 的优势突出表现在两个方面。

(一) 提高治愈率,整体调控,长期改善铁代谢状态

西医口服铁剂疗效确切,但 IDA 患者病因繁杂,西医治疗往往分而治之。多数患者因胃肠道疾病原因无法吸收铁剂影响疗效,且静脉输注铁剂风险较大。中药能够审因论治促进铁剂吸收,同时兼顾导致缺铁的病因相关疾病的辨证论治,改善原有的病理状态,且无明显不良反应,整体发挥增加铁储备、平衡铁代谢调节的作用。

(二) 减少西药的不良反应

口服铁剂价格虽便宜,易于给药,但会出现恶心、呕吐、便秘等消化系统副作用。加之患者对本病的危害了解不足,往往表现出较差的依从性,严重影响本病的预后。中医药针对铁剂导致的消化系统副作用进行辨证治疗,如针灸促进胃肠蠕动;半夏、生姜、陈皮、厚朴等中药行气降逆通腑改善便秘、恶心症状,减少消化道反应。临床常用的含铁中成药的广泛应用,也一定程度解决了铁剂无法耐受及铁吸收障碍等问题。

(史哲新　杨曦)

第二节　巨幼细胞贫血的中医治疗

一、概　述

巨幼细胞贫血在古医籍中根据其头晕乏力、心悸气短、面色萎黄或苍白、口舌生疮、手足麻木等表现,将其归属于中医"虚劳"范畴。早在《黄帝内经》中就有关于虚、劳、损的论述,《素问·玉机真藏论》有"五虚死",《素问·宣明五气》有"五劳所伤"等诸多记载。《素问·通评虚实论》更概括性指出:"精气夺则虚"。《素问·刺志论》谓:"谷盛气盛,谷虚气虚,此其常也,反此者病",说明五味入口,藏于胃,以养五脏之气,饮食不足就会"谷虚气虚",气血生化乏源,致血虚。明代《景岳全书·虚损》曰:"疾病误治及失于调理者,病后多成虚损",可见失治久病也容易导致虚损。

宋代《圣济总录·虚劳门》中有记载:"面色萎黄,饮食不化,心腹痞满,呕吐吞酸,大肠泄痢",可见其表现既有似血虚及脾胃机能异常的证候描述,又有"手足逆冷,骨节酸痛"等似肢体经络病证的临床表现。《灵枢·经脉篇》中说:"是主脾所生病者,舌本痛",《医学摘粹·杂证要法》中说:"舌之疼痛热肿……"等表明该病变与脾胃相关,描述均与本病症状相似。东汉张仲景《金匮要略》对虚劳病详述证因脉治,制有

小建中汤、黄芪建中汤、肾气丸等温补脾肾。唐代孙思邈《千金要方》将虚劳分述于脏腑证治。明代张介宾长于调治阴阳精气,提出了"阴中求阳,阳中求阴"的治则,创制左、右归丸,对虚劳论治具独到之处。清代吴谦在《医宗金鉴》提出虚、损、劳、极是虚劳病的四个慢性发展阶段。由上可知,历代医家医籍对虚劳的成因及证治论述颇多,内容十分丰富,皆属本病辨证施治的参考范畴。

二、病　　名

中医古籍中并没有"巨幼细胞贫血"一词记载,但根据祖国医学在古代医籍中所论述的其症状表现,归属于中医"虚劳"范畴,并有血虚、纳呆、麻木、不仁、痹症等证名记载。早在《素问·玉机真藏论》中就有关于虚劳相关症状记载:"脉细,皮寒,气少,泄利前后,饮食不入,此谓五虚"。东汉张仲景《金匮要略·血痹虚劳病脉证并治》首提"虚劳"病名,如书中述"五劳虚极羸瘦,腹满不能食……缓中补虚。大黄䗪虫丸主之"等。

"黄肿病"作为病名见于元代朱震亨《丹溪心法》,书中卷三·疸三十七提到用"大温中丸治食积与黄肿,又可借为制肝燥脾之用"。《卫生宝鉴》《世医得效方》《医学纲目》书中也有"黄胖""食劳疳黄""积黄"等相关病名,但一般指湿热虫积之黄疸,与今日脾虚血虚所致之黄胖有不同。

因巨幼细胞贫血与缺铁性贫血临床表现相似,中国中西医结合学会血液病专业委员会与中华中医药学会内科分会血液病专业组,于2008年联合召开的常见血液病中医病名专题讨论会上,将巨幼细胞贫血用"萎黄病"命名。但鉴于其与缺铁性贫血中医病名相同,经专家反复讨论,改用"黄胖病"为相应病名。

三、病因病机

《灵枢·决气》篇指出:"中焦受气取汁,变化而赤,是谓血"。所以,中医学认为血液生成与中焦脾胃关系最为密切,又与五脏六腑功能状态息息相关。若脾胃虚弱则气血生化乏源而致血虚,所以黄胖病主要病机为脾胃虚弱,健运失司,气血乏源,脏腑失养。总体属本虚之证,病理性质主要为气血阴阳亏耗。主要病位在脾胃,日久累及心肝肾。常见病因病机如下。

（一）禀赋不足

父母体虚、遗传下代、胎孕失养、喂养不当等,使胎儿禀赋薄弱、精血不足、出生后脏腑、气血、阴阳亏虚,易患此病。且患病后易致久病不复,使脏腑、气血、阴阳亏虚日甚。如先天性缺乏5,10-甲酰基四氢叶酸还原酶可以造成叶酸缺乏,进而发展成本病。

（二）脾胃虚弱

脾主运化,胃主受纳,脾胃功能正常则气血化源充足,若脾胃虚弱,运化失常,加之情志等因素影响,使脾胃失于运化转输,水谷精微物质缺乏,气血生化无源而血液虚少,而出现身倦乏力、心悸怔忡等症。如吸收障碍是维生素 B_{12} 缺乏最常见的原因。

（三）饮食失调

暴饮暴食,或饮酒过度,均致脾胃损伤,不能化生水谷精微,气血来源不充;或饮食偏嗜、营养不良,气血生化乏源,致气血亏虚,脏腑经络失于濡养,日久可造成本病。如饮食结构缺乏蔬菜、过度烹煮食物等均可使叶酸、维生素 B_{12} 吸收不良或丢失,而致此病。

（四）正气耗伤

重病久病,邪气偏盛,迁延不愈,则耗伤正气,气血阴阳亏损,肝肾精血不足,均可导致血液虚少;或病后失于调养,阴血暗耗,正气难复。如恶性贫血、胆囊炎、肠道细菌感染等均可导致维生素 B_{12} 缺乏,进而发展为本病。

（五）药毒损伤

辨治失误,用药不当,使精气损伤,如攻伐太过,伤阴耗阳;或延误救治时机,加重阴精、阳气耗损,更使正气难复;或不当使用金石、虫类、有毒之品,使阴精气血耗损,渐生本病。如甲氨蝶呤、甲氧苄啶等药物均可干扰叶酸利用,导致体内叶酸缺乏等。

四、临 床 表 现

（一）贫血症状

由血虚（贫血）引起的相关症状，如乏力、心悸气短、头目眩晕、面色苍白或萎黄，唇甲色淡等，严重贫血者可有轻度黄疸，部分患者可由外邪侵犯、正邪相争而引起发热、汗出、皮肤瘀点瘀斑等（白细胞和血小板减少引发感染及出血）。

（二）胃肠道症状

表现为反复发作的舌炎，舌面光滑，乳突及味觉消失，胸脘痞闷，食欲不振，偶见恶心、腹胀、腹泻及便秘等症。

（三）神经系统症状

表现为心悸健忘、失眠多梦、手足对称性麻木、感觉障碍、下肢步态不稳、行走困难等。小儿及老年人常表现脑神经受损的精神异常，如无欲、抑郁、嗜睡或精神错乱等。

五、治 疗

"虚则补之"是《素问》和《灵枢》提出的虚劳治疗总则。黄胖病总体属虚证，应治以益气养血、滋阴温阳，再结合病位辨证施治，随症加减。其中，健脾和胃、调理气血是黄胖病主要治则，所以调理脾胃应贯穿于疾病治疗始终。除药物治疗外，应注意去除病因，如积极治疗脾胃病，合理膳食等。

（一）辨证论治

1. 心脾两虚证

证候特征：面色苍白，疲乏无力，食少纳呆，腹胀便溏，心悸怔忡，少眠多梦，口干舌痛，舌质干，少苔或无苔，脉弱无力。

治法：健脾益气，养血安神。

方药：归脾汤（《济生方》）加减。党参15g、黄芪30g、白术15g、茯苓15g、酸枣仁15g、龙眼肉10g、木香10g、当归15g、远志15g、生姜五片、大枣8枚、甘草15g。

加减：神不守舍，心悸明显者加麦门冬15g、天门冬15g、柏子仁15g，养血和营；气机不畅，腹部胀满者，加陈皮15g、砂仁10g，理气和中；血虚症状明显者，加重当归的剂量或加用熟地黄15g、何首乌15g、黄精15g以补血。

2. 脾肾阳虚证

证候特征：头晕耳鸣，心悸气短，畏寒肢冷，腰酸腿软，夜尿频多，食欲欠佳，或有便溏，或下肢麻木不仁，舌质淡，苔薄或无苔，脉沉细。

治法：温肾补脾，益精生血。

方药：十四味建中汤（《太平惠民和剂局方》）加减。党参10g、黄芪30g、白术15g、茯苓15g、甘草10g、半夏10g、麦冬15g、熟地黄15g、白芍15g、肉桂10g、肉苁蓉15g。

加减：腰痛、下肢不仁者，可加川牛膝15g、鸡血藤15g，以活血通络；腹胀便溏者，可加补骨脂10g、吴茱萸5g，以补阳温中。若出现腰酸膝软，五心烦热等阴虚为主证候，可去方中温阳之品，加山茱萸15g、枸杞子15g、生地黄15g等滋阴补肾之品。

3. 胃阴不足证

证候特征：心悸气短，口燥咽干，吞咽困难，或口渴，胃痛不适，饮食减少，大便干燥，舌质红，甚或舌痛，舌光或少苔，脉细或细数。

治法：养阴益胃，补血生津。

方药：益胃汤（《温病条辨》）合生脉散（《医学启源》）加味。沙参10g、麦冬15g、玉竹5g、生地黄15g、冰糖3g、人参10g、五味子15g。

加减：若阴血虚甚者，可加桑椹15g、枸杞15g、龟甲10g等滋补阴血；兼脾胃虚弱者，可加山药15g、白术15g、茯苓15g等益气健脾；兼不思饮食或食滞者，可加山楂15g、神曲15g、砂仁10g等理气消食。

4. 血虚风痹证

证候特征:面色无华,唇甲色淡,乏力气短,失眠心悸,手足麻木,步态不稳,精神抑郁,烦躁易怒,舌痛,少苔,脉细。

治法:补益气血,祛风通痹。

方药:黄芪桂枝五物汤(《金匮要略》)合当归建中汤(《千金要方》)加减。黄芪 30g、桂枝 10g、当归 15g、芍药 10g、生姜 5 片、大枣 5 枚、甘草 10g。全方共奏益气补血、和营行痹之效。

加减:若疾病日久,气虚血滞,可加丹参 15g、川芎 15g、鸡血藤 15g,活血通痹;若虚风内动,肢体拘急,可加全蝎 5g、天麻 10g、钩藤 15g 等,养阴润筋之品。

（二）辨病治疗

现代医学认为本病是由于叶酸或维生素 B_{12} 缺乏或某些影响核苷酸代谢的药物导致细胞核脱氧核糖核酸(DNA)合成障碍导致的贫血,中医认为主要与脾胃受损、饮食不调有关,从而导致气血生化乏源,叶酸或维生素 B_{12} 缺乏,直接影响血的生成。所以临床多以健脾益气养血为治疗大法,运用益气养血、健脾补肾等补虚中药治疗。现代研究表明多种补虚中药中含有大量营养物质,具有一定的抗贫血作用和促进造血等作用。

如当归中富含维生素 B_{12}、叶酸、亚叶酸、烟酸等促进 DNA 合成的重要元素,当归中的当归多糖还可以促进骨髓造血,有效增加外周血细胞、白细胞、血红蛋白及骨髓有核细胞数。如黄芪可以促进内源性造血因子的分泌,促进造血干细胞的分化和增殖,升高外周血细胞数目。当归、黄芪配伍用作药对气血双补,能促进造血,增强免疫功能,具有调节恶性、慢性消耗性疾病后的机体造血补血功能。

如四物汤(熟地黄、当归、白芍、川芎),富含维生素 B_{12}、叶酸、多种氨基酸、多种微量元素等,为红细胞和血红蛋白生成提供必需的原料。可一定程度上增加巨幼细胞贫血的红细胞、血红蛋白、网织红细胞。有相关研究指出归芍四君子汤在改善临床症状、升高血清维生素 B_{12}、叶酸水平,消除粒细胞分叶增多及粒、红系巨型变等方面都有确定的疗效。此外,中药还可以参与本病物质代谢过程,促进蛋白质和核酸合成,如人参皂苷对骨髓的 DNA、RNA 及蛋白质的生物合成有促进作用。人参、黄芪、党参、何首乌、枸杞子等都可显著调节大脑兴奋与抑制过程,影响神经递质的释放及功能,提高脑组织抗氧化酶活性等,可相应改善本病神经系统的症状。

六、中西医结合

脾胃为后天之本,气血生化之源,当脾胃功能失调,气血生化不足,而致营血虚弱,则易产生营养性巨幼细胞贫血,中医运用健脾补血法,治以调理脾胃、益气养血,整体调节机体因脾胃功能虚弱而导致的叶酸和维生素 B_{12} 吸收、利用障碍,如生黄芪、党参、白术、陈皮等可以益气健脾生血,改善脾的生血功能以治其本。

饮食偏嗜或食物摄入量不足,则水谷精微缺乏致气血生化乏源,日久则气血亏虚,表现为营养不良,治以养血补血,又赖精血互生,精可化血之原理,还应加强先天之本益肾填精。还可以运用直接补血法,如使用富含叶酸、维生素 B_{12} 的当归、川芎、白芍、熟地等中药养血补血,加以肉桂、肉苁蓉、菟丝子等益肾填精、辅助生血,以治其标。

多项现代研究表明,与单用西药治疗相比,运用中药或中成药结合治疗巨幼细胞贫血具有独特优势,可以明显改善患者头晕乏力、心悸气短等临床症状,提高有效率,缩短疗程,防止病情恶化,临床效果明显。

（王金环）

参考文献

［1］陈信义,周郁鸿,胡晓梅.血液疾病优势病种中医诊疗方案与路径解读［M］.北京:北京科学技术出版社,2019:10.

［2］陈信义,杨文华.中医血液病学［M］.北京:中国中医药出版社,2019:10.

第三节　再生障碍性贫血的中医治疗

一、概　　述

再生障碍性贫血(简称再障,aplastic anemia,AA)是由多种病因、多种发病机制引起的一种骨髓造血功能衰竭症,主要表现为骨髓有核细胞增生低下、全血细胞减少以及由其导致的贫血、出血和感染症状。根据临床症状和疾病严重程度,结合患者外周血象及骨髓象改变,再生障碍性贫血可分为重型再生障碍性贫血(包括极重型)及非重型再生障碍性贫血,根据发病缓急也可将再生障碍性贫血分为急、慢性两型。按其病因也可分为先天性及获得性。本章节主要讨论原发性获得性再生障碍性贫血。从1964年国内提出急、慢性再生障碍性贫血分型依据,并开展了中医药治疗再生障碍性贫血的临床探索,在刺激造血、免疫调节、增效减毒、减少复发等方面取得了显著疗效。近年来,经过不断的临床实践和中医理论的认识完善,国内再生障碍性贫血中医诊治已形成了较为成熟且适用性较强的方案。

二、病　　名

既往命名为"髓劳""血虚""血证""血枯"等,后在全国再生障碍性贫血中医协作组会议上,统一为"髓劳病"病名。

三、病 因 病 机

中医学认为再生障碍性贫血的发病多因患者禀赋薄弱,接触毒物,或邪气过盛,直伤骨髓精气,导致肾虚髓枯精伤,本源受损,气血无以复生,而致四肢百骸失养所致。但急慢性再生障碍性贫血仍有所区别,一般认为急性再生障碍性贫血的始动因素是外感来邪,毒邪入血伤髓,致髓不生血,血不归经,故出血;正邪相争,遂发热。急性再生障碍性贫血发病急、进展快,虽初期发热、出血症状重,但本质仍为本虚,以精气内夺为病理基础,病机以虚损为本,其根本在于脾肾两脏亏损,先天之本不足,后天生化无源,不能抵御外邪致邪毒内侵,邪毒乘虚入侵,进一步耗伤正气,气血不能化生。故急性再生障碍性贫血初期多表现为热毒壅盛,或为阴虚血热。

慢性再生障碍性贫血病程较长,病久必虚,虚久及肾。因肾藏精生髓"精血同源",故肾虚是慢性再生障碍性贫血病机之本。此外,慢性再生障碍性贫血"久病必瘀""久病必虚",以补肾为基础加上益气活血方药,可提高治疗。

再生障碍性贫血的辨证分型沿革,自1989年中国中西医结合血液病专业委员会第三届学术研讨会对慢性再生障碍性贫血的中医分型治疗进行了统一规范,分为"肾阴虚""肾阳虚""肾阴阳两虚"三型。此次会议明确了再生障碍性贫血"从肾论治"的观点。2002年中华中医药学会内科血液病专业委员会就著名中医血液病专家治疗慢性再生障碍性贫血的用药经验进行了综合阐述,强调治疗用药特色。2008年中华中医药学会发布了《中医内科常见病诊疗指南·西医病证部分》,在三型基础上,增加了"脾肾阳虚""肝肾阴虚""热毒内炽""血热妄行"证型,内容涉及诊断、辨证论治、处方用药及其他治法(针灸),进一步丰富了再生障碍性贫血的证候演变的特点及诊治方法,但部分证治内容存在重叠。2010年由国家中医药管理局医政司颁布了22个专业95个病种中医诊疗方案(合订本),其中再生障碍性贫血分为五型,在1989版基础上增加了主要针对急性再生障碍性贫血的"热毒壅盛"和"阴虚火旺"两型,至此再生障碍性贫血的分型论治方案基本得到国内行业专家的认可和推广。

四、临 床 表 现

(一) 急性再生障碍性贫血

1. 热毒壅盛证常见于急性再生障碍性贫血起病初期。热毒直入,灼伤血络,迫血妄行。

证见:起病急,面色苍白,壮热不退或低热持续,皮肤瘀点瘀斑,斑色红紫,鼻衄齿衄,烦躁口渴,便干尿黄,头晕乏力,舌红苔黄,脉洪大数疾。

2. 阴虚火旺证常见于急性再生障碍性贫血起病初期,热毒入里,耗精伤阴,迫血妄行。

证见:头晕乏力,面色苍白,两颧潮红,五心烦热,夜寐多梦,腰膝酸软,潮热盗汗,口渴喜饮,皮肤瘀点瘀斑,出血色鲜,舌嫩紫红苔薄少津或少苔,脉细数。

（二）慢性再生障碍性贫血

1. 肾阴虚型　证见:潮热盗汗,手足心热,头晕目眩,面白颧红,夜寐不安,心悸易惊,舌嫩红苔薄少津或少苔,脉细数。

2. 肾阳虚型　证见:面色㿠白,形寒肢冷,自汗,食欲不振,头晕目眩,唇甲色淡,气短懒言,便溏,出血色淡,舌胖大苔白边有齿痕,脉沉弱。

3. 肾阴阳两虚型　证见:兼有肾阳虚型和肾阴虚型的证候,可有不同侧重。

五、治　疗

临床上急性再生障碍性贫血与慢性再生障碍性贫血的证候演变存在差异,疾病转归亦有不同,治疗上需要区别对待。急性再生障碍性贫血初期或表现为热毒壅盛,或为阴虚血热,治疗当清热解毒或滋阴降火,凉血止血。慢性再生障碍性贫血则自 20 世纪 80 年代以来已达到统一的认识,要以补肾为主,针对各型的临床特点分别予以滋阴益肾、凉血止血,温肾壮阳、益气养血,滋阴壮阳、健脾养血。并在具体用药上应考虑到"久病必瘀""久病必虚",可适当加入益气活血之品,以提高疗效。

（一）急性再生障碍性贫血

1. 热毒壅盛证

治法:清热解毒,凉血止血。

方药:清瘟败毒饮合犀角地黄汤加减。

水牛角片 30g、生地 12g、丹皮 12g、白芍 12g、生石膏(先煎)30g、知母 6g、生米仁 30g、黄芩 9～12g、板蓝根 15～30g、玄参 12g、生甘草 3～6g、白茅根 30g。

2. 阴虚火旺证

治法:滋阴降火,凉血止血。

方药:知柏地黄丸合犀角地黄汤加减。

水牛角片 30g、生地 12g、丹皮 12g、白芍 12g、知母 6g、黄柏 6g、熟地黄 12g、山萸肉 12g、淮山药 15g、鳖甲 12g、白茅根 30g、仙鹤草 30g、鲜藕节 30g。

（二）慢性再生障碍性贫血

1. 肾阴虚型

治法:滋阴益肾,填精益髓。

方药:左归丸加减。

当归 12g、白芍 12g、熟地 12g、山萸肉 12g、山药 15g、丹皮 12g、女贞子 12g、旱莲草 12g、龟板 12g、地骨皮 12g、仙鹤草 30g、焦六曲 15g、山楂炭 15g、陈皮 9g、苁蓉 9～15g。

2. 肾阳虚型

治法:温肾壮阳,填精益髓。

方药:右归丸加减。

鹿角胶 9g、当归 15g、熟地黄 12g、山药 15g、山萸肉 9g、枸杞子 12g、菟丝子 15g、炒白术 12g、炙甘草 6g、苁蓉 9～12g、仙灵脾 12g、仙鹤草 30g、焦六曲 15g、山楂炭 15g、陈皮 6g。

3. 肾阴阳两虚型

治法:滋阴壮阳,填精益髓。

方药:左归丸合右归丸加减。

熟地黄 12g、山萸肉 12g、山药 15g、丹皮 12g、仙茅 12g、仙灵脾 12g、当归 12g、白芍 12g、制何首乌 12～18g、女贞子 12g、枸杞子 12g、旱莲草 12g、炙甘草 6g、仙鹤草 30g、焦六曲 15g、山楂炭 15g、陈皮 9g、苁蓉 9～15g。

（三）辨病治疗

要进食高蛋白、高热量、营养丰富的饮食,如含蛋白质丰富的瘦肉、蛋类、鱼类、乳类、鸡肉、豆制品及动物肾脏等。适当补充造血物质,如含铁质、叶酸、维生素 B_{12}、维生素 B_6、维生素 K、维生素 C 丰富的食品,忌食辛辣、油腻刺激之品。

患者出院回家服用治疗再生障碍性贫血药物多为雄激素、环孢素等。长期服用会有不良反应,如毛发增多、痤疮、声音变粗,女性患者可出现闭经、乳房缩小等,故应告知患者坚持用药的重要性,在用药过程中要定期检查血常规。

再生障碍性贫血的治疗需要一个较长的过程,早期治疗,分型分期治疗,联合用药是提高疗效的关键。必须坚持用药(半年,1 年甚至数年),维持治疗 2 年以上。平时注意预防感染,适当加强营养,锻炼身体,提高机体免疫力。病情有变,及时就诊。再生障碍性贫血患者外感治疗上以扶正解表为主,若伴有明显出血倾向,慎用辛散之剂,以防加重出血。日常避免接触有害、有毒化学物品,避免应用对骨髓造血功能抑制的药物。

六、中西结合的亮点分析

（一）中医药联合造血干细胞移植治疗急性再生障碍性贫血

随着造血干细胞移植技术的不断成熟,异基因造血干细胞移植在"髓劳"中的应用得到不断推广,使得年轻患者(≤40 岁)的 5 年生存率可达到 72%～82%。中医药联合治疗"髓劳"已有近半个世纪,近年来被逐渐探索应用于造血干细胞移植的过程,能一定程度上促进干细胞植入,改善造血和免疫恢复,减少移植后并发症的发生。

重型再生障碍性贫血在发病早期多表现为"热毒壅盛""阴虚火旺"两型。两型患者多合并感染,临床常在感染相对控制后才进行移植,此时患者已逐渐向气阴两虚证转化。故移植前,患者多表现为气阴两虚证。预处理过程中,大剂量的化疗联合免疫抑制治疗使患者出现脾肾阳虚证,同时因原有气阴两虚,则阳更伤,实为"阴阳两虚"。植入后,患者血象逐渐恢复,此时"阴虚"症状逐渐纠正,患者主要表现为脾肾阳虚证。

根据移植过程中"髓劳"的中医证候演变特点:气阴两虚-阴阳两虚-脾肾阳虚,临床治疗需要进行分期辨证施治。移植前,患者气阴两虚证治疗当健脾补肾,以益气养阴填精为主,切不可妄用温阳药物,以防进一步耗阴伤精。经过移植预处理干预后,患者出现阴阳俱虚之证,治疗当阴阳双补,滋阴温阳,填精益髓。待干细胞植入,造血恢复,患者免疫功能逐渐重建过程中,患者阴虚证首先纠正,表现为脾肾阳虚之证,治疗当健脾补肾,温阳益气。分期论治的同时还需贯穿再生障碍性贫血"痰瘀同治"的理念。

研究表明,运用上述方法联合 FAC 为基础的预处理方案治疗急性再生障碍性贫血患者,中性粒细胞植入时间为 15(12～22)d,血小板植入时间为 17(15～27)d。所有患者均为完全供者型。急性 GVHD 累积发生率,Ⅰ～Ⅱ度为 18.2%,Ⅲ～Ⅳ度为 9.1%,慢性 GVHD 发生率为 27.3%。中位随访 32(12～97)个月,9 例患者存活,5 年的 OS 率为 81.8%。因此,中医药联合移植可能是急性再生障碍性贫血今后的一个重要研究方向。

（二）补肾基础上增加"补气""活血"方药联合环孢素治疗慢性再生障碍性贫血

慢性再生障碍性贫血"久病必瘀""久病必虚",因此除以肾辨证外,还应注重活血以及益气。通过临床研究还发现运用鸡血藤、桃仁、红花等中药活血,以及黄芪、党参、白术等益气中药后,细胞免疫失衡得到纠正且负调控因子降低,故慢性再生障碍性贫血患者在环孢素、雄激素治疗的基础上,加用补肾益气、补肾活血方药,可提高治疗。

对 111 例慢性再生障碍性贫血患者,在环孢素联合雄激素治疗基础上,运用补肾中药基础上联合补气中药组(黄芪、党参、白术等)或活血中药组(鸡血藤、桃仁、红花等),连续治疗 6 个月后发现:补气中药组的总体有效率以及活血中药组的血小板数明显优于西医对照组($P<0.05$)。补气中药组 CD3$^+$T 淋巴细胞、活血中药组的 CD4$^+$T 淋巴细胞比例较西医对照组明显上升($P<0.05$),IL-2、IL-6、TNF-α、IFN-γ 在所有组均下降,IL-4、IL-10 在所有组均有上升,其中 IL-6 在补气和活血两组中均较西医对照组明显下降。提示在补肾基础上联合益气或活血药物可能使细胞免疫失衡得到纠正且负调控因子降低,从而提高治疗。

(三)"凉-温-热"分期序贯治疗急性再生障碍性贫血

对于急性再生障碍性贫血大部分专家已认识到病程的阶段性,提出要分阶段论治。同时也认同初发病时热毒致病的理论,因为热毒直入,灼伤血络或耗精伤阴,迫血妄行。因此急性再生障碍性贫血早期以清热解毒或滋阴降火是目前中医治疗的共识。但经过前期的治疗后中医证型如何演变,该采取何种对应的辨证施治,目前还未达成共识。

有学者提出了急性再生障碍性贫血"三期四型-凉、温、热序贯治疗"理论:早期:表现为热毒壅盛或阴虚血热两型,治疗当清热解毒或滋阴降火,凉血止血(凉法);中期表现为气阴两虚型,可用益气养阴补肾类药(温法);后期肾阴阳两虚型,可使用温肾壮阳、填精生髓之法(热法),总结为急性再生障碍性贫血早期、中期、后期,共有热毒壅盛、阴虚血热、气阴两虚、肾阴阳两虚四型,分别使用凉法、温法、热法治疗。

选取 104 例患者,对三期患者分析白细胞计数、绝对中性粒细胞数、网织红细胞百分比、骨髓红细胞比、淋巴比、巨核细胞数,均存在着显著性差异,同时选取凉、温、热各期的免疫、微血管、缺氧应激等物质基础,对急性髓劳病患者"三期四型"中医证候归类,准确度达 97%。提示西医量化诊断指标能较好区分"凉、温、热"分期。同时观察 92 例急性再生障碍性贫血患者,采集患者治疗前临床证候,并用 SPSS17.0 统计软件 ROC 分析法对数据进行处理、分析。差异统计学方法分析患者中医证候,聚类分析得出患者不同阶段的主次症,通过专家研判及归纳分析,急性再生障碍性贫血分型符合三期四型的规律。

运用"三期四型-凉、温、热序贯治疗"联合强化免疫抑制治疗急性再生障碍性贫血,与单纯 ATG+CSA 的对照组相比:6 个月时外周血细胞计数、骨髓巨核细胞数明显上升($P<0.05$),治疗后 3 个月时平均输注红细胞、血小板总量明显降低($P<0.05$)。因此"凉-温-热"序贯疗法不仅在指导急性再生障碍性贫血的分期分型论治方面展现出中医特色,与西医常规强化免疫抑制治疗联用更能有效促进造血功能恢复,减少输血总量,减轻不良反应发生率。

(四)慢性再生障碍性贫血中医药单独或联合西药治疗

慢性再生障碍性贫血现代医学常规使用雄激素、环孢素等进行维持治疗,长期应用该类药物常引起多毛、男性化、肝肾损害等副作用。慢性再生障碍性贫血患者长期粒细胞缺乏、免疫功能紊乱,易并发细菌、病毒感染,可导致病情反复或加重;部分抗生素对患者骨髓造血影响较大,也可导致疾病加重。近年来,中医专家对慢性再生障碍性贫血导致加重的因素进行初步探讨分析,并进行针对性辨证治疗。

具体来说,慢性再生障碍性贫血致病,脾肾亏虚是根本,正气亏虚是关键,夹杂血瘀、痰浊。中医治疗慢性再生障碍性贫血以补肾为中心,遵循辨证论治与辨病论治相结合,通过健脾益肾、补气扶正,能在一定程度上增强患者抵御外邪的能力;同时运用健脾补肾活血,能有效减少皮肤瘀点瘀斑、齿衄、鼻衄、经量增多等症状;运用养肝柔肝、健脾益肾等方药调节机体整体阴阳平衡,能起到增加疗效减低西药毒副作用之作用。早期干预和整体调理气血阴阳平衡,最终达到"阴平阳秘"之状态,在调节患者免疫功能、减少感染和出血概率、减轻雄激素、免疫抑制剂毒副作用、提高生活质量方面具有一定优势,得到国内外同行的认可。

全国多中心的前瞻性研究纳入 456 例病例,对照组常规予西药环孢素联合雄激素治疗,中药组加用补肾填精益髓方药。连续治疗 6 个月后分析,中药组病毒性感染发生率明显低于对照组($P<0.05$);协方差分析,WBC、PLT 显著增高,与基线差值有显著统计学差异($P=0.017,0.011$);治疗 3 个月,试验组补体 C3

水平增加,对照组下降,存在显著差异($P = 0.036$);治疗 3 个月,对照组 Treg 水平明显下降低于试验组($P = 0.047$),对照组 CD3$^+$CD4$^+$CD8$^-$升高,试验组下降,与基线差值组间有显著统计学差异($P = 0.005$);试验组输红细胞的比例显著低于对照组($P = 0.040\,2$)。提示以补肾为核心的中医辨证施治联合西药环孢素及雄激素,能进一步改善慢性再生障碍性贫血患者外周血象尤其是白细胞和血小板计数,减轻患者发生流感病毒感染频数,减少患者红细胞输注依赖,作用机制可能与中药改善患者补体 C3 水平,调控细胞和体液免疫过程,继而影响细胞因子表达有关。

（张宇　沈建平）

第四节　阵发性睡眠性血红蛋白尿症的中医治疗

一、概　　述

阵发性睡眠性血红蛋白尿症,以贫血、黄疸及尿血为主要表现,属中医学"虚劳""黄疸"范畴。《素问》记载:"湿热相交,民当病瘅","溺黄赤安卧者……目黄者,曰黄疸",明确描述了黄疸的临床表现及病机。《内经》记载:"诸液浑浊,皆属于热",如果"尿色黑黯,面色枯白,尺脉沉迟,下元虚冷也",说明亦有因虚致病者. 其中尿色黑黯正如酱油色尿。《金匮要略》中对黄疸有"病黄疸……从湿得之。诸病黄家,但利其小便"的描述。

二、病 因 病 机

1. 素体亏虚,脾胃虚弱,运化失常,湿浊内生,日久化为湿热,或复感湿热外邪,湿热交蒸,伤及营血致血败。湿热败血阻于中焦,伤及肝胆,肝不能疏泄,湿热败血,发为黄疸,湿热下注膀胱而尿色深重。

2. 肾藏精、主骨生髓,为先天之本;脾为后天之本,气血生化之源。血为精所化,若肾精不足,髓海空虚无以化血,必致血虚。脾失健运,则气血生化乏源;故脾肾两虚,终至精气血俱虚。可见面色无华,四肢无力,腰酸腿软,便溏,夜尿频数,食纳不佳,畏冷等症。

3. 气为血帅,气虚则运血无力,血行迟涩而瘀滞。瘀血阻络,经脉不通,不通则痛,可见肢体疼痛。

三、辨 证 分 型

（一）气血两虚

面色㿠白或萎黄,气短乏力,头晕心悸,神疲懒言,或皮肤、白睛轻度黄染,淡,舌体胖,舌质淡,苔白,脉细。

（二）脾肾两虚

面色无华,四肢无力,腰酸腿软,夜尿频数,便溏,食纳不佳,畏冷,舌体胖,舌质淡,舌苔白,脉沉细。

（三）湿热内蕴

白睛及皮肤黄染,尿呈茶色或酱油色,倦怠乏力,食少恶心,或有发热,舌质淡,舌苔黄腻,脉滑数。

四、辨 证 论 治

（一）气血两虚

治法:益气养血。

方剂:八珍汤(《正体类要》)或补中益气汤(《脾胃论》)加减。黄芪 20g、党参 10g、白术 10g、当归 10g、熟地 10g、茯苓 10g、甘草 10g。

（二）脾肾两虚

治法:补肾健脾。

方剂:十四味建中汤(《太平惠民和剂局方》)加减。黄芪 20g、党参 10g、白术 10g、当归 10g、熟地 10g、茯苓 15g、甘草 10g、白芍 10g、附子 10g、补骨脂 10g、肉苁蓉 10g。偏阴虚者,加何首乌 10g、女贞子 10g、玄参 10g;阳虚重者,加仙灵脾 10g;有血瘀者加赤芍 10g、川芎 10g、桃仁 10g、红花 10g。

（三）湿热内蕴

治法:清利湿热,佐以益气养血。

方剂:茵陈五苓散(《金匮要略》)加减。茵陈 20g、茯苓 10g、猪苓 10g、白术 10g、泽泻 10g、木通 6g、栀子 10g、夏枯草 10g、桂枝 10g、甘草 10g。

五、中西医结合治疗

（一）无血红蛋白尿发作,骨髓增生低下、有中重度血细胞减少

西药为雄性激素,中药采用健脾补肾,常用的药味有黄芪 15g、党参 15g、白术 10g、当归 10g、熟地 15g、茯苓 15g、补骨脂 10g、肉苁蓉 10g、菟丝子 15g、女贞子 15g、首乌 10g。

（二）有典型血红蛋白尿发作,骨髓增生活跃、血红蛋白尿发作频繁

西药积极控制溶血发作,中药采用清利湿热治法,常用药物有茵陈 20g、茯苓 15g、猪苓 15g、白术 10g、泽泻 10g、木通 6g、栀子 10g、夏枯草 15g、甘草 10g 等,并随证加减。

（三）溶血间歇期或贫血不重而且不需要输血

以中医药治疗为主,主要为调节阴阳气血,防止溶血发作。如有栓塞并发症者可适当加用活血化瘀之品,如桃仁 10g、红花 10g、川芎 10g、赤芍 10g、丹参 10g 等。

（吕妍　胡晓梅）

第五节　自身免疫性溶血性贫血的中医治疗

一、中医学概论

在祖国医学中,有关自身免疫性溶血性贫血的论述,根据其临床表现的不同,散见于"黄疸""虚劳""积聚"等病证。《灵枢·经脉篇》记载:"脾足太阴之脉……是主脾所生病者,溏瘕泄,水闭,黄疸"。《素问·至真要大论》记载:"湿淫于内,治以苦热,佐以酸淡,以苦燥之,以淡泄之"。《河间六书》提出了"火热致疸"学说,创血虚萎黄之论:"大抵凡诸黄者有二:一则湿热气郁而黄……或病血液衰,则虚。燥热太甚,而身面萎黄者,犹亢旱而草木萎黄也"。

二、中医病因病机

本病既可因湿热毒邪致病,也可因受寒邪而获病。病程中常伴见尿色加深、黄疸和寒热,病情常反复,常表现虚中夹实、本虚标实的特点;脏腑辨证以肾、脾二脏关系为最密切。归纳起来有以下两个特点:①起病慢而易于反复,表现为虚实夹杂。部分患者有急性发作史,发作期间可见畏寒、发热、黄疸、腰背酸痛、尿色深如茶水甚至如酱油样;②以虚为本,气血双亏,甚则脾肾俱虚,病久易见面白、气短、懒言等气血两虚之证,甚则头晕耳鸣、纳少便溏、腰膝酸软,舌淡苔腻,脉细弱;③虚中挟实,或由湿热之邪,或因寒邪致病。久病致虚,晚期常有积聚形成。

三、中医诊断

（一）本病证候特点

1. 辨病认识　本病临床表现多端,既可因湿热毒邪致病,也可因受寒邪而获病,病程中常伴见尿色加深、黄疸和寒热。病情常反复,常多表现虚中夹实、本虚标实的特点;脏腑辨证以肾、脾二脏关系为最重要。

2. 辨证分型

（1）湿热内蕴：白睛、皮肤发黄、尿色如茶或深如酱油，或有发热、口渴而不思饮，腰背酸痛，便干；兼有气血虚者，气短、乏力、头晕、心悸、唇白、舌质淡、苔黄腻，脉濡数。本型亦可因外感寒邪，入里化热，与湿交争而起病。

（2）气血两虚：面色黄白或萎黄、气短乏力、心悸头晕、自汗、神疲懒言、尿色多清，兼有湿热者，白睛可有轻度发黄，唇淡，舌体胖，舌质淡，苔薄白或微黄腻，脉细。

（3）脾肾两虚：头晕耳鸣、纳少便溏、腰酸腿软，其阴虚者，五心烦热、舌红少苔、脉细数；其阳虚者，怯寒肢凉，舌体胖、边有齿痕，苔白，脉细弱。

（4）气滞血瘀：腹有癥积、推之不移、胁肋作胀，舌质暗，或有瘀斑，脉细。

（二）辨证要点

1. 起病慢而易于反复，表现为虚实夹杂，本病多为慢性起病，易于反复，部分患者有急性发作史，发作期间可见畏寒、发热、黄疸、腰背酸痛、尿色深如茶水，甚至如酱油样。

2. 以虚为本，气血双亏，甚则脾肾俱虚。病久易见面白、气短、懒言等气血两虚之症，甚则头晕耳鸣、纳少便溏、腰膝酸软，舌淡苔腻，脉细弱。

四、中 药 治 疗

（一）湿热内蕴

治以清利湿热。可以茵陈五苓散（《金匮要略》）加味：茵陈 20g、茯苓 15g、泽泻 10g、猪苓 10g、白术 10g、栀子 10g、大黄 6g、木通 3g、丹参 10g。

（二）气血两虚

治以益气养血。用八珍汤（《正体类要》）加味：党参 15g、白术 10g、茯苓 15g、当归 6g、白芍 15g、熟地 15g、川芎 10g、甘草 10g、炙黄芪 30g。

（三）脾肾两虚

治以补益脾肾。用四君子汤（《太平惠民和剂局方》）合六味地黄汤（《小儿药证直诀》）加减：党参 15g、白术 10g、茯苓 15g、甘草 10g、熟地 15g、山药 15g、山萸肉 10g。偏阴虚者，加何首乌 10g、女贞子 15g、玄参 10g；偏阳虚者，加制附片 9g、仙灵脾 10g。

（四）气滞血瘀

治以理气化瘀。用血府逐瘀汤（《医林改错》）加减：柴胡 10g、枳壳 10g、当归 10g、赤芍 10g、川芎 10g、桃仁 10g、红花 10g、香附 10g、莪术 10g、鳖甲 10g。

五、中西医结合治疗

目前中医、西医均不易根治本病，因此，要发挥各自之所长，采取中西医结合治疗。

（一）慢性期

以预防复发为主，用中医药调和阴阳，衰其过盛，补其不足，着重调补脾肾，以固正气。在使用激素期间，应以养血滋阴为主，尽可能减少激素的用量或停用激素，降低其副作用；在激素减量阶段，治宜温阳益气，以恢复肾上腺皮质功能促进造血功能；在平稳阶段，应调补阴阳气血，巩固疗效。

（二）溶血明显发作期

急性发作期，宜应用西药激素迅速控制溶血为主，辅以中药清利湿热、退疸除黄，如茵陈五苓散等。一旦溶血得到控制，应减量或停用激素，用中药辨证施治巩固疗效。

（三）栓塞并发症

并发血管栓塞或有肝脾大时，应加强中药活血化瘀力度，一方面可以改善症状，另一方面活血化瘀类中药还具有免疫抑制的效用。

（吕妍　胡晓梅）

第六节　地中海贫血的中医治疗

一、概　　论

由于患者有不同程度的乏力心慌、面色苍白、腹部癥块,属中医"虚劳""积聚""癥块"的范畴。在儿童由于有发育迟滞等"五软""五迟"的表现,属"胎弱""疳症""童子劳"等。

二、中医病因病机

中医无专门对地中海贫血的论述。由于其严重者胎儿期即可因患病而死亡,存活后发病者也大多在婴幼儿时期即发病,表现为形体消瘦,头颅增大,眉距增宽,鼻梁塌陷,额、顶、颧骨外凸,骨质疏松,皮质变薄,纳呆腹泻等五脏虚损、发育迟缓的"五迟""五软"诸症,因而病机多为先天不足、肾精亏虚。

(一) 先天不足

"肾者主蛰,封藏之本,精之处也";"夫精者,生之本也"。肾所藏之精气包括"先天之精"和"后天之精",先天之精禀受父母生殖之精,与生俱来,故肾为先天之本。《灵枢·本神篇》中云:"生之来,为之精"。

由于父母先天不足,肾精亏虚,或父母本身禀赋有缺,则至胎儿先天之精不足。肾精不充,则不能主骨生髓,又精血同源,精亏则血无化生,终生诸症。

(二) 脾胃虚弱

脾为后天之本,气血生化之源,胃为水谷之海,脾主统血,肾精亏虚则肾阳不足,不能温煦中焦脾胃,则脾胃失于运化,气血无以化生则五脏六腑及四肢百骸均失去濡养,故有气血亏虚之征;脾胃虚弱不能运化水湿,蕴久生热,湿热熏蒸,故可有黄疸;湿热日久阻滞气血,致气血失畅,脉络瘀阻,则成癥块。

三、中医诊断

本病证候特点

1. 辨病认识　本病得之先天禀赋有异,肾精不足,先天亏虚,不能温养后天脾胃,而生气血亏虚。又脾失健运,而生湿、热、瘀,是因虚致实,以虚为本,辨证时宜不忘本虚之质,祛邪不忘扶正。

2. 辨证分型

(1) 脾肾阳虚:主证见面色萎黄或㿠白,食少纳呆,乏力懒言,腹胀或腹泻、腰膝酸软,畏寒肢冷,或腹内有硬块,舌质淡白,苔薄白脉沉细。

(2) 肝肾阴虚:症见面色苍白两颧红赤,头晕目眩,咽干耳鸣,潮热盗汗,腰膝酸软,爪甲枯槁,肌肤失润,或伴有鼻衄、齿衄,皮肤出血点颜色鲜明,舌质淡红或边尖红,苔薄,脉细数。

(3) 湿热瘀结:症见面色暗淡,身目发黄,腹胀纳呆,口中黏腻,或有腹内结块,皮肤瘀斑,颜色晦暗,或有鼻衄、齿衄,舌质暗淡有瘀点,苔白腻或黄腻,脉细数或有结代。

四、中药治疗

(一) 脾肾阳虚

治以温补脾肾。用十四味建中汤加减,药用人参 10g、黄芪 20g、白术 10g、茯苓 15g、熟地 15g、当归 10g、白芍 15g、巴戟天 10g、补骨脂 10g、制附片 10g、肉苁蓉 10g、鹿角霜 10g。

(二) 肝肾阴虚

治以滋养肝肾,用左归丸加减:药用熟地 15g、山药 15g、山萸肉 10g、枸杞子 10g、何首乌 10g、菟丝子 15g、鹿角胶 6g、龟板胶 15g、女贞子 10g、旱莲草 15g;阴虚有热者加丹皮 10g、地骨皮 20g、青蒿 15g、玄参 10g、麦冬 10g;有出血点加用仙鹤草 15g、茜草 15g、紫草 15g、藕节 10g、虎杖 15g。

（三）湿热瘀结

治以清热利湿,活血化瘀。湿热重者用茵陈蒿汤加减:药用茵陈蒿 20g、黄柏 10g、柴胡 12g、车前子 10g、泽泻 10g、猪苓 15g、栀子 10g;瘀血偏重者应用膈下逐瘀汤加味:赤芍 10g、桃仁 10g、当归 10g、红花 10g、枳壳 10g、柴胡 10g、川芎 10g、香附 10g。伴气血两虚者加用党参 15g、黄芪 15g、当归 10g、阿胶 10g。

（吕妍　胡晓梅）

第三章 中医治疗在恶性髓细胞疾病的应用

第一节 骨髓增生异常综合征的中医治疗

一、概　述

讲述中医学对骨髓增生异常综合征认识之前,先简单介绍人类对这个疾病的探索过程。医学对骨髓增生异常综合征(myelodysplastic syndrome,MDS)的认知开始于近代。1942 年 Chevallier 和同事正式讨论"临界-白血病概念(odo-leukemia)",认为白血病前期的疾病。1949 年 Hamilton-Paterson 用前白血病贫血描述转化为 AML 之前的难治性贫血状态。1976 年,巴黎会议上,Marcel Bessis 和 Jean Bernard 使用了骨髓增生异常(myelodysplasia)来描述比 AML 更惰性的疾病。1976 年 FAB 协作组正式定名 MDS,并于 1982 年提出诊断分型标准。2001 年 WHO 将 FAB MDS 分型做了修订。2008 年 WHO 再次修订 MDS 标准。2016 年 WHO 进一步规范修订分型标准。2019 年国内专家组根据 WHO 标准更新了中国诊断与治疗标准。

中医学古籍中虽然没有针对骨髓增生异常综合征的描述,但 MDS 相关临床症状的描述分别见于不同章节。中国古代就有对血液化生、功能的描述,在《灵枢·决气篇》中记载"谷入气满,淖泽注于骨,骨属屈伸,泄泽,补益脑髓,皮肤润泽,是谓液;中焦受气取汁,变化而赤,是谓血"脾胃为后天之本,气血化生之源,肾为先天之本,主骨生髓,取五脏六腑之精而藏之,精能生髓,髓可化血。《灵枢·邪客篇》中记载:"营气者,泌其津液,注之于脉,化以为血,以荣四末,内注五脏六腑,以应刻数焉"。描述了血在心气的推动下在脉中流动,循行于全身,发挥其营养和滋养功能,充分滋润肢体及身体各个器官,以维持正常的生理活动,是生存的主要物质基础。具体病证治疗中《金匮要略·血痹虚劳病脉证并治》记载桂枝龙骨牡蛎汤、天雄散治疗清谷、亡血、失精;用鳖甲煎丸治疗肝脾大(癥瘕);中医最早的出凝血血液病专著-清·唐容川《血证论》提出止血、消瘀、宁血、补虚的血证治疗四大法则。为新中国成立以来中医血液病的蓬勃发展奠定了坚实的基础。

二、中医命名

中医古籍记载中并无 MDS 病名,因其临床表现常见神疲乏力、少气懒言、头晕目眩、心悸气短、嗜睡食欲不振、面色苍白等气血两虚证,又见午后低热或五心烦热、齿衄鼻衄、肌肤瘀斑瘀点、胁下积块、舌淡苔薄白,脉细弱或细数等证候,所以根据患者证候将本病归于"虚劳""血证""癥积"等范畴。中国中西医结合学会血液学专业委员会于 2008 年召开专门"常见血液病中医命名规范化研讨会",提出 MDS 中医病名为"髓毒劳",并沿用至今。其中"髓"代表病位,病起源于骨髓;"毒"代表病机,外在的生物、化学、物理刺激,或内在的基因调控紊乱等,"邪毒"内侵是导致疾病的根本病机;"劳"代表病性,本位在于虚劳性疾病,既是骨髓衰竭性疾病,体现了中医病证结合的疾病认知观。2011 年中国中医科学院西苑医院牵头编写了《骨髓增生异常综合征中医临床路径与中医诊疗方案》,并写入国家中医药管理局第 2 批《24 个专业 105 个病种中医临床路径》,提出了中医治疗 MDS 辨证思路及推荐方案。

三、病因病机

目前关于 MDS 的病机阐述主要集中在正虚及邪实两方面。大部分专家均认同正虚指脾肾亏虚、气阴两虚;邪实主要指毒、瘀阻滞这一观点。MDS 属于克隆性疾病,中医对 MDS 克隆演变也有独特认识。细胞免疫及体液免疫功能的下降,以及免疫监测中细胞毒性T细胞、自然杀伤细胞等免疫细胞失能、*TP53*基因缺失或突变、抑癌基因的过度甲基化等,中医角度均认为属于正虚范畴;化学及物理理化因素、病态造血细胞、原始细胞的增殖、突变基因、以及不利于正常造血的肿瘤微环境等,均认为属于"毒"和"瘀"。具体的正邪相争关系中,有的医家主张正虚为本、邪实为标;有的医家主张邪实为本、正虚为标;还有的医家认为应分期分型区别对待,病变早期、低危及中危-Ⅰ型以正虚为主,病变后期、中危-Ⅱ及高危型以邪实为主。

(一) 毒瘀阻滞为本、正气不足为标

"邪之所凑,其气必虚",麻柔根据髓毒劳发热、出血,以及极易向急劳转变等特点,认为其病机在于外感邪毒内侵,邪毒内蕴,深伏于精血骨髓之内,毒瘀互阻,暗耗人体精血,导致正气虚损,致使机体精亏血少,呈现虚实夹杂之象。其病机特点是正不胜邪,邪实正虚,以邪毒瘀滞为本,正气亏损为标。病性属实证、瘀证、虚证、虚实夹杂,以实证为主,病位在血分、骨髓,是造血器官的病变。马明等认为髓毒劳的病机在于外感六淫之邪,包括:外界物理、化学、生物等诱变环境因素,或情志内伤导致机体的阴阳平衡失调,阳盛阴衰,相火妄动而致病。并且在整个病程中这种正邪关系相互抗争,消长变化,即邪愈实而正愈虚,正愈虚而邪愈盛,虚实夹杂贯穿于整个疾病的过程中。陈信义认为MDS的发病过程与脾肾两脏的关系最密切。因肾在五行中属水,在五脏阴阳中属阴中之阴,肾主藏精、主水液、主纳气、主骨,为人体脏腑阴阳之本,生命之源,称为先天之本。精能生髓,精髓又可以化血,精血同源,肾精充足,则血液不亏。故有"血之源头在于肾"之说。脾在五行中属土,在五脏阴阳中为阴中之至阴,脾主运化、生血统血、升清、输布水谷精微,为气血生化之源,人体各脏腑组织器官都依赖脾所化生的水谷精微以濡养,故脾为后天之本,脾运化的水谷精微是生成血液的主要物质基础,故曰:"血……,源源而来,生化于脾"(《景岳全书血证》)。可见脾气健运,化源充足,气血就会生化旺盛,血液充足。脾肾关系为先后天相互资生的关系,"人之始生,本乎精血之源;人之既生,由乎水谷之养。非精血,无以立形体之基;非水谷,无以成形体之壮"(《景岳全书脾胃》)。

而从气血阴阳辨证方面来看,MDS根据其临床表现多归于气阴两虚之证。正气亏虚于内是MDS发病的基础,邪实为很重要的病因,这种邪实不仅仅限于我们常说的外感六淫——风寒暑湿燥火,还有现代人类常接触到的外界的毒性药品、化学制剂、放射线等毒性物质。内经云"正气存内,邪不可干","邪之所凑,其气必虚"。人体内正气的亏虚,正好给了邪毒一个可乘之机。而邪毒入体后又耗伤人体气血,加重患者正虚。毒邪入体伤人,可致人体气血逆乱,使气血运行不循常道,最终形成瘀血内阻。在MDS疾病的不同发展阶段,因其正邪消长,而表现出正虚为主,邪实为次;正邪抗衡;邪实为主,正虚为次等正虚邪实各有偏重的不同。

可见,MDS的发病机制与先天禀赋、后天失养、情志内伤以及外感邪毒等多因素相关。若机体先天禀赋不足,会表现为对疾病的易感性,在病机及证候分型上表现为一定的特性。在后天失养因素中,主要体现在饮食不洁或失常、生活及工作环境上接触六淫之邪或邪毒疫疠之邪尤为突出,又部分MDS患者因疾病治疗的目的长期服用或注射细胞毒类药物、免疫抑制剂、接触放射线、电离辐射等物理损伤,中医辨证中也属邪毒之气。毒邪有内毒、外毒之分,邪毒与髓毒劳发病密不可分。毒邪侵扰营分血分,随着气血运行渐渐入里,毒入骨髓,或散漫全身,煎熬血液,伤精耗气,气虚血瘀,瘀血邪毒互结随病情发展更加重损伤精血津液,甚则邪毒壅盛,气血逆乱转变为急劳(急性白血病)。

(二) 正气亏虚为本、邪毒内阻为标

陈信义等认为髓毒劳主要由于先天不足,后天失养,大病、久病缠绵不愈导致"气阴两虚,淤血内阻"。而瘀血在MDS的发生发展过程中占重要地位,不仅是病理产物,也是致病和致重因素。中医理论认为,"髓海瘀阻,精血不能复生,郁而化热"。因阳气推动无力,血行瘀滞,形成血瘀;或因统摄无权,血溢脉外,均可形成瘀血阻滞,瘀血阻滞于骨髓,久而不去,而阻碍新血化生,进而加重气血亏虚。瘀血阻络,气血运行不畅,血不循经,溢出脉外,而见出血。疾病发展至晚期,瘀毒互结,邪毒更盛,正气愈虚,愈加难治。周永明认为:脾肾亏虚是MDS发病的病机根本。如前所述,脾肾分别为先后天之本,相互资生,为气血生化之源,脾肾两脏的强弱决定了机体正气的盛衰,两者之间的功能协调对机体生精化血有非常重要的作用。脾脏健运,功能正常则气血生化有源;肾精充足,则精能生髓,髓有所养,造血功能正常。倘若先天禀赋不

足,或后天饮食劳倦、情志失调致后天失养,都会导致脾肾亏虚,而使气血生化乏源,临床多表现在精神软弱、神疲乏力、面色无华、头晕心悸等贫血诸症。由此可见脾肾亏虚在 MDS 疾病发展中有至关重要的作用,是导致机体气血不足、造血功能紊乱最根本的原因。周永明又认为,MDS 是一种恶性克隆性血液病,在疾病发展过程中所表现出的骨髓及外周血的病态造血应归属于祖国医学病机理论中的"毒邪",在广义上来说,这种"毒邪"包括了各种致病物质,在外如外感六淫、疫毒、药毒;在内还有因阴阳失和、气血失调导致脏腑内伤后产生的热毒、痰毒、瘀毒等,都能对机体产生毒害作用。当机体正气亏虚、脏腑功能失调时,内伏或外来邪毒就会侵袭人体,深入骨髓,留着不去,发为本病。正是《内经》所云"正气存内,邪不可干","邪之所凑,其气必虚",这说明了人体正气的强弱,尤其是先后天之本脾肾的功能状态,以及邪毒与正气相争之盛衰,直接决定了 MDS 的疾病进展及病情轻重。

四、辨证分型

参照 2011 年国家中医药管理局第 2 批《24 个专业 105 个病种中医临床路径》,分为三型。

(一) 气阴两虚,毒瘀阻滞证

面色无华,气短乏力,自汗或盗汗,五心烦热,重者衄血或便血,或皮肤紫斑,舌淡嫩苔少,脉虚大无力。

(二) 脾肾两虚,毒瘀阻滞证

面色苍白或虚浮,纳呆便溏,腰膝酸软,畏寒怕冷,重者衄血或便血,或皮肤紫斑,舌淡胖苔水滑,脉沉细。

(三) 热毒炽盛,毒瘀阻滞证

发热,汗多,常见衄血或便血,或皮肤紫斑,口干口苦,喜饮,大便干结,小便黄赤,舌红苔黄,脉洪数。

五、中医治疗

治疗目标:较低危组:改善造血、提高生活质量,延长生存期;较高危组:改善生活质量、延缓疾病进展、延长生存期。

(一) 较低危组中医治疗

髓毒劳病机在于外感邪毒内侵,邪毒内蕴,深伏于精血骨髓之内,毒瘀互阻,暗耗人体精血,导致正气虚损,致使机体精亏血少,呈现虚实夹杂之象。其病机特点是正不胜邪,邪实正虚,以邪毒瘀滞为本,正气亏损为标。病性属实证、瘀证、虚证、虚实夹杂,以实证为主,病位在血分、骨髓,是造血器官的病变。低危组患者病情相对稳定,属于轻证,以正气虚损,精亏血少的虚证为主要突出矛盾。辨证分型中常见气阴两虚,毒瘀阻滞证;脾肾两虚,毒瘀阻滞证。

1. 气阴两虚,毒瘀阻滞证

治法:益气养阴,解毒化瘀。

推荐方药:生脉饮合大补元煎加减。太子参、麦门冬、五味子、生地黄、山茱萸、女贞子、枸杞子、白芍、天冬、黄芪、当归等。可加用青黛及雄黄。

中成药(中药注射液)推荐:

(1) 生脉饮口服液或补中益气丸联合复方黄黛片,扶正与驱邪达到标本兼治的目的。

生脉饮口服液:益气复脉,养阴生津。组成:红参、麦冬、五味子。用法用量:每次 10mL,3 次/d,口服,连续 14~28d。生脉饮具有益气养阴作用,适用于体力差、出汗多的人群。

补中益气丸:调补脾胃,益气升阳,甘温除热。组成:黄芪(蜜炙)200g,甘草(蜜炙)100g,党参、白术(炒)、当归、升麻、柴胡、陈皮各 60g。用法用量:丸剂:口服,小蜜丸 1 次 9g,大蜜丸 1 次 1 丸,2~3 次/d;颗粒剂:口服,1 次 3g,2~3 次/d;口服液:口服,1 次 1 支,2~3 次/d。

复方黄黛片:益气养血、解毒化瘀。组成:青黛、雄黄(水飞)、太子参、丹参。用法用量:本品原适应证为白血病和真性红细胞增多症,MDS 治疗中推荐每次 2~4 片,1~2 次/d。

(2) 参麦注射液:益气固脱,养阴生津,生脉。成分:红参、麦冬。辅料为聚山梨酯 80。适应证:低血压状态及休克、粒细胞减少症,或严重体力下降和汗多等症状。能提高肿瘤患者的免疫功能,与化疗药物合用时,有一定的增效作用。用法用量:静脉滴注,一次20～100mL,用5%葡萄糖注射液250～500mL稀释后应用。

2. 脾肾两虚,毒瘀阻滞证

治法:健脾补肾,解毒化瘀。

推荐方药:六味地黄丸合香砂六君子汤加减。熟地黄、山茱萸、山药、泽泻、牡丹皮、茯苓、木香、砂仁、太子参、炒白术、炙甘草等。阳虚甚者加仙茅、淫羊藿、巴戟天等;脾虚明显者加炒苡仁、莲子肉、炒扁豆等。可加用青黛及雄黄。

中成药(中药注射液)推荐:

右归丸或金匮肾气丸或五子衍宗丸联合复方黄黛片,填精固本、解毒化瘀,起到促进正常造血功能的目的。

右归丸:温补肾阳,填精止遗。组成:熟地黄、附子(炮附片)、肉桂、山药、山茱萸(酒炙)、菟丝子、鹿角胶、枸杞子、当归、杜仲(盐炒)。用法用量:口服,小蜜丸1次9g,大蜜丸1次1丸,3次/d。

金匮肾气丸:温补肾阳。组成:地黄、山药、山茱萸(酒炙)、茯苓、牡丹皮、泽泻、桂枝、附子(制),辅料为蜂蜜。用法用量:口服,1次20粒(4g)～25粒(5g),2次/d。

五子衍宗丸:补肾益精。组成:枸杞子、菟丝子、覆盆子、五味子、车前子。用法用量:口服。水蜜丸1次6g,2次/d。

复方黄黛片:同上。

(二)较高危组中医治疗

较高危组包括IPSS-中危-2组、高危组;IPSS-R-中危组、高危组和极高危组。高危组除了基础治疗以外,需要去甲基化治疗、化疗治疗和HSCT治疗。病症复杂,合并症多,病情较重,多属于危重急症。常见分型包括EBⅠ、EBⅡ、复杂核型,病机为肝肾亏虚、热毒内伏;瘀毒内结,热毒炽盛。

1. 热毒炽盛,毒瘀阻滞证

治法:清热解毒,解毒化瘀。

推荐方药:人参白虎汤合化斑汤加减:生石膏、知母、人参、玄参、生地黄、蒲公英、栀子、白花蛇舌草、半枝莲、苦参、生甘草等。可加用青黛及雄黄。

中成药(中药注射液)推荐:

(1)紫雪丹:清热解毒、开窍定惊。

组成:石膏、寒水石、磁石、滑石、犀角、羚羊角、木香、沉香、元参、升麻、甘草、丁香、朴硝、麝香、朱砂等十六味药物配制而成。

适应证:热邪内陷心包,症见高热烦躁,神昏谵语、抽风痉厥、口渴唇焦,尿赤便闭,及小儿热盛惊厥。现代常加减运用于治疗乙型脑炎、流行性脑脊髓膜炎的发病后期。

服用方法:口服,冷开水调下,每次1.5～3.0g,2次/d;周岁小儿每次0.3g,每增1岁,递增0.3g,1次/d。

(2)清开灵注射液:具有清热解毒,镇静安神之功效。

组成:珍珠母、猪去氧胆酸、栀子、水牛角、板蓝根、黄芩苷、金银花。

适应证:用于火毒内盛所致的高热不退,烦躁不安,咽喉肿痛;上呼吸道感染,病毒性感冒,急性化脓性扁桃体炎,急性气管炎,高热。

用法用量:20～40mL,1次/d,以10%葡萄糖注射液200mL或氯化钠注射液100mL稀释后静脉滴注。

(3)热毒宁注射液:清热,疏风,解毒。

组成:青蒿、金银花、栀子、聚山梨酯80。

适应证:用于上呼吸道感染(外感风热证)所致的高热、微恶风寒、头身痛、咳嗽、痰黄等症。

用法用量:静脉滴注。1次20mL(2支),以5%葡萄糖注射液或0.9%生理盐水注射液250mL稀释后静脉滴注,1次/d,疗程3d。

应用要点:白虎汤、白虎加人参汤:退热效果最佳,安全;清开灵注射液:高热不退、伴轻度烦躁不安;热毒宁注射液:高热不退、伴咳嗽、肌肉酸痛;紫雪丹:高热,惊厥抽搐。

2. 气阴两虚(肝肾阴虚),毒瘀阻滞证

此证特点:常见于中性粒细胞低下或粒细胞缺乏患者,发热后余热未清,低热或自觉发热,低血压、口感口苦、自汗或盗汗、乏力喘憋。见于感染发热后期或相对平台期。

治法:益气养阴,滋水涵木,解毒化瘀。

推荐方药:生脉饮合青蒿鳖甲汤(或清骨散)加减。太子参、麦门冬、五味子、生地黄、知母、生地黄、牡丹皮、青蒿、银柴胡、胡黄连、地骨皮、天冬、黄芪、当归等。可加用青黛及雄黄。

中成药(中药注射液)推荐:

(1) 生脉饮口服液联合复方黄黛片或亚砷酸注射液。

功效:解毒化瘀、益气养血。高危组气阴两虚型与低危组气阴两虚证虽同名,但实质上病情更为急重,兼有肝肾阴虚等脏腑精血亏虚症状。故建议用药用量上适当加量,或推荐中药静脉注射液。

生脉饮口服液:益气复脉,养阴生津。组成:红参、麦冬、五味子。用法用量:每次20mL,2~3次/d,口服,连续14~28d。生脉饮具有益气养阴作用,适用于体力差、出汗多的人群。

复方黄黛片:益气养血、解毒化瘀。组成:青黛、雄黄(水飞)、太子参、丹参。用法用量:本品原适应证为白血病和真性红细胞增多症,此型 MDS 治疗推荐每次2~4片,2~3次/d。

(2) 亚砷酸注射液。

功效:解毒化瘀抗癌,促进肿瘤细胞凋亡、去甲基化等作用。用法:0.1% 亚砷酸砷注射液 10mL(10mg)+5% 葡萄糖注射液 500mL 中,静脉滴注,1 次/d,连续 4 周为 1 个疗程,或直至达到完全缓解为止。

(3) 参麦注射液。

功效:益气固脱,养阴生津,生脉。成分:红参、麦冬。辅料为聚山梨酯-80。适应证:低血压状态及休克、粒细胞减少症,或严重体力下降和汗多等症状。能提高肿瘤患者的免疫功能,与化疗药物合用时,有一定的增效作用。用法用量:静脉滴注,一次 20~100mL,用 5% 葡萄糖注射液 250~500mL 稀释后应用。伴有癥积(脾大)者,口服西黄丸或大黄䗪虫丸等。

六、中西医结合治疗

(一) 支持疗法中中西医结合治疗

支持治疗目的是提升患者生活质量。包括成分输血、EPO、G-CSF 或 GM-CSF 和去铁治疗及感染、脏器功能衰减等并发症的对症处理。

支持治疗中中医治疗目标是顾护正气、防止感染、促进骨髓正常造血。

1. 顾护正气、防止感染

治法:益气养阴,培补中土

此阶段建议益气健脾、养阴固津为主。推荐方药包括:玉屏风散、生脉饮、补中益气汤、小建中汤等。推荐中成药:生脉饮口服液、补中益气颗粒、玉屏风散等。

玉屏风散组成及建议剂量:生黄芪 20~60g、防风 10g、炒白术 9~12g。

生脉饮组成及建议剂量:人参 10g(或太子参 30g)、麦冬 30g、五味子 5~10g。

补中益气汤组成及建议剂量:人参 10g(或太子参 30g)、炒白术 9~12g、当归 9~12g、陈皮 10g、生黄芪 20~60g、升麻 10g、柴胡 10g。

小建中汤组成及建议剂量:桂枝 9g、白芍药 9~18g、炙甘草 6g、生姜 10g、大枣 5 枚、饴糖 30g。

2. 健脾补肾填精,促进骨髓造血　髓毒劳总病机是邪毒内扰、气血亏损,表现为骨髓正常造血功能衰减或紊乱。针对病机中医治疗以健脾补肾填精为总法则。脾肾关系为先后天相互资生的关系,"人之始生,本乎精血之源;人之既生,由乎水谷之养。非精血,无以立形体之基;非水谷,无以成形体之壮"可见脾气健运,化源充足,气血就会生化旺盛,血液充足。推荐方药:金匮肾气丸、六味地黄丸及变方、薯蓣丸、十四味建中汤等。推荐中成药:金匮肾气丸、六味地黄丸、五子衍中丸等。

金匮肾气丸组成及建议剂量:制附子 3~10g、桂枝 10g、熟地黄 15g、山药 15g、山萸肉 18g、丹皮 10g、泽泻 10g、茯苓 12g。

六味地黄丸组成及建议剂量:熟地黄 15g、山药 15g、山萸肉 18g、丹皮 10g、泽泻 10g、茯苓 12g。

薯蓣丸组成及建议剂量:当归 12g、桂枝 9g、神曲 9g、干地黄 15g、大豆黄卷 10g、炙甘草 10g、人参 10g、阿胶 15g、川芎 10g、白芍 10g、炒白术 10g、麦门冬 12g、防风 10g、苦杏仁 10g、柴胡 10g、桔梗 10g、茯苓 12g、干姜 10g、白蔹 10g、大枣 20g。

十四味建中汤组成及建议剂量:当归、白芍药、白术、炙甘草、人参(去芦)、麦门冬、川芎、肉桂、炙附子、肉苁蓉、半夏、炙黄芪、茯苓、熟地黄,各等分(宋·太平惠民合剂局方)。

(二) 免疫调节或免疫抑制剂应用中中西医结合治疗

常用的免疫调节药物包括沙利度胺和来那度胺或达那唑等。免疫抑制治疗(IST)包括抗胸腺细胞球蛋白(ATG)和环孢素。免疫调节治疗尚未形成统一的共识,临床用药中严格把握适应证,一旦疾病进展需要随时调整或停止免疫抑制治疗。可遵循的免疫治疗适应证包括:骨髓原始细胞比例<5%且骨髓增生低下、正常核型或单纯+8、HLA-DR15 阳性或存在 PNH 克隆。

除特定的 5q-综合征外,免疫调节治疗适用于中低危分层以下患者,中医治疗可以参考上节支持治疗阶段思路及方案。

(三) 去甲基化及化疗中中西医结合治疗

去甲基化药物治疗可降低患者向 AML 进展的风险、改善总生存,目前常用于中危 2 以上的 MDS 治疗中。较高危组尤其是原始细胞比例增高的患者预后较差,生存期短,化疗是选择非造血干细胞移植(HSCT)患者的治疗方式之一。化疗期中医治疗目标是协同化疗方案提高缓解率(CR),减少或减轻化疗相关的并发症,包括严重骨髓抑制、消化道不良反应、粒细胞缺乏带来的感染等。因 MDS 化疗方案基本参照急性髓系白血病的方案,以下内容参照急性髓系白血病中西医结合方案。

化疗期:正虚邪盛,相互交争。临床以药毒损伤脾胃最为常见,而出现恶心、呕吐、腹泻或便秘等消化道反应;也可见药毒伤心而致心悸、气短等症状。

骨髓抑制期:药毒所致骨髓损伤、气血亏虚最为明显,出现面色苍白、乏力等症状。药毒伤及脏腑可出现相应脏腑功能失调表现,如药毒伤心则见心悸气短、胸闷;药毒伤肾则见少尿、水肿等。并发症以发热及出血最为常见。发热多因正气不足复感外邪,或正不胜邪、邪毒亢盛所致。可同时伴有邪毒化热、侵袭局部而出现的相应临床表现,如热毒聚于肌肤组织,则见局部红肿热痛;热毒壅炽于肺,则见咳嗽、咳痰。出血常由热盛迫血或气不摄血所致,出血部位广泛。

恢复期及缓解期:经过化疗后的骨髓抑制阶段,开始恢复正常造血。正盛邪退,气血渐充。临床诸症逐渐改善,体力逐渐恢复。

1. 正虚邪盛证

治法:祛邪解毒,扶正固本。推荐方药:黄连解毒汤合当归补血汤加减。常用药:黄连、黄芩、银花、连翘、栀子、黄芪、当归、麦冬、玄参等。

2. 邪热炽盛证

治法:清热解毒,凉血止血。推荐方药:清瘟败毒饮加减。常用药:石膏、知母、黄芩、栀子、水牛角、紫草、生地黄、丹皮、玄参等。

3. 痰瘀互结证

治法:化痰散结,祛瘀解毒。推荐方药:消瘰丸合膈下逐瘀汤加减。常用药:浙贝母、玄参、牡蛎、半夏、丹参、赤芍、桃仁、三棱、莪术、半枝莲、龙葵等。

4. 气阴两虚证

治法:益气养阴。推荐方药:生脉散或大补元煎。常用药:麦门冬、五味子、人参、山药、杜仲、熟地、当归、枸杞、山茱萸、炙甘草等。

5. 气血亏虚证

治法:补气养血。推荐方药:八珍汤。常用药:当归、川芎、芍药、熟地黄、人参、炒白术、茯苓、炙甘草等。

七、其他中医特色疗法

（一）口服砷制剂在骨髓增生异常综合征中的应用

我国含砷中药被广泛用于治疗血液系统肿瘤。中医砷制剂主要指上市流通的中药成分中含有四硫化四砷（二硫化二砷，化学式 AS2S2）或其他硫化砷（雌黄 AS2S3）的中成药，有青黄散、复方黄黛片、牛黄解毒丸、六神丸等。血液科常用的是青黄散和复方黄黛片。青黄散主成分是青黛和雄黄，按中国药典质量标准，雄黄中二硫化二砷（As2S2）含量>90%；复方黄黛片主成分是青黛、雄黄（水飞）、太子参、丹参。青黄散是含砷古方，记载于《世医得效方》（公元 1345 年）。中国中医科学院西苑医院应用口服青黄散治疗慢性粒细胞白血病（CML）和急性髓系白血病（AML）已有近 60 年的历史，治疗可转化为 AML 的 MDS 患者也有 20 余年。MDS 的发病机制包括无效造血、免疫功能紊乱、克隆造血、DNA 异常甲基化等。青黄散具有诱导细胞凋亡、促进红系分化、调节 T 细胞免疫功能、调节异常甲基化以及调节野生型 TP53 功能等作用。口服青黄散治疗为 MDS 患者提供了一种单纯口服、免化疗、门诊/居家、低成本的治疗模式。

（二）静脉滴注中成药注射剂

1. 亚砷酸注射液

功效：解毒化瘀抗癌，促进肿瘤细胞凋亡、去甲基化等作用。

用法：0.1% 亚砷酸注射液 10mL（10mg）+5% 葡萄糖注射液 500mL 中，静脉滴注，1 次/d，连续 4 周为 1 疗程，或直至达到完全缓解为止。

2. 黄芪注射液

功效：益气养元，扶正祛邪，养心通脉。

成分：黄芪；辅料：依地酸二钠、碳酸氢钠、甘油。

适应证：用于心气虚损的心功能不全、化疗后体能下降、化疗期间协助化疗改善体力、辅助治疗顺利进行。

用法用量：静脉滴注，10~20mL/次，1 次/d，14~28d。

3. 参麦注射液

功效：益气固脱，养阴生津，生脉。

成分：红参、麦冬。辅料为聚山梨酯 80。

适应证：低血压状态及休克、粒细胞减少症，或严重体力下降和汗多等症状。能提高肿瘤患者的免疫功能，与化疗药物合用时，有一定的增效作用。

用法用量：静脉滴注，20~100mL/次，用 5% 葡萄糖注射液 250~500mL 稀释后应用。

（三）中医病症疗法

1. 口腔溃疡（口疮）或牙龈出血者（齿衄），中药含漱或局部贴敷。口腔溃疡或舌疮：①泻心汤浸渍液漱口，4~5 次/d。处方：黄连 10g、黄芩 10g、生大黄 10g，以上三味用沸水 500mL 浸泡 15min，取其浸泡液多次漱口。或与复方氯己定含漱液交替使用。牙龈出血，可与含白眉蛇毒血凝酶或冻干凝血酶交替使用。②治疗口腔溃疡验方，来自《本草纲目》：吴茱萸 5g 打碎成末，用少量白醋调成糊状，用干净胶布贴到两足心涌泉穴处，每晚睡前贴附，清晨揭掉。

2. 化疗药物或 PICC 相关静脉炎、蜂窝织炎。凤凰油涂抹：将鸡蛋煮熟，去壳取蛋黄，置铜锅内以文火加热，待水分蒸发后再用大火，即熬出蛋黄油，过滤装瓶，高压灭菌备用。用时，将蛋黄油直接涂在静脉走行周围或蜂窝织炎患处（来自《疡医大全》《圣济总录》）。或以紫草油一定比例混合用，效果更好。

3. 正气不足者（免疫力低下，中性粒细胞<$0.5×10^9$/L），可住层流床，或使用白细胞回升系统。

4. 肛周感染者（肛周湿毒），中药局部熏洗湿敷，或应用肛周熏洗仪。

解毒汤：黄连 20g、黄芩 20g、生大黄 20g、苍术 20g、五倍子 20g、马齿苋 20g、金银花 20g，水煎煮，肛周熏洗或外洗，每日 2 次。

（四）总结

髓毒劳其基本病机是虚实夹杂，在立法处方用药时要抓住其本质-虚实夹杂，治疗时补虚泄实，以求治其本。本病重点在于毒瘀互阻，新血不生，治疗上注重解毒化瘀，运用解毒化瘀的含砷制剂，同时配合以补肾健脾汤药治疗髓毒劳，临床取得了良好的疗效。要点之一：通过解毒化瘀消积，针对髓毒劳的主要病机-邪毒内踞，以"去其所害"，使"气血复生"，最终达到治疗的目的。要点之二：辅助正气补脾益肾作为辅助疗法非常重要。髓毒劳虽然是以毒、以瘀等邪气为主，但是机体正气亏虚，不能驱邪外出则是病情缠绵反复及进展的关键。补肾填精可使先天之本旺盛，肾精充足，骨有所充，髓有所养，从而使精血自生。健脾益气可使后天生化有源，血液化生，又脾气健运可统摄血脉，使血循常道而不外溢。

目前对髓毒劳的病机及辨证施治未取得专家统一共识，但多数学者认为髓毒劳的基本病机分为正虚和邪实两方面，施治上主要从扶正与解毒两方面入手，并已取得可靠的临床疗效。但尚存在一些分歧，如对髓毒劳核心病机在于邪实还是正虚等，有学者认为瘀毒为髓毒痨病机之本，也有学者认为脾肾两虚为本病的主要病机，认识上尚有争论。辨证施治上，针对髓毒痨病机特点多数学者以扶正与解毒立法，遣方施药上扶正药物应用以健脾益肾中药为主，解毒药的运用上各家百花齐放，有以青黄散为主解毒化瘀，有以蟾酥为主的，有以一般清热解毒、活血化瘀之品为主，如白花蛇舌草、半枝莲、虎杖、苦参、丹参、红花等。目前尚没有统计学资料表明这些治法之间的疗效差异。

另外，随着分子生物学的发展，以及在 MDS 致病机制研究上的应用，发现细胞、分子遗传学异常对MDS 诊断分型、治疗反应，以及预后判定等方面起至关重要作用。中医药发展应与时俱进，应重视现代科学技术的应用，才能做到更具有针对性的因人制宜，达到提高疗效的目的。

（全日城　胡晓梅）

第二节　急性髓细胞白血病的中医治疗

一、概　　述

急性髓系白血病（AML）治疗依然以化疗及靶向治疗为主。随着新药和新型治疗手段的不断涌现，目前西医治疗方案能使约 80% 的 AML 患者获得缓解，但亦存在化疗/移植相关不良事件、耐药、复发难治、微小残留病、感染等亟须解决的问题。中医药在本病治疗中的最主要优势是配合西医治疗减毒增效，根据化疗的不同阶段进行辨证论治是中医药的治疗亮点。同时也有很多研究证明有很多中药具有抗癌、抗肿瘤、调节免疫的作用。因此，本病治疗采用中西医结合个体化治疗，以充分发挥中医药减毒增效、减少移植/化疗不良事件、清除微小残留病、预防感染、增加化疗药物敏感及预防复发的作用。

二、病　　名

在中医文献中无"急性髓细胞白血病"这一病名，根据急性白血病的特点，可将其归为"血证""虚劳""急劳""温热病"等范畴。《素问·评热病论》阴阳交类似白血病发热证候："黄帝问曰：有病温者，汗出辄复热而脉躁疾不为汗衰，狂言不能食，病名为何？岐伯对曰：病名阴阳交，交者死也"。《灵枢·百病始生》："阳络伤则血外溢，血外溢则衄血；阴络伤则血内溢，血内溢则后血"这些描述与白血病出血证候相似。《金匮要略》中"男子面色薄者，主渴及亡血，卒喘悸，脉浮者，里虚也"。"男子脉虚沉弦，无寒热，短气里急，小便不利，面色白，时目瞑，兼衄，少腹满，此为劳使之然。"类似于白血病之贫血表现。《金匮要略》中记载阴阳毒被后世认为最早辨治急性白血病的重要文献。

随着对 AML 细胞遗传学、分子生物学等方面的深入认识，国内中西医血液病学专家逐渐意识到用中医传统病名来命名该病有很多局限性，不能完全体现 AML 的临床表现及疾病内在本质。因此，2009 年由中国中西医结合学会血液病专业委员会、中华中医药学会内科分会血液病专业学组组织讨论，确定暂用西医学"白血病"作为中医命名。近年来，经中华中医药学会血液病分会组织全国部分血液病专家讨论，为更好体现本病的中医学特性，确定用"急髓毒"为病名。

三、病因病机

（一）传统的正邪理论

所有疾病的发生不外内因与外因。本病发生内因为先天禀赋薄弱、内伤七情、饮食不节、房劳过度等，伤及气血，属正气不足。外因为感受六淫邪气、疫疠之气、接触毒物等，为邪毒内盛。正虚邪盛为本病的病机特点。发病部位涉及肝、脾、肾及骨髓。临床有因虚致病、因病致虚及虚实夹杂等不同情况。

（二）毒损骨髓理论

因急性髓细胞白血病病变来源于骨髓，因此近年来基于疾病的病理特征、临床表现、证候类型与中医学的"毒邪致病理论"类似，六淫之毒、疫疠之毒、药毒等均可侵入人体并深入骨髓，毒瘀骨髓，败伤骨髓气血，继而出现气血阴阳虚损之征，即"髓虚"特点。毒邪亢盛则热，此为"毒"的特性，为致病关键；热盛耗血则血亏，热盛动血则见出血之证；邪热耗气伤阴则出现头晕、耳鸣、心悸气短、食少纳呆、腰膝酸软、低热、潮热、自汗等，甚则出现气血俱虚而至面白、乏力、心悸气短、懒言嗜卧、动则汗出，舌质淡，苔薄白，脉细弱。

（三）以中医理论诠释西医发病机制

1. "髓虚""毒邪"诠释 AML 整体病因病机　　AML 是致病条件下起源于骨髓造血干、祖细胞的恶性肿瘤，髓系异常原幼细胞在骨髓中克隆性增殖、抑制正常造血并浸润其他组织和器官，临床表现为贫血、出血、发热以及脏器的白血病细胞浸润等。

中医的髓虚即指骨髓受伤、气血不足，有两方面含义：一是指致病条件（病因），二是指骨髓正常造血功能被抑制（病证）。

中医的"毒邪"泛指对机体形成危害的一切物质因素，也有两方面含义：一是导致 AML 发病的外来之毒（病因），二是这种致病因素在体能产生的毒性病证，如肿瘤性发热、感染性发热等。

毒邪是 AML 发生、发展的主要根源，具有增生性、浸润性、复发性、隐蔽性、流注性等特性，这与 AML 恶性增殖、髓外浸润、耐药复发、微小残留病等相一致。

2. "髓虚邪伏，毒邪致变"诠释 AML 微小残留病（MRD）致复发　　西医常规采用化疗等方法治疗后仍会发生 MRD，余邪残留骨髓，形成"伏邪"，伏邪侵袭脏腑百骸，损精耗气而髓虚，髓虚邪伏，邪毒致变而复生，最终复发难治。MRD 是导致白血病复发的根源，从中医上讲，MRD 为"伏邪"，其残留骨髓为"髓虚而不能祛邪"，这与白血病以"髓虚"为本，邪伏于骨髓为标的中医理论相一致。其 MRD 诱导 AML 复发在作用实质上与"髓虚邪伏，邪毒致变"具有一致性。

3. "髓毒外发，逆传心包"诠释 AML 髓外浸润　　传变理论是中医动态的系统的完整的对疾病发展变化规律的认识理论。卫气营血传变规律是中医温病学派对温热病传变规律的精辟概括。白血病类似于伏气温病，毒邪早伏于骨髓，氤氲而动，待发病条件成熟后而由骨髓外发。热毒炽盛，深入血分，迫血妄行，血溢脉外，可见发热、出血等症状；毒邪流窜，寄生于周身而发，可见 AML 髓外复发；热毒逆传心包，可见中枢神经系统白血病等。

四、临床表现

（一）常见症状与体征

多数患者发病早期见发热、出血以及面色无华或苍白、食欲不振、疲乏无力、头目眩晕、心悸气短等虚弱症状，少数患者可见五心烦热，或午后潮热、视物模糊等。

（二）特异性症状与体征

特异性症状与体征：①骨痛：骨痛为该病常见症状，常发生在长骨、胸骨及椎骨，并具有典型的压痛感，胸骨疼痛常伴有胸闷、气短等症状，椎骨疼痛时常伴有腰疼、腿软等症状。②癥块：部分患者胁下可触及不同程度的癥块（肝脾大），少数患者在发生癥块部位有压痛感，严重者可影响食欲。③痰核：部分患者颈部见中等或坚硬的痰核体征，经治疗可自行消退。

（三）主要辨证临床表现

参照国家中医药管理局制定的《22 个专业 95 个病种中医临床路径》及《22 个专业 95 个病种中医诊疗

方案》中急性非淋巴（髓）细胞白血病及相关文献,主要证型的临床表现如下。

1. 邪盛正虚证

主症:面色晦暗或面红目赤,头晕,神疲、乏力,心慌、气短,或发热烦躁,出血、骨痛。次症:神昏,口干口渴,或吐血、衄血、发斑,或痈疽疔毒。舌脉:舌质淡,苔薄白,脉虚大无力或脉沉细。

2. 邪热炽盛证

主症:壮热口渴,肌肤灼热,皮肤紫癜,齿鼻渗血,血色鲜红,小便黄赤,大便秘结。次症:头晕头痛,周身疼痛,口干口苦,或咳嗽喘息,骨痛。舌脉:舌红,苔黄,脉洪数或滑数。

3. 痰瘀互结证

主症:面唇暗红或紫暗,瘰疬痰核,胁下或腹内包快,时有胀痛,肌肤甲错,或伴有低热、盗汗。次症:头晕,肢体麻木,皮肤紫斑或瘀点。舌脉:舌质紫暗或有瘀点、瘀斑,苔腻,脉弦细或涩。

4. 气阴两虚证

主症:面色淡红或潮红,神疲、乏力,心悸、气短,五心烦热,腰膝酸软,自汗、盗汗。次症:口干、口渴,低热,失眠多梦,皮肤时现紫癜。舌脉:舌质淡或淡红,苔薄白或少苔,脉细数无力。

5. 气血亏虚证

主症:面色无华或萎黄,唇甲色淡,头晕、耳鸣,心悸、气短,神疲、乏力。次症:自汗,懒言,失眠,手足麻木。舌脉:舌淡,苔薄白,脉细弱。

五、治　疗

本病发病急、病情重、进展快、死亡率高,一经诊断应充分发挥中西医各自优势,争取最大的临床疗效。

中医药在本病的治疗中有不同的作用,包括直接抗白血病的作用,配合化疗增加化疗敏感性,减轻化疗毒副作用,防治微小残留白血病等。对于化疗患者,中医药治疗配合化疗减轻毒副作用为主,注重围化疗期不同阶段的病机特点,予以辨证治疗(见辨证论治部分)。对于不能化疗的患者以辨证论治治疗为原则。

(一) 辨证分型论治

1. 邪盛正虚证　此型为 AML 最常见的分型,可见于 AML 未缓解的任何阶段。治法:祛邪解毒,扶正固本。推荐方药:黄连解毒汤合当归补血汤加减。常用药:黄连、黄芩、银花、连翘、栀子、黄芪、当归、麦冬、玄参等。

2. 邪热炽盛证　此型常见于 AML 发热、出血明显的患者。治法:清热解毒,凉血止血。推荐方药:清瘟败毒饮加减。常用药:石膏、知母、黄芩、栀子、水牛角、紫草、生地黄、丹皮、玄参等。

3. 痰瘀互结证　此型常见于髓外浸润明显的患者。治法:化痰散结,祛瘀解毒。推荐方药:消瘰丸合膈下逐瘀汤加减。常用药:浙贝母、玄参、牡蛎、半夏、丹参、赤芍、桃仁、三棱、莪术、半枝莲、龙葵等。

4. 气阴两虚证　此型常见于微小残留白血病阶段的患者。治法:益气养阴。推荐方药:生脉散或大补元煎。常用药:麦门冬、五味子、人参、山药、杜仲、熟地、当归、枸杞、山茱萸、炙甘草等。

5. 气血亏虚证　此型常见于骨髓抑制期或疾病不缓解的晚期患者。治法:补气养血。推荐方药:八珍汤。常用药:当归、川芎、芍药、熟地黄、人参、炒白术、茯苓、炙甘草等。

(二) 辨病论治

本病发病的关键是"毒",即白血病细胞。因此在进行辨证论治的同时,充分考虑到疾病的恶性克隆特点,选用具有抗癌作用的中药与辨证论治结合应用,与化疗相结合,起到增加疗效的作用。

1. 具有抗癌作用的中药　目前研究证明,很多有毒中药具有抑制白血病细胞的作用,如全蝎、蟾酥、雄黄、青黛等;一些清热解毒作用的中药也具有抑制肿瘤的作用,如、白花蛇舌草、半枝莲、半边莲、七叶一枝花等。

2. 具有抗癌作用的中成药

(1) 复方黄黛片

药品来源:国家市场监督管理总局。

药物组成:青黛、雄黄(水飞)、太子参、丹参。

功能主治:清热解毒,益气生血。用于初治的急性早幼粒细胞白血病,或伍用化疗药物治疗其他的白血病及真性红细胞增多症。

(2) 亚砷酸注射液

药品来源:国家市场监督管理总局。

药物组成:砒石提取物(含三氧化二砷)。

功能主治:急性早幼粒细胞白血病,慢粒及慢粒加速期,多发性骨髓瘤,恶性淋巴瘤。肝癌、肺癌、胰腺癌、结肠癌、乳腺癌、宫颈癌等实体肿瘤。放疗时应用有增加放疗敏感性、提高放疗疗效的作用。可用于介入治疗及术中动脉灌注。预防肿瘤术后转移。

(3) 六神丸

药品来源:雷允上诵芬堂方

药物组成:牛黄、珍珠、蟾酥、明雄黄、麝香、冰片

功能主治:消肿解毒,止痛退热,镇惊安神。辅助治疗白血病、消化道恶性肿瘤、头颈部恶性肿瘤及晚期肿瘤并发带状疱疹。能够逆转白血病多重耐药,抑制肿瘤细胞增殖,诱导肿瘤细胞凋亡,减轻放化疗毒副作用,有效降低骨髓抑制、减轻放射后黏膜反应,提高患者生存质量。

(三) 老年急性髓细胞白血病的分层治疗

AML 病情复杂,根据 AML 年龄、基础疾病(高血压、冠心病、糖尿病、肝肾功能不全等)、体力状态的差异性,采用中西医个体化分层治疗,可分为三个层次——低危组、中危组、高危组,以适应不同患者;分层(分组)标准按西医分组标准执行。

1. 低危组　治疗选择标准剂量化疗方案。中医治疗以配合化疗、改善化疗并发症、减轻化疗副作用为原则,围化疗期患者症候特点确定治疗策略:①化疗用药期以减少化疗药对脏腑损害为重点,尤其是减轻消化道反应,补益肝肾、调和脾胃、养心养血为主,兼以清热解毒。②骨髓抑制期治疗以恢复骨髓抑制,减少感染、出血、修复脏器功能损害为目的,益气生血填髓与清热解毒并重。③骨髓恢复期重在恢复造血,提高体质。

2. 中危组　中医药的治疗目的在于治疗并发症的同时,最大限度地争取疾病缓解,或部分缓解,带瘤生存,延长生命。化疗选用减低剂量及强度的方案。中医治疗以扶正祛邪为总则,减毒增效,提高化疗临床疗效,减少化疗毒副作用。具体包括选用具有抗癌作用的有毒中药制剂、中医辨证治疗以及化疗并发症、副作用等对症治疗。

3. 高危组　中医药治疗目的以对症治疗、维持生命、减少痛苦为目的。西医治疗以单用化疗药物降低瘤负荷为原则,或选用具有抗癌作用的有毒中药制剂,或中医辨证治疗。

(四) 并发症的处理

1. 食少、纳呆　AML 患者气血不足,往往伤及脾胃功能,尤其是老年患者更加明显,出现食欲不振、恶心欲吐等反应,当健脾益胃,理气和胃,临床常用方有香砂六君子汤、黄连温胆汤、养胃汤等,常用药物有白术、茯苓、焦三仙、陈皮、半夏、砂仁、竹茹等。

2. 贫血　贫血多属于阴虚或气阴两虚,临床常用阿胶、龟板胶、首乌、白芍、当归等。

3. 出血　出血多属血热妄行,当凉血止血。如衄血加荷叶炭、焦栀子、牛膝炭、仙鹤草;咯血加牛膝炭、藕节炭;吐血加代赭石、侧柏炭、藕节炭;便血加槐花炭、地榆炭、黄连炭;皮下出血加三七、仙鹤草;月经量多加升麻、侧柏叶、白茅根、当归;尿血加茅根炭、焦栀子或合猪苓汤养阴清热止血。

4. 发热　低热多属阴虚内热,高热多由外感或感染引起。长期低热或突然高热为多数急性白血病的首发症状,火热之邪郁结不散,久而成瘀成毒,属"温病"范畴,当从卫气营血辨证。卫气营血各阶段出现发热各有差异"有一分恶寒便有一分表证",病在体表,多为中度发热或伴微恶风寒为卫分热证;"不恶寒而恶热,小便色黄",热入气分者,除发热外,脏腑功能失调,急性白血病患者这阶段常出现胸脘烦热,汗出热不解,下利臭秽之证候等;"身热夜甚,口不甚渴或不渴,心烦不寐,甚或神昏谵语,斑疹隐隐,舌质红绛无苔,脉细数"是急性白血病典型的营分热之证候;邪热由营及血,病势更深一层,症必更重。叶天士

《温热论》云:"在卫汗之可也;到气才可清气;入营犹可透热转气,入血就恐耗血动血,直须凉血散血。"此高度概括卫气营血各阶段的主要治则。当养阴清热,凉血解毒,可用清营汤、犀角地黄汤等,药物多用牡丹皮、赤芍、玄参、麦冬、升麻、大青叶等,高热不退加银花、连翘、生石膏、知母、羚羊粉等。

5. 乏力　益气补血、温补脾肾,常用黄芪、党参、红景天、红参等增强补气养血之力。

6. 汗出异常　自汗多数气虚,常用黄芪、白术、五味子、黄精等益气温阳、固表止汗;盗汗多属阴虚,常用生地黄、知母、煅牡蛎、醋鳖甲等养阴除蒸、敛阴止汗,酌加浮小麦。

六、中西医结合的亮点分析

(一) 中西合璧,个体化分期辨治

西医强调整体化方案,中医强调个体化辨证论治。AML 目前以化疗为主,在化疗过程中,中医要发挥优势,全程介入,全程参与,减毒增效。根据 AML 病程特点,将 AML 分为化疗期、骨髓抑制期、缓解期及姑息治疗期进行分期辨证论治。化疗期中医侧重保护正常脏器功能,缓解化疗药物的毒副作用,减轻骨髓抑制程度,增加化疗药物敏感性。骨髓抑制期中医侧重修护骨髓,恢复造血,调节免疫,防治感染。缓解期中医侧重预防多药耐药、阻抑髓外浸润、清除 MRD、防治疾病复发为重点。姑息治疗期中医侧重扶正祛邪、解毒抗癌,提升血象,缓解症状,提高患者生存质量。

(二) 明辨传变,未病先防

运用中医传变理论阐释 AML 髓外浸润的传变规律,不仅丰富和发展了中医学疾病传变理论的内容,而且对治疗 AML 髓外浸润及复发具有指导意义。在治疗中,不仅要祛除影响转变的各种因素,截断病邪的传变途径,而且又要"务必先安未受邪之地",针对容易受邪的脏腑进行预防性治疗,保护脏腑功能,对向危证候事先调整治疗法则,运用特定药物,防止危候显现。《内经》《难经》中最早就提出了治未病思想,强调未病先防、既病防变。如,见肝之病,知肝传脾,当先实脾。对于急性白血病,髓毒外发,传入营分,需清热凉血,解毒退热,为了预防耗血动血,则以清营宣透之品,透营转气,祛邪外达。结合脏腑经络传变特点,对于容易累及的脏腑,如肾、肺、脑等提早顾护,调和阴阳。

(三) 老年难治,分期论治

老年 AML 有独特的生物学和临床特征,其病情复杂多变,预后较差。老年 AML 往往面临长期全程足量化疗耐受差、常伴有其他系统疾病、常存在预后不良的染色体、化疗药物毒副作用明显、骨髓抑制期长、不适宜做骨髓移植及家庭、经济因素干扰等问题。结合老年 AML 病情异质性大的特点。采用中西医个体化分层治疗,可分为三个层次,以适应不同患者。低危组给予标准剂量化疗,重在追求疾病缓解;中危组给予低强度剂量化疗,重在治疗并发症的同时,最大限度地争取疾病缓解,或部分缓解,带瘤生存,延长生命;高危组给予姑息治疗或支持治疗,重在对症治疗、维持生命、减少痛苦,提高生存质量。

(四) 兼症杂病,简效廉小方药

中医药在治疗兼症杂病上具有独特的优势,根据多年临床实践总结出一些"简""效""廉"的小方子或中成药,往往起到妙手回春的效果。如恶心、食少等胃肠道症状可选用气滞胃痛颗粒、枳术丸、香砂养胃丸等;便秘、肠梗阻可选用麻子仁丸或番泻叶、大黄中药灌肠;带状疱疹可选用炉甘石与紫金锭、黄连膏等,亦也可用刺络拔罐法、疱疹局部围刺法、华佗夹脊穴针刺法、梅花针疗法、火针疗法等;口腔溃疡可选用口腔溃疡散、锡类散、康复新液等。

(史哲新　闫理想)

第三节　慢性粒细胞白血病的中医治疗

一、概　　述

慢性粒细胞白血病,简称为慢粒,起病缓慢,多表现为外周血粒细胞显著增多伴成熟障碍,嗜碱粒细胞增多,伴有明显脾大,甚至巨脾。Ph 染色和 *BCR/ABL* 融合基因为其标记性改变,西医治疗以酪氨酸激酶

抑制剂(tyrosine kinase inhibitor,TKI)为主,TKI不耐受或耐药的患者可选择化疗或同种异基因造血干细胞移植。中医药的主要优势在于调整患者整体功能、改善症状,以及消除化疗不良反应等。对西药不耐受的患者也可以选择中医药治疗,以改善临床症状,提高生活质量。

二、病名演变

祖国医学中无"慢性粒细胞白血病"这一病名,各家对其辨证不尽相同,根据其临床体征,并结合舌脉象,中医认为其多属于"虚劳""血证""癥瘕""积聚""痰核"等范畴。通过既往文献分析,结合临床调查,有研究者推荐用"髓毒"为病名。其理由为:①该病是在正气虚损的基础上,外来之毒继发内生之毒,内外合邪,联合致病,正虚是根本,邪毒是关键,血瘀是本病发生的必然结果,其病理变化首发于骨髓,形成髓毒,以"髓"代表病位,以"毒"代表病性;②在疾病发生发展过程中,始终没有明显的脏腑虚损证候或症状,而以骨髓造血功能异常为主要表现;③根据毒邪特性,侵袭机体,不在肌表,也不在脏腑,而是直接侵袭血脉及骨髓,其病理变化多端,可损害人体气血阴阳、五脏六腑,变生百病;④用"髓毒"概括病证名称,可以贯穿整个疾病全过程。从临床意义上讲,"髓毒"既体现了该病的病因特点,又可概括整个病程中证候变化特性,还能展示该病中医发病机制及演变趋势。"髓毒"是疾病发生与进展过程中的动态概念,具有发展的含义。

2017年12月中华中医药学会血液病分会组织全国部分血液病专家进行了讨论,确定用"慢髓毒"为中医病名。

三、病因病机

（一）正邪理论

慢髓毒的病因包括内因和外因两个方面,邪毒之所以能侵袭或由内而生,源于先天禀赋不足、正气虚弱,此为内因。在正气亏虚的基础上,感受外邪是慢髓毒发生的必然条件,常见的外在因素主要包括疫疠之气、邪气辐射、药毒致病三个方面。正虚是根本,邪毒是关键,内外合因,合而为病,缺一不可。

（二）用中医理论诠释西医

本病病因主要是造血器官发生病变,病变部位内在骨髓,外在血液。根据《黄帝内经》"正气存内,邪不可干""邪之所凑,其气必虚"理论,把本病的发生概括为"正气亏虚"和"邪毒侵犯"两个方面。

1."正气亏虚"

（1）人体增龄性免疫衰老及其诱导的免疫监视功能下降和免疫逃逸的发生,导致全身抗肿瘤能力下降。如阴虚可以促进肿瘤血管增生,阳虚状态下机体免疫功能低下,血液处于高凝状态,痰浊互结形成肿瘤。

（2）体质内虚,脏腑失调,导致后天获得性造血干细胞突变的发生率增加,增强机体对CML的易感性。

（3）心理、情志因素对机体免疫系统的抑制,可通过神经内分泌系统调节(其中"下丘脑-垂体-肾上腺轴"是核心环节)对CML的发病产生影响。

2."邪毒侵犯"

（1）外邪:环境中的致白血病物质,包括电离辐射暴露、化学类致白血病物质如苯、烷化剂等,可能会导致CML的发生。

（2）癌毒是导致发生肿瘤的特异性致病因子,常见如"伏毒"其起病隐匿、伏而发病、易转移、病情深重和病势易变等特点,类似于肿瘤干细胞、循环肿瘤细胞、微小残留白血病细胞等。

（3）痰瘀:恶性肿瘤发病过程多化生痰浊与瘀血等病理产物,促进恶性肿瘤的病情复发和浸润,造血祖细胞和基质之间的津液代谢失调可能与痰瘀理论间具有相关性。

四、临床表现

（一）常见症状与体征

多数患者见面色晦暗或面色黧黑,神疲乏力,体倦懒言,心悸失眠,口干咽燥,低热盗汗,形体消瘦,周身疼痛,脘腹胀满等;部分患者有瘀斑、瘀点等出血体征。

（二）特异性症状与体征

多数患者有胁下癥块(肝脏为轻至中度肿大,脾大常呈巨脾,为慢性粒细胞白血病的突出表现之一);部分患者伴舌暗淡或紫暗,脉细数或细弱;少部分患者有腹痛、腹泻、骨痛、关节痛及皮肤浸润(多为白血病细胞浸润引起的症状);严重病例出现呼吸窘迫、言语不清、中枢神经系统出血或栓塞、阴茎异常勃起、妇女月经过多或闭经等(多为白细胞淤滞征表现)。慢性白血病急变时,可出现高热、出血、严重贫血等急性白血病的症状。

五、临 证 治 疗

慢性粒细胞白血病按其病程可分为慢性期、加速期、急变期三个阶段。其治疗目标是阻止疾病进展,延长生存期。

中医在疾病的不同阶段也采用不同的治疗方法,慢性期早期,患者机体内已经出现基因突变或 Ph 染色体形成或血液学异常,甚至出现临床症状,此期邪毒侵袭,潜伏于骨髓,暗伤正气(影响骨髓造血功能),但正气尚盛,正能胜邪,可视为"邪伏正盛期",治宜祛邪为主。慢性期,此期邪气渐盛,但正气尚充实,虽在抗邪过程中受到耗伤,但受损程度较轻,可视为"邪聚正实期",治疗仍以祛邪为主,兼以固护正气。加速期,邪毒经过慢性期的聚集增长,逐渐壅盛,诸邪联合作用,加速正气的虚弱亏耗,推进病情向终末期转化,可视为"邪进正消期",治宜攻补兼施。急变期,病程发展至此,前述诸邪经过前三期的充分结聚、酝酿、扩张、衍进,已达到盛极而亢的程度,同时,机体正气逐渐虚弱,可视为"邪亢正衰期",治宜扶正培本为主,酌加化瘀消积之品,切忌攻伐太过。

（一）辨证论治

依据临床表现,辨证施治是疾病治疗的关键。在疾病发生与发展过程中,可针对疾病本身采用解毒祛邪治疗,或在其他治疗前提下,针对疾病或治疗导致的症状或证候治疗。

1. 热毒炽盛证

证候特征:高热,咽喉肿痛,口渴,肌衄或便血、尿血,胁下癥块,或见胁下疼痛,或全身肢体剧痛,腹胀便秘,形体消瘦,舌质紫暗,苔黄,脉洪大或细数。

治疗原则:清热解毒。

方药选择:犀角地黄汤(《外台秘要》)合青蒿鳖甲汤(《温病条辨》)加减。犀角(水牛角代)、生地黄、芍药、牡丹皮、青蒿、鳖甲、知母。

2. 肝肾阴虚证

证候特征:头晕眼花,口干咽燥,心悸失眠,五心烦热,盗汗,腰膝酸软,遗精,月经量少,胁下癥块,舌红少苔,脉弦细数。

治疗原则:滋补肝肾。

方药选择:杞菊地黄丸(《医级》)加减。枸杞子、菊花、熟地黄、山萸肉、牡丹皮、山药、茯苓、泽泻。

3. 气阴两虚证

证候特征:疲倦乏力,心悸气短,自汗盗汗,手足心热,口干欲饮,胁下癥块,舌淡晦暗,苔薄白或薄黄,脉细或细数。

治疗原则:益气养阴。

方药选择:生脉散(《医学启源》)和沙参麦门冬汤(《金匮要略》)加减。人参、麦冬、五味子、半夏、甘草、粳米、大枣。

4. 气血两虚证

证候特征:面色苍白或萎黄,头晕乏力,心悸多梦,气短懒言,腹胀纳呆,胁下癥块,舌淡或有瘀斑,苔薄白,脉细弱。

治疗原则:益气养血。

方药选择:归脾汤(《正体类要》)加减。白术、人参、黄芪、当归、甘草、茯苓、远志、酸枣仁、木香、龙眼肉、生姜、大枣。

（二）辨病论治

本病的主要特点为"毒""瘀"，根据疾病的症状及临床表现，亦可选择临证有效的中成药，以达清热解毒、化瘀散结之功。

1. 大黄䗪虫丸

药品来源：国家市场监督管理总局。

药品组成：熟大黄、土鳖虫（炒）、水蛭（制）、虻虫（去翅足，炒）、蛴螬（炒）、干漆（煅）、桃仁、苦杏仁（炒）、黄芩、地黄、白芍、甘草。

功能主治：活血破瘀，通经消癥。用于瘀血内停所致的癥瘕、闭经，症见腹部肿块、肌肤甲错、面色黯黑、潮热羸瘦、经闭不行；慢性粒细胞白血病见上述证候者。

2. 梅花点舌丸

药品来源：国家市场监督管理总局。

药品组成：西红花、红花、雄黄、蟾酥（制）、乳香（制）、没药（制）、血竭、沉香、硼砂、蒲公英、大黄、葶苈子、穿山甲（制）、牛黄、麝香、珍珠、熊胆、蜈蚣、金银花、朱砂、冰片。

功能主治：清热解毒，消肿止痛。用于各种疮疡初起，无名肿毒，疔疮发背，乳痈肿痛等。

3. 六神丸

药品来源：国家市场监督管理总局。

药品组成：牛黄、麝香、蟾酥、雄黄、冰片、珍珠。

功能主治：清凉解毒，消炎止痛。用于烂喉丹痧，咽喉肿痛，喉风喉痈，单双乳蛾，小儿热疖，痈疡疔疮，乳痈发背等。

4. 牛黄解毒丸

药品来源：国家市场监督管理总局。

药物组成：牛黄、雄黄、石膏、大黄、黄芩、桔梗、冰片、甘草。

功能主治：清热解毒。用于火热内盛，咽喉肿痛，牙龈肿痛，口舌生疮，目赤肿痛。

5. 青黄散

方剂来源：《奇效良方》。

药物组成：青黛、雄黄。

功能主治：清热解毒，化瘀散结。用于肝经热毒、瘀血阻滞、气阴两虚引起的低热、自汗盗汗、消瘦等；急慢性白血病、骨髓纤维化、真性红细胞增多症、血小板增多症，见上述证候者。

6. 当归芦荟丸

方剂来源：《丹溪心法》。

药物组成：当归、芦荟、栀子、黄连、黄芩、黄柏、大黄、青黛、木香、龙胆草、麝香、蜂蜜。

功能主治：泻火通便。治疗肝胆实火，头痛而赤，目赤晕眩，胸胁疼痛，惊悸抽搐，甚则躁扰狂越，便秘尿赤，或肝火犯肺之咳嗽。

六、中西医结合的亮点分析

对于慢性粒细胞白血病，中医强调辨证论治，西医强调分子靶向，虽然酪氨酸激酶抑制剂的普及，慢粒的治疗效果明显提高。中医药作为一门经受住了几千年实践考验的医学，在慢性粒细胞白血病的治疗中仍扮演着重要角色。

（一）减轻毒副作用

西医治疗慢性粒细胞白血病主要是以"攻""祛邪"为主，在治疗过程中必然会损伤正气，破坏机体各项功能的平衡状态，从而带来一系列不良反应，如前所述的血液学毒性、肝毒性、胰腺毒性、腹泻、水肿、胃肠道反应、头痛、恶心、肌肉痉挛、皮疹等。

中医治疗慢性粒细胞白血病，从始至终都强调祛邪的同时固护正气，维持机体的机能平衡，从而维持较好的生存质量。经过长期的临床实践,中药因其个体化治疗的优势,在控制肿瘤细胞增殖、改善不良反应症状等方面均有不俗的成绩。通过中西医结合治疗,既提高了西药对肿瘤细胞的抑制率,又减少了化疗药物的毒副作用,减轻患者的全身症状,改善患者的生存质量,延长患者的生存期。

（二）增强疗效

已有大量的临床文献数据证明中西医结合治疗慢性粒细胞白血病疗效明显优于单用西药。地黄杜仲汤、八珍汤、清毒化瘀汤、升麻鳖甲汤等经方、验方、自拟方。联合西药疗效均被证实优于单纯西药组。

（三）内外合治,软坚散结

按照《难经》:"脏病止而不移,其病不离其外;腑病上下流行,居处无常"所述,脏腑之病同样可以用外治的方法进行治疗,能够获得很好的疗效。遵吴师机"外治之理即内治之理,外治之药即内治之药"的学说,针对慢性粒细胞性白血病脾大特点,创制了内外合治、软坚散结之法,内服水蛭缩脾汤,外用消脾贴,使药物透皮而入,"皮肤隔而毛窍通,不见脏腑,恰直达脏腑",明显起到止痛、化瘀、散结之效。

综上所述,中西医结合治疗在前伊马替尼时代取得了较好的疗效,尤其在改善临床症状方面取得了显著的疗效,对于目前以TKI治疗为主的慢性粒细胞白血病治疗中出现的各种不良反应,中医药将继续扮演重要角色。

（史哲新　张伟峰）

第四节　真性红细胞增多症的中医治疗

一、概　述

祖国医学无"真性红细胞增多症"这一病名,根据其临床表现,颜面及口唇暗红如醉酒状,鼻衄、齿衄、皮肤黏膜瘀斑,肝脾大,头痛头晕耳鸣,疲乏等症,属祖国医学"血证""癥积""头痛""眩晕"等范畴。本病的基本病理改变是血脉瘀阻,气滞血瘀,肝胆实火,热入营血等。如《灵枢》中载:"若内伤于忧怒则气上逆,……六输不通……凝血蕴裹而不散……而积皆成矣"。《内经》云:"大怒则血形气绝,而血瘀于上"。《类症治裁》载:"衄血不止,脉大则逆,脉至而搏,血衄身热者死"。又云,"血从清道出于鼻则为衄,症多火迫血逆,……火亢则治宜清降"。《证治汇补》中载:"热极沸腾发为斑"。《景岳全书》载:"血本阴精,不宜动也,而动则为病,……概动则多由于火,火盛则迫血妄行"。

总之,本病的基本病机为血瘀,而引起血瘀之因或由肝郁化火,或由阴虚内热,出血之因或由瘀血阻络,血行不畅而外溢,或由热迫血行,逸出脉外。

二、病因病机

祖国医学认为,本病病因乃外感温热邪毒,或外感风寒邪毒入里化热,伤及血分;或七情内伤,情志郁结,五志过极,郁久化热,伤及血分。最终导致血脉阻滞,血热内生。热伤血络,迫血妄行,或因瘀血阻络,血溢脉外,则导致鼻衄、齿衄、肌衄、便血、尿血,月经过多等出血诸症,后期的出血可因气不摄血而致。内伤七情,情志郁结导致气血运行不畅,从而出现颜面、唇舌暗紫、目赤、肝脾大等气滞血瘀的表现。本病不外乎血瘀及肝火二则,临证时常互有掺杂,或各有偏重。辨辨证的基本要点为:①血瘀兼气滞:以面色暗红,口唇紫暗,肌肤甲错,心下痞满,胁下症块且固定不移,痛有定处,舌质暗红或有瘀斑,舌下系带紫暗,脉涩或弦为主要见症;②肝胆实火:以面色红赤,口苦咽干,胁痛易怒,头痛目赤,头晕耳鸣,舌质红苔黄等见症;③热入营血:有神昏谵语、热扰神志及出血衄血等热迫血行的临床表现。

三、辨证分型

（一）血瘀气滞

证候:面色及口唇紫暗,肌肤甲错,胸胁满闷或心下痞满,或呃逆不适,或胁下积块,痛有定处,舌质暗红,或有瘀斑,脉弦或涩。

辨证要点:多属疾病初期。以面色及口唇紫暗,肌肤甲错,胁下积块,舌质暗红,或有瘀斑,脉弦或涩为辨证要点。病性属实,病位在气血。七情内伤,肝失疏泄,导致气滞,因而出现胸胁满闷或心下痞满,或胁肋疼痛等,胃气上逆则呃逆不适,气为血帅,气滞则血瘀,瘀血内停则面色及口唇紫暗,肌肤甲错,瘀血停于胁下,则出现积块。舌质暗红,或有瘀斑,脉弦或涩为气滞血瘀之象。

（二）血瘀气滞,夹肝胆实火

证候:除上述血瘀气滞诸症外,尚有面色红赤,口苦目眩,头晕头痛,胁痛易怒,耳鸣目赤,舌质暗红或红绛,苔薄黄或黄腻,脉弦滑有力。

辨证要点:本证以面色红赤,口苦目眩,头晕头痛,胁痛易怒,苔黄,脉弦滑有力为辨证要点。病性属实,病位在肝。肝主气机,喜条畅而恶抑郁,肝经过两胁,循行头目,血瘀气滞,肝经气机运行不畅,则出现面色红赤,头目眩晕,头痛,胁痛易怒,郁久化火,循经上炎,则口苦目赤,烦躁易怒,舌质暗红或红绛,苔薄黄或黄腻,脉弦滑有力为肝胆火盛之象。

（三）血瘀气滞,兼热入营血

证候:除上述血瘀气滞诸症外,尚有身热心烦,甚则神昏谵语,衄血,便血或尿血,颜色鲜红,舌暗红或红绛,苔黄而干,脉滑数。

辨证要点:本证身热、心烦及各部位出血鲜红为辨证要点。病性属实热,病位在营血。热为阳邪,热扰心神故身热心烦,热甚则入心包,甚则神昏谵语。血之运行有其常道,热入营血,灼伤脉络,则血不行常道,血溢脉外而出血鲜红,舌暗红或红绛,苔黄而干,脉滑数为热盛之象。

四、中 医 治 疗

根据本病临床表现,本病符合中医"瘀血"辨证,虽辨证分为血瘀气滞,血瘀气滞兼肝胆实火,血瘀气滞兼热入营血三型,但以瘀血为基本病理改变,治疗宜采用活血化瘀治则。治疗宜活血化瘀,行气止痛,清热凉血。在辨证论治的基础上,若血瘀为主,脾大,配合用大黄䗪虫丸,或当归龙荟丸,或青黄散,以提高疗效。晚期出现气血亏虚时治补益气血,如保元汤、归脾汤等。

（一）辨证选方

1. 血瘀气滞

治法:活血化瘀,行气止痛。

方药:血府逐瘀汤(《医林改错》)加减。当归 9g、生地 12g、桃仁 6g、红花 10g、枳壳 10g、赤芍 12g、郁金 10g、柴胡 9g、甘草 10g、川芎 10g、牛膝 10g、三棱 10g、莪术 10g。腹部癥块较明显者,加大黄䗪虫丸,妇女月经不调加七制香附丸。皮肤出血倾向明显者,加仙鹤草、茜草、卷柏、土大黄。便血者,加海螵蛸、侧柏炭。尿血者,加大小蓟。

2. 血瘀气滞兼肝胆实火

治法:活血化瘀,清肝泻火。

方药:桃红四物汤(《医宗金鉴》)合龙胆泻肝汤(《兰室秘藏》)加减:桃仁 6g、红花 9g、生地 12g、当归 9g、赤芍 12g、龙胆草 12g、栀子 12g、黄芩 10g、泽泻 12g、车前子 12g、柴胡 8g、甘草 9g、青黛 3g。胁下癥块明显者,加三棱、莪术、鳖甲;乏力明显加黄芪、太子参;大便秘结者,加草决明、火麻仁。

3. 血瘀气滞兼热入营血

治法:清热解毒,凉血化瘀。

方药:犀角地黄汤(《千金要方》)加减。羚角粉(或水牛角代)2g、生地 12g、赤芍 12g、丹皮 10g、知母 10g、麦冬 12g、旱莲草 20g、小蓟 20g、茜草 20g、卷柏 20g、蒲公英 20g、地丁 20g、银花 10g、栀子 15g、侧柏 12g、白茅根 30g。热毒炽盛者,加石膏、龙胆草。

（二）中成药

1. 牛黄解毒片　每次 3 片,每日 3 次,饭后服。适合热毒严重者。

2. 当归龙荟丸　每次 5g,每日 3 次,饭后服。适合热毒严重者。

3. 大黄䗪虫丸　每次 5 丸,每日 3 次,饭后服。适合瘀血严重者。

4. 云南白药　每次 3~5 粒,每日 3 次,口服。适合出血严重者。

五、中西医结合治疗

本病发展缓慢,并发症常见高血压、肝硬化、出血及血栓形成等,也可出现胆结石、痛风,后期出现骨髓纤维化或转变为白血病。本病存活时间长短与许多因素如年龄、病期及有无并发症等有关,尤其是与治疗方法密切相关。单纯化疗副作用较大,一般认为综合治疗生存期延长,因而寻求本病的中西医结合治疗,以显著延长生存期显得尤其重要。

(一) 疾病初、中期的中西医结合治疗

在疾病初期红细胞增多不甚明显,以及栓塞并发症发生危险性较小的情况下,可采用静脉放血加用中药巩固疗效,如此无毒副作用和诱发白血病效应,患者易于接受。此时正气不虚,中药治疗当以祛邪为主。若临床症状突出,外周血红细胞升高明显,骨髓增生旺盛,因中药起效较缓,宜先选用羟基脲直折病势,尽快抑制红系增生,减少并发症的出现。由于化疗药物有致癌性,有诱发白血病的可能,不宜长期应用,应配合中药,尽量减少细胞毒性药物的使用剂量和缩短使用时间。病情平稳后,应以解毒活血之中药为主,重用虫类破血之品,如水蛭、虻虫、土鳖虫等,以维持疗效。有条件的可加用干扰素,无诱发白血病危险,但需长期应用。

本病死因主要为血栓形成、出血、转为白血病及骨髓纤维化。中药活血化瘀可改善血液循环,防止血管内皮损伤,因而可以减少血栓形成的发生率;现代药理研究表明,该类药物还能抑制纤维组织增生,因此有可能延缓本病向骨髓纤维化的终末期发展。中药不抑制骨髓,又不诱发白血病,在真性红细胞增多症平稳期的维持治疗中有广阔的前景。

(二) 终末期的治疗

本病后期易产生骨髓纤维化、脾大,可出现贫血。表现为正气损伤,瘀血邪毒未尽。此期西药可选用中、小剂量司坦唑醇等刺激造血以加强支持疗法,中药应祛邪与扶正相结合,以培补为主,不可一味攻逐,否则更加耗损正气。扶正则不外乎益气养血、滋阴助阳。

(三) 并发症的治疗

出现严重的高血压时,西药可选用降压灵等紧急控制病情,中药可加用滋阴潜阳之品。对出血的治疗,应分清疾病的阶段,早期出血多为瘀血阻络,血不归经,或血热灼伤脉络,热迫血行;后期多为气不摄血,血溢脉外。病机不同,治则迥异,勿犯虚虚实实之戒。另外本病红细胞负荷高,易并发胆结石,平素可加服清热利胆之剂。本病进展缓慢,患者易产生麻痹思想,不坚持治疗或延误治疗而出现并发症,要告诫患者引起重视。

(刘为易　胡晓梅)

第五节　原发性血小板增多症的中医治疗

一、概　　述

原发性血小板增多症(essential thrombocythemia,ET)是骨髓增殖性肿瘤的一种类型,以巨核细胞恶性增生为主的克隆性多功能造血干细胞增殖性疾病,特征为骨髓中巨核细胞异常增生,血小板计数显著升高。ET 主要临床表现为出血和血栓形成及倾向。ET 的发病率为每年(1~2.5)/10 万人,女性多于男性。ET 可以在任何年龄段发病,主要发生在老年阶段,50~70 岁为发病高峰,儿童发病较罕见。

二、中医病名

祖国医学相关文献中并没有关于 ET 的病名记载,但依据本病常出现皮肤黏膜出血、脾大和血栓形成的特点,可将 ET 归属于“血证”“癥积”“血瘀证”等范畴,“瘀血”内阻为其主要病机特点。“瘀血”多指离经之血停积于体内而不得外出。《黄帝内经》中虽无“瘀血”一词明确记载,但有用来形容血行缓涩、血瘀

阻滞或脉络不通等表现的名词,如"恶血""血涩""留血""血菀""血凝涩""脉不通""血不流"等,同"瘀血"含义相近或相同。《金匮要略》中首次记载"瘀血",并根据"瘀血"的部位或性质不同而命名为"蓄血""干血痨""癥积""血痹""肝着""黑疸"等,并将"瘀血"作为一种单独病证进行辨治,用活血化瘀法治疗"瘀血"及多种相关病症。

依据 ET 的现代发病特点,上述相关中医疾病名称均已不能准确反映本病的病因病机与疾病特点。经中华中医药学会血液病分会组织专家讨论,达成共识,认为本病的实质为瘀毒互结,确定用"髓毒血实病"或"髓毒血瘀病"为其中医病名。

三、病 因 病 机

（一）病因

中医学认为,禀赋不足、外邪侵袭、情志所伤、劳欲体虚或感受特殊毒邪均可导致机体气血阴阳失调,而致气滞血瘀、瘀毒互结、脉络瘀阻,最终导致血实血瘀、瘀毒积聚而发为本病。

1. 禀赋不足　先天禀赋不足,肾气亏虚,或阴虚火旺,内攻骨髓,或阳虚寒凝,血脉瘀阻,而致血实血积,引发本病。《灵枢·经脉》指出"手少阴气绝则脉不通,脉不通则血不流;血不流则髦色不泽,故其面黑如漆柴者,血先死"。

2. 外感侵袭　外感火热邪毒或外感寒湿之邪、入里从阳化热,致邪热内蕴,热郁血分,内攻骨髓,可致热蕴血瘀气滞,或热蕴脉络,脉络受损而致出血。《金匮要略》记载"热之所过,血为之凝滞"。《素问·调经论》云:"血气者,喜温而恶寒,寒则泣不能流,温则消而去之";"寒则血凝泣,凝则脉不通"。《素问·举痛论》也云:"寒气客于脉外则脉寒,脉寒则缩蜷,缩蜷则脉细急,则外引小络,卒然而痛,得炅则痛立止"。

3. 情志过极　情志不遂,郁怒过度,肝气偏旺,气滞血瘀,瘀血内结,郁火伤阴,肝热血瘀,亦可引起本病。《灵枢·百病始生》言"若内伤忧怒则气上逆,气上逆则六输不通,温气不行,凝血蕴里而不散"。

4. 劳倦过度　劳欲过度,易伤气血,心、脾、肾皆受损;劳则气耗,气虚不能摄血,以致血液外溢;或肾阴虚,阴液亏损以致血行不畅;或后天亏损,正气不足,气不统血,无力推动血液运行而致血瘀。《血证论·吐血》中指出"气为血之帅,血随之而运行;血为气之守,气得之而静谧。气结则血凝,气虚则血脱,气迫则血走"。

5. 感受特殊毒邪　中医认为接触放射源、电离辐射、化学物品或有毒化学药物等特殊毒邪,可直接伤及骨髓精血,坏血内阻,新血不生,瘀毒内结,可引起本病。

（二）病机

上述诸多因素,常可致气血运行失常、血逸脉外、瘀血停滞、瘀毒互结而发病。火热毒邪入侵,或寒湿入里化热,致热郁血分;热蕴于内见潮热盗汗、心烦口渴等证。热蕴迫血妄行,可见便血、尿血、呕血、齿衄、鼻衄、紫癜等。肝郁热盛见头痛眩晕、急躁易怒、面红目赤、胸胁胀满、口苦口干、便秘尿黄等。血瘀气滞,血行不畅可出现头晕、胸闷、胁肋不舒、脉痹疼痛、肢体麻木等证。脾气亏损,正虚不足可见面色萎黄、疲倦乏力、少气懒言、动则气促、自汗频频等。肾虚或阴虚火旺,可见眩晕耳鸣、腰膝酸软、五心烦热、潮热盗汗等证。肾阳亏虚,可见面色苍白、畏寒肢冷、腰膝冷痛、便溏不实、夜尿频多等证。

本病初期多属气滞血瘀的髓毒血实证,部分患者合并血分郁热、肝经郁火、脾气亏虚、肝肾亏虚证候。随病情进展,瘀毒、热邪可损伤正气、阴津而致气虚、阴虚甚至阴阳两虚。总之,本病病位在骨髓,属于本虚标实之证,以脾肾不足、肝肾亏虚为其本,气滞、血热、血瘀、瘀毒为其标,以气滞血瘀、脉络瘀阻为主要病机。

四、临 床 表 现

发病早期常无明显不适症状,大部分患者仅有轻度疲乏、消瘦、潮热、盗汗等。后期患者疲倦无力、潮热盗汗等症状进行性加重,并会出现食欲不振、脘腹胀满、情绪低落等症状。

（一）一般症状

本病起病隐匿,临床表现不一。轻者仅见疲倦乏力、食欲不振、脘腹胀满、潮热盗汗等,部分患者有头痛、头昏、视物模糊、指(趾)端麻木或烧灼疼痛感等表现,或可见进行性消瘦。少数患者无明显症状、常规体检发现血小板异常增多或脾大而被确诊。

(二)出血

本病常因气不摄血、血热妄行、气血瘀阻等致血液不循常道,逸出脉外而导致诸多出血症状,可见自发性出血,常呈阵发性。常表现为齿衄、鼻衄、皮肤紫癜,严重时可见咯血、吐血、便血,偶见脑出血,少数患者因创伤和术中止血困难得以发现患病。

(三)血栓形成

本病常因血小板增多、血小板黏附性增高而导致动脉或静脉内血栓形成,老年患者较年轻患者更易发生。血栓形成后属于"瘀血",常致气血瘀阻、络脉不通、脏腑经络失养而出现相应的症状。血栓发生在脑部血管则出现头痛头晕、肢体麻木不仁、偏瘫等,甚则出现神志不清、昏迷不醒等脑脉瘀阻的表现。发生在胸中,瘀血阻于肺络,肺络受损则见咳嗽咳痰、痰中带血,甚则大量咯血;瘀阻心脉,心血不通、心阳不振则见胸闷、胸痛,甚则出现真心痛。发生在腹腔脏腑则出现腹痛、腹泻、呕血、便血等瘀阻肠络表现;发生在四肢络脉则出现四肢远端发凉、疼痛、肿胀或肌肤瘙痒等表现。

五、治　疗

(一)辨证分型论治

本病以血瘀气滞为主要证候,且贯穿疾病始终,根据髓毒血实病"瘀"与"毒"的病机特点与临床表现和"结者散之""血实宜决之"原则,治疗当以化瘀解毒为主,并基于导致瘀毒内阻的因素及其病机变化,分别采用清热解毒、化瘀解毒、理气解毒、扶正解毒等治疗法则。本病初期多属实证,治以通为主,后期则为本虚标实、虚实夹杂之证,治当攻补兼施。根据具体证候,需结合清热凉血、疏肝解郁、健脾益气、补肾通络等治法。病情进展可损伤正气而出现气血亏虚、阴阳俱损,宜施用攻补兼施之法,随证合用益气养血、滋阴补阳等法。

1. 气滞血瘀,瘀毒内留

证候特征:头晕,头痛,颈项不舒,胸闷胁痛,胁下痞块,或脉痹疼痛,肢体瘀肿,或口眼歪斜,半身不遂,面色紫暗,皮肤青筋暴露,口唇、爪甲发绀,舌质紫黯,或有瘀点瘀斑,脉弦涩。

治法:理气行滞,活血化瘀。

方药:血府逐瘀汤加减。柴胡9g、枳壳9g、川芎12g、郁金9g、桃仁12g、红花9g、当归9g、赤芍15g、川牛膝15g、熟地黄12g、土鳖虫3g、甘草9g等。

随证加减:头晕头痛加葛根15g、全蝎6g,息风定痛,通络止痛;胁肋痛甚加玄胡9g、姜黄12g、三七9g,化瘀止痛;胁下痞块加莪术12g、鳖甲15g、龟板15g,活血消瘀,软坚散结;肢体疼痛瘀肿加木瓜12g、桑枝15g、络石藤9g、水蛭6g,化瘀通络,消肿止痛。

2. 肝郁血热,瘀毒内阻

证候特征:眩晕头痛,面红目赤,胸胁胀满或胁痛,急躁易怒,身热汗出,口干苦,鼻衄、齿衄、皮肤紫斑,大便秘结或便血,小便赤黄,舌红苔黄,脉弦数。

治法:疏肝解郁,凉血解毒。

方药:丹栀逍遥散合犀角地黄汤加减。水牛角20g、生地9g、赤芍12g、丹皮12g、柴胡9g、栀子9g、郁金12g、黄芩9g、白术12g、茯苓15g、薄荷9g、甘草6g。

随证加减:身热汗出加龙胆草6g、生石膏15g、玄参9g,清热泻火;便血加大黄6g、槐花12g、地榆12g,清热凉血止血;尿血加白茅根15g、大小蓟20g、仙鹤草15g,清热凉血止血;大便秘结加大黄6g、玄明粉6g、芦荟12g,清热通便。

3. 脾肾阳虚,瘀血内结

证候特征:面色苍白,头昏头晕,畏寒肢冷,气短懒言,体倦乏力,胸闷心悸,手足麻痹,肢体肿胀,溃烂,甚至坏疽,面色苍白或黯红,或见口眼歪斜,半身不遂,大便不实,夜尿频多,舌质淡,有瘀点或瘀斑,苔薄白,脉虚无力或沉细涩。

治法:健脾益肾,活血祛瘀。

方药:补中益气汤合金匮肾气丸加减。黄芪15g、党参15g、白术12g、熟附子6g、肉桂6g、杜仲12g、熟地12g、山萸肉9g、山药15g、柴胡9g、川芎9g、地龙6g、当归尾9g、桃仁9g、红花9g、陈皮12g、炙甘草6g。

随证加减:胸闷心悸加桂枝6g、薤白12g、丹参9g,通脉宣痹定悸;合并坏疽加仙方活命饮活血解毒;半身不遂、言语不利加郁金12g、石菖蒲12g、远志9g,以活血化痰开窍。便溏加肉豆蔻6g、赤石脂12g、补骨脂9g,温肾固肠止泻;夜尿频多加巴戟天12g、益智仁9g、乌药9g,温肾缩尿。

4. 肝肾阴虚,瘀毒互结

证候特征:头晕耳鸣,精神不振,腰膝酸软,脉痹疼痛,肢体瘀肿,或口眼歪斜,半身不遂,或胁下痞块。兼见阴虚火旺诸候,五心烦热,口干咽燥,失眠多梦,潮热盗汗,舌暗红或光红,有瘀点瘀斑,苔少,脉细涩数。

治法:滋肝养肾,化瘀消积。

方药:知柏地黄丸或合补肾活血汤加减。黄柏12g、知母9g、生地15g、山萸肉12g、山药15g、枸杞子15g、黄精12g、丹皮12g、当归尾9g、赤芍12g、肉苁蓉9g、水蛭6g、甘草6g。

随证加减:腰膝酸软加桑寄生12g、川断12g、骨碎补9g,补益肝肾;五心烦热、潮热盗汗加天门冬15g、银柴胡9g、地骨皮9g,滋阴清热。

以上诸型均可在辨证论治的基础上,酌情选用龙胆草9g、夏枯草12g、白花蛇舌草9g、半枝莲9g、重楼12g、败酱草12g、野菊花9g、蒲公英12g、紫花地丁12g、天葵子9g等解毒散结之品,并注意灵活运用、中病即止。

（二）辨病论治

近年来中医药在ET的辨病治疗中,结合现代医学研究总结出多种有效的方法,可在临床中灵活选择和应用。

1. 抗细胞增殖　中医学认为ET细胞过度增殖乃毒蕴血瘀而致血积,治法为化瘀解毒,目的在抗细胞过度增殖、降低异常升高的血小板数量。常用中药包括水蛭、地龙、雷公藤、牛黄、雄黄、朱砂等,中成药包括安脑片、牛黄解毒片、雷公藤制剂、靛玉红等。

2. 延缓和治疗脾大　中医认为脾大乃毒蕴血瘀、搏结胁下而成,治疗当破血解毒、软坚散结。常用中药包括鳖甲、牡蛎、青黛、白花蛇舌草、山慈菇、蜈蚣、地龙、全蝎等,中成药可选用鳖甲软肝片、卷柏鳖甲煎、桂枝茯苓丸等。

3. 预防和治疗血栓　中医认为血栓为瘀血滞脉范畴,治疗当活血通络、化瘀解毒。常用中药有桃仁、红花、丹参、三棱、莪术、土鳖虫、水蛭、全蝎等,中成药可应用复方丹参滴丸、银杏叶片、大黄䗪虫丸、血府逐瘀口服液等。

六、中西医结合

（一）中西医协同

本病在临床中采用中西医结合协同治疗具有较好的优势,可增强临床综合疗效、减轻治疗相关不良反应,达到增效减毒的目的。在整体辨证治疗基础上,血实血积、瘀毒内结症状明显(血小板过高)者,常用羟基脲、干扰素等治疗,以迅速有效缓解血实症状,预防并发症的发生,一部分患者病情稳定后血小板计数长期处于较低水平、不适合上述西药继续治疗时,则可选择中医药辨证治疗;或在使用羟基脲、干扰素时,联合中药可一定程度上缓解出现的治疗相关不良反应。ET常并发血栓形成,出现心肌梗死、脑梗死等,严重者可危及生命,临床常用阿司匹林、氯吡格雷、双嘧达莫等预防或治疗,同时可以加用中药桃仁、藏红花、丹参或辨证方药等加强疗效。对于有出血禁忌无法耐受对于阿司匹林、氯吡格雷、双嘧达莫等药物的患者,中药辨证应用也可以较好起到血栓预防和治疗的作用。对于继发骨髓纤维化的患者,在选用芦可替尼治疗的同时,配合补骨脂、骨碎补、熟地、杜仲、红花、鳖甲等益肾填髓、温肾活血,有助于延缓造血的衰竭和纤维化的进展。

（二）内外治结合

ET属于慢性肿瘤性疾病，治疗以内服、注射用药为主。本病并发皮肤瘙痒、肢体麻木、脾大或血栓栓塞等症时，中医的特色外治疗法如针灸、熏洗、敷涂等可有效宣通经络、调畅气血，达到较好的改善相应症状的效果。如伴有肢体麻木疼痛者，可采用药物熏洗法以舒筋活络、温通气血；如脾大出现胁下包块、胀闷疼痛者，可予四黄水密散、独角莲膏外敷脾区以软坚散结；如使用干扰素后出现发热、关节疼痛等不良反应患者可使用刮痧、针灸等疗法改善不良反应。

（曾英坚　袁秋全）

第六节　原发性骨髓纤维化的中医治疗

一、概　述

骨髓纤维化（myelofibrosis，MF）主要表现为干细胞源性克隆性骨髓增殖、异常细胞因子表达、骨髓纤维化、贫血、脾大、髓外造血及全身性症状。中医典籍中无骨髓纤维化的病名，但根据其临床特征，大多从瘀证论述与治疗，或兼顾血虚与血瘀。既往西医主要采取对症支持治疗，一方面改善正常造血，如糖皮质激素、雄激素、促红细胞生成素、沙利度胺等；另一方面羟基脲可针对有症状的血小板增多和/或白细胞增多（如肝脾大）治疗。JAK2抑制剂芦可替尼针在改善脾大和缓解全身症状方面有效，显著延长患者的生存期，被认为是抑制其恶性克隆特性的靶向药物，但其临床出现的骨髓抑制、尤其是对血小板计数的影响仍然会限制临床的应用。中医治疗能改善本病的临床症状，更主要的是配合现代医学，中西医结合治疗，增效减毒，提高疗效，提高患者依从性及生活质量。

二、病　名

早在《内经》时期就有腹腔实质性肿块的记载。《难经·五十六难》也曰："肝之积名曰肥气，在左肋下，如覆杯，有头足""脾之积名痞气，在胃脘，覆大如盘""肺之积名曰息贲，在右肋下，覆大如杯"。其中，息贲是指右叶肝大，痞气是指左叶肝大，肥气是指脾大。后世医家亦对此有不同称谓，如癖块、疝癖、痞块、癥瘕、积聚等，以癥瘕、积聚为常见。癥与积均为有形之邪，固定不移，《诸病源候论》中云："盘牢不移动者是癥也，言其形状可征验也"，有形之癥，还会出现胁痛、抽搐、脚肿等症状。《素问·平人气象论》中指出："寸口脉沉而横，曰胁下有积，腹中有横积痛"，描述腹中积块是在胃肠之外，故不影响进食。《证治准绳·积聚》曰："息积，乃气息痞滞于胁下，不在脏腑荣卫之间，积久形成，气不干胃，故不妨食"。因该病虽胁下有癥，但病原在骨髓，为骨髓组织微型癥块所替代，进而导致癥积，影响五脏六腑。2018年4月中华中医药学会血液病分会对《规范常见血液病中医病名建议》进行了讨论与重新修订，将原发性骨髓纤维化的中医病名确定为"髓毒血癥病"。

三、病　因　病　机

（一）髓毒致病理论

1. 髓毒是本病发病的关键　中医学中的"毒"具有十分丰富的内涵，是指有害于人体的、导致机体功能受损或丧失、进而引起病情突然加重或呈沉疴状态的一类特殊邪气。《金匮要略心典》所云：毒，邪气蕴结不解之谓。髓毒之毒即是导致恶性血液系统疾病发生与加重的主要原因。

先天禀赋所致、胎毒内生，后天气血阴阳失养受损，均是发生本病的内在因素；感受疫疬之气、辐射、药毒等是诱发本病的外在因素。内外之因，影响气血运行，瘀血内阻。当瘀毒进一步侵入骨髓，则出现毒瘀骨髓、损及精髓、败坏气血阴阳，即发生本病。因此可以理解为本病是一般瘀血之证进一步侵入骨髓的病症，由血入髓，病势加重。因此"髓毒血癥病"的病名，以"髓"代表病位，即病在骨髓，以"毒"代表病性，即毒邪导致骨髓发生改变，更好地反应出髓毒是本病发病的关键。

2. 临床特点反应正虚与邪实共存　毒瘀由血入髓，说明毒瘀同时存在于血液及骨髓，导致血液及骨髓气血阻滞、瘀血内停,进一步积于胁下或骨髓,此为邪实之证;毒瘀之邪败坏气血,导致气血阴阳及精髓的损伤,此为正虚之证。正虚与邪实共存是本病的临床特点。

3. 疾病发展的动态观　早期阶段:该阶段主要病机变化为脏腑、气血、阴阳平衡失调。此时,骨髓癥积虽逐渐形成,但尚不影响精髓转化为气血的基本功能,正虚与邪实特点均不明显。

进展阶段:血液及骨髓癥积形成,影响了气血的生化,外在表征为气血不足,面色无华或萎黄、疲乏无力、头晕眼花以及胁下癥积等,为正虚与邪实特点明显的阶段。

终末阶段:血液及骨髓癥积进一步发展,严重影响气血生化,外在表征为气血、阴阳亏虚,临床多见面色苍白、体倦乏力、心悸失眠、胁下癥积进一步增大,严重影响生活质量。此时属正气更虚、邪实更盛的临床阶段,病情危重,常会出现脏器功能的失调,出现严重的并发症。

（二）以中医理论诠释西医发病机制

1. 髓毒理论反映了骨髓造血干细胞克隆特性　现代医学对本病的认识在于骨髓造血干细胞异常克隆,与中医学的髓毒理论相吻合。骨髓造血干细胞在中医理论中即为"髓",异常克隆即为"毒"。"瘀"为"髓毒"所致的病理特点,即相当于现代医学因异常克隆而引起的成纤维细胞反应性增生,以及骨髓内成纤维细胞的分裂、增殖及胶原合成增多,并在骨髓基质中过度积聚,形成骨髓纤维化。

2. 中医"毒"的理论与本病发病进展的关系　毒侵入体,正不胜邪,邪毒由表及里,由血液至骨髓,引发血液病,甚者邪毒可直中脏腑骨髓,临床可见患者突发贫血、出血或者高热。反映了西医疾病的本质和阐释了可出现的临床表现。

电离辐射会影响骨髓纤维化伴髓样化生,某些化学药物也具有诱发骨髓发生骨髓纤维化的高风险,这些以中医理论解释即为外来之毒损伤骨髓而致病。

3. 中医在本病发病中的动态观与现代医学的分期相一致　早期阶段相当于骨髓纤维化前期:无临床症状,血象正常,甚至骨髓象正常,尚未形成纤维化,但已经存在恶性克隆。此时不容易发现。

进展阶段相当于骨髓纤维化前/早期:有恶性克隆表现,骨髓纤维化开始形成,有血细胞的改变,但还没有过多的影响生活质量。

终末阶段相当于骨髓纤维化明显期:恶性克隆特征明显,纤维化特征明显,骨髓正常细胞抑制明显,临床表现明显,继发多种并发症,如感染、心力衰竭、出血、脾梗死等。影响生活质量,甚至危及生命。

四、临 床 表 现

（一）常见症状与体征

大多患者起病隐匿,进展缓慢。确诊后多见体倦乏力、形体消瘦、失眠多梦、潮热多汗、食欲减退等症状;部分患者可见胁下癥积形成。

（二）特异性症状与体征

1. 胁下癥积　由于髓毒微癥病形成,影响气血生化,导致血瘀发生与进展。因而,胁下癥积(脾肝肿大)是临床最重要的体征,发生率几乎为100%。胁下癥积与病程长短密切相关。癥积大约1cm代表一年病程。严重癥积形成可出现腹部饱满或沉重压迫或局部疼痛。

2. 血虚证　面色萎黄(轻度贫血)是疾病早期症状,随血虚证的加重,至晚期面色苍白、疲乏、无力,体力活动后气促、心悸等症状非常明显。

3. 出血　在疾病发展过程中,由气不摄血而引起不同程度的出血现象,如皮肤紫癜或瘀斑,严重可见鼻衄、齿衄、尿血等。

4. 骨痛　中医理论认为"不通则痛"。疾病早期,多由气血亏虚,气虚不能推动血液运行,气虚血瘀导致气血不通而痛。进展期多由瘀阻骨髓和经脉,脉痹不通而致。

五、治　疗

（一）中医治疗原则

中医对本病的辨证施治还没有形成共识,大多根据"毒""瘀""虚"病理因素分早、中、晚三期治疗,早期以毒瘀实证为主,虚证轻微,治疗上祛邪为主,扶正为辅;中期毒瘀不减而正气受损加重,形成虚实夹杂之证,治疗扶正祛邪兼顾;晚期正气大虚,脏器亏损,兼症多变,治疗以扶正为主,攻邪强调"衰其大半而止",并注意辨病与辩证相结合,适当治疗兼症。临证分型上无外乎虚实两端,故应兼顾祛邪与扶正。正如《景全书·积聚》云:"治积之要,在知攻补之宜,而攻补之宜,当于孰缓孰急中辨之"。

(二) 中医辨证治疗

1. 气滞血瘀证

证候特征:情绪不稳,心烦易怒,胸闷短气,脘腹胀满,食欲不振,胁下癥积,固定不移,质地坚硬。舌质红,舌苔薄白,脉象艰涩。

治疗原则:理气活血。

方药选择:血府逐瘀汤(《医林改错》)加减。当归、生地黄、桃仁、红花、枳壳、赤芍、柴胡、桔梗、川芎、牛膝、甘草。

2. 气虚血瘀证

证候特征:面色萎黄,或无华,或苍白,气短懒言,语言低微,倦怠自汗,心悸失眠,并见胁下癥积,质地坚硬,推之不移。舌体胖大,舌质淡红,舌苔薄白,脉象细弱。

治疗原则:益气活血。

方药选择:补阳还五汤(《医林改错》)加减。当归尾、川芎、黄芪、桃仁、地龙、赤芍、红花。

3. 血虚血瘀证

证候特征:面色、口唇苍白,头目眩晕,心悸气短,失眠多梦,胁下癥积,固定不移,质地坚硬。舌质淡红,舌苔薄白,脉象沉细。

治疗原则:补血活血。

方药选择:桃红四物汤(《医宗金鉴》)加减。桃仁、红花、熟地黄、川芎、当归、芍药。

4. 阴虚血瘀证

证候特征:面色淡红,五心烦热,咽干舌燥,低热盗汗,失眠多梦,形体消瘦,胁下癥积,固定不移。舌质淡红,舌苔剥脱或无苔,脉象细数。

治疗原则:养阴活血。

方药选择:知柏地黄丸(《医宗金鉴》)加减。熟地黄、山药、山萸肉、黄柏、知母、茯苓、牡丹皮、泽泻。

(三) 中医辨病治疗

现代医学的治疗包括:靶向药物、细胞毒药物、干扰素等针对恶性克隆的治疗;抗纤维化治疗;雄激素、糖皮质激素、免疫调节剂等改善贫血状态。中医药的优势更多体现在抗纤维化及改善贫血状态。

1. 大黄蟅虫丸　来自《金匮要略》:"五劳虚极羸瘦,腹满不能饮食……内有干血,肌肤甲错,两目黯黑。缓中补虚,大黄蟅虫丸主之"。是治疗正虚血瘀的代表方剂,破血逐瘀以对抗高凝状态及纤维化、益气养血以改善贫血。

2. 活血化淤药物的应用　现代药理学研究表明,三棱、莪术、桃仁等药物可改善血流动力学,并具有一定抗凝作用,可缓解 PMF 早期的高凝状态,防止骨髓纤维化的进一步恶化。

3. 鳖甲煎丸来自《金匮要略》,行气化瘀、软坚消癥,可对抗肝脾大的症状。

六、中西医结合的亮点分析

(一) 芦可替尼时代的中医治疗

靶向药物芦可替尼是一种 ATP 类似物,可以结合到 JAK1 和 JAK2 激酶上抑制 JAK1/2 信号,从而调整下游的细胞增殖作用。芦可替尼是首个被美国 FDA 和欧洲 EMA 批准用于治疗成年 PMF、post-PV MF 或 post-ET MF 患者的疾病相关脾大或症状的有效、耐受性良好的药物。这种对抗恶性克隆的治疗效果是中医药所不能及的,但靶向药物以及细胞毒药物在治疗过程中的骨髓抑制等不良现象,可通过中医药的补肾生髓、补益气血来得到改善。通过中西医结合治疗,使中医药在改善患者临床症状、提高生活质量及减轻西药的副作用发挥作用。

（二）中医治疗骨髓纤维化的优势

中医药活血化瘀、破血逐瘀、软坚散结、消肿止痛等作用有利于改善骨髓纤维化的形成与进展。尤其是采用善于攻窜的动物类药及咸寒坚石贝壳类药，该类药能破瘀血，散郁结，加速血液循环，消肿消栓，抑制纤维结缔组织增生，调节失衡的免疫因子，抑制自主血细胞免疫损伤，部分成分有刺激造血细胞增殖作用。

（三）早期的发现与干预

PMF 现代医学分为纤维化前/早期和明显纤维化期，诊断上更加强调突变基因等恶性克隆特征，因此纤维化前/早期可能没有明显的脾大等临床特征。然而从中医理论分析毒邪从表入里，先影响气血，再侵入骨髓。因此早期可能出现气血受伤的一些表现，如乏力、气短、出汗、消瘦，甚至脾大等。这时可通过中医的早期干预，调节正邪关系，所谓"扶正以驱邪"，避免疾病的恶化与进展。

（四）中医益气养血、扶正固本治疗

本病后期贫血症状明显，中医药可通过温补元阳，滋阴生津、填精生髓等治法起到培元固本、生血补血的作用，研究证明该类药物有显著生血补血，刺激血细胞增殖、分化的功效；中医药还能通过扶正固本、提升免疫功能，起到预防感染、纠正贫血，在改善患者生活质量方面发挥自身优势。

（五）重视外治法

PMF 患者常合并脾大，晚期可呈巨脾，在中药汤剂内服治疗的基础上，充分发挥中医外治作用，运用中药研末外敷体表直接给药，经皮肤吸收后，药力直达病所，作用迅速有效，且可避免口服经消化道吸收多环节灭活作用及一些药物内服带来的毒副作用。巨脾属中医学"积聚""癥瘕"范畴，中医辨证应属痰瘀互结、毒邪内伏，治疗上应使用清热解毒、活血消瘀散结类中药。在用药上选取脾区外敷青黛、大黄、黄柏、乳香、没药等中药，获得良好效果，且未发生不良反应。青黛属清热解毒凉血药，含有靛玉红、靛蓝等有效成分，具有抗肿瘤及细胞增殖的作用，口服常发生明显的胃肠道反应，多数患者难以接受；大黄、黄柏属清热解毒、消积散结类中药，发挥化瘀破积、清热止痛的作用；乳香、没药活血化瘀，口服常因其特殊味道，患者难以接受。中药外敷透皮吸收，操作简单，费用低廉，便于患者接受。

（史哲新　刘倩）

第四章 中医治疗在恶性淋巴、浆细胞疾病中的应用

第一节 急性淋巴细胞白血病的中医治疗

一、概　论

急性淋巴细胞白血病(acute lymphoblastic leukemia,ALL)是起源于单个 B 或 T 淋巴细胞前体细胞的恶性肿瘤,以骨髓、外周血和其他器官中未成熟淋巴细胞增殖为特征,属于具有高度异质性的恶性克隆性疾病,主要表现为贫血、出血、发热、淋巴结、肝脾大等。流行病学调查显示,ALL 年发病率约为 0.67/10 万。婴儿期女性略高,其他各年龄段均以男性多见。

二、病　名

在古代文献中有较多关于"热劳""急劳""温病"发热的记载,如《素问·评热病论》中指出:"有病温者,汗出辄复热,而脉躁疾,不为汗衰,狂言不能食"。宋代《太平圣惠方》说道:"夫急劳者,是血气俱盛,积热在内,干于心肺,脏腑壅滞,热毒不除之所致也,其候,恒多燥热,颊赤头痛,烦渴口干……故名劳也"。清代尤怡的《金匮翼·热劳》中也指出:"热劳者,症见身热、面赤、头痛、心神烦躁……"。中华中医药学会血液病分会组织全国部分血液病专家进行讨论,确定用"急淋毒病"为中医病名。

三、病 因 病 机

宋代《圣济总录·急劳》认为,急劳病因病机是"缘禀受不足,忧思气结,荣卫俱虚,心肺壅热,金火相刑,脏气传克,或感外邪"。明代李中梓《医宗必读·虚劳》中指出:"不属于气,即属于血……而独举脾肾者",强调了虚劳与脾肾的关系。明代《普济方》有热劳的记载,其曰:"久而不愈,热毒攻注骨髓而变成骨蒸也",认为热劳的病因病机是热毒攻注骨髓。清代何廉臣《重订广温热论》阐述了伏气温病病机演变过程:"伏气温热,邪从里发,必先由血分转入气分"。隋代巢元方《诸病源候论》曰:"恶核者,是风热毒邪与血气相搏,结成核,生颈边。又遇风寒所折,遂不消不溃",书中提到了恶核概念及病因病机。清代王维德《外科证治全生集》对恶核有进一步认识,明确指出"恶核痰核,大者恶核,小者痰核,与石疽初起相同,然其寒凝甚结,毒根最深,极难软熟",并认为恶核与痰结、寒凝有关,且预后不良。

(一) 内在因素

1. 禀赋不足　父母体虚,胎中失养,致先天禀赋薄弱;或在孕育期间,母体感受邪毒,毒邪内侵于胎,蕴蓄不散,深伏于胎儿精血骨髓之内,导致先天不足;或因机体虚弱,气血阴阳失衡等损及脾肾,深及骨髓,耗伤气、血、阴、精而导致疾病的发生与发展。有研究表明,家族性白血病约占白血病的千分之七。其中,染色体异常也在急性白血病的发生过程中发挥一定的作用。

2. 疾病转化　大病久病,久治不愈,或大病久病病机变化,形体羸弱,正虚邪侵,合而发病。其特点是病程日久,或虚或实的疾病相互转化,最终导致血液败坏,好血受损而发展为 ALL。有研究表明,一些骨髓增殖性疾病,如骨髓增生异常综合征、原发性骨髓纤维化、阵发性血红蛋白尿等,在疾病进展时,体内会存在不同分化阶段的亚克隆,提示有转化为 ALL 的可能性。

(二) 外在因素

1. 外感邪毒　《内经》指出:"冬伤于寒,春必病温。"素体不健,或邪气太盛,感受风、寒、暑、湿、燥、

火与疫疠之气,治疗不当或误治均可损伤人体正气,耗伤气血,或邪气侵入骨髓,骨髓损伤,败坏好血,新血不生,渐成此病。特别是感受疫疠之气,深入骨髓,急发此病。近年来研究提示,急性白血病的发生很可能由病毒引起。目前认为,T细胞白血病病毒Ⅰ型可以引发ALL。

2. 辐射毒邪 辐射毒邪是指电离发出的光线,其作为一种射线可以治疗疾病,也可以导致疾病。辐射毒邪进入体内能够直接损伤气血,或深入骨髓,败坏血液,并与好血不相容,或导致骨髓空虚,新血不生,最终导致此病。据有关资料报道,X射线、γ射线可以引起ALL。此外,大剂量放射线局部或全身治疗某些疾病如实体瘤可以导致ALL。其发病机制为骨髓受到照射时,可导致骨髓抑制和免疫紊乱,诱发急性或慢性非淋巴细胞白血病。

3. 化学毒物 化学毒物一般是指凡以小剂量进入机体,通过化学或物理作用能够导致健康受损的物质,如化学试剂、农药、装修材料中所含化学物质(甲醛)以及抗肿瘤或自身免疫病的化学药物等。这些化学毒物进入人体后不但能够直接伤及气血,导致脏腑功能减退,还会深入骨髓,导致骨髓受损,败坏好血而使新血不生。现代医学研究表明,苯的致白血病作用比较肯定;烷化剂和细胞毒药物可致继发性白血病;多数继发性白血病是在原有淋巴系统恶性肿瘤和易产生免疫缺陷的恶性肿瘤经长期烷化剂治疗后发生;乳腺癌、卵巢癌和肺癌化疗后也常继发白血病。

四、临 床 表 现

（一）常见症状与体征

多数患者发病早期有发热、出血,面色无华或苍白,食欲不振,疲乏无力,头目眩晕,心悸气短等虚弱症状;少数患者可见五心烦热,或午后潮热,视物模糊等。

（二）特异性症状与体征

1. 痰核(淋巴结肿大) 痰核或瘰疬多发生在颈部、锁骨上窝、腋窝、腹股沟等部位,大小不等,质地中等或坚硬,无压痛,边缘光滑,与肌肤周围无粘连;部分患者因痰瘀集聚胸腔,可发生前纵隔巨大痰核(纵隔淋巴结肿大),并可压迫胸腔大血管和气管,引起胸闷、咳嗽、喘息、发绀、颜面水肿等。

2. 癥块(肝脾大) 大部分表现为轻至中度肿大,质地较软,部分患者胁下癥块质地坚硬。

3. 疼痛 疼痛可以发生在肌肉、关节、骨骼等各部位。其中,胸骨中下段压痛具有特异性。因血液瘀阻,脉络不通,肘关节、膝关节、下颌关节以及全身肌肉均可见到疼痛,但痛处可无红肿,以酸痛、隐痛为主;部分患者因邪毒上行侵袭脑窍(侵犯中枢神经系统),加之痰瘀不散,瘀滞脑窍,可使脑窍脉络不通,临床多见恶心、呕吐、头痛、视物不清等症状。严重者可发生癫痫、失语、神识昏迷、偏瘫等。

五、中 医 治 疗

急淋毒多属正虚邪实之病,病变部位在骨髓,损害在血液,涉及脾、肾。其虚为气血、阴阳、脾肾。其实为痰凝、血瘀。《内经》认为"正气存内,邪不可干""邪之所凑,其气必虚"。因此,扶正与祛邪、辨病与辨证相结合是其主要治疗原则。邪实为主者治以清热解毒、活血祛瘀、化痰散结;正虚为主者治以补益气血、调补阴阳、健脾益肾。这里需要指出,该病发病急、进展快、死亡率高,一经诊断,在应用化疗治疗时,需配合中医中药治疗,有助于发挥中西医结合治疗的优势。在缓解期可以中医药治疗为主。对于老龄人群,由于气血阴阳、脏腑功能不足,机体正气虚衰,中医药能够发挥扶正固本的优势,重在改善生存质量、延长总生存期。

（一）辨证治疗

1. 热毒炽盛证 壮热口渴,汗出烦躁,尿赤便秘,或有口舌生疮,咽喉肿痛,甚者可有发斑、衄血等,舌红绛,苔黄燥,脉洪大或滑数。

治法:清热凉血解毒。

处方:清瘟败毒饮加减。

组成:生石膏、水牛角、生地黄、栀子、黄芩、连翘、知母、丹皮、黄连、赤芍、玄参、竹叶、桔梗、甘草。

2. 气阴两虚证 面色不华,头晕乏力,自汗盗汗,时有低热,五心烦热,心悸失眠,可有衄血、发斑,舌质淡,体胖有齿印,苔薄白或薄黄,脉细数或细弱。

治法:益气养阴,清热解毒。

处方:益气养阴方加减。

组成:黄芪、太子参、白术、茯苓、天冬、麦冬、生地、黄精、半枝莲、小蓟、白花蛇舌草、丹皮、甘草。

3. 气血双亏证　头晕耳鸣,面色㿠白,唇甲色淡,纳呆食少,心悸气促,少寐多梦,舌质淡,苔白,脉虚大或濡细。

治法:补气养血解毒。

处方:可选用八珍汤化裁。

组成:人参、茯苓、白术、甘草、熟地、川芎、当归、白芍。

4. 痰毒凝结证　颈项或体表肿核硬实累累,推之不移,隐隐作痛,或见两胁癥积(肝脾大),胸闷气促,口干苦,大便干结,舌绛苔黄,舌下青筋,脉滑数。

治法:消痰散结,解毒祛瘀。

处方:海藻玉壶汤合西黄丸加减。

组成:海藻、昆布、贝母、半夏、青皮、陈皮、当归、川芎、连翘、甘草、犀黄、乳香、没药、麝香、黄米饭。

（二）辨病论治

1. 骨痛　肘关节、膝关节、下颌关节以及全身肌肉均可见到疼痛,痛处可无红肿,以酸痛、隐痛为主。

治法:滋肾益肝,活血止痛。

处方:独活寄生汤加减。

组成:独活、桑寄生、杜仲、牛膝、细辛、秦艽、茯苓、肉桂、防风、川芎、人参、甘草、当归、芍药、生地黄。

2. 淋巴结肿大及肝脾大　淋巴结肿大多发生在颈部、锁骨上窝、腋窝、腹股沟等部位,大小不等,质地中等或坚硬,无压痛,边缘光滑,与肌肤周围无粘连;纵隔淋巴结肿大并可压迫胸腔大血管和气管,引起胸闷、咳嗽、喘息、发绀、颜面水肿等。肝、脾大大部分表现为轻至中度肿大,质地较软,部分患者胁下癥块质地坚硬。

治法:清热解毒,祛邪散结。

处方:普济消毒饮。

组成:牛蒡子、黄芩、黄连、甘草、桔梗、板蓝根、马勃、连翘、玄参、升麻、柴胡、陈皮、僵蚕、薄荷。

3. 中枢神经浸润　多见恶心、呕吐、头痛、视物不清等症状。严重者可发生癫痫、失语、神识昏迷、偏瘫等。

治法:化痰通腑、清热开窍。

处方:菖蒲郁金汤。

组成:石菖蒲、炒栀子、淡竹叶、牡丹皮、郁金、连翘、灯心、木通、淡竹沥、紫金片。

若见胸闷、纳呆,苔腻等加湿者,可加苡仁、六一散、蔻仁、佩兰等;若见烦躁不安、神昏谵语等热扰神明者,加天竺黄、龙胆草、莲子心、远志等;若胸腹灼热,四肢厥冷等热厥者,加黄芩、黄连、黄柏、柴胡等。

（三）中成药

1. 贞芪扶正胶囊

功能主治:益气养阴。补气养阴,用于久病虚损,气阴不足。可用于化疗后巩固治疗,提高患者免疫力。

2. 安宫牛黄丸

功能主治:清热解毒,镇惊开窍。用于热病,邪入心包,高热惊厥,神昏谵语。可用于 ALL 出现上述症状者及中枢神经系统白血病的治疗。

（四）中医外治法

1. 穴位贴敷　以清半夏、沉香、黄精、苍术、赤芍、补骨脂等作为基本处方,粉碎研末后加醋调匀摊在专用贴敷膜上;选取神阙、中脘、三阴交、足三里、血海、肾俞等穴位,患者取坐位,穴位局部常规消毒后,取药贴于相应穴位,4~12h 后取下即可。

2. 耳穴压豆　用胶布固定王不留行籽耳压心、肝、脾、肾、神门、内分泌等特定治疗作用耳穴上,每天按 4~6 次,以有酸胀感为度,每次 3~5min,保留 7~10d。

3. 中药泡洗　根据患者证候特点选用对症中药或随证加减,煎煮后洗按足部,每日 1~2 次,每次 15~30min,水温宜小于 42℃,浸泡几分钟后,再逐渐加水至踝关节以上,水温不宜过高,以免烫伤皮肤。

4. 艾灸　足三里属足阳明胃经之合穴,为人体强壮第一要穴,艾灸此穴可起到回阳救逆、补虚益气之功。神阙具有温阳固脱、回阳救逆之功,调节机体的免疫功能。可依据患者证候特点选择相应的艾灸穴位。注意 ALL 患者,一定要监测血常规,血小板>30×10⁹/L,自发性出血风险小时,可酌情应用艾灸疗法。若血小板过低,自发性出血风险大,则不建议应用。

六、中西医结合的亮点分析

虽然儿童 ALL 相对于其他恶性肿瘤治愈率较高,预后良好,但是成年人患者治疗仍非常困难。中药及时的介入不仅能够提高化疗药物的耐受性,而且能够增强体力,使患者自觉症状减轻,有助于预防感染,使平稳患者度过粒细胞缺乏期。另外益气养阴的中药除了具有增强机体免疫功能,促进化疗后造血功能的恢复,降低感染、出血等并发症的发生率及其程度,同时能够增加部分患者的白血病细胞对化疗药物的敏感性,减少了耐药的发生。

总之白血病的治疗比较复杂,策略性强,化疗同时加用中药对提高化疗效果,减少或减轻化疗副作用,及时恢复骨髓造血,为提高治疗的成功率开辟了新的思路。

(徐瑞荣　王敬毅)

参考文献

[1] 陈信义,杨文华. 中医血液病学[M]. 北京:中国中医药出版社,2019.
[2] 陈信义,周郁鸿,胡晓梅. 血液疾病优势病种中医诊疗方案与路径解读[M]. 北京:北京科学技术出版社,2019.

第二节　慢性淋巴细胞白血病的中医治疗

一、概　　论

慢性淋巴细胞白血病(简称慢淋)是一种相对惰性的恶性血液病,其特点是外周血中大量单克隆 B 淋巴细胞聚积,细胞形态类似于正常成熟的小淋巴细胞,蓄积于外周血、骨髓、淋巴组织中。年发病率(3~5)/10 万人,以老年患者居多。本病常因血液常规检查偶然发现,临床多表现为疲乏、潮热、盗汗、消瘦、淋巴结或肝脾大、贫血、出血、感染等;血常规检查一般提示外周血白细胞增多,淋巴细胞比例在 50% 以上,以成熟小淋巴细胞为主;骨髓象多见淋巴细胞显著增多,以成熟淋巴细胞为主,幼稚淋巴细胞<55%;免疫表型以 CD19、CD20 及 CD5 共表达为特征;多见染色体异常。目前以烷化剂、嘌呤类似物、免疫治疗和造血干细胞移植等方法,虽然能取得一定疗效,但免疫缺陷加重,患者体虚易感,且总体疗效仍差强人意,患者生活质量无法改善。

二、病　　名

历代古籍中虽未直接论述慢性淋巴细胞白血病,但根据慢性淋巴细胞白血病的临床表现,可归属于"瘰疬""积""癥""虚劳"等范畴。如《医学入门》中:"生颈前项侧,结核如绿豆,如银杏,曰瘰疬"。此外《难经·五十五难》曰:"积者,阴气也,其始发有常处,其痛不离其部,上下有所终始,左右有所穷处"。又曰:"积者,藏病也,终不移"。《慎斋遗书》:"痰核,即瘰疬,少阳经郁火所结"。《薛氏医案·瘰疬》记载:"其候多生于耳前后项腋间,结聚成核,初觉憎寒发热,咽项强痛"。而《诸病源候论·积聚病诸候》说:"诸脏受邪,初未能成积聚,留滞不去,乃成积聚"。清代《外科备要》记载:"初起状如痰核,推之不动,坚硬如石,皮色如常,日渐长大,由忧思惠怒、气郁血逆与火凝结而成"。同代《临证指南医案》也曰:"痰核,此乃毒气结聚"。《外科心法要诀》则认为："痰核者,心、脾痰涩郁热"。以上有关论述与慢性淋巴细胞白血病的部分临床表现一致。在2019年的《常见血液病的中医分类与命名》提到慢性淋巴细胞白血病命名为"慢淋毒病"。

三、病 因 病 机

中医学认为慢淋毒病的发生多由先天禀赋不足,情志内伤,饮食失调,劳倦过度所致。王清任指出："元气既虚,必不达于血管,血管无气,必停留为瘀……血虚不足以滑气,则气必有聚……阴虚血必滞……阳虚血必凝"。正气不足,后邪气踞上,故使气阴不足,阴血耗损,水不涵木,虚火内动,灼津液而成痰,痰火凝结,形成肿块。《澹寮集验方》归纳："盖五积者,因喜怒忧思失志,以伤五脏,遇传克不行而成病也",明确情志不畅,气滞内郁,脾伤痰生,痰气搏结而致病。平素体虚或久病之后,或劳倦过度,致使气阴不足,阴血耗损,精血亏虚,外来邪毒乘虚而入,或阴亏火动,灼津成痰,痰火凝结,肿块形成。

（一）情志抑郁

《济生方·积聚论治》曰："忧、思、喜、怒之气……过则伤于五脏……留结而为五积"。《外科正宗》曰："筋者,忧愁思虑,暴怒伤肝,盖肝主筋,故令筋缩结蓄成核,生于项侧,筋间形如棋子,坚硬大小不一,或隐或突,久虚羸,多生寒热,劳怒则甚"。如《丹溪心法》中所述："为人忧郁愁遏,时日时累……遂成隐核"。说明本病可因情志不畅,肝气不舒,肝郁乘脾,脾失健运,痰湿内生,气机不利,气血瘀滞,凝结成积块。

（二）饮食不节

饮食不节或饮酒过度,损伤脾胃,脾失健运,湿浊内生,凝结成痰,阻遏气机,气、血、痰互相搏结,引起积块。如《济生续方》曰："凡人脾胃虚弱,饮食不节,或生冷过度,不能克化,致成积聚结块"。

（三）劳倦过度

《灵枢·百病始生》指出："风雨寒热,不得虚邪,不能独伤人。卒然逢疾风暴雨而不病者,盖无虚,故邪不能独伤人。此必因虚邪之风,与其身形,两虚相得,乃客其形"。说明劳倦过度,或体虚久病,正气不足,而后邪气踞上,故使气阴不足,阴血耗损,水不涵木,虚火内动,灼津液而成痰,痰火凝结,形成肿块。《丹溪心法》曰："痰之为物,随气升降,无处不到,凡人身上中下有块物者,多属痰症"。

四、临 床 表 现

慢淋毒病的病位在骨髓,人体正气亏虚,易伤于外感、七情,邪毒乘虚侵犯人体,深入骨髓;邪毒炽盛,复伤脏腑气血,出现肺、脾、肝、肾四脏功能障碍。肺气不足,卫外功能失司,则见疲乏、易感染;脾为气血生化之源,脾气亏虚,气血生化乏源,则见疲乏、贫血、形体消瘦;脾失统血,则可见出血;脾失运化,则痰湿内生;肝肾阴虚,虚火炼液为痰,则可见淋巴结肿大;虚火耗伤津液,则见潮热、盗汗;脏腑气血功能失调,则气滞痰凝血瘀,可见肝脾大。本病早期多因虚致病,后期则因病致虚,形成恶性循环。

慢性淋巴细胞白血病并无特异性的症状和体征,初期阶段无任何症状体征,有的因检查血常规而被发现,主要表现为外周淋巴细胞增多和淋巴结肿大,随着疾病进展逐渐出现乏力、发热、盗汗、体重减轻,贫血和感染也随之加重。淋巴结以外器官受累可见于扁桃体和皮肤、胃肠道、肺、中枢神经系统等部位也可受累。

五、治　　疗

慢淋毒病由于先天禀赋不足或后天失养,外感六淫之邪引起脏腑虚亏,毒邪乘虚而入,引起人体气滞血瘀,痰瘀互结形成本病,内虚是本,故治疗上要依据邪、正的盛衰来"扶正"和"祛邪",标本同治。早期扶正,辅以软坚散结,正如《景岳全书》所曰"养正积自除"。用扶助正气而达到祛邪的目的,此时的扶正并不单纯为补其虚弱不足,而是对失去正常活动的生理机能的调整,即脏腑,气血,阴阳的调理。总的来说该病的治疗原则为扶正祛邪,辅以软坚散结。但临证之时往往更加复杂,尚需要辨证准确的基础之上,确定患者是以正虚为主,或以邪盛为主,进而决定用药的差别。

（一）辨证治疗

1. 气滞血瘀证

证候：腹胀满、肋下有痞块，软而不坚，苔薄，脉弦。

治法：活血祛瘀，疏肝理气。

处方：柴胡疏肝散合桃红四物汤加减。

组成：陈皮、柴胡、香附、枳壳、芍药、甘草、当归、熟地、川芎、桃仁、红花。

2. 正虚瘀结证

证候：积块坚硬，疼痛不移，神疲倦怠，不欲饮食，消瘦脱形，面色萎黄，自汗盗汗，肌肤甲错，头晕心慌，唇甲少华，舌淡或暗，脉弦细或沉细。

治法：补益气血，活血化瘀。

处方：八珍汤合桂枝茯苓丸加减。

组成：人参、白术、当归、川芎、白芍、熟地黄、甘草、桂枝、茯苓，牡丹皮、桃仁。

3. 热毒炽盛证

证候：壮热持续，汗出不解，烦躁不安，甚则神昏谵语，口燥而不甚渴，肋下肿块硬痛，或骨节剧痛，或衄血不止，舌红无苔，脉细数。

治法：清热解毒。

处方：牛黄清心丸加减。

组成：黄连、黄芩、栀子、郁金、辰砂、牛黄。

（二）分期论治

本病发生发展过程中，标本虚实也随之不断变化，因此治疗基本原则为分期而治，扶正祛邪，做到"扶正不留邪，祛邪不伤正"。根据其症状特征可划分为三期：稳定期、进展期、终末期。

1. 稳定期

证候：体力下降、盗汗、食欲减退、脾大、淋巴结肿大，舌淡苔白，脉弦滑。

治法：益气扶正、消积化瘀。

处方：补阳还五汤合青蒿鳖甲汤加减。

组成：丹参、炒地龙、赤芍、黄芪、鳖甲、青蒿、当归、白花蛇舌草、荔枝核、重楼。肺热加黄芩、桑白皮；咳嗽加桔梗、杏仁；多汗加浮小麦、防风。

2. 进展期

证候：白细胞明显升高，淋巴结增大明显，推之不移，质硬，肋下或有结块固定不移，神疲乏力，潮热盗汗，形体消瘦，五心烦热，舌质紫暗或有瘀点，脉沉涩。

治法：解毒散结、顾护正气。

处方：雄黄三粉合半夏泻心汤加减。

组成：雄黄、青黛、三七粉、半夏、黄连、黄芩、干姜、甘草、大枣、人参、陈皮。

3. 终末期

证候：多出现贫血、出血、黄疸、感染等并发症或出现化疗后的胃肠道反应及骨髓抑制。

治法：益精填髓、缓祛毒邪。

处方：补元固本汤加减。

组成：黄芪、人参、肉桂、当归、熟地黄、鹿茸、肉苁蓉、杜仲、醋鳖甲、女贞子、墨旱莲、半枝莲、姜半夏、炒枳实。

（三）中医外治法

1. 中药外敷　大黄、川乌、草乌等适量研末，蜂蜜调敷肿大的淋巴结、肝脾，纱布固定；大黄研末水调敷于神阙穴，可减轻化疗后便秘。

2. 针灸疗法　主穴三阴交、丰隆、足三里、阴陵泉，颈部淋巴结可加外关、天井。毫针刺，泻法，或加灸，每日1次。

临床研究发现,中医的局部外治法及针灸对于改善患者的临床症状具有一定疗效,但目前尚处于尝试阶段,确切疗效还需要大量的临床研究验证。对于患者化疗后常出现恶心呕吐、便秘等胃肠道反应,穴位贴敷效果明显。但在进行外治法过程中应注意消毒及局部皮肤的反应。

（四）中成药

1. 复方苦参注射液

功能主治:凉血解毒,散结止痛。清热利湿,凉血解毒,散结止痛。用于癌肿疼痛、出血。可用于降低肿瘤细胞计数。

2. 参芪扶正注射液

功能主治:益气扶正。用于肺脾气虚引起的神疲乏力,少气懒言,自汗眩晕;可以保护骨髓,降低化疗风险,提高患者耐受能力。

3. 平消胶囊

功能主治:活血化瘀,散结消肿,解毒止痛。对毒瘀内结所致的淋巴结肿大的患者具有缓解症状、缩小淋巴结肿大、提高机体免疫力。

六、中西医结合的亮点分析

慢性淋巴细胞性白血病的部分患者预后表现为高度异质性,一些患者无明显症状,进展缓慢,长期生存,甚至可达自发缓解。另外一些则进展快,即使积极治疗,部分患者生存期仍小于2~3年。故应积极发挥中西医治疗优势,中西合参,最大限度提高患者生活质量。本病从初期到末期呈虚实夹杂,渐进发展,故在治疗时需在整体观念的指导下,分期而治。在疾病诊断明确时,即可采取积极的中医药措施进行干预,尤其对于只需"观察+等待"的人群,一方面通过中医治疗改善患者的身体状态,延缓病情的发展;另一方面可缓解患者的心理压力,消除化疗治疗策略带来的消极影响。在化疗阶段,可以通过中药有助于提高患者对化疗的耐受能力。化疗间歇期中药治疗以改善患者整体状况、加强患者抗病力、延长化疗间歇、维持持续缓解、提高患者生活质量为主要目的。随着抗肿瘤新药的不断研发,分子靶向药物在肿瘤治疗中也发挥了越来越重要的作用,应用越来越广泛。靶向药物治疗后白细胞减少症病因病机与传统化疗药引起的白细胞减少症都具有"虚"的特点,但也有自己独特的病因病机,脏腑气血阴阳失和是其特有的病机特点,中医"和法",是这类患者独特的治法选择。

今后应进一步开展有关中医特色的循证医学研究,对症状改善、疾病进展控制、最终生存期、患者心理状态等多项内容进行观察,在此基础上建立具有中国医疗特色的中西医结合慢性淋巴细胞白血病临床治疗指南,以造福患者。

（徐瑞荣　王敬毅）

参考文献

[1] 王金环,闫津豪,孙伟正.孙伟正教授诊疗慢性淋巴细胞白血病经验[J].时珍国医国药,2021,32(1):200-201.

[2] 王琰,刘奎,安丰富,等.徐瑞荣治疗慢性淋巴细胞白血病经验[J].山东中医杂志,2018,37(11):922-924.

[3] 李晓蕾,吴迪炯,李杭超,等.周郁鸿分期论治慢性淋巴细胞白血病经验[J].上海中医药杂志,2019,53(11):34-36.

[4] 朱震亨.丹溪心法[M].北京:人民卫生出版社,2005.

第三节　淋巴瘤的中医治疗

一、概　　述

淋巴瘤(lymphoma)是我国多发恶性肿瘤之一,2019年发布的我国淋巴瘤的确诊发病率为7.04/10万,死亡率为3.62/10万。病理学检查是淋巴瘤确诊的主要手段,需根据综合应用形态学、免疫组织化学、遗传学和分子生物学技术以及流式细胞术等结果综合分析。某些特殊类型与幽门螺杆菌、Epstein-Barr 病毒感染密切相关。根据病理结果可分为霍奇金淋巴瘤（Hodgkin lymphoma，HL）和非霍奇金淋巴瘤（non-Hodgkin lymphoma，NHL）。Ann-Arbor 分期系统适用于 HL 和原发淋巴结的 NHL，对于原发结外淋巴瘤，如皮肤、鼻型、胃肠道、中枢神经系统通常有其专属分期系统。作为一组临床特点不尽相同、诊断标准与治疗方式各异的肿瘤，初诊时需明确患者的病理亚型、分期及预后；选择合理的化疗、靶向治疗、细胞免疫治疗、放疗及必要的手术治疗等，以期最大限度地实现临床治愈或疾病长期无进展生存。

淋巴瘤属于中医学的"石疽""恶核""失荣""痰核""疬疬"等范畴，其病因古人多有记载，如《诸病源候论》曰："恶核者，肉里忽有核，累累如梅李，小如豆粒……此风邪挟毒而成""恶核者，是风热毒气，与血气相搏结而成核，生颈边，又遇风寒所折，遂不消不溃"。《外科正宗》说："失荣者……其患多生肩之以上。初起微肿，皮色不变，日久渐大，坚硬如核，推之不移，按之不动；半载一年，方生阴痛，气血渐衰，形容瘦削，破烂紫斑，渗流血液或肿泛如莲，秽气熏蒸"。中医认为淋巴瘤病位在淋巴组织和淋巴器官，主要涉及三焦、肺、脾、肝、肾等脏腑。外感毒邪是重要致病因素，正气亏虚，营卫失和，三焦气化失司是本病的基本病机，本病以"痰"为根本病理因素，合并"寒""虚""瘀""毒""滞"而表现出不同的病机及临床证候。

二、病 名

纵览历代文献，依据淋巴结肿大的证候特征，可将其归入"瘰疬""痰核""石疽""恶核"等，2009 年在《规范常见血液病中医病名建议》中确定"恶核"为淋巴瘤中医病名。

三、病 因 病 机

致病因素包括内外两方面。

（一）外在因素

主要指外感风热、风寒毒邪及毒物。《诸病源候论》云："此由寒气客于经络，与血气相搏，血涩结而成疽也。其寒毒偏多，则气结聚而皮厚，状如座疖，硬如石，故谓之石疽也"。外感风邪一般指病毒、细菌感染，风寒毒邪袭表，蕴于肌肤腠理，阻滞气血；风热袭卫，邪热入里，火盛成毒，煎灼津液成痰。因而，无论外感风热、风寒毒邪及毒物触发，均可导致毒邪与血气相搏，营卫失和，正气受损，气化失司，日久痰瘀毒胶结而成恶核。

（二）内在因素

1. 正气亏虚 《续名医类案》中指出："元气大亏，阴寒所聚，所谓石疽是也"。先天禀赋羸弱或后天失养，元气亏虚，阴寒内生，日久气血凝滞结核，另外卫阳不振，外邪极易乘虚而入，入里伤及气血脏腑，变生内毒。《景岳全书·积聚》云："凡脾胃不足及虚弱失调之人多有积聚之病，盖脾虚则中焦不足，肾虚则下焦不化，正气不行则邪滞得以居之"。《黄帝内经》中早有"正气存内，邪不可干""邪之所凑，其气必虚"之说。《医宗必读》曰"积之成者，正气不足而后邪气踞之"。可见正气虚是肿瘤类疾病的根本病机。

2. 机体功能失调 肝主疏泄，喜条达恶抑郁，情志不畅，肝气不疏，致使卫阳阻滞不行，气机失调，痰湿内停，经脉滞涩，日久郁热内生，化火炼津为痰，痰热互结终成恶核。"六郁皆从火化"，正如《外科正宗》所记载"失荣者……其心或因六欲不遂，损伤中气，郁火相凝，隧痰失道，停结而成"，"忧郁伤肝，思虑伤脾，积想在心，所愿不得达者，致经络痞涩，聚结成痰核"。再如《马培之医案》所述"操劳思虑，郁损心脾，木失畅荣，气化为火，阳明浊痰，藉以上升，致颈左坚肿，成为失荣"。《圣济总录》亦曰"忧怒郁闷，听夕积累，脾气消阻，肝气横逆，遂成隐核"。七情郁滞中气机不畅是主因。七情、劳倦、饮食内伤等因素，导致津液凝滞成痰而发为本病。

综上，淋巴瘤病位在淋巴组织和淋巴器官，主要涉及三焦、肺、脾、肝、肾等脏腑。外感毒邪是重要致病因素，正气亏虚，营卫失和，三焦气化失司是本病的基本病机。本病以"痰"为根本病理因素，合并"寒""虚""瘀""毒""滞"，而表现出不同的病机及临床证候。认识疾病不同阶段的正邪强弱变化导致虚证与实证、寒证与热证的相兼及转化对于指导临床辨证具有重要意义。

四、临 床 表 现

（一）寒痰凝滞证

颈项、耳旁、缺盆、腋下、鼠蹊等处肿核，不痛不痒，皮色如常，坚硬如石，兼见面白少华，形寒肢冷，神疲乏力，舌质淡，苔白或腻，脉沉或细。

（二）气郁痰阻证

肿核或胁下痞块，不痛不痒，烦躁易怒，胸腹满闷，两胁胀满，食欲不振，大便不调，舌边发绀，苔白腻或黄腻。脉弦或弦数。

（三）热毒痰结证

全身多处肿核，或胁下痞块，坚硬如石，皮色发红，或伴瘙痒，兼见口舌生疮，高热不退，咽喉肿痛，口干欲饮，溲赤便结，舌质红，苔黄腻，脉洪数。

（四）痰瘀互结证

颈项腋下有肿块，消瘦腹胀，腹痛纳呆，时有咳嗽气逆，时有恶心呕吐，胸闷，面色少华，神态乏力。舌质淡或暗，苔薄白，脉弦涩。

（五）正虚痰凝证

肿核质硬，伴面色无华，消瘦脱形，语音低微，乏力倦怠，心悸气短，头晕目眩，恶风，自汗或盗汗，虚烦不眠，舌质淡或暗，苔少或滑，脉弱或细。

五、治　　疗

中西医结合治疗模式，是在现代医学诊疗体系下，中西医优势互补，从而达到叠加效应的综合诊疗方案。具体来讲，就是采用现代医学的诊断、分期及预后评估标准，在西医规范治疗的全程或特殊阶段，中医药适时参与，运用辨证分型、分期施治、对症治疗、专病专方，并结合起居调摄、食疗、针灸等特色治疗。在不同阶段发挥不同作用：围放化疗期协同西医治疗增效减毒；缓解后单独或配合维持治疗起到巩固疗效并预防复发，同时促进免疫重建；对于惰性淋巴瘤或者有合并症、高龄及不能耐受标准剂量的患者，中医治疗能积极控制病情，提高生活质量并带瘤生存。

（一）辨证分型及治疗

1. 寒痰凝滞证

治法：散寒解毒，化痰散结。

推荐方药：阳和汤加减。

组成：熟地 12g、肉桂 6~12g、白芥子 9g、生甘草 6g、麻黄 6g、鹿角胶 30g。

2. 气郁痰阻证

治法：疏肝解郁，化痰散结。

推荐方药：柴胡疏肝散加减。

柴胡 12g、陈皮 9g、川芎 9g、香附 9g、枳壳 12g、白芍 12g、甘草 6g。

3. 热毒痰结证

治法：清热解毒，化痰散结。

推荐方药：黄连解毒汤加消瘰丸加减。

组成：元参 12g、煅牡蛎 30g、生地 12g、黄连 6g、黄芩 12g、黄柏 6g、栀子 12g。

4. 痰瘀互结证

治法：化痰逐瘀散结。

推荐方药：鳖甲煎丸加减。

组成：鳖甲 12g、蜂房 9g、鼠妇 12g、土鳖虫 15g、柴胡 2g、黄芩 9g、半夏 9g、党参 12g、干姜 3~6g、厚朴 12g、桂枝 9g、白芍 12g、桃仁 9g、牡丹皮 12g、大黄 6~9g、葶苈子 15g、石韦 15g、瞿麦 15g。

5. 正虚痰凝证

治法:扶正托毒,软坚散结。

推荐方药:八珍汤加二陈汤加减。

组成:人参 6g、茯苓 12g、白术 12g、陈皮 9g、半夏 9g、当归 12g、白芍 12g、熟地 12g、川芎 9g、甘草 3g。

(二) 辨病治疗

1. 中医对症治疗　本病的伴随症状如:皮肤瘙痒、盗汗等;放化疗常见的并发症如:胃肠道反应、便秘、带状疱疹、口腔溃疡、周围神经病变等;西医往往缺乏对应治疗而中医有较好疗效。

(1) 皮肤瘙痒:热毒郁表证用麻黄连翘赤小豆汤;风热里实证用防风通圣散;血虚生风证用消风散。

(2) 多汗:气虚不固证用玉屏风散;气阴两虚证用生脉散;阴虚火旺证用当归六黄汤;营卫不调证用桂枝汤。

(3) 周围神经病变:气虚血瘀证用黄芪桂枝五物汤;肝气瘀滞证用柴胡桂枝汤;寒湿阻滞证用薏苡仁汤。

(4) 胃肠道反应:胃气不降证用旋覆代赭汤;脾胃不和证用香砂六君子汤;中焦虚寒证用理中汤;肝气郁滞证用柴平汤。

(5) 便秘:肠胃积热证用麻子仁丸;气机郁滞证用六磨饮子;脾肺气虚证用补中益气汤;阴寒积滞证用大黄附子汤;阴血亏虚证用益血润肠丸。

(6) 重度骨髓抑制:当归补血汤,酌情加用黄精、阿胶、龟板等。

(7) 带状疱疹:外用炉甘石与紫金锭、黄连膏、新癀片、六神丸等;外治可予刺络拔罐法、疱疹局部围刺法、华佗夹脊穴针刺法、梅花针疗法、火针疗法等。

(8) 口腔溃疡:外用口腔溃疡散、锡类散、康复新液、六神丸等。

2. 中成药

(1) 复方斑蝥胶囊:每次 3 粒,每日 3 次。适用于化疗后巩固治疗。

(2) 艾迪注射液:每次 50~100mL,合用时疗程与放疗、化疗同步;恶病质患者,30 天为 1 个疗程。

(3) 康艾注射液:每日 40~60mL,分 1~2 次,30 天为 1 个疗程。

(4) 小金丹:每次 10 粒,每日 3 次。适用于痰瘀互结证。

(5) 夏枯草膏:每次 10mL,每日 3 次。适用于痰核。

(6) 鳖甲煎丸:每次 1 丸,每日 3 次。适用于血瘀证。

六、中西结合的亮点分析

淋巴瘤已成为发病率最高的血液系统恶性肿瘤,西医免疫化学疗法联合靶向药物,使本病的治疗迈入了新时代。中医药则以天然的免疫调节优势以及降低毒副作用获得医者的青睐。将两者有机结合进而发挥更大效能。在西医治疗的基础上,充分体现中医治疗的辨证论治、整体治疗观,彰显中西医结合的治疗优势。同时在规范治疗的基础上,形成高级别的循证学依据,不断优化中西医结合的治疗策略,提高本病的临床诊治疗效。随着现代医学对淋巴瘤认识的深入和诊疗方案的不断更新,中医的辨病治疗越来越受到重视。中医辨病治疗现代医学疾病,应着眼于疾病自身的病理变化和病情演变规律,采取按现代病理机制辨证及中医分期、分阶段辨病论治的思路。当前配合化放疗、免疫治疗等治疗方法开展中医治疗,可按化疗期、随访期、进展期分为不同的治疗阶段。

化疗期以增效减毒为目标,尤以减轻消化道反应、保护心肝肾等重要脏器,预防骨髓抑制和抗感染为主。常用药有黄芪、人参、灵芝、三七、降香、茵陈、虎杖、金钱草、猪苓、泽泻、郁金、焦栀子、薏苡仁等;骨髓抑制为主要表现,可选用补中益气汤、十全大补丸、归脾汤、金匮肾气丸、龟鹿二仙丹等方剂,常用人参、黄芪、红景天、熟地黄、当归、女贞子、墨旱莲、仙鹤草、阿胶等益气生髓、补精血中药;末梢神经损伤为主要表现,可选用黄芪桂枝五物汤等益气活血通络方剂,常用药有黄芪、人参、灵芝、三七、丹参、牛膝、水蛭、路路通、王不留行等。

随访期以预防复发、免疫重建和整体康复为目标,重点在于益气扶正、清除余毒。选用党参、黄芪、白术、茯苓、鸡血藤、女贞子、天冬、淫羊藿等益气养血、健脾补肾、滋阴助阳药,同时配合黄芩、黄连、龙葵、半夏、姜黄、莪术、八月札等清热解毒、理气化痰、化瘀散结药纠正化疗与放疗长期毒副作用,调整免疫失衡状态,改善体质,提高生活质量。

进展期以控制肿瘤为目标,在扶正的基础上重用化痰祛瘀、消癥散结攻毒的中药。选用小金丹、复方斑蝥胶囊、鳖甲煎丸等中成药制剂,以及半夏、天南星、黄药子、木鳖子、肿节风、山慈菇、天花粉、蜂房、僵蚕、壁虎、蟾酥等以毒攻毒药。结合抗淋巴瘤特色现代药理学研究表明,一些中药具有抗淋巴瘤药理作用,在辨证论治的基础上,根据寒热属性运用于临床。

(张宇　朱伟嵘　沈建平)

第四节　多发性骨髓瘤的中医治疗

一、概　　论

多发性骨髓瘤(multiple myeloma,MM)是一种克隆性浆细胞异常增殖性恶性肿瘤,发病率较高,占所有恶性肿瘤的 1%~2%,成为仅次于淋巴瘤的第二大血液系统恶性肿瘤。典型临床表现为"CRAB"症状:血钙增高(calcium elevation)、肾功能损害(renal insufficiency)、贫血(anemia)、骨病(bone disease)以及继发淀粉样变性等。M 蛋白是由浆细胞或 B 淋巴细胞大量增殖而产生的一种异常的免疫球蛋白,常见于 MM、巨球蛋白血症和恶性淋巴瘤患者的血液或尿液中。依照 M 蛋白类型可将 MM 分为 IgG 型、IgA 型、IgD 型、IgM 型、IgE 型、轻链型、双克隆型以及不分泌型。MM 最初可表现为血清 M 蛋白水平低于 3g/dL,骨髓浆细胞低于 10%,没有终末器官损伤的迹象。而症状性 MM 的特征是血液或尿液中 M 蛋白水平升高,骨髓中浆细胞水平升高,以及终末器官损伤。迄今为止,MM 仍旧是一种死亡率高、并发症多、无法治愈的血液肿瘤疾病。

二、病　　名

中医典籍中无 MM 的病名记载,根据其发病特点及临床表现,可归属于"骨痹""骨蚀""骨瘤""虚劳""血证""癥瘕"等范畴。"骨痹"之名最早见于《素问·长刺节论》"病在骨,骨重不可举,骨髓酸痛,寒气至名曰骨痹"。宋金元时期李东垣首提"骨蚀"概念,"脾病则下流乘肾,土克水,则骨乏无力,是为骨蚀"。因脾胃虚弱致筋骨失养,以发骨痹者称为"骨蚀"。明清时期对骨痹的认识日趋完善,此时骨痹又有"寒痹、肾痹、痛痹"之称。根据其起源于髓,流注于骨,痰瘀邪毒搏结于内的病机特点,2009 年国家中医药管理局全国中医血液病重点专科协作组将其命名为"骨髓瘤病"。

三、病　因　病　机

本病的平均发病年龄在 50~60 岁,该年龄段患者年老体虚,病因当从内因及外因两方面考虑,外因为六淫邪毒侵袭肌肤,致机体正元亏虚,无法抵御外邪,内传致各脏腑,脾肾亏虚,痰浊内生,痰浊邪毒互结。内因为脏腑功能失调:情志饮食所伤,阴阳失衡,邪毒与瘀血交结,致肾虚血瘀,瘀则气机阻滞,使得脏腑阴阳气血更虚;而邪毒较盛,正气无法抵御邪毒侵袭,邪毒与瘀血阻滞筋脉,骨髓不充,髓虚骨痛发为本病。肾虚是本,血瘀是标,肾虚为因,血瘀为果;反过来血瘀又构成新的致病因素,从多方面加重肾虚的程度,形成恶性循环。

按照中医病机理论特点,MM 病机主要有三个方面:①内脏亏虚:五脏亏虚或失调引发的病状。《黄帝内经》云:"正气存内,邪不可干""邪之所凑,其气必虚"。《医宗必读》中论述肿瘤提出:"积之成也,正气不足,而后邪气踞之"。《外科医案》进一步明确提出:"正气虚则成岩"。②气血津液亏虚:主要表现为虚损症状,如气虚、血虚、精亏、津液不足等。③邪实病机:一般由实致实或由虚致实,如痰瘀导致的气机阻滞,气滞导致血瘀以及气虚导致的血瘀等。依据中医基础理论,目前现代医家普遍认为这是痰、瘀二邪在体内相遇而交织的病理结果,痰为津液的病理代谢产物,瘀为血滞的病理结果,二者均为阴邪,在一定条件下可相互转化。痰阻可导致血瘀,瘀阻也可引起痰聚,或二者杂而合之构成难治性 MM 复杂的病理变化过程。

四、临床表现

MM常见的临床表现包括骨痛、肾衰竭、易感染、贫血、高钙血症、凝血功能异常、神经系统症状和高黏血症等。早期症状出现率较高的有骨痛、面色苍白、心悸、乏力、头晕、尿中泡沫增多、尿量改变、水肿、发热等。确诊后自觉乏力，头晕眼花、失眠多梦、骨骼疼痛、腰膝酸软、食欲不振等。其中骨骼疼痛是最常见的症状，特异性表现为腰骶、胸骨、肋骨疼痛。对原因不明的骨痛、全身广泛骨质疏松、病理性骨折，应认识到局灶性的骨质疏松及破坏可以是MM早期的唯一表现；对不明原因贫血、血沉加快、血涂片检查红细胞呈缗钱状排列者，应及时行骨髓穿刺病理活检。对于长期反复不易控制的感染、原因不明的水肿、蛋白尿及严重的肾脏损害，尤其是球蛋白明显增高者，应及时行血清免疫球蛋白定量、免疫固定电泳、24h尿轻链定量、骨髓穿刺及骨骼放射学检查，及早确立诊断。

五、治　　疗

目前，MM治疗模式更趋向中西医结合，主要表现在以下三个方面：①增效与减毒。骨髓瘤多数依赖化学药物（包括靶向治疗药物和生物免疫治疗药物）治疗来达到疾病临床缓解，并巩固和维持治疗以求获得理想的疗效。但化学治疗在患者受益的同时，也带来了诸多负面影响，如严重的骨髓损伤、消化道功能损害、神经毒性、心肝肾功能损伤、严重皮肤反应等。特别是骨髓与心肝肾毒性反应，常常是患者不能坚持化疗与临床疗效降低的原因。为提高临床疗效，应减少化学药物带来严重的负面效应。②克服多药耐药。③以毒攻毒治疗。

本病以肾虚为本，血瘀毒蕴为标，故以补肾填精、化痰解毒、活血通络为治疗总则。中医治疗的方法包括辨证论治和辨病论治、分阶段治疗，依据MM病机特点，多从气血亏虚、肝肾亏虚、脾肾阳虚、痰瘀痹阻四方面辨证治疗；根据MM主要的临床表现、常见并发症及化疗后不良反应，MM辨病论治包括骨病、肾病、贫血、感染、化疗致消化道不良反应、周围神经病变六部分；MM的中医治疗上要注意标本兼治，辨病与辨证结合，也要按参考骨髓瘤西医治疗特点进行分阶段治疗。

（一）辨证治疗

1. 气血亏虚证

证候：面色少华，倦怠乏力，心悸气短，食少纳呆，腹胀便溏，舌质淡，苔白或少苔，脉濡细或细弱。

治法：补气养血，填精益髓。

处方：十全大补汤。

组成：人参、肉桂、川芎、地黄、茯苓、白术、炙甘草、黄芪、川芎、当归、白芍。

2. 肝肾阴虚

证候：低热盗汗，五心烦热，口渴咽干，大便干结，舌红，质暗或有瘀斑，少苔，脉细数等。

治法：滋补肝肾，通络止痛。

处方：六味地黄丸。

组成：熟地黄、山萸肉、山药、茯苓、牡丹皮、泽泻。

3. 脾肾阳虚

证候：面色㿠白，纳呆食少，双下肢浮肿酸重，畏寒，神疲，小便清长，舌质淡胖，苔白腻，脉沉细。

治法：温补脾肾，活血通络。

处方：真武汤。

组成：茯苓、芍药、生姜、附子、炒白术。

4. 痰瘀痹阻

证候：骨痛剧烈，痛有定处，疼痛难忍，转侧不利，肢体麻木，痰核肿大，癥瘕痞块，胸闷，痰多，面色黧黑。

治法：活血化瘀，祛痰通络。

处方：涤痰汤。

组成:天南星、半夏、枳实、茯苓、橘红、石菖蒲、人参、竹茹、甘草、秦艽、川芎、桃仁、红花、羌活、没药、当归、五灵脂、香附、牛膝、地龙。症状不明显者应以补肾阴为本,邪实偏盛者则以化痰祛瘀为主,《谦斋医学讲稿》:"治痰要活血,血活则痰化",临床运用杞菊地黄丸合桃红四物汤加减以滋补肾阴,化痰逐瘀;若痰湿偏重,予二陈汤合三仁汤加减以祛痰湿,常选用桃仁、红花、丹参、赤芍、半枝莲、土茯苓、白花蛇舌草、黄药子等药。

（二）辨病治疗

1. 骨病　以全身骨痛,溶骨性病及骨折为主要表现,多为瘀血阻滞,不通则痛。骨痹出《内经》痹论篇,指以骨节症候为突出表现的痹证。首见于《素问·长刺节论》:"病在骨,骨重不可举,骨髓酸痛,寒气至,名曰骨痹"。

治法:活血化瘀,通经止痛。

处方:身痛逐瘀汤加减(本方出自清代王清任《医林改错》)。

组成:秦艽、川芎、桃仁、红花、甘草、羌活、没药、当归、五灵脂、香附、牛膝、地龙。

2. 肾病　以尿少、蛋白尿、尿中多泡沫、水肿为主要表现,多由肾阳虚、水湿内停所致。

治法:温补肾阳,化气行水。

处方:金匮肾气丸加减(东汉张仲景《金匮要略》)。

组成:熟地黄、山药、山茱萸、茯苓、牡丹皮、桂枝、附子(制)、牛膝、车前子、大腹皮、五加皮。

3. 贫血　以面白无华、眩晕耳鸣、倦怠乏力、心慌胸闷为主要表现,多气血不足为主。贫血是 MM 的另一特征,既是本病毒邪伤正的表现,也是疾病进展的标志。因脾胃为气血生化之源,气血的充盛,来源于脾胃,脾胃的损伤都会影响运化水谷精微的功能,多表现为食欲不振、乏力、面色苍白、口唇眼睑淡白等。因此,治脾是又一关键因素。

治法:温补气血。

处方:十全大补汤加减(本方出自宋代《太平惠民和剂局方》)。

组成:熟地黄、山药、当归、川芎、党参、茯苓、白术、甘草、黄芪、肉桂。若见纳呆、腹胀,可加焦山楂、炒麦芽、神曲。若面色萎黄、乏力可加鸡血藤、白芍、旱莲草、女贞子、枸杞子、仙鹤草等;纳呆腹胀满可加焦楂曲、炒谷麦芽、炒莱菔子、炒枳壳等。

4. 感染　多以反复高热、口渴,可累及全身各个部位,受累部位一般红肿热痛,也可出现肿痛不红,一般为热毒蕴结所致。MM 患者临床最多见的感染是带状疱疹及肺炎。

治法:清热泻火、凉血解毒。

处方:清瘟败毒饮加减(本方出自清代余师愚《疫疹一得》)。

组成:生石膏、水牛角、生地黄、栀子、黄芩、连翘、知母、丹皮、黄连、赤芍、玄参、竹叶、桔梗、甘草。

带状疱疹病程较长,病情缠绵,后遗有神经痛,西医治疗效果欠佳。患者正气虚弱,脾气亏虚,运化失常,水液代谢失司,湿邪内生,蕴而化热,阻遏肝胆,或外感湿热毒邪,直中肝胆,循经而发,呈现出带状疱疹,伴有疼痛麻木感。骨髓瘤患者胃气虚弱,用药不宜过于寒凉,可给予柴胡剂疏肝泄热,辅以薏苡仁、豆蔻祛湿解毒,延胡索、芍药缓急止痛。

5. 化疗致消化道不良反应　化疗药物在抑制或杀灭肿瘤细胞的同时,亦给机体带来一定损害,致使患者在化疗过程中常常出现不同程度的毒副作用,如免疫功能下降、骨髓抑制、炎性反应及消化道反应等,其中恶心呕吐、腹胀腹泻、食欲减退、便秘等胃肠道症状最为常见,多由胃气上逆所致。

治法:理气和胃、降逆止呕。

处方:小半夏汤(出自东汉张仲景《金匮要略》)或温胆汤(出自唐代孙思邈《千金要方》)加减。

如出现饮食停滞,症见呕吐酸腐量多,嗳气厌食,脘腹胀满,得食则甚,吐后反快,次症表现为大便秘结或溏泄,气味臭秽,舌苔厚腻,脉滑实有力。

治法:消食化滞,和胃降逆。

处方:保和丸加减(《丹溪心法》)。

组成:半夏、生姜、茯苓、甘草、陈皮、枳实、黄连、竹茹。若偏于阴虚,五心烦热者,可加石斛、花粉、知母养阴清热;若偏于阳虚,畏寒肢冷者,加干姜、附子;若呕吐较甚,可加橘皮、竹茹、旋覆花、枇杷叶以降逆止呕;兼见便秘,可加火麻仁、瓜蒌仁、白蜜润肠通便。口苦、口臭、大便秘结加藿香、大黄、黄连;肝功能异常者加酚加柴胡、茵陈、五味子、田基黄、鸡骨草。

针灸疗法以中医经络学说为理论基础,通过刺激经络上对应的穴位起到调理全身的作用。多选用足阳明胃经、足太阴脾经及任脉上的穴位治疗:腹针(中脘、下脘、气海、关元各穴直刺 0.5 寸,留针 30min);选穴关元、足三里(双侧)、脾俞(双侧),每周 3 次,留针 30min/次。

穴位敷贴是通过渗透作用,将药力透过肌肤直达经脉,融化于淬液之中。穴位敷贴药物可激发经气,疏通经络,平衡阴阳,从而调理气血,促使脏腑功能恢复。中药穴位敷贴(吴茱萸粉 20g 加姜汁调成糊状,取约 1cm 大小,贴于中脘、内关、足三里穴),或由半夏、吴茱萸、生姜等组成的止呕散贴敷患者双侧内关、梁门和足三里穴,每日 1 次。

6. 周围神经病变　指 MM 在疾病过程中出现任何形式的周围神经病变(如损伤、炎症或变性),临床出现感觉神经、运动神经及自主神经受损的症状或体征。MM 患者发病时的肿瘤压迫、M 蛋白及相关代谢性异常等复杂情况是导致出现周围神经病变的重要影响因素,而药物治疗相关则是其主要影响因素。多以手足麻木、冷痛为主要表现。

治法:补气活血通络。

处方:黄芪桂枝五物汤(出自东汉张仲景《金匮要略》)或补阳还五汤(出自清代王清任《医林改错》)加减。

组成:黄芪、芍药、桂枝、生姜、大枣;或黄芪、当归尾、赤芍、地龙、川芎、红花、桃仁。伴有筋骨不利者,加伸筋草、千年健、续断、牛膝;两胁疼痛者,加延胡索、川楝子、香附等;麻木疼痛者,加全蝎、蜈蚣。

中医外治法:①艾灸:通常选取手足三里、肾俞等穴位,每日 1 次,每次 20min,以达温经化痰通络;②穴位注射:选用丹参注射液,根据经络循经理论取穴,通常可选取手足三里,隔天 1 次,10 次为 1 疗程;③穴位敷贴+穴位定向透药,通常选用化痰化瘀中药制成透皮药物粉末,选取脾俞、膈俞,每次定向为 30min,敷贴以 6h 为宜,每日 1 次;④中药熏洗:选用化痰化瘀中药制成药物粉末,具体方药如下:黄芪 50g、当归 20g、赤芍 20g、川芎 20g、伸筋草 20g、桂枝 20g、地龙 10g、桃仁 10g、红花 10g。每日 1 次,溶于温水中足浴熏洗,以盖过足背为宜,每次 30min。针灸上肢主穴肩髃、曲池、天井、合谷,配穴手三里、外关;下肢主穴环跳、血海、足三里、风市,配穴承扶、伏兔。

中成药:

(1) 参麦注射液

功效:益气扶正。治疗 MM 伴见气阴两虚证及周围神经病变者。

(2) 百令胶囊

功效:补肺肾,益精气。对 MM 肾损害出现蛋白尿具有一定的临床疗效。

(3) 黄葵胶囊

功效:清利湿热,解毒消肿。用于 MM 肾损害。

六、中西医结合的亮点分析

临床上本病应在西医诊断明确的基础上进行中医辨证治疗。中西医结合治疗 MM,首先要选准切入点。主要根据疾病的危重情况和病情进展而具体选用中西医结合的治疗措施。化疗期间应用中医药配合化疗:化疗期间配合中医药治疗,此法可增强化疗的效果,减少化疗的毒副作用,恢复骨髓造血功能,提高免疫功能。化疗后间歇期配合中药治疗:有些患者化疗期间胃肠反应较大,不宜服用中药治疗,应在骨髓恢复后积极配合中药治疗,此期间中药的作用旨在不间断的打击骨髓瘤细胞,消灭残存的骨髓瘤细胞。

中西医结合、多药联合治疗,可相互取长补短,各自保持优势,西药有快速的缓解作用,中药有持久的巩固作用,是目前治疗 MM 的主要手段。中药治疗,可增加化疗敏感性,减少化疗副作用。化疗间歇期,扶正为主,祛邪为辅,可加速粒细胞恢复,减少化疗后感染发生率,临床研究表明中西医结合治疗患者,骨髓抑制出现明显减少,化疗后血象恢复较快,患者全身状况佳,生活质量提高。对于完全缓解患者,单纯中药治疗,延长无病生存期。

（徐瑞荣　董雪燕）

参考文献

[1] 中国医药教育协会血液学专业委员会,中国中西医结合学会血液学专业委员会骨髓瘤专家委员会.多发性骨髓瘤中西医结合诊疗专家共识(2019)[J].中华医学杂志,2019,99(28):2169-2175.

[2] 陈信义,周郁鸿,胡晓梅.血液疾病优势病种中医诊疗方案与路径解读[M].北京:北京科学技术出版社,2019.

[3] 中华中医药学会.中医肿瘤科临床诊疗指南[M].北京:中国中医药出版社,2020.

第五章　中医治疗在出凝血疾病中的应用

第一节　原发免疫性血小板减少症的中医治疗

一、概　　论

原发免疫性血小板减少症（primary immune thrombocytopenia，ITP）是一种获得性自身免疫性出血性疾病，以无明显诱因的孤立性血小板减少为主要特点。以往称为"特发性血小板减少性紫癜（idiopathic thrombocytopenic purpura）"，按病因分为原发性和继发性，按病程长短分为新诊断、持续性和慢性三期。临床表现以皮肤黏膜出血为主，严重者可出现内脏出血，甚至有颅内出血，出血风险随年龄而增加。有些患者仅有血小板减少，而没有明显的出血症状，所以 ITP 国际工作组 2007 年将该病正式更名为"免疫性血小板减少症"，简称仍为 ITP；国内近年发表的 ITP 中国专家共识也将该病正式更名为"原发免疫性血小板减少症"。

二、中医病名

ITP 患者以各部位出血为主要临床表现，中医以往将其归为"血证"的范畴，从"血证"辨证治疗。基于现代医学出血性疾病的分类，为了区别于其他出血性疾病的中医病名，2008 年全国部分高校和研究院所从事中医、中西医结合治疗血液病的临床与科研专家，就常见血液病中医病名进行了专题讨论，最终达成共识，确定 ITP 用中医"紫癜病"命名。

三、病　因　病　机

从 ITP 患者的发病可知，发病前部分患者有呼吸道感染病史，还有身体内在因素，与"血证"的病因有相似之处，由外感和内伤两大类病因所致。"紫癜病"也不例外，由外感因素、情志过极、饮食不节、劳倦过度、久病或重病等多种原因所导致。病机总体归纳为火热熏蒸、迫血妄行，气虚不摄、血溢脉外两大类，还有基于临床的肝郁脾虚、阳虚失摄等病机的补充。

（一）火盛因素

从出血的病因病机分析，"火盛"是《景岳全书》总结了历代医家观点的高度概括。结合临床又有虚火和实火之分，外感六淫邪气最易伤人，而且阳邪多发，以风、燥、热邪最易伤及脉络引起各种出血，而以上部脉络损伤最多，引起衄血、咳血和吐血；热邪或湿热易损下部脉络，引起尿血和便血；伤及在表的络脉易导致皮肤的出血，此类多属实火所致，因此本病发病前多有外感病史。内伤因素包括饮食辛辣刺激之品、情志化火等也多为实火，而劳伤、久病重病所致多为虚火。因此，实证为火热熏蒸、迫血妄行，多发生在新诊断的 ITP；而虚证多为阴虚火旺，伤及络脉而出血，多发生于持续性和慢性的 ITP。

（二）气伤因素

《景岳全书》对"血证"的病机概括为"……血动之由，惟火惟气耳"，气伤是又一重要病机。中医理论认为心主神明，神劳伤心，脾主肌肉，体劳伤脾；肾主藏精，房劳伤肾。久病多病或劳倦过度会导致心、脾、肾气阴的损伤，尤以脾虚为主。"心主血脉""脾主统血"，劳伤心神，思虑伤心或体劳伤脾等劳欲过度，均易导致心脾气虚，心气虚则脉无所主，脾气虚则失于统摄，而血溢于脉外形成衄血、吐血、紫斑等出血表现；此类病机多见于 ITP 的持续期和慢性期。

（三）血瘀因素

新诊断 ITP 出血患者、持续性和慢性期患者，离经之血便为瘀血；体弱多病，病程较长的患者，气虚运血无力，易致瘀血；久病入络，使血脉瘀阻，血行不畅，血不循经而致出血。

四、临床表现

1. 出血　以出血为主要表现，皮肤出现发绀斑点，小如针尖，大者融合成片，压之不退色，好发于四肢，尤以下肢为甚；部分患者伴有鼻衄、齿衄、尿血、便血、崩漏等，小儿和成人均可发病，女性较多发。

2. 常见症状与体征　新诊断 ITP 大多数患者舌质红、苔薄黄；少数病程久者可见舌质淡白略暗，部分可见舌底瘀点、或络脉迂曲；部分可有情志改变，易怒。少数可见便秘、心烦、手足心热等。

五、治　疗

中医药治疗 ITP 主要是辨证治疗结合辨病治疗两种模式，同时注重饮食起居的调摄。中西医结合、优势互补治疗是目前重要的治疗手段。

紫癜病源于血证，可以针对各种血证的病因病机及损伤的脏腑不同，结合证候的虚实和病情的轻重进行紫癜病的辨证论治。辨证治疗可归纳为治火、治气、治血三个基本原则。治火应分虚实，实当清热泻火，虚应滋阴降火；治气亦分虚实，实则清气降气，虚则补气益气；治血除了辨证论治外，应适当地选用凉血止血、收敛止血或祛瘀止血的方药。

（一）辨证治疗

1. 血热妄行证

（1）证候：肌肤斑色鲜红或紫暗，甚或发黑，发热，烦渴；起病急骤，溺赤便秘，或关节腰腹疼痛，舌红苔黄，脉滑数或弦。

（2）治法：清热解毒，凉血止血。

（3）方药：十灰散《十药神书》加减。大蓟 9g、小蓟 9g、荷叶 9g、侧柏叶 15g、白茅根 15g、茜根 15g、山栀子 6g、大黄 9g、牡丹皮 9g、棕榈皮 9g。

2. 阴虚火旺证

（1）证候：肌肤斑色鲜红或紫暗，五心烦热，口干，潮热盗汗；起病缓慢，时发时愈，头晕目眩，便秘，舌干红，少苔或无苔，脉细数。

（2）治法：滋阴降火，宁络止血。

（3）方药：茜根散《景岳全书》加减。茜草根 15g、黄芩 9g、阿胶 9g 烊化、侧柏叶 15g、生地黄 15g、甘草 6g。

3. 气不摄血证

（1）证候：肌肤斑色淡红，神疲乏力，气短；病程较长，时发时愈，面色苍白或萎黄，头晕，食少，便溏，舌质淡，脉细弱。

（2）治法：补气摄血。

（3）方药：归脾汤《正体类要》加减。人参 6g、炙黄芪 30g、炒白术 9g、当归 9g、白茯苓 9g、远志 9g、龙眼肉 9g、炒酸枣仁 15g、木香 6g、炙甘草 9g。

4. 瘀血内阻证

（1）证候：肌肤斑色紫黑，面色晦暗或唇指发绀；心悸失眠，胸或腰腹固定疼痛，舌质紫暗或有紫斑，脉涩。

（2）治法：活血止血。

（3）方药：桃红四物汤《医垒元戎》加减。当归 9g、熟地 15g、川芎 9g、白芍 9g、桃仁 9g、红花 9g。

（二）辨病治疗

ITP 的辨病治疗主要针对中西医病的特点进行治疗，本病以出血为主要表现，因此，止血为第一要务，恰当地选择止血药物是治疗的重要手段；同时，结合不同的分期进行治疗，新诊断 ITP 以血小板减少伴出血多见,尤其是重症 ITP,清热解毒,凉血止血为主法,犀角地黄汤为主方加减治疗;持续性和慢性 ITP 血小板减少,而出血较少见,以气不摄血为多,多采用益气摄血法,归脾汤为主方加减治疗。

（三）生活调摄

1. 起居谨慎适宜　生活起居对疾病的发生有很重要的影响。适宜适当有助于预防疾病的发生和疾病治疗中的恢复,过当则易加重病情或复发。包括:①适应寒暑变化,适应天气变化,预防外感六淫邪气,有利于疾病的防治;暗合了中医"天人相应"的理论观点。②调畅情志,刘完素在《素问玄机原病式·六气为病·热类》谓:"凡五志所伤皆热也……情志所伤则皆属火热"。五志皆从火化,内生之火尤易耗血动血,因此,应该保持乐观的情绪。③避免剧烈运动,过度的运动容易动血,适宜的运动有助于调和气血。

2. 饮食调理有节　饮食能够养脾胃,也能害脾胃,因此,调理饮食是健脾和胃的关键。包括:①食容易消化的饮食,软而细的饮食有助于固护脾胃,有利于脾气的健运;②脾虚者可稍多进食肉、蛋、禽类等滋补之品,但不可过于温补;③热甚者可建议多食蔬菜、水果;忌食鱼、虾、蟹等腥味之品。

六、中西医结合的特色分析

西医所采用的一线、二线治疗,具有提升血小板快,可以迅速降低因血小板重度减低而导致的出血风险。但也有其不足之处,新诊断 ITP 血小板≥$30×10^9$/L 观察的患者,激素治疗中的副作用、撤减过程中的激素依赖、甚至大剂量短疗程治疗后的疗效维持较短、以及难治性 ITP 等。近年来,中医药治疗发挥了较好的疗效。

新诊断 ITP 血小板≥$30×10^9$/L 观察的患者,有明显临床症状者,可以采用中医药的辨证治疗。首选激素治疗的患者,往往在治疗过程中,表现出五心烦热、心悸、失眠等阴虚火旺的表现,可以采用滋阴清热或滋阴降火的方法,减轻激素治疗的副作用;撤减激素的过程可以根据阴阳消长的理论,辨证的同时采用温肾阳的中药替代治疗;短疗程大剂量激素治疗的患者,停用激素后可以中医药序贯辨证治疗巩固疗效。

其他二线治疗药物治疗中的副作用,也可通过中医药辨证治疗对抗;难治性 ITP 多属于多重机制产生的结果,中医复合证型与之有着类似的表现,值得进一步临床探索。

（白玉盛）

第二节　过敏性紫癜的中医治疗

一、概　述

过敏性紫癜是临床常见出血性疾病之一,以发病急,治疗后消失快,反复发作为临床特征。因血溢于皮肤、黏膜之下,表现为针尖样瘀点、压制不退色,还可并发风团、丘疹、瘀斑等,伴或不伴随关节疼痛、腹痛及血尿等。

二、中医病名

中医对疾病的命名和西医不同,大部分是以患者症状特点来命名的。过敏性紫癜以皮肤紫癜为典型症状,中医根据其皮疹特点,将其称为"斑毒""紫癜风""葡萄疫";该病又属于出血性疾病,中医又将其归于"血证""肌衄"范畴。因风邪是本病的主要病因,且病情变化迅速如风邪,加之皮肤紫癜为常见症状,因此 2008 年国家中医药管理局重点专科协作组以"紫癜风"为过敏性紫癜的现代中医病名。紫癜风,出自宋代《太平圣惠方·卷二十四》:"夫紫癜风者,由皮肤生紫点者,搔之皮起,而不痒痛者是也。"

三、病　因　病　机

1. 脾肾亏虚　先天禀赋不足,脾肾阳虚,或劳欲过度,或久病失养,导致机体气阴损耗。阳气虚弱,不能摄血,致血溢脉外而出血;阴精耗伤,继发虚火内生,迫血妄行而出血。本病反复发作,离经之血即为瘀血,或久病入络,血脉瘀阻,血行不畅,血不循经,外溢肌肤,发为紫癜。

2. 新感外邪　在正气虚弱,表卫不固的基础上,外邪侵袭,如风、热、燥邪直接损伤脉络,如寒邪入里化热,湿热蕴积成毒,迫血妄行,均可形成紫癜。其中风邪常兼它邪合而发病,所谓"风为百病之长",为本病的主要诱因。如湿热内蕴,伤及阴络,可出现便血、尿血;阻滞气机,可出现腹痛;下注关节,可出现局部肿痛、屈伸不利。西医所认识的感染、环境致敏原等属于此类。

3. 伏邪外发　正气内虚,外邪侵入而不立即发病,潜伏于体内,或为伏风,或为伏火,或为湿热;过一段时间后,或自内而发,或由时令之邪所诱发,发出于肌肤,损伤脉络,血溢脉外,发为斑疹、紫癜。

4. 饮食失宜　先天脾胃虚弱,过食辛辣厚味,则滋生湿热,热伤脉络,可导致紫癜;若湿热内蕴日久,可耗伤阴津,阴虚火旺,灼伤脉络,亦可出现紫癜。素体中焦阳气不足,过食生冷,则脾阳更损,脾不统血,血溢肌肤,发为紫癜。

过敏性紫癜的发病机制,虚证是基础,尤其脾肾不足是发病关键,外邪多是诱发因素。此类患者自幼易患外感和脾胃不和之疾。本虚标实,为其病机特点。脾肾阳虚,阴虚火旺属于虚证,气火亢盛、湿热内蕴所致者属于实证。虚证持续存在于整个病程中,过劳时加重或反复。病情缠绵反复,实属虚证未除。虚证消除,疾病即得痊愈。实证为外邪诱发,急性间断发作。实证反复出血,可导致阴血亏损,虚火内生,或大量失血,可导致气随血脱,气虚阳衰,气不摄血,如此加重虚证。过敏性紫癜的血溢脉外,寒证居多,并非皆是热证。

因此,本病病机在于脾不统血、血溢脉外和火热熏灼、迫血妄行,病位在血,与脾肾相关,病理因素涉及正虚(阴、阳、气)、风、火(实火、虚火)、湿热、瘀血等,病性本虚标实,疾病过程中虚实可相互转化。

四、临 床 表 现

皮肤、黏膜出现瘀点、瘀斑为主症,以四肢伸侧、对称分布、成批出现为特点,可伴随便血、尿血、腹痛、呕吐、关节疼痛。辨证要点包括:

1. 辨内外病因　外感或饮食常有明确的病史,体虚或久病依赖体质辨证或既往病史加以辨识。

2. 辨病性虚实　发病急,进展快,病程短,紫癜颜色鲜明,腹痛或关节肿痛持续、强烈,属于实证;病情反复,病程缠绵,紫癜颜色暗淡,腹部或关节肿痛隐隐,属于虚证。实者多为风邪入侵,血热血瘀,虚者多为气阴亏虚。

3. 辨病情轻重　紫癜量少,表现单纯,为轻症;紫癜密布,伴大量便血、尿血、明显蛋白尿、关节肿痛或活动受限,为重症。

五、治　　疗

(一) 辨证论治

1. 脾肾亏虚证

(1) 证候:病程迁延,皮疹时隐时现,色淡,散在稀疏,伴神疲乏力,面色苍白,气短,自汗,形寒肢冷,腹胀纳呆,或大便色黑,或下肢浮肿,舌淡,边有齿印,苔薄,白,脉沉弱无力。

(2) 治法:健脾补肾,温阳祛风。

(3) 方药:附子理中汤加味。制附片免煎颗粒剂15g、人参9g、炙甘草10g、白术12g、干姜10g、麻黄10g、防风10g、独活10g、川芎10g、吴茱萸5g、细辛3g、当归12g、白芍15g、黄连5g。

2. 风热伤络证

(1) 证候:多有外感风热史,发病急骤,紫癜出没迅速,色鲜红或红紫,皮肤瘙痒或起风团,兼见身热恶寒,咽痛咳嗽,口干苦,舌红,苔黄,脉浮数。

(2) 治法:清热解毒,凉血祛风。

(3) 方药:银翘散合消风散加减。银花15g、连翘10g、牛蒡子12g、荆芥10g、防风10g、僵蚕10g、蝉蜕6g、小胡麻10g、地肤子15g、白鲜皮10g、紫草10g、生甘草5g。

3. 阴虚火旺证

(1) 证候:皮肤瘀斑色暗红,时发时隐,或紫癜已消失,但腰膝酸软,五心烦热,潮热盗汗,头晕耳鸣,口燥咽干,血尿,尿色混浊,舌红,少苔,脉细数。

（2）治法：滋阴降火,凉血止血。

（3）方药：知柏地黄汤合二至丸加减。黄柏10g、知母10g、生地黄15g、山萸肉10g、牡丹皮12g、赤芍10g、槐花10g、墨旱莲12g、女贞子12g、玄参15g、白薇10g、茜草10g。

4. 血热瘀毒证

（1）证候：病情反复,皮疹色红紫或紫暗,肌肤灼热,关节红肿疼痛,或便血色鲜红,面红目赤,咽干口渴,舌暗红紫气或有瘀斑,苔黄,脉数。

（2）治法：清热凉血,化瘀解毒。

（3）方药：犀角地黄汤合清瘟败毒饮加减。水牛角30g(先煎3h)、生地15g、牡丹皮10g、赤芍10g、紫草10g、连翘10g、黄连3g、制大黄10g、大青叶10g、凌霄花9g、肿节风15g、虎杖15g、生甘草5g。

5. 湿热内蕴证

（1）证候：皮肤紫癜色暗红,以下肢为主,血尿或尿黄混浊,或下肢浮肿,或关节肿痛,口干苦而黏,腹胀便结,舌红,苔黄腻,脉濡数。

（2）治法：清热化湿,凉血化瘀。

（3）方药：四妙丸合犀角地黄汤加减。苍术9g、黄柏10g、薏苡仁20g、川牛膝10g、苦参9g、土茯苓30g、水牛角30g(先煎3h)、生地15g、牡丹皮10g、赤芍10g、紫草10g、地肤子15g、苍耳子10g、生甘草3g。

（二）辨病治疗

1. 专方　目前专方治疗过敏性紫癜主要归于两种情况,一种是采用经典传统方剂对本病进行治疗,如犀角地黄汤、六味地黄汤、归脾汤、消风散等;另一种是现代医家结合自身临证经验,以古方为基础,化裁了更为适合临床的验方,可以参考相关文献报道。

2. 中成药

（1）丹参注射液：丹参注射液的主要药理活性成分为丹酚酸类化合物和丹参酮类化合物,可促进毛细血管舒缩功能,清除体内氧自由基,促进组织的修复,改善机体的凝血状态,可以提高糖皮质激素、抗组胺等西药的疗效,安全性较高,适合儿童应用。

（2）雷公藤多苷片：雷公藤多苷片是从雷公藤去皮根部提取的总苷,有较强的抗炎和免疫抑制作用,可改善肾小球毛细血管的通透性,有较□的消除尿中蛋白和红细胞的作用,减轻肾组织损伤,有类激素作用而无激素相关不良反应。适用于过敏性紫癜伴有肾脏损害患者,需要警惕消化道反应、肝功能异常等不良反应。

（3）黄葵胶囊：黄葵胶囊是锦葵科植物黄蜀葵花的中药制剂,主要活性成分为黄酮类化合物,能抑制免疫、减轻炎症反应,显著改善蛋白尿、肾小球硬化和系膜增生,被广泛用于多种慢性肾脏病的治疗。

此外,火把花根片、白芍总苷、槐杞黄颗粒、复方甘草酸苷注射液、黄芪颗粒、黄芪注射液等亦常与中药汤剂或西药联合治疗过敏性紫癜。

六、中西医结合特色分析

一般认为,在症状较严重或有并发症时,西药的作用迅速、能有效地控制症状及病情发展;而中医药在疾病的初期及稳定期有较好的疗效。中医药治疗是以中医理论为指导,体现局部与整体相结合的辨证论治思想,治疗时要分清标本缓急,阴阳寒热虚实,分型分证治之,但又不可拘泥,各证型之间又多有兼夹,并可转化。可选用内服、外治等治疗方式,尤其强调中西医结合治疗,可获得最佳效果,并能减轻不良反应,降低复发率。大部分过敏性紫癜可通过单独中医中药治愈,避免使用激素。激素治疗无效、反复发作的难治性紫癜,原因在于中医所属的虚证未纠正,通过健脾补肾中药治疗3~6个月,大部分可以治愈或明显改善。

（一）提高临床疗效

过敏性紫癜的基本病理为免疫性血管炎,西医常规选择抗组胺类、降低毛细血管通透性等药物,重症患者选择免疫抑制剂,应用抗凝剂,但疗效不确切。中医药作用于整体,在调节免疫方面具有优势,中药不仅有类激素作用,而且有止血和活血的双重功效。大量临床观察研究显示,中西医结合治疗与单一的西药治疗相比,不仅缩短患者临床症状缓解时间,而且具有更高的临床总有效率。

（二）减轻不良反应

肾上腺皮质激素等免疫抑制剂是西医治疗过敏性紫癜的常用药物之一,但其广泛的副作用影响临床长期应用。中医认为,此类药物属于火热之邪,能耗伤阴津,出现口干,多汗,手足心热,大便干燥,腰膝酸软等阴虚火旺征象,日久又可阴损及阳,出现阳虚证候,如畏寒肢冷、面色㿠白、大便稀溏等。中医分别采用滋阴补肾、补气温肾的治疗策略,不仅缓解相关不适反应,而且可以提高患者的依从性。

（三）减低复发率

容易复发是过敏性紫癜的重要临床特点,中医认为与患者的体质因素密切相关。通过体质辨识和调理,中医药在病情稳定期仍能够进行施治,同时根据中医理论对患者的饮食调理、生活护理、情志调节等综合干预,对减低疾病的复发率具有重要意义。

（代兴斌　孙雪梅　杨同华）

第三节　弥散性血管内凝血和动静脉血栓的中医治疗

一、概　述

弥散性血管内凝血(disseminated intravascular coagulation,DIC)是多种病因引的以微血管体系损伤为病理基础,凝血及纤溶系统被激活,导致全身微血管血栓形成,进而引起全身出血及微循环衰竭的临床综合征。血栓性疾病包括下肢静脉血栓、动脉血栓、肺栓塞、脑血栓等,同时也是许多血液病常见的合并症。

二、中医病名

传统中医并无明确病名,根据其临床表现及病理机制均考虑与中医血液运行障碍有关,据 DIC 的临床表现,多归属于"瘀血""出血""厥证"等范畴。据血栓性疾病的临床表现,多归属于"瘀血""股肿""胸痹""厥证"等范畴。二者相同之处是病理过程中均有"血栓"形成。从中医角度阐释,均为血液的运行障碍,均导致了"瘀血"这一病理产物。另外,两者均可出现"厥证"。对于 DIC 来说,疾病早期往往症状轻微,或以原发病为主要表现,常出现手足冷、意识障碍甚至脏腑衰竭等症状,中医认为属于"虚证"。

三、病　因　病　机

（一）病因

现存最早有关血运失常的中医医书为《五十二病方》,祖国医学中对"瘀血"的概念不仅为狭义的出现血栓的病理产物,如"恶血、留血"等有形的瘀血,更是广义的血液运行障碍,包括血液运行不畅、离经之血。从历代经典著作中追溯瘀血的病因发现,《黄帝内经》认为血液运行不畅与感受外邪、跌扑损伤相关。《金匮要略·惊悸吐衄下血胸满瘀血病脉证治第十六》提出"瘀血"一词,有学者汇总了《金匮要略》《内经》中相关论述,总结了风邪、寒凝、热毒、湿热、痰水、七情、气虚、血虚、虚劳、血留、经水、产后、外伤这 13种"瘀血"的病因,其中诸多病因均与弥散性血管内凝血障碍的现代病因类似,如"风邪、热毒"与严重感染、严重中毒、细胞因子释放综合征等相关;如"虚劳、寒凝"与恶性肿瘤、多脏器衰竭相关;如"经水、产后"多与围产期重症相关;如"外伤、留血"与手术、外伤相关。

然而与单纯血液运行障碍不同的是,中医根据该病临床表现认为本病的病因是继发于邪盛正衰而产生的。从《伤寒论》六经辨证的角度而言,外邪侵袭,三阳受累可诱发本病;或为邪陷三阴,脏器虚衰,导致气机逆乱、升降乖戾、气血阴阳不相顺接,也可发生血液运行障碍。自《黄帝内经》就有"寒凝血泣"之说,后世医家将"寒凝"作为"瘀血"者层出不穷,寒凝的内涵,或为长期外感寒邪,寒邪深入经络,或为劳倦食伤导致本质阳虚,内寒由此而生。除此以外,热邪亢盛、煎熬血液为瘀血,或外伤手术或气滞日久均是产生"瘀血"的病因。

综上所述,本病的病因为主要为外邪侵袭、跌扑损伤、虚劳重症、经带胎产等因素。

（二）病理机制

DIC 的中医发病机制

（1）邪犯"三阳",炎症因子风暴:感染因素包括细菌、病毒、立克次体等属于中医"六淫"范畴。外伤也可伤及中医卫阳之气。因此本阶段的病理机制多考虑为外邪亢盛,六淫侵袭,相当于严重感染、手术后并发症的阶段,引起血液运行障碍、气血不相顺接的病理机制。《素问·五脏生成》便有感染导致凝血功能异常的描述,"卧出而风吹之,血凝于肤者为痹,凝于脉者为泣……",阐释了卫阳不足,感受六淫侵袭可导致的血液运行障碍。《灵枢·贼风》云:"其若开而遇风寒,则血气凝结与故邪相袭,则为寒痹"等;《金匮悬解》云"热之所过,血为之凝滞,蓄结痈脓,吐如米粥";可见热邪、寒邪侵袭,均可导致血液运行障碍,正如重症感染可导致凝血功能障碍。其次,外邪不仅可引起瘀血,也可由于六淫炽盛,灼伤脉络,抑或卫阳不足,脉络失约导致血溢脉外。

总体而言,这类基于重症感染、严重代谢异常、外伤、手术并发症所致机体炎症因子风暴,表现为 DIC 或血栓事件的过程,中医将其病因归于外邪亢盛,病位涉及"太阳、阳明、少阳"三经,病理机制与邪毒或疫毒入里化热、伤寒传变、寒热往来、热盛伤营等理论相关。

（2）邪陷"三阴",多脏器衰竭:本阶段可由外邪侵袭三阳,或直入三阴,邪盛正衰,邪毒或疫毒陷入三阴;或因机体阴阳气血虚衰,制约无力,表现出一系列症状。

此时患者机体生命体征不稳定,血液运行不畅,甚至有微血管栓塞而导致心、脑、肝、肾衰竭等。《素问·调经论》有云:"血气者则泣不能流,温则消而去之,喜温而恶寒,寒则泣不能流,温则消而去之"。经带胎产、跌扑损伤一方面导致血脉破损,血溢脉外,形成出血、瘀血凝块的病理过程。另一方面也可导致机体阳气亏虚,推动无力,阴精不足,阴阳无法顺接,导致出血、瘀血、厥证等表现。

《金匮要略·水气病脉证并治第十四》指出"血不利则为水",唐容川在《血证论》中强调"血病不离乎水""水病不离乎血"。可见,血行障碍会引起水液代谢不利。当中医的"肝、脾、肾"的功能衰弱时,机体会出现凝血功能障碍。

四、临床表现

（一）炎症合并血栓、出血倾向

发热、咳喘、乏力,多存在严重感染、脓毒症或毒蛇咬伤等因素,疾病后期可出现皮肤或黏膜的出血、瘀斑,连续实验室检查凝血功能异常,符合 DIC 的诊断标准。舌质淡或红、绛紫,脉弦、涩、芤或微。

（二）血管内血栓形成

伴有神昏、谵语,或乏力、意识障碍、手足冷、汗多等表现,或存在外伤或胎产过程中,或存在代谢异常、休克、呼吸或循环衰竭等表现。影像学、血管超声、血管 DSA、凝血指标显示血管内血栓形成。舌质淡,苔腻或光剥无苔,脉细微或滑、濡、涩、芤脉。

（三）凝血功能异常合并器官衰竭

乏力、喘促、胸闷、怕冷,眼睑或足踝浮肿,或少尿,或伴有浆膜腔积液。多存在多脏器功能障碍、呼吸或循环衰竭。舌质淡、胖、嫩,舌色发绀,苔白腻或无苔,或边有齿痕,脉细微或涩脉、芤脉。

五、诊　　断

（一）DIC 的诊断

本病尚无中西医结合诊疗指南或共识。西医诊断可参考《弥散性血管内凝血诊断中国专家共识(中华医学会血液学分会血栓与止血学组,2017 年版)》、中国弥散性血管内凝血诊断积分系统(Chinese DIC Scoring System,CDSS)。中西诊断可参考《中西医结合内科急症学》,需从出血、厥脱、器官衰竭 3 个方面,结合舌脉辨证。

（二）血栓性疾病的诊断

血栓性疾病范围广泛,相关中西医结合诊疗指南尚不足。急性心肌梗死诊断可参考《急性心肌梗死中西医结合诊疗指南》(中国中西医结合学会心血管病专业委员会,2018 年版);脑梗死可参考《中国脑梗死中西医结合诊治指南》(中国中西医结合学会神经科专业委员会,2017 年版);肺血栓栓塞症可参考《肺血栓栓塞症诊治与预防指南》(中华医学会呼吸病学分会,2018 年版);下肢静脉血栓可参考《下肢深静脉血栓形成诊断及疗效标准》(中国中西医结合学会,2015 年版)。

六、治　疗

(一) 邪犯"三阳",炎症因子风暴

1. 主要治则　透邪、解毒、化瘀。

2. 方药　抵挡汤加减(出自汉代张仲景《伤寒论》)。常用药:水蛭 10~30g、虻虫 10~20g、桃仁 10~20g、酒大黄 10~30g。

3. 其他推荐方剂　对于炎症因子风暴严重者可使用白虎汤。卢昕针对肠道菌群失调导致感染性 DIC,主张因脏腑毒邪弥漫,予下法、养阴凉血等法使邪去正自安。用大黄、厚朴荡涤秽浊之邪气,祛瘀生新,辅以太子参、麦冬、生地等益气养阴之品,固护营卫,同时配合"丹参"静脉滴注,养血活血,避免血瘀络脉,血不循经。症状及凝血功能恢复疗效显著。毒蛇咬伤也是导致 DIC 发生的重要原因,以文献报道的清解蛇毒汤为例,有研究使用了水牛角,虎杖、半边莲、白茅根、牡丹皮、当归、大黄、三七等凉血解毒、活血养血的治疗后可以有效保护凝血机制,从而起到预防 DIC 的作用。广东省中山市中医院急诊科对蛇伤致 DIC 的患者,在常规治疗的基础上加用清瘟败毒饮,疗效有所增加。有报道显示天津市第一中心医院 ICU 对 68 例 DIC 患者均给予了中西医结合治疗。所有患者均在进行常规西药治疗的基础上加用中药"血必净"注射液。对出血的症状及凝血因子恢复均起到一定作用。

(二) 瘀血为主,影响气血运行

1. 主要治则　活血化瘀。

2. 推荐中成药　菲牛蛭冻干粉,预防剂量:0.3g/次,隔日 1 次,冲服。治疗剂量:0.6g/次,每日 2~3 次,冲服,血栓消失后停药。

3. 推荐方剂　沿用至今的王清任逐瘀汤类复方可以适当选用。血府逐瘀汤,主治范围包括胸部血栓合并疼痛,如冠心病心绞痛等症状。通窍活血汤,对于脑血栓、或者中医认为是气血不通所导致的头晕、耳鸣等具有一定效果。膈下逐瘀汤可对部分血液病合并肝脾大的患者带来症状改善。此类方剂中加入水蛭,疗效更肯定。丹参注射液、川芎注射液,配合小剂量肝素。中国人民解放军第 210 医院对临床上 62 例急性早幼粒细胞白血病伴发出血、DIC 的患者予以治疗。全部病例采用复方黄黛片(雄黄、青黛、太子参、丹参)诱导缓解治疗,再予以丹参注射液或川芎注射液,配合使用小剂量肝素。结果显示 32 例 DIC 中 31 例治愈(96.88%)。

(三) 邪陷"三阴",多脏器衰竭

血液病患者及危重症患者合并 DIC 时往往因基础病较重,病情进展迅速。伴发纤溶亢进的 DIC 有出血的表现。伴有呼吸、循环、多脏器衰竭时可发生猝死等危重症。中医多将此类出血归结于阳虚阴竭、脉管失约、血溢脉外。

1. 瘀血较重

(1) 主要治则:温阳通络。

(2) 主方推荐:水蛭 10~20g、三七 10~30g、制附片 10~50g、肉桂 10~50g 为主;肾阳不足加鹿茸、紫河车;气虚浮肿加林下参、灵芝、琥珀;久病入络加蜈蚣、全蝎、地鳖虫。

2. 出血较重

(1) 主要治则:温阳摄血。

(2) 主方推荐:甘草干姜汤(出自汉代张仲景《伤寒论》)。常用药:炙甘草 20~60g、干姜 10~30g。

(四) 其他方剂推荐

有学者对于 68 例新生儿寒冷损伤综合征的患者使用复方丹参静脉滴注,温箱复温,并保证热量。治疗组在此基础上,配合具有温经通络活血功效的艾红汤洗浴:红花 15g,炒桃仁 15g,苏木 15g,水蛭 5g,艾叶

20g,甘草5g,有效率增高。动静脉血栓主要病机为阳虚寒凝血瘀,程萍等人研究表明,经服用益气活血方补阳还五汤加减治疗妇科恶性肿瘤术后患者,可使血浆D-二聚体水平下降,预防术后血栓的发生。李向荣研究结果提示,缺血性脑卒中患者服用补气活血化瘀方可加强AT-Ⅲ活性,防止血栓形成。钟玲伊对96例急性脑梗死患者进行分组,对观察组应用活血利水中药,观察组患者神经功能和血栓弹力图指标均较实验组好转。

（杨同华）

参考文献

[1] 艾妍.对《金匮要略》中血液运行障碍病证的研究[D].长春中医药大学,2016.

[2] 中华医学会血液学分会血栓与止血学组.弥散性血管内凝血诊断中国专家共识(2017年版)[J].中华血液学杂志,2017,38(5):361-363.

[3] 中国医师协会中西医结合医师分会,中国中西医结合学会心血管病专业委员会,中国中西医结合学会重症医学专业委员会,等.急性心肌梗死中西医结合诊疗指南[J].中国中西医结合杂志,2018,38(3):272-228.

[4] 中国中西医结合学会神经科专业委员会.中国脑梗死中西医结合诊治指南(2017)[J].中国中西医结合杂志,2018,38(2):136-144.

[5] 中华医学会呼吸病学分会肺栓塞与肺血管病学组,中国医师协会呼吸医师分会肺栓塞与肺血管病工作委员会,全国肺栓塞与肺血管病防治协作组.肺血栓栓塞症诊治与预防指南[J].中华医学杂志,2018,98(14):1060-1087.

[6] 侯玉芬,刘政.下肢深静脉血栓形成诊断及疗效标准(2015年修订稿)[J].中国中西医结合外科杂志,2016,22(5):520-521.

[7] 张冬,何杏仪.含水蛭制剂对下肢深静脉血栓形成预防作用及安全性的Meta分析[J].山东医药,2017,57(9):71-73.

[8] 钟玲伊,张小罗,王位.活血利水方辅助治疗急性脑梗死的疗效及对血栓弹力图指标、血管内皮因子水平的影响[J].中华中医药学刊,2019,37(5):1278-1280.

[9] 王有玲,周毅平.从"血不利则为水"论下肢深静脉血栓形成的治疗[J].中国中医基础医学杂志,2018,24(8):1170-1172.

[10] 李琼.脓毒症弥散性血管内凝血的中医证型分析及相关因素的回顾性研究[D].北京中医药大学,2017.

[11] 冯靖涵,李沐涵.中医药治疗弥漫性血管内凝血研究进展[J].辽宁中医药大学学报,2011,13(5):266-268.

推荐阅读

弥散性血管内凝血和动静脉血栓的中西医治疗特色(资源24)

资源24

第六章　中医治疗在治疗相关
并发症中的应用

第一节　化疗后胃肠道反应的中医治疗

一、概　述

大部分血液肿瘤患者在化疗后会出现一定程度的胃肠道反应,中医认为化疗药物药性苦寒,影响脾胃、肠道功能。主要是受纳、运化、升降、统摄、传导等功能的异常,临床表现为食欲不振或厌食、恶心、急性或迟发性呕吐、呃逆、腹泻或便秘。应用中医药健脾开胃、和胃止呕、降逆止呃、运脾化湿、通下等治法,可取得较好疗效。

二、中 医 病 名

根据临床表现,可将化疗后胃肠道反应归纳为中医"纳呆""呕吐""呃逆""泄泻""便秘"。

三、病 因 病 机

化疗药物药性多苦寒,脾喜温恶寒,苦寒败胃,脾胃同属中焦,互为表里,脾主运化、主升清,胃主受纳、腐熟水谷、主通降,大肠主传导,脾胃大小肠受损,则见诸类胃肠道反应。

纳呆,分为虚实两类:实证者为药毒犯胃,受纳失司,胃气不降,包括食积胃肠、痰湿困阻;虚证者多为患者素体脾胃虚弱,加之药毒损伤,致使脾胃气虚、胃阴不足,如陈修园在《医学实在易》中说"不能食者,胃中元气虚也"。

呕吐,分虚实两类:实证为药毒犯胃,胃气痞塞,升降失调,气逆作呕,《素问·举痛论》曰:"寒气客于肠胃,厥逆上出,故痛而呕也。"虚证为脾胃气阴亏虚,运化失常,不能和降。

呃逆,为胃中寒气内蕴,胃失和降,上逆动膈,《灵枢·口问》曰:"谷气入胃,胃气上注于肺,今有故寒气与新谷气,俱还入于胃,新故相乱,真邪相攻,气并相逆,复出于胃,故为哕"。

泄泻,主要病机为脾病湿盛,《素问·脏气法时论》曰:"脾病者……虚则腹满肠鸣,飧泄食不化",《素问·阴阳应象大论》曰:"湿盛则濡泄",而湿可夹寒、夹热,《素问·举痛论》曰:"寒气客于小肠,小肠不得成聚,故后泄腹痛矣",《素问·至真要大论》曰:"暴注下迫,皆属于热",脾胃运化功能失调,肠道分清泌浊、传导功能失司。

便秘,基本病变属大肠传导失常,如阴寒积滞者为冷秘或寒秘,气机郁滞者为气秘,气血阴阳亏虚者为虚秘,《医学启源·六气方治》曰:"凡治脏腑之秘,不可一概论治,有虚秘,有实秘。有胃实而秘者,能饮食,小便赤。有胃虚而秘者,不能饮食,小便清利。"

四、临 床 表 现

（一）纳呆

消化不良,食欲不振,进食后有饱胀感,兼有脘闷、厌油、乏力。兼见嗳气酸腐,脘痛腹胀苔厚腻浊者,为食积胃肠;伴头身困重,便溏苔腻,为湿阻脾胃;兼有腹胀便溏,倦怠乏力,舌淡脉弱者,为脾胃气虚;兼见胃中嘈杂、灼热,饥不欲食,舌红少苔,脉细为胃阴不足。

（二）呕吐

初起呕吐量多,呕吐物多有酸腐气味,久病呕吐,时作时止,吐出物不多,酸臭气味不甚。新病邪实,呕吐频频,常伴有恶寒、发热、脉实有力。久病正虚,呕吐无力,常伴精神萎靡,倦怠,面色萎黄,脉弱无力等症。

（三）呃逆

以气逆上冲,喉间呃呃连声,声短而频,不能自止为主症,其呃声或高或低或疏或密,间歇时间不定,常伴有胸膈痞闷、脘中不适,情绪不安等症状。

（四）泄泻

大便粪质稀溏,或完谷不化,或粪如水样,大便次数增多,常兼有腹胀、腹痛、肠鸣、纳呆。

（五）便秘

大便粪质干结,排出艰难,或欲大便而艰涩不畅,常伴有腹胀、腹痛、口臭、食欲不振及神疲乏力、头眩心悸等症。

五、治　疗

（一）纳呆

1. 食积胃肠证

（1）证候:纳呆厌食,甚至呕吐,嗳腐吞酸,有食臭味,胃脘胀痛,苔厚腻浊,脉滑。

（2）治法:消食和胃。

（3）代表方:保和丸加减。山楂消油腻肉积;神曲消酒食陈腐之积;莱菔子消面食痰浊之积;陈皮、半夏、茯苓理气和胃,燥湿化痰;连翘散结清热。诸药合用,有消食导滞,理气和胃之功。

2. 湿困脾胃证

（1）证候:纳呆口黏,脘腹痞闷,身重倦怠,便溏不爽,舌苔白腻,脉濡。

（2）治法:化湿健脾。

（3）代表方:平胃散。苍术、厚朴、陈橘皮、甘草、生姜、大枣。苍术燥湿健脾,厚朴行气除满,且可化湿,陈皮理气和胃,燥湿醒脾,甘草,调和诸药,且能益气健脾和中,生姜温散水湿且能和胃降逆,大枣补脾益气。

3. 脾胃气虚证

（1）证候:纳呆,腹胀,便溏,倦怠乏力,活动后气短,舌淡苔薄,脉弱。

（2）治法:益气健脾。

（3）代表方:香砂六君子汤加减。人参益气健脾,补中养胃,白术健脾燥湿,茯苓渗湿健脾,陈皮、木香芳香醒脾,理气止痛,半夏化痰湿,砂仁健脾和胃,理气散寒,甘草调和诸药。

4. 胃阴不足证

（1）证候:胃中嘈杂、灼热,饥不欲食,口干便秘,舌红少苔,脉细。

（2）治法:养阴益胃,健脾助运。

（3）代表方:益胃汤加减。生地、麦冬养阴清热,生津润燥,北沙参、玉竹养阴生津,冰糖濡养肺胃,调和诸药。

（二）呕吐

1. 外邪犯胃证

（1）证候:突然呕吐,胸脘满闷,发热恶寒,头身疼痛,舌苔白腻,脉濡缓。

（2）治法:疏邪解表,化浊和中。

（3）代表方:藿香正气散加减。藿香、紫苏、白芷芳香化浊,散寒解表;大腹皮、厚朴理气除满;半夏、陈皮和胃降逆止呕;白术、茯苓化湿健脾;生姜和胃止呕。

2. 脾胃气虚证

（1）证候:食欲不振,食入难化,恶心呕吐,脘部痞闷,大便不畅,舌苔白滑,脉象虚弦。

（2）治法:健脾益气,和胃降逆。

（3）代表方:香砂六君子汤。党参、茯苓、白术、甘草健脾益气;半夏祛痰降逆,和胃止呕;陈皮、木香、砂仁理气降逆。

（三）呃逆

1. 胃中寒冷证

（1）证候：呃声沉缓有力，胸膈及胃脘不舒，得热则减，遇寒更甚，进食减少，喜食热饮，口淡不渴，舌苔白润，脉迟缓。

（2）治法：温中散寒，降逆止呃。

（3）代表方：丁香散加减。丁香、柿蒂降逆止呃，高良姜、干姜、荜茇温中散寒，香附、陈皮理气和胃。

2. 脾胃阳虚证

（1）证候：呃声低长无力，气不得续，泛吐清水，脘腹不舒，喜温喜按，面色㿠白，手足不温，食少乏力，大便溏薄，舌质淡，苔薄白，脉细弱。

（2）治法：温补脾胃止呃。

（3）代表方：理中丸加减。人参、白术、甘草甘温益气；干姜温中散寒；吴茱萸、丁香、柿蒂温胃平呃。

（四）泄泻

1. 寒湿内盛证

（1）证候：泄泻清稀，甚则如水样，脘闷食少，腹痛肠鸣，或兼外感风寒，则恶寒，发热，头痛，肢体酸痛，舌苔白或白腻，脉濡缓。

（2）治法：芳香化湿，解表散寒。

（3）代表方：藿香正气散加减。藿香辛温散寒，芳香化浊；苍术、茯苓、半夏、陈皮健脾祛湿，和中止呕；厚朴、大腹皮理气除满；紫苏、白芷、桔梗解表散寒，疏利气机，加木香理气止痛。

2. 脾胃虚弱证

（1）证候：大便时溏时泻，迁延反复，食少，食后脘闷不舒，稍进油腻食物，则大便次数增加，面色萎黄，神疲倦怠，舌质淡，苔白，脉细弱。

（2）治法：健脾益气，化湿止泻。

（3）代表方：参苓白术散加减。人参、白术、茯苓、甘草健脾益气；砂仁、陈皮、桔梗、扁豆、山药、莲子、薏苡仁理气健脾化湿。

（五）便秘

1. 气秘

（1）证候：大便干结，或不甚干结，欲便不得出，或便而不爽，肠鸣矢气，腹中胀痛，嗳气频作，纳食减少，胸胁痞满，舌苔薄腻，脉弦。

（2）治法：顺气导滞。

（3）代表方：六磨汤加减。木香调气；乌药顺气；沉香降气；大黄、槟榔、枳实破气行滞。

2. 冷秘

（1）证候：大便艰涩，腹痛拘急，胀满拒按，胁下偏痛，手足不温，呃逆呕吐，舌苔白腻，脉弦紧。

（2）治法：温里散寒，通便止痛。

（3）代表方：温脾汤合半硫丸加减。附子温里散寒；大黄荡涤积滞；党参、干姜、甘草温中益气；当归、苁蓉养精血，润肠燥；乌药理气。

3. 气虚秘

（1）证候：大便并不干硬，虽有便意，但排便困难，用力努挣则汗出短气，便后乏力，面白神疲，肢倦懒言，舌淡苔白，脉弱。

（2）治法：益气润肠。

（3）代表方：黄芪汤加减。黄芪补脾肺之气；麻仁、白蜜润肠通便；陈皮理气。

4. 血虚秘

（1）证候：大便干结，面色无华，头晕目眩，心悸气短，健忘，口唇色淡，舌淡苔白，脉细。

（2）治法：养血润燥。

（3）代表方：润肠丸加减。当归、生地滋阴养血；麻仁、桃仁润肠通便；枳壳引气下行。

5. 阴虚秘

（1）证候：大便干结，如羊屎状，形体消瘦，头晕耳鸣，两颧红赤，心烦少眠，潮热盗汗，腰膝酸软，舌红少苔，脉细数。

（2）治法：滋阴通便。

（3）代表方：增液汤加减。玄参、麦冬、生地滋阴生津；油当归、石斛、沙参滋阴养血，润肠通便。

六、中西医结合的特色分析

化疗在血液肿瘤治疗中地位至关重要，化疗相关胃肠道反应大；对症止呕、止呃、止泻、通便治疗效果不佳，药物过量过强又会引起新的症状。中医药在治疗化疗后胃肠道反应时，针对病因，辨别虚实，辨证施治，起到双向调节、中病即止的作用。

（代喜平）

第二节　化疗后白细胞减少/血小板减少的中医治疗

一、概　　述

白细胞减少/血小板减少是化疗药物最常见的血液学副作用，其降低程度和持续时间与化疗药物的类型、剂量、联合用药以及患者自身骨髓储备功能相关，严重和持续的白细胞减少/血小板减少会导致化学药物减量或化疗延迟，甚至导致患者死亡。中医防治化疗后白细胞减少/血小板减少有较好疗效，可结合现代医学或单独应用于临床。

二、中医病名

恶性肿瘤患者化疗后出现白细胞减少/血小板减少，其轻者可无明显症状，出现临床表现常见倦怠乏力、头晕、食欲减退、易于感染，或皮肤紫癜、出血。根据这些临床症状，可将化疗后出现白细胞减少/血小板减少归属于中医"虚劳""紫癜"等范畴。

三、病因病机

本病乃药毒（化疗药物）入于体内，伤及五脏之精气血阴阳，尤以损伤肝脾肾三脏为重点。精气损伤，无以生化气血阴阳，导致虚损劳伤；肾虚精不化血，肝虚失于藏血，脾虚气不摄血，血溢脉外，导致紫癜血证；久虚不复，脏腑亏弱，气血阴阳失调，常致血瘀为患，变化多端。

其病位主要在五脏和骨髓，病性以精气血阴阳亏虚为本，可兼夹瘀血实证。发病轻者，药毒直接损伤气血，导致气血亏虚；损伤重者，药毒伤及五脏精气，导致精气阴阳亏虚。

四、临床表现

本病属于本虚标实，虚多实少之证。辨证应区别气血亏虚、精血阴虚、精气阳虚、正虚血瘀之证。治疗应以补益五脏精气血阴阳，兼顾祛瘀为原则，根据辨证分型论治，并结合现代研究选用适当中药以提高疗效。

五、治　　疗

（一）辨证论治

1. 气血两虚证

（1）证候：倦怠乏力，面色少华，头晕目眩，动则气促，失眠多梦，皮肤紫癜/齿鼻衄血色淡，舌淡苔薄，脉细无力。

（2）治法：补气养血。

（3）推荐方药：八珍汤加减。人参、茯苓、白术、甘草、熟地、川芎、当归、白芍。

2. 精血阴虚证

（1）证候：腰膝酸软，神疲无力，头晕耳鸣，午后潮热，或五心烦热，夜寐盗汗，口干咽燥，皮肤紫癜/齿鼻衄血色红，舌红少苔，脉沉细数。

（2）治法：填精养阴补血。

（3）推荐方药：左归丸合当归补血汤加减。熟地黄、山药、枸杞子、山茱萸、牛膝、菟丝子、鹿角胶、龟板胶、黄芪、当归。

3. 精气阳虚证

（1）证候：腰膝酸软，神疲无力，面色苍白，畏寒肢冷，夜尿清长，大便稀溏，口淡不渴，皮肤紫癜/齿鼻衄血色红色淡，舌淡暗苔白，脉沉迟无力。

（2）治法：填精温阳，益气养血。

（3）推荐方药：右归丸合当归补血汤加减。附子、肉桂、鹿角胶、杜仲、菟丝子、山茱萸、熟地黄、枸杞子、山药、黄芪、当归。

4. 正虚血瘀证

（1）证候：此型在上述证候的基础上，见面色晦暗，周身瘀点瘀斑，血色紫暗，月经有块，面唇爪甲发绀，舌质紫暗，脉涩。

（2）治法：补益正气，活血祛瘀。

（3）推荐方药：在上述补益正气的基础上，以桃红四物汤加减。桃仁、红花、熟地、川芎、当归、白芍。

（二）中成药的应用

1. 地榆升白片　升高白细胞，用于白细胞减少症。

2. 茜草双酯片　用于防治因肿瘤放、化疗以及苯中毒等各种原因引起的白细胞减少症。

3. 升板胶囊　清热解毒，凉血止血，散瘀消斑。用于化疗后血细胞减少之血热证，症见全身瘀点或瘀斑，发热烦渴，小便短赤，大便秘结，或见鼻衄，齿衄，舌红苔黄，脉滑数或弦数。

4. 再造生血胶囊　补肝益肾，补气养血。适用于化疗后血细胞减少之肝肾不足、气血两虚证，见心悸气短、头晕目眩、倦怠乏力、腰膝酸软、面色苍白、唇甲色淡或伴出血等。

5. 益血生胶囊　健脾生血，补肾填精。适用于化疗后血细胞减少之脾肾两虚、精血不足证，见面色无华、眩晕气短、体倦乏力、腰膝酸软等。

6. 血速生颗粒　益气温阳、养血活血。适用于化疗后血细胞减少之气血亏虚证候。

7. 维血宁颗粒　滋阴养血、清热凉血。适用于化疗后血细胞减少之阴虚血热所致的出血。

（三）辨病治疗

依据中药药理，辨病加味治疗，以提高辨证治疗的效果。如茜草、地榆、鸡血藤、黄芪、女贞子、山茱萸、苦参、石韦、虎杖、补骨脂、三七等具有提升白细胞、粒细胞作用；人参、黄芪、卷柏、鸡血藤、仙鹤草、肿节风等中药亦有提升血小板计数作用，可用于化疗相关性血小板减少症的防治。

（四）中医特色疗法

1. 针刺治疗　选取膈俞、膏肓俞、足三里、血海、三阴交、大椎、脾俞、肾俞、悬钟等。每次至少选择三个穴位，其中血海、三阴交、悬钟直刺 1 寸，施以捻转平补平泻手法各 1min，留针 30min，隔 10min 加强捻针一次。下肢穴位左右隔日交替施术。

2. 灸法治疗　采用隔姜灸，选用脾俞、肾俞、膈俞、胃俞、大椎穴等。

3. 穴位注射　取穴足三里，用参麦注射液，每穴注射 2mL。具体方法：穴位常规消毒，5mL 注射器针尖垂直刺入双侧足三里，注入参麦注射液，每穴注射 2mL。

（五）辨证施膳

中药药膳通过辅助治疗可有效提升放化疗患者白细胞计数，增强机体免疫力，为肿瘤治疗提供营养支持。药膳制作工艺以熬、炖、煮为主，常为粥食与汤羹。

1. 气血两虚证　辅助治疗药膳原则上当以补气养血为要，以粥食类和汤羹类为主，常用补气药有黄芪、党参、山药、人参;常用补血药有当归、大枣、龙眼等。具体药膳可选用黄芪女贞子鳝鱼汤、山药粳米粥、黄芪四物炖鲫鱼等。

2. 阴虚内热证　在饮食调理上要注意多食滋润清淡、甘寒生津类食物,通过补气养阴之法减轻化疗后热毒反应,提高白细胞数量。此类药膳常用植物类药物龙眼、穿山甲、玉竹、灵芝、西洋参,且讲究与动物类配伍。如甲鱼,性味咸平,滋阴潜阳,在中医食疗上被誉为滋阴补血补气之良药。兔肉甘凉,入大肠经,补中益气、滋阴养颜、生津止渴。具体药膳可选用西洋参乌鸡汤、灵芝煲龟肉、龙眼大枣炖甲鱼、玉竹煲兔肉等。

3. 阳虚血瘀证　饮食调养上应偏向温补脾肾类药食材,兼顾活血之品。此类药物常选当归、益智仁、鹿茸、鸡血藤、肉苁蓉、补骨脂、杜仲等。具体药膳可选用当归炖牛肉、鹿茸炖瘦肉、杜仲猪骨汤等。

(代喜平)

第三节　造血干细胞移植并发症中医治疗

一、概　　论

中医的优势最能在造血干细胞移植后并发症的治疗中体现。移植后的患者,体质之虚衰,其他血液病患者无法与之相比,虚衰的原因主要由移植预处理的超强化疗和放疗所致。放化疗毒性造成的移植后并发症,仍是阻扰移植疗效提高的瓶颈。预处理毒性造成一种极端性损毁,其损毁程度和范围远远超出一般想象。遭到损伤的不仅仅是单一器官组织,而且涉及多系统。其中神经-内分泌损伤属于关键环节。损伤不仅涉及性腺、肾上腺、甲状腺、垂体和下丘脑,更深及中枢神经系统。一方面整体功能低下,系统之间正负反馈联系减弱,另一方面机体针对虚弱出现适应性反应,处于一种特殊的慢性应激状态。因此,预处理毒性的防治需要从整合医学角度着手。移植后胃肠动力学功能的减退甚至衰竭、移植相关血栓性微血管病变(transplant-associated thrombotic microangiopathy,TA-TMA)、肝窦阻塞综合征(sinusoidal obstruction syndrome,SOS)、移植物抗宿主病(graft-versus-host disease,GVHD)等。中医药在治疗虚衰方面,具有系统性的理论和切实有效的方法。

二、病　因　病　机

移植后并发症与中医的虚证密切关联,其虚衰程度达到虚劳的诊断。在五脏辨证上分属五劳,即肝劳、心劳、脾劳、肺劳、肾劳。在六经辨证上归属于太阴病、少阴病和厥阴病。五劳并存是移植后并发症的重要特征,单独治疗一脏一腑疗效不佳。另一特征是虚劳至极,其中有一部分超出了治疗极限。移植后并发症使用常规的中医补益治疗难以奏效,强调达到补益深度的同时注重治疗的整体性,将系统之间功能紊乱重新恢复正常。移植后适应性应激对应于中医的复气,采用中医"以平为期"的治疗原则,调节正负反馈以恢复平衡。

三、治　　疗

胎盘(紫河车)具有与下丘脑、垂体相似的功能,合成释放能促进各器官生长的激素。从乳汁中提取的黄油或酥油,同样也含生长激素。鹿茸含有多种激素和活性物质。移植后内分泌功能低下的替代治疗,可选择紫河车、鹿茸与酥油。

移植后下丘脑整合中枢功能障碍,对应于中医极端状态的厥阴病。治疗厥阴病的乌梅丸,同时采用含辛、甘、酸、苦、寒、温六种组合的治法,体现了整合医学思维,对纠正多系统功能协调失常有效。使用时注意调整刺激性强的乌梅、细辛等药用量,或改换为性质缓和的同类药。

移植后一至两年体质虚弱,并发症易发。可用补虚基础方促进体质恢复,持续服用半年至两年。(鹿茸80g、紫河车150g、酥油100g、制附片免煎颗粒100g、肉桂60g、黄连60g、乌梅肉30g、山茱萸100g、蜂蜜100g、生晒参100g、熟地100g、当归100g、天冬100g、茯苓100g、火麻仁50g、小茴香60g、紫石英20g、生姜

200g。此为1个月总量。用法：研磨为细末，蜜炼制膏，根据患者具体情况，口服1个月左右）此方促进神经-内分泌-免疫轴的整体功能。

（一）胃肠功能紊乱与动力障碍

1. 移植后脑-肠神经轴互动受到影响，出现胃肠功能紊乱（FGID）与动力障碍（DGIM），对应于中医脾肾阳虚，或称太阴病及少阴病。

（1）证候：表现腹胀（食后为甚）、消瘦、疲倦、乏力、食欲不振、大便溏稀、畏寒肢冷、腰膝疼痛、少腹拘急，舌苔白滑。

（2）方药：选用理中汤治疗。人参、甘草、白术、干姜各15g。

2. 急慢性胃肠炎

（1）证候：胃胀，呕吐，不伴疼痛和剑下压痛者，舌苔腻而微黄。

（2）方药：选半夏泻心汤。半夏15g，黄芩、干姜、人参、炙甘草各9g，黄连6g，大枣4枚。若急慢性胃肠炎伴有疼痛或剑下压痛，舌红苔黄腻，脉滑数。选用小陷胸汤。黄连10g，半夏20g，全瓜蒌30g。

（二）胃肠道GVHD

1. 证候　急性胃肠道GVHD，尤其Ⅲ度以上GVHD，也对应于中医的脾肾阳虚，或称太阴病及少阴病，但虚衰程度更深。腹痛腹泻严重，甚至血便，舌淡苔白，脉弱沉迟。

2. 方药　治疗选用四逆汤为基础方：制附片（凡用附片，煎3h，或改为免煎颗粒剂）15g，干姜15g，炙甘草30g。消化道出血者，选用甘草干姜汤为基础方：炙甘草60g，干姜30g。剧烈疼痛腹泻者，选用乌头赤石脂汤为基础方：制附片15g，赤石脂30g。

（三）出血性膀胱炎

1. 脾肾阳虚型

（1）证候：尿频、尿急、血尿、阴囊湿冷、阴囊积液、疲乏少神、四肢厥冷、腹痛、腹泻、便血。舌象：舌淡、苔白腻，或积腐苔，或胖大舌。脉象：沉细、涩脉、芤脉、牢脉。

（2）治则：健脾补肾，温阳止血。

（3）方药：甘草干姜汤、胶艾汤加减：干姜30g、炙甘草60g、制附片15g、肉桂15g、白术30g、鹿茸10g、紫河车10g、当归15g、阿胶12g、艾叶15g。

2. 表虚邪甚，气化失司型

（1）证候：尿频、尿急、血尿、血块，起病迅速，发热、咳喘、皮疹、紫癜、四肢厥冷等。舌象：舌淡或红，苔薄黄或厚腻。脉象：浮、沉细或弦滑、涩脉、芤脉、牢脉。此型对应于合并病毒感染。

（2）治则：升阳散毒，温中止血。

（3）方药：升麻鳖甲汤、甘草干姜汤加减。升麻20g、炙鳖甲10g、当归15g、蜀椒10g、雄黄3g、干姜15g、炙甘草30g、阿胶12g、艾叶12g。尿血成块者，加水蛭，活血化瘀以畅通尿道而不加重出血。艾灸对出血性膀胱炎疗效好。选穴：神阙、关元、气海、中极。

（四）TA-TMA及SOS

TA-TMA和SOS均有血管内皮损伤和微血栓形成。TA-TMA大致对应于中医血脉虚寒、瘀血阻络，即《千金方》中的脉极。SOS大致对应于五脏虚劳，瘀血内停。

1. 血脉虚寒、瘀血阻络型

（1）证候：出血不止、血色暗而有块、小腹里急疼痛、舌质暗红、脉细而涩。

（2）治则：温经散寒，养血祛瘀。

（3）方药：温经汤加减。吴茱萸、麦冬各9g，当归、芍药、川芎、人参、桂枝、阿胶、牡丹皮、生姜、甘草、半夏各6g，水蛭10g，土鳖虫10g，紫河车10g，鹿茸6g。

2. 五脏虚劳，瘀血内停型

（1）证候：形体消瘦，少腹挛急，腹痛拒按，腹满食少，肌肤甲错，两目无神，目眶暗黑，舌有瘀斑，脉沉涩或弦。

（2）方药：大黄（蒸）75g，甘草90g，黄芩、桃仁、杏仁、水蛭、虻虫、蛴螬各60g，芍药120g，生地黄300g，干漆、䗪虫各30g。研磨为细末,炼蜜为丸,每丸3g,蜡皮封固。每服1丸,温开水或酒送服。

(五) 肺部慢性 GVHD

难治性肺部慢性 GVHD,中医药对其中部分患者仍然有效。肺部慢性 GVHD,对应于中医肺劳,脾肾阳虚,或称三阴病。

1. 证候　表现为气短息促,呼多吸少,活动尤甚,畏寒,自汗,手足不温,面色苍白,锁骨骨膜上可扪及压痛米粒样结节,腰酸腿软,小便清长或夜尿多,舌淡嫩苔白润,脉沉细数。

2. 治则　以平为期,三阴并调。

3. 方药　十全大补丸、乌梅丸加减:鹿茸80g、紫河车150g、酥油100g、阿胶48g、蛤蚧5对、水蛭60g、土鳖虫60g、蜈蚣20g、制附片颗100g、肉桂80g、小茴香50g、干姜30g、大蒜200g、防风10g、熟地100g、当归100g、天冬50g、麦冬50g、白术100g、生晒参100g、炙甘草30g、乌梅肉80g、五味子50g、紫石英20g、赤石脂20g。用法:研细末,蜜炼制膏,以上量口服1个月,疗程持续半年以上。

(六) 其他

移植后皮肌硬化症,从“温补脾土”着手。移植后肠道菌群紊乱的治疗西医使用肠道益生菌恢复正常菌群,但菌群生长依靠肠道的正常功能。恢复肠道正常功能,肠道微生态才能恢复。三阴病均可出现下利,因此治疗三阴病的理中四逆辈、乌梅丸、白头翁汤、真武汤、桃花汤、干姜黄芩黄连人参汤等,皆是调整移植后肠道菌群紊乱的方剂。

移植后并发症治疗,尚有益气养阴、补气养血、健脾和胃、补肾健脾、补肾填精、扶正祛邪等探索。

(杨同华)

第四节　血液病重症中医治疗

一、血液病重症及中医治疗

(一) 血液病合并急性呼吸窘迫综合征

急性呼吸窘迫综合征(acute respiratory distress syndrome,ARDS)是包括重症肺炎、肺创伤、误吸等各种肺内因素及脓毒症、DIC、大量输血等肺外因素所致的急性弥漫性肺损伤和进而发展的急性呼吸衰竭等一系列病理改变。其病死率高达36%~45%,而这一比例在血液病尤其是造血干细胞移植后患者中更高。其中重症肺炎所致的 ARDS 是祖国医学中所记载的特色治疗病种。ARDS 可以归为中医学“喘证”范畴。早在东汉时期,张仲景《伤寒论》中就已对喘证进行了有效治疗。《伤寒论》中关于喘证的治疗条文如“太阳病,头痛发热,身疼,恶风,无汗而喘者,麻黄汤主之”“太阳阳明合病,喘而胸满,不可下,宜麻黄汤主之”“发汗后,不可行桂枝汤。汗出而喘,无大热者,可与麻黄杏子甘草石膏汤”“太阳病,头痛,发热,身疼,腰痛,骨节疼痛,恶风,无汗而喘者,麻黄汤主之”等,总结了治疗重症肺炎的良策。

1. 病因及病理机制　关于咳喘,中医古籍中有大量记载。《黄帝内经·素问》描述:“肺热病者,先淅然厥起毫毛,恶风寒,舌上黄,身热。热争则喘咳,痛走胸膺背,不得大息,头痛不堪,汗出而寒。丙丁甚,庚辛大汗。气逆则丙丁死”。揭示了起病时风温外邪侵袭肺卫,然后热入气分,或热入营血,热伤肺络,病进则甚至可导致死亡等表现。中医学家对其发生发展机制有大致相同的阐述,多数认为在感受外邪侵袭肺卫的过程中,肺失宣降,肺气郁闭而化热,热伤津液,肺失宣降,津液不能输布,而出现发热、喘息、呼吸困难、胸痛、喘促等症状。

2. 临床表现

(1)肺部感染合并全身炎症反应期:此期多表现咳嗽、脓痰、黄痰、高热不退、喘息、口干口渴,或伴有心率增快、炎症指标明显升高,影像学提示炎性渗出较重等表现。本阶段多有肺部感染合并脓毒症、或合并炎症风暴导致高热难退。舌象可表现为:质红,舌苔黄、腻。脉象可表现为:滑、数。

(2)ARDS:本阶段多表现为呼吸困难、喘促、活动能力明显下降、端坐呼吸,低氧血症、伴或不伴发热,氧合指数≤300mmHg,往往需要呼吸机辅助通气。中医舌象:舌质淡、苔腻、苔白,或裂纹等,或自主活动能力下降,难以配合舌象检查。脉象可表现为:弦、滑。

(3)ARDS 伴有意识障碍:本阶段在原有呼吸困难的基础上合并有神志恍惚、昏蒙、谵妄、昏愦不语等,可伴有发热、大便干结,伴有心、肾等重要脏器功能异常等表现。临床见于肺性脑病或严重病毒性肺炎患者。中医舌象:舌质红、绛。脉象可表现为:滑、数。

(4)ARDS 伴有休克或多脏器功能衰竭:本阶段为肺部感染合并休克、多脏器功能衰竭,或气管插管后呼吸机脱机障碍的患者,表现为呼吸短促、神志异常或昏迷、面色苍白,或面色潮红,大汗淋漓,四肢湿冷。中医舌象:舌质淡或绛、少津。脉象可表现为:脉微细欲绝或急促。

3. 诊断标准 西医诊断标准参考 2019ICS 指南:《急性呼吸窘迫综合征的管理》、2019 年版 ATS/IDSA《成人社区获得性肺炎(CAP)诊断与治疗指南》。中医诊断标准参考 2020 年版《脓毒症肺损伤中西医结合诊治专家共识》、2018 年版《社区获得性肺炎中医诊疗指南》。

4. 治疗

(1)肺部感染合并全身炎症反应期:

1)治则:清肺泻火,宣肺平喘。

2)主方:大青龙汤或白虎汤。

3)常用药:大青龙汤(麻黄 20~60g,桂枝 10~20g,炙甘草 10~15g,杏仁 10~15g,生姜 10~30g,石膏 40~60g、大枣 20~40g)。白虎汤(石膏 30~60g、知母 10~15g、炙甘草 10~15g、粳米 10~15g)。

大青龙汤、白虎汤均为《伤寒论》中原方,都有肺部症状伴有热象。大青龙汤,为外寒束表,内有郁热的病症,原著所述:"太阳中风,脉浮紧,发热恶寒,身疼痛,不汗出而烦躁者,大青龙汤主之"。大青龙汤重在解除体表病毒毒素反应综合征,白虎汤重在解除全身性炎症反应综合征。也有运用复方薤白胶囊的基础上联合白虎加人参汤治疗痰热腑实型重症肺炎患者。

(2)ARDS:

1)治则:宣肺解表,清热平喘。

2)主方:麻杏石甘汤。

3)常用药:麻杏石甘汤(麻黄 20~40g,杏仁 10~20g,甘草 10~20g,生石膏 60~120g)。

重症期采用麻杏石甘汤为主,不少患者可减少重症肺炎死亡率,逆转病情,促进恢复。研究显示连花清瘟胶囊用于治疗甲型 H1N1 流感、上呼吸道感染等疾病,能够明显改善新型冠状病毒感染患者的临床症状。而莲花清瘟胶囊就是麻杏石甘汤联合清热解毒中药化裁而成。

(3)ARDS 伴有意识障碍:

1)治则:清心凉营,豁痰开窍。

2)主方:清营汤合安宫牛黄丸加减。

3)常用药:水牛角 30g(先煎)、生地黄 15~30g、玄参 15~30g、麦冬 10~20g、赤芍 10~20g、金银花 10~20g、连翘 10~20g、黄连 15~30g、栀子 10~20g、天竺黄 10~20g、丹参 10~20g、石菖蒲 10~20g。

病毒性肺炎的病因为从温病学探讨存在"疫毒"这类致病因素。疫毒侵袭,病位由表及里,多遵从上中下三焦和卫气营血传变规律。疫疠之气容易兼夹湿热,首先侵袭肺卫,尤其是素体脾胃虚弱者;若正不胜邪,邪毒入里化热,伤津耗液,甚者灼营动血,直传心包,发为危候。

安宫牛黄丸首见于乾隆年间刊行之《温病条辨》,乃吴鞠通根据明代医家万密斋《痘疹心法》之万氏牛黄丸(后世又称万氏牛黄清心丸)改造而成。万氏原方中仅有牛黄、朱砂、郁金、黄连、黄芩、栀子 6 味药物,吴鞠通于其中加入犀角、麝香、冰片、雄黄、珍珠、金箔而成。对于重症肺炎,邪热陷入心包,形成神昏、内闭外脱之证,现代医学认为的休克症状时予以使用。对于部分中毒性肺炎,尤其是合并意识障碍的患者,根据辨证也可用其治疗。

(4)ARDS 伴有休克或多脏器功能衰竭:

1)治则:回阳固脱,解毒化浊。

2)主方:四逆汤合人参败毒散加减。

3)常用药:制附片 20~80g、炙甘草 20~45g、干姜 20~40g、人参 10~30g、茯苓 10~30g、苍术 10~30g、

羌活 10~30g、独活 10~30g、桔梗 10~30g、川芎 10~20g、柴胡 20~40g、炙甘草 20~30g、五味子 10~20g。

四逆汤为《伤寒论》中回阳救逆的重要方剂。对于重症肺炎休克或多脏器功能衰竭的患者,可在回阳救逆的基础上加入大补元气的人参,调节少阳枢机的柴胡,以及化痰、利湿、活血等功效的药物。

血液病患者合并 ARDS 是影响预后的重要病症。抗生素联合中医药的治疗方式或可成为解决抗生素耐药、肠道菌群紊乱、合并病毒感染等众多难题的有效武器。

总之,现代医学仍然没有彻底解决急性呼吸窘迫综合征(ARDS)的抢救治疗问题。病毒性肺炎早期治疗可采用大青龙汤为主,可减少轻症向重症转化。值得注意的是麻黄须达到足够的剂量,可根据体重、体质和病情适当调整,生石膏的剂量为麻黄的两倍以上。

(二)血液病合并急腹症

血液病合并急腹症的患者屡见不鲜,例如胰腺炎、阑尾炎、肠梗阻等。根据突出症状,急腹症归属于中医"腹痛"范畴。本章节以重症胰腺炎、阑尾炎为例论述。

重症胰腺炎(severe acute pancreatitis,SAP)具有起病急、进展快、并发症多、发病率及病死率高等特点,其死亡率为 20%,有并发症者 SAP 可高达 50%。中医学根据其临床表现将其归属为"结胸""脾心痛""腹痛""阳明腑实"等疾病范畴。中医古籍中对重症胰腺炎表现出的症状也有很多类似的描述。《素问·厥论》云:"腹胀胸满,心尤痛甚,胃心痛也……痛如锥针其心,心痛甚者,脾心痛也",《素问·五常政大论》云:"少阳司天火气下临,肺气上从……心痛,胃脘痛"。

急性阑尾炎是血液病化疗粒细胞缺乏时易出现的病症。祖国医学对阑尾炎及其并发症认识较早,将其归属于"肠痈"的范畴,是指发生于肠道的痈肿,《素问·厥论》记载:"少阳厥逆,……发肠痈不可治,惊者死",认为本病预后不良,其描述与现代医学的阑尾炎穿孔性弥散性腹膜炎、中毒性休克等较为相似。

1. 病因及病理机制　对于恶性血液病来说,通过文献查阅发现,恶性血液病伴随胰腺炎的发生是较为罕见的,但有关白血病细胞侵袭胰腺导致自身免疫反应样急性胰腺炎,系统化疗后的恶性血液病患者发生重症胰腺炎,以及白血病患者骨髓移植后或因各类细胞毒性药物的使用而发生急性胰腺炎、重症胰腺炎的病例报道屡见不鲜。中医古籍中对胰腺炎的病机、病位都有不少描述。如朱丹溪认为饮食滋腻是发病原因之一,《丹溪心法·心脾病》云:"假如心痛,有因平日喜食热物,以致死血留于胃口作痛,用桃仁承气汤下之"。《黄帝内经》中则描述该病的病位在脾,如"太阴之厥,则腹满胀,后不利,不欲食,食则呕,不得卧"。

(1)急性胰腺炎中医病因包括:甘辛辣肥厚之味、六淫之邪侵犯、情志不舒、虫积妄动、跌打损伤等。本病病位在脾,与肝胆、肠胃、三焦等密切相关。本病的发病机制为:脾胃气机壅滞,肝胆疏泄不畅、大肠传化功能失常,可加快病情进展,发展为 SAP。中焦转运不利,则湿热瘀毒加重可形成脓肿、耗血动血则形成消化道出血。若病情继续迅速进展,则变为内闭外脱、亡阴亡阳诸证。

(2)急性阑尾炎的病因多以饮食不当、情志不畅、感受外邪、跌扑损伤等相关,与急性胰腺炎有许多相似之处。气滞血瘀化热成脓,甚至有穿孔的风险。国医大师邓铁涛认为急性阑尾炎的主要因素是邪气(淤秽之物如粪石之类)与营卫搏结于肠道,瘀热互结,导致肠道炎症、脓肿等病理特征。

2. 临床表现　《急性胰腺炎中医诊疗专家共识意见(2017)》中将急性胰腺炎分为急性期与恢复期,急性期分为肝郁气滞、肝胆湿热、腑实热结证、瘀毒互结、内闭外脱 5 型。恢复期分为肝郁脾虚、气阴两虚。根据"十二五"《中西医结合外科学》教材将急性阑尾炎主要分为蕴热型、湿热型、热毒型。

两类疾病均以腹痛、发热以及恶心、呕吐等消化道症状为主要表现。因此,根据病理阶段可将重症胰腺炎和急性阑尾炎分为炎症反应期(三阳病)、并发症期(三阴病)。

3. 诊断　重症胰腺炎的诊断参考《急性胰腺炎中医诊疗专家共识意见》(2017 年版)、《中国急性胰腺炎诊治指南》(2021 年版)。急性阑尾炎的中医诊疗尚无指南及共识。诊断可参考《急性阑尾炎的诊断与治疗》(2020WSES 指南)、"十三五"《中西医结合外科学》教材。

4. 治疗

(1)邪犯三阳、炎症风暴:此时期为胰腺炎、阑尾炎主要症状,此时积极抗炎治疗,是有效逆转病程的重要环节。

（2）重症胰腺炎以大柴胡汤化裁，急性阑尾炎以大黄牡丹汤化裁为主。

大柴胡汤的化裁应用：胰腺炎的中医治疗方法已颇为成熟。1982年，WHO曾认定中西医结合急腹症，为中国5个世界领先的医学项目之一。中西医结合急腹症的初步探索阶段（1963—1978年），完成了以通里攻下为主要治则的临床方案。《伤寒论》记载："从心下至少腹，硬满而痛，不可近者，大陷胸汤主之"；"伤寒十余日，热结在里，复往来寒热者，与大柴胡汤；但结胸，无大热者，此为水结在胸胁也；但头微汗出者，大陷胸汤主之"。应用大柴胡汤和解攻下法治疗胁痛历史悠长，2007—2010年天津市南开医院等5家医疗中心进行胰腺炎的多中心临床研究。除了以大柴胡汤为主化裁的处方，文献研究也报道了以大承气汤化裁而成的攻下法，膈下逐瘀汤化裁而成的活血化瘀法处方，同时灌肠治疗、穴位贴敷等方法的报道也显露头角。

综上所述，重型胰腺炎的治疗方法多以通利三焦为核心，以大柴胡汤为主方。结合血液病患者发生本病本虚标实的特点，将本病的治疗归纳为通腑利湿法和扶阳化浊法。通腑利湿法是本阶段主要治疗方法，以大清胰汤为主方进行治疗。该方是《伤寒论》经典名方大柴胡汤化裁而成，加丹皮、桃仁活血凉血的中药，薏苡仁、冬瓜仁利湿排脓的中药。

通腑泻热法的应用：通腑泻热法是祖国医学治疗急腹症的另一个重要思想。除了和解法，泻下法的临床应用同样始见于汉代张仲景《伤寒论》与《金匮要略》，如应用大黄牡丹汤治疗肠痈，承气汤治疗阳明腑实肠结。《金匮要略·疮痈肠痈浸淫病脉证并治》载："肠痈者，少腹肿痞，按之即痛如淋，小便自调，时时发热，汗自出，复恶寒。其脉迟紧者，脓未成，可下之……脓已成，不可下之，大黄牡丹汤主之"。大黄牡丹汤出自《金匮要略》，是治疗湿热蕴结之肠痈的经典方剂，对于血液病重症患者合并急性阑尾炎，往往不具备手术条件，大黄牡丹汤是非手术治疗的优选之方。大黄牡丹汤可降低血清致炎性细胞因子水平，减轻炎症反应。自古至今中医专家一直在对大黄牡丹汤治疗阑尾炎进行不断的探索。方中大黄通腑泄热，活血燥湿；桃仁、当归活血散瘀，推陈出新，二者合用，可兼顾热瘀；芒硝泻热导滞；丹皮凉血活血；冬瓜子清肠利湿，使肠中湿热从小便而去，并能排脓消痈，是治疗内痈之要药。

另外，《金匮要略》也记载："肠痈之为病，其身甲错，腹皮急，按之濡，如肿状，腹无积聚，身无热，脉数，此为肠内有痈脓。薏苡附子败酱散主之"。因此，后世一般用大黄牡丹汤治疗肠痈初起脓未成时，薏苡附子败酱汤治疗肠痈脓已成时。也有研究报道，大黄牡丹汤联合薏苡附子败酱汤治疗慢性阑尾炎后，患者腹痛、食欲不佳、腹部包块等临床表现均明显改善。对于血液病患者，许多重症患者本身存在阳虚的表现，因此两方联合使用，寒凉攻下中又有附子辛热温阳，寒温并用，辛热散结，共奏散痈排脓、振奋阳气之效。

（3）邪陷三阴、病情危重：此时期为胰腺炎、阑尾炎出现休克、呼吸或循环衰竭等危重症表现。对于重症胰腺炎出现严重并发症时，可因全身炎症反应导致休克、脏器功能衰竭，此阶段患者多以扶阳化浊以温胰汤为主方进行治疗，该方是在四逆汤、大回阳饮的基础上加入利湿排脓的中药如薏苡仁、败酱草。固护正气的同时，泻热排脓，往往收效不俗。阑尾炎出现严重休克及多脏器衰竭的情况不多，但血液病患者往往因为出血、感染风险高难以经受手术，此时，如不及时干预，则可出现危重病症。可在大黄牡丹汤化裁后合用四逆汤等治疗方法。当重症胰腺炎患者合并血栓或DIC时，可在大柴胡汤的基础上加用抵挡汤等活血化瘀药物治疗。

（三）细胞因子风暴

一百多年前，William Osler即认为感染所致的死亡是源于炎症反应，而非感染本身。1991年美国胸科医师学会和急救医学（ACCP/SCCM）联合会议提出全身炎症反应综合征（SIRS）。SIRS是由一些感染性和/或非感染性因素引起各种炎性细胞过度激活，产生大量的炎症介质，并最终导致机体对炎症反应失控而引起的一种临床综合征，可引起患者广泛的组织损害。1993年Ferrara等首次提出细胞因子风暴（cytokine storm）。它是指在机体感染微生物后或者其他情况下，免疫系统被过度激活，导致体液中多种细胞因子迅速大量产生的现象，出现不可控制的细胞因子大量分泌，可导致超级炎症反应而致死。SIRS和细胞因子风暴是对炎症不同角度的定义，本质相同。细胞因子风暴作为中间病理环节可发生于诸多重症疾病和治疗之中，如各种病毒感染导致的急性呼吸窘迫综合征（ARDS）、病毒性脑炎、病毒性心肌炎、病毒性多系统炎症、脓毒症休克、急腹症、急性肝炎、急性胃肠等,而这些疾病常作为并发症出现于重症血液病中。部分血液病本身,如 EB 病毒相关淋巴细胞增殖病、噬血细胞综合征、过敏性紫癜、急性 GVHD、NK/T 细胞淋巴瘤、早幼粒细胞白血病等,以及某些治疗,如 CAR-T 细胞治疗等,均可出现细胞因子风暴。

中医角度,可将细胞因子风暴一般归属于三阳证,病性多属实证。重症血液病中的细胞因子风暴处理,中医药具有非常积极有效的治疗作用,足以改变疾病结局。中医治疗细胞因子风暴的根本原则是采用阴阳调节,以寒热并用解决兴奋因子和抑制因子的平衡关系。纵观汉唐时期张仲景、孙思邈等的千古名方,即按阴阳二分法组方。《伤寒论》113 方中寒热并用者达 53 方,开创了一种兴奋剂与抑制剂同用的科学思维。另外,汗法和下法,更是古人智慧落实在治疗细胞因子风暴上的高度体现。汗法蕴含将体内因子风暴引向体表肌肤的作用,而下法蕴含将体内因子风暴引向肠道的作用,且值得深入研究。寒热并用法、汗法和下法,皆以清热法为基础。以白虎汤为主的清法,对炎症风暴性高热效果很肯定,退热快速,应做好应用传承。

(四) 病毒性脑炎及脑部炎症风暴

安宫牛黄丸可用于流行性脑膜炎、乙型脑炎、中毒性脑病、败血症等热病导致的高热烦躁,神昏谵语,惊厥抽搐等;也用于脑梗死、脑出血等导致的突然昏迷,不省人事,两拳固握,牙关紧闭等。安宫牛黄丸从唐代的牛黄丸(耆婆丸)、大小麝香丸、大小金牙散化裁而出。前者重在清热,而后者具备寒热并用的古法,明清和汉唐在治疗细胞因子风暴的法度上出现了明显差异,由此可看出中药调节炎症风暴的历史演变进程。

(五) 炎症-凝血风暴

在急性早幼粒细胞白血病、移植相关血栓性微血管病变(TA-TMA)、DIC、血栓性血小板减少症(TTP)等的疾病过程中,炎症风暴在前,继之出现凝血障碍和微血管损伤。扑灭炎症风暴,兼顾凝血紊乱的纠正,是此型疾患治疗的关键。早在汉代,张仲景在"太阳病六七日,表证犹存,脉微而沉,反不结胸,其人发狂者,以热在下焦,少腹当硬满,小便自利者,下血乃愈,所以然者,以太阳随经,瘀热在里故也,抵当汤主之";"太阳病身黄,脉沉结,少腹硬,小便不利者,为无血也。小便自利,其人如狂者,血证谛也,抵当汤主之";"伤寒有热,少腹满,应小便不利,今反利者,为有血也,当下之,不可余药,宜抵当丸"等条文中,给出了炎症性凝血功能紊乱的治疗方法,对水蛭的应用已出神入化。唐代孙思邈的犀角地黄汤也另开治疗路径。明清医家通过卫气营血四段法对中医治疗细胞因子风暴进行了大量临床实践,在阻断炎症风暴对凝血系统、中枢神经系统损伤方面取得较大突破。温病学中具有清热凉血作用的诸多良方,清营汤、清瘟败毒饮等可以切断炎症-凝血障碍病理环节的恶化演变。

(六) 重症急性胃肠功能障碍

急性胃肠功能障碍 I 级:恶心呕吐;Ⅱ 级:胃轻瘫,大量胃潴留、反流、下消化道麻痹、腹腔内高压 I 级,食物不耐受Ⅲ级:持续食物不耐受,大量胃潴留,持续胃肠麻痹,肠管扩张,腹腔内高压 Ⅱ 级;Ⅳ 级:胃肠道出血坏死,腹腔间隔室综合征。补充肠内和肠外营养应注意掌握时机和剂量。胃肠功能障碍对营养的耐受性差,50%~60% ICU 患者早期不耐受。肠外营养使用不当可增加相关的高血糖、肝功损害、感染等。ICU 患者不完全等同于中医的太阴病患者,真正的太阴病患者应控制好肠内和肠外营养的供给。胃肠功能障碍时,四逆汤、通脉四逆汤、通脉四逆加猪胆汁汤、四逆人参汤、茯苓四逆汤、吴萸四逆汤、干姜附子汤、白通汤、白通加人尿猪胆汁汤、甘草干姜汤等可作为一线中医治疗方剂。阳虚型的消化道严重出血,甘草干姜汤可作为基础止血方进行治疗(常用量:炙甘草 60g,干姜 30g)。附片使用当前的制附子免煎颗粒,安全可靠。扶阳流派使用附片剂量较大,常达到每日 100~200g,高温久煎煮 3h 以上,煎煮中间不掺冷水。西药效果不佳的严重腹痛腹泻,但凡属于阳虚型者,采用乌头赤石脂汤等四逆辈温补中焦,取效快速。

(七) 出血性膀胱炎

出血性膀胱炎西医治疗无特效药物,对症治疗为主,严重时出血性不止,甚至迫不得已切除膀胱。肾阳严重虚亏为本。临床上此类患者下腹和阴器厥冷潮湿,甚至阴囊积液。治疗以甘草干姜汤和胶艾汤为基础,理中辈为主干,紫河车鹿茸血肉之品填补五脏元真,加黄连、五味子、小茴香、赤石脂,以乌梅丸法辛甘酸苦寒温并用,以补收功。尿血成块者,加水蛭走水道,化瘀以畅通尿道而不加重出血。艾灸气海穴。

二、中西医结合优势

重症医学是现代医学发展的产物。100 年来从世界级战争的战伤和感染研究中探明出 SIRS 和 MODS，而 2000 年前从瘟疫和通常的感染研究中探明出三阳病与三阴病。SIRS 主要对应于三阳病，MODS 主要对应于三阴病，但临床上经常有重叠情况。

中医治疗脓毒症和 MODS 的诊治思路，常采用伤寒论的六经辨证和温病学的卫气营血辨证。六经辨证阐述了外感热病的六经传变过程，也揭示了机体多系统疾病的发生发展与结局的内在机制。各种危重症的恶化几乎都是脓毒症、MODS 殊途同归的共性结局。针对感染性多脏器衰竭发病机制有人提出了"菌毒并治"理论，治疗上毒热证用清热解毒法，瘀血证用活血化瘀法，急性虚证用扶正固本法。卫气营血辨证将危重症演变过程分为不同阶段。最早的致伤因素可视为初相打击，表现为壮热汗出等卫气分证。由于炎症因子风暴影响，患者还会出现胃肠道的反应，传为阳明腑实证，其表现与肠道细菌移位症相似。如出现第二相打击，表现为身热躁扰，神昏谵语，斑疹出血等营血分证，出现休克、DIC 等 MODS 的表现，造成脏器衰竭或急性出血。这些辨证方法，从不同角度对脓毒症及 MODS 的诊治进行了探索并取得了可喜的疗效。针对感染性及呼吸机相关性肺炎，中医辨证多属痰热壅肺，治以清热化痰、泻肺平喘，中药以麻杏石甘汤化裁为主。肠功能障碍是脓毒症 MODS 最常见表现，造成营养吸收不足，毒素吸入增加，甚至认为是 MODS 的始动因素。针对腹胀、麻痹性肠梗阻、肠功能障碍者，根据"肺与大肠相表里"的理论，采用针灸天枢、肺俞、神阙、足三里等经络反射调节，并予通里攻下的承气汤类中药口服和保留灌肠等，进行肺肠关联性治疗。脓毒症常继发相对肾上腺皮质功能不全，目前除糖皮质激素替代疗法外，西医无特别方法。临床及实验研究表明，肾阳虚证与下丘脑-垂体-肾上腺轴功能低下相关，肾上腺皮质功能减退是某些疾病的共同病理变化，温补肾阳药可以从整体上调动肾上腺皮质功能，阻止病情发展和反复加重，改善和提高生存质量。

重症医学的关键是留人治病。传统医学已视为死症的患者，采用现代生命支持技术下，通过胃管给予中药和静脉输液等中西医取长补短式治疗，尚有部分患者得以起死回生。《伤寒论》是一部非常重要的古老的重症医学专著，在抢救外感性热病及其导致的各种严重并发症方面，具有无可替代的价值，它建立的疾病演变发展六大系统性本质体系，在整合医学上所达到的层次高度，令现代医学至今难以全面超越。从现代医学思维角度无法治愈的疾病，在伤寒论的医学思维体系中可有破解之法。温病学为伤寒论的发展，《千金方》重在五脏辨证，其他历代各家学术之中，均蕴含重症医学的治疗技术方法，值得在经典原著中深入发掘。必须摒弃将中医药定位于调理、辅助地位的思想，回归中医药在危重急症治疗中担当大任的深刻认识。

（杨同华）

第七章　中医治疗血液病

第一节　中西医结合治疗血液病模式

近几十年来,中西医血液病治疗模式从无到有,从最初单独分治,到中医、西医发挥各自优势,两者相辅相成。中西医结合方案,在增效减毒、提高患者生存质量和延长生存期方面疗效显著。

一、联合增效

冀晓红以自拟养血生髓汤联合环孢素、司坦唑醇治疗慢性再生障碍性贫血,治疗 3 个月后,中西医结合组有效率(88.24%)高于常规西药治疗(64.71%)。钟新林治疗免疫性血小板减少症,健脾生血汤联合泼尼松组疗效(90%)高于泼尼松组(82%),有效增加血小板计数,并改善或消除激素副作用。马西虎治疗骨髓增生异常综合征,以 3 个月疗程,司坦唑醇联合中药比单用司坦唑醇治疗时疗效显著。陈卓回顾发现,在治疗老年人骨髓增生异常综合征转化的急性髓系白血病时,青黄散及低强化治疗交替治疗方案(ORR 33%)疗效不差于低强度化疗方案(ORR 29%),并可减轻化疗带来的不良反应。黄昭前观察了 HAG 方案联合中药治疗老年急性髓系白血病临床疗效发现,联合方案疗效(87.5%)比 HAG 方案单用疗效(80%)略高。

二、联合增效减毒

化疗是恶性白血病治疗的重要组成部分,但化疗的毒副作用常影响用药,刘莉以生脉注射液与化疗联合应用治疗急性髓系白血病,中药联合化疗方案有效率(81%)高于常规化疗方案(60%),不仅对缓解化疗后的临床症状有一定的优势,同时可以改善口腔溃疡、恶心呕吐及外周血象恢复。吴顺杰以康艾注射液联合化疗方案治疗急性白血病,联合化疗方案有效率为 100%,常规化疗组有效率为 80%,不仅提高了总体疗效,而且能减轻胃肠道反应(恶心、呕吐和腹胀)、改善患者的血象。朱伟嵘通过芩黄合剂联合 R-CHOP 化疗方案治疗高危弥漫大 B 细胞淋巴瘤(DLBCL),发现该方案(CR 82%)相比 R-CHOP 化疗方案(CR 56%)能更早取得完全缓解,减轻化疗毒副作用(67% vs 78%)。

三、交替、序贯用药,延长生存期、提高生活质量

向阳应用复方黄黛片与化疗交替作急性早幼粒细胞的缓解后治疗,远期疗效优于 ATRA 与化疗交替的方法,半年复发率 12.9%,总复发死亡率 6.45%,低于当时国内外同类报道,并提高了患者的无病生存期和患者生存率。曾丽蓉观察了生存期达到 5 年,间断或持续服用益气养阴解毒方的急性髓系白血病化疗缓解后患者的血常规、生活质量评分和微小残留病指标,经过中药干预后可以有效控制微小残留白血病,降低患者复发率,延长完全缓解时间,达到长期存活甚至临床治愈。佟丽通过观察中药序贯疗法联合 DA 化疗方案治疗成人急性髓系白血病,得知该方案(93.33%)与 DA 化疗方案(73.33%)比较可提高近期疗效,并可缩短患者骨髓抑制期时间(d)(7.44±2.5 vs 11.68±4.43)和改善外周血象。

四、联合造血干细胞移植减轻并发症

张宇观察造血干细胞移植联合中医辨证分型治疗骨髓增生异常综合征患者,证实治疗后所有患者均顺利造血重建,总体生存率及无病生存率达 90% 以上,并减轻移植并发症。李达观察调和肝脾方辅助造血干细胞移植治疗血液系统疾病,提高了患者生存时间,降低造血干细胞移植治疗血液系统疾病的治疗相

关病死率(0% vs 30.8%),延长生存期,提高生存率。

五、联合中医外治法减轻相应病症

化疗及止呕药物的应用均易使患者出现便秘,封蔚莹通过六味安消胶囊联合耳穴压豆治疗急性白血病化疗后便秘,联合治疗方案疗效显著(93.1% vs 72.4%),该方案有效治疗急性白血病化疗所致便秘,并提高患者生存质量。谭大义以温热电灸综合治疗仪联合益气养阴中药及化疗治疗急性白血病,联合治疗方案在有效率(60.38% vs 30.77%)、提高生活质量和降低不良反应上明显高于常规治疗方案。王永敏运用健脾养心汤结合耳针治疗心脾两虚恶性血液病失眠,治疗后发现在改善睡眠时间、睡眠效率及 PSQI 评分方面疗效确切且优于单纯中药治疗(97.4% vs 78.9%)。骨髓抑制、外周血白细胞减少是骨髓化疗中常见的毒副作用,林婉冰利用隔姜灸能提升多发性骨髓瘤化疗后骨髓抑制期 7d[(5.45±0.98)×10⁹/L vs (4.43±1.17)×10⁹/L]以及 14d[(6.24±1.35)×10⁹/L vs(5.42±1.74)×10⁹/L]白细胞计数,并可缓解化疗后的恶心呕吐发生率(45.5% vs 77.3%)。

六、联合中药药膳增效、减轻副作用

朱汝征在常规治疗白血病患者的基础上,给予患者中医特色食疗,治疗前后对比,发现治疗后患者骨髓抑制时间明显缩短,头昏、乏力等症状得到改善。王薇发现以桂圆汤加鸡蛋联合琥珀酸亚铁片在老年缺铁性贫血治疗中效果明显,可改善血红蛋白[(98.21±10.68)g/L vs(91.25±9.25)g/L],有助于提高依从性及改善贫血。

七、中西医特色护理,调节心理疾患

恶性血液病症状重,预后差,治疗时带来一系列不良反应,对患者生理心理常造成一定负性刺激,随着我国恶性血液病发病率的逐年提高,患者身心的健康的引导和治疗显得尤为重要。

郎立新运用益气解毒调和肝脾法治疗恶性血液病伴抑郁状态疗效显著(90% vs 70%),并可促进骨髓造血和调节机体免疫力。陈敏通过观察八段锦联合中医五行音乐疗法能减轻急性髓系白血病患者化疗期间的疲乏程度,改善负性情绪。张晓兰在常规护理上配合中医情志护理、中药足浴和穴位按摩等,干预伴有抑郁障碍的白血病患者,发现运用联合护理方案可干预降低白血病患者 HAMD 评分和提高免疫功能。

(王明镜　胡晓梅)

第二节　血液病虚证

一、虚证概述

虚证是与实证相对而言。"虚"与"实"的辩证是中医学八纲辩证中辨别邪正盛衰的两个纲领。《素问·通评虚实论》说:"邪气盛则实,精气夺则虚。"实主要指邪气盛实,虚主要指正气不足,虚与实,主要反映病变过程中人体正气的强弱和致病邪气的盛衰。虚证是指人体阴阳、气血、津液、精髓等正气亏虚,以"不足、松弛、衰退"为主要症状特征的证,其基本病理为正气亏虚、邪气不著;实证是指人体感受外邪,或疾病过程中阴阳气血失调,体内病理产物蓄积,以"有余、亢盛、停聚"为主要症状特征的证,其基本病理为邪气盛实、正气不虚(主要阐述虚证是相对实证的概念)。

虚证的症候表现多种多样。由于人体阴阳、气血、津液、精髓的亏虚会进一步影响脏腑的生理功能,因此虚证的表现,首先可表现为气虚、血虚、阴虚、阳虚、津液精髓的亏虚表现,进一步可表现为机体脏腑功能在某一方面的虚弱,如肺气虚、肝血虚、肾阴虚、心阳虚等,亦可交错杂合。

虚证的形成,虽然可以有先天禀赋不足所致,但主要是由于后天失养和疾病耗损所产生。例如,饮食失调造成营血化生之源不足,久病失治误治耗损正气,大吐、大汗、大泻、大失血会使阴液、气血耗伤等(虚证的病因)。

血液病虚证从现代医学角度可思考为血液在质与量上的下降,即血细胞的减少及细胞功能的降低。从中医学角度思考,即为气血津液的不足,而血虚证为血液病虚证的核心。

中医认为血是维持人体生命活动的一种重要物质,在气的推动下,循着经脉运行全身,内至五脏六腑,外至皮肉筋骨,滋养濡润着全身各器官组织,从而使机体的生理活动得以正常进行。血液的充盛是身体强健的必要条件。血液的生化是与五脏六腑功能活动的正常与协调紧密相关的,凡是能影响血液生化过程任何一个环节的因素,都可以成为血虚证形成的原因。各种不同程度的出血病证,无论急性出血或慢性失血,亦可引发血虚证。由此可见,血虚证的形成原因主要为化源不足与失血过多两个方面造成,而造成化源不足者,又有饮食失调、先天亏虚或其他原因所致的不能化生(如放化疗导致骨髓损伤)等因素。常见病因如下。

(一) 各种出血,失血过多

出血、失血是造成血虚证的主要原因之一。各种不同出血病证的长期慢性失血或急性失血,均可形成血虚或血脱之候。诸如痔血久下、月经过多、崩漏下血、衄血不止、外伤出血等。

(二) 饮食失调,化血不足

饮食失调,营养不充,化源缺乏,亦是造成血虚证的主要原因之一。一是偏饮偏食,二是脾胃素有疾患,影响饮食受纳腐熟及运化,以至水谷精微无以生化,致使阴阳气血诸不足形成血虚证。

(三) 药毒损伤,生血障碍

素有疾病需久服药物,药物蓄积,损伤气血;或妄投苦寒、金石之品,败伤脾胃,使血之生化乏源误用大量药物直接损伤气血;或误食有毒药物耗伤气血;或长期工作或居住在有毒环境,如电磁辐射、长期接触某些化学物质及染发剂等,皆可使有毒物质耗气伤血,损及阴阳,中伤脾胃,伤及肾脏,波及骨髓,以致骨髓精血不足,而发血虚。

(四) 久病不愈,继发血虚

其临证所见,有原发病证和继发血虚两个方面的表现久病失治,导致脏腑机能衰退于前,气血生化不足相继于后,故临床除原有的病证外,主要表现为血虚证候,甚至血虚证候掩盖原发病证,致使疾病缠绵、反复,不易恢复。

源于"气为血帅、血为气母""津血同源"的中医理论,临床上在见到血证时,常表现为气血两亏、气阴两虚之证,同时,由于气血津液的不足继而导致脏腑功能的下降,同属于血液病虚证的范畴。

二、虚证为主的血液病

(一) 红细胞疾病

红细胞疾病主要包括缺铁性贫血、巨幼细胞贫血、再生障碍性贫血、溶血性贫血、地中海贫血、自身免疫性溶血性贫血、药物性溶血性贫血、阵发性睡眠性血红蛋白尿症、急性失血性贫血、慢性病贫血、血色病等。该类疾病以贫血为主要症状,实验室检查上以各种原因所致的低血红蛋白为主,且以虚证为主要临床表现。该类疾病以贫血为主,临证中多以血虚为主。如再生障碍性贫血主要表现为骨髓造血功能低下、全血细胞减少致贫血、出血和感染。中医经典根据其临床表现可以与"虚劳""髓劳""血证"等互参。随着当前对疾病的进一步认识,根据慢性再生障碍性贫血病位在髓的特点,将其命名为"髓劳",以与常见的虚劳病相鉴别。

(二) 白细胞疾病

该类疾病发病时临床表现繁杂,发病时可为虚证表现,亦可为实证表现,如白细胞减少症、粒细胞缺乏症、骨髓增生异常综合征、低增生性白血病等发病时多为虚证表现,急性白血病、恶性淋巴瘤、多发性骨髓瘤等发病初期可为实证表现。在临证中,虚证贯穿疾病的始终,在疾病的某一阶段可见到实证表现,但总不离正虚邪实之证。特别是在疾病的后期,或疾病治疗的后期虚证主要辨证。该类疾病多为虚实夹杂,证候多变。如急性白血病化疗前以邪实为主,化疗后骨髓抑制期为正虚为主,且多以血细胞减少为主,白细胞减少、贫血、血小板减少等。临证中,可见的血细胞减少所致的虚热,血小板减少所致的气不摄血等。如老年 AML 多因先天禀赋不足,后天失养,热毒内侵或胎毒内发,邪蕴骨髓,而致骨髓受损,一派热像。外邪侵袭,正气不足无以祛邪,则邪入里而愈亢,蕴结骨髓,病态造血,则出现贫血、出血、感染等临床表现。"内虚为病"是发病之先决条件,疾病日久,邪毒深伏骨髓,消灼精气,可致气血阴阳俱虚。肾为先天之本主骨生髓,脾胃为后天之本,中焦受气取汁,变化为血。肾气虚,则导致机体一派虚像,无以滋养后天;脾胃虚弱,无以滋养先天。对于老年患者来说,气血阴阳本已虚,正虚无力抵抗外邪,则进一步加重内毒,内毒炽盛而使正气更虚,总而言之,无虚不病,无虚不败,本病病位在骨髓,热、毒、痰、瘀、虚等可发生在疾病的各个阶段,气阴两虚贯穿疾病始终。

(三) 出凝血疾病

出凝血疾病主要包括单纯性紫癜、过敏性紫癜、特发性血小板减少性紫癜、血栓性血小板减少性紫癜、血小板无力症、血友病、获得性凝血机制障碍性疾病等。该类疾病主要以虚证为主,可见阴虚火旺证、血虚证、气血亏虚证等,虚证贯穿始终。《景岳全书·血证》指出"血动之由,惟火惟气耳",将引起出血的病机提纲挈领地概括为"火盛"及"气伤"两个方面。《济生方·失血论治》则强调出血因于热者多。各种原因所致血证,其共同的病理变化可归为火热薰灼,迫血妄行及气虚不摄,血溢脉外两类。认为 ITP 临床表现有"伏热"和"肾虚"两大特征,本病多起病隐袭,多数病因不明,部分患者可无明显症状和体征。因本病以出血为主症,可知该伏邪性质多为阳热,因此,"热伏于内"是本病的发病基础,肾气衰减,火热乘虚潜伏,待时而发,肾中伏热随卫气循行,流行于肌表诸经脉,每遇肌表经脉虚弱,卫气不能遏抑伏热,则热伤脉络,出现皮肤腠理紫癜,或遇外感,营卫失和,卫气损耗,热邪外溢,亦会导致发病。构成 ITP"肾气亏虚,热伏血分"的病机实质。

(四) 伴有虚证的血液病

伴有虚证的血液病主要包括真性红细胞增多症、原发性血小板增多症、原发性骨髓纤维化症等。该类疾病除原发性骨髓纤维化早期多为表现虚证外,真性红细胞增多症、原发性血小板增多症早期多为实证表现。随疾病进展,如骨髓增殖性疾病急变可表现为虚证。骨髓纤维化的病机主要归于脾肾亏虚不化气血,瘀血内停阻滞气机,瘀血贯穿整个疾病发展的始终。现代各医家对 PMF 的阐述点,大致遵循古代医家的理念,即饮食劳倦、情志内伤、邪毒入侵,及他病转归等因素所导致的多脏腑功能失调、气血失常等,本质为正虚邪实,病位在脾肾及髓。该病初期多归及肝、脾,以邪毒壅盛为主;后期则涉及肾脏、髓,以气血亏虚为主。积证日久,瘀血不去,新血不生,气血亏虚日久则发为虚劳。除此之外,也有认为:PMF 病理特征为"骨枯髓虚",应命为"骨痿"。其产生多因外感毒热之邪内蕴上肾,日久骨枯髓虚、热郁血瘀所致。毒热内蕴、精亏髓损为病机,病本在肾虚。有学者认为:本病属肝经毒蕴,热郁血瘀,久结胁下而成。也有将其归纳为肾阴虚瘀血型和肾阳虚瘀血型。

三、血液病虚证治疗原则

(一) 急性白血病

急性白血病中医证型的分布与发病时间长短之间的关系密切。病程短、发病迅速者,以毒热炽盛型多见;发病时间长、病情发展缓慢者,以气阴两虚型和气血双亏型居多。初诊患者中以气阴两虚型和气血双亏型居多。急性白血病的中医辨证分型与外周血白细胞总数、红细胞总数、血红蛋白指数、血小板计数以及骨髓中幼稚细胞之间存在一定的关系,贫血患者多表现血虚证。因此,外周血常规检查中的白细胞总数、红细胞总数、血红蛋白指数、血小板计数、骨髓中幼稚细胞可以作为急性白血病中医临床辨证的参考指标。

微小残留状态,由于化疗的影响,机体各个脏腑的功能、气血阴阳均受到损伤而失调,表现为各种以虚为主的症状和体征,故目前多认为 MRD 阶段机体的邪气相对不盛,而正气由于化疗及邪毒的损伤而更加虚衰,处于"正虚邪恋"的状态,当余毒积蓄到一定程度时而致疾病复发。AL 患者经治疗后,残留体内之邪毒留于人体的骨髓、中枢神经系统、睾丸、卵巢等部位,邪毒伏于体内,正不胜邪时,导致疾病复发,使病情缠绵难愈。从上可看出,正虚邪恋是 MRD 的根本病机,正气和邪毒对本病的发生发展都起着同样重要的作用,正气可以理解为机体免疫系统的功能正常,中医扶正治疗提高和恢复肿瘤患者免疫功能的作用已得到越来越多的证实。现在多认为,微小残留白血病的辨证分型以气阴两虚证为主,正虚为本,瘀毒为标,因痰湿、瘀毒的程度又分不同的兼有证型,中医药对 MRD 的治疗原则以扶正培本,养阴透邪为主。

目前,急性白血病的治疗模式更趋向中西医结合,主要表现在以下三个方面:①增效与减毒。血液肿瘤性疾病多数依赖化学药物(包括靶向、生物免疫药物)治疗来达到疾病临床缓解,并巩固和维持治疗以求获得理想的疗效。但化学治疗在患者受益的同时,也带来了诸多负面影响,如严重的骨髓损伤、消化道功能损害、神经毒性、心肝肾功能损伤、严重皮肤反应等。特别是骨髓与心肝肾毒性反应,常常是患者不能坚持化疗与临床疗效降低的原因。为提高临床疗效,应减少化学药物带来严重的负面效应。中医药在血液肿瘤性疾病治疗中扮演了咖啡加伴侣的角色。经大量的临床实践证明,以中医药与化学药物组成的新治疗方案治疗血液肿瘤性疾病,既可降低化学药物用量、增加疗效,又可以降低化学药物的毒性反应,使患者能够从中西医结合的模式中受益。②延长或阻止白血病复发。急性白血病一般化疗结束后,即时达到临床缓解,由于微小残留白血病的因素,依然有复发的可能。因此,在疾病缓解之后,应用中药调节机体的免疫水平,控制微小残留白血病,可延长白血病复发的进程或阻止白血病复发。③克服多药耐药。化疗是急性白血病最重要的治疗措施,但有 30% 的急性白血病患者对化疗方案无治疗反应,还有 40%~60% 的患者最终复发而不治,这部分病例被称为耐药或难治性急性白血病。耐药或难治性急性白血病对化学治疗反应差,诱导缓解率低,生存期短,是急性白血病治疗中的难题。对于慢性粒细胞白血病、原发性骨髓纤维化、骨髓增生异常综合征等靶向治疗是目前可能获效的重要措施。但靶向治疗也会产生耐药而使治疗失败。因而,利用中药克服血液肿瘤性疾病的多药耐药是目前临床探究的重点方向。

（二）再生障碍性贫血

慢性再生障碍性贫血的辨证论治大多以补肾为主,孙伟正"肾虚髓枯"为慢性再生障碍性贫血的主要病机,主张以"补肾生血"为原则。丘和明认为脾肾两虚是慢性再生障碍性贫血的发病关键,主张补肾健脾。不少医家也提出自己不同见解,刘大同提出"再生障碍性贫血病因为热毒,其病机系因毒致虚,应以解毒为其第一要务";张慧则认为湿邪内阻、瘀血阻滞是再生障碍性贫血主要病理因素,主张从"湿"和"瘀"论治。刘艳认为"诸血者,皆属于心",尝试从心论治再生障碍性贫血,治疗以炙甘草汤加减。通过反复总结前人治疗经验,发现"虚"和"瘀"是慢性再生障碍性贫血病机中最为关键的两大因素,治疗应着重从"虚"和"瘀"入手。虚即以脾肾亏虚为主,认为健脾补肾为治疗慢性再生障碍性贫血的根本大法。以补肾为主,促进造血机能恢复;健脾为辅,减轻贫血症状。瘀既可为气不摄血或血虚导致的病理产物,亦可作为一种病理因素加重贫血和出血。瘀血的治疗宜在补虚的基础上进行,健脾养血活血或滋肾养阴化瘀,做到活血而不伤血为佳。

再生障碍性贫血在发展过程中,往往不是纯虚无邪,常夹杂着瘀血、邪毒、湿浊等,以瘀血最为常见,若瘀血深潜骨髓,髓海瘀阻,瘀血不去,新血难生,因瘀愈虚,因虚致瘀,形成恶性循环,缠绵难愈。故虚实夹杂,本虚标实为本病的一大特点。治疗过程中,应在补益脾肾的基础上适当佐以活血化瘀药,如赤芍、牡丹皮、当归等。因慢性再生障碍性贫血常伴有血小板减少,出血风险高,故活血药不选用莪术、三棱等破气动血之品。此外亦有不少医家认为毒邪在再生障碍性贫血发生发展中扮演重要的角色。其来源不外乎外感与内伤两个方面,既可由外感热毒(物理性、化学性、生物性等因素)直接入侵,内陷骨髓,又可内生毒邪(先天禀赋、饮食劳倦等因素),煎灼骨髓。可在补虚的同时配合解毒,提高疗效。临床选用解毒药时可选用如羚羊角、水牛角、重楼、紫草、大青叶等凉血解毒药,但组方时应注意寒热,避免全方寒凉太过,不利于气血生成,亦可导致毒邪深伏。可在"肾虚毒伏"的基础上选用名中医李可培本固元散(紫河车、鹿茸、红参、五灵脂、三七、琥珀)为基础方,加入斑蝥、马钱子。斑蝥性热,破血消癥;马钱子性寒,通络消肿。二者一寒一热搭配使用。

（三）免疫性血小板减少症

ITP"本虚标实""急则治其标,缓则治其本"的诊疗思路,尤其重视脾、肾两脏在病机中的核心主导地位。其理论基础无非在于:①"脾主后天",为气血生化之源,而血小板总属营血的一部分,因而从营阴生化的角度,主张健脾以生血,且健脾尚有统血作用,可以防治其溢出脉外;②"肾主骨生髓",血小板在骨髓生成,而且又"肾主收藏",具有敛精藏微之作用。因此益肾填精、助精化气以生血,益肾固涩以敛藏血液,是益肾补血、益肾涩血的理论基础。总之,重视脾肾两脏的作用,主要是从化生和固摄(涩)两方面来考虑。对于 ITP 急性期,则主要从止血的角度来考虑,主张清热解毒、凉血止血,概因"急则治其标"也。当然,热迫血行是急性期的主要病机,而急性期也可能同时存在风、火、痰、湿、瘀、毒等病邪互结的情况,此当属于变证,予随证调理即可。亦有观点强调肝脏调理气机在防治出血中的作用,主张调肝、宁气以藏血、止血;另有部分专家强调风火相煽,或痰湿与瘀毒互结在病情缠绵难愈中的作用,主张祛风泻火,或化散痰湿、湿(痰)火分消的治则治法。总的来说,各家经验大同而小异,说明对于 ITP 的因机证治经过一代又一代医家的努力,已经取得较大程度的共识。这里所谓"大同"者,是指各家普遍认识到 ITP 有虚、有实,本虚标实是其总体特征,出血是 ITP 的本质,止血、养血是 ITP 治疗的核心和关键,所有治疗都围绕着如何止血、如何养血而设。所谓"虚"的病机,多责之气不摄血、气不生血和阴虚血热;而"实",则多责之邪热迫血、瘀血阻络。病机主体可以高度概括为"虚、热、瘀",虚,是指气虚、阴虚、血虚也;热,是指实热、虚热也;瘀,是指瘀血贯穿病机始终。至于各家的"小异",无非以何病机为侧重,或病机中易兼夹何种病邪为特点。比如有人强调调肝、宁气,有人重视凉血,还有人提到健脾祛湿等法,就体现了其个人特色和别具一格的学术观点。

（四）骨髓增殖性疾病

在骨髓增殖性疾病治疗过程中,解毒、扶正、活血三大原则必不可少,贯穿始终。

1. 解毒　解毒即清泻毒热,为治疗毒热之主因之法,可阻止病情的进展及恶变的发生。在疾病恶变前期及恶变后,此法当重用。常用药物为两大类:①清热凉血解毒适用于内外热炽并兼见血象异常的患者,如水牛角、羚羊粉、人工牛黄粉、赤芍、丹皮、黄连、黄芩、黄柏、栀子、青黛或配合六神丸等;②抗癌解毒多用于血象异常而临床热象不著者,如白花蛇舌草、半枝莲、龙葵、蛇莓、蟾酥、卷柏等。

2. 扶正　扶正即扶补正气,提高机体免疫功能以抗毒去邪,抑制病态细胞恶性增殖,改善患者生存质量。在疾病相对稳定阶段及联合化疗致骨髓明显受抑时重用本法。扶正重点在滋肾填精,常用药物如二地、山萸肉、女贞子、旱莲草、桑椹子、元参、石斛等;适时尚可益气养血,选用黄芪、太子参、西洋参、白术、当归、白芍、鸡血藤、菟丝子、枸杞子等。

3. 活血　活血目的有三:一可消除髓血瘀滞,通畅血脉,有助于解毒扶正药力的发挥;二可防毒瘀再结而致病势发展;三可预防疾病后期向骨髓纤维化转化。活血可用于疾病任何阶段,瘀象轻微时适量选加活血之品,如丹参、红花、桃仁、赤芍等;若瘀象显著及因瘀而反复出现并发症如中风、胸痹、脉痹等时,可酌情加大活血药量,甚或破血,如选用三棱、莪术、姜黄等。活血谨防耗伤正气,需配合益气药同用;瘀甚难消之时,必有瘀毒互结,当化瘀解毒并用。以上三法因疾病各异、阶段不同各有侧重。真性红细胞增多症瘀象突出,心肝热炽,治疗重在破血逐瘀、泻肝清心凉血,常用血府逐瘀汤合龙胆泻肝汤加减,常加用水蛭、土虫,并送服牛黄清心丸;瘀毒互结病进时,加用卷柏、连翘、黄柏等解毒之品。特发性血小板增多症亦血瘀明显,出血著时,急则治标,审因辨治;瘀象明显,重在化瘀益气,配合滋补肾阴,常用补阳还五汤合二至丸加水蛭、牛膝、元参、石斛;病情反复,血小板计数上升时,宜破血清热解毒,少佐扶正。慢性粒细胞白血病以毒甚为主,毒热夹瘀,真阴耗损,解毒为首法。慢性期宜滋阴益气、解毒化瘀散结;加速期当清热解毒、滋阴益气、化瘀止痛;急变期应清热抗癌、解毒凉血、兼顾正气。骨髓纤维化正虚突出,癥积明显,治疗首当扶正,辅以化瘀消癥,配合解毒,扶正以健脾益气、滋肾温阳为主,解毒则以抗癌药配合六神丸治疗。

（史哲新）

第三节　中医药扶正补虚

一、补虚的概念及意义

补虚疗法是祖国医学治疗疾病的一种重要法则,属于八法中的补法。其内容包涵丰富,涉及面广,大体包括调补人体正气不足与防止正气损伤两方面的内容。补虚疗法适用于以人体正气不足为主的多种虚损性疾病,尤其是在血液病的治疗中更有着重要的作用。通过益气养血、滋阴助阳等手段,补益人体气血之不足,协调阴阳的偏盛偏衰,调动机体内在因素,增强机体的免疫功能,激发和提高机体自动调节、自动控制的职能。提高抵御和祛除病邪的能力,从而达到防治疾病的目的。

补虚,就是补益正气。正气,即"真气","元气"或"真元之气"。其来源于脏腑的生化,特别与脾肾关系最为密切。它是人体生命活动的统帅和动力。中医认为:"先天之本在于肾,后天之本在于脾。"正如《灵枢·刺节真邪篇》所说:"真气者,所受于天,与谷气并而充身者也。"真气包括先天之气——元气和后天之气——水谷之精气。元气藏于肾,为先天之本。水谷之精气资生于脾,为后天之化源。肺为五藏之天,主一身之气,靠其宣发功能而使清气输布全身,营养四肢百骸。因此,正气的强弱与肺脾肾三脏密切相关。所以,历代医家都把培补肺脾肾作为补虚的重要内容。正如《理虚元鉴》所说:"治虚有三本,肺脾肾是也。肺为五脏之天,脾为百骸之母,肾为性命之根,治肺治脾治肾,治虚之道毕矣"。

《理虚元鉴》虽然讲治虚之三本,但并非说与其他脏腑无关。因中医讲究整体观念与辨证论治,且五脏相互联系络属。如《景岳全书·虚损篇》说:"虚损伤阴,本由于五脏,各有所主,然五脏证治,有可分者,有不可分者。如诸气之损,其治在肺;神明之损,其治在心;饮食肌肉之损,其治在脾;诸血筋膜之损,其治在肝;精髓之损,其治在肾;此其可分者也。然气主于肺,而化于精;神主于心,而化于气;肌肉主于脾,而土生于火;诸血藏于肝,而血化于脾胃;精髓主于肾,而受之于五脏;此其不可分者也。……故凡补虚之法,当明其阴阳升降寒热温凉之性,精中有气,气中有精之因。"

补虚疗法,从狭义讲,就是补偏救弊,使不足之正气得到恢复。若从广义上讲,一切可使正气充盛及恢复的手段都可归入补虚之范畴。

二、历代医家对补虚的论述

补虚治疗一法历代医家都非常重视。其论述可谓汗其牛,充其栋。早在战国时代的《黄帝内经》中就有精辟的论述,为补虚疗法奠定了理论基础,指明了使用原则。如《素问·五常政大论》中有"虚者补之"的论述,为虚证的治疗立了大法。《素问·阴阳应象大论》指出:"形不足者,温之以气;精不足者,补之以味",《素问·至真要大论》更指出:"补上治上制以缓,补下治下制以急,急则气味厚,缓则气味薄","劳者温之","损者温之"。《灵枢·经脉诊候篇》中曰:"损其肺者,益其气;损其心者,调其营卫;损其脾者,调其饮食,适其寒温。损其肝者,缓其中;损其肾者,益其精。此治损之法也。"所有这些,为虚损之证的治疗、用药指出了具体措施,为后世补虚疗法开了先河。

《神农本草经》为我国现存的最早药学专著,全书共载药物365种,其中具有补益作用的药物就达70种之多,说明当时对补虚已相当重视,为后世补虚疗法提供了用药依据。

汉代张仲景在《伤寒杂病论》中创造了"益气""补血""滋阴""助阳"许多著名的方剂,使补虚之法更加完善具体。如治虚劳里急、诸不足的黄芪建中汤。补肾助阳的肾气丸。滋阴的黄连阿胶汤。补血的炙甘草汤等。

金、元时代,补虚理论与临床有了较大发展。金·李东垣重视脾胃作用,著《脾胃论》,认为水谷精微是人体生长发育的来源,为后天之本。元气虽然是人之根本,最为重要,但元气必须依赖脾胃之气的滋养才能生生不息。即后天滋养先天。故在治疗上认为元气之不足,须从补养脾胃下手,创立了以补脾胃为主的学派,后世称之为"补土派"。同时提出,调理脾胃不但可以治疗脾胃虚弱之证,也可治疗其他脏腑的多种虚弱证。认为内伤疾病的形成是由于脾胃受损,耗伤元气的结果。在治疗上,重视健脾益气,升阳益气之法,创造了著名的补中益气汤。

元·朱丹溪以滋阴著称。认为人身"阳常有余,阴常不足",强调保存机体阴精,勿动"相火"。根据是肾主闭藏,肝主疏泄,二脏皆有相火,相火妄动可耗灼人体之真阴,变生诸病。故当保存真阴,使相火不致妄动,创造了"大补阴丸"等方以滋阴,四物汤加炒黄柏以滋阴降火,提出了阴虚火旺补肾阴的培本治疗方法。创立了滋阴派。

明代张景岳总结了前代医学家们的不同观点,发展成为较完整的阴阳学说。他认为人体阳气并非常有余。在《类经附翼·求正录》中提出"阳常不足"的观点。同时还指出真阴同样重要的论述。如说:"不知此一阴字,正阳气之根也。盖阴不可以无阳,非气无以生形也;阳不可以无阴,非形无以载气也。故物之生也生于阳,物之成也成于阴,此所谓元阴元阳,亦曰真精真气也"。较全面地论述了阴阳互根的观点,二者不可偏废。因此在治疗上主张："善补阴者,必于阳中求阴,则阴得阳升,而泉源不竭。善补阳者,必于阴中求阳,则阳得阴助而生化无穷"的重要方法,创造了右归丸、左归丸、大补元煎等方剂,丰富了补肾培本的内容。

清代叶天士在总结前人经验的基础上,创立了"养胃阴"学说。并提出"太阴湿土,得阳始运,阳明阳土,得阴自安","脾喜刚燥,胃喜柔润","仲景急下存津,其治在胃,东垣升阳益气,其治在脾"等论点。用益胃汤治疗胃阴不足之证。尤其对温热性疾病的治疗有着很大的贡献,为补虚治疗增加了内容,使之更趋完善。

新中国成立以后,广大医务工作者在继承发掘和整理祖国医学遗产的基础上,在补虚疗法方面做了大量的工作,尤其是结合临床工作实践对虚证实质的研究取得了很大进展,特别是在血液病的治疗方面,应用中西医结合,补虚固本治疗取得了显著的疗效。

三、补虚的内容

(一) 预防疾病的发生发展

疾病的发生,不外体内阴阳失调,脏腑偏盛偏衰以及外邪侵袭等。但都与正气的虚损有密切的关系。正所谓:"邪之所凑,其气必虚。"正气虚,由于程度和阶段的不同,可有显现的与隐蔽的两种情况存在。一种是明显的阴阳偏颇,虚的证象突出,可用四诊八纲或现代医学的诊断手段,定性定量地显示出来,用补虚的方法可及早控制其发展,使之恢复;另一种是比较隐蔽,表现在某个环节,某一脏腑,某条经络潜在着某种细微的变化,由于矛盾尚未激化,还难检测出来,这种潜在的危险,往往会招致严重的祸害。如果平时能注意预防和避免外邪的侵袭,注意摄生和营养,劳逸结合。进行适当的体育锻炼,排除精神干扰,使体内正气旺盛,脏腑调和,免疫功能健全,就可防止或减少疾病的发生。这就是中医所说的"正气存内,邪不可干"的原理。正如《成方便读》所谓:"察其不足之所处而填补之,观其生气之所在,而培养之,如是则致其平而复其常,虽有大风苛毒,莫之能伤。正气复而邪不干,所谓圣人不治已病,治未病也。"

(二) 调补阴阳平衡

《内经·生气通天论》说:"阴平阳秘,精神乃治。"因此,只有身体阴阳平衡,正气充盛,才能使精神饱满,机体强健。故调整阴阳平衡是补虚疗法的一个重要内容。从现代医学观点来看,所谓阴阳平衡,可理解为主要与机体内环境的稳定性有关。人体具有自动维持稳定和平衡的能力。有人把这种能力称之为应激能力,它是一种非特异性的防御机能,主要靠神经体液和免疫系统来调节。当致病因子作用于机体,体内内环境遭到了破坏,这时采用补虚固本的药物,通过提高机体的应激能力而发挥调节作用,就能克服病因对正常功能的扰乱,重建内环境的平衡。我们的祖先对此早有认识,把它称为"调节机体的阴阳平衡"。

(三) 调摄康复

凡年老、素体不足,或病后、产后都因耗伤正气而出现虚损衰弱性征候,表现为阴阳气血的不足。故运用补虚疗法进行调摄,使耗损的阴阳气血得到补充,使患者早日康复。

四、补虚疗法在血液病中的应用

血液病归属于祖国医学"血证""虚劳""血虚""血枯""虚损""癥积""急劳""发斑"等范畴。我们纵观血液病的发生、发展,其以虚损证候居多,且发病也多是由于正气不足而致。同时由于本病大多缠绵难愈,病程较长,日久必耗气伤精,使正气更虚,气血精髓枯竭。故补虚固本、调补气血在本病中就显得尤为重要。补虚疗法的目的,就是按照"阴平阳秘,精神乃治"的原则,采用"虚则补之,损则益之"的具体方法,调动自身作用,补益人体脏腑气血之不足,调整阴阳、纠正偏盛偏衰,使之归于平衡。

(一) 调整脏腑阴阳气血

因本病多为虚损证候,故补虚疗法在本病中应用广泛。虚损不外脏腑阴阳气血的亏损。具体治疗方法为以五脏为纲,气血阴阳为目,调整阴阳气血,使之平衡。《内经》中说"中焦受气取汁,变化而赤,是谓血",《张氏医通》说"气不耗,归精于肾而为精,精不泄,归精于肝而化清血",故人体的血液生成调节与脾肾两脏关系非常密切,脾肾不足,即可使阴阳气血亏虚。因此,壮阳健脾补气生血的中药对造血系统有明显的影响。综合近年来补虚固本调补阴阳气血的方法在血液病中的具体应用,归纳如下:气血两虚者,用双补气血法,方剂有八珍汤、当归补血汤、补中益气汤、黄芪建中汤、保元汤、四物汤等。阿胶、紫河车、丹参、鸡血藤均可配合使用。心脾两虚型:用补益心脾法,方剂有归脾汤、生脉散、补血丹等。肾阴虚型,用滋阴补肾法,方剂有大菟丝子饮(菟丝子、女贞子、枸杞子、熟地、何首乌、山萸肉、旱莲草、桑椹、补骨脂、肉苁蓉)、六味地黄丸、归芍地黄汤、左归丸等。龟板、龟板胶等均可配合使用。肾阳虚型,用温补脾肾法,方剂有十四味建中汤、补肾助阳方(仙茅、仙灵脾、胡芦巴、肉苁蓉、补骨脂、菟丝子、女贞子、当归、桑椹)、温肾益髓汤(鹿角胶、龟板胶、阿胶、仙茅、仙灵脾、枸杞子、人参、补骨脂、天冬、仙鹤草、黄芪、肉苁蓉)、金匮肾气丸、右归丸、河车大造丸等。肾阴阳两虚型,用滋阴助阳法,方剂以补肾阴及补肾阳方结合使用。

实验研究证实,某些补气生血之品可直接刺激骨髓而使血细胞加速生成。如鹿茸、紫河车、黄精、当归、黄芪、党参、熟地、何首乌、枸杞子、鸡血藤、白术、桂圆、巴戟天可刺激骨髓,增加红细胞及血红蛋白。人参、鸡血藤、丹参、山萸肉、当归注射液、虎杖、茜草等可升高白细胞。当归、白芍、地黄、桂圆、三七、山萸、红枣、肉苁蓉等能升高血小板等。

(二) 调节机体的免疫功能

血液病大多都有免疫功能的低下或紊乱。如再生障碍性贫血患者的细胞免疫与体液免疫均降低,血清白蛋白与总蛋白含量都降低,淋巴细胞绝对值下降,Th 减低,Ts 升高,Th/Ts 的比值倒置。白血病患者的免疫功能表现为,一是由于免疫监视功能低下,不能及时清除突变的白血病细胞,使恶性克隆存留生长。二是白血病细胞的生长可抑制、打击人的免疫功能。二者相加,使患者的免疫功能更趋低下。同时异常的免疫又可使人患免疫性血小板减少性紫癜、免疫性溶血性贫血、阵发性睡眠性血红蛋白尿症、单纯红细胞再生障碍性贫血、新生儿溶血症、过敏性紫癜等。因此调节机体的免疫功能,在血液病中非常重要。

"免疫"就是免患疾病的意思。人的机体本身具有排除异物、保卫自己的免疫系统,即机体内在的抗病能力,祖国医学称之为"正气"。早在两千多年前《内经》就指出:"真气从之,精神内守,病安从来。"这里所说的"真气"就是机体抵抗病邪的"正气"。只要体内正气旺盛,纵有许多致病因素(邪气),正气也能抵御(驱出或消灭之),机体就可免于生病。

祖国医学对疾病的预防和早期治疗是十分重视的。在预防和治疗疾病中,所用的方法也是极其丰富的。而运用现在所谓的"免疫学"方法来防治疾病的事例更是屡见不鲜。如早在晋朝葛洪《肘后方》中就记载:"疗猘犬咬人方:乃杀所咬犬,取脑敷之,后不复发。"这个例子说明古人很早就有免疫学思想。在我国宋朝时期,民间就使用天花患者的病痂吹入健康儿童鼻内来预防天花的方法。到 18 世纪左右,即有《免疫类方》一书问世。所以免疫一词,是我国原来固有的。因此可以说,祖国医学对增强机体免疫能力有行之有效的理论和方法。特别是新中国成立后,经中西医结合,用现代医学的手段研究表明:很多补虚培本中药都可提高机体免疫功能。提高单核-吞噬细胞系统吞噬能力,调节超敏感性反应。且研究证实:正气虚弱,阴阳失调可出现过高或过低的免疫反应。阴虚细胞免疫多半降低,体液免疫可能正常或相对亢进,但抗体存在时间较短,免疫复合物反应较强。现代中药药理研究表明:补气药如人参、党参、黄芪、白术、黄精等可提高单核巨噬细胞的吞噬作用及人体淋巴细胞转化的功能。补阳药如附子、肉桂、菟丝子、锁阳、仙茅等可使抗体产生加速。补阴药如鳖甲、天冬、麦冬、沙参、玄参等能使抗体存在时间延长。女贞子、枸杞子、山萸肉等能维持或提高正常细胞的生理功能,尤其是可促进骨髓造血干细胞的增殖,防止因化疗引起的白细胞减少。许多补虚培本方中的中药均具有升高白细胞、红细胞、血红蛋白、血小板的功能。

机体免疫系统是一个完整而又奥秘的防御系统。在抗御外来邪气侵袭时,进行着有条不紊的活动。特别是在监视、限制细胞的突变方面起着重要的作用。这些作用正好与中医论述的"正气"之功能相符合。同时大量的临床与实验也证实"补虚"确可提高机体的免疫功能,由于血液病大多数有免疫功能的低下和异常,故采用补虚扶正治疗,常可使本病取得满意的效果。

(三) 促进造血系统的功能

中医认为:"肾主骨、生髓、藏精","精血同源","血者水谷之精也,生化于脾","中焦受气取汁变化而赤是谓血"。这些论述充分说明血液的生成与脾肾关系最为密切。现代医学认为,骨髓是主要的造血组织,但其原料仍然依靠肠胃吸收的饮食精微。因此,在血液生成的认识上,中西医之间基本是一致的。综上所述可以将造血归结为：饮食经过脾胃的消化吸收后，产生的精微物质，运输到骨髓，经过骨髓的造血作用，产生血液。因此，骨髓的造血机能旺盛与否，与脾肾的强弱密切相关。同时，若造血机能减退，用补脾肾的方法多可见效。如再生障碍性贫血骨髓增生低下，用补肾健脾的方法治疗取得显著效果就是很好的例子。由此可见，从中医补虚角度出发，运用补养阴阳气血之法，特别是补肾健脾，可以促进或改善造血功能。

（四）补气摄血、防治出血

出血，在血液病中是最常见的一个症状。严重时可危及生命。故《血证论·吐血》中说："则存得一分血，须保得一分命。"所以，防治出血，在血液病的治疗中是一个非常重要的环节。治疗方法如《景岳全书·血证》所说："凡治血证，须知其要，而血动之由，惟火惟气耳。故察火者，但察其有火无火，察气者，但察其气虚气实，知此四者而得其所以，则治血之法无余义矣。"又说："……血主营气，不宜损也，而损则为病，损者多由于气，气伤则血无以存。"如上所述，出血虽有虚火、实火之分，气虚气实之别，然血液病本身就是以虚损症候居多，且病程缠绵难愈，故出血证就以虚火、气虚表现为主，其中特别以气虚表现更为突出。因气为血帅，气行则血行。血液正常循行于脉中，需心气的推动，脾气的统摄。当各种原因使脾气虚弱不能统摄血液的时候，血液就会不循常道而外溢，出现吐、衄、便、崩等各种出血症。因此，运用补虚扶正、补气摄血之法，对血液病中因气虚不摄而出血的病证，多可取得显著疗效。常用方剂为归脾汤加减，临证可酌加仙鹤草、白及、乌贼骨、炮姜炭等温经固涩之品。若气损及阳，脾胃虚寒，症见肢冷、畏寒、便溏者，可用柏叶汤合理中丸。若出血过多，气随血脱，症见面色苍白、四肢厥冷、汗出、脉微者，应急服独参汤益气固脱。

（五）增强化疗疗效，纠正化疗副作用

联合化学治疗（简称化疗）迄今仍是白血病现代治疗的主要方法。近几十年来，由于化疗新药的不断发现，人们借助于细胞和药物代谢动力学等学科的发展作指导，采用系列分阶段联合化疗方案，进行诱导缓解、巩固、强化、维持治疗和髓外（中枢神经系统、睾丸等）白血病防治，为大量杀灭恶性细胞提供了有力的武器。但是由于化疗药物特异性差，在治疗中不但杀灭白血病细胞，而且对正常细胞也有损害，同时对骨髓有抑制毒性。因骨髓抑制，粒细胞减少，故感染、出血、发热时有发生。为此，人们在支持疗法上下了不少功夫，补虚疗法就是其中一个，在临床取得了显著效果。

化疗后骨髓抑制，根据肾主骨生髓的理论，从补肾着手，表现以阴虚证候为主者，重点补肾阴，兼补肾阳，药用枸杞子、女贞子、菟丝子、何首乌、山萸肉、桑椹子、补骨脂、肉苁蓉等。以阳虚证为主者，重点补肾阳，兼以补阴，药用仙茅、仙灵脾、补骨脂、肉苁蓉、菟丝子、巴戟天、女贞子、山萸肉、鸡血藤等。运用补法可使骨髓很快恢复、相应症状改善。至于感染、发热、出血都是由于骨髓抑制、血细胞减少而引起，骨髓抑制恢复，这些症状多可得到控制。

综上所述，补虚治疗可使化疗药物带来的毒副作用得到改善，使骨髓抑制得到恢复。同时，补虚药物若同时与化疗药物合用，不仅可提高化疗药物的疗效，而且可使化疗药物的毒性减轻。这是因为补虚治疗可提高机体的抵抗力，预防和减少并发症的发生，使化疗顺利进行。并且本病缓解后，坚持按期化疗，长期服用补虚扶正中药，可提高存活率，降低复发率。

随着补虚法则及其方药的临床运用和实验研究，采用辨证与辨病相结合的方法，血液病的补虚治疗取得了显著疗效。特别是近年来国内外由于广泛采用现代科学方法，并引进了免疫学、神经内分泌学、细胞生物学、分子生物学等学科的研究成果，进一步论证和发扬了中医学虚证、正气、阴阳等基础理论实质，丰富了补虚疗法的学术思想，促使补虚疗法的医学理论及临床运用提高到一个新水平。我们仍需继续努力，使这一优良的传统疗法，在临床血液病治疗中发挥更显著的作用。

（吕妍　胡晓梅）

第四节　中医药调节免疫

中医关于免疫最早的表述应当是甲骨文中记载的"御疫"。"免疫"一词出现较晚，最早见于19世纪李氏所著的《免疫类方》，其阐述的本意为免除疾病，保卫机体安康。古代典籍中"疫"指急性传染病，一般具有流行、传染特征,免疫是预防和治疗传病的方法。如东晋时期葛洪在其所著的《肘后备急方》一书中提出:"疗捌犬咬人方,乃杀所咬犬,取脑敷之,后不复发。"首创用狂犬病的犬脑敷贴于被狂犬咬伤患者的伤口治疗狂犬病,比19世纪初法国科学家巴斯德报告关于狂犬脑中有抗狂犬病成分的发现要早1 000多年。明朝隆庆年间,中国的人痘接种术已较普遍使用,大约在17世纪中叶传播到国外。1796年英国人E·Jenner在人痘接种术的基础上发明了牛痘接种术。在世界免疫学史上,中国的人痘接种术可以说是当时人工免疫学的先驱。

现代免疫学认为,免疫是通过免疫系统识别自身和非己成分,并产生免疫应答排除非己,维持机体生理平衡。从中医的角度分析即识别异己、排斥异己、保护自身。因此传统中医学与现代免疫学在基本理论、思维方式等多个方面有相似之处。

一、中医理论与免疫机制

免疫学的基本理论注重特异性与非特异性免疫、抗原与抗体、细胞免疫与体液免疫、补体系统的激活与抑制、生理性免疫反应与病理性免疫反应、自身耐受与自身免疫、局部反应与整体反应、免疫增强与免疫抑制、移植物抗宿主及宿主抗移植物反应等诸对矛盾;中医基础理论则强调阴阳、表里、寒热、虚实、正邪等多对矛盾。虽然这些矛盾强调的内容不同,但是他们互相依存、相互制约,最终目的是使机体处于相对平衡状态。

(一)中医整体观与免疫系统

整体观念是中医学的特色理论之一,它认为人体是一个有机的整体,并且是整个自然界的一部分,与自然共同构成一个整体。而现代研究发现,免疫、内分泌、神经三大系统之间通过激素、神经递质、细胞因子等"化学信号"进行密切联系,从而相互协调、相互制约,共同维持机体生理平衡,这与中医学的核心——整体的和谐稳定是一致的。我们认为与免疫神经内分泌网络相通的是,整体观实际上是一个整体调控机制,它与机体免疫关系密切。早在中医理论经典著作《黄帝内经》中就认为人体是以阴阳五行为主导,五脏为中心,通过经络把全身联系一为一个整体,自我调节维持着动态平衡。中医整体观念认为体内各脏腑和体表各组织器官之间是一个有机的整体,以一脏、一腑、一体、一窍、一华构成一个系统,将人体划分为以五脏为中心的五大系统。这五个系统之间,以经络为联系通道,以气血津液为信息物质,以心为主宰,共同组成了结构严密、协调互助的整体调控系统。该系统每一组成部分,都有其独特的功能和抗病御邪作用。

现代免疫学认为,人体免疫系统是由免疫器官、免疫细胞和免疫分子等构成的有机整体,它们在免疫反应中相互依赖、相互制约,共同产生免疫应答,发挥免疫功能。而且免疫调节不仅涉及免疫系统自身的调节,同时还受到免疫系统以外的,诸如神经、内分泌系统的调节,这三者共同构成神经-内分泌-免疫网络(neuro-endocrine-immune network,NEI-Network),并且已有大量研究资料证实:神经内分泌与免疫系统之间有双向调节作用。神经内分泌系统对免疫系统的调控主要通过神经递质、神经肽、激素与免疫组织器官上存在的相应受体结合等途径;免疫系统则通过免疫应答反应产生的各种生物活性分子实现对神经内分泌系统的反馈调节。NEI网络是整体性地维护机体稳态的重要物质体系,是保持机体正常生理功能的基本条件,对于整体水平上维持机体稳态及正常生理功能和健康具有极其重要的意义。

(二)中医扶正祛邪与免疫功能

正气是传统中医学的内容,早在《素问·刺法论》就已经提出"正气存内,邪不可干",正气是人体正常的生理功能。免疫力则是现代医学的概念。免疫力是人体的自身防御机制,是人体识别和消除外来入侵异物(病毒、细菌等),处理衰老、损伤、死亡、变性的自身细胞以及识别和处理体内突变细胞和病毒感染细胞的能力。现代免疫学认为,免疫力是人体识别和排除"异己"的生理反应。

传统中医学之正邪理论,即"正气存内,邪不可干"之说,与免疫系统三大功能(防御、自稳与监视)相似。"正气抗邪外出"即驱除病邪,与免疫系统清除病原微生物及其他抗原之防御功能相似;机体正气调节自身阴阳平衡的作用,与免疫系统清除损伤或衰老细胞之自稳功能相似;正气协调脏腑经络气血津液,不致痰积气滞血瘀形成的作用与免疫系统清除突变或畸变的恶性细胞相似。

二、中医阴阳学说与免疫稳态

阴阳学说是中医理论体系的重要组成部分,是中医认识生命现象,揭示疾病发展过程的独特思维方法,在说明机体结构,概括机体生理功能和病理变化以及疾病的诊疗中起重要作用。免疫系统能够识别清除异己物质,维护机体生理功能正常。当免疫系统异常时机体就会发生疾病。中医认为,免疫疾病是内外因素共同作用的结果,而这些致病因素都可以分为阴阳两部分。由于人体是由阴阳两部分组成的有机整体,阴阳的理论可以对机体各个层面疾病发生的机制进行阐释。

（一）中医阴阳理论与免疫功能

依据中医阴阳理论,人体是由脏腑经络形体官窍组成的有机整体,各组成部分之间既相互联系又相互对立,人体的器官、组织、细胞、基因等无不包含着阴阳的相互作用,因此人体的免疫系统也可以通过中医阴阳的理论进行认识。免疫系统的功能主要有正常、亢进和低下（或缺陷）三种状态,免疫功能正常则机体能够正常识别和清除抗原异物,维持机体生理功能稳定;当机体免疫功能亢进时,机体过度识别和清除抗原异物,将自身成分识别为非己成分,进而产生免疫应答引发自身免疫性疾病;当机体免疫功能低下（或缺陷）时,机体对抗原异物的识别和清除不完全,导致免疫缺陷性疾病的发生。正如《素问·调经论》中所述的,"阴阳匀平,以充其形。九候若一,命曰平人",当免疫系统功能正常时机体处于阴阳平衡状态,阴平阳秘,则机体生命活动稳定、有序、协调;如果由于各种原因,阴阳失去原有的平衡,免疫系统稳定性被破坏,疾病就会发生。

从中医的角度讲,具有"温煦、推动、兴奋、升发"特性的物质属阳,具有"凉润、宁静、抑制、沉降"特性的物质属阴,当机体感受阳邪或虽感阴邪但从阳化热,抑或由于情志内伤郁而化火等因素导致阳气偏胜,机体免疫系统功能亢进,免疫反应过度,则形成属于"热证"的免疫性疾病;当机体感受阴邪时,阴气偏胜而正气虚衰,机体免疫系统功能低下或紊乱,则形成属于"寒证"的免疫性疾病;当机体禀赋不足或久病体虚伤阴、伤阳导致阴阳偏衰时,机体免疫功能低下或紊乱。故免疫系统功能亢进与中医的阳胜状态一致,免疫系统功能低下（或缺陷）类似中医的阴胜状态或阴阳虚衰状态,无论阳胜,阴胜或阴阳虚衰都属于中医的阴阳失衡,都会影响机体正常的生理功能,导致疾病的发生。

（二）免疫功能的阴阳属性

《素问阴阳应象大论》说:"阳化气,阴成形",即体阴而用阳。据此,可将免疫系统和免疫功能分为阳、阴两类:即淋巴细胞、成熟的骨髓、胸腺、淋巴结、脾脏等有形器官和组织能产生免疫活性物质、促进免疫细胞增生,归属于阴;T 细胞、B 细胞、NK 细胞和巨噬细胞等有形之细胞虽归属为阴,但他们能发挥免疫防功能,体阴用阳,故属阳。阴（免疫系统）与阳（免疫功能）互根互用。《素问·阴阳应象大论》说:"阴在内,阳之守也;阳在外,阴之使也",即阴阳双方互根互用。属阴的免疫器官产生属阳的免疫细胞,即是"阴生阳"的体现;属阳的免疫细胞发挥外察诸异、内审诸己的免疫防御作用,即防止外邪的入侵（免疫防御）和维持阴阳平衡（免疫监视和免疫稳定）,从而使人体的形体官窍正常活动,即是"阳化阴"的体现。

如肿瘤微环境与免疫的关系,就可以很好地用中医的阴阳理论进行阐释。有研究表明,癌基因和抑癌基因的动态平衡的破坏在肿瘤的发生发展过程中起重要作用,起正性信号调控的癌基因促进细胞增殖,抑制分化,起负性信号调控的抑癌基因抑制细胞增殖,促进分化,按照中医对于阴阳特性的认识,促进细胞增殖的癌基因属阳,抑制细胞增殖的抑癌基因属阴,肿瘤的发生是阴阳在基因水平上的失衡。在肿瘤的发展过程中起作用的各种免疫细胞、细胞因子以及信号通路等因素也都具有各自的阴阳属性,其中包括抑制免疫促进肿瘤生长的属阳的部分和增强免疫抑制肿瘤生长的属阴的部分,随着环境的变化他们也会发生阴阳属性的转变。

三、中医补气调节免疫功能

免疫功能包括:①免疫防御,是指机体防御病原微生物感染的能力;②免疫平衡,是指机体不断地清除损伤或衰老细胞,维护机体自身的稳定或平衡;③免疫监视,是指机体防止和清除突变细胞的功能。

中药作为中医的组成部分,它对机体免疫具有重要的调节作用。根据中医药理论,各种中药都是多层次、多途径、多靶点作用于机体,识别自己,排除非己成分,从而维持机体内环境的稳定,提高机体免疫力。现代科学研究证实,中药对机体免疫功能的调节受其剂量、机体的机能状态、药物的不同成分、药物的配伍等多因素影响,很多中药在不同的条件下,针对不同的对象,可显示免疫促进作用或免疫抑制作用。

（一）顾护卫气与免疫防御

卫气属正气之一,具有重要的免疫防御功能。《素问·痹论》指出:"卫者,水谷之悍气也。"卫气的分布,不受脉管的约束,运行于经脉之外,外而皮肤肌肉,内而胸腹脏腑,遍及全身,具有护卫肌表、抗御外邪入侵等功能。卫气的这种功能,与机体皮肤、黏膜、血脑、胎盘的机械屏障作用,血液和组织中的吞噬细胞的吞噬作用以及体液中的非特异性杀菌物质等机体的某些天然防御功能极为相似。

由此可见,病原微生物等外邪入侵机体时,首先由卫气的屏障作用对其进行阻挡,在多数情况下,能阻止病原微生物侵入体内,保护机体健康。如果病原微生物等外邪突破了这种屏障作用,侵入机体的某一部位后,卫气又能与病邪作斗争,将其驱出体外,使机体恢复健康。卫气的这种功能与病原微生物等抗原性异物侵入机体后,巨噬细胞将其吞噬、消化、处理,再把抗原信息传递给 B 细胞或 T 细胞,诱发免疫系统发生特异性免疫应答,最终把病原微生物清除体外的特异性免疫功能类似。

（二）调节气机与免疫平衡

人体的气,以升降出入的形式不断运动,它运行于全身各脏腑、经络等组织器官,无处不有,时刻推动和激发人体包括免疫功能在内的各种生理活动。在正常情况下,气的升降出入运动相互协调,处于一个动态的平衡状态,可以维持正常的生理活动并清除代谢产物。如果气的升降出入运动平衡失调,则发生气滞、气郁、气结等病理变化,或内生"五邪"、痰饮,从而导致包括自身免疫性疾病在内的多种病症。

中医认为,肾为先天之本,藏精气。精气所化生的元气又是人体最重要、最基本的气。近年有些学者应用现代医学方法,从多方面探讨中医肾的本质及其与免疫的关系,认为中医的肾包括下丘脑-垂体-肾上腺皮质系统的功能,在免疫调节、维持免疫功能的稳定性方面具有重要作用。垂体既能分泌生长激素,激发免疫反应,又能通过分泌 ACTH,促使肾上腺皮质分泌皮质类固醇,抑制过高的免疫反应。另外,垂体在应激时也能释放内啡肽和脑啡肽等调节性肽类物质,对免疫进行调节。因而认为中医的肾对免疫系统的稳定有调节作用。

气为血之帅,气行则血行,气滞则血瘀,气机平衡失调,进而导致血瘀,引起积聚、癥瘕等。人体的免疫应答也与气机平衡协调一样,在正常情况下,也需要通过免疫系统内部以及神经、内分泌系统与免疫系统之间相互调节等多种方式进行调节,维持动态的平衡,才能发挥正常的免疫功能。如果免疫调节功能异常,则可导致疾病,发生自身免疫性疾病和肿瘤等。

（三）中药扶正祛邪与免疫监视

免疫系统在肿瘤形成过程中,经历了免疫消除、免疫均衡、免疫逃逸三个阶段,其中机体的免疫耐受及肿瘤细胞的免疫逃逸是临床肿瘤形成的关键环节。肿瘤发生、发展及恶化是一个动态变化的过程,患者经历了肿瘤发生早期、肿瘤平衡期、临床肿瘤期三个阶段。在肿瘤发生的早期,如果免疫监视不能完全清除肿瘤,免疫系统将赋予肿瘤以新的免疫遗传学特性。免疫系统不断清除高免疫原性的肿瘤细胞,忽略低免疫原性的肿瘤细胞,从而肿瘤细胞很难被免疫系统完全识别,结果使弱免疫原性、高恶性程度的肿瘤表型逐渐出现并在体内留存生长,这一过程称为"免疫重塑"。免疫编辑进入均衡时期。此过程中机体免疫系统与肿瘤细胞保持势均力敌的状态,可高达数年甚至数十年之久,临证可表现为患者体内存在微小瘤灶,或带瘤生存,病程较长。临床肿瘤期,肿瘤瘤体不断增大,癌毒不断渗入,机体正气虚弱,邪气亢盛,机体抗邪无力,阴阳失衡,病情向恶化或危重发展,即进入现代医学的免疫逃逸期。免疫逃逸是指免疫选择压力促使新的肿瘤细胞变异体逃脱机体免疫系统的监视与清除,跨过免疫均衡阶段的抑制作用,不断增殖而形成临床可以检测到的恶性肿瘤。免疫逃逸期机体免疫系统免疫耐受已形成,不仅降低了对肿瘤细胞的控制清除能力,也为肿瘤细胞免疫逃逸提供了条件,临证可见患者肿瘤进一步生长,甚至发生浸润转移。

从中医角度来看,这个过程就是正邪交争的过程,邪正盛衰直接影响着病势的发展与转归。肿瘤发生早期,机体病邪初起,正气尚强,邪气尚浅。邪气侵袭机体时,正气充足,抵御有力,邪气难以入侵,或侵入后被及时清除,不造成病理损害,无临床表现,即不发病。类比于正常的免疫清除期,免疫系统通过对肿瘤细胞进行特异性和非特异杀伤从而达到免疫清除的目的。其中淋巴细胞是参与机体免疫应答的主要效应细胞,且穿孔素和干扰素-γ均在免疫清除的过程中起重要作用。在多种免疫效应细胞及因子的作用下,若免疫清除监视功能完全,则可扼杀肿瘤细胞于早期,免疫编辑的过程就此终止。肿瘤平衡期,机体正气不甚虚弱,邪气亦不太强盛,邪正双方势均力敌,相持不下,致使病势处于迁延状态的一种病理过程。此时,由于正气不能完全驱邪外出,邪气可在体内稽留,病邪既不能消散,亦不能深入传化,疾病处于缓慢发展期。肿瘤患者阴阳失衡、正虚邪盛的病机与肿瘤免疫治疗的免疫耐受、免疫逃逸机制在一定程度上存在相关性。

肿瘤免疫治疗通过打破机体免疫耐受、逆转肿瘤细胞免疫逃逸从而增强机体的抗肿瘤能力,其作为一种创新的治疗方式,已成为肿瘤治疗研究领域的一大热点。肿瘤免疫治疗主要分为主动免疫疗法与被动免疫疗法,主动免疫疗法指激发和增强宿主抗肿瘤免疫应答,使宿主产生抵抗疾病能力的治疗方法,包括肿瘤疫苗、免疫系统调节剂、免疫检查点抑制剂等;被动免疫疗法即通过给宿主输注能直接杀伤肿瘤的效应细胞和/或抗体的偶联物以治疗肿瘤的疗法,包括细胞疗法、小分子抑制剂、治疗性抗体等。近年来,肿瘤免疫治疗围绕着免疫靶点和免疫细胞展开。尤其是近几年,随着免疫检查点疗法、T细胞受体基因修饰T细胞(TCR-T)和嵌合抗原受体T细胞免疫治疗(CAR-T)等细胞治疗的崛起,PD-1、PD-L1、CTLA-4/B7等靶标的发现,肿瘤免疫治疗的潜力和疗效被进一步挖掘和肯定,已经进入全面发展期。

中医肿瘤免疫治疗主要是通过扶正祛邪类中药的双向免疫调节来实现的。中药的双向免疫调节作用主要体现在强者折之、弱者济之、亢者抑之、陷者举之,即通过调治阴阳、气血、脏腑等,来纠正机体过亢或过低的免疫状态,使之重新恢复并维持免疫稳定,发挥扶正祛邪的双重作用。现代研究表明,扶正类中药可以增强机体细胞免疫及体液免疫功能,促进淋巴细胞、单核巨噬细胞、自然杀伤细胞、树突状细胞等重要免疫细胞活化以及多种细胞因子的分泌,打破机体免疫耐受,逆转肿瘤细胞免疫逃逸,发挥抗肿瘤作用。祛邪类中药一方面具有免疫抑制功能,能抑制T细胞的增殖,减少炎性因子的释放,抑制或消除抗体的产生,从而抑制过高的病理性免疫反应;另一方面可以通过消除机体病邪,促进正气恢复,从而达到免疫平衡状态,阻止肿瘤细胞免疫逃逸的发生。扶正类中药多为补益类中药。通过实验研究与临床实践,人们发现补益类中药有效成分之一的中药多糖具有很好的免疫调节抗肿瘤作用,尤其是香菇多糖、黄芪多糖、灵芝多糖等在临床抗肿瘤治疗中被广泛应用。祛邪类中药多为清热解毒和活血化瘀类中药,可以协同机体对抗炎症、超敏反应、自身免疫性疾病和排斥反应等,维持免疫内环境稳态为机体的免疫耐受及肿瘤细胞的免疫逃逸是临床肿瘤形成的关键环节。

中医治疗肿瘤主要通过调整阴阳、扶正祛邪,使机体恢复"阴平阳秘"及"邪去正安"的平衡状态,与现代医学通过增强机体免疫清除、打破机体免疫耐受、逆转肿瘤细胞免疫逃逸的免疫疗法殊途同归。

(刘为易　胡晓梅)

第五节　口服砷剂青黄散在治疗骨髓增生异常综合征中的应用

一、临床研究

(一)临床疗效

1. 疗效与WHO亚型　根据WHO分类,30%的MDS患者属于难治性血细胞减少伴多发性不典型增生的类型(RCMD)。大多数MDS-RCMD患者死于慢性血细胞减少而不是白血病。因此,MDS-RCMD患者的管理治疗目标是通过对贫血、中性粒细胞减少症和血小板减少症的支持性治疗来对抗血细胞减少引起的并发症,从而提高生活质量。

周庆兵等人报告,308例MDS-RCMD患者经QHP治疗后的总有效率为61.68%(口服青黄散,每日剂量为0.4g,含0.12g雄黄)。在红细胞或血小板输注依赖的RCMD患者中,它显示出良好的促进造血作用,且不依赖红细胞或血小板输注。其中,贫血患者比中性粒细胞减少或血小板减少患者有更好的应答率(55.88% vs 31.54%或55.88% vs 36.9%),这表明该疗法对红系疗效最好。

2. 疗效与核型 遗传异常在 MDS 的发病机制中起着主要作用,包括细胞遗传异常、基因突变和基因表达异常。在约 50%～60% 的 MDS 患者中发现了染色体异常,包括 5q-、7q-和+8 三体(+8)和复杂核型。我们研究发现,+8 染色体异常是中国患者中最常见的类型。另一项研究表明,亚洲和西方 MDS 患者具有不同的细胞遗传学和预后特征。在中国的 MDS 患者中+8 的发生率很高,但单纯 5q-的患者很少见。

徐述等人报道,MDS 患者接受青黄散(0.4g,含 0.12g 雄黄)治疗的有效率为 72.58%(90/124)。染色体正常的患者有效率为 79.49%(61/78),染色体异常的患者有效率为 60.87%(28/46),差异有统计学意义($P<0.05$)+8 染色体异常患者的有效率为 73.08%(19/26),与正常核型的患者(79.49%)类似。在我们的其他研究中也观察到了类似的结果,青黄散在 MDS 的治疗中对正常染色体和+8 染色体核型的患者具有选择性。

3. 疗效与风险分层 修订的国际预后评分系统(R-IPSS)风险分层是 MDS 的直接预后模型,高危/极高危的 MDS 患者预后较差,mOS 为 1.6 年(19.2 个月)和 0.8 年(9.6 个月)。接受化疗的高危 MDS 患者的 mOS 为 12.7 个月,而接受阿扎胞苷治疗的患者的 mOS 为 18 个月。阿扎胞苷联合组蛋白去乙酰化酶抑制剂 pracinostat 并不提高高危 MDS 的生存期,mOS 只有 16 个月。阿扎胞苷用于治疗高危 MDS 的 1 年和 2 年 OS 率分别为 58% 和 42%,3 年 OS 率为 17.3%。

朱千赜等人根据 R-IPSS 比较了青黄散与地西他滨治疗高危/极高危 MDS 患者的益处,回顾性分析了青黄散组($n=27$,每日剂量为 0.4g 青黄散,含 0.12g 雄黄,口服)及地西他滨组($n=20$,剂量为 $20mg/m^2$,d1～5,静脉滴注)治疗高危/极高危 MDS 患者的 mOS、年 OS 率及进展为 AML 的情况。并且进一步分析了诸如年龄、骨髓原始细胞比例、外周血细胞计数、核型及 CCI 等预后因素对 OS 的影响。结果发现,青黄散组(29 个月)的 mOS 明显长于地西他滨组(18 个月)($P=0.043$)。青黄散组 1、2、3 年的 OS 率分别为 88.9%、59.3%、29.6%,显著高于地西他滨组(70%、25%、5%)($P=0.01$)。在年龄<65 岁的患者中,青黄散组(28.5 个月)的 mOS 显著长于地西他滨组(18 个月)($P=0.04$)。HB≥80g/L 的患者,青黄散组(57 个月)的 mOS 显著长于地西他滨组(21 个月)($P=0.047$)。在 PLT<$50×10^9$/L 的患者中,青黄散组(33 个月)的 mOS 显著长于地西他滨组(16 个月)($P=0.028$)。在 ANC<$0.8×10^9$/L 的患者中,青黄散组(20 个月)的 mOS 显著长于地西他滨组(7 个月)($P=0.014$)。在核型正常的患者中,青黄散组(32 个月)的 mOS 显著长于地西他滨组(15 个月)($P=0.009$)。在核型良好的患者中,青黄散组(37 个月)的 mOS 显著长于地西他滨组(20 个月)($P=0.019$)。在 CCI>3 患者中,青黄散组(34 个月)的 mOS 发生率显著长于地西他滨组(10.5 个月)($P=0.017$)。在年龄<65 岁,血红蛋白 80g/L,血小板(PLT)<$50×10^9$/L,绝对中性粒细胞计数(ANC)<$0.8×10^9$/L,核型正常或良好的患者以及 CCI>3 患者中 QHP 组中的 mOS 显著长于地西他滨组。青黄散组进展为 AML 的比例(18.8%)显著低于地西他滨组(25%)($P=0.03$)。结果表明,与地西他滨治疗相比,青黄散对高危/极高危 MDS 患者在延长生存期及降低进展为 AML 发生率方面更为有益。

4. 疗效与血砷浓度 口服青黄散后雄黄有效成分 As2S2 被肠道吸收。我们先前的研究表明,青黄散治疗 MDS 的临床疗效与血砷浓度(blood arsenic concentration,BAC)有关。有疗效组的 BAC 高于治疗失败组,有效起始 BAC 为 20μg/L。

朱千赜等人报道,MDS 患者接受青黄散治疗(每日剂量为 0.3g,含 0.10g 雄黄,口服),将 60 例 BAC 低于 20μg/L 的患者随机分为 A 组和 B 组。A 组给予每日剂量 0.1g 雄黄,B 组给予每日剂量 0.2g 雄黄。结果显示,A 组的平均 BAC 为(21.39±3.49)μg/L,而 B 组的则显著增加至(44.43±10.54)μg/L(与 A 组相比,$P<0.05$)。B 组血液学改善和输血减少率显著高于 A 组(54.2% vs 29.2%,$P<0.05$;71.43% vs 20%,$P<0.05$),提示青黄散治疗 MDS 的雄黄量-效关系。

邓中阳等人研究了血砷浓度与青黄散治疗 MDS 的疗效和安全性的关系。总共 163 例患者口服青黄散(每日剂量为 0.3g,含 0.1g 雄黄),其中 60 例加用配方颗粒预防胃肠道不良反应,其中白芍 0.96g,白术 0.48g,陈皮 0.48g,防风 0.48g。这些配方颗粒与青黄散合用,称为复方青黄散(每日剂量为 2.7g,含 0.1g 雄黄,口服)。结果发现,青黄散/复方青黄散有效率为 89.6%(146/163),6 个月后血液学改善率为 31.3%(51/163)。46 例原来需要输血患者中,28.3%(13/46)完全摆脱输血,21.7%(10/46)治疗后输血量减 50% 以上。血砷浓度在治疗 1 个月为(32.17±18.04)μg/L、3 个月为(33.56±15.28)μg/L、6 个月为

(36.78±11.92)μg/L与治疗前(4.08±2.11)μg/L比较,结果具有显著差异($P<0.05$)。提示青黄散/复方青黄散治疗MDS有效,血砷浓度稳定。

5. 疗效与突变基因类型　最近的研究很大程度上阐明了MDS的基因组特征,而且一些新的突变也在逐渐被发现。MDS中最常见的突变发生在涉及RNA剪接(包括$SF3B1$、$SRSF2$、$U2AF1$和$ZRSR2$)和表观遗传修饰(包括$TET2$、$ASXL1$和$DNMT3A$)的基因中。一些信号转导调节因子($NRAS$,$JAK2$)和转录因子($RUNX1$,$TP53$)在MDS中也经常发生突变。

赵攀等对43例MDS患者进行了超深度靶向测序分型,以探讨基因突变与复方青黄散疗效的关系(2.7g,含0.10g雄黄,口服)。研究发现,高达41.86%的患者携带基因突变,在大多数情况下,都不止一个基因发生突变。在该研究中发现17个突变基因,包括$SF3B1$、$U2AF1$、$PHF6$、$ASXL1$、$NRAS$、$CUX1$、$DNMT3A$、$RUNX1$、$IDH2$、$EZH1$、$TET2$、$JAK2$、$TP53$、$SRSF2$、$ETV6$、$FAT1$和$GNAS$。最常见的突变是$SF3B1$、$U2AF1$、$ASXL1$和$DNMT3A$。经复方青黄散治疗后,约88.00%的患者不再需要输血,或仅需要半量输血。值得注意的是,7例$SF3B1$突变患者中有6例(85.71%)对复方青黄散有反应。此外,6例$U2AF1$突变、4例$ASXL1$突变和2例$DNMT3A$突变患者均对复方青黄散有效。提示复方青黄散是治疗MDS的有效药物,尤其是伴有$SF3B1$、$DNMT3A$、$U2AF1$和/或$ASXL1$基因突变的患者。

(二) 安全性

1. 脏器功能　研究提示,雄黄(As_2S_2/As_4S_4)治疗血液系统恶性肿瘤的口服剂量一般在0.9g/d以上,血砷浓度在20~110μg/L范围内,主要不良反应主要表现为消化系统的副作用。As_2O_3 10mg/d,静脉滴注,血砷浓度最高可达900μg/L,患者没有出现严重的副作用。

在静脉注射As_2O_3的研究中,经常有肝毒性报道,特别是在肝酶增加方面。一项多中心随机对照试验表明,口服复方黄黛片,每天2.5g(包括0.4g雄黄)的78例初诊APL患者中,8例(10%)出现肝毒性。然而,肝毒性通常是可逆的,可以通过减少或暂时停用砷剂来很好地得到改善,没有致死的肝衰竭的报道。

青黄散的安全性也是一个令人担忧的问题。邓中阳等通过分析163例MDS患者的肝功能、心肌酶和肾功能,对器官功能进行了调查(其中103例服用青黄散,60例服用复方青黄散)。肝功能异常19例,其中ALT在67~96U/L范围者16例,AST在46~96U/L者12例,GGT在63~90U/L范围者8例,均为治疗前服用司坦唑醇的患者。经青黄散治疗6个月后,9例异常指标恢复正常,10例明显下降,未见新发肝功能不全病例。治疗前因长期贫血有19例心肌酶升高,其中LDH在251~400IU/L范围者19例,HBDH在187~370IU/L范围者17例,CK-MB在31~48IU/L范围者8例。治疗后3例心肌酶恢复正常,16例明显下降,未见新的心肌酶异常病例。治疗前后均未观察到有肾功能不全的病例。这些数据与以往的研究结果相似,提示青黄散/复方青黄散治疗MDS是安全的。

2. 消化道反应及处理策略　以往的研究表明,青黄散治疗MDS的疗效与血砷浓度有关,即有效的血砷浓度是取得治疗疗效的关键。

雄黄口服常见的不良反应是腹痛和腹泻,不仅给患者带来不适,而且影响砷的吸收。据报道,在一项单中心研究中,复方黄黛片作为单一疗法的一线治疗,204例患者中有31人(15%)发生腹泻。在一项多中心随机对照试验研究中,复方黄黛片作为诱导单一疗法导致78例新诊断的APL患者中,有6例(7.7%)出现腹泻。

由于含有雄黄,青黄散的胃肠道不良反应也引起了人们的关注。大多数患者能耐受胃肠道不良反应,用青黄散治疗的MDS患者腹痛和腹泻的发生率为2.5%~3.2%。即便如此,也只有极少数(2/124)的患者需要停止服用青黄散,因为长期治疗或不当的给药方法(如空腹服用青黄散)会导致严重的腹痛和腹泻,甚至大便出血。而几乎所有患者通过同时服用健脾方(如党参、山药、白芍、白术、陈皮、防风等)预防腹痛和腹泻,不需要停止服用青黄散。

二、作 用 机 制

(一) 调节异常DNA甲基化

DNA甲基化异常常见于髓系恶性肿瘤,包括MDS。孙淑珍等人分析研究了基因组DNA甲基化水平,确定了青黄散对 25 例 MDS 患者染色体核型和基因组甲基化水平的影响。结果显示,在检测的 400 万个基因中,MDS 患者与对照组相比有 1 063 个基因发生高甲基化。高甲基化的基因涉及 156 条功能通路。通过 DNA 甲基化状态与核型的相关性分析发现,MDS 患者中异常甲基化的基因数目在核型正常的 MDS 患者中最多,其次是 +8 三体核型,而在 +8 三体核型以外的细胞遗传学异常患者中相对较少。而青黄散(每日口服 0.4g,含雄黄 0.12g)对患者的核型状态无影响。此外,青黄散处理后,高甲基化基因的数量从 1 063 个减少到 75 个,受这些高甲基化基因影响的功能通路从 156 个减少到 18 个。这些结果揭示了青黄散的 DNA 去甲基化活性。周庆兵等人使用 Affymetrix Gene Chip Promoter1.0 Array 评估 MDS-RCMD 患者的甲基化状态。结果发现,MDS-RCMD 患者治疗前不仅有 7 724 个异常甲基化基因,而且低甲基化基因不超过 32 个,与对照组(28 例健康人)比较,差异无统计学意义($P>0.05$)。经青黄散治疗后,异常甲基化基因从 7 724 个减少到 3 467 个,而低甲基化基因从 32 个增加到 107 个。提示青黄散对 MDS 患者的异常甲基化存在双向调控。

(二) 抑制细胞增殖,诱导凋亡,促进红细胞分化

MDS-L 细胞系由骨髓增生异常细胞系 MDS-92 衍生而来,MDS-L 细胞系来源于 1 例骨髓增生异常综合征患者的骨髓,为复杂核型,包括 -7 和 5q-核型。F-36P 细胞系是从 1 例骨髓增生异常综合征发展而来的急性髓系白血病患者中建立的,据报道该细胞具有复杂的核型,包括 -7 和 -17。HL-60 细胞属于人急性早幼粒细胞白血病细胞系,来源于一例包括 -17 在内的复杂核型的急性早幼粒细胞白血病患者。我们的体外研究表明,浓度为 0.5~6μmol/LAs2S2 作用于 F-36P 细胞 72h 后,对细胞增殖有抑制作用。凋亡细胞明显增多($P<0.05$),且呈剂量依赖性。As2S2 对细胞存活率有明显的抑制作用($P<0.05$),且呈剂量依赖性。同时,用于评价红系分化的 CD235a 阳性细胞显著增加($P<0.05$),且呈剂量依赖性。结果表明,As2S2 呈剂量依赖性抑制 F-36p 细胞增殖和存活,诱导凋亡,同时促进红系分化。

此外,对 As2S2 对 MDS-L、F-36P 和 HL-60 细胞的生长抑制、凋亡诱导和红系分化作用进行了比较研究。结果表明,As2S2 对这些细胞系的细胞生长均有抑制作用。值得注意的是,As2S2 对 MDS-L 细胞的 IC50 值与 F-36P 细胞相当,是 HL-60 细胞的一半。8、16μmol/LAs2S2 作用 72h 后,F-36P 细胞存活率呈剂量依赖性下降,凋亡细胞比例增加。然而,只有在高达 16μmol/LAs2S2 处理的 HL-60 细胞中才观察到类似的现象。此外,As2S2 对 F-36p 细胞的红系诱导分化作用强于 HL-60 细胞。

(三) 抑制 T 细胞介导的免疫反应

免疫学机制在 MDS 的发展过程中得到越来越多的认识,T 细胞作为适应性免疫系统的一部分被认为在 MDS 患者的免疫监测中起主导作用。我们之前的工作研究了 MDS 患者 T 淋巴细胞功能异常对克隆造血的影响。MDS 患者 CD3$^+$CD19$^-$ 细胞、CD3$^+$CD4$^-$CD8$^+$ 细胞和 CD3$^+$HLA-DR$^+$ 细胞明显高于对照组,而 CD3$^-$(CD16CD56)$^+$ 细胞明显低于对照组。核型异常的 MDS 患者 CD3$^+$(CD16CD56)$^+$ 细胞表达率明显高于对照组。结果表明,MDS 患者存在 T 细胞亚群和功能异常,恶性克隆大量增殖,提示核型异常的 MDS 预后不良。

我们检测了 As2S2 对丝裂原激活的人外周血单个核细胞(MAHPBMC)中 CD4$^+$T、CD8$^+$T 和 CD4$^+$CD25$^+$Foxp3$^+$调节性 T 细胞增殖和细胞因子产生的影响。结果发现,1~10μmol/L 的 As2S2 对 MAHPBMC 有明显的抑制作用($P<0.05$)。10μmol/LAs2S2 可抑制 MAHPBMC 产生 IL-6、IL-10、IL-17A、肿瘤坏死因子-α 和干扰素-γ,但差异无统计学意义。10μmol/LAs2S2 可显著降低 CD4$^+$T 细胞和 CD8$^+$T 细胞的比例($P<0.05$),显著提高 CD4$^+$CD25$^+$foxp3$^+$调节性 T 细胞的比例($P<0.05$)。提示 As2S2 不仅通过抑制 T 细胞的增殖和细胞因子的释放,而且增加调节性 T 细胞的比例,从而减弱 T 细胞介导的免疫。

这些结果阐明了青黄散/复方青黄散治疗 MDS 或 MDS/AML 的有效机制,并且在细胞遗传学方面具有良好疗效,为 As2S2 在 MDS 等血液病患者的临床应用方面提供了新的视角。

三、展　望

MDS 的发病机制包括无效造血、免疫功能紊乱、克隆异常、DNA 异常甲基化等。青黄散具有促进红系分化、调节 T 细胞免疫功能、诱导细胞凋亡、双向调节异常甲基化等作用。

口服砷制剂复方黄黛片的作用与静脉注射 As2O3 相当,并且可能比静脉注射 As2O3 更好,患者的生活质量更高,成本更低。复方黄黛片联合维 A 酸已成为我国初诊 APL 患者的一线治疗方案。已经有充分的证据表明,对于低风险 APL 患者,单纯口服、免化疗、以门诊为基础的治疗已经成为现实,对于高危患者,研究显示出有希望的初步结果。单纯口服、免化疗的门诊治疗有望成为现实。

（全日城　胡晓梅）

第六节　水蛭（水蛭素）在治疗血栓出血疾病中的应用

一、概　　述

2015 年版《中华人民共和国药典》(一部)记载水蛭:"为水蛭科动物蚂蟥(Whitmania pigra Whitman)、水蛭(Hirudo nipponica Whitman)或柳叶蚂蟥(Whitmania acranulata Whitman)的干燥全体,具有破血、逐瘀、通经之功效"。2000 多年前的《神农本草经》载:"水蛭,味咸,平。主逐恶血;瘀血月闭,破血瘕积聚,无子;利水道。"。《本草纲目》谓其:"咸走血,苦胜血。水蛭之咸苦,以除蓄血,乃肝经血分药,故能通肝经聚血。"。唐代《药性论》进一步强调了水蛭逐瘀之功,谓其"行蓄血,血症积聚,善治女子月闭,无子,欲成干血痨者"。现代中医应用水蛭治疗的临床疾病主要有:慢性肾炎、静脉曲张、前列腺炎、不孕及抗早孕、糖尿病、癌症、心脏病、肝硬化、高血压、高脂血症、脉管炎、女子血闭、结膜炎与白内障、哮喘病及血栓性疾病等。

研究表明,水蛭中主要含有两类成分:一类是以水蛭素为代表的多肽及蛋白类大分子成分;另一类小分子化学物质。多肽及蛋白类大分子成分:目前从水蛭中报道了一系列具有抗凝作用的肽类成分,其中以水蛭素的研究最为透彻。它是从水蛭唾液腺中分离得到的一种由 66 个氨基酸残基组成的单链多肽,是目前已知作用最强的凝血酶特异性抑制剂。水蛭素可以在干燥环境中稳定存在,室温条件下,可以在水中稳定保存 6 个月,但是 80℃条件下加热 15min 能将其破坏。在发现肝素之前,水蛭素一直是临床应用的唯一的抗凝剂。它可以降低凝血过程中血纤维蛋白肽 A 的减少速度,抑制凝血酶水解纤维蛋白原形成纤维蛋白,所以临床上多用于治疗血栓形成、降血脂、改变血液流变性、抗炎、抗增殖及纤维化、改善缺氧状态、保护血管内皮细胞等多种疾病。

又有一些课题组从水蛭中分离得到其他一些具有较好抗凝活性的多肽类成分。有人对蚂蟥干体进行分离纯化,首次分离得到一个抗凝血多肽,命名为"蚂蟥多肽(whitmanin)"。Tuszynski 等从医用墨西哥水蛭(Haementeriaofficinalis)的唾液腺中提取并命名的 Antistasin,从水蛭 Haementeriaghilianii 唾液腺提取分离得到 Ghilanten,从 Theromyzontessulatum 水蛭唾液腺中提取分离出来 Therostasin 都是 FXa 抑制剂。

水蛭中的氨基酸含量丰富。研究表明报道,水蛭中总共含有 17 种氨基酸,其中 39% 以上是人体的必需的氨基酸,这些氨基酸直接参与合成各种酶和激素,调节人体内代谢的平衡,在体内发挥着重要的生理功效。

小分子物质:水蛭中的小分子物质主要有磷脂类化合物、糖脂类化合物及甾醇类及微量元素等。1993 年以来,日本学者先后从水蛭体内分离出 9 个两性磷脂类化合物和 12 个糖脂类化合物。对水蛭中小分子物质的研究报道相对较少,有待于学者们进一步深入研究。

水蛭是否有毒,古今记载不一。近代药理研究及临床试验均未发现其对脑、心、肾等实质脏器的损害,因此认为水蛭是一味药性平和、安全、有效的中药。

（一）抗凝血和抗血栓作用

水蛭素是水蛭体内起抗凝作用的主要活性成分,它可以使凝血酶失去裂解纤维蛋白的能力,阻止凝血酶催化凝血因子的活化。水蛭素与凝血酶的亲和力极强,在很低的浓度下就能快速地中和凝血酶。凝血酶是作用最强的促进血小板激活的物质,血小板聚集在动脉粥样硬化中的发生发展中发挥着重要作用,而水蛭素与凝血酶结合可使凝血酶激活血小板的作用减弱,明显地抑制血小板聚集,起到治疗动脉粥样硬化的作用。多种水蛭中的成分具有活性极高的 FXa 抑制作用,从而抑制血栓形成及凝血系统的不断激活。

（二）抗炎抗纤维化作用

水蛭素可以有效抑制成纤维细胞的增殖和细胞外基质的产生。水蛭对以血浆蛋白渗出、肿胀度为指标的急性炎症模型和对以肉芽组织增生为特征的慢性炎症模型的治疗作用发现,不同的给药途径及剂量,均对炎症早期及后期的病理改变有抑制作用,对炎症的治疗效果显著。在慢性病毒性肝炎患者中,水蛭可显著缓解患者症状、改善肝功能。有学者研究发现,水蛭对类炎性介质有显著的拮抗作用,可以有效地清除循环免疫复合物,调节机体免疫功能,减少肾小球内纤维蛋白相关抗原沉积、减轻蛋白尿和低蛋白血症,减轻肾小球系膜细胞增殖和肾小球硬化,改善肾功能,从而起到治疗狼疮性肾炎的作用。

二、水蛭在血液病治疗中的临床应用

1. 含水蛭制剂在血栓性疾病中的运用 现代药理研究表明,水蛭体内含抗凝血物质,如水蛭素、肝素及抗血栓素,具有抗凝血、抗血栓形成、改善血流动力学等作用。近年来,用含水蛭制剂临床应用的报道日益增多,主要应用于深静脉血栓形成的治疗和预防及术后血栓的预防。含水蛭制剂的类型较多,主要有以水蛭素为主要成分的制剂及水蛭提取物制剂。

多种研究已证实水蛭素的抗血栓作用,广泛运用于深静脉血栓的治疗与预防中。在动物模型中水蛭素可显著降低大鼠神经功能缺损,减轻局部脑组织水含量及血肿周边组织的白细胞浸润、脑水肿和细胞死亡。在大鼠脑内出血血肿腔内单独应用重组链激酶可加重血肿周围脑组织损伤,而合用水蛭素不仅可防治重组链激酶溶解血栓时对脑组织的损伤,还可降低血肿本身所释放的毒性物质引起的脑水肿及对血脑屏障的破坏。在家兔弥散性血管内凝血 DIC 模型进行重组水蛭素抗 DIC 的研究中,重组水蛭素有强抗DIC 作用,并呈明显剂量依赖关系,作用强度为肝素的 2 倍以上。但不论在临床实践还是在动物模型中均存在水蛭素剂量相关的出血并发症。

含水蛭制剂均有显著的抑制血小板聚集作用,不同提取方法所得的水蛭样品均能对 ADP 或凝血酶诱导的血小板聚集有较强的抑制作用,能明显降低血小板聚集率,抑制强度与剂量相关。含水蛭制剂通过以下两种途径发挥抗血栓作用:①抑制凝血酶对纤维蛋白原的作用而直接抗凝血;②直接水解纤维蛋白原和纤维蛋白。在多种临床观察中发现,使用含水蛭制剂治疗的患者下肢深静脉血栓形成发生率低于低分子肝素治疗者,差异有统计学意义,而肺栓塞发生率、严重出血发生率、病死率比较差异无统计学意义。说明含水蛭制剂的确可降低深静脉血栓形成的发生率,起到一定预防作用,且对下肢静脉血栓脱落的预防作用与低分子肝素无统计学差异;与低分子肝素比较,含水蛭制剂未增加严重出血的发生,因此临床应用相对安全。

不同制备方法对含水蛭制剂的药理活性有明显的影响。其抗凝血作用由强到弱分别为制水蛭超微散、生水蛭超微散、生水蛭散、生水蛭水煎剂,认为水蛭经超微粉碎可以提高药效。比较水蛭粉混悬液、冷水浸渍液、热水浸渍液、乙醇浸渍液对血瘀模型大鼠血液流变学的作用,水蛭粉混悬液作用最好。水蛭免加热提取物对小鼠抗凝血作用明显强于水蛭煎煮浓缩物。高温会影响水蛭的药理活性,而且水蛭宜用粉剂,尤其是超微粉。给药途径也影响药效,腹腔注射优于灌胃给药。

2. 含有水蛭方剂在出血-血栓性疾病中的运用 水蛭常用于络病的治疗阶段,也广泛运用于出血-血栓性疾病中西医结合治疗中。单一水蛭素或水蛭提取物,更侧重于水蛭的抗凝血功效,却忽视了水蛭完整生物体的平衡体系。相比水蛭素及单用水蛭提取物,含有水蛭方剂更为安全,方剂的运用更拓展了水蛭的应用领域。

滇南血栓丸(水蛭、滇三七,泽兰,木姜子,白芍,砂仁,肉桂,炙甘草等)重视阳气,扶阳以消阴翳,采用温阳逐瘀的原则,具有活血化瘀之功效。在家兔模型中该药对家兔血浆 APTT、Fib、TT 无影响,对血栓所致的血管内皮损伤有保护作用,通过减少 TXA2 的含量,从而降低血小板黏附聚集;能够抑制血小板形态变化、释放及黏附反应。临床上进行了难治性深静脉血栓及动脉血栓的治疗观察,不仅对急性期血栓溶栓效果好,而且对西医尿激酶、链尿激酶联合肝素、抗血小板药无效的顽固性、完全梗阻性深静脉血栓均显示出较好的疗效,短期内即可使血栓加快再通。在无条件溶栓治疗的急性冠脉综合征及脑梗死患者中疗效确切。

水蛭地龙汤(黄芪,水蛭,红花,地龙),用于断指再植术后血栓的治疗和预防疗效显著。水蛭丸(水蛭,生黄芪,当归,桃仁,赤芍,红花,土元,玄参,丹参,鸡血藤,川芎,生甘草),临床疗效与口服传统抗凝药华法林相当。但不良反应发生率明显低于口服华法林,而且不用监测凝血功能。临床应用安全、简便,能提高患者的依从性。益气活血通络之补阳还五汤加水蛭、土元加减治疗(黄芪、当归、桃仁、红花、土元、水蛭、川芎、酒大黄、赤芍)治疗下肢静脉血栓的效果令人满意,且并发症少。

水蛭常用的处理方法为清水吊干,有滑石粉烫制、酒制等诸多炮制方法,其中滑石粉烫制法是《中华人民共和国药典》2015年版(一部)收载的临床使用最多的炮制方法。为防止高温对水蛭素的破坏,仝小林教授在使用水蛭时,大多使用水蛭粉冲服,其药效明显优于水蛭煎剂。临床可见,水蛭在高温煎煮后药效消失殆尽,故水蛭粉优于水蛭煎剂。水蛭为血肉有情之品,味腥,如患者不能耐受,可装入胶囊使用。

3. 水蛭在动静脉炎治疗中的运用　血液病患者常见合并症化疗性静脉炎,属于中医中的"脉痹""恶脉""赤脉""青蛇毒"范畴,水蛭可破血通经,逐瘀消癥。经过口服水蛭中药口服饮片治疗后,各类浅静脉炎的症状和体征都有明显的改善,但凝血功能测定中APTT、PT影响不大,D-二聚体和TXB2下降明显。说明水蛭中药口服饮片改善患者机体的高凝状态,水蛭促进纤溶系统的活化,使血栓得到溶解。还有文献报道复方水蛭膏局部外敷治疗急性血栓性浅静脉炎治愈率为74%,总有效率为100%。证实本疗法具有疗效显著、简便安全、药价低廉之特点。

血栓闭塞性脉管炎是指周围脉管(中、小动脉及静脉)的一种慢性持续性、进行性的血管炎症病变,可导致血栓形成使血管腔闭塞的一种疾病。此病属于中医的"脱疽",由于肝气不舒,脾气不健,肝肾不足,加之寒湿入侵,凝滞脉络,闭塞不通,血运不畅,阳气不达,失于温通濡养所致。在众多化瘀药中,当推虫类药之力为最,虫类药性善走窜,通经达络,疏逐搜剔,直达病所,常选择的用虫类药中就有水蛭。唐氏用温阳通脉汤(炮附片,白芍,白术,茯苓,生姜,潞党参,甘草,丹参,红花,水蛭,当归,黄芪)、高氏脉炎康胶囊(当归、红花、金银花、川芎、延胡索、水蛭等)及焦氏的黄芪通脉汤(黄芪、当归、白芍、细辛、桂枝、丹参、川芎、水蛭、熟地黄等)治疗血栓闭塞性脉管炎,有效率均在85%~98%,提高了疗效,缩短了疗程,减少了截肢率。

(胡芃　杨同华)

第九篇

其他血液学问题

第一章　血液病诊疗的新技术

第一节　多组学在血液病中的应用

血液系统疾病是威胁人类健康的重要疾病之一,其诊断和治疗的研究已成为当前生命科学和医学领域最为迫切和重要的课题之一,而准确的疾病分型对于指导临床诊疗起着关键作用。传统临床上常规的诊断方法包括形态学、免疫表型、细胞遗传学及分子生物学等,目前,常规的分子检测主要依赖于已知的基因检测组套或者疑似与疾病相关的基因。然而,对于超过50%的患者,单纯依赖常规检测方法对患者预后的判断和治疗方案的指导并不全面,因此,传统以MICM为基础的疾病分型方法,已不能适应现代肿瘤精准诊治的需求。

随着人类基因组计划的完成和后基因时代的到来,组学新技术不断涌现,加快了组学研究向定量化、高通量的方向发展,多组学分析已成为生命科学重点研究的方向之一。多组学分析主要包括基因组学、转录组学、蛋白质组学、代谢组学等,在过去的二十年里,我们通过多组学研究对血液肿瘤复杂遗传机制有了更深入的理解。癌症基因组图谱(The Cancer Genome Atlas,TCGA)和多项测序研究已经成功地确定了大量在特定恶性肿瘤中再现性的体细胞突变。测序数据的迅速增长改变了血液肿瘤的诊断、分型、治疗以及监测的方式。个性化测序已经应用于临床,为完善分子诊断、更准确地评估疾病风险、优化和个性化治疗决策提供了可能性。本篇章节重点介绍多组学技术在血液病中的应用。

一、基因组学在血液病中的应用

基因组学(genomics)是指对所有基因进行基因组作图(包括遗传图谱、物理图谱、转录本图谱)、核苷酸序列分析、基因定位和基因功能分析的一门学科。随着技术平台的不断发展和完善,近年来基因检测已经发生了很大的变化,检测效率得到不断提高。从最初第一代Sanger法测序为代表的直接检测技术,到2007年,以Illumina公司的Solexa技术和ABI公司的SOLiD技术为标志的下一代测序(next-generation sequencing,NGS)的相继出现,测序效率明显提高,之后,Illumina公司推出了HiSeq及Novaseq测序平台,使测序时间明显缩短,费用明显降低,基因检测手段有了革命性的变化(图9-1-1-1)。

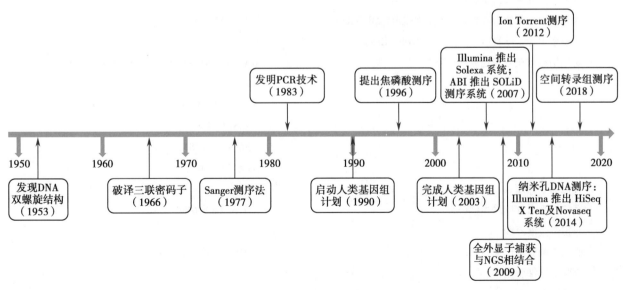

图 9-1-1-1　基因测序技术的发展史

目前,基因组学成为临床诊断和科学研究的热点,得到了突飞猛进和日新月异的发展,已从单一的遗传性疾病专业范畴扩展到复杂疾病和个体化应用更加广阔的领域,尤其是在血液系统疾病中得到了广泛应用,其中,下一代测序已经迅速从一种研究方法发展为临床常规检测的核心方法。血液系统疾病的诊断和分类是一个复杂的过程,为满足不同患者的精准及个性化诊断,基因测序作为检测体细胞驱动基因突变的一个关键工具,不仅有利于疾病的精确诊断,还可以指导治疗方案。下面分别从基因组学在血液病临床诊断、预后判断、靶向治疗及微小残留病监测中的应用四个方面来介绍。

（一）基因组学在血液病诊断中应用

在血液系统疾病中,有些基因突变在某一类疾病亚型中具有高度特异性。例如,真性红细胞增多症（polycythaemia vera,PV）是以外周血红细胞增多为主要特征的骨髓增殖性肿瘤,*JAK2* 基因突变是 PV 的一个特征性突变,大约 95% 的 PV 病例在第 14 号外显子检测到典型的 *JAK2* p. Val617Phe 突变,而少数在第 12 号外显子存在不同的框内缺失突变。因此,在 PV 患者中,*JAK2* 基因突变检测具有重要的诊断价值。此外,其他血液系统恶性肿瘤也存在特异性基因异常,如慢性髓系白血病（*BCR-ABL1* 融合基因）,系统性肥大细胞增多症（*KIT* p. Asp816Val 突变）,慢性中性粒细胞白血病（*CSF3R* 突变）,毛细胞白血病（*BRAF* p. Val600Glu 突变）以及淋巴浆细胞淋巴瘤（*MYD88* p. Leu265Pro 突变）（表 9-1-1-1）。目前,第一代测序 Sanger 直接测序法对于临床上小样本的热点突变的鉴定具有很高的应用价值。该方法具有高度的准确性和简单快捷等特点,作为临床上一种重要的诊断工具,为临床疾病的主观诊断增加了客观依据。

表 9-1-1-1 具有诊断意义的体细胞突变

血液肿瘤	基因突变
BCR-ABL1 阴性骨髓增殖性肿瘤	
慢性中性粒细胞白血病（CNL）	*CSF3R* 突变
真性红细胞增多症（PV）	*JAK2* p. Val617Phe（约 95%）
	JAK2 外显子 12 插入/缺失（约 5%）
原发性血小板增多症（ET）	*JAK2* p. Val617Phe（约 60%）
	CALR 外显子 9 插入/缺失（20%～35%）
	MPL 515 位点错义突变（约 5%）
原发性骨髓纤维化（PMF）	*JAK2* p. Val617Phe（约 60%）
	CALR 外显子 9 插入/缺失（20%～35%）
	MPL 515 位点错义突变（约 5%）
骨髓增生异常综合征（MDS）	
骨髓增生异常综合征伴环形铁粒幼细胞（MDS-RS）	*SF3B1* 错义突变
骨髓增生异常/骨髓增殖性肿瘤（MDS/MPN）	
幼年型粒单核细胞白血病（JMML）	RAS 信号通路相关突变（约 90%）
	PTPN11（约 38%）
	NRAS（约 18%）
	KRAS（约 14%）
	CBL（12%～18%）
	NF1（5%～10%）
其他髓系肿瘤	
系统性肥大细胞增生症（SM）	*KIT* p. Asp816Val
非霍奇金淋巴瘤	
淋巴浆细胞淋巴瘤（LPL）	*MYD88* p. Leu265Pro
成熟淋巴细胞白血病	
毛细胞白血病（HCL）	*BRAF* p. Val600Glu

　　临床上,大多数血液系统疾病不是由单个基因突变引起的,而是以一个共同通路的多个基因突变为特征。例如,幼年型粒单核细胞白血病(juvenile myelomonocytic leukaemia,JMML)是一种兼有骨髓增生异常综合征和骨髓增殖性肿瘤特征的疾病,具有高度侵袭性,与 RAS 信号通路调节的多个基因突变相关。大约90%的 JMML 病例存在 *PTPN11*、*NRAS*、*KRAS*、*CBL* 或 *NF1* 中的一种突变,所有这些突变均导致 RAS 通路失调。原发性血小板增多症(essential thrombocythaemia,ET)和原发性骨髓纤维化(primary myelofibrosis,PMF)是临床上两种截然不同的骨髓增殖性肿瘤,其特征是基因突变激活了 JAK/STAT 信号通路,造成细胞的过度增殖。与 PV 类似,ET 和 PMF 最常见的基因突变是 *JAK2* p. Val617Phe,在50%~60%的病例中检出。而在 JAK2 野生型的 ET 和 PMF 中最常见的突变是 *CALR* 的插入/缺失突变或 *MPL* 基因突变,激活血小板生成素受体,影响了 JAK/STAT 信号通路。因此,ET 和 PMF,类似于 JMML,通常有少数趋于共同表型的驱动突变引起的。PV、ET、PMF 之间的突变谱存在重叠,*JAK2* 突变与 PV 的红细胞增多、ET 的血小板增多以及 PMF 的骨髓纤维化均有关,此现象强调了在大多数情况下,单个突变与单个表型之间并不存在简单的相关性。虽然疾病表型异质性的分子基础尚不完全清楚,但最近研究表明额外的突变事件起着重要作用,突出了与单基因突变分析相比,进行更全面的突变检测的意义更大。虽然 Sanger 法测序具有高度的准确性,但是该方法主要针对与疾病有关的特定的基因突变,对于没有明确候选基因的大样本病例筛查是难以完成的,还要依靠具有高通量测序能力的下一代测序。

　　下一代测序(NGS)技术主要包括全基因组重测序(whole-genome sequencing,WGS)、全外显子测序(whole-exome sequencing,WES)和目标区域测序。NGS 技术具有通量大、时间短、精确度高和信息量丰富等优点,可以在短时间内对感兴趣的基因进行精确定位。通过 NGS 和基因表达分析鉴定了新的分子生物学标记物,在此基础上,2016年世界卫生组织(World Health Organization,WHO)第四版修订版对造血和淋巴组织肿瘤进行了修订,纳入了不同基因突变作为新的疾病分类,预示着血液学领域进入了基因组时代。

　　大多数血液系统恶性肿瘤具有遗传异质性,不同疾病可以伴有相同类型的突变,相反,不同突变组合也可以集中于相同的临床表型。骨髓增生异常综合征(myelodysplastic syndromes,MDS)是一类典型的具有遗传异质性的髓系恶性肿瘤,多见于老年人,以外周血细胞减少、细胞发育异常、无效造血及高风险向急性髓系白血病(acute myeloid leukaemia,AML)转化为特征。MDS 的诊断具有挑战性,目前的诊断标准主要依赖形态学的主观发现,如是否存在形态发育异常,因此,MDS 诊断的重复性较差,这使得突变检测成为区分外周血细胞减少是肿瘤性和非肿瘤性的有力的工具。

　　然而,利用突变数据进行诊断是复杂的,因为很多基因突变并不是恶性肿瘤特异的,像在 MDS 和 AML 中经常发生的突变:*DNMT3A*、*ASXL1* 和 *TET2*,随着个体年龄增加,也会出现在健康人的外周血中。最近研究发现,针对 NGS 突变数据的完整的生物信息学分析可以为 MDS 和其他髓系血液肿瘤提供诊断信息。首先,约95%的成人 MDS 患者伴有至少一种基因突变或者核型异常,NGS 突变组套可以提供良好的阴性预测。其次,突变的变异等位基因频率(variant allele fraction,VAF)能提供更多的诊断信息,不同驱动基因突变的数量会影响 NGS 检测的阳性预测值,某些高危基因包括 *TP53*、*SF3B1*、*SRSF2*、*U2AF1* 等也具有很高的预测价值。尽管在 WHO 造血和淋巴组织肿瘤分类标准中,NGS 的发现还不足以诊断 MDS,但有学者提出将突变数据作为 MDS 诊断的共同标准,体现了 NGS 在血液病诊断中的重要价值。

　　(二) 基因组学在血液病危险分层中的应用

　　基因组学测序数据不但有利于疾病诊断,还为疾病的预后分层提供了帮助。对于髓系肿瘤患者,为了确定哪些患者最有可能从异基因造血干细胞移植(allo-HSCT)中获益,准确的危险分层至关重要,因为只有在患者复发风险超过移植相关死亡风险时才会考虑进行移植。根据疾病的侵袭性和结局的异质性,危险分层在急性白血病中尤为重要,尤其是 AML。根据细胞遗传学及不同分子标志,欧洲白血病网(European Leukemia Net,ELN)将 AML 分为3组:预后良好组、预后中等组和预后不良组(表9-1-1-2)。其中 *CEBPA* 双等位基因突变和 *NPM1* 突变与预后良好相关,而 *ASXL1*、*RUNX1*、*TP53* 突变以及 *FLT3* 内部串联重复(FLT3-ITD)均与预后不良相关。

表 9-1-1-2　2017 欧洲白血病网(ELN)AML 预后危险分层

预后等级	遗传学异常
预后良好	t(8;21)(q22;q22.1);*RUNX1-RUNX1T1*
	inv(16)(p13.1q22)或 t(16;16)(p13.1;q22);*CBFB-MYH11*
	NPM1 突变但不伴有 *FLT3*-ITD 突变或伴有 *FLT3*-ITD 低等位基因频率
	CEBPA 双突变
预后中等	t(9;11)(p21.3;q23.3);*MLLT3-KMT2A*
	其他核型异常
	NPM1 突变但伴有 *FLT3*-ITD 高等位基因频率
	野生型 *NPM1* 但不伴有 *FLT3*-ITD 突变或伴有 *FLT3*-ITD 低等位基因频率
预后不良	t(6;9)(p23;q34.1);*DEK-NUP214*
	t(v;11q23.3);*KMT2A* 重排,除外 t(9;11)
	t(9;22)(q34.1;q11.2);*BCR-ABL1*
	inv(3)(q21.3q26.2)或 t(3;3)(q21.3;q26.2);*GATA2,MECOM*(*EVI1*)
	−5;del(5q);−7;−17/abn(17p)
	复杂核型(≥3 种),单体核型
	野生型 *NPM1* 伴有 *FLT3*-ITD 高等位基因频率
	RUNX1 突变
	ASXL1 突变
	TP53 突变

　　根据 ELN 危险分层系统,AML 的危险分层主要由单个驱动基因突变决定,然而,大多数 AML 具有多个与临床相关的驱动突变,通过整合多个可能影响预后的突变,对大量患者群体进行全面的基因组分析,才能进行更精准的预测。例如,驱动突变的总数不仅可以预测 AML 的预后,还可以预测其他髓系肿瘤如 MDS 的预后。某些剪切体或染色质修饰相关的基因突变提示继发性 AML,表明 AML 可能从慢性髓系肿瘤进展而来的,继发性 AML 比原发性 AML 预后更差。多因素分析表明,与 *NPM1* 和 *FLT3-ITD* 突变类似,一个基因的突变可能会影响另一个基因突变相关的风险,可以通过一些结合核型、NGS 的突变结果和临床特征的在线分析工具(https://cancer.sanger.ac.uk/aml-multistage/),进行精准的危险分层。

　　(三)基因组学在血液病靶向治疗中的应用

　　如前所述,NGS 作为一种重要的工具,可用于辅助恶性血液病患者的诊断及危险分层。血液肿瘤的治疗已进入个体化精准治疗时代,精准医学需要开发针对肿瘤特异性突变蛋白质产物的靶向药物,从而改善疗效,因此,NGS 检测将在靶向治疗中发挥重要作用。目前已开发用于治疗恶性血液病的靶向药物,如急性早幼粒细胞白血病曾经是一类高风险疾病,但由于使用维 A 酸药物治疗,靶向 PML-RARA 融合蛋白,促进白血病细胞分化,治愈率超过 90%。类似地,随着受体酪氨酸激酶抑制剂(TKI)的应用,慢性髓系白血病的预后也得到了显著改善。然而,这两种疾病成功的精准治疗早于临床 NGS 检测,均得益于细胞遗传学检测结果。

　　在过去十年里,在肿瘤学的其他领域,靶向治疗已经有了快速的发展。例如,实体肿瘤的治疗已经受益于乳腺癌中的 HER2 靶向治疗、肺癌中的 EGFR 抑制剂和黑色素瘤中的 BRAF 抑制剂。相比之下,针对恶性血液病的新型突变靶向药物的开发则相对滞后。相反,许多已经出现的生物疗法,特别是淋巴细胞和浆细胞肿瘤的治疗,都是以单克隆抗体的形式出现,这些单克隆抗体针对存在于正常和异常细胞群中的细胞表面标记物,如利妥昔单抗(anti-CD20),本妥昔单抗(anti-CD30)和达雷木单抗(anti-CD38)。

近年来,一些针对基因突变的靶向药物已经开始在血液恶性肿瘤患者中得到应用。伴有 *FLT3* 突变的年轻 AML 患者常规接受 FLT3 抑制剂如米哚妥林(midostaurin)和吉瑞替尼(gilteritinib)诱导治疗,艾伏尼布(ivosidenib)和恩西地平(enasidenib)已被批准分别用于治疗 IDH1 和 IDH2 突变的 AML 患者。虽然这些新的靶向药物的单药疗效远远不及维 A 酸和伊马替尼等单药疗效显著,但是,靶向药物确实为一线治疗失败的患者提供了新的选择,并且复发/难治性患者应用靶向治疗后桥接 allo-HSCT 临床有明显获益。基因组学飞速发展,通过基因检测筛选靶向治疗的获益人群,推动了血液肿瘤的个体化治疗。

(四) 基因组学在血液病微小残留病监测中的应用

以上所述的 NGS 技术适用于检测初诊患者样本中的基因突变,便于进行临床诊断、判断疾病预后以及选择合适的治疗方案。除此之外,NGS 技术在监测微小残留病(minimal residual disease,MRD)方面也有重要作用。MRD 指按照目前的疗效标准经过治疗取得完全缓解后体内残存微量肿瘤细胞的状态。血液肿瘤细胞的残留量实际上取决于检测的灵敏度,灵敏度越高,MRD 检测水平会更深。传统的细胞形态学检测灵敏度可以检测到 5% 的肿瘤细胞,目前,更灵敏的检测 MRD 的方法包括多参数流式细胞术或实时荧光定量 PCR/数字 PCR 技术。NGS 具有独特的测序深度,为检测低水平肿瘤亚群提供了一种替代方法,可以与基于流式细胞术和定量 PCR 检测 MRD 的方法相媲美。

将 NGS 用于 MRD 的检测需要满足两个基本要求。首先,调整 NGS 的工作流程以实现目标序列的非常高和独特的测序深度;其次,能够识别与疾病相关的一种既敏感又特异的序列标记。工作流程及生物信息学分析的改进可以显著提高 NGS 用于 MRD 检测的灵敏度,不过对于 SNV 来说,目前的 NGS 检测方法通常无法超越更敏感的 MRD 方法如等位基因特异性 PCR 的检测极限,表 9-1-1-3 展示了不同方法的优缺点。

表 9-1-1-3 不同方法检测 MRD 的差异

方法	优势	劣势
多参数流式细胞术	快速 定量 细胞水平信息 广泛应用	可变的抗原表达可能导致结果阴性 需要具备高水平专业知识的专家进行分析 中等灵敏度
等位基因特异性寡核苷酸 PCR	高敏感性	设计患者特异性引物,耗时 对 DNA 质量要求高
数字 PCR	绝对定量 高敏感性 避免 PCR 抑制剂	缺乏标准化 找不到新的变异体 等位基因特异性设计
下一代测序	高敏感性($>10^{-6}$) 不需要专用引物 多功能性	缺乏标准化 需要具备生物信息学专业知识 价格贵

基于 NGS 的 MRD 检测可以明确了解哪些体细胞突变是敏感和特异的复发标记物。在肿瘤发生过程中突变一般会按照顺序出现,最早期的突变可能代表癌前突变,这些突变在治疗后持续存在,即使在长期缓解的患者中也可以检出,但持续存在并不一定意味着肿瘤细胞残留,可能代表疾病的敏感标记,但不够特异。相反,晚期亚克隆突变只存在于肿瘤人群的一个亚组中,这些突变对疾病是特异性的,但不够敏感。因此,推荐初诊患者骨髓样本进行 NGS 检测,可以识别所有体细胞突变,作为可靠的复发标记。但是,*ARCH/CHIP* 突变,如 *DNMT3A*、*ASXL1* 和 *TET2* 突变不推荐作为 MRD 标记物,除非在异基因造血干细胞移植术后,可以作为受体来源细胞的克隆标记物。

与髓系肿瘤相反,淋巴系肿瘤的 MRD 标记不一定是体细胞驱动突变。由于重组的多样性和体细胞超突变,可以利用免疫球蛋白和 T 细胞受体基因的 V(D)J 序列作为残留病的特异性标记物。首先,通过对初诊样本进行测序确定一个或多个疾病相关的 V(D)J 克隆型,一旦确定了疾病相关的克隆型,在超灵敏的深度测序分析中,它可以作为残留疾病的特异性分子标记。使用骨髓、外周血或者细胞游离 DNA 进行基于 NGS 的克隆型测序检测 MRD,已经应用于多种淋巴系肿瘤和浆细胞肿瘤,其分析灵敏度甚至达到了 10^{-6}。

总之,基因组学的研究已成为血液恶性肿瘤实验室评估标准的一个重要工具。根据不同疾病类型,突变数据可以用于临床诊断、提示预后、指导治疗或监测疾病。将基因组学的突变数据整合到血液系统疾病的形态学、免疫表型和细胞遗传学图谱中将加深我们对白血病发生的理解,并在患者的临床管理中提供更精确的数据。

二、转录组学在血液病中的应用

转录组学(transcriptomics)是一门从整体水平上研究细胞在某一时刻中全部基因转录的种类、结构和功能及转录调控规律的学科,简而言之,转录组学就是从 RNA 水平上研究基因的表达情况。目前获得转录组数据的方法主要有基于表达谱芯片和基于 RNA 测序两种方法。转录组测序是一种比较成熟的诊断工具,用于评估基因表达水平和检测融合基因转录本。通过新一代高通量测序,能够全面快速地获得某一物种特定组织或器官在某一状态下的几乎所有转录本序列信息,已广泛应用于基础研究、临床诊断和药物研发等领域。近年来,利用转录组测序等高通量测序技术对血液系统疾病尤其是急性白血病进行精确的分子亚型分类,明显改进了临床治疗策略,包括靶向抑制剂、免疫抑制剂、单克隆抗体和嵌合抗原受体 T 细胞(CAR-T)等治疗方案。

(一) 转录组测序在 AML 中的应用

AML 的危险分层可以指导标准诱导化疗后的治疗方案,目前 AML 患者的 ELN 危险分层系统,主要基于细胞遗传学和常见的体细胞突变(*NPM1*、*FLT3-ITD*、*CEBPA*、*RUNX1*、*ASXL1* 和 *TP53*)。然而,即使同一分组的患者也存在一定异质性,尤其是预后中等组。因此,有必要进一步细化危险分层。随着高通量测序技术的快速发展,整合基因表达谱分析和体细胞突变谱分析越来越重要,可能在不久的将来会成为临床的常规检查。Wang 等研究比较了 267 例 AML 患者不同类型的预测因素的预后意义,包括三种数据模式:临床及细胞遗传学数据模式、基因组学数据模式及转录组学数据模式。结果提示基于转录组数据的 Clinseq-G 预测模型明显优于传统的临床及遗传学数据和基于基因组的数据模型,有最好的预后意义,改善了 AML 患者危险分层,并在两个独立队列中进行了验证。该研究成功开发了一个基于转录组测序数据集的预后危险评分系统,用于预测 AML 的预后和分层。但由于基于测序的成本花费高,临床尚未完全实施,不过随着精准医学和靶向治疗的发展,转录组测序提供的详细的分子信息越来越重要,随着成本的降低,转录组测序逐渐变得可行。

2017 年,AML 治疗反应标准进行了实质性更新,引入了无 MRD 的完全缓解。尽管很多技术可以用于 AML 的 MRD 检测,例如实时定量 PCR、流式细胞术和 NGS 突变检测等,但仍然很难开发出一种具有高重复性、敏感性、并且能够同时定量多个靶点的检测 MRD 的方法。为了克服这些限制,一种基于多基因的靶向 RNA 测序方法应运而生,该方法具有高度特异性、敏感性,检测限低至 10^{-5}。靶向 RNA 测序可以成为检测 MRD 的理想方法原因包括以下几个方面:①RNA 作为测序模板,允许同时检测突变、融合基因以及基因表达水平;②可以绝对定量靶基因水平;③使用针对再现性 AML 异常的引物大大提高了检测的灵敏性,超过了全转录组测序;④高通量测序的使用可以识别多个靶基因序列变化;⑤反转录过程中靶向引物增加了检测限。在未来,有可能被基于 DNA 的 NGS 检测方法所补充,整合靶向 RNA 测序和 NGS 测序可能为 AML 患者 MRD 的标准化检测提供一种高通量、可重复性和广泛适用的工具。

(二) 转录组测序在 ALL 中的应用

急性淋巴细胞白血病(acute lymphoblastic leukemia,ALL)占所有急性白血病的 20%,其中约 80% 发生在儿童,包括 B 细胞急性淋巴细胞白血病(B-ALL)和 T 细胞急性淋巴细胞白血病(T-ALL)。B-ALL 具有高度异质性的遗传学改变,近年来,利用高通量测序技术进行的多组学研究发现了具有独特基因组和/或表达谱特征的分子亚型,例如 Ph-like、DUX4 重排、MEF2D 重排、ZNF384/ZNF362 重排、NUTM 重排、BCL-2/MYC/BCL-6 重排、ETV6-RUNX1-like、*PAX5* 突变、*IKZF1* 突变及 *ZEB2* 突变等。利用 RNA 测序技术可以将这些分子亚型按基因表达谱进行分类,精确的分子分类改进了临床治疗方案。在过去,B-ALL 患者治疗方案以强化化疗和 allo-HSCT 为主,而化疗药物引起的治疗毒性一直是 B-ALL 需要进一步解决的最关键的问题之一。在 B-ALL 患者的几个分子亚型中,新出现的抑制剂/拮抗剂和免疫疗法已经开启了靶向治疗的新时代。这种治疗方案的转变可能会减少化疗药物的使用,从而减少治疗毒性及治疗诱导的耐药事件。B-ALL 的分子靶向治疗和细胞免疫治疗主要依赖于不同分子亚型(如 BCR-ABL1、Ph-like 和 KMT2A 重排)的遗传学和基因表达标记物,或一些细胞表面标记物(如 CD19 和 CD22)。

通过基因表达谱识别的 B-ALL 不同亚型中 Ph-like 是最初发现的,该亚型表现为 *BCR-ABL1* 阴性,但其基因表达谱与 *BCR-ABL1* 阳性患者相似,在儿童和成人 B-ALL 患者中约占 6%~15% 和 20%~25%,与不良预后相关。2016 年修订的 WHO 造血与淋巴组织肿瘤分类中已经将 Ph-like 作为 B-ALL 一种新的亚型。Ph-like 亚型主要分子学特征为 CRLF2 重排(30%~50%)、ABL1/ABL2 重排(约 10%)、JAK2 重排(约 10%)、EPOR 重排(5%~10%)和 PDGFRB 重排(约 5%)。此外,JAK-STAT 和 RAS 信号通路相关突变(如 NRAS、KRAS、JAK2 和 PTPN11)占 Ph-like 的 15%~20%。Ph-like 与 *BCR-ABL1* 类似,均对 TKI 敏感,如伊马替尼和达沙替尼。ETV6-RUNX1-like 亚型为 *ETV6-RUNX1* 融合基因阴性,多伴有 ETV6 和 IKZF1 异常,主要发生在儿童患者中,约占儿童和成人 BCR-ALL 的 2%~3% 和 <1%,与中等预后相关。KMT2A-like 和 ZNF384-like 亚型均少见(<1%),预后尚不清楚。通过转录组测序技术识别预后分子标志物以及研发靶向药物,可以进一步提高 B-ALL 患者的生存时间和生活质量。

转录组测序在 B-ALL 的诊断和预后判断中均发挥重要作用,不仅可以识别大多数已知的融合基因(如 *BCR-ABL1*、*ETV6-RUNX1*、*TCF3-PBX1*)和新的融合基因(如 TCF3/4-HLF 重排、NUTM1 重排、DUX4 重排、ZNF384/ZNF362 重排、MEF2D 重排),还可以识别基因热点突变(如 PAX5 P80R 和 ZEB2 H1038R)和基因组缺失(如 IKZF1 缺失)。根据基因表达谱特征进行分子分型应用越来越广泛。然而,与基于 DNA 水平的方法相比,RNA 测序更易受到来自样本、技术平台和生物信息学方法(如批次效应)的偏倚因素的影响,为提高基于 RNA 水平的方法的稳定性和重复性,还需要进一步制定统一标准,减少偏差。

T-ALL 是一种幼稚 T 淋巴细胞克隆增殖的恶性肿瘤,占儿童和成人 ALL 的约 15% 和 25%。目前,儿童 T-ALL 患者的 5 年总生存率超过 80%,在成人 T-ALL 患者中,虽然已经取得了显著的治疗进展,5 年总生存率超过 60%,但是很多病例在临床预后方面仍存在挑战。更好了解成人 T-ALL 的疾病分层,有利于进行精准治疗及个性化治疗。然而,特定的分子危险因素尚未纳入 T-ALL 的治疗分层。随着高通量测序的发展已鉴定出 T-ALL 的新的分子亚型如早期前 T 细胞 ALL(ETP-ALL),有利于进行治疗分层,可能会降低 T-ALL 相关的治疗失败率和复发率。有研究报道,利用整合转录组和基因组分析结果,在 61 例成人和 69 例儿童 T-ALL 患者中发现了一些新的遗传学改变。根据不同的遗传学异常和基因表达谱特征,定义了不同 T-ALL 亚型:TLX1/TLX3 过表达组、LYL1/HOXA 过表达组和 TAL1/LMO1 过表达组。ETP-ALL 遗传学特征表现为 SET-NUP214、HOXA/MEF2C/LYL1 过表达以及 RAS 通路/表观遗传相关基因突变率高。该研究利用 RNA 测序鉴定出 36 个不同的融合基因转录本,有 18 个融合基因为首次发现,其中 ZBTB16-ABL1、TRA-SALL2 和 NKX2-1 重排具有再现性。ZBTB16-ABL1 作为一种白血病驱动因子,对酪氨酸激酶抑制剂敏感。深入挖掘 T-ALL 的表达谱和突变谱特征不仅对更好地理解白血病的发生有意义,而且对患者危险分层和个性化治疗也有非常重要的价值。

三、蛋白质组学在血液病中的应用

蛋白质组学(proteomics)是指利用高分辨的蛋白质分离技术和高效的蛋白质鉴定技术研究某一类型细胞、组织、体液中的所有蛋白质组成、功能及蛋白之间相互作用的学科。虽然基因决定蛋白质的水平,但是基因表达的水平并不能代表细胞内活性蛋白的水平,蛋白质组学分析是对蛋白质翻译和修饰水平等研究的一种补充,是全面了解基因组表达的一种必不可少的手段。目前蛋白质组学的研究主要有两种方法:基于双向电泳的蛋白质组学和基于质谱的蛋白质组学。目前基于质谱的蛋白质组学研究越来越广泛。蛋白质分离技术、质谱技术及数据解析方法的不断发展极大地推动了蛋白质组学的研究进展,使其在各研究领域得到了广泛的应用。

近年来,蛋白质组学已经应用于包括白血病在内的多种肿瘤生物学标记物的筛选、肿瘤的发病机制以及诊治等方面的研究,并取得了明显进展。通过分析不同生理或病理样本的蛋白质组变化能够识别与不同疾病状态相关的蛋白质。检测和量化患者样本中的蛋白标记物有助于早期诊断以及判断预后,并确定个性化治疗方案。血液恶性肿瘤的特征是在骨髓、淋巴结和/或外周血中发生的克隆性疾病,这些恶性肿瘤包括白血病(如急性白血病和慢性白血病)、淋巴瘤(如霍奇金淋巴瘤)和多发性骨髓瘤。血液肿瘤5年生存率低、复发率高以及治愈率差,强调了需要确定新的治疗靶点和生物标志物,以便早期发现复发,并在治疗后评估疾病进展。通常认为体液如血清、血浆、唾液、脑脊液、尿液和骨髓条件培养基,可以反映肿瘤分子组成,具有疾病的基因组、转录组和蛋白质组指标特征。与有创的组织活检相比,体液检查是一种创伤性更小、成本更低、重复性更强的检测疾病相关生物标志物的方法(表9-1-1-4)。快速无创检查越来越受到人们的重视,体液蛋白质组的研究也成为一个全新领域。

表 9-1-1-4　基于组织和体液的蛋白质组学在血液肿瘤相关生物标志物检测中的优缺点

基于组织的蛋白质组学		基于体液的蛋白质组学	
优点	缺点	优点	缺点
直接从疾病部位分析蛋白质	有创操作	无创操作	不直接靠近疾病部位
有利于骨髓微环境的研究	由于骨髓微环境的异质性而存在局部采样偏差	易纵向研究	高丰度蛋白影响检测
诊断和预后应用的金标准	成本高 骨髓活检会给患者带来痛苦	成本低 反映疾病状态	

目前,在血液病诊断方面,尚无单一的蛋白质可以达到临床诊断的特异性和敏感性的要求。国际上提倡联合多个指标诊断疾病,蛋白质组学的高通量为多指标联合诊断提供了基础平台。Cui 等利用双向电泳法分离了 61 例急性白血病患者的外周血单个核细胞的蛋白,采用质谱分析鉴定差异蛋白,发现了髓系相关蛋白 8 和 14 可作为 AML 分化的标志性蛋白,而热休克蛋白 1(HSP1)为 ALL 的标志性蛋白,由此可用来辅助区分 AML 和 ALL。Alanazi 等分析了 AML 白血病细胞与正常人 CD34⁺ 细胞的核蛋白质组和转录组,发现了与正常 CD34⁺ 细胞核相比,S100A4 蛋白在 AML 白血病细胞核中表达更高,并且与 AML 不良预后有一定相关性。

蛋白质组学在血液病的个体化治疗方面一直处于探索阶段,暂未得到广泛应用。随着蛋白质组学的不断发展,蛋白质纯化技术的改进,为研究白血病的发病机制、鉴定肿瘤标志物蛋白以及寻找靶向药物提供了新的思路。将蛋白质组学方法与分子生物学、免疫学方法相结合将有助于血液系统疾病的诊断和治疗,也将为新药的开发提供理论依据。

四、代谢组学在血液病中的应用

代谢组学(metabolomics)是 20 世纪 90 年代发展起来的对某一生物或细胞内的内源性代谢物进行定性和定量分析的一门技术,是继基因组学、转录组学和蛋白质组学之后发展起来的一门学科,在临床医学领域具有广泛的应用前景。代谢组学研究对于疾病的早期诊断、预防、药物干预具有重要的指导意义。代谢组学主要的分析技术包括质谱(mass spectrometry,MS)和磁共振(nuclear magnetic resonance,NMR),这两种技术都允许直接识别几种不同的代谢物。

AML 是一组具有不同遗传学异常的血液肿瘤,髓系白血病细胞的增殖非常依赖葡萄糖代谢的增强。Chen 等报道了一项代谢组学研究,该研究揭示了 400 例 AML 患者和 446 例对照组的不同的葡萄糖代谢特征。一组涉及葡萄糖代谢的 6 个代谢物生物标志物在伴有正常核型的 AML 患者中有独立的预后意义。Wang 等利用 NMR 光谱结合多变量数据分析的代谢方法,分析了 183 例初诊 AML 患者和 232 例健康对照组的血清代谢产物的表型特征,发现 AML 和健康对照组之间以及 AML 不同危险亚组之间均存在显著的血清代谢组学差异,这种差异体现在糖酵解/糖异生、TCA 循环、蛋白质和脂蛋白的生物合成、脂肪酸和细胞膜成分的代谢,特别是胆碱及其磷酸化衍生物的代谢等多种代谢途径的系统分化。这证明了基于磁共振的代谢组学是一种快速的、创伤小的诊断 AML 和判断预后的方法。Stockard 等利用超高效液相色谱-质谱联合技术对伴有 FLT3-ITD 的 AML 患者进行代谢组研究,根据 FLT3 状态,在血浆和白血病细胞中识别出了特定的代谢组学特征,包括嘌呤代谢和生物合成、半胱氨酸/蛋氨酸代谢、色氨酸代谢、肉碱介导的脂肪酸氧化以及溶血磷脂代谢。最近,有研究为了确定对 FLT3 抑制剂索拉非尼耐药的白血病细胞的代谢组学特征改变,利用一项全球非靶向代谢组学和稳定放射性核素标记质谱分析方法发现耐药细胞表现为对葡萄糖的需求更高、进入戊糖磷酸途径(PPP)的葡萄糖量减少、氧化应激增加以及谷胱甘肽合成增强。另一项研究整合转录组学和代谢组学分析为提高另一种 FLT3 抑制剂吉瑞替尼的疗效提供了新的证据,吉瑞替尼敏感的 SLC38A1 下游代谢途径,导致谷氨酰胺分解减少和氧化还原稳态破坏,这提示了一种针对复发/难治性 AML 患者的新的治疗策略。

ALL 是一种常见的血液系统恶性肿瘤,该类疾病的代谢改变尚不清楚。在最近一项研究中,采用基于超高效液相色谱-质谱联合的血清代谢组学和多变量统计分析方法研究 ALL 相关的代谢改变。在 ALL 患者和对照组之间有 30 种代谢物存在差异,这些代谢物可作为潜在的生物标志物。根据通路分析软件(IPA)提示,ALL 患者甘油磷脂代谢失调,可能是与疾病进展有关的潜在代谢途径。除急性白血病外,代谢组学已经应用到血液系统疾病各个领域,如骨髓增生异常综合征、慢性髓系白血病、多发性骨髓瘤、慢性淋巴细胞白血病以及 T 细胞淋巴瘤等。代谢组学正在成为分析癌症患者代谢过程和识别关键生物标志物的强大工具。此外,代谢组学已经被证明是稳定的、相对便宜的和高度可复制的,这使得代谢组学数据集对于研究代谢表型非常有价值。代谢组学仍处于起步阶段,其巨大的潜力还有待在基础和临床方面进行研究。完善高质量数据处理和获取的工作流程,是成功地将生物数据转化为临床可用知识的核心问题,以实现有效的医疗保健管理。

五、总结与展望

近年来,基于单个组学的血液肿瘤分子分型研究已经在多个亚型中取得了一定成果,其中基于转录组学的急性白血病分子分型已经得到临床广泛认可。然而,血液肿瘤具有高度异质性,不仅仅表现在某一个组学层面,而是在基因组、转录组、蛋白质组以及代谢组等组学层面都存在差异。因此,整合多组学数据可以同时了解到疾病在不同组学上的差异,更准确地进行分子分型。

随着基因组学、转录组学、蛋白质组学和代谢组学等技术的不断发展,研究者已经转变了传统的研究思路,开始从生物系统的整体性分析出发,探索研究方法的新技术和新途径。多组学结合技术对明确不同血液病的特异分子标志物具有优势,比传统的单一标志物更有利于疾病的诊断和疗效监测。但多组学结合技术作为新兴领域,目前还处于发展阶段,仍有许多困难需要克服,如筛选出的潜在分子标志物的可信度有待提高、样本信息量过于庞大、数据建模和挖掘不充分以及检测费用昂贵等。因此,我们需要建立基于多组学技术筛选分子标志物与经典分子标志物相结合的信息库,从而有利于血液病的精准诊断及靶向治疗。

(王谦 陈苏宁)

参考文献

[1] ALLEGRA A,INNAO V,GERACE D,et al. The metabolomic signature of hematologic malignancies[J]. Leuk Res,2016,49:22-35.

[2] BULLINGER L,DÖHNER K,DÖHNER H. Genomics of acute myeloid leukemia diagnosis and pathways[J]. J Clin Oncol,2017,35(9):934-946.

[3] LI JF,DAI YT,LILLJEBJÖRN H,et al. Transcriptional landscape of B cell precursor acute lymphoblastic leukemia based on an international study of 1,223 cases[J]. Proc Natl Acad Sci USA,2018,115(50):e11711-e11720.

[4] HANSEN MC,HAFERLACH T,NYVOLD CG. A decade with whole exome sequencing in haematology[J]. Br J Haematol,2020,188(3):367-382.

[5] WOJCICKI AV, KASOWSKI MM, SAKAMOTO KM, et al. Metabolomics in acute myeloid leukemia[J]. Mol Genet Metab, 2020,130(4):230-238.

[6] RAMKISSOON LA, MONTGOMERY ND. Applications of next-generation sequencing in hematologic malignancies[J]. Hum Immunol,2021,82(11):859-870.

[7] DUNPHY K, O'MAHONEY K, DOWLING P, et al. Clinical Proteomics of Biofluids in Haematological Malignancies[J]. Int J Mol Sci,2021,22(15):8021.

第二节　单细胞测序的临床应用

一、单细胞测序技术

细胞理论为医学研究提供全新框架,该理论阐明单个细胞是生命体结构和功能的基本单元。随后发现遗传物质 DNA 转录为 RNA、编码蛋白质来执行细胞功能,这奠定了现代遗传学和基因组学基础。传统组学技术基于数千、甚至数百万个细胞的混合群体(bulk)的 DNA 或 RNA 进行测序分析。上述技术方法获取的测序数据能够体现出混合细胞群体中基因组特征、转录组表达的平均水平。但此类测序技术无法区分单个细胞之间的差别。而单细胞测序技术的出现具有革命性意义,使得从单个细胞水平研究转录组和基因组成为现实,并可以直接解析细胞群体内的异质性。在多种单细胞测序技术中,单细胞转录组(single cell RNA sequencing, scRNA-seq)测序出现最早,分析体系最为成熟,被广泛应用于包括肿瘤在内的多种疾病研究中。单细胞基因组技术(single cell DNA sequencing, scDNA-seq)也日趋成熟,在刻画细胞克隆结构和追踪基因组演化规律中发挥独特作用。此外,单细胞空间转录组、单细胞表观组学、单细胞蛋白质组学和单细胞翻译组学等多种新技术不断涌现并逐步发展。相对于单细胞转录组和单细胞基因组测序,上述新兴技术尚未广泛应用于肿瘤生物学研究中。

(一) 单细胞转录组和基因组测序技术

自 2009 年单细胞转录组测序方法首次被报道以来,scRNA-seq 进入飞速发展阶段。从早期低通量的 Smart-seq/Smart-seq2 测序、CEL-seq/CEL-seq2 测序到 Drop-seq、inDrop 方法测序,单细胞转录组测序技术不断改进和成熟。2016 年 10×Genomics 公司推出 10×Chromium Single Cell Gene Expression Solution 商业化平台,实现了高通量 scRNA-seq 测序。该平台具有周期短、成本相对降低和细胞捕获率提高等优势。实现 scDNA-seq 测序,关键的技术步骤包括有效的分选单个细胞、从单个细胞中扩增足量的 DNA,进行测序和后续分析应用。在 2013 年 scDNA-seq 获得 *Nature* 的年度技术称号。scDNA-seq 具有三种核心能力:①"fidelity",即低频率的嵌合突变(仅在一小部分细胞群体中出现的突变)的检出能力,此类突变由于频率低,在进行 Bulk DNA 测序时无法被鉴定;②"co-presence",即确定哪些 DNA 突变在同一细胞中同时存在;③"phenotypic association",即联合单细胞转录组或者单细胞蛋白质组学将 DNA 突变和细胞表型相关联。但目前 scDNA-seq 主要局限性在于假阳性率偏高。由于单个细胞内仅含有微量的 DNA,在单细胞测序文库制备之前需要对全基因组或基因组目标区域进行扩增。在扩增过程中可能产生 GC 碱基对扩增偏差、等位基因缺失等现象,这使得 scDNA-seq 假阳性率增高。随着技术的发展,改进的 scDNA-seq 方法不断被提出,以提高利用 scDNA-seq 技术检测单个细胞水平突变的准确性。

(二) 单细胞组学技术与应用

单细胞转录组测序(scRNA-seq)实现了从单个细胞水平评估转录本的表达情况。这使得细致划分细胞亚群、精细解析亚群的功能异质性、鉴定以往未被发现的稀有细胞类型成为可能。单细胞转录组实现高通量测序,促使其更广泛地应用于肿瘤研究中。肿瘤是一种基因组变异驱动的疾病,其发生发展同时也与肿瘤细胞内部以及细胞外部异常表达的基因具有密切的关联性。利用单细胞转录组测序技术量化单个肿瘤细胞的基因表达谱,可以精细解析肿瘤细胞群体异质性。通过分析肿瘤细胞群体和非肿瘤细胞群体(如关键的免疫细胞群体等)相互作用关系,能够发现在肿瘤发生发展过程中起到重要作用的非肿瘤细胞群体或分子。除单细胞转录组测序(scRNA-seq)技术外,单细胞基因组测序(scDNA-seq)近年来也被逐渐应用于肿瘤患者初诊时期肿瘤基因组结构解析,复发前后、用药前后的肿瘤基因组演变研究中。因此,单细胞测序技术可用于解析肿瘤异质性、肿瘤进化、肿瘤耐药和药物/治疗机制,以此理解肿瘤形成、发展过程;并辅助临床寻找优化的诊断治疗方案。

虽然单细胞技术具有深度揭示肿瘤发病机制、监测疾病进展、评估治疗方案的潜能,但目前单细胞测序技术尚未真正应用于临床实践。随着单细胞技术飞跃发展,不断改良;未来若测序费用进一步降低、检测敏感性增加、实验周期进一步缩短等,单细胞技术将成为辅助临床精准诊断和实现个体化治疗的强有力工具。本章节着重阐述在白血病(急性髓系白血病为主)单细胞水平的基础研究中,具有潜在临床应用价值的科学发现。

二、单细胞测序技术在白血病研究中的应用

白血病起始、发展和治疗过程中具有高度的细胞水平异质性,并存在基因组的动态演化。白血病患者初诊时期的白血病细胞群体存在异质性。此外,白血病干细胞(leukemia stem cells,LSCs)、残留耐药白血病细胞等关键的罕见细胞群体均存在异质性。不同白血病细胞亚群对白血病进展、药物敏感性的影响存在差别。细胞异质性主要是由基因组变异、表观遗传学修饰、发育相关程序异常、肿瘤细胞微环境以及外在因子的刺激和肿瘤细胞群体间的相互作用这几个方面因素决定。利用单细胞技术精细解析白血病异质性及其与外部免疫细胞群体的互作关系,能够实现在单细胞水平解析白血病发病机制。并以此为基础,筛选可应用于临床诊断和治疗的分子学特征。

(一) 单细胞组学技术解析白血病异质性

1. 解析初诊时期白血病细胞异质性 早在 20 世纪 60 年代,研究者已认识到急性髓系白血病(acute myeloid leukemia,AML)具有异质性。直到革命性的单细胞技术出现,AML 细胞群体和功能异质性才得以解析。此外,利用单细胞测序技术将有助于阐释不同 AML 肿瘤细胞亚群对疾病进展的作用。2018 年,van Galen P 等研究者综合利用单细胞转录组测序技术、靶向基因组测序技术和单细胞基因分型技术,系统解析了成人 AML 患者白血病细胞群体异质性,并探索了异质性白血病细胞群体对疾病发展的功能作用。研究者首先对 5 例健康供者骨髓样本进行单细胞转录组测序,构建正常血细胞发育图谱。通过分析来自 16 例患者 35 个骨髓样本的 30 712 个细胞,并利用正常血细胞单细胞图谱为对照,研究者发现白血病细胞群体可对应到经典血液谱系分化中的六种细胞类型。这六种细胞类型分别为:造血干细胞样白血病细胞亚群(HSC-like)、祖细胞样白血病细胞亚群(progenitor-like)、粒细胞祖细胞样白血病细胞亚群(GMP-like)、单核细胞前体样白血病细胞亚群(promonocyte-like)、单核细胞样白血病细胞亚群(monocyte-like)和树突细胞样白血病细胞亚群(cDC-like)。AML 患者中上述各类型白血病细胞比例具有差别,并与 AML 患者的 FAB 分型及其携带的核心基因组变异具有明显的相关性。例如,AML1-ETO 亚型的 AML 患者主要呈现出以 GMP-like 样白血病细胞群体为主的特征,并与形态学涂片相符合。PML-RARA 亚型的 AML 患者同样以 GMP-like 样白血病细胞群体为主。CBFB-MYH11 亚型的 AML 患者主要以单核细胞样或树突细胞样的白血病细胞群体为主。存在 *FLT3-ITD* 突变的白血病细胞群体表现出 HSC/Prog-like 样白血病细胞的表达印记,而存在 *FLT3-TKD* 突变的白血病细胞群体呈现出单核细胞样和树突细胞样细胞的表达印记。不同的白血病细胞群体,其功能和临床意义具有区别。其中,干祖样白血病细胞亚群(HSC/Progenitor-like),同时表达干性以及向髓系细胞分化相关的转录特征,具有高水平干祖样细胞相关基因表达印迹的患者具有更差的临床结局。这提示干祖样白血病细胞亚群与 AML 患者的预后不良相关。单核样白血病细胞(monocyte-like)表达 TNF、白介素 10 信号通路等髓系抑制细胞相关基因,并且能够对 T 细胞产生免疫抑制作用。这说明单核细胞样白血病细胞亚群具有免疫调节作用。2022 年,Andy 等研究者尝试进一步将白血病异质性(处于不同分化层级 AML 细胞群体,存在不同突变类型的细胞群体)和药物治疗反应进行关联。研究者首先利用上述 van Galen 团队研究中 12 个 AML 患者初诊时期 13 653 个细胞重新进行单细胞水平分析,聚焦从功能水平细化白血病干细胞和祖细胞群体(LSC-like cell population,progenitor-like cell population)。利用 self-assembling manifolds(SAM)无监督方法寻找 LSPCs 细胞群体中细胞的生物学特征,并在 12 个患者中鉴定出 3 个不同的 LSPCs 细胞群体。其中一个 LSPC 细胞群体转录组多样性低并具有不活跃的

LSC 转录组表达印迹,称其为静息期 LSPC(quiescent LSPC);一个 LSPC 细胞群体高表达细胞分裂蛋白激酶 CDK6 和细胞周期调控因子 E2F3 的靶基因,同时具有髓系细胞分化印迹,称其为初始 LSPC(primed LSPC);另有一个 LSPC 细胞群体高表达转录因子 CTCF 靶基因,具有活化的干细胞印迹,称其为细胞周期内的 LSPC(cycling LSPC)。将新分类的 LSPCs 细胞群体和 van Galen P 团队研究中分析的 GMP-like,monocyte-like 和 cDC-like 等定向分化的细胞群体合并,构成白血病细胞单细胞参考图谱。为了能整合白血病异质性遗传模型和干细胞模型,进而将白血病分化层级、细胞组成、特异体细胞突变和患者临床结局统一到同一框架,研究者们使用构建的白血病干细胞、祖细胞及分化细胞的单细胞分化层级图谱为参考,利用反卷积的算法从 1 000 多 AML 患者混合细胞转录组中确定白血病细胞群体层级结构。将遗传变异、临床结局与白血病细胞层级关系进行对应,研究者发现危险性高的细胞遗传学异常(如 GATA2/MECOM 融合,MLL 融合,复杂核型)和初始干祖细胞白血病细胞群体关联,而危险度低的细胞遗传学异常(RUNX1/RUNX1T1 融合,PML-RARA 融合)和 GMP 为主的白血病细胞群体关联。同一基因不同突变可能对应不同的白血病细胞分化层级,如 DNMT3A R882 突变和成熟样白血病细胞群体相关联,说明比起其他 DNMT3A 突变,R882 位点突变更有利于白细胞分化。同时,研究者发现干祖样白血病细胞群体与不良预后相关联,而 GMP 样白血病细胞群体和较好预后相关联,并且干性细胞和 GMP 细胞群体不同的生物学特性是其体现出预后不同的主要原因,而非仅是干性特征影响预后。通过这项单细胞水平的研究,研究者将遗传变异、细胞分化层级和预后结局有机结合,整合了以往的白血病发生发展的遗传模型和干细胞模型,并能够预测药物反应。

2020 年,郭国骥团队利用单细胞测序技术系统地刻画了初诊时期成人 AML 单细胞图谱,并从初诊异质性 AML 群体中发现一群关键的 AML 祖细胞亚群和患者预后不良相关。该团队自主研发了 Micro-Well 高通量单细胞测序分析平台。利用该平台对 40 例 AML 患者和 3 例健康供者的骨髓样本进行单细胞转录组测序研究,总计分析了 191 727 个 AML 细胞。研究者针对不同的 AML 肿瘤细胞亚群进行了预后相关性分析,并发现存在高表达核糖体蛋白(ribosomal protein,RPs)干祖细胞亚群的 AML 患者,其缓解率低。提示高表达核糖体蛋白干祖样肿瘤细胞亚群与患者化疗不缓解相关。

2. 解析白血病亚型的异质性 目前临床上基于形态学以及携带的常见体细胞突变基因将急性髓系白血病划分成了多种不同亚型。AML 不同亚型会影响患者的预后和治疗方案。但同一亚型的患者对治疗的反应仍存在很大的差别,尚无深入研究。临床上需要更为精准地进行疾病风险度分层。以 AML1-ETO 型 AML 为例,ELN 指南中推荐将携带该融合基因的患者划分为低危险度类型,然而仍有很高比例的 AML1-ETO 亚型患者在获得完全缓解后复发。2020 年,陈赛娟团队发现不同的 AML1-ETO 亚型患者,其 AML 肿瘤细胞亚群存在异质性。研究者利用 10×scRNA-seq 结合传统混合细胞转录组测序(bulk RNA-seq)等技术对携带 AML1-ETO 融合基因的 AML 患者进行多组学分析研究。研究发现 AML1-ETO 亚型的 AML 患者中存在三类在转录组、基因组及生物学功能各异的肿瘤细胞群体:CD34$^+$CD117dim 细胞亚群,CD34$^+$CD117bri 细胞亚群和部分分化的异常髓系细胞(abnormal myeloid cells with partial maturation,AM)亚群。其中,CD34$^+$CD117dim 细胞亚群尤为重要。该亚群细胞呈现粒系祖细胞样细胞(GMP-like)的转录组特征,细胞周期阻滞在 G_0/G_1 期,具有更强的自我更新能力、克隆形成及迁移和黏附能力。这群 CD34$^+$CD117dim 细胞对化疗更为耐药。同时,单因素及多因素生存分析均表明 CD34$^+$CD117dim 细胞的比例是一个独立的预后影响因素,该细胞群体比例高的患者预后显著更差。该项单细胞研究为临床对 AML1-ETO 患者的精细分层及精准治疗提供了新的理论依据。除了携带融合基因的 AML 患者,仍有约 50% 的成人 AML 是具有正常核型。大部分核型正常的 AML 患者治疗效果差,患者接受移植后仅有不到 10% 的患者能维持 5 年以上的长期缓解。目前基因组或是表观基因组仍然缺少能有效区分出获得长期缓解的正常核型 AML 患者。2021 年,Ley 团队利用单细胞转录组测序技术,对比能长期缓解及短期内复发的患者初诊时的转录组差异,发现短期内复发的患者显著表达更强的免疫抑制细胞,患者骨髓中的 CD4$^+$ Th1 细胞更少,并且这些细胞表达耗竭的转录组印记特征。同时发现 AML 肿瘤细胞会抑制其激活,相反地,获得长期缓解的 AML 则不具有上述免疫抑制的特征。这种初诊时 AML 肿瘤细胞介导的抑制 CD4$^+$ Th1 激活的现象,有望指导核型正常 AML 患者的危险度分层。

3. 解析白血病干细胞的异质性　白血病干细胞(leukemia stem cells, LSCs)是一类特殊的细胞群体。LSCs具有自我更新能力,能起始白血病发生。通常认为LSCs在化疗后仍会残留,成为复发的种子。LSCs的细胞比例极低,且前期研究提示LSCs并非均一性的细胞群体。因此,研究人员致力于采用单细胞技术解析LSCs的生物学特征及表面分子标记。早在2013年,Stuart H. Orkin团队发现LSC细胞具有异质性并且不同LSC亚群自我更新能力不同。研究者从MLL-AF9逆转录病毒感染的AML小鼠模型中分选出LSCs细胞(Lin-Il7r-Kit+Sca1-CD34+CD16/CD32+,LGMP),并进行靶向单细胞qPCR测序。该研究发现根据传统方法定义的LSCs存在两群自我更新能力不同的细胞亚群,并且可以通过CD24的表达水平进行区分。2020年Karen Sachs团队在MLL-AF9/NRASG12V的AML转基因小鼠模型中,对流式分选后的LSCs细胞群体(Mac1lowKit+Sca1+)进行高通量单细胞转录组测序。研究者发现存在具有不同自我更新及增殖能力的LSCs亚群,CD69和CD36可以作为不同细胞亚群的表面分子标记。高表达CD69的LSCs亚群具有更强的自我更新能力且处于相对静息的状态,而高表达CD36的LSCs亚群具有活跃的增殖能力且几乎不能起始白血病。2021年黄秋花团队对Setd2-/-AML小鼠模型中的c-Kit+细胞进行单细胞转录组测序,同样发现存在两群LSC群体,分别是c-Kit+B220+Mac-1-和c-Kit+B220+Mac-1+。其中,小鼠体内药物实验表明,柔红霉素联合阿糖胞苷(DA,AML标准治疗方案)能特异清除c-Kit+B220+Mac-1-LSC细胞亚群,但基本不影响c-Kit+B220+Mac-1+LSC细胞亚群。进一步通过转录组分析,揭示了该c-Kit+B220+Mac-1+LSC耐药亚群的RAS下游信号通路处于激活状态。DA联合RAS通路抑制剂能够有效清除上述两群细胞,以此维持长期缓解的状态。2023年王前飞团队通过对13例儿童AML初诊和化疗后共26个骨髓标本进行高通量单细胞转录组(10×Genomics)测序,描绘了儿童AML化疗后残留白血病细胞亚群的单细胞图谱;明确了白血病干细胞和高水平的氧化磷酸化是主要的耐药特征,且相关基因在不同干/祖样肿瘤细胞中表达。具有上述耐药特征的细胞群体更容易在缓解期残留。化疗残留HSC-like群体高表达Ⅱ型跨膜C型凝集素受体C69,上调细胞静息、黏附表达印迹,称为CD69+HSC-like白血病细胞亚群。进一步的功能试验揭示了CD69通过调控mTOR-CCND1-CXCR4介导耐药的分子机制。为了明确该亚群的临床意义,研究人员采用反卷积算法从来自两个独立公共队列的混合转录组测序数据中推断出每个患者CD69+HSC-like细胞亚群比例。通过临床统计分析发现,该亚群比例高的患者可监测残留病(Measurable Residual Disease,MRD)阳性率及复发率更高且长期生存率更短。这项利用单细胞技术识别耐药残留细胞特征和分子标记的研究,为AML临床诊断和预后评估提供新的分子学视角。2023年Craig T Jordan团队对25例接受venetoclax联合azacitidine治疗后复发的AML患者初诊肿瘤标本进行分析,采用单细胞转录组和表面蛋白测序技术等解析患者白血病干细胞群体异质性。研究者定义了传统的p-LSCs群体(primitive LSCs)和新型的单核细胞样白血病干细胞群体(m-LSCs,mono-LSCs),发现不同类型的白血病干细胞起始于不同的发育层级。此外,m-LSCs呈现出对venetoclax联合azacitidine治疗耐药。并且,该研究提出了LSC异质性决定AML发生发展和与治疗反应关联型的演化模型。2024年王侃侃团队对16例初诊时期的急性早幼粒细胞白血病(Acute promyelocytic leukemia,APL)患者骨髓标本以及23例健康个体骨髓标本的单细胞转录组数据(10×Genomics)进行整合分析,揭示了细胞组成对全反式维甲酸(All-Trans Retinoic Acid,ATRA)治疗反应和患者早期死亡的影响。研究者刻画了由6类细胞群体构成的APL细胞分化层级图谱并发现APL特异性的干细胞样细胞亚群。通过分析干细胞样细胞与APL患者临床特征和预后的关联性,发现较高比例的干细胞样细胞群体与白细胞计数升高、血小板计数降低、FLT3-ITD突变等显著相关。并利用Lasso回归方法构建了APL干性评分系统,该系统可有效评估APL患者预后、早期死亡风险。

Birgit Knoechel团队在早期T祖细胞急性淋系白血病(early T-cell precursor acute lymphoblastic leukemia,ETP-ALL)患者中,同样发现其存在两群干细胞样亚群。研究者利用全长单细胞转录组测序技术,发现上述异质性的干细胞亚群,这两群干细胞亚群具有不同的细胞周期和异常的信号通路。增殖快的干细胞样亚群,其Notch信号通路处于激活状态,能被Notch抑制剂清除。相反地,增殖慢的干细胞样亚群不依赖于Notch信号通路,而是依赖PI3K通路,因此不能被Notch抑制剂有效清除。而这两类干细胞群体的共同特点是,均能向下分化为具有免疫抑制功能的成熟细胞群体,通过高表达LGALS9与CD8+ T细胞上对应的受体HAVCR2结合而抑制其功能。这不仅揭示了Notch抑制剂治疗ETP-ALL患者疗效不佳的原因,并提供了新的治疗策略:通过靶向 LGALS9 来同时清除这两类干细胞群体,从而发挥治疗作用。上述基于不同模型的单细胞研究,一方面表明传统流式分选的 LSCs 仍存在功能异质性(例如:信号通路/细胞周期/自我更新能力等),可以用不同的表面分子标记并进一步区分;另一方面也提示自我更新能力强以及处于相对静息的 LSCs 亚群可能对化疗耐药,需要在治疗早期进行监测,并进一步开发类似 CD123,CD33 的单抗或者其他靶向药用于靶向清除异质性的 LSCs 细胞群体。此外,这些基于不同基因型小鼠模型发现的结果,也提示着在携带不同基因型的患者中,可能其 LSC 亚群的特征也不尽相同,这需要在更多的患者中进行验证。

单细胞转录组测序技术在揭示 AML 肿瘤异质性及其与非肿瘤细胞互作上具有独特的优势。通过解析异质性白血病群体的转录组特征,发现了与耐药、复发相关的关键群体及其分子标记。这对于 AML 患者的精准分层以及在治疗白血病过程中提前监测、以及靶向清除恶性的肿瘤细胞亚群具有重要意义。

(二) 单细胞组学技术解析白血病的基因组演化

基因组演化(克隆演化)是肿瘤形成和药物治疗过程中重要的生物学现象。白血病的形成属于多步骤、多遗传突变积累驱动的过程。AML 除了具有细胞转录表达水平异质性外,基因组演化进一步塑造了 AML 细胞群体克隆异质性。克隆异质性是导致 AML 治疗失败、预后差、以及复发的关键因素之一。AML 初诊具有多样性的克隆结构,其中具有抗药性的克隆被选择出来并扩增可能导致 AML 耐药复发。单细胞基因组测序技术具有能够在单个细胞水平检测基因组突变的优势,可有效刻画 AML 初诊时期的复杂克隆的多样性及其在治疗过程中的动态变化,并通过解析这种动态变化对复发、耐药分子机制进行研究。刻画肿瘤克隆多样性具有预测肿瘤进展的潜能,治疗过程中基因突变频率的变化在治疗过程以及移植小鼠模型中均能够被观察到。单细胞基因组测序揭示了 AML 突变进化模式。以往基于混合细胞二代测序(NGS)技术,研究者逐步认识了 AML 中的体细胞变异(包括 SNVs 和 Indels)。Elli Papaemmanuil 等研究者基于对 1 540 例 AML 患者的全基因测序和外显子组测序数据分析,总计发现 76 个肿瘤驱动基因上的 5 234 个体细胞突变。单细胞基因组技术能够从单个细胞水平对 AML 的体细胞变异进行检测,进而能够揭示 AML 患者体内不同突变组成的克隆群体,表征 AML 患者之间和同一 AML 患者白血病细胞内的克隆异质性。Kiyomi Morita 团队利用单细胞基因组技术对 123 例 AML 初诊患者进行测序,重建了 AML 发生过程,发现疾病发生过程突变主要存在线性进化和分支进化两种模式。线性进化是指新的克隆群体随着突变的相继获得而产生,这一突变进化模式符合传统认识。分支进化则是新生的两个或两个以上的子克隆从亲本克隆中产生并平行进化。有多项证据表明在疾病进展的早期阶段,突变已经开始积累。总体而言,线性进化模式的患者在初诊时具有更简单的克隆结构。如下将介绍单细胞测序技术应用于研究 AML 多样性克隆结构和药物驱动下的克隆演化。

1. 单细胞基因组测序解析初诊 AML 的克隆结构　利用传统靶向测序技术通过基因突变频率来推测 AML 的克隆结构。这类方式是从混合细胞基因组中通过计算方法定义克隆中突变频率,并以此评估基因型(杂合突变/纯合突变)并推测克隆结构模式。具有类似突变频率(allele frequencies,AF)的突变推测在同一克隆细胞群体中。但这种基于混合细胞基因组测序的方法无法从单细胞水平对所有突变位点精准的分析。和传统混合细胞基因组测序(bulk 测序)相比,单细胞基因组测序技术可以更精准地鉴定每个细胞中发生基因突变类型。Paguirigan 等研究者关注 AML 中常见突变基因 *FLT3* 和 *NPM1*,在单细胞水平对其进行基因分型;以此探究单细胞技术研究 AML 克隆结构与传统的混合细胞测序方法的异同,及单细胞技术在刻画肿瘤克隆结构中的优势。在一例存在 2 个 FLT3-ITD 突变体的 AML 患者中,单细胞基因组测序检测到的 *FLT3* 基因突变频率与传统混合细胞测序检测的突变频率具有显著的相似性。但采用单细胞水平基因分型能够发现该例 AML 样本中存在 5 个 FLT3 亚克隆细胞群体:FLT3 野生型(未发生突变)的克隆,两个分别带有不同 *FLT3-ITD* 杂合突变的克隆和两个分别带有不同 *FLT3-ITD* 纯合突变的克隆。未发现有细胞同时存在这 2 个 *FLT3-ITD* 突变体。这一结果表明相比于混合细胞测序技术,单细胞技术能够揭示 AML 中更为复杂的克隆结构和发现更加丰富的多样性克隆群体。对于突变发生的先后顺序,单细胞基因组和 bulk NGS 得出了一致的结论,即表观修饰相关的基因(*DNMT3A*、*IDH1/2*、*TET2*、*ASXL1* 等)常在疾病早期发生,并且处于主克隆群体(founding clone)中,信号通路相关基因(如 *FLT3*、*NRAS*、*KIT*、*NPM1* 等)

的突变则发生较晚,且不同信号基因的突变常发生在不同的克隆群体。

Miles 等研究者利用单细胞测序技术构建单细胞突变图谱,以此解析了髓系肿瘤的克隆结构(存在哪些协同突变、功能相关突变是否在同一个克隆群体等)。研究者总计获得了 123 个髓系肿瘤患者的 146 个样本的 740 529 个测序细胞。利用单细胞测序发现最常见的突变为 DNMT3A,TET2,NPM1 和 FLT3,这与之前混合细胞群体测序(bulk 测序)结果一致,并且两种测序方法得到的突变频率(variant Allele Frequency,VAF)较为统一,相关性系数达到 0.84。但是相比于 bulk 测序,单细胞测序技术能够检测到更多的罕见、低频突变。研究者发现突变基因数目从克隆性造血人群、MPN 患者到 AML 患者中显著增加,并且在 AML 患者中信号通路相关基因(RAS,FLT3)突变更常见。此外能够驱动形成优势克隆(dominant clone)的基因存在一定特征,IDH2,NPM1 和 JAK2 突变通常处于优势克隆中,FLT3 和 RAS 突变可以出现于优势克隆或是亚克隆(minor subclones)中。从协同突变角度来看,AML 中信号通路相关基因突变常出现在 IDH1 突变或是 DNMT3A/IDH1 突变克隆中,而在单独的 DNMT3A 突变克隆中较少出现。Potter N 等研究者对选择出的一组突变位点(来源于 111 个肿瘤驱动基因)进行单细胞 Q-PCR,以此解析了 NPM1c 突变(产生细胞质定位异常的 NPM1 蛋白)AML 亚型的克隆结构。NPM1 突变在成人 AML 中发生率约 27%,存在该突变的 AML 患者临床结局具有异质性,但总体评估这类 AML 患者应属于中度风险组。研究者分析了 10 例 NPM1c 突变的 AML,初诊时期的 NPM1 突变 AML 中存在 1 到 6 个亚克隆细胞群体,既有分支克隆(branching)模式,也有线性的(linear)克隆模式。NPM1 突变常作为亚克隆出现在 DNMT3A,TET2,WT1 和 IDH2 基因突变克隆中。通过小鼠模型相关实验证实初诊时期无论 NPM1 突变是在优势克隆或是亚克隆细胞群体,在移植到小鼠体内后 NPM1 突变细胞均具有生长能力。该项研究从单细胞水平说明了 NPM1 突变 AML 的亚克隆遗传多样性,并存在线性和分支进化两种模式;同时提示了 NPM1 突变出现在亚克隆群体但具有生长优势。利用单细胞测序技术能够在单细胞水平刻画髓系肿瘤转化过程中克隆结构的复杂变化,有助于理解髓系肿瘤形成的病理机制,并将为干预肿瘤克隆演化、采用新策略治疗具有多克隆特性的肿瘤提供新视角。

2. 单细胞基因组测序研究药物驱动的 AML 克隆演化 通过单细胞基因组技术追踪 AML 患者治疗过程中克隆结构的动态变化能够了解不同突变细胞亚群对治疗的响应程度。微小残留病(minimal residual disease,MRD)是 AML 复发的独立风险因素,MRD 常指通过形态学评估的缓解期比例小于 5% 的白血病细胞群体。Asiri Ediriwickrema 等研究者采用单细胞基因组技术分析复发 AML 患者(n=10)初诊、缓解、复发多个时间点的克隆变化;并与未发生复发的 AML 患者(n=4)克隆细胞群体进行对比。研究者发现 80% 的复发患者在缓解时间点携带突变细胞,50% 的患者携带前白血病(pre-leukemia)突变细胞,但在未复发患者中,这两个比例分别为 75% 和 0%。与初诊时期相比,缓解时期患者 AML 细胞克隆复杂性的减少和较长的生存预后相关。这提示缓解期克隆多样性的增加可能和疾病的复发及耐药相关。

通过对难治复发 AML 患者进行多时间点单细胞基因组测序结合生物信息分析,有助于深度解析 AML 患者耐药的克隆演化机制,并且为选择更佳的治疗方案提供分子遗传学依据。特定基因体细胞突变增加 AML 患者耐药复发风险。FLT3 基因编码 FMS 样酪氨酸激酶,是 AML 中最常见突变基因之一;FLT3-ITD (FLT3 internal tandem duplication)突变阳性患者比例在成人 AML 中约为 20%~30%,在儿童 AML 中约为 19%。FLT3 突变阳性的 AML 患者预后差,复发率高。针对 FLT3-ITD 突变阳性的耐药复发 AML,一系列 FLT3 抑制剂被开发并应用于临床治疗。gilteritinib 是 FDA 批准可临床使用的一代 FLT3 抑制剂,能够与 FLT3 活性构象和非活性构象结合(依据 FLT3 蛋白的活化环中 DFG 三个氨基酸方向的不同,区分为活性和非活性构象),进而干扰 FLT3 突变造成的信号持续异常激活。但目前 gilteritinib 单药治疗效果有限,几乎所有患者最终会发展为耐药。McMahon CM 等研究者利用混合细胞靶向 DNA 测序和单细胞 DNA 测序的技术手段,解析 FLT3 抑制剂 gilteritinib 的耐药机制。研究者分析 FLT3-ITD 阳性耐药复发 AML 患者治疗前后的体细胞突变图谱,进而鉴定了药物治疗诱导的新突变并刻画了 gilteritinib 治疗下克隆选择多样性及其演化模式。通过混合细胞靶向 DNA 测序,研究者发现 RAS/MAPK 信号通路激活相关突变是耐药的机制之一,其中该通路中的 NRAS 和 KRAS 基因突变最为常见。研究者继而利用单细胞 DNA 测序技术验证了混合细胞 DNA 测序定义的克隆结构,并在单细胞高分辨率水平下对 3 例 AML 患者治疗前、治疗过程中和复发时间点样本进行克隆演化分析。研究者发现 gilteritinib 治疗下 AML 有三种主要的耐药克隆演化模式：①FLT3 突变细胞群体出现 *RAS* 突变；②FLT3 野生型细胞群体发生其他突变并扩增；③上述两种情况同时存在。同时，通过单细胞测序技术的高灵敏度检测发现，2 名患者驱动复发的 *RAS* 突变亚克隆细胞群体，已经在 gilteritinib 治疗前以低频突变形式存在。该发现说明在部分患者中，耐药克隆在治疗前已经存在；也可能在临床出现 AML 症状前患者已经携带该突变。为了证实该研究中发现的激活 RAS/MAPK 通路介导 gilteritinib 耐药，利用 *NRAS* 突变细胞系用药（gilteritinib）处理。与对照未用药处理细胞系相比，NRAS 突变细胞中 RAS/MAPK 通路信号被激活（下游 ERK 磷酸化水平升高），细胞具有生长优势。并在细胞系实验中证实了 FLT3 抑制剂联合 MEK 抑制剂（抑制 RAS/MAPK 通路）可以逆转耐药表型。Demaree B 等研究者利用自主开发的单细胞测序方法（DAb-seq）对一例 gilteritinib 治疗后复发的 AML 患者进行克隆演化解析。DAb-seq 方法能够在单细胞水平同时获得 DNA 和部分细胞表面蛋白的信息。研究者共获得该复发 AML 患者 4 个时间点 18 287 个细胞，并发现在初诊时期患者存在 *DNMT3A* 和 *NPM1* 协同突变的亚克隆细胞群体。经过化疗诱导治疗后（cytarabine，daunorubicin），缓解期残留了部分 *DNMT3A* 突变细胞群体。在 gilteritinib 治疗后发现除了 *DNMT3A* 和 *NPM1* 协同突变，多数 AML 细胞新出现了 *FLT3-ITD* 突变。通过上述单细胞数据分析，可推测该例 AML 患者治疗过程中耐药克隆演化是一种不断出现新突变的模式。研究者进而利用 DAb-seq 方法获得的细胞表明蛋白表达水平信息，进行免疫表型分析，发现复发时期 *FLT3-ITD* 突变细胞群体（99.8%）高表达 CD33。经过 gilteritinib 抑制剂治疗后，*FLT3-ITD* 突变细胞群体免疫表型发生改变，该细胞群体（82.2%）多数表达高表达红系细胞蛋白 CD71。这可能提示 gilteritinib 治疗可能诱导白血病细胞分化。此外，研究者利用 DAb-seq 技术在一例化疗复发的 AML 患者中发现，其初诊和复发时期均存在 *KRAS* 突变（G13D）和 *FLT3* 突变（D835Y）两个独立克隆。初诊时期 *FLT3* 突变克隆是一个小克隆（0.94%，43/4 563 个细胞），在复发时期扩张成为优势克隆（90.5%，6 800/7 515 个细胞）。这提示 *FLT3* 突变的微小克隆扩增可能是导致 AML 复发的演化机制之一。quizartinib 是另外一种 FDA 批准用于治疗难治/复发 FLT3-ITD 阳性 AML 的 FLT3 抑制剂。quizartinib 属于二代 FLT3 抑制剂，选择性抑制 FLT3。quizartinib 治疗 AML 患者完全缓解率约 50%，治疗后复发仍然是亟待解决的临床问题。Peretz CAC 等研究者对 8 例难治复发 AML 患者治疗前后 16 个时间点样本进行单细胞 DNA 测序，以此解析难治复发 FLT3 突变 AML 患者在 quizartinib 治疗下克隆演化规律。研究者总计分析了 103 031 个细胞，并发现了多种 quizartinib 耐药演化模式，例如 quizartinib 驱动治疗前存在的突变克隆被药物选择出来，quizartinib 驱动 FLT-ITD 激酶区突变或是驱动多个 FLT-ITD 激酶区突变的复杂演化模式。*RAS* 突变克隆和 gilteritinib 耐药相关，本研究中发现 *RAS* 突变克隆在 quizartinib 治疗后也会存在扩增的现象，可能介导 AML 患者的耐药复发。

IDH1/2 基因编码代谢酶（异柠檬酸脱氢酶），*IDH1* 突变发生在 6%～10% 的 AML 患者中，*IDH2* 突变在 AML 中发生率为 9%～13%。*IDH1* 突变与 AML 的不良预后具有关联性。在 AML 中 IDH 突变属于功能激活性突变，突变后 IDH 酶催化 α 酮戊二酸（α-ketoglutarate）为癌症相关代谢物 2-羟基-D-谷氨酸二钠盐（D-2-hydroxyglutarate，2-HG）。聚积的 2-HG 导致代谢失调，抑制依赖 α 酮戊二酸的酶活性，进而驱动表观修饰异常和细胞分化阻滞，促使 AML 的形成。ivosidenib 是 FDA 批准可用于治疗 *IDH1* 突变难治复发 AML 的 IDH 突变体抑制剂，同时 ivosidenib 也可以用于治疗初诊带有 *IDH1* 突变的 AML（老年 AML 或不适于化疗的 AML）。ivosidenib 结合在 IDH1/2 蛋白的变构位点（allosteric sites），使得蛋白形成稳定的失活构象而发挥作用。揭示 ivosidenib 耐药机制有助于开发精准的联合用药方案。单细胞技术适用于在高分辨率水平阐明难治复发 AML 耐药的克隆演化规律。Choe S 等研究者利用混合细胞靶向测序和单细胞基因组测序解析 AML 对 ivosidenib 耐药的分子机制。通过对 129 患者的初诊和复发及疾病进展时间点进行靶向测序，刻画了治疗前后关键基因体细胞突变图谱。研究者发现复发时期出现 RTK 通路（*NRAS*，*KRAS*，*PTPN11*，*KIT*，*NF1*，*BRAF* 和 *FLT3*）突变（27%，20/74 AML 患者）IDH 相关突变占 23%（17/74 AML 患者）。为了精细解析复发 AML 的克隆结构异质性及其动态克隆演化，研究者对 9 例复发 AML 初诊和复发时间点样本进行单细胞 DNA 测序（检测 19 个 AML 相关基因）。研究者发现复杂的多克隆介导 ivosidenib 耐药：①复发时期在 IDH1 相同克隆细胞群体中出现 *IDH2* 突变。AML 患者初诊存在两个 *IDH1* 突变克隆，分

别与 *NPM1/NRAS* 或是 *NPM1/FLT3-TKD* 协同突变,经过 ivosidenib 治疗后 IDH1/NPM1/NRAS 克隆已经检测不到,但 IDH1/NPM1/FLT3-TKD 克隆未被彻底清除,并且在复发时期获得新的 *IDH2* 突变并扩增。②复发时期新出现 *IDH2* 突变克隆并且独立于 IDH1 克隆。③复发时期持续存在的 *IDH2* 突变克隆在初诊时期已经存在,*IDH2* 突变利用混合细胞靶向测序并未被检测到,但利用单细胞 DNA 测序技术能够检测到其在初诊时期已经存在;同时新出现 *NRAS* 突变和 IDH1/ASXL1 克隆扩增可能参与 AML 复发。因此研究者利用单细胞测序技术精细解析了 *IDH* 突变难治复发 AML 患者的克隆演化特征,通过揭示 ivosidenib 耐药具有多克隆演化的特性,提示在临床上联合用药或是在复发早期进行序贯治疗可能会比单用 ivosidenib 治疗具有更佳疗效。

利用单细胞测序技术能够检测到临床混合细胞测序无法检测到的突变。通过对同一个患者多时间的单细胞测序可以为难治复发 AML 的基因组演化提供新视角,因为单细胞技术能够更准确地提供纯合/杂合突变、协同突变和细胞克隆结构等信息。

(三) 单细胞组学技术明晰白血病治疗方案起效机制

单细胞水平研究临床药物起效机制。在研究临床药物的起效机制上,单细胞测序技术正发挥着日益重要的作用。2018 年,Craig 团队研究发现老年 AML 中联合使用 BCL-2 抑制剂维奈克拉(venetoclax)和阿扎胞苷(azacitidine)治疗,患者的完全缓解率/伴骨髓恢复不完全的完全缓解率(CR/CRi)达 85%,高于使用其他治疗方案的对照组 51% 的 CR/CRi,同时也显著延长患者的中位生存时间。为研究此种药物联用方案的起效分子机制,该团队对初诊,药物治疗 2d/4d 后的肿瘤细胞群体进行单细胞测序。研究者发现维奈克拉和阿扎胞苷联合使用后,患者的 blasts 细胞群体明显减小,并在分子水平上证明了这群 blasts 具有 LSC 的转录特征,提示该治疗方案对 LSC 群体具有清除效果。该方案通过降低三羧酸(TCA)循环水平,阻断氧化磷酸化(OXPHOS)来干扰 LSC 细胞群体的能量代谢发挥杀伤肿瘤的作用。

耐药是白血病治疗失败的主要原因。2017 年,Rebecca 等利用单细胞测序技术分析了慢性髓系白血病(CML)初诊和酪氨酸激酶抑制剂(TKI)治疗后 1~3 个月内患者的 Ph+ 的 LSC 细胞,证明了初诊和治疗后两个时间点 LSC 亚群存在异质性,其对 TKI 药物治疗的敏感性也存在差异。具有髓系晚期和增殖转录特征的 LSC 亚群在 TKI 治疗后占比下降,对 TKI 治疗最为敏感。而髓系早期以及更为原始的 LSC 亚群在 TKI 治疗后占比增加,提示这类 LSC 亚群对 TKI 治疗敏感度低,经过综合分析,研究者将可能导致 TKI 疗效差甚至复发的细胞群体限定在 Lin-CD34+CD38−/lowCD45RA-cKIT-CD26+ 细胞亚群,该细胞群体是提高疗效的潜在治疗群体。Alice 等对预后较好($n=11$)和较差($n=5$)的 CML 患者初诊 CML 干细胞(CML-SC)进行单细胞测序。研究揭示治疗效果不同的患者,其 CML-SC 转录表达谱存在差异。疗效较差患者的 CML-SC 高表达 TGF-β,TNF-α 等炎性相关信号,同时处于更为静息的状态。而对 TKI 治疗后 BCR-ABL 的 CML-SC 单细胞测序分析发现,CML-SC 同样存在异质性,其中一类 CML-SC 细胞亚群高表达 TGF-β,TNF-α 以及 IL-6-JAK-STAT 相关基因,低表达与 E2F、G2M 检查点和 MYC。相比于正常的 HSC,该细胞亚群更为静息。向前追踪发现,这个细胞亚群在初诊时间点已经存在,在 TKI 治疗中这个亚群逐渐被选择扩张,说明这个亚群对 TKI 治疗不敏感,可能与 TKI 耐药相关。2020 年 Mhairi Copland 团队利用混合转录组测序和 CML 干细胞的单细胞水平分析,发现表达 CD93+ 的干细胞群体处于静息状态,且 CD93+ 干细胞群体在 TKI 治疗后持续存在,提示其为 TKI 耐药群体。研究者在 lin-CD34+CD38−CD90+ CML 干细胞群体中发现 CD93 持续高表达。通过对 2 例 CML 患者进行细胞分选,获取 LSC-CD93+($n=150$)和 LSC-CD93−($n=150$)细胞群体,并比较其表达谱,提示该细胞群体具有自我更新能力。通过患者来源的小鼠 PDX 模型试验验证,TKI 药物治疗无法清除 CD93 表达。这提示 CD93+ 的干细胞群体 TKI 耐药,并是可能引起 CML 疾病复发的原因之一。

2020 年 Merja Heinäniemi 团队通过单细胞转录组测序分析发现,分化相关转录因子表达异常是 B 细胞-ALL 耐药的特征之一。研究者将白血病 B 细胞与正常分化谱系的 B 细胞进行比较,发现白血病细胞和 pro-B 细胞群体转录组状态相近。白血病细胞群体处于 G_1 期,并且异常高表达多个 ETS 转录因子。当使用 ETS 转录因子抑制剂处理时,白血病细胞活性降低。该项研究利用单细胞转录组技术明晰了白血病细胞中异常表达的转录调控因子,为靶向关键转录因子逆转耐药提供思路。2022 年程涛团队利用单细胞转录组测序和单细胞 BCR 测序技术发现低氧信号通路的异常激活是儿童 B 细胞 ALL 中 MRD 的重要特征，抑制低氧信号可以使白血病细胞对化疗敏感。该团队首先利用健康供者来源细胞构建 B 细胞发育单细胞图谱，定义出 B 细胞发育不同阶段的细胞群体。正常 B 细胞发育单细胞图谱用于注释白血病细胞亚群的分化阶段。该研究共获取 161 986 个 B-ALL 在初诊、复发及微小残留时期的单细胞转录本。与初诊时期白血病细胞比较，复发时期白血病细胞处于低分化状态。残留白血病细胞群体的变化更加复杂，细胞周期处于静息状态。通过比较残留白血病细胞（化疗后第 19 天细胞）和初诊及复发白血病细胞的差异表达基因集合，并对差异表达基因进行生物学通路的富集分析，发现低氧信号通路（HIF1a 通路）在残留白血病细胞的显著富集。这提示残留白血病细胞中低氧信号通路被异常激活。进一步体内外模型的系列试验证实，针对低氧信号通路关键基因 HIF1a 的小分子抑制剂可有效协同化疗药物杀伤白血病细胞。该研究利用单细胞转录组技术解析残留白血病细胞的转录组特征并发现关键激活的低氧信号通路，为儿童 B-ALL 新治疗策略的选择提供理论依据。2023 年 Bhasin M 团队利用单细胞转录组技术分析了儿童 AML 初诊时期、诱导缓解时期和复发时期骨髓标本，发现了患儿复发和缓解时期不同的肿瘤微环境特征。复发时期显示出更明显的 T 细胞耗竭特征，I 类 MHC 分子和 T 细胞调控基因表达下调；而缓解时则呈现炎性反应 M1 巨噬细胞为主的特征。本研究利用单细胞技术明晰了儿童 AML 不同治疗结局下免疫微环境的变化。Aifantis I 等研究者则通过对成人和儿童 AML 骨髓标本进行单细胞转录组和表面蛋白测序（CITE-seq）及单细胞 T 细胞受体库测序（scTCR-seq）研究患者的骨髓免疫微环境。研究者发现了与预后不良相关的独特炎性反应特征，高炎症 AML 中呈现出 CD8+GZMK+T 细胞，调节性 T 细胞和非典型 B 细胞的增加。同时，研究者计算得出炎性反应评分系统（iScore）。将该评分系统纳入现有风险分层体系中，将有助于进一步细化 AML 患者的风险评估。

三、单细胞组学技术与血液疾病无创监测

能够实现无创监测疾病状态、疾病进展、疾病治疗反应以及是否复发，在临床实际诊疗中具有现实意义。传统的骨髓活检属于有创检测方式，存在便捷性不足和费用昂贵等缺点。如能够利用体液中循环肿瘤细胞辅助监测患者病情将一定程度上弥补上述不足。Lohr 等研究者利用单细胞测序技术从分子水平证实了循环肿瘤细胞能够代表骨髓多发性骨髓瘤（multiple myeloma，MM）细胞的基因组特征，其具有监测疾病进展的潜能。多发性骨髓瘤是一种高度异质性的骨髓浆细胞肿瘤。尽管 MM 治疗方案不断发展，但几乎所有的 MM 患者最终均会发展成耐药。耐药产生的重要原因是 MM 疾病的遗传异质性和持续的克隆演化。若能够及时监测 MM 克隆演变状态及其异质性，将有助于早期诊断和干预。通过对 2 例 MM 患者骨髓和外周血的 MM 肿瘤细胞及 B 细胞进行单细胞转录组测序，研究者发现不同患者的循环 CTC 细胞具有遗传异质性，循环 CTC 细胞可以用 CD45、CD27 和 CD56 进行区分。CD38、SLAMF7 和 BCMA 具有靶向治疗的可能性，因为其在体液循环 MM 细胞和骨髓 MM 细胞中高表达，但在对照 B 细胞中表达水平低。对于循环肿瘤细胞的单细胞测序能够监测 MM 并定量化预后和治疗相关的标记物。

单细胞技术的发展，让我们对白血病的发病机制以及治疗反应有了更深刻的认识。能够从单个细胞水平认识疾病。虽然单细胞测序技术尚未实际应用于临床实践。但通过单细胞测序已发现白血病细胞异质性与疾病预后、治疗反应密切相关；基因组演化是白血病患者复发、耐药的重要原因之一；并通过单细胞测序技术解析了靶向药物的起效机制。上述应用单细胞技术的研究发现，在未来均有指导临床诊疗的潜在价值。

四、拓　展　阅　读

单细胞技术解析血液细胞的异质性。造血干细胞是建立和维持血液系统的成体干细胞，具有自我更新和分化为成熟功能性血细胞的潜能。认识造血干细胞的命运决定调控机制是理解血液发育和血液病发生的关键。Pei W 等研究者利用条形码标记技术结合单细胞测序技术，发现造血干细胞有不同分化潜能的异质性群体（多谱系分化的造血干细胞、定向谱系分化干细胞及分化不活跃造血干细胞），并解析了三类不同命运造血干细胞的关键转录特征。该项研究加深了我们对造血干细胞异质性及其命运决定分子机

制的认识。中性粒细胞是血液系统终末端成熟细胞,是人体抵御外界细菌等病原体的首要防线。对中性粒细胞分类的传统方法包括检测形态学、细胞表面标志物表达;密度梯度离心分选。这类传统分析方法准确性高,但对中性粒细胞群体的组分解析不够精细。Xie 等研究者优化实验体系,对稳态和感染状态下小鼠的骨髓、外周血和脾脏部位的中性粒细胞分选,并进行单细胞转录组测序和生物信息学分析。该项研究精细刻画了中心粒细胞单细胞图谱,研究者发现单细胞水平下定义的异质性细胞群体和经典形态学分群具有高度一致性;但单细胞测序技术能够对形态学相同的细胞群体,依据转录组特征进一步区分两个成熟的中性粒细胞亚群。这项结果加深了领域内对中心粒细胞异质性群体的认识。

整合单细胞表观组、转录组技术和其他实验技术揭示表观药物新的作用机制。研究者发现组蛋白脱乙酰酶抑制剂(HDACi)能够通过对浆细胞样树突状细胞(plasmacytoid dendritic cells,pDC)细胞的免疫调节作用介导抗肿瘤反应。表观修饰酶抑制剂被应用于治疗血液肿瘤。以往研究认为 HDACi 能够抑制肿瘤细胞的生长和增殖能力,并且调控免疫调节基因增强肿瘤细胞免疫原性。但 HDACi 对微环境中免疫细胞的作用尚未充分研究。Salmon JM 等研究者证实 HDACi 具有活化抗肿瘤免疫的作用。在 AML 中,HDACi 增加组蛋白 H3K27 乙酰化水平,在转录水平激活干扰素 IFN 基因表达,从而诱导 pDC 细胞产生 I 型干扰素(IFN)。I 型干扰素的表达促进了 AML 白血病细胞的分化,从而有利于治疗。该研究证实了在表观药物治疗 AML 过程中免疫系统在其中发挥重要作用,提示了表观药物治疗和免疫治疗联合可能优于表观药物的单药治疗。

五、单细胞组学技术实际应用面临的挑战

近年来,单细胞技术和分析方法不断发展,这为区分肿瘤细胞亚群体、鉴定罕见肿瘤细胞(如肿瘤干细胞)、追踪药物驱动下耐药细胞群体演化提供新颖的研究手段。能够将单细胞测序技术应用于临床是目前的发展方向,但仍存在一定的挑战。当前单细胞技术的实验周期长、实验及测序费用相对高;单细胞技术实施时间需要进一步缩短、花费进一步降低,以此逐步应用于临床诊治中。临床样本常见石蜡包埋组织、冻存细胞;应开发适用于上述样品进行单细胞水平分析的新技术方法。随着单细胞测序技术和分析方法的不断改进,将促进单细胞技术的临床应用。这将为肿瘤诊断、治疗提供更精准的新策略,并有助于提高肿瘤患者的生存情况。

（刘丹　王前飞）

参考文献

[1] ANAND P,GUILLAUMET-ADKINS A,DIMITROVA V,et al. Single-cell RNA-seq reveals developmental plasticity with coexisting oncogenic states and immune evasion programs in ETP-ALL[J]. Blood,2021,137:2463-2480.

[2] CAMPILLO-MARCOS I,ALVAREZ-ERRICO D,ALANDES RA,et al. Single-cell technologies and analyses in hematopoiesis and hematological malignancies[J]. Exp Hematol,2021,98:1-13.

[3] CHOE S,WANG H,DINARDO CD,et al. Molecular mechanisms mediating relapse following ivosidenibmonotherapy in IDH1-mutant relapsed or refractory AML[J]. Blood Adv,2020,4:1894-1905.

[4] CHOI J,YONG KW,CHOI JY,et al. Single-Cell RNA Sequencing and Its Combination with Protein and DNA Analyses[J]. Cells,2020,9:1130.

[5] DEMAREE B,DELLEY CL,VASUDEVAN HN,et al. Joint profiling of DNA and proteins in single cells to dissect genotype-phenotype associations in leukemia[J]. Nat Commun,2021,12(1):1583.

[6] EDIRIWICKREMA A,ALESHIN A,REITER JG,et al. Single-cell mutational profiling enhances the clinical evaluation of AML MRD[J]. Blood Adv,2020,4(5):943-952.

[7] FERRARO F,MILLER CA,CHRISTENSEN KA,et al. Immunosuppression and outcomes in adult patients with de novo acute myeloid leukemia with normal karyotypes[J]. Proc Natl Acad Sci U S A,2021,118(49):e2116427118.

[8] GAWAD C,KOH W,QUAKE SR. Single-cell genome sequencing:current state of the science[J]. Nat Rev Genet,2016,17(3):175-188.

[9] GIUSTACCHINI A,THONGJUEA S,BARKAS N,et al. Single-cell transcriptomics uncovers distinct molecular signatures of stem cells in chronic myeloid leukemia[J]. Nat Med,2017,23(6):692-702.

[10] GOHIL SH,IORGULESCU JB,BRAUN DA,et al. Applying high-dimensional single-cell technologies to the analysis of cancer immunotherapy[J]. Nat Rev Clin Oncol,2021,18(4):244-256.

[11] GUO G,LUC S,MARCO E,et al. Mapping cellular hierarchy by single-cell analysis of the cell surface repertoire[J]. Cell Stem Cell,2013,13(4):492-505.

[12] JIANG L,LI XP,DAI YT,et al. Multidimensional study of the heterogeneity of leukemia cells in t(8;21)acute myelogenous leukemia identifies the subtype with poor outcome[J]. Proc Natl Acad Sci USA,2020,117(33):20117-20126.

[13] JIN W,DAI Y,CHEN L,et al. Cellular hierarchy insights reveal leukemic stem-like cells and early death risk in acute promyelocytic leukemia[J]. Nat Commun,2024,15(1):1423.

[14] LASRY A,NADORP B,FORNEROD M,et al An inflammatory state remodels the immune microenvironment and improves risk stratification in acute myeloid leukemia[J]. Nat Cancer,2023,4(1):27-42.

[15] LI X,WAND CY. From bulk,single-cell to spatial RNA sequencing[J]. Int J Oral Sci,2021,13(1):36.

[16] LIANG SB,FU LW. Application of single-cell technology in cancer research[J]. Biotechnol Adv,2017,35(4):443-449.

[17] LIU T,RAO J,HU W,et al. Distinct genomic landscape of Chinese pediatric acute myeloid leukemia impacts clinical risk classification[J]. Nat Commun,2022,13(1):1640.

[18] LOUKA E,POVINELLI B,RODRIGUEZ-MEIRA A,et al. Heterogeneous disease-propagating stem cells in juvenile myelomonocytic leukemia[J]. J Exp Med,2021,218(2):e20180853.

[19] MARX V. A dream of single-cell proteomics[J]. Nat Methods,2019,16(9):809-812.

[20] MCMAHON CM,FERNG T,CANAANI J,et al. Clonal Selection with RAS Pathway Activation Mediates Secondary Clinical Resistance to Selective FLT3 Inhibition in Acute Myeloid Leukemia[J]. Cancer Discov,2019,9(8):1050-1063.

[21] MCNEER NA,PHILIP J,GEIGER H,et al. Genetic mechanisms of primary chemotherapy resistance in pediatric acute myeloid leukemia[J]. Leukemia,2019,33(8):1934-1943.

[22] MEHTONEN J,TEPPO S,LAHNALAMPI M,et al. Single cell characterization of B-lymphoid differentiation and leukemic cell states during chemotherapy in ETV6-RUNX1-positive pediatric leukemia identifies drug-targetable transcription factor activities[J]. Genome Med,2020,12(1):99.

[23] MILES L A,BWOMAN R L,MERLINSKY T R,et al. Single-cell mutation analysis of clonal evolution in myeloid malignancies[J]. Nature,2020,587(7834):477-482.

[24] MORITA K,WANG F,JAHN K,et al. Clonal evolution of acute myeloid leukemia revealed by high-throughput single-cell genomics[J]. Nat Commun,2020,11(1):5327.

[25] MUMME H,THOMAS BE,BHASIN SS,et al. Single-cell analysis reveals altered tumor microenvironments of relapse-and remission-associated pediatric acute myeloid leukemia[J]. Nat Commun,2023,14(1):6209.

[26] PAGUIRIGAN AL,SMITH J,MESHINCHI S,et al. Single-cell genotyping demonstrates complex clonal diversity in acute myeloid leukemia[J]. Sci Transl Med,2015,7(281):281-282.

[27] PAPAEMMANUIL E,GERSTUNG M,BULLINGER L,et al. Genomic Classification and Prognosis in Acute Myeloid Leukemia[J]. N Engl J Med,2016,374(23):2209-2221.

[28] PEI S,SHELTON IT,GILLEN AE,et al. A Novel Type of Monocytic Leukemia Stem Cell Revealed by the Clinical Use of Venetoclax-Based Therapy[J]. Cancer Discov,2023,13(9):2032-2049.

[29] PEI W,SHANG F,WANG X,et al. Resolving Fates and Single-Cell Transcriptomes of Hematopoietic Stem Cell Clones by PolyloxExpressBarcoding[J]. Cell Stem Cell,2020,27(3):383-395.

[30] PELLEGRINO M,SCIAMBI A,TREUSCH S,et al. High-throughput single-cell DNA sequencing of acute myeloid leukemia tumors with droplet microfluidics[J]. Genome Res,2018,28(9):1345-1352.

[31] PERETZ C,MCGARY L,KUMAR T,et al. Single-cell DNA sequencing reveals complex mechanisms of resistance to quizartinib[J]. Blood Adv,2021,5(5):1437-1441.

[32] POLLYEA DA,STEVENS BM,JONES CL,et al. Venetoclax with azacitidine disrupts energy metabolism and targets leukemia stem cells in patients with acute myeloid leukemia[J]. Nat Med,2018,24(12):1859-1866.

[33] POTTER N,MIRAKI-MOUD F,ERMINI L,et al. Single cell analysis of clonal architecture in acute myeloid leukaemia[J]. Leukemia,2019,33(5):1113-1123.

［34］ SACHS K,SARVER AL,NOBLE-ORCUTT KE,et al. Single-Cell Gene Expression Analyses Reveal Distinct Self-Renewing and Proliferating Subsets in the Leukemia Stem Cell Compartment in Acute Myeloid Leukemia［J］. Cancer Res,2020,80(3): 458-470.

［35］ SALMON JM,TODOROVSKI I,STANLEY KL,et al. Epigenetic Activation of Plasmacytoid DCs Drives IFNAR-Dependent Therapeutic Differentiation of AML［J］. Cancer Discov,2022,12(6):1560-1579.

［36］ SONG J,DU L,LIU P,et al. Intra-heterogeneity in transcription and chemoresistant property of leukemia-initiating cells in murine Setd2(−/−)acute myeloid leukemia［J］. Cancer Commun(Lond),2021,41(9):867-888.

［37］ TYNER JW,TOGNON CE,BOTTOMLY D,et al. Functional genomic landscape of acute myeloid leukaemia［J］. Nature,2018, 562(7728):526-531.

［38］ VAN GALEN P,HOVESTADT V,WADSWORTH II M H,et al. Single-Cell RNA-Seq Reveals AML Hierarchies Relevant to Disease Progression and Immunity［J］. Cell,2019,176(6):1265-1281. e24.

［39］ VANINSBERGHE M,VAN DEN BERG J,ANDERSSON-ROLF A,et al. Single-cell Ribo-seq reveals cell cycle-dependent translational pausing［J］. Nature,2021,597(7877):561-565.

［40］ WU J,XIAO Y,SUN J,et al. A single-cell survey of cellular hierarchy in acute myeloid leukemia［J］. J Hematol Oncol,2020, 13(1):128.

［41］ XIE X,SHI Q,WU P,et al. Single-cell transcriptome profiling reveals neutrophil heterogeneity in homeostasis and infection ［J］. Nat Immunol,2020,21(9):1119-1133.

［42］ ZENG AGX,BANSAL S,JIN L,et al. A cellular hierarchy framework for understanding heterogeneity and predicting drug response in acute myeloid leukemia［J］. Nat Med,2022,28(6):1212-1223.

［43］ ZHANG Y,WANG S,ZHANG J,et al. Elucidating minimal residual disease of paediatric B-cell acute lymphoblastic leukaemia by single-cell analysis［J］. Nat Cell Biol,2022,24(2):242-252.

［44］ ZHANG Y,JIAGN S,HE F,et al. Single-cell transcriptomics reveals multiple chemoresistant properties in leukemic stem and progenitor cells in pediatric AML［J］. Genome Biol,2023,24(1):199.

第二章　输血和输血反应

　　输血(blood transfusion)是通过补充丢失或缺乏的血液成分,以维持有效循环血量、恢复血液携氧功能、止血、凝血特性及抗感染能力的治疗方法,广泛用于临床各科,是抢救生命、改善病情的一种常用而有效的治疗手段。近几十年,随着血液成分分离技术的不断发展,输血经历了从全血输注到成分输血的过程。全血输注,即输入异体或自体的全部血液成分,成分复杂,不良反应发生率更高,需严格把握适应证。成分输血,是将血液中的各种有效成分分离出来,精制成高纯度和高浓度的血制品,然后根据患者的需要,针对性地输注。成分输血不仅节约血源,同时因成分纯度大、浓度高而具有良好的疗效,还可避免输注不需要成分所带来的潜在不良反应,故目前在临床上广泛应用。

一、血型抗原和抗体

　　血型一般是指体内的红细胞血型,即红细胞的血型抗原,已知有 400 多种,根据红细胞表面抗原决定簇的结构类型不同,分属于 30 余种不同的血型系统,其中最重要的是 1900 年发现的 ABO 血型系统与 1940 年发现的 Rh 血型系统。ABO 血型系统可分为 A、B、AB 与 O 型四种血型。A、BA 抗原和 B 抗原是免疫原性最强的红细胞抗原。O 型血红细胞膜上不含 A 和 B 抗原,血清中则含抗 A 与抗 B 抗体(也称抗 A 或抗 B 凝集素);A 型红细胞膜上含 A 抗原,而血清中含抗 B 抗体;B 型红细胞膜上有 B 抗原,而血清中含抗 A 抗体;AB 型红细胞膜上同时有 A 和 B 抗原,但血浆中无抗 A 和抗 B 抗体存在。Rh 系统有 50 余种抗原,但仅有 5 个抗原决定簇确定主要表型,即 C、c、D、E、e,其中 D 抗原因最具免疫原性而最为重要。含 D 抗原者称为 Rh 阳性,不含者即 Rh 阴性。西方人中 Rh 阴性者占 15%,我国汉族人中 Rh 阴性者仅占 0.3%。

　　白细胞和血小板也携带人类白细胞抗原(human leukocyte antigen,HLA)、ABO 血型抗原和特异性抗原。抗白细胞、血小板的异体抗体可导致输血相关不良反应,如发热、荨麻疹和输注无效等,但是一般不会导致溶血。

二、血制品的种类及应用

(一) 全血

　　采血后立即与抗凝保存液混匀,不经任何加工处理,随即放入 4℃ 冰箱中保存,即为全血。由于大多数患者只需要单种血液成分,全血已被成分血所替代,仅在紧急情况下(如战争)应用,目前血液中心已不做全血储存。此外,在临床中仅应用在非紧急手术患者的自体输血,即患者于术前采出一定量的血液(全血),预先 4℃ 储存,于术中回输,不仅节约血源,还可减少输血不良反应发生。

(二) 血液成分

　　1. 红细胞　　红细胞制品系通过红细胞自然沉降或离心沉淀,移去血浆层以及去除或不去除白细胞与血小板层制备而成。红细胞输注可及时补充红细胞数量,恢复和维持携氧能力,纠正缺氧状态,是治疗贫血的有效措施。红细胞制品的种类如下。

　　(1) 悬浮红细胞:用三联袋采集全血,离心后从全血中分离出大部分血浆,再在剩余成分中加入红细胞添加剂(含红细胞营养成分及红细胞膜稳定剂),即制成悬浮红细胞。再经滤器过滤去除白细胞即制成去白细胞的悬浮红细胞。此制品去除了大部分白细胞、血小板,可有效减少输血反应的发生,是目前临床应用最广泛的红细胞制品。

　　(2) 浓缩红细胞:全血自然沉降 24h 或用低温离心后去除大部分血浆(仍保留 20%~30% 血浆),血细胞比容为 70%~80%,且仍含有不同数量的白细胞及少量血小板。

（3）洗涤红细胞：全血中分离的红细胞，用生理盐水洗涤 3~4 次后，除去 98% 以上血浆、80% 的白细胞和 90% 的血小板，但仍保留 80% 红细胞，再加入红细胞添加剂配制成适宜浓度而成。

（4）冷冻红细胞：将红细胞悬液加入到冷冻保护剂甘油中，并于 -85~-65℃ 保存。使用前需经解冻、洗涤，除去保护剂和部分血浆。冷冻红细胞至少可保存 10 年。但由于成本较高，现主要用于保存稀有血型的红细胞。

（5）辐照红细胞：经剂量为 25~30Gy 的 γ 射线辐照的红细胞制品。辐照可以灭活有免疫活性的淋巴细胞，而对红细胞和血小板无明显损伤。多用于造血干细胞移植的准备期或移植术后的患者。

适应证：①慢性贫血、贫血伴心力衰竭、婴幼儿患者，宜选浓缩红细胞；②避免输血反应、与 HLA 有关的器官移植者，宜用辐照红细胞；③阵发性睡眠性血红蛋白尿症、肾病、尿毒症、高血钾者、对血浆成分过敏、IgA 缺乏的贫血者，选用洗涤红细胞。

禁忌证：供受者 ABO 与 Rh 血型不合。一旦血型不合，发生急性血管内溶血，后果严重。应坚持血型完全相合输血的原则，除非情况紧急且短时间内无法获取同型血，否则不应将 O 型血输给非 O 型受者。紧急情况下，亦应先检测供血者血浆中有无高滴度的抗 A 及抗 B 抗体。

2. 粒细胞　浓缩粒细胞的输注目的是发挥其吞噬和杀菌作用，曾用于短期内难以恢复的骨髓抑制，尤其当中性粒细胞 $<0.5×10^9/L$ 伴有严重感染，经强效抗生素治疗无效时。但多次输注可引起病毒感染及移植物抗宿主病（GVHD），目前临床已很少使用。

3. 血小板　采用全血两步离心分离法或血细胞分离机单采法制备。22℃ 恒温持续振荡是保存血小板最常用的方法，一般可保存 5 天。

适应证：①血小板 $≤10×10^9/L$，宜输注血小板。②如无其他凝血异常，大多数小手术操作时，血小板达到 $50×10^9/L$ 即可防止自发性出血；而如果是眼科或中枢神经系统手术，血小板应维持在 $100×10^9/L$ 以上。另外还需根据手术出血风险、出血量确定输注水平。需强调的是，除血小板数量外，还应综合患者的临床状况、出凝血功能、有无动脉硬化等情况进行判断。

禁忌证：①某些疾病，如血栓性血小板减少性紫癜（TTP），宜避免输注。②多次输入 HLA 不相合的血小板，已产生抗血小板抗体，或证实为无效血小板输注者，不建议连续输注。此外，对于严重免疫抑制或造血干细胞移植的患者，如采集的血小板悬液中混有淋巴细胞，输注可能诱发移植物抗宿主病。

4. 血浆成分

（1）新鲜冷冻血浆：全血采集后 6h 内在 4℃ 离心制备，-30℃ 以下速冻，-18℃ 以下储存，保存期为 1 年，含有活性水平正常的所有凝血因子、白蛋白及免疫球蛋白。常用于维持血容量、先天性或获得性凝血因子缺乏、大量输注库存血后。本品溶解后应立即输注，4℃ 保存不得超过 6h。

（2）冷沉淀：将新鲜冷冻血浆在 1~6℃ 解冻，析出血浆蛋白沉淀物，进行离心即获得冷沉淀，主要含纤维蛋白原、FⅧ、VWF 及 FⅩⅢ。常用于血友病 A、血管性假性血友病、纤维蛋白原减少症。

（3）其他血浆成分制品：

1）凝血酶原复合物：含因子 Ⅱ、Ⅶ、Ⅸ、Ⅹ。常用于血友病 B，因子 Ⅱ、Ⅶ、Ⅸ、Ⅹ 的减低或缺乏症。

2）浓缩Ⅷ因子：用于血友病 A 的替代治疗。

3）白蛋白：常用于大面积烧伤、血容量减少性休克、脑水肿、低蛋白血症等。

4）纤维蛋白原：用于补充低纤维蛋白原血症。

5）静脉注射用免疫球蛋白：由血浆中提取，95% 以上为 IgG。常用于预防或治疗病毒性肝炎、低球蛋白血症。大剂量免疫球蛋白也用于免疫性血小板减少症、自身免疫性溶血性贫血等疾病的治疗。可与抗生素联用，治疗重症感染。

三、输血不良反应和处理

尽管经过反复检测和严格质控，仍有约 2%~10% 患者在输注血液制品后出现不良反应。输血不良反应是指输血过程中或输血后，受血者发生了与输血相关的新的异常表现或疾病。只有严格掌握输血适应证，避免不必要的输血，并积极防治输血相关不良反应，才能最大限度保证输血的安全性。

（一）免疫性输血反应

1. 发热反应　是最常见的输血反应,既往发生率可达40%以上。一次性输血器具的使用、血制品去白细胞处理及严格质控,已使其发生率显著下降。

（1）临床表现:常发生在输血后15~20min,部分发生在输血后数小时,呈现迟发反应。表现为寒战、发热,体温可高达38~41℃。可伴头痛、出汗、恶心、呕吐,皮肤发红,心跳、呼吸加快,持续约1~2h后体温开始下降,数小时后恢复正常。全身麻醉时发热反应常不显著。

（2）原因:①血液、血制品或所用器具中含致热原所致。近年来此类发热反应已日趋减少。②同种免疫。由于多次输血,受血者体内产生白细胞或血小板的同种免疫抗体,再次输血时发生抗原抗体反应引起。

（3）处理:应先鉴别发热反应的原因,做相应处理。一般应减慢或暂停输血,并视症状轻重给予相应处理。轻度发热反应时,可减慢输血速度,肌内注射异丙嗪,如症状持续加重,应立即停止输血,寒战期注意保暖,高热时给予物理降温或应用解热镇痛药,必要时可应用糖皮质激素。

（4）预防:①尽可能输注少白细胞的血液。②对既往发生过较严重输血相关发热反应的患者,可酌情于输血前半小时给予异丙嗪或小剂量糖皮质激素。③输血过程的前15min减慢输注速度。④输血使用过滤器去除致热原、白细胞及其碎片。

2. 过敏反应　也是较常见的输血反应。

（1）临床表现:输血过程中或之后,出现皮肤瘙痒或荨麻疹较为常见,也可呈皮肤潮红、广泛皮疹的表现,重者出现血管神经性水肿、喉头痉挛、支气管哮喘乃至过敏性休克。

（2）原因:①患者有过敏体质;②患者有IgA缺陷;③多次输血产生抗血清免疫球蛋白抗体。

（3）处理:应减慢或停止输血,依严重程度选择处理方法,轻者可给予抗组胺药、钙剂;重者立即中断输注,静脉注射糖皮质激素,必要时皮下注射肾上腺素(1:1 000)0.5~1.0mL,对喉头水肿和过敏性休克者,还需及时行气管插管、纠正休克等相应抢救措施。

（4）预防:过敏体质者输血前半小时使用抗组胺药或小剂量糖皮质激素。供血者献血前4h应避免高蛋白、高脂肪饮食,有过敏史者不宜献血。有抗IgA抗体的患者宜用洗涤红细胞。

3. 溶血反应　溶血反应仅占输血不良反应的0.1%,然而一旦发生,死亡率高,尤其是当急性溶血性输血反应(acute hemolytic transfusion rection,AHTR)发生时。根据反应发生的时间,溶血性输血反应可分为急性溶血性和迟发型溶血性输血反应(delayed hemolytic transfusion rection,DHTR)。急性溶血性输血反应是指输血中或输血后数分钟至数小时内发生的溶血,多见于输注ABO血型不合的血液。迟发型溶血性输血反应常表现为数日后出现黄疸、网织红细胞计数升高,多见于稀有血型不合,以及首次输血后致敏产生同种抗体、再次输该供者红细胞后发生同种免疫性溶血。

（1）临床表现:起病缓急与血型及输血量有关。A、B、O血型不合,输入50mL以下即可产生症状,输入200mL以上可发生严重的溶血反应,甚至死亡。Rh血型不合导致的溶血性输血反应多出现在输血后1~2h。轻型溶血出现发热、茶色尿或轻度黄疸,血红蛋白稍下降。重者则出现寒战、发热、心悸、胸痛、腰背疼痛、呼吸困难、心率加快、血压下降、酱油色尿、甚至少尿、无尿、肾衰竭。若并发DIC则预后不良。

（2）原因:①血型不合,最常见的为ABO血型不合,其次为Rh系统血型不合或输入多位供血者血液、供血者之间血型不合等。②血液保存、运输或处理不当,红细胞发生机械性损伤或破坏。③受者患有溶血性疾病,如自身免疫性溶血性贫血患者体内的自身抗体可破坏输入的异体红细胞。

（3）处理:①立即停止输血,封存血液,受血者进行溶血相关检查。②积极抢救,应用大剂量糖皮质激素,碱化尿液、利尿,抗休克,保证有效循环血量和水、电解质平衡,防治肾衰竭和DIC,必要时可行透析、血浆置换或换血治疗。

（4）预防:①医务人员必须有高度的责任心,输血前严格执行交叉配血操作规程,严格核对。②抗红细胞抗体效价低,配血时出现弱凝集者要引起重视。③慎输或不输冷凝集血。④输血前进行抗体检验,可显著降低溶血发生率。

4. 输血相关移植物抗宿主病(transfusion-associated graft versus host disease,TA-GVHD)　是一种与异

体输血相关的强烈的免疫反应。供血者血液中具有免疫活性的淋巴细胞,输入受血者体内后,可植活并增殖,受血者若无能力进行免疫识别和清除这群淋巴细胞,则活化、增殖的淋巴细胞将与受血者的组织发生强烈的免疫反应,导致移植物抗宿主病(GVHD)。该病多出现在输血后的 3~30d,表现为高热、皮肤潮红或红斑、恶心、呕吐、黄疸、腹痛、腹泻、全血细胞减少、肝功能异常或衰竭等,死亡率达 95%。此病多发生在有先天性免疫缺陷者、造血干细胞移植受者及接受直系亲属血制品者。血制品输注前用 γ 射线照射(25~30Gy),灭活其中残留的活性淋巴细胞,可有效预防本病。

5. 输血相关性急性肺损伤(transfusion related acute lung injury,TRALI)　是指输血并发的非心源性肺水肿,是输血所致的严重不良反应之一,死亡率很高。一般认为 TRALI 的发生机制是供血者血浆中存在的 HLA 抗体或者中性粒细胞特异性抗体引起中性粒细胞在受血者肺血管内聚集,继而激活补体,导致肺毛细血管内皮损伤和肺间质水肿。所有异体血制品均有可能导致 TRALI。几乎所有 TRALI 均发生在输血后 1~6h 内(通常 1~2h 内)。TRALI 的诊断依赖于临床表现,并需除外其他输血相关反应。一旦发生,应立即给予吸氧等对症支持治疗,严密监测生命征及脉氧,尽早给予糖皮质激素,必要时可机械通气等。为减少 TRALI 的发生,一方面需加强输血管理,严格掌握输血指征,另一方面则需加强献血管理,减少采集有多次妊娠史的女性献血者或有输血史供血者的血液。

(二) 非免疫性输血反应

1. 大量输血后的并发症　输血量过大、速度过快均可增加心脏负荷继而诱发急性左心衰竭及肺水肿。多发生于老年患者或原有心肺疾患、严重贫血、血浆蛋白过低的患者或年迈体弱者,严重者可致死亡。预防要点在于严格掌握输血适应证,控制输入速度及血量。严重贫血者应输适量浓缩红细胞,以避免循环负荷过重。一旦出现心力衰竭征兆,应立即停止输血,取半卧位并吸氧,迅速进行强心、利尿等治疗。

2. 铁过载　一个单位的红细胞(200mL 全血)含铁 200~250mg。如患者长期、反复接受输血治疗,体内铁可明显增加,继而发生铁过载,多见于重型地中海贫血患者、输血依赖的骨髓增生异常综合征患者和再生障碍性贫血患者。铁过载可影响心脏及肝脏功能、内分泌系统等。预防措施是严格掌握输血适应证,控制输血量,必要时根据血清铁蛋白含量,进行去铁治疗。

3. 电解质紊乱　大量输血(一次或一日内输入 1 500mL 以上)可引起枸橼酸(作为抗凝剂)中毒所致的低钙血症,需进行静脉补钙治疗。大量输库存血可致高钾血症,并且库存血中血小板和凝血因子含量减少以及大量枸橼酸钠进入人体,干扰正常凝血功能而致输血后出血倾向。肾功能不全患者及新生儿输血时要注意高钾血症。

4. 其他　凝血功能障碍、枸橼酸盐中毒、酸碱平衡失调、低体温等。

(三) 输血传播的感染

多种感染性疾病可经输血传播,主要经输血传播的病原体如下。

(1) 肝炎病毒:输血可传播乙型、丙型、丁型、戊型肝炎,称为输血相关性肝炎,我国发生率为 7.6%~19.7%,其中以乙肝最为高发,约为 10% 左右。近年来,我国加强了对供血者的普查,使用敏感度高的检测方法,已使受血者乙肝罹患率有较大幅度的降低。

预防措施:①提倡无偿献血,加强对供血者的血液检测。②严格掌握输血适应证,提倡成分输血。③对血制品进行病毒灭活等综合措施。

(2) 人免疫缺陷病毒(HIV):HIV 所致的获得性免疫缺陷综合征(AIDS)是一种严重威胁人类生命的传染病,已成为全球性问题。而输血及血液制品是传播 HIV 的三大途径之一。近年国内 AIDS 发病率有增高的趋势,因此安全用血以及加强检测是预防 AIDS 的重要措施。

(3) 巨细胞病毒(CMV):大多数输血引起的 CMV 感染都没有临床症状,有的患者可在输血后 3~4 周出现类似于传染性单核细胞增多症的表现,在新生儿以及接受异基因造血干细胞移植患者中可能引起严重后果。可静脉注射丙种球蛋白进行预防,也可预防性使用抗病毒药物。使用白细胞过滤器可去除血中白细胞而减少 CMV 感染机会。

(4) Ⅰ型人类 T 淋巴细胞白血病病毒(HTLV-1):HTLV-1 输血传播的风险约为 1∶30 万,与 HIV 类似。被感染者通常无症状,其感染与成人 T 细胞白血病/淋巴瘤、HTLV-1 相关性脊髓病/热带痉挛性瘫痪

（HAM/TSP）、HTLV-1葡萄膜炎（HU）以及一些免疫疾病的风险增加相关。

（5）细菌污染：较少见，但后果极为严重。在采血、贮血或输血过程中任何一个环节未执行严格的无菌操作，均可导致细菌污染血液。患者的反应程度与污染细菌的种类、毒力和输入数量有关。轻者主要表现为发热，重者在输入少量血后，立即发生寒战、高热、烦躁、呼吸困难、恶心、呕吐、大汗、发绀等症状。革兰氏阴性杆菌（如产气大肠埃希菌或铜绿假单胞菌）内毒素所致的休克尤为严重，往往难以纠正。

处理措施：①立即停止输血，将剩血离心沉淀后进行涂片染色检查细菌，同时作细菌培养。②及时使用强有力的抗生素抗感染，菌种不明时宜选广谱抗生素。③积极纠正休克。

预防措施：①采血、贮血及输血的每一步骤均严格按无菌规程操作；②血液保存期内及输血前进行常规检查，疑有细菌污染，严禁使用。

（6）其他感染：据报道，其他许多感染性疾病可经输血传播，如登革热、梅毒、疟疾、弓形虫病等。

我国卫生部门对于供血、献血及相关业务机构均有严格的审核及规定。应严格执行相关输血规范，包括《中华人民共和国献血法》《医疗机构临床用血管理办法》《临床输血技术规范》及血液成分输注临床路径专家共识（2018年）等，以保障输血治疗的安全性。

（胡建达）

参考文献

［1］ GOLDMAN L,SCHAFER AI. Goldman's Cecil Medicine［M］. 26th ed. Elsevier Inc,2020:1151-1158.

［2］ JAMESON JL,FAUCI SL,KASPER AS,et al. Harrison's Principles of Internal Medicine,20th ed［M］. McGraw-Hill Education,2018:809-816.

［3］ 中国输血协会临床输血学专业委员会《血液成分输注临床路径》制订协作组. 血液成分输注临床路径专家共识（2018年）［J］. 临床血液学杂志,2018,31（2）:81-84.

第三章　治疗性血液成分去除和置换术

治疗性血液成分去除和置换术,是指通过设置血细胞分离机相关程序,对血液进行病理成分分离、去除或置换,同时将处理后的正常血液成分回输,并适当补充血液制剂或替代溶液,从而去除或减少循环血液中病理性成分的一种治疗手段。临床上应在积极治疗原发病基础上,适时采用此项治疗或辅助治疗技术。

一、作 用 机 制

(一) 病理性成分

血液是保持相对恒定容量、在机体内流动的红色黏稠液体,主要由血浆及各类血细胞组成。病理性成分是指患者血液内能引发疾病的某种数量或功能异常的血液成分或有害物质。

主要包括:造血系统异常增殖,如白血病、真性红细胞增多症、原发性血小板增多症等;内源性或外源性毒性物质,如代谢废物、药物等;内源性或外源性病因导致某些血浆成分异常,如血栓性血小板减少性紫癜、异常免疫球蛋白等。

(二) 去除治疗原则

通常需要遵循四项原则。其一,血浆中含有明确的病理成分,并能够被去除。其二,在病理性成分去除的基础上,能够有效减轻或消除对靶组织、靶器官的致病作用。其三,经过去除治疗能够改善病情,或有助于药物治疗控制病情。其四,能辅助受累组织或器官恢复功能。

(三) 去除原理及方式

1. 原理　去除病理性成分,其基本原理主要是根据血液各种成分比重不同,通过离心方式分层,收集并去除含病理性成分较多的细胞层(或血浆),其他部分回输给患者。影响血液分层及采集效果的因素有多种,主要包括细胞体积、密度、血浆黏滞度、细胞数量、离心力及时间、抗凝剂种类等。

2. 方式与方法　血液成分去除或置换均采用自动化血液成分分离机完成,进行采血、离心、成分收集(去除)、回输,整个过程均由计算机系统控制,在密闭无菌管道系统中完成。目前临床使用的全自动血细胞分离机分为间断流动式离心机和连续流动式离心机,间断式只需要一条静脉通路,而连续式则需要两条静脉通路。这种离心式血细胞分离机适用于各种血细胞的采集(去除)及血浆置换术。另外,还有膜滤式血液成分分离机及吸附柱式血液成分分离机,这两种机型只能用于血浆置换术,不能用于血细胞单采术。

(四) 抗凝剂

在血细胞单采和血浆置换中,为了防止血液凝固,血液进入离心装置之前,必须加入合适比例的抗凝剂。常用的抗凝剂有枸橼酸葡萄糖溶液(acid citrate dextrose solution,ACD)、肝素或枸橼酸钠。

1. 目前常用的抗凝剂是 ACD-A,枸橼酸盐通过与血液中 Ca^{2+} 螯合,阻断凝血途径起到抗凝作用。一般于治疗前口服钙制剂或饮用 200mL 牛奶可预防低钙血症的发生。在肝脏功能正常的情况下,枸橼酸盐可被迅速(约 90min)代谢并清除,血液中 Ca^{2+} 浓度即可恢复正常水平。

2. 肝素是一种含硫酸基团的酸性黏多糖,平均分子量为 15kDa。肝素可增强抗凝血酶Ⅲ(AT-Ⅲ)活性,灭活丝氨酸蛋白酶,从而阻止凝血酶形成。临床治疗一般很少应用肝素,通常用于具有高凝状态、枸橼酸盐过敏及大量使用白细胞单采术的患者。注意监测凝血时间等指标,并根据结果随时调整肝素剂量。由于过量的肝素易导致出血,常与 ACD-A 联合应用于大容量白细胞单采术。

3. 枸橼酸钠抗凝时,将其加入羟乙基淀粉注射液中,通常用于单采中性粒细胞,促使红细胞快速沉降,适时回输给被采集者,减少其损失。

（五）置换液

为维持患者血容量平衡，需要补充液体以替代被去除的病理性成分。所补充的液体称为置换液。置换液选择的原则主要有：①维持正常血容量，建议成人去除容量<800mL时，以补充晶体液为主；去除容量>800mL时以补充胶体液或新鲜冷冻血浆（fresh frozen plasma，FFP）为主。也可根据患者病情补充白蛋白溶液等。②补充患者需要的成分，如凝血功能异常者，宜补充FFP；低丙种球蛋白血症患者，可补充静脉用丙种球蛋白（IVIG）等。③能与病理性成分结合的置换液，如去除内源性及外源性有毒物质时，宜选用白蛋白溶液。④抑制病理性成分产生，为了防血浆置换后病情反跳，可使用免疫球蛋白作为置换液。⑤病情是选择置换液的重要依据，宜根据病情变化，调整置换液的组合。

常用的置换液有：①晶体液，包括生理盐水、林格液等。该类液体优点是价格低廉，无传播疾病风险，过敏反应率很低。缺点是不含凝血因子及蛋白质，扩容效果差，输注过量可导致组织水肿。②血浆代用品，包括羟乙基淀粉、右旋糖酐等。优点是扩容效果优于晶体液，价格低廉，无传播疾病风险。缺点是不含血凝因子，输注过量可导致出血。可能发生皮肤瘙痒等过敏反应。③蛋白溶液，包括FFP、白蛋白、免疫球蛋白等。FFP含有白蛋白、球蛋白、各种凝血因子等，但是具有传播输血相关疾病的风险，以及输血不良反应的发生率较高。

二、适　应　证

（一）治疗性白细胞单采术

患急性白血病和慢性白血病，当白血病细胞>100×10⁹/L时，易发生白细胞淤滞，引起脑组织或肺部的梗死或出血。单采方法治疗效果短暂，必须配合药物治疗。单采量较大时宜补充液体。

（二）血浆置换术

1. 治疗血栓性血小板减少性紫癜（TTP）的首选方法，其死亡率由以往的90%下降到10%左右。血浆置换恢复ADAMTS13活性，并去除了VWF超大多聚体及自身抗体，条件允许情况下应尽早进行。去冷沉淀冷冻血浆（冷上清）中，因含有极少量的VWF，可作为置换液的首选，其次可选用FFP。

2. 血浆置换可用于因子Ⅷ抑制物的治疗。某些血友病A患者，因长期反复输注凝血因子浓制剂，产生了因子Ⅷ抑制物，导致常规治疗无效，必要时可实施血浆置换术迅速清除或减少抑制物后，再输注凝血因子以达到止血目的。

3. 对某些纯红细胞再生障碍性贫血（PRCA）患者进行血浆置换治疗可能有效。这部分患者对一线药物治疗无效，并且能够证实其血液中存在红细胞抗体IgG。

4. ABO血型不合造血干细胞移植，受者抗A/抗B可引起溶血，也可导致红系造血延迟或纯红细胞再生障碍性贫血，可采用大剂量血浆置换，以去除抗体，配合药物治疗改善病情。

5. 自身免疫性溶血性贫血当药物治疗难以控制病情时，可考虑血浆置换。由于自身抗体不仅存在于血管内，也存在于血管外，所以置换效果不确定。

6. 输血后紫癜是罕见的输血不良反应，大约发生在输血后1周。如果此时盲目补充血小板，可能导致更加严重的不良反应。若进行血浆置换治疗，通常几日内可提高血小板数量，认为是较为有效的治疗手段。

7. 血浆置换术还可用于遗传性血色病、单克隆免疫球蛋白血症相关的高黏滞血症，母婴血型不合的妊娠、结缔组织病、神经系统疾病和泌尿系统疾病等。

（三）治疗性血小板单采术

治疗性血小板单采术适用于原发性血小板增多症和其他原因引起的继发性血小板增高。血小板>1 000×10⁹/L，伴有出血或血栓形成的临床表现，是实施治疗性血小板单采术的适应证。

（四）治疗性红细胞单采术

治疗性红细胞单采术多用于真性红细胞增多症伴有高黏滞综合征患者。单采时，应注意维持血容量平衡，补充等容量的晶体液及胶体液。

（五）治疗性红细胞置换术

治疗性红细胞置换术多用于镰状细胞贫血患者,若发生微循环淤滞,出现多脏器功能衰竭,应立即进行红细胞置换,使正常红细胞占红细胞总数的 60% ~80%,血细胞比容保持在 0.30~0.35,不宜过高。红细胞置换术还可用于遗传性球形红细胞增多症、重症地中海贫血、重度一氧化碳中毒等。

三、标准实施方案

（一）治疗性白细胞单采术

每次治疗性白细胞单采治疗,可以去除患者体内 30% ~60% 白细胞,其治疗频率为 1 次/d,或根据患者白细胞计数进行调整,直至患者白细胞增多相关症状缓解。患者在接受该项技术治疗过程中,可适当补充晶体溶液、白蛋白溶液或血浆。

（二）治疗性血浆置换术

每次治疗性血浆置换量为全身血浆容量的 1.0~1.5 倍,其频率为每天 1 次或隔天 1 次,亦可根据病情进行个体化调整,直至患者达到明确治疗效果。

（三）治疗性血小板单采术

每次治疗性血小板单采术可以去除患者体内 30% ~60% 血小板,采用该项技术的治疗频率为每天 1 次,或根据患者病情进行个体化调整。

（四）治疗性红细胞单采术

治疗性红细胞单采术需依据患者单采前的血细胞比容(hematocrit,Hct),以及单采后拟达到的目标 Hct 确定,目标 Hct 可降至≤正常参考值;自抗凝全血中,每去除 200mL 下沉红细胞,可使患者的血红蛋白值下降 10g/L。治疗性红细胞单采过程中,依据患者疾病变化和耐受情况,可补充 30% ~100% 单采量的生理盐水或白蛋白溶液。

（五）治疗性红细胞置换术

根据疾病严重程度、耐受情况及 Hct,调整红细胞置换量。置换液为交叉配血相合的去白细胞红细胞;一次治疗性红细胞置换即为一个疗程。

四、不良反应及处理

多数情况下,去除细胞成分或血浆置换是安全的。但有时会出现不良反应,应及时对症处理。

（一）枸橼酸盐中毒(低钙血症)

对患者进行治疗性血液成分单采治疗过程中,当抗凝剂比例较高,进入机器血流速度较快,患者血浆中枸橼酸盐含量达到 1g/L 时,则易于引起低钙血症,导致患者出现畏寒、口唇麻木、手足搐搦等、心律不齐等症状。部分患者出现代谢性碱中毒,伴或不伴低钾血症,以及肌肉无力、疼痛和痉挛,严重时可导致心律失常。一旦出现症状应立即减慢采血速度,并调整抗凝剂比例,同时可静脉注射 10% 葡萄糖酸钙 10mL。如果症状仍未改善,可继续注射,总量基本控制在 20mL。患者术前如果存在电解质紊乱、肝肾功能异常,应密切观察及时处理,防止意外发生。

（二）过敏反应

常发生于用 FFP 作为置换液。轻者表现为皮肤瘙痒、荨麻疹,较重者可出现血管神经性水肿,重度反应可导致过敏性休克。对轻度过敏反应患者,应口服抗过敏药物,并减慢采血速度;重度过敏反应发生时应立即停止置换,给予肾上腺素等抗过敏、抗休克治疗。

（三）血容量失衡

在病理性细胞成分去除或血浆置换术中,应保持出入量动态平衡。血容量失衡可表现出低血容量症状,如胸闷、心悸、恶心、呕吐、出冷汗、血压下降等,甚至昏厥。血容量过高表现为头晕、头痛、血压升高,甚至发生急性肺水肿。因此关键在于预防,重在监护。

（四）出凝血异常

在血浆置换术中,若使用胶体液、白蛋白作为置换液,随着血浆的去除,凝血因子和血小板也会有不同程度的损失,使得出凝血功能异常。如果患者有出血倾向,可根据病情补充 FFP 或血小板。

（五）机械性溶血

主要是操作不当,引起机械性溶血。免疫性溶血罕见。要密切观察收集管血浆颜色,发现异常及时处理。

（六）静脉穿刺部位血肿

主要是静脉穿刺不当造成的。应立即松开止血带,用无菌纱布或棉球盖好针眼处,并压迫穿刺部位约10min。如有冰块可局部冷敷 5min。改换其他静脉另行穿刺。

（七）其他

主要包括置换过快导致低体温,穿刺相关或者免疫球蛋白减少导致或加重感染等。

（石威）

参考文献

[1] 邓家栋.临床血液学[M].2 版.上海:上海科学技术出版社,2020:1271-1274.

[2] 《治疗性血液成分单采技术标准》编写专家组.《治疗性血液成分单采技术标准》专家共识(第 2 版)[J].国际输血及血液学杂志,2020,43(5):369-373.

[3] PADMANABHAN A,CONNELLY-SMITH L,AQUI N,et al. Guidelines on the use of therapeutic apheresis in clinical practice-evidence-based approach from the Writing Committee of the American Society for Apheresis:the eighth special issue[J].J Clin Apher,2019,34(3):171-354.

[4] FUNG M,GROSSMAN BJ,WESTHOFF CM,et al. Technical manual:therapeutic apheresis[M]. 18th ed. Bethesda:AABB Press,645-662.

[5] 鹿群先,李艳杰,赵玉凤,等.血液成分单采术在血液病中的应用及不良反应的观察[J].国际输血及血液学杂志,2010,33(4):293-295.

第四章　血液科常用技能操作

实验室检查系血液病诊断的重要环节,由于免疫学及分子生物学等基础学科的进展及其与血液学的广泛交叉,实验室检查不仅是诊断手段,也是研究病因和发病机制的重要手段,通过借鉴基础学科的检测手段,我们对临床现象有更准确的认识。而血液系统疾病标本的重要来源,除了周围循环血液等容易获取的体液标本,骨髓液、骨髓组织、脑脊液、淋巴结组织等标本对疾病的诊断和诊治都具有重要甚至决定性意义,对取材操作人员的要求较高,熟练操作并获取符合检查要求的标本对临床诊治的意义重大。本章介绍的常用技能操作均为有创性操作,要求操作者严格把握技能操作的适应证和禁忌证,且操作时需严格遵循无菌原则。

第一节　骨髓穿刺术

骨髓穿刺术(bone marrow puncture)是采用一种特制的骨穿针,穿过皮肤、皮下组织及骨膜,进入髓腔抽取骨髓液的常用诊断技术。骨髓液的检查包括细胞形态学、细菌培养、病原生物学检查、免疫分型、细胞遗传学、造血干细胞培养等,可用于帮助临床诊断、疗效观察及预后评估等。其中骨髓细胞学涂片检查是最常用的检查方法。

一、适 应 证

1. 各种类型的急性、慢性白血病、骨髓增生异常综合征、多发性骨髓瘤等。
2. 多次检查血常规出现异常。
3. 不明原因的发热,肝、脾、淋巴结肿大。
4. 某些细菌或原虫导致的感染,需做骨髓培养或涂片找病原体(如荚膜组织胞浆菌,利什曼原虫等)。
5. 排查恶性肿瘤有无转移至骨髓。
6. 类脂质代谢紊乱疾病(如戈谢病、尼曼匹克病等)。
7. 为骨髓移植提供造血干细胞。
8. 化疗后的疗效观察。
9. 需要骨髓液做其他相关检查(如免疫分型、染色体基因等)。

二、禁 忌 证

1. 凝血因子缺陷引起的出血性疾病(血友病)。
2. 患者身体极度虚弱或无法自主配合。
3. 穿刺部位有炎症、皮损或者畸形时应当避开。
4. 高月龄孕妇做骨髓穿刺需谨慎。

三、术 前 准 备

1. 患者无需禁食。
2. 核对患者信息及检查项目,向患者及家属告知穿刺目的及其临床意义,做好解释工作,缓解患者的紧张情绪,给予心理安慰,以取得患者配合,履行签字手续。
3. 准备无菌骨髓穿刺包(内有无菌托盘、骨髓穿刺针、洞巾、纱布等)、5mL 和 20mL 注射器各一副、无菌手套、2% 利多卡因注射液、消毒用物(活力碘或碘伏、消毒棉签、口罩帽子等)1 套、胶布或敷贴、洁净的玻片 10 张、表面光滑的推片 1 张、细菌培养瓶或含抗凝剂的试管数个(如需行骨髓细菌培养或免疫分型、染色体、基因等检查)等。

四、操 作 步 骤

1. 选择穿刺部位　①胸骨:穿刺点位于胸骨柄、胸骨体相当于第一、二肋间隙的位置。此位置胸骨较薄(约 1cm 左右),且后面是心房和大血管,因此有穿通胸骨扎伤胸腔脏器的危险,穿刺时务必小心。但由于胸骨骨髓液非常丰富,若其他部位穿刺失败,仍需作胸骨穿刺。②髂前上棘:穿刺点位于髂前上棘后 1~2cm 处较平的骨面,此部位便于固定,操作方便,危险性较小。③髂后上棘:穿刺点位于骶椎两侧,臀部上方突出的部位,此部位表浅,易摸到骨面,且附近无重要器官。④腰椎棘突:穿刺点位于腰椎棘突突出的位置(以第 3、4 腰椎棘突为穿刺点)。

2. 体位　根据患者的不同情况,可以选择不同的部位进行穿刺检查。胸骨或髂前上棘穿刺时,患者取仰卧位;髂后上棘穿刺时,患者取侧卧位,大腿向胸口弯曲,小腿伸直;腰椎棘突穿刺时,患者可取坐位或侧卧位(图 9-4-1-1)。

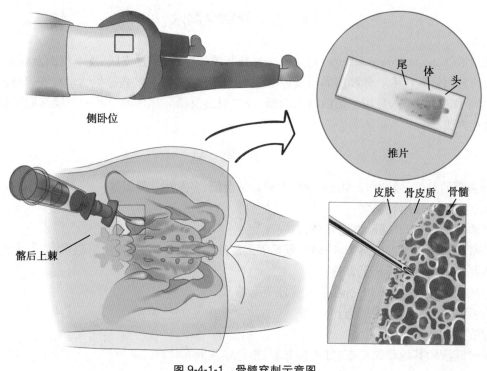

侧卧位

尾　体　头

推片

皮肤　骨皮质　骨髓

髂后上棘

图 9-4-1-1　骨髓穿刺示意图

3. 麻醉　用碘伏在穿刺点局部消毒两次,消毒范围直径约 10cm,戴无菌手套,将孔巾盖于已消毒的位置,孔巾的孔对准穿刺部位。然后用注射器吸取 1.5~2mL 的 2% 盐酸利多卡因进行局部皮肤、皮下组织及骨膜麻醉(若用盐酸普鲁卡因注射液,需要有皮肤过敏试验阴性结果),注射完毕后,用一颗消毒棉球轻揉片刻,使局麻液弥散。

4. 穿刺　将骨髓穿刺针的固定器固定在适当的长度上(胸骨穿刺约 1.0cm、髂骨穿刺约 1.5cm,肥胖者可适度放长),术者用左手的拇指和示指固定穿刺部位(避免移动或牵拉皮肤,导致穿刺点移位),以右手持针向骨面垂直刺入(若为胸骨穿刺则应与骨面成 30°~40°),当针尖接触骨膜后则将穿刺针左右旋转,缓缓钻刺骨质,当有落空感且穿刺针已能固定在骨内时,表示已进入骨髓腔。若穿刺针不固定,则应再钻入少许达到能够固定为止。

5. 抽吸骨髓液　抽出针芯,立即接上干燥的 10mL 或 20mL 注射器,用适当的力量缓慢抽吸,若针头确在骨髓腔内,抽吸时患者感到有一种强烈的酸胀感,随即便有少量红色骨髓液进入注射器中。骨髓液吸取量以 0.1~0.2mL 为宜,如作骨髓液细菌培养或免疫分型等检查时,需在留取骨髓液涂片标本后,再抽取 1~2mL。

6. 涂片 将抽取的骨髓液滴于载玻片上,快速制备 8~12 张骨髓涂片,取一张快染、镜检,观察取材是否成功。若镜检不合格,可换一个穿刺位,重新取材。

7. 敷以消毒纱布 抽吸完毕,术者左手取无菌纱布置于针孔处,右手将穿刺针缓慢拔出,随即将纱布盖于针孔上,并按压止血 1~2min,再用胶布将纱布按压固定。嘱咐患者及其家属,穿刺部位 3 天左右不要浸水。

五、操 作 说 明

1. 麻醉 首先在穿刺点上打一个皮丘,针头的斜面向上,与皮肤呈 10° 的角度刺入,在皮内注射形成一小皮丘,然后垂直进针,逐步对皮下组织浸润麻醉,直至骨膜,停留数秒,停留过程中继续抵着骨膜注射,以此麻醉点为中心,往周围骨膜麻醉 4~5 个点(呈梅花状),在此处多点麻醉,以达到麻醉一个面,使麻醉浸润范围直径约为 2cm,这样可以防止因穿刺点与麻醉点不完全相符而引起的疼痛。对骨膜表面的充分麻醉是很重要的,能使操作过程中产生的酸痛最小化。为了最大程度减轻患者的疼痛,皮肤麻醉和骨膜麻醉同样重要,皮肤麻醉的要点是一定要在皮下及皮下组织,骨膜麻醉时一定要在针抵达骨膜后方可注射。每次注药,一定先回抽无血,以防麻药进入血液循环而引起心律失常等严重不良反应。

2. 穿刺 首先刺入皮肤,当骨穿针触及骨膜时停下,在穿刺点周围刺探,问询患者感受,以找到合适的进针点,这样可以有效地缓解患者的酸胀感。在整个穿刺过程中,也可以通过跟患者聊天或问询其病史,来转移患者注意力,以减轻患者的不适感。

3. 抽吸骨髓 在抽取较多骨髓液时,应缓慢抽吸,这样可以减轻患者的酸胀感。若未能吸出骨髓液,可能是针孔被皮肤、皮下组织堵塞,也可能是钻入太深或太浅,或方向不合适,或针尖堵在骨质上而未在髓腔内,此时应重新插上针芯,稍加旋转或再钻入或再退出少许,拔出针芯,如见针芯上带有血迹,再行抽吸。若仍抽不出骨髓液或仅抽出少量稀薄血液,称为干抽,可能是由于骨髓纤维化,或造血细胞太多、太黏稠(如急性白血病),此时就需要行骨髓活检术。

4. 制片 涂片要有头、体、尾三部分,推片过程中不能抬起,需要均匀用力,涂成一舌形。涂片的厚薄要适宜,若骨髓细胞增生极度活跃时,制片要薄,若骨髓细胞增生或重度低下时,则制片要厚。如下因素与制片的厚薄相关:①抽取骨髓液的量:量多则制片厚,量少则制片薄;②推片与玻片间的角度:角度越大则制片越厚,而角度越小则制片越薄;③推片的速度:速度越快则制片越薄,速度越慢则制片越厚。

5. 骨髓涂片检查的内容 ①骨髓增生度:以成熟红细胞与有核细胞的比值表示。不同血液病具有不同的增生程度,对判断血液病的诊断方向有价值。增生极度活跃见于白血病,尤其是慢粒白血病;增生明显活跃,见于白血病、增生性贫血;增生活跃见于正常骨髓或某些贫血;增生减低见于造血功能低下;增生减低见于造血功能低下;增生极度减低见于造血功能明显低下,如再生障碍性贫血。②粒/红比值:粒/红比值正常见于正常骨髓象,或骨髓病变局限于其他细胞系,未累及粒红两系,如免疫性血小板减少症,多发性骨髓瘤;或粒、红两系平行减少,如再生障碍性贫血。粒/红比值增高(大于 8∶1)见于粒细胞增多,如慢性粒细胞白血病或幼红细胞严重减少,如单纯红细胞再生障碍性贫血;粒/红比值降低(小于 2∶1)见于幼红细胞增多,如各种增生性贫血、巨幼细胞贫血;或粒细胞减少,如粒细胞缺乏症。③原始细胞数量增多:见于各种急性白血病。④血细胞化学染色:是以血细胞形态学为基础,结合化学或生物化学技术对血细胞内各种生化成分、代谢产物作定位、定性和半定量的观察,对血液病尤其是白血病的鉴别诊断必不可少。

【注意事项】

1. 术前应做凝血时间检查,对有出血倾向患者进行操作时应特别注意,对血友病患者禁止作骨髓穿刺。

2. 严格执行无菌操作,衣帽整洁。

3. 注射器与穿刺针必须干燥,以免发生溶血。

4. 穿刺针头进入骨质后避免摆动过大,以免折断;胸骨穿刺用力不可过猛,以防穿透内侧骨板。

5. 抽吸液量如作细胞形态学检查则不宜过多,过多会导致骨髓液稀释,影响骨髓增生度、细胞计数及分类的结果。

6. 骨髓液取出后应立即涂片,否则会很快发生凝固,使涂片失败。送检骨髓涂片时,需同时送检 2~4 张血涂片。

7. 若需抽取骨髓液做其他实验室检查(如骨髓培养,免疫分型,细胞遗传学等),需要在骨髓液涂片后,再抽取相应量的骨髓液。

(王伟　王华芳)

第二节　骨髓活检术

骨髓活检术(bone marrow biopsy)是用一种特制的穿刺针取一小块大约 1.5~2.0cm 长的圆柱形骨髓组织来做病理学检查的诊断技术。骨髓活检可以更好地观察骨髓组织结构,显示骨髓造血细胞的增生程度,还能显示骨小梁、血管、脂肪、结缔组织基质细胞结构、解剖学特质和骨髓的组织病理学变化。

一、适 应 证

1. 骨髓穿刺多次干抽与稀释。
2. 骨髓增殖性肿瘤,尤其是骨髓纤维化。
3. 骨髓增生异常综合征(MDS),特别是 MDS 合并骨髓纤维化或低增生性 MDS。
4. 血液肿瘤,包括各种急、慢性白血病,恶性淋巴瘤等。
5. 考虑非血液系统恶性肿瘤骨髓转移。
6. 三系减低患者的鉴别诊断。

二、禁 忌 证

同骨髓穿刺术。

三、术 前 准 备

1. 核对患者信息及检查项目,向患者及家属告知穿刺目的及其临床意义,做好解释工作,缓解患者的紧张情绪,给予心理安慰以取得患者配合,履行签字手续。

2. 准备无菌骨髓活检穿刺包(内有无菌托盘、骨髓活检针、洞巾、纱布等)、5mL 注射器一副、无菌手套、2% 利多卡因注射液、消毒用物(活力碘或碘伏、消毒棉签、口罩帽子等)1 套、胶布或敷贴、装有组织固定液的试管一个。

四、操 作 步 骤

1. 选择穿刺部位　能获取骨髓活组织的部位有两处:髂后上棘和髂前上棘。通常骨髓活检与骨髓穿刺同步进行。

2. 体位　髂前上棘时,患者仰卧位;髂后上棘时,患者侧卧位,大腿向胸口弯曲,小腿伸直(图 9-4-2-1)。

3. 麻醉　皮肤表面消毒,操作者戴无菌手套,将孔巾盖于已消毒的位置,孔巾的孔对准穿刺部位,然后对表皮、皮下组织及骨膜进行麻醉。

4. 穿刺　取出骨髓活检针,固定针芯,术者用左手示指和拇指将穿刺点的皮肤压紧固定,右手握住手柄以顺时针旋转进入,稍微刺入骨膜后,抽出针芯,在针座后端接入 1.5 或 2.0cm 接柱,插入针芯,继续顺时针旋转,当进针深度在 1.5~2.0cm 时,作 360°转动离断组织。

5. 取材　按顺时针方向缓慢退出活检针,拔出针芯,取下接柱,再缓慢插入针芯,推出获取的骨髓组织。将获取的骨髓组织立即放置于组织固定液中固定。

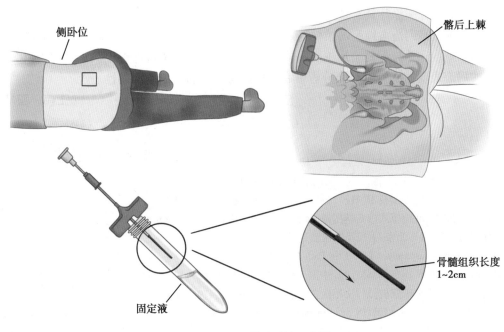

图 9-4-2-1　骨髓活检示意图

6. 敷以消毒纱布　用无菌棉球轻压穿刺部位止血后,敷以消毒纱布,用胶布固定,并嘱咐患者或家属,伤口处 3 天左右不能浸水。

五、操 作 说 明

1. 通常骨髓活检与骨髓穿刺同时进行,穿刺部位一般是髂后上棘,此处骨皮质较薄,骨髓腔大,容易刺入,取材范围宽,且患者侧卧,不能直视手术过程,这样可以消除恐惧心理,同时方便术者操作。当骨穿抽取骨髓液过多时,活检穿刺点要远离骨髓穿刺点 1~2cm 的距离,避免活检组织内的细胞成分被抽走,导致假性的增生程度减低。

2. 穿刺过程中,由于有些患者骨质较硬,进针时容易滑针、偏位,致使活检针与骨面不垂直,若继续进针,则易穿至周围骨皮质区内,而取不到符合要求的骨髓组织。穿刺针进针深度也要注意,过浅则位于骨质内或髓、皮质交界部,使取出的组织为骨质而无造血组织或只有少许造血组织;过深则易穿透骨髓腔进入对面骨皮质或穿通骨骼造成事故。

3. 取骨髓组织时,一定要将活检针顺、逆时针各旋转 3~5 圈,以绞搅断骨髓组织;当活检针拔出骨髓腔时,将活检针头在骨面戳一下,可以防止骨髓组织的掉落。

六、注 意 事 项

1. 骨髓组织长度应达到 1cm 或以上,若<0.5cm,将影响异常成分的检出,应重新获取。

2. 刚开始进针的时候不要太深,否则不易取得足够长度骨髓组织。

3. 由于骨髓活组织检查穿刺针的内径较大,抽取骨髓液的量不易控制,因此,一般不用于吸取骨髓液做涂片检查。

4. 骨髓活检标本取出后,应立即放入固定液中。

骨髓活检可观察骨髓组织结构、真实的骨髓增生程度、病变组织的分布和骨髓转移瘤的网状纤维分布方式,还可观察淀粉样变性、胶样变性、网状纤维增生、骨髓坏死等特殊病变及特殊类型淋巴瘤、低增生性白血病、白血病伴骨髓纤维化、骨髓增生异常综合征等。骨髓活检在骨髓增殖性肿瘤及骨髓转移瘤的诊断与鉴别诊断中具有独到的优势,对骨髓坏死、骨髓脂肪化也具有诊断意义。

现代血液病的临床诊断,已从过去的单纯细胞形态学过渡到骨髓细胞形态学、活检组织病理学及免疫组化、免疫分型、细胞遗传学和分子生物学技术相结合的新时代。

与骨髓活检相比,骨髓涂片具有鉴别细胞形态及对异常细胞定量的优势,却丧失了对结构和定位的观察,骨髓活检能准确观察到造血细胞的结构与定位,但对细胞的形态及数量较难把握。在实际工作中,涂片和活检观察的侧重点不同,骨髓涂片主要提供各系细胞"形态上的病态表现",骨髓活检主要提供各系细胞"结构上的病态表现",将二者综合分析可有效提高血液疾病诊断的准确性。

（王伟　王华芳）

参考文献

［1］万学红,卢雪峰.诊断学［M］.9版.北京:人民卫生出版社,2018.
［2］周义文.临床血液病实验诊断技术［M］.北京:人民卫生出版社,2010:57-59.
［3］卢兴国.血液形态四片联检模式诊断学图谱［M］.北京:科学出版社,2011:87-99.
［4］陈辉树.骨髓病理学［M］.北京:人民军医出版社,2010:258-264.
［5］BAIN BJ. Bone marrow aspiration［J］. J Clin Pathol,2001,54(9):657-663.
［6］吴垠.如何选择合适的骨髓穿刺部位［J］.中国全科医学,2013,16(12):1443-1444.
［7］张军.骨髓穿刺200例临床分析［J］.实用医技杂志,2009,16(6):479-480.
［8］RIDGEWAY JA,TINSLEY S,KURTIN SE. Practical Guide to Bone Marrow Sampling for Suspected Myelodysplastic Syndromes［J］. J Adv PractOncol,2017,8(1):29-39.

第三节　腰椎穿刺

腰椎穿刺术(lumbar puncture)是采用一种特制的腰穿针,通过两节腰椎棘突之间的间隙,进入蛛网膜下腔取脑脊液检测的诊断技术。必要时亦可以通过腰椎穿刺进行鞘内注射药物。腰椎穿刺是神经内科和血液科常用的检查方法。对神经系统疾病(原发或继发)的诊断和治疗有重要价值。脑脊液的检查包括脑脊液常规、脑脊液生化、脑脊液细胞学及脑脊液病原学及抗体检查等。

一、适　应　证

1. 有脑膜刺激征者。
2. 可疑蛛网膜下腔出血、脑膜白血病、颅内肿瘤转移者。
3. 原因不明剧烈头痛、昏迷、抽搐或瘫痪者。
4. 脱髓鞘疾病者。
5. CNS疾病需要椎管内给药治疗、麻醉和椎管造影。

二、禁　忌　证

1. 颅内高压者、颅后窝占位性病变者。
2. 发生休克、全身状态低下者。
3. 穿刺局部有化脓性感染者。
4. 凝血功能障碍者、正在使用抗凝药物或血小板减少(血小板≤50×10⁹/L)。

三、术　前　准　备

1. 提醒患者排空膀胱。
2. 核对患者信息及检查项目,向患者及家属告知穿刺目的及其临床意义,做好解释工作,缓解患者的紧张情绪,给予心理安慰,以取得患者配合,履行签字手续。
3. 准备无菌腰椎穿刺包(内有无菌托盘、腰椎穿刺、洞巾、纱布等)、5mL注射器一副、无菌手套、2%利多卡因注射液、消毒用物(活力碘或碘伏、消毒棉签)1套、胶布或敷贴、红头试管数个(根据送检项目确定)等。

四、操作步骤

1. **体位** 患者侧卧于硬板床上背部与床面垂直,背部尽量靠近床边缘,头向前胸屈曲,双手抱膝紧贴腹部,使腰椎后凸、椎间隙增宽以便进针(图 9-4-3-1)。

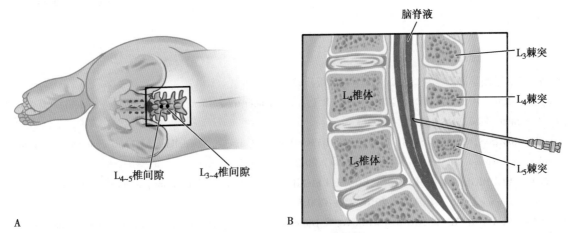

图 9-4-3-1　腰椎穿刺示意图
图 A 腰穿进针点,图 B 腰穿进针点局部层次及解剖示意图

2. **选择穿刺点** 以髂后上棘连线与后正中线的交会处为穿刺点,此处相当于第 3~4 腰椎棘突间隙,有时也可在下一腰椎棘突间隙进行。

3. **消毒与麻醉** 常规消毒皮肤后,术者戴无菌手套,无菌孔巾中心对准穿刺点,上方以胶布或巾钳固定,用 2% 利多卡因自皮肤到椎间韧带作局部麻醉。

4. **穿刺** 操作者左手示指与拇指固定穿刺点皮肤,右手持穿刺针于穿刺点垂直背部方向缓慢刺入,刺针尾端向患者臀部稍偏斜。成人进针深度约 4~6cm,儿童约 2~4cm。当针头穿过韧带与硬脑膜时,有落空感。此时可将针芯缓慢抽出(以防脑脊液迅速流出导致脑疝),即可见脑脊液流出。

5. **测量脑脊液压力** 收集脑脊液前先接上测压管测量压力。正常侧卧位脑脊液压力为 70~180mmH$_2$O。

6. **留取标本** 卸下测压管,收集脑脊液每管分装 2~3mL 分别送检脑脊液细胞学,脑脊液常规,脑脊液生化。如需培养时,应用无菌操作手法分装标本。

7. **包扎固定** 穿刺完毕,将针芯插入后一起拔出穿刺针,覆盖消毒纱布,胶布固定。去枕平卧 4~6h,以免引起低颅压头痛。

五、操作说明

1. **体位** 腰椎穿刺的体位是否正确是决定腰椎穿刺成功与否的关键因素。最好有一人帮忙固定体位,以免在麻醉和进针过程中患者体位变化。

2. **选择穿刺点** 定位之后,一定要标记穿刺部位,以防消毒铺巾后无法找到穿刺点。

3. **消毒与麻醉** 建议尽可能大范围消毒以便穿刺不成功换一个椎间隙穿刺。麻醉时主要麻醉皮下组织和皮肤,韧带不需要过多麻醉。

4. **穿刺** 穿刺时左手务必固定皮肤及软组织防止针头偏向。

六、注意事项

1. 严格无菌操作。

2. 如需鞘内注射药物,需放出等量脑脊液后再注射药物。同时严格注意核实药物信息(拿药时核对,抽取药物时操作者和助手核对,如果需鞘内注射多种药物,可以使用同型号注射器加以区别,注射时再次核对药物品种剂量)。

3. 穿刺针可按照麻醉针头路径进入。若穿刺针进针时有较大阻力,且患者诉局部疼痛,可能针尖刺到骨面,建议拔出穿刺针至皮下或离开皮肤,重新定位,调整进针方向穿刺。

4. 若患者诉单侧下肢触电样疼痛,考虑针尖触及马尾神经或神经根。立刻停止进针并将针头退回1mm,拔出针芯查看有无脑脊液流出。

(杨迪　王华芳)

参考文献

[1] 欧阳钦. 临床诊断学[M]. 3 版. 北京:人民卫生出版社,2005.

[2] KAUFMAN RM,DJULBEGOVIC B,GERNSHEIMER T,et al. Platelet transfusion:a clinical practice guideline from the AABB [J]. Ann Intern Med,2015,162(3):205-213.

[3] ENGELBORGHS S,NIEMANTSVERDRIET E,STRUYFS H,et al. Consensus guidelines for lumbar puncture in patients with neurological diseases[J]. Alzheimers Dement(Amst),2017,8:111-126.

[4] AREVALO-RODRIGUEZ I,CIAPPONI A,ROQUÉ I FIGULS,et al. Posture and fluids for preventing post-dural puncture headache[J]. Cochrane Database Syst Rev,2016,3(3):CD009199.

[5] HUDGINS PA,FOUNTAIN AJ,CHAPMAN PR,et al. Difficult Lumbar Puncture:Pitfalls and Tips from the Trenches[J]. AJNR Am J Neuroradiol,2017,38(7):1276-1283.

第四节　淋巴结穿刺

许多造血系统疾病,如急性髓系白血病(AML)、急性淋巴细胞白血病(ALL)、慢性髓系白血病(CML)、慢性淋巴细胞白血病(CLL)、骨髓增生异常综合征(MDS)、多发性骨髓瘤(MM)、非霍奇金淋巴瘤(NHL)等,在疾病进程的不同阶段均可累及淋巴结;非造血系统的恶性肿瘤常发生淋巴结转移;某些非肿瘤性炎症疾病常引起淋巴结反应性增生;此外还有淋巴结结核等特殊性炎症疾病,导致淋巴结肿大。特别是血液系统恶性肿瘤治疗后或病程中出现的淋巴结肿大,究竟是因为原发病的浸润或复发,还是炎症反应性增生或淋巴结结核,其性质的确定有赖于淋巴结活检或淋巴结细针穿刺细胞学检查。其中淋巴结穿刺属于微创检查,操作简单,经细胞学检查能为临床提供快速的诊断依据。

淋巴结穿刺细胞学取材方法主要有大注射器大负压法、小注射器小负压法、把手抽吸法等,包括浅表淋巴结穿刺、B 超引导或 CT 引导下的深部淋巴结穿刺。华中科技大学同济医学院附属协和医院自 1994 年以来,采用一次性注射器小负压针吸法对各部位肿块进行穿刺取材,应用至今,取材满意,效果良好。此法操作更简单,有利于对肿块的有效控制及提高穿刺成功率,特别是较小的淋巴结,只要是能触及的淋巴结,通常就能针吸到细胞标本。

本节介绍浅表淋巴结的穿刺技术,主要为颈部、颌下、锁骨上、腋下、腹股沟等处肿大的淋巴结的穿刺。由于各部位肿块的性质及生长方式不同,所处部位的解剖结构及与周围组织的关系不同,其穿刺方法也存在差异。穿刺抽吸出来的标本可以制成涂片供细胞形态学检查,也可制成生理盐水悬液做流式细胞检测,必要时也可做成细胞块供病理学检查。

一、术前准备

准备好消毒棉签,活力碘或碘伏、75% 酒精、消毒手套、摆放载玻片 5~10 张、推片 1 张,5mL 一次性注射器(配 7 号针头),备用。

核对患者姓名及穿刺部位,向患者简要介绍穿刺过程,尽量消除患者的恐惧心理和紧张情绪,争取患者的最佳配合。操作者应仔细判断确定肿块的大小、范围、与周围组织的关系,选择及确定穿刺部位、进针的方向及深度,必要时应结合影像学及其他检查资料进行综合评价及定位,做到心中有数,有的放矢。对于小而深的淋巴结,触感不明显、不能确定肿块部位的,建议行 B 超引导及监视下穿刺。

二、穿刺操作步骤

1. 患者处于适宜体位,充分暴露肿大淋巴结,选择最佳穿刺部位。
2. 局部皮肤常规消毒。
3. 操作者戴手套,左手指固定淋巴结,右手持配 7 号针头的 5mL(或 10mL)一次性注射器,经皮进针,沿纵轴方向刺入淋巴结(图 9-4-4-1)。

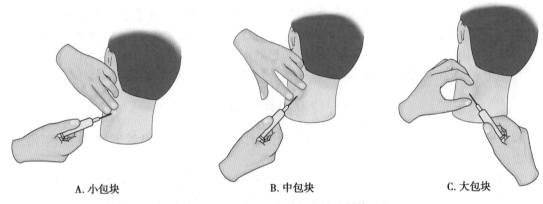

A. 小包块　　　　　　　　　　B. 中包块　　　　　　　　　　C. 大包块

图 9-4-4-1 不同大小的淋巴结穿刺技巧

4. 右手轻轻将注射器针芯向后牵拉至 0.5mL(0.2~1.0mL)负压,保持负压来回抽吸,必要时可改变穿刺方向数次。在针吸过程中,穿刺针的针尖部应尽量运行在肿块范围内。
5. 注射器如头部可见抽吸物时,保留负压约 0.2mL 拔针。用沾有少量活力碘的消毒棉签压迫止血 5~10min。
6. 抽吸物立即推注于载玻片上,推片法制成涂片。

三、操 作 说 明

1. 淋巴结穿刺的固定方式　较小的淋巴结,可用示指或中指单指(或并指)按压固定(图 9-4-4-1A)。中等大小的淋巴结,可用示指及中指固定(图 9-4-4-1B)。当淋巴结较大时,可用左手示指及大拇指固定(图 9-4-4-1C)。

2. 针吸部位选择
(1) 疑为恶性肿瘤,尤其是肿块较大时,应尽量抽吸肿块中心至边缘部位肿块半径的外 2/3 段围成的区域。因较大的肿块中心部位常出现肿瘤凝固性坏死,不利于细胞形态的观察及诊断。
(2) 当有多个肿大淋巴结时,最好选择新近长出的淋巴结穿刺,出现坏死的概率较小,吸出的细胞组织新鲜,形态完整,易于诊断,必要时可多个淋巴结取材。
(3) 疑为淋巴结结核、急性炎症等感染性疾病,应抽吸肿块中心至边缘部位肿块半径的内 2/3 段所构成的中心区。因病变实质位于肿块中心,边缘常有较多慢性炎症细胞浸润,若穿刺针仅抽吸到肿块边缘的组织,虽然抽吸出的细胞不少,却不能代表肿块病变实质,甚至造成误诊。
(4) 淋巴结反应性增生等良性实质性病变,因肿块内部细胞结构相对较均一,穿刺针针尖在肿块范围内抽吸取材即可。
3. 抽吸负压以 0.5mL 为佳,必要时可适当增加负压到 1mL,但不必超过 2mL。
4. 若淋巴结穿刺吸出的细胞成分过浓或过于黏稠,推片法制片时易出现细胞破碎或堆砌,不利于细胞形态的观察。拔针前可于皮下留针,吸取适量血液以使标本略微稀释,有利于保持细胞结构的完整。必要时可另采取适量手指血,与标本混匀后再制片。
5. 拔针时,用于压迫止血的消毒棉签所沾活力碘液要适量。特别注意不要让活力碘液吸入到注射器内;否则会使细胞呈半溶解状态,影响细胞形态的观察及诊断。

6. 制片　淋巴结的针吸标本主要以推片法制片为主,也可采用拖片法。

7. 如果需要制作细胞悬液供流式细胞检测,可适当多抽吸一些标本,在做了涂片后,将剩下的标本推注于 2mL 生理盐水中即可。针吸出的标本较多时,也可做成细胞块,供组织病理切片。

四、注 意 事 项

1. 穿刺前应先洗手,并检查载玻片、推片等所用器具是否清洁。

2. 严格执行无菌操作,衣帽整洁。

3. 若穿刺中患者觉得疼痛明显,应用适当的语言安慰患者,使其坚持配合至穿刺结束。

4. 拔针后,应指导患者压迫止血并说明按压时间,交待如有不适,应及时找穿刺医生咨询。

5. 制片后,应用酒精将推片擦洗干净,以防细胞污染。并注意保持操作台清洁。

6. 当细胞形态学诊断与临床表现不符或细胞成分过少不足以诊断时,应重新穿刺取材。

五、各部位淋巴结穿刺取材技巧

(1) 颌下淋巴结:特别是颌下较小的淋巴结穿刺取材时,应将淋巴结从颌下抠出并用手指将其固定于下颌骨处,再行针吸穿刺。

(2) 颈部淋巴结:因颈部淋巴结周围血管丰富,针吸穿刺时易出血而导致标本稀释,可用示指及中指于淋巴结的上下两端用力按压固定淋巴结,以阻断其血液供应,尽量减少血液对标本的稀释,穿刺时沿着肿块的纵轴方向进针,拔针时应注意压迫止血,防止局部出血或血肿形成。

(3) 锁骨上窝淋巴结:因部分患者的肺尖可达锁骨上窝,此处淋巴结针吸穿刺时,操作要格外小心细致,注意防止穿刺针误伤肺尖造成气胸的可能性,特别是较小的淋巴结。锁骨窝上部的淋巴结,穿刺针应斜向上方进针且夹角要小。活动度较好的淋巴结可将其抠出锁骨窝再行穿刺。必要时可建议行 B 超引导下穿刺。

(4) 腋窝淋巴结:有些肿大的腋窝淋巴结深而扁平,穿刺之前应认真确定淋巴结的部位及大小,适当调整上臂的位置,使淋巴结充分暴露至有利于穿刺。较小而深的淋巴结不宜压迫止血,可置消毒棉签后嘱患者夹紧腋窝止血。

(5) 腹股沟淋巴结:腹股沟肿大的淋巴结通常位于髂静脉及髂动脉附近。此处淋巴结针吸取材时,穿刺针易刺入髂静脉或髂动脉,造成标本的稀释。为了避免此状况的发生,患者宜处于水平仰卧位,穿刺针应与皮肤表面呈较小的夹角,尽量水平方向进针。

针吸细胞学穿刺取材的方法较多,根据所用负压大小及操作方式的不同,可以归纳为大负压法、小负压法和把手抽吸法等。

大负压针吸法曾经为国内外使用最为广泛,传统而经典的针吸穿刺方法。华中科技大学同济医学院附属协和医院 1960—1993 年一直采用大负压法进行针吸穿刺,使用 30~50mL 玻璃注射器,抽吸负压为 20~30mL;由于所用抽吸负压较大,穿刺时,左手固定肿块,右手持注射器(配 7~9 号针头),经皮进针、刺入肿块后,需要用固定肿块的左手转而固定针头及注射器,以便右手能将注射器针芯向后牵拉至足量负压,故又称为双手拉负压法。其缺点为当左手协助右手拉负压时,左手便失去了对肿块的控制及对穿刺针的指引,特别是对较小的肿块而言。

为了克服双手徒手拉负压的弊端及不便,许多学者设计了多种针吸把手及穿刺器,其中以瑞典细胞学家 Franzen 于 20 世纪 50 年代设计的针吸把手最具代表性,在中国也有许多作者应用。Franzen 针吸把手为金属结构,当用其进行针吸穿刺时,左手指固定肿块,右手持针吸把手完成拉负压及针吸操作。此类针吸把手能使双手拉负压转化为单手拉负压的操作,并随时调整或加大抽吸力度。针吸把手的使用,提高了针吸穿刺成功率,推动了针吸细胞学的发展。但有作者认为其把手较笨重,操作烦琐;使用把手增加了手与针吸部位的距离,操作时手感欠佳,特别是穿刺较小的淋巴结时,影响针吸的准确性及成功率。

1994 年以来,笔者使用配 7 号针头的 5mL(或 10mL)一次性注射器,采用徒手引导小负压针吸法,对各类肿块做了针吸细胞病理学取材,取材满意,效果良好。其特点为使用一次性塑料注射器单手操作,即左手固定肿块,右手单手完成进针、拉负压、抽吸至拔针的穿刺全过程;抽吸负压为 0.5mL(0.2~1.0mL),必要时可适当增加抽吸负压,但不必超过 2mL。此法操作更简单,有利于对肿块的有效控制及提高穿刺成功率,特别是较小的肿块。

文献中用于做针吸取材的一次性塑料注射器的规格为 5~50mL 不等,常用的为 5~20mL。抽吸负压有作者报道为大于 5mL,也有用 5~6mL;吴旭增及 Koss 等采用的抽吸负压为 1~2mL,认为增加负压并不能增加标本的吸出量。笔者曾研究负压对针吸细胞病理学取材的影响,认为抽吸负压以 0.5mL 为最佳,必要时可适当增加负压到 1mL,但不必超过 2mL,实验结果表明抽吸负压≥0.5mL 之后,增加抽吸负压,并不能提高取材质量或提高抽吸效率,其取材效果无统计学差异。

淋巴结穿刺属于微创性检查,针吸操作应认真细致,既要抽吸到肿块内的实质性诊断性细胞,为细胞学阅片提供良好的诊断素材;又要尽量避免伤及肿块周围的重要脏器及组织。掌握了各部位肿块的针吸取材技巧,有利于提高取材成功率及诊断准确率,并有助于防止气胸、血肿等并发症的发生。

(陈万新 王华芳)

参考文献

[1] 陈万新,张伟,徐勇,等.白血病髓外浸润的针吸细胞病理学诊断[J].中华病理学杂志,2004,33(6):527-531.

[2] 彭孝敬,宋善俊,晏想成.临床细胞学图谱[M].武汉:湖北科学技术出版社,1984:48-54.

[3] CHHIENG DC,CANGIARELLA JF,SYMMANS WF,et al. Fine-needle aspiration cytology of Hodgkin disease:a study of 89 cases with emphasis on false-negative cases[J]. Cancer,2001,93(1):52-59.

[4] 陈万新,晏想成,刘军,等.针吸细胞学检查对无精子症睾丸生精状况的评价[J].武汉医学杂志,1994(3):185-186.

[5] 陈万新,刘军,晏想成,等.负压对针吸细胞学取材的影响[J].临床与实验病理学杂志,1998(2):111.

[6] 李天潢,黄受方.实用细针吸取细胞学[M].北京:科学出版社,2000:173-224.

[7] 余小蒙,张绍渤,张长淮,等.介绍一种新型细针穿刺器[J].中华病理学杂志,1996,25:309.

[8] 吴旭增,马桂英,阚秀.针吸和制片技术:细针吸取细胞病理学[M].北京:人民卫生出版社,1999:50-79.

[9] SANTOS RSD,JACOMELLI M,FRANCESCHINI JP,et al. Endobronchial ultrasound-guided transbronchial needle aspiration (EBUS-TBNA)in diagnosis of mediastinal lesions[J]. Einstein(Sao Paulo),2018,16(2):eAO4094.

[10] BERZOSA M,VILLA N,EL-SERAG HB,et al. Comparison of endoscopic ultrasound guided 22-gauge core needle with standard 25-gauge fine-needle aspiration for diagnosing solid pancreatic lesions[J]. Endosc Ultrasound,2015,4(1):28-33.

[11] AHSAN MK,KHAN AH,RAHMAN Z,et al. Role of USG-Guided Fine Needle Aspiration Cytology in the Diagnosis of Abdominal Mass[J]. Mymensingh Med J,2015,24(1):89-93.

[12] HU DX,XIAO GC,ZHU BF,et al. Significance of fine needle aspiration cytology in the diagnosis of thyroid diseases[J]. Chin J Surg,1993,3(6):366-368.

[13] KOSS LG,MELAMED MR,WANG GP,et al. Koss' Diagnostic Cytology and Its Histopathologic Bases[M]. 2009:1103-1129.

[14] AKHAVAN-MOGHADAM J,AFAAGHI M,MALEKI AR,et al. Fine needle aspiration:an atraumatic method to diagnose head and neck masses[J]. Trauma Mon,2013,18(3):117-121.

[15] ZAJDELA A,ZILLHARDT P,VOILLEMOT N. Cytological diagnosis by fine needle sampling without aspiration[J]. Cancer,1987,59(6):1201-1205.

[16] 梁茹,刘旭明,王海江.介绍一种非抽吸细针穿刺细胞学诊断法[J].临床与实验病理学杂志,1992,8(2):66-67.

第五章　血液病护理

第一节　红细胞疾病患者的护理

血液病的种类比较多,其中红细胞疾病与其共同特点多表现为外周血中的有效成分红细胞发生病理性改变,临床确诊有赖于实验室检查和临床症状。红细胞疾病患者的主要护理问题是活动无耐力,与贫血导致机体组织缺氧有关,严重时直接影响患者的生命安全。因此,贫血患者出现活动无耐力时要加强评估贫血的程度、发生发展的速度并指导其合理休息与活动,减少各种并发症,尤其是减少跌倒风险发生至关重要。

一、贫血的护理

(一) 概述

1. 定义　贫血(anemia)是指外周血液单位体积内血红蛋白浓度(Hb)、红细胞计数(RBC)和血细胞比容(Hct)低于正常最低值,其中血红蛋白浓度最重要。贫血是血液病最常见的症状之一,其病因和发病机制各不相同。常见有缺铁性贫血、再生障碍性贫血、溶血性贫血等。

2. 分类

(1) 按照贫血的病因与发病机制分类:红细胞生成减少性贫血、红细胞破坏过多性贫血和失血性贫血。

(2) 按血红蛋白的浓度分类:轻度(Hb>90g/L)、中度(Hb 60~90g/L)、重度(Hb 30~59g/L)和极重度(Hb<30g/L)。

(3) 按红细胞形态特点分类:根据平均红细胞容积(mean corpuscular colume,MCV)、平均红细胞血红蛋白浓度(mean corpuscular hemoglobin,MCHC),可将贫血分成大细胞性贫血(MCV>100fl、MCHC 30%~35%)、正常细胞性贫血(MCV 80~100fl、MCHC 30%~35%)、小细胞低色素性贫血(MCV<80fl、MCHC<32%)。

3. 临床表现

(1) 一般表现:疲倦、乏力、头晕耳鸣、记忆力衰退、思想不集中等。

(2) 呼吸系统表现:稍事活动或情绪激动即有胸闷、气短。

(3) 循环系统表现:中度贫血患者常为窦性心动过速、心搏亢进、脉搏充实、脉压增宽、循环时间加速及心输出量增多等。

(4) 消化系统表现:食欲不振、恶心、呕吐、腹胀,甚至腹泻,部分患者有明显舌炎。

(5) 泌尿生殖系统表现:早期有多尿、尿比重降低及血尿素氮增多,严重时可出现蛋白尿、月经失调(闭经)和性欲减退。

4. 实验室检测

(1) 血常规检查:白细胞计数及分类、红细胞计数及形态、血红蛋白水平、网织红细胞百分比和绝对值、血小板计数和形态。

(2) 骨髓穿刺及骨髓活检:根据病情需要进行。骨髓涂片分析:造血细胞增生程度、粒、红、淋巴系细胞形态和阶段百分比、巨核细胞数目和形态、小粒造血细胞面积、是否有异常细胞等。骨髓活检:评估骨髓增生程度、各系细胞比例、造血组织分布情况,以及是否存在骨髓浸润、骨髓纤维化等。

(3) 生化检查。

（二）护理评估

1. 病史　询问患者既往病史,目前状况,患病及治疗经过,了解心理与社会支持情况等。

2. 身体评估　重点评估与贫血严重程度相关的体征,例如皮肤黏膜苍白情况、心率和心律的变化,有无活动后心悸、气促等表现。还应该注意有无各类贫血的特殊性特征和实验室检查。

3. 实验室及其他检查　外周血、尿液分析、粪便检查、肝肾功能、骨髓检查及其他检查(胃肠镜、B 超、心电图等)结果。

（三）贫血的护理要点

1. 休息与活动　指导患者合理休息与运动,减少机体的耗氧量。根据贫血的程度、发生发展的速度及原发疾病等,制定休息与活动计划。

2. 氧疗　严重贫血患者应常规低流量吸氧,以改善组织缺氧。

3. 饮食与营养　给予高蛋白、高维生素、易消化食物,保持均衡饮食,嘱患者细嚼慢咽。

4. 输血的护理　遵医嘱输注红细胞以减轻贫血和缓解机体的缺氧症状。输注前必须严格查对制度,注意控制输血速度,同时密切观察患者病情变化,及时发现和处理输血反应。

5. 乏力的护理　指导患者卧床休息,做好基础护理;指导患者预防跌倒。

6. 感染的预防与护理　详细内容参见第二节"感染的预防与护理"部分。

（四）护理评价

1. 患者活动耐力逐渐恢复正常,生活自理能力无需依赖。

2. 造血营养缺乏得到纠正。

3. 患者养成良好卫生习惯,无感染发生。

（五）健康指导

1. 指导患者学习疾病预防知识,积极主动参与诊疗活动。

2. 指导均衡饮食,以保证足够的热量、蛋白质、维生素及增加含铁丰富食物的摄入。

3. 指导合理的休息与活动,减少机体的耗氧量,逐步提高患者的活动耐力水平。

4. 用药指导　向患者解释各种贫血的治疗方法,说明坚持正规用药的重要性,指导患者按医嘱用药,定期复查。

5. 心理指导　指导患者学会自我调整,学会倾诉;家属要善于理解和支持患者,必要时寻求专业人士的帮助,避免发生意外。

6. 病情监测指导　包括贫血、出血、感染的症状体征和药物不良反应的自我监测,是否有头晕、头痛、心悸、气促、发热、出血等,发现不适应及时就医。

二、缺铁性贫血的护理

缺铁性贫血(iron deficiency anemia,IDA)是指当机体对铁的需求与供给失衡,导致体内贮存铁耗尽(iron depletion,ID),继之红细胞内铁缺乏(iron deficiency erythropoiesis,IDE)、血红蛋白合成减少而引起的一种小细胞低色素性贫血。是最常见的贫血类型,约占总体贫血患者的60%。机体铁的缺乏可分为三个阶段:贮存铁耗尽、缺铁性红细胞生成和缺铁性贫血。缺铁性贫血是机体铁缺乏的最终表现,也是各类贫血中最常见的一种。机体缺铁和铁利用障碍影响血红素生成,故有学者称该类贫血为血红素合成异常性贫血。

（一）护理评估

1. 病史　详细询问患者病史,既往是否行胃肠道手术、是否有胃肠道疾病、是否有痔疮出血及刷牙出血等慢性失血情况;询问患者目前是否服用抗酸剂及 H_2 受体阻断剂类药物;女性患者询问其月经情况;是否伴有疲倦、乏力、头晕耳鸣、胸闷、气促等症状。

2. 饮食结构　评估患者是否存在偏食、素食现象导致铁摄入不足;膳食中是否存在抑制铁吸收的因素(浓茶、咖啡、植酸盐、草酸盐、膳食纤维、酚类化合物等)。

3. 辅助检查　血常规检查、血清铁蛋白测定。

（二）护理要点

1. 原发病治疗配合　原发病的治疗是有效根治缺铁性贫血的前提和基础,详见各有关疾病的治疗。

2. 病情观察　关注患者的自觉症状,特别是原发病及贫血的症状和体征;饮食疗法与药物应用的状况;红细胞计数及血红蛋白浓度、网织红细胞;铁代谢的相关实验室指标变化等。

3. 症状护理　贫血,详细内容参见第六章第一节"贫血的护理"部分。

4. 用药护理

（1）口服铁剂的应用与指导:①铁剂不良反应及其预防:口服铁剂的常见不良反应有恶心、呕吐、胃部不适和黑便等胃肠道反应,严重者可致患者难以耐受而被迫停药,因此为预防和/或减轻胃肠道反应,可建议患者饭后或餐中服用,反应过于强烈者宜从小剂量开始。②为促进铁的吸收,应避免与茶、咖啡、牛奶、抗酸药（碳酸钙或硫酸镁）以及 H_2 受体拮抗剂同服,可同时服用维生素C、乳酸或稀盐酸等酸性药物或食物。③口服液体铁剂时可使用吸管,避免牙齿染色。服铁剂期间,粪便会变成黑色,此为铁与肠内硫化氢作用生成黑色的硫化铁所致,应做好解释,消除患者顾虑。④为保证有效治疗,强调按剂量、按疗程服药,补足贮存铁,避免药物过量而引起中毒或相关病变的发生,定期复查。

（2）注射铁剂的护理:注射用铁剂的不良反应主要有:注射局部肿痛、硬结形成,皮肤发黑和过敏反应。铁剂过敏反应常表现为脸色潮红、头痛、肌肉关节痛和荨麻疹,严重者可出现过敏性休克。为减少或避免局部疼痛与硬结形成,注射铁剂应采用深部肌内注射法,并经常更换注射部位。首次用药须用 0.5mL 的试验剂量进行深部肌内注射,同时备用肾上腺素,作好急救的准备。若 1h 后无过敏反应即可按医嘱给予常规剂量治疗。为了避免药液溢出引起皮肤染色,可采取以下措施:①不在皮肤暴露部位注射;②抽取药液后,更换注射针头;③采用"Z"形注射法或留空气注射法。

5. 饮食与营养

（1）纠正不良的饮食习惯:食物是机体内铁的重要来源。不良的饮食习惯,如偏食或挑食,是导致铁摄入不足的主要原因。无规律、无节制、刺激性过强的饮食容易造成胃肠黏膜的损害,也不利于食物铁的吸收。指导患者保持均衡的饮食,避免偏食或挑食;养成良好的进食习惯,定时、定量。细嚼慢咽,必要时可少量多餐;减少刺激性过强食物的摄取。

（2）增加含铁丰富食物的摄取:鼓励患者多吃含铁丰富且吸收率较高的食物（如动物肉类、肝脏、血、蛋黄、海带与黑木耳等）或铁强化食物。

（3）促进食物铁的吸收:不合理的饮食结构或搭配往往不利于铁的吸收,如食物中蔬菜类过多而肉、蛋类不足,富含铁的食物与牛奶、浓茶、咖啡同服等。许多蔬菜富含铁剂,但多为高铁（三价铁）,吸收率低;牛奶会改变胃内的酸性环境,浓茶与咖啡中的鞣酸可与食物铁结合而妨碍食物中铁的吸收。因此为增加食物铁的吸收,提倡均衡饮食的同时,还应指导患者多吃富含维生素C的食物,也可加服维生素C;避免同时进食或饮用减少食物铁吸收的食物或饮料。

（三）护理评价

1. 患者隐性的慢性失血及时被发现、处理,出血得到控制。

2. 患者血清铁蛋白达到或接近正常。

3. 知晓缺铁性贫血的诱因,积极主动通过改善膳食组成、改进食物加工方法等,增加膳食铁的摄入量,同时去除抑制膳食铁吸收的成分,从而改善铁的吸收率。

（四）健康指导

1. 疾病预防指导

（1）铁缺乏症是世界上最普遍的营养素缺乏病,特别是在发展中国家。当铁的吸收不能满足铁的需要和丢失时会发生铁缺乏症。孕妇、婴儿、儿童和青少年铁的需要量较高,铁缺乏症的风险也较高。在发展中国家,铁缺乏症的主要原因是膳食中的铁生物利用度低。预防和控制不同人群的铁缺乏症和贫血,应协调不同的干预措施。针对所有人群的主食或调味品的铁强化是可持续、低成本的有效方法。

（2）慢性胃炎、消化性溃疡、肠道寄生虫感染、长期腹泻、痔疮出血或月经过多等疾病的预防和治疗,不仅是缺铁性贫血治疗的关键,也是预防缺铁性贫血的重点。

2. 疾病知识指导 提高患者及家属对疾病的认识,让患者及家属能主动参与疾病的治疗与康复。

3. 病情监测指导 监测内容主要包括自觉症状(包括原发病的症状、贫血的一般症状及缺铁性贫血的特殊表现等),静息状态下呼吸与心率变化、能否平卧、有无水肿及尿量变化等。一旦出现自觉症状加重,静息状态下呼吸、心率加快、不能平卧、下肢水肿或尿量减少,多提示病情加重、重症贫血或并发贫血性心脏病,应及时就医。

4. 生活指导 做好患者的饮食指导,提倡均衡饮食,荤素结合,以保证足够热量、蛋白质、维生素及相关营养(尤其铁)的摄入。为增加食物铁的吸收,可同时服用弱酸类食物,避免与抑制铁吸收的食物、饮料或药物同服家庭烹饪建议使用铁制器皿,可得到一定量的无机铁。

5. 高危人群健康指导 婴幼儿要及时添加辅食,包括蛋黄、肝泥、肉末和菜泥等;生长发育期的青少年要注意补充含铁丰富的食物,避免挑食或偏食;妊娠与哺乳期的女性应增加食物铁的补充,必要时可考虑预防性补充铁剂,特别是妊娠期的妇女,每天可口服元素铁 10~20mg。

三、巨幼细胞贫血护理

巨幼细胞贫血(megaloblastic anemia,MA)指由于叶酸、维生素 B_{12} 缺乏或某些影响核苷酸代谢药物的作用,导致细胞脱氧核糖核酸(DNA)合成障碍所引起的贫血。其中90%为叶酸、维生素 B_{12} 缺乏引起的营养性巨幼细胞贫血。在我国巨幼细胞贫血以叶酸缺乏为多,且具有地区性,以山西、陕西、河南、山东较为多见,患病率可达 5.3%。在欧美国家,则以维生素 B_{12} 缺乏及体内产生内因子抗体所导致的恶性贫血多见。

(一) 护理评估

1. 病史 详细询问患者生活卫生习惯,既往史是否有肿瘤、小肠炎症、慢性胃炎、胃手术切除后等均可引起叶酸和维生素 B_{12} 缺乏;长期腹泻以及某些药物(抗癫痫药物、苯妥英钠等)均可影响叶酸和维生素 B_{12} 吸收;如血液透析、酗酒患者叶酸排出增加。

2. 饮食结构评估 评估患者是否存在偏食和长期素食,如食物中缺少新鲜蔬菜和肉蛋制品;评估食物加工方法是否得当,如食用腌制食物、烹煮时间过长或温度过高均可致食物中的叶酸大量被破坏,导致叶酸摄入不足。

3. 辅助检查 血常规检查、骨髓象、血清叶酸测定、血清维生素 B_{12} 测定、红细胞叶酸测定均有诊断意义。

(二) 护理要点

1. 病情观察 关注患者自觉症状,特别是原发病及贫血的症状和体征;饮食疗法与药物应用的状况;红细胞计数及血红蛋白浓度、网织红细胞;血清叶酸测定、血清维生素 B_{12} 测定、红细胞叶酸测定的有关实验室指标的变化等。

2. 症状护理 贫血,详细内容参见第六章第一节"贫血的护理"部分。

3. 用药护理 遵医嘱正确用药,并应注意药物疗效及不良反应的观察与预防。肌内注射维生素 B_{12} 偶有过敏反应,甚至休克,要密切观察并及时处理。另在治疗过程中,由于大量血细胞生成,可使细胞外钾离子内移,从而导致血钾含量突然降低,特别是老年人、有心血管疾患、进食量过少者,需监测电解质,遵医嘱预防性补钾和加强观察。此外,还应注意观察用药后患者的自觉症状、血象变化,以了解药物治疗的效果。一般情况下,有效治疗后 1~2d,患者食欲开始好转;2~4d 后网织红细胞增加,1 周左右达高峰并开始出现血红蛋白上升,2 周内白细胞和血小板可恢复正常。4~6 周后血红蛋白恢复正常。半年到一年后,患者的神经症状得到改善。

4. 休息与活动 应按病情及个体适应性而定。严重贫血者应卧床休息;一般贫血患者则应根据病情及活动耐受力合理安排休息和活动,与患者共同制定日常活动计划,调整活动强度和时间,指导患者掌握活动限度,一旦出现不适,如头晕、疲乏、心悸、脉快、出冷汗等,应立即停止活动,必要时协助患者日常活动,以减少能量消耗。

5. 饮食与营养

（1）改变不良的饮食习惯:进食富含叶酸和维生素 B_{12} 的食品,如叶酸缺乏者应多吃绿叶蔬菜、水果、谷类和动物肉类等;维生素 B_{12} 缺乏者要多吃动物肉类、肝、肾、禽蛋以及海产品;婴幼儿以及妊娠妇女对叶酸需要量增加,要注意及时补充。对于长期素食、偏食、挑食和酗酒者,应向患者及家属解释这些不良饮食习惯与疾病的关系,从而劝导其纠正。

（2）减少食物中叶酸的破坏:烹调时不宜温度过高或时间过长,且烹煮后不宜久置。提倡凉拌或加工成蔬菜沙拉后直接食用。

（3）改善食欲:对于胃肠道症状明显的或吸收不良的患者,如出现食欲下降、腹胀,可建议其少量多餐、细嚼慢咽,进食温凉、清淡的软食。出现口腔炎或舌炎的患者,应注意保持口腔清洁,饭前、饭后用复方硼砂含漱液或生理盐水漱口,以减少感染的机会并增进食欲。

（三）护理评价

1. 知晓巨幼细胞贫血的诱因,能够采取合理饮食及烹饪。

2. 患者血清叶酸、血清维生素 B_{12}、红细胞叶酸达到或接近正常。

3. 患者全身贫血症状好转或正常。

4. 维生素 B_{12} 缺乏并发神经系统症状逐渐恢复。

（四）健康指导

1. 疾病预防指导　采取科学合理的烹调方式;纠正不良饮食习惯;对高危人群或服用抗核苷酸合成药物患者(氨苯蝶啶、氨基蝶呤、乙胺嘧啶等),应预防性补充叶酸、维生素 B_{12}。

2. 疾病知识指导　介绍疾病相关知识,主要从饮食、卫生习惯等方面加以指导。告诉患者合理饮食的重要性,加强个人卫生,注意保暖,预防损伤与感染。

3. 用药指导　向患者解释巨幼细胞贫血的治疗措施,说明坚持正规用药的重要性,指导患者按医嘱服药,定期门诊复查血象。

四、再生障碍性贫血护理

再生障碍性贫血(aplastic anemia,AA),简称再障,是一种可能由不同病因和机制引起的骨髓造血功能衰竭综合征。临床主要表现为骨髓造血功能低下,可见进行性贫血、感染、出血和全血细胞减少。根据病因不同可分为遗传性再生障碍性贫血(先天性)与获得性再生障碍性贫血(后天性);获得性再生障碍性贫血还可根据有无明确诱因分为原发性再生障碍性贫血与继发性再生障碍性贫血。临床常用根据患者的病情、血象、骨髓象及预后,分为极重型再生障碍性贫血、重型再生障碍性贫血和非重型再生障碍性贫血。

（一）护理评估

1. 病史　询问患者有无化学毒物、放射性物质或特殊药物接触史;了解患者出血、感染的部位和程度,是否伴有发热、皮肤黏膜出血及肝脾、淋巴结肿大和胸骨压痛等。

2. 身体状况　观察患者是否出现紧张、恐惧、情绪低落或悲观失望,或因长期使用激素和免疫抑制剂引起痤疮、多毛和体型变化,而感到自卑烦恼。

3. 实验室及其他检查　血常规检查、骨髓穿刺、骨髓活检。

（二）护理要点

1. 病情观察　密切观察患者体温。一旦出现发热,提示有感染的存在,配合医生做好标本采集工作,特别是血液、尿液、粪便与痰液的细菌培养及药敏试验。

2. 症状护理

（1）贫血:详细内容参见第一节"贫血的护理"部分。

（2）发热:详细内容参见"发热的护理"部分。

（3）出血:详细内容参见"出血的护理"部分。

3. 感染的预防与护理　详细内容参见第二节"感染的预防与护理"部分。

4. 用药护理

（1）兔抗人胸腺免疫球蛋白(antithymocyte globulin,ATG)和猪抗人胸腺免疫球蛋白(antilymphocyte globulin,ALG):均为异种蛋白。输注之前均应按照相应药品制剂说明进行皮试和/或静脉试验,试验阴性方可接受 ATG/ALG 治疗。每日用 ATG/ALG 时同步应用肾上腺糖皮质激素防止过敏反应。急性期不良反应包括超敏反应、发热、僵直、皮疹、高血压或低血压及液体潴留。患者床旁应备气管切开包、肾上腺素。用药期间维持血小板计数>$10×10^9$/L,因 ATG/ALG 具有抗血小板活性的作用,血小板悬液输注需要量可能会增加。血清病反应(关节痛、肌痛、皮疹、轻度蛋白尿和血小板减少)一般出现在 ATG/ALG 治疗后 1周左右,因此糖皮质激素应足量用至 15 天再减量,一般 2 周减完(总疗程 4 周),出现血清病反应者则静脉应用肾上腺糖皮质激素冲击治疗。第 1 次 ATG/ALG 治疗无效或复发患者 2 次治疗可选择人类白细胞抗原(human leukocyte antigen,HLA)相合无关供者造血干细胞移植或第 2 次 ATG/ALG 治疗。选择第 2 次免疫抑制治疗(immunosuppressive therapy,IST),与前次治疗应间隔 3~6 个月,第 2 个疗程的 ATG/ALG,宜尽可能采用动物种属来源于前次不同的 ATG/ALG 剂型,以减少发生过敏反应和严重血清病风险。

(2) 环孢素(ciclosporin A,CsA):主要不良反应是消化道反应、齿龈增生、色素沉着、肌肉震颤、肝肾功能损害,极少数出现头痛和血压变化,多数患者症状轻微或经对症处理减轻,过于严重减量甚至停药。CsA 减量过快会增加复发风险,一般建议逐渐缓慢减量,疗效达平台期后持续服药至少 12 个月。服用 CsA期间应定期监测血压、肝肾功能。

(3) 雄激素:雄激素可以刺激骨髓红系造血,减轻女性患者月经期出血过多,是 AA 治疗的基础促造血药物。一般应用司坦唑醇、十一酸睾酮或达那唑,用药期间,应定期复查肝功能。

5. 饮食与营养　鼓励患者多进食高蛋白、高热量、富含维生素的清淡食物,必要时遵医嘱阶梯式补充营养素,以满足机体需要,提高患者的抗病能力。对已有感染或发热的患者,应鼓励多饮水,补充机体丢失的水分和增加细菌毒素的排出。

6. 心理护理　首先与患者及家属建立相互信任的良好关系;注意观察患者的情绪反应及行为表现,鼓励患者讲出自己所关注的问题并及时给予有效的心理疏导;向家属及患者解释雄激素类药物作用、主要的不良反应,如面部痤疮、毛发增多、声音变粗、女性闭经、乳房缩小、性欲增加等,随着药物剂量的减少,不良反应会逐渐消失;帮助患者认识不良心理状态对疾病康复的不利影响;病情允许情况下鼓励患者自我护理;适当进行户外活动,增强对外界的适应能力;鼓励患者与亲人、病友多交谈,争取社会支持,减少孤独感,增强康复的信心。

(三) 健康指导

1. 疾病知识指导

(1) 向患者讲解疾病相关知识、各种治疗药物的副作用,指导患者预防感染和出血的措施。

(2) 告知患者出血和感染的症状、体征,如果发生和/或怀疑出血、感染,及时就医。

(3) 尽量减少接触有害造血的物质,凡因职业关系必须接触骨髓抑制毒物或放射性物质,如 X 线、农药、苯等,应加强防护措施,严格遵守操作规程,定期体检。

2. 用药指导　主要包括免疫抑制剂、雄激素类药物与抗生素的使用,需向患者和家属详细介绍药物用量、用法、疗程及不良反应,嘱在医生指导下按时、按量、按疗程用药,不可自行减药和/或停药,定时复查血象。

3. 生活指导　根据病情及活动耐受力交替活动与休息,活动量以不感到疲劳、不加重症状为度,必要时,协助日常活动,以减少能量消耗。

4. 心理指导　患者因病情反复可出现焦虑、抑郁、甚至绝望等负性情绪。指导患者自我调整、学会倾诉,家属多些亲情呵护,必要时寻求专业人士帮助,避免发生意外。

5. 随访　接受 ATG/ALG 和 CsA 治疗的患者应密切随访,定期检查以便及时评价疗效和不良反应,包括演变为克隆性疾病如阵发性睡眠性血红蛋白尿症(paroxysmal nocturnal hemoglobinuria,PNH)、骨髓增生异常综合征(myelodysplastic syndromes,MDS)和急性髓系白血病(acute myeloid leukemia,AML)等。建议随访观察点为 ATG/ALG 用药后 3 个月、6 个月、9 个月、1 年、1.5 年、2 年、2.5 年、3 年、3.5 年、4 年、5 年、10 年。

五、溶血性贫血护理

溶血性贫血(hemolytic anemia,HA)指红细胞遭到破坏、寿命缩短,超过骨髓造血代偿能力时发生的一组贫血。临床主要表现为贫血、黄疸、脾大、网织红细胞增高及骨髓红系造血细胞代偿性增生。骨髓具有正常造血能力 6~8 倍的代偿潜力。当红细胞破坏增加而骨髓造血能力足以代偿时,可以不出现贫血,称为溶血状态(hemolytic state)。我国溶血性贫血的发病率约占贫血的 10%~15%,个别类型的溶血性贫血具有较强的民族或区域性分布的特点。

（一）护理评估

1. 病史　询问患者有无红细胞破坏过多的相关疾病,如 6-磷酸葡萄糖脱氢酶(G-6-PD)缺乏、地中海贫血、镰状细胞贫血等;了解有无红细胞外在因素,如新生儿溶血、血型不合、输血后溶血等免疫因素;大面积烧伤、人工心脏瓣膜等物理机械因素;有无化学因素及药物;脾功能亢进、阵发性睡眠性血红蛋白尿症。

2. 身体状况　观察全身溶血情况。

（1）急性溶血:起病急,突发寒战,随后高热,腰背部及四肢酸痛,头痛,呕吐,酱油色尿(血红蛋白尿)和黄疸等。

（2）慢性溶血:起病缓慢,症状较轻,以贫血、黄疸、脾大为特征。

3. 实验室及其他检查　血象,骨髓象,尿液检查,血清胆红素测定,红细胞寿命测定等可提示有红细胞破坏、骨髓中幼红细胞代谢性增生。

（二）护理要点

1. 病情监测　密切观察患者的生命体征、神志的变化,监测贫血、黄疸有无加重,尿量、尿色有无改变,记录 24h 出入量。及时了解实验室检查的结果,如血红蛋白浓度、网织红细胞计数、血清胆红素浓度等。一旦出现少尿甚至无尿,要及时通知医生,并做好相应的救治准备与配合。

2. 症状护理

（1）贫血:详细内容参见第一节"贫血的护理"部分。

（2）腰背部疼痛:卧床休息,给予舒适卧位,协助患者满足生活需要,局部可以热敷,密切观察排尿情况。

（3）急性肾衰竭:①密切观察患者生命体征、神志变化,注意贫血、黄疸有无加重,尿量、尿色有无改变,记录 24h 出入量。②饮食方面以清淡饮食为主,低盐低脂优质蛋白,严格控制钠盐摄入,注意补充维生素保证热量供给。

3. 用药护理　遵医嘱正确用药,并注意药物不良反应的观察与预防,如应用糖皮质激素应注意预防感染;应用环孢素应定期检查肝、肾功能等。

4. 血制品输注的护理

（1）遵医嘱为患者输注浓缩血小板悬液、新鲜血浆或红细胞等血液制品,血小板尽可能在 30min 内输完,新鲜血浆于采集后 6h 输完。

（2）认真核对并严格控制血制品输注速度,严重贫血者输入速度应低于每小时 1mL/kg。密切观察患者有无输血反应并及时处理。

5. 饮食与营养　避免一切可能加重溶血的食物或药物,鼓励患者多喝水,勤排尿,促进溶血后所产生的毒性物质排泄,同时也有助于减轻药物引起的不良反应,如环磷酰胺引起的出血性膀胱炎。

（三）护理评价

1. 患者能根据贫血程度调整体力活动和休息。

2. 患者及家属明确疾病病因和临床表现,做到积极预防。

（四）健康指导

1. 疾病预防指导　对有地域性特征、遗传性溶血性贫血家庭史或发病倾向者在婚前、婚后应进行遗传学相关的婚育咨询,男女双方婚前均应进行相关筛查,如我国 G-6-PD 缺乏症多见于广西、广东、海南、云南、贵州和四川诸省,地中海贫血以华南与西南地区较多见,特别是苗、瑶、黎、壮族最为多见。对蚕豆病高发区,应广泛开展健康教育指导,做好预防工作。加强输血管理,避免异型输血后溶血。

2. 疾病知识指导 简介疾病的相关知识。告知患者及家属,许多溶血性贫血病因未明或发病机制不清,尚无根治的方法,讲述预防发病的重要性。鼓励患者保持适宜的运动锻炼,保证充足的休息和睡眠,有助于增强体质和抗病力。溶血发作期间应减少活动或卧床休息;注意保暖,避免受凉;多饮水、勤排尿;进食高蛋白、高维生素食物。

3. 预防溶血指导 避免再次接触或服用已明确的化学毒物或药物。阵发性睡眠性血红蛋白尿症患者忌食酸性食物或药物,如维生素 C、阿司匹林、苯巴比妥、磺胺药等,还应避免精神紧张、感染、过劳、妊娠、输血及外科手术等诱发因素。G-6-PD 缺乏者禁食蚕豆及其制品和氧化性药物,如伯氨喹、奎宁、磺胺药、呋喃类、氯霉素、维生素 K 等。对伴有脾功能亢进和白细胞减少者,应注意个人卫生,预防感染。

4. 病情监测指导 监测贫血、溶血及其相关症状和/或体征和药物不良反应,包括头晕、头痛、心悸、气促等症状、生命体征,皮肤黏膜苍白和/或黄染,尿量及性状(浓茶样或酱油样尿)。上述症状或体征的出现和/或加重,提示有溶血发生或加重的可能,需留取尿标本送检。

(柴燕燕 李潇)

第二节 白细胞疾病患者的护理

白血病的年发病率为 4.7/10 万(发病率居肿瘤第 13 位)男性发病率为(4.8~7.1)/10 万,女性(3.2~4.6)/10 万。不同类型白血病的发病率、病死率和地区群分布有着明显差异。如欧美国家慢性淋巴细胞白血病的发病率明显高于东亚地区。同时,随着近年细胞遗传学,尤其是分子遗传学的研究进展,发现白血病的基因突变在不同人群中的分布也有一些差别。

一、概　述

(一) 定义

白血病(leukemia)是起源于造血干、祖细胞的造血系统恶性肿瘤。受累细胞(白血病细胞)出现增殖失控、分化障碍、凋亡受阻,在体内无控性增生、积聚,从而抑制骨髓正常造血功能,并浸润其他器官、系统,使患者出现贫血、出血、感染和浸润征象,最终导致死亡。

(二) 分类

1. 按细胞分化程度分类分为急性和慢性两大类。

(1) 急性白血病(acute leukemia,AL)细胞的分化停滞于早期阶段,多为原始细胞和早期幼稚细胞,一般超过 20%,病情发展迅速,自然病程仅数个月。

(2) 慢性白血病(chronic leukemia,CL)细胞的分化停滞于晚期阶段,多为较成熟细胞或成熟细胞,其次为幼稚细胞,原始细胞常不超过 10%~15%。病情相对缓慢,自然病程可达数年。

2. 按照主要受累的细胞系列分类 急性白血病分为急性淋巴细胞白血病(acute lymphoblastic leukemia,ALL)和急性髓系白血病(acute myeloid leukemia,AML)。慢性白血病则分为慢性髓系白血病/慢性粒细胞白血病(chronic granulocytic leukemia,CML)、慢性淋巴细胞白血病(chronic lymphocytic leukemia,CLL)及少见类型的白血病。

二、急性白血病的护理

(一) 护理评估

1. 病史

(1) 了解患者就诊原因、起病急缓、首发表现、现有症状、体征及持续时间;评估患者相关检查、治疗及用药情况,有无药物过敏及留置导管。

(2) 患者年龄、职业及文化程度;患者的生活及工作环境,是否接触有毒放射性物质等;个人或家族中有无相关病史或类似病史;患者既往史,如高血压、糖尿病、心脏病等。

（3）患者一般状况：评估患者生命体征、意识状态、自理能力、体力、饮食、排泄、睡眠、皮肤、清洁以及潜在的护理风险。

2. 专科评估

（1）出血：评估患者皮肤有无瘀点、瘀斑，有无鼻出血、牙龈渗血、口腔黏膜血泡，静脉穿刺部位有无渗血；评估结膜有无出血、有无血尿、呕血和黑血等；女性患者月经量有无增多；观察患者有无颅内出血的症状，如头痛、喷射性呕吐。

（2）贫血：评估患者的皮肤、黏膜情况，观察指甲、口唇黏膜和睑结膜颜色等。有无疲倦、乏力、头晕耳鸣、记忆力减退等贫血症状。

（3）感染：评估患者有无发热、口腔溃疡、牙龈肿痛、咽红咽痛、肛周脓肿、毛囊炎等。

（4）白细胞浸润：评估患者皮肤有无红色斑丘疹或结节、皮下结节、髓系肉瘤等；牙龈有无增生、肿胀；淋巴结和/或肝脾有无肿大；有无胸骨压痛，有无骨骼和关节疼痛；有无中枢神经系统白血病表现，如头痛、恶心、呕吐、颈项强直、抽搐及昏迷等。纵隔（胸腺）有无肿块，有无上腔静脉压迫综合征或上纵隔综合征；男性患者睾丸有无双侧或单侧肿大等。

3. 实验室及其他检查

（1）了解患者近期血常规，尤其是外周血中白细胞及分类计数、红细胞计数、血红蛋白、血小板计数、有无大量的幼稚细胞。

（2）骨髓穿刺检查是急性白血病的必查项目和确诊的主要依据，对临床分型、治疗、疗效以及预后有重大意义。评估骨髓象是否活跃增生，原始及幼稚细胞所占的比例；Auer 小体仅限于急非淋白血病，有独立诊断的意义。

（3）了解肝肾功能、出凝血、感染相关检验结果。

4. 心理及社会支持　评估患者了解疾病相关知识及心理承受能力，是否有悲伤、绝望、恐惧等负面情绪；家庭成员对疾病的认识，对患者的态度；家庭应对能力、经济状况，有无医保等。

（二）护理要点

1. 病情观察

（1）观察患者有无贫血症状，如皮肤黏膜苍白、乏力、心悸、气短等。

（2）观察患者出血倾向，如皮肤黏膜出血点、瘀斑，牙龈出血，呼吸道、消化道、泌尿道、颅内出血等症状，警惕 DIC 发生。

（3）监测体温，观察消化系统、呼吸系统、泌尿系统等有无感染症状。

（4）观察有无白细胞浸润症状，如齿龈肿胀、肝脾、淋巴结肿大等。

（5）密切观察患者病情变化，备好抢救物品及药品，积极配合医生抢救。

2. 一般护理

（1）休息与活动：根据病情合理安排患者体位。病情稳定或缓解期患者酌情进行适当的活动，必要时给予协助。重症患者要绝对卧床休息。

（2）空气与环境：病室环境保持清洁，空气新鲜，阳光充足，温湿度适宜，严格执行消毒隔离制度，限制探视人员，以避免交叉感染。每日病室空气消毒 1~2 次，定期进行空气与环境监测，并做好床单位的终末消毒。粒细胞显著减少时，应做好保护性隔离。

（3）饮食与营养：饮食按医嘱执行，其原则为易消化、营养丰富。饮食的种类根据病情及营养需要选择，注意忌生、冷、硬、油腻和刺激性饮食。掌握患者的饮食情况，若未能保证必要的进食量，应及时提醒医生和营养师。

（4）安全防护：病区设有安全防护措施和安全警示标识。地面应防滑，走廊、卫生间安装扶手，病床脚轮固定牢固。严重贫血患者坐起、站立或改变体位时要缓慢，防止发生晕厥而摔伤。血小板低下时卧床休息，减少活动。儿童、老年、危重患者应加床档保护以防坠床摔伤。

3. 症状护理

（1）贫血的护理：详细内容参见第一节"贫血的护理"部分。

（2）出血的护理:详细内容参见第三节"出血的护理"部分。

（3）发热的护理:详细内容参见第三节"发热的护理"部分。

4. 感染的预防与护理

（1）环境保护:①保持病室温、湿度适宜,定期开窗通风,病室内的所有设施、物品和地面定期清洁、消毒。②严格限制陪护人数和探视,避免交叉感染。③医务人员严格执行无菌操作和手卫生。

（2）重要部位感染的预防与护理

1）口腔:①保持口腔清洁,每次进食后、睡前用漱口水漱口,在牙龈不出血的前提下坚持用软毛牙刷刷牙。②有牙龈渗血及口腔大片溃疡时暂时停止使用牙刷,避免进一步损伤口腔黏膜。③正确选择漱口液,如生理盐水、碳酸氢钠、西比氯胺等,预防口腔黏膜炎发生。指导患者学会正确的漱口方法:漱口前将口腔内残渣清除,足量的漱口水约 10mL,使漱口液充分接触黏膜皱褶各部分,尽量含漱 5~10min。④当口腔出现出血或溃疡进食困难时避免食用油炸、坚硬、粗糙、带骨、带刺及咀嚼费力的食物,给予易消化且温凉流质的饮食。⑤口唇干裂者涂以液体石蜡或香油,切勿撕去干裂的皮肤,以免感染;进食时缓慢咀嚼,防止咬伤口腔黏膜。⑥严密观察口腔情况,及时发现溃疡、感染等征兆。

2）肛周:①为患者提供良好的病室环境,保持床铺整洁和干燥。②指导患者养成定时排便的习惯,大便不通畅可酌情使用通便药物,以预防肛裂。③每次便后用柔软消毒卫生纸或湿巾擦拭,根据肛周情况选择 1:5 000 的高锰酸钾水溶液冲洗肛周。④有痔疮史的患者在化疗期间可于每次坐浴后在肛周涂抹痔疮膏,预防肛周感染。⑤已发生肛周感染的患者应加强坐浴的时间及次数,根据医嘱局部涂抹药物。

3）皮肤及五官:①保持皮肤和黏膜清洁:督促患者做好个人卫生,及时更换衣物,避免皮肤被汗液及大小便污渍浸润;嘱患者穿着柔软清洁的衣裤,面料以棉织物或丝织品最佳。②及时处理破损、毛囊炎等皮肤问题。③及时修剪指甲,叮嘱患者勿用手指抠鼻、揉眼睛、挖肚脐等。④嘱患者充分按压穿刺针眼,勿沾水及接触不洁毛巾等。⑤加强对眼、耳、口、鼻、会阴、肛周及全身清洁与护理。

4）肠道:①进食干净、卫生及易消化的食物,坚持食品安全处理原则,做好餐具的消毒。②合并腹泻者,嘱进易消化的流食或半流食,少进食纤维素含量多或不易消化的蔬菜和水果、牛奶、豆浆等高蛋白饮食;如患者消化能力不佳,则不宜进食,待腹泻症状好转后再逐步从流质饮食恢复到普通饮食,并逐渐增加食物种类直至恢复正常饮食。③每次便后用温水清洗肛周皮肤,保护患者肛周皮肤清洁干燥。④做好手卫生,嘱患者饭前便后洗手,家属接触患者及患者食物前后也应洗手。

5）肺脏:①保持病室干净、整洁、干燥,经常通风,定时空气消毒。②有吸烟史患者督促其戒烟,家属避免在医院内吸烟。③严格控制探视,进入病室人员戴口罩,患者和家属不互串病室。④中性粒细胞低的患者宜采取保护性隔离,有条件者可使用层流床罩。⑤预防感冒,气温变化时,注意增减衣物。⑥嘱患者多喝水,湿润气道,以利于痰液的咳出,避免进出人员密集的公共场所。

6）留置管路:①做好呼吸机相关肺炎、尿路感染、中心静脉导管相关血流感染预防及护理。②导管相关血流感染的预防:详细内容参见第四节"化疗的护理"部分。

（3）饮食护理:指导患者少食多餐,进食易消化、高热量饮食,如瘦肉、鱼类等,水果去皮后食用。

5. 化疗的护理　详细内容参见第四节"化疗的护理"部分。

6. 心理护理　耐心细致地给予患者及家属心理支持,关心爱护患者,了解与减轻患者的不安情绪;指导家属鼓励安慰患者。对初治的、难治、复发患者,应遵守保护性医疗制度,警惕情绪的异常变化,及时采取措施以防意外。

（三）护理评价

1. 及时发现各种感染征兆,已发生感染得到控制。

2. 出血可以得以发现及处理,出血控制。

3. 及时发现患者贫血症状,无跌倒坠床等护理不良事件的发生。

4. 患者能积极配合治疗,掌握感染、出血预防措施。

5. 患者能够积极应对化疗药物的不良反应,生活自理。

6. 患者情绪稳定,悲观及恐惧焦虑心理有所减轻。

（四）健康指导

1. 疾病知识指导 讲解疾病相关知识,指导患者学会自我观察、自我保护,掌握自我护理的技巧,减少、避免出血及感染的发生。

2. 生活指导 保证足够的睡眠与休息,合理饮食,避免劳累,保持心情乐观舒畅,可进行适量的运动,如太极、八段锦等。注意天气变化,及时增减衣物,避免感冒,戴好口罩,不去人员密集的地方。

3. 心理健康指导 耐心沟通,稳定患者的情绪,树立战胜疾病的信心,指导家属鼓励安慰患者提供心理支持。

4. 出院指导 做好延续护理,解释强化巩固治疗的目的。嘱患者按时用药,定期复查,病情变化时及时就诊。

三、慢性白血病的护理

慢性淋巴细胞白血病(chronic lymphocytic leukemia,CLL)/小淋巴细胞淋巴瘤(small lymphocytic lymphoma,SLL)是一种成熟 B 细胞肿瘤,以单克隆、成熟的 CD5$^+$B 淋巴细胞在外周血、骨髓、肝、脾和淋巴结进行性积聚为特征。CLL 是西方国家最常见的成人白血病,占所有白血病的近 30%,CLL/SLL 在活检的非霍奇金淋巴瘤(non-Hodgkinlymphoma,NHL)中占 6.7%。CLL 的年发病率为 2/10 万~6/10 万,随年龄增加 65 岁高达 12.8/10 万。CLL 主要发生于老年人群,中位年龄为 72 岁。CML 是一种恶性、克隆性、源自多能造血干细胞的疾病,临床特点包括骨髓髓系细胞极度增生、外周血白细胞显著增加并出现不同阶段的幼稚粒细胞、嗜酸性粒细胞、嗜碱性粒细胞增多、脾大。Ph 染色体和/或 BCR-ABL 融合基因是 CML 特征性的遗传学和分子学改变,是 CML 的发病基础,也是 CML 诊断和鉴别诊断的重要依据。伊马替尼使 CML 治疗得到革命性进展,是肿瘤靶向治疗最成功的典范。因此以伊马替尼为代表的酪氨酸激酶抑制剂(TKI)成为 CML 的一线治疗选择。慢性粒细胞白血病约占全部白血病的 15%,国内慢性白血病中 90% 为慢性粒细胞白血病,发病年龄大多在 20~60 岁,发病率随年龄的增长逐步上升,45~50 岁年龄组最高,5~20 岁仅占慢性粒细胞白血病的 10% 以下,男性略多于女性。我国慢性粒细胞白血病的年发病率约为 0.36/10 万,患者确诊时中位年龄 40.02(2.45~83.29)岁,男女比例约为 1.78:1。

1. 护理评估 详细内容参见急性白血病的护理评估部分。

2. 护理要点

(1) 观察患者有无发热、乏力、出汗、浅表淋巴结肿大、食欲不振、胸骨压痛、反复、不易控制的感染、出血倾向、不明原因的消瘦等症状。

(2) 合理安排休息和活动,适当身体锻炼。

(3) 保持个人清洁卫生,避免受凉,预防上呼吸道感染。

(4) 加强营养,多饮水,补充足够的维生素。巨脾时要注意饭前、后限制液体摄入量以避免胃饱胀不适,同时避免进干硬、油腻的食物,少食多餐,以减轻症状预防消化道出血。

(5) 给予靶向口服药物(伊马替尼、尼罗替尼等)知识指导。观察药物疗效及不良反应,服药期间定期复查肝肾功能、心电图等。观察患者用药后的反应,如伊马替尼主要不良反应为早期白细胞和血小板减少,水肿、皮疹及肌肉痉挛痛等;白消安(马利兰)用药过量或敏感者小剂量应用会造成严重骨髓抑制,且恢复慢;新型 TKI 包括尼罗替尼、达沙替尼和博舒替尼常见不良反应有骨髓抑制、胃肠道反应、皮疹、水钠潴留、胆红素升高等。

(6) 脾切除手术前给予患者相关知识宣教。

(7) 输注化疗药物宜选择中心静脉导管。做好静脉管路的维护,预防导管相关性血流感染、相关性血栓等并发症的发生。

(8) 心理支持:指导并协助家属给予患者心理支持,帮助患者正确面对疾病,树立信心。

3. 护理评价

(1) 患者能积极配合治疗,掌握感染及出血的预防措施。

(2) 患者能够积极应对化疗药物的不良反应,生活自理,知晓靶向药物如伊马替尼等药物服用注意事项,不随意减量、停药。

（3）患者能够正确面对疾病,情绪稳定,悲观及恐惧焦虑心理有所减轻。

4. 健康指导

（1）指导患者加强自我保护,避免去公共场所,避免接触传染患者预防感染和出血。有感冒症状或其他部位轻微感染时及时就医。

（2）嘱患者按时复查,发现贫血加重、发热、腹痛等症状时及时就诊。

（3）做好用药指导,靶向药物如伊马替尼等药物不能随意减量、停药,重点关注药物的毒副作用如关节肌肉痛、皮疹、恶心、水肿、皮肤等,症状加重随时复诊。

（4）保持乐观情绪,建立适宜的生活方式,保证休息和营养,注意个人卫生,学会自我照顾,提高生存质量。

（解文君）

第三节　出血与血栓性疾病患者的护理

正常生理状态下,血液在心脏和血管内呈流体状态循环,既不发生出血,也不形成血栓。由于遗传性/获得性原因,体内止血或凝血功能减低,导致出血倾向,临床上统称为出血性疾病（hemorrhagic disorders）;相反,若抗凝血或纤溶功能亢进,可引起血栓形成,称为血栓性疾病（thrombotic disorders）。出血性疾病和血栓性疾病是发病机制相反、临床表现各异的两大类疾病,其发病率高,危害性大,给患者带来严重的疾病负担,尤其是血栓病如静脉血栓、肺栓塞等,一旦发生,病死率高。

一、概　述

（一）出血性疾病

1. 定义　出血性疾病（hemorrhagic disease）是由于多种原因导致机体止血、凝血功能障碍或抗凝血、纤维蛋白溶解过度,而引起的自发性出血、轻微外伤后过度出血或出血难止的一类疾病。

2. 分类　按照病因和发病机制,出血性疾病可分为血管壁异常、血小板质和量异常、凝血功能障碍、抗凝与纤溶异常以及其他类型如血友病、弥散性血管内凝血等。

3. 临床表现

（1）一期止血缺陷或称毛细血管血小板型止血缺陷:①皮肤的出血点、紫癜、瘀斑,以下肢和负重部位多见,是重度血小板减少、单纯性紫癜、过敏性紫癜和凝血障碍的表现;②黏膜出血,见于口腔黏膜血疱、鼻出血、牙龈出血和女性月经过多等,常见于急性血小板减少、遗传性出血性毛细血管扩张症和血管性血友病等。

（2）二期止血缺陷或称凝血障碍-抗凝物质型止血缺陷:以深部组织出血为主要表现,如肌肉血肿、关节腔出血、浆膜腔出血、眼底出血以及内脏出血,如消化道、呼吸道、泌尿生殖道、颅内出血等。

（3）纤溶功能亢进出血:多呈皮肤瘀斑,可逐渐融合成大片状或地图样,深紫色,触之质硬,甚至有微痛感,也可伴内脏出血,如血尿、阴道流血、胃肠出血等。

4. 出血性疾病的护理

（1）护理评估:

1）病史:询问患者目前出血的部位与范围,有无导致出血的明确原因或诱因;有无内脏出血及其严重程度;女性患者询问月经情况,有无经量过多或淋漓不尽;有无诱发颅内出血的危险因素及颅内出血的早期表现,如头痛呕吐等;出血的主要伴随症状与体征;个人或家族中有无相关病史或类似病史;出血后患者有无行止血措施;出血后患者的精神、心理反应等。

2）评估出血情况:①出血部位:有无皮肤黏膜瘀点、紫癜或瘀斑,观察其数目、大小及分布情况;有无鼻腔黏膜与牙龈出血;有无伤口渗血;关节有无肿胀、压痛、畸形及功能障碍;有无血尿、血便、月经过多等;对于突然主诉头痛的患者,观察其瞳孔的形状、大小、对光反射是否存在,有无脑膜刺激征、生命体征及意识状态的变化。②出血速度：出血越快，症状出现越早，越严重，慢性出血症状出现较晚，也较轻。③出血程度：按照出血程度可分为轻度、中度和重度出血；轻度出血，即出血量小于 500mL，患者可无明显临床症状，部分患者出现皮肤苍白、头晕乏力、畏寒及血压随体位改变，立位时血压下降、脉率加快；中度出血，即出血量在 500~100mL，患者可有眩晕、烦躁不安、心悸、尿少等表现，出现焦虑、紧张等情绪反应；重度出血，即出血量大于 1 000mL，收缩压低于 60mmHg，心率 120 次/min 以上，患者出现烦躁不安、出汗、四肢厥冷，尿少或尿闭，甚至意识的改变。④有无伴随症状：观察患者有无头痛、嗜睡、烦躁不安、惊厥等，警惕颅内出血的可能。

3）实验室及其他检查：了解血小板计数（PLT）、出血时间（BT）、活化部分凝血活酶时间（APIT）、凝血酸原时间（PT）、纤维蛋白（原）降解产物 FDP、D-二聚体以及肝肾功能、电解质等实验室检查结果。

4）评估患者出血后的心理及社会支持状况。

（2）护理要点：

1）病情观察：①观察出血部位、出血量、出血速度、进展或消退情况以及有无新的出血、重要脏器出血等。②观察患者精神和神志状态，有无疲乏、烦躁不安和嗜睡等表现。③观察患者皮肤、甲床色泽以及四肢温度变化，判断有无四肢湿冷现象。④遵医嘱监测生命体征，记录 24h 出入量，必要时给予留置尿管和心电监护。⑤熟悉患者血常规、凝血功能、血清电解质等实验室检测和辅助检查结果，做出正确的临床判断。⑥避免诱发出血的危险因素。

2）皮肤黏膜出血：①做好患者晨晚间护理和基础护理，保持床单位整洁、干净，给予宽松、柔软、棉质病员服，避免肢体的碰撞或外伤。②患者清洗和沐浴时，避免水温过高和用力擦洗皮肤。③勤剪指/趾甲，以免抓伤皮肤。④高热患者行温水擦浴，避免使用酒精拭浴。⑤严格遵守无菌技术操作原则，减少侵入性操作，各项护理操作集中进行，动作轻柔。⑥静脉穿刺时避免用力拍打及揉擦局部，结扎压脉带不宜过紧和时间过长，拔管后当延长按压时间，必要时局部加压包扎。⑦注射或穿刺部位应交替使用，以防局部血肿形成。

3）口腔及牙龈出血：①指导患者保持口腔卫生，定时漱口，使用软毛牙刷刷牙，避免使用牙签或牙线剔牙。②避免进食煎炸、坚硬、带刺或含骨头的食物、带壳的坚果以及质硬水果，进食时细嚼慢咽，防止损伤口腔黏膜。③牙龈渗血时可用凝血酶或 0.1% 肾上腺素棉球、明胶海绵片贴敷牙龈或局部压迫止血，及时漱口以清除口腔血凝块，避免继发感染。

4）鼻出血：①保持室内温湿度适宜，维持湿度在 50%~60%。②秋冬季节可局部使用液状石蜡或抗生素眼膏，防止鼻黏膜干燥出血。③指导患者勿用力擤鼻，避免用手抠鼻痂和外力撞击鼻部。④少量出血者，可采用棉球或 0.1% 肾上腺素棉球或凝血酶棉球填塞，并局部冷敷。⑤出血量较大难以止住者，需告知医生，采用凡士林油纱条行后鼻腔填塞止血，纱条填塞后以 1% 链霉素或液体石蜡交替滴鼻，保持鼻黏膜湿润。⑥加强患者口腔护理，防止感染。

5）消化道出血：①病情观察：怀疑和/或合并消化道出血的患者需密切关注周围循环状况、估计出血量以及判断有无再出血。周围循环状况：动态观察患者的心率、血压，观察患者有无烦躁不安、面色苍白、四肢湿冷等症状。出血量的估计：大便隐血阳性提示出血量>5~10mL/d；黑便提示出血量>50~100mL/d；呕血提示胃内积血量达 250~300mL；一次出血量<400mL 时，可不出现全身症状；出血量>400~500mL 时，可出现头晕、心悸、乏力等症状；出血量>1 000mL 时，可出现急性周围循环衰竭的表现，甚至发生失血性休克。再次出血的判断：反复呕血，呕吐物由咖啡色转为鲜红色；黑便次数增多，色泽转为暗红色，伴肠鸣音亢进；周围循环衰竭表现经充分补液、输血未见好转，血压和中心静脉压不稳定；血红蛋白浓度、红细胞计数、血细胞比容持续下降，网织红细胞计数持续增高；在大量补液、尿量正常的情况下，血尿素氮持续增高；门静脉高压的患者原有脾大，在出血后常暂时缩小，如未见脾大恢复亦提示出血未止。②饮食护理：出血量少且无呕吐者，可进食温凉流质食物；急性大出血伴恶心、呕吐者应禁食。③保持呼吸道通畅：大出血时协助患者取平卧位并略抬高下肢，以保证脑部供血，及时清理患者口腔呕吐物，防止误吸或窒息。④遵医嘱给予氧气吸入。⑤建立静脉通道：建立 2 条及以上静脉通道，配合医生给予各种药物和血制品的输注，并观察治疗效果及不良反应。⑥便血的护理：频繁便血者注意保护肛周皮肤黏膜，便后及时清洁肛周，保持肛周皮肤干燥,必要时给予抗生素软膏涂抹。

6）出血性膀胱炎:①病情观察:观察患者尿液的量、颜色、性状、尿 pH、排尿间隔时间、排尿频次、有无尿频、尿急、尿痛以及其他伴随症状,准确记录 24h 出入量;监测患者生命体征和实验室检测结果,包括基础尿素氮标准值(BUN)、血清肌酐(SCr)、尿常规、尿培养、尿病毒检测等。②疼痛护理:患者排尿时伴有血块堵塞或黏膜损伤可引致不同程度的疼痛,需评估患者疼痛程度和性质;疼痛较轻者给予物理止痛,如与患者交谈、听音乐、看电视等转移注意力的方法;疼痛较重者遵医嘱使用镇痛剂,用药后 30~60min 复评疼痛情况,同时做好记录。③预防感染:医务人员需严格执行手卫生和无菌操作原则,行床边隔离。所有仪器、设备及物品应专人、专物、专用,并及时做好清洁和消毒处理。及时为患者更换被褥及床单被套,保持床单位干净、整洁,增加舒适度。若患者血红蛋白>80g/L,血小板>20×10^9/L 时,可鼓励其床边活动,促进血块排出。做好患者会阴的护理,观察尿道口有无红肿热痛,保持尿道口清洁,防止感染。④用药护理:遵医嘱静脉输注碳酸氢钠碱化尿液,合理给予利尿剂;出血量较大者遵医嘱给予止血药。

7）颅内出血:①指导患者绝对卧床休息,避免情绪激动、剧烈咳嗽和屏气用力等。②密切监测患者生命体征,观察患者临床症状,若患者突发头痛、喷射性呕吐、视物模糊、呼吸困难、甚至昏迷,双侧瞳孔对光反射迟钝等表现,提示颅内出血可能性,需立即配合医生抢救。

8）血制品输注:遵医嘱做好各类血制品输注的护理。

9）基础和生活护理:①休息与活动:指导患者卧床休息,大出血者应绝对卧床休息,协助取舒适卧位,做好各项生活护理和基础护理。②饮食与营养:鼓励患者进食高蛋白、高维生素、易消化的软食或半流质,保持大便通畅,避免坚硬、粗糙的食物;合并消化道出血且出血量较大时需遵医嘱禁食。③保障患者安全:出血程度较轻者指导其床上或床边活动,指导"起床三步法"和床栏的使用方法,护士需加强陪同和巡视;合并重要脏器出血病情严重者绝对卧床休息,指导其在床上大小便。④心理护理:加强患者心理沟通和疏导,增加其安全感,避免情绪过于紧张和恐惧。

(3) 护理评价:

1）患者各部位的出血及时被发现并得到处理,出血得到控制。

2）患者出血相关指标是否达到或接近正常。

3）患者知晓出血原因,自觉避免各种出血诱因。

4）患者情绪稳定,恐惧程度缓解,食欲增加,营养得到补充,体力和精力充沛。

(4) 健康指导:

1）指导患者进行自我保护和休养,预防外伤和出血,如穿着宽松、舒适的衣服、避免外伤、使用软毛牙刷、及时修剪指甲等。

2）避免服用诱发或加重出血的药物,如阿司匹林、双嘧达莫、肝素和口服抗凝剂等。

3）非活动性出血期,可酌情增加活动但应避免外伤;活动性出血期,可采取休息、冷敷、压迫、抬高等措施。

4）鼓励患者及家属识别出血征象,学会局部压迫止血的方法。

5）指导患者出院后定期复查。

(二) 血栓性疾病

1. 定义

(1) 血栓形成(thrombosis):是指血液有形成分在一定条件下在血管内形成栓子,造成血管部分或完全堵塞、相应部位血供障碍的生理或病理过程。

(2) 血栓栓塞(thromboembolism):是血栓从形成部位脱落,在随血流移动的过程中部分或全部堵塞血管,引起相应组织和/或器官缺血、缺氧、坏死(动脉血栓)及淤血、水肿(静脉血栓)的病理过程。

(3) 血栓性疾病(thrombotic disease):在血栓形成和/或血栓栓塞过程中所引起的疾病,临床上统称为血栓性疾病。

2. 分类

(1) 按血栓组成成分:分为血小板血栓、红细胞血栓、纤维蛋白血栓、混合血栓等。

（2）按血管类型：分为动脉血栓、静脉血栓及微血管血栓。

3. 临床表现

（1）静脉血栓：常见于深静脉如股静脉及门静脉等，多为红细胞血栓或纤维蛋白血栓。临床表现为血栓形成部位的局部肿胀、疼痛；血栓远端血液回流障碍，表现为远端的水肿、胀痛、皮肤颜色改变等；血栓脱落后栓塞血管引起相关脏器功能障碍，如肺栓塞等。

（2）动脉血栓：多见于冠状动脉、脑动脉、肠系膜动脉及肢体动脉，早期多为血小板血栓，随后为纤维蛋白血栓。临床发病多较突然，可有局部剧烈疼痛，如心绞痛、肢体剧烈疼痛等；相关供血部位组织缺血、缺氧导致器官、组织结构及功能异常，如心肌梗死、意识障碍及偏瘫等；血栓脱落可引起脑栓塞、肾栓塞、脾栓塞等；供血组织缺血性坏死引发的临床表现，如发热等。

（3）微血管血栓：临床表现缺乏特异性，主要为皮肤黏膜栓塞性坏死、微循环衰竭及器官功能障碍。

（4）易栓症（thrombophilia）：指存在易发生血栓的遗传性或获得性缺陷。遗传性的特点是有血栓家族史，无明显诱因的反复、多发性的血栓形成，年轻时（<45岁）发病，常规抗血栓治疗效果不佳。获得性易栓症可见于肿瘤、抗磷脂抗体综合征、肾病综合征及系统性红斑狼疮等。

4. 血栓性疾病的护理

（1）护理评估：

1）健康史：①评估获得性血栓的危险因素。②用药史：有无避孕药、雌激素等用药史。③妊娠史。④家族史：有无血栓性疾病、遗传性疾病等病史。

2）身体状况：有无下肢静脉血栓、肺栓塞表现。

3）实验室检测结果：①血常规。②尿常规、大便常规、肝肾功能、血脂、血糖等检测结果。③凝血功能指标。④免疫指标。

4）心理社会反应：评估患者患病后的心理状况，有无焦虑、抑郁、恐惧等。

（2）护理要点：

1）病情观察：①每日定时、定部位测量肢体周径，一般选择膝关节上下各10cm处测量并记录。②下肢肿胀是最主要的或者是唯一的症状，除少数因下腔静脉血栓形成而表现为双下肢肿胀外，绝大多数为单侧下肢肿胀。肿胀的程度依静脉闭塞的程度和范围而定。位于深部小静脉者，肿胀往往不易发现，如果位于下肢静脉主干，可迅速引起静脉血液回流障碍，出现明显肿胀。膝关节以下的肿胀提示血栓累及腘或股浅静脉，整个下肢肿胀则提示髂-股静脉血栓形成。深静脉血栓形成后，肿胀可持续数周或数个月，甚至终生不消退。③观察患肢疼痛的部位、疼痛性质、持续时间和程度，观察皮肤颜色、皮温、动脉搏动和肢体感觉情况，并做好记录。观察有无胸痛、呼吸困难、咯血及血压下降等肺动脉栓塞症状，若发生，立即给予平卧，避免作深呼吸、咳嗽、剧烈翻动活动。报告医生，并给予持续心电监护和高浓度氧气吸入，密切观察生命体征及血氧饱和度的变化，积极配合抢救。

2）药物护理：常用抗凝、溶栓、祛聚药物包括低分子肝素钠、华法林、纤溶酶等，治疗期间，观察患者有无皮肤紫癜、鼻腔、牙龈出血及血尿、血便等情况，定时监测凝血功能，避免抗凝剂使用过量。

3）疼痛护理：急性期嘱患者绝对卧床休息，遵医嘱使用利尿剂和激素缓解疼痛；疼痛时禁止热敷、按摩患肢，给予非药物止痛措施和心理护理，必要时给予镇痛药物。

4）体位与活动：急性发病后10~14d内绝对卧床休息，患肢禁止热敷、按摩，避免活动幅度过大，以免血栓脱落；抬高患肢高于心脏水平20~30cm，膝关节微屈，下垫宽大软枕，以缓解水肿和疼痛症状；10~14d后可下床活动，行足背伸屈运动，每日数十次，每次3~5min，以促进静脉回流。

5）饮食护理：进食粗纤维、低脂食物，保持大便通畅，避免腹内压增高，影响下肢静脉回流。

6）心理护理：讲解疾病相关知识，缓解患者紧张、焦虑情绪。

（3）护理评价：

1）患者疼痛有无减轻。

2）患者能否正确描述预防本病发生的有关知识。

3）患者的并发症是否得到预防、及时发现和处理。

（4）健康指导：

1）行为指导：有吸烟史者告诫患者绝对禁烟，指导患者正确使用弹力袜、弹力绷带以减轻症状；根据患肢情况，逐步恢复正常工作及生活，但注意避免长距离行走及久站；当患肢肿胀不适时及时卧床休息，并抬高患肢高于心脏水平20~30cm。

2）饮食指导：进低脂、富含纤维素的饮食，保持大便通畅，多饮水，可促进循环，增进废物排泄，降低血液黏滞度，防止血栓形成。

3）用药指导：严格遵医嘱口服抗凝药物，用药期间观察大小便颜色、皮肤黏膜情况，每周复查一次血常规及凝血功能。

4）复查指导：出院后3~6个月复查，告知患者若出现下肢肿胀，平卧或抬高患肢仍无明显缓解时，可能为静脉瓣膜功能不全，应及时就诊。

二、过敏性紫癜的护理

过敏性紫癜（allergic purpura）是一种常见的血管变态反应出血性疾病，因机体对某些物质过敏而产生变态反应，导致毛细血管脆性和通透性增加，血液外渗至皮下、黏膜下和浆膜下，患者出现皮肤瘀点、紫癜和某些脏器出血，同时有血管神经性水肿和荨麻疹等过敏表现。过敏性紫癜多见于儿童及青少年，感染为导致发病和疾病复发的最常见原因。起病急，起病前1~3周常有低热、全身不适、乏力或上呼吸道感染的表现，继之出现典型的临床表现，即四肢皮肤紫癜，多呈对称性分布，下肢伸侧及臀部多见，可伴腹痛、关节肿痛及血尿。

（一）护理评估

1. 健康史

（1）发病前有无细菌、病毒、肠道寄生虫感染史。

（2）询问患者食物过敏史。

（3）询问患者药物过敏史。

（4）患者有无寒冷刺激、花粉、尘埃、昆虫咬伤、疫苗接种史。

2. 身体状况 评估患者皮肤黏膜有无瘀点、瘀斑，有无消化道出血症状和关节疼痛。

3. 实验室检测结果

（1）尿常规：有无血尿、管型尿、蛋白尿等。

（2）出血时间有无延长。

（3）肾功能检测结果：有无血尿素氮的升高、内升肌酐清除率的下降等。

4. 心理社会反应 评估患者对疾病治疗和预后的认知程度，有无焦虑、恐惧心理；患者的社会支持状况。

（二）护理要点

1. 病情观察

（1）皮肤型：观察患者瘀点、瘀斑的形状、数量、分布及消退的情况。

（2）腹型：观察有无腹痛，腹痛的位置、程度，有无压痛、反跳痛及肌紧张情况，有无粪便性质与颜色的变化等。

（3）关节型：观察关节有无红、肿、热、痛及关节活动障碍等表现。

（4）肾型：观察有无水肿以及尿量、尿色的变化，监测尿常规。

2. 症状护理

（1）皮疹的护理：指导患者保持皮肤清洁，注意修剪指甲；皮疹有痒感时避免抓挠，瘙痒明显时可使用少量止痒剂；有破溃者及时处理，防止出血和感染；患者宜衣着宽松、棉质、柔软，保持衣物清洁。

（2）疼痛的护理：①病情观察：腹痛者评估其疼痛的部位、性质、严重程度及其持续时间，有无伴随恶心、呕吐、腹泻、便血等症状；注意检查腹壁紧张度、有无压痛和反跳痛、局部包块和肠鸣音的变化等，如肠鸣音活跃或亢进，常提示肠道内渗出增加或有出血；出现局部包块者，特别是幼儿，要注意肠套叠。关节痛的患者评估其受累关节的数目、部位、局部有无红肿、压痛与功能障碍等。②对症处理:协助患者采取舒适体位,如腹痛者宜取屈膝平卧位;关节肿痛者,局部关节要制动,可给予湿冷敷止痛,但禁止热敷肿胀的关节,必要时可遵医嘱使用消炎止痛药。

3. 用药护理　给药前,做好相应的解释工作,以取得患者的充分理解和配合;使用糖皮质激素时,应向患者及家属说明可能出现的不良反应,应加强护理,预防感染;使用环磷酰胺时,嘱患者多饮水,注意观察尿量及尿色改变;出血严重或禁食者,建立静脉通道,遵医嘱静脉补液,做好配血与输血的各项护理。

4. 休息与活动　急性发作期患者应卧床休息,避免过早或过多活动加重出血。

5. 饮食与营养　根据病情选择清淡、少刺激、易消化的饮食;腹型患者注意无渣饮食,出现剧烈腹痛或便血时需禁食;肾型患者予以低盐饮食,限制水量摄入;避免摄入过敏性食物。

（三）护理评价

1. 患者皮肤瘀点、瘀斑是否减轻,活动后是否还会出现新的瘀点、瘀斑。

2. 患者肢体疼痛、水肿是否减轻。

3. 患者饮食后是否出现胃部不适。

4. 患者能自觉避开过敏原,避免造成疾病复发的诱因。

（四）健康指导

1. 疾病知识指导　向患者介绍本病的病因、临床表现及治疗的主要方法;说明本病为过敏性疾病,因此需避免接触与发病有关的药物或食物;嘱患者养成良好的个人卫生习惯,饭前便后要洗手,避免食用不洁食物,以预防寄生虫感染;发病后一年内避免接种疫苗。

2. 病情监测指导　指导患者对出血情况及伴随症状或体征的自我监测,一旦新发大量瘀点或紫癜、明显腹痛、便血、关节肿痛、血尿、水肿、泡沫尿,甚至少尿者,多提示病情复发或加重,应及时就诊。

3. 生活指导　嘱患者急性期注意卧床休息,抬高患肢,病情控制后逐渐增加活动量;加强营养,增强体质,注意预防上呼吸道感染;有关节受累或肾脏损害者应注意休息,避免劳累。

三、原发免疫性血小板减少症的护理

原发免疫性血小板减少症(primary immune thrombocytopenia)曾称为特发性血小板减少性紫癜(idiopathic thrombocytopenic purpura,ITP),是一种复杂的、多种机制共同参与的获得性自身免疫性出血性疾病,主要是由于患者对自身血小板抗原的免疫失耐受,导致血小板受到免疫性的破坏和生成抑制,以致出现程度不等的血小板减少。ITP 是临床最常见的血小板减少性疾病,儿童发病前多有病毒感染前驱病史,急性病程,大多可痊愈。而成人 ITP 则多起病隐匿,容易慢性化。ITP 患者可无临床表现,也可表现为自发性的皮肤黏膜及内脏出血、乏力等。

（一）护理评估

1. 健康史　①发病前有无上呼吸道感染史,尤其是病毒感染史;②有无其他部位的细菌或病毒感染史;③询问患者食物和药物过敏史;④询问患者特殊用药史。

2. 身体状况　评估患者皮肤黏膜有无瘀点、瘀斑、血肿,球结膜有无充血水肿,口腔黏膜有无溃疡、出血或血疱,牙龈和鼻腔有无渗血,有无消化道和泌尿生殖系的出血症状。

3. 实验室检测结果　①血常规:血小板计数等;②骨髓象结果;③其他检测结果:自身抗体筛查、肝炎病毒检查、甲状腺功能等。

4. 心理社会反应　评估患者对疾病治疗和预后的认知程度、心理压力状况以及对有无焦虑、恐惧心理,患者的社会支持状况及治疗依从性。

（二）护理要点

1. 症状的护理　①出血的护理:见本节"出血的护理"部分;②乏力:嘱患者卧床休息,做好基础护理;预防跌倒。

2. 用药护理　正确执行医嘱,密切观察药物效果及不良反应;长期使用糖皮质激素者可引起皮质醇增多症,出现身体外形的变化、胃肠道反应或出血、诱发或加重感染、骨质疏松等,应向患者做好解释工作,并指导患者餐后服药,注意观察大便颜色,加强个人卫生,预防感染;静脉滴注免疫抑制剂和大剂量免疫球蛋白时,可有恶心、头痛、出汗、发热等反应,做好观察与护理工作。

（三）护理评价

1. 患者出血症状有无缓解,有无重要脏器的出血。

2. 患者乏力症状有无缓解。

3. 患者是否掌握了疾病相关知识,能够正确认识疾病。

4. 患者能否遵医嘱用药,行为依从性良好。

（四）健康指导

1. 疾病知识指导　对患者及家属行疾病相关知识指导,了解本病的发病机制、主要表现及治疗方法;指导患者观察出血情况,避免人为损伤而诱发或加重出血;避免服用可能引起血小板减少或抑制其功能的药物,特别是非甾体抗炎药,如阿司匹林等时,需根据临床需要及血小板计数,酌情调整或停药。

2. 病情监测　指导观察皮肤黏膜出血的情况,如瘀点、瘀斑,有无牙龈出血、鼻出血等,有无内脏出血的表现,如月经量明显增多、呕血或便血、咯血、血尿、头痛、视力改变等。

3. 用药指导　服用糖皮质激素者,应告知必须按医嘱、按时、按剂量、按疗程用药,不可自行减量或停药,以免加重病情。为减轻药物的不良反应,应饭后服药,必要时可加用胃黏膜保护药或制酸药;注意预防各种感染。定期复查血象,以了解血小板数目的变化,指导疗效的判断和治疗方案的调整。

4. 生活指导　指导患者保持充足的睡眠、情绪稳定和大便通畅,合并高血压者应积极控制血压。

四、血栓性血小板减少性紫癜的护理

血栓性血小板减少性紫癜(thrombotic thrombocytopenic purpura,TTP)是一种弥散性微血管血栓-出血综合征,发病率相对较低,多为急性发病,进展迅速,预后较差,病死率高。TTP以血小板减少性紫癜、微血管病性溶血、神经精神症状、肾损害和发热的典型五联症为表现,目前血浆置换术(plasma exchange,PE)为首选治疗方法。

（一）护理评估

1. 健康史　①询问患者是否有家族病史;②询问患者是否有感染史,如呼吸道、肠道感染等;③询问患者药物过敏史;④询问患者近期妊娠情况;⑤患者是否合并有免疫性疾病,如类风湿关节炎、干燥综合征等;⑥询问患者是否有中毒病史,如一氧化碳、染料等。

2. 身体状况　①患者有无皮肤黏膜、鼻腔、视网膜、胃肠道、生殖、泌尿系等部位的出血以及出血的严重程度;②患者有无头痛、意识紊乱、淡漠、失语、惊厥、视物模糊、谵妄和偏瘫等情况;③患者贫血的严重程度;④患者是否有皮肤、巩膜黄染;⑤患者是否有尿色加深;⑥评估患者有无发热症状。

3. 实验室及其他检测结果　关注血常规、肾功能、凝血功能等指标的检测结果。

4. 社会心理状况　评估患者社会支持和心理状况,有无焦虑、恐惧情绪,评估患者及家属的压力源。

（二）护理要点

1. 病情观察　严密观察生命体征、血氧饱和度;观察患者的意识、瞳孔、呼吸及肢体活动情况,有无头痛、言语不清、性格改变和定向障碍;监测患者血象、骨髓象、凝血酶原时间。

2. 症状　护理出血,详见本节"出血的护理"部分的内容。

3. 用药护理　详见第三节"三、原发免疫性血小板减少症的护理"用药护理部分的内容。

4. 感染的预防与护理　详见第二节"感染的预防与护理"部分的内容。

5. 饮食与营养　出血期,饮食以流质、易消化的半流质、软食为主;高热期,摄入足够的热量和营养,补充水分和维生素;肾功能不佳时,给予低盐或无盐饮食,并控制蛋白质的摄入,提供优质蛋白饮食;恢复期,饮食清淡,易消化,避免刺激性食物,避免暴饮暴食。

6. 血浆置换

（1）操作前准备:①了解患者病史,核对血常规和凝血功能的检查结果;②向患者和家属解释操作的目的、必要性、过程及配合要求等,缓解其紧张心理;③用物准备:血细胞分离机、一次性血细胞分离机耗材、治疗盘、生理盐水1 000mL以上,枸橼酸-葡萄糖抗凝溶液A(ACD-A)抗凝剂500~1 000mL,22G穿刺针两根。必要时备好各种抢救药物和抢救物品。

（2）操作中护理:①体位准备:穿刺前应协助患者排空大小便,协助其采取能够长时间保持的舒适体位,如平位或半坐卧位。②建立静脉血管通路:建立两条静脉血管通路(采血通和回输通路),穿刺部位可选择肘正中静脉或者同级静脉(上下肢均可),保证血流速度60~80mL/min。③严密观察病情:密切观察生命体征,当患者出现口唇和指端发麻、乏力、胸闷、心悸等低钙血症时及时汇报医师,遵医嘱给予口服或静脉注射钙剂;观察穿刺部位的皮肤有无肿痛、出血,指导患者保持良好的肢体位置,避免穿刺操作时肘部弯曲,以免针头刺伤血管;观察管道连接的紧密性,防止管道滑脱和空气栓塞。观察流量是否通畅:出血管路压力不够时,给予适当抬高床头,调整针头方向,指导患者进行穿刺侧肢体有节奏地握拳和松拳运动或捏皮球,压加过高时,检查有无针头堵塞和管道受压,并及时给予处理。④生活护理:协助患者进食、水和解决大小便。

（3）操作后护理:①操作结束后,指导患者卧床休息,监测生命体征,观察患者有无口唇、指端发麻、乏力、心悸、胸闷等不适症状;②及时采集血标本送检,急查肝功能;③观察穿刺处有无出血倾向,拔针后穿刺点加压止血,局部保持清洁干燥,24h内不可碰水;④操作后指导患者注意休息,减少家属到医院探视,防止发生交叉感染。

（三）护理评价

1. 患者出血症状有无缓解,血小板计数是否接近正常或正常。

2. 患者乏力症状是否缓解。

3. 患者神志、感知是否恢复正常,有无受伤发生。

（四）健康指导

1. 疾病知识指导 ①TTP起病急,病情进展迅速,出血严重者需绝对卧床,缓解期注意休息,避免过度劳累;②指导患者有效使用药物,严格按照医嘱坚持服药;③保持大便通畅,避免用力排便引起腹压增高而诱发出血。

2. 生活指导 ①指导患者饮食以流质、半流质的高蛋白、高维生素、易消化食物为主,避免辛辣刺激及油炸食物;怀疑有消化道出血者需遵医嘱禁食。②指导患者养成良好的生活作息,保证充足睡眠,注意保暖,减少进出公共场所的次数,避免交叉感染,提高疾病自我观察和管理能力,并定期随访。

五、血友病的护理

血友病(hemophilia)是一组因遗传性凝血因子生成障碍而引起的出血性疾病,包括血友病A、血友病B,以血友病A最常见,占血友病的85%。血友病遗传方式为X连锁隐性遗传,一般女性携带致病基因、男性发病。血友病以阳性家族史、幼年发病、自发或轻微外伤后出血不止、血肿形成、关节腔出血为临床特征。有约1/3患者为基因突变所致,故无阳性家族史。

（一）护理评估

1. 健康史 ①询问患者是否有家族病史;②询问患者近期是否有外伤;③询问患者用药史和过敏史。

2. 身体状况 ①评估患者有无皮肤黏膜、鼻腔、视网膜、关节腔、肌肉、胃肠道、生殖系和泌尿系等部位的出血以及出血的严重程度;②评估患者外伤或手术后出血、止血情况;③患者有无头痛、视物模糊、意识紊乱、淡漠等颅内出血情况;④患者是否存在其他出血相关并发症,如关节畸形、肌肉萎缩等。

3. 实验室检测结果 关注因子浓度、血小板计数、出血时间、凝血酶原时间、APTT等检测结果。

4. 社会心理状况 评估患者是否因反复出血而引发悲观、恐惧情绪;评估患者的社会支持情况。

（二）护理要点

1. 出血的护理

（1）预防出血:严禁肌内注射,注射拔针后适当延长按压时间,直至出血停止;各类侵入性操作或手术前后应补充足够量的凝血因子;加强口腔卫生,防龋齿;限制患者活动范围和活动程度;避免过度负重或进行剧烈的接触性运动,禁止从事危险作业及重体力活动;使用刀、剪、锯等锐器工具时应注意防止锐器伤,必要时戴防护性手套;遵医嘱用药,禁止使用抑制凝血功能的药物。

（2）局部出血的处理:①皮下出血时,局部可采用压迫止血并用冰袋冷敷。②鼻黏膜出血时,可按医嘱使用巴曲酶、凝血酶等药物填塞止血。③拔牙后出血不止或出血较多的伤口,可用含凝血因子的粘贴物覆盖伤口或创面。④局部深层组织血肿形成和关节腔出血时,患者应卧床休息,限制运动,局部压迫、冷敷及抬高患肢,根据情况使用夹板、模具、拐杖或轮椅等,使患者出血的肌肉和关节处于休息位。关节出血停止,肿痛消失后,关节可适当活动,以防关节畸形和僵硬。因反复出血致慢性关节损害者,需联合专业康复团队指导其进行康复锻炼。⑤咽喉部出血或血肿形成时,应协助患者取侧卧位或头偏向一侧,避免血肿压迫呼吸道引起窒息,必要时用吸引器将血吸出,并做好气管插管或切开的准备。⑥一旦出现颅内出血,遵医嘱紧急输注凝血因子,配合医生做好抢救工作。

（3）凝血因子及输血的护理:根据患者血友病类型选择凝血因子,新鲜冷冻血浆、冷沉淀物、凝血酶原复合物等;输注冷冻血浆或冷沉淀物前,应将其置于37℃温水（水浴箱）中解冻、融化,并以患者能耐受的速度尽快输入;凝血酶原复合物制剂需严格按照说明书进行配置,滴注时间不超过10mL/min;输注过程中和输注完毕后密切观察有无发热、寒战、头痛等输血反应。

（4）用药护理:快速静脉注射去氨加压素可出现头痛、心率加快、颜面潮红、血压升高及少尿等不良反应,要注意观察,必要时遵医嘱对症处理。治疗前、后配合医生做好血浆凝血因子水平检测的标本采集及送检。

（5）病情观察:监测患者出血情况和其他临床表现,重视患者自觉症状,及时发现急重症患者。

2. 失用综合征的预防

（1）评估关节腔出血与病变:定期评估患者关节外形有无改变、局部有无压痛、关节活动能力有无异常等,以判断关节病变是否处于急性出血期（局部可有红、肿、热、痛及功能障碍）、慢性炎症期（关节持续性肿胀及功能障碍）,或病情进一步发展可导致关节纤维强直、畸形以致功能丧失。

（2）关节康复训练:①关节疼痛缓解后,鼓励患者积极进行关节功能锻炼,讲解康复训练的目的、意义、主要方法、注意事项与配合要求等;②急性期应局部制动并保持肢体、关节处于功能位,以避免出血加重;③在关节肿胀未完全消退、肌肉力量未恢复之前,切勿使患肢负重,适当增加卧床时间;④关节腔出血控制后,指导患者循序渐进地进行康复训练。

（三）护理评价

1. 患者能否正确描述疾病相关知识,自觉避免诱发或加重出血的人为因素。

2. 患者出血、疼痛症状有无缓解。

3. 患者是否掌握及时、有效止血的方法。

4. 患者是否发生关节畸形。

5. 出血患者是否及时补充凝血因子。

（四）健康指导

1. 疾病预防指导　①遗传咨询:有家族史者,婚前应常规进行血友病的遗传咨询。②婚前检查:通过婚前检查,不仅可发现血友病患者,也可发现血友病基因的女性携带者。③产前诊断:女性携带者均应进行产前诊断,一般于妊娠第13～16周进行羊水穿刺,确定胎儿性别及基因表型。

2. 疾病知识指导　①向患者及家属介绍疾病的原因、遗传特点、主要表现、诊断与治疗的主要方法与预防等,说明本病为遗传性疾病,需终身治疗,并积极预防出血。②指导患者及家属掌握预防出血的措施。③病情监测:患者应学会自我监测出血的症状与体征,一旦发生出血,常规处理效果不好或出现严重出血,应及时就医。④出血的应急处理指导:指导患者及家属掌握常见出血部位的止血方法;有条件者,可教会患者及家属注射凝血因子的方法,以便紧急情况下及时处理严重出血。⑤提供有关血友病社会团体和患友协会相关信息,鼓励患者及家属参与相关的社团及咨询活动,通过与医护人员或患者间的信息交流,相互支持,共同应对这一疾病给患者及家庭带来的困难与烦恼。告诉患者外出或远行时,应携带血友病的病历卡,以备发生意外时可得到及时救助。

六、弥散性血管内凝血的护理

弥散性血管内凝血(disseminated intravascular coagulation,DIC)机体在某些致病因子作用下,凝血因子在血液循环中被广泛激活,使血液处于高凝状态,进而在全身小血管和毛细血管内形成微血栓的严重病理过程。DIC 不是一个独立的疾病,而是继发于严重疾病的病理状态,起病急骤、病情复杂、进展迅速、预后不佳、死亡率高,是临床急重症之一。

（一）护理评估

1. 健康史　①患者患病及治疗经过,本次发病情况、主要症状持续时间、有无诱发因素及伴随症状。②询问患者食物过敏史。③询问患者药物过敏史以及有无特殊药品摄入史。④有无细菌、病毒感染史。

2. 身体状况　评估患者有无皮肤黏膜瘀点、瘀斑,有无牙龈、鼻腔渗血,有无消化道、泌尿生殖系的出血,有无颅内出血。

3. 实验室检测结果　监测 D-二聚体测定、纤维蛋白原降解产物(fibrin degradation products,FDPs)、纤维蛋白原、凝血酶原时间、凝血酶时间、部分凝血活酶时间等。

4. 心理社会反应　DIC 病情发展迅速,死亡率高,需评估患者及家属对疾病治疗和预后的认知程度,有无紧张、焦虑、恐惧心理,评估其治疗的依从性。

（二）护理要点

1. 病情观察　①定时测量生命体征,观察神志和意识状态。②观察出血情况:常见的出血有皮肤的瘀点、紫癜、血肿,黏膜出血,消化道出血,泌尿道出血等,持续、多部位的渗血或出血,尤其是手术伤口、穿刺点和注射部位的持续性渗血,是发生 DIC 的特征;出血加重多提示病情进展或恶化,反之可视为病情得到有效控制。③实验室指标监测:应及时、正确地采集和送检各类标本,关注检测结果,及时报告医生。

2. 抢救配合与护理　迅速建立两条静脉通道,及时给予液体补充和抢救药物;备齐各种急救设备,并保持设备处于功能状态。

3. 用药护理　熟悉救治 DIC 过程中各种常用药物的名称、给药方法、主要不良反应及预防和处理的方法,遵医嘱正确配制和应用有关药物,尤其是肝素等抗凝血药。低分子肝素常规剂量使用时,一般不发生出血,无须严格的血液学检测。普通肝素的主要不良反应是出血,在用药过程中最常用的监测指标为APTT:较正常参考值延长 1.5~2.0 倍为合适剂量;若过量而致出血可用鱼精蛋白中和,鱼精蛋白 1mg 可中和肝素 100U。

4. 休克、多发性微血管栓塞的预防

（1）一般护理:患者严格卧床休息,根据病情取合适体位,注意保暖;做好患者基础护理,预防压疮的发生;给予清淡、易消化的流质或半流质食物,必要时禁食;遵医嘱给予氧气吸入,以改善重要脏器的缺氧状态。

（2）病情观察:①严密观察病情变化,及时发现休克或重要器官功能衰竭的发生。②观察皮肤的颜色与温、湿度的变化,定时监测患者的生命体征、神志和尿量变化。③观察有无皮肤、黏膜及重要器官栓塞的症状和体征,如肾栓塞可出现腰痛、血尿、少尿或无尿,甚至急性肾损伤;肺栓塞表现为突然呼吸困难、胸痛和咯血;胃肠黏膜栓塞后坏死可出现消化道出血;皮肤栓塞可出现手指、足趾、鼻、颈、耳部苍白疼痛,甚至引起局部皮肤的干性坏死;脑栓塞时可出现头痛、抽搐、昏迷或神经系统的定位表现。④加强对原发病的观察和监测,及时终止 DIC 的病理过程。

（三）护理评价

1. 患者出血症状有无缓解。

2. 患者能否正确描述疾病发生的原因,自觉避免诱发出血的因素。

3. 患者缺氧和/或二氧化碳潴留症状是否得到改善。

4. 患者是否发生严重并发症。

（四）健康指导

1. 疾病知识　向患者解释疾病发生的原因、主要表现、临床诊断和治疗配合、预后等。特别要解释反复实验室检查的重要性、必要性以及特殊治疗的目的和不良反应。

2. 心理指导 加强患者的社会支持力量,安抚陪伴患者,以缓解其紧张、恐惧情绪,提高战胜疾病的信心,主动配合治疗。

3. 生活指导 嘱患者注意休息,保持充足的睡眠;可进食者,为其提供可口、易消化、易吸收、富含营养的食物,少量多餐;疾病康复期,应循序渐进地进行身体活动,促进机体的康复。

4. 随访 本病易复发,需指导患者定期复查,若有出血倾向和病情变化,需及时就医。

七、易栓症的护理

易栓症(thrombophilia)是指因抗凝蛋白、凝血因子、纤溶蛋白等遗传性或获得性缺陷,或者存在获得性危险因素而具有高血栓栓塞倾向。易栓症患者易形成深静脉血栓(deep vein thrombosis,DVT)以及肺栓塞(pulmonary embolism,PE),两者可统称为静脉血栓栓塞(venous thromboembolism,VTE)。

（一）护理评估

1. 健康史 ①评估获得性血栓的危险因素:老年、手术史、创伤史、长期卧床、高凝血因子水平、高同型半胱氨酸血症、合并恶性肿瘤、合并抗磷脂抗体综合征、合并肾病综合征等。②用药史:有无口服避孕药、雌激素替代治疗、化疗、靶向药以及免疫调节剂用药史。③妊娠史:是否正在妊娠、既往有无不良妊娠史等。④家族史:有无 VTE 相关病史、直系亲属有无遗传性疾病等。

2. 身体状况 有无下肢不对称肿胀、疼痛以及浅静脉曲张等表现。

3. 实验室检测结果 ①血常规。②尿常规、大便常规、肝肾功能、血脂、血糖、同型半胱氨酸等。③凝血指标:凝血四项等。④免疫指标:红细胞沉降率、C 反应蛋白、狼疮抗凝物等。

4. 心理社会反应 患者患病后的心理状况,有无焦虑、抑郁、恐惧等;患者社会支持情况。

（二）护理要点

1. 症状护理

（1）发热:①做好患者晨晚间护理和基础护理,保持皮肤清洁,及时更换被汗液浸湿的衣物及被服,防止受凉,保持床单位、衣服清洁、干燥,协助危重患者翻身、擦背,加强皮肤护理,预防压疮,对意识障碍的患者注意防止坠床发生。②降温:体温<38.5℃者,给予物理降温,冰敷、冰帽、温水擦浴,禁止使用酒精擦浴;体温≥38.5℃时,遵医嘱给予药物降温;降温过程中密切观察患者生命体征;观察患者降温后的反应,尤其是血压变化,避免发生虚脱。③高热患者机体代谢快,热量消耗大,水分丢失多,应鼓励患者多饮水,必要时静脉补充液体,维持水、电解质平衡。④给予高热量、高蛋白、高维生素、低脂易消化的流质或半流质饮食,补充机体营养。⑤及时留取血培养标本并送检。

（2）疼痛:①评估患者疼痛的性质、程度、持续时间、加重和缓解因素,疼痛明显时遵医嘱使用镇痛剂。②评估肢体肿胀程度,每日测量两侧下肢腿围。③患侧下肢制动,高于心脏水平 20～30cm,膝下垫软枕,以保持肢体功能位。

2. 深静脉血栓形成的护理 ①患者绝对卧床休息,患肢制动抬高,禁止按摩和局部热敷。②观察局部皮肤颜色改变,注意皮肤温度、湿度和皮肤弹性,定时观察患肢足背动脉搏动情况。③嘱患者切勿用力屏气、剧烈咳嗽等,以防血栓脱落。④密切观察患者有无突发呼吸困难、发绀、胸痛、咯血等肺栓塞症状,一旦出现立即配合医生抢救。⑤遵医嘱进行溶栓治疗,请介入科协助处理,做好介入治疗的护理。⑥压疮的预防与护理:避免身体局部组织长期受压,指导患者定时翻身,翻身时应抬起患肢,注意避免拖、拉、推等动作,患者身体空隙处垫软枕,降低骨突出处所受的压力,必要时予气垫床。

（三）护理评价

1. 患者发热症状是否缓解。

2. 患者疼痛是否缓解。

3. 患者贫血症状是否缓解。

4. 凝血功能是否正常或接近正常。

5. 是否发生血栓脱落、肺栓塞等严重不良反应。

（四）健康指导

1. 为患者提供出院指导,内容包括肢体活动、个人卫生、饮食卫生、心理状态、服药方法、复查事项等。

2. 患者血栓再通后,指导其尽早行床上主动、被动功能锻炼,训练宜循序渐进,逐步提高生活自理能力。

3. 深静脉血栓的远期并发症主要为栓塞后综合征,即静脉瓣损伤使得深静脉功能不全引起浅静脉高压,导致患肢不适、水肿、静脉曲张、皮炎、溃疡等,若发现有异常应及时就医。

（方云　刘敏杰）

第四节　血液系统恶性肿瘤患者的护理

近年来,随着基础医学研究的不断深入和发展,不但使血液病在发病机制的阐明、诊断的确立、治疗策略的选择与制定、病情监测、药物疗效的观察与评价等方面达到更新的水平,而且使血液病在治疗手段上也有很大的发展。在配合新技术、新疗法的实施过程中,血液病的专科护理也得到了相应的发展,包括饮食指导、心理护理、感染及出血等症状的护理、各种化疗药物的配制与应用、成分输血、中心静脉导管的置入、应用与维护等。

一、概　述

（一）化疗的护理

化疗是血液病最常用的治疗方法,但也会产生很多不良反应,降低患者免疫功能,还会使患者肠胃产生连锁反应,导致患者食欲不振、电解质紊乱、营养缺乏。一旦免疫力降低,感染进一步加重,甚至威胁患者生命安全。因此护士要做好化疗期的护理,帮助患者平稳度过化疗期。

1. 静脉炎及组织坏死的预防与护理

（1）合理选择静脉:反复多次化疗者,最好采用中心静脉或深静脉留置导管供注射用。如果使用浅静脉,应选择有弹性且直的大血管。避免在循环功能不良的肢体进行注射。

（2）避免药液外渗:静脉注射化疗药前,先用生理盐水冲管,确定注射针头在静脉内方可注射药物;静脉注射时要边抽回血边注射药物,以保证药液无外渗;当有数种药物给予时,要先用刺激性强的药物;药物输注完毕再用生理盐水 10~20mL 冲洗后拔针,以减轻药物对局部血管的刺激;拔针后要局部按压数分钟,以达到止血和预防药液外渗的目的。

（3）化疗药物外渗的处理:输注时疑有或发生化疗药物外渗,应立即停止注入,边回抽边退针,不宜立即拔针;局部使用生理盐水加地塞米松作多处皮下注射,范围须大于渗漏区域,或遵医嘱选用相应的拮抗剂,常用的如硫代硫酸钠可用于拮抗氮芥、丝裂霉素、放线菌素 D 等,8.4%碳酸氢钠可用于拮抗多柔比星、长春新碱等。此外,局部冷敷亦有一定的效果。

（4）静脉炎的处理:发生静脉炎的局部血管禁止静脉输注,患处勿受压。使用多磺酸黏多糖乳膏（喜辽妥）等药物外敷,鼓励患者多做肢体活动,以促进血液循环。

2. 骨髓抑制的预防和护理　骨髓抑制是多种化疗药物共有的不良反应,对于急性白血病的治疗具有双重效应:首先是有助于彻底杀灭白血病细胞,但严重的骨髓抑制又可明显增加患者重症贫血、感染和出血的风险而危及生命。多数化疗药物骨髓抑制作用最强的时间约为化疗后第 7~14d,恢复时间多为之后的 5~10d,但存在个体差异性。化疗期间要遵医嘱定期检查血象,初期为每周 2 次,出现骨髓抑制者根据病情需要随时进行;每次疗程结束后要复查骨髓象,以了解化疗效果和骨髓抑制程度。应避免应用其他抑制骨髓的药物。一旦出现骨髓抑制,需加强贫血、感染和出血的预防、观察和护理,协助医生正确用药。

3. 消化道反应的预防和护理　恶心、呕吐、食欲不振等消化道反应出现的时间及反应程度除与化疗药物的种类有关外,常有较大的个体差异。患者一般第 1 次用药时反应较强烈,以后逐渐减轻;症状多出现在用药后 1~3h,持续数小时不等,体弱者症状出现较早且较重。故化疗期间应注意下面情况。

（1）良好的休息与进餐环境：为患者提供一个安静、舒适、通风良好的休息与进餐环境，避免不良刺激。

（2）选择合适的进餐时间，减轻胃肠道反应：建议患者选择胃肠道症状最轻的时间进食，避免在治疗前后 2h 内进食；当出现恶心、呕吐时应暂缓或停止进食，及时清除呕吐物，保持口腔清洁。必要时，可遵医嘱在治疗前 1~2h 给予止吐药物，并根据药物作用半衰期的长短，每 6~8h 重复给药 1 次，维持 24h 的有效血药浓度，以达到减轻恶心、呕吐反应的最好效果。

（3）饮食指导：给予高热量、高蛋白质与高维生素、清淡、易消化饮食，以半流质为主，少量多餐。避免进食高糖、高脂、产气过多和辛辣食物，尽可能满足患者的饮食习惯和/或对食物的要求，以增加食欲。进食后可根据病情适当活动，休息时取坐位和半坐位，避免饭后立即平卧。

（4）其他：如减慢化疗药的滴数，若胃肠道症状较严重，无法正常进食，应尽早遵医嘱给予静脉补充营养。

4. 口腔溃疡的护理　原则上是要减轻溃疡面感染的概率，促进溃疡的愈合。对已发生口腔溃疡者，应加强口腔护理，每日 2 次，并教会患者漱口液的含漱及局部溃疡用药的方法。

（1）漱口液的选择与使用：一般情况下可选用生理盐水、复方硼砂液等交替漱口；若疑为口腔厌氧菌感染可选用 1%～3% 过氧化氢溶液；真菌感染可选用 1%～4% 碳酸氢钠溶液、2.5% 制霉菌素溶液、1:2 000 氯己定溶液或复方氯己定溶液。每次含漱时间为 15~20min，至少每天 3 次，溃疡疼痛严重者可在漱口药内加入 2% 利多卡因止痛。

（2）促进溃疡面愈合：2% 碘甘油 10mL 加蒙脱石散 3g 与地塞米松 5mg，调配成糊状外敷或局部涂抹；有口腔真菌感染者可选用制霉菌素溶液漱口。漱口或涂药后 2~3h 方可进食或饮水。此外，四氢叶酸钙（口服与含漱）对大剂量甲氨蝶呤化疗引起的口腔溃疡效果显著。

5. 心脏毒性的预防和护理　柔红霉素、多柔比星、高三尖杉酯碱类药物可引起心肌及心脏传导损害，用药前、后应监测患者的心率、心律及血压，同时遵医嘱应用保护心肌的药物；药物要缓慢静脉滴注，小于 40 滴/min；注意观察患者的面色和心率，以患者无心悸为宜。一旦出现毒性反应，应立即报告医生并做好相应的处理。

6. 肝功能损害的预防和护理　甲氨蝶呤、门冬酰胺酶对肝功能有损害作用，用药期间应观察患者有无黄疸，并定期监测肝功能。

7. 尿酸性肾病的预防与护理

（1）病情观察：化疗期间观察患者尿量的变化或记录 24h 出入量；定期进行白细胞计数、血尿酸水平、尿常规和肾功能检查。一旦出现少尿或无尿时，及时报告医生，协助做好急性肾衰竭的救治。

（2）保证足够的尿量：鼓励患者多饮水，化疗期间每天饮水量 3 000mL 以上，遵医嘱静脉补液，保证每小时尿量>150mL，以利于尿酸和化疗药降解产物的稀释和排泄，减少对下尿路的化学刺激。

（3）用药护理：遵医嘱预防性服用别嘌呤醇和碳酸氢钠，以抑制尿酸的生成和碱化尿液，减少尿酸结晶的析出。在化疗给药前后遵医嘱给予利尿剂，以促进尿酸的稀释与排泄。注射化疗药前后，鼓励患者多饮水，每日饮水大于 2 000~3 000mL，多排尿，以促进药物代谢。

8. 鞘内注射化疗药的护理　协助患者采取头低抱膝卧位，协助医生做好穿刺点的定位和局部消毒与麻醉；推注药物速度宜慢；拔针后局部予消毒纱布覆盖、固定，鞘注后嘱患者去枕平卧 4~6h，注意观察有无头痛、呕吐、发热等化学性脑膜炎及其他神经系统的损害症状。

9. 脱发的护理

（1）化疗前宣教：向患者说明化疗的必要性及化疗可能导致脱发现象，但绝大多数患者在化疗结束后，头发会再生，使患者有充分的心理准备，坦然面对。

（2）出现脱发后的心理护理：评估患者对化疗所致落发、秃发的感受和认识，并鼓励其表达内心的感受如失落、挫折、愤怒。指导患者使用假发或戴帽子，以降低患者身体意象障碍。协助患者重视自身的能力和优点，并给予正向回馈。鼓励亲友共同支持患者。介绍有类似经验的患者共同分享经验。鼓励患者参与正常的社交活动。

10. 活动无耐力

（1）休息与活动：指导患者合理安排休息与活动。应根据贫血的程度、发生发展的速度及原发疾病等，与患者一起制定休息与活动计划，逐步提高患者活动耐力水平。轻度贫血者，无须太多限制，但要注意休息，避免过度疲劳。中度贫血者，增加卧床休息时间，若病情允许，应鼓励患者生活自理，活动量应以不加重症状为宜，并指导患者于活动中进行自我监控，若活动中自测脉搏 ≥100 次/min 或出现明显的心悸、气促时，应停止活动。必要时，在患者活动时给予协助，防止跌倒。重度贫血者多伴有贫血性心脏病，缺氧症状明显，应给予舒适体位（如半坐卧位）卧床休息，减少回心血量缓解患者的呼吸困难或缺氧症状，待病情好转后可逐渐增加活动量。

（2）氧疗：严重贫血患者应予常规氧气吸入，以改善组织缺氧。

11. 心理护理

（1）评估心理状态：血液恶性肿瘤患者的心理反应过程与其他类型的恶性肿瘤患者大致相同，常经历震惊否认期、震怒期、磋商期、抑郁期和接受期。患者心理的反应程度随年龄、文化背景等不同而有较大差异。未确诊的患者表现为由怀疑而引起的焦虑；一旦确诊，多数患者会产生强烈的恐惧、忧伤、悲观、失望等负面情绪，甚至企图轻生。随着治疗的进展，病情好转，尤其是疾病治疗的缓解期，患者恐惧感会逐渐消失，此时可较坦然地正视自己的疾病。当疾病复发时，患者的恐惧感会再度出现，表现为神情紧张、抑郁、易激惹，常感到孤独、绝望等。护士应了解患者的不同时期的心理反应，并进行针对性护理。

（2）心理疏导：①护士应耐心倾听患者诉说，了解其苦恼，鼓励患者表达内心的悲伤。②向患者说明长期情绪低落、焦虑、抑郁等可造成内环境失衡，引起食欲下降、失眠、免疫功能低下，反过来加重病情，从而帮助患者认识到不良的心理状态对身体的康复不利。③向患者介绍已缓解的典型病例，鼓励患者，帮助其树立战胜疾病的信心。④组织病友之间进行养病经验的交流。

（3）建立良好的生活方式：帮助患者建立良好的生活方式，化疗间歇期坚持每天适当活动、散步、打太极拳，饮食起居规律，保证充足的休息、睡眠和营养，根据体力做些有益的事情，使患者感受到生命的价值，提高生存的信心。

（4）给予家庭及社会支持：当患者确诊后，家属首先能够承受住这一打击，努力控制住自己的情绪，同时关心、帮助患者，使患者感受到家人的爱与支持；护士应尽力帮助患者寻求社会资源，建立社会支持网，增强战胜病魔的信心。

（二）经外周中心静脉导管的应用与维护

1. 经外周中心静脉导管的应用　经外周置入中心静脉导管（peripherally inserted central catheter，PICC）是经上肢的贵要静脉、肘正中静脉、头部颞静脉、耳后静脉等穿刺置管，尖端位于上腔静脉或下腔静脉的导管。可用于输注各种药物、营养支持治疗以及输血等，也可以用于血液样本的采集。PICC 留置时间可长达 1 年，能为患者提供中长期的静脉输液治疗，减少频繁静脉穿刺给患者带来的痛苦，且避免了刺激性药物对外周血管的损害及化疗药物外渗引起的局部组织坏死，解决了外周血管条件差的患者输液难题。

2. PICC 维护和护理

（1）定期更换导管接头：应至少每 7 天更换一次导管接头，减少血源性感染的机会；若肝素帽或无针接头内有血液残留、完整性受损或取下后，均应立即更换。

（2）正确进行 PICC 的冲管与封管：①冲管方法及注意事项：冲管和封管应使用 10mL 及以上注射器或一次性专用冲洗装置；常规采用生理盐水冲管，成人 20mL、儿童 6mL；治疗期间输入化疗药物、氨基酸、脂肪乳等高渗、强刺激性药物或输血前后，应及时冲管。治疗间歇期每 7 天需冲管 1 次；采用脉冲式（冲-停-冲-停）方法，有节律地推动注射器活塞，使盐水产生湍流以冲净管壁。如果遇到阻力或抽吸无回血，应进一步确定导管的通畅性，不应强行冲洗导管。②封管方法及注意事项：封管液为生理盐水或 0~10U/mL 肝素盐水，封管液量应两倍于导管+辅助延长管的容积，并以正压式方法封管。③敷料的更换：穿刺后 24h 更换无菌透明敷料，以后无菌透明敷料应至少每 7 天更换 1 次；若穿刺部位发生渗液、渗血时应及时更换敷料；穿刺部位的敷料发生松动、污染等完整性受损时则应立即更换。

（3）常见并发症的观察及护理：

1）穿刺部位渗血：多发生在穿刺部位24h内,常因肘关节伸屈活动,上肢支撑用力而导致穿刺点渗血。因此,置管后应嘱患者可行前臂内旋或外旋活动,但应避免上肢用力和/或进行肘关节的伸屈活动。

2）导管堵管：为非计划性拔管的主要原因之一,主要表现为输液速度减慢、冲管的阻力大。一旦出现上述征象,首先应分析堵管的可能原因,不宜强行推注生理盐水,并应遵医嘱及时处理和做好相关的记录。导管堵塞的常见原因与分类：①血栓性堵塞：最常见。主要由于封管的方法不正确;冲管不及时或不彻底;患者血黏滞性高,如老年人、糖尿病患者等;穿刺侧肢体活动过度或冲管压力过大,造成血管内膜损伤,以致管腔内形成血凝块或血栓。因此化疗患者在两疗程之间的停药期间,应定期、规范冲洗导管,以防导管内血栓形成。血栓性堵管若能及时使用尿激酶等溶栓药,可取得较好的复通效果。②非血栓性堵塞：主要原因为导管打折、扭曲,药物结晶沉积或异物颗粒堵塞等。

3）静脉炎：也是非正常拔管的主要原因之一,包括机械性损伤性静脉炎和感染性静脉炎两种。前者主要是与穿刺插管时的损伤有关,宜将患肢抬高、制动,避免受压;必要时,应停止在患肢静脉输液。后者常与各种原因导致的局部静脉感染有关,并有发生脓毒血症和败血症的危险。对置管患者若按静脉炎常规处理后症状无好转甚至加重,并伴有发热或炎性指标升高等感染症状,应遵医嘱予拔管。

4）静脉血栓形成：在静脉炎病理基础上易形成静脉血栓,患者若出现插管侧臂、肩、颈肿胀及疼痛,应提高警惕,指导患者抬高患肢并制动,不应热敷、按摩、压迫,并通过多普勒彩超等检查手段确诊后应立即通知医生进行处理并详细记录肿胀部位、疼痛程度、皮肤的温度及颜色、是否有出血倾向及功能活动等病情变化。

5）导管异位：以导管异位于颈内静脉最为常见。主要与患者体位不当、经头静脉穿刺、血管变异等有关。为减少导管异位的发生,头静脉穿刺置管时,应注意当导管到达肩部时,嘱患者头转向穿刺侧手臂,下颌靠近肩部,以便于导管顺利进入上腔静脉。

6）导管相关血流性感染：①做好患者置管前评估,根据患者情况选择合适的管路类型,减少不必要的置管。②严格执行手卫生、最大无菌屏障、选择葡萄糖酸氯己定消毒皮肤、选择最佳置管部位以及尽早移除不必要的导管等管理措施。③定期更换敷料,减少三通等附加装置的使用,导管的各项操作严格按照相关标准进行。④出现全身感染症状,而无其他明显感染来源,需同时行外周血及导管血需氧菌、厌氧菌培养,如诊断导管相关血流感染,遵医嘱应用抗生素,综合考虑、酌情拔管。

7）导管脱出：与下列因素有关：①缺乏自我护理知识。②穿脱衣物时将导管拉出。③输液管道太短,以致患者体位改变时牵拉脱出。④导管固定不良。⑤更换贴膜敷料时操作失误带出导管。若导管不慎脱出,严禁将脱出体外部分再行插入;若脱出部分超过5cm时,该导管只能短期使用(<4周),应考虑拔管。

二、淋巴瘤的护理

淋巴瘤(lymphoma)是起源于淋巴结和/或结外淋巴组织的恶性肿瘤。淋巴瘤可发生于身体的任何部位,通常以实体瘤形式生长于淋巴组织丰富的组织器官中,其中以淋巴结、扁桃体,脾及骨髓等部位最易受累。原发部位可在淋巴结,也可在结外的淋巴组织。临床上以无痛性进行性淋巴结肿大和局部肿块为特征,同时可有相应器官受压迫或浸润受损症状。组织病理学上将淋巴瘤分为HL或NHL两大类。NHL发病率远高于HL。

（一）护理评估

1. 病情评估　详细评估患者所患疾病的状况,起病时有无明显诱因,病程中出现的主要症状与不适主诉。了解既往治疗及用药情况,评估患者当前主要症状和体征。

2. 专科评估　①全身浅表淋巴结的情况：如淋巴结肿大的部位、范围、活动度、疼痛度;淋巴结进行性肿大压迫的症状表现淋巴结活检伤口愈合情况。②有无发热、乏力、盗汗、体重下降、皮肤干燥、瘙痒等淋巴瘤特有表现。③酒精疼痛：是部分淋巴瘤患者早期特征性的临床表现。约有17%～20%霍奇金淋巴瘤(hodgkinlymphoma,HL)患者,在饮酒后20min,病变局部发生疼痛。其症状可早于其他症状及实验室或其他辅助检查,因此具有一定的诊断意义。当淋巴瘤在治疗后症状缓解或疾病晚期时,酒精疼痛会消失,复发时又会重现。迄今酒精疼痛的机制不明。④有无结外侵犯表现:皮肤硬结、内脏肿块,头痛视力模糊、性格改变、嗜睡等中枢神经系统受累表现。

3. 实验室及其他检查　血常规、骨髓象、淋巴结及骨髓病理活检等实验室检查结果;评估颈胸腹 CT、全身 PET-CT 等影像学检查结果。

4. 心理及社会支持状况　患者化疗周期长,长期治疗影响家庭生活、经济负担沉重,均可使患者及其照顾者出现各种心理问题和应对行为的不足。评估时注意患者的心理状态,有无焦虑、抑郁、易怒、悲观等情绪。评估患者及家属对疾病的认识程度及态度、家庭经济情况。

（二）护理要点

1. 病情观察　①观察淋巴结肿大的部位、程度及相应器官的压迫症状。②监测体温变化及伴随症状。③密切观察放、化疗的不良反应。④观察有无头痛、视力模糊、性格改变、嗜睡等精神方面的改变。⑤观察有无皮肤瘙痒、酒精疼痛表现。

2. 症状护理　①发热:观察发热时伴随的症状,酌情予温水擦浴或冰块物理降温,必要时遵医嘱予以药物降温,观察降温效果,及时更换汗湿的衣服及床单,鼓励患者多饮水。②特殊症状:如因颈部或纵隔淋巴结肿大发生呼吸困难时,给予高流量氧气吸入,半卧位,遵医嘱使用镇静剂;消瘦乏力、出现明显浸润症状时,应卧床休息以减少消耗,协助其各项生活护理。③淋巴结活检:术前做好解释,消除顾虑;术后观察伤口出血及疼痛情况,及时更换敷料,必要时遵医嘱给予止痛剂。

3. 用药护理　遵医嘱按时、按量、按疗程给药,并注意观察患者的用药疗效及不良反应。

4. 休息与活动　在发病急性期应绝对卧床休息,床上活动为主,保持肢体功能位。病情好转后可指导患者进行适当的小量活动,以床边、走廊散步为宜,每次 20~30min;疾病恢复期可在户外人少处活动,如散步、打太极拳等,不要选择器械类且运动量激烈的活动方式。

5. 饮食与营养　给予高热量、高蛋白、富含维生素、易消化食物,注意饮食新鲜、卫生、细软、无骨刺。

（三）护理评价

1. 能列举化疗的不良反应,积极采取应对措施,主动配合治疗。

2. 正确对待疾病,悲观情绪减轻并渐消除。

3. 能说出活动耐力下降的原因,合理安排休息和饮食。

（四）健康指导

1. 疾病预防指导　①首先需预防慢性感染,如较常见的幽门螺杆菌感染。患者感染幽门螺杆菌后,需前往相应的专科进行诊治,定期检测体内有无感染。②进行自我防护,如远离存在较强放射线的位置,避免接触有毒有害的化学物质。③保持健康的饮食习惯,避免进食烧烤油炸食品。④提高机体免疫功能,锻炼身体,早睡早起。

2. 疾病知识指导　目前诊断技术和设备水平的不断进步,放化疗方案的优化组合,以及各类靶向药物如利妥昔单抗、硼替佐米、依鲁替尼等使恶性淋巴瘤的治疗效果显著提高。淋巴瘤患者的生存周期已得到延长,部分亚型的淋巴瘤甚至可以完全治愈。

3. 病情监测　向患者说明近年来由于治疗方法的改进,淋巴瘤缓解率已大大提高,应坚持定期巩固强化治疗,可延长淋巴瘤的缓解期和生存期。若有身体不适,如疲乏无力、发热、盗汗、消瘦、咳嗽、气促、腹痛、腹泻、皮肤瘙痒、口腔溃疡或发现肿块等,应及早就诊。

4. 生活指导　缓解期或全部疗程结束后,患者仍应保证充分休息、睡眠,适当参与室外锻炼,如散步、打太极拳、体操、慢跑等,以提高机体免疫力。食谱应多样化,加强营养,避免进食油腻、生冷和容易产气的食物。有口腔及咽喉部溃疡者可进牛奶、麦片粥及淡味食物。若唾液分泌减少造成口舌干燥,可饮用柠檬汁、乌梅汁等。注意个人卫生,皮肤瘙痒者避免抓搔,以免皮肤破溃。沐浴时避免水温过高,宜选用温和的沐浴液。

5. 随访　出院后一周复查血象,定期随访;出现出血、发热、导管异常及时就诊。

三、多发性骨髓瘤的护理

多发性骨髓瘤(multiple myeloma,MM)是浆细胞的恶性增殖性疾病,其特征为骨髓中有大量的异常浆细胞(或称骨髓瘤细胞)克隆性增殖,引起广泛溶骨性骨骼破坏、骨质疏松,血清中出现单克隆免疫球蛋白或其片段(M蛋白),正常的多克隆免疫球蛋白合成受抑制,尿中出现本周蛋白,从而引起不同程度的肾损害,贫血、免疫功能异常。

（一）护理评估

1. 病情评估　详细评估患者所患疾病的状况,起病时有无明显诱因,病程中出现的主要症状与不适主诉。了解既往治疗及用药情况,包括曾用药物的种类、用法、剂量、疗程、药物疗效及不良反应等。

2. 专科评估　①骨质破坏情况:骨痛程度、部位、性质、持续时间,有无体位差异,有无肢体麻木、关节僵硬、肌力减弱等伴随症状。②有无贫血、出血、肝脾淋巴结肿大及皮肤硬结、肾评估功能不全等肿瘤浸润症状。③有无蛋白酶体抑制剂,如硼替佐米、伊莎佐米等使用后引起的周围神经病变。

3. 实验室及其他检查　评估肌酐、尿酸、血钙、24h尿蛋白、尿轻链、M蛋白、骨髓穿刺及活检中浆细胞百分比等实验室检查结果;评估X线、PET-CT等影像学检查结果。

4. 心理及社会支持状况　了解患者的性格特征,对疾病治疗与康复的态度及其行为表现倾向,患病对工作与生活的影响,是否存在角色适应不良和应对无效;了解患者的家庭成员组成、经济状况、相互关系、家庭成员对患者所患疾病的认识程度及对患者的关心和支持程度;了解患者出院后继续就医的条件。

（二）护理要点

1. 病情观察

（1）动态观察出血、贫血、感染、骨痛等变化。

（2）观察血常规、凝血功能、血钾、血钙、M蛋白、尿轻链等实验室检查结果。

（3）治疗期间观察:①患者体重及出入量变化。②用药不良反应:消化道反应如恶心、呕吐、便秘等严重程度变化情况;化疗相关口腔黏膜炎发生情况;其他特殊药物相关不良反应观察,如硼替佐米:注射部位皮肤有无发红、疼痛、肿胀;有无发生周围神经病变:肢端有无麻木、疼痛、蚁走、虫爬感,肌力改变大小,带状疱疹的范围、疼痛程度等。

（4）并发症的观察:高黏滞综合征、淀粉样变性、雷诺现象、病理性骨折、周围神经病变等。

2. 症状护理

（1）疼痛护理:①评估疼痛的程度、性质及患者对疼痛的体验和反应。②缓解疼痛:取舒适体位,适当按摩病变部位,力度适中;采用放松、臆想疗法、音乐疗法等,转移患者注意力;遵医嘱使用镇痛药,观察止痛效果。③卧位与活动:卧硬质床垫,床铺干燥平整;每2h翻身一次,保持肢体功能位。④协助生活护理,做好身体肌肤的清洁卫生,预防压疮。⑤给予心理社会支持:关心体贴患者,帮助患者获得情感支持和患病治疗经验。

（2）化疗期护理:①化疗前,告知化疗目的、方法、药物作用副作用。②化疗期间注意饮食新鲜、卫生、细软、清淡、易消化、无骨刺,多饮水(>3 000mL/d)。肾功能损伤患者指导以素食为主,进食少量优质蛋白食物,避免加重肾脏负担。监测患者的体重及尿量,必要时遵医嘱记24h出入量。③化疗后监测血象及其他实验室检查结果,观察硼替佐米注射部位皮肤情况。

（3）肾功能不全的护理:养成良好的作息习惯;饮食上避免碳酸饮料及坚硬、辛辣刺激的食物;水化、利尿;积极治疗原发病,迅速减少轻链的产生;应用糖皮质激素。

3. 用药护理　遵医嘱准确使用各种药物,并注意观察药物疗效。

4. 休息与活动　在骨病发病急性期应绝对卧床休息,尤其需要卧硬板床,保持肢体功能位,协助患者定时更换体位,避免长久卧床而致加重骨骼脱钙。病情好转后可进行适量小量运动,如床边、走廊散步等,每次20~30min;疾病恢复期选择户外活动,如散步、打太极拳等,不要选择器械类且运动量激烈的活动方式。

5. 饮食与营养　进食高热量、高蛋白、富含维生素易消化食品,禁忌辛辣油炸食物。勿外购熟食,水果宜新鲜去皮。每日饮水量大于2 000mL,多摄取粗纤维食物,保持大便通畅,预防便秘。浆细胞侵犯肾脏合并肾功能不全患者按照肾病饮食要求以低蛋白、优质蛋白饮食为主,饮水量按照前一天尿量+500mL基础量提供或谨遵医嘱。

（三）护理评价

1. 患者疼痛能得到及时的观察和处理。

2. 情绪平稳,能积极配合治疗。

3. 能耐受日常生活,活动耐力增加。

（四）健康指导

1. **疾病预防指导**　日常生活中注意劳逸结合,加强营养,增强抵抗力,避免接触电离辐射、工业或农业毒物。

2. **疾病知识指导**　患者易出现病理性骨折,故应注意卧床休息,使用硬板床或硬床垫;适度活动可促进肢体血液循环和血钙在骨骼的沉积,减轻骨骼的脱钙。注意劳逸结合,尤其是中老年患者,避免过度劳累、做剧烈运动和快速转体等动作,饮食指导见本病的护理要点。

3. **病情监测**　遵医嘱用药,有肾损害者避免应用损伤肾功能的药物,病情缓解后仍需定期复查与治疗。若活动后出现剧烈疼痛,可能为病理性骨折,应立即就医。注意预防各种感染,一旦出现发热等症状,应及时就医。

4. **生活指导**　居住房间光线柔和、室温 22~24℃,湿度 50%~60%,每天开窗通风 1~2 次,通风时间 30min,注意保暖;少去人群密集的地方,外出一定戴口罩,并每 4h 更换口罩;为了防止感染,患者和家人在接触患者一切物品前后,处理患者排泄物前后,与外人接触后及就餐前都应正确洗手;由于多发性骨髓瘤患者有溶骨性病变,易骨折,因此家中物品摆放要合理,不能有障碍物,地面防滑,浴室最好有防滑扶手;患者宜睡硬床,以减轻体重对骨骼的压力;长期卧床的患者建议 1~2h 更换一次体位,避免压疮;牙刷要用软毛牙刷,保持清洁干燥,定期更换,避免感染和牙龈出血。

5. **随访**　出院后一周复查血象,定期随访;出现出血、发热、导管异常及时就诊。

（朱霞明）

第五节　造血干细胞移植患者的护理

一、概　　述

造血干细胞移植(haematopoietic stem cell transplantation,HSCT)是将他人或自己的造血干细胞移植到体内,起到重建患者造血及免疫系统,用来治疗疾病的一种方法。根据干细胞来源可将 HSCT 分为三类:造血干细胞来自患者自身的为自体 HSCT,来自同卵双生的同胞供者为同基因 HSCT,来自非同卵双生的其他供者为异基因 HSCT。

二、造血干细胞移植前的护理

（一）护理评估

1. **身体评估**　评估患者生命体征;评估口腔状况:是否有义齿、口腔疾患;是否有肛周疾患:肛裂、肛瘘、痔疮;评估皮肤黏膜状况:是否有手术瘢痕、甲沟炎、出血点;日常生活自理能力;视力。

2. **既往史**　是否二次移植、输血史、过敏史、跌倒史、外伤史、肝炎史、用药史以及中心静脉导管置入史。

3. **评估心理及社会支持系统**　评估患者对疾病认知程度,了解患者及家属沟通理解能力,了解患者家庭组成,经济状况,教育背景等。询问患者主要照顾者对患者所患疾病的认识及对患者的关怀和支持程度。

4. **实验室及其他检查**　全血细胞分析,尤其是血小板及血红蛋白数值;肝肾功能、电解质、心肌损伤标记物;巨细胞病毒检测。

5. **其他评估**　患者进入层流室的物品准备是否符合要求等。

（二）准备要点

1. 向患者及其家属讲解层流室无菌饮食的烹饪原则,饮食制作新鲜、干净、卫生。告知家属为患者送餐时间。向患者介绍层流室环境,介绍医护人员、保洁员、护理员。协助患者经含有葡萄糖酸氯己定成分皮肤消毒液沐浴 10~15min,更换无菌病号服进入层流洁净室。

2. 层流病室环境与普通病房不一样,加之家属不能陪同,患者会产生孤独、焦虑、陌生感。护士需要向患者讲清楚层流室环境的作用,在层流室居住的大约时间,介绍护士的具体工作,以便消除患者的顾虑,取得患者的信任和配合。

3. 安全教育　①向患者讲解层流室环境无菌要求。②告知患者手卫生时机及重要性,指导患者手卫生"七"步洗手法并示教和反示教。③告知患者起床不要过猛,指导患者"三步"起床法:第一步,躺在床上睁开双眼时,不要马上坐起,先睁开 30s,待完全清醒时再坐起;第二步,从床上坐起后,双腿下垂至床沿,双手扶住床边,再定坐稳 30s 至 1min,再站立于地面;第三步,完全站稳后,需定神儿 30s 至 1min,再进行其他动作。

三、造血干细胞移植过程中的护理

（一）预处理用药反应的护理

1. 恶心呕吐

（1）护理评估:

1）评估患者恶心程度,频率,持续时间,呕吐次数、量及呕吐物性质。

2）呕吐严重程度分级:①0 级,无呕吐;②1 级,24h 内发生 1~2 次,至少间隔 5min;③2 级,24h 内发生 3~5 次,至少间隔 5min;④3 级,24h 内发生 6 次或以上,至少间隔 5min;⑤4 级,危及生命,需紧急治疗;⑥5 级,死亡。

（2）护理要点:遵医嘱给予止吐药及胃黏膜保护剂;提前为患者备好呕吐用塑料袋;告知患者呕吐时不要倚靠床档,防坠床;指导患者进食清淡易消化饮食;避免接触易引起呕吐的气味,停用有刺激性的漱口水和药物;协助患者舒适卧位,防止误吸;指导患者使用行为疗法,听音乐,自我催眠等方法分散呕吐注意力。

（3）护理评价:患者的不良情绪得到控制,呕吐症状有所缓解。

（4）健康指导:患者呕吐时,指导患者减少刺激胃酸分泌食物的摄入,进食碱性食物,例如苏打饼干及面食;指导患者正确服用胃黏膜保护剂,掌握餐前、餐后服药时间;呕吐时不要用力,以免损伤胃及食管黏膜。

2. 发热

（1）护理评估:评估患者造血干细胞移植天数,生命体征,意识状态,呼吸频率、节律。评估患者发热时间及持续时间。评估全血细胞分析数值,尤其是中性粒细胞。评估高热原因,是否有脏器系统及其他部位感染灶。评估发热对各脏器系统的影响:呼吸系统、循环系统、消化系统、中枢神经系统及代谢的伴随症状。

（2）护理要点:详细内容参见第三节"发热的护理"部分。

（3）护理评价:患者体温在控制范围,无严重伴随症状。

（4）健康指导:协助患者适当饮水,补充高热时身体丢失的水分;高热时卧床休息,避免发生跌倒;注意保暖,避免着凉;遵医嘱按时用药。

3. 腹泻

（1）护理评估:评估患者移植天数及腹泻的相关因素;评估腹泻频次、量、性质;评估腹泻伴随症状,有无腹痛、腹部痉挛及肠梗阻;评估肛周黏膜完整性。

（2）护理要点:遵医嘱准时记录出入量;保持患者肛周清洁,便后清水冲洗肛周,0.005% 碘伏水坐浴 15min;告知患者便后避免用力擦拭肛周,保护肛周黏膜完整性;协助患者遵医嘱服用止泻药。

（3）护理评价:患者腹泻得到控制,未发生严重伴随症状。

（4）健康指导：告知患者日常排便保持肛周清洁；餐前便后洗净双手；排便性状发生改变及时告知医生；遵医嘱根据腹泻状况调整饮食，减轻肠道负担，控制腹泻。

4. 癫痫

（1）护理评估：评估患者生命体征、意识状态、神志、氧饱和度、移植时间；预处理药物白舒非毒副作用；询问患者癫痫发作前兆，是否头痛、肢端麻木感、意识模糊。

（2）护理要点：告知患者输注白消安的毒副作用，感觉肢端麻木或轻微震颤时及时告知医护人员；护士严格按医嘱执行输注时间和速度；监督患者按时服用苯妥英钠，预防癫痫发作；保证患者活动与行走安全，备好抢救物品压舌板及药品；癫痫一旦发作，立即给予患者平卧位，头偏向一侧，将压舌板置于上下臼齿之间，防止舌咬伤。

（3）护理评价：患者未发生严重不良事件。

5. 出血性膀胱炎

（1）护理评估：评估患者移植时间；评估患者出血性膀胱炎的致病因素是否为药物所致或者是病毒感染；评估患者全血细胞、巨细胞病毒检测；评估患者出血性膀胱炎分型、分级；评估患者尿量，尿液颜色，排尿频次，膀胱刺激症状；评估患者排尿时疼痛评分及疼痛性质；评估患者外阴皮肤情况，尿道口有无发红破溃；留置导尿期间，评估患者尿管是否通畅、有无扭曲、受压。

（2）护理要点：观察患者排尿伴随症状，尿液颜色、排尿时间及间隔。观察尿色、尿量，保持出入量平衡。预防出血性膀胱炎：观察尿量、尿色、尿 pH 的变化，准确记录 24h 出入量并记录；输注环磷酰胺时，遵医嘱给予泌尿系统保护剂美司钠注射液，严格掌握给药时段，第一次给药的 0 小时段需与环磷酰胺输注时同时使用，以达到匀速利尿减少毒物吸收；鼓励患者多饮水，在心功能良好状态下鼓励患者多饮水每天 2 000～3 000mL，促进膀胱内毒素排出；化疗期间 24h 静脉匀速输入液体，不可日间液体输入过快，夜间过慢，以致泌尿系统上皮细胞不能充分水化而引起泌尿系统的损伤；遵医嘱准确输注碳酸氢钠，充分达到碱化尿液，保护膀胱黏膜。

（3）护理评价：患者能够配合多饮水，排尿频次及尿量达到要求，未发生严重出血性膀胱炎。

（4）健康指导：告知患者饮水重要性，在预处理期间根据患者心肾功能指标指导患者饮水；向患者讲解输注环磷酰胺的毒副作用，告知患者大量补液及强化利尿的作用。由于强化利尿导致小便次数频繁，告知患者不要憋尿。

（二）粒细胞缺乏期感染的防护

1. 环境管理与监测

（1）护理评估：评估层流室环境监测是否合格；物品准备是否齐全；患者及医疗用物消毒是否合格；层流设备是否完好。

（2）护理要点：①为患者实施保护性隔离。②层流室工作人员严格执行手卫生制度。③每日使用 500mg/L 含氯消毒剂擦拭地面，工作人员走动频繁的区域，例如病区门口、更衣室、病区走廊每日擦拭 4 次；病室区域，例如层流室缓冲间及层流洁净室每日擦拭 2 次；地面擦拭间隔频次需大于 6h。④层流室物品消毒根据物品性质选择适宜的消毒方法：层流室物品表面擦拭选用季铵盐湿巾，每日上、下午各一遍；工作人员区域物品表面擦拭一遍。患者用被服、纸张及工作人员用隔离服每日高压灭菌消毒；患者用电子设备、医用治疗仪放入臭氧消毒柜内消毒。⑤终末消毒使用 500mg/L 含氯消毒剂擦拭地面和物品表面 2 遍，等离子消毒机消毒房间 12h。耐药菌感染的病室再增加一天消毒时间，然后再收治新患者。⑥层流室环境监测，按照医院要求每 3 个月对层流室进行一次静态及动态的空气培养监测。

（3）护理评价：层流室环境的监测达标。

2. 黏膜炎的护理

（1）口腔黏膜炎：

1）护理评估：评估患者是否二次移植，移植阶段，药物影响因素；口腔卫生状态，漱口频次，漱口液使用量，漱口方法；口腔黏膜完整性、颜色；疼痛评分；漱口依从性；漱口液及药物治疗效果。根据世界卫生组织（World Health Organization，WHO）的标准评估口腔黏膜炎严重程度，分为 0～Ⅳ级：①0 级，口腔黏膜无异常;②Ⅰ级,口腔黏膜有1~2个<1.0cm的溃疡,轻度疼痛,不影响进食;③Ⅱ级,口腔黏膜有1或2个>1.0cm的溃疡和数个小溃疡,疼痛加重,能进半流食;④Ⅲ级,口腔黏膜有2个>1.0cm的溃疡和数个小溃疡,疼痛明显,只能进流质饮食;⑤Ⅳ级,有2个以上>1.0cm的溃疡或/和融合溃疡,疼痛剧烈,进食困难。评估白细胞、中性粒细胞数值。

2)护理要点:①常规护理:指导患者每次进食完毕2min内用温水漱口;遵医嘱使用5%碳酸氢钠与复方氯己定交替漱口,两种漱口液间隔2h;每次漱口液使用量为15~20mL;每日三餐后使用无菌口腔护理包进行口腔护理;指导患者正确漱口方法:漱口时鼓动双颊,使漱口液充分接触口腔黏膜的不同部位,每次含漱时间2~3min;遵医嘱碘甘油涂抹牙龈,每日2次。回输完造血干细胞后,为预防移植物抗宿主病(graft versus host disease,GVHD),医嘱将分次分阶段给予患者输注小剂量甲氨蝶呤,其毒副作用为牙龈炎、咽炎、食管炎。遵医嘱配置亚叶酸钙漱口液抵抗甲氨蝶呤药物的毒副作用,亚叶酸钙12mg加入生理盐水500mL中,指导患者日平均以30mL/h用量于晚睡前漱完。②口腔黏膜炎Ⅰ级:每日遵从口腔黏膜炎常规护理方法。遵医嘱给予冷热阴极短波紫外线治疗仪照射。采用低压、低臭氧的紫外线光源,达到杀菌、消炎、止痛的作用。采用石英导子照射口腔内每处溃疡部位,初次照射为16s,每日递增4s,连续照射5天为1个疗程。如果1个疗程后口腔黏膜炎未痊愈,需停止照射1天后再继续下一疗程的照射。③口腔黏膜炎Ⅱ级:每日遵从口腔黏膜炎常规护理方法。继续遵医嘱给予冷热阴极短波紫外线治疗仪照射局部溃疡处,照射方法同Ⅰ级口腔黏膜炎。给予巨噬细胞集落刺激因子(rhGM-CSF)漱口,150μg/支,其药理作用为多潜能的造血生长因子,既促进造血前体细胞的增殖、分化、成熟、释放,又直接刺激口腔黏膜上皮细胞、成纤维细胞血管内皮细胞的生成或再生,促进溃疡愈合。遵从药物说明书,原液需放置冰箱内2~8℃内保存,现用现配,配置方法为100mL生理盐水中加入75μg原液,每12h1次。④口腔黏膜炎Ⅲ级、Ⅳ级:每日遵从口腔黏膜炎常规护理方法。评估口腔黏膜炎Ⅱ级治疗效果。给予溃疡面分泌物培养,必要时取活检,以确诊感染类别,针对性局部用药。真菌感染则遵医嘱将制霉菌素5片研成粉末状后加入碘甘油搅拌混匀后,用无菌棉签涂于患处。碘甘油中的碘对溃疡面有刺激作用,引起溃疡面疼痛,使用前需向患者作好解释工作,以取得患者配合。⑤饮食管理:口腔黏膜炎期间,饮食、饮水温度适宜,避免刺激口腔黏膜溃疡面。摄入营养丰富,易消化的食物,补充高动物蛋白食物,如新鲜的肉类、鱼、蛋类;食入少渣饮食,不食豆类、蔬菜的根茎,以减少对口腔溃疡面的摩擦刺激。疼痛剧烈影响吞咽时,可在进食前遵医嘱给予利多卡因漱口后再进食。Ⅰ、Ⅱ级溃疡给予软食、半流质饮食,例如:面片、米粥。Ⅲ、Ⅳ级溃疡,给予流质饮食及遵医嘱肠外营养支持。流质饮食除米汤、面片、粥等,在两餐时间补充肠内营养粉剂安素,其成分为蛋白质、脂肪、碳水化合物、维生素、矿物质,适合于成人及四岁以上的儿童,作为全身营养的支持和部分营养的补充。每次用温水调服200mL,2~4次/d。使用时,需遵照说明书,安素开启后,有效期即为3周。

3)护理评价:根据口腔黏膜炎严重程度正确评估分级,给予分层护理;口腔黏膜炎逐级好转,患者能够正常饮食、饮水。

4)健康指导:指导患者养成餐后漱口的习惯,掌握有效漱口方法:每次进食完最后一口饭时,即刻用温开水漱口,有效清除滞留在口腔内的食物残渣。漱口时鼓动双腮,活动舌体,含漱1~2min;溃疡疼痛影响患者进食时,向患者讲解正常进食可减少对口腔正常菌群溶菌酶的破坏,以减少口腔感染;向患者解释发生口腔溃疡的原因和药物的影响因素,减轻患者顾虑,配合治疗;告知家属烹制食物的要求,新鲜、干净、卫生。注意饭菜的色泽搭配,增加患者食欲。给予清淡易消化,避免粗糙、辛辣刺激性食物。食用排骨和鱼肉时,需剔净鱼刺,排骨去骨,以防鱼刺、骨渣划破口腔黏膜形成血疱继发感染。

(2)肛周感染:

1)护理评估:评估患者既往有无肛周感染史、手术史及瘢痕状态,治疗方法与疗效;评估患者移植时间及全血细胞分析;评估患者肛周黏膜的完整性及阳性体征,有无红、肿、硬结、压痛;肛裂大小、位置;痔疮类型:内痔、外痔、混合痔及面积;评估患者肛裂的诱发因素及排便间隔时间;评估患者排便次数、量、性状;评估患者行造血干细胞移植术后肛周护理的治疗方案及疗效。

2)护理要点:①预防肛周感染:患者入层流室前给予含有葡萄糖酸氯己定及乙醇成分的皮肤消毒液沐浴10~15min。沐浴过程中,告知患者彻底清洗肛周及皱褶处。保持床单位清洁、干燥,嘱患者着柔软、干净内衣裤;每次排便后温水清洁肛周,0.005%碘伏水坐浴 15min。坐浴后给予红霉素眼膏涂抹肛周皱褶处。②痔疮:艾草水坐浴每天 2 次,坐浴时间每次 15min。艾草配制方法:取 50g 艾草清洗干净后放入药锅内,加入清水浸泡艾草 15min 后上火煮,开锅后调至小火煮 20min,将煮好的药液倒入干净容器内;继续煮第二遍:保留艾草再次加入清水,开锅后调至小火,煮 20min,将药液倒入另外一个容器内;将第一遍和第二遍的药液混匀后再分装入两个容器内,每个容器装入药液 500mL;每次坐浴时取 500mL 艾草药液加入温水 1 000mL 坐浴。③肛裂、肛周脓肿:保持大便通畅,多食蔬菜,每日饮水 2 000mL,如果因药物引起胃肠道不适影响到饮水,可变换饮水种类,例如:苹果水、梨水、枣水等;告知患者排便困难时勿用力,以免引起眼底出血、心率改变。白细胞计数>1.0×10^9/L,给予开塞露灌肠;白细胞计数<1.0×10^9/L,遵医嘱给予杜密克灌肠;短波紫外线治疗仪照射肛周:使用直光导,将冷热阴极短波紫外线治疗仪上的石英导子插入肛门 0.5cm 处。初次照射为 9s,每日递增 1s,连续照射 5 天,观察疗效。如果症状未缓解,休息 3 天后,继续紫外线治疗;遵医嘱中药治疗,金黄膏涂抹患处,2 次/d,祛毒汤湿敷,3 次/d,每次 20min;选择舒适体位,采取侧卧位或俯卧位。抬高床尾 15°~30°,降低腹压,减少对肛周脓肿的局部受压,减轻疼痛。④肛周黏膜破溃:0.5%碘伏消毒皮肤破溃处每日 3 次;局部氧疗 10min,每日 3 次;每次排便后用柔软卫生纸蘸干肛周,避免用力擦拭;腹泻患者给予液体敷料涂抹肛周皮肤,涂抹时充分扒开肛周皮肤黏膜皱褶充分涂匀;患者腹泻量大时,肛周其他正常皮肤有可能被排泄物浸渍之处,均给予液体敷料涂抹,以保护皮肤的完整性。

3)护理评价:正确评估,能预见性的做出判断,及早给予护理措施,肛周感染控制。

4)健康指导:指导患者养成良好卫生习惯,遵从"六步"洗手法,每日清洁肛周皮肤,每日更换内衣裤;每次排便后清水清洗肛周及肛周皮肤皱褶处;保持清洗肛周物品的清洁,毛巾每日清洗、晾晒;保护肛周皮肤黏膜的完整性,便后用柔软纸巾擦拭,勿用力;养成良好的饮食习惯,多饮水,多食蔬菜,保持大便通畅;适当运动,促进排便。

四、造血干细胞移植后并发症的护理

(一)植入综合征

造血干细胞移植后植入综合征(engraftment syndrome,ES)是造血干细胞移植(hematopoietic stem cell transplantation,HSCT)后中性粒细胞恢复初期发生的一种临床综合征。临床表现为发热(T>38℃)、皮疹、体重增加、弥漫性肺实质浸润。其临床表现与急性 GVHD 的表现相似。植入综合征多发生在移植早期,伴随中性粒细胞的恢复过程,即在中性粒细胞恢复前 96h 内。表现为非感染性发热,体温波动在 38~40℃ 之间,类似于 GVHD 的皮疹,弥漫性肺脏病变和腹泻,可伴有肝、肾功能异常,体重增加,短暂意识障碍等表现,严重者累及多器官导致多脏器衰竭。

1. 护理评估

(1)评估患者全血细胞分析,生命体征,移植天数。

(2)发热患者的评估:

1)评估发热持续时间、诱发因素、高热伴随症状,以及易感部位口腔、肛周皮肤黏膜完整性。

2)评估患者发热时呼吸系统症状:呼吸频率加快、加深;患者是否有胸闷、憋气、呼吸困难等表现,同时监测血氧饱和度及血气分析数值。

3)评估患者发热时循环系统症状:是否出现心率加快、心悸等表现;心功能指标,B 型钠尿肽、肌钙蛋白、肌红蛋白、射血分数等。

4)评估患者发热时泌尿系统症状,是否出现尿少、尿比重升高等表现,每 4h 监测患者液体出入量。

(3)皮疹:评估皮疹发生时间、部位、颜色,皮疹出现时与中性粒细胞数值的变化。

2. 护理要点

(1)病情观察:观察患者发热时各脏器系统伴随症状,为鉴别植入综合征提供动态信息。监测血氧饱和度及生命体征。观察患者发热持续时间,调整抗生素后首次体温的变化及时间。

(2)对症护理:

1)患者持续高热遵医嘱给予床旁心电监测,尤其是血压数值的变化,警惕感染性休克。

2）遵医嘱及时抽取血培养,监测血培养结果和血培养阳性结果的时间,鉴别和排除导管相关性血流感染。

3）高热患者给予冰袋物理降温,寒战时给予保暖,保持床单位清洁干燥。

4）严密监测患者血氧饱和度,防止低氧血症,如出现进行性呼吸困难、气短、发绀,立即通知医生,给予高浓度面罩吸氧。

5）观察患者皮肤变化,皮疹出现部位、时间、颜色。保持患者皮肤清洁,温水擦浴,每日1次,避免水温过热刺激皮疹增加不适反应。

6）皮肤瘙痒时,嘱患者不要挠抓皮肤,协助患者着柔软、棉质无菌内衣裤。

7）合理安排输液,遵医嘱准确调节输注速度,每4h记录出入量1次。

3. 护理评价　患者生命体征稳定,无各脏器系统伴随症状,无多脏器系统衰竭表现。

4. 健康指导

（1）告知患者皮肤瘙痒、皮疹时勿挠抓,白细胞计数$<1.0\times10^9/L$时,在护士指导下涂抹经消毒过的食用橄榄油以缓解皮肤不适。

（2）告知患者植入综合征出现的时间以及伴随症状。

（3）告知患者应用类固醇皮质激素有食欲增加的副作用,协助患者合理安排饮食。

（4）告知患者吸氧的重要性,不可随意摘除氧气面罩或自行调节氧流量。

（5）告知患者做好易感部位:口腔、眼睛、鼻腔、肛周、外阴、皮肤护理的重要性,保持皮肤黏膜完整避免继发感染。

（二）急性移植物抗宿主病

1. 护理评估

（1）皮肤:每日监测患者全血细胞分析;每班次评估患者皮肤颜色、温度、湿度,有无瘙痒、疼痛、水疱、渗出、水肿;每班次评估患者皮肤受压部位,如:骨突处、皮肤皱褶处（腋下、乳房皱褶处、臀部、会阴、腹股沟）;根据压疮危险评估表评分及患者皮肤受损程度选择适宜的敷料;每班次评估患者皮疹发生的部位、颜色、时间和面积。

（2）胃肠道:每日监测全血细胞分析、电解质数值;每班次评估患者有无腹痛,痉挛,里急后重感,水样便和肠鸣音亢进。大便次数、颜色、性状和量;每班次评估患者呕吐发生的时间与相关诱因,呕吐物的性质;遵医嘱应用止吐剂后,评估用药疗效;评估患者腹痛的性质和程度,有无伴随症状,如黄疸、休克、呕吐、呕血、血便、里急后重、寒战、发热;应用数字评分法(0~10分)评估患者疼痛程度。

（3）肝脏:胆汁淤积是最常见的表现,评估患者生命体征、意识状况、全血细胞分析、体重;皮肤、巩膜、尿、粪颜色;皮肤是否瘙痒,有无出血点;既往有无肝炎病史;监测患者生化指标:电解质、转氨酶与胆红素。评估肝功能障碍,如:体重突然增加、肝大、右侧季肋部胀痛、腹腔积液、黄疸、茶色尿、呼吸缓慢/表浅、呼吸困难、意识模糊、嗜睡和疲乏等。

2. 护理要点

（1）皮肤剥脱:

1）每日监测患者全血细胞分析。每班次评估患者皮肤完好性,有无水疱、新发皮疹。记录皮疹出现的时间、部位,皮疹的面积、颜色,有无伴随症状:瘙痒、疼痛;0.05%醋酸氯己定溶液擦浴皮肤,隔日1次;每日更换无菌病号服或无菌棉质柔软内衣裤,每日1次;更换无菌床单位每周1次;移植后患者皮肤干燥易过敏,告知患者皮肤干燥瘙痒时勿用手抓挠,白细胞计数$<1.0\times10^9/L$给予经消毒的食用橄榄油涂抹,白细胞计数$>1.0\times10^9/L$给予涂抹维生素E乳膏涂抹。

2）患者白细胞计数$<1.0\times10^9/L$皮肤剥脱,使用银离子敷料以抗感染为主:换药时建立无菌区域,铺垫无菌治疗巾;生理盐水点蘸式由内向外环形清洁皮肤;将银离子敷料浸湿于灭菌注射用水再覆盖患处,用弹力绷带固定;根据皮肤剥脱面积,无菌裁剪银离子敷料;换药时不要用手或其他用物撕拽敷于患处的原敷料,以免造成皮肤二次损伤。如敷料有卷边、翘起需用无菌剪刀修剪,继续覆盖银离子敷料;会阴部皮肤剥脱时,需局部备皮;保持床单位清洁,及时清理床铺上剥脱的皮屑,更换床单;Ⅲ度皮肤损害甚至到达

IV度时,为减少受损皮肤受到被服摩擦的刺激,可用床架支起盖被。同时,用无菌纱布缠绕床架,避免皮肤触及床架再次损伤皮肤。每日更换无菌大单、被套,保持床单位清洁。当患者处于被动体位时,采用提单式翻身法。

3）皮肤出现水疱时用1mL无菌注射器在水疱基底部抽净疱内液体,保持水疱壁完整;抽吸水疱前后用0.5%碘伏消毒皮肤水疱处。

（2）腹泻:

1）遵医嘱留取便标本。每次腹泻后0.005%碘伏水冲洗肛周,保持肛周皮肤清洁,并涂抹皮肤保护膜,防止肛周皮肤黏膜破损。

2）皮肤保护膜喷涂肛周皮肤皱褶时,用手分开皮肤,完全展开皱褶,均匀喷涂,待保护膜完全干燥后,再恢复肛周皮肤的自然状态。腹泻严重者,扩大皮肤保护剂的使用面积,对排泄物有可能浸到的部位予以保护剂喷涂。

3）患者持续腹泻时臀下垫一次性看护垫或用一次性纸尿裤,并使用家用弹簧秤计量大便量并记录。先将一次性看护垫或纸尿裤称重计量,待患者腹泻后称重时减去看护垫或纸尿裤的净重即可。

4）遵医嘱给予止泻、解痉药、止痛药。

5）遵医嘱每4h记录出入量,为治疗提供动态信息。

6）饮食指导:①患者白细胞计数<$1.0×10^9$/L时,给予微波炉消毒饮食,并根据病情轻重给予流食或禁食。②遵医嘱给予肠外营养,并遵医嘱调整输注速度,保护患者心功能利于吸收。③患者出血期间,遵医嘱给予禁食。出血停止后,可给予少量易消化流质饮食。④病情平稳后,指导患者定时定量,少食多餐,避免进食粗糙、生冷、辛辣等刺激性食物。给予易消化、少渣、高蛋白、高热量、高维生素、高铁质饮食,如牛肉、猪肝、蛋黄、豆制品、菠菜、海带等。

（3）黄疸:

1）病情观察:观察患者黄疸的分布及皮肤、巩膜的颜色,相应的伴随症状;观察患者有无出血倾向、肝区疼痛及肝性脑病的前兆,如嗜睡、幻觉、烦躁等神志改变。

2）实验室检测指标监测:监测生化指标,血转氨酶、胆红素数值;于晨间空腹时监测体重,做到定体重计,定测量时间;于晨起空腹时测量腹围,做到定皮尺、定测量部位、定时间。

3）用药护理:遵医嘱用药,限制水、钠的摄入;遵医嘱输注白蛋白,维持血浆渗透压;输注对肝脏有损害的药物,速度不宜过快,不能低于2h。

4）皮肤护理:调整室内温度、湿度在正常范围内,以免温湿度不适加重皮肤损伤;选择合适衣物,着装松软、透气性好的棉质衣物,切忌穿着尼龙、绢丝及化纤衣以免加重对皮肤的刺激;皮肤瘙痒时,避免搔抓,可用指腹轻轻摩擦皮肤或温水轻轻擦洗;定期为患者修剪指甲;保持皮肤清洁,掌握擦浴水温度,避免过热,水温调节至37℃为宜,擦浴后可涂抹润肤霜,患者白细胞计数<$1.0×10^9$/L时,可涂抹经消毒的食用橄榄油,避免感染;禁用肥皂水、碱性溶液,避免刺激皮肤。

5）饮食护理:禁止食用诱发皮疹、加重病情和引起瘙痒的食物,例如:食用酒类、鱼虾、蟹辛辣和刺激性食物。除肝性脑病外患者需要限制蛋白质外,宜进食高蛋白、高碳水化合物、富含维生素、低脂肪、易消化食物。蛋白质以优质蛋白质为主,如鱼、蛋、瘦肉等;高碳水化合物有助于能量的补充;维生素以富含维生素C及B族维生素的水果蔬菜为宜。

3. 护理评价　患者急性GVHD期间感染控制,病程未延长。

4. 健康指导

（1）告知患者保持皮肤清洁,穿着柔软棉质内衣裤。

（2）毛巾及贴身衣物每日清洗,通风晾干,并在阳光下照射。

（3）日常饮食避免诱发皮疹的因素,忌食辛辣刺激性食物。

（4）皮肤干燥勿挠抓,可涂抹滋润皮肤的护肤品,如未缓解或皮肤不适感继续加重,及时就医;外出防紫外线照射,戴口罩、穿着防晒服。

（5）腹泻的护理:避免诱发腹泻的因素;注意饮食卫生,与家人进餐实行分餐制;不到公共餐饮店就餐;不直接食用冰箱内冷藏的水果。如有腹泻及时就医,到医院留取便标本送检,不要自行用药。

（6）随访指导:定期测量体重,观察腹围,如有变化及时就医,监测肝功能指标。

（三）慢性移植物抗宿主病

慢性 GVHD 是异基因造血干细胞移植后晚期发生的累及多个系统的自身免疫和异基因免疫异常,特点为免疫功能受抑制、免疫调节功能低下、器官功能受损、降低存活率。慢性 GVHD 类似于自身免疫性疾病,症状体征可以累及全身的任何一个或多个器官,临床表现多样,最常见的是皮肤、口腔、肝脏、泪腺、指甲、胃肠道、女性阴道、肌肉关节等。

1. 护理评估　评估患者移植天数;每日评估患者全血细胞分析,生命体征;每日评估受累器官状况,包括皮肤、指甲、口腔及阴道黏膜、结膜、肝功能、胃肠道、肌肉、关节等。

2. 护理要点

（1）皮肤:减少衣物对皮肤的刺激,着装松软、棉质衣物,衣物洗涤选择中性洗衣液;避免日光、紫外线照射,夏季着装长袖衣物;保持皮肤清洁,选择温水沐浴、擦浴,避免着凉;根据皮肤变化选择适宜的护肤品,保持皮肤湿润,禁用肥皂、碱性溶液清洁皮肤,以免引起皮肤感染;皮肤瘙痒勿挠抓;避免食用诱发皮疹的食物;酒类、鱼虾、辛辣刺激性食物。

（2）毛发、指甲:及时修理毛发、指甲,脆甲、甲软化可戴手套给予保护,避免损伤。

（3）口腔:保持口腔清洁,每日三餐后温水漱口;口腔溃疡时饮食温度适宜;不食辛辣刺激性食物,根据溃疡分级给予护理干预;减少诱发口腔感染的诱因,不用坚硬物质剔牙、不食过热、过硬的食物,保持口腔黏膜的完整性;口腔疾患遵医嘱规范用药。

（4）阴道:保持阴道皮肤黏膜清洁,穿着柔软棉质内衣裤,遵医嘱正确使用药物。

（5）眼睛:手卫生良好习惯,按照"六步"洗手法清洁双手;眼部不涂抹化妆品,结膜炎时不用手揉眼睛;遵医嘱正确使用滴眼液,并保持眼药水瓶口的清洁;严重干眼症时卧床休息,禁止看书,看电视、电脑,减少眼部刺激;畏光、流泪给予眼罩遮盖,将室内光线调暗,拉窗帘。视力严重障碍者,协助做好生活护理,餐具、水、呼叫器等常用物品放在患者视力可及范围内;室内家具物品摆放有序,房间内家具发生改变时告知患者,避免发生磕碰、跌倒;外出检查时有家人陪同。

（6）肝脏:监测肝功能指标,注意皮肤、尿粪颜色变化;定期测体重,量腹围;定测量时间,定测量工具;除肝性脑病患者要限制蛋白质外,宜进食高蛋白、高碳水化合物、富含维生素、低脂肪、易消化食物。

（7）胃肠道:患者厌食、食欲不振时补充肠内营养剂安素;不食生冷、辛辣刺激性食物。记录腹泻量、次数、颜色,保持肛周清洁,给予液体敷料保护肛周皮肤。

（8）肺:观察患者呼吸形态,如有胸闷气促立即通知医生;协助患者调整合适体位,如坐位、半坐卧位或侧卧位,直至患者舒适;患者因痰液黏稠、咳嗽无力或大量呼吸道分泌物淤积出现严重肺部感染。根据医嘱使用祛痰药物,同时协助患者有效咳嗽咳痰。给予患者实施叩背排痰,十指合拢呈空心拳状,由上而下,由外向内进行叩击;患者入院期间,限制探视人员,出院后,不到人口密集的地方,防止交叉感染。

（9）肌肉、筋膜和关节:指导患者炎症期限制肢体活动,注意保暖,行走障碍时使用助步器,防止跌倒。

3. 护理评价患者掌握自我照顾,自我观察方法。能定期复查,按时服药。

4. 健康指导

（1）告知患者慢性移植物抗宿主疾病发生的时间,甚至出院后半年乃至 1 年还会出现不同程度的排异。让患者了解慢性 GVHD 好发部位、症状及体征。

（2）告知患者重视身体不适的症状,及时就医,不滥用药物。

（3）告知患者出院后遵医嘱继续服用免疫抑制药,如环孢素、强的松、他克莫司,不得擅自减药或停药。

（四）肝窦阻塞综合征

肝窦阻塞综合征(sinusoidal obstruction syndrome,SOS)原称肝小静脉闭塞病(veno-occlusive disease),是造血干细胞移植(hematopoietic stem cell transplantation)后发生的潜在的致死性并发症,多以高胆红素血症为首发表现,伴有肝脏增大、右上腹压痛、腹腔积液、胆汁淤积性黄疸、体重增加等,重者出现肝性脑病、继发性肝性脑病。

1. 护理评估　评估患者生命体征、意识状态、全血细胞分析、生化指标、体重;评估患者皮肤、巩膜、尿、粪颜色,是否黄染;评估患者皮肤黏膜完整性,皮肤是否瘙痒,是否有出血点;评估患者既往有无肝炎病史;评估患者黄疸伴随症状:消化不良、腹泻、腹胀、便秘等;评估患者腹痛性质、程度、部位;评估患者腹腔积液伴随症状:腹胀、呼吸困难、厌食、烦躁、发热等症状;评估患者心理状态及认知程度。

2. 护理要点

(1) 黄疸:详细内容参见本节急性移植物抗宿主病"黄疸"部分内容。

(2) 腹腔积液:

1) 遵医嘱测量体重和腹围,固定测量工具、测量时间,并详细记录。

2) 根据病情指导患者适当活动,活动强度以活动后不感觉疲劳为宜。患者腹腔积液少时平卧位,以增加肝脏血流量;大量腹腔积液影响呼吸时取半坐卧位,使横膈下降,减轻呼吸困难。

3) 皮肤护理:腹腔积液患者由于腹部膨隆,腹壁绷紧发亮,皮肤菲薄易擦伤,因此要保持皮肤清洁干燥,柔软毛巾温水擦浴;穿着宽松棉质衣物,衣服、被褥潮湿后及时更换,皮肤受压处给予敷料保护,定时协助患者翻身,防止水肿部位长期受压,防止压疮,因长期卧床患者便秘,遵医嘱给予缓泻剂;患者中性粒细胞缺乏阶段,床单位使用的被服及衣物需经高压灭菌,以预防皮肤感染。

4) 腹腔积液引流护理:大量腹腔积液时给予中心静脉导管引流腹腔积液,置管后保持管路接头处于密闭状态;首次放腹腔积液<1 000mL,以后每日控制在500~1 000mL;引流时密切观察患者有无不适,引流速度不宜过快,防止低血压,低蛋白血症;由于腹腔积液中含有凝固的蛋白酶,因此引流腹腔积液时要保持引流管路通畅;每次放腹腔积液后生理盐水冲洗导管接头;引流管堵塞时给予5 000U/mL尿激酶溶液注入0.3mL,夹闭30min后通管。

5) 及时发现患者出血情况:皮肤瘀斑、黑便、呕血、血尿、牙龈出血等征象,各种注射完毕后,持续按压穿刺部位直至不出血为止。

6) 饮食护理:给予高维生素、高蛋白、低脂肪、低盐易消化饮食,根据腹腔积液情况给予低盐(食盐摄入3~5g/d)或限盐(食盐摄入<2g/d)饮食,减少体内水、钠潴留。低蛋白血症所致腹腔积液患者,应严格控制钠盐和水的摄入量,遵医嘱输注白蛋白。

7) 营养支持:根据患者的病情为患者制定适合的饮食,少量多餐,肝静脉阻塞病患者常伴有腹腔积液,患者腹胀难忍,食欲低下,应避免产气食物,如红薯、豆制品、牛奶等。腹腔积液患者放置引流管,每日引流腹腔积液,大量蛋白质流失,应给予高蛋白,高热量,适量脂肪食物,限制水摄入,水每天控制在1 000mL以下,钠2.0g/d,蛋白质1.5g/(kg·d)。对于病情危重,可给予肠外营养,满足机体的需要;血氨偏高或有肝性脑病的患者应限制蛋白质摄入量或禁食蛋白质。

3. 护理评价黄疸、腹腔积液控制。患者学会避免诱发因素。

4. 健康指导　遵医嘱定时复查,检查全血细胞分析、生化指标;注意个人饮食卫生,尽量不在外就餐,避免肝脏疾病的传播;生活规律,合理饮食,保证充足的睡眠,适当锻炼。定时监测体重及腹围;避免食用诱发皮疹的食物;夏季避免紫外线照射,外出时做好皮肤防护措施,涂抹防晒霜、使用遮阳伞等。避免肝脏疾病的诱发因素,减少服用对肝脏有害的药物,限制饮酒,保证微量元素的摄入。

(五) 出血性膀胱炎

1. 护理评估　评估患者移植时间,按照出血性膀胱炎分级评估出血情况。

2. 护理要点

(1) 遵医嘱留取尿标本。

(2) 病毒所致出血性膀胱炎实施床边隔离,专物专用,避免交叉感染;更换的被服床单应单独放置集中处理。

(3) 护士操作时先护理非出血性膀胱炎患者再护理出血性膀胱炎患者。

(4) 遵医嘱给予解痉止痛药。

(5) Ⅲ~Ⅳ度膀胱炎膀胱冲洗的护理:膀胱冲洗是通过三腔导尿管将3L袋生理盐水灌入膀胱内,稀释、引流出膀胱内的血液及血凝块,避免血凝块导致下尿路梗阻而引起出血、膀胱痉挛等一系列不良反应。膀胱冲洗管路及装置每24h更换1次,冲洗液温度为(35.5±1.5)℃;冲洗装置高于膀胱平面50~60cm;冲洗液流速以80~140滴/min为宜。冲洗时指导患者变换体位,如平卧、左侧卧、右侧卧、俯卧等各30min,减轻冲洗液对膀胱黏膜固定区域机械性冲击造成黏膜损伤,使冲洗液与膀胱的各个部位均能接触,以提高膀胱冲洗的最大疗效。尿管堵塞时可用50mL注射器反复抽吸直至尿管通畅。

(6)血尿护理:血尿严重时予以卧床休息,定时监测生命体征及血红蛋白、血细胞比容等。监测血压、脉搏、尿量等变化,防止低血容量性休克。出血量大时易发生乏力、眩晕等症状,给予患者专人看护,防止跌倒、坠床等意外事件。结合病情饮水,勿憋尿,防止尿路感染或血凝块堵塞尿道。

(7)心理护理:出血性膀胱炎是一个慢性病程,少则十几天,多达1个月以上,严重影响患者的休息与睡眠。留置尿管期间患者对气囊导管的压迫较敏感,出现尿路刺激症状,非常痛苦,不能配合治疗。护士需经常安慰患者,关注患者的感受,告知患者留置导尿管的必要性。给患者讲解一些成功治愈的案例,在患者稍有好转时,积极鼓励患者,增加战胜疾病的信心。

3. 护理评价　未发生病室间的交叉感染。

4. 健康指导　出血性膀胱炎时鼓励患者克服困难,消除心理顾虑,积极配合治疗。告知患者出血性膀胱炎是慢性病程,讲解成功治愈的案例;指导患者正确留取尿标本,尿常规检查需留取新鲜晨尿:取清晨起床第一次尿液的中段尿30~50mL,装入清洁容器内送检;指导患者及家属正确执行手卫生七步洗手法,防止病室间交叉感染。

(颜霞　徐晓东)

第六节　细胞免疫治疗患者的护理

一、概　　述

嵌合抗原受体T细胞免疫治疗(CAR-T)是一种治疗肿瘤的新型精准靶向疗法,CAR-T将抗原抗体的特异性和T细胞的高效杀伤作用结合,针对不同的肿瘤特异性抗原、肿瘤相关性抗原以及肿瘤基细胞表面特异抗原,采用基因工程改造患者的T细胞,通过基于荧光素酶的TOPANGA试剂对CAR的表达进行分离检测,在体外大量培养生成特异性CAR-T,然后回输到患者体内,以达到杀灭肿瘤细胞的作用,最终达到治愈的目的。CAR-T治疗血液系统疾病的护理过程包括化疗护理、CAR-T细胞回输护理、CAR-T细胞输注后的观察与护理。CAR-T免疫疗法的并发症包括细胞因子释放综合征(cytokine-releasesyndrome,CRS)、CAR-T治疗相关性脑病(CAR-T cell related encephalopathy syndrome,CRES)、肿瘤溶解综合征(tumor lysis syndrome,TLS)、脱靶效应、感染、骨髓抑制等。

二、护　理　评　估

(一)生命体征

从CAR-T细胞回输开始给予持续心电监护,评估患者体温、脉搏、呼吸、血压、血氧饱和度,以便及早发现细胞因子释放综合征。评估血清铁蛋白、C反应蛋白和白介素-6(IL-6)的水平,可以预测CAR-T细胞回输后细胞因子释放综合征的严重程度。

(二)血液学指标变化

血常规、生化全项及凝血功能,以了解骨髓抑制、肝肾功能受损、肿瘤溶解综合征及凝血功能障碍情况。

(三)神经系统症状评估

每班护士评估患者是否有头痛、头晕、眼球震颤、意识混乱、语言障碍、幻觉、嗜睡、抽搐等症状,采用美国MD安德森癌症研究中心开发的CAR-T细胞疗法相关毒性10点神经学评估(CARTOX评分)工具进行神经系统症状的特异性评估,内容包括正确回答年份、月份、本医院名称、本市名称、本国领导人姓名(5

分);正确命名3个物体(3分);说一句完整的话(1分);从100开始递减10倒数至10(1分),总评分10分为认知功能正常。

三、护理要点

(一)细胞因子释放综合征的护理

细胞因子释放综合征是最常见的并发症,发生机制是多种细胞因子如白介素-1、白介素-6、干扰素等大量释放到循环系统中,引起发热、寒战、恶心、头痛、心动过速、低血压、皮疹、呼吸急促等临床症状,严重者可导致多器官功能衰竭或急性呼吸窘迫综合征,常发生在治疗后6~20d,持续3周左右。两种CRS主要临床表现及分级见表9-5-6-1,LEE DW等人及美国国家癌症中心CTCAE4.0版修订的适用于CAR-T细胞治疗所致CRS的分级评估。

表 9-5-6-1 两种 CRS 分级的评估标准

分级	CTCAE 4.0 标准	Lee DW 标准
1级	轻度:无症状或轻度症状;仅临床或诊断发现;无需治疗	无危及生命的症状:只需对症治疗,如发热、恶心、疲劳、头痛、肌痛、不适
2级	中度:最小的、局部的或非侵入性治疗指征;年龄相关性日常生活活动受限	症状需要适度干预并缓解:需氧量<40%,或低血压(仅需补液或一种低剂量升压药物),或2级器官毒性
3级	重度或重要医学意义:但不会立即危及生命;需住院治疗或延长住院时间指征;致残;自理性日常生活活动受限	症状需要积极干预才能缓解:需氧量>40%,或低血压(需大剂量或多种升压药物),或3级器官毒性,或4级转氨酶升高
4级	极重度:危及生命,需紧急治疗	危及生命的症状:需要机械通气,或4级器官毒性(不包括转氨酶升高)

注:每日检测细胞因子、C反应蛋白:当白介素-6(IL-6)≥1750ng/L(正常值0~7ng/L),C反应蛋白>200mg/L(正常值0~8mg/L),伴有中高热(体温>38.5℃)持续3天、低血压或低氧血症者符合严重CRS诊断标准。

1. 高热的护理 对持续高热者需结合血常规、IL-6、C反应蛋白等指标与感染进行鉴别。对于高热患者持续监测体温、心率、血压、氧饱和度。积极实施物理及药物降温:大血管处局部予冰袋冷敷,对持续高热(体温>40℃)不退者睡冰毯仪,冰毯初始温度设置为36~37℃,根据患者体温变化每隔1h下调冰毯温度1℃,使用过程中防止冻伤。遵医嘱予布洛芬混悬液10~20mL口服,及时输注托珠单抗注射液、慎用糖皮质激素,在患者可能有生命危险时可使用糖皮质激素静脉滴注。协助患者多饮水,加强口腔、肛周及全身皮肤的护理。对于出汗多者指导家属准备足够的毛巾以备擦拭之用,衣物潮湿及时更换,保持床单位干净整洁。加强患者营养评估,必要时给予口服及静脉营养的支持治疗。

2. 低氧血症及低血压的护理 低氧血症伴呼吸困难患者,予坐位或半卧位休息,持续吸氧,根据缺氧程度予不同的氧流量;保持呼吸道通畅,及时清除呼吸道内的分泌物,防止痰液结痂阻塞,对严重低氧血症必要时行气管插管,使用呼吸机进行人工机械辅助通气。低血压患者予绝对卧床休息,床上大小便;快速补充血容量;在患者出汗多时,及时补液以补充电解质,防止低血容量性休克;遵医嘱给予静脉升压药。

3. 心理护理 该治疗的对象主要是复发难治的白血病患者,经历了反复多次放、化疗对身体的伤害及经济上的痛苦,因此很容易出现抑郁、焦虑的心理问题。此项治疗又是国内外新开展的技术,其疗效、并发症均不确定,加之CRS期反复的高热、低氧血症等症状的出现。患者易出现紧张、焦虑情绪,因此在治疗过程中需密切观察患者的情绪变化。应用"自评焦虑量表SAS"及"自评抑郁量表SDS"进行评估,对有心理问题患者及时进行心理干预;加强与患者的交流沟通,建立融洽的护患关系,列举国内外已经治疗成功的案例,帮助患者增强战胜疾病的信心。

(二)CAR-T治疗相关性脑病的护理

CAR-T细胞治疗相关性脑病是CAR-T治疗中的第二大常见不良反应,CRES一般发生在细胞回输后4~6d,持续14~17d。临床表现为谵妄、表达性失语、迟钝、肌阵挛、癫痫等,其发生机制尚不明确,但严重神经毒性可能导致患者死亡。出现神经系统毒性的症状,护士应将患者床头抬高至少 30°,以减少误吸风险,改善脑静脉血流;正确评估患者的吞咽功能,如吞咽能力受损,提醒医生停止口服药及口服营养摄入,改为静脉注射。采用 CRES 分级诊断标准的 10 分评分系统评估患者的中枢神经系统状态(表 9-5-6-2),对出现 2 级(评分 3~6 分)CRES 的患者床旁备负压吸引用物、开口器、压舌板、舌钳、气管切开包等急救物品;及时予中流量吸氧 3~4L/min;一旦出现意识丧失、抽搐发作、牙关紧闭,立即将患者平卧、头偏向一侧、松开衣领、保持呼吸道通畅,拉起床栏防止坠床跌倒;对球结膜水肿、闭眼困难的患者,予生理盐水纱布覆盖眼部,保持室内安静、光线柔和、治疗及护理操作尽量集中进行、动作轻柔,避免外界各种不良刺激。遵医嘱使用地西泮、苯巴比妥药物镇静,及时控制抽搐频繁发作;及时应用脱水、利尿剂降低颅内压。

表 9-5-6-2　CRES 主要表现及分级诊断标准

分级	诊断标准及临床表现
1 级	神经系统评估(CARTOX-10):7~9 分(轻度损害)
2 级	神经系统评估(CARTOX-10):3~6 分(中度损害)
3 级	神经系统评估(CARTOX-10):0~2 分(严重损害);颅内压升高:1~2 级的视乳头水肿,或脑脊液压力<20mmHg;癫痫发作或运动无力:脑电图显示部分性发作癫痫,或非惊厥性癫痫发作,苯二氮䓬类药物有效
4 级	神经系统评估(CARTOX-10):0 分,患者病情危重,不能完成评估;颅内压升高:3~5 级的视乳头水肿,或脑脊液压力≥20mmHg,或脑水肿;癫痫发作或运动无力:全身性发作癫痫,或惊厥性或非惊厥性癫痫持续状态,或新发的运动无力

(三) 肿瘤溶解综合征的护理

肿瘤溶解综合征指肿瘤细胞短期内大量溶解,释放细胞内代谢产物,主要表现为高钾血症、高磷血症、高尿酸血症、低钙血症和急性肾衰竭的一组临床综合征。遵医嘱水化碱化、利尿,监测肝肾功能及电解质,纠正电解质紊乱并积极治疗肾衰竭,持续 24h 心电监护,密切监测生命体征。正确记录 24h 出入量,观察尿色及全身水肿等情况,必要时遵医嘱给予利尿剂,维持尿量>1 500mL/d,对于难以纠正的电解质紊乱、水化后液体超负荷及肾功能急剧恶化的患者,应尽早进行透析治疗。

(四) 感染的预防与护理

积极做好保护性隔离,监测患者白细胞及分类情况,当白细胞低下时,患者易发生微生物感染导致高热,并与严重 CRS 引起的高热可同时出现,加重患者的伤害,也可能影响对 CRS 的早期判断。因此对白细胞低下患者需积极做好各项保护性隔离措施:安置患者在单人洁净房间、层流床或层流病房内,控制人员进入,严格实施各项消毒措施等,以避免感染引起高热加重患者 CRS 的表现;若感染引起的高热,遵医嘱及时使用抗生素控制感染。

四、护理评价

1. 患者 CRS 及时被发现并得到处理,发热得到控制。
2. 患者出血相关各项生化指标是否达到或接近正常。
3. 患者知晓发热原因,自觉避免各种出血诱因。
4. 患者保持情绪稳定,没有发生营养不良,体能状态良好。

五、健康指导

(一) 疾病与治疗知识

用通俗易懂的语言耐心向患者及家属讲解:什么是 CAR-T 治疗、该项治疗的现状如何、治疗过程及相关注意事项、患者及家属需如何配合以取得更好的治疗效果。让患者及家属充分了解治疗过程及注意事项,以主动积极配合治疗护理,并能减轻或消除其焦虑、紧张等不良情绪。

(二) 随访

出院后遵医嘱服药,每月门诊随访,定期复查血常规,肝肾功能等,以便医生定时监测患者 CART 细胞增殖情况。如出现发热、寒战、恶心、头痛、心动过速、低血压、皮疹、呼吸急促等临床症状及时就医,预防二次 CRS 的发生。

（金爱云）

参考文献

[1] 李莉娟,张连生.缺铁性贫血规范化诊治的若干问题[J].中华医学杂志,2021,101(40):3266-3270.

[2] 付蓉,刘春燕.再生障碍性贫血诊断与治疗中国专家共识(2017版)解读[J].临床血液学杂志,2017,30(11):821-825.

[3] 中华医学会.维生素矿物质补充剂在营养性贫血防治中的临床应用:专家共识[J].中华临床营养杂志,2013,21(5):316-319.

[4] 龙黎明,吴瑛.内科护理学[M].6版.北京:人民卫生出版社,2017.

[5] 王建祥.邓家栋临床血液学[M].2版.上海:科学技术出版社,2021.

[6] 林果为,王吉耀,葛均波.实用内科学[M].15版.北京:人民卫生出版社,2017.

[7] 王建祥.癌症知多少白血病[M].北京:中国大百科全书出版社,2015.

[8] 黄晓军,吴德沛,刘代红.实用造血干细胞移植[M].2版.北京:人民卫生出版社,2014.

[9] 胡文静,周荣富,张瑞生,等.不同血液病患者出血风险度的对比分析[J].中国输血杂志,2017,30(7):706-708.

[10] 潘志兰,邢英杰,张志敏,等.人纤维蛋白原对急性白血病患者凝血功能及出血风险的影响[J].中国医刊,2020,55(8):914-916.

[11] 达万明,裴雪涛.现代血液病学[M].北京:人民军医出版社,2003.

[12]《中国血栓性疾病防治指南》专家委员会.中国血栓性疾病防治指南[J].中华医学杂志,2018,98(36):2861-2888.

[13] 冯甜.探讨恶性血液病患者化疗后口腔溃疡的预防与护理[J].实用临床护理学电子杂志,2016,1(4):100-102.

[14] 中国营养学会.中国居民膳食营养素参考摄入量速查手册[M].北京:中国标准出版社,2014.

[15] 顾菊凤,姚洪芳,蒋炜霞,等.心理护理在恶性肿瘤化疗患者中的应用[J].实用临床医药杂志,2015,19(20):47-49.

[16] 王红磊.健康教育对血液病患者护理效果的影响[J].中国继续医学教育,2016,8(27):230-232.